临床血液与体液检验

主　　编　彭明婷

分篇主编

第一篇　血液一般与特殊检验　童春荣　屈晨雪

第二篇　血栓与止血检验　王学锋　门剑龙　吴竞生

第三篇　尿液与体液检验　李　智　胡晓波　熊立凡

人民卫生出版社

图书在版编目（CIP）数据

临床血液与体液检验/彭明婷主编.—北京：人民卫生出版社，2017

ISBN 978-7-117-25167-9

Ⅰ.①临… Ⅱ.①彭… Ⅲ.①血液检查②体液-医学检验
Ⅳ.①R446.1

中国版本图书馆 CIP 数据核字(2017)第 221897 号

人卫智网	www.ipmph.com	医学教育、学术、考试、健康，购书智慧智能综合服务平台
人卫官网	www.pmph.com	人卫官方资讯发布平台

临床血液与体液检验

主　　编：彭明婷
出版发行：人民卫生出版社（中继线 010-59780011）
地　　址：北京市朝阳区潘家园南里 19 号
邮　　编：100021
E - mail：pmph @ pmph.com
购书热线：010-59787592　010-59787584　010-65264830
印　　刷：北京顶佳世纪印刷有限公司
经　　销：新华书店
开　　本：889×1194　1/16　**印张**：61　**插页**：1
字　　数：1804 千字
版　　次：2017 年 11 月第 1 版　2018 年 8 月第 1 版第 2 次印刷
标准书号：ISBN 978-7-117-25167-9/R · 25168
定　　价：296.00 元
打击盗版举报电话：010-59787491　E-mail：WQ @ pmph.com
（凡属印装质量问题请与本社市场营销中心联系退换）

评审专家（按汉语拼音排序）

巩纯秀　首都医科大学附属北京儿童医院
韩　冰　北京协和医院
胡　豫　华中科技大学同济医学院附属协和医院
胡晓波　上海中医药大学附属龙华医院
胡翊群　上海交通大学医学院
江　虹　四川大学华西医院
李　智　同济大学附属杨浦医院
刘　刚　北京大学第一医院
刘　丽　天津医科大学总医院
卢兴国　浙江大学附属第二医院
门剑龙　天津医科大学总医院
彭明婷　卫生部临床检验中心，北京医院
屈晨雪　北京大学第一医院
汝　昆　中国医学科学院血液病医院
童春容　河北燕达陆道培医院
王　卉　河北燕达陆道培医院
王　彤　河北燕达陆道培医院
王昌富　华中科技大学同济医学院附属荆州医院
王鸿利　上海交通大学医学院附属瑞金医院
王学锋　上海交通大学医学院附属瑞金医院
吴竞生　安徽医科大学第一附属医院
吴丽娟　成都军区总医院
岳秀玲　首都医科大学附属北京天坛医院
赵永强　北京协和医院
朱　平　北京大学第一医院
朱明清　苏州大学附属第一医院，江苏省血液研究所

编　　者（按汉语拼音排序）

曹丽娟　苏州大学附属第一医院
岑建农　苏州大学附属第一医院
陈　玲　云南省临床检验中心
陈　萍　广西医科大学第一附属医院
戴　菁　上海交通大学医学院附属瑞金医院
和田英夫　日本三重大学
胡　豫　华中科技大学同济医学院附属协和医院
胡晓波　上海中医药大学附属龙华医院
江　虹　四川大学华西医院
姜　傥　中山大学附属第一医院
李　智　同济大学附属杨浦医院
李臣宾　卫生部临床检验中心,北京医院
林发全　广西医科大学第一附属医院
凌　励　希森美康医用电子(上海)有限公司
刘　丽　天津医科大学总医院
刘红星　河北燕达陆道培医院
梅　恒　安徽医科大学第一附属医院
门剑龙　天津医科大学总医院
牛　华　云南省临床检验中心
潘金兰　苏州大学附属第一医院
彭明婷　卫生部临床检验中心,北京医院
屈晨雪　北京大学第一医院
粟　军　四川大学华西医院
田部阳子　日本顺天堂大学
童春容　河北燕达陆道培医院
万岁桂　首都医科大学附属北京宣武医院
王　卉　河北燕达陆道培医院
王　青　上海市临床检验中心
王　彤　河北燕达陆道培医院
王昌富　华中科技大学同济医学院附属荆州医院
王鸿利　上海交通大学医学院附属瑞金医院
王学锋　上海交通大学医学院附属瑞金医院
吴　俊　北京积水潭医院
吴竞生　安徽医科大学第一附属医院
吴丽娟　成都军区总医院
吴润晖　首都医科大学附属北京儿童医院
熊立凡　上海交通大学医学院附属仁济医院
许东升　美国 CBLPath 血液病理学实验室
续　薇　吉林大学白求恩第一医院
薛　峰　中国医学科学院血液病医院
杨红英　昆明医科大学第二附属医院
杨仁池　中国医学科学院血液病医院
姚怡婷　上海交通大学医学院附属同仁医院
余自强　苏州大学附属第一医院
翟振国　中日友好医院
周　蓉　同济大学附属杨浦医院
周文宾　卫生部临床检验中心,北京医院
朱明清　江苏省血液研究所,苏州大学附属第一医院

参编人员（按汉语拼音排序）

陈振萍　邓　君　邓明凤　黄成刚　姜育燊　蒋　茜　李　覃　李劲榆　李志强
林跃辉　刘　欣　刘　艳　刘毓刚　马瑞晓　潘　辉　彭长华　丘玉铃　宋　颖
唐　亮　王艳艳　伍　平　谢万木　邢　莹　徐雅虹　张春莹

学术秘书

李臣宾(兼)　周文宾(兼)　杜忠礼　刘艳红

前　言

临床血液与体液检验的检测技术多样，检测流程复杂，为帮助临床检验专业人员掌握该领域的最新研究和应用进展，明确常用及重要检验项目质量保证关键环节的技术要求，理解不同类型检验项目对疾病诊疗的作用，我们于 2014 年 7 月开始组建项目组并开展本书的编写工作。项目组由 48 位在血液与体液检验领域研究成果突出且实践经验丰富的检验与临床专家及 25 位技术骨干组成。本书的编写依据《医疗机构临床实验室管理办法》，立足于满足临床需求且兼顾当前国内技术水平，在参考国内外标准及指南、查阅至少近 5 年文献报道并开展现状调研和课题研究的基础上，项目组内部就重要技术问题反复讨论并达成一致意见，形成本书的初稿。初稿由 26 位评审专家依据专业背景分工进行函审或会审，编者多次修改完善，最终完成了编写任务。

本书对于研究和应用进展的编写力求前沿新颖，对于质量保证相关要求的编写力求项目组内专家基本达成共识，对于临床应用的探讨力求寻找更多的循证依据。本书的出版将为临床实验室的质量管理和质量改进提供依据，为中高级专业技术人员和实验室管理者及时了解血液与体液检验新进展、新要求提供帮助，为检验更好地服务于临床发挥推动作用。为方便读者查阅所引用的参考文献并促进学术观点的进一步交流，本书在正文中标注了引用参考文献的序号。

为尽量避免重复，项目组查阅国内已出版相关专著和教科书，根据实验室和临床需要分别确定了本书三个部分的编写内容。第一篇为血液一般与特殊检验，主要介绍常用检验项目的检测新技术和新进展，检测系统的性能验证、检测流程的设计与评价；流式细胞分析、细胞遗传学检查、基因检测等实验室开展较少的特殊检验项目在血液系统疾病诊疗中的作用；参考国外实验诊断的模式和国内专家所在实验室的实践经验，以举例方式介绍针对不同患者的个体化整合诊断的思路和方法。第二篇为血栓与止血检验，前 6 章以总论的形式分别介绍血栓与止血检验进展、出血性和血栓性疾病的诊断思路及治疗原则、血栓与止血检验的质量控制、检测设备的选择与性能评估等；第 7 ~ 13 章按项目类型划分设立章节，介绍检验项目的检测原理与方法、临床意义与注意事项等；第 14 ~ 21 章按疾病分类，讨论血栓与止血检验在不同类型出血性和血栓性疾病诊疗中的作用；此外，对于临床关注的床旁检验以及儿童的血栓与止血检验，也结合国内现状和专家的应用体会进行了介绍。第三篇为尿液与体液检验，借鉴美国、日本和欧洲国家的尿液分析指南，参考国外同行的专著，介绍尿液检验的新进展、关键技术环节的质量控制、检测流程的评价与优化、结果报告的要求等；结合临床实践，介绍肾脏疾病、遗传代谢病与尿液检验的关系；考虑到以往出版专著中介绍体液检验技术要求的内容相对较少，项目组收集、归纳了国外同行发表的大量循证资料，整理出多种类型体液标本不同检查方法的质量控制要求和注意事项。

在历时两年多的编写和修改过程中，项目组先后召开了 13 次编写内容专题讨论会和审稿会，编者和评审专家 124 人次参会讨论与审核，付出了大量时间和精力，卓有成效地完成了编写任务，尤其是分篇主编在章节设立和稿件修改过程中发挥了重要作用，充分体现了专业水平和敬业精神，借此机会向各位分篇主编、编者和评审专家致以崇高的敬意！学术秘书协助项目组做了大量的沟通联络、格式统一和会务安排等工作，在此向 4 位秘书表示诚挚的谢意！同时感谢人民卫生出版社的大力支持！尽管我们做了很多努力，但由于水平和精力所限，内容难免会有不足和错误，敬请检验界同道和临床专家予以批评指正！欢迎读者对本书内容做出评价并为第二版的修订提出宝贵意见！项目组将依据读者反馈和需求，不断完善本书内容。联系方式：发送邮件至 xueyeshugao@163.com；发送信件至卫生部临床检验中心（北京东单大华路 1 号，邮编　100730）。

本书的编写获国家科技基础性工作专项经费支持。

彭明婷

2017 年 5 月

目　录

第一篇　血液一般与特殊检验

第二篇　血栓与止血检验

第三篇 尿液与体液检验

第一篇

血液一般与特殊检验

第一章 血液检验进展

随着检测仪器自动化程度的不断提高以及质量控制和标准化工作的开展，近30年以来血液学常用检验项目的检测质量得到显著提高，特别是随着免疫学、细胞遗传学及分子遗传学、分子生物学检测技术的发展与临床应用，免疫组织化学、流式细胞分析、染色体核型分析和基因检测等手段越来越多地用于血液系统疾病（尤其是血液肿瘤）的诊断和治疗监测，实验室诊断的模式也发生了明显变化。本章将从血液检验标准化和血液肿瘤的临床检验两个方面介绍血液检验进展。

第一节 血液检验标准化进展

本节主要从室间质量评价的开展、参考系统的建立与应用、行业标准和技术要求的制订以及针对业内热点难点问题开展的工作等方面对临床血液检验的标准化进展进行介绍，同时对一些仍需关注的标准化问题进行讨论。

一、室间质量评价的开展

20世纪30年代，为了保证不同实验室血清学梅毒检测结果的准确性和可比性，美国疾病控制与预防中心首次开展了不同实验室间检测结果的比对。20世纪40年代，美国病理家学会（College of American Pathologists，CAP）开始组织临床检验室间质量评价活动，称之为能力验证（proficient test，PT）。英国的室间质量评价活动始于20世纪60年代，由英国国家外部质量保证服务系统（National External Quality Assessment Service，NEQAS）负责开展。澳大利亚的质量评价活动也始于20世纪60年代，由澳大利亚皇家病理家学会（The Royal College of Pathologists of Australasia，RCPA）负责开展。

我国的室间质量评价活动始于1982年，由卫生部临床检验中心（National Center for Clinical Laboratories，NCCL）负责实施，首次开展的质量评价计划是临床常规化学检测。1989年NCCL参照世界卫生组织（World Health Organization，WHO）和英国的质量评价模式首次开展白细胞计数和血红蛋白测定两个项目的质量评价计划；随后，NCCL陆续开展血细胞形态、凝血试验及其他血液学检验常用和重要项目的质量评价计划（表1-1-1）。截至2016年，NCCL已开展了11类血液学检验全国室间质量评价计划，累计参加实验室达10 206家。各地临床检验中心也参照NCCL的工作模式开展了由所在地区实验室参加的部分室间质量评价活动。

表1-1-1 临床血液学检验全国室间质量评价计划的开展起始时间

起始时间	质量评价计划名称
1989年	白细胞计数（WBC）、血红蛋白测定（Hb）
1990年	血细胞形态检查、血小板计数（Plt）
1992年	凝血酶原时间（PT）
1999年	凝血试验（PT/APTT/Fbg）、淋巴细胞亚群分析
2000年	全血细胞计数（CBC 8项）
2001年	红细胞沉降率测定（ESR）
2006年	血液黏度测定
2010年	网织红细胞计数（Ret）
2013年	血细胞计数正确度验证
2014年	凝血因子检测（FⅧ和FⅨ）、D-二聚体检测

续表

起始时间	质量评价计划名称
2017 年	凝血酶时间(TT)、抗凝蛋白检测(AT/PC/PS)、凝血因子检测(FⅪ/FⅫ/FⅡ/FⅤ/FⅦ/FⅩ)、纤维蛋白(原)降解产物检测(FDP)

通过室间质量评价活动的开展,参加实验室检测结果的离散度和及格率有了明显改进。以全血细胞计数为例,与 1989 年的质量评价数据相比,2016 年全血细胞计数实验室间检测结果的变异系数(CV)明显下降,如 WBC 的总体 CV 由 20.8%降至 3.9%,Plt 的总体 CV 由 30.8%降至 5.7%,Hb 的总体 CV 由 9.2%降至 1.9%。此外,通过质量评价结果分析可发现存在的问题,为更有针对性地实施质量改进提供依据,如某次凝血因子检测质量评价结果显示,FⅨ检测项目个别试剂组低浓度水平质量评价物(检测中位数为 15%左右)检测结果的 CV 明显偏大(36.4%)、及格率也偏低(50%),在与实验室沟通查找原因(校准方法不符合要求)并实施质量改进后,该组检测结果的 CV 明显降低(14.4%),及格率明显提高(90.3%)。

NCCL 在质量评价方案的制订与完善方面采取一系列措施,包括:①组织专家讨论会,对质评方案进行修改和完善;②努力寻找更合适的质评物,保证质评物用于不同检测系统的适用性;③研制质评物,如使用自行研制的质评物开展全血细胞计数室间质评,不仅适用性更好、检测结果变异系数更小,且具有成本优势;④对商品质控品进行浓度调整和分装,如血沉检测、淋巴细胞亚群分析和网织红细胞计数质评计划,通过浓度调整和分装,增加了质评物的浓度水平、提高了质量评价的有效性,也降低了成本;⑤对评价标准进行研究,如全血细胞计数质评计划,多年来使用《美国临床实验室改进法案修正案》(CLIA'88)的要求作为评价标准,在使用国内数据进行分析、同时考虑基于生物学变异的质量要求、查询国外不同质评机构的评价标准后,对 Hct 和 Plt 等项目的评价标准进行了满足临床需要且适合国情的调整(Hct 的评价标准由 6%调整为 9%,Plt 的评价标准由 25%调整为 20%)。⑥对于拟新开展的质评计划,先进行预调查和模拟分析(如 D-二聚体检测和凝血因子检测),再根据调查结果设计、运行质评计划。

为了保证质评活动开展的科学性和有效性,NCCL 于 2008 年在国内首次获得中国合格评定国家认可委员会(China National Accreditation Service for Conformity Assessment,CNAS)组织的能力验证计划提供者认可证书(依据 ILAC-G13 的要求),又于 2012 年获得 ISO/IEC 17043 认可证书。2016 年已开展的 88 个质评计划涵盖的 300 项重要常用检验项目中,已有 270 项通过认可;11 类血液学检验质评计划全部通过了认可。室间质评的开展为实验室实施质量改进提供了帮助,取得了明显成效,但仍有改进空间,例如一些临床需要的质评计划还有待建立;需要在实施标准化和一致化的基础上,对一些质评结果的评价标准进行研究。

二、参考系统的建立与应用

1. 参考系统的建立

参考系统由参考方法、参考物质和参考实验室组成。在血液学检验领域,全血细胞计数等项目可溯源到国际公认的参考方法,凝血因子检测等部分血栓与止血检验项目可溯源至国际参考品。

(1)参考方法的建立:国际血液学标准化委员会(International Council for Standardization in Haemato-logy,ICSH)先后颁布了红细胞计数和白细胞计数、血小板计数、血红蛋白测定、红细胞比容测定等项目的参考方法,是全血细胞计数的结果溯源标准。一些国外血液分析仪生产厂商依据 ICSH 的要求,在公司内部建立全血细胞计数的参考方法和参考实验室,提供定值溯源至参考方法的配套校准物,用于实验室特定检测系统的校准,从而达到保证检测结果准确性的目的,即国外的血细胞分析检测实验室通常通过使用厂家提供的配套校准物实现量值溯源。国内的情况有所不同,多数实验室使用的血液分析仪配套校准物为进口产品,订货周期长、稳定期短、入关困难且价格昂贵,实验室在需要时常常难以及时获得;非配套检测系统缺乏适用的校准物,致使用户无法进行校准与结果溯源。为了解决血液分析仪的校准难以实施的问题,2002 年起 NCCL 依据 ICSH 和美国临床和实验室标准协会(Clinical and Laboratory Standards Institute,CLSI)颁布的指南开始研究并建立上述 5 个项目的参考方法,创新性地使用新鲜血将参考方法的定值传递至常规检测仪器,为非配套检测系统或不能及时获得进口校准物的仪器校准提供了新途径。为了保证参考方法检测结果的准确性和可靠性,NCCL 还牵头研究并建立国际参考实验室间的方法评价机制(评价方法和评价标准),长期坚持与国外参考实验室进行高频率比对,定期进行交流和培训。除此以外,NCCL 目前正在研究建立白细胞分类计数、网织红细胞计数和红细胞沉降率测定的参考方法。

(2)参考物质的研制:在血液学检验领域,WHO、英国国家生物标准和控制研究所(National Institute for Biological Standards and Control, NIBSC)等机构研制了氰化高铁血红蛋白、血红蛋白检测(血红蛋白 F 和血红蛋白 A2)、部分常用血栓与止血检测(包括纤维蛋白原、各种凝血因子和抗凝蛋白等)和部分基因检测(如 *Factor V Leiden* 突变、血友病 A 基因22 号内含子倒位和 *BCR-ABL* 基因)等多种国际标准物质[1,2]。这些标准物质可作为厂家校准物和各国研制国家标准物质的溯源标准。从 2002 年起 NCCL 在多项科研基金的支持下开展临床检验参考物质研究工作,先后研制出氰化高铁血红蛋白、血细胞分析和红细胞比容测定国家一级标准物质,凝血因子检测(FⅧ和FⅨ)等多种国家二级标准物质,已取得36 个国家二级标准物质证号。部分标准物质的研制与评价已在中华系列杂志和国内其他杂志发表。

(3)参考实验室的建立与运行:2003 年起,NCCL 按照 ISO Guide 25 的要求建立并运行实验室质量管理体系,于 2004 年成为国内首家通过校准实验室认可的医学实验室。2010 年起,NCCL 依据 ISO15195 的要求对质量管理体系进一步完善,于 2014 年获得了 ISO17025/ISO15195 医学参考实验室认可证书。校准实验室认可活动的开展为参考系统的建立与完善发挥了积极作用。

2. 参考系统的应用

NCCL 建立的血液检验参考系统已在如下方面发挥了重要作用:①建立中国人群血细胞分析参考区间多中心研究项目:通过提供溯源至参考方法的定值新鲜血开展检测结果的可比性评价和正确度验证,确保了参考区间研究数据的科学性;②用于重点专科建设项目血细胞分析结果互认研究:多次向 20 家重点专科建设项目单位提供可比性评价和正确度验证,帮助实验室实施质量改进,并协助部分重点专科实验室在当地发挥辐射作用;③用于局部地区实验室的质量评价与质量改进:通过飞行检查、现场试验和正确度验证等方式在北京、浙江、河北、辽宁、宁夏和云南等地的血细胞分析质量监控与质量改进工作中发挥作用,取得了显著成效;④用于检测实验室结果的正确度验证和仪器校准:截至 2016 年 12 月,NCCL 使用溯源至参考方法的定值新鲜血为全国不同地区实验室的数百个检测系统提供了近千次校准或评价服务;⑤用于药监部门和企业的产品评价:药监部门和多家国内企业使用标准物质或溯源至参考方法的定值新鲜血作为医疗器械评价标准,促进了民族产业的发展。

三、行业标准与技术要求的制订

1. 行业标准的制订

卫生部临床检验标准专业委员会成立于1996 年,秘书处设在 NCCL。2014 年 5 月临床检验标准专业委员会完成换届后是第七届国家卫生标准委员会临床检验标准专业委员会,由 37 位委员和 4 位顾问组成。标委会的主要职责与任务是:协助相关业务司局提出临床检验领域标准发展规划和年度标准制修订计划,组织标准的制订修订工作,对下达的标准制订修订项目的执行情况进行管理,评审标准草案及其送审材料,负责标准的技术咨询,参与标准的宣贯和实施追踪评价工作等。截至 2017 年 3 月,国家卫生计生委已发布临床检验标准 100 项(包括行业标准 96 项,国家标准 4 项),所有标准均可从国家卫生计生委网站查询并免费获取[3]。早期临床检验行业标准的制订方法主要是参考国外相关指南或直接采纳一些内容。2000 年后,项目组开始在调查、研究和验证的基础上,结合国内实际情况制订满足实验室和临床需要的行业标准。现行有效的临床血液学检验行业标准有 16 项,标准编号和名称见表 1-1-2。

近年来,NCCL 积极参与 ICSH 国际指南的制订,参与制订并于 2016 年发布了《成人血液检验危急值管理标准化调查与推荐意见》[4],正在参与制订血沉检测标准化和血细胞分析室内质量控制要求等指南。

2.《医疗机构临床实验室管理办法》及管理办法实施细则的制订

表 1-1-2　临床血液学检验现行有效行业标准

序号	标准编号	标准名称
1	WS/T 477-2015	D-二聚体定量检测
2	WS/T 407-2012	医疗机构内定量检验结果的可比性验证指南
3	WS/T 406-2012	临床血液学检验常规项目分析质量要求
4	WS/T 405-2012	血细胞分析参考区间
5	WS/T 360-2011	流式细胞术检测外周血淋巴细胞亚群指南
6	WS/T 359-2011	血浆凝固实验血液标本的采集及处理指南
7	WS/T 347-2011	血细胞分析的校准指南
8	WS/T 346-2011	网织红细胞计数的参考方法
9	WS/T 344-2011	出血时间测定要求
10	WS/T 343-2011	红细胞沉降率测定参考方法
11	WS/T 342-2011	红细胞比容测定参考方法
12	WS/T 341-2011	血红蛋白测定参考方法
13	WS/T 246-2005	白细胞分类计数参考方法
14	WS/T 245-2005	红细胞和白细胞计数参考方法
15	WS/T 244-2005	血小板计数参考方法
16	WS/T 220-2002	凝血因子活性测定总则（已修订，待发布）

2006 年 6 月，由卫生部发布的《医疗机构临床实验室管理办法》[5] 开始实施。管理办法提出了医疗机构临床实验室管理的基本要求，是我国临床实验室建立质量管理体系的重要依据。为了便于管理办法的实施，由 NCCL 牵头制订了管理办法血液与体液检验实施细则。不同层级医疗机构的临床实验室均应满足管理办法的要求。

3. 实验室认可应用说明的制订

受 CNAS 委托，NCCL 负责起草了《医学实验室质量和能力认可准则在临床血液学检验领域的应用说明》（CNAS-CL43）和《检测和校准实验室能力认可准则在血细胞分析参考测量领域的应用说明》（CNAS-CL54），对血液常规检测实验室和血细胞分析校准实验室的建立、评审与质量体系运行发挥了重要作用。

4. 临床检验质量指标的制订

受国家卫生计生委的委托，NCCL 在全国范围内多次开展临床检验质量指标相关信息调查，在参照国外标准化机构（如国际临床化学和检验医学联合会）发布指南的基础上，分批提出了我国的临床检验质量控制指标要求。第一批 15 项质量指标已于 2015 年发布[6]。质量指标的发布对推动实验室开展检验全过程的质量监控和质量改进发挥了积极作用，一些地区也对当地实验室的质量指标数据进行了调查或统计分析。需要指出的是，重要的临床检验质量指标不限于这 15 项，其他一些与检验质量密切相关的信息（如检测系统的性能验证）也应进行收集和监控；不同项目类型有其自身特点，应按检测项目类型进行质量指标的信息收集和统计；质量指标信息的收集和统计分析需要软件系统的支持，最好能实现实时统计，否则不仅会增加临床实验室的负担，而且影响统计结果的客观性和准确性。

四、针对业内热点难点问题开展的工作

1. 血细胞分析显微镜复检规则的制订与验证

自动化血液分析仪的应用大大提高了血细胞分析的工作效率，但在检测结果出现异常或有报警提示等情况下仍需进行人工显微镜复检。2005 年，来自多个国家的 20 位专家在反复讨论并进行试验验证的基础上达成共识，提出了 41 条血液分析仪初筛后仍需进行显微镜检查的复检规则[7]，随后中华医学会检验医学分会组织专家对其进行翻译和解读[8]，一些专家在参考国外 41 条复检规则的基础上研究并制订了所在实验室五分类血液分析仪的显微镜复检规则，相关内容已发表在《中华检验医学杂志》。由于不同检测系统的提示功能存在差异，不同地区的人群也存在差异（如参考区间不同），不同科室的病种有差异，复检规则的参数设置及要求也不同。无论是国外专家推荐使用的 41 条还是国内专家研究制订的复检规则，各实验室应在参考的基础上依据检测数据进行验证和调整（详见第一篇第三章第三节）。管理办法实施细则要求，实验室应制订血细胞分析的显微镜复检程序，在检验结果出现异常计数、警示标志、异常图形等情况时对结果进行确认，复检程序的确认应包括：有建立或验证显微镜复检程序的

方法和数据，验证结果的假阴性率应≤5%。应用软件有助于显微镜复检的有效实施，复检涂片至少保留2周。

2. 中国成年人血细胞分析参考区间的建立

多年来我国大部分检验项目的参考区间主要引用或参照国外人群资料，有一些数据来源于专家所在实验室开展的样本数量较小的研究。2010年在卫生专项经费的支持下，中华医学会检验医学分会启动了“中国人群重要常规临床检验项目参考区间的建立”研究工作，通过全国多中心研究建立中国人群血细胞分析、临床常用生化检验项目参考区间和临床常用免疫检验项目的参考区间，2013年项目组又得到国家“十二五”科技支撑计划项目经费支持继续开展参考区间研究。首批完成的血细胞分析参考区间在多次征求相关临床专科分会专家意见并经过验证后于2012年以行业标准的形式发布[9]。

与以往实验室所用的参考区间相比，新发布的参考区间是大样本多中心研究的结果，研究过程中应用NCCL的参考系统对项目组所用的18台血液分析仪实施质量评价与质量改进，保证了研究数据的科学性和有效性，是现阶段检测实验室合理使用参考区间的首选。为了确认参考区间的人群适用性以及实验室的规范操作程度，各实验室在使用前应对其进行验证。对于某些确实不适用的地区和人群（如高海拔地区、一些少数民族和婴幼儿等），可按行业标准《临床实验室检验项目参考区间的制定》（WS/T 402-2012）[10]的要求单独建立参考区间。另外，实验室还需与临床保持密切沟通，做好相关解释和咨询服务。

3. 检验结果互认研究

2011年，卫生部在全国范围内评选出20家临床检验重点专科建设项目单位。为了提高检验结果互认工作的科学性和有效性，在中华医学会检验医学分会和NCCL的牵头下，重点专科建设项目单位开展临床常用生化检验项目和血细胞分析结果互认研究试点工作。通过开展人员培训、行业标准宣贯、正确度验证和可比性评价，发现问题并实施质量改进，重点专科建设项目单位的检测能力和实验室间检测结果的可比性得到进一步提高，为实现检验结果互认打下了良好基础。一些单位在局部地区组织人员培训，发挥了示范和辐射作用。部分地区的临床检验中心在当地尝试开展检验结果互认工作，取得了一定成效。

4.《全国临床检验操作规程》的编写和修订

1990年NCCL受卫生部医政司的委托牵头组织专家编写了《全国临床检验操作规程》（第1版），并于1997年和2006年对其进行了修订（第2版和第3版）。作为临床检验操作的权威性和规范性文件，《全国临床检验操作规程》在各级医疗机构得到广泛应用，对提高临床检验质量和临床诊疗水平发挥了重要作用。2015年在国家卫生计生委医政医管局的支持下，由中华医学会检验分会和NCCL牵头对《全国临床检验操作规程》进行修订（第4版）[11]。新修订的内容补充了质量控制和自动化检测的要求、检测项目的方法评价和影响因素、分子诊断相关检测项目及其应用等。

5. 专家建议与共识的制订

结合实验室与临床需要，中华医学会检验医学分会组织专家制订了《出血性疾病诊断治疗中实验室检测项目的应用建议》[12]和《流式细胞术临床应用的建议》[13]；中国医师协会检验医师分会组织专家制订了《贫血性疾病检验诊断报告模式专家共识》[14]、《造血与淋巴组织肿瘤检验诊断报告模式专家共识》[15]；中华医学会血液分会组织专家制订了《血细胞形态学分析中国专家共识》[16]、《血液病分子生物学诊断技术中国专家共识》[17]、《血友病诊断与治疗中国专家共识》[18]和《弥散性血管内凝血诊断与治疗中国专家共识》[19]；中国免疫学会血液免疫分会临床流式细胞术学组制订了《四色流式细胞术用于急性白血病免疫分型的中国专家共识》[20]。这些专家共识促进了临床检验项目的质量改进和临床应用。

五、需要关注的标准化相关问题

1. 加强行业标准和技术要求的制（修）订及推广应用

一些血液检验的行业标准和技术要求仍有待制订，发布时间较早的行业标准则需要修订。2015年，临床检验标准专业委员会开展了“临床检验标准梳理与需求分析”研究，根据专家意见，提出了建议制订行业标准的清单，如《外周血细胞形态描述与分级》、《流式细胞分析常用检测项目的性能验证》和《血小板功能检测的质量要求》等，同时查阅了一批可供国内标准制（修）订参考的国外标准和指南文件，需要努力推动这些项目尽早立项起草。对于现行有效的标准，应联合多方力量采取多种方式加强宣贯，使其在帮助临床实验室提高检测能力和实施质量改进中发挥更大作用。

2. 检测系统的选择与性能验证

应大力提倡实验室尽可能选择配套检测系统开展检测，非配套检测系统在使用前应对其性能进行充分确认。检测系统配套与否对检测结果的离散度影响显著。例如，D-二聚体检测室间质评结果显示，Nanopia D-Dimer 试剂与 Coapresta 2000 全自动血凝仪组成的配套检测系统组两个批号质评物检测结果的 *CV* 分别为 8.2% 和 8.0%，Nanopia D-Dimer 试剂与其他多种仪器组成的非配套检测系统组的 *CV* 分别为 56.9% 和 28.4%，显示非配套检测系统的结果离散度明显增大。

CLSI 等机构发布了一些检测系统性能验证的相关指南，要求体外诊断设备生产厂家对其产品的性能进行确认，实验室在将其应用于临床检测前应对厂家声称的性能进行验证。对于配套检测系统，实验室可按照厂家说明书的要求进行性能验证，指南中介绍的一些通用原则和方法可供参考；对于非配套检测系统，厂家未对检测系统的性能进行确认，实验室也无法完成非配套检测系统的性能确认或验证，严重影响了标准化或一致化工作的开展。

此外，白血病细胞免疫分型、血液肿瘤分子诊断和一些出凝血检验项目的检测试剂并未获得药监部门的批文，但这些项目对临床疾病诊疗具有重要价值，生产厂家应尽快完成试剂报批。有些实验室希望将其按照实验室自建方法（laboratory development tests，LDT）进行管理，但这些在售商品试剂与实验室自己研发试剂的性质并不完全相同，是否应按 LDT 进行管理尚未达成共识。国内对于 LDT 的监管政策也尚未达成共识，需要借鉴国外经验并结合中国实际情况制定相关政策，以实现在保证检测结果准确可靠的前提下，为临床疾病诊疗提供更多更优质的检测服务。

3. 检验流程设计与质量控制

血细胞分析涉及血液分析仪初筛、自动化形态学检查、人工显微镜检查和流式细胞分析等多个环节，这些环节搭配组合形成了不同的标本检测流程，以满足不同疾病诊断和鉴别诊断的需求。不同流程组合大大提高了血细胞分析的工作效率，但流程设置需要设定监控与评价规则，以尽可能避免标本检测结果错误或异常标本漏检。各实验室需根据具体情况对检测流程进行充分评估，明确不同检测流程的质量控制方法和要求，目前已有一些大型实验室对此进行了积极尝试，但仍需积累更多经验。对于不同检测流程得出的结果，实验室应结合临床进行综合分析，提供正确的结果给临床，而不能简单地将相互矛盾的不同流程得出的检测结果直接报告给临床。

4. 关键技术能力的提高

一些大中型医院常规检测项目的标本量越来越多，而检验人员数量的增长并不能与之相适应，检验人员忙于日常检测工作而忽视了技术能力的提高。一些复杂程度较高的检测项目（如流式细胞术白血病细胞免疫分型）的检测和结果解释仅有部分实验室的少数人员能够熟练掌握。形态学检验项目对技术人员的能力要求较高，但由于收费低、工作量大和岗位配备人员少，能够专注开展形态学检验的专业人员越来越少。国家卫生计生委为了解决患者就诊过于集中的问题，制订政策推进分级诊疗，鼓励建立独立实验室并规范管理，引导基层单位将无法开展的检测项目委托具备检测能力的医疗机构或独立实验室进行检测，希望能降低检测成本，且便于实施质量控制和标准化。

5. 新技术和新方法的应用与标准化

随着免疫学、细胞遗传学和分子生物学技术的发展与临床应用，越来越多的研究证据表明综合运用多种检测方法对血液肿瘤进行诊断和分型的效果更好，且更能反映疾病亚型的生物学及临床特征，能更好地帮助判断预后、指导制订治疗方案以及监测疗效。这些方法包括细胞形态学、细胞化学、组织病理学、免疫组织化学（immune histology chemistry，IHC）、流式细胞分析（flowcytometry，FCM）、染色体检测、荧光原位杂交（fluorescence in situ hybridization，FISH）、融合基因检测、基因突变检测和病原检测等，但有些方法仅能在少数医疗机构开展，国内有实力的实验室应积极尝试运用这些检测技术开展新项目，以满足更高水平的临床疾病诊疗需要。

对于血栓与止血检验，多数实验室仅能开展初筛试验（PT、APTT、Fbg 和 TT）和 D-二聚体检测等项目，一些确诊试验（如凝血因子、血小板功能、狼疮抗凝物和血管性血友病因子检测）的开展率不足 20%；一些临床需要的检测项目，如凝血酶生成试验、HIT-Ab 检测、抗Ⅹa 活性检测以及应用基因芯片技术开展华法林和阿司匹林药物代谢基因多态性检测等，对患者出凝血功能的判断和抗血栓治疗监测具有重要意义，有条件的实验室应积极开展，同时迫切需要研究并开展这些检测项目的质量控制和标准化工作。

6. 质量指标的落实

虽然15项临床检验质量指标已发布并实施超过一年，但在实际实施过程中，由于一些指标的具体统计方法不够明确、多数实验室缺乏功能完善的信息系统支持等原因，质量指标的落实情况在不同地区和不同医疗机构间存在较大差异，一些机构的统计方法和数据缺乏可比性。有必要对目前各地的质量指标实施情况进行调研，总结经验、发现问题，制订更加具体明确的质量指标监控落实方案，并通过培训逐步推广应用。

7. 儿童参考区间的建立

儿童的生长发育是一个动态过程，许多检测参数的正常水平随着年龄变化而变化，根据年龄段划分的儿童参考区间更加复杂。目前临床使用的儿童参考区间多为国外人群的数据或国内个别专家早年研究的数据，尚无依据国际公认指南通过多中心研究建立的中国儿童常用检验项目参考区间。2016年初，在国家卫生计生委卫生专项经费的支持下，以首都医科大学附属北京儿童医院为牵头单位的“中国儿童常用检验项目参考区间的建立研究”获准立项，由NCCL负责血细胞分析参考区间建立过程的质量保证与技术培训。目前已对项目组人员进行了多次技术培训，并且提供定值新鲜血进行正确度验证以评价项目参加实验室的技术能力，项目进展已进入预实验研究阶段。儿童患者实施静脉采血有困难，末梢采血的影响因素又比较多，因此儿童参考区间的建立难度更大。

8. 基层实验室的技术能力提高和质量改进

随着国家医改政策的不断落实，基层医院的医疗业务得到快速发展，这对基层检验科的技术能力提出了更高的要求。中华医学会检验分会、中国医院管理协会临床检验管理专业委员会、中国医师协会临床检验医师分会、各地医学会检验分会和各地临床检验中心每年都会通过多种形式举办面向基层的培训班和学术交流活动，中华医学会检验医学分会也于2016年启动了“基层检验技师培训计划”。一些基层地区的中高级水平检验人员较为缺乏，关键技术环节的质量控制也较为薄弱。需针对问题和薄弱环节实施技术培训和质量改进。

（彭明婷　周文宾　李臣宾）

参考文献

1. NIBSC. Biological reference materials [OL]. [2012-12-13]. [2016-09-21]. http://www.nibsc.org/products/brm_product_catalogue.aspx.
2. WHO. International reference materials Catalogue [OL]. [2012-12-13]. [2016-09-21]. http://www.who.int/bloodproducts/ref_materials/en/.
3. 中华人民共和国国家卫生与计划生育委员会.临床检验标准[EB/OL].[2017-03]. http://www.nhfpc.gov.cn/zhuz/s9492/wsbz.shtml.
4. Keng TB, De La Salle B, Bourner G, et al. on behalf of the International Council for Standardization in Haematology (ICSH). Standardization of haematology critical results management in adults: an International Council for Standardization in Haematology, ICSH, survey and recommendations[S]. Int J Lab Hematol, 2016, 38(5): 457-71.
5. 中华人民共和国卫生部.医疗机构临床实验室管理办法[OL]. [2006-02-27]. [2016-12-10] http://www.moh.gov.cn/mohyzs/s3577/200804/18468.shtml.
6. 国家卫生与计划生育委员会.临床检验专业医疗质量控制指标(2015年版)[OL]. 2015[2016-09-21]. http://www.nhfpc.gov.cn/ewebeditor/uploadfile/2015/04/20150415094156987.pdf.
7. Barnes PW, McFadden SL, Machin SJ, et al. The international consensus group for hematology review: suggested criteria for action following automated CBC and WBC differential analysis[J]. Lab Hematol, 2005, 11(2): 83-90.
8. 中华医学会检验分会全国血液学复检专家小组，中华检验医学杂志编辑委员会.全国血液学复检专家小组工作会议纪要暨血细胞自动计数复检标准释义[J].中华检验医学杂志，2007，30(4)：380-382.
9. 卫生部临床检验标准专业委员会.血细胞分析参考区间：WS/T 405-2012[S].北京：中国标准出版社，2012.
10. 卫生部临床检验标准专业委员会.临床实验室检验项目参考区间的制定：WS/T 402-2012[S].北京：中国标准出版社，2012.
11. 尚红，王毓三，申子瑜，等.全国临床检验操作规程[M].第4版.北京：人民卫生出版社，2014.
12. 中华医学会检验分会，卫生部临床检验中心，中华检验医学杂志编辑委员会.出血性疾病诊断治疗中实验室检测项目的应用建议[S].中华检验医学杂志，2013，36(11)：965-973.
13. 中华医学会检验医学分会，卫生部临床检验中心，中华检验医学杂志编辑委员会.流式细胞术临床应用的建议[S].中华检验医学杂志，2013，36(12)：1064-1073.

14. 中国医师协会检验医师分会贫血性疾病检验医学专家委员会.贫血性疾病检验诊断报告模式专家共识[S].中华医学杂志,2016,96(12):930-932.
15. 中国医师协会检验医师分会造血与淋巴组织肿瘤检验医学专家委员会.造血与淋巴组织肿瘤检验诊断报告模式专家共识[S].中华医学杂志,2016,96(12):918-929.
16. 中华医学会血液学分会实验诊断血液学学组.血细胞形态学分析中国专家共识(2013年版)[S].中华血液学杂志,2013,34(6):558-560.
17. 中华医学会血液学分会实验诊断血液学学组.血液病分子生物学诊断技术中国专家共识(2013年版)[S].中华血液学杂志,2013,34(7):643-646.
18. 中华医学会血液学分会血栓与止血学组,中国血友病协作组.血友病诊断与治疗中国专家共识(2013年版)[S].中华血液学杂志,2013,34(5):461-463.
19. 中华医学会血液学分会血栓与止血学组.弥散性血管内凝血诊断与治疗中国专家共识(2012年版)[S].中华血液学杂志,2012,33(11):978-979.
20. 中国免疫学会血液免疫分会临床流式细胞术学组.四色流式细胞术用于急性白血病免疫分型的中国专家共识(2015年版)[S].中华血液学杂志,2015,36(4):265-271.

第二节 血液肿瘤临床检验进展

20世纪80年代中期以前,血液肿瘤主要根据光镜及电镜下观察细胞形态及细胞化学染色、组织病理及临床表现形式分为白血病、淋巴瘤、浆细胞肿瘤、骨髓增生异常综合征(myelodysplastic syndrome,MDS)或白血病前期、骨髓增殖性疾病(myeloproliferative disease,MPD)等。

1966年,Rappaport主要根据组织病理首次发表了淋巴瘤的诊断与分型系统。1974年,Lukes及Collins在Rappaport的研究基础上加入免疫组织化学(immuno histochemistry,IHC)方法提出淋巴瘤的新诊断分类系统。长期以来,组织病理联合IHC成为淋巴瘤诊断与分型的金标准。但是仅根据病理及IHC对淋巴瘤进行诊断与分型的一致率较低,根据欧洲淋巴瘤病理工作组的资料,一致率仅50%多。

1976年,法国、美国、英国三国专家(French,America,British,FAB)组成的急性白血病(acute leukemia,AL)诊断与分型协作组主要依据细胞形态及细胞化学染色最早提出了AL的诊断标准及分型意见,以后进行了多次修改补充,并提出了MDS的诊断与分型标准。FAB的标准简单,易于在基层单位推广。但仅根据FAB标准进行诊断,即使由顶级的FAB专家进行判断,其一致率也只有60%~70%,而且FAB标准在预后及指导治疗的价值上有一定局限性。

随着免疫学、细胞遗传学及分子遗传学、分子生物学技术的飞速发展与临床应用,发现综合应用多种方法对血液肿瘤进行诊断和分型的一致性与重复性更好,更客观,且更能反映疾病亚型的生物学及临床特征,能更好地帮助判断预后、指导制定治疗方案和监测疗效,甚至可以帮助更深入地了解疾病的病因和发病机制,帮助开发新的治疗方法。自1995年起,世界卫生组织(World Health Organization,WHO)召集欧洲血液病理协会、国际血液病理协会、国际血液学及肿瘤学临床专家成立了WHO造血淋巴系统肿瘤诊断与分型指导委员会,提出了血液肿瘤的统一诊断与分型标准,之后标准经过多次修订,最近一次于2008年修订[1],WHO在2011—2014年对骨髓增殖性肿瘤(myeloproliferative neoplasm,MPN)的诊断与分型标准提出了修改意见[2-4]。国际MDS预后工作组(International Working Group for Prognosis of MDS,IWG-PM)于2012年提出了修改的MDS预后积分系统(revised international prognostic scoring system for myelodysplastic syndromes,IPSS-R)[5]。

国际上一些大的协作组也在WHO基础上提出一些修改的或更细化的血液肿瘤诊治指南,如美国国立综合癌症网络(National Comprehensive Cancer Network,NCCN)[6-14],欧洲白血病网络(European LeukemiaNet,ELN)[15]等。中国抗癌协会造血/淋巴系统肿瘤专业委员2014年提出了《中国B细胞慢性淋巴增殖性疾病诊断专家共识》[16],中华医学会血液学分会实验诊断血液学学组2014年提出了《中国慢性髓性白血病诊疗监测规范(2014年版)》[17]。这些新的指南或专家共识都是在WHO(2008年版)标准上进一步落实、细化,或根据最新的进展,适当增加内容或修正。无论如何血液肿瘤进入了整合诊断时代已经是不争的事实。由于每个患者的信息很多,血液肿瘤的实验诊断技术发展很快,如果检验诊断医生及临床医生知识不能很快更新,同一患者的标本在不同医院常常得到不同的诊断结论。国际上发达国家诞生了血液病理医师,整合临床各方面信息及肿瘤的形态学、组织病理学、IHC、流式细胞检测(flow cytometry,FCM)、细胞遗传学与分子遗传学、分子生物学、甚至病原学结果，做出整合诊断报告。

我国由于历史的原因，大多数医院的病理科仅包括组织病理、IHC；而形态学、FCM、细胞遗传学与分子遗传学、分子生物学等诊断实验室在不同医院归属不同部门管理，有的在血液科，有的在中心实验室，有的在检验科，这种部门条块分割的做法导致学术上存在较大分歧，不利于血液肿瘤的整合诊断。我国大多数淋巴瘤患者到肿瘤医院或综合医院的肿瘤科诊治，肿瘤科医生注重组织病理和 IHC 的应用，强调它们是淋巴瘤诊断的金标准。一些血液科医生也认为组织病理和 IHC 是淋巴瘤诊断和分型的金标准，而忽视其他技术在诊断与分型中的应用。由于新的技术需要新的试剂与仪器，一些项目（尤其是分子生物学诊断项目）尚缺乏标准化、商业化、临床诊断级别试剂，国际上也缺乏统一的规范和标准，阻碍了新技术在临床应用。为了促进血液肿瘤整合诊断进入临床实质性执行层面，2015 年中国医师协会检验医师分会血液肿瘤诊断专家委员会提出了“造血与淋巴系统肿瘤检验诊断路径专家共识”讨论稿。

因此，本节主要介绍用于血液肿瘤的各项检验诊断技术及整合诊断价值，希望推动血液肿瘤整合诊断的发展，为改善治疗效果做出贡献。

一、各类检验诊断技术简述

血液肿瘤的整合诊断离不开各类实验诊断技术，近年来很多新技术的迅速发展为临床提供很多信息和新的思维，能够更准确反映疾病的本质、指导临床的治疗，现简述如下。

（一）细胞形态学及细胞化学染色

对血涂片、骨髓穿刺液涂片、其他部位细胞涂片或组织印片，用瑞氏-吉姆萨（Wright-Giemsa）或梅-格瑞-吉姆萨（May-Grunwald-Giemsa）或其他方法染色后在光镜下观察形态。多种细胞化学染色反应也可帮助鉴别不同系列来源或不同成熟阶段的细胞，如髓过氧化物酶（myeloperoxidase，MPO）、苏丹黑 B（Sudan Black B，SBB）、α-丁酸萘酚酯酶（alpha-naphthyl butyrate esterase，α-NBE）、α-醋酸萘酚酯酶（α-naphthyl acetate esterase，α-NAE）、氯醋酸 AS-D 萘酚酯酶（naphthol AS-D chloroacetate esterase，NAS-DCE）、过碘酸希夫（periodic acid-Schiff，PAS）等，不同细胞对细胞化学染色的反应不同，详见 WHO 标准（2008 年版）。对特殊细胞用电镜观察其超微结构及其细胞化学染色反应，一些光镜下阴性的细胞在电镜下可能阳性；不同细胞的超微结构染色反应不同，如 MPO 在原粒细胞的 A 颗粒粗面内质网、高尔基体和核膜均为阳性；血小板髓过氧化物酶（platelet myeloperoxidase，PPO）在原始巨核细胞的内质网及核膜呈阳性，而高尔基体及颗粒阴性。

1. 细胞形态学及细胞化学染色的优点

细胞形态及细胞化学染色是最基础的血液肿瘤诊断与分型方法，易于在基层单位推广，无论新技术如何发展，这一方法仍有不可替代的价值。细胞涂片一般使用骨髓穿刺第一针抽取的标本，各种组织印片、体液细胞也可制备成细胞涂片用于细胞形态观察及细胞化学染色。由于细胞很少被稀释，标本几乎未经处理或仅稍微处理，细胞一般很少变形，因此判断血液肿瘤细胞的比例更准确。在标本量很少的情况下，对形态观察要求高的 MDS、一些少见的、大的恶性细胞的确定优于其他方法。细胞染色简单、快速、经济、直观，染色一般 10~30 分钟完成，细胞形态往往是第一个可出报告的方法，可为其他检测做出提示，减少弯路。

其他的检测方法，包括组织病理、免疫学、细胞遗传或分子遗传、分子生物学方法都需要对标本进行较多处理，以下这些细胞可能在标本处理过程中丢失或不能检测到，如一些比例很少的细胞，在处理过程中容易破碎的细胞如弥漫性大 B 细胞淋巴瘤（diffuse large B cell lymphoma，DLBCL）细胞、幼红细胞，一些胞体很大的细胞如霍奇金淋巴瘤（Hodgkin's lymphoma，HL）细胞等。

2. 细胞形态学及细胞化学染色的局限性

细胞形态是由技术人员在显微镜下观察细胞形态得出的结论，有比较大的主观性；诊断技术人员需要接受过很好的培训，有较长期的工作经验；而且即使最有经验的技术人员也会有较多不一致的意见。以 AL 为例，FAB 协作组的顶级形态专家诊断的一致率仅为 50%~70%。仅凭细胞形态及细胞化学染色难以鉴别细胞的来源系列、良恶性、成熟阶段。一些恶性细胞难以通过骨髓穿刺抽吸出来，如伴有骨髓纤维化的血液肿瘤、霍奇金淋巴瘤细胞、骨髓瘤细胞、一些白血病细胞等，因此仅凭骨髓涂片观察形态难以诊断，而且多数血液肿瘤的形态学、细胞化学染色特征对预后判断、疗效监测、指导治疗的价值有限。

3. 细胞形态学及细胞化学染色的相关标准、规范、共识解读

为了减少形态学诊断的误差，WHO 标准(2008 年版)提出诊断血液肿瘤时对骨髓涂片需要观察 500 个有核细胞，对血液涂片需要观察 200 个有核细胞，而既往仅观察 200 和 100 个细胞。对于观察有核细胞的个数，一些形态学家有不同观点，比如对骨髓涂片满视野均是原始细胞的急性白血病，没必要观察 500 个细胞，对于血液涂片满视野均为原始细胞或白细胞很少的患者也没必要观察 200 个有核细胞，否则会增加人工成本。

中华医学会血液学分会实验诊断血液学学组提出的《血细胞形态学分析中国专家共识(2013 年版)》[18]对于以下容易引起混淆的形态学问题做出了明确定义，并规范了观察及报告的方式、内容和格式。由于原始细胞的比例是诊断急性白血病的关键指标，如何判定原始细胞在很多实验室有较大差异，特别明确了诊断急性白血病时原始细胞的定义，尤其是提出要把幼稚单核细胞和不成熟单核细胞分开，前者在诊断急性白血病时归为原始细胞，后者不是；细胞发育异常是诊断 MDS 的重要指标，但是细胞形态容易受很多因素影响，导致错误判断，只有髓系有核细胞才接受发育异常的评估；接受集落刺激因子治疗的患者不能进行发育异常评估，中性粒细胞颗粒增多、增粗常是感染所致，这种细胞在诊断 MDS 或确认 AML 多系发育异常时不应计入发育异常。ELN、国际血液学标准化委员会(International Council for standardization in Haematology，ICSH)也提出了诊断血液细胞形态学标准及注意事项[19,20]。

4. 细胞形态学及细胞化学染色的技术发展

细胞形态及细胞化学染色诊断除了需要分析医生的经验外，还依赖良好的染色技术及高分辨率的光学显微镜。计算机及图像分析软件目前可以让分析医生更方便地打印出带图像的报告来，但还不能自动辨认细胞。随着大数据电子信息化及图像分析软件的智能化成功，相信形态学报告对分析医生经验的依赖会有所下降。

(二) 组织病理检查

组织病理检查是通过对各种组织活检标本，包括骨髓活检组织标本进行固定、处理、切片、不同染色后在光镜下观察做出诊断。

1. 组织病理检查的优点

活检的组织标本取出后一般立即放入固定液直接固定，不容易损失细胞信息，恶性细胞的比例更准确客观；可以直接观察到组织结构，容易确定恶性细胞在组织的定位，对一些有特殊形态或结构改变的淋巴瘤诊断贡献尤其大，如 HL、套细胞淋巴瘤(mantle cell lymphoma，MCL)、边缘带淋巴瘤(marginal zone lymphoma，MZL)、血管免疫母细胞 T 淋巴瘤(angioimmunoblastic T cell lymphoma，AITL)等；观察的范围比抽取的骨髓范围大；对一些抽不出细胞的组织、少见细胞、体积很大的细胞，仍可诊断，如有骨髓纤维化、浆细胞肿瘤、淋巴瘤、转移癌、组织细胞、巨噬细胞、树突状细胞、霍奇金淋巴瘤细胞等。因此也是诊断实体肿瘤最重要的方法。在我国，肿瘤医院或综合医院肿瘤科医生较重视组织病理诊断，而血液科医生往往更重视骨髓涂片的形态、免疫分型、染色体、基因检查，容易忽视对骨髓组织活检的病理检查，这样对伴骨髓纤维化的血液肿瘤、MDS 尤其容易漏诊或误诊。诊断 MDS、MPN、MDS/MPN 综合征，骨髓病理及 IHC 是重要的检测技术[21]。

2. 组织病理检查的局限性

与细胞形态相比，组织病理检查一般需要 5 天以上的时间，诊断更慢；不能在油镜下观察细胞形态，对细胞形态观察不够细致，而对单个细胞的形态判断更需要细胞形态检查。有些恶性细胞在体液中，如原发于脑膜的淋巴瘤，组织根本无肿块，或有些肿块的部位难以获取组织标本，因此难以用组织病理做出诊断。对一些组织结构无破坏、细胞形态改变不大的细胞，或肿瘤细胞比例较低的标本，难以鉴定良恶性、成熟度、肿瘤来源。由于血液肿瘤细胞在组织中的分布不均匀一致，因此病理诊断可能受取材部位、切片部位等的影响。我们就遇到过这样的病例，开始切取一个淋巴结，多次切片病理检查均为反应性淋巴细胞增生，再切另一个淋巴结就发现淋巴瘤。组织病理诊断对病理医生的经验和知识要求较高，需要对正常人全身各器官组织细胞的形态、结构，不同疾病状态的组织细胞的形态、结构等都有丰富的知识和经验，还要不断学习新的知识、诊断与分型标准，因此，不同病理医生诊断同一标本的一致性较 FCM、荧光原位杂交及基因检测更低。

(三) 免疫分析

免疫学分析主要包括 IHC 和 FCM。采用不同染料或荧光染料标记的单克隆抗体(单抗，mAb)对细胞悬液、细胞涂片或骨髓组织切片进行

染色,然后在流式细胞仪或荧光显微镜或光镜下观察细胞表面或细胞内的抗原标记。免疫分析技术是确定血液肿瘤细胞系列,如T淋巴细胞、B淋巴细胞、髓系细胞、自然杀伤细胞(natural killer cell,NK)、自然杀伤T细胞(natural killer T cell,NKT)、淋巴样浆细胞、浆细胞、树突状细胞(dendritic cell,DC)和非血液淋巴系统细胞等的关键技术,尤其双表型、双克隆性甚至多系列的血液肿瘤只能通过免疫学分析来诊断;也是确定血液肿瘤细胞分化受阻阶段(早期或前体或原始,晚期或成熟或外周)的关键技术。以AL为例,如果形态学、细胞化学染色联合FCM,诊断与分型的准确率及一致率可达90%以上,重复性高。根据形态和FCM对AL的诊断和分型最快几个小时就可明确,医生可先根据这两份结果对患者进行治疗,避免延误AL的治疗时机。

1. 免疫组织化学

IHC一般用染料或荧光染料标记的抗体对组织病理切片的组织细胞染色,抗体与抗原结合后标记的染料显色,可在光镜下观察着色反应;或荧光素发出荧光,可在荧光显微镜下观察荧光反应,从而了解细胞表达的免疫标志。IHC是目前病理检查应用最广泛的方法,一般与组织病理普通染色同时进行。

(1)IHC的优点:病理组织标本IHC具有组织病理的优点,在此基础上进行IHC,比FCM更容易确定某一免疫标志阳性或阴性细胞在组织部位的定位。对一些抽不出的细胞、少见细胞、体积很大的细胞,仍可诊断。一些免疫标志用IHC检测比FCM更准确,如细胞周期蛋白D1(cyclinD1,CCND1)等。

(2)IHC的局限性:IHC一般每次染色只能用1种抗体,很少免疫标志是恶性细胞特有的标志,在免疫标记染色后,细胞形态特点不清楚,很难在不同染色切片对同一类细胞定位并确定这类细胞表达的全部标志。尤其是对那些不破坏组织结构的血液肿瘤细胞;血液肿瘤细胞没有定位于特定的组织结构区域;与反应性良性细胞混合分布的病理标本。在血液肿瘤细胞比例明显比正常细胞少的情况下,仅根据IHC难以鉴别细胞的良恶性、恶性细胞的细胞系列及分化阶段。目前有些抗体很难成功用于IHC染色和分析,如T细胞抗原受体(T cell antigen receptor,TCR)α/β或γ/δ链,免疫球蛋白(immunoglobulin,Ig)κ、λ轻链,TCRvβ区,因此采用IHC很难诊断γ/δT淋巴瘤,也很难进行成熟B细胞、T细胞的克隆性分析。同样,IHC的诊断医生需要具有组织病理医生那样丰富的知识和经验,还要了解IHC染色试剂的优缺点。

(3)IHC的技术发展:IHC的发展依赖以下技术领域的发展:可用于组织病理切片染色的单抗增加、标记单抗的可显色染料增加、显微镜的分辨能力增加,还有大数据电子信息化及图像分析软件的智能化。相信随着这些技术的发展,组织病理及IHC诊断对诊断医生经验的依赖会有所下降。

2. 流式细胞分析

FCM是将标本制备成单个细胞悬液,然后用荧光染料标记的单抗标记细胞,再用流式细胞仪检测。流式细胞仪可以探测单个细胞的大小、细胞内颗粒的多少,及标记在细胞上的荧光光谱,并将光信号转化为电信号,用计算机存贮下来,再用分析软件分析。

(1)FCM的优点:流式细胞仪除了直接探测细胞的大小、细胞内颗粒的多少外,还可一次性检测同一个细胞上3~10多种免疫标志是否表达、表达强度、不同免疫标志之间的关系;如果在同一试管内使用不同荧光标记的抗体对含有不同细胞群的标本进行染色,可以划出有同样荧光标记的一群细胞所在区域(设门),分析和计算该细胞群的特征和数量。FCM可以在几个小时内完成同一患者几十万个细胞上数百种标记的分析,比IHC更快速、简便、一致性及重复性更好。

虽然血液肿瘤细胞上的单个免疫标志与正常细胞差异很小,但是综合多种免疫标志的分析,发现与正常细胞相比,大多数的恶性血液细胞具有一些异常表达的现象,可帮助判断细胞的良恶性。与形态、组织病理、IHC相比,FCM更容易判断细胞的良恶性。例如,恶性成熟B细胞和恶性浆细胞胞膜或胞浆限制性表达单一的Ig轻链(κ或λ),而正常成熟B细胞膜或浆细胞胞浆内表达κ或λ的细胞比例一般为3∶2;正常成熟T细胞上TCR为多克隆表达,而恶性T细胞TCR为某一克隆明显增加,其他克隆明显减少;血液肿瘤细胞还可有脱氧核糖核酸(deoxyribonucleic acid,DNA)倍体异常、抗原表达过强、应该表达的抗原丢失、不同系列细胞的抗原同时表达、早期晚期抗原同时表达、罕见细胞(如TCRγ/δ^{+} T细胞等)明显升高等。在此基础上，也更容易判断恶性细胞的系列来源及成熟阶段。因为很多免疫标志在正常细胞上也存在，因此进行血液肿瘤免疫分型时应该确定免疫标志在血液肿瘤细胞上，而不是简单地根据某一免疫标志的细胞的数量来判断。尤其是当组织中存在大量的正常细胞，肿瘤细胞比例很低时；或有正常早期细胞标志的细胞反应性增加时；单纯用 IHC 判断肿瘤细胞的系列来源及分化阶段可能误诊。如，当原始细胞只有 20%，而正常粒细胞≥50%时，此时根据粒细胞标志细胞占有核细胞（all nucleated bone marrow cells，ANC）的比例就诊断急性粒细胞白血病是完全错误的。很多免疫表型复杂的血液肿瘤几乎只能用 FCM 来诊断，而不能用 IHC 诊断，如同一患者存在多种恶性血液肿瘤克隆，如 T、B、浆细胞、髓系共存，淋巴瘤和急性白血病共存，甚至有血液肿瘤和其他系统肿瘤共存的现象，如浆细胞肿瘤和肺癌共存。FCM 还可以对一些转移癌等非造血系统肿瘤做出提示性诊断，笔者单位用 FCM 在组织、脑脊液、骨髓、血液等标本中查出过肺癌、神经母细胞瘤等。由于 FCM 检查的细胞数很多，分析的标记多，FCM 可以检查很微量的血液肿瘤细胞，敏感性可达 10^{-4} ~ 10^{-3}；且覆盖面广，对 80%以上的血液肿瘤细胞都可用 FCM 检测，因此是监测白血病治疗后微小残留病（minimal residual disease，MRD）的最常用方法。

血液肿瘤细胞上的一些白细胞分化抗原（cluster differentiation antigen，CD），如 CD20、CD52、CD33、CD19、CD22 和 CD30 等，已经有单抗、嵌合性受体基因转染的 T 细胞（chimeric antigen receptor-T，CAR-T）等有效治疗方法，因此检测这些标记可帮助选择靶向治疗。靶向治疗后，肿瘤细胞上的这些抗原还有可能丢失，因此监测这些抗原的变化可指导更精确的靶向治疗。有些免疫标志代表血液肿瘤的预后不好，如 $CD34^+$ $CD56^+$的急性髓性白血病（acute myelogenous leukemia，AML）、急性混合细胞性白血病（mixed phenotype acute leukemia，MPAL）等，因此免疫分型也有一定的预后意义。

FCM 可检测多种标本，如血液、骨髓、活检组织、各种细针或粗针穿刺标本、胸水、腹水、脑脊液等多种体液，因此容易检测血液肿瘤在其他部位的浸润。

（2）FCM 的局限性：与形态、组织病理及 IHC 相比，FCM 需要检测液态细胞，不能观察到病理结构，不能将细胞定位于组织部位。一些太大的细胞，如巨核细胞、霍奇金淋巴瘤细胞、多核巨细胞等可能检测不出。一些无免疫标记异常的细胞也难以确定其良恶性，如一些红白血病的幼红细胞。FCM 需要将标本处理成单个细胞悬液，并染色，甚至洗涤，一些血液肿瘤细胞在标本运送处理过程中死亡，可能检测不到或检测的比例与形态或病理明显不符，如幼红细胞、大 B 细胞淋巴瘤细胞容易破坏；脑脊液、其他体液或组织的细胞，如果没有血清等保护也容易破坏。如果骨髓中正常幼红细胞大量破坏，会导致有核细胞比例失常，肿瘤细胞比例高于形态或病理结果；如果肿瘤细胞破坏，导致肿瘤细胞低于形态或病理；肿瘤细胞低于形态或病理的情况也可能是标本稀释引起，抽骨髓时一般第一针首先抽少量骨髓涂片进行形态学分析，此后抽取骨髓做染色体甚至基因，如果最后才抽取做流式分析，会导致大量血液稀释骨髓。一些恶性细胞与组织黏附性高，难以穿刺吸出或组织标本难以制成单个细胞悬液，FCM 也会漏诊。FCM 诊断所用的有些标志如 CCND1 不如病理敏感，因此诊断 MCL 要结合 IHC。很多类型的血液肿瘤有共同的免疫标志，如各类前体 B、T、髓系细胞肿瘤仅依据 FCM 尚不能对亚型做出准确诊断和分型。FCM 对诊断技术人员的要求也很高，需要在以下多方面有丰富的知识和经验：血液病临床特征、正常细胞分化发育过程中免疫标志的变化规律、疾病的免疫标志特点、不同厂家不同克隆抗体及其标记的荧光特点，不同荧光标记抗体组合后的变化，怎样识别需要深入分析的目标细胞（设门），仪器及应用软件的标准化、调试等等。目前 FCM 分析细胞参数时是一次性平面分析两个参数，然后将多次的平面分析组合起来形成结论，这也需要 FCM 诊断医生有丰富的知识和经验。FCM 需要分析活的细胞，需要的细胞数量多，因此对活性不好的细胞容易出现非特异染色，细胞数量很少的标本容易导致分析不全面，容易出现误诊或漏诊。

（3）FCM 相关专家共识、标准、指南的解读：WHO（2008 年版）的标准中提出了区分不同阶段、不同系列血液肿瘤的免疫标志特点，但是通过 FCM 判断是否为血液肿瘤细胞不仅仅根据细胞上表达什么标志，而是通过分析细胞上多种抗原表达和组合异常来判断是否为血液肿瘤细胞，然后再判断血液肿瘤细胞的比例、成熟阶段及系列来源。FCM 诊断的正确性与标本处理方式、仪器校准、检测抗体的选择、抗体组合、目标细胞的设门、抗原表达比例及强度的判断,诊断医师分析的仔细程度、知识水平及经验等因素有关,目前国内外不同单位的检测结果尚不易被互认,尤其对血液肿瘤细胞比例很小 MRD 的监测,差异及分歧很大。国际上一些协作组监测 MRD 时,一般仅选择 1~3 个实验室来报告。

为了减少不同实验室之间的报告误差,国际上先后出台了一些 FCM 诊断血液肿瘤的专家共识。ICSH、ELN、国际临床流式学会(International Clinical Cytometry Society,ICCS)和英国血液学标准委员会(British Committee for Standards in Haematology)制定了一系列的 FCM 诊断血液病的实践指南[22-32]。随着 FCM 知识的普及,国内 FCM 实验室在诊断血液肿瘤方面有很大进步,但是对淋巴瘤的诊断及分型,很多肿瘤医院或肿瘤科尚未把 FCM 列为常规诊断,尚需要努力普及宣传这方面的知识,其细节参见 FCM 相关章节。

(4)FCM 的技术发展:FCM 的发展依赖单抗、荧光染料、流式细胞仪、计算机分析能力、多参数(包括荧光颜色)分析软件等技术的发展。近 10 多年来,以上技术都有飞速的发展,导致越来越多的血液肿瘤被鉴别。在 2001 年,单抗仅有 166 种;到 2008 年,单抗达到 350 种;目前就更多了。标记单抗的荧光染料也明显增加,目前已经有 10 多种可以应用的荧光染料。流式细胞仪性能的增加,比如探测荧光光谱的激光增加,分辨不同光谱的能力增加。计算机大数据分析能力增加及分析软件的改善,可以多维地同时分析细胞上的全部参数(包括自然的细胞大小、细胞内颗粒及标记的荧光参数),这样可能 FCM 的诊断可减少对检验医生经验和知识的依赖。

(四)细胞遗传学检查及分子遗传学分析

细胞遗传学检查主要采用染色体核型分析,分子遗传学分析主要采用 FISH 技术。中华医学会血液学分会实验诊断血液学学组提出了《血液病细胞-分子遗传学检测中国专家共识(2013 年版)》[33],对染色体及 FISH 的标本、制备技术、分析、报告提出了规范要求。

1. 细胞遗传学检查

染色体存在于细胞核中,在细胞进行有丝分裂尤其在分裂中期时,染色体高度浓缩呈现可见的形态,经体外处理出现不同的条带,在光学显微镜下可分析。染色体及基因异常在血液肿瘤的诊断、预后分层中起到越来越重要的作用。

(1)细胞遗传学检查优点:很多血液肿瘤细胞具有染色体异常,一些染色体异常在多个患者中发现,具有一些共同的临床及血液学特征,称为重现性染色体异常,具有独立的预后及指导治疗的价值,在一些患者有重要的诊断价值。在 WHO(2008)中,把重现性染色体异常或由此带来的基因异常作为诊断与分型的主要依据,如对于有 t(8;21)(q22;q22)染色体异常的 AML 患者,直接诊断为伴 t(8;21)(q22;q22)染色体异常的 AML,说明了重现性染色体的重要性。如有以下染色体异常的 AML 预后很差,需要尽快进行异基因造血干细胞移植(allogeneic hematopoietic stem cell transplantation,allo-HSCT):复杂染色体异常,单体核型染色体异常(同时有 2 条或以上的常染色体缺失,或一条常染色体缺失伴有其他染色体的结构异常),-5、-7 等。t(15;17)(q22;q12)染色体异常仅见于急性早幼粒细胞性白血病(acute promyelocytic leukemia,APL),全反式维 A 酸(all-trans retinoic acid,ATRA)、砷剂及蒽环(醌)类药物对其治疗的疗效好,其治愈率可>90%。而 t(11;17)的 APL 对 ATRA 及砷剂的疗效就不如 t(15;17)好。目前诊断 APL 除了既往的标准,形态学上异常早幼粒细胞≥20%,异常早幼粒细胞有特殊的形态学特征外,还需要有 t(15;17)(q22;q12)染色体异常或其引起的 *PML/RARa* 融合基因,t(11;17)(q23;q12)染色体异常或其引起的 *ZBTB16-RARa* 融合基因,或 t(5;17)(q35;q12)染色体异常或其引起的 *STAT5b-RARs* 融合基因才能诊断。如果没有这些染色体或基因特征,只能诊断为 AML,因为他们的临床表现与 APL 不同,用 ATRA 或砷剂治疗疗效不好,需要采用标准的 AML 治疗方案。又如,慢性髓性白血病(chronic myelogenous leukemia,CML),除了既往的诊断标准:外周血白细胞增高,以中性粒细胞为主,常常伴有嗜酸性粒细胞和嗜碱性粒细胞增高,脾大,还需要有 t(9;22)(q34;q11.2)染色体异常或其引起的 *Bcr/Abl* 融合基因,如果没有基因或染色体异常,只能诊断为不典型 CML(atypical CML,aCML),因为 CML 用甲磺酸伊马替尼片等酪氨酸激酶抑制剂(tyrosine kinase inhibitors,TKI)疗效好,而多数 aCML 疗效不好。当然,笔者也发现一些“aCML”有其他对 TKI 敏感的基因异常,具有“CML”的临床及血液学特征,无 t(9;22)(q34;q11.2)染色体异常或其引起的 *Bcr/Abl* 融合基因,但 *FIP1L1-PDGFRA* 异常,用小剂量 TKI 可获得完全分子生物学缓解(complete molecularremission,CMR),这些疾病怎么诊断有待进一步讨论决定。WHO 的诊断分型系统为开放的系统,只要发现新的重现性染色体或基因异常,就可纳入其系统中。

一般来说,诊断急性白血病需要骨髓(bone marrow,BM)和(或)外周血(peripheral blood,PB)中原始细胞≥20%才能诊断,在 WHO(2008)系统中,当证实有以下重现性染色体异常或由此引起的融合基因时,即使原始细胞<20%也可诊断 AML,如 t(8;21)(q22;q22)和(或)*RUNX1-RUNX1T1*(*AML1-ETO*),t(15;17)(q22;q12)和(或)*PML-RARA*,inv(16)(p13.1;q22)或 t(16;16)(p13.1;q22)和(或)*CBFB-MYH11*。当患者证实有 t(5;14)(q31;q32)和(或)*IL3-IGH* 异常者,即使原始细胞<20%也可诊断 B-ALL。对于有以下重现性染色体和(或)基因异常,但原始细胞<20%能否直接诊断 AML,此次 WHO 协作组尚未形成定论,应密切观察。如 t(9;11)(p22;q23)和(或)*MLLT3-MLL*,t(6;9)(p23;q34)和(或)*DEK-NUP214*,inv3(q21;q26.2)或 t(3;3)(q21;q26.2)和(或)*RPN1-EVI1*,t(1;22)(p13;q13)和(或)*RBM15-MKL*。

与 FISH 技术比较,染色体核型分析反映了全基因组的遗传学改变,可同时发现多种染色体异常;与其他基因分析技术比较,对整条染色体或较大片断染色体(数百万碱基以上的片段变化)的丢失、增加或易位的发现更直观、快速、经济。

(2)细胞遗传学检查的局限性:一般来说,如果血液肿瘤细胞比例<1%,很难检查出异常。只有在细胞活性好、细胞要分裂时才能制备出可供分析的染色体核型,因此有些患者得不到染色体核型分析结果。有些肿瘤细胞比正常细胞更不容易分裂,尤其是惰性淋巴系统肿瘤或浆细胞肿瘤,制备出来的染色体核型常常是正常细胞的核型,因此正常的染色体报告可能误导医生。一些微小的染色体异常靠技术人员对核型辨认很难确认,容易误诊或漏诊或完全无法辨认。染色体核型分析需要分析人员有丰富的知识和经验,因此不同检验医生诊断的一致性较差。

(3)细胞遗传学检查技术发展:染色体核型分析正确率的提高依赖以下技术的发展:改善核型制备方法,使肿瘤细胞分裂以便有可供分析的染色体核型;提高显微镜分辨率。计算机及分析软件的智能化极大地提高了染色体分析的工作效率。目前染色体核型扫描系统及分析软件可明显减少分析医生寻找染色体核型的人工工时,研究人员也在研究用 FCM 分辨染色体,但迄今为止尚不能代替检验医生的经验。随着计算机大数据、图像分析能力、及人工智能化程度的增加,有可能进一步减少对检验医生的人工耗费和经验依赖。

2. 分子遗传学分析技术

分子遗传学分析技术主要为荧光原位杂交(fluorescence in situ hybridization,FISH)技术,采用荧光标记不同染色体或基因片段的探针,和染色体或细胞的基因杂交后,在荧光显微镜下分析荧光信号,从而判断染色体或基因的异常。

(1)FISH 技术的优点:与染色体核型分析比较,FISH 可以检测染色体很微小的异常变化,可以检测不分裂的细胞,分析的细胞数目明显比染色体核型分析多,一般分析 500 个以上的细胞,而染色体核型分析一般分析 20 个细胞,因此大大增加了染色体分析的敏感性和准确性,对于已知的染色体/基因异常,可用 FISH 监测治疗后的 MRD。与其他基因检测技术比较,FISH 更容易检查基因发生的多种易位、染色体内基因扩增、大片段基因丢失等。不同性别的 allo-HSCT 后,采用 FISH 技术,容易检查移植后供受者的嵌合率。FISH 检测需要的标本量较少,染色体滴片、细胞涂片、组织印片,甚至既往室温保存的骨髓、血液涂片,石蜡切片均可用于 FISH 检测。如果选用的探针质量好,染色技术好,FISH 诊断对检验医生的经验要求比染色体核型分析低一些。对于检验医生肉眼难以辨认的染色体异常,如果可以估计可能发生的染色体号或条带,可用相应的探针及 FISH 确定。肿瘤细胞不易分裂从而产生假阴性染色体结果,如惰性淋巴瘤、白血病、浆细胞骨髓瘤(plasma cell myeloma,PCM)、MDS 等,检验医生常常把这些疾病的有诊断、临床预后和指导治疗价值的探针组合,形成 FISH 套餐,给临床医生更好的指导。如慢性淋巴细胞白血病(chronic lymphocytic leukemia,CLL)常常发生且影响预后和指导治疗的染色体或基因异常有:17p-导致的 *TP53* 丢失性突变,预后很差,建议患者做 allo-HSCT。11q-导致的 ATM 基因丢失、13q-预后也较差;+12

预后较好，因此常把这些探针组合起来一起做FISH检查。

和其他基因检测技术比较，FISH使用的探针范围比较大，对一些容易发生与多种伙伴基因易位形成多种融合基因的异常，染色体内大范围基因的扩增、重复，FISH技术比基因分析更为直观、简单、便宜。如DLBCL如果发生*C-MYC*扩增或易位，或同时伴有*Bcl-2*和(或)*Bcl-6*扩增或易位，预后很差，用DLBCL的一线治疗方案疗效差，用FISH技术就比其他基因检测技术容易得多。再比如，*MLL*、*PDGFRB*、*ABL*基因易位至很多部位与不同基因易位形成融合基因，这些基因易位预后差，一般需要移植；*PDGFRB*基因、*ABL*基因易位对TKI疗效好。采用聚合酶链反应(polymerase chain reaction，PCR)技术可一次性检测几十个*MLL*易位形成的融合基因，但是设计探针和引物时稍不注意，可能检查不出易位来，PCR很难设计出完美的融合基因筛查方案，而FISH技术很容易判断这些基因发生了易位，且不容易漏诊或误诊。

(2)FISH技术的局限性：FISH检测使用的探针较昂贵，一次只能检测一种或数种已知的异常，FISH探针的制备需要很高的技术含量，目前全球提供的临床可用的探针尚比较少，因此，对大多数染色体或基因异常尚不能采用FISH检测。虽然已有针对23对染色体的探针，但同时检测23对染色体的探针很昂贵，因为标记每一对染色体的探针都要使用不同光谱的荧光素，要识别复杂染色体异常导致的不同荧光素的组合，这已经大大超出了人眼可以识别的范畴，因此对荧光显微镜和分析软件的要求也很高，即使在最发达国家，该项检测仅用于个案或研究，目前还很难常规用于临床诊断。此外，检测MRD时，FISH技术尚不够敏感，由于制备的片子上细胞可能重叠或距离很近，这些可能导致误判。

(3)FISH技术的发展：FISH技术的发展需要以下领域的发展：开发更多可用于临床诊断的探针，多色荧光显微镜、大数据分析、更加智能化的软件分析系统，使我们可以用FISH发现更多的染色体或基因异常。

(五) 基因分析

血液肿瘤是由于造血干/祖或前体细胞染色体异常或基因突变，导致细胞增殖、分化或凋亡异常，恶性血液细胞大量增加的疾病。造血细胞的基因突变可以是点突变、基因片段丢失或增加或重复扩增，也可以是染色体易位等异常形成新的融合基因。两条染色体断裂，原本不相干的断端连接在一起，形成染色体易位。染色体易位通过干扰、去除或代替临近的基因导致原癌基因激活或抑癌基因灭活，或融合基因产生某种功能的融合蛋白。干细胞向淋巴细胞分化过程中，*TCR*基因和免疫球蛋白重链基因(*IGH*)的可变区(V)和结合区(J)基因会发生重排，即两个距离很远的片段重新排列在一起，形成新片段，每个淋巴细胞都有各自序列不同的*TCR*或*IGH*片段。淋巴细胞肿瘤增殖呈单克隆性，如果检测出一种基因重排片段明显升高，可考虑有单克隆淋巴细胞增生。因此*IGH*及*TCR*基因重排分析技术可帮助鉴别淋巴细胞是否为单克隆性增生。

中华医学会血液学分会实验诊断血液学学组提出了《血液病分子生物学诊断技术中国专家共识》(2013年版)，对血液病的分子生物学检测项目、检测技术进行了规范[34]。

目前临床应用的基因检测技术主要有以下几方面。

1. 融合基因检测

染色体断裂，使不同部位的两段基因融合在一起，形成血液肿瘤特有融合基因。检测和治疗后定量监测这些融合基因有非常重要的临床意义。

(1)融合基因检测的优点：血液肿瘤重现性融合基因异常与其相应的染色体异常具有相同的临床意义，包括疾病的诊断、预后(危险分层，见第一篇第六章第四节)、指导治疗。检测融合基因主要采用PCR技术。有时染色体断裂易位的片段很小，用普通染色体核型分析方法检测不出来，但可以用FISH或PCR检测出相应的融合基因，称为隐匿性染色体易位，这些融合基因具有与该染色体易位相同的价值。如患者具有CML的临床及血液学特征，染色体正常，但有*Bcr/Abl*融合基因，仍可诊断为CML，因为这类患者仍然可用甲磺酸伊马替尼片等治疗获得疗效。同样，患者有APL的临床及血液学特征，染色体正常，但有*PML-RARα*融合基因，仍可诊断为伴*PML-RARα*的APL，因为这类患者同样对砷剂、ATRA、蒽环(醌)类药物反应好。融合基因可用定量PCR(quantitative polymer-ase chain reaction，Q-PCR)方法定量监测以反映MRD，迄今为止，荧光标记探针的实时定量PCR

方法监测融合基因拷贝数是最敏感的监测 MRD 的方法，具有很好的预后及指导治疗的意义。比如 *RUNX1-RUNX1T1*（*AML1-ETO*）及 *CBFB-MYH11*$^{+}$ AML 是预后好的急性白血病，但是仅用化疗仍有 30%～50%的患者复发，如每次化疗后 *RUNX1-RUNX1T1*（*AML1-ETO*）无明显下降（下降 10 倍以上），需要调整化疗方案。笔者的观察显示，强化化疗后 *RUNX1-RUNX1T1* 仍 > 0.1%，*CBFB-MYH11* 仍阳性，调整治疗前者仍>0.1%，后者仍阳性，复发的可能性很大，建议采用 allo-HSCT 治疗。

（2）融合基因检测的局限性：主要的缺点是覆盖率较低，根据笔者长期的观察，对初诊 AL 患者采用多重巢氏 PCR 筛查上百种白血病融合基因的变异体，仅约 40% AL 患者可检查出融合基因，大多数血液肿瘤患者无标志性融合基因，不能采用此方法诊断或监测 MRD。其次 PCR 的结果受引物和探针设计的限制，一旦患者基因的断裂点与设计的有差别，可能检查不出存在的融合基因。比如 *Bcr/Abl* 常见 3 种融合基因变异体，但是已经报告的有 20 种以上，如果只检查 3 种 *Bcr/Abl* 常见融合基因变异体，少部分患者就可能漏诊。*MLL*、*PDGFRB*、*ABL* 等基因可以易位至其他部位和很多基因形成融合基因，因此设计检测融合基因的引物和探针会很复杂，如果考虑不周，会漏诊。其他很多融合基因的检测也存在同样的问题。这也是一些患者在一些医院检测出融合基因，在另一些医院检测不出来的原因。FISH 方法检测的基因片段较大，不太受探针和引物设计的影响，对于 *MLL*、*PDGFRB*、*ABL* 这种有很多伙伴融合基因者，除了用 PCR 筛查外，最好加做 FISH。此外，PCR 操作的基因很微量，容易出现污染等导致误差，需要较好的质量控制。目前国际上对 *Bcr/Abl* 基因定量有统一的定量标准及室间质控，对指导 CML 的治疗起到很大作用，国内外几乎均根据治疗后 *Bcr/Abl* 下降的速度和程度来预测疗效，调整治疗。但是其他基因定量尚无统一标准，导致不同实验室之间的基因定量难以比较，基因定量尚需要更好的标准化方法，使得不同实验室之间的结果可以互相比较。

（3）融合基因检测的技术发展：目前检测白血病特有的融合基因最多应用的仍是 PCR 和荧光标记实时定量 PCR 技术，这也是临床分子生物学的主要诊断技术。临床上先进行数十种融合基因、上百种变异体的筛查，再对阳性的融合基因定量，已被广泛认可为血液肿瘤融合基因诊断首选的检测方案。

早期的融合基因筛查多采用 PCR 和琼脂糖凝胶电泳检测的方法，近年来开始探索用 PCR 和第一代基因测序仪进行片段分析筛查融合基因，或直接用 Q-PCR 方法筛查融合基因。但用第一代基因测序仪和片段分析的方法并未对检测流程简化很多，仍需对扩增产物开管操作和多次检查。多重 Q-PCR 方法较多地简化了检测操作，目前已有多家商品化的试剂盒可以购买。但由于普遍联合使用多个荧光通道进行检测，各通道荧光信号之间的相互干扰可带来不利影响，对实验者操作和仪器的稳定性有较高要求。

由于琼脂糖凝胶电泳、片段分析和 TaqMan 探针技术已经非常成熟，近年来这些方面的进展较少。较为显著的改进是快速且超保真的 DNA 聚合酶（Phusion、Q5 等）和快速 PCR 仪（xxpress 荧光定量 PCR 仪等）。如 Phusion 聚合酶具有 50 倍于普通 Taq 酶的保真性，对于需要较高灵敏度的基因突变检测有益。Phusion 聚合酶还具有超强的抗杂质干扰能力，更容易保证微量或复杂标本检测结果的准确性。联合快速聚合酶和快速 PCR 仪可使 PCR 扩增过程从原来 2 个小时左右缩短为十几分钟，可以显著缩短检测周期和临床报告时间。

数字 PCR（digital PCR，dPCR）技术本质上是对同一份标本和扩增目标同时并行很多个微量的 PCR 检测，尤其有利于高灵敏度点突变检测和精确的拷贝数分析。但由于检测通量和成本的限制，目前阶段还难以成为临床常规应用的检测技术。

2. 基因测序

广义的基因突变包括基因大片段丢失或扩增，碱基或片段的丢失、插入、重复或增加。基因大片段丢失或扩增（数百万碱基以上的片段变化）可用染色体核型分析或 FISH 检测；检测数百万碱基以下的片段变化可用基因芯片技术进行基因片段拷贝数变异（copy number variants，CNVs）分析，又称为 CNVs 芯片技术；但是对数百个碱基长度以下的片段变化，尤其是基因碱基点突变需要用基因测序技术。随着基因检测技术迅速用于临床及研究，发现血液肿瘤的基因突变具有重要的临床意义，从而更促进了基因检测技术的发展。

（1）基因测序的优点：基因测序是检测突变

的最常用方法，可以检测目的基因的全部突变类型，与既往的方法比较，提高了基因突变的检出率。如核仁磷蛋白基因1（*nucleophosmin1*，*NPM1*）有40多种突变位点，既往的方法只能检测其中最常见的10种突变位点，而目前的方法可检测*NPM1*几乎全部的突变位点。有一些血液肿瘤，由于组织标本少，其他方法难以有足够标本诊断；或治疗获得完全缓解后就诊，怀疑既往的诊断。基因测序可以用骨髓/血涂片、组织切片、组织印片等少量标本做几十种甚至上百种基因突变筛查。

1）基因测序的诊断价值：基因突变检测对血液肿瘤有辅助诊断的作用，尤其是对MPN、MDS、MDS/MPN综合征等没有特异性的免疫学、染色体或融合基因异常的血液肿瘤，在早期主要表现为血液细胞轻度升高或降低，难以与再生障碍性贫血、类白血病反应等非肿瘤疾病鉴别。既往诊断主要靠排除多种疾病，并需要较长时间的观察才能诊断。研究显示，几乎所有的血液肿瘤都能检查到某种或多种基因突变。因此当患者具有临床表现及一些实验室特征时，相关基因突变阳性对这些疾病的诊断有重要意义，基因突变检查可明显提高恶性血液肿瘤的诊断准确率及速度。比如*JAK2*基因突变可见于多种MPN及其他血液肿瘤：*JAK2 V617F*突变见于约95%的真性红细胞增多症（polycythemia vera，PV），*JAK2*外显子12突变见于2%～5%的PV，实际上全部的PV患者都有*JAK2*的激活性突变；*JAK2 V617F*突变还见于50%～60%的原发性血小板增多症（essential thrombocytosis，ET）或原发性骨髓纤维化（primary myelofibrosis，PMF），见于50%～80%的伴铁粒幼红细胞及血小板增多的难治性贫血（refractory anemia with ring sideroblasts associated with thrombocytosis，RARS-T），见于8%的慢性粒单核细胞白血病（chronic myelomonocytic leukemia，CMML），见于少数AML、MDS、CML。2012年，Meggendorfer M等分析了275例CMML的*SRSF2*、*ASXL1*、*CBL*、*EZH2*、*JAK2 V617F*、*KRAS*、*NRAS*、*RUNX1*、*TET2*基因突变，发现93%的CMML至少有一种基因突变。近年的研究发现MDS常见*TET2*、*ASXL1*、*DNMT3A*、*EZH2*、*SRSF2*、*SF3B1*、*IDH1*、*IDH2*、*U2AF1*、*ZRSR2*等基因突变[35]。因此NCCN 2015指南将基因突变检查加入了MDS、MDS/MPN、MPN的诊断标准中。

需要注意的是，一些健康人也可能查出某种基因突变，如果没有临床、血液学及其他异常表现，不能诊断血液肿瘤。

2）基因测序的预后价值：基因突变对AML、ALL、CLL、PCN、MDS、MPN、MDS/MPN等多种血液肿瘤都有提示预后作用，越来越多的基因突变被纳入危险分层方案中。2012年，美国东部肿瘤协作组（Eastern Cooperative Oncology Group，ECOG）E1900研究采用高通量基因测序方法检测了657例17～60岁自发AML的*TET2*、*ASXL1*、*DNMT3A*、*PHF6*、*WT1*、*TP53*、*RUNX1*、*EZH2 PTEN*、*FLT3*、*NPM1*、*CEBPA*、*HRAS*、*KRAS*、*NRAS*、*KIT*、*IDH1*、*IDH2*基因突变，97.3%的AML至少有一种基因突变。除了既往染色体的危险分层标准外，高危组还包括*FLT3-ITD*基因突变同时合并以下至少一种：*TET2*、*DNMT3A*、*MLL-PTD*基因突变或+8染色体异常；无*FLT3-ITD*突变，但有*TET2*、*ASXL1*、*PHF6*和（或）*MLL-PTD*突变；3年总生存率仅为14.5%。预后最好组：染色体正常且无*FLT3-ITD*基因突变，但有*NPM1*+及*IDH1*或*IDH2*突变，3年总生存率达89%[36]。有多份研究显示，双*CEBPA*基因突变的AML预后也很好，化疗总生存率可达80%以上[37]，但是很多患者同时合并*TET2*、*GATA2*基因突变，可影响预后[38]。

3）基因测序指导靶向治疗或其他药物治疗：基因突变的检测还可帮助选择靶向药物或其他药物。*FLT3-ITD*突变阳性的AML患者可用索拉非尼、苏坦等靶向药物治疗暂时获得完全缓解或部分缓解，为移植创造好的条件。有*KIT*基因突变者用甲磺酸伊马替尼片等TKI治疗有较好的疗效；伴*KIT*基因突变的t（8；21）/*AML1-ETO*$^+$或inv16/*CBFB-MYH11*$^+$AML一般被归为中等危险性，化疗联合TKI可抵消*KIT*基因突变带来的不良后果。*JAK*抑制剂对累及*JAK*基因突变、*IDH1*基因突变等已经显示出良好的前景。近年来，深度基因测序技术已经确认70%的AML有引起调节基因转录的表观基因异常的基因突变。表观修饰基因重现性的突变如*DNMT3A*、*TET2*、*IDH1*、*IDH2*、*ASXL1*、*MLL1*可影响造血细胞的自我更新和（或）分化能力，导致髓系细胞的转变，还可能是基因不稳定的原因，治疗后易诱发*FLT3-ITD*突变，导致白血病耐药复发。表观基因突变者可用甲基化抑制剂（5-氮杂胞苷、地西他滨）及组蛋白去乙酰化酶（histone deacetylase，HDAC）抑制剂治疗,对部分 MDS、AML 有效,尤其是 *TET2* 基因突变者用 5-氮杂胞苷疗效好。伴 *NRAS* 或 *KRAS* 基因突变的 AML 患者可从大剂量阿糖胞苷(arabinoside cytosine,araC)化疗获益。大剂量柔红霉素(90mg/m^2)可改善 *DNMT3A* 突变、*NPM1* 基因突变、*MLL* 融合基因 AML 的预后。*FLT3-ITD*、*NPM1*、*CEBPA*、*MLL* 基因易位可能对 ATRA 治疗有效等。

一些血液肿瘤采用靶向药物治疗后可能发生耐药性基因突变,检测耐药基因突变可指导调整靶向药物,如 *Bcr/Abl*$^+$ 的血液肿瘤,采用一代 TKI 治疗耐药后,可根据 ABL 激酶区突变的类型选择第二代或第三代靶向药物。

基因突变的类型及部位也与选择靶向药物有关。比如粒细胞集落刺激因子 3 受体(colony stimulating factor 3 receptor,*CSF3R*)突变主要见于慢性中性粒细胞白血病(chronic neutrophilic leukemia,CNL),如果在近膜区突变(主要为 *T618I*、*T615A*)对 *JAK* 抑制剂鲁索利替尼(Ruxolitinib)敏感,如果胞浆内尾区的突变(截短型突变)对达沙替尼敏感。*KIT* 基因在外显子 11 处突变用伊马替尼治疗有效,但是在外显子 17 处发生 D816 突变,伊马替尼无效,达莎替尼有效。再比如 *Bcr/Abl* 激酶区如发生 *T315I*、*V299G*、*F317L* 突变,用一代和二代 TKI 均无效,可能用第三代 TKI 有效。

4)基因测序揭示发病机制以进一步攻克血液肿瘤的价值:基因突变检测对了解血液肿瘤的发病原因及机制提供新的证据。既往的观点认为,引起血液肿瘤的大多数基因突变是后天获得的,约 5%的急性白血病与遗传有关。白血病的种族分布差异、符合孟德尔遗传规律的家族性白血病以及白血病高发的某些遗传缺陷综合征都提示遗传因素在一些白血病的发病中起重要作用。如+21(唐氏综合征)、+8 染色体异常;导致 DNA 修复异常的基因缺陷,如 Bloom 综合征的 *BLM* 基因缺陷、毛细血管扩张性共济失调症突变基因(*ataxiatelangiectasia mutated*,*ATM*)、范科尼贫血(Fanconi's Anemia,FA)的基因突变(*Fanconi's Anemia Complementation Group C*,*Gene of Fanconi's anemia*,*FACC*)、神经纤维瘤蛋白 1 基因(*neurofibromatosis type 1*,*NF1*)突变、Li Fraumeni 综合征的 *P53* 基因突变、DNA 裂解酶基因遗传性突变;导致遗传免疫缺陷的基因突变,如 Wiskott-Aldrich 综合征的 *WASP* 基因缺陷,布鲁顿无丙种球蛋白症的 *BTK* 基因缺陷、家族性噬血综合征(familial hemophagocytic lymphohistiocytosis,FHLH)相关的一系列基因缺陷;其他如 Schwachman-Boaian 胰腺脂肪瘤、Kostmann 婴儿遗传性粒细胞缺乏症、Blackfan-Diamond 综合征等。

近年来,随着基因研究的深入,发现血液肿瘤患者有遗传易感基因的可能比既往报告的明显高。目前认为对任何 MDS/AL 患者,其第一代或第二代亲戚中有以下现象要注意家族性 MDS/AL 的可能:AML、ALL、MDS、血小板减少、出血倾向、大细胞增加、指甲或皮肤色素沉着、口腔白斑、特发性肺纤维化、难以解释的肝脏疾病、淋巴水肿、不典型感染、免疫缺陷、先天肢体异常;45 岁前发生血液肿瘤;第一代亲戚在 45 岁前发生癌症;第一代及第二代亲戚中多人在 50 岁前发生癌症;亲缘造血干细胞供者用标准程序采集不出足够的造血干细胞。对亲缘 allo-HSCT 供者要特别注意不要选择有家族性易感基因的供者。美国临床实验室改进法案修正案批准的家族性 MDS/AL 包括以下几种:*RUNX1*、*ANKRD26* 突变的家族性血小板疾病易感髓性白血病;*GATA2* 突变引起的家族性 MDS/AML、单核细胞减少与分枝杆菌感染综合征、Emberger 综合征(主要表现为淋巴水肿);*CEBPA* 突变的家族性 AML;遗传性骨髓衰竭综合征引起的家族性 MDS/AL,包括由 *DKC1*、*NOP10*、、*TERT*、、*NPH2*、*TCAB1*(也称为 *WRAP53*)、*C16orf57*、*RTEL1*、*TERT*、*TERC*、*TINF2* 基因突变引起角化不良;范科尼贫血基因突变引起,*SRP72* 突变引起的家族性再生障碍性贫血/MDS;遗传性 *PAX5* 基因突变也是 ALL 的易感基因[39-41]。

根据目前深度基因测序结果,每个血液肿瘤患者都可检测出多种基因突变,中位突变数达 10 多个,一个患者最多可有 50 多个基因突变,一些基因突变存在于几乎全部血液肿瘤细胞中,是基础突变基因,一些为驱动基因突变,一些是伴随基因突变;同一患者的血液肿瘤细胞可有不同基因突变的克隆,一些是主要克隆,一些是小克隆,还有一些为肿瘤前期克隆。治疗缓解后主要的克隆消失,肿瘤前期克隆持续存在,如果各种因素导致肿瘤前期克隆获得新的基因突变,细胞获得生长优势、失去分化成熟或凋亡的能力,血液肿瘤复发;或治疗前耐药的小克隆增长成为主要克隆,血液肿瘤复发。这些提示了血液肿瘤的复杂性及攻克的难度。我们可能需要多种方法、多种途径攻克它。由于化疗、放疗是基因突变诱变剂，如何减少诱变剂，防止细胞发生新的基因突变，从而减少耐药或复发也是我们需要努力的。美国 MD Anderson 癌症中心计划对惰性 B 细胞淋巴瘤不用化疗，而主要用靶向药物、免疫治疗、微移植等方法，在 5~10 年内使其治愈率提高 1 倍；对侵袭性 B 细胞淋巴瘤计划采用化疗联合靶向药物、免疫治疗、移植等方法，在 5~10 年内使其治愈率提高 1 倍。

（2）基因测序的局限性及需注意的问题：目前全基因组测序、全外显子测序、目标基因的测序等多种技术如火如荼开展，基因信息呈爆炸式增长。如何判读这些信息，哪些是个体间的多态性，哪些是致病的基因突变是需要深入研究的问题。血液肿瘤是多个基因突变引起的，每个患者可有多个基因突变，每个基因突变的类型也可是多种，相同的基因在不同患者突变类型不同，其临床意义也不同。不同突变之间可以相互作用，每个患者的基因突变类型组合等共同组成了患者疾病的独特性，这导致解读血液肿瘤基因突变临床意义的复杂性。我们在阅读文献、研究时要注意这些细节。笔者曾遇到几例 *FHLH* 基因缺陷及 EBV 相关的 HL，放化疗后患者获得 CR，预测肿瘤会复发，但 3 年多过去了，患者未复发；而另一例患者在 13 年后复发。这些现象提示，哪些易感基因会影响临床治疗路线的选择尚有待长期临床和实验室的观察。

（3）基因测序技术进展：基因测序适于检测数百个碱基长度以下的片段变化。目前基于 Sanger 法为主的第一代基因测序技术已经非常成熟，近年来少有更新。虽然在技术上已经进入平台期，但由于使用灵活，在基因突变研究和应用飞速进展的背景下，第一代基因测序的应用还会扩展。但第一代测序仪每个运行周期最多只能产生 96 条目标序列，而针对临床应用设计的 AB 3500XL Dx 机型的通量仅有 24 条。

经过十余年的发展，第二代高通量基因测序（next generation sequence，NGS）技术已经发展出成熟的检测平台，并且成为近年来分子诊断技术进展的重点。NGS 技术的最大特点是通量高。定位于工厂规模的 HiSeq X Ten 测序仪每周至少可同时完成 320 个人类基因组测序，并且单位检测成本降低。但超高的通量、仪器价格和单次运行成本并不适合临床实验室检测。另一款定位于临床使用的较低通量的 Ion Torrent PGM 半导体测序仪一次运行也可得到数百万个有效的序列。NGS 技术的一个重要特点是具有单分子测序的特征，即指仪器测得的每一条单独的序列（读长）来源于一个单分子的起始模板。这一点与第一代测序仪所产生的是单个混合测序结果显著不同。NGS 技术对于每一个碱基位点可以达到数十至数千甚至上万倍的测序覆盖度（即测序深度）。由于每一个序列可认为反映了一个单分子起始模板的序列，因此通过每个碱基位点所对应得到的突变型和野生型序列的比例可以计算突变型等位基因所占的比例，实现比较精确的点突变定量分析。而且，通过控制测序深度，可在一定程度上增加基因突变的检测灵敏度。用于遗传病测序时，测序深度一般控制在 20~100 倍。而用于肿瘤测序，尤其欲发现低频突变时，测序深度可控制在 1000 倍甚至更高。但测序深度的增加会导致成本的增加，而且由于系统固有错误率的存在，NGS 容易做到的检测灵敏度一般难以低于 5%。在技术发展的早期，NGS 的测序长度仅约 20bp。随着技术的进步，目前市场占有率最高的 Illumina 测序平台的测序读长已可达到单端 150~200bp，并可通过双端测序扩展读长。Ion Torrent 平台的平均测序读长已可超过 300bp。而且两个平台的技术仍在持续改进，测序读长仍在增加中。目前可以达到的测序读长结合其超高通量的性能，一定程度上可满足临床应用。目前基于 Illumina 技术平台和 Ion Torrent 技术平台的测序仪，已分别获得美国食品药品监督管理局和中国食品药品监督管理局的临床应用证书。

第三代基因测序技术虽然正在迅速进展，尤其在单个测序结果的读长方面具有显著的优势，但目前尚无非常成熟的产品。

3. 基因芯片技术

这是较 NGS 技术更早发展的分子生物学检测技术。基因芯片技术于 20 世纪 90 年代初期开始发展时，定位于基因重测序，但不成功；而在大规模单核苷酸多态性（single nucleotide polymorphisms，SNPs）检测和基因表达谱分析上仍具有一定的优势。目前 SNPs 芯片已经成为疾病风险预测等检测的主流选择，2015 年欧洲血液学年会报告了 CNVs 分析在血液肿瘤预后分层中的价值。

与传统的比较基因组杂交技术（comparative genomic hybridization，CGH）比较，CNVs 对血液肿

瘤预后分层更有优势，有其他技术难以替代的特点。因为肿瘤和遗传病经常会有某个基因所在的染色体片段丢失或拷贝数的增加，有时可能是某个基因的一部分发生了缺失，即基因的拷贝数变化。但当缺失的片段长度在数千至数百万碱基之间时，染色体核型分析（适于检测数百万碱基以上的片段变化）并不能发现；而基因测序（适于检测数百个碱基长度以下的片段变化）仍难以检出。而CNVs芯片通过使用几十万至数百万个遍布于基因组上探针信号的检测，可以分析全基因组范围的所有连续超过数千个碱基以上的片段缺失或扩增，弥补了上述两种检测技术之间的不足。

4. *IG*及*TCR*基因克隆性重排分析及高突变率分析

干细胞向淋巴细胞分化过程中，*TCR*和*IG*基因的可变区（V）和结合区（J）基因会发生重排，即两个距离很远的片段重新排列在一起，形成新片段，每个淋巴细胞都有各自序列不同的*TCR*和（或）*IG*片段。淋巴细胞肿瘤增殖呈单克隆性，如果检测出一种基因重排片段明显升高可考虑有单克隆淋巴细胞增生。因此*IG*及*TCR*基因重排分析技术可帮助鉴别淋巴细胞是否为单克隆性增生。

*IG/TCR*重排的克隆性是伴随出现的现象。因此*IG/TCR*重排分析自然不是具有很强特异性的分子指标，相对于其他基因检查项目，具有较高的假阳性率。临床医生往往把免疫球蛋白重链（immunoglobulin heavy chain，*IGH*）重排当作恶性B细胞肿瘤的标志，而把*TCR*重排当作恶性T细胞肿瘤的标志，但*IGH*、免疫球蛋白λ轻链（*IGL*）、免疫球蛋白κ轻链（*IGK*）、TCR γ链（*TCRG*）、TCRβ链（*TCRB*）、TCRδ链（*TCRD*）重排并无系列特异性特征。偶尔在AML患者可检测到*IGH*和*TCR*基因的克隆性重排，即序列失真现象。有时一些非恶性疾病也可能检测到*IGH*和*TCR*基因的克隆性重排，尤其是*TCR*基因重排，如EB病毒感染、移植后使用免疫抑制剂及一些皮肤T细胞良性增殖。检测使用的样本太少也可能导致克隆性重排的假象。因此*IG/TCR*重排克隆性分析人员应有丰富的免疫学、病理学和血液学临床知识，分析结果时应密切结合病理学检查、临床情况、标本采集时有无感染、自身免疫病等情况综合分析，尤其应注意肿瘤性的单克隆和免疫反应导致的寡克隆现象的区分。

*IGH*体细胞超突变（IGH somatic hypermutation，*IGH-SHM*）分析是建立在存在*IGH*克隆性重排的基础之上的。因此只有*IGH*克隆性重排阳性的标本才可以用来进行*IGH-SHM*分析。目前一般将*IGH-SHM*分析作为CLL预后分析的指标，认为*IG*可变区全长的突变率<2%时提示克隆性细胞未经过体细胞高突变过程，较为幼稚，预后差。

（六）病原学分析

越来越多的研究发现，病原感染与某些类型的血液肿瘤有关，如人T细胞白血病病毒（human T-cell leukemia virus，HTLV）与成人T细胞血液肿瘤/淋巴瘤（adult T lymphocytic leukemia/lymphoma，ATLL）有关，EB病毒（EB virus，EBV）、人类疱疹病毒8型（human herpes virus 8，HHV8）、乙型肝炎病毒（hepatitis B virus，HBV）、丙型肝炎病毒（hepatitis C virus，HCV）、胃幽门螺杆菌（*Helicobacter pylori*，HP）、一些肠道杆菌等与淋巴系统肿瘤有关，一些病原感染还可能与某些遗传免疫缺陷有关。笔者发现FHLH相关的淋巴瘤常有EBV等病毒感染。而这些病原相关的血液肿瘤与临床预后及治疗选择都相关。病原检测已经作为血液肿瘤的分型指标之一，对治疗选择有帮助，如HP阳性的淋巴瘤可能从抗HP治疗获益等。

目前很多单位检测这些病原主要通过检查病原抗体来间接反映。但是当患者免疫力下降，抗体不升高时会漏诊。笔者曾比较过白血病患者血丙肝病毒基因（HCV-RNA）及相应抗体（抗-HCV）的检测结果，发现仅50%血HCV-RNA阳性的白血病患者抗-HCV阳性，因此检测血液肿瘤患者的病原时，建议直接检查肿瘤部位、血液及其他部位的病原，而不仅仅查病原抗体。一些病原主要存在于血液肿瘤部位，当病原进入血液等部位，是预后不好的指标，因此可检测血液的病原含量了解病情。由于累及血液肿瘤的抗原较多，可先用多重巢氏PCR检查多种病毒基因，对阳性标本再用实时荧光定量PCR检测病毒载量，高于正常者才有病理意义。

二、血液肿瘤的整合诊断

如上所述，每种检查技术都各有其优缺点，没有一种方法是血液肿瘤诊断和分型的金标准，只有整合诊断才能得到更加全面及正确的诊断和分型，更好地反映疾病的本质，尽早地帮助临床医生制订正确的治疗路线及方案，监测疗效，调整治疗。如 *Bcr/Abl* 和（或）t(9;22)染色体异常是诊断 CML 的必要条件，如有血液粒细胞增加等表现，可诊断 CML，首选 TKI 治疗；但是仅有基因和染色体指标，没有血液白细胞增加等表现，只能诊断为异常染色体或基因的携带者，需要密切观察，暂不治疗。如患者外周血白细胞明显增高、脾大，血液学完全符合 CML，但没有 *Bcr/Abl* 和（或）t(9;22)染色体，也不能诊断为 CML；如果没有其他靶向治疗的基因异常，应诊断为 aCML，可用去甲基化治疗控制病情后尽快采用 allo-HSCT 治疗。笔者曾发现一例患者，外周血粒细胞明显升高，肝脾肿大，完全符合 CML 特征，但检测出 *FIP1L1-PDGFRA*，用小剂量伊马替尼即获得 CMR，按 WHO（2011 年版）关于 MPNv 的标准，应该诊断为 *FIP1L1-PDGFRA* 异常的 MPN，不需要移植治疗。WHO（2008 年版）提出的很多疾病，如 MLL/11(q23)易位的混合系列急性白血病，不采用形态学、流式细胞分析、染色体、FISH、基因分析技术，很难诊断。

诊断血液肿瘤，我们不能仅仅满足于是 AL、HL 或 NHL 等诊断。如果要很好地指导临床治疗，在诊断中还要注意回答这些问题：①是否有血液肿瘤细胞？肿瘤细胞的比例和来源系列？②肿瘤细胞是前体细胞还是成熟细胞？③肿瘤细胞是侵袭性还是惰性？患者预后及可能的生存期多少？④是否需要 allo-HSCT 治疗？⑤有无靶向治疗标志？⑥可否从放化疗获益？⑦可能获益的化疗药物是什么？⑧药物是否可治愈或延长生命？⑨可否从免疫治疗获益？等等，如能提示发病原因和机制，则更有价值。

（一）血液肿瘤细胞有无及比例的确定

血液肿瘤的特征是血液、骨髓、淋巴组织及其他浸润部位血液肿瘤细胞增加。如果这些部位以血液肿瘤细胞为主，有典型的肿瘤细胞形态异常或组织结构的特征，一般根据形态学、组织病理学及免疫组织化学就可以判断。但仅凭这些方法可能误诊，尤其是成熟细胞的血液肿瘤，细胞形态和正常细胞差别不大，未破坏组织结构。如 SLL 和反应性淋巴细胞增生常常被错判。

以下多种特征可以帮助确定为血液肿瘤细胞：形态上原始细胞有奥氏小体；免疫分型显示免疫标志表达紊乱（如同一细胞上有不同系列的标志、同时有早/晚期细胞标志、标志表达过强或丢失等）；目标细胞的 DNA 倍体异常（超二倍体、多倍体或亚二倍体，成熟 B 或浆细胞膜或胞浆单克隆表达 IgK 或 IgL，TCR 为单克隆性）；血液肿瘤特有的融合基因和（或）染色体异常、基因突变等；淋巴细胞肿瘤有 IgH 克隆性基因重排、TCR 克隆性基因重排等。

免疫分析、染色体、基因分析对确定血液肿瘤的性质更准确。一般来说，判断肿瘤细胞的比例，尤其是判断骨髓原始细胞比例，形态学更准确。因为一般第一针抽取的骨髓进行涂片来观察形态，标本没有被稀释，仅染色后进行形态观察，处理标本的程序很少，所以比例更准确。但有时表达前期标志的细胞从形态上像更成熟的细胞，有时形态诊断为成熟淋巴细胞，FCM 诊断为 ALL；有时形态诊断为 MDS，FCM 诊断为 AML，这时应该相信 FCM，因为 FCM 判断细胞的性质更准确。

在临床上笔者还碰到这样的情况，一些 ALL 患者因发热就诊，经使用糖皮质激素退烧，再检查时发现原始细胞<20%（一些 ALL 细胞对激素非常敏感），就漏诊 ALL。笔者认为临床医生和实验室诊断医生要了解这样的情况。因为 AL 如果停止治疗，等原始细胞≥20%再诊断 ALL 并治疗，预后会变差。

（二）血液肿瘤细胞的分化发育阶段

前体细胞型血液肿瘤主要包括 AL、髓外肉瘤、淋巴母细胞淋巴瘤（lymphoblastic lymphoma，LBL），如果不治疗，都是迅速恶化致命的疾病；但多数患者对化疗敏感，甚至可治愈，因此一旦诊断，多数要积极治疗。而成熟细胞型血液肿瘤，尤其是惰性的血液肿瘤，多数发展缓慢，难以化疗治愈，治疗路线或方案需要进一步确定亚型、预后分层后再定。

前体细胞型血液肿瘤，以 BM 和（或）外周血 PB 或淋巴器官中早期细胞（原始细胞）增多为主要特征，形态学发现细胞内有奥氏小体是髓系原始细胞的特征，但大多数原始细胞需要有造血前体细胞的免疫标志，如 $CD34^+$、TDT^+，髓系前体细胞为 $CD117^+$、$CD64^+/CD14^-$，B 系前体细胞表达 CD10（尚需结合其他），T 系前体细胞 $CD99^+$、$CD1a^+$。如果造血前体肿瘤细胞在骨髓/血液≥20%，诊断为 AL；如果恶性髓系前体细胞在髓外成肉瘤状，也诊断为 AML；前体髓系肿瘤细胞在骨髓/血液<20%，如果没有重现性染色体和（或）基因异常，诊断为 MDS；如果淋巴前体肿瘤细胞

主要在淋巴器官，诊断为 LBL。有些病理医生仅根据淋巴组织中大量淋巴前体细胞，不了解 BM 和(或)PB 中前体淋巴细胞是否≥20%就诊断 LBL 是错误的，还可能造成医患纠纷，因为患者或家属会把 ALL 和 LBL 当成截然不同的两种疾病。

大多数成熟血液肿瘤表现为血液成熟白细胞或淋巴器官中成熟淋巴细胞增加，BM 和(或)PB 的原始细胞<20%。成熟细胞的形态学与正常细胞很接近，易与很多反应性增生的疾病混淆，诊断更为困难，应结合临床表现、形态学、组织病理及 IHC、FCM、染色体、基因、病原学检查来综合诊断。在 WHO(2011)关于淋巴系统肿瘤的修正标准中，特别提出血液中符合 CLL 免疫学特征的单克隆 B 细胞绝对值≥ 5×10^9/L 才诊断 CLL，CLL 与小淋巴细胞淋巴瘤(small lymphocytic lymphoma, SLL)的生物学特性相近，其主要差别是前者的恶性成熟 B 细胞在血液大量存在，后者的恶性细胞主要存在于淋巴器官，当血液中存在符合 CLL 免疫特征的单克隆 B 细胞绝对值<5×10^9/L，没有 SLL 的特征，诊断为单克隆 B 细胞增多症(monoclonal B-cell lymphocytosis, MBL)。因此病理医生在根据淋巴组织诊断 SLL 时，要了解 PB 中 B 淋巴细胞的绝对值再诊断，或提示临床医生考虑鉴别 CLL 及 SLL。

(三) 血液肿瘤细胞的起源系列

无论是前体还是成熟型，不同系列来源的血液肿瘤治疗方案不同，因此要区别。不同系列来源的血液肿瘤细胞主要采用细胞形态、细胞化学染色、免疫学标志来鉴别，FCM 分析肿瘤细胞的系列来源更准确。这里讲的是血液肿瘤细胞系列，所以先要确定肿瘤细胞，再确定其细胞系列。如果组织中正常细胞和血液肿瘤细胞混合存在，尤其是当正常细胞比例明显高于肿瘤细胞时，仅凭 IHC 鉴别肿瘤细胞的系列来源较困难。

血液肿瘤细胞常常有系列紊乱现象，也就是一个细胞上同时表达 2 个以上系列的标志，而且存在双表型或双克隆甚至多表型多克隆血液肿瘤。治疗后血液肿瘤的系列可变化，笔者碰到最快的在治疗后半个月发生，可能是治疗消除了敏感的主要克隆，治疗前耐药的小克隆增长为主要克隆，也可能是起源细胞为很早期的干细胞水平，在治疗压力下向其他系列分化。这些情况预后很差，需要准确判断。为了使系列判断更为标准，国际上有多个积分系统，目前一般采用 WHO(2008 年版)的积分，但该积分系统未包括一些少见的系列，对一些病例难以诊断和分型，如急性嗜碱粒细胞白血病、急性巨核细胞白血病等。笔者在工作中也发现，WHO(2008 年版)积分系统存在一些缺陷，需要借鉴其他系列积分系统，如欧洲积分系统等。

(四) 预后分层

每种类型的血液肿瘤都有不同的预后分层，这对临床医生决定治疗路线、方案有很大帮助，按预后分层选择治疗路线已经是目前血液界的共识。比如对 MDS，目前主要采用 R-IPSS 对患者进行危险分层，该积分系统主要依据白血病原始细胞比例、染色体变异的疾病危险程度、细胞下降程度、年龄、一般状况、输血依赖程度，这一积分系统评估为极好的患者，中位生存期大于 5 年，而预后极差组的生存期仅半年，因此治疗路线的选择依赖预后分组。随着基因信息的增加，今后该预后积分系统可能会加入基因异常的影响因素。

比如对 CLL，约 80%可发现染色体异常，目前主要根据染色体异常，将其分为 5 个预后组：13q-(中位总生存率 133 个月)，11q-(中位总生存率 79 个月)，+12(中位总生存率 114 个月)，染色体正常(中位总生存率 111 个月)，17p-(中位总生存率 32 个月)；如果 17p-患者对福达拉宾及环磷酰胺治疗无效，中位总生存率仅 10 个月，复杂染色体异常的预后也很差，如条件允许，建议 allo-HSCT[42]。这些染色体异常的变化较小，再加上 CLL 的细胞不容易形成染色体核型，所以常采用 FISH 来检测以上几个关键的染色体。进一步研究显示，一些重要的基因位于以上染色体，*ATM* 是一种 DNA 修复基因，位于染色体 11q22 上，抑癌基因 *TP53* 基因位于染色体 17p。这些基因突变也可能影响预后，一些点突变或小片段突变用 FISH 检查不出，用基因测序可检查出来，所以结合基因突变，提出了 CLL 新的预后分层方案。

当然在目前有新的靶向药物治疗时，预后分层可改变。比如既往认为 *Bcr/Abl*$^+$ ALL 预后很差，需要 allo-HSCT；随着 TKI 进入治疗方案，结果发现对 18 岁以下的患者，采用大剂量 TKI 联合化疗，治愈率与 allo-HSCT 相近。

(五) 帮助选择靶向治疗或其他治疗

细胞上的免疫标志、基因突变特点等都可以帮助选择靶向治疗。一些靶向药物可治愈血液肿瘤，最成功的是 *PML-RARA*$^+$ APL 和 *FIP1L1-PDGFRA*$^+$ 血液肿瘤。靶向药物可延长患者的生存期，最成功的是 TKI 治疗 CML，使多数患者免于 allo-HSCT；最近正式批准的依鲁替尼治疗成熟 B 细胞肿瘤带来良好的效果，治疗一些化疗甚至移植无效的 *C-MYC* 易位或扩增的 DLBCL 仍有效。还有一些靶向药物联合其他治疗可明显提高疾病的治愈率，如 CD20 单抗联合化疗治疗侵袭性 B 淋巴系统肿瘤，TKI 联合化疗治疗 *Bcr/Abl*$^+$ 急性白血病，TKI 联合化疗治疗 *C-KIT* 突变的 *AML1-ETO* $^+$ AML，其疗效与单纯 *AML1-ETO* $^+$ AML 相同，消除了 *C-KIT* 突变带来的不良影响。一些靶向药物可降低一些难治复发的肿瘤负荷，与化疗比较，靶向治疗的副作用更小，可保存患者的脏器功能，避免感染，为 allo-HSCT 创造良好的条件，提高 all-HSCT 的治愈率，有时候靶向药物可起到四两拨千斤的作用，一些多次化疗无效的难治复发的血液肿瘤，口服一些靶向药物很快达到 CR，顺利接受 allo-HSCT。目前尽管靶向药物还很难治愈大多数血液肿瘤，但随着靶向药物的增加，更多血液肿瘤采用副作用小的靶向药物能治愈或长期生存。

（六）帮助确定 MRD 监测的标志

初发血液肿瘤免疫标志、融合基因或基因突变的特点可以成为追踪 MRD 的标志，较早判断疗效，从而调整治疗方案及治疗策略。目前对很多血液肿瘤，MRD 已经纳入疾病危险分层中来，尤其是对 ALL。

（七）帮助确定遗传易感基因或血液肿瘤前克隆，帮助选择治疗。见前述。

（童春容 刘红星 王卉 王彤 伍平 林跃辉）

参考文献

1. Swerdlow SH, Campo E, Harris NL, et al. WHO Classification of Tumours of Haematopoietic and Lymphoid Tissues[M]. 4th ed. Switzerland, Lyon: IARC, 2008.
2. Vardiman J, Hyjek E. World health organization classification, evaluation, and genetics of the myeloproliferative neoplasm variants[J]. Hematology Am Soc Hematol Educ Program, 2011, 1: 250-256.
3. Mughal TI, Cross NC, Padron E3, et al. An International MDS/MPN Working Group's perspective and recommendations on molecular pathogenesis, diagnosis and clinical characterization of myelodysplastic/myeloproliferative neoplasms[J]. Haematologica, 2015, 100(9): 1117-1130.
4. Kvasnicka HM. WHO classification of myeloproliferative neoplasms (MPN): A critical update[J]. Curr Hematol Malig Rep, 2013, 8(4): 333-341.
5. Greenberg PL, Tuechler H, Schanz J, et al. Revised international prognostic scoring system for myelodysplastic syndromes[J]. Blood, 2012, 120(12): 2454-2465.
6. Jerald PR, Michael D, Camille NA, et al. NCCN Clinical Practice Guidelines in Oncology (NCCN Guidelines®) Chronic Myelogenous Leukemia[S/OL]. Version 1.2016, National Comprehensive Cancer Network (2015)(accessed 12.23.2015) http://www.nccn.org/professionals/physician_gls/pdf/cml.pdf.
7. Joseph CA, Patrick AB, Patricia A, et al. NCCN Clinical Practice Guidelines in Oncology (NCCN Guidelines®) Acute Lymphoblastic Leukemia[S/OL]. Version 2.2015, National Comprehensive Cancer Network (2015)(accessed 12.23.2015) http://www.nccn.org/professionals/physician_gls/pdf/all.pdf.
8. Margaret RO, Martin ST, Camille NA, et al. NCCN Clinical Practice Guidelines in Oncology (NCCN Guidelines®) Acute Myelogenous Leukemia[S/OL]. Version 1.2015, National Comprehensive Cancer Network (2015)(accessed 12.23.2015) http://www.nccn.org/professionals/physician_gls/pdf/aml.pdf.
9. Andrew DZ, Leo IG, William GW, et al. NCCN Clinical Practice Guidelines in Oncology (NCCN Guidelines®) non-Hodgkin's Lymphoma [S/OL]. Version 1.2016, National Comprehensive Cancer Network (2015)(accessed 12.23.2015) http://www.nccn.org/professionals/physician_gls/pdf/nhl.pdf.
10. Richard TH, Ranjana HA, Weiyun ZA, et al. NCCN Clinical Practice Guidelines in Oncology (NCCN Guidelines®) Hodgkin Lymphoma[S/OL]. Version 2.2015, National Comprehensive Cancer Network (2015)(accessed 12.23.2015) http://www.nccn.org/professionals/physician_gls/pdf/hodgkins.pdf.
11. Kenneth CA, Melissa A, Djordje A, et al. NCCN Clinical Practice Guidelines in Oncology (NCCN Guidelines®) Multiple Myeloma [S/OL]. Version 2.2016, National Comprehensive Cancer Network (2015)(accessed 12.23.2015) http://www.nccn.org/professionals/physician_gls/pdf/myeloma.pdf.
12. Peter LG, Richard MS, Aref AK, et al. NCCN Clinical Practice Guidelines in Oncology (NCCN Guidelines®) Myelodysplastic Syndromes [S/OL]. Version 1.2016, National Comprehensive Cancer Network (2015)(accessed 12.23.2015) http://www.nccn.org/professionals/physician_gls/pdf/mds.pdf.
13. Kenneth CA, Melissa A, Djordje A, et al. NCCN Clinical Practice Guidelines in Oncology (NCCN Guidelines®)

Waldenström's Macroglobulinemia/Lympho plasmacytic Lymphoma[S/OL]. Version 2.2016, National Comprehensive Cancer Network (2015) (accessed 12.23.2015) http://www.nccn.org/professionals/physician_gls/pdf/waldenstroms.pdf.

14. Kenneth CA, Melissa A, Djordje A, et al. NCCN Clinical Practice Guidelines in Oncology (NCCN Guidelines®) Systemic Light Chain Amyloidosis [S/OL]. Version 1.2016, National Comprehensive Cancer Network (2015) (accessed 12.23.2015) http://www.nccn.org/professionals/physician_gls/pdf/amyloidosis.pdf.

15. Malcovati L, Hellström-Lindberg E, Bowen D, et al. Diagnosis and treatment of primary myelodysplastic syndromes in adults: recommendations from the European-LeukemiaNet[J].Blood, 2013, 122 (17):2943-2964.

16. 中华医学会血液学分会.中国B细胞慢性淋巴增殖性疾病诊断专家共识(2014年版)[J].中华血液学杂志, 2014, 35(4):367-370.

17. 中华医学会血液学分会实验诊断学组.中国慢性髓性白血病诊疗监测规范(2014年版)[J].中华血液学杂志, 2013, 35(8):781-784.

18. 中华医学会血液学分会实验诊断血液学学组.血细胞形态学分析中国专家共识(2013年版)[J].中华血液学杂志, 2013, 34(6):558-560.

19. Zini G, Bain B, Bettelheim P, et al. A European consensus report on blood cell identification: terminology utilized and morphological diagnosis concordance among 28 experts from 17 countries within the European LeukemiaNet network WP10, on behalf of the ELN Morphology Faculty [J].Br J Haematol, 2010, 151(4):359-364.

20. Palmer L, Briggs C, McFadden S, et al. ICSH recommendations for the standardization of nomenclature and grading of peripheral blood cell morphological features[J]. Int J Lab Hematol, 2015, 37(3):287-303.

21. Torlakovic EE, Brynes RK, Hyjek E, et al. ICSH guidelines for the standardization of bone marrow immunohistochemistry[J].Int J Lab Hematol, 2015, 37(4):431-449.

22. ICSH/ICCS Work group. Validation of cell-based fluorescence assays: practice guidelines from the International Council for Standardization of Haematology and International Clinical Cytometry Society [J]. Cytometry B Clin Cytom, 2013:84(5):281.

23. Davis BH, Wood B, Oldaker T, et al. Validation of cell-based fluorescence assays: practice guidelines from the ICSH and ICCS-part Ⅰ-rationale and aims[J].Cytometry B Clin Cytom, 2013, 84(5):282-285.

24. Davis BH, Dasgupta A, Kussick S, et al. Validation of cell-based fluorescence assays: practice guidelines from the ICSH and ICCS-part Ⅱ-preanalytical issues [J]. Cytometry B Clin Cytom, 2013, 84(5):286-290.

25. Tanqri S, Vall H, Kaplan D, et al. Validation of cell-based fluorescence assays: practice guidelines from the ICSH and ICCS-part Ⅲ-analytical issues[J]. Cytometry B Clin Cytom, 2013, 84(5):291-308.

26. Barnett D, Louzao R, Gambell P, et al. Validation of cell-based fluorescence assays: practice guidelines from the ICSH and ICCS-part Ⅳ-postanalytic considerations[J]. Cytometry B Clin Cytom, 2013, 84(5):309-314.

27. Wood B, Jevremovic D, Béné MC, et al. Validation of Cell-based Fluorescence Assays: Practice Guidelines from the ICSH and ICCS-Part Ⅴ-Assay Performance Criteria[J]. Cytometry Part B (Clinical Cytometry), 2013, 84(5): 315-323.

28. Kalina T, Flores-Montero J, van der Velden VH, et al. EuroFlow standardization of flow cytometer instrument settings and immunophenotyping protocols[J]. Leukemia, 2012, 26(9):1986-2010.

29. Béné MC, Nebe T, Bettelheim P, et al. Immunophenotyping of acute leukemia and lymphoproliferative disorders: a consensus proposal of the European LeukemiaNet Work Package 10[J]. Leukemia, 2011, 25(4):567-574.

30. Westers TM, van der Velden VH, Alhan C, et al. Implementation of flow cytometry in the diagnostic work-up of myelodysplastic syndromes in a multicenter approach: report from the Dutch Working Party on Flow Cytometry in MDS[J].Leuk Res, 2012, 36(4):422-430.

31. Porwit A, van de Loosdrecht AA, Bettelheim P, et al. Revisiting guidelines for integration of flow cytometry results in the WHO classification of myelodysplastic syndromes-proposal from the International/EuropeanLeukemiaNet Working Group for Flow Cytometry in MDS [J]. Leukemia, 2014, 28(9):1793-1798.

32. Johansson U, Bloxham D, Couzens S, et al. Guidelines on the use of multicolour flowcytometry in the diagnosis of haematological neoplasms. British Committee for Standards in Haematology [J]. Br J Haematol, 2014, 165 (4): 455-488.

33. 中华医学会血液学分会实验诊断血液学学组.血液病细胞-分子遗传学检测中国专家共识(2013年版)[J].中华血液学杂志, 2013, 34(8):733-736.

34. 中华医学会血液学分会实验诊断血液学学组.血液病分子生物学诊断技术中国专家共识(2013年版)[J].中华血液学杂志, 2013, 34(7):643-646.

35. Meggendorfer M, Roller A, Haferlach T, et al. SRSF2 mutations in 275 cases with chronic myelomonocytic leukemia (CMML)[J].Blood, 2012, 120(15):3080-3088.

36. Patel JP, Levine RL. How do novel molecular genetic markers influence treatment decisions in acute myeloid

leukemia [J]. Hematology Am Soc Hematol Educ Program,2012,2012(24):28-34.

37. Wen XM,Lin J,Yang J,et al.DoubleCEBPA mutations are prognostically favorable in non-M3 acute myeloid leukemia patients with wild-type NPM1 and FLT3-ITD [J].Int J Clin Exp Pathol,2014,7(10):6832-6840.
38. Grossmann V, Haferlach C, Nadarajah N, et al. CEBPAdouble-mutated acute myeloid leukaemia harbours concomitant molecular mutations in 76.8% of cases with TET2 and GATA2 alterations impacting prognosis[J].Br J Haematol,2013,161(5):649-658.
39. Godley LA.Inherited predisposition to acute myeloid leukemia[J].Semin Hematol,2014,51(4):306-321.
40. Seif AE. Pediatric leukemia predisposition syndromes: clues to understanding leukemogenesis[J].Cancer Genet, 2011,204(5):227-244.
41. Churpek JE,Lorenz R,Nedumgottil S,et al.Proposal for the clinical detection and management of patients and their family members with familial myelodysplastic syndrome/acute leukemia predisposition syndromes[J].Leuk Lymphoma,2013,54(1):28-35.
42. Gentile M,Mauro FR,Rossi D,et al.Italian external and multicentric validation of the MD Anderson Cancer Center nomogram and prognostic index for chronic lymphocytic leukaemia patients: analysis of 1502 cases [J]. Br J Haematol,2014,167(2):224-232.

附:
血液肿瘤整合诊断病例介绍

病例1:全面诊断帮助制定治疗路线

患者,女,21岁。2008年因“复视4个月,头痛2个月,双下肢无力1月余,活动不能半个月”收入院。

患者于4个月前无明显诱因出现视物成双,水平位为重,到当地医院就诊,诊断不详,予以维生素 B_1、B_{12}治疗,10余天后症状缓解。2个月前再次出现复视,伴有间断头痛,在当地行头颅核磁检查未见异常,再次予维生素 B_{12}治疗,头痛加重,伴有呕吐及双下肢无力。转入当地某三甲医院,腰穿检查示压力150mmH_2O,WBC 1110/μl,葡萄糖 0.6mmom/L,氯化物 114mmom/L,蛋白质173.7mg/L,考虑为“结核性脑膜炎”,予异烟肼0.6/次,每日1次,利福平0.45/次,每日1次,吡嗪酰胺0.5/次,每日3次治疗10余天无效。后转入北京某三甲医院神经内科,头颅核磁显示右岩尖异常信号,垂体柄上端增粗。腰穿示压力400mmH_2O,WBC 8200/ul,单核细胞80%,葡萄糖0.6mmom/L,氯化物120mmom/L,蛋白质101mg/L,仍考虑为“结核性脑膜炎”。故转至结核病研究所继续予以抗结核治疗,半月前双下肢无力加重,活动不能。后转入北京某三甲医院神经内科,骨髓检查形态学未发现明显异常。继续用异烟肼、利福平、吡嗪酰胺(剂量同前)及乙胺丁醇0.75/次,每日1次抗结核治疗,并给予“醒脑静”“川芎嗪”“七叶皂甙钠”改善脑循环,营养脑细胞,头孢曲松钠抗炎,谷胱甘肽保肝,地塞米松10mg qd抗炎抗粘连;因头痛剧烈、伴恶心呕吐,颅内压高,一直应用甘油果糖250mlivgtt q12h,甘露醇250mlivgtt q4h脱水降颅压治疗,脱水间歇头痛症状可暂时缓解,维持3~4小时后头痛症状再次出现,不能进食,一直用鼻饲管进食营养液。

第1次入院前1天将脑脊液行FCM,发现97.63%表达CD19、CD10、CD22、CD45dim,考虑为“恶性前体B淋巴细胞浸润中枢神经系统”;骨髓行FCM检查,发现0.03%可疑为恶性前体B淋巴细胞;诊断为B淋巴母细胞淋巴瘤(B lymphoblastic lymphoma,B-LBL),遂入院治疗。患者既往无其他疾病史,无长期药物毒物接触史及类似疾病家族史。

入院后查全身浅表淋巴结及肝脾未触及肿大。四肢脊柱无畸形。双上肢肌力Ⅴ级,双下肢肌力近端Ⅰ级,远端Ⅱ级、病理征未引出。

根据以上检查可以确诊为原发中枢神经系统的B-LBL,骨髓微量浸润。因为患者脑脊液压力高,头疼剧烈,是否立即治疗呢?B-LBL的治疗路线选择及化疗方案与急性B淋巴细胞白血病(acute B lymphoblastic leukemia,B-ALL)相同,应该根据疾病的危险程度及累及的范围来选择治疗路线,主要有以下三条:①按ALL方案化疗为主,联合鞘注化疗药物及头颅及全脊髓放疗;②先化疗,待骨髓浸润的肿瘤消失,在超大化疗及放疗预处理条件下行自体造血干细胞移植(autologous stem cell transplantation,ASCT);③异基因造血干细胞移植(allogeneic hemopoietic stem cell transplantation,allo-HSCT)治疗。由于第①、②治疗路线的基础都是肿瘤细胞对放化疗敏感,提高化疗剂量可增加治愈率可选择ASCT。高危险性成人患者对放化疗容易耐药,放化疗治愈率一般<20%,因此一般选择在化疗获得完全缓解后行

allo-HSCT,因为 allo-HSCT 除了超大剂量化疗及全身放疗的作用外,异基因的免疫细胞尚具有抗肿瘤作用,可明显提高患者的治愈率,笔者团队用 allo-HSCT 治疗对此类患者的治愈率为 60%~70%。而对于中低危险性患者可以化疗为主,或先化疗清除骨髓肿瘤细胞后行 ASCT,笔者团队对此年龄此类型患者采用化疗联合鞘注及头颅及全脊髓放疗的治愈率可达 70%。无论什么方式,该患者浸润中枢神经,都应联合头颅及全脊髓放疗防止复发。因为淋巴系统肿瘤对放疗敏感,而静脉或鞘注药物均难以渗透入颅内;我们的经验及国际报告均显示,淋巴系统肿瘤一旦侵犯中枢神经,仅静脉及鞘注化疗药不放疗,绝大多数复发。决定 B-LBL 危险程度的主要因素是染色体、基因及化疗疗效的速度及深度,因此在治疗前确定 B-LBL 的染色体、基因异常性质很重要。

鉴于以上考虑,在强烈脱水及神经科医生的保驾下再次腰穿取脑脊液行染色体、白血病融合基因筛查。立即用治疗 LBL 的方案化疗,先选用渗透至中枢神经系统的大剂量地塞米松 $20mg/m^2$/日及去甲氧柔红霉素,继之大剂量甲氨蝶呤,同时每周鞘注地塞米松、阿糖胞苷及甲氨蝶呤,再联合长春新碱及左旋门冬酰胺酶化疗。

用多重巢氏多聚酶链反应(polymerase chain reaction,PCR)筛查了初治时脑脊液 124 种白血病融合基因,为 *E2A-PBX1* 基因阳性,两次标本用荧光标记的 TaqMan 探针实时定量 PCR 检查 *E2A-PBX1* 基因定量分别为 1300.51%、1714.88%,骨髓 *E2A-PBX* 为 0.83%;脑脊液染色体 G 显带技术分析了 7 条染色体分裂相,以亚二倍体占优势,多数具有+3,der(19)t(1;19)(q23;p13),个别见 del(7q22-36),尚见以下复杂染色体异常:43,X,-X,+3,-4,del(7q22-36),-10,der(19)t(1;19)(q23;p13),-21,t(1;19)(q23;p13)导致 *E2A-PBX* 融合基因,是 B-ALL/LBL 的一种特征性的染色体及基因异常。一般来说,如果化疗剂量大,可以弥补其预后不良因素。但根据本团队既往的经验,该染色体及基因异常的 B-ALL 一旦侵犯中枢神经系统,化疗治愈率很低;该患者尚有亚二倍体的复杂染色体异常,故归为高危险性 B-LBL。拟先用渗透至中枢神经系统强的化疗药物获得缓解,再用含超大化疗+全身放疗预处理方案行 allo-HSCT。

治疗后第 2 天,头疼缓解,下肢肌力开始恢复,脚踇趾可活动;第 3 天停用脱水药;第 13 天可下床活动;住院 30 天,下肢肌力恢复,脑脊液及骨髓未查出淋巴瘤细胞,但有轻度复视。转移植科,行父供女的半相同 allo-HSCT 治疗。Allo-HSCT 后 1、3 个月查骨髓及脑脊液正常,为完全供者型的细胞。

病例 2:全面诊断及疗效监测指导治疗路线的选择

患者,女,21 岁,因“反复发热 1 个月余”入院。

入前 1 个月无明显原因出现高热,体温达 39.3℃,伴畏冷、寒战。于当地诊所对症治疗后体温正常。3 天后再次高热达 39.0℃,当地县医院予左氧氟沙星抗感染治疗无明显好转。17 天前入住当地某三甲医院,查血 WBC $2.07\times10^9/L$,RBC $2.64\times10^{12}/L$,Plt $51\times10^9/L$;骨髓穿刺示增生活跃,组织细胞 3.2%,其中单核样 0.8%,吞噬型 2.4%,主要吞噬色素颗粒;FCM 示淋巴细胞比例不高,2.41%细胞可疑为异常淋巴细胞;骨髓 Ig 及 TCR 未发现克隆性重排。腹部 B 超示肝大、脾巨大。诊断不明入院。其兄于 2 岁时死于视网膜母细胞瘤。

入院后考虑患者为青年女性,以发热为主要表现,病程 1 个月余,肝大,巨脾,三系明显减低,骨髓形态中可见吞噬细胞,其诊断可能有以下几种:①淋巴瘤,淋巴瘤可表现为发热,淋巴结、肝脾肿大;②免疫缺陷导致病毒感染、噬血细胞综合征。所以重点从以上几个方面开始检查。

入院后查阳性体征主要为 T 38.9 ℃,肝肋下 2cm,脾巨大至髂前上棘;血 WBC $2.49\times10^9/L$、Hb 93g/L、Plt $41\times10^9/L$;血液 FCM 示 NK 细胞比例偏低,NK 细胞颗粒酶穿孔素比例均接近正常低限。骨髓增生Ⅱ级,少数淋巴细胞形态异常,见少数噬血细胞;穿刺骨髓及活检组织行 FCM 免疫均未见异常淋巴细胞;染色体正常;IgH、TCRγ、TCRδ 基因克隆性重排均阴性;骨髓活检未见明显异常。血生化检查示血转氨酶及胆红素正常,白蛋白 34.3g/L 略低于正常,甘油三酯 2.4mmol/L 略高于正常;血凝功能正常;血清铁蛋白正常;血腺病毒(*ADA*)-*DNA*、微小病毒 *B19-DNA*、*EBV-DNA*、*HTLV1-RNA* 阴性,血片未找到疟原虫、其他寄生虫及病原菌,内毒素检测阴性,真菌抗原阴性;血免疫球蛋白定量正常;多种自身抗体正常;正常腹部增强 CT 发现肝脾弥漫肿大,未见占位性病变。入院后每日高热，用多种细菌及真菌抗生素治疗无效，用解热镇痛药或地塞米松 0.75mg 后体温可暂时正常，体温正常时患者食欲及一般状况尚可。

以上检查不符合噬血细胞综合征的诊断；但无明显原因的肝脾肿大、高热，不能排除淋巴瘤。入院后 4 天查血 WBC $1.43\times10^9/L$、Hb 88g/L，Plt $17\times10^9/L$，故建议家属行脾切除检查明确诊断，以确定治疗方案。考虑到如果肝脾均为淋巴瘤，脾切除后，如果淋巴瘤对化疗反应不好，肝脏可能迅速长大，且哥哥死于恶性肿瘤，可能有遗传肿瘤易感因素，因此需要做好 allo-HSCT 准备，所以在准备脾切除的同时检查准备移植供者。

脾切除的脾脏组织进行了以下检查：①组织病理及免疫组织化学检查示脾结构破坏，p53(-)、CD3(++)、CD10(-)、CD20(-)、CD30(-)、CD68(-)、Ki-67(+>70%)、LCA(+)、CD79a(-)、PAX5(局部+)、Bcl-2(++)、CD20(-)、CD21(-)、CD30(-)、CD34(局部+)，考虑为恶性 T 细胞淋巴瘤；②TCRγ 克隆性基因重排阳性，IgH 及 TCRδ 克隆性基因重排阴性；③*EBV-DNA* 4×10^3 拷贝/10^6 单个核细胞；④脾脏组织印片见弥漫均匀一致的异常淋巴细胞，且见较多的噬血细胞；⑤流式细胞分析示：γδT 细胞占 89.8%，表达 CD2、CD3，不表达 CD4、CD5、CD8，为恶性 γδT 细胞；⑥染色体为 46,X,-X,i(7q),+8[20]/46,XX[3]。综合临床表现以肝脾肿大、高热、三系减少为主，脾脏显示大量的异常 γδT 细胞，TCRγ 克隆性基因重排阳性，染色体检查符合肝脾 γδT 细胞淋巴瘤，故诊断为 EBV 相关的肝脾 γδT 细胞淋巴瘤。

脾切除术后体温正常或低热，血 WBC $8.94\times10^9/L$、Hb 99g/L、Plt $130\times10^9/L$。但几天后肝脏增大一倍；查骨髓异常淋巴细胞 20.5%；FCM 示 4.67% 异常 γδ T 细胞。待脾切除伤口愈合后立即化疗一疗程：依托泊苷 50mg/天×4 天，卡铂 30mg/天×4 天，地塞米松 10mg/天×7 天，阿糖胞苷 2g/天×1 天，左旋门冬酰胺酶 5000u/次×4 次。化疗后体温正常，肝脏缩小一倍。考虑到 EBV 相关的肝脾 γδT 细胞淋巴瘤化疗治愈率很低，骨髓大量侵犯淋巴瘤细胞，且有免疫低下，有恶性肿瘤家族史，自体移植治愈的可能性也很小，故在化疗后血细胞升高后行同胞相合的 allo-HSCT，此后一切正常至今已 6 年。

经验教训：以上 2 例患者的诊治过程均说明应该获取肿瘤存在的组织或体液进行形态学、免疫学、染色体、分子生物学及病原学的全面诊断，这样可以对患者诊断分型及预后有更清晰地判断，从而尽早选择正确的治疗路线，避免弯路，提高治愈率，减少费用及患者的痛苦。

（童春容 刘红星 王卉 王彤 伍平 林跃辉）

第二章

血液与骨髓标本的采集

目前自动化仪器已经普遍应用于血液和骨髓检测，正确采集标本是获得可靠检验结果的关键。早期的标本采集采用普通注射器和试管，容易造成医务人员感染和标本污染，20 世纪 90 年代随着真空采血管的出现，采血方法改进为真空采血法，从根本上减少了血液污染和交叉感染的可能性。目前，真空采血法已经取代了普通采血法，成为临床应用最广泛的方法。

本章介绍的内容包括血液和骨髓标本采集的采集器材、采集容器、主要采集方法、操作过程及质量控制，主要参照美国临床和实验室标准协会(Clinical and Laboratory Standards Institute，CLSI)和国际血液学标准化委员会(International Council for Standardization in Haematology，ICSH)制订的方法和标准，以及《全国临床检验操作规程》(第 4 版)和临床检验诊断学相关书籍编写而成。

第一节 常用抗凝剂与真空采血管

随着真空采血管的出现，临床采血方式得到重大改进，本节主要介绍真空采血管及其使用。

一、常用抗凝剂

血液和骨髓标本采集时根据检测项目的不同，其采集容器中加有不同的抗凝剂。常用抗凝剂的性能特点如下：

1. 乙二胺四乙酸(ethylene diaminetetraacetic acid，EDTA)盐

抗凝常用的乙二胺四乙酸盐有二钠、二钾和三钾盐，均可与钙离子或其他二价离子发生螯合作用，阻断这些离子发挥凝血酶的辅因子作用，从而阻止血液凝固。由于可以保护血液的细胞成分，EDTA 盐适用于血细胞计数及血小板的分离和检验，但不适用于凝血试验、钙离子、铁离子、碱性磷酸酶、肌酸激酶和亮氨酸氨基肽酶的测定及聚合酶链反应(polymerase chain reaction，PCR)试验。

不同 EDTA 盐的使用形式不同，EDTA-K_2 和 EDTA-Na_2 为干粉状态，EDTA-K_3 为液体状态，其抗凝使用的浓度应达到 1.5～2.1mg/ml 血或 4.55μmol/ml ±0.85μmol/ml 血。

2. 枸橼酸钠

枸橼酸钠主要通过与血样中钙离子发生螯合作用，将钙从凝血酶复合物中去除，阻止凝血酶原转化为凝血酶，进而抑制纤维蛋白原向纤维蛋白的转化，枸橼酸钠的螯合作用可以通过血液或去钙血浆的再钙化来逆转。枸橼酸钠不影响凝血因子，对血小板的影响也极其微小，故常用于凝血象的检查，也用于红细胞沉降率的测定。

用于凝血象检查时，枸橼酸钠溶液(3.2%，0.109mol/L)与血液的比例为 1∶9；用于血沉检查时，枸橼酸钠溶液(3.8%，0.129mol/L 或 3.2%，0.109mol/L)与血液的比例为 1∶4。

3. 肝素

肝素广泛在于肺、肝、脾等几乎所有组织和血管周围肥大细胞和嗜碱性粒细胞的颗粒中，肝素可加强抗凝血酶Ⅲ灭活丝氨酸蛋白酶，从而阻止凝血酶形成，并有阻止血小板聚集等多种抗凝作用。尽管肝素可以保持红细胞的自然形态，但由于其常可引起白细胞聚集，因此肝素抗凝血不适合血液细胞学检查，是生化检测和红细胞渗透脆性试验理想的抗凝剂。

抗凝常用的有肝素锂和肝素钠，其抗凝使用的浓度为 9.4～28IU/ml 血。

4. 氟化钠

氟化钠是一种弱效抗凝剂，一般常同草酸钾

合并使用,其比例为氟化钠 1 份,草酸钾 3 份,有良好的防止血糖降解作用,是血糖检测的优良保存剂。血糖酵解抑制剂主要抑制参与糖酵解的酶的活性,其中抑制己糖激酶、磷酸果糖激酶和丙酮酸激酶这 3 种限速酶效果最佳。氟化钠阻断烯醇化酶,抑制甘油-3-磷酸脱氢酶的活性,使葡萄糖分解抑制,但不是抑制限速酶,故起效慢,而草酸钾抑制丙酮酸激酶,采血后立即有效抗糖酵解,减少氟化物的用量。

氟化钠/草酸钾类真空采血管一般用于血糖检测,不能用于尿素酶法测定尿素,也不能用于检测碱性磷酸酶和淀粉酶。其使用状态为干粉,使用量为氟化钠 2.5mg/ml 血、草酸钾 2.0mg/ml 血。

二、真空采血管

(一) 常用真空采血管

真空采血管是一种真空负压的采血管,用于静脉血液标本的采集,是对传统采血方式的一次重大改进,在 20 世纪 90 年代末兴起,并迅速推广。与传统的采血容器相比,真空采血管在制造与应用方面有了很大的发展,使得采血过程在全封闭系统下完成,从根本上减少了血液污染和交叉感染的可能性,并且其结构简单,使用方便,易于普及和推广。

真空采血管的材质多为普通玻璃管和塑料管,普通玻璃管由于 pH 值较大,容易引起溶血,而拉管工艺制作的玻璃试管线性沟密布,深浅粗细无常导致细胞挂壁。现在部分公司已经使用中性玻璃(药用玻璃),中性玻璃具有耐压,溶出物少,分子排列紧密,拉伸时沟槽少等优点,可有效防止采集、运输、试验过程中标本泄漏,污染环境,减少重新采样的概率,并且试管底部经过特殊强化处理,避免离心时破损。塑料真空采血管使用 PET 塑料,PET 塑料管具有:质量轻,便于运输;管壁破损概率极小,标本在运输,离心及试验过程发生泄漏的可能性极小;使用后可直接高压灭菌或焚烧销毁等优点。

真空采血管在生产过程中进行了内壁处理,即将硅油或乳液按一定比例稀释,均匀涂覆于管内壁。由于硅油是一种惰性极强的混合物,黏附在试管内壁,降低了血细胞与管壁黏合度。真空采血管内壁在注塑时还要经过特殊的处理,有效降低血细胞与管壁的黏合度,减少纤维蛋白丝的产生。

真空采血管的管盖带有胶塞头盖以方便密封,利用带安全装置的针头和软导管组合成全封闭的负压采血系统,采血量由采血管内负压大小来控制,以实现定量采血。

真空采血管根据血样的不同用途加有不同添加剂,包括抗凝剂、促凝剂、缓冲剂、保护剂、内壁处理剂、管口处理剂和分离胶等,依照国际通用标准使用不同颜色的头盖加以区分,易于识别。我国应用的真空采血管均按照相应的国际标准制造,医务人员可以根据检测项目选用相应采血管(表 1-2-1)[1-3]。

表 1-2-1 真空采血管的种类和用途

采血管分类	添加剂	用途	操作要求
无添加剂管	无(内壁涂有硅酮)	生化、血型鉴定和血清学	采血后不需混匀,静置 1 小时后离心
惰性分离胶管	惰性分离胶和促凝剂	快速生化检测和血清学	采血后立即颠倒混匀 5 次,静置 30 分钟离心
	惰性分离胶和肝素锂	生化检测	采血后立即颠倒混匀 5 次,离心
含添加剂血清管	凝血酶或特殊促凝剂	生化检测	采血后立即颠倒混匀 8 次,静置 5 分钟后离心
全血管/血浆管	EDTA-K_2(干粉)或 EDTA-K_3(液体)	血常规流式细胞学糖化血红蛋白检测	采血后立即颠倒混匀 8 次,检测前混匀标本
全血管/血浆管	枸橼酸钠溶液,与血液比例为 1:9	凝血检测	采血后立即颠倒混匀 8 次,检测前离心取血浆
全血管/血浆管	枸橼酸钠溶液,与血液比例为 1:4	血沉	采血后立即颠倒混匀 8 次,检测前混匀标本

续表

采血管分类	添加剂	用途	操作要求
全血管/血浆管	氟化钠(糖酵解抑制剂)/抗凝剂(碘乙酸锂,草酸钾),干粉状态	血糖检测	采血后立即颠倒混匀 8 次,离心
全血管/血浆管	肝素锂、肝素钠	快速生化检测、血气分析和血流变	采血后立即颠倒混匀 8 次,离心
微生物全血管	无菌,茴香脑硫酸钠液(SPS)和氯化钠	微生物培养	不需混匀,静置 1 小时离心
微量元素管	肝素钠或 EDTA-Na_2	血微量元素	采血后立即颠倒混匀 8 次
血铅管	肝素钠或 EDTA-Na_2	血铅测定	采血后立即颠倒混匀 8 次

（二）质量评估

生产厂家在向用户发货前必须对真空采血管进行抽样评估以确保产品质量。

1. 真空度的评估

(1)目的:通过对真空采血管真空度的评估,可以确定其真空度,以判定在标准实验条件下该产品是否符合标定采血量的要求。

标定采血量是指真空采血管在 101kPa(760mmHg)大气压及 20℃室温标准条件下的采血量,若在非标准条件下进行评估,则应对结果作出相应修正。

(2)仪器和用品:

1)50ml 微孔标准滴定管;

2)20G(内径 38mm)标准双向采血针;

3)1m 聚乙烯或乳胶软管(在两端分别连接滴定管与采血针);

4)去离子水。

(3)步骤:

在规定的标准条件下评估真空采血管的真空度,详细步骤如下(图 1-2-1):

1)将滴定管灌满去离子水;

2)让水由连接管和针头流出以驱除管内空气;

3)重新灌满滴定管,使凹液面指向“0”刻度;

4)将针头插入真空采血管的管盖;

5)打开滴定管阀门,推动针头并捅破管盖,使真空管吸液完全;

6)将真空管提高,使其凹液面与滴定管的凹液面等高,读取所吸液体体积,精确至 0. 1ml;

7)关闭滴定管阀门,记录所吸液体体积;

8)重新灌满滴定管并调零,供检测其他待测采血管用。

(4)评判标准:

所吸液体体积超过标定采血量±10%即视为采血管不合格。

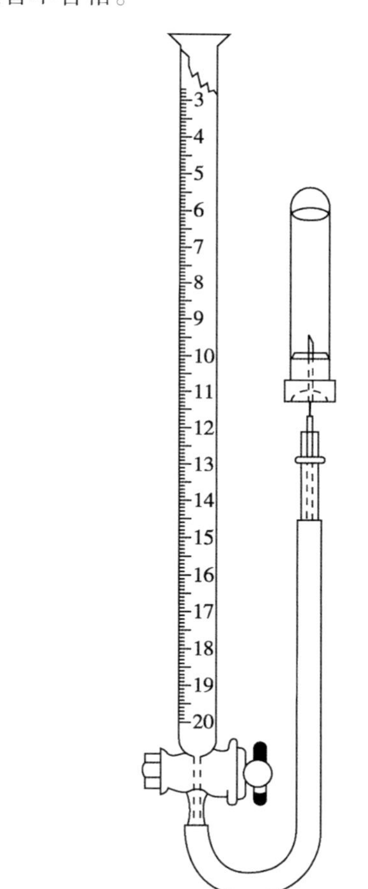

图 1-2-1　真空采血管真空度评估

2. 组装后管盖的评估

(1)目的:

评估组装后管盖,以确定在采样和混匀过程中管盖是否严密。

(2)评估组装后管盖的仪器和用品:

1)20G 标准双向采血针和持针器；

2)机械混匀器(旋转型或其他类型)。

(3)步骤：

检测组装后管盖的步骤如下：

1)采用 20G 标准双向采血针和持针器，垂直将真空采血管注满水，将采血管缓慢抽出，观察管盖是否从采血管脱出，清除残留在管盖表面的水；

2)不要塞紧管盖(如果遇已有部分松动的情况)，直接将管子放到机械试管混匀器中，开机混匀 20 分钟；

3)取出采血管，检查组装后管盖是否出现：①管盖松动；②在管盖周围或穿刺点重新闭合处有液体渗出。

(4)评判标准

1)凡出现脱落或明显松动的管盖不合格；

2)凡出现如液体溢出或外壁潮湿等任何漏液现象，管盖不合格。

3. 离心检验

(1)目的：

利用离心检验以确定采样后真空采血管经过离心分离血样成分的适用性。

(2)仪器和用品：

1)离心机：在采血管底部能产生大于 3000g 的相对离心力；

2)标准双向采血针和持针器。

(3)步骤：

检测真空采血管适用性的步骤如下：

1)将真空采血管吸满水后，按照离心机生产厂家的操作说明将其置于离心杯；

2)采用自由水平转头，以作用于真空管底部相对离心力 3000g 条件下，离心采血管 10 分钟。

计算离心力的公式如下：

$$RCF = 1.118 \times 10^{-5} \times n^2 \times r \qquad \text{式 1-2-1}$$

在公式 1-2-1 中，RCF 表示相对离心力(relative centrifugal force)；n 表示离心机每分钟转数，r/min；r 为离心机半径，即由旋转中心至处于完全伸展状态的采血管底部的垂直距离。

(4)判定标准：

测试采血管在装满水的条件下用水平式离心机采用 3000g 的相对离心力进行离心 10 分钟而不发生破裂或泄漏为合格。

4. 其他评估方式

部分企业生产的真空采血管产品，可以到其企业网站进行质量相关证书的查询和下载，使用产品目录号和批次号进行验证。

(三) 性能验证

临床在使用真空采血管前，应该对其进行性能验证，以确定其质量是否达到所声明的标准，确保临床检验质量。

1. 外观

(1)透明，无异物，无变形，无破损；

(2)标识应清晰，标签及管盖的颜色正确(表 1-2-1)；

(3)含分离胶的采血管，其胶体应处于凝集和无流淌状态。

2. 真空度

通过对真空采血管真空度的验证，判断在标准实验条件下该产品是否符合所声明的采血量要求。

(1)试剂与仪器：

500ml 烧杯；滤纸；20G(内径 38mm)标准双向软连接采血针；符合《分析实验室用水规格和试验方法》(GB/T 6682-2008)要求的水，温度在 20~25℃；精确达到 0.001g 的分析天平。

(2)取样：

随机抽取 31 支采血管，其中 1 支作为首次穿刺排除针管内气体所用，剩余的 30 支按照标准操作采水，记录相关数据。

(3)步骤：

采用重量测定分析法。具体步骤如下：

1)将 500ml 烧杯装满去离子水；

2)将采血针的静脉穿刺针穿透一个纯胶塞后浸入烧杯水中，另一端刺穿真空采血管的胶塞进行采水。第一支真空采血管仅用于排除采血针内的气体，不用于采水量测试。

3)将剩余的 1~30 号采血管进行编号和依次称重，记录初始重量，以符号 W_{i1} 表示，i 为 1~30 号采血管编号；

4)依次用编号为 1~30 的采血管进行采水操作，注意烧杯内水的液面高度与采血管的液面高度保持在同一水平线上；

5)采水完毕，用滤纸吸取胶塞表面可能残留的水分。

6)将采水后的 1~30 号采血管依次称重，记录采水后重量，以符号 W_{i2} 表示，i 为 1~30 号采血管编号。

7)采血量为 W，采水量之间的波动性用标准偏差 s 表示，则：

$$W=\left(\sum_{1}^{N}W_{i2}-\sum_{1}^{N}W_{i1}\right)/N \qquad i\text{ 为 }1-30$$

式 1-2-2

$$s=\sqrt{\frac{\sum_{i=1}^{N}(w_{i2}-w_{i1}-w)^2}{N-1}} \qquad i\text{ 为 }1-30$$

式 1-2-3

其中，N 为检测采血管的总数，即 N = 30。1000ml 水的质量被认定为 1000g。

（4）要求及判定标准：

要求：真空度应准确。

判定标准：真空度应在公称容量的 90%～110%之间，均值（W）应接近标称的公称容量且标准偏差（s）应尽可能小。注意标定采血量是指真空采血管在 101kPa（760mmHg）大气压及 20℃ 室温标准条件下的采血量，若在非标准条件下进行评估，则应根据当地的环境大气压（参考海拔）对结果做出相应修正。

3. 管体强度

（1）试剂与仪器：

500ml 烧杯；符合《分析实验室用水规格和试验方法》（GB/T 6682-2008）要求的水，温度在 20～25℃；水平离心机，最大能提供 5000g 离心力。

（2）步骤：

1）随机抽取 30 支采血管，加水至刻度线，保持采血管外观干净，无液体；

2）将 30 支采血管放入水平离心机，注意离心机的平衡；

3）离心，离心力 3000g，离心时间 10 分钟；

4）离心机停止后，小心取出采血管；

5）观察采血管外壁是否有液体渗漏出来；

（3）要求及判定标准：

要求：采血管在水平式离心机下应能承受 3000g 的离心力。

判定标准：采血管在装满水的条件下，经水平式离心机 3000g 的相对离心力、10 分钟离心后，不发生破裂或泄漏。

4. 管盖密封性

（1）试剂与仪器：符合《分析实验室用水规格和试验方法》（GB/T 6682-2008）要求的水，温度在 20～25℃；20G 标准双向采血针和持针器；机械混匀器（旋转型或其他类型）。

（2）步骤：

1）采用 20G 标准双向采血针和持针器，垂直放置，将 30 支采血管注满水，将采血管缓慢抽出来，观察管盖是否从采血管中脱出，清除残留在管盖表面的水分；

2）不要塞紧管盖，直接将管子放到机械试管混匀器中，开机混匀 20 分钟；

3）取出采血管，检查采血管是否出现管盖松动，在管盖周围或穿刺点处是否有液体渗出；

（3）要求及判定标准：

要求：采血管的管盖与管体应紧密。

判定标准：按照以上步骤操作后管盖应无脱落或明显松动，且无液体溢出或外壁潮湿等任何渗漏现象。

5. 溶血情况

（1）仪器及试剂：考察管，比对管，采血针，医用消毒用具，40 个静脉血标本，水平离心机，试管架。

（2）步骤：

1）试验条件：温度为 23～25℃，压力为当地的环境大气压；

2）对采血管编号，考察管依次为 1～40 号；

3）按照标准的采血操作流程进行采血，每个人采 1 支管，采血后立刻摇匀，然后竖直放置在试管架上，静置；

4）40 个人采血完毕后，开始计时；

5）30 分钟后，将 40 支管全部放入离心机，离心；

6）离心参数按照产品说明书要求设置，如促凝管（无抗凝管）的离心参数设置为转速 1700g，时间 10 分钟；分离胶管的离心参数设置为转速 2000g，时间 10 分钟；

7）离心完毕，取出 40 支管，肉眼观察并记录 40 支考察管的血浆/血清的质量。

（3）要求及判定标准：

要求：离心后应不出现溶血。

判定标准：40 支采血管应不出现溶血。

6. 凝血情况

（1）仪器及试剂：考察管、比对管、采血针、医用消毒用具、40 个静脉血标本、试管架。

（2）步骤：

1）试验条件：温度为 23～25℃，压力为当地的环境大气压；

2）对采血管编号，考察管依次为 1～40 号；

3）按照标准的采血操作流程进行采血，每个人采 1 支管，采血后立刻摇匀，然后竖直放置在试管架上，静置；

4）3 小时后，显微镜下观察 40 个标本是否有凝块发生。

（3）要求及判定标准：

要求：抗凝采血管采血后血液标本中应无凝块。

判定标准：在显微镜下观察无凝块。

7. 无菌[4-6]

（1）仪器及试剂：质量浓度为9g/L的无菌氯化钠溶液，其他符合《中华人民共和国药典》要求的稀释液和冲洗液，超净工作台，光学显微镜，恒温培养箱，厌氧培养箱，压力蒸汽灭菌器，电热干燥箱，无菌营养琼脂平板，TTC-沙氏培养基，移液器，无菌吸头，采血管，漩涡器。

（2）步骤：

1）同一批号采血管3~11支；

2）在无菌超净工作台上，按照无菌技术，向采血管内加入9g/L的无菌氯化钠溶液6ml，漩涡器上震荡混匀10秒钟；

3）将采血管3000g离心15分钟；

4）在超净台内，按照无菌操作技术，倒去采血管内的上清液，余留管底残液0.5ml；

5）继续在超净台内，将采血管竖直放置于试管架上。依次以移液器，按照无菌操作技术要求，吹吸管底残液3~5次；

6）以无菌技术，各吸取管内残液分别加入2个无菌营养琼脂平板上，并用无菌推杆将液体均匀涂抹整个平板，并将平板分别置于普通培养箱和厌氧培养箱内；

7）再吸取残液50μl，接种TTC-沙氏培养基，置于普通培养箱中；

8）35℃培养过夜，次日观察有无细菌菌落出现。如果无细菌菌落出现，则继续培养至72小时。

（3）要求及判定标准：

要求：真空采血管内腔应无菌。

判定标准：无菌落生长。

8. 临床性能评价

（1）流程：性能验证应基于采血管的预期用途，具体依据设备的规模和复杂性以及实验室的能力而定。采血管的临床验证主要流程如下：

方案设计：包括接收准则和伦理。

流程设计：让实验人员熟悉方案和其他相关流程程序。这些程序包括但不限于标本采集和处理，保证采血管按制造商要求合理操作，以及验证中用到的仪器在质量控制、校准和维修上的需求。

1）标本收集：按要求收集和处理标本。该步骤需要遵守由当地医疗机构制订的处理尖锐物品和其他相关医疗设备的程序，以及常规使用的标准预防措施。

2）标本的选择：为保证准确性，实验室应获得适量的标本，要求其在分析测量范围内均匀分布，以便满足一个或多个数据统计分析的需求，通常不从分析测量范围中特定部分获得符合要求的标本。大量的检测指标可以同时被评估。标本"离散"是必要的，这样可以获得每个被测物需要的分析测量范围。用于验证的被测物的总数量要根据采血管的预期用途确定。

3）管内精密度评价：每个指标要在考察管和比对管进行3次重复测定，至少要从20人中取得标本或者在精度测试中进行重复测定。

4）采集顺序要求：采集标本次序要随机进行以排除取样误差。同样，分析计划也应随机进行，以使标本移动造成的分析误差减少到最小。

5）标本测试要求：标本测试应按实验室建立的标准操作规程进行，保证比对管和考察管的测试在同一轮测试中进行，以确保将系统误差降低到最小水平。如果可能，尽量避免使用储存标本测试，除非标本的稳定性经过评估。建议每个医疗机构将标本稳定性作为操作规程的一部分。

6）离群值的处理：离群值应按照统计学方法进行评定并剔除。

7）数据的记录及评价：根据精确度接受准则评估数据的可接受性。

8）结果评估：确定结果数量是否足够以及结果范围是否可接受。

（2）数据分析：评估的目标是为了显示出使用新的采血管不会增加总误差（偏倚和精密度的结合），或者降低分析性能。除了对新的采血管进行评估，临床实验室还应该使用如下的数据分析方法对结果之间的一致性进行批间变异性评估。

以逻辑方式对数据进行记录，以便可以对数据的线性、范围和分散情况进行直观可见的绘图和统计学评估。可以使用多种统计学方法对检测得出的数据进行偏倚和置信区间的计算。

1）准确度分析：如使用一种类型的试管，以当前使用试管的结果为横轴（X），考察管相同患者的结果作为纵轴（Y），采用线性回归法对得到的图形进行分析，计算95%置信区间的斜率和截距，以判断临床决定水平上的平均系统误差大小。如果在分析测量范围中观察到了恒定的差值，且与临床决定水平的差值接近，可使用分析测量范围内有效的方法来计算系统差值，如从配对 t 检验得到的双侧置信区间。

2）精密度分析：采血管制造商可以使用评估采血管获得的数据来计算采血管的可重现性和批间标准偏差（s），也可以使用比对管获得的数据来计算管内的重现性以及管间或批间的标准偏差（s）。

验证用户可以使用如下公式对每个评估管和比较管进行标准偏差（s）的分析：

$$s_r=\sqrt{\frac{\sum_{i=1}^{N}(y_{i1}-y_{i2})^2}{2N}} \qquad 式 1\text{-}2\text{-}4$$

其中，N 为检测对象的总量，

y_{i1}为对象 i 重复检测的第一次结果，

y_{i2}为对象 i 重复检测的第二次结果。

比较评估考察管和比对管的可重现性可以计算考察管的标准偏差 s 与比对管的 s 值的比值，见下：

$$\left[\frac{s_{r(考察管)}^2}{s_{r(比对管)}^2}F_{0.25}^{(N,N)},\frac{s_{r(考察管)}^2}{s_{r(比对管)}^2}\frac{1}{F_{0.25}^{(N,N)}}\right] \qquad 式 1\text{-}2\text{-}5$$

其中，N 为 N 自由度样本的 F 分布的第 2.5 位的百分位数，比率为 1 说明考察管和比对管的重复性均等。

（3）临床可接受准则：临床可接受准则是用于判断试管的性能是否适于在某种临床环境中使用。临床可接受准则的界限可以由实验室工作人员或临床医生结合文献制订。

可接受准则包括：①用重复检测的精密度计算公式来分析数据；②被测量的生物学变异；③发表的数据。

临床可接受准则也可用于评估新采血管的性能，如果已使用采血管和新采血管的性能差值不影响医疗诊断决策或患者管理，也可以认为这两种采血管具有临床等效性。如果没有满足临床可接受准则，则应检查检测结果以评估不等效的医疗风险。

第二节　标本采集前患者的准备

采集检验标本时患者的生理状态、饮食情况、精神状况、病理变化以及治疗措施等均对检验结果有影响，因此标本采集前患者需做适当准备，以减少这些影响。医务人员应了解在标本采集前影响检测结果的非病理性因素，并要求患者予以配合和服从，保证所采集的标本符合疾病的实际情况。

患者准备除了对特殊的检验有专门规定之外，一般要求患者处于安静状态。运动、精神状态、饮食、饮酒、药物、吸烟及姿势体位等均可影响检验的结果，对于血液细胞学检验常见的影响因素及要求如下。

一、患者所处环境的要求

血液标本采集的环境应该人性化设置，空间宽敞，光线明亮，通风良好，血液标本采集的台面高低和宽度适宜，座位舒适。

二、运动、刺激及情绪的影响

脑力劳动、剧烈运动、冷热刺激、饥饿、日光照射、精神刺激及情绪波动时，红细胞总数、白细胞总数、中性粒细胞数及血小板增多，而嗜酸性粒细胞减少。

三、采血时间

除急诊外，一律在早晨空腹采集标本，并且在其他检查和治疗之前，采血完毕后在检验申请单上注明采血的具体时间。输液不仅使血液稀释，而且输液成分可能干扰检验结果，应尽可能避免在输液过程中采集标本。对静脉输入葡萄糖、氨基酸、蛋白质或电解质的患者，应在输液结束 1 小时后采集标本，对输入脂肪乳剂的患者应在 8 小时后采集标本。必须在输液时采集标本的，要避免在输液的同一侧采集标本。

四、药　物

药物对检验结果的影响非常复杂，主要在于：①影响待测成分的物理性质；②参与检验过程的化学反应；③影响机体组织器官生理功能和细胞代谢；④对机体器官的药理作用和毒性作用。

（一）可引起贫血的临床药物

1. 抑制骨髓的药物，如阿司匹林、链霉素、吲哚美辛、洋地黄等。

2. 影响叶酸吸收的药物，如口服避孕药、雌激素、盐酸苯乙双胍片、异烟肼等。

3. 引起铁吸收障碍的药物，如皮质类固醇等。

4. 引起溶血的药物，如头孢类和氨基糖苷类抗生素、磺胺药、抗过敏药、维生素 A/K、水杨酸类、呋塞米、异烟肼、利福平、白消安等。

（二）影响血沉的药物

1. 葡萄糖、白明胶、青霉胺、口服避孕药、甲基多巴、普鲁卡因胺、维生素 A 等可引起血沉增快。

2. 阿司匹林、可的松、奎宁等药物可引起血沉减慢。

（三）影响白细胞检验的药物

1. 阿司匹林、头孢霉素、磺胺药、抗糖尿病药、抗甲状腺药、抗癌药、抗抑郁药、抗疟疾药、镇静催眠药、降压利尿药等可使中性粒细胞减少。

2. 阿司匹林、左旋多巴、苯妥英等可使淋巴细胞增多，而肾上腺素、泛酸、可的松、门冬酰胺酶等可使淋巴细胞减少。

3. 抗生素、别嘌呤醇、抗惊厥药、肝素、洋地黄、普萘洛尔、奎尼丁、磺胺类药物等可使嗜酸性粒细胞增多，肾上腺素、烟酸、普鲁卡因、类固醇和甲状腺素等可引起嗜酸性粒细胞减少。

（四）引起血小板变化的药物

1. 引起血小板增多的药物包括口服避孕药、雌激素、肾上腺素、头孢菌素类、干扰素、类固醇、普萘洛尔、免疫球蛋白、重组人红细胞生成素等。

2. 引起血小板减少的药物包括对乙氨基酚、阿司匹林、化疗药物、氯霉素、H_2 受体阻断剂、奎尼丁、苯妥英、利福平、磺胺、硝酸甘油等。

五、饮酒和吸烟

1. 长期饮酒可致红细胞减少，平均红细胞体积增加。

2. 长期吸烟可致红细胞、白细胞总数、中性粒细胞及单核细胞增多，血红蛋白和平均红细胞体积偏高，嗜酸性粒细胞减少。

六、患者体位

体位改变可影响血液-体液循环，血浆容量发生改变，从而引起血液中多个指标发生变化，其中细胞成分和大分子物质的改变较为明显，如卧位改为站位，血红蛋白、红细胞计数及血细胞比容均增加。因此，采集血液标本时，住院患者采用卧位，非住院患者采用坐位，并保持平静心态。

第三节 静脉血标本的采集

静脉采血法是临床广泛应用的采血方法，因其不易受气温和末梢循环变化的影响，而使检验结果更具有代表性。静脉采血法根据采血方式不同分为真空采血法和普通采血法。

普通采血法是在真空采血法出现前广泛采用的血标本采集方法，目前在基层医院仍有使用，其特点是使用普通注射器和普通试管采集血液。普通采血法涉及的器材包括压脉带、枕垫、一次性清洁垫、消毒棉签、一次性注射器和采血试管。普通采血法使用的采血试管可以是一次性的试管和反复使用的试管，根据检测内容的不同，采血试管里可事先加入不同类型的抗凝剂并烘干备用。此法不易于质量控制，也存在生物安全方面的隐患，目前建议淘汰。

真空采血法又称为负压采血法，具有计量准确、传送方便、封闭防尘、标识醒目、刻度清晰、容易保存、一次进针多管采血等优点。目前，真空采血系统已经成为全球血样采集系统的主流，作为全封闭血样采集系统，它有助于提高采集血样的质量，促进分析前质量控制，同时比传统注射器采血能够更好地保护采血人员的安全，减少血源性交叉感染发生机会。本节着重介绍外周静脉血的真空采集。

一、适用范围

适用于血常规、凝血、生化、免疫、流式细胞学、基因诊断等多种检验项目的标本采集。

二、采集器材

真空采血法应用的器材包括压脉带、枕垫、一次性清洁垫、消毒棉签和真空采血系统。真空采血系统包括双向采血针和真空采血管，双向采血针分软接式和硬接式，一端为穿刺针，另一端为刺塞针。

三、采集部位

选择容易固定，明显可见的静脉。一般选择肘正中静脉、贵要静脉或头静脉。

四、采集方法

1. 软接式双向采血针的采血方法

①在穿刺点上端扎压脉带（松紧适宜），并嘱其握紧拳头，使静脉充盈暴露；②拔除采血穿刺针的护套，左手固定血管，右手拇趾和示指持穿刺针，沿静脉走向使针头与皮肤成30°角刺入皮肤，再向前（针头与皮肤成5°角）刺破静脉壁进入静脉腔；③有回血后，将胶塞穿刺针（双向针的另一端用软橡皮乳胶套着）直接刺入负压采血管的胶塞头盖的中央，血液被自动吸入采血管内，同时松解压脉带；④如需多管血样，将刺塞针拔出后再刺入另一采血管；⑤采血完毕，嘱受检者松开握紧的拳头，并用消毒干棉签按压穿刺点，拔出穿刺针，继续按压穿刺点数分钟。

2. 硬接式双向采血针的采血方法

①静脉穿刺同上；②将负压采血管推入硬接式双向采血针的刺塞针端中，静脉血会自动流入采血管中；③拔出采血管后，再拔出穿刺针头，用消毒干棉签按压穿刺点止血。

3. 混匀标本

加有抗凝剂的采血管需要立即颠倒混匀8次，含有分离胶或促凝剂的采血管需要颠倒混匀至少5~8次。

4. 采血后处理

根据生物安全原则及不同负压采血系统的特点，处理废弃的采血针，避免误伤或污染环境。

五、注意事项

1. 使用前切勿松动采血管的胶塞头盖，以免改变采血管的负压。

2. 刺塞针软橡皮乳胶套的作用：包裹封闭刺塞针头，当针头刺入采血管后，乳胶套卷起。采血完毕，去除采血管，乳胶套弹性回复，封闭刺塞针头，防止导管内血液流出。

六、质量控制

（一）采集前的质量控制

1. 患者的准备

医务人员及实验室工作人员应了解标本采集前影响结果的非病理性因素，并提出要求患者予以服从的内容，保证采集的标本符合临床实际。

2. 检验申请单

临床医生应针对患者选择合适的检验项目，检验申请单或电子申请表中应包括患者最基本的信息，同时应提供相关的临床信息。

（二）采集过程中的质量控制

1. 标本采集和处理的具体要求

实验室应向标本采集人员提供标本采集和处理的具体要求，标本采集人员应遵守无菌操作，防止交叉污染。

2. 采集前采集人员应认真核对患者信息和检验申请单，准备好采集器材。

3. 压脉带压迫时间不能过长，应不超过1分钟，避免血液成分浓度发生变化。

4. 多项检查时，依据CLSI GP42-A6标准的要求，血液标本采集按照以下顺序进行：血培养管→无添加剂的血清管→枸橼酸钠抗凝管→加促凝剂或分离胶的血清管→肝素抗凝管→EDTA抗凝管→加葡萄糖酵解抑制剂管。当使用蝶翼针采血时，如果第1管为凝血管（即枸橼酸钠抗凝管），应在该凝血管前加“无添加剂管”，弃去不用或用于免疫项目检测。该做法旨在消除蝶翼针中的“死腔”，保证采血体积准确。

关于采血顺序，以上推荐的是通常情况下的规则，若患者有特殊需求和检测项目时，应根据具体情况评估并调整采血顺序。评估采血顺序的基本原则是：①有无菌要求的标本优先采集，因为血培养标本要求严格无菌，且要注意避免外界因素的污染，而各种真空管并不是严格无菌的，如果先采集其他管将带来针头污染风险，同时放置在后续位置，时间延长也使发生污染的风险增高；②有添加剂的不能污染无添加剂的采血管，因此无添加剂管位于加有添加剂的采血管之前；③含有添加剂的采血管，将添加剂对后续采血管检验项目影响最小的排在前面。枸橼酸钠抗凝管用于凝血象检测，如果混入了其他抗凝剂或促凝剂将影响凝血象的检测结果；加促凝剂或分离胶的血清管和肝素抗凝管常用于生化类检验项目检测，如果发生添加剂EDTA（如EDTA-K_2、EDTA-Na_2）污染，会对钾、钠、血清铁及酶活性分析带来影响；加葡萄糖酵解抑制剂管添加剂为氟化钠、草酸钾/EDTA-Na_2，同样对生化类检验项目有影响，而加葡萄糖酵解抑制剂管仅用于血糖、乳酸检测，检验结果不受到其他几种采血管添加剂的影响。

（三）采集后标本的储存和运送

血细胞分析所用的抗凝全血不宜存放于2~6℃环境中，宜室温保存，时间不宜超过6小时。

根据申请检验项目的特殊性以及实验室相关规定，应在规定时间内将标本运送至实验室，急症或危重患者要有特别的运送途径。

第四节 末梢血标本的采集

末梢血采集方便，但在采集过程中易混入组织液，其检验结果与静脉血有差别，且末梢血所获得的血液标本是微动脉血、微静脉血和毛细血管血的混合血样，与静脉血在成分上存在差异，因此有条件的情况下，应尽可能采集静脉血。另外末梢血采集的量少，不易满足一些全自动分析仪器的采集量要求，因此除婴幼儿及大面积烧伤患者外，均应采集静脉血检测。本节着重介绍血常规用末梢血的采集。

一、适用范围

主要适用于需要微量血液的检验项目如微量元素、C 反应蛋白、流式细胞分析及婴幼儿血常规检验的标本采集。

二、采集器材

采集器材包括一次性采血针、消毒棉签、20μl 微量吸管和血标本容器。有的单位使用消毒棉球代替消毒棉签，则还需要准备镊子以及用于盛放镊子的含有消毒酒精的带盖消毒杯。

三、采集部位

一般采用手指指端或耳垂，婴幼儿可选择踇趾或足跟，凡局部有水肿、炎症、发绀或冻疮等病变的，均不可作为穿刺部位；严重烧伤患者可选择皮肤完整处。

四、末梢血采集方法[7]

1. 轻轻按摩采血部位(左手无名指指腹内侧或耳垂)，使局部组织自然充血。

2. 消毒皮肤，待其干燥后，紧捏采血部位两侧。注意皮肤消毒时，酒精棉签应以采血点为中心，以划同心圆的方式，从里向外搽涂。

3. 右手持一次性消毒采血针迅速刺入皮肤，深度以 2~3mm 为宜，待血液自行流出或稍加挤压后流出，用消毒棉球擦去第 1 滴血，将血液收集于 EDTA 抗凝试管内。

4. 采血结束后，用无菌干棉签压住采血部位以止血。

五、注意事项

1. 采血时必须注意严格消毒和生物安全防范，采血针为一次性使用。

2. 采集过程中轻轻按摩采血部位，使局部组织自然充血，取血时可稍加挤压，但切忌用力过大，以免使过多组织液混入血液中稀释血液。

3. 采血要迅速，防止流出的血液发生凝固。

六、质量控制

(一) 采集前的质量控制

1. 患者的准备

医务人员及实验室工作人员应了解标本采集前影响结果的非病理性因素，并提出要求患者予以服从的内容，保证采集的标本符合临床实际。

2. 检验申请单

临床医生应针对患者选择合适的检验项目，检验申请单或电子申请表中应包括患者最基本的信息，同时应提供相关的临床信息。

(二) 采集过程中的质量控制

1. 标本采集和处理的具体要求：实验室应向标本采集人员提供标本采集和处理的具体要求，标本采集人员应遵守无菌操作，防止交叉污染。

2. 采集前采集人员应认真核对患者信息和检验申请单，准备好采集器材。

3. 取血时可稍加挤压采血部位，但切忌用力过大，以免使过多组织液混入血液中稀释血液，影响检测结果。

(三) 采集后标本的储存和运送

由于低温可使血液成分和细胞形态发生变化，因此血细胞分析所用的抗凝全血宜室温保存，不宜存放于 2~6℃ 环境中，室温保存时间不宜超过 6 小时。

根据申请检验项目的特殊性以及实验室相关规定，应在一定时间内将标本运送至实验室，急症或危重患者要有特别的运送途径。

第五节 骨髓标本的采集

骨髓检查可以了解血液系统造血的情况，观察细胞形态变化和异常细胞的出现，是许多疾病，特别是血液系统疾病诊断和治疗的重要依据。正确的采集骨髓标本，有利于骨髓分析结果的准确性。本节着重介绍骨髓采集的方法。

一、适用范围

适用于骨髓细胞形态学检查、流式细胞分析、骨髓病理学分析、组织化学分析、分子诊断等检测的标本采集。

二、采集的适应证与禁忌证

(一) 骨髓检查的适应证

1. 各类血液病(如白血病、再生障碍性贫血和原发性血小板减少性紫癜等)的诊断及治疗随访。

2. 不明原因的外周血检查异常,肝、脾、淋巴结增大。

3. 不明原因发热的诊断与鉴别诊断,骨痛和恶病质。

4. 某些传染病或寄生虫病需行骨髓细菌培养;寻找疟疾及黑热病等原虫者。

5. 网状内皮系统疾病及多发性骨髓瘤的诊断。

6. 恶性肿瘤可疑骨髓转移者。

7. 了解骨髓造血机能,有无造血抑制,指导抗癌药及免疫抑制药的使用。

(二) 禁忌证

1. 由于凝血因子缺乏导致严重出血者,如血友病。

2. 晚期妊娠的孕妇做骨髓穿刺术应慎重。

3. 局部皮肤有弥散性化脓性病变或局部骨髓炎。

三、采集前患者的准备

1. 向患者及家属讲明穿刺的目的、必要性,签字同意后实施。

2. 检查凝血四项,有严重凝血功能障碍者需输血浆或相应凝血因子纠正后再实施,血友病患者禁止骨髓穿刺检查。

3. 过敏体质者,需行利多卡因皮试,阴性者方可实施。

四、采集器材

骨髓标本的采集器材包括骨髓穿刺包、骨穿活检针、无菌手套、25 号针头、5ml 及 20ml 注射器、2%利多卡因、11 号刀片、载玻片、推片、持物钳、砂轮、碘酒棉球、酒精棉球等,需要取活检的标本,还要准备甲醛溶液或其他固定剂。

骨髓穿刺包内器材包括弯盘、18 号、16 号或 12 号骨髓穿刺针、消毒碗、镊子、止血弯钳、消毒杯、纱布、干棉球和无菌洞巾。

五、采集部位

临床上以髂前上棘、髂后上棘为最常用,尤其髂后上棘骨质薄、骨髓腔大、量多。

1. 髂前上棘穿刺点

髂前上棘后 1~2cm 处,该处骨面平坦,易于固定,操作方便,危险性极小,患者取仰卧位。

2. 髂后上棘穿刺点

骶椎两侧、臀部上方突出的部位,穿刺点在骶骨两侧髂骨上缘下 6~8cm 与脊椎旁开 2~4cm 之交点处,患者取侧卧位。

3. 胸骨穿刺点

胸骨柄、胸骨体相当于第 1、2 肋间隙的部位,此处胸骨较薄,但其后有大血管和心房,穿刺时务必小心,以防穿透胸骨而发生意外。但由于胸骨的骨髓液丰富,当其他部位穿刺失败时,仍需要进行胸骨穿刺。患者取仰卧位,肩背部垫软枕,头后仰并转左侧,使胸部略高。

4. 腰椎棘突穿刺点

腰椎棘突突出的部位,穿刺点宜选第 11~12 胸椎或第 1~3 腰椎棘突处。患者反坐靠背椅,双臂交叉于椅背,头部枕于臂上,背部尽量后突。

5. 胫骨

仅适用于 2 岁以内的患儿,患者仰卧台上,由助手固定下肢,穿刺点为胫骨结节平面下约 1cm(或胫骨上、中 1/3 交界处)之胫骨前内侧面处。

六、采集方法

1. 穿刺前准备

(1)在严格无菌条件下,助手将一次性洞巾、注射器递给术者放至穿刺包内;

(2)打开穿刺包,术者戴无菌手套;

(3)仔细检查穿刺包物品是否齐全;

(4)仔细检查骨髓穿刺针是否通畅,成人用 16 号或 18 号穿刺针,儿童用 12 号穿刺针,将骨髓穿刺针的固定器固定在适当的长度上,髂骨穿刺约 1.5cm,胸骨穿刺约 1.0cm;

(5)仔细检查注射器有无漏气。

2. 消毒

由助手持持物钳将 2.5%~3%碘酒棉球、75%酒精棉球分别夹入 2 个消毒杯内,注意应水平或向下持拿持物钳，整个过程避免污染。术者左手持镊子，夹持碘酒棉球水平交至右手的弯止血钳中，以穿刺点为中心顺时针方向消毒局部皮肤3遍，（每一圈压上一圈1/3），直径大约15cm，待干燥后再用酒精棉球脱碘3遍、脱碘范围一次比一次小，最后1次应超过碘酒的最外层。消毒时弯盘应置患者体侧，消毒后的棉球、弯止血钳置于消毒碗内由助手取走。

3. 麻醉

（1）铺无菌洞巾；

（2）术者与助手核对麻药无误；

（3）用5ml注射器抽取2%利多卡因3ml；

（4）左手拇指、示指固定穿刺部位皮肤，用2%利多卡因做局部皮肤、皮下和骨膜麻醉。注意先水平进针，打一直径约0.5cm的皮丘，再垂直骨面一直麻醉到坚硬的骨膜，并应上、下、左、右多点麻醉，以充分麻醉减少穿刺时患者的疼痛；

（5）纱布覆盖穿刺点右手拇指稍用力按压以充分浸润。

4. 穿刺

操作者左手拇指和示指固定穿刺部位，右手持骨髓穿刺针与骨面垂直刺入，若为胸骨穿刺则应与骨面成30°～45°角刺入（穿刺针向头侧偏斜）。当穿刺针针尖接触坚硬的骨质后，沿穿刺针的针体长轴左右旋转穿刺针，并向前推进，缓缓刺入骨质（注意向下压的力量应大于旋转的力量，以防针尖在骨面上滑动）。当突然感到穿刺阻力消失，且穿刺针已固定在骨内时，表明穿刺针已进入骨髓腔。如果穿刺针尚未固定，则应继续刺入少许以达到固定为止，注意观察患者反应并处理。

5. 抽取骨髓液

拔出穿刺针针芯，接上干燥的20ml注射器，用适当的力量抽取骨髓液。当穿刺针在骨髓腔时，抽吸时患者感到有尖锐酸痛，随即便有红色骨髓液进入注射器。此时助手应观察有无骨髓小粒，观察到骨髓小粒后，助手必须开始快速涂片，如果骨髓小粒比较稀疏或者没有骨髓小粒，则必须换部位进行骨穿。抽取的骨髓液一般为0.1～0.2ml，若用力过猛或抽吸过多，会使骨髓液稀释。如果需要做骨髓液细菌培养，应在留取骨髓液计数和涂片标本后，再抽取1～2ml，用于细菌培养。

若未能抽取骨髓液，则可能是针腔被组织块堵塞或“干抽”，此时应重新插上针芯，稍加旋转穿刺针或再刺入少许。拔出针芯，如果针芯带有血迹，再次抽取即可取得红色骨髓液。如未能抽得骨髓液，可能是针腔被皮肤、皮下组织或骨片填塞，也可能是进针太深或太浅，针尖未在髓腔内，此时应重新插上针芯，稍加旋转或再钻入少许或再退出少许，拔出针芯，如见针芯上带有血迹，再行抽吸可望获得骨髓液。

6. 涂片

将20ml注射器水平移至载玻片上方，迅速将骨髓液滴在载玻片上，助手立即制备骨髓液涂片数张。注意推片与载玻片呈30°～45°角，稍用力推开，制备的骨髓片应头、体、尾分明并有一定的长度，使细沙样浅肉色的骨髓小粒分布均匀。涂片要薄，连续，长短适中，涂片速度要快，力度均匀，如果一次沾骨髓液过多，可以把刮片在载玻片顶端蘸一下，再用刮片上残留的一点点骨髓来涂片，总之用来涂片的骨髓液量一定要少！

7. 骨髓活检取材

采取同样的切口进行随后的活检，调整针尖以不同的角度刺入，以顺时针旋转，使针刺入骨膜，取出针芯，继续旋转进针约2cm，为了确保标本不会留在组织中，当退针时顺时针和逆时针旋转穿刺针几次，并朝不同方向来回轻轻摇动，然后缓慢地拔出针头。拔出针头后，用另一根细点的针芯把活检组织从针管里取出，放在无菌纱布上或者是玻片上，但随后须放入贴有标签的无菌容器里。

8. 加压固定

骨髓标本采集完毕，重新插入针芯，左手取无菌纱布置于穿刺处，右手将穿刺针（稍旋转）拔出，并将无菌纱布敷于针孔上，按压1～2分钟后，局部酒精棉球消毒，换消毒纱布覆盖，胶布加压固定。

七、注意事项

1. 应注意穿刺前先检查针芯是否已经合套，穿刺时手一定要顶住穿刺针的针芯。

2. 骨髓穿刺针和注射器必须干燥，以免发生溶血。

3. 穿刺针针头进入骨质后要避免过大摆动，以免折断穿刺针。胸骨穿刺时不可用力过猛、穿刺过深，以防穿透内侧骨板而发生意外。

4. 穿刺过程中如果感到骨质坚硬、难以进入骨髓腔时，不可强行进针，以免断针，应考虑为大理石骨病的可能，及时行骨骼X线检查，以明确诊断。

5. 多次干抽时应进行骨髓活检。

6. 送检骨髓液涂片时,应同时附送 2~3 张血涂片。

八、质量控制[8-10]

(一) 采集前的质量控制

患者的准备:医务人员及实验室工作人员必须掌握骨髓采集的适应证和禁忌证,给患者做必要的准备和检查,术前向患者说明穿刺的必要性和安全性,消除患者的顾虑和恐惧心理。

(二) 采集过程中的质量控制

1. 标本采集和处理的具体要求

实验室应向标本采集人员提供标本采集和处理的具体要求,标本采集人员应遵守无菌操作,防止交叉污染。

2. 采集前采集人员应认真核对患者信息和检验申请单,术前检查好采集器材。

3. 骨髓液中含有大量的幼稚细胞,极易发生凝固。因此,穿刺抽取骨髓液后应立即涂片,行骨髓液流式细胞学检查或细菌培养时,需要在骨髓液涂片后,再抽取 1~2ml 骨髓液用于流式细胞学检查或细菌培养。

4. 做骨髓细胞形态学检查时,抽取的骨髓液不可过多,一般不超过 0.2ml,以免影响骨髓增生程度的判断、细胞计数和分类结果。

5. 判断骨髓穿刺成功的标志

包括:①抽吸骨髓时患者有特殊的酸痛感;②骨髓液中可见淡黄色骨髓小粒和脂肪滴;③涂片镜检可见骨髓特有细胞,如巨核细胞、网状细胞、浆细胞等;④做分类计数时,骨髓片中杆状核粒细胞与分叶核粒细胞之比大于血涂片。

6. 骨髓液外观

正常骨髓液呈黄红色稍带微小粒状,稍有油滴。观察骨髓液的外观,有助于了解取材的质量及疾病的诊断。增生性贫血或增生性疾病时呈鲜红色,带黄色油滴和碎屑,涂片时不易推开,尾端常有碎块;再生障碍性贫血时呈黄油状稍带血性,涂片油滴较多;溶血性贫血时多呈红色颗粒状,涂片时呈均匀沙粒状;白血病时,外观颗粒灰红色,脂肪很少,涂片细胞过多,难以推开,呈浓厚沙粒状,有拖尾表现;增生不良病例多呈灰红色,涂片均匀沙粒状。

7. 合格的骨髓涂片应有分明的头、体、尾,片膜较粗糙,可见骨髓小粒,部分可见脂肪滴或小珠。

(三) 采集后标本的运送和储存

取材后应尽快将标本运送至实验室,交接人员应认真核对患者信息和标本的质量。

骨髓涂片应存放于通风干燥的实验室内,并尽快固定染色,以防细胞皱缩、脱落;行骨髓液流式细胞学检查或细菌培养的标本,应立即处理。

(吴丽娟 李志强)

参考文献

1. 刘成玉,罗春丽.临床检验基础[M].第 5 版.北京:人民卫生出版社,2012.
2. CLSI.Tubes and Additives for Venous and Capillary Blood Specimen Collection; Approved Standard-Sixth Edition: GP39-A6 [S]. Wayne, PA: Clinical and Laboratory Standards Institute, 2010.
3. CLSI. Procedures for the Collection of Diagnostic Blood Specimens by Venipuncture; Approved Standard-Sixth Edition: GP41-A6 [S]. Wayne, PA: Clinical and Laboratory Standards Institute, 2007.
4. 尚红,王毓三,申子瑜.全国临床检验操作规程[M].第 4 版.北京:人民卫生出版社,2015.
5. 中国国家标准化管理委员会.分析实验室用水规格和试验方法: GB/T 6682-2008 [S]. 北京: 中国标准出版社,2008.
6. 国家药典委员会.中华人民共和国药典[M].北京:中国医药科技出版社,2010.
7. CLSI.Procedures and Devices for the Collection of Diagnostic Capillary Blood Specimens; Approved Standard-Sixth Edition: GP42-A6 [S]. Wayne, PA: Clinical and Laboratory Standards Institute, 2008.
8. Lee SH, Erber WN, Porwit A, et al. ICSH guidelines for the standardization of bone marrow specimens and reports[J]. Int J Lab Hematol, 2008, 30: 349-364.
9. 张之南,沈悌.血液病诊断及疗效标准[M].第 3 版.北京:科学出版社,2007.
10. 许文荣,王建军.临床血液学检验[M].第 5 版.北京:人民卫生出版社,2012.

第三章

血细胞分析

血细胞分析是指对外周血的血细胞计数和相关参数测定及血细胞形态学检查。自20世纪50年代初美国人W. H. Coulter研发了第一台电子血细胞计数仪至今,血液分析仪已成为目前医学检验最常用的检测仪器之一。随着血细胞分析技术的不断完善,检测的参数逐渐增多,检测结果的准确性和精密度不断提高,各种类型自动血液分析仪在我国大中型医院普遍使用,大大提高了工作效率。本章主要参考国际标准化组织颁布的相关标准如美国临床和实验室标准协会(Clinical and Laboratory Standards Institute,CLSI)指南H26-A2、H20-A2和EP14-A2、CNAS文件《医学实验室质量和能力认可准则在临床血液学检验领域的应用说明》(CNAS-CL43)及我国的行业标准如《临床血液学检验常规项目分析质量要求》(WS/T 406-2012)、《血细胞分析的校准指南》(WS/T 347-2011)和《白细胞分类计数参考方法》(WS/T 246-2005)等。主要内容包括:简述血细胞分析检测的发展及展望,介绍目前常用血液分析仪、全自动血涂片制备系统、自动化数字细胞形态分析系统、血液分析自动检测流水线的选用原则及性能验证方法,归纳各仪器组合的检验流程和复检标准的建立和应用,论述血细胞分析的分析前、分析中和分析后的质量管理,阐述血细胞分析的临床应用以及血细胞形态学诊断及临床应用。

第一节　血细胞分析自动化检测进展

随着检测新技术的不断出现,血液分析仪在检测速度、检测指标、自动化程度等方面都有飞速的发展。1658年意大利人马尔皮基使用显微镜观察到了红细胞,1855年发明出用于血细胞计数的计数板,实现了血细胞人工计数。目前血细胞计数板仍然广泛应用于医学检验实际工作中,显微镜检查方法仍然是进行细胞计数确认的实用方法。1948年美国W. H. Coulter先生发明用于粒子计数的电阻抗方法,并将其应用于血液细胞计数,研发出世界上第一台电子血细胞计数仪,开启了自动化血细胞检测的新时代。20世纪80年代初自动血细胞分类计数研究取得突破,出现两分群和三分群的自动化血细胞计数仪,以及后来的五分类血液分析仪和自动化血液分析流水线,其自动化程度大大提高,极大地减轻了检验人员显微镜计数细胞的劳动强度,并提高了血细胞检查的工作效率。

一、自动化检测技术的发展

1. 白细胞计数及分类计数检测

电阻抗法是通过溶血素对白细胞进行处理,根据细胞的大小可以将白细胞分成两群或三群,但不能将外周血中五种白细胞进行准确的分类,对于异常白细胞也不能进行有效提示,一般通过各种白细胞直方图异常的报警信息来提示异常细胞的存在,以及计数结果的不可靠。随着技术的进一步发展,血液分析仪进入到白细胞五分类血液分析仪的时代。自20世纪90年代以来,很多国内外厂家研发和生产出种类繁多的五分类血液分析仪,其检测技术的发展主要为:

(1)采用VCS技术进行白细胞五分类:V(volume)反映细胞的体积,C(conductivity)代表射频,反映细胞的密度,S(scatter),代表散射光强度,反映细胞的复杂程度。VCS技术基本上可以准确的对形态正常的白细胞进行五分类分析,但这三个信号指标不能对异常白细胞和正常的白细胞进行特异性的区分,不能灵敏地检测出异常细胞。白细胞总数仍然采用阻抗法检测，所以，难溶红细胞、聚集的血小板、巨大血小板、有核红细胞等仍然是白细胞检测的干扰因素。对于散点图异常和直方图异常的标本，需要人工显微镜下确认干扰，并纠正白细胞计数和分类计数结果。

（2）纯物理多角度偏振光散射光技术：通过对每个细胞多角度散射光的分析，对白细胞进行五分类，形态正常的白细胞可以得到准确的五分类，和 VCS 技术一样；不能敏感地区分异常白细胞和正常白细胞，少量（小于 1%）异常白细胞亦不能敏感地检测出来，难溶红细胞、聚集的血小板、巨大血小板、有核红细胞等仍然是白细胞检测的干扰因素。对于散点图异常的标本，仍然需要人工镜检确认最终的结果。

（3）组化染色技术：主要应用于血液分析仪的组化染色技术有过氧化物酶染色技术和苏丹黑染色技术。组化染色技术可以准确检测白细胞计数和分类，同时可以检测出组化染色阴性的部分原始细胞和部分幼稚细胞，检测参数有：未染色大细胞（large unstained cell，LUC）、幼稚大细胞（large immature cell，LIC）、异型淋巴细胞（atypical lymphocyte，ALY）、幼稚粒细胞（immature granulocyte，IG）等，对临床有一定的指导意义，但由于组化染料容易沉降在仪器管道内，因此，使用组化染色的血液分析仪通常对维护保养的要求较高，否则仪器易出现较多故障。

（4）核酸荧光染色技术：该技术采用核酸染料对细胞内的 DNA 和 RNA 进行染色，不仅可以对正常白细胞进行计数和分类，还可以根据异常细胞和正常细胞之间核酸量的差异，对异常细胞进行提示和分类，大大提高了异常细胞的检测灵敏度，即使少量（小于 1%）的异常细胞也可以检测出来，并给出分类结果，检测参数如：高荧光的大细胞（high fluorescent cells，HFLC）、幼稚粒细胞（immature granulocyte，IG）、造血干细胞（hematopoieticstemcells，HPC）等，由于常见的白细胞的干扰物质里面没有或很少有核酸物质，因此核酸荧光染色技术还可以很好区分白细胞和一些干扰物质（难溶红细胞、聚集的血小板、巨大血小板、有核红细胞等）。此类仪器有时过于灵敏，导致异常细胞报警的假阳性较多，可能会增加人工镜检的工作量。如果有能力和条件的实验室，可以通过实验将仪器的灵敏度调整到合适的程度以减少假阳性率。

（5）人工智能神经网络技术：该技术可以自动对白细胞的形态进行识别和分类，但受血涂片染色效果的影响较大，尤其是人工推片染色，染色效果的一致性较差，需要自动化的推片染片一体机制备血涂片，并且染色的效果要调试到合适的程度，才能在自动形态分析仪上取得较好的效果。自动形态分析仪大大减轻了人工镜检的工作强度，检验人员只需将分类错误的细胞或未分类的细胞进行人工分类即可。缓解了目前血常规检测标本量大，显微镜检查人员分配不足的情况。

（6）流式细胞仪检测法：采用荧光标记的 CD14/CD45/CD2/CD16 等白细胞分类抗原，可以特异性地对白细胞进行分类检测，可作为白细胞分类的标准方法，由于成本较高，不便于批量检测。因此该方法不适合用于常规白细胞分类检测，但可用于常规仪器白细胞分类检测的验证方法。

2. 红细胞检测

血液分析仪应用电阻抗原理获取直方图信息，并结合血红蛋白自动化检测，可以得到平均红细胞体积（meancorpuscularvolume，MCV）、平均红细胞血红蛋白含量（mean corpuscular hemoglobin，MCH）、平均红细胞血红蛋白浓度（mean corpuscularhemoglobin concentration，MCHC）和红细胞体积分布宽度（red blood cell distribution width，RDW）等参数。网织红细胞自动检测等技术的应用使红细胞检测技术得到发展。

（1）物理学光散射技术：通过多角度的散射光，对红细胞进行分析，可以区分大血小板和红细胞、以及白细胞，可以得到比电阻抗法检测更为准确可靠的红细胞结果。部分仪器还可以检测每个红细胞内的血红蛋白，得到网织红细胞血红蛋白含量（cellular hemoglobin reticulocyte，CHr 或 RET-He），对于缺铁性贫血或功能型缺铁的诊断和治疗监测有价值。部分仪器还可以对红细胞的形态（大小均一性、色素性）进行分类。

（2）新亚甲蓝染色技术或煌焦油蓝染色技术：该染色技术运用于全自动血液分析仪，可以检测网织红细胞，但不能对网织红细胞进行分类，染料染色时间较长检测速度较慢，部分仪器需要机外染色，再上机检测，属于半自动化方法检测网织红细胞。

（3）核酸荧光染色技术：通过光散射技术和荧光染色技术可以检测网织红细胞和有核红细

胞。根据荧光强度的大小将网织红细胞分为低荧光网织红细胞（low fluorescent reticulocyte，LFR）、中荧光网织红细胞（middle fluorescent reticulocyte，MFR）、高荧光网织红细胞（high fluorescent reticulocyte，HFR），可以很好的监测骨髓的造血功能。采用核酸荧光染色技术检测的有核红细胞结果，可以纠正受到有核红细胞干扰的白细胞计数和分类结果。

（4）流式细胞仪检测法：采用荧光标记的CD71抗体对网织红细胞进行特异性检测，但部分低荧光网织红细胞或形态上较成熟的点状网织红细胞CD71表达阴性。因此，CD71检测的网织红细胞结果要低于手工法和核酸荧光染色法。流式细胞仪上还采用其他染料（哌若宁-Y、吖啶橙、噻唑橙等）检测网织红细胞，但CV值较大，目前已经较少采用。

3. 血小板检测

电阻抗法血小板一般和红细胞在同一个检测通道进行检测，根据血小板的体积较红细胞小很多的特点，在直方图上根据大小来区分计数血小板，其检测血小板最大的问题是，当出现巨大血小板、小红细胞、细胞碎片等干扰时，阻抗法检测不能得到准确的血小板计数结果。虽然各个厂家在阻抗法的基础上，增加了拟合曲线和浮动界标等技术，这些血小板计数的干扰因素仍然存在。为得到准确检测结果，血液分析仪的相关检测技术在不断发展。

（1）物理学光散射技术：根据血小板和红细胞及细胞碎片光折射率的差异，通过多角度光散射技术检测血小板，一定程度上可以排除细胞碎片和大血小板对血小板检测的干扰，得以准确的检测血小板。

（2）核酸荧光染色技术：根据血小板和红细胞及细胞碎片之间核酸量的差异，准确检测血小板，尤其是专门针对血小板的核酸荧光染色，可以排除绝大部分干扰，检测结果与参考方法的一致性非常高。此外，根据荧光强度的不同可以检测出幼稚血小板比率（immature platelet ratio，IPF），对于血小板减少的原因鉴别，以及血小板减少症治疗后的监测有一定的价值。

（3）流式细胞仪检测法：采用CD61抗体或CD61/41抗体联合检测血小板，目前有常规的血液分析仪采用CD61抗体检测血小板，血小板检测结果准确性较高，但其成本很高，不适合常规使用。在流式细胞仪上采用CD61和CD41检测血小板是检测血小板的参考方法，可以用于验证常规的血小板检测方法。

4. 血红蛋白检测技术的发展

（1）氰化高铁血红蛋白比色法：是血红蛋白检测的标准方法，但由于其试剂含有剧毒，试剂处理要求严格，目前较少采用。

（2）十二烷基磺酸钠比色法：检测结果与氰化高铁血红蛋白比色法检测结果高度一致，是目前检测血红蛋白的常规方法，并应用于自动化血液分析仪上。因为通过比色的方法检测血红蛋白，因此其主要干扰因素是脂血，遇到MCHC较高的标本，需要采用置换血浆的方法复查。

（3）多角度光散射技术：采用光散射的技术可以大致检测血红蛋白，其结果与参考方法有一定的差异，因此一般只作为研究参数作为参考，而不作为报告参数报告。

二、检测流程的改变

随着血细胞分析检测仪的不断研发，其发展主要体现在检测技术的引入，使检测功能更多、精度更高、结果更准、速度更快，同时，也为检测流程的改进提供了可能。

1. 血液分析自动检测流水线提高检测效率

利用信息化和自动化技术将自动血液分析仪、自动血涂片仪、染片机等若干仪器组合成血液分析流水线，使分析功能和流水作业自动化，检测速度得到组合提升。有些流水线增加了血涂片细胞识别设备，可改善细胞形态确认的速度和质量，大大提高了血常规检测的工作效率。流程的优化可以大大减少人为的误差，但需要注意，流程的优化主要通过软件来控制，硬件来实现，如何设置好软件中的规则，使其发挥应有的作用，尽可能地避免错漏，需要各实验室工作人员根据具体情况进行评估。

2. 审核及复检筛选软件应用提高检测质量

血液分析仪的使用大大提高了检测效率，但仍需对异常标本进行规范的复检，特别是对具有病理意义的细胞变化必须进行显微镜检。将具有设置审核规则和复检规则功能的软件应用于检测系统，审核报告并提示需要复检的标本，在流程上可尽可能地避免人工疏漏而导致的错误报告发出和异常细胞的漏检。

3. 检测系统智能审核减少人力成本

通过软件智能审核，无需人工审核，可以自动发出部分检测报告。虽然有些实验室的软件或厂家提供的报告软件中有智能审核功能，但目前在国内没有得到广泛的使用。

4. 血细胞和部分血浆成分等指标同机检测扩大发展空间

仪器同时检测同一标本的血细胞和血浆成分(如CRP)，可提高检测效率，扩大仪器的发展空间和使用价值。

5. “专家诊断系统”的临床使用更好满足临床需求

随着血液分析仪功能的不断拓展，检测参数的不断增多，机内建立高水平“专家诊断系统”可使临床更加了解参数检测原理、分析方法和临床价值，以更好满足临床需求。

第二节 检测系统的选用原则及性能验证

血细胞分析检测仪器的质量关系到结果的准确性，如何进行血液分析检测仪器及试剂的选用及性能评估是实验室必须关注的问题。我国针对血液分析仪及使用试剂制定了相关行业标准等技术要求，本节简要介绍行业标准的临床应用并阐述血液分析仪检测参数的新的验证方法。

一、血液分析仪的选用原则及性能验证

1. 血液分析仪的选用原则

血液分析仪按白细胞分类的检测参数分为白细胞分群(两分群或三分群)法检测仪器或白细胞分类法(五分类)检测仪器，按自动化程度分为半自动血液分析仪、全自动血液分析仪和血细胞分析全自动流水线。血液分析仪选用原则主要应考虑如下几条：

(1)国内认证：在国内取得了CFDA认可证书。

(2)系统的稳定性：一般可参考指标包括平均停机故障间隔时间(mean time between failures，MTBF)、日间精密度。MTBF越长说明仪器的故障率越低，系统就越稳定，质控品日间精密度越高，仪器越稳定。

(3)仪器和耗材的综合使用成本：不仅要考虑仪器理论检测的成本，还要考虑到仪器易损耗材的更换和仪器维护保养产生的成本、以及折旧成本。

(4)异常细胞检出能力：检验科的血液分析仪常用来检查异常标本，如果异常细胞检出能力很低，虽然正常标本的检测结果很准确，这样的血液分析仪仍将会给临床工作带来很大风险。

(5)抗干扰能力：良好的血液分析仪应该能够排除检测的干扰因素，或对干扰因素具有报警提示功能。

(6)操作的便捷程度：检验人员容易理解仪器使用说明书，操作步骤简便等也是实验室需考虑的因素。

2. 血液分析仪的性能验证

(1)血液分析仪基本参数性能验证：血液分析仪的性能验证可按照仪器说明书的要求或参照CLSI指南H26-A2[1]要求进行，但至少应符合行业标准《临床血液学检验常规项目分析质量要求》(WS/T 406-2012)[2]，内容包括但不限于以下内容：本底计数、携带污染率、批内精密度、日间精密度、线性、正确度、不同吸样模式的结果可比性、实验室内的结果可比性、准确度。另外，需验证仪器抗干扰的能力，例如脂血、黄疸对血红蛋白的干扰，细胞碎片对血小板检测的干扰等。对于五分类血液分析仪白细胞分类及细胞识别能力也应进行验证。

(2)血液分析仪新的检测参数验证：随着检测技术的发展，血液分析仪新的检测参数及功能不断涌现，针对其检测性能应进行相应的评估验证。

1)异常细胞的检出能力：可以通过添加实验，配制不同浓度的异常细胞的标本，以验证仪器对异常细胞的检出能力。实验方案举例：准备一例未治疗的急性髓性白血病(acute myelocytic leukemia，AML)M1型的标本(WBC为100×10^9/L，原始细胞为90%以上)，通过400g离心5分钟，吸取中间白细胞层，采用血液分析仪的稀释液将取出的中间白细胞层稀释成$(0\sim20)\times10^9$/L不同浓度的标本，每份50μl稀释的样本和950μl正常样本混合，上机检测数据如下表1-3-1，根据下表的信息，确定仪器对原始细胞的检出能力为最小0.7%或最小0.05×10^9/L。为了减小抽样误差，可以增加实验的样本例数，增加实验数据的可信度。

表 1-3-1 异常细胞检出能力评价实验检测数据

稀释样本	理论原始细胞百分比	理论原始细胞绝对值	仪器实测报警信息
正常对照	0%	0.00×10^9/L	阴性
样本 1	0.3%	0.02×10^9/L	阴性
样本 2	0.7%	0.05×10^9/L	blast?
样本 3	1.4%	0.10×10^9/L	blast?
样本 4	2.8%	0.20×10^9/L	blast?
样本 5	4.0%	0.30×10^9/L	blast?
样本 6	6.4%	0.50×10^9/L	blast?
样本 7	12.8%	1.00×10^9/L	blast?

2)低值血小板检测的性能验证:低值血小板的检测功能是为了能够准确检测低值的血小板,要保证低值血小板的准确性,就必须重复性好,能够排除干扰物质(例如细胞碎片、小红细胞、巨大血小板、微小血小板、沉淀蛋白等),因此,除了要按照《临床血液学检验常规项目分析质量要求》(WS/T 406-2012)进行评价,还需着重评价 Plt 低值范围的精密度和准确度[3]。

3)血液分析仪体液检测性能的评价:相对血液标本,体液标本中细胞数量常较少,因此对于体液检测功能的评价应关注细胞低值范围的批内精密度和线性,准确性,以及携带污染、本底等,目前还没有体液检测功能评价的标准,因此,评价方法可以参考《临床血液学检验常规项目分析质量要求》(WS/T 406-2012),评价标准需参考各厂家的说明书上的要求。

4)低值白细胞检测的性能评价:准确检测低值白细胞对于化疗患者治疗监测等非常重要,临床医生也很关注,一般将白细胞低于 2.0×10^9/L 定为低值白细胞结果,因此可以通过验证在 2.0×10^9/L 以下范围的 WBC 的精密度、准确性、线性,以明确低值白细胞检测的性能。验证方法可以参考《临床血液学检验常规项目分析质量要求》(WS/T 406-2012)。

5)网织红细胞检测的性能评价:主要参考 CLSI 指南 H44-A2《Methods for Reticulocyte Counting (Automated Blood Cell Counters, Flow Cytometry, and Supravital Dyes)》,验证报告范围、与已确认方法的相关性、精密度、准确性等性能[4]。

二、全自动血涂片制备系统的选用原则与性能验证

1. 全自动血涂片制备系统的选用原则

(1)仪器的 MTBF 较长;

(2)对同一标本制备的多张血涂片具有一致性,包括染色效果、厚薄程度;

(3)镜下观察效果良好,细胞颗粒、细胞浆细胞核染色清晰易于辨认;

(4)能够打印唯一标识,打印清晰,可以长期保存并可辨认;

(5)有 CFDA 认可的证书。

2. 全自动血涂片制备系统的性能验证

目前暂无针对全自动血涂片制备系统的性能验证标准,但可以根据行业标准《白细胞分类计数参考方法》(WS/T 246-2005)[5],通过显微镜确认仪器制备血涂片的效果来评价其性能。包括但不限于以下内容:

(1)血膜至少长 25mm,至玻片两侧边缘的距离至少为 5mm。血膜边缘要比玻片边缘窄,且边缘光滑,适用于油镜检查。

(2)血细胞从厚区到薄区逐步均匀分布,末端呈方形或羽毛状。

(3)血膜末端无粒状、划线或裂隙。所有这些情况会使白细胞集中在这些区域内。

(4)在镜检区域内,应没有机械导致的白细胞和红细胞形态异常改变。例如,红细胞碎片化,泪滴样化、椭圆化等,白细胞颗粒不清晰、裸核细胞增多等,破损的白细胞数量应小于 2%。

(5)携带污染:通过先制备一份常规标本的

血涂片，再接着制备一份生理盐水的涂片，镜检观察生理盐水涂片上有无血细胞，以此评价仪器的机械部件是否会将上一个样本的细胞携带污染到下一个样本的血涂片。

（6）异常细胞增多标本的染色效果：一般仪器的染色时间是固定的，正常白细胞或白细胞数量较少时，一般染色时间较短就可以得到较好的染色效果，但是遇到白血病标本，白细胞较多，大部分为幼稚细胞时，要得到良好的染色效果，需要延长染色时间，因此需要采用异常细胞增多标本来验证仪器的染色效果。

三、自动化数字细胞形态分析系统的选用原则及性能验证

1. 自动化数字细胞形态分析系统的选用原则

主要应包括：①能够正确识别正常细胞，一致率较高，可以减轻人工镜检白细胞分类的工作，对于异常细胞的识别也具有一定的符合率；②异常细胞不漏检，对于不能正确识别的异常细胞不忽略，可以验证异常细胞总的百分率与仪器异常细胞及未分类的异常细胞的总的百分比的一致性；③有 CFDA 认可的证书。

2. 自动化数字细胞形态分析系统的性能验证

目前暂无相关分析系统的性能验证标准，参考国际上发表的文献可进行以下几方面性能评价：

（1）精密度：采用 WBC 在（2.0～100.0）×10^9/L 范围的 5 份血常规标本（含高中低水平），在仪器上测试 5 次，每次分类 100 个 WBC，统计分类结果的精密度。

（2）准确性：采用 WBC 在（2.0～100.0）×10^9/L 范围的 100 份含高中低水平 WBC 的血常规标本，推片后分别由仪器和人工镜检，仪器和人工镜检均分类计数 400 个白细胞，人工镜检由两位有资质的人员按照要求[5]，采用双盲法进行镜检。仪器预分类结果与人工镜检结果进行相关性统计分析。

（3）检测周转时间（turn around time，TAT）：由人工和仪器分别连续对 30 份血涂片进行形态分析，比较仪器完成时间和人工镜检完成时间。

（4）细胞识别的准确率：统计在准确性验证实验中仪器预分类的结果，得到仪器识别总细胞的识别正确率，不同种类细胞的识别正确率。

四、血液分析自动检测流水线的选用原则及应用效果评价

1. 血液分析自动检测流水线的选用原则

（1）综合考虑人工、TAT 时间等因素，兼顾工作效率和成本收益。

（2）仪器的 MTBF 较长。

（3）灵活性：可以扩展，以满足实验室不同阶段对速度的需求，流水线上不同的分析单元之间可以独立运行，互为备用机，流水线轨道故障时，血液分析仪和推片机仍然可以单机使用。

（4）自动化程度：例如自动进行计数复检、自动推片染色、自动分拣样本用于其他检测。

2. 血液分析自动检测流水线的性能验证

暂无血液分析自动检测流水线的性能验证标准，其性能验证主要包括流水线上的血液分析仪、全自动涂片制备系统及/或自动化细胞形态分析系统的性能验证（见前所述）和自动流水线的性能确认，流水线的性能确认主要应包括其检测速度、扩展性、智能化程度等。对于其使用效果评价可从以下几个方面进行分析：

（1）人力资源：检验医学工作是专业性很强的工作，但细分起来，每个工作项的技术难度差异很大，血液分析自动检测流水线应可提高自动化程度，把技术难度小的或仪器可替代的工作尽可能交给仪器去做，从而使有限的人力资源得到最大化的利用。我们可以通过比较流水线的使用前后人力资源有效利用的程度，以评价人力资源的节约及单位人力资源的更有效利用。

（2）TAT 时间：通过 LIS 系统得到使用血液分析自动检测流水线前后的 TAT 时间，分析血液分析自动检测流水线是否缩短了检测 TAT 时间。

（3）质量分析（差错率）：由于血液分析自动检测流水线可以自动进行计数复检，避免了部分人为的错误结果的疏漏，差错率比较分析是较难实现的，除非实验室在血液分析自动检测流水线引入前后，都做过差错率分析，差错率一般可以利用大样本量的复检规则验证数据来统计得出。

（4）成本效益分析：成本效益分析应该包括仪器、试剂、耗材、相关配套设施、人力资源等方面。

第三节 检测流程及复检标准的建立

近年来，血液分析仪在我国大量应用于各级实验室，随着分析技术的不断发展，血常规检测的准确性、灵敏度和检测效率均大大提高。同时，全自动血液分析仪的应用也使细胞和形态学分析的参数不断增多，有些仪器还能够对分析样本中的原始细胞、未成熟粒细胞、核左移和异形淋巴细胞等进行报警提示，为临床提供了更多的诊疗依据。但先进的仪器也有其局限和不足的一面，迄今为止，血液分析仪在形态学检查方面仍只能作为一种筛查手段，当遇到可疑情况，尤其是在病理条件下，需要人工进行显微镜复查，这已是不争的事实。如果完全依靠仪器的检测结果，不加以分析和复检就直接发出实验报告，会向临床发出一定数量的错误报告，造成误诊或导致不合理治疗[6]。2005 年，国际实验血液学会（International Society for Laboratory Hematology，ISLH）复检专家组（International Consensus Group for Hematology Review）推荐了 41 条血细胞自动分析和白细胞分类的复检规则[7]，同时指出各实验室在应用这些规则前均需在自己的环境中检查每一条规则，以验证不同实验室、不同仪器及不同医疗机构患者群体的结果，见表 1-3-2、表 1-3-3 和表 1-3-4。“假阴性”是制定复检规则的关键参数和具有诊断意义的重要参数，国际实验血液学会复检专家组认为 5%是为保证患者检测结果安全性的最大可接受的假阴性率。

表 1-3-2 血液分析仪检测结果的显微镜复检规则第一部分：全血细胞计数

编号	参数	复检条件次序：①②③	措施次序：①②③
1	新生儿	①首次标本	①推片复查
2	WBC、RBC、Hb、Plt、RET	①超过仪器线性范围	①稀释样本后再次上机检测
3	WBC、Plt	①低于实验室确定的仪器线性范围	①按照实验室操作规程进行复查
4	WBC、RBC、Hb、Plt	①仪器无法给出结果	①检查样本有无凝块。②再次上机检测。③仍异常，换替代方法计数
5	WBC（$\times10^9$/L）	①<4.0 或>30.0 和②首次检测	①推片复查
6	WBC（$\times10^9$/L）	①<4.0 或>30.0 和②测定差值超出限值和③3 天内	①推片复查
7	Plt（$\times10^9$/L）	①<100 或>1000 和②首次检测	①推片复查/显微镜血小板计数
8	Plt（$\times10^9$/L）	①任何测定值和②与前次比，Plt 数差值超出限值	①推片复查
9	Hb（g/L）	①<70 或超过年龄性别组的参考上限 20 和②首次检测	①推片复查。②如有提示，确认标本完整性
10	MCV（fl）	①<75 或>105（成人）和②首次检测和③<24 小时标本	①推片复查
11	MCV（fl）	①>150 和②成人和③>24 小时标本	①推片复查大红细胞相关变化。②如可见大细胞相关改变则不需取新鲜标本，如未见变化，取新鲜血再检测。③如无新鲜标本，报告中注明
12	MCV（fl）	①任何检测值和②与前次比，差值超出限值和③<24 小时标本	①确认标本完整性/标本身份
13	MCHC（g/L）	①大于等于参考上限 20	①检查脂血、溶血、红细胞凝集、球形红细胞

续表

编号	参数	复检条件次序:①②③	措施次序:①②③
14	MCHC(g/L)	①<300 和②MCV 正常或增高	①探查可能存在的静脉输液污染或其他的样本原因
15	RDW-CV(%)	①>22 和②首次检测	①推片复查

注:MCV:平均红细胞体积;MCHC:平均红细胞血红蛋白浓度;RDW-CV:以变异系数表达的红细胞体积分布宽度

表 1-3-3　血液分析仪检测结果的显微镜复检规则第二部分:白细胞分类计数和网织红细胞

编号	参数	复检条件次序:①②	措施
16	不能分类或分类不完全		推片复查和手工分类
17	中性粒细胞计数#($\times10^9$/L)	①<1.0 或>20.0 和②首次检测	推片复查
18	淋巴细胞计数#($\times10^9$/L)	①>5.0(成人)或>7.0(<12 岁)和②首次检测	推片复查
19	单核细胞计数#($\times10^9$/L)	①>1.5(成人)或>3.0(<12 岁)和②首次检测	推片复查
20	嗜酸性细胞计数#($\times10^9$/L)	①>2.0 和②首次检测	推片复查
21	嗜碱性细胞计数#($\times10^9$/L)	①>0.5 和②首次检测	推片复查
22	有核红细胞计数#($\times10^9$/L)	①任何检测值和②首次检测	推片复查
23	网织红细胞绝对值#($\times10^{12}$/L)	①>0.100 和②首次检测	推片复查

表 1-3-4　血液分析仪检测结果的显微镜复检规则第三部分:可疑报警

编号	参数	复检条件次序:①②③④	措施次序:①②③
24	有疑问的报警(除不成熟粒细胞/杆状核细胞外)	①阳性报警和②首次检测和③成人	①推片复查
25	可疑报警	①阳性报警和②首次检测和③儿童	①推片复查
26	WBC 不可靠的报警	阳性报警(任何报警)	①确认标本完整性再上机检测。②如果出现同样报警,检查仪器输出。③如有提示手工分类,推片复查
27	RBC 碎片	①阳性报警(任何报警)	①推片复查
28	双形 RBC	①阳性报警和②首次检测	①推片复查
29	不溶性 RBC	①阳性报警(任何报警)	①复查 WBC 直方图和散点图。②按照实验室操作规程验证 RET 是否存在。③推片复查有无异常红细胞形态
30	Plt 凝集报警	①任何计数值	①检查样本有无凝块。②推片复查,估计血小板数。③如有凝集,按实验室操作规程操作
31	血小板报警	①Plt 和 MPV 报警(除 Plt 凝集外)	①推片复查
32	未成熟粒细胞报警	①阳性报警和②首次检测	①推片复查

续表

编号	参数	复检条件次序:①②③④	措施次序:①②③
33	未成熟粒细胞报警	①阳性报警和②既往结果明确和③与前次相比,白细胞数增高的差值超过限值	①推片复查
34	左移报警	①阳性报警	①按实验室操作规程操作
35	不典型/变异淋巴细胞	①阳性报警和②首次检测	①推片复查
36	不典型/变异淋巴细胞	①阳性报警和②既往结果明确和③与前次相比,白细胞数增高的差值超过限值	①推片复查
37	原始细胞报警	①阳性报警和②首次检测	①推片复查
38	原始细胞报警	①阳性报警和②既往结果明确和③与前次相比,白细胞数减少的差值超过限值或低于上次和④3~7天之内	①按实验室操作规程操作
39	原始细胞报警	①阳性报警和②既往结果明确和③与前次相比,白细胞数增高的差值超过限值	①推片复查
40	有核红细胞报警	①阳性报警	①推片复查。②如有 NRBC,需计数 NRBC,校准 WBC
41	网织红细胞	①仪器检测结果出现异常类型	①检查仪器输出。②如为吸样问题,再次检测。③如结果仍异常,则推片复查

以上复检标准仅为通则,并无针对性和特异性,各血液实验室可根据自己的仪器特点、患者群体和筛选目的进行调整,但应用前均需对其进行验证。复检规则建立的标准为:①假阴性率小于5%;②无白血病细胞漏检;③尽可能降低假阳性。如果拟建立的规则不满足以上标准,需要将假阴性或漏检的白血病标本挑出来,总结这些标本的规律,根据这些规律来设定相应的规则,减少假阴性和避免漏检白血病标本。对于假阳性率较高的复检规则,可逐步放宽,如 WBC>18×10^9/L 假阳性率高,则可以调整为"WBC>20×10^9/L"。制定规则时需反复调试,使得复检规则既能满足建立的标准,又能尽可能的降低复检率。

由于流水线的广泛应用,复检的方式不仅仅为推片,还包括自动对样本进行重测(可本机重测、也可换机重测)、提示样本性状异常等多方面。自动化数字细胞形态分析系统的出现和应用使得血液分析的复检方式有了更多的选择。

一、自动血液分析仪检测流程及复检标准的建立

在我国的临床实验室中,血液分析仪的型号有数十种之多,由于这些仪器的测试原理不同而分辨力各异,故"复检规则"也应不同。因此各实验室应根据自己仪器的性能及医院自身的患者特征来设计适宜的复检规则。现介绍国内发表的相关血液分析仪复检标准。

2008年,在中华医学会检验分会血涂片复检专家委员会的指导下,由中国人民解放军总医院、四川大学华西医院、复旦大学附属华山医院和Sysmex公司组成了"XE-2100复检协作组",参考"国际血液学41条复检规则"并结合XE-2100的性能特点,通过检测分析3594份血标本,制定了适合于中国人群应用Sysmex XE-2100血液分析仪的血细胞计数和白细胞分类复检规则23条[8](表1-3-5)。

北京和睦家医院、北京大学人民医院和浙江省温州医学院附属第一医院则通过3600份标本应用41条规则评估美国贝克曼·库尔特公司的MAXM、GENS和LH750五分类全自动血液分析仪,总结出适合于中国人群使用的贝克曼·库尔特仪器血细胞复检规则23条[9](表1-3-6)。

表 1-3-5 XE-2100 血液分析仪的血细胞计数和白细胞分类复检规则

编号	相关参数	复检界定标准	复检要求
1	WBC、RBC、Hb、Plt、RET	超过检测线性范围：WBC>440×10^9/L、RBC>8.0×10^{12}/L、Hb>250g/L、Plt>1000×10^9/L、RET>23%或 RET#>0.72×10^{12}/L	稀释标本后重新测定
2	WBC、RBC、Hb、Plt	无结果或结果不全	检查标本是否有凝块；重测标本
3	WBC	<3.0×10^9/L 或>30.0×10^9/L	推片镜检
4	Plt	<80×10^9/L 或>1000×10^9/L	推片镜检
5	Hb	<70g/L 或>180g/L	确认标本是否符合要求；重新检测标本；推片镜检
6	MCV	<75fl 或>105fl(成人)	推片镜检
7	MCHC	>380g/L	检查标本是否有脂血、溶血、红细胞凝集；推片镜检有无球形红细胞
8	MCHC	<300g/L，且 MCV>80fl	寻找可能因静脉输液污染或其他标本原因
9	RDW	首次结果 RDW-CV>22%	推片镜检
10	DC	未分类或分类不完全	推片镜检和人工分类
11	Neut#	<1.0×10^9/L 或>20.0×10^9/L	推片镜检
12	Lymph#	>5.0×10^9/L	推片镜检
13	Mono#	>1.5×10^9/L	推片镜检
14	Eos#	>2.0×10^9/L	推片镜检
15	Baso#	>0.5×10^9/L	推片镜检
16	WBC IP Message	白细胞异常散点图	推片镜检
17	WBC IP Message	未成熟粒细胞	推片镜检
18	WBC IP Message	核左移	推片镜检
19	WBC IP Message	异型淋巴细胞？异常淋巴细胞或原始细胞	推片镜检
20	WBC IP Message	原始细胞	推片镜检
21	WBC IP Message	有核红细胞	推片镜检
22	CBC+DC	新生儿标本	推片镜检
23	CBC+DC	血液病标本	推片镜检

注：RET#：网织红细胞绝对计数；RDW：红细胞体积分布宽度；DC：白细胞分类计数；Neut#：中性粒细胞绝对计数；lymph#：淋巴细胞绝对计数；Mono#：单核细胞绝对计数；Eos#：嗜酸性粒细胞绝对计数；Baso#：嗜碱性粒细胞绝对计数；IP Message：报警信息

表 1-3-6 贝克曼·库尔特血液分析仪的血细胞计数和白细胞分类复检规则

编号	相关参数	复检界定标准	复检要求
1	新生儿	首次检测标本	推片镜检
2	WBC	首次结果<3.0×10^9/L 或>30.0×10^9/L	推片镜检
3	Plt	首次结果<80×10^9/L 或>1000×10^9/L	推片镜检/显微镜计数
4	Hb	首次结果<70g/L 或>参考区间上限20g/L	推片镜检,确认标本是否符合要求
5	MCV	24h 内标本的首次结果<75fl 或>105fl(成人)	推片镜检
6	MCHC	≥参考区间上限 20g/L;<300g/L,同时 MCV 正常或升高	检查标本是否有脂血、溶血、红细胞凝集及球形红细胞;寻找可能因静脉输液污染或其他原因
7	RDW	首次结果 RDW-CV>22%	推片镜检
8	无 WBC 分类结果或分类结果不全	任何时候	推片镜检和人工分类
9	Neut%	首次结果>85%	推片镜检
10	Lymph%	首次结果>50%(成人)或>60%(<12 岁)	推片镜检
11	Mono%	首次结果>12%	推片镜检
12	Eos%	首次结果>10%	推片镜检
13	Baso%	首次结果>2%	推片镜检
14	Neut#	首次结果<1.0×10^9/L 或>20.0×10^9/L	推片镜检
15	RBC 碎片或 RBC 双峰	阳性报警	推片镜检
16	难溶性 RBC	阳性报警	检查 WBC 直方/散点图;根据实验室操作规程证实网织红细胞计数是否正确;推片镜检是否有异常形态红细胞
17	Plt 聚集报警	任何计数结果	检查标本是否有凝块;涂片镜检估计 Plt 计数;如 Plt 仍聚集,按实验室操作规程进行
18	Plt 报警	除 Plt 聚集外的 Plt 和 MPV 报警	推片镜检
19	报警 IG(II/BAND1 除外)	首次结果出现阳性报警	推片镜检
20	左移报警	阳性报警	按实验室操作规程进行
21	不典型/异型淋巴细胞	首次出现阳性报警	推片镜检
22	原始细胞报警	阳性报警	推片镜检
23	有核红细胞报警	阳性报警	推片镜检;如发现有核红细胞,计数有核红细胞,重新计算 WBC 结果

注:MPV:平均血小板体积;IG:未成熟中性粒细胞;II/BAND1:未成熟中性粒细胞/杆状核中性粒细胞 1

2010年北京协和医院血细胞分析复检规则制定组通过1000余份临床标本验证和改进41条规则制订在Siemens Advia 2120全自动血液分析仪上的复检方案，建立适合中国人群的Siemens自动血细胞分析复检规则26条[10]（表1-3-7）。

表1-3-7 Siemens Advia 2120血液分析仪的血细胞计数和白细胞分类复检规则

编号	相关参数	复检界定标准	复检要求
1	WBC	首次结果<3.0×10⁹/L或>30.0×10⁹/L	推片镜检
2	Hb	首次结果<70g/L或>180g/L	推片镜检，确认标本是否符合要求
3	MCV	24h内标本的首次结果<75fl或>105fl	推片镜检
4	MCHC	首次结果>380g/L	确认标本是否符合要求
5	RDW	首次结果RDW-CV>22%	推片镜检
6	无WBC分类结果或分类结果不全	任何时候	推片镜检和人工分类
7	Neut#	首次结果<1.0×10⁹/L或>20.0×10⁹/L	推片镜检
8	Lymph#	首次结果>5.0×10⁹/L	推片镜检
9	Mono#	首次结果>1.5×10⁹/L	推片镜检
10	Eos#	首次结果>2.0×10⁹/L	推片镜检
11	Baso#	首次结果>0.5×10⁹/L	推片镜检
12	Plt	<80×10⁹/L或>1000×10⁹/L	推片镜检
13	未染色大细胞	>6%	推片镜检
14	白细胞报警提示	原始细胞	推片镜检
15	白细胞报警提示	幼稚细胞	推片镜检
16	白细胞报警提示	有核红细胞	推片镜检
17	白细胞报警提示	核左移++或+++	推片镜检
18	白细胞报警提示	异型淋巴细胞+或++、+++	推片镜检
19	血小板报警提示	血小板聚集+	检查标本是否有凝块，涂片镜检，并按实验室操作规程进行
20	血小板报警提示	巨大血小板+或++	推片镜检
21	红细胞报警提示	小红细胞++或+++	推片镜检
22	红细胞报警提示	大红细胞++或+++	推片镜检
23	红细胞报警提示	高色素+或++、+++	推片镜检
24	红细胞报警提示	低色素+或++、+++	推片镜检
25	红细胞报警提示	不均一性红细胞++或+++	推片镜检
26	红细胞报警提示	红细胞碎片	推片镜检

迈瑞公司结合 BC-6800 血液分析仪的技术特点，提出了如下全面的复检规则(表 1-3-8)，供临床科室根据科室质量目标进行选用。

表 1-3-8 迈瑞血液分析仪的血细胞计数和白细胞分类复检规则

编号	相关参数	复检界定标准	复检要求
1	新生儿	首次检测标本	推片镜检
2	WBC、RBC、Hb、Plt、RET	超出线性范围	稀释标本后重新测定
3	WBC、Plt	低于实验室确认的仪器线性范围	按实验室标准操作规程(SOP)进行
4	WBC、RBC、Hb、Plt	无结果	检查样本
5	WBC	首次结果<4.0×10^9/L 或>30.0×10^9/L	推片镜检
6	WBC	Delta 值超限并且<4.0×10^9/L 或>30.0×10^9/L	推片镜检
7	Plt	首次结果<100×10^9/L 或>1000×10^9/L	推片镜检
8	Plt	Delta 值超限的任何结果	推片镜检
9	Hb	首次结果<70g/L 或高于其年龄和性别参考区间上限 20g/L	①推片镜检，②确认标本是否符合要求
10	MCV	24 h 内标本的首次结果<75 fl 或>105 fl(成人)	推片镜检
11	MCV	24 小时以上的成人标本>105 fl	①推片镜检观察大红细胞相关变化，②如无大红细胞相关变化，要求重送新鲜血标本，③如无新鲜血标本，报告中注明
12	MCV	24 h 内标本的 Delta 值超限的任何结果	确认标本是否符合要求。
13	MCHC	高于参考区间上限 20g/L	检查标本是否有脂血、溶血、RBC 凝集及球形红细胞
14	MCHC	MCHC < 300g/L 且 MCV> 80fl	寻找可能因静脉输液污染或其他标本原因
15	RDW	首次结果>22%	推片镜检
白细胞分类的复检规则			
16	无白细胞分类计数(DC)结果或 DC 结果不全	无条件复检	人工分类和推片镜检
17	中性粒细胞绝对计数(Neut#)	首次结果<1.0×10^9/L 或>20.0×10^9/L	推片镜检
18	淋巴细胞绝对计数(Lym#)	首次结果>5.0×10^9/L(成人)或>7.0×10^9/L(<12 岁)	推片镜检

续表

编号	相关参数	复检界定标准	复检要求
19	单核细胞绝对计数(Mono#)	首次结果>1.5×10^9/L(成人)或>3.0×10^9/L	推片镜检
20	嗜酸性粒细胞绝对计数(Eos#)	首次结果>2.0×10^9/L	推片镜检
21	嗜碱性粒细胞绝对计数(Baso#)	首次结果>0.5×10^9/L	推片镜检
22	有核红细胞绝对计数(NRBC#)	首次出现任何结果	推片镜检
网织红细胞的复检规则			
23	网织红细胞绝对计数(RET#)	首次结果>0.10×10^{12}/L	推片镜检
可疑提示的复检规则			
24	怀疑性报警	首次成人结果出现阳性报警:(脂质颗粒?红细胞凝集?混浊/Hb干扰?缺铁性?感染红细胞?)	推片镜检
25	怀疑性报警	首次儿童结果出现阳性报警	推片镜检
26	WBC结果不可靠报警	首次出现阳性“白细胞散点图异常”报警	推片镜检
27	RBC碎片	阳性报警	推片镜检
28	红细胞双峰	首次结果出现红细胞双峰阳性报警/红细胞直方图异常	推片镜检
29	抗溶红细胞	阳性报警	推片镜检是否有异常形态的红细胞
30	Plt Clump报警	任何计数结果	推片镜检
31	Plt报警	血小板直方图异常或血小板散点图异常	推片镜检
32	IMG报警	首次出现Immature gran?报警	推片镜检
33	IMG报警	WBC的Delta值超上限,有以前确认的阳性报警结果	推片镜检
34	核左移报警	首次出现left shift?报警	按实验室SOP进行或推片镜检
35	不典型和(或)变异lym	(atypical lympho 并 HFC%>3%)或abn lympho/blasts	推片镜检
36	不典型和(或)变异lym	WBC的Delta值超上限,有以前确认的阳性报警结果	推片镜检
37	原始细胞报警	abn lympho/blasts或blast?	推片镜检

续表

编号	相关参数	复检界定标准	复检要求
38	原始细胞报警	3-7 天内 WBC 的 Delta 值通过,有以前确认的阳性报警结果	按实验室 SOP 进行或推片镜检
39	原始细胞报警	WBC 的 Delta 值超上限,有以前确认的阳性报警结果	推片镜检
40	NRBC 报警	阳性报警	推片镜检
41	RET	RET 无结果/网织红细胞散点图异常	推片镜检
其他			
42	Hb	Delta 值超限的任何结果	推片镜检
提示仪器状态异常			
43	DIFF 分析异常	仪器报警"DIFF 分析异常"	检查仪器状态
44	BASO 分析异常	仪器报警"BASO 分析异常"	检查仪器状态
45	NRBC 分析异常	仪器报警"NRBC 分析异常"	检查仪器状态
46	RBC 分析异常	仪器报警"RBC 分析异常"	检查仪器状态
47	RET 分析异常	仪器报警"RET 分析异常"	检查仪器状态
48	堵孔	仪器报警"堵孔"	检查仪器状态
49	系统故障	仪器报警"系统故障"	检查仪器状态
50	仪器状态异常报警吸样异常	仪器报警"吸样不足"或"吸样不足/样本异常"	检查仪器 检查样本 重新检测标本

归纳总结自动血液分析仪检测流程的复检标准及流程见图 1-3-1。

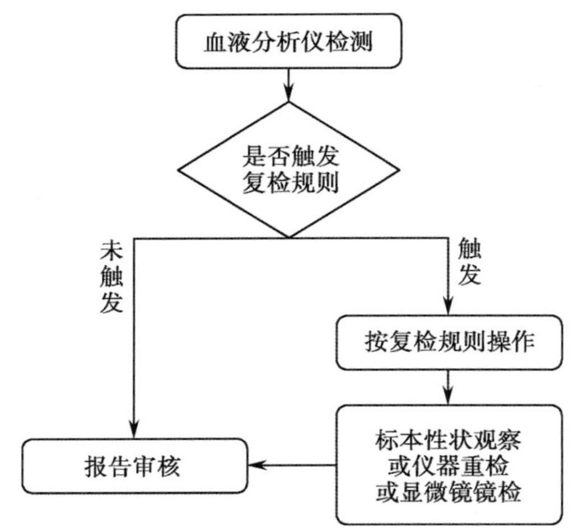

图 1-3-1 血液分析仪单机检测复检流程

二、血液分析仪结合自动化数字细胞形态分析系统检测及复检流程

随着检验技术的发展,一类新的进行细胞形态学识别的自动化数字图像分析系统面世,与血液分析仪采用的流式细胞原理不同,此类分析系统采用传统显微镜检查和现代神经网络技术相结合的方式。其优势在于能通过标准化的工作辅助人工镜检,筛查异常血涂片,甚至经完善后能够替代人工镜检;且其细胞图像完整保存于数据库,能够满足后期复查、教学等多方面的需求。瑞典厂商 CellaVision 的 DM96 自动化数字细胞形态分析系统是其中的代表之一。其分类原理更接近于人工直接镜检的方法,对于外周血中数量和百分比高的细胞具有良好的辨识度,分类结果与人工分类相关性良好。分类的白细胞由 110 个/样本增加至 410 个/样本时,具有重要临床意义的细胞漏检率明显降低(由 12.5 %降至 2.41%)。因而在

临床使用自动化数字细胞形态分析系统时，应该根据患者的情况对系统的参数做出调整，分析怀疑有异常细胞的标本（如血液科）时，应适当增加分类细胞的数量，以提高检出率，避免漏检[11]。对于有自动化数字细胞形态分析系统的实验室，复检规则的建立可以参照第一部分内容。在形态学复检流程上，可以通过自动化数字细胞形态分析系统，对标本首先进行浏览和抓取细胞涂片，并进行初步的细胞分类分析，再进行人工确认白细胞分类结果、异常细胞的百分比和红细胞、血小板的形态异常信息。

血液分析仪结合自动化数字细胞形态分析系统和显微镜复检的检测流程见图 1-3-2。

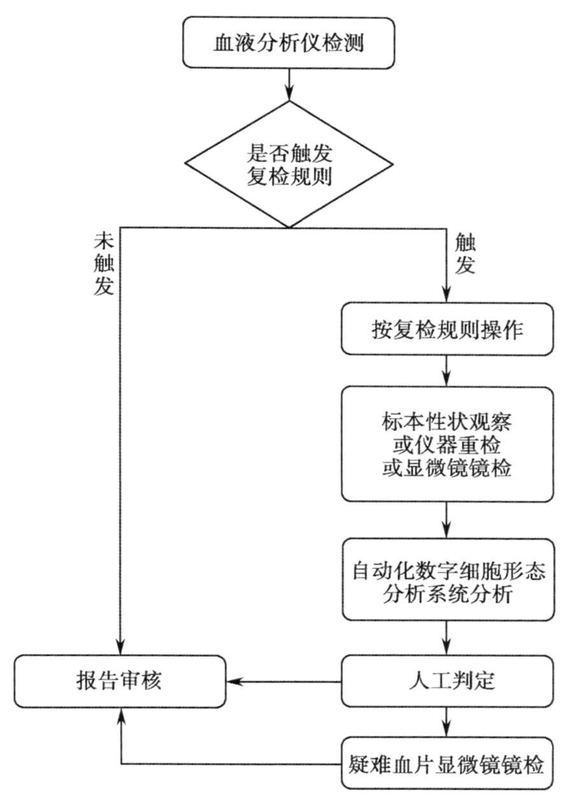

图 1-3-2　血液分析仪结合自动化数字细胞形态分析系统检测流程

三、血液分析自动检验流水线检测及复检流程

血液分析自动检验流水线的应用，可通过对流水线设定复检标准以实现样本自动复检，在计数复检流程上，血液分析自动流水线可自动重新检测（包括换机原模式重测、改变模式进行重测等）。需显微镜检的样本自动检验流水线可应用相应软件完成复检的自动筛选及血涂片的制作。可见，血细胞分析自动检验流水线的应用提高检测效率、减少人为因素的漏检，使复检工作更规范及标准化。血液分析仪自动检验流水线检测流程见图 1-3-3。

随着血液分析仪细胞计数检测质量的不断提高，某些厂家的自动血细胞分析检测流水线可应用先进的细胞计数技术及软件自动进行细胞重测，由于仪器可进行自动复检，在制订推片镜检标准时可以适当降低既符合仪器复检规则又无异常提示的纯“数量确认”的镜检规则标准。但目前还无相关应用的复检标准制订，各实验室可根据使用流水线的特点进行复检标准的建立和验证。

四、具有自动化数字细胞形态分析系统的血液分析仪自动检验流水线检测及复检流程

如果实验室同时配备血液分析仪自动检验流水线和自动化数字细胞形态分析系统，则能够极大的实现血液细胞分析自动化，样本在进行细胞计数、细胞形态识别方面都能大大地提高效率，同时减少漏检率。在计数复检流程上，部分计数复检可以在血液分析自动流水线上自动完成，在形态学复检流程上，可以通过自动化数字图像分析系统，对标本首先进行浏览和抓取细胞涂片，并进行初步的细胞分类分析，再进行人工确认白细胞分类结果、异常细胞的百分比和红细胞、血小板的形态异常信息。其检测流程主要体现在全程检测自动化（图 1-3-2、图 1-3-3），应注意在复检标准的应用时不要忽略标本性状的判断，而导致检测结果的错误。

五、结合流式细胞仪的血细胞分析平台检测及复检流程

近年来，众多厂家针对血液学检测的现状及需求，进行了许多尝试。其中，贝克曼库尔特公司将全自动血液分析仪（DxH800/LH700 系列）与激光五色的流式细胞仪 FC500 结合，研发出 HematoFlow 血液流式术这一血液分析平台。它的主要优势有：高通量，高精密度，提高周转效率，缩短复检时间和节约人力成本等。有报导采用 HematoFlow 血液流式术平台成功的降低了 70% 手工推片镜检率，大大降低了实验室人力负担[12]。其推荐的检测流程见图 1-3-4。

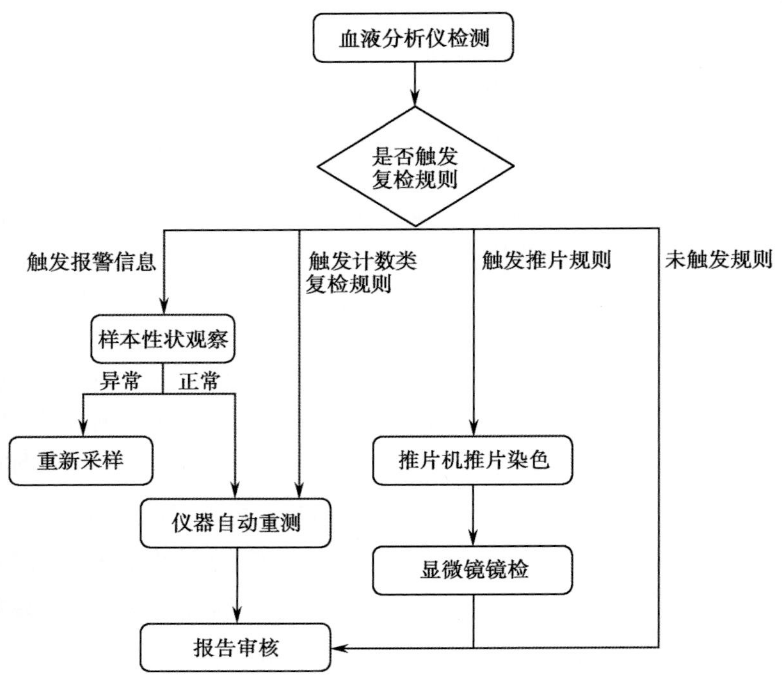

图 1-3-3 血液分析仪自动检验流水线检测流程

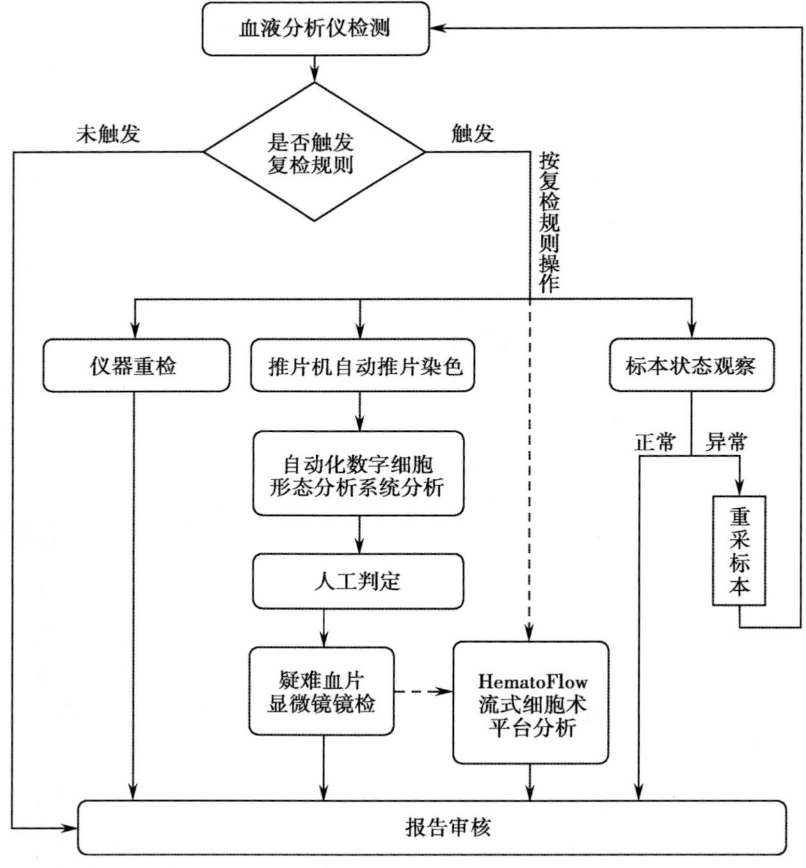

图 1-3-4 结合流式细胞仪血细胞分析平台检测流程

六、复检标准的评估及验证

随着血细胞分析流程的优化，复检规则的应用需进行相应的调整，制订出适合检测流程的复检标准，以进一步提高检测的准确性和时效性。复检规则的使用和调整应进行严格的评估和验证，以保证检验质量。复检规则的评估及验证主要应符合实验室的质量目标，确保假阴性率小于5%，且不漏检血液肿瘤等重要疾病。评估及验证的内容包括：真阳性率、假阳性率、真阴性率、假阴性率和涂片复检率等。同时，在复检标准的验证时，应选择一定量的具临床意义的标本（如血液病、外科术后和肿瘤化疗患者等），注意分析各规则检测的假阳性率和假阴性率，以确保检测质量。

（江　虹）

第四节　外周血细胞形态学检验

外周血细胞形态学检验主要是对红细胞、白细胞及血小板大小、形状、染色及结构的检查，血涂片及骨髓涂片血细胞形态学检验同时也可发现其他异常的细胞及寄生虫。血液分析仪通过流式细胞分析、荧光化学染色、电阻抗等技术，可检测细胞数量与形态并通过报警提示异常，显微镜形态学检验技术可复检细胞数量并判断细胞形态是否异常。对血细胞形态学正常与异常的正确评估往往是镜下形态学检验与血细胞分析仪自动化检验结果的综合分析。由于显微镜检验技术仍然被认为是形态学检验的金标准，因此，准确识别光学显微镜下不同系统、不同发育阶段、不同种类的血细胞，掌握血细胞形态特点，规范对异常血细胞的描述与命名，统一异常血细胞报告分级，对疾病的诊断与鉴别是十分必要的。2015 年 6 月，由新西兰、英国、美国、意大利、澳大利亚五国 8 位国际血液学标准化委员会（International Council for Standardization in Haematology，ICSH）形态学组成员在国际实验血液学杂志发表了《国际血液学标准化委员会对外周血细胞形态命名和分级标准的建议》[13]，本节介绍外周血正常与异常红细胞、白细胞和血小板的形态特征，介绍 ICSH 对外周血细胞形态命名和分级标准，旨在提高对血细胞形态的识别能力、规范形态学检验报告，提高血液学检验质量。

一、外周血液中的红细胞形态

红细胞在骨髓生成和发育，分化阶段依次是红系祖细胞、原始红细胞、早幼红细胞、中幼红细胞、晚幼红细胞、网织红细胞和成熟红细胞。光学显微镜检查是辨别外周血红细胞大小、形状、着色和结构异常的主要方法，自动化血细胞分析仪检测的红细胞的检验参数如 MCV、RDW、MCH 和 MCHC 等有助于对红细胞大小及着色异常的评价。

（一）正常红细胞

正常红细胞为无核的成熟红细胞，平均直径约 7.5μm，圆形或略椭圆形，中央淡染区约占细胞体积 1/3。

（二）异常红细胞

1. 红细胞大小异常

红细胞大小的判定可依据显微镜下观察的红细胞直径、MCV、Hct、RDW 以及红细胞直方图来综合评估。在评估中对红细胞大小的解释应考虑到年龄的因素，生理情况下，早产儿、新生儿和婴儿的红细胞较成人红细胞大。

（1）小红细胞（microcyte）：小红细胞是直径<7μm，MCV<80fl 的红细胞。主要见于球形细胞增多症、缺铁性贫血、海洋性贫血及尿毒症导致的继发性贫血。

（2）大红细胞（macrocyte）：大红细胞是直径>8.5μm，MCV>100fl 的红细胞。主要见于巨幼细胞贫血、骨髓增生异常综合征、溶血性贫血及溶血危象、再生障碍性贫血危象、恶性贫血、化疗相关性贫血。

（3）红细胞大小不等（anisocytosis）：红细胞大小不等是指红细胞体积大小的异质性增加，RDW 增高，血涂片中红细胞直径大小可相差一倍以上。主要见于巨幼细胞贫血、恶性贫血、化疗相关性贫血，以及不同病因的中度及重度的贫血。

（4）双形性（dimorphism），也称双相性：双形性是两个体积大小显著不同的红细胞群共存，反映在血细胞分析仪红细胞参数上是常伴有 RDW 增高，反映在红细胞直方图上是常出现两个明显的峰。如在缺铁性贫血时，同一张血涂片内正常红细胞和小红细胞同时存在，红细胞直方图曲线可出现正常红细胞和小红细胞两个峰即双形；在巨幼细胞贫血时，同一张血涂片内正常红细胞和大红细胞同时存在，红细胞直方图曲线可出现正常红细胞和大红细胞两个峰即双形；在巨幼细胞贫血合并缺铁性贫血的“双相”贫血时，同一张血涂片内大红细胞和小红细胞同时存在，红细胞直方图曲线可出现大红细胞和小红细胞的双形。若发现红细胞存在双形性时，建议报告双形的存在并且描述这两种细胞群[13]。

2. 红细胞形状异常

显微镜下检查红细胞形态是发现和判断红细胞形状异常的最重要方法，镜下形状异常的红细胞常表现出明显的某一特定的形状变化。

（1）球形红细胞（spherocyte）：球形红细胞直径通常<6.5μm，浓染、球形，MCV 正常或降低，中央淡染区缺失。正常人<5%，遗传性球形细胞增多症的外周血涂片球形红细胞多>10%[14]。此外，见于某些溶血性贫血、脾功能亢进等疾病。

（2）靶形红细胞（target cell）：正常人占 1%～2%[15]，靶形红细胞较薄，表面积/体积比值增加，在中央淡染区有一个增强的染色区域，类似靶形[13]。见于血红蛋白减少如缺铁性贫血（iron deficiency anemia，IDA），血红蛋白合成紊乱，如地中海贫血。

（3）泪滴形红细胞（tear drop cell）：泪滴形红细胞形状一边钝圆、一边窄尖、似梨形或泪滴状外形。主要见于弥散性血管内凝血（disseminated inravascular coagulation，DIC）、骨髓纤维化等。

（4）椭圆形红细胞和卵圆形红细胞（elliptocyte and ovalocyte）：椭圆形红细胞外观呈椭圆形、长轴是短轴的 2 倍以上；卵圆形红细胞外观呈卵圆形，长轴不超过短轴的 2 倍[13]。当椭圆形红细胞>25% 时对遗传性椭圆形细胞增多症有诊断参考价值[16]。

（5）锯齿状红细胞（echinocyte）：锯齿状红细胞边缘有 10～30 个短直或相对规则的针状突起。见于尿毒症、肝脏疾病、脾切除前或后、低钾、胃癌、消化性溃疡、丙酮酸激酶缺乏、存储人工制品等[17]。

（6）棘形红细胞（acanthocyte）：红细胞呈圆形、浓染，边缘有 2～20 个长短、粗细、形状不同的不规则针状体样突起，有些突起具有球棍状外观。见于某些肝硬化、无 β 脂蛋白血症，酒精性肝病，脾切除术后、吸收障碍性疾病[17]。

（7）口形红细胞（stomatocyte）：口形红细胞中央淡染区可出现裂隙状区。正常人偶见，增多见于遗传性口形红细胞增多症、酒精性肝病。在东南亚卵圆形红细胞症时口形红细胞可能有两个裂隙，裂隙可能为长轴的、横向的、V 型或 Y 型[13]。

（8）镰状红细胞（sickle cell）：镰状红细胞呈两段尖锐的新月形或镰刀形。见于镰状细胞贫血、血红蛋白病等。

（9）咬痕红细胞（bite cell）：咬痕红细胞是红细胞形态表现有单一或者多个弓形缺口。咬痕红细胞的形成认为是 Heinz 小体被脾脏清除的结果，是氧化溶血的特征性表现[13]，见于不稳定血红蛋白溶血性贫血，脾切除术前。

（10）泡状红细胞（blister cell）：泡状红细胞是红细胞内的血红蛋白浓缩形成致密浓块、剩余的部分形成透明空腔。见于氧化溶血、G-6-PD 缺乏症[13]。

（11）固缩红细胞（irregularly contracted cell）：红细胞小而浓染，中央淡染区缺乏，但与球形红细胞相比，其形状不规则。见于 G-6-PD 缺乏症，不稳定血红蛋白病[13]。

（12）裂片红细胞（schistocyte）：是由外在机械性损伤产生的循环内的红细胞碎片，通常比完整的红细胞小，具有锐利角状、边缘连续的碎片样外形，呈小新月形、盔形或角形[13]。见于微血管病性贫血、血栓性血小板减少性紫癜、DIC、脉管炎、肾小球肾炎、肾移植排斥反应、恶性肿瘤、心脏瓣膜病（人工或病理瓣膜）、严重烧伤、行军性血红蛋白尿[17]。

（13）红细胞凝集（agglutination）：红细胞凝集是红细胞不规则聚集成簇，通常在冷反应抗红细胞抗体存在时发生红细胞聚集，见于支原体肺炎、传染性单核细胞增多症、恶性淋巴瘤、肝硬化等。

（14）红细胞缗钱样形成（rouleaux formation）：红细胞呈堆积得硬币状，通常在血浆蛋白浓度高的时候发生。见于多发性骨髓瘤、巨球蛋白血症。

（15）多核幼红细胞：具有两个、三个或更多个核的红细胞。多见于红白血病、骨髓增生异常综合征（myelodysplastic syndromes，MDS）和其他原因的贫血。

3. 红细胞着色异常

红细胞在不同染色过程中不同染液作用下（如瑞氏染色或煌焦油蓝染色）着色不同是正常的，但在相同的染液作用下如瑞氏染色时，红细胞着色深浅颜色不同多为异常。血细胞分析仪检测 MCH 和 MCHC 参数变化有利于对红细胞着色异常的正确评估,而不仅仅依靠光学显微镜。

(1)低色素性红细胞(hypochromia):低色素性红细胞中心淡染区扩大、超过红细胞直径 1/3,红细胞可呈环形,MCH 和 MCHC 减低。多见于缺铁性贫血。

(2)高色素性红细胞(hyperchromia):高色素性红细胞中心淡染区变小或消失。见于球形红细胞增多症、某些溶血性贫血、MDS、红白血病等。

(3)嗜多色性红细胞(polychromasia):红细胞的胞质中残留有核糖体(rRNA)等嗜碱性物质,在瑞氏染色时红细胞局部或全部为蓝灰色或紫灰色。见于各种原因的增生性贫血,也见于 MDS 等红细胞造血异常。

4. 红细胞结构异常

出生 1 周后,外周血成熟红细胞经瑞氏染色后细胞内无核、无其他内含物。光学显微镜是发现红细胞结构异常的最重要方法,自动化程度较高的血细胞分析仪红细胞相关参数中含有核红细胞计数,能够对外周血中有核红细胞定量检验。

(1)嗜碱点彩红细胞(basophilic stippling):嗜碱点彩红细胞胞质内出现均匀分布的细小、中等或粗糙的蓝色点状颗粒,多认为是红细胞内核糖体变性聚集而形成。见于重金属中毒、恶性贫血、MDS、地中海贫血、再生障碍性贫血等疾病。

(2)卡波环(Cabot ring):红细胞内出现紫红色、8 字形或环形的结构,多认为是核膜的残留物。可见于溶血性贫血、脾切除及各种原因的增生性贫血。

(3)豪周小体(Howell-Jolly body):也称豪焦小体。红细胞内出现浓染、圆形、紫红色的内容物,通常是单个出现,直径约为 1μm、认为是红细胞核 DNA 的碎片。见于溶血性贫血、脾切除及各种原因的增生性贫血、MDS 和白血病。

(4)有核红细胞(nucleated red blood cell):有核红细胞是成熟红细胞的前体细胞,外周血中的幼稚红细胞指晚幼红细胞及晚幼红细胞以前各阶段的有核红细胞。在正常情况下,有核红细胞仅见于骨髓内及出生一周内的新生儿外周血中。生理应激、缺氧状态(如充血性心衰)、严重的溶血性贫血、原发性骨髓纤维化和骨髓浸润性疾病等,外周血中可出现有核红细胞。对于有核红细胞检验结果的报告,应报告有核红细胞的绝对值以及白细胞校准后的数值,或者报告每 100 个白细胞中见到的有核红细胞数。

(5)海恩小体(Heinz body):也称变性珠蛋白小体。珠蛋白链氨基酸替换或缺失导致血红蛋白空间构象改变形成不稳定血红蛋白,不稳定血红蛋白中的珠蛋白氧化后变性和沉淀形成包涵体,称为海恩小体。海恩小体经甲基紫体外活体组织染色后呈圆形、蓝绿色,常附着于细胞膜,造成红细胞变形性降低,膜通透性增加,易于被破坏。不稳定血红蛋白病易出现海恩小体,也见于脾切除术后等。

(6)含铁小体:即帕彭海姆氏小体(Pappenheimer body),也称海马体,红细胞胞内大小、形状、分布不同的嗜碱性内容物,认为是红细胞内铁蛋白的聚合物,含有 Pappenheimer 小体的红细胞属于高铁红细胞,在改良瑞氏染色(Romanowsky stained)的外周血涂片中可见。Pappenheimer 小体多见于铁粒幼细胞贫血、MDS、血红蛋白病。

5. 骨髓及血液中可见到的微生物和寄生虫

在真菌、细菌、原生动物或寄生虫感染的患者体内,微生物可以在红细胞之间或红细胞内游离存在。观察到微生物等时应报告。应进行疟疾种属分类及报告。

(1)利-杜小体:又称黑热病小体,易在巨噬细胞较多的组织或器官内见到,如肝、脾、骨髓、淋巴结等。巨噬细胞膜破碎后利-杜小体游离于巨噬细胞外、常多个分布。瑞氏染色下黑热病小体圆形、小椭圆形、胞质蓝黑色、核紫红色常位于一侧。利什曼原虫(*leishmaniasis*)可引起黑热病。

(2)疟原虫感染的红细胞:疟原虫的基本结构包括核、胞质和胞膜,在红细胞内形态变化较大,依据发育先后分为滋养体、裂殖体和配子体。早期滋养体又称环状体(ring form),环状体以后各期尚有消化分解血红蛋白后的最终产物—疟色素(malaria pigment),晚期滋养体核开始分裂后即称为裂殖体,数次裂殖体增殖后核增大不再分裂后成为雌或雄配子体。环状体呈环状、胞质蓝色、核 1~2 个、似戒指样,裂殖体(schizont)数量较多、圆形卵圆形、疟色素集中,配子体多圆形、卵圆形、新月形。间日疟原虫、恶性疟原虫、三日疟原虫和卵形疟原虫寄生在红细胞内时其环状体(早期滋养体)、大滋养体(晚期滋养体)、未成熟裂殖体、成熟裂殖体、雄配子体或雌配子体的形态各有不同。疟原虫是引起疟疾的病原体,疟疾最常见的是间日疟,其次是恶性疟疾。

(3)微丝蚴:主要分为班氏微丝蚴和马来微

丝蚴。末梢血中可见虫体细长，染成蓝色、呈线形，前端钝圆，后端尖细。厚血膜法是诊断微丝蚴最常用的方法，血清 IgG 抗体检测阳性。微丝蚴是寄生于血液内的丝虫类幼虫，丝虫寄生在淋巴组织、皮下组织或浆膜腔引起寄生虫病。临床多出现淋巴管炎、淋巴结炎和淋巴管阻塞的压迫症状。

(4)弓形虫：弓形虫滋养体呈香蕉形或纺锤形，一端较尖，一端钝圆，一边较扁平，一边较弯曲，在弓形虫感染的患者的血液、骨髓或脑脊液等无菌体液中偶可见到，但阳性率不高，血清学 IgM 抗体检测是目前诊断弓形虫感染的主要方法。弓形虫是引起人兽共患弓形虫病的病原体，可先天性或后天性感染。

二、外周血液中的白细胞形态

正常情况下，外周血液中均为成熟的白细胞：杆状核中性粒细胞、分叶核中性粒细胞、杆状核嗜酸性粒细胞、分叶核嗜酸性粒细胞、杆状核嗜碱性粒细胞、分叶核嗜碱性粒细胞、淋巴细胞和单核细胞，儿童偶见幼稚淋巴细胞。血细胞分析仪可精确的检测出每升血液中白细胞的数量、报告中性粒细胞、嗜酸性粒细胞、嗜碱性粒细胞、淋巴细胞、单核细胞的绝对值和百分数、报告不成熟粒细胞、提示某些白细胞异常的存在。但是血细胞分析仪不能报告不成熟粒细胞的种类、不能报告白细胞异常的原因。因此，有必要通过血细胞分析仪复检和自动审核规则、对触及规则的标本进行血涂片光学显微镜下的复检，复检的内容包括识别标本异常、数量异常和形态异常(包括白细胞大小、核形状、染色质形态、胞质及内容物)，确认白细胞毒性、肿瘤性、遗传性及其他异常变化。

(一) 正常白细胞

1. 中性粒细胞

(1)中性杆状核粒细胞(band neutrophil)：白细胞分类小于 5%。细胞直径约 10～14μm，呈圆形或卵圆形，核弯曲呈杆状、核最细部分直径大于最宽部分的 1/3、核染色质颗粒状，无核仁，胞质丰富、淡粉红色、有许多小的粉红色中性颗粒均匀分布在细胞内。

(2)中性分叶核粒细胞(segmented neutrophil)：白细胞分类占 50%～70%。细胞直径约 10～14μm，呈圆形或卵圆形，核通常分 2～3 叶，4 叶少见，5 叶偶见。核染色质粗糙、浓缩成块状，无核仁，可见小的细胞核附属物，胞质丰富、淡粉红色、含细小的紫红色颗粒。核叶以丝相连、或核最细部分直径小于最宽部分的 1/3、或核扭曲折叠是中性粒细胞分叶核的特征。

2. 淋巴细胞(lymphocyte)

白细胞分类占 20%～40%。淋巴细胞体积较小，直径约 10～12μm，细胞呈圆形，胞核多呈圆形，核边可见小切迹，染色质浓集、胞质少，多无颗粒；大淋巴细胞直径约 12～16μm，胞质丰富、天蓝色，可见少量嗜天青颗粒；大颗粒淋巴细胞(large granular lymphocyte, LGL)与大淋巴细胞形态相似，胞质中包含明显的小的紫红色颗粒，在正常人中 LGL 可达外周血淋巴细胞的 10%～20%，不作为单独的淋巴细胞群计数[13]；值得注意的是：婴儿及儿童血涂片中淋巴细胞生理学增多且较正常成人血涂片更为多变。

3. 嗜酸性粒细胞(eosinophil)

白细胞分类占 0.5%～5%。外周血中多为分叶核嗜酸性粒细胞，胞体较大，直径约 12～17μm，圆形或类圆形，核为 2 片分叶呈镜片状，核染色质粗，胞质丰富，充满橘红色粗大、大小较一致、圆形、紧密排列的嗜酸性颗粒。

4. 嗜碱性粒细胞(basophil)

白细胞分类占 0～1%。外周血中多为分叶核嗜碱性粒细胞，嗜碱性粒细胞直径约 10～16μm，细胞呈圆形，细胞核分叶状，核染色质粗，呈深紫色，胞质呈浅蓝色，含数量、大小和形状不同的蓝黑色嗜碱性颗粒，颗粒可覆盖于整个细胞，因而胞核及胞质通常显示不清。

5. 单核细胞(monocyte)

白细胞分类占 3%～8%。细胞较大，直径约 15～22μm，细胞边缘多不规则、可见伪足，胞核通常为肾形、起伏感，核染色质粗糙、疏松、呈纤细的丝网状排列，胞质呈浅灰蓝色，内含许多细小的灰尘样颗粒，有时含少量的红紫色颗粒，可有空泡存在。

(二) 异常白细胞

1. 中性粒细胞形态异常

(1)中毒颗粒(toxic granulation)：中性粒细胞胞质中粗大、紫色的嗜天青颗粒，呈点状分布。常在感染和炎症的应答反应时出现，是一种非特异性反应性改变，是异常初级颗粒成熟并保留有嗜天青染色特性的结果，中性粒细胞碱性磷酸酶染色呈阳性。

（2）空泡（vacuolation）：中性粒细胞胞质中出现大小不等的泡沫状空泡。认为是感染时吞噬泡和杀死细菌溶酶体内容物释放的颗粒融合，或是脂类变性的结果；酒精毒性和长时间暴露于EDTA 抗凝（存储产物）等其他原因也可以导致中性粒细胞空泡形成。

（3）杜勒小体（Döhle body）：中性粒细胞胞质内出现的淡蓝色或灰色、单个或多个、片状或云雾状胞质内含物。多认为是核浆发育失衡的结果。杜勒小体见于非特异性反应性改变，与血小板减少和巨大血小板同时存在可预示 May-Hëgglin 异常，杜勒小体也可出现在应用生长因子如粒细胞集落刺激因子治疗的患者。

（4）核变性：变性分为肿胀性变性和固缩性变性，中性粒细胞肿胀性变性时细胞胞体肿大、结构模糊、边缘不清晰，出现核结构不清和核溶解等现象；固缩性变性时细胞核致密、碎裂、核体积变小。

（5）大小不等：中性粒细胞体积大小相差明显。多认为是细胞分裂不规则的结果。见于严重感染、恶性肿瘤、重金属或药物中毒、大面积烧伤等。

（6）分叶过多的中性粒细胞（hypersegmented neutrophil）：分叶过多的中性粒细胞核分叶明显增加，伴含 5 叶或更多分叶的中性粒细胞的数量增多。见于再生障碍性贫血、应用抗代谢药物、巨幼细胞贫血等。

（7）分叶过少的中性粒细胞（hyposegmented neutrophil）：成熟的中性粒细胞核少而小、核浆比例低、染色质粗而浓集，认为是分化末期正常核分叶失败而致。见于粒细胞发育异常如 MDS。

（8）奥氏小体（Auer rod）：也称棒状小体，由异常的嗜天青颗粒（初级颗粒，primary granule）融合形成，是边界清楚的红色或紫红色呈杆状、针状、束状的胞质内含物。主要出现在白血病原始粒细胞或异常早幼粒细胞，髓过氧化物酶染色阳性，是髓系肿瘤特异标志，粒细胞性白血病时奥氏小体短而粗、常多个、可以排列成束（柴捆）；也可出现在白血病原始或幼稚单核细胞，单核细胞白血病时，奥氏小体长而细、常单个。

（9）发育异常（dysplastic change）：包括体积不正常的大或小细胞、细胞分叶过少或过多、颗粒过少或颗粒过多、异常颗粒（大的融合颗粒和 Auer 小体）、异常分裂的双核中性粒细胞、环形核的中性粒细胞。多见于骨髓增生异常综合征。

（10）狼疮细胞（LE cell）：血液标本经体外放置一定时间后，中性粒细胞吞噬其他细胞核变性溶解的均匀体后形成 LE 细胞。见于系统性红斑狼疮、风湿性关节炎、药物性过敏、类狼疮肝炎等胶原病。

（11）幼稚粒细胞：外周血液中出现的幼稚粒细胞包括原始粒细胞、早幼粒细胞、中幼粒细胞或晚幼粒细胞。见于急慢性粒细胞性白血病、中性粒细胞型类白血病反应、红白血病、MDS、恶性组织细胞病、骨髓增殖性肿瘤、骨髓转移癌、某些增生性贫血等。

（12）鼓槌（drumstick）和假性鼓槌：瑞氏染色下中性粒细胞核周以丝相连的结构与细胞核一致的小凸起，出现在正常女性中性分叶核粒细胞内。假性鼓槌出现在正常男性中性分叶核粒细胞中。

（13）梅-黑格林（May-Hëgglin）异常：同一涂片内多个成熟中性粒细胞质内出现单个或多个蓝色包涵体，大而圆，可伴有巨大血小板。见于家族性血小板减少为特点的常染色体显性遗传疾病。

（14）佩尔格尔-休特中性粒细胞（Pelger-Huët neutrophils）：中性粒细胞的细胞核呈眼镜形、哑铃形双叶核，细胞核分叶到两叶为止，见于常染色体显性遗传病（又称家族性粒细胞异常），假性佩尔格尔-休特中性粒细胞见于急性髓系白血病、MDS、慢性粒细胞白血病及原发性骨髓纤维化。

（15）异常白细胞包涵体（Chediak-Higashi 综合征）：在各阶段粒细胞的胞质中含有数个至数十个紫蓝色的较大颗粒，过氧化物酶染色颗粒呈强阳性。淋巴细胞中也可见较大颗粒。见于常染色体隐性遗传疾病。

（16）Alder-Reilly 畸形：中性粒细胞胞质中含有的巨大深染嗜天青颗粒，呈深红或紫色包涵体。Alder-Reilly 畸形多为常染色体隐性遗传，患者常伴有脂肪软骨营养不良或遗传性黏多糖代谢障碍。

2. 淋巴细胞形态异常

（1）反应性淋巴细胞（reactive lymphocyte）：反应性淋巴细胞或称为不典型淋巴细胞-怀疑反应性（atypical lymphocyte，suspect reactive）[13]，通常用于描述良性病因引起的淋巴细胞变化，见于多种免疫刺激、炎症和感染性疾病，尤其是病毒感染。反应性淋巴细胞细胞体积增大、形状不规则，核不成熟包括可见核仁和核染色质疏松、核形状不规则或核裂，胞浆呈嗜碱性改变，可有空泡形成，胞浆丰富，在与邻近细胞接触的位置染色可从淡蓝色到明显嗜碱性。由反应性淋巴细胞出现的病因和形态改变可以看出，ICSH 定义的反应性淋巴细胞即是异型淋巴细胞。

（2）异常淋巴细胞（abnormal lymphocyte）：异常淋巴细胞或称为不典型淋巴细胞-怀疑肿瘤性（atypical lymphocyte，suspect neoplastic）[13]，通常描述怀疑恶性和单克隆性病因引起的淋巴细胞变化，见于肿瘤性疾病如白血病和淋巴瘤。

2015 年 ICSH 对外周血细胞形态特征的命名和分级标准中，将粒、红、巨三系的形态变化定义为发育异常，将淋巴细胞和浆细胞的形态变化定义为不典型（atypical），“不典型”也适用于肥大细胞。外周血涂片检查若首次发现细胞形态疑似毛细胞、淋巴瘤细胞、幼淋巴细胞时，可报告为异常淋巴细胞或不典型淋巴细胞-怀疑肿瘤性，最终诊断由流式免疫分型决定。

（3）卫星核淋巴细胞（satellite-nucleus lymphocyte）：淋巴细胞核旁出现游离于核外的小卫星核。见于接受大剂量电离辐射、核辐射之后或其他理化因素、抗癌药物等造成的细胞染色体损伤，是致畸、致突变的指标之一。

（4）幼稚淋巴细胞（prolymphocyte）：外周血液中出现的原始淋巴细胞或幼淋巴细胞。见于急慢性淋巴细胞白血病、病毒性感染、淋巴细胞型类白血病反应。

（5）毛细胞（hairy cell）：体积比正常淋巴细胞大，核形状多变，多为圆形、卵圆形，胞质丰富呈浅蓝灰色，有纤细的毛发样突起是毛细胞的特征。见于毛细胞白血病。在第一次描述血涂片发现毛细胞时，应做为异常淋巴细胞（abnormal lymphocyte）来计数，并详细描述细胞形态。

（6）幼淋巴白血病细胞（prolymphocytic leukaemia cell）：B 幼淋巴白血病细胞较淋巴细胞体积大，核圆形，核染色质中度聚集，核仁明显，胞浆量较少、弱嗜碱性。见于 B 淋巴细胞白血病。T 幼淋巴白血病细胞较 B 淋巴细胞小，形态不规则，核不规则、分叶状、花瓣样，核染色质致密增粗，可见核仁，胞浆量较少，嗜碱性，可出现胞质空泡。见于成人 T 淋巴细胞白血病。

（7）涂抹细胞（smudge cell）：因细胞退化形成或易碎细胞被破坏的细胞核。大量的涂抹细胞可见于慢性淋巴细胞白血病，涂抹细胞也可由于制片不当如血涂片制备时切力作用于细胞所造成。可将涂抹细胞作为其来源的细胞计数并加以描述，例如源于淋巴细胞退化的涂抹细胞，则计数到淋巴细胞中。

3. 单核细胞形态异常

（1）幼稚单核细胞（promonocyte）和异常幼稚单核细胞（abnormal promonocyte）：幼单核细胞在反应性疾病及某些白血病的外周血中比较少见。胞体较大，细胞核缠绕或扭曲，染色质呈纤细蕾丝样，核仁明显。细胞质蓝灰色，可含有少量细小的紫红色颗粒。ICSH 建议，在分类时计数幼单核细胞，并恰当解释其出现的原因。急性单核细胞白血病时增多的幼单核细胞具有白血病细胞的形态改变（如细胞体积、细胞核、核仁、核浆比等），因此称为异常幼稚单核细胞，在单核细胞白血病 M5b 时，异常幼稚单核细胞计为原始细胞的等同细胞。

（2）异常单核细胞（abnormal monocyte）：2015 年，ICSH 提出异常单核细胞，是在感染或生长因子等对骨髓造血有刺激作用的情况下产生的单核细胞，其核质比增高、染色质变细、核仁和空泡数量增加，颗粒和胞质嗜碱性可增加。在某些血液肿瘤中可出现异常单核细胞。与原、幼单核细胞相比，异常单核细胞较大，细胞核不规则、细胞质丰富。

（3）不成熟单核细胞：2013 年《血细胞形态学分析中国专家共识》中提出不成熟单核细胞，指出单核细胞包括原单核细胞、幼单核细胞、不成熟单核细胞和单核细胞。描述不成熟单核细胞胞体比单核细胞小，胞质嗜碱性比幼单核细胞弱但比单核细胞强，胞核转曲或有切迹，核染色质比幼单核细胞更浓集，极少可见核仁。认为从形态上区分幼单核细胞、不成熟单核细胞和单核细胞有利于急性髓系白血病（acute myelocytic leukemia，AML）M5b 型与慢性粒-单核细胞白血病的鉴别诊断[18]。

三、外周血液中的血小板形态

血小板产生于骨髓巨核细胞，外周血血小板形态学检查主要是指显微镜下对正常血小板及大小、形态、分布改变的血小板进行检查，可结合血小板平均体积（mean platelet volume，MPV）、血小板比容（plateletcrit，PCT）、血小板分布宽度（platelet distribution width，PDW）来评价血小板形态学异常。ICSH 建议如果需要，对于血小板计数和出现小、大或巨大血小板应做额外的解释说明。当外周血涂片中出现原始巨核细胞、幼稚巨核细胞和小巨核细胞时加以描述。

（一）正常血小板

呈两面微凸的圆盘状，直径 1.5~3μm，新生的幼稚血小板体积大，成熟者体积小，血小板呈小圆形，淡蓝色或淡红色，多散在或成簇分布。

（二）异常血小板和巨核细胞

1. 大小异常

（1）小血小板（small platelet）：直径<1.5μm。主要见于缺铁性贫血、再生障碍性贫血。

（2）大血小板（large platelet）或巨大血小板（giant platelet）：大血小板体积可同正常红细胞大小，直径<3~7μm，巨型血小板可>7.5μm，甚至可达 10~20μm。在正常人体中，大血小板通常<5%。在 EDTA 抗凝管中储存，血小板体积会逐渐增大[13]。病理情况下，主要见于特发性血小板减少性紫癜、粒细胞白血病、巨大血小板综合征、MDS 和脾切除后。

2. 形态异常

（1）少颗粒血小板（hypogranular platelet）：血小板内嗜天青颗粒减少或无颗粒，胞质灰蓝色或淡蓝色。常见于 MDS。

（2）血小板卫星现象（platelet satellite phenomenon）：指血小板黏附、围绕于中性粒细胞或单核细胞的现象，可见血小板吞噬现象。偶见于 EDTA 抗凝血涂片中，可导致血液分析仪计数血小板假性减少。

（3）畸形血小板（aberrant platelet）：血小板形态多样，可为纺锤状、长条状、大小不一。见于 MDS、白血病等。

（4）血小板凝集（platelet agglutination）：非抗凝血涂片后可见有血小板聚集现象，抗凝血涂片后血小板多散在分布，若出现片状的血小板聚集时提示骨髓增殖性肿瘤或由于静脉采血不顺利。多见于血小板增多症或血小板功能异常。

（5）小巨核细胞（micromegakaryocyte）：小巨核细胞大小类似于早幼粒细胞或更小，核不分叶呈小圆形、或分叶呈双圆核及圆核，胞质弱嗜碱性，细胞边缘常能见到血小板，血小板可在表面呈现"出芽"[13]。见于 MDS、慢性粒细胞白血病、红白血病等。

四、外周血细胞阳性分级标准

血细胞形态检验是血液病诊断与鉴别中必要的检验手段，对血液病的诊断、鉴别、疗效判定及预后都有着重要的指导意义。越来越多的实验室开展了血细胞形态学检验，包括对外周血标本（静脉/末梢）和对骨髓标本的检验，以满足临床对血液病诊断与分型基本检查的要求。尽管 2005 年国际血液学复检专家组提出了血涂片阳性的标准、2008 年中国血细胞分析复审协作组也提出血涂片阳性的标准，但目前在血细胞分析的操作、形态学描述术语和报告等方面极不一致[19]。2015 年，ICSH 在对外周血涂片浏览和人工分类计数中统一异常血细胞命名的同时提出了分级建议。

1. 2005 年国际血液学复检专家组血涂片阳性的标准

（1）形态学：①细胞形态≥2+，且只要发现疟原虫均认为是红细胞有阳性形态改变；②大血小板形态≥2+；③血小板偶见聚集；④Döhle 小体≥2+；⑤中毒颗粒≥2+；⑥空泡变性≥2+。

（2）异常细胞类型：①原始和幼稚细胞≥1%；②早幼粒细胞和中幼粒细胞≥1%；③晚幼粒细胞> 2%；④异型淋巴细胞>5%；⑤有核红细胞>1%；⑥浆细胞> 1%。

2. 2008 年中国血细胞分析复审协作组血涂片阳性的标准

（1）细胞形态学改变：RBC 明显大小不等，染色异常 RBC>30%；巨大 Plt>15%；见到 Plt 聚集；存在 Döhle 小体的细胞；中毒颗粒中性粒细胞>10%；空泡变性粒细胞>10%。

（2）细胞数量/比例改变：原始细胞≥1%；早幼/中幼粒细胞≥1%；晚幼粒细胞≥2%；异常淋巴细胞>5%；有核红细胞>1%；浆细胞>1%。

3. 2015 年 ICSH 血细胞阳性分级

ICSH 外周血细胞形态特征的命名与分级的建议见表 1-3-9。依据出现异常细胞的百分比对血细胞进行阳性分级：①阳性分级包含双层分级系统：1+（少数或极少）、2+（中等）和 3+（多数）；②不同种类异常血细胞即使阳性分级的级别相同、但出现的异常细胞百分比不同；③指定为 1+（少数或极少）仅针对裂片红细胞。值得说明的是：①N/A 为不适用；②血细胞阳性分级的百分比计算至少要评估 1000 个细胞，计算其百分比。

表 1-3-9 2015 年 ICSH 血细胞阳性分级.

细胞名称	分级系统		
	少数/1+	中等/2+	多数/3+
红细胞			
红细胞大小不等	N/A	11-20	>20
大红细胞	N/A	11-20	>20
卵圆形大红细胞	N/A	2-5	>5
小红细胞	N/A	11-20	>20
低色素性红细胞	N/A	11-20	>20
嗜多色性红细胞	N/A	5-20	>20
棘形红细胞	N/A	5-20	>20
咬痕红细胞	N/A	1-2	>2
泡状红细胞	N/A	1-2	>2
锯齿状红细胞	N/A	5-20	>20
椭圆形红细胞	N/A	5-20	>20
固缩红细胞	N/A	1-2	>2
卵圆形红细胞	N/A	5-20	>20
裂片红细胞	<1%	1-2	>2
镰状红细胞	N/A	1-2	>2
球形红细胞	N/A	5-20	>20
口形红细胞	N/A	5-20	>20
靶形红细胞	N/A	5-20	>20
泪滴形红细胞	N/A	5-20	>20
嗜碱点彩红细胞	N/A	5-20	>20
豪周小体	N/A	2-3	>3
含铁小体	N/A	2-3	>3
白细胞			
杜勒小体	N/A	2-4	>4
空泡形成(中性粒细胞)	N/A	4-8	>8
多颗粒中性粒细胞	N/A	4-8	>8
少颗粒中性粒细胞	N/A	4-8	>8
血小板			
巨大血小板	N/A	11-20	>20

(续 薇)

第五节　血细胞分析的质量保证

医学实验室是为临床提供数据的，数据的准确与否直接影响医疗水平，涉及患者的切身利益，血细胞计数检验尤为突出。因此，保证实验室检验报告的质量是学科建设永恒的主题。

血细胞分析的质量保证，涉及多个环节，从临床医师提出申请，护士或技术人员采集标本，标本转运、检验人员标本接受、仪器分析、复查镜检、报告审核，最后到临床应用。这个过程主要包括分析前质量保证、分析中质量保证、分析后质量保证三个环节，需要医师、护士、工勤、患者、检验人员五个方面的交接配合，以及仪器、试剂、报告传输系统等硬软件条件的支撑。检验人员必须时刻关注血液分析质量控制全过程，在提高分析前质量保证基础上，全力保证血液分析仪的质量控制符合国际国内的行业标准和规范化要求，为临床提供客观准确的检验结果。

一、分析前的质量保证环节及措施

分析前阶段又称检验前过程，此阶段从临床医生申请检验开始，包括检验项目的要求、患者的准备、原始标本的采集、运送到实验室并在实验室内部的传递，至检验分析过程开始时结束。分析前质量控制是检验质量管理的薄弱环节，是影响检验结果的重要因素，也是保证检验信息正确、有效的先决条件和基础，应该引起重视。国内外多篇报道指出分析前发生的误差占总误差的比例均超过50%，其主要有以下4点特征：①影响质量因素的复杂性：如患者的情绪、状态、饮食、药物、止血带绑扎时间都会带来影响；②质量缺陷的隐蔽性：较明显的溶血、乳糜血、标本量不足、真空管错误尚可能发现，其他的就很难发现；③质量保证工作：非检验人员的完全可控性；④责任难确定性。

检测分析前阶段质量保证是临床实验室质量保证体系中最重要、最关键的环节之一，需要抓好以下环节：

1. 检验申请

检验申请是整个检验过程的开始，需要临床医生对试验项目的原理及临床意义有深入了解，以便能根据有效性、时效性和经济性的原则，结合患者病史、临床表现、体征及家族史和相关的试验诊断原理综合分析，申请最直接、最有效、最合理、最经济的项目和组合。在申请血细胞分析时医护人员应注意填写“临床诊断”或“临床表现”栏内的相关内容，如是否发热、是否贫血、是否出血等。

2. 标本采集前患者的准备

患者准备是指在采集标本前对患者采取一系列措施，避免影响标本质量的环节发生。医护人员需消除患者的焦虑心理，使患者保持心情放松，积极配合检查，患者的基本情况对检查结果均有影响，应注意患者的性别、年龄、精神状态、标本采集时间等。患者在采血前需保持平静状态，避免剧烈运动，采血前休息15分钟，在冬季采血时需保证血液循环畅通；住院患者需在早晨卧床状态下采血；化疗患者需在化疗前采血。

3. 标本的采集

全自动血液分析仪一般要求用抗凝的静脉血，因毛细血管采血较少，不易采到足够用血量，更不能在有疑问时重复核查。因此，除了少数不易取得静脉血（如婴儿、大面积烧伤者）及某些需要频繁采血检查的病例，均应用静脉血检测。最好采用真空采血系统，可以减少溶血现象，有效保护血液的有效成分，保证待检标本原始性状的完整性，使检验结果更可靠；同时可使血液分析实现自动化检测、和进行质量控制，而且能够保障操作者的安全。应定期验证真空采血管的质量，特别是采血量是否符合要求。国际血液学标准化委员会（International Council for Standardization in Haematology，ICSH）推荐使用EDTA-K_2，其含量规定为1.5~2.0mg/ml血。此抗凝剂不影响白细胞数目及体积大小，对红细胞形态的影响也最小，而且可以抑制血小板的聚集。

4. 标本的运送

根据申请检验项目的性质在一定时间内运送，同时严格考虑实验室规定的TAT时间。运送标本的过程中应按照标本采集书册中要求的温度范围运送，特殊情况下，需使用指定的保存剂保证标本的完整性。同时，按照相关规定要求，对标本运送人员进行安全运送标本规范化培训。

5. 标本贮存

血细胞分析最好在标本采集2小时内完成检测。EDTA-K_2抗凝血在室温（18~22℃）下，WBC、RBC、Plt可稳定24小时，白细胞分类可稳定6~8小时，血红蛋白可稳定数日，但2小时后粒细胞形态即有变化，故需做镜检分类者，应及早推血片。在4℃条件下，WBC、RBC、Plt可稳定48小时，白细胞分类可稳定8～10小时，因此，当血标本不能及时检测时，应将其放在温度较低的环境下保存。用于检查疟原虫的静脉血标本应在采集后1小时内制备血液涂片。

6. 标本的接收及不合格标本的拒收

实验室应对收到的原始标本进行记录，包括收到标本的日期、时间、数量及接收责任人。应制订有关接收或拒收原始标本的准则作为拒收不合格标本的依据。实验室应定期对标本不合格率进行统计、分析原因并与临床科室联系，以降低标本不合格率。对于溶血标本，最好拒收并重新采集标本，否则报告中应注明标本溶血。如标本存在分析影响因素（如脂血或黄疸等标本）时应尽可能采取相应抗干扰处理措施并在检验报告单上注明。

二、分析中的质量保证环节及措施

分析中是指血液样本上机检测到仪器报告检验结果的过程，主要涉及人员培训、SOP编写、检验系统的建立与评估、室内质控、室间质评、生物安全管理和实验室环境的管理。分析中质量保证贯穿于仪器分析样本的全过程，需全程对其监控，保证检验结果准确、可靠。

1. 检验人员要求

应为具备较强责任心和检验技能的高素质专业技术人员，上机前应经严格的有关仪器的培训，认真阅读仪器操作手册，熟悉血液分析仪的原理、操作规程、使用注意事项、细胞分布直方图/散点图的意义、异常报警的含义，以及一般故障的解除、仪器保养维护、检测干扰因素，并掌握仪器校准、比对等操作程序。同时，检验人员对外周血细胞形态的识别能力应每年进行相应的评估。

2. 血液分析仪的工作条件

血液分析仪为精密电子仪器，因测量电压低，易受各种干扰。为了确保仪器的正常工作，必须将仪器安置在一个远离电磁干扰源和热源的位置，放置仪器的工作台要稳固，工作环境清洁，通风好、防潮、防阳光直射。室内温度控制在15～30℃，相对湿度30%～80%。为了安全和抗干扰，仪器应用电子稳压器并妥善接地。不要采用磁饱和稳压器，以避免磁波干扰。

3. 血液分析仪的性能验证

在仪器使用前及使用过程中应确保其检测性能，相关内容见本章第二节。

4. 血液分析仪的校准

不同的血液分析仪检测原理、配套使用的稀释液、溶血剂及校准物是不同的，由于检测系统的不同，同一样本在不同仪器得到的检测结果可能不同，因此，仪器使用前必须校准。根据《医学实验室质量与能力专用要求》和ICSH颁布的文件要求，血细胞分析的检测结果只有溯源到参考方法，才能保证结果的准确性和不同实验室检测结果的可比性。仪器安装后或每次维修后，必须对仪器的技术性能进行测试验证和评价，仪器验收前必须进行校准，仪器进行重要零件更换后，根据评价结果必要时进行校准。仪器校准是保证检测结果准确与否的关键步骤，需高度重视，仪器投入临床使用后至少每半年进行1次校准，需对血液分析仪的不同吸样模式（自动、手动和预稀释模式）进行校准或比对。可使用制造商提供的配套校准物或校准实验室提供的定值新鲜血进行校准，同时应对仪器白细胞分类功能进行校准验证。

5. 血液分析仪的实验室内结果可比性

在新仪器使用前，需与临床使用的检测系统进行比对。另外，由于多数临床实验室都有两台及以上的血液分析仪，在血液分析仪使用过程中应定期（至少每半年）进行仪器间比对。同时，当室内质控结果有漂移趋势、室间质评结果需要分析不合格原因时、软件程序变更后、更换重要部件或进行重大维修后、临床医生或患者对结果的可比性有疑问等情况也需进行仪器间比对。结果的可比性以相对偏差为评价指标，各检测项目的相对偏差应至少符合《临床血液学检验常规项目分析质量要求》（WS/T 406-2012）的要求。实验室内仪器间比对的具体方法可参照《医疗机构内定量检验结果的可比性验证指南》（WS/T 407-2012）。

6. 试剂的规范使用

血液分析仪应使用与仪器配套、在有效期内的稀释液、溶血剂、染液、缓冲液、质控品、校准物；避免使用未经认可批准的代替试剂。使用非配套检测系统时，应按CLSI EP9-A2文件要求与配套检测系统进行比对，至少使用40份临床标本（各浓度有一定的比例）进行分析，计算相对偏差，每个检测项目的相对偏差符合要求的比例应

≥80%。

7. 室内质控

室内质量控制体系应简明、易懂，帮助工作人员快速做出技术和医疗决定，每日在检测临床标本前，必须先做室内质控，确定各项检测参数在允许范围以内，才可检测患者标本。实验室内部质量控制应符合如下要求：

(1)质控品的选择：质控品的选择要综合考虑稳定性、瓶间差、质控品的水平、质控品覆盖的检测参数、质控品的适用性等指标，合适的质控品才能使检验结果的变异真正反映日常检验操作的精密度。宜使用配套质控品，使用非配套质控品时应评价其质量和适用性。

(2)质控品的浓度水平：至少使用 2 个浓度水平(正常和异常水平)的质控品。

(3)质控项目：报告的所有检测项目均应开展室内质量控制。

(4)质控频度：检测当天至少 1 次，可根据检测标本量增加频率。

(5)质控图：参考《医学实验室质量和能力认可准则在临床血液学检验领域的应用说明》(CNAS-CL43:2012)，血细胞计数采用 Levey-Jennings 质控图，质控记录应包含以下信息：检测质控品的时间范围、质控图的中心线和控制界线、仪器/方法名称、质控品的名称、浓度水平、批号和有效期、试剂名称和批号、每个数据点的日期、操作人员的记录。

(6)质控图中心线及标准差的确定：血细胞计数质控品应在每天的不同时段至少检测 3 天，至少使用 10 个检测结果的均值作为质控图的中心线；标准差的计算方法参见《临床实验室定量测定室内质量控制指南》(GB/T 20468-2006，2016 年已立项进行修订)。

(7)失控规则：实验室应制定失控判断规则，全血细胞计数至少使用 1_{3s} 和 2_{2s} 规则。

(8)失控后处理：导致出现失控的常见因素有操作失误、试剂失效、质控品失效、仪器维护不良、采用不当质控规则、采用太小质控限范围等。处理方法可归结为：重新测定同一质控品，偶然误差可纠正，若失控应新开一瓶质控，重测失控项目，仍然失控，需考虑仪器和试剂问题，清洗维护仪器，更换试剂，重测失控项目。若仍然失控，考虑校准或请工程师帮助。

(9)室内质控的数据管理：按质控品批次或每月末对质控数据汇总统计，上报实验室负责人，并进行周期性评价。实验室负责人应对每批次或每月室内质控记录进行审查并签字。所有记录至少保存 2 年。

8. 定期参与室间质评

室间质量评价(external quality assessment，EQA)是指多家实验室分析同一标本并由外部独立机构收集和反馈实验室上报的结果以此评价实验室操作的过程。EQA 也称为能力验证(proficiency testing，PT)，是为确定某个实验室进行某项特定校准、检测能力以及监控其持续能力而进行的一种实验室间比对。积极参加室间质量评价可以将本实验室的血液分析仪的准确度与精密度和同类仪器进行比较，及时发现问题，有利于保证血细胞检测的质量。所开展的检验项目应参加相应的室间质评，室间质评检测应使用与患者标本检测相同的检测系统，由从事常规检验工作的人员进行检测，并禁止与其他实验室核对上报结果。实验室应保留参加室间质评的结果和证书，对“不满意”和“不合格”的室间质评结果应进行分析并采取纠正措施。对于没有室间质量评价的检测项目可以通过实验室间比对来进行评价，比对的方法可以参考《医学实验室质量和能力认可准则在临床血液学检验领域的应用说明》(CNAS-CL43:2012)或《全国临床检验操作规程》(第 4 版)[20]关于室间质量评价内容。

9. 检测标本要求

标本测试时要观察血液标本有无凝块、溶血、脂血等，仪器吸样前标本应充分混匀，动作不宜太剧烈，否则可造成红细胞破碎，干扰血小板计数。

10. 仪器清洁与保养

操作时随时观察仪器工作状态，注意及时清洗仪器表面。检测结束后，除了仪器自动清洗外，必须按生产厂家要求对其日常保养，特别注意吸样针孔处的清洁，确保通畅洁净。根据说明书要求进行每日、每周、每月的定期维护保养，并做好记录。

11. 显微镜复检

全自动血液分析仪虽然有良好的分析性能，但仪器内在的缺陷及细胞形态多样性、复杂性使仪器对细胞的具体形态和结构不能正确识别。临床工作中，仅依赖血液分析仪检查，将会漏检部分异常形态的细胞，为了保证血常规检测的快速和准确，实验室在做好质控以及监测仪器性能的同时，还必须根据使用仪器的性能特点，正确评价仪器对异常细胞的提示功能，并制订合理的复检规则进行必要的镜检复查，以防漏检和误诊，提高检测准确性。

三、分析后的质量保证环节及措施

分析后质量保证是血液分析质量保证的充分条件，包括室内质控数据分析、对实验室内结果分析与审核，定期与临床沟通、危急值报警、不合格标本统计等。

1. 检测结果分析与审核

由于全自动血液分析仪仍存在一定的局限性，为了防止临床某些疾病的漏诊、误诊，制订血细胞分析的复检规则并严格执行，具有十分重要的意义。复检主要包括仪器复检和涂片人工显微镜检。

（1）异常结果复查：对三系减少的初次患者结果必须再次认真检查标本是否有微小凝块（审核时尤其以血小板的变化作为重点，以防止肉眼不易察觉的微小凝块或溶血）。如标本合格且重新测试与第一次测试时结果一致时，询问与临床诊断是否相符，如不符则须重新抽血复查。

（2）患者前后结果对照分析：对前后结果差异较大者重新复查，避免由于分析前或分析中标本搞错而引起的差错。审核时需仔细对患者历史数据进行分析，如本次 Hct 值与前次检测比较明显降低，应怀疑是否采血时标本来自输液侧、标本溶血，或患者大量补水等原因。患者前后结果差异较大时，认真查找原因，必要时与临床联系，避免医疗差错的发生。

（3）关联检验参数关系分析：如 RBC、Hct、Hb 与 MCHC、MCV、MCH 之间的关系，WBC 与白细胞分类各亚群计数或百分率之间的关系，RDW 与镜检涂片红细胞形态一致性的关系。如果失去一般规律，则提示仪器运行可能失常。

2. 影响因素及纠正措施

对于检测标本存在一些影响因素（如有核红细胞、红细胞凝集、红细胞有内容物或疟原虫、血小板凝块等）时，应对仪器检测结果可靠性进行判定并采取纠正措施。

（1）血小板检测：当血小板计数明显增高或减低时，应进行血涂片染色显微镜检查。①血小板假性增高，常见原因是试剂空白背景未达到要求、存在小红细胞或红细胞碎片、溶血剂残留于分析系统等；②血小板数量明显降低，应观察血涂片血小板是否大片状簇集，是否可见小型、大型、巨型及畸形血小板，是否可见巨核细胞及巨核细胞碎片；③对于血小板明显减少的标本，应光学法复查血小板，涂片观察血小板分布情况，是否存在 EDTA 依赖性血小板假性减少，是否存在巨大血小板以及畸形血小板，结合 MPV 对特发性血小板减少性紫癜（idiopathic thrombo-cytopenic purpura，ITP）、MDS、白血病、血小板无力症、巨血小板综合征等疾病的诊断具有重要的意义。

（2）红细胞检测：①红细胞冷凝集可致假性红细胞减少，其处理方法为37℃孵育30分钟后立即检测，以减少冷凝激素的影响；②血小板聚集或巨大血小板可致假性红细胞增多，需镜检观察以排除干扰，并用其他方法确认。

（3）白细胞检测：①红细胞溶血不良所致假性白细胞增多，应更换溶血剂以保证检测质量；②有核红细胞所致假性白细胞增多，需仪器或人工进行相应的白细胞计数校正。

3. 定期与临床沟通

检验结果的准确与否，最终必须接受临床的评价。定期开展与对口临床科室的沟通与交流，参与临床病案讨论，开展临床满意度调查，不断地用临床最终诊断结果来验证检验结果，及时纠正血液分析仪检测中发生的系统偏差，保证检验质量持续改进。

4. 危急值的处理

对于危及病患生命的指标，如血红蛋白量、血小板计数、白细胞计数，实验室应与临床沟通制订相应的危急值范围，当出现危急值结果时应立即通知临床，快速处理，并做好记录。

第六节 血细胞分析与疾病诊疗

血细胞是指存在于血液中的细胞，能随血液的流动遍及全身。血细胞约占血液容积的 45%，主要包括红细胞、白细胞和血小板。红细胞的主要功能是向全身组织器官运送氧；白细胞主要扮演了免疫的角色，当病菌侵入人体时，白细胞能穿过毛细血管壁，集中到病菌入侵部位，将病菌包围后吞噬；而血小板在止血过程中起着重要作用。在正常生理情况下，红细胞、白细胞和血小板有一定的形态结构，并保持相对稳定的比例及数量。血细胞分析常指血常规的检查，主要包括红细胞计数、血红蛋白测定、红细胞平均值参数测定、网织红细胞计数、白细胞计数及分类计数、血小板计数等。血细胞数量、比例、形态等异常可出现在各种疾病状态中，血细胞分析是医学领域中最为常见的血液检验项目之一，可为患者总体健康状况的评估和疾病诊疗的进行提供方向与依据。

一、红细胞、网织红细胞及其相关参数的临床意义

红细胞是血液中数量最多的有形成分，其主要功能是作为携氧或二氧化碳的载体和维持酸碱平衡等。网织红细胞是介于晚幼红细胞和成熟红细胞之间的过渡细胞，自骨髓释放到外周血液后仍具有合成血红蛋白的能力，约 1～2 天后过渡为成熟红细胞。可通过检测红细胞、网织红细胞及其相关参数对某些疾病进行诊断或鉴别诊断。

（一）红细胞计数与血红蛋白测定的临床意义

红细胞计数（red blood cell count）是指定量计数一定容积的全血中含有的红细胞数量。血红蛋白（hemoglobin，Hb）含量是指定量测定一定容积的全血中含有的血红蛋白量。二者与血细胞比容（hematocrit，Hct）均属于红细胞数量参数。红细胞生成异常、结构异常、破坏过多、丢失过多等均可引起红细胞数量参数的变化。其参考区间见表 1-3-10。

1. 生理性变化

红细胞数量受到许多生理因素影响，但与同年龄、性别人群的参考区间相比，一般波动在±20%以内。

红细胞数及血红蛋白的生理性增多可见于：缺氧（如新生儿、高海拔居民、剧烈运动）、雄激素增高（如成年男性高于女性）、肾上腺皮质激素增多（如强烈情绪波动）、日内差异、药物影响（如使用肾上腺素）等。

红细胞数及血红蛋白的生理性减低主要见于生理性贫血：婴儿出生后 3 个月龄起至 15 岁前的儿童，因身体生长发育迅速而红细胞生成相对不足导致红细胞数及血红蛋白可较正常成人低 10%～20%；妊娠中晚期时孕妇血浆容量增加超过红细胞容量的增加，导致红细胞数及血红蛋白相对减少；老年人造血功能减退导致红细胞及血红蛋白减少。

2. 病理性变化

红细胞计数与血红蛋白测定在贫血和红细胞增多症的诊断和鉴别诊断中具有重要意义，在绝大多数的病理情况下，RBC 和 Hb 的变化趋势是一致的，但在某些疾病过程中二者变化的程度可能不同，如缺铁性贫血、巨幼细胞性贫血等。

红细胞数及血红蛋白的病理性增多可分为相对性增多和绝对性增多。相对性增多是由于多种原因引起的血浆容量减少，使红细胞浓度相对增加，但血液红细胞总数并无增加。主要见于严重呕吐、腹泻、大面积烧伤、大量出汗等引起的组织脱水。

绝对性增多是指由于多种原因引起的红细胞数量增多，红细胞总容量同时增多，按其病因可分为继发性及原发性两类。继发性红细胞增多症主要见于组织缺氧、促红细胞生成素（erythropoietin，EPO）代偿性增高，如严重的慢性心肺疾病、发绀型先天性心脏病、异常血红蛋白病等。原发性红细胞增多症即真性红细胞增多症（polycythemia vera，PV），是一种慢性骨髓增殖性肿瘤，2008 年

表 1-3-10 红细胞计数与血红蛋白含量参考区间

	RBC	Hb
成年男性	(4.3～5.8)×10^{12}/L	130～175g/L
成年女性	(3.8～5.1)×10^{12}/L	115～150g/L

注：不同性别、年龄、地区、种族的健康人群红细胞计数与血红蛋白含量参考区间存在差异。参考区间引用自中华人民共和国卫生行业标准 WS/T 405-2012《血细胞分析参考区间》[21]

红细胞数及血红蛋白减少是指单位容积的循环血液中红细胞数量或血红蛋白含量或血细胞比容低于参考区间的下限，称为贫血。红细胞数量及血红蛋白含量增多是指单位容积的循环血液中红细胞数量及血红蛋白含量高于参考区间上限

WHO 真性红细胞增多症诊断标准需要同时符合下述 2 个主要标准和 1 个次要标准，或第一个主要标准和 2 个次要标准。主要标准：①男性 Hb>185g/L，女性 Hb>165g/L，或有红细胞容量增高的其他证据；②出现 *JAK2V617F* 或类似突变如 *JAK2* 12 号外显子突变。次要标准：①骨髓活检显示全血细胞明显增生，尤其红系、粒系、巨核系表现明显；②血清 EPO 水平下降；③体外试验证实有内源性红系集落形成。

红细胞数及血红蛋白的病理性减少是指由各种疾病或病理过程引起的红细胞及血红蛋白减少，见于各种贫血，根据血红蛋白结果可将贫血的严重程度分为：轻度 Hb 90g/L~参考区间下限；中度 Hb 60~90g/L；重度 Hb 30~60g/L；极重度 Hb <30g/L。根据贫血发生的病理生理机制可分为红细胞生成减少、红细胞破坏过多和红细胞丢失增加三大类，其临床意义见表 1-3-11。

（二）红细胞平均指数的临床意义

红细胞平均指数包括红细胞平均体积（mean corpuscular volume，MCV）、红细胞平均血红蛋白量（mean corpuscular hemoglobin，MCH）和红细胞平均血红蛋白浓度（mean corpuscular hemoglobin concentration，MCHC）。红细胞平均指数在一定程度上能反映贫血的红细胞群体特征，可用于贫血的形态学分类，对贫血的病因分析也有一定的提示作用，其临床意义见表 1-3-12。

表 1-3-11 贫血的病因及发病机制与临床意义

病因及发病机制	临床意义
红细胞生成减少	
骨髓造血功能障碍	
干细胞增殖分化障碍	白血病、再生障碍性贫血、纯红再障、骨髓增生异常综合征等
骨髓遭异常组织侵害	骨髓瘤、癌转移、骨髓纤维化
骨髓造血功能低下	继发性贫血，如肾病、肝病、感染性疾病等
造血物质缺乏或利用障碍	
铁缺乏和铁利用障碍	缺铁性贫血、铁粒幼细胞性贫血
维生素 B_{12} 或叶酸缺乏	巨幼细胞性贫血
红细胞破坏过多	
红细胞内在缺陷	
膜缺陷	遗传性球形红细胞增多症、阵发性睡眠性血红蛋白尿症等
酶缺陷	G-6-PD 酶缺乏症、丙酮酸激酶缺乏症等
血红蛋白异常	地中海贫血、异常血红蛋白病等
红细胞外在异常	
免疫反应	新生儿溶血病、血型不合输血后溶血病、药物性免疫性溶血性贫血
理化感染等因素	微血管病性溶血性贫血、行军性血红蛋白尿、烧伤等
其他疾病所致	脾功能亢进
红细胞丢失增加	急性失血性贫血、慢性失血性贫血

表 1-3-12 红细胞平均指数对贫血分类的临床意义

形态学分类	MCV（fl）	MCH（pg）	MCHC（g/L）	临床意义
正细胞性贫血	82~100	27~34	316~354	急性失血、急性溶血、再生障碍性贫血、白血病等
大细胞性贫血	>100	>34	316~354	叶酸、维生素 B_{12} 缺乏或吸收障碍
单纯小细胞性贫血	<82	<27	316~354	慢性炎症、尿毒症等
小细胞低色素性贫血	<82	<27	<316	铁缺乏、珠蛋白生成障碍性贫血、慢性失血等

注：参考区间引用自中华人民共和国卫生行业标准《血细胞分析参考区间》（WS/T 405-2012）

值得注意的是，红细胞平均指数反映了红细胞群体的平均情况，但无法有效阐明红细胞个体之间的差异，对一些早期贫血（如缺铁性贫血）、缺铁性贫血合并巨幼细胞性贫血等红细胞平均指数均值尚在参考区间内的情况缺乏灵敏度。

（三）红细胞体积分布宽度的临床意义

红细胞体积分布宽度（red blood cell volume distribution width，RDW）是反映外周血红细胞大小异质性的参数，用所测得的红细胞体积大小的变异系数来表示。RDW 结合红细胞平均指数分析，对贫血的鉴别诊断和寻找病因具有一定的帮助。

1. 用于缺铁性贫血与轻型地中海贫血的鉴别诊断

虽然两者都属于小细胞低色素性贫血，文献综述显示前者的 RDW 明显增高，后者一般情况下 RDW 基本正常。

2. 用于缺铁性贫血早期诊断

缺铁性贫血的早期阶段 RDW 可增高，其 MCV、MCH 可正常。

3. 用于贫血的分类

Bessman 于 1983 年提出了使用 MCV 和 RDW 对贫血进行形态学分类的方法，其临床意义见表 1-3-13。

（四）红细胞直方图和散点图的临床意义

血液分析仪除了进行 RBC、WBC、Plt 细胞计数外，还可以提供以细胞体积大小为横坐标，细胞出现相对频率为纵坐标的体积分布图，称为红细胞直方图，根据仪器红细胞计数检测的原理不同，可将红细胞分布图形分为直方图（电阻抗法）和散点图（光散射法）。

直方图可反映细胞体积大小异质性。正常红细胞直方图是一条近似于正态分布的单峰曲线，通常位于 36～360fl 范围内，横坐标表示红细胞体积，纵坐标表示不同体积红细胞出现的频率。正常红细胞主要分布在 50～200fl 范围内，可见 2 个细胞群体，在 50～125fl 区域有一个两侧几乎对称、较狭窄的正态分布曲线，分布在主峰右侧 125～150fl 区域的细胞主要为大红细胞和网织红细胞，见图 1-3-5。出现红细胞异常直方图时，常伴随曲线峰的增高与降低、左移与右移，单峰与双峰，曲线宽窄、起始高低、尾部抬高与延伸等变化。

急性失血性贫血的直方图（图 1-3-6）：峰顶约在 85 fl 处，曲线峰变低，为正常 RBC 分布直方图，MCV 与 RDW 正常。缺铁性贫血直方图（图 1-3-7）：峰顶约 65 fl 处，RBC 主峰左移，峰底变宽，RDW 轻度增高，MCV 减低。巨幼细胞性贫血直方图（图 1-3-8）：峰顶约在 110fl 处，RBC 峰明显右移，峰底明显变宽，MCV 与 RDW 增高，是叶酸或 Vit B12 缺乏引起的重要直方图特征；经叶酸和 Vit B12 治疗后，正常 RBC 群逐渐释放入血液，而病理性大红细胞仍然存在，其 RBC 直方图可呈“双峰”形，说明治疗有效。地中海贫血直方图（图 1-3-9）：顶峰约 60 fl 处，基底较窄，主峰左移，多数情况下 RDW 正常，MCV 减低。

（五）网织红细胞及相关参数的临床意义

网织红细胞（reticulocyte，RET）是介于晚幼红细胞和成熟红细胞之间的尚未完全成熟的红细胞，略大于成熟红细胞，其胞质中残余的 RNA 嗜碱性物质用煌焦油蓝或新亚甲蓝等活体染料进行活体染色后，呈蓝色的网状结构。用荧光染料染色后，使用流式细胞仪测定红细胞中的 RNA 物质含量，可将网织红细胞分为三类：高荧光强度网织红细胞（high fluorescent reticulocyte，HFR）、中荧光强度网织红细胞（middle fluorescent reticulocyte，MFR）、低荧光强度网织红细胞（low fluorescent reticulocyte，LFR）。根据 HFR、MFR、LFR 可计算网织红细胞成熟指数（reticulocyte mature index，RMI），作为反映骨髓红细胞增生状态的独立评

表 1-3-13 RDW、MCV 对贫血分类的临床意义

形态学分类	MCV	RDW	临床意义
小细胞均一性贫血	减低	正常	轻型地中海贫血
小细胞不均一性贫血	减低	增高	缺铁性贫血、血红蛋白 S 病
正细胞均一性贫血	正常	正常	急性失血、某些慢性疾病、部分再生障碍性贫血
正细胞不均一性贫血	正常	增高	早期缺铁性贫血、双相性贫血、部分铁粒幼细胞性贫血
大细胞均一性贫血	增高	正常	部分再生障碍性贫血、骨髓增生异常综合征
大细胞不均一性贫血	增高	增高	巨幼细胞性贫血、部分溶血性贫血

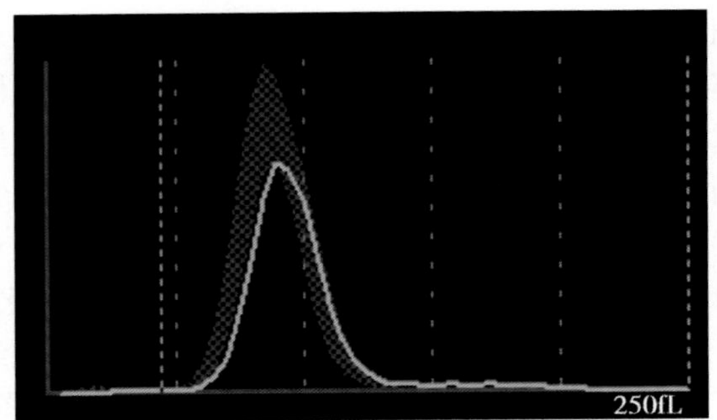

图 1-3-5 电阻抗法正常红细胞直方图

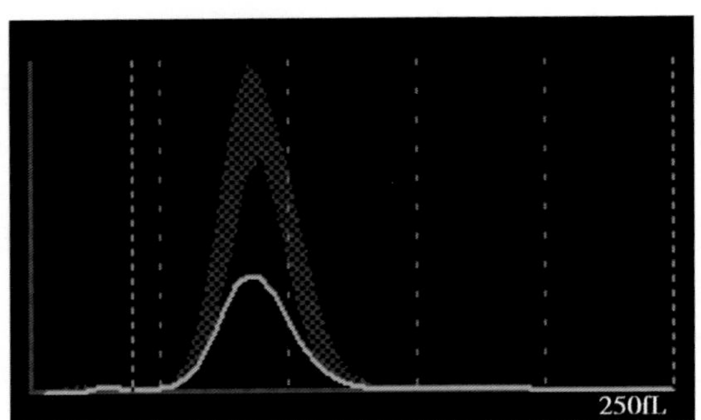

图 1-3-6 急性失血性贫血红细胞直方图

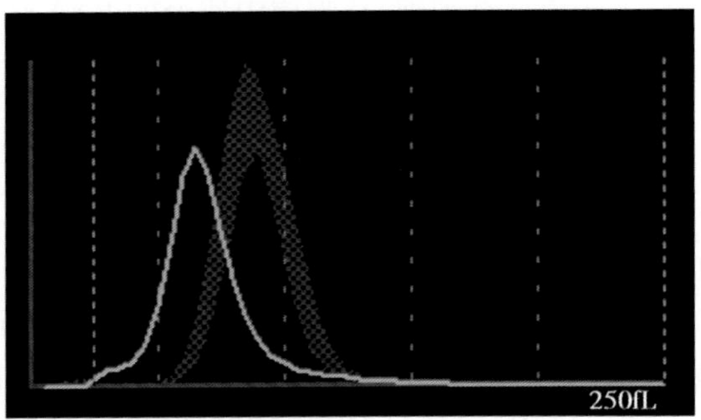

图 1-3-7 缺铁性贫血红细胞直方图

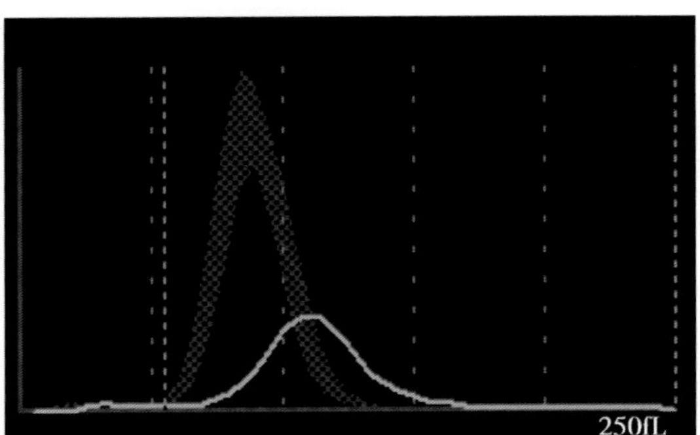

图 1-3-8 巨幼细胞性贫血红细胞直方图

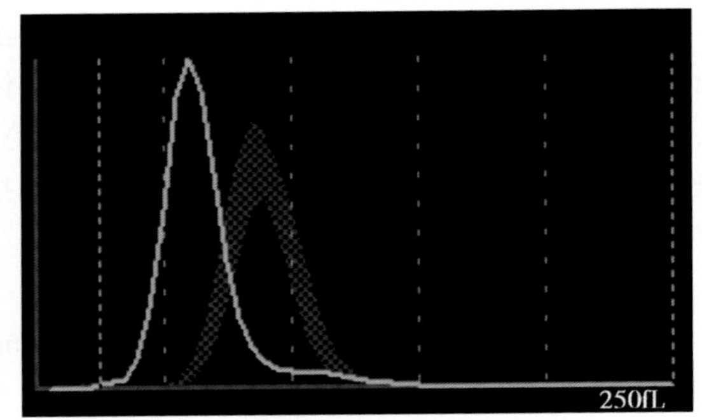

图 1-3-9 地中海贫血红细胞直方图

估指标。大多数情况下，外周血中网织红细胞数量与骨髓生成红细胞数呈线性相关，患者贫血时，骨髓中红细胞生成明显活跃，将网织红细胞提前释放入血，造成网织红细胞在血中的成熟时间显著延长，致使血中网织红细胞数量增加，为了消除这部分假阳性增加的网织红细胞，Finch 提出在贫血时用网织红细胞生成指数（reticulocyte production index，RPI）加以校正。

随着血液分析仪的发展进步，一些新的检测参数也开始接受临床实践的验证并开始应用于临床，显示其独特的临床意义。网织红细胞计数及相关参数的临床意义见表 1-3-14。

二、白细胞检测的临床意义

（一）白细胞计数与分类计数的临床意义

白细胞计数是指测定单位容积的外周血液中的白细胞总数，根据粒细胞的动力学特点，白细胞计数结果反映的是循环池的粒细胞数量，在各种生理或病理情况下，边缘池与循环池粒细胞之间的动态平衡被打破导致白细胞计数结果波动幅度较大，并影响各种类型白细胞的比例。

白细胞计数对感染性疾病的诊断、鉴别诊断，炎症、组织损伤或坏死、急性中毒的诊断及鉴别诊断，恶性肿瘤、白血病等的诊断和疗效评估具有非常重要的临床应用价值。其参考区间是（3.5～9.5）$\times10^9$/L（参考区间引用自中华人民共和国卫生行业标准 WS/T 405-2012《血细胞分析参考区间》）。外周血白细胞数量的变化受到生理状态和病理因素的影响，如运动后、情绪激动、高温、寒冷等情况下白细胞总数常增加，临床应用时应注意鉴别，其临床意义需结合白细胞分类计数结果综合评估。

表 1-3-14　网织红细胞及相关参数的临床意义

参数	含义	临床意义
RET 绝对值	准确反映红细胞造血情况	增高:表示骨髓造血功能旺盛,见于溶血性贫血、急性失血性贫血、缺铁性贫血及巨幼细胞性贫血治疗后 降低:表示骨髓造血功能减低,见于再生障碍性贫血、急性白血病、淋巴瘤、骨髓瘤、肿瘤化疗后等
RET 百分率	评价红系造血简单有效	同 RET 绝对值
RPI	网织红细胞生成指数	增加:提示肾功能、促红细胞生成素反应和骨髓功能良好 降低:提示骨髓增生低下或红系成熟障碍
IRF	未成熟网织红细胞	(1)评价骨髓功能:骨髓功能抑制时,HFR 和 MFR 减低早于 CBC 计数,骨髓功能恢复时,HFR 或 MFR 增高较快 (2)治疗监测:监测急性白血病患者化疗及骨髓移植前、后骨髓功能恢复情况
RMI	网织红细胞成熟指数	增高:溶血性贫血、ITP、急性白血病化疗前、多发性骨髓瘤 降低:与骨髓衰竭或无效造血有关,如巨幼细胞性贫血等
CHr	网织红细胞血红蛋白含量	反映体内铁蛋白代谢的最新状态,可用于缺铁性贫血及铁利用障碍等慢性功能性贫血的诊断和鉴别诊断。
RET-He	网织红细胞血红蛋白含量	与 CHr 相同
RDWr-SD	网织红细胞分布宽度标准差	增高:提示缺铁性贫血 正常或降低:提示杂合子珠蛋白生成障碍性贫血

白细胞分类计数可分为绝对值分类计数和百分数分类计数,前者是指分别定量计数单位容积的全血中含有的各种白细胞的绝对数量,后者是指计算在一定数量的白细胞中各种类型的白细胞所占的百分比例。由于不同类型的白细胞其生理功能各异,其数量或形态的变化可由不同因素造成。外周血液中,中性粒细胞占白细胞总数的40%~75%,故其数量变化的临床意义与白细胞总数变化的临床意义基本保持一致,但是例外的情况也常存在,如淋巴细胞、嗜酸性粒细胞数量上的显著改变也会引起白细胞计数的变化,因此,如出现白细胞计数与中性粒细胞数量不一致的情况,尤其需要仔细分析。

1. 白细胞减少

外周血白细胞<3.5×10^9/L 称为白细胞减少;外周血中性粒细胞绝对值成人<1.8×10^9/L 称为粒细胞减少症;外周血白细胞<1.8×10^9/L,中性粒细胞绝对值<0.5×10^9/L 称为粒细胞缺乏症。

(1)生理性白细胞减少:白细胞数量的生理性波动较大,白细胞计数结果在 30%以内波动并无较大临床意义,只有通过定时和连续观察才有诊断价值。某些患者白细胞减少有明显的周期规律,无临床症状,多与体内生理因素变化有关,称为周期性白细胞减少。

(2)白细胞分布异常:某些生理或病理状态下,由于细胞分布异常造成功能池白细胞减少或循环池白细胞减少,实际上白细胞数量在参考区间内,临床上称为假性白细胞减少,可通过肾上腺素试验或肾上腺皮质激素试验来进行确诊。

(3)药物因素:所有化疗药物和多数免疫抑制剂均可使外周血白细胞减少,且以中性粒细胞减少最为显著;临床常用抗生素如 β-内酰胺类抗生素、磺胺类药物,抗真菌药物如氟康唑、两性霉素 B 等对白细胞成熟均有抑制作用,从而导致外周血白细胞减少。

(4)理化因素:短期内大量或长期持续接触放射性或有毒的物质,可导致白细胞总数及中性粒细胞数量减少。

(5)继发性减少:自身免疫性疾病(如系统性红斑狼疮、类风湿性关节炎等)、代谢性疾病、过敏性疾病、恶性肿瘤等的急性期和疾病晚期可发生继发性白细胞减少。

(6)感染及炎症:病毒感染如流感、麻疹、肝炎、疱疹等病毒性感染所致的中性粒细胞减少多伴有淋巴细胞增多,白细胞总数可减少或轻度减少或正常;细菌感染,尤其是 G-杆菌感染时甚至会发生败血症，白细胞总数可明显减少。

（7）急性白血病：各种类型的急性白血病，其白细胞总数可增多、正常或减少，一般同时伴有红细胞、血小板的减少，由于白血病细胞的极度增生可导致中性粒细胞数量或淋巴细胞数量显著减少。单纯的血象分析对疾病的诊断远远不够，需同时结合骨髓象、临床病史和体征进行分析。

（8）其他血液系统相关疾病：再生障碍性贫血、骨髓增生异常综合征、骨髓纤维化等都表现出外周血白细胞总数以及中性粒细胞绝对值减少，同时伴有红细胞、血小板减少，甚至外周血可见幼稚粒细胞。

（9）免疫缺陷综合征：分为先天性和后天性免疫缺陷症，前者主要是B淋巴细胞功能减低，典型的病例表现出低免疫球蛋白血症；后者主要是T淋巴细胞数量减少和功能异常，如AIDS、器官移植术后应用免疫抑制剂等，白细胞总数可减少或正常，淋巴细胞绝对值一般减少。

2. 白细胞增高

（1）生理性增高：年龄（5岁以下儿童淋巴细胞比例较高可达50%，随着年龄增长，淋巴细胞比例逐渐下降、中性粒细胞比例逐渐上升）；日间变化（中性粒细胞安静及放松时较少，多动和进食后较多；下午较上午高；1天之内变化可相差1倍）；运动、疼痛、情绪变化、妊娠及分娩、吸烟等，均可导致中性粒细胞增多或同时伴有白细胞总数增多。

（2）药物因素：肾上腺皮质激素、乙酰胆碱、雄性激素、组胺、洋地黄等药物可引起中性粒细胞增多或同时伴有白细胞总数增多。

（3）中性粒细胞增高为主：①组织损伤如外伤、烧伤、心肌梗死、脑出血等引起组织坏死时白细胞总数及中性粒细胞数量均有不同程度增高；②急性感染如细菌、某些病毒、真菌、螺旋体、立克次体及寄生虫感染等；③炎症如风湿性关节炎、支气管炎、肾炎、结肠炎、胰腺炎、皮炎等；④严重血管内溶血或急性失血，如ABO血型不合输血、消化道大出血、脾破裂、宫外孕等；⑤急性中毒如化学物质、药物、生物毒素等中毒，多与趋化因子增多有关；⑥非造血系统恶性肿瘤：消化道肿瘤、肺癌等；⑦类白血病反应。

（4）淋巴细胞增高为主：是指外周血淋巴细胞绝对值增多，成人>4.0×10^9/L；4岁以上儿童>7.2×10^9/L；4岁以下儿童>9.0×10^9/L，包括生理性增高和病理性增高，其病理性增高的原因可见于：①传染性单核细胞增多症：病理性淋巴细胞增多中最常见的类型；②感染性疾病：典型急性细菌感染的恢复期，某些病毒所致急性传染病（如流感、风疹、水痘、病毒性肝炎、腮腺炎等），某些慢性感染如结核病的恢复期或慢性期等；③白血病：以原始淋巴细胞增多为主如急性淋巴细胞白血病，以成熟样淋巴细胞增多为主如慢性淋巴细胞白血病；④组织移植术后，排斥前期淋巴细胞绝对值增高；⑤血液系统其他疾病：再生障碍性贫血、粒细胞减少症时淋巴细胞比例相对增高，但其绝对值不一定增高。

（5）单核细胞增高为主：成人单核细胞占白细胞总数的3%~10%，单核细胞增多是指成人外周血液单核细胞绝对值>0.8×10^9/L。其原因包括：①某些传染病（疟疾、结核等）、急性感染（巨细胞病毒、疱疹病毒、亚急性细菌性心内膜炎等）恢复期、慢性感染等；②急性单核细胞白血病；③恶性疾病：如胃癌、结肠癌等。

（6）嗜酸性粒细胞增高为主：成熟嗜酸性粒细胞在外周血中所占比例较低，绝对值<0.5×10^9/L，成人外周血液中嗜酸性粒细胞绝对值>0.5×10^9/L称为嗜酸性粒细胞增多。①继发性嗜酸性粒细胞增高：过敏反应（食物、异体蛋白、植物或寄生虫过敏）；器官移植后处于排异反应期；自身免疫性疾病如系统性红斑狼疮、干燥综合征、类风湿性关节炎等。②感染性疾病：传染性单核细胞增多症、结核病、猩红热等，多数感染性疾病的感染期嗜酸性粒细胞减少而恢复期嗜酸性粒细胞增多，但猩红热急性感染期嗜酸性粒细胞增多。③血液病：如慢性粒细胞白血病、恶性淋巴瘤、嗜酸性粒细胞白血病等。④高嗜酸性粒细胞增多综合征等。

（7）嗜碱性粒细胞增高：外周血嗜碱性粒细胞绝对值>0.1×10^9/L称为嗜碱性粒细胞增多，其临床意义可见于：①过敏性和炎症性疾病：食物、药物、吸入性过敏性反应；溃疡性结肠炎、荨麻疹、风湿性关节炎等，可同时伴有白细胞或中性粒细胞增多。②骨髓增殖性疾病：慢性粒细胞白血病外周血嗜碱性粒细胞增高，当外周血嗜碱性粒细胞比例≥20%时，提示慢性粒细胞白血病急变期。

（二）白细胞分类参数的临床意义

白细胞计数及白细胞分类计数的临床意义已

经明确，在血液分析仪的发展和应用过程中，新近开发的一些白细胞检测参数，也显示出其独特的临床应用价值。

1. 未成熟粒细胞

未成熟粒细胞（immature granulocytes，IG）包括晚幼粒细胞、中幼粒细胞和早幼粒细胞但不包括原始粒细胞。其在外周血中出现是骨髓造血功能增强、髓血屏障的破坏或出现髓外造血的重要信息，是临床对炎症、血液病、成人和婴幼儿感染性疾病和败血症等疾病进行诊断、治疗监测和提示预后的重要参数。

2. 造血祖细胞

造血祖细胞（hemopoieticprogenitorcell，HPC）是反映以 $CD34^+$ 为主的造血祖细胞的参数，由造血干细胞分化而来。全自动血液分析仪可通过幼稚细胞通道（immature granulocyte inspection，IMI）检测外周血中造血祖细胞的变化，可用于准确判断外周血造血干细胞最佳采集时机、观察白血病患者造血功能的恢复及脐血中造血干细胞的评估等。其结果与流式细胞仪检测结果具有较好的相关性。

（三）白细胞直方图和散点图的临床意义

1. 白细胞直方图（histogram）

见于在三分群法血液分析仪，基本原理是电阻抗原理，即细胞作为一种物理颗粒，在通过电场时产生电阻，从而出现脉冲波，脉冲波的数量反映了血细胞的数目；而不同体积大小的细胞所产生的脉冲波大小也不相同，根据脉冲波的大小可对不同的血细胞进行分类计数，在 35~450fl 范围内将白细胞分为 3 群。第 1 群，通道在 35~95fl 之间为小细胞区，以成熟淋巴细胞为主，在异常情况下包括有核红细胞和巨大血小板等；第 2 群，通道在 96~159fl 之间为中间细胞区，以单核细胞为主，包括嗜酸性、嗜碱性粒细胞，在异常情况下还可包括原始细胞或幼稚细胞；第 3 群，通道在 160~450fl 之间为大细胞区，以中性粒细胞为主，包括杆状核粒细胞和晚幼粒细胞。由于正常外周血中的白细胞以中性粒细胞、淋巴细胞和单核细胞为主，白细胞直方图显示为有 3 个峰的光滑曲线，且在这 3 群细胞分布区域的交界处均存在一个低谷（即报警监测点）。当白细胞分类比例异常或出现异常细胞时，白细胞直方图曲线峰的高低、数量和低谷区特征将出现一些变化：①淋巴细胞峰左侧区域异常：血小板聚集、巨大血小板、有核红细胞、未溶解红细胞、白细胞碎片、蛋白质等。②淋巴细胞峰与单核细胞峰之间区域异常：异型淋巴细胞、浆细胞、原始细胞、嗜酸性粒细胞、嗜碱性粒细胞增多。③单核细胞峰与中性粒细胞峰之间区域异常：未成熟中性粒细胞、异常细胞亚群、嗜酸性粒细胞增多、核左移。④中性粒细胞峰右侧区域异常：中性粒细胞绝对增多。

目前，三分群血液分析仪根据细胞大小对白细胞进行分群已不能满足临床需求，五分类全自动血液分析仪综合运用了电学法和光化学法作为检测原理，将过去简单的仅靠电阻抗法以溶血剂“修饰”后的细胞颗粒体积大小为基础的“分群”发展到利用多项高新技术（如射频、细胞化学染色、荧光染色和流式细胞术）联合同时检测一个白细胞，形成了以细胞体积大小、核结构、胞浆内含物及荧光强度等特点对白细胞进行分类，极大提高了白细胞分类的准确性，起到差异化辨别目的，更准确的定位细胞类型，将白细胞真正的区分为五类，并可提供相应的白细胞分类散点图（scatter gram），为各种血液疾病提供准确的辅助诊断信息，起到初筛的作用。

2. 白细胞散点图

多项检测技术联合检测一个白细胞，形成以细胞大小、核结构及胞质内含物等特点综合分析的分类技术，并提供相应的白细胞分类散点图。因检测原理不同，不同生产厂商的白细胞散点图位置不同，以 XE 系列血细胞分析仪的白细胞散点图为例进行介绍如下。正常白细胞分类散点图见图 1-3-10。慢性粒细胞白血病患者中性粒细胞区域与嗜酸性粒细胞区域细胞数量明显增多，见图 1-3-11。慢性淋巴细胞白血病患者成熟淋巴细胞区域细胞数量明显增多，见图 1-3-12。嗜碱性粒细胞增高白细胞散点图见图 1-3-13，其在 WBC/BASO 通道更能明显观察，见图 1-3-14。白血病是一种常见的血液系统恶性疾病，它可导致血细胞数量和成分的变化。这些形态及细胞结构发生异常改变的白血病细胞，在通过 DIFF 通道时细胞不分类或分类不明，急性白血病患者白细胞散点图见图 1-3-15；其特点在 IMI 通道更能明显观察，见图 1-3-16。可见，散点图异常是检出白血病初诊患者并辅助判断白血病类型的重要指标，尤其是对白细胞数正常和（或）无警示异常白血病患者。

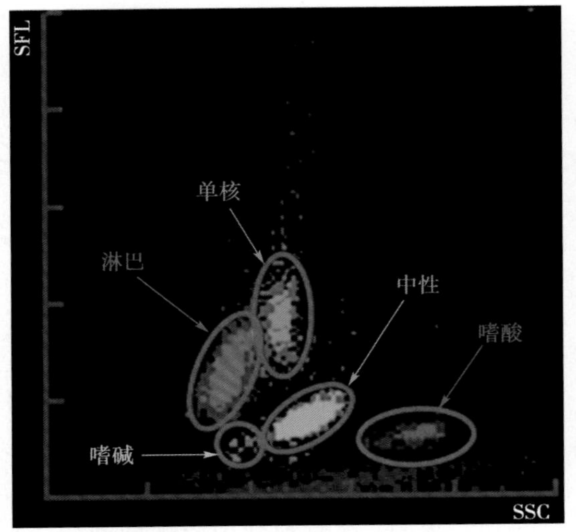

图 1-3-10　正常白细胞散点图

注：SSC：侧向散射光强度；SFL：侧向荧光强度

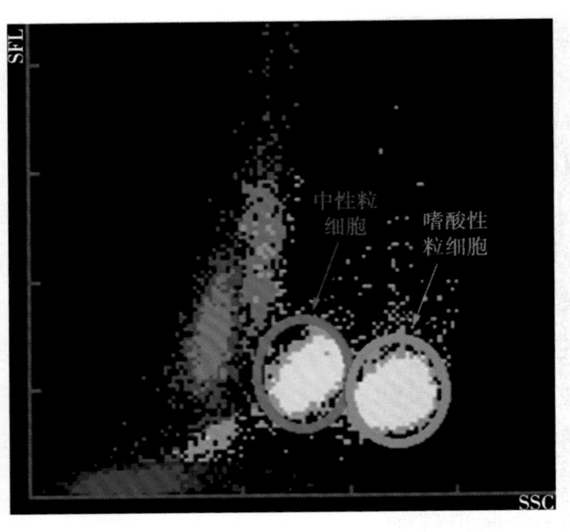

图 1-3-11　慢性粒细胞白血病患者白细胞散点图

注：SSC：侧向散射光强度；SFL：侧向荧光强度

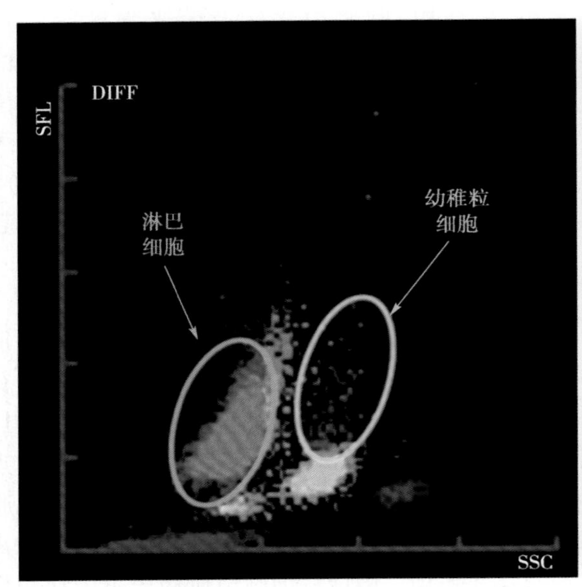

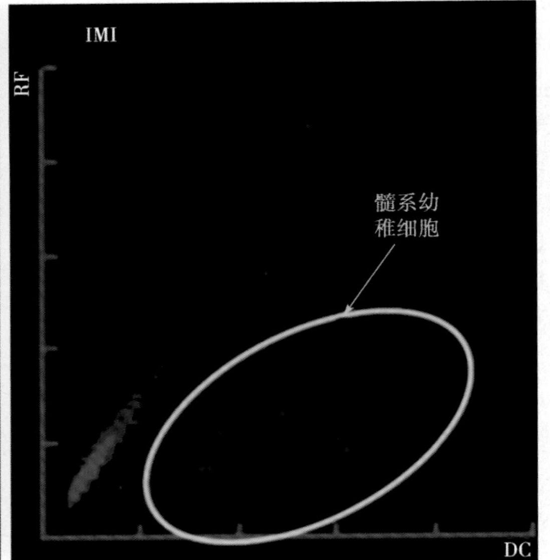

图 1-3-12　慢性淋巴细胞白血病患者白细胞散点图

注：SSC：侧向散射光强度；SFL：侧向荧光强度；DC：直流电信号强度；RF：射频信号强度；白细胞和淋巴细胞明显增高，有少量幼稚粒细胞，但是 IMI 通道几乎没有髓系的幼稚细胞

三、血小板及其相关参数的临床意义

血小板是血液中体积最小的细胞，由骨髓巨核细胞产生，具有维持血管内皮完整性以及黏附、聚集、释放、促凝和血块收缩等功能。常规血小板检测主要包括 Plt、MPV 及网织血小板（reticulated platelets，RP）等参数。

（一）血小板计数的临床意义

血小板计数是测定单位容积血液中的血小板数量，是出、凝血检查最常用的筛检试验之一，也是临床上出血与血栓性疾病诊断和鉴别诊断的重要依据之一。正常成年人血小板数量为（125～350）×10^9/L（参考区间引用自行业标准 WS/T 405-2012《血细胞分析参考区间》），血小板计数升高或降低，与患者自身的因素、药物、手术及疾病的发生、发展、预后等密切相关。

1. 生理性变化

（1）时间：正常人血小板数量在一天内可有 6%～10%的变化，表现为午后血小板计数略高于早晨；

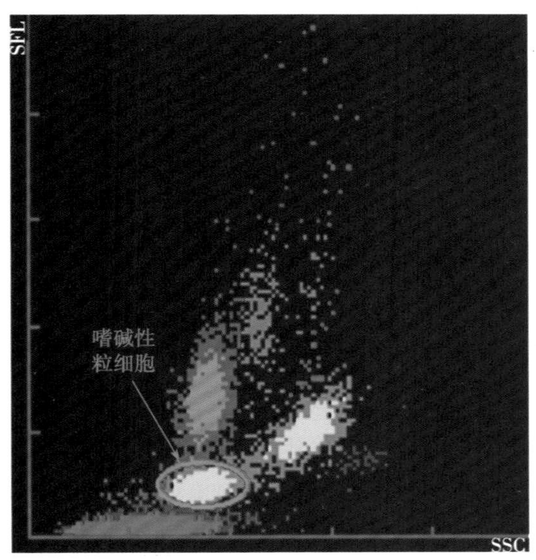

图 1-3-13 嗜碱性粒细胞增高白细胞散点图

注：SSC：侧向散射光强度；SFL：侧向荧光强度

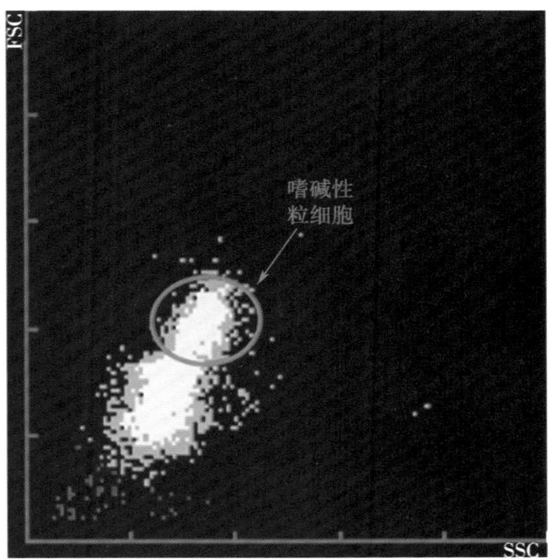

图 1-3-14 嗜碱性粒细胞增高白细胞散点图—WBC/BASO 通道

注：SSC：侧向散射光强度；FSC：前向散射光强度

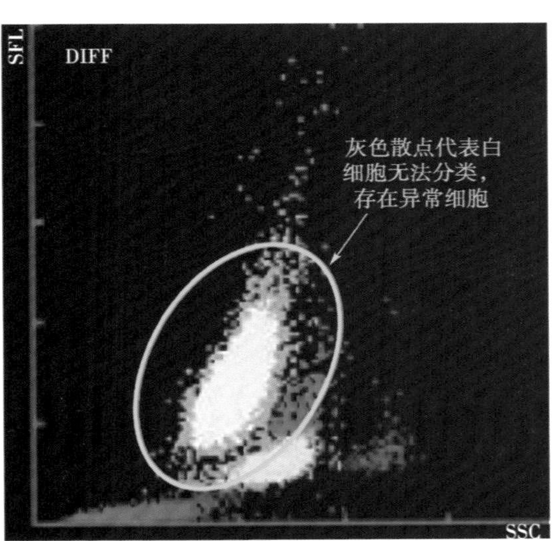

图 1-3-15 急性白血病（M3）患者白细胞散点图

注：SSC：侧向散射光强度；SFL：侧向荧光强度；白细胞显著增高，白细胞不分类

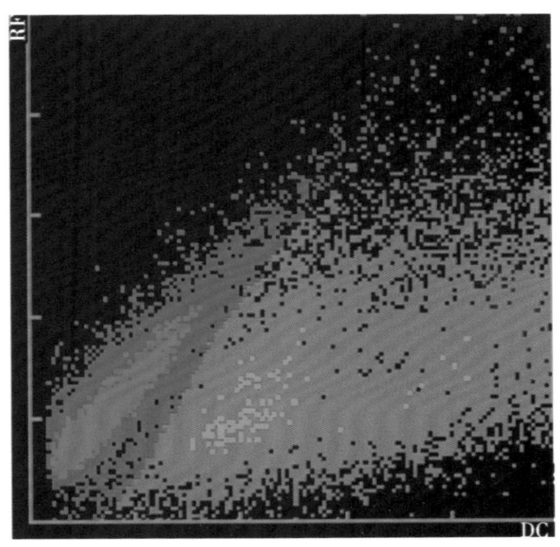

图 1-3-16 急性白血病（M3）患者白细胞散点图-IMI 通道

注：DC：直流电信号强度；RF：射频信号强度

（2）季节：春季较低、冬季较高；

（3）地区：高原地区居民血小板计数较高，平原地区居民较低；

（4）运动：激烈运动及饱餐后增高、休息后恢复；

（5）月经前低于月经后、妊娠中晚期增高、分娩后减低；

（6）静脉血比毛细血管高 10%。

2. 药物因素

某些药物可引起 Plt 的变化，如口服避孕药、雌激素、肾上腺素、头孢菌素类、干扰素、类固醇、普萘洛尔、免疫球蛋白、重组人促红细胞生成素等可导致血小板数量增多；对乙酰氨基酚、阿司匹林、化疗药物、氯霉素、H2 受体拮抗剂、盐酸氯喹、氯噻嗪、奎尼丁、苯妥英、利福平、磺胺类药物、氯霉素、硝酸甘油和三环类抗抑郁药等则可引起血小板数量降低。

3. 病理性变化

各种病理状态可引起血小板数量减少或增多。血小板减少是导致出血的常见原因之一。当血小板计数为(20~50)×10^9/L 时,可有轻度出血或手术后出血;低于 20×10^9/L 时,可有较严重的出血;低于 5×10^9/L 时,可发生严重出血。血小板超过 400×10^9/L 为血小板增多。病理性血小板减少和增多的原因及临床意义见表 1-3-15。

4. 血小板计数假性增高或降低的因素分析

血液分析仪检测 Plt 具有简便、快速、高效、高重复性等特点,但在实际操作中,血小板检测结果的不稳定仍是比较突出的问题,其影响因素及纠正措施见表 1-3-16。

在应用 Plt 进行血栓及出血性疾病的诊断和鉴别诊断时,应注意排除生理、药物及以上影响因素对血小板计数的影响,并结合临床症状、体征和其他实验室指标做出准确判断。

表 1-3-15 病理性血小板减少和增多的原因及临床意义

血小板	原因	临床意义
减少	先天性	新生儿血小板减少症、巨大血小板综合征等
	生成减少	急性白血病、再生障碍性贫血、骨髓肿瘤、巨幼细胞性贫血等
	破坏过多	特发性血小板减少性紫癜、脾功能亢进、系统性红斑狼疮等
	消耗增加	DIC、血栓性血小板减少性紫癜等
	分布异常	脾大、血液稀释等
增多	原发性	原发性血小板增多症、慢性粒细胞性白血病、真性红细胞增多症等
	反应性	大出血、急性溶血、急性化脓性感染、肿瘤等
	其他	脾切除、外科手术后等

表 1-3-16 血小板计数的影响因素及纠正措施

影响因素	具体原因	影响结果	纠正措施
仪器	计数管路不清洁	假性增高	定期维护清洗
试剂	试剂质量不佳(如过滤不彻底、细菌生长等)	假性增高	使用与仪器配套的高质量试剂
标本采集	采血速度慢、出血不畅、挤压采血部位、组织因子混入标本等	假性降低	保证采血快速顺利、正确摇匀
标本放置时间	1)采血后立即检测,血小板可逆聚集 2)采血后放置过久,红细胞破坏	假性降低 假性增高	在采血后 15~30min 内检测
抗凝剂	EDTA 依赖性血小板聚集及卫星现象	假性降低	采用枸橼酸抗凝或显微镜计数
溶血不完全	形成大量红细胞碎片	假性增高	光学法复查或显微镜计数
红细胞或血小板	1)小红细胞增多 2)巨大血小板增多	假性增高 假性降低	光学法复查或显微镜计数
冷凝集素	血小板凝集	假性降低	37℃温育后复查
疾病因素	1)高镁血症、高胆固醇、高甘油三酯可使血小板聚集性增高	假性降低	光学法复查或显微镜计数
	2)溶血性疾病或慢性粒细胞性白血病患者经治疗后血液出现较多红细胞碎片	假性增高	
	3)菌血症患者血液出现大量细菌	假性增高	
	4)白血病、妊娠、血栓性疾病、糖尿病等血浆中冷纤维蛋白增加、非晶体物质聚集	假性增高	

表 1-3-17 不同疾病 MPV 与 Plt 的关系

Plt	MPV	临床意义
正常	正常	正常人、原发性高血压、骨髓增殖状态、代偿性血小板减少症等
降低	正常	骨髓抑制恢复期、特发性血小板减少性紫癜、再生障碍性贫血、巨幼细胞贫血、红斑狼疮、药物引起的骨髓抑制等
降低	增大	特发性血小板减少紫癜、先兆子痫、急性心肌炎、糖尿病等
降低	降低	再生障碍性贫血、巨幼细胞性贫血、发育不良性贫血、骨髓纤维化或肿瘤细胞浸润危及造血时、骨髓化疗后、单纯巨核细胞发育不全、AIDS、败血症、遗传性 Wiskott-Aldrich 综合征、脾亢等
升高	正常	大面积的炎症、感染、营养性疾病、肿瘤、反应性血小板增多症等
升高	升高	慢粒、脾切除术后、缺铁等

(二)血小板平均体积的临床意义

MPV 代表单个血小板的平均体积,是血细胞分析中的一个重要参数。MPV 反映血小板的成熟度,其参考区间因人群和检测仪器而异。随成熟度的增加,血小板体积减小,因此,MPV 检测可用于鉴别血小板数量异常的原因及判断骨髓造血功能。

1. MPV 与血小板数量

(1)鉴别血小板减少的原因:骨髓造血功能损伤致使血小板减少时,MPV 减小;血小板在周围血液中破坏增多而减少时,MPV 增大;血小板分布异常致血小板减少时,MPV 正常。

(2)MPV 增大可作为骨髓造血功能恢复的较早期指标:骨髓造血功能衰竭时,MPV 与 Plt 同时持续下降;造血功能抑制越严重,MPV 越小;当造血功能恢复时,MPV 增大常先于 Plt 升高。

(3)MPV 增大可见于:骨髓纤维化、特发性血小板减少性紫癜、血栓性疾病及血栓前状态、脾切除、巨大血小板综合征、镰状细胞贫血等。

(4)MPV 减小可见于:脾亢、化疗后、再生障碍性贫血、巨幼细胞性贫血等。

(5)在实际临床工作中,MPV 一般与 Plt 结合分析,其临床意义更有价值,见表 1-3-17。

2. MPV 与血小板功能

血小板的大小和体积一方面反映骨髓中巨核细胞的增生、代谢及血小板的生成情况,另一方面与血小板的超微结构、酶的活性及功能状态有密切关系。随着 MPV 增大,血小板的聚集和释放功能明显加强。因此,MPV 也是血小板活化的一个重要指标;MPV 升高,血小板体积增大,活化能力增强。近来的研究证实,MPV 在多种血栓性疾病(急性冠状动脉综合征、脑梗等)明显升高,与疾病的发生、发展及预后密切相关,其对该类疾病的早期诊断和病情判断甚至比 Plt 更有价值。据报道,患心绞痛且做血管成形术的患者,术后再狭窄组的 MPV 值明显升高;术后到下一次手术期间,MPV 与最小血管腔直径的变化呈正相关,表明血小板大小可能影响冠状动脉成形术后再狭窄的发展,MPV 越大,再狭窄的危险性越高。

大血小板除了代谢活跃,还具有黏附力强和止血性强的特点。研究证实,MPV 与 Plt 体外功能明显相关,胶原和凝血酶诱导 Plt 聚集的速度和程度与 MPV 呈正相关。同时,有出血倾向的患者其 MPV 显著低于无出血倾向者;即使 Plt 重度减低,若 MPV 高于 6.4fl 时出血的发生率仍然较低。测定新鲜全血和用其制成的血小板浓缩物的 MPV 值,若血小板浓缩物的 MPV 值小于新鲜全血的 MPV 值,则表示大的、年轻的、密度大的血小板都混入红细胞中;反之,若血小板浓缩物的 MPV 值大于新鲜血的 MPV 值,表明分离出了大的、质量高的血小板。研究表明,在一定范围内输入数量多但 MPV 小的血小板,其止血效果不如 Plt 较少但 MPV 大的血小板明显。因此,MPV 不但可以反映血小板分离效果,还可以显示输入血小板的质量。

3. 其他

MPV 还可作为诊断新生儿菌血症的参考依据之一。新生儿刚出生时,尽管血培养阳性,但 MPV 值正常,3 天后 MPV 明显升高,一般大于 10.8fl,而 PDW 大于 19.1%,高 MPV 和 PDW 对诊断菌血症的特异性分别为 95%和 79%,且阳性率较高。

（三）网织血小板的临床意义

1969 年 Ingram 和 Cooper Smith 对失血性 Beagle 犬的外周血进行新亚甲蓝染色后镜检观察到部分清晰的浓染网状结构的血小板，命名为网织血小板（reticulated platelets，RP）。网织血小板是从骨髓中释放入血的新生血小板，其胞浆内不含细胞核和 DNA，仅残留 mRNA 和粗面内质网，保留合成少量蛋白质的能力。RP 检测是反映骨髓血小板生成状态的有用指标，RP 百分率（immature platelet fraction，IPF）及绝对值计数（RPC）对于分析骨髓巨核细胞血小板生成动力学和血小板减少机制具有重要意义。网织血小板的临床应用主要体现在下列几个方面。

1. 诊断和鉴别诊断血小板减少症

在血小板破坏增多或生成不足所致的疾病中，RP 的比例和绝对值均有相应的显著变化，在临床上可作为 ITP 诊断的重要指标，并可与其他血小板破坏增多性疾病如脾亢等相鉴别。ITP 患者血小板破坏增加，骨髓生成血小板加快，外周血中新生血小板增多，使 RP 比例升高；但由于血小板寿命缩短，RP 绝对值减少。脾亢虽有血小板减少，但 RP 比例接近正常，RP 绝对值亦低于正常水平。循环中 RP 的百分率与 Plt 呈反比，RP 增加反映骨髓血小板的生成能力较好，因此对于临床表现典型的 ITP 患者可以不进行骨髓检查，而采用 RP 计数辅助诊断，这对小儿 ITP 患者具有更重要的临床意义。

2. 了解骨髓抑制后恢复血小板生成的功能状态

再生障碍性贫血、白血病及肿瘤等患者由于骨髓受抑制，故血小板总数减少，而 RP 比率基本正常。化疗后，血小板总数上升前 4~5 天，RP 比率即开始明显增高，因此 RP 可较 Plt 更敏感地反映血小板再生情况。研究显示，恶性肿瘤患者化疗后的 WBC、Plt 显著低于化疗前，而 RP 及 IPF 明显高于化疗前；在化疗过程中 RP 及 IPF 先于 WBC 和 Plt 升高，提示其可作为评价肿瘤患者化疗过程中骨髓造血状态的指标。

3. 判断骨髓及造血干细胞移植后骨髓功能

RP 是自体同源骨髓移植中预测骨髓功能恢复的有用指标，其在 Plt 增加前增加，能早期判断骨髓造血功能的恢复，并为移植后血小板输注与否提供依据。相比于骨髓移植者，造血干细胞移植者的骨髓功能恢复更早，表现在 Plt 恢复时间短，RP 值较高，RP 峰值出现较早。有研究观察了 6 例进行外周血干细胞移植的患者，发现 IPF 与骨髓造血功能重建有很好的相关性，IPF 在移植后的升高领先于 Plt 计数的升高时间 1~2 天，因此该研究建议，临床预防性的血小板输注（Plt 阈值为 $10\times10^9/L$）可因 IPF 的作用而延迟，也就是说，当患者在外周血干细胞移植后 Plt<$10\times10^9/L$，而患者的 IPF 在移植后 24~48 小时开始升高，同时患者没有感染、出血等症状，血小板的输注应该推迟。

4. 在急性冠脉综合征中的应用

急性冠脉综合征（acute coronary syndrome，ACS）是冠状动脉粥样硬化斑块破裂进而形成血栓的结果。近年来一些研究结果显示，血小板活化可促进血栓的形成，因而与 ACS 有着一定的联系，在其发生发展中可能起着重要的作用。据报道，ACS 患者 IPF、高荧光 IPF（H-IPF）均明显高于正常对照，与 Hb、Hct、Plt、RBC 呈明显的负相关，而 MPV 仅与 Plt 呈负相关，提示 IPF 是判断 ACS 患者血栓形成危险性的一个重要指标，在监测、评估抗血小板治疗方面有着巨大的价值。

5. 在肝脏疾病中的应用

肝硬化患者进行肝移植手术后，由于血小板消耗增加以及血栓形成导致 Plt 下降，移植后 RP 增加，之后外周血小板数量逐渐恢复。研究显示，对 8 例肝移植患者分别测定其 Plt、IPF 及血小板生成素（thrombopoietin，TPO），其中有 7 例患者的 IPF 早于 Plt 升高；而在这 7 例患者中有 5 例伴有 TPO 的升高，表明 IPF 可以反映血小板的生成，并作为肝移植患者血小板检测指标。

6. 在原发性血小板增多症（essential thrombocythemia，ET）中的应用

检测 RP 对预测 ET 患者血栓形成有一定的临床意义。ET 无并发血栓形成时，RP 比率无明显变化；而 ET 并发血栓形成时，RP 比例与健康者相比有显著差异，可能是与 RP 对凝血酶原受体激动肽刺激有较强的反应性有关。

7. 在其他疾病中的应用

近年来，网织血小板还被广泛研究并应用于其他多种疾病的诊断和疗效评价。甲亢患者 IPF 增加，治疗后 IPF 明显减少，提示 IPF 可作为甲亢治疗效果判断的辅助指标。妊娠高血压患者 IPF 明显高于正常妊娠者，提示 IPF 可能在鉴别正常妊娠和妊娠高血压方面提供帮助。系统性红斑狼

疮(systemic lupus erythematosus,SLE)患者可能由于各种自身抗体作用于造血系统引起巨核细胞成熟受阻而导致轻重不等的血小板减少,故对此类患者同时测定外周血 RP 及 TPO 可以帮助临床及时了解和分析病情,分析可能的原因,为临床治疗提供尽可能多的依据。

(江 虹)

参考文献

1. CLSI.Validation,Verification,and Quality Assurance of Automated Hematology Analyzers; Approved Standard-Second Edition:H26-A2[S].Wayne,PA:Clinical and Laboratory Standards Institute,2010.
2. 卫生部临床检验标准专业委员会.临床血液学检验常规项目分析质量要求:WS/T 406-2012[S].北京:中国标准出版社,2012.
3. Schoorl M, Schoorl M, Oomes J, et al. New fluorescent method (PLT-F) on Sysmex XN2000 hematology analyzer achieved higher accuracy in low platelet counting[J].Am J Clin Pathol,2013,140(4):495-499.
4. CLSI.Methods for Reticulocyte Counting (Automated Blood Cell Counters, Flow Cytometry, and Supravital Dyes; Approved Guideline-Second Edition:H44-A2[S].Wayne,PA:Clinical and Laboratory Standards Institute,2004.
5. 卫生部临床检验标准专业委员会.白细胞分类计数参考方法:WS/T 246-2005[S].北京:中国标准出版社,2005.
6. 孙芾,王厚芳,于俊峰,等.血细胞显微镜复检标准的制定及临床应用[J].中华检验学杂志,2005,28(2):155-157.
7. Barnes PW, McFadden SL, Machin SJ, et a1. The international consensus group for hematology review: suggeated criteria for zction following automated CBC and WBC differential analysis[J].Lab Hematol,2005,11(2):83-90.
8. XE-2100 血细胞分析复检标准制定协作组.Sysmex XE-2100 自动血细胞分析和白细胞分类的复检规则探讨[J].中华检验医学杂志,2008,31(7):752-757.
9. 王厚芳,孙芾,于贵杰,等.国际血细胞复检规则在贝克曼-库尔特系列血细胞分析仪上的应用及改进方案[J].中华检验医学杂志,2008,31(7):758-762.
10. 北京协和医院血细胞分析复检规则制定组.Siemens Advia 2120 血细胞分析仪复检规则的制定及应用[J].中华检验医学杂志,2010,33(7):674-679.
11. 黄骥斌,曾婷婷,郭曼英,等.CellaVision DM96 自动化数字图像分析系统进行白细胞分类的临床应用[J].检验医学,2012,27(4):299-303.
12. Kim JE, Kim BR, Woo KS, et al. Evaluation of the leukocyte differential on a new automated flow cytometry hematology analyzer[J].Int J Lab Hematol,2012,34(5):547-550.
13. Palmer L,Briggs C,McFadden S,et al.ICSH recommendations for the standardization of nomenclature and grading of peripheral blood cell morphological features[J].Int J Lab Hematol,2015,37(3):287-303.
14. 王吉耀.内科学[M].第 2 版.北京:人民卫生出版社,2012.
15. 王鸿利,尚红,王兰兰.实验诊断学[M].北京:人民卫生出版社,2010.
16. 万学红,卢雪峰.诊断学[M].第 8 版.北京:人民卫生出版社,2013.
17. 考极斯基.威廉姆斯.血液学[M].陈竺,陈赛娟,译.北京:人民卫生出版社,2011.
18. 中华医学会血液学分会.骨髓增生异常综合征诊断与治疗中国专家共识(2014 年版)[J].中华血液学杂志,2014,35(11):1042-1048.
19. 肖志坚,郝玉书.进一步规范和细化我国血细胞形态学检测[J].中华血液学杂志,2011,32:73-74.
20. 尚红,王毓三,申子瑜.全国临床检验操作规程[M].第 4 版.北京:人民卫生出版社,2015.
21. 卫生部临床检验标准专业委员会.血细胞分析参考区间:WS/T 405-2012[S].北京:中国标准出版社,2012.

第四章

骨髓细胞形态学检验

骨髓细胞形态学检验是血液病诊断与鉴别诊断中必要的检验手段,是血液病诊断、鉴别诊断和疗效评估的主要方法。临床对具有发热、贫血、出血、肝脾淋巴结肿大及骨痛等症状的患者,应行骨髓细胞学穿刺以获取骨髓成分进行骨髓细胞形态学检验。随着检验技术的发展,对血液病的诊断分型不断细化,白血病的 FAB 分型、MIC、MICM 分型以及 WHO 造血与淋巴组织肿瘤的分型,对血液病的诊断、鉴别、疗效判定及预后都发挥了重要的作用。

第一节　骨髓细胞形态学检验流程及质量控制

骨髓细胞形态学检验全过程包括检验前过程(选择穿刺部位、骨髓穿刺术获取骨髓液、骨髓液推制涂片、应用 Wright-Giemsa 染色等),检验中过程(判断取材/涂片/染色是否满意、判断骨髓的增生程度、分类 200 或 500 个骨髓有核细胞并进行骨髓细胞形态学检验分析、结合临床作出骨髓细胞学检验结论或诊断等)以及检验后过程(包括骨髓细胞学检验报告的审核、报告单和骨髓片的登记与存档、检验结论或诊断与临床诊断的符合率统计等)。本节遵循中华医学会血液学分会实验诊断血液学学组 2013 年 6 月发布的《血细胞形态学分析中国专家共识(2013 年版)》[1]的内容和中国合格评定国家认可委员会 2012 年发布的《医学实验室质量和能力认可准则在临床血液学检验领域的应用说明》[2](CNAS-CL43:2012)的要求,介绍了骨髓细胞形态学检验全过程及质量控制,为血液病 MICM(形态学、免疫学、遗传学、分子生物学)检验诊断打好骨髓细胞形态学基础。

一、骨髓细胞形态学检验步骤

《血细胞形态学分析中国专家共识(2013 年版)》中描述了血细胞形态学分析的步骤[1]。

(一)穿刺部位

通过骨髓穿刺术获取骨髓成分,穿刺部位有髂前上棘、髂后上棘、胸骨和脊柱棘突。正常情况下,以上部位的骨髓成分无明显差别。胸骨骨髓液丰富,但胸骨较薄,后方为心脏及大血管,穿刺风险较大,且不能行骨髓活检,临床医生多不首选,但在其他部位穿刺出现干抽或诊断再生障碍性贫血时需行胸骨穿刺。髂前上棘和髂后上棘可因年龄原因导致生理性造血减退,但因髂后上棘穿刺位置平、易于固定、髓腔大,利于操作,故临床多首选髂后上棘。

(二)取材

骨髓液采集量一般为 0. 2ml,多于 0. 2ml 易发生“混血”。

(三)涂片

骨髓液涂于载玻片上,涂片上血膜应位于涂片中央位置,呈“舌状”,分为头、体、尾三部分,骨髓涂片的同时作末梢血涂片,涂片数量应在穿刺前依据疾病诊断需要而定。

(四)染色

染液多选取 Wright-Giemsa 复合染液,通常情况下,室温染色 15 ~ 30 分钟,流水冲去染液。染色时间的长短与细胞数量和种类相关,如细胞数量多染色时间长,同样细胞数量时,粒细胞白血病染色时间较淋巴细胞白血病时间长。

(五)显微镜低倍镜检查

1. 判断取材、涂片、染色是否满意

①取材满意应该是无骨髓稀释,抽吸骨髓时混进少量血液称为骨髓部分稀释,混进大量血液

时称为骨髓完全稀释。部分稀释时骨髓小粒和油滴少或不见，骨髓特有细胞少，中性粒细胞分叶核>杆状核。完全稀释的骨髓涂片与外周血涂片的细胞成分完全一样。②涂片满意应该是细胞均匀分布又不太分离。③染色满意应该是细胞染色后核结构清晰。

油滴的评估：

（-）：无油滴；

（+）：油滴少且小，呈细沙状，均匀分布，涂片后于血膜尾部有很少油滴；

（++）：油滴稍多且大，有的直径达 1mm 以上，涂片后于血膜尾部有油滴，不易干燥；

（+++）：油滴聚集成片。

2. 判断增生程度

根据骨髓中有核细胞与成熟红细胞的比例将骨髓细胞增生程度分为 5 级：

极度活跃有核细胞：成熟红细胞约为 1∶1

明显活跃有核细胞：成熟红细胞约为 1∶10

增生活跃有核细胞：成熟红细胞约为 1∶20

增生减低有核细胞：成熟红细胞约为 1∶50

增生重度减低有核细胞：成熟红细胞约为 1∶300

3. 计数全片巨核细胞数目

4. 查看有无异常细胞

有无淋巴瘤细胞、骨髓瘤细胞、转移癌细胞、肥大细胞、朗格汉斯细胞、戈谢细胞等异常细胞。

（六）显微镜油镜检查

分类 500 个或 200 个细胞，计算粒系百分比，计算红系百分比，计算粒红比值，计算淋巴及单核细胞百分比，分类计数巨核细胞，观察细胞形态改变。

1. 细胞计数

从血膜中部（体尾交界部）开始，由上至下（或由下至上），进行骨髓有核细胞（all nucleated bone marrow cells，ANC）计数，至少计数各类有核细胞 500 个（如果细胞数过少可计数 2 张涂片或仅计数 200 个），包括：原始粒细胞、早幼粒细胞、中幼粒细胞、晚幼粒细胞、中性杆状核粒细胞、中性分叶核粒细胞、嗜酸性粒细胞、嗜碱性粒细胞、单核细胞、淋巴细胞、浆细胞和有核红细胞，不包括巨核细胞。

详细观察各系统细胞：①粒细胞系统：观察每一阶段细胞的比值、细胞的大小、细胞核形态及成熟度、胞质的颜色及内容物（空泡、吞噬物、颗粒、奥氏小体）。②红细胞系统：各阶段细胞比值，形态有无变异（如巨幼样变、多核、核出芽等），胞质量及颜色，是否有点彩颗粒、豪周小体等，成熟红细胞大小、中心淡染区大小、形态变异等。③单核细胞系统：观察每一阶段细胞的比值、细胞的大小、细胞核形态及成熟度，胞质的颜色和内容物（空泡、包涵体、奥氏小体等）。④淋巴细胞系统：各阶段细胞比值、大小形态及胞质内有无空泡、包涵体等。特别要注意观察淋巴细胞胞质多少、颜色有何变异。如果淋巴细胞呈聚集性分布，则这些呈聚集性分布的淋巴细胞不应计入 ANC，但应在报告中加以描述。⑤浆细胞系统：占有核细胞的百分数，有无原始浆细胞、幼稚浆细胞，浆细胞胞质有无其他病理改变。

2. 计算比值

根据粒系细胞总数和有核红系细胞总数计算粒红比值（granulocyte erythroid ratio，G∶E）；《血细胞形态学分析中国专家共识（2013 年版）》中是根据髓系（包括粒系和单核细胞系）细胞总数与有核红细胞总数之比计算出髓系∶红系比例（myeloid erythroid ratio，M∶E）。

3. 巨核细胞分类计数

计数 25 个巨核细胞，计数各分化成熟阶段巨核细胞数。要注意巨核细胞的大小、形态、成熟程度、胞质中的颗粒及有无空泡变性，血小板多少及形态、分布。

4. 检查骨髓小粒

判断骨髓小粒的细胞面积及骨髓小粒的细胞成分（造血细胞为主还是非造血细胞为主）。

5. 确认特殊细胞及分类不明细胞

注意涂片尾部及周边有无细胞成团和体积较大的病理细胞（如尼曼-皮克尼曼-匹克细胞、转移癌细胞等）。在计数分类过程中如有形态特异但不能归类的细胞，可描述其形态归属为分类不明细胞。

6. 非造血细胞

肥大细胞、网状细胞、成骨细胞、破骨细胞等属非造血细胞，不计入 ANC，但应在骨髓报告中加以描述。

7. 其他

有无寄生虫，如疟原虫、黑热病小体等。

（七）判断骨髓象是否正常

正常骨髓象具备以下特点：

1. 骨髓增生活跃。

2. 粒细胞系约占有核细胞50%~60%。其中原始粒细胞<2%，早幼粒细胞<5%，中、晚幼粒细胞均<15%，成熟粒细胞杆状核>分叶核。嗜酸性粒细胞<5%，嗜碱性粒细胞<1%。细胞形态染色基本正常。

3. 有核红细胞约占有核细胞的20%，其中原始红细胞<1%，早幼红细胞<5%，中、晚幼红细胞各约10%。细胞形态染色基本正常。成熟红细胞的大小、形态、染色正常。

4. 粒红比值是骨髓中粒系细胞总数除以有核红细胞总数的商值，国内教材多为(2~4)：1[3]，也有(1.5~3.5)：1的报道[4]，实验室可根据需要验证或建立粒红比值的参考区间。

5. 淋巴细胞约占20%，在小儿可达40%，为成熟淋巴细胞，原始淋巴细胞、幼稚淋巴细胞很少见。单核细胞和浆细胞<4%，为成熟阶段的细胞。

6. 巨核细胞系统：在1.5cm×3cm的片膜上，可见巨核细胞7~35个，多为颗粒型和产板型巨核细胞，原始巨核细胞和幼稚巨核细胞少见，血小板成堆易见。

7. 骨髓小粒细胞面积约占50%，以造血细胞为主。少见网状细胞、内皮细胞、组织嗜碱细胞。少见核分裂象，无异常细胞和寄生虫。

（八）提出骨髓细胞学检验报告的诊断意见

值得指出的是，骨髓细胞形态学诊断需依据骨髓增生程度、有核细胞中不同系列细胞所占的百分比、每一系列中不同阶段细胞所占的百分比以及细胞的形态，并要结合病史、临床症状、体征综合分析，必要时结合其他相关检查。

1. 肯定性诊断

按照疾病的诊疗标准、依据骨髓病变细胞的数量和形态就能对疾病做出确定诊断属于肯定性诊断，如急性白血病、慢性白血病、类脂质沉积病(如戈谢病、尼曼-皮克病、海蓝组织细胞增生症)等。

2. 符合性或支持性诊断

临床考虑为某一疾病，骨髓细胞形态学检查病变细胞的数量和形态符合这种疾病病理变化属于符合性或支持性诊断，如缺铁性贫血、溶血性贫血、再生障碍性贫血、骨髓增生异常综合征、脾功能亢进、血小板减少性紫癜等。

3. 排除性诊断

临床考虑为某一疾病、但需要通过骨髓细胞形态学病变细胞的数量和形态的检查来除外另一种疾病属于排除性诊断，如缺铁性贫血与非缺铁性贫血、原发性血小板减少与继发性血小板减少、血液病导致的贫血与继发性贫血。

4. 描述性意见

骨髓细胞形态学检验细胞的数量和形态正常或发生异常改变，这种改变可能发生在粒系、红系、巨核系或其他，也可发生在两个系列以上，但是这些变化可能是多种疾病所具有的共同变化，也可能是某一疾病导致的多种变化，依据变化的数量和形态不足以诊断为某一疾病，此时细胞学诊断多为描述性意见，即将镜下所见直接语言描述报告给临床。

二、骨髓细胞学诊断质量控制

（一）对人员技术水平的要求

按照2012年中国合格评定国家认可委员会发布的《医学实验室质量和能力认可准则在临床血液学检验领域的应用说明》的要求，进行骨髓形态学诊断的专业人员其技术水平需要满足以下几个方面[2]：

1. 形态学人员培训和能力评审

形态学检查技术主管应有专业技术培训经历如进修学习、参加形态学检查培训班；应制订员工能力评审的内容和方法，应每年评估员工的工作能力。对新进员工，尤其是从事血液学形态识别的人员，在最初6个月内应至少进行2次能力评估。当职责变更时，或离岗6个月以上再上岗时，或政策、程序、技术有变更时，应对员工进行再培训和再评估，合格后才可继续上岗，并记录。

2. 细胞形态学的人员比对

比对频次至少每6个月一次，尽量覆盖全体人员和全部项目，比对样本应为五份临床样本，比对标准一般>80%为合格。

3. 人员考核

形态学检查技术主管应有专业技术培训(如进修学习、参加形态学检查培训班等)的考核记录，其他形态学检查人员应有定期培训的考核记录。

4. 骨髓细胞形态学诊断正确度或符合率追踪

定期追踪骨髓象报告与临床诊断一致性或与病理诊断一致性。

（二）对标本的要求

用于骨髓细胞学报告的骨髓涂片应保证是一

张合格的标本,具体为下列条件。

合格标本的判断:①取材、涂片、染色满意;②镜下观察中性粒细胞杆状核>分叶核;③含有骨髓中特有的细胞;④涂片尾部可见骨髓小粒或脂肪小滴。

不合格标本的判断:肉眼观察如果血膜过厚、涂片过于弥漫分布、出现凝块,涂片尾部无骨髓小粒或油滴,镜下观察中性粒细胞分叶核>杆状核,骨髓细胞成分少,无骨髓中特有的细胞,则判断为不合格的标本。涂片太厚,细胞聚集不能展开,细胞形态不好辨认;涂片太薄,细胞全被推散,分布不匀,分类困难。染色太深,其结构不清;染色太浅,也不易形态辨认。

(三)对于骨髓检验报告内容的要求

1. 血细胞形态学分析报告的内容

《血细胞形态学分析中国专家共识(2013 年版)》[1]描述了血细胞形态学分析报告的内容:

(1)报告骨髓穿刺取材(包括涂片制备和染色)是否满意:骨髓涂片是否有骨髓小粒、是否“干抽”或是否为血液稀释,也应在报告中加以说明。

(2)报告骨髓细胞增生程度:骨髓活检切片好于骨髓涂片,特别是患者伴有骨髓纤维组织增生时。一些异常表现,如细胞坏死或呈胶冻状、背景染色、细胞间蛋白样物质、缗钱状或结晶体等也应加以描述。

(3)报告细胞和观察到的任何异常细胞均应做出量和质的描述:红系和粒系细胞的比例(增高、正常或减少),成熟是否正常以及形态应加以详细描述。应报告原始细胞比例、淋巴细胞和浆细胞比例以及是否有形态异常、巨核细胞数和形态。当巨噬细胞数增多时应加以指出,形态异常(噬血或噬红细胞、有诸如微生物或晶体等包含物、胞质空泡或海蓝组织细胞)也应描述。肥大细胞增多、任何不典型形态特征或聚集均应加以记录。任何异常细胞或成堆分布转移瘤细胞应加以描述,如果破坏细胞显著增多也应描述。

(4)报告粒红比值。

(5)细胞化学染色:作为常规检测描述其结果。

(6)诊断性报告及对比:如果可以依据形态学做出明确诊断则在报告结论中写出诊断,不能做出明确诊断的,则应对主要发现做出描述。如果此次骨髓穿刺是对疾病进行监测且此前做过骨髓穿刺,则此次骨髓检查发现应与前次做比较,对变化做出描述。

(7)骨髓报告:应包括外周血细胞计数,如血红蛋白值、白细胞计数、白细胞分类计数(中性粒细胞、嗜酸性粒细胞、嗜碱性粒细胞、单核细胞、淋巴细胞和其他可能存在的细胞)和血小板计数,以及外周血涂片细胞形态学描述。

2. 骨髓检验报告单模式

(1)临床信息:患者 ID 号、姓名、年龄、性别、主要症状和体征、临床初步诊断、外周血常规检测结果(包括血红蛋白值、白细胞计数和分类计数、血小板计数)、骨髓涂片 ID 号、骨髓穿刺日期、部位、穿刺难易程度。

(2)检验信息:取材、涂片和染色的质量、有核细胞增生程度、粒红比值、有核细胞分类计数;粒系百分比(增高、正常、减低)及各阶段比例(左移、正常、右移),各阶段粒细胞形态有无异常;单核细胞比例形态描述;红系百分比(增高、正常、减低)、红细胞形态描述;巨核细胞系低倍镜全片共见巨核细胞数,分类 25 个细胞中原始巨核、幼稚巨核、成熟无血小板形成巨核(颗粒型巨核细胞)、成熟有血小板形成巨核(产板型巨核细胞)、裸核的个数,血小板数量与分布;淋巴细胞比例和形态描述;浆细胞比例和形态描述;其他造血细胞;异常细胞(如转移瘤细胞)的描述;外周血涂片细胞分类计数的比例和形态学描述;检验诊断或意见。

(3)其他信息:如医院名称、报告人签字和报告日期等。

第二节　骨髓细胞及形态特征

骨髓是出生后人体的主要造血器官,血细胞起源于具有高度自我复制能力及多向分化能力的造血干细胞。在不同因子的作用下,造血干细胞分化为髓系造血干细胞和淋巴系造血干细胞,髓系造血干细胞可分化为红系、粒-单核系、巨核系祖细胞,淋巴系干细胞分化为 T 淋巴系和 B 淋巴系祖细胞。在不同集落刺激因子的作用下,形成红系细胞、粒系细胞、单核系细胞、巨核系细胞、淋巴系细胞中原始、幼稚、成熟阶段的血细胞。细胞大小、核仁、核染色质、胞质颗粒及颜色、核浆比是鉴别不同系列、不同发育阶段细胞的重要依据。

一、骨髓涂片中的正常细胞及形态特征

（一）不同发育阶段红细胞的形态学特点

红细胞分化阶段依次是红系祖细胞、原始红细胞、早幼红细胞、中幼红细胞、晚幼红细胞、网织红细胞和成熟红细胞。有核红细胞在骨髓细胞形态学分类中一般占有核细胞的20%，以中幼和晚幼红细胞为主。

1. 原始红细胞（pronormoblast）

在骨髓细胞形态学分类中一般<2%。细胞圆形或椭圆形、边缘可见瘤状突起，胞核圆形、居中，因高尔基体的存在，核周可见局限的淡染区（核周明庭），核仁1~4个、染色质呈纤细颗粒状，胞质量少、因富含核糖体而表现为胞质深青紫色或油彩蓝色、无颗粒。

2. 早幼红细胞（basophilic normoblast）

在骨髓细胞形态学分类中一般<5%。细胞圆形或椭圆形，胞核圆形或椭圆形、居中或稍偏位、仍可见核周局限的淡染区，核仁不清，核染色质聚集呈粗颗粒状，胞质量多、深青紫色或油彩蓝、无颗粒。

3. 中幼红细胞（polychromatic normoblast）

在骨髓细胞形态学分类中一般占10%。细胞圆形，胞核圆形或椭圆形，核染色质浓缩聚集成块状、副染色质明显，无核仁，胞质中因核糖体等嗜碱性物质逐渐减少，故胞质颜色由深青紫色转为灰蓝色、粉灰色，也可呈嗜多色性。

4. 晚幼红细胞（orthochromatic normoblast）

在骨髓细胞形态学分类中一般占10%。细胞圆形，胞核圆形、居中或稍偏位，核染色质开始固缩、致密，胞质量多，因胞质中核糖体等嗜碱性物质逐渐减少的同时血红蛋白含量增多、故胞质颜色呈粉红色或浅灰色。

5. 网织红细胞（reticulocyte）

网织红细胞是晚幼红细胞与成熟红细胞之间过渡阶段的细胞，经煌焦油蓝活体组织染色胞质中残留的核糖体等物质呈蓝绿色点状或网状结构，称为网织红细胞。光学显微镜下Wright染色不能辨别网织红细胞，可能是Wright染色下的嗜多色性红细胞。

6. 成熟红细胞（red blood cell）

见第一篇第三章第四节。

7. 幼红细胞核分裂象（mitotic erythroblast）

红细胞分裂为有丝分裂，分裂前期核膜不明显、染色体呈现块状，中期染色体呈花冠形排列，后期染色体左右分开形成双星体，分裂末期时染色体移至两极附近。

8. 铁粒幼红细胞（sideroblast）

用普鲁士蓝进行铁染色后，幼红细胞胞质内出现蓝绿色点状、具有折光性、边缘光滑、实体感的小体，称为铁粒幼红细胞，正常人占19~44%[3]。

（二）不同发育阶段粒细胞的形态学特点

粒细胞分化阶段依次是粒系祖细胞、原始粒细胞、早幼粒细胞、中幼粒细胞（中性/嗜酸性/嗜碱性）、晚幼粒细胞（中性/嗜酸性/嗜碱性）、杆状核粒细胞（中性/嗜酸性/嗜碱性）和分叶核粒细胞（中性/嗜酸性/嗜碱性）。粒系在骨髓细胞形态学分类中一般占有核细胞的50%~60%。

1. 原始粒细胞（myeloblast）

在骨髓细胞形态学分类中一般<2%。细胞圆形，直径12~20μm，核居中，核仁小而多（2~5个），核染色质纤细、平铺、细致、分布均匀，胞质量少、呈透明天蓝色。Ⅰ型为无嗜天青颗粒的原始细胞；Ⅱ型为含有嗜天青颗粒但未出现核旁高尔基区的原始细胞[5]。急性早幼粒细胞白血病的粗颗粒和细颗粒早幼粒细胞、M2b型的异常中幼粒细胞被认为是等同于原始细胞意义的细胞，骨髓分类时归入单列的原始细胞计数中。

2. 早幼粒细胞（promyelocyte）

在骨髓细胞形态学分类中一般<5%。细胞体积比原始粒细胞稍大，直径15~25μm，呈圆形或椭圆形，胞核位于中央或偏位，常有明显可见的核仁，若有核仁但出现核旁高尔基区属早幼粒细胞[5]，核染色质开始聚集，胞质丰富、呈淡蓝色、可见大小不等的紫褐色或紫红色阿氏颗粒。

3. 中幼粒细胞（myelocyte）

在骨髓细胞形态学分类中一般<15%。中幼粒细胞较早幼粒细胞稍小，直径10~18μm，核圆形或卵圆形，常偏于细胞一侧。核染色质粗糙聚集，核仁消失。细胞质量中等，蓝-粉色，其中含有许多紫红颗粒。随着中幼粒细胞成熟，次级颗粒发展为明确的嗜中性、嗜酸性或嗜碱性特征。

（1）中性中幼粒细胞：细胞圆形，胞核椭圆形或一侧扁平，细胞核约占细胞的1/2，核染色质颗粒粗而疏松，无核仁，胞质染淡红色、内含淡红色细小分布密集的颗粒。

（2）嗜酸性中幼粒细胞：胞质内充满粗大、均匀、排列紧密的橘红色颗粒，有立体感及折光性。

(3)嗜碱性中幼粒细胞：胞质内含有大小不等、排列凌乱的紫黑色颗粒，常覆盖于核上使胞核不清晰。

4. 晚幼粒细胞(metamyelocyte)

在骨髓细胞形态学分类中一般<15%。晚幼粒细胞较中幼粒细胞小，细胞核锯齿形或肾形，核仁消失。细胞质明显粉色，内含颗粒，可清楚地区分为中性、嗜酸性、嗜碱性。

(1)中性晚幼粒细胞：细胞圆形，胞核呈肾形，核偏位，核染色质颗粒粗而疏松，无核仁，胞质呈淡粉色、内充满中性颗粒。

(2)嗜酸性晚幼粒细胞：胞质充满橘红色颗粒。

(3)嗜碱性晚幼粒细胞：胞质内及核上有少量嗜碱性颗粒。

5. 杆状核粒细胞(band granulocyte)

见第一篇第三章第四节。

6. 分叶核粒细胞(segmented granulocyte)

见第一篇第三章第四节。

(三) 不同发育阶段单核细胞的形态学特点

单核细胞系统的分化发育分为原始单核细胞、幼稚单核细胞和成熟单核细胞三个阶段，单核细胞在骨髓细胞形态学分类中一般占有核细胞的4%，以成熟单核细胞为主。

1. 原始单核细胞(monoblast)

细胞圆形，胞核多圆形，核仁少而大，核染色质纤细、疏松，胞质稍多、灰蓝色、多无颗粒。

2. 幼稚单核细胞(promonocyte)

细胞圆形或不规则、边缘可有伪足，胞核多圆形，核仁开始消失，核染色质开始聚集，胞质增多、灰蓝色，出现细小粉红色颗粒。原始单核细胞和幼稚单核细胞在核内均有核仁时，鉴别点之一是原始单核细胞胞质内无颗粒，幼稚单核细胞胞质内有颗粒。

3. 成熟单核细胞(monocyte)

见第一篇第三章第四节。

(四) 不同发育阶段淋巴细胞的形态学特点

淋巴细胞系统的分化发育分为原始淋巴细胞、幼稚淋巴细胞、成熟淋巴细胞三个阶段，淋巴细胞在骨髓细胞形态学分类中一般占有核细胞的20%，小儿可占40%，以成熟淋巴细胞为主，偶见原始、幼稚淋巴细胞。

1. 原始淋巴细胞(lymphoblast)

细胞体积较小，直径8~20μm、圆形，胞核圆形或卵圆形，一个或多个模糊的核仁，核染色质呈细颗粒状、分布均匀，核边有小的切迹，胞质量极少、蓝色、内无颗粒。

2. 幼稚淋巴细胞(prolymphocyte)

细胞体积较小、圆形，胞核圆形，核仁模糊或消失，核染色质呈粗颗粒状、分布均匀，核边有小的切迹，胞质量少、蓝色、内可见少许紫红色颗粒。在原始淋巴细胞和幼稚淋巴细胞的细胞核结构相似不易鉴别时，一般将有核仁的视为原始淋巴细胞，无核仁的视为幼稚淋巴细胞。

3. 成熟淋巴细胞(lymphocyte)

见第一篇第三章第四节。

(五) 不同发育阶段浆细胞的形态学特点

浆细胞系统的分化发育分为原始浆细胞、幼稚浆细胞和成熟浆细胞三个阶段，浆细胞在骨髓细胞形态学分类中少见，以成熟浆细胞为主。

1. 原始浆细胞(plasmablast)

细胞圆形或椭圆形，胞核圆形常偏位，核仁2~5个，核染色质粗颗粒状，因高尔基体发达故可见核旁淡染区(核周明庭)，因富含核糖体故可见细胞质深蓝色，质内无颗粒。

2. 幼稚浆细胞(proplasmacyte)

细胞呈椭圆形，胞核圆形常偏位，核仁模糊或消失，核染色质聚集粗糙呈车轮状，常有核旁淡染区，胞质量较丰富、深蓝色，内可含空泡或少许紫红色颗粒。

3. 成熟浆细胞(plasmacyte)

细胞呈椭圆形，胞核圆形、核小且偏位、可见双核、无核仁，核染色质浓密呈块状、排列成车轮状、核旁常有明显淡染区，胞质丰富、深蓝色、常有较多空泡、可见少许紫红色颗粒。

(六) 不同发育阶段巨核细胞的形态学特点

巨核细胞分为原始巨核细胞、幼稚巨核细胞、颗粒型巨核细胞、产板型巨核细胞、裸核巨核细胞。在骨髓细胞形态学分类中一般分类25个巨核细胞，其中原始巨核细胞和幼稚巨核细胞偶见，颗粒型巨核细胞少见，以产板型巨核细胞为主。

1. 原始巨核细胞(megakaryoblast)

细胞圆形、边缘可不规则、可见指状突起，胞核较大，圆形，核仁2~3个，核染色质细致呈深紫褐色，胞质蓝色、无颗粒。

2. 幼稚巨核细胞(promegakaryocyte)

细胞圆形、边缘可不规则，核多为圆形，无核仁，核染色质粗或小块状，胞质较丰富、胞质深、可见少许淡粉红色颗粒。

3. 颗粒型巨核细胞(granular megakaryocyte)

细胞体积大、有伪足状突起,胞核大而不规则,核分叶,核染色质呈块状或条状,胞质丰富、淡蓝色、可见淡紫红色颗粒。

4. 产板型巨核细胞(thromocytogenic megakaryocyte)

与颗粒型巨核细胞相比胞质内充满淡紫红色颗粒并出现血小板。

5. 巨核细胞裸核(naked megakaryocyte)

只见细胞核、并可见不同程度的退化,无胞质。

(七)骨髓细胞形态学分类时可见的其他细胞

1. 成骨细胞(osteoblast)

细胞多为圆形,常多个集聚,胞核椭圆形或圆形,常偏于一侧,多以"头对头"方式排列即多个细胞集聚时胞核对胞核的方向排列,核仁 1~3 个,胞质丰富、蓝色或灰蓝色,浆内可见少许紫色颗粒。

2. 破骨细胞(osteoclast)

细胞体积大,边缘不规则,椭圆形或圆形,胞核数少则几个、多则上百个,核仁 1~2 个,核染色质粗网状,胞质丰富、淡蓝色或淡红色,内含大量紫红色颗粒。

3. 脂肪细胞(fatty cell)

细胞圆形或椭圆形、大小不一,胞核体积小、形状不规则,无核仁,核染色质致密,胞质多、淡蓝色或粉红色,胞质中可见被网状细丝分隔的大小不一的脂肪空泡。

4. 肥大细胞(mast cell)

细胞形状常不规则,可呈圆形、长形,胞核圆形或椭圆形、通常不分叶,不能辨清核仁,染色质浓集、结构不清,小而多的紫黑色嗜碱性颗粒充满胞质并覆盖于胞核,细胞边缘有细小的伪足。

5. 组织嗜酸细胞(tissue eosinophilis cell)

细胞体积较大、外形不规则、胞膜多不完整,胞核圆形,可见核仁,染色质呈网状,胞质丰富、充满粗大的橘红色嗜酸性颗粒。

6. 内皮细胞(endothelial cell)

胞体较大、外形不规则,胞核较大、圆形或不规则,多无核仁,核染色质呈网状,胞质较少、淡蓝色或淡红色,可有细小的紫红色颗粒,胞质内可见空泡。

7. 成纤维细胞(fibroblast)

细胞体积较大,多为梭形、椭圆形,核仁 1~2 个,核染色质疏松,呈粗网状,胞质丰富,嗜碱性、可见淡粉色或淡蓝色,胞质内可见少许颗粒。

8. 组织细胞(巨噬细胞)(histiocyte)

细胞体积大,细胞圆形或不规则形,胞核多圆形或椭圆形,核仁较大、1~2 个,核染色质细网状,胞质丰富、淡蓝色、有少许嗜天青颗粒。可见吞噬现象,如吞噬色素颗粒、脂肪滴、血细胞、细菌等。

9. 退化细胞(degenerated cell)

退化细胞是细胞衰老退化所致,分为肿胀性退化和固缩性退化。肿胀性退化的细胞胞体变大、胞膜不完整,核增大浅染、核溶解,核染色结构不清或无结构,胞质丰富、内含空泡;固缩性退化细胞体积小、核变小深染、核固缩,胞质浓缩、体积变小。淋巴细胞的退化多为肿胀性退化,又称为篮状细胞。但是涂片中核溶解的退化细胞大多数是由于推片不当或固定不及时造成。

二、骨髓涂片中的异常细胞及形态特征

疾病时骨髓涂片中可出现细胞形态学的异常,主要表现在:①细胞体积大小变化;②细胞核形变化、核染色质的增多、核仁的增大与数目多少的变化;③胞浆颗粒的增多与减少、异常结构及包涵体;④核浆比例的变化。值得指出的是,外周血中的细胞形态异常可出现在骨髓中,骨髓涂片中的某些异常细胞在疾病时也可以出现在外周血中。

(一)骨髓中红细胞系形态异常

1. 巨幼红细胞(megaloblast)

细胞体积明显增大,细胞核增大最为显著,核染色质疏松,细胞核质发育不平衡,表现为"幼核老浆"。巨幼细胞贫血维生素 B_{12} 和(或)叶酸缺乏、使用抗核酸代谢药物等,导致 DNA 合成障碍,可形成巨幼红细胞,包括原始巨幼红细胞、早巨幼红细胞、中巨幼红细胞和晚巨幼红细胞。

2. 巨幼样变红细胞(megaloblastoid erythroblast)

多见于晚幼红和中幼红细胞阶段细胞体积大或巨大,但细胞核增大不明显,核染色质正常或轻度疏散,核浆同步发育。见于骨髓增生异常综合征(myelodysplastic syndromes,MDS)、红白血病。

3. 环形铁粒幼红细胞(ringed sideroblast)

经铁染色后，幼红细胞内出现蓝绿色、实体感、有折光性、大小不等的铁粒，若幼红细胞胞质内蓝色颗粒在5颗以上且围绕核周1/3以上称环形铁粒幼红细胞[6]。环形铁粒幼红细胞占有核红细胞比例>15%对MDS的诊断有意义，环形铁粒幼红细胞增多也见于铁代谢异常性疾病。

4. 畸形核红细胞

如有核红细胞出现核出芽、核间染色体桥、核碎裂、核畸形等。见于MDS、红白血病等血液系统疾病。

（二）粒-单核细胞系形态异常

1. 白血病原始粒细胞（leukaemic myeloblast）

在白血病时，原始粒细胞形态发生异常变化，细胞体积大小异常，细胞核畸形、核扭曲折叠、双核，核仁明显，胞质出现颗粒、奥氏小体、空泡，细胞发育不平衡、出现内外浆。有些白血病原始粒细胞可具有高核浆比、疏松的染色质和一个或多个明显的核仁，有些则具有低核浆比和少量紫红色颗粒或奥氏小体。

2. 异常早幼粒细胞（abnormal promyelocyte）

有大小、形状不同的细胞核，常呈肾性或二裂片形，胞质中有大量融合的粉蓝色颗粒，可含有聚集成束或“柴捆”样奥氏小体，胞质发育不平衡，可见内外浆，内浆含有异常颗粒，外浆内无颗粒并呈蓝色伪足样突起。在少颗粒或微小颗粒的变异型中，细胞核形状通常呈二裂片形，但是胞质中有少量颗粒或无颗粒[7]。见于急性早幼粒细胞白血病伴t(15;17)(q22;q12)；*PML-RARα*，相当于FAB分型中的急性粒细胞白血病（acute myelogenous leukemia，AML）M3型，M3时的异常早幼粒细胞是原始细胞的等同细胞，计入原始细胞百分比中。

3. 异常中幼粒细胞（abnormal myelocyte）

中幼粒细胞胞质内可见空泡、奥氏小体、细胞核内可见1~3个大核仁、核浆发育不平衡是异常中幼粒细胞的四个表现，见于急性髓细胞白血病伴t(8;21)(q22;q22)；*RUNX1-RUNX1T1*，相当于FAB分型中的AML-M2。M2时的异常中幼粒细胞是原始细胞的等同细胞，计入原始细胞百分比中。

4. 双核粒细胞（dicaryon granulocyte）

多出现在中性中幼粒细胞，细胞圆形，细胞核椭圆形对称排列，可伴有空泡及颗粒异常。多见于AML、MDS。

5. 假佩尔格尔-休特中性粒细胞

中性粒细胞核分成2叶，以丝相连，似眼镜片状。

6. 白血病原始单核细胞（leukaemic monoblast）

急性单核细胞白血病时，原始单核细胞大小不一，形态变化多样，尤其是细胞核形态不规则，折叠、扭曲更为显著，染色质较细，含有1~2个明显核仁，胞质嗜碱性，通常缺乏颗粒，也可见粗细不一的颗粒增多，出现“内浆”和“外浆”，细胞质中可见细长的奥氏小体。

（三）骨髓中巨核细胞形态异常

1. 变性巨核细胞（degenerated megakaryocyte）

颗粒型或产板型巨核细胞的细胞质透明呈玻璃样、无颗粒或少颗粒，浅蓝色或深蓝色，核及细胞质内出现数量不等的空泡。见于原发性免疫性血小板减少症。

2. 白血病原始巨核细胞（leukaemic megakaryoblast）

急性巨核细胞白血病（AML-M7）时，原始巨核细胞呈多种形态异常，细胞核圆形、椭圆形或不规则形，核染色质呈粗糙颗粒状，有核仁。胞质灰蓝色，细胞质周围可见伪足样突起。

（四）骨髓中淋巴细胞系形态异常

1. 白血病原始淋巴细胞（leukaemic lymphoblast）

主要表现为原始淋巴细胞核凹陷、切迹、双核等畸形改变，可伴有胞质空泡、颗粒异常等。

2. 淋巴瘤细胞（lymphoma cell）

淋巴瘤细胞除具有淋巴细胞基本特征外，细胞表现为核异常，如对称排列的镜影细胞（R-S细胞），核扭曲、折叠，核仁大而明显，细胞质量少、胞质蓝色或淡蓝色，N/C比例增大。

3. 骨髓瘤细胞（myeloma cell）

在多发性骨髓瘤患者的外周血中，可出现起源于浆细胞并具有浆细胞特点的骨髓瘤细胞，胞浆强嗜碱性，核偏位，核周淡染，核染色质增粗，可见核仁或核仁不明显，当胞质内含有较多紫红色或淡蓝色圆形小体（Russel小体）时称桑葚细胞或Mott细胞，当胞质染成不透明的紫红色，边缘不规则似火焰状时称火焰细胞，胞质内也可见含有形态似奥氏小体但过氧化物酶染色为阴性的紫红色针状包涵体的骨髓瘤细胞。

（五）骨髓中其他细胞异常

1. 尼曼-皮克(Niemann-Pick)细胞

尼曼-皮克细胞是胞质的溶酶体中蓄积有大量神经鞘磷脂的吞噬细胞。细胞圆形或椭圆形，核小、偏位，染色质呈粗网状，胞质丰富、淡蓝色、内含较多大小不等、透明的、蜂窝状磷脂颗粒。见于尼曼-皮克病。

2. 戈谢(Gaucher)细胞

戈谢细胞是胞质的溶酶体中蓄积有大量葡萄糖脑苷脂的吞噬细胞。细胞多呈圆形，核小、偏位，核染色质粗网状，可见核仁，胞质丰富、浅红色或灰蓝色、内含呈洋葱皮样排列的网状结构。见于葡萄糖脑苷脂酶缺乏症。

3. 海蓝组织细胞(sea blue histocyte)

海蓝细胞是胞质内含有大量海蓝色颗粒的吞噬细胞。细胞呈圆形或椭圆形，核小、偏位，染色质呈粗网状，可见核仁，胞质丰富，内含大量大小不等、桑葚状海蓝色颗粒、泡沫感。见于海蓝组织细胞综合征、慢性粒细胞白血病。

第三节 常用细胞化学染色及骨髓病理检查在血液病诊疗中的应用

细胞化学染色(cytochemical stain)是对骨髓或血液细胞内的某些化学成分、代谢产物进行定性或半定量检查。细胞化学染色能够在细胞形态学的基础上帮助判断显微镜下白血病细胞的分化来源，分辨形态学特征相似的不同类型的细胞。骨髓病理学检查能够反映骨髓组织结构及间质成分，在某些情况下比骨髓涂片检查更能真实反映骨髓造血细胞状况以及纤维组织增生情况，作为某些血液病如骨髓纤维化、再生障碍性贫血等疾病确诊的依据。

一、常用细胞化学染色在血液病诊疗中的应用

常用细胞化学染色包括过氧化物酶(peroxidase，POX)染色；苏丹黑B(Sudan black B，SBB)染色；氯乙酸AS-D萘酚酯酶(naphthol AS-D chloroacetate esterase，NAS-DCE或CE)染色；α-丁酸萘酚酯酶(alpha-naphthyl butyrate esterase，α-NBE)染色以及酯酶+氟化钠抑制试验；酸性磷酸酶(acid phosphatase，ACP)染色；过碘酸希夫(periodic acid-Schiff reation，PAS)反应；中性粒细胞碱性磷酸酶(neutrophilic alkaline phosphatase，NAP)染色和铁染色(iron staining)通常也是常规检查。细胞化学染色有助于原始粒细胞、早幼粒细胞、原始单核细胞、幼稚单核细胞、原淋巴细胞和幼稚淋巴细胞的确认。

（一）鉴别急性白血病

1. 鉴别粒系、淋巴细胞白血病

选择POX染色、SBB染色、NAS-DCE染色和PAS：AML(除巨核细胞白血病、微分化细胞白血病以及一部分原始单核细胞白血病外)时POX染色阳性率>3%，急性粒细胞白血病细胞的PAS反应多为阴性，急性单核细胞白血病细胞PAS染色可呈弥漫性、细颗粒状的弱阳性反应；急性淋巴细胞白血病时POX染色一般为阴性，PAS染色可呈粗大颗粒状或大块状的强阳性反应。见表1-4-1。

2. 鉴别粒、单核细胞白血病

选择POX染色、SBB染色、NAS-DCE染色和PAS反应：AML时POX、SBB、NAS-DCE染色呈强阳性或阳性，非特异性酯酶(nonspecific esterase，NSE)染色呈细小颗粒状弱阳性或阴性，且NaF抑制试验阴性；急性单核细胞白血病时POX、SBB、NAS-DCE染色多呈弱阳性或阴性，NSE染色呈弥散性絮状弱阳性或强阳性，但NaF抑制试验阳性。见表1-4-1。

3. 鉴别巨核细胞

选择血小板过氧化酶(platelets peroxidase，PPO)染色和PAS反应：巨核细胞白血病(AML-M7)会出现一定比例的原始巨核细胞，原始巨核细胞通过PPO染色来鉴定，其染色结果为阳性；当原始巨核细胞需要与幼稚单核细胞和幼稚红细胞鉴别，可在PPO染色基础上增加鉴别单核细胞系的NSE染色及使红细胞染色呈阳性的PAS染色；MDS等疾病时骨髓或外周血液中会出现小巨核细胞，小巨核细胞应与淋巴细胞、有核红细胞鉴别，三者PAS染色均可出现阳性，但后两者PPO染色一般为阴性。

（二）鉴别白血病与感染

选择NAP染色：慢性粒细胞白血病(chronic myelogenous leukemia，CML)时NAP活性显著降低或成为阴性，但在慢粒急变时NAP活性增高；化脓菌感染引起的中性粒细胞类白血病反应NAP染色阳性率和积分值明显增高，病毒性感染时NAP一般不增高。

表 1-4-1　不同类型白血病的细胞化学染色结果

	POX	SBB	NAS-DCE	PAS
急性粒细胞白血病	阳性/强阳性	阳性/强阳性	强阳性	阴性
急性单核细胞白血病	弱阳性	弱阳性	阴性	弱阳性
急性淋巴细胞白血病	阴性	阴性	阴性	强阳性

（三）鉴别缺铁与非缺铁性贫血

选择铁染色：鉴别缺铁性贫血与非缺铁性贫血时选择铁染色，缺铁性贫血时细胞外铁减少甚至消失，铁粒幼细胞减少；非缺铁性贫血如巨幼细胞贫血、溶血性贫血、再生障碍性贫血时细胞外铁和铁粒幼细胞正常或增高；感染性贫血时细胞外铁正常或增高，铁粒幼细胞减少；MDS 时环形铁粒幼细胞>15%。

（四）鉴别良、恶性贫血

选择 PAS 反应：急性红白血病、MDS 的幼红细胞 PAS 染色呈阳性，而红细胞良性增生如巨幼细胞贫血、溶血性贫血 PAS 多呈阴性或呈弱阳性（均匀淡红色）。

（五）鉴别再生障碍性贫血与阵发性睡眠性血红蛋白尿

选择 NAP 染色：再生障碍性贫血时 NAP 染色阳性率和积分值增高，阵发性睡眠性血红蛋白尿症时 NAP 积分常减低。

（六）鉴别继发性红细胞增多症与真性红细胞增多症

选择 NAP 染色：真性红细胞增多症时 NAP 积分常增高，继发性红细胞增多症无明显变化。

（七）鉴别毛细胞白血病与其他组织肿瘤

选择 ACP 染色：毛细胞白血病时毛细胞 ACP 染色呈阳性反应，其活性不能被 *L*-酒石酸抑制；淋巴肉瘤细胞和慢性淋巴细胞白血病的淋巴细胞也呈阳性反应，但可被 *L*-酒石酸抑制；单核细胞白血病的单核细胞和恶性组织细胞病的组织细胞 ACP 染色呈阳性反应。

（八）鉴别戈谢病（Gaucher）与尼曼-皮克病（Niemann-Pick）

选择 ACP 染色：戈谢细胞 ACP 染色为阳性反应，尼曼-皮克细胞为阴性反应。

二、细胞化学染色的结果判定

细胞化学染色的结果是细胞质内出现呈色反应，依据呈色反应细胞的多少判断阳性率，依据呈色反应细胞内的颗粒多少判断积分值。

（一）阳性率与积分值

1. 阳性率

POX 染色、NAS-DCE 染色、NSE 染色、PAS 染色时计数 100 个原始细胞及原始细胞的等同细胞，NAP 染色时计数 100 个成熟中性粒细胞，计数出现呈色反应的细胞的百分比，得出阳性率。

2. 积分值

依据胞质是否出现呈色反应以及细胞质内颗粒的大小与多少判断阳性反应程度，首先进行反应强度分级打分，之后进行积分值计算：不同反应强度细胞个数×得分，再将得分相加，相加之和即为积分值。

（1）阳性反应程度及分值：用细胞化学染色后细胞质内出现呈色反应颗粒的多少来表示阳性程度。阳性一般分为四个级别，每个级别按阳性反应程度得分：

“-”　胞质不呈色，无呈色反应颗粒，不得分

“+”　胞质内呈色反应颗粒细、呈色颗粒占细胞面积的 1/4，得 1 分

“++”　胞质内呈色反应颗粒粗、点状，呈色颗粒占细胞面积的 2/4，得 2 分

“+++”　胞质内呈色反应颗粒点状、块状，呈色颗粒占细胞面积的 3/4，得 3 分

“++++”　胞质内呈色反应颗粒点状、块状、团状，充满整个细胞，得 4 分

（2）积分值计算：选择鉴别白血病的细胞化学染色时，积分值计算 100 个白血病细胞或白血病细胞的等同细胞的积分值，如原始粒细胞、早幼粒细胞、异常中幼粒细胞、原始及幼稚单核细胞、原始及幼稚淋巴细胞、原始巨核细胞等；NAP 染色时计数 100 个成熟中性粒细胞。积分值的计数是累计 100 个不同阳性反应程度细胞的得分，所得之和即为积分值。以 NAP 积分值计算为例，若 100 个细胞中：

“-”　阴性细胞 10 个则 10×0=0 分

“+” 阳性细胞 20 个则 20×1＝20 分

“++” 阳性细胞 40 个则 40×2＝80 分

“+++” 阳性细胞 20 个则 20×3＝60 分

“++++” 阳性细胞 10 个则 10×4＝40 分

综上：NAP 阳性率为(20+40+20+10)/100 = 90%

积分值为 0 分+20 分+80 分+60 分+40 分=200 分

结果报告：NAP 染色阳性率 90%，积分值 200 分。

（二）铁染色结果判定

1. 细胞内铁计数 100 个幼红细胞，计算铁粒幼红细胞的百分比，得出阳性率。

2. 细胞外铁根据铁粒的多少判定阳性程度如下：

“-” 骨髓小粒上无蓝色铁粒显现

“+” 有少数铁颗粒或偶见蓝色铁小珠

“++” 有较多的铁颗粒或小珠

“+++” 有许多铁颗粒或小珠和少数蓝色小块

“++++” 有很多的铁颗粒、小珠，并有很多小块或小团，密集成堆

三、骨髓组织病理检查

骨髓细胞形态学及外周血涂片可以反映血细胞形态的正常与异常，可以发现与诊断髓系与淋巴组织肿瘤或某些慢性病及慢性疾病继发的血液系统疾病，是血液病诊断常用而必要的检查项目。但是，如果要反映骨髓的组织结构及间质成分，发现骨髓细胞形态学涂片检查时不易发现的病理变化，如诊断骨髓浸润性疾病、了解造血组织、脂肪细胞和纤维组织所占的容积比例，评价骨髓总体增生情况，还应进行骨髓组织病理检查。

（一）骨髓组织病理检查的方法

骨髓组织病理检查的标本通过骨髓活检(bone marrow biopsy，BMB)获取，经过 1～2 小时固定、室温或 37℃充分脱水、低温包埋、包埋后标本由低温转至室温、进行骨髓组织切片(薄厚均一且完整、标本长度以 1.5～2cm 为标准)、苏木素-伊红(HE)染色 5～10 分钟、流水冲洗 1 分钟、0.5%伊红染色 30～60 秒、流水冲洗 1 分钟、晾干，封片，显微镜下低倍镜观察，再进行高倍镜确认，做出病理报告。

（二）骨髓的结构

骨髓由红髓(造血组织)和黄髓(脂肪组织)所构成。出生时骨髓腔内均为红髓，随着年龄的增长红髓逐渐转为黄髓。

红髓主要由造血组织和血窦构成。造血组织中不同系别、不同发育阶段的血细胞分布于由网状细胞和网状纤维构成的网架孔中，此外也分布有巨噬细胞、脂肪细胞、纤维细胞等少量的非造血细胞。血窦由进入红髓的动脉分支成毛细血管后再分支形成，血窦壁由内皮细胞、基底膜和外膜细胞组成，骨髓的微环境内的造血组织中各种血细胞经过细胞增殖、分化、成熟后，释放入血，这一血细胞动力变化过程由造血干细胞、细胞因子及造血微环境调节[8]。

造血干细胞(hematopoietic stem cell，HSC)具有自我更新与多向分化的能力。多能造血干细胞是最原始的造血细胞，可分化产生髓系造血干细胞和淋巴系造血干细胞，这两种细胞自我更新能力有限但可分化产生多系血细胞，称为定向多能造血干细胞。定向多能造血干细胞在不同造血因子的调控下定向分化为某一特定细胞系的祖细胞，如髓系造血干细胞定向分化为粒、单核系祖细胞、红系祖细胞、巨核系祖细胞，淋巴系造血干细胞定向分化为淋巴系祖细胞。各系祖细胞进一步分化成各系原始细胞。

细胞因子(cytokine，CK)是一组调控细胞生物活性的蛋白质，又称造血调节因子，由体内多种细胞产生，其作用是调控造血干细胞的分化与成熟。依据作用不同分为三类，分别为集落刺激因子、白细胞介素、造血负调控因子。

造血微环境是造血诱导微环境(hematopoietic inductive microenvironment，HIM)的简称，是指局限在造血器官或组织内的、具有特异性结构及生理功能的环境，由造血组织中的基质细胞、基质细胞分泌的细胞外基质、各种造血调节因子以及骨髓内的血管、神经等共同构成。其作用是调节造血细胞的自我更新、增殖、分化等活动。

（三）骨髓组织病理检查与疾病诊断的关系

1. “干抽”或“混血”

合格的骨髓标本是含有骨髓颗粒或造血前体细胞，少有或不含骨皮质、肌肉或其他物质。骨髓转移癌、各种类型白血病骨髓白血病细胞明显增多时，会出现经多次改变穿刺部位仍无法引出骨髓穿刺液的“干抽”现象，骨髓纤维化时被成纤维细胞浸

润的骨髓仅能获得少量细胞，骨髓穿刺涂片中仅显示骨髓造血细胞减少或穿刺时出现干抽，因此一般需要骨髓活检，表现为骨髓纤维化早期时骨髓网状纤维染色增加。毛细胞白血病时的毛细胞相互黏附的很紧，而骨髓基质又伴有程度不等的胶原基质增加，使得骨髓穿刺标本常呈增生低下（干抽），而骨髓活检表现为毛细胞广泛浸润。骨髓活检可明确骨髓稀释的原因，有利于疾病的诊断。

2. 恶性肿瘤

骨髓活检发现恶性肿瘤骨髓转移的癌细胞或骨髓原发肿瘤，恶性组织细胞病的恶性组织细胞、戈谢病和尼曼-皮克病的特殊细胞的概率高于骨髓涂片。非造血系统肿瘤转移在骨髓活检中的特征是骨髓结构破坏，并伴有细胞形态学异常的细胞群，骨髓瘤或淋巴瘤的活检标本可见异常淋巴样细胞典型聚集特征。

3. 骨髓低增生性疾病

对于增生程度减低的再生障碍性贫血、低增生性白血病，骨髓活检有明确的诊断价值。

4. 骨髓坏死及胶原样变

骨髓切片显示正常骨髓结构消失，细胞边缘及细胞核结构不清，较多嗜酸性染色的坏死物质，若出现胶原样变时，骨髓增生低下伴脂肪组织减少、细胞间有浅蓝色或粉红色细颗粒状的浆液（透明质酸酶及纤维素），胶原样变性常呈灶状分布。

5. 慢性骨髓增殖性肿瘤

真性红细胞增多症、原发性血小板增多症，骨髓活检可协助诊断。

6. 骨髓肉芽肿

骨髓肉芽肿仅出现在骨髓活检标本中，此时需要做真菌和分枝杆菌的特殊染色，但也需进行广泛的鉴别诊断。

7. 其他

有文献指出[9]骨髓活检是低度（恶性）淋巴瘤骨髓受累最为敏感的检测方法，在常伴有网状纤维化的疾病情况下，如巨核细胞白血病、毛细胞白血病和慢性骨髓增殖性肿瘤等，骨髓活检对于诊断及随访尤为重要。

综上所述，在骨髓穿刺多次失败、血象显示全血细胞减少、骨髓增生低下、某些贫血、原因不明发热、脾或淋巴结肿大、白血病疗效观察时，骨髓活检有利于疾病诊断。但是，由于骨髓活检镜下细胞易出现集群而不易区分原始细胞，不易观察细胞内部结构，因此，对于疾病诊断与鉴别诊断的项目选择，一般多先选择骨髓涂片细胞形态学检查，再决定是否有必要进行或同时进行骨髓活检即骨髓组织病理检查。

第四节　常见血液系统疾病的骨髓象和血象特点

在临床工作中，许多血液系统疾病的特征性血象和骨髓象能够为诊断疾病提供确切参考，熟练掌握这些内容，有助于尽快确诊这些疾病。本节主要介绍了常见血液系统疾病的血象和骨髓象，包括：缺铁性贫血、巨幼细胞贫血、溶血性贫血、再生障碍性贫血、慢性病性贫血、原发性免疫性血小板减少症、骨髓增生异常综合征、急性髓细胞白血病、急性淋巴细胞白血病、慢性淋巴细胞白血病、骨髓增殖性肿瘤。

一、缺铁性贫血

当机体铁来源减少、需求大于供给时，导致体内贮存铁耗尽，红细胞内铁缺乏，最终引起缺铁性贫血（iron deficiency anemia，IDA）。IDA形态学分类属小细胞低色素性贫血，MCV低于80fl，MCH小于27pg，MCHC小于32%，有文献指出：在自动化血细胞分析仪进行检测时，对于铁缺乏状态的改变，MCV比MCHC敏感得多，但如果仅依赖红细胞指标，则至少30%的IDA病例将会被误诊；在已确诊的IDA患者中，RDW通常增加；网织红细胞数量常轻度增加并与骨髓红细胞增加一致；血清铁蛋白浓度和血清转铁蛋白饱和度等铁指数的联合检测，可增加红细胞对铁缺乏诊断的敏感性和特异性。IDA骨髓象呈增生性贫血骨髓象特点，但仅依据骨髓的形态学改变尚不具备足够的诊断与鉴别诊断价值，铁贮备评估即直接评估骨髓中巨噬细胞的含铁量是鉴别IDA和其他贫血敏感且较为可靠的的方法，被认为是诊断铁缺乏的“金标准”[9]。

（一）缺铁性贫血的骨髓象

1. 骨髓有核细胞增生明显活跃。

2. 红细胞系增生，以中幼及晚幼红细胞为主，体积小、核染色质致密深染、胞质少嗜碱性、边缘不整齐，表现为“老核幼浆”。成熟红细胞中易见嗜多色性红细胞，中度贫血时，红细胞中心淡染区扩大，严重时为环形红细胞，可见靶形红细胞。

3. 粒细胞系相对减少，形态大致正常。

4. 粒红比值减低。

5. 淋巴细胞数量及形态无明显改变。

6. 巨核细胞系无明显变化，血小板形态多为正常。

7. 铁染色铁粒幼红细胞减少，且内含的铁颗粒数减少，巨噬细胞铁含量减少。

（二）缺铁性贫血的血象

1. 白细胞数无明显增减，分类100个白细胞可偶见晚幼红细胞。

2. 成熟红细胞胞体小、中心淡染区扩大，可见靶形红细胞，可见嗜多色性红细胞及红细胞大小不等。

3. 白细胞分类大致正常。

4. 血小板数正常、增多或减少。

（三）缺铁性贫血的骨髓活检

造血面积增加；骨髓有核细胞增生明显活跃，粒系比例大致正常，各阶段细胞比例大致正常；红系比例增高，以晚阶段细胞为主；巨核细胞数量正常。

二、巨幼细胞贫血

叶酸或维生素B_{12}缺乏或某些影响核苷酸代谢的药物导致细胞核脱氧核苷酸合成障碍所导致的贫血称巨幼细胞贫血（megaloblastic anemia，MA）。MA形态学分类属大细胞性贫血，且所有细胞系列均受累。有文献报道[9] MCV、MCH均升高，MCHC正常；外周血中开始出现大红细胞常常是MA的早期征象，因此最早即可看到RDW增高，贫血程度越重，红细胞形态改变越明显。当血细胞比容低于20%，外周血中可出现巨幼红细胞，偶见早巨幼红细胞；在叶酸缺乏所致的营养性MA中，中性粒细胞分叶过多是早期征象，且治疗后仍可在外周血中存在多日；血小板明显大小不一，PDW增加。值得注意的是某些情况下MA的MCV值正常、细胞形态学特征不典型，如①并存小细胞性贫血时，MA可呈正细胞性甚至是小细胞性；②在骨髓穿刺前已接受维生素B_{12}或叶酸治疗，细胞巨幼变已不明显；③伴有感染或输血后的早期MA患者，细胞巨幼变不明显。叶酸、维生素B_{12}检测有助于MA的诊断与鉴别诊断。

（一）巨幼细胞贫血的骨髓象

1. 骨髓有核细胞增生明显活跃。

2. 红细胞系增生，可见巨早幼红细胞、巨中幼红细胞和巨晚幼红细胞，胞体大，胞质较胞核成熟，表现为“幼核老浆”。易见有较多数量原巨幼红细胞的分裂象。成熟红细胞体积大，易见嗜多色性红细胞。

3. 粒细胞系相对减低，可见巨大的晚幼粒细胞和杆状核粒细胞。

4. 粒红比值减低，可降至1∶1或更低。

5. 淋巴细胞数量及形态无明显改变。

6. 巨核细胞数大致正常，可见分叶过多的巨核细胞。

7. 铁染色铁粒幼红细胞增多，且内含的铁颗粒数增多，巨噬细胞铁含量常常增加。中性粒细胞POX水平升高。细胞遗传学研究可见染色体延长或断裂，特异性治疗常在两天内可纠正这些异常，但有些异常数月也不会消失。

（二）巨幼细胞贫血的血象

1. 部分患者白细胞数减低。

2. 成熟红细胞大小不等，易见大红细胞、嗜多色性红细胞等。在严重病例可见嗜碱点彩红细胞和卡波氏环，豪周小体。外周血中可出现巨幼红细胞。

3. 白细胞分类可见核右移即中性粒细胞核分叶过多，有3%以上的中性粒细胞核分叶为5叶。可见6个或更多的核叶。

4. 血小板数正常或减少，可见巨大血小板。

（三）巨幼细胞贫血的骨髓活检

造血面积增加，骨髓有核细胞增生明显活跃，粒系比例大致正常，各阶段细胞比例大致正常，部分细胞可见巨幼改变；红系比例增高，以晚阶段细胞为主，原早阶段细胞多见，各阶段细胞均可见明显的巨幼改变；巨核细胞核分叶过多，分布正常。

三、溶血性贫血

溶血是指红细胞遭到破坏，寿命缩短的过程。骨髓具有正常造血6~8倍的代偿能力，当溶血超过骨髓生物代偿能力，引起的贫血称为溶血性贫血（hemolytic anemia，HA）。HA形态学分类呈正细胞正色素性贫血，MCV、MCH、MCHC正常；急性溶血可伴有白细胞增多、中性粒细胞核左移及血小板的增多或减少；血象、骨髓象、网织红细胞、血浆（清）游离血红蛋白测定、结合珠蛋白半定量、尿含铁血黄素试验、血浆高铁血红素白蛋白试验、红细胞寿命检查可初筛判断是否溶血，针对红细胞本身原因如膜异常、红细胞内酶异常或血红蛋白异常的检查以及针对红细胞外在原因如自身免疫、理化、感染等的检查可鉴别何种病因的溶血性贫血。

(一)溶血性贫血的骨髓象

1. 骨髓有核细胞增生明显活跃。

2. 红细胞系显著增生,以中幼红细胞和晚幼红细胞增多为主,易见豪周小体、卡波氏环、浓染红细胞、嗜多色性红细胞,不同病因的溶血性贫血可表现为不同特征的红细胞如小球形红细胞、镰状红细胞。

3. 粒细胞系相对减少,形态大致正常。

4. 粒红比值减低。

5. 淋巴细胞数量及形态无明显改变。

6. 巨核细胞系及血小板大致正常。

(二)溶血性贫血的血象

1. 白细胞数可增高,分类 100 个白细胞可见有核红细胞。

2. 成熟红细胞体积大小正常,易见嗜多色性红细胞、结构异常的红细胞及不同特征性改变的红细胞。

3. 白细胞分类可见核左移即中性粒细胞杆状核>5%。

4. 血小板数正常或减少或增多。

(三)溶血性贫血的骨髓活检

造血面积增加,骨髓有核细胞增生活跃,粒系比例大致正常,各阶段细胞比例大致正常;红系比例增高,以中、晚幼红细胞为主;巨核细胞分布正常。

四、再生障碍性贫血

再生障碍性贫血(aplastic anemia,AA)是由于造血干细胞损伤、造血微环境破坏及自身免疫机制异常导致造血功能低下或骨髓造血功能衰竭的疾病。AA 形态学分类属正细胞正色素性贫血,MCV、MCH、MCHC 正常,外周血中有不同程度的全血细胞减少,红细胞生成素水平增高但绝对网织红细胞计数通常低于 $40\times10^9/L$;绝对中性粒细胞计数减少,若中性粒细胞计数低于 $0.2\times10^9/L$ 则提示病情非常严重;血小板计数减少,低于 $30\times10^9/L$ 提示重型 AA;淋巴细胞相对增高;红细胞、白细胞及血小板形态及功能正常。少数情况下,开始因一系细胞受抑制而被诊断为红细胞再生障碍性贫血或无巨核细胞性血小板减少,数天至数周后出现其他细胞系计数下降而明确诊断。网织红细胞计数、外周血涂片检查及骨髓活检对于尽早确立诊断是必需的。网织红细胞比例在 0.5% 或更低时提示红系再生障碍,当合并白细胞减少和血小板减少时,提示为 AA。有文献指出[9]血涂片细胞形态没有异常而细胞显著减少可能是获得性 AA 的特征。某些原因如病毒感染、药物反应、某些溶血性贫血时可出现暂时性骨髓抑制或红系造血衰竭,出现暂时性再生障碍性贫血危象或暂时性幼红细胞减少症。

(一)再生障碍性贫血的骨髓象

1. 多部位(不同平面)骨髓有核细胞增生减低或重度减低。

2. 红细胞系减少,形态大致正常。

3. 粒细胞系减少,形态大致正常。

4. 粒红比值正常。

5. 成熟淋巴细胞数明显增多。

6. 巨核细胞明显减少或缺如,血小板减少。

7. 骨髓小粒空虚,细胞面积<50%,非造血细胞(淋巴细胞、网状细胞、浆细胞、肥大细胞等)比例增高,组织嗜碱细胞易见。

8. 其他检查结果包括骨髓铁染色示贮铁增多,NAP 染色强阳性;溶血检查均阴性。

有文献指出[9]骨髓磁共振成像检查有助于重型 AA 与克隆性髓系综合征的鉴别。前者通常为脂肪信号而后者为弥漫细胞信号。

(二)再生障碍性贫血的血象

1. 白细胞数减少,分类 100 个白细胞可以偶见晚幼红细胞。

2. 成熟红细胞体积大小正常,可见嗜碱点彩红细胞。

3. 白细胞分类可见成熟淋巴细胞明显增多,中性粒细胞核分叶过多。

4. 血小板减少。

(三)再生障碍性贫血的骨髓活检

全片增生减低,造血组织减少,可有局部造血区域,骨髓有核细胞增生减低,粒系细胞通常形态正常,粒红两系比例减低,巨核细胞数量通常减少,脂肪面积明显增加,脂肪细胞及淋巴细胞、浆细胞、巨噬细胞和肥大细胞多见,网硬蛋白不增加,无异常细胞。

(四)慢性再生障碍性贫血

骨髓病变呈向心性改变、“灶”状造血,必要时应进行不同部位穿刺取材,有时穿刺部位为“灶”状造血时,骨髓象表现与增生性贫血相同即骨髓增生明显活跃、红系增多、粒系相对减少、粒红比值减低，但是与增生性贫血重要的鉴别点之一是巨核细胞及血小板均减少。

(五) 纯红细胞再生障碍性贫血

遗传性纯红细胞再生障碍性贫血与遗传因素相关，获得性纯红细胞再生障碍性贫血与自身免疫性疾病相关。贫血、网织红细胞减少、骨髓幼红细胞减少或缺如是本病诊断的典型三联征[9]。外周血检查表现为大细胞或正细胞性贫血，网织红细胞减少，白细胞数及血小板数正常。骨髓象检查表现为幼红细胞明显减少或缺乏，可出现成熟阻滞巨幼样变的幼红细胞，粒系及巨核细胞正常。

五、慢性病性贫血或炎症性贫血

慢性病性贫血(anemia of chronic disease, ACD)指的是由于慢性感染、某些炎症及恶性肿瘤时，机体不能通过红细胞生成来代偿红细胞寿命缩短、炎性细胞因子抑制红细胞生成而导致的贫血，称为慢性病性贫血或炎症性贫血(anemia of inflammation, AI)。一般为中度贫血、红细胞铁利用障碍、铁粒幼红细胞减少、血清铁蛋白浓度增高、低铁血症即血清铁浓度减低是AI的特征[9]。细胞形态学分类多呈正细胞正色素性贫血，可演变为小细胞低色素性贫血，网织红细胞数正常或轻度增高。

(一) 慢性病性贫血骨髓象

在原发病引起骨髓病变时骨髓细胞学检验出现异常变化，并且不同的原发病对骨髓的影响不同，骨髓细胞学表现则不同。如果原发病未累及到骨髓时，骨髓细胞学表现正常。

1. 骨髓有核细胞增生活跃或减低，多数情况下表现为骨髓抑制。

2. 红细胞系增生或减少，形态大致正常。

3. 粒系相对减少，感染时粒系增多，形态大致正常或出现中毒性改变。

4. 粒红比值正常或减低。

5. 成熟淋巴细胞数大致正常。

6. 巨核细胞大致正常，血小板数正常或减低。

7. 细胞化学染色AI时细胞外铁增多、铁粒幼红细胞减少或缺如。储存铁增高伴血清铁减低和铁粒幼细胞数减少是AI的特征，细胞外铁增多是与IDA的鉴别点之一。

(二) 慢性病性贫血血象

慢性病性贫血血象依据原发病不同而表现不同，感染时白细胞可表现为数量增多或类白血病反应的特点，感染可因骨髓抑制、炎症反应、红细胞寿命缩短而出现外周血中红细胞减少，血小板可出现反应性增高或正常或因骨髓抑制而减少。

(三) 慢性病性贫血骨髓活检

慢性病性贫血或炎症性贫血的诊断极少需要做骨髓穿刺或骨髓活检。骨髓细胞学正常或异常与不同原发病累及骨髓的程度及原因相关。

六、原发免疫性血小板减少症

原发免疫性血小板减少症(primary immune thrombocytopenia, ITP)既往亦称特发性血小板减少性紫癜，是一种获得性自身免疫性出血性疾病，主要发病机制：体液和细胞免疫介导的血小板过度破坏；体液和细胞免疫介导的巨核细胞数量和质量异常，血小板生成不足。自身免疫性疾病、淋巴系统恶性增殖性疾病、感染性疾病、MDS、药物等可引起继发性免疫性血小板减少症。外周血中血小板减少的程度反映血小板破坏与血小板生成之间的平衡关系，ITP时血小板的代偿表现为骨髓巨核细胞的增加、血涂片中的大血小板和全自动血细胞计数时血小板平均体积升高。但是，ITP的诊断主要依据临床表现，没有特异性的实验室参数能够准确的诊断ITP。2011年，中华医学会血液学分会血栓与止血学组颁布的《成人原发免疫性血小板减少症诊治的中国专家共识(修订版)》[10]指出：ITP诊断是临床排除性诊断，诊断要点是：①至少2次检查血小板计数减少，血细胞形态无异常；②脾脏一般不增大；③骨髓检查巨核细胞数增多或正常、有成熟障碍；④须排除其他继发性血小板减少症；⑤诊断ITP的特殊实验室检查是：单克隆抗体特异性俘获血小板抗原试验(monoclonal antibody immobilization of platelet antigen assay, MAIPA)法检测抗原特异性自身抗体可以鉴别免疫性与非免疫性血小板减少，有助于ITP的诊断。血小板生成素(thrombopoietin, TPO)水平检测可以鉴别血小板生成减少(TPO水平升高)和血小板破坏增加(TPO正常)，从而有助于鉴别不典型AA或低增生性MDS。

(一) 原发免疫性血小板减少症的骨髓象

1. 骨髓有核细胞增生活跃。

2. 红细胞系数量及形态大致正常。

3. 粒细胞系数量及形态大致正常。

4. 粒红比值正常。

5. 成熟淋巴细胞无明显增减。

6. 巨核细胞明显增多,分类25个巨核细胞可见原始巨核细胞、幼稚巨核细胞、颗粒型巨核细胞多于产板型巨核细胞,可见变性巨核细胞,血小板减少,可见大血小板及畸形血小板。

7. ITP由于反复多次出现出血点或出血倾向,会导致体内铁的丢失,继而出现IDA的骨髓象特点,但是与IDA重要的鉴别点之一是巨核细胞及血小板数量、分化阶段及形态正常。

(二)原发免疫性血小板减少症的血象

1. 白细胞数无明显增减,分类100个白细胞一般无有核红及幼稚粒细胞。

2. 成熟红细胞体积大小正常。

3. 粒细胞比值及形态大致正常。

4. 血小板计数减少,可见大血小板及畸形血小板。

(三)原发免疫性血小板减少症的骨髓活检

造血面积正常或增加,骨髓有核细胞增生活跃,粒红两系比例大致正常,巨核细胞分布均匀,未见异常细胞。

七、骨髓增生异常综合征

骨髓增生异常综合征(myelodysplastic syndromes,MDS)是起源于造血干细胞的一组异质性髓系克隆性疾病,特点是髓系细胞发育异常,表现为无效造血、难治性血细胞减少,高风险向AML转化。WHO将MDS分为6个亚型:①难治性血细胞减少伴单系病态造血(refractory cytopenia with unilineage dysplasia,RCUD);②难治性贫血伴环形铁粒幼细胞(refractory anaemia with ringed sideroblasts,RARS);③难治性血细胞减少伴多系病态造血(refractory cytopenia with multilineage dysplasia,RCMD);④难治性贫血伴原始细胞增多(refractory anaemia with excess blasts, RAEB);⑤MDS-未分类(MDS unclassified, MDS-U);⑥MDS伴单纯$5q^-$($5q^-$ syndrome)。其中RCUD包括难治性贫血(refractory anaemia,RA)、难治性中性粒细胞减少(refractory neutropenia,RN)和难治性血小板减少(refractory thrombopenia, RT)。MDS无效造血在细胞数量上的表现是:不同亚型的MDS其实验室检查可出现一系血细胞减少(红细胞减少或白细胞减少或血小板减少),也可出现两系或全血细胞减少。MDS病态造血是血细胞发育异常的突出特征,在细胞形态上的表现是:红系、粒系和巨核系细胞数量与形态的异常,形态的异常指三系造血细胞的形态与内在结构和发育的不一致性,各系统发育异常的细胞占各系血细胞总数的10%以上时即提示该系存在病态造血。此外MDS骨髓中原始细胞所占比例依据不同类型可从2%到19%不等,铁粒幼细胞从数量增多到细胞内铁粒增多并出现环形铁粒幼细胞。

(一)骨髓增生异常综合征的骨髓象

1. 骨髓有核细胞增生正常或增高或减低。

2. 红细胞系明显增多,多>50%,病态造血可表现为核畸形(核出芽、核间桥、核碎裂、多核、核多分叶、类巨幼变)。核分裂出现病态奇数分裂(见3核和5核)或出现病态多极分裂(见多核红细胞中核大小不一)。胞浆可出现结构异常,如染色质小体、卡波氏环,核/浆发育不平衡,幼红细胞丝连易见。

3. 粒细胞系数量多减少,原始细胞比例可增多,病态造血可表现为:核分叶减少、不分叶,不规则多分叶,双核、环形核,胞浆嗜碱,胞内颗粒减少或缺失、常见巨大颗粒、空泡、奥氏小体。

4. 粒红比值正常或减低。

5. 成熟淋巴细胞无明显增减。

6. 巨核细胞数正常或增多,病态造血可表现为:骨髓中巨核细胞数量增多,微巨核、淋巴样小巨核,单圆、多圆核及不分叶或多分叶的巨核细胞,胞浆嗜碱性或幼稚巨核细胞内血小板形成。外周血中见巨大异常血小板,偶见小巨核细胞,可见大血小板及畸形血小板。

7. 细胞化学染色:铁染色细胞外铁增多,细胞内铁正常或增多、环形铁粒幼细胞≥15%。NAP染色活性减低。

(二)骨髓增生异常综合征的血象

1. 白细胞数正常或减少,分类100个白细胞可见幼稚粒细胞。

2. 红细胞数多减少,成熟红细胞形态同骨髓。

3. 粒细胞数多减少、正常或减少,形态同骨髓。

4. 血小板数正常或减少,偶见小巨核细胞、大血小板及畸形血小板。

(三)骨髓增生异常综合征的骨髓活检

MDS-RA:造血面积增加,骨髓有核细胞增生明显活跃,粒系比例大致正常,红系比例增高,以中晚阶段细胞为主,部分细胞可见巨幼改变,可见双核及奇数核;巨核细胞分布正常,可见小巨核细胞。MDS-RCMD/RAEB:骨髓有核细胞增生活跃,粒系比例大致正常,成熟阶段细胞比例减低,细胞体积大小不等,胞质中颗粒增多;红系比例大致正常,部分细胞可见巨幼改变;巨核细胞分布正常,可见小巨核细胞,可见成堆的原始细胞灶。原始粒细胞和早幼粒细胞沿骨小梁内膜分布,在骨小梁旁区和间区出现3~5个或更多的成簇分布的原始和早幼粒细胞(不成熟前体细胞异常定位)。

八、急性髓细胞白血病

白血病(leukemia)是一种造血组织的恶性克隆性疾病,某一系列的白血病细胞恶性增殖、细胞分化停滞,其他系列细胞受抑制,可广泛浸润肝、脾、淋巴结等各种脏器。表现为贫血(正细胞正色素性贫血)、出血、感染和肝脾淋巴结肿大等征象。不同类型的AML具有共同的骨髓象特点,同时又具有病变白血病细胞的种类与阶段的各自特点。骨髓细胞学检查是AML肯定性诊断的依据,但当形态学不能分辨白血病细胞系列与阶段时,应结合细胞化学、免疫分型、细胞遗传学进行确认。

(一)急性白血病骨髓象的共同特点

1. 骨髓增生极度活跃(低增生白血病时增生减低)。

2. 某一类型白血病的原始细胞及白血病等同细胞≥20%,具有白血病细胞形态学改变(细胞大小不等、核形不规则、核仁明显、胞浆多无颗粒、N/C比例增大)。

3. 其他系列细胞造血受抑。

4. 巨核细胞减少(急性巨核细胞白血病除外),血小板减少。

5. 细胞化学染色:急性粒细胞白血病时POX染色、SBB染色、NAS-DCE染色均为阳性,急性淋巴细胞白血病时PAS染色阳性,急性单核细胞白血病POX染色阳性率可以<3%,NSE染色阳性被NaF抑制,急性巨核细胞白血病时PPO染色阳性。

(二)急性白血病血象的共同特点

1. 白细胞数明显增多或正常或减少,分类100个白细胞原始细胞及白血病等同细胞常>5%,可见有核红细胞及各阶段幼稚粒细胞。

2. 红细胞数减少,成熟红细胞形态大致正常。

3. 血小板数减少,血小板大小不等,可见小巨核细胞。

(三)急性白血病骨髓病理检查

AML造血面积明显增加,骨髓有核细胞增生极度活跃,粒系比例增高,细胞体积中等大小,胞浆量较丰富,核仁清楚,多为1~3个核仁的原始阶段细胞为主,红系受抑制;巨核细胞分布减少。M3时造血面积明显增加,骨髓有核细胞增生明显活跃,粒系比例增高,以异常早幼粒细胞为主;红系比例减低;巨核细胞分布减少。

九、急性淋巴细胞白血病

急性淋巴细胞白血病(acute lymphocytic leukemia,ALL)是一种原始及幼稚淋巴细胞恶性增殖,并浸润全身各组织脏器的一种造血系统恶性克隆性疾病,可广泛浸润肝、脾、淋巴结等各种脏器。2008年造血与淋巴组织肿瘤WHO分类[11]将ALL归类于淋巴组织肿瘤中的前体淋巴细胞肿瘤,即:①B淋巴母细胞白血病/淋巴瘤,非特指型(not otherwise specified,NOS);②伴重现性细胞遗传学异常的B淋巴母细胞白血病/淋巴瘤;③T淋巴母细胞白血病/淋巴瘤。传统的FAB分型将急性淋巴细胞白血病分为ALL-L1,ALL-L2,ALL-L3型,WHO分型将ALL-L1和ALL-L2归类于前体B-急性淋巴细胞白血病/原始淋巴细胞淋巴瘤(前体B-ALL和B-LBL)和前体T-急性淋巴细胞白血病/原始淋巴细胞淋巴瘤(前体T-ALL/T-LBL)。而将ALL-L3命名为Burkitt淋巴瘤,归入成熟B细胞肿瘤[11]。骨髓细胞学检查是ALL肯定性诊断的依据,但当形态学不能分辨白血病细胞系列与阶段时,也应结合细胞化学、免疫分型、细胞遗传学进行确认。

(一)急性淋巴细胞白血病的骨髓象

1. 骨髓增生极度活跃。

2. 淋巴系细胞明显增多,ALL以原始及幼稚淋巴细胞增多为主(≥20%),细胞大小不等,核畸形,核浆比例增大,ALL-L1型原始淋巴细胞大小较均匀一致、以小细胞为主,ALL-L2型原始淋巴细胞大小不均、以大细胞为主,ALL-L3型原始淋巴细胞大小较均匀一致、胞浆及细胞核可见穿凿样空泡。

3. 粒系减少,红系减少,粒红比值正常。

4. 巨核细胞明显减少,血小板减少。

5. 细胞化学染色：PAS 阳性成块或颗粒状，POX 阴性，NSE 阴性。

（二）急性淋巴细胞白血病的血象和脑脊液检查

1. 白细胞数明显增高，计数 100 个白细胞常见原始或幼稚淋巴细胞>5%，可见有核红细胞。有报道称约 10%的患者在诊断时外周血中没有幼稚细胞。

2. 红细胞数减少，形态大致正常。

3. 粒细胞数减少，形态大致正常。

4. 淋巴细胞明显增多，可见原始或幼稚淋巴细胞。

5. 血小板数减少，可见大小异常的血小板。

6. 脑脊液细胞学离心涂片在 1/3 的儿科患者或 5%的成人患者脑脊液中可检测到白血病细胞。

（三）急性淋巴细胞白血病的骨髓活检

骨髓有核细胞增生明显活跃，粒红两系比例减低；巨核细胞分布减少；淋巴细胞比例增高，浆量少，核畸形，核质致密，核仁小，多以 1～2 个核仁的原幼阶段细胞为主。

十、慢性淋巴细胞白血病

慢性淋巴细胞白血病（chronic lymphocytic leukemia，CLL）是一种进展缓慢的 B 淋巴细胞增殖性肿瘤，以外周血、骨髓、脾脏和淋巴结等淋巴组织中出现大量克隆性 B 淋巴细胞为特征，WHO 将 CLL 归类于淋巴组织肿瘤中外周（或成熟）B 细胞肿瘤，临床多表现为脾大，骨髓及外周血中以持续性成熟淋巴细胞增多为主。

（一）慢性淋巴细胞白血病的骨髓象

1. 骨髓增生极度活跃或明显活跃。

2. 淋巴细胞明显增多，CLL 以成熟淋巴细胞为主，可见幼稚淋巴细胞，淋巴细胞大小较均匀一致。

3. 红细胞系增生，晚期可明显减少。并发溶血时，幼红细胞可明显增生。

4. 粒细胞系增生，晚期可明显减少。

5. 粒红比值正常。

6. 巨核细胞系增生，晚期巨核细胞减少。

（二）慢性淋巴细胞白血病的血象

1. 红细胞及血红蛋白早期正常或减少不明显。

2. 白细胞数增高，中性粒细胞比值减少。

3. 淋巴细胞明显增多，以成熟淋巴细胞增多为主，胞核染色质呈凝块状龟背样改变。

4. 红细胞数正常或减少、形态大致正常。

5. 血小板数减少者为晚期表现。

（三）慢性淋巴细胞白血病的骨髓活检

骨髓有核细胞增生明显活跃，粒红两系比例减低；巨核细胞分布正常；淋巴细胞比例增高，以成熟阶段细胞为主。

十一、骨髓增殖性肿瘤

骨髓增殖性肿瘤（myeloproliferative neoplasms，MPN）是一组克隆性造血干细胞疾病，造血与淋巴组织肿瘤 WHO 分类将 MPN 分为：①CML 伴 *BCR-ABL1* 阳性；②其他类型包括真性红细胞增多症（polycythemia vera，PV），原发性血小板增多症（essential thrombocythemia，ET），原发性骨髓纤维化（primary myelofibrosis，PMF）。当病变以某一系列为主时如骨髓中原始粒细胞正常或稍增多伴有中幼粒细胞、晚幼粒细胞和杆状核粒细胞增多为主，考虑为 CML；当男性血红蛋白>170g/L、女性血红蛋白>150g/L 时考虑为 PV；当持续性血小板计数>450×10^9/L 考虑为 ET；当骨髓增生程度减低，外周血中出现有核红和幼稚粒细胞及泪滴形红细胞时考虑为 PMF。值得指出的是 CML、PV、ET 和 PMF 的诊断需结合临床，骨髓细胞学检查为 MNP 提供的是符合性诊断依据。在疾病的发展过程中，上述疾病可以相互转化，有文献报道[9]有 15%的 PV 可转变为骨髓纤维化，偶有 ET 或者 PMF 转变为 PV，极少百分比的 ET 及 PMF 可进展为明显的 CML。需结合病史及临床表现，必要时进行其他相关检查如突变基因和克隆标志物检测。

（一）慢性粒细胞白血病骨髓象

1. 骨髓增生极度活跃。

2. 粒系增多，原始粒细胞一般<5%，以中幼粒细胞、晚幼粒细胞和杆状核粒细胞增多为主，易见嗜酸性粒细胞和嗜碱性粒细胞。慢粒加速期和急变期原始粒细胞增多，嗜碱性粒细胞增多。

3. 红系正常或减少，慢粒加速期和急变期红系受抑，成熟红细胞形态无异常。

4. 粒红比值正常或增高。

5. 巨核细胞增多，可见小巨核细胞。慢粒加速期和急变期巨核细胞减少，血小板减少。

6. 细胞化学染色显示，NAP 染色阳性率及积分值减低，急变时增高。

（二）慢性粒细胞白血病血象

1. 白细胞数明显增多，分类100个白细胞多见幼稚粒细胞，可见有核红细胞。

2. 粒细胞明显增多，易见中幼及晚幼粒细胞、嗜酸性及嗜碱性粒细胞。

3. 红细胞形态大致正常。

4. 血小板增多、聚集，可见大小不等血小板。

（三）慢性粒细胞白血病骨髓活检

慢性期造血面积明显增加，骨髓有核细胞增生极度活跃，粒系比例增高，原始细胞比例增多但以中、晚幼粒细胞为主，嗜酸、嗜碱性粒细胞多见；红系比例减低；巨核细胞分布正常。急变期骨髓有核细胞增生极度活跃，粒系比例增高，可见骨髓中的幼稚细胞浸润，以原始粒细胞为主，红系比例减低。

（四）其他骨髓增殖性肿瘤的骨髓象和血象

1. 原发性血小板增多症

骨髓象显示巨核细胞大，成熟多叶巨核细胞增多，骨髓活检显示巨核细胞明显增生并且成簇，核分叶增多，缺乏明显的网状纤维，血象显示血小板体积增大。

2. 真性红细胞增多症

骨髓象显示粒系、红系和巨核细胞明显增生，血象显示红细胞大小不一，红细胞异形，白细胞增多，中性粒细胞增多，可见中幼粒细胞和晚幼粒细胞，血小板增多。

3. 原发性骨髓纤维化

骨髓细胞学显示骨髓增生程度减低。骨髓活检显示骨髓纤维细胞及纤维母细胞增生，粒系和巨核系增生活跃，红系可正常或减少，在重度纤维化的骨髓增生程度减低。

第五节 常见血液系统疾病的分型与实验诊断

血液系统疾病通常表现为贫血、发热、出血、肝脾淋巴结肿大以及原发疾病的临床症状，诊断和鉴别既要了解病史、询问症状、检查体征，也要本着循证医学的原则、按照疾病诊断路径有针对性地选择不同的实验诊断方法和技术。在疾病诊断与分型中，选择有意义的实验项目，根据其检测结果进行疾病的临床分型，可见了解常见血液病实验诊断思路及临床分型标准是十分必要的。实验室检查可出现红细胞、白细胞及血小板数量（增多与减少）与形态的异常，出血与凝血机制的异常，这些异常可通过不同的检测技术如自动化的细胞计数、血涂片或骨髓穿刺或骨髓活检的形态学检查、细胞化学或免疫组织化学、细胞表面分化抗原的流式细胞仪检测、细胞遗传学染色体基因检测等多种检测方法和技术来完成。20世纪70年代国际上对血液病特别是造血组织肿瘤经历了FAB-MIC-WHO分型，2000年以来，国内专家陆续发布了专家共识，本节结合国内外分型及共识介绍常见血液系统疾病的诊断及分型。

一、贫血的分层诊断

贫血是某些血液病和继发性疾病常见的临床症状，其临床表现取决于红细胞减少的程度，红细胞减少依据红细胞总量分为血浆容量增多的相对性减少和红细胞容量减少的绝对性减少。贫血的分类方法有三种，一是根据红细胞大小和血红蛋白量以及平均红细胞血红蛋白浓度进行贫血的形态学分类，二是根据骨髓的增生程度分类，三是根据红细胞减少的病理生理原因分类。在贫血的诊疗中，可以应用实验诊断指标进行贫血的分层诊断。

1. 确定有无贫血

贫血是指单位容积血液中红细胞数或血红蛋白量或血细胞比容低于参考区间的低限。2012年，卫生行业标准《血细胞分析参考区间》（WS/T 405-2012）[12]中公布的参考区间是：男性红细胞（4.3~5.8）$\times10^{12}$/L，血红蛋白（130~175）g/L，血细胞比容（0.40~0.50）L/L，女性红细胞（3.8~5.1）$\times10^{12}$/L，血红蛋白（115~150）g/L，血细胞比容（0.35~0.45）L/L，这一参考区间从2013年8月开始陆续为国内临床实验室所采用。

2. 判断贫血程度

依据血红蛋白的水平判断贫血的程度即血红蛋白90g/L~参考区间下限为轻度贫血，60~90g/L为中度贫血，30~60g/L为重度贫血，<30g/L为极重度贫血。

3. 进行贫血形态学分类

依据血细胞形态学分类，一是依据MCV、MCH、MCHC进行贫血形态学的四分类，二是依据MCV和RDW进行贫血形态学的六分类。其中的RDW是红细胞大小变异的CV值，反映RBC体积大小变化的差别，参考区间为<14.9%，RDW越大则RBC的异质性越大，RBC体积大小不等。

4. 判定贫血时骨髓的增生能力及红系代偿能力

依据骨髓增生程度进行分类，一是增生程度在活跃以上的增生性贫血如缺铁性贫血、溶血性贫血、巨幼细胞贫血，二是骨髓增生程度减低的增生减低性贫血如再生障碍性贫血。

（1）增生性贫血：缺铁性贫血、溶血性贫血、巨幼细胞贫血多为增生性贫血，其骨髓象具有共同特点：①骨髓增生明显活跃；②粒系相对减少；③红系增多，以中幼红细胞和晚幼红细胞增多为主；④粒红比值减低；⑤巨核细胞及血小板无明显改变。不同病因的增生性贫血也具有各自的形态学特点，见本章第四节常见血液系统疾病的骨髓象和血象特点。

（2）增生减低性贫血：增生减低性贫血的骨髓增生程度为增生减低或重度减低，多种原因的贫血可以导致骨髓增生性减低，如再生障碍性贫血、低增生白血病、各种感染、肿瘤、化疗、药物、慢性病性贫血发生骨髓红系抑制，导致骨髓有核细胞减少引起骨髓增生程度减低，增生减低性贫血的粒系、红系、巨核系的细胞的数量与形态因病因不同而不尽相同。可针对可能的病因选择适当的实验诊断项目来确定诊断。

5. 确定引起贫血可能的原因

依据贫血发生的病理生理学分类，分析正常红细胞生成（干细胞池、BFU-E 和 CFU-E 祖细胞、前体细胞即幼红细胞）障碍或红细胞破坏的原因以及红细胞丢失的原因。

血常规检验、骨髓细胞学检验、造血干细胞培养、细胞遗传学检查有助于诊断骨髓血细胞生成障碍的再生障碍性贫血和范科尼贫血。血清铁、血清运铁蛋白饱和度、血清铁蛋白、运转铁蛋白受体、血清叶酸、血清维生素 B_{12} 检测有助于诊断红细胞生成中必需的造血原料缺乏导致的缺铁性贫血和巨幼细胞贫血。血浆游离血红蛋白，血清结合珠蛋白、血浆高铁血红素白蛋白、尿含铁血红素试验、网织红细胞检查有助于溶血性贫血的筛查，红细胞渗透脆性试验、G-6-PD 或 PK 荧光斑点试验、血浆血红蛋白电泳有助于对红细胞膜异常、酶异常、血红蛋白异常导致红细胞寿命缩短或红细胞破坏加速的溶血性贫血病因的诊断，抗人球蛋白试验、血清酸溶血试验、蛇毒因子试验有助于因免疫、感染、理化损伤等红细胞外在原因导致的溶血性贫血的诊断。结合病史并有针对性选择实验诊断项目有助于急性或慢性失血发生红细胞丢失而导致失血性贫血的诊断。

6. 实验室诊断、鉴别诊断及疗效判断的指标

临床对贫血的诊断并不困难，重要的是查找贫血的病因，需仔细询问病史、症状、检查体征，注意有无原发疾病，根据初步判断来选择实验室检查项目，依据检验项目结果来进行符合性或支持性诊断。必要时选择检验项目作为试验治疗的指标。掌握贫血常用项目的临床意义是重要的，有利于诊断、鉴别诊断及疗效观察。

二、再生障碍性贫血诊断分型与实验诊断

再生障碍性贫血（AA）是由多种病因、多种发病机制引起的一种骨髓造血衰竭综合征。主要临床表现为贫血、出血和感染。2017 年 1 月，中华医学会血液学分会红细胞疾病（贫血）学组再次重新修订并发表了《再生障碍性贫血诊断与治疗中国专家共识（2017 年版）》[13]，共识中阐述了 AA 的定义及发病机制，诊断建议包括 AA 的实验室检测项目、诊断标准、严重程度确定、鉴别诊断及治疗建议。本文重点介绍 2017 年共识中对诊断 AA 的实验室检测项目、诊断标准和 AA 严重程度确定的描述。

（一）再生障碍性贫血的实验室检测项目

1. 必需检测项目

①血常规检查：白细胞计数及分类计数、红细胞计数及形态检查、血红蛋白测定、网织红细胞百分比和绝对值计数、血小板计数（Plt）和形态检查。②多部位骨髓穿刺：至少包括髂骨和胸骨。骨髓涂片分析：造血细胞增生程度；粒、红、淋巴系细胞形态和各阶段百分比；巨核细胞数目和形态；骨髓小粒造血细胞面积；是否有异常细胞等。③骨髓活检：至少取 2cm 骨髓组织（髂骨）标本用以评估骨髓增生程度、各系细胞比例、造血组织分布（有无灶性 $CD34^+$ 细胞分布等）情况，以及是否存在骨髓浸润、骨髓纤维化等。④流式细胞术检测骨髓 $CD34^+$ 细胞数量。⑤肝、肾、甲状腺功能，其他生化，病毒学（包括肝炎病毒、EBV、CMV 等）及免疫固定电泳检查。⑥血清铁蛋白、叶酸和维生素 B_{12} 水平。⑦流式细胞术检测 PNH 克隆（CD55、CD59、Flaer）。⑧免疫相关指标检测：T 细胞亚群（如 CD4、CD8、Th1、Th2、Treg 等）及细胞因子（如 IFN-γ、IL-4、IL-10 等）、自身抗体和风湿抗体、造血干细胞及大颗粒淋巴细胞白血病相关标

志检测。⑨细胞遗传学:常规核型分析、荧光原位杂交[del(5q33)、del(20q)等]以及遗传性疾病筛查(儿童或有家族史者推荐做染色体断裂试验),胎儿血红蛋白检测。⑩其他:心电图、肺功能、腹部超声、超声心动图及其他影像学检查(如胸部X线或CT等),以评价其他原因导致的造血异常。

2. 可选检测项目

有条件的医院可开展以下项目:①骨髓造血细胞膜自身抗体检测;②端粒长度及端粒酶活性检测、端粒酶基因突变检测、体细胞基因突变检测。

(二) 再生障碍性贫血诊断标准

1. 血常规检查

全血细胞减少,淋巴细胞比例增高。至少符合以下三项中两项:Hb<100g/L;Plt<50×10^9/L;ANC<1.5×10^9/L。

2. 骨髓穿刺

多部位(不同平面)骨髓增生减低或重度减低;小粒空虚,非造血细胞(淋巴细胞、网状细胞、浆细胞、肥大细胞等)比例增高;巨核细胞明显减少或缺如;红系、粒系细胞均明显减少。

3. 骨髓活检(髂骨)

全切片增生减低,造血组织减少,脂肪组织和(或)非造血细胞增多,网硬蛋白不增加,无异常细胞。

4. 除外检查

必须除外先天性和其他获得性、继发性骨髓纤维化。

(三) 再生障碍性贫血的分型

1. 重型再生障碍性贫血诊断标准(Camitta标准)

①骨髓细胞增生程度<正常的25%;如≥正常的25%但<50%,则残存的造血细胞应<30%。②血常规需具备下列三项中的两项:ANC<0.5×10^9/L;网织红细胞绝对值<20×10^9/L;Plt<20×10^9/L。③若ANC<0.2×10^9/L为极重型。

2. 非重型再生障碍性贫血诊断标准

未达到重型标准的再生障碍性贫血。

三、骨髓增生异常综合征分型与MDS诊断方法及标准

目前,对MDS的诊断分型采用的是2008年的WHO分型,对MDS的诊断采用的是2007年的维也纳标准,中华医学会血液学分会2014年发布的《骨髓增生异常综合征诊断与治疗中国专家共识》[6]中明确其分型和诊断。

(一) MDS的WHO分型

1. MDS分型沿革

1982年法、美、英(FAB)协作组将MDS分为5个亚型,使国际上第一次有了统一的MDS分型标准,也能较好地吻合MDS预后生存曲线。FAB标准以形态学为基础,主要分型依据为MDS患者外周血和骨髓中的原始细胞比例、形态学改变、环形铁粒幼细胞数量和单核细胞数量,将MDS分为5型即:难治性贫血(RA)、环形铁粒幼细胞性难治性贫血(RAS)、原始细胞增多的难治性贫血(RAEB)、转化型原始细胞增多的难治性贫血(RAEB-t)和慢性粒-单核细胞性白血病(CMML)。2001年WHO在FAB分型基础上修订了MDS分型标准,提出仅一系病态造血的形态学改变也可考虑MDS可能,骨髓原始细胞达20%即为急性白血病,将RAEB-t归为AML,将CMML归为骨髓增生异常-骨髓增殖性肿瘤(MDS-MPN),将RA或RAS中伴有2系或3系增生异常者单独列为难治性细胞减少伴多系异常(RCMD),将仅有5号染色体长臂缺失的RA独立为5q-综合征,新增加MDS未能分类(MDS-U),认为造血系统肿瘤分类不仅依靠形态学、还要结合细胞遗传学指标来确定疾病本质,保留FAB的RA、RAS、RAEB。2008年《造血与淋巴组织肿瘤WHO分类》中再次修订了MDS分型标准,2016年WHO再次修订了WHO对髓系肿瘤和急性白血病的分型。

2. 2008年WHO骨髓增生异常综合征分型[11]

分型中增加了一系血细胞减少的MDS:难治性中性粒细胞减少(RN)和难治性血小板减少(RT),见表1-4-2。

3. 2016年WHO骨髓增生异常综合征分类修订[14]

修订对MDS的分型标准进行了调整,分为如下7个亚型:①MDS伴单系病态造血(MDS-SLD);②MDS伴多系病态造血(MDS-MLD);③MDS伴环形铁粒幼细(MDS-RS),该型分为MDS-RA伴单系病态造血(MDS-RS-SLD)和MDS-RA伴多系病态造血(MDS-RS-MLD);④MDS伴有单纯5q-;⑤MDS伴原始细胞增多(MDS-EB),改型分为MDS-EB-1和MDS-EB-2;⑥MDS未能分类(MDS-U),改型分为MDS-U伴1%原始细胞、MDS-U伴单系病态造血及全血细胞减少和基于典型细胞遗传学异常的MDS-U;⑦儿童难治性血细胞减少(RCC)。具体见表1-4-3。

表 1-4-2 骨髓增生异常综合征 WHO 修订分型（2008 年）

分型	外周血	骨髓
难治性血细胞减少伴单系发育异常（RCUD） 难治性贫血（RA） 难治性中性粒细胞减少（RN） 难治性血小板减少（RT）	一系或两系血细胞减少[1] 无或偶见原始细胞（<1%）[2]	单系发育异常：发育异常细胞≥10% 原始细胞<5% 有核红细胞中环形铁粒幼细胞<15%
难治性贫血伴环形铁粒幼细胞（RARS）	贫血 无原始细胞	有核红细胞中环形铁粒幼细胞≥15% 仅有红系发育异常 原始细胞<5%
难治性血细胞减少伴多系发育异常（RCMD）	血细胞减少 无或偶见原始细胞（<1%）[2] 无奥氏小体 单核细胞<1×10^9/L	≥两系髓系细胞（粒系和（或）红系细胞和（或）巨核细胞）中发育异常的细胞≥10% 原始细胞<5% 无奥氏小体 环形铁粒幼细胞>或<15%
难治性贫血伴原始细胞过多-1（RAEB-1）	血细胞减少 原始细胞<5%[2] 无奥氏小体 单核细胞<1×10^9/L	单系或多系细胞发育异常 原始细胞 5%～9% 无奥氏小体
难治性贫血伴原始细胞过多-2（RAEB-2）	血细胞减少 原始细胞 5%～19% 有或无奥氏小体[3] 单核细胞<1×10^9/L	单系或多系细胞发育异常 原始细胞 10%～19% 有或无奥氏小体[3]
骨髓增生异常综合征，未能分类（MDS-U）	血细胞减少 原始细胞≤1%[2]	一系或多系髓系细胞中明确的发育异常细胞<10%，而伴有考虑为疑诊 MDS 的细胞遗传学异常 原始细胞<5%
骨髓增生异常综合征伴孤立性 5q-	贫血 血小板计数常正常或增高 无或偶见原始细胞（<1%）	巨核细胞数量正常至增多，核分叶少 原始细胞<5% 孤立性 5q-细胞遗传学异常 无奥氏小体

注：1：两系血细胞减少偶见，全血细胞减少应诊断为 MDS-U。

2：如果骨髓中原始细胞<5%，外周血中 2%～4%，则诊断为 RAEB-1。如 RCUD 和 RCMD 患者外周血原始细胞为 1%，应诊断为 MDS-U。

3：伴有奥氏小体，原始细胞在外周血中<5%，骨髓中<10%，应诊断为 RAEB-2

表 1-4-3 骨髓增生异常综合征 WHO 修订分型（2016 年）

分型	病态造血	血细胞减少[1]	骨髓红系中环形铁粒幼细胞（RS）比例	骨髓（BM）及外周血（PB）原始细胞比例	细胞遗传学（传统的核型分析）
MDS 伴单系病态造血（MDS-SLD）	1	1 或 2	<15%或<5%[2]	BM<5%，PB<1%，无 Auer 小体	任何但除外满足 MDS 伴有单纯 5q-分型标准的细胞遗传学异常

续表

分型	病态造血	血细胞减少[1]	骨髓红系中环形铁粒幼细胞(RS)比例	骨髓(BM)及外周血(PB)原始细胞比例	细胞遗传学(传统的核型分析)
MDS伴多系病态造血(MDS-MLD)	2或3	1-3	<15%或<5%[2]	BM<5%,PB<1%,无Auer小体	任何但除外满足MDS伴有单纯5q-分型标准的细胞遗传学异常
MDS伴环形铁粒幼细胞(MDS-RS)					
MDS-RA伴单系病态造血(MDS-RS-SLD)	1	1或2	≥15%或≥5%[2]	BM<5%,PB<1%,无Auer小体	任何但除外满足MDS伴有单纯5q-分型标准的细胞遗传学异常
MDS-RA伴多系病态造血(MDS-RS-MLD)	2或3	1-3	≥15%或≥5%[2]	BM<5%,PB<1%,无Auer小体	任何但除外满足MDS伴有单纯5q-分型标准的细胞遗传学异常
MDS伴有单纯5q-	1-3	1-2	无或任何比例	BM<5%,PB<1%,无Auer小体	单纯5q-或伴另一细胞遗传学异常,除外-7或7q-
MDS伴原始细胞增多(MDS-EB)					
MDS-EB-1	0-3	1-3	无或任何比例	BM 5%~9%或PB 2%~4%,无Auer小体	任何
MDS-EB-2	0-3	1-3	无或任何比例	BM 10%~19%或PB 5%~19%或出现Auer小体	任何
MDS未分类(MDS-U)					
伴1%原始细胞	1-3	1-3	无或任何比例	BM<5%,PB=1%[3],无Auer小体	任何
伴单系病态造血及全血细胞减少	1	3	无或任何比例	BM<5%,PB<1%,无Auer小体	任何
基于典型细胞遗传学异常	0	1-3	<15%[4]	BM<5%,PB<1%,无Auer小体	MDS典型细胞遗传学异常
儿童难治性血细胞减少(RCC)	1-3	1-3	无	BM<5%,PB<2%	任何

注:1:外周血细胞减少定义为Hb<100g/L,Plt<100×10^9/L,中性粒细胞计数<1.8×10^9/L;少数情况下,MDS可以是高于上述数值的轻度贫血或血小板减少。外周血单核细胞必须<1.0×10^9/L。

2:当存在*SF3B1*突变时。

3:至少两次外周血涂片检查见1%原始细胞。

4:环形铁粒幼红细胞≥15%且有显著红系病态造血者应归于MDS-RS-SLD

在Arber DA等人发表的《2016年WHO髓系肿瘤和急性白血病分类》(The 2016 revision to the World Health Organization classification of myeloid neoplasms and acute leukemia)中修订的分型增加

了在形态学的解释和血细胞减少的评估的细微改良，阐述了快速积累的遗传学信息对 MDS 诊断和分型的影响。通过对文献的学习，笔者理解如下，有待实践积累中加深认识。

（1）成人 MDS 的术语：不再使用如"难治性贫血"和"难治性血细胞减少"的术语，改为"骨髓增生异常综合征"后缀合适的修饰词：单系或多系发育不良、环形铁粒幼细胞、原始细胞增多、del（5q）细胞遗传学异常，儿童 MDS 没有变化，儿童难治性血细胞减少在 2016 年 WHO 分型中仍然作为一个暂定的分型。

（2）亚型命名的变化：2008 年难治性血细胞减少伴一系发育不良（RCUD）中的难治性贫血（RA）、难治性中性粒细胞减少（RN）和难治性血小板减少（RT），统称归类为 MDS 伴单系病态造血（MDS-SLD），如果有环形铁粒幼细胞则称为 MDS-RS-SLD。2008 年中难治性血细胞减少伴多系发育不良（RCMD），如果没有环形铁粒幼细胞则更名为 MDS 伴多系病态造血（MDS-MLD），如果有环形铁粒幼细胞则称为 MDS-RS-MLD。有环形铁粒幼细胞的 MDS-RS-SLD 和 MDS-RS-MLD 统称为 MDS-RS。

（3）MDS-U：2008 年分型认为如拟诊为 RCUD 或 RCMD，但伴有 1% 的外周血原始细胞应归为 MDS-U，2016 年命名将此型正式列入 MDS 未能分类（MDS-U），并将 MDS-U 分为：伴 1% 原始细胞、伴单系病态造血及基于典型细胞遗传学异常。MDS-U 中如果是属于基于典型细胞遗传学异常改变，但如果同时伴有环形铁粒幼红细胞≥15%、且有显著红系病态造血者，应归于 MDS-RS-SLD。

（4）外周血涂片 1% 原始细胞：骨髓和外周血涂片的原始粒细胞的百分比，在定义 MDS 类别中仍是关键的因素。外周血原始细胞 1% 伴骨髓原始细胞<5%，定义为 MDS-U 的一种。然而，由于原始细胞 1% 单次观测可能不具备重现性，根据这个标准，为了诊断 MDS-U，这项观察必须在至少两次独立的观察中出现。

（5）区分 MDS 与反应性原因引起的血细胞减少和发育异常：血细胞发育异常的临界值仍为任意细胞系中 10% 发育异常细胞，但发育异常超过 10% 也可出现在一些正常的个体中，甚至在非肿瘤引起的血细胞减少中更常见。轻微的单系发育异常时应考虑反应性发育异常的可能性，但小巨核细胞的出现对于骨髓增生异常是相对特异的并且具有高度重现性。

（6）原始细胞计数：对于髓系肿瘤伴有红系优势（红系前体细胞≥50% 骨髓全部有核细胞）的诊断标准有一个重大变化。在更新的分型中，对于所有的髓系肿瘤，用来计算原始细胞百分比的分母是骨髓全部有核细胞，不是仅有"非红系细胞"。这将导致大多数先前诊断的急性红白血病如今归类为 MDS 伴原始细胞增多（MDS with excess blasts，MDS-EB）。

（7）红系前体细胞≥50% 时的 AML、纯红系白血病：2008 年的红白血病（红系前体阶段细胞≥50%，髓系原始细胞>20% 时）归为不同类型的 AML。2016 年取消了红白血病的分类，当红系前体阶段细胞≥50%，髓系原始细胞<20% 时，无论非红细胞计数是否>20%，均诊断为 MDS。当不成熟红系前体细胞>80% 和原始红细胞≥30% 时诊断为急性纯红细胞类型的白血病（纯红系白血病）。

（8）环形铁粒幼细胞和 *SF3B1* 突变与预后：关于 MDS 伴环形铁粒幼细胞（MDS-RS），在剪接体基因 *SF3B1* 中反复出现的突变在 MDS 中经常出现，与环形铁粒幼细胞的出现有关。如果识别出 *SF3B1* 突变，环形铁粒幼细胞占所有有核红细胞比例少至 5%，也可能诊断为 MDS-RS。缺乏可证明的 *SF3B1* 突变时，仍然需要至少存在 15% 环形铁粒幼细胞。环形铁粒幼细胞和 *SF3B1* 突变与预后的关系：在 MDS 伴任何环形铁粒幼细胞的病例中，环形铁粒幼细胞的实际比例与预后无关。但在 MDS 发病机理中，*SF3B1* 突变的产生可能是一个早期事件，体现了一种独特的基因表达谱，与良好预后有关。

（9）基因突变：基因靶序列能够检测 80%～90% MDS 患者的突变。MDS 最常见的突变基因是 *SF3B1*、*TET2*、*SRSF2*、*ASXL1*、*DNMT3A*、*RUNX1*、*U2AF1*、*TP53* 和 *EZH2*。重要的是，与在 MDS 中看到的一样的获得性克隆突变也能发生在明显正常的无 MDS 的老年个体的造血细胞中，所谓的"克隆造血的无限潜力"。虽然有"克隆造血无限潜力"个体可随后发展成 MDS，但单独出现 MDS 相关体细胞突变不考虑诊断为 MDS。

（10）染色体：2008 WHO 分型中列出的细胞遗传学异常（5q-）仍然可诊断为 MDS，即使不存在形态发育异常。在缺乏诊断 MDS 的形态学特征时出现+18，-Y，或 del（20q）并不认为可诊断为 MDS。

（二）MDS的诊断方法

2014年4月，中华医学会血液学分会在中华血液学杂志发表《骨髓增生异常综合征诊断与治疗专家共识》[6]，阐述对MDS的诊断方法如下：

1. 了解病史及体检数据

有无三系血细胞减少相应症状体征，有无化疗/放射线、化学毒物接触史，有无MDS/AML家族史及其他病史，以及肝脾淋巴结情况。

2. 排除反应性发育异常

即排除酒精中毒、HIV感染、巨幼细胞贫血、阵发性睡眠性血红蛋白尿、大颗粒淋巴细胞白血病、溶血、自身免疫性疾病、甲状腺疾病、肿瘤、药物、化疗、生长因子等。

3. 必须的检测项目

外周血细胞计数、网织红细胞、血清铁蛋白、维生素 B_{12}、叶酸、EPO水平（红细胞输注前检测）、外周血涂片（各系血细胞发育异常、原始细胞比例）、骨髓涂片（各系血细胞发育异常、原始细胞比例、环形铁粒幼红细胞比例）、骨髓病理（细胞增生情况、CD34原位免疫组化、纤维化）、细胞遗传学检测（R显带或G显带核型分析）。

4. 推荐的检测项目

除必须的检测项目外，荧光原位杂交技术检测可适用于核型分析失败的患者，骨髓细胞流式细胞术检查有助于明确各系血细胞免疫表型。

5. 可选的检测项目

SNP-array可用于检测DNA拷贝数异常或单亲二倍体，如有条件也可选择基因突变检测。

（三）MDS的诊断标准

专家共识中提出：MDS的诊断需满足两个必要条件和一个确定标准[6]（图1-4-1）。

必要条件：①持续（≥6个月）一系或多系血细胞减少：血红蛋白（Hb<110g/L）、中性粒细胞［中性粒细胞计数（ANC）<1.5×10^9/L］、血小板（Plt<100×10^9/L）；②排除其他可以导致血细胞减少和病态造血的造血及非造血系统疾病。

确定标准：①骨髓涂片中红细胞系、粒细胞系、巨核细胞系中任一系至少10%有发育异常；②环形铁粒幼红细胞（即铁粒>5颗或铁颗粒沉积并围绕核周≥1/3的环形铁粒幼细胞）占有核红细胞比例≥15%；③原始细胞：骨髓涂片中达5%～19%；④常见染色体异常。

辅助标准：当患者符合必要条件、未达确定标准（不典型的染色体异常、发育异常细胞<10%、原始细胞比例≤4%等）、存在输血依赖的大细胞性贫血等常见MDS临床表现、临床表现高度疑似MDS时，应进行MDS辅助诊断标准的检测。辅助标准：①流式细胞术检查结果显示骨髓细胞表型异常，提示红细胞系和（或）髓系存在单克隆细胞群；②遗传学分析提示存在明确的单克隆细胞群；③骨髓和（或）外周血中祖细胞的CFU（±集簇）形成显著和持久减少[6]。

四、髓系造血组织肿瘤WHO分类及诊断要点

2008年WHO对髓系造血组织肿瘤进行分类包括了骨髓增殖性肿瘤、髓系和淋系肿瘤伴嗜酸性粒细胞增多及 *PDGFRA*、*PDGFRB* 或 *FGFR1* 异常、骨髓增生异常-骨髓增殖性肿瘤、骨髓增生异常综合征、急性髓细胞白血病和相关前体肿瘤五大方面。将以往的FAB分型中的急性髓细胞白血病M1～M7归类于急性髓细胞白血病和相关前体肿瘤中的急性髓细胞白血病伴重现性遗传学异常和急性髓细胞白血病非特定型（NOS）之中，将慢性粒细胞白血病归类于骨髓增殖性肿瘤，准确的WHO分型须在骨髓细胞形态学检查、免疫学、细胞遗传学、分子生物学检测的基础上进行，但是由于技术条件的限制，国内有实验室对于急慢性髓细胞白血病的诊断仍然采用FAB分型。

（一）髓系造血组织肿瘤分类

1. 2008年WHO发布的《造血与淋巴组织肿瘤WHO分类》中对髓系肿瘤分类如表1-4-4。

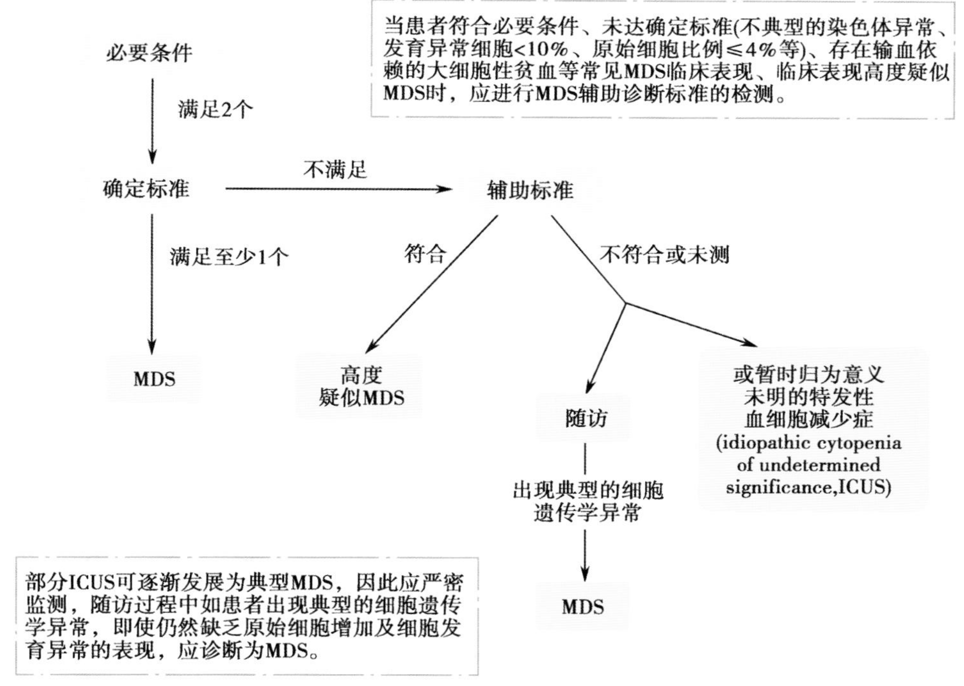

图 1-4-1　骨髓增生异常综合征的诊断思路

表 1-4-4　2008 年 WHO《造血与淋巴组织肿瘤 WHO 分类》中髓系肿瘤分类

骨髓增殖性肿瘤
慢性粒细胞白血病,*BCR-ABL* 阳性
慢性中性粒细胞白血病
真性红细胞增多症
原发性骨髓纤维化
原发性血小板增多症
慢性嗜酸性粒细胞白血病,非特定型
肥大细胞增生症
骨髓增殖性肿瘤,不能分类
髓系和淋系肿瘤伴嗜酸性粒细胞增多及 *PDGFRA*,*PDGFRB* 或 *FGFR1* 异常
髓系和淋系肿瘤伴 *PDGFRA* 重排
髓系肿瘤伴 *PDGFRB* 重排
髓系和淋系肿瘤伴 *FGFR1* 异常
骨髓增生异常/骨髓增殖性肿瘤
慢性粒-单核细胞白血病
不典型慢性髓细胞白血病,*BCR-ABL1* 阴性
幼年型粒-单核细胞白血病
骨髓增生异常/骨髓增殖性肿瘤,不能分类
难治性贫血伴环形铁粒幼细胞(RARS)及血小板显著增多(RARS-T)

续表

骨髓增生异常综合征
难治性血细胞减少伴单系发育异常
难治性贫血伴环形铁粒幼细胞
难治性血细胞减少伴多系发育异常
难治性贫血伴原始细胞过多
骨髓增生异常综合征伴孤立性 5q-
骨髓增生异常综合征,不能分类
急性髓细胞白血病和相关前体肿瘤
急性髓细胞白血病伴重现性遗传学异常
急性髓细胞白血病伴 t(8;21)(q22;q22);*RUNX1-RUNX1T1*
急性髓细胞白血病伴 inv(16)(p13.1q22)或 t(16;16)(p13.1;q22);*CBFB-MYH11*
急性早幼粒细胞白血病伴 t(15;17)(q22;q12);*PML-RARA*
急性髓细胞白血病伴 t(9;11)(p22;q23);*MLLT3-MLL*
急性髓细胞白血病伴 t(6;9)(p23;q34);*DEK-NUP214*
急性髓细胞白血病伴 inv(3)(q21q26.2)或 t(3;3)(q21;q26.2);*RPN1 -EVI1*
急性髓细胞白血病(原始巨核细胞)伴 t(1;22)(p13;q13);*RBM15- MKL1*
急性髓细胞白血病伴 *NPM1* 突变
急性髓细胞白血病伴 *CEBPA* 突变
急性髓细胞白血病伴骨髓增生异常相关改变
治疗相关髓系肿瘤
急性髓细胞白血病非特定型(NOS)
急性髓细胞白血病微分化型
急性髓细胞白血病未成熟型
急性髓细胞白血病成熟型
急性粒-单核细胞白血病
急性原始单核细胞和单核细胞白血病
急性红白血病
急性原始巨核细胞白血病
急性嗜碱性粒细胞白血病
急性全髓增殖症伴骨髓纤维化
髓系肉瘤
DOWN 综合征相关骨髓增殖症
急性未明系别白血病
急性未分化白血病
t(9;22)(q34;q11.2)或 *BCR-ABL1* 阳性混合表型急性白血病

续表

t(v;11q23)或 *MLL* 重排混合表型急性白血病
伴 B 淋系和髓系特征混合表型急性白血病(NOS)
伴 T 淋系和髓系特征混合表型急性白血病(NOS)
混合表型急性白血病(NOS)

2. 2016 年 WHO 对 AML 分型进行了重新修订　①为了强调 APL 时融合基因 *PML-RARα* 的重要性，将"APL 伴 t(15;17)(q22;12q);*PML-RARα*"更名为"APL 伴 *PML-RARα*";②更改了基因的名称，将"AML 伴 t(9;11)(p22;q23);*MLL-MLLT3*"更名为"AML 伴 t(9;11)(p22;q23);*MLLT3-KMT2A*";③增加了 2 个新的亚型，暂命名为 AML 伴 *BCR-ABL1* 和 AML 伴 *RUNX1*;④为了更准确的反映出疾病的遗传学改变，将"AML 伴 inv(3)(q21q26.2)或 t(3;3)(q21;q26.2);*RPN1-EVI1*"更名为"AML 伴 inv(3)(q21q26.2)或 t(3;3)(q21;q26.2);*GATA2*,*MECOM*"，将"AML 伴 CEBPA 突变"更名为"AML 伴 CEBPA 双等位基因突变";⑤非特殊类型 AML 中的急性红白血病仅保留纯红白血病分类，即骨髓中幼稚红细胞占有核细胞比例>80%同时原始粒细胞占有核细胞比例<20%，当骨髓中幼稚红细胞占有核细胞比例>50%时，根据原始粒细胞的百分比不同将划分到不同的髓系肿瘤分类中，详细见表 1-4-5[14]。2016 年 WHO 修订的 AML 分型如表 1-4-6[14]。

表 1-4-6　2016 年 WHO 修订的 AML 分型

伴重现性遗传学异常的 AML
AML 伴 t(8;21)(q22;q22);*RUNX1-RUNX1T1*
AML 伴 inv(16)(p13.1q22)或 t(16;16)(p13.1;q22);*CBFβ-MYH11*
APL 伴 *PML-RARα*
AML 伴 t(9;11)(p22;q23);*MLLT3-KMT2A*
AML 伴 t(6;9)(p23;q34);*DEK-NUP214*
AML 伴 inv(3)(q21q26.2)或 t(3;3)(q21;q26.2);*GATA2*,*MECOM*
AML(原始巨核细胞性)伴 t(1;22)(p13;q13);*RBM15-MKL1*
AML 伴 *BCR-ABL1*(暂命名)
AML 伴 *NPM1* 突变
AML 伴 *CEBPA* 双等位基因突变
AML 伴 *RUNX1*(暂命名)
AML 伴骨髓增生异常相关改变
治疗相关的 AML
非特殊类型 AML(AML,NOS)
AML 微分化型
AML 无成熟型
AML 有成熟型
急性粒-单核细胞白血病
急性单核细胞白血病
纯红白血病
急性巨核细胞白血病
急性嗜碱性粒细胞白血病
急性全髓增生伴骨髓纤维化

续表

髓系肉瘤
Down 综合征相关的髓系增殖
短暂性异常骨髓增殖(TAM)
Down 综合征相关的髓系白血病
母细胞性浆细胞样树突细胞肿瘤

表 1-4-5 骨髓中幼稚红细胞≥50%时髓系肿瘤的诊断

骨髓(BM)幼稚红细胞比例	骨髓(BM)或外周血(PB)中原始粒细胞比例	是否治疗前	是否具有WHO重现性基因异常	是否满足AML伴骨髓增生异常相关改变的标准	2008年第四版WHO分型诊断	2016年重新修订的WHO诊断
≥50%	不适用	是	不适用	不适用	治疗相关的AML	治疗相关的AML
≥50%	≥20%	否	是	不适用	伴重现性遗传学异常的AML	伴重现性遗传学异常的AML
≥50%	≥20%	否	否	是	AML伴骨髓增生异常相关改变	AML伴骨髓增生异常相关改变
≥50%	≥20%	否	否	否	非特殊类型AML,急性红白血病(红系/髓系型)	非特殊类型AML(除红系外其他类型)
≥50%	<20%,但≥20%非红系有核细胞	否	否[1]	不适用	非特殊类型AML,急性红白血病(红系/髓系型)	MDS[2]
≥50%	<20%,但≥20%非红系有核细胞	否	否[1]	不适用	MDS[2]	MDS[2]
>80%不成熟红系前体细胞和≥30%原始红细胞	<20%	否	否[1]	不适用	非特殊类型AML,急性红白血病(红血病)	非特殊类型AML,急性红白血病(红血病)

注:1:AML伴t(8;21)(q22;q22);*RUNX1-RUNX1T1*、AML伴inv(16)(p13.1q22)或t(16;16)(p13.1;q22);*CBFβ-MYH11*以及APL伴*PML-RARα*的病例发生原始细胞<20%的情况比较罕见,当出现时应优先诊断为伴重现性遗传学异常的AML,而不应诊断为AML,NOS或MDS;

2:分型时依据占骨髓全部有核细胞的比例、原始细胞占外周血白细胞的比例以及其他MDS诊断标准

(二)常见急性髓细胞白血病诊断要点

急性髓细胞白血病是骨髓中粒单核系、巨核系及红系原始细胞克隆性异常增殖的肿瘤性疾病,白血病骨髓中原始细胞≥20%是WHO诊断标准。当骨髓中原始细胞<20%但伴有染色体异常时也应诊断为急性髓细胞白血病。对于红白血病的诊断,骨髓中红系细胞>50%时、原始细胞可<20%,但非红系有核细胞(nonerythroid cells,NEC)分类要≥20%。

1. 急性髓细胞白血病伴重现性遗传学异常

(1)急性髓细胞白血病伴t(8;21)(q22;q22),*RUNX1-RUNX1T1*:相当于FAB分型中的急性粒细胞白血病部分分化型(AML-M2,AML-M2b),骨髓中原始粒细胞显著增多,常≥20%,早、中、晚幼粒细胞增多,胞质中可见奥氏小体。可见等同于原始细胞的异常中幼粒细胞,异常中幼粒细胞具有以下形态学特点:①核仁大而明显,核仁1~2个;②核浆发育不平衡,可见内外浆;③双核;④胞浆中常见奥氏小体。少数病例骨髓原始粒细胞<20%,但根据形态学、染色体和(或)基因突变特点,仍应诊断为AML。

(2)急性髓细胞白血病伴inv(16)(p13.1q22)或t(16;16)(p13.1;q22),*CBFB-MYH11*:相当于FAB分型中的急性单核细胞白血病伴嗜酸性粒细胞增多(M4Eo),骨髓中原始粒细胞和原始单核细胞增多,各阶段的异常嗜酸性粒细胞增多,一般>

5%，异常嗜酸性粒细胞的特点是细胞中含有不同于嗜酸性粒细胞的嗜酸性颗粒，其颗粒粗大，密集，蓝黑色或深紫色，颗粒分布似“石榴子”样。外周血中也可出现异常嗜酸性粒细胞增多。伴有inv(16)(p13.1;q22)或t(16;16)(p13.1;q22)异常的患者，即使骨髓中原始细胞小于20%也可诊断为AML。

(3)急性早幼粒细胞白血病伴t(15;17)(q22;q12)，*PML-RARα*：相当于FAB分型中的急性早幼粒细胞白血病(AML-M3)，骨髓中可见大量的甚至全片均为异常早幼粒细胞，其形态特点是早幼粒细胞内颗粒粗大或细小、紫红色、覆盖于细胞核上及整个细胞质中，胞质深蓝色，可见核浆发育不平衡，胞质中含有粗颗粒或细颗粒，在原始粒细胞中也可见单个的奥氏小体，异常早幼粒细胞的特征性改变是胞浆中含有柴捆样的奥氏小体，具有柴捆状奥氏小体的异常早幼粒细胞也称柴捆细胞(faggot cells)。

(4)急性髓细胞白血病伴t(9;11)(p22;q23)，*MLLT3-MLL*：与急性单核细胞白血病和急性粒-单核细胞白血病密切相关[15]。原始和幼稚单核细胞显著增多，原始单核细胞体积较大，核多为圆形、1~2个较大的核仁，胞质中可见散在细小的嗜苯胺蓝颗粒。

(5)急性髓细胞白血病伴t(6;9)(p23;q34)，*DEK-NUP214*：常见于AML成熟型和急性粒-单核细胞白血病，可有或无单核系细胞特征，常伴有嗜碱性粒细胞增多和多系细胞病态造血[15]。原始细胞可低于20%，胞质中可见奥氏小体。骨髓和外周血中嗜碱性粒细胞可>2%。大多数病例可见粒系和红系细胞病态造血，有些病例也可见环形铁粒幼细胞。

(6)急性髓细胞白血病伴inv(3)(q21q26.2)或t(3;3)(q21;q26.2)，*RPN1-EVI1*：以急性髓细胞白血病未成熟型、急性粒-单核细胞白血病和急性巨核细胞白血病最为常见。有MDS的形态学特征或发病时源于MDS。骨髓涂片巨核系、粒系和红系细胞有明显病态造血，血液涂片中性粒细胞核分叶不良(假性佩尔格尔-休特中性粒细胞)、胞浆颗粒减少，红细胞形态轻度异常，可见巨大和颗粒减少的血小板，可见小巨核细胞。

(7)急性髓细胞白血病(原始巨核细胞)伴t(1;22)(p13;q13)，*RBM15-MKL1*：表现为巨核细胞系成熟的特点。原始巨核细胞大小不等，核圆形、不规则，可见1~3个核仁。胞质深蓝色、无颗粒、可见明显的空泡或伪足，易见小巨核细胞。

2. 急性髓细胞白血病非特定型(NOS)

WHO对于急性髓细胞白血病非特定型(NOS)的诊断标准是骨髓中原始细胞≥20%，骨髓细胞形态学检查结合细胞化学染色技术和细胞免疫表型测定，可对急性髓细胞白血病非特定型分型。

(1)急性髓细胞白血病微分化型：FAB分型中的急性髓细胞白血病微分化型(AML-M0)，大量的原始细胞，光学显微镜下的细胞形态学不能分辨髓系特征，需通过免疫标志或细胞化学等技术来证实原始细胞为髓系。POX染色阴性或阳性率<3%。

(2)急性髓细胞白血病未成熟型：FAB分型中的急性粒细胞白血病不伴成熟型(AML-M1)，骨髓有核细胞分类原始粒细胞>90%(NEC)，下阶段细胞缺如，POX染色阳性率>3%。

(3)急性髓细胞白血病成熟型：FAB分型中的急性粒细胞白血病伴成熟型(AML-M2)。骨髓有核细胞分类原始粒细胞>20%，可见下阶段分化的细胞>10%，胞浆中可见奥氏小体，骨髓中单核细胞<20%。

(4)急性粒-单核细胞白血病：FAB分型中的急性粒-单核细胞白血病(AML-M4)。骨髓中同时出现原始粒细胞和原始单或幼单核细胞两种细胞群，白血病细胞以原始粒细胞为主时(>20%)，各阶段单核细胞总数>20%(NEC)，白血病细胞以原始、幼稚单核细胞为主时(>20%)，各阶段粒细胞总数>20%，急性粒-单核细胞白血病也可表现为一种白血病细胞同时具有粒细胞和单核细胞的特征，具有该特征的白血病细胞>20%。急性粒-单细胞白血病时外周血单核细胞常可能很高，通常$\geq 5\times 10^9/L$。

(5)急性原始单核细胞白血病和单核细胞白血病：FAB分型中的急性单核细胞白血病(AML-M5)。骨髓白血病细胞中单核系细胞≥80%，粒系细胞<20%。急性原始单核细胞白血病和急性单核细胞白血病的区别在于原始单核细胞和幼稚单核细胞的比例。急性原始单核细胞白血病大多数单核系细胞是原始单核细胞(≥80%)；急性单核细胞白血病大多数单核细胞是幼稚单核细胞[11]。

（6）急性红白血病（红血病、红白血病）：FAB分型中的急性红白血病（AML-M6），急性红白血病（也称红系/粒系型）时骨髓中粒红两系同时恶性增生，表现为原始红细胞增多，红系占有核细胞的50%以上，红系可见巨幼样变、多核及核畸形等形态异常，原始粒细胞≥20%（NEC）。红血病指专一定向于红系的未成熟细胞发生肿瘤性增生占骨髓有核细胞≥80%，这些细胞外观像未分化的细胞或原始红细胞，无明显原始粒细胞成分的证据[11]。

（7）急性原始巨核细胞白血病：FAB分型中急性巨核细胞白血病（AML-M7），骨髓中原始巨核细胞>20%，易见小巨核细胞。

五、淋巴组织肿瘤

（一）淋巴组织肿瘤分类

1. 淋巴组织肿瘤分为前体淋巴细胞肿瘤（B细胞和T细胞）和成熟淋巴细胞肿瘤（B细胞和T/NK细胞）。2008年《造血与淋巴组织肿瘤WHO分类》[11]中对淋巴组织肿瘤分类如表1-4-7。

表1-4-7 2008年《造血与淋巴组织肿瘤WHO分类》淋巴组织肿瘤分类

前体淋巴细胞肿瘤
- B淋巴母细胞白血病/淋巴瘤
  - B淋巴母细胞白血病/淋巴瘤，非特指性
  - B淋巴母细胞白血病/淋巴瘤伴重现性遗传学异常
    - B淋巴母细胞白血病/淋巴瘤伴t（9;22）（q34;q11.2）;*BCR-ABL1*
    - B淋巴母细胞白血病/淋巴瘤伴t（v;11q23）;*MLL*重排
    - B淋巴母细胞白血病/淋巴瘤伴t（12;21）（p13;q22）;*TEL-AML1*（*ETV6-RUNX1*）
    - B淋巴母细胞白血病/淋巴瘤伴t（5;14）（q31;q32）;*IL3-IGH*
    - B淋巴母细胞白血病/淋巴瘤伴t（1;19）（q23;p13.3）;*E2A-PBX1*（*TCF3-PBX1*）
    - B淋巴母细胞白血病/淋巴瘤伴超二倍体
    - B淋巴母细胞白血病/淋巴瘤伴亚二倍体（亚二倍体ALL）
- T淋巴母细胞白血病/淋巴瘤

成熟B细胞肿瘤
- 慢性淋巴细胞白血病/小淋巴细胞性淋巴瘤
- B-细胞前淋巴细胞白血病
- 脾脏B细胞边缘区淋巴瘤
- 毛细胞白血病
- 脾脏B细胞淋巴瘤/白血病，未分类
- 淋巴浆细胞淋巴瘤
- 重链病
- 浆细胞骨髓瘤
- 孤立性骨浆细胞瘤
- 骨外浆细胞瘤
- 黏膜相关淋巴组织结外边缘区淋巴瘤（MALT淋巴瘤）
- 淋巴结边缘区淋巴瘤
- 滤泡性淋巴瘤
- 原发性皮肤滤泡中心淋巴瘤
- 套细胞淋巴瘤
- 弥漫性大B细胞淋巴瘤，非特殊类型
- 慢性炎症相关的弥漫性大B细胞淋巴瘤
- 淋巴瘤样肉芽肿

续表

原发性纵隔(胸腺)大B细胞淋巴瘤
血管内大B细胞淋巴瘤
ALK 阳性的大B细胞淋巴瘤
浆母细胞型淋巴瘤
起源于 HHV8 相关性多中心 Castleman 病的大B细胞淋巴瘤
原发性渗出性淋巴瘤
Burkitt 淋巴瘤
B细胞淋巴瘤未分类,特征介于弥漫性大B细胞淋巴瘤和 Burkitt 淋巴瘤之间不能分类型
B细胞淋巴瘤未分类,特征介于弥漫性大B细胞淋巴瘤和经典霍奇金淋巴瘤之间不能分类型
成熟 T/NK 细胞肿瘤
T细胞前淋巴细胞白血病
T细胞大颗粒淋巴细胞白血病
慢性 NK 细胞淋巴增殖性疾病
侵袭性 NK 细胞白血病
儿童期系统性 EBV 阳性 T 细胞淋巴组织增殖性疾病
种痘样水疱病样淋巴瘤
成人T细胞白血病/淋巴瘤
结外 NK/T 细胞淋巴瘤,鼻型
肠病相关T细胞淋巴瘤
肝脾T细胞淋巴瘤
皮下脂膜炎样T细胞淋巴瘤
蕈样霉菌病
Sezary 综合征
原发性皮肤 CD30 阳性 T 淋巴增殖性疾病
原发性皮肤 γ/δ^+T 细胞淋巴瘤
外周T细胞淋巴瘤,非特殊类型
血管免疫母细胞性T细胞淋巴瘤
ALK 阳性间变性大细胞淋巴瘤
ALK 阴性间变性大细胞淋巴瘤

2. 2016 年 WHO 对其中淋巴母细胞白血病/淋巴瘤进行了重新修订[14],具体见表 1-4-8。

表 1-4-8　2016 年 WHO 淋巴母细胞白血病/淋巴瘤重新修订后分类

B淋巴母细胞性白血病/淋巴瘤
B淋巴母细胞性白血病/淋巴瘤,非特定型(NOS)
B淋巴母细胞性白血病/淋巴瘤伴重现性遗传学异常
B淋巴母细胞性白血病/淋巴瘤伴 t(9;22)(q34.1;q11.2);*BCR/ABL1*
B淋巴母细胞性白血病/淋巴瘤伴 t(v;11q23.3);*KMT2A* 重组
B淋巴母细胞性白血病/淋巴瘤伴 t(12;21)(p13;q22);*ETV6-RUNX1*
B淋巴母细胞性白血病/淋巴瘤伴超二倍体
B淋巴母细胞性白血病/淋巴瘤伴亚二倍体
B淋巴母细胞性白血病/淋巴瘤伴 t(5;14)(q31.1;q32.3);*IL3-IGH*

续表

B 淋巴母细胞性白血病/淋巴瘤伴 t(1;19)(q23;p13.3);*TCF3-PBX1*
BCR-ABL1 样 B 淋巴母细胞性白血病/淋巴瘤(暂命名)
B 淋巴母细胞性白血病/淋巴瘤伴 *iAMP21*(暂命名)
T 淋巴母细胞性白血病/淋巴瘤
早期前 T 细胞淋巴细胞白血病(暂命名)
自然杀伤(NK)细胞淋巴细胞白血病/淋巴瘤(暂命名)

(二)常见淋巴组织肿瘤诊断要点

淋巴组织肿瘤是淋巴细胞克隆性异常增殖的肿瘤性疾病,其分类复杂,在分型诊断中除骨髓细胞形态学检查外,还需要借助骨髓病理、骨髓免疫细胞化学、流式细胞检查等技术才能做出准确的分型。在淋巴组织肿瘤中临床较为常见的是成人急性淋巴细胞白血病和 B 细胞慢性淋巴增殖性疾病(B cell chronic lympho-proligerative disorders,B-CLPD)。

1. 前体淋巴细胞肿瘤

急性淋巴细胞白血病(ALL)是最常见的成人急性白血病之一。2012 年,中华医学会血液学分会和中国抗癌协会血液肿瘤专业委员会发布了《中国成人急性淋巴细胞白血病诊断与治疗专家共识》[16],对诊断分型描述如下。

ALL 诊断应采用 MICM(形态学、免疫学、细胞遗传学和分子生物学)诊断模式,分型采用 WHO 2008 标准。同时应参考欧洲白血病免疫学分型协作组(European group for the immunological classification of leukemia,EGIL)诊断标准除外混合表型急性白血病。最低标准应进行细胞形态学、免疫表型检查,以保证诊断的可靠性。骨髓中原始/幼稚淋巴细胞比例≥20%才可以诊断 ALL。免疫分型应采用多参数流式细胞术,最低诊断分型建议参考 EGIL 标准。

2. B 细胞慢性淋巴增殖性疾病(B-CLPD)

B-CLPD 是临床上以外周血/骨髓成熟 B 细胞克隆性增殖为主要特点,并通过外周血/骨髓的形态学、免疫表型及细胞/分子遗传学检测可以诊断的一组成熟 B 淋巴增殖性疾病,2014 年,中华血液学杂志发表了由中华医学会血液学分会、中国抗癌协会血液肿瘤专业委员会共同起草的《中国 B 细胞慢性淋巴增殖性疾病诊断专家共识(2014 年版)》[17],描述了 B 淋巴组织肿瘤细胞及骨髓组织形态如下。

(1)慢性淋巴细胞白血病(chronic lymphocytic leukemia,CLL)/小淋巴细胞淋巴瘤(small lymphocytic lymphoma,SLL):典型的 CLL 在涂片上一般包括三类细胞(外周血涂片优于骨髓涂片):①成熟小淋巴细胞;②中等大小带有明显核仁的淋巴细胞(副免疫母细胞或者幼淋巴细胞)(比例<55%);③涂抹细胞。骨髓活检可见间质、结节或弥漫性浸润,细胞核小、圆形,染色质呈颗粒状。

(2)B-幼淋巴细胞白血病(B-prolymphocytic leukemia,B-PLL):细胞中等大小,胞质量少呈淡蓝色,有一个明显的核仁。骨髓侵犯以间质或结节样浸润为主。形态学与 CLL 的幼淋巴细胞转化、MCL 母细胞变异型区分困难,需要依赖于免疫分型和细胞遗传学。

(3)毛细胞白血病(hairy cell leukemia,HCL):相对于其他 B-CLPD,HCL 的诊断更依赖于免疫表型,尤其是 FCM 检查。细胞表面有绒毛状突起,细胞中等大小,染色质略显疏松,核仁缺少或模糊,大量浅蓝色胞质,呈现为特征性的“煎鸡蛋”样。骨髓穿刺常为“干抽”。骨髓活检显示间质浸润,大面积的弥漫性骨髓侵犯少见,网硬蛋白纤维可增加。

(4)套细胞淋巴瘤(mantle cell lymphoma,MCL):细胞中等大小,核边缘明显不规则或有切迹,类似于生发中心的细胞。少数形态学亚型类似原始细胞或者多形细胞,必须与 PLL、ALL 鉴别。极少数形态学类似 CLL 细胞,甚至免疫表型为 $CD5^{+}CD23^{+}$,故 cyclin D1 阳性或 t(11;14)至关重要。

(5)脾边缘区淋巴瘤(splenic marginal zone lymphoma,SMZL):成熟小淋巴细胞,无核仁,具有特征性的极性绒毛。骨髓活检可见结节样的间质性浸润,该特点有助于排除 HCL。

(6)滤泡淋巴瘤(follicular lymphoma,FL):小淋巴细胞,伴有分裂的细胞核。骨髓活检诊断性的形态学特征是骨小梁旁浸润。

(7)脾 B 细胞淋巴瘤/白血病,不能分类

(splenic B-cell lymphoma/leukaemia, unclassifiable):2008 年 WHO 分型将毛细胞白血病-变异型(HCL-V)和脾弥漫性红髓小 B 细胞淋巴瘤(SDRPSBCL)暂定为脾 B 细胞淋巴瘤/白血病,不能分类。HCL-V 细胞有明显的核仁和曲核,但缺乏毛状细胞外观。SDRPSBCL 细胞常呈绒毛状细胞外形,常累及骨髓窦状隙和外周血。

(8)淋巴浆细胞淋巴瘤(lymphoplasmacytic lymphoma,LPL)/华氏巨球蛋白血症(Waldenstrom macroglobulinemia,WM):由小淋巴细胞、浆细胞样淋巴细胞和浆细胞组成,经常可见增多的肥大细胞。部分细胞胞质内可见 Russell 小体或者细胞核内可见 Dutcher 小体。骨髓活检可见间质、结节或弥漫性浸润,偶见小梁旁聚集。

对 B 淋巴组织肿瘤的诊断及鉴别除依据细胞及骨髓组织形态外,还应结合病史、临床症状体征、必要的免疫表型(主要为 FCM 免疫分型)和细胞及分子遗传学检查。此外,淋巴瘤只有浸润骨髓和(或)血液时,才会在骨髓和(或)血液中出现淋巴肿瘤细胞。

六、血小板数量与功能异常

血小板产生于骨髓的巨核细胞。在血小板数量异常中以血小板减少最为常见,血小板具有黏附、聚集、释放、促凝、收缩等功能,当骨髓生成减少、某些疾病血小板消耗增多、抗血小板抗体引起血小板破坏增多、血小板分布异常导致外周血血小板数量减少。先天性或某些药物、骨髓增殖性肿瘤、白血病、骨髓增生异常综合征、异常蛋白血症、尿毒症可导致遗传性或获得性血小板功能异常。

(一)血小板数量异常

血小板数量异常包括血小板减少和血小板增多,应用血细胞分析仪检测血小板数量可确定血小板数量是否异常。2012 年 12 月发布的《血细胞分析参考区间》(WS/T 405-2012)中将中国成人血小板参考区间定为$(125\sim350)\times10^9/L$[12],国内多家医院已将此参考区间应用于临床。

1. 血小板数量减少

许多疾病的诊断与临床分型中包含有血小板数量,或者说血小板减少及其减少的程度涉及到疾病的诊断、疾病的分型及鉴别诊断,如对于再生障碍性贫血的诊断,非重型再生障碍性贫血血小板$\geq20\times10^9/L$、重型再生障碍性贫血和极重型再生障碍性贫血血小板计数均$<20\times10^9/L$。血小板减少会导致出血倾向或发生出血症状,值得指出的是:不同疾病、不同个体出现出血倾向或发生出血症状时血小板减少的数量是不一致的,如再生障碍性贫血导致的出血、肝病导致的出血、原发性血小板减少性紫癜导致的出血。血小板减少容易确定,但重要的是找出血小板减少的原因,引起血小板减少原因众多,如血小板生成障碍、血小板消耗过多、血小板破坏加速、血小板分布异常,常见的疾病如:再生障碍性贫血、DIC、成人免疫性(特发性)血小板减少性紫癜、脾功能亢进,慢性病也会导致继发性血小板减少,有文献报道 HIV 感染、营养缺乏、酒精可导致血小板减少[9]。在血小板减少的诊断中,应排除血小板假性减少,假性减少常见于抗体介导的血小板聚集、血小板卫星现象、抗磷脂抗体、GP Ⅱb/Ⅲa 拮抗剂等。

2. 血小板数量增多

血小板计数高于$400\times10^9/L$称为血小板增多[18]。血小板增多分为原发性(特发性)血小板增多和继发性(反应性)血小板增多。特发性血小板增多常 $Plt\geq600\times10^9/L$,国内建议当 $Plt\geq1000\times10^9/L$,并除外其他骨髓增殖性肿瘤和继发性血小板增多时可诊断为特发性血小板增多症(essential thrombocythemia,ET),2007 年 WHO 对 ET 的修订标准为血小板持久增高($Plt\geq450\times10^9/L$)。慢性粒细胞白血病、真性红细胞增多症可伴有血小板增多,某些感染性疾病如慢性炎症、某些非感染性疾病如风湿病可引起继发性血小板增多。

(二)血小板功能异常

血小板功能异常包括血小板黏附、聚集、释放、促凝、收缩功能异常,应用血小板黏附功能试验、血小板聚集功能试验、血块收缩试验、自动化凝血分析仪的凝血试验和血栓弹力图检测,可以判定血小板功能是否异常。

临床检测血小板功能异常的目的在于:明确血小板功能减低导致的出血,明确血小板功能增强导致的血栓、高凝状态,了解有无阿司匹林抵抗并用于氯吡格雷治疗监测。血小板功能异常可导致的疾病有:①糖蛋白黏附受体的异常:Glanzmann 血小板无力症、Bernard-Soulier 综合征、血小板型(假性)血管性血友病等;②血小板颗粒的异常:δ-储存池缺陷、灰色血小板综合征(α-储存池缺陷)、αδ-储存池缺陷、魁北克血小板病等;③血小板促凝活性的异常(Scott 综合征);④血小板信号转导和分泌的异常：血小板激动剂受体或激动剂特异性信号转导的缺陷、鸟苷三磷酸（GTP）结合蛋白的缺陷、磷脂酶C（PLC）-β_2的缺陷以及PLC活化缺陷、蛋白磷酸化缺陷、花生四烯酸代谢和血栓烷产生缺陷等；⑤细胞骨架结构性蛋白的异常：β_1微管蛋白；⑥细胞骨架连接蛋白的异常：威-奥综合征蛋白（WASP）、Kindling-3等。

外周血细胞形态学检验结合血液分析仪的常规检查是血液病诊断的基础：WBC可直观地判断白细胞数量的增高或减少，RBC可判断红细胞数量是否增多或存在贫血，Hb可判断是否存在贫血及贫血的程度，RDW可判断贫血时红细胞大小差异的异质性，红细胞平均指数（MCV、MCH、MCHC）可判断贫血的形态学分类，Plt可直观的判断血小板数量的多与少，白细胞直方图可判断有无不成熟的幼稚细胞，红细胞直方图可判断有无双形性红细胞组群、大细胞群、小细胞群，血小板直方图可观察有无大血小板或血小板假性减少，网织红细胞的增多与减少可反映贫血时骨髓造血功能的盛衰；骨髓细胞形态学检验是血液病诊断的常规技术并具有最重要的诊断价值，是MICM分型或WHO分型的基础；骨髓活检是当骨髓增生程度减低或骨髓浸润或骨髓坏死时必要的检查方法；细胞化学染色利于鉴别显微镜下不能分辨的原始细胞种类；细胞免疫表型和分子遗传学检查有助于造血及淋巴组织恶性肿瘤的诊断与鉴别、分型与治疗效果观察。值得指出的是：实验室对血液病进行形态学检验时，需要结合病史、症状、体征并综合分析上述检验结果，才能对疾病尤其是造血系统相关疾病做出正确的诊断。

（续 薇）

参考文献

1. 中华医学会血液学分会实验诊断血液学学组.血细胞形态学分析中国专家共识（2013年版）[J].中华血液学杂志，2013，34（6）：558-560.
2. 中国合格评定国家认可委员会.医学实验室质量和能力认可准则在临床血液学检验领域的应用说明：CNAS-CL43：2012[OL].[2012-9-13].[2017-3-14].北京.http://www.cnas.org.cn/extra/co123/1348646960.pdf.
3. 王鸿利，尚红，王兰兰.实验诊断学[M].第2版.北京：人民卫生出版社，2010.
4. 尚红，王毓三，申子瑜.全国临床检验操作规程[M].第4版.北京：人民卫生出版社，2015.
5. Mufti GJ，Bennett JM，Goasguen J，et al.Diagnosis and classification of myelodysplastic syndromes：International Working Group on Morphology of myelodysplastic syndrome（IWGM-MDS）consensus proposals for the definition and enumeration of myeloblasts and ring sideroblasts[J].Haematologica，2008，93（11）：1712-1717.
6. 中华医学会血液学分会，骨髓增生异常综合征诊断与治疗中国专家共识（2014年版）[J].中华血液学杂志，2014，35（11）：1042-1048.
7. Palmer L，Briggs C，McFadden S，et al.ICSH recommendations for the standardization of nomenclature and grading of peripheral blood cell morphological features[J].Int J Lab Hematol，2015，37（3）：287-303.
8. 王吉耀.内科学[M].第2版.北京：人民卫生出版社，2012.
9. 考极斯基.威廉姆斯血液学[M].陈竺，陈赛娟，译.北京：人民卫生出版社，2011.
10. 中华医学会血液学分会血栓与止血学组.成人原发免疫性血小板减少症诊治的中国专家共识（修订版）[J].中华血液学杂志，2011，32（3）：214-216.
11. Swerdlow S H，Campo E，Harris NL，et al.WHO classification of tumors of haematopoietic and lymphoid tissues[M].4th ed.IARC Press：Lyon，2008.
12. 卫生部临床检验标准专业委员会.血细胞分析参考区间：WS/T 405-2012[S].北京：中国标准出版社，2012.
13. 中华医学会血液学分会红细胞疾病（贫血）学组.再生障碍性贫血诊断与治疗中国专家共识（2017年版）[J].中华血液学杂志，2017，38（1）：1-5.
14. Arber DA，Orazi A，Hasserjian R，et al.The 2016 revision to the World Health Organization classification of myeloid neoplasms and acute leukemia[J].Blood，2016，127（20）：2391-405.
15. 王建中.临床检验诊断学图谱[M].北京：人民卫生出版社，2012.
16. 中华医学会血液学分会，中国抗癌协会血液肿瘤专业委员会.中国成人急性淋巴细胞白血病诊断与治疗专家共识[J].中华血液学杂志，2012，33（9）：789-792.
17. 中华医学会血液学分会，中国抗癌协会血液肿瘤专业委员会.中国B细胞慢性淋巴增殖性疾病诊断专家共识（2014年版）[J].中华血液学杂志，2014，35（4）：367-370.
18. 万学红，卢雪峰.诊断学[M].第8版.北京：人民卫生出版社，2013.

第五章

血细胞和骨髓的免疫表型分析

免疫表型分析(immunophenotyping)是采用荧光素标记的单克隆抗体作为探针,检测细胞膜或细胞内的特异性抗原,以了解细胞的种类、亚群及功能等特性。20 世纪 70 年代初,第一台流式细胞仪在美国斯坦福大学研制成功。1975 年,Kochler 和 Milstein 建立了单克隆抗体技术及大量特异性单克隆抗体的商品化,极大地促进了流式细胞仪的发展。运用流式细胞仪进行免疫表型分析逐渐被广泛应用。流式细胞仪可同时鉴别单细胞上的多种抗原,且在极短时间内能分析大量细胞,这使得流式细胞分析成为当前最先进的细胞分析技术之一。20 世纪 80 年代中期,国际上提出了白血病形态学-免疫学-遗传学(morphology, immunology, cytogenetics, MIC)分型法,这标志着流式细胞免疫表型分析在白血病诊断中应用的开始。21 世纪初,世界卫生组织(World Health Organization, WHO)造血与淋巴组织肿瘤的分型进一步明确免疫表型分析是白血病诊断和分型必不可少的工具。我国自 20 世纪 80 年代中期引进流式细胞仪,90 年代迅速发展,现在已经得到了普遍应用。这期间流式细胞仪和免疫标记方法也发生了变化,从最初的单色或双色标记到目前多达 20 色免疫标记,仪器也能够从最初的单激光 3 色发展为多激光多色(可多达 20 色),甚至可以根据用户自定义激光和种类,从手动制备样本到自动样本制备,从开始的间接免疫荧光标记法到直接免疫荧光标记法,使得流式免疫表型分析的准确性和工作效率都得到极大提高。

本章撰写主要参考了国际标准化组织颁布的相关标准和指南如 2008 年 WHO 出版的《造血与淋巴组织肿瘤分类》,国际临床流式协会(International Clinical Cytometry Society, ICCS)和国际血液学标准化委员会(International Council for Standardizationin Haematology, ICSH)共同发布关于流式细胞分析的指南文件、欧洲流式联盟(Euroflow)发表的流式细胞术仪器设置和免疫表型分析标准化操作流程及国内的各专业专家共识和行业标准如《流式细胞术检测外周血淋巴细胞亚群指南》等。主要内容包括:流式细胞术基本工作原理,流式细胞仪性能验证和质量控制、抗体组合选择、造血与淋巴组织肿瘤免疫表型分析的质量控制、淋巴细胞亚群以及流式细胞分析在阵发性睡眠性血红蛋白尿症和血小板检测中的应用和质量控制。

第一节 检测仪器及基本原理

1953 年,Parker 等介绍了一种全血细胞计数方法,成为流式细胞仪的雏形。1969 年,Van Dilla 等研制出第一台荧光检测细胞计数仪。1972 年 Len Herzenberg 等在斯坦福大学研制出第一台荧光激活细胞分选仪(fluorescence-activated cell sorter, FACS),标志着流式细胞仪商品化时代的到来。在其后的 30 多年中,流式细胞仪进入一个快速发展的时期。截至目前,一些高端的流式细胞仪能够同时测量 20 个荧光信号和多种散射光信号,并向着功能专业化、自动化、小型化方向发展。Guava 公司研发了世界上第一台商业用途的微毛细管式流式细胞仪,适用于更小体积样本且操作成本更低。Attune 是 ABI 公司推出的史上第一台用声波来精确控制细胞移动的流式细胞仪,具有高样品通量、灵敏度和准确性。Amnis 公司研发的台式多谱段成像流式细胞仪 ImageStream,将流式细胞检测技术和荧光显微镜成像技术集中到一个平台,既能提供细胞群的统计数据,又可以获得单个细胞的图像,提供了全新的细胞分析方法。

另一方面,流式细胞术原理与其他原理结合产生了更多种的检测方法如原位杂交流式分析,微球芯片分析以及血液-流式细胞分析仪(hematoflow cytometry analyzer)等,使流式细胞术的应用更加广泛。除此之外,很多流式细胞仪还具有细胞分选功能,这一功能更多地应用于科学研究中。本章节不涉及此部分内容。

本节撰写主要参考了国际标准化组织颁布的相关标准和指南如美国临床和实验室标准协会(Clinical and Laboratory Standards Institute,CLSI)的H43-A2[1]、ICCS和ICSH共同发布关于流式细胞分析的指南文件[2-5]、欧洲流式联盟(Euroflow)发表的流式细胞术仪器设置和免疫表型分析标准化操作流程[6-10]及我国的行业标准如《流式细胞术检测外周血淋巴细胞亚群指南》等[11]。主要内容包括:流式细胞术工作原理及相关仪器介绍,仪器的校准和性能验证。

一、流式细胞术原理

流式细胞术(flow cytometry,FCM)是一种利用流式细胞仪对单细胞或生物颗粒进行多参数、快速分析的技术。目前,FCM越来越广泛地应用到临床检验中,在疾病的诊断、分型、治疗、预后及预防起到重要作用。由于具有多参数和多变量的特点,流式细胞仪的性能状态、检验方法、试剂性能与组合搭配、检测人员专业水平等都直接影响着检验报告的质量。

(一)工作原理

1. 基本工作原理

流式细胞仪只能检测单细胞或微粒的信号,一般是将待测细胞或微粒进行荧光染色后制成悬液标本,在一定气体压力下将待测样品压入流动室,用不含细胞或微粒的缓冲液(又称鞘液)在高压下从鞘液管喷出,鞘液管入口方向与待测细胞或微粒流成一定角度,使鞘液包绕着细胞或微粒高速流动,形成一个圆形的流束(即鞘流),待测细胞在鞘液的包裹下单行排列,依次通过流式细胞仪的检测区域。流式细胞仪通常以激光作为激发光源,经过聚焦整形后的光束垂直照射在样品流上,被荧光染色的细胞在激光束的照射下产生散射光和激发荧光。这两种信号同时被前向光电二极管和90°方向的光电倍增管(photo multiplier tube,PMT)接收。光散射信号在前向小角度(0.5°~2.0°)进行检测,称为前向散射(forward scatter,FSC),这种信号基本上反映了细胞体积的大小;90°散射光又称侧向散射(side scatter,SSC),是指与激光束-液流平面垂直的散射光,其信号强度可反映细胞部分结构的信息。荧光信号的接收方向与激光束垂直,经过一系列双色性反射镜和带通滤光片的分离,形成多个不同波长的荧光信号。这些荧光信号的强度代表了所测细胞膜表面抗原的强度或其细胞内、核内物质的浓度,经PMT接收后可转换为电信号,再通过模/数转换器,将连续的电信号转换为可被计算机识别的数字信号。计算机采集所测量到的各种信号进行计算处理,将分析结果显示在计算机屏幕上,也可以打印出来,还可以数据文件的形式存储在硬盘上,以备日后的查询或进一步分析。检测数据的显示视测量参数的不同而有多种形式可供选择。单参数数据以直方图的形式表达,其x轴为测量的散射光或荧光的强度(可以是线性轴,也可以选择对数轴),y轴为细胞数目。一般来说,流式细胞仪坐标轴的分辨率有256或1024通道,这视其模/数转换器的分辨率而定。对于双参数或多参数数据,既可以单独显示每个参数的直方图,也可以选择二维的散点图、等高线图或三维的立体视图等。

2. 荧光染色原理

FCM的发展很大程度上归功于现代单克隆抗体技术的发展。各种荧光探针标记的单克隆抗体,不仅使传统的免疫学检测实现了定量分析,更为流式细胞仪在研究细胞膜和细胞内各种功能性抗原、肿瘤基因蛋白等领域扩展了无限的应用空间。荧光探针的选择对于流式细胞分析的结果至关重要,理想的荧光探针应满足以下4个方面的要求:①要有尽可能高的光子产量,提高信号强度;②对激发光有较强的吸收,从而降低背景噪音;③激发光谱与发射光谱之间要有尽可能大的差距,减少背景信号对荧光信号的干扰;④易于与被标记的抗原、抗体或其他生物物质结合而不会影响被标记物的特异性。目前最为常用的荧光探针为异硫氰酸荧光素(fluorescein isothiocyanate,FITC),藻红蛋白(phycoerythrin,PE),多甲藻叶绿素蛋白(peridinin-chlorophyll-protein,PerCP),藻红蛋白偶联物(PE-Cy7),别藻青蛋白(allophycocyanin,APC),别藻青蛋白偶联物(APC-H7)等,在用不同激光器组合时可选择相应的荧光色素,使各种荧光色素的干扰减到最小。

荧光信号由荧光色素分子的色团受激后发射荧光，如 FITC 被 488nm 激光激发后发射 530nm 的荧光。大多数流式细胞仪检测荧光的方向与 SSC 相同。经染色后的细胞在激光束的照射下，荧光染料吸收能量，能级跃迁，在短暂的延迟后（约数纳秒）返回基态并发出荧光。由于 SSC 的波长与激发光波长相同，而荧光波长比激发光的波长要长，因此可以利用特定波长的双色性反射镜和带通滤光片将同一方向上的 SSC 与荧光区分开。双色性反射镜实际上是一种特殊的滤光片，可以使大于特定波长的光通过而将小于特定波长的光反射。在检测光路中，双色性反射镜与光轴成 45°，这样可以使荧光平行于光轴通过，然后经聚光镜聚焦后入射到 PMT 进行荧光信号的检测，同时，可以使 SSC 成 90°反射，经聚焦镜后由 PMT 进行 SSC 信号的检测。

（二）血细胞分析仪

许多血细胞分析仪中均应用到了 FCM 的原理。同时，随着 FCM 的发展，血细胞分析也由传统的血细胞计数和分类计数，结合 FCM，发展为血球流式术（hematoflow），具体见第三章血细胞分析。

（三）流式分子表型分析

随着分子生物学技术的发展，20 世纪 80 年代中期有学者将分子生物学技术和 FCM 结合起来，用于检测特定细胞内特异的核酸序列（DNA/RNA），并且取得了成功。这一技术被称为分子免疫表型（molecular phenotyping）。经过 30 多年的发展和完善，流式分子表型分析已经从最初的流式荧光原位杂交（flow fluorescence in situ hybridization，flow-fish），发展到原位 PCR/flow-fish 技术，以及将分子表型和免疫表型结合进行分析，广泛用于检测细菌 DNA、病毒 DNA 和肿瘤细胞 DNA，为观察疾病进展，疗效监测等提供了非常有效的工具。

1. Flow-fish 原理

FISH 是 20 世纪 70 年代发展起来的一种原位杂交技术。1985 年，有学者将 FCM 用于 FISH 杂交信号的检测，建立了一种新方法 Flow-fish。Flow-fish 的杂交过程是在液相中完成。细胞被固定和渗透之后，荧光素标记的探针进入到细胞内部，并与相应的核酸序列发生特异性结合。利用 FCM 检测结合探针的荧光强度，从而判断细胞内特异性 DNA 序列的阳性细胞百分率。

2. 原位 PCR/Flow-fish 原理

经典的原位 PCR 是将细胞固定在切片上进行处理，用荧光显微镜进行检测。1993 年有学者将传统的 PCR 进一步发展到液相原位 PCR，并用 FCM 检测杂交信号，从而建立了一种新方法原位 PCR/Flow-fish。利用这一技术可以成功地检测到单个细胞中的 HIV-DNA，灵敏度达到 1/10 000。其基本原理是细胞悬液中的细胞经固定和渗透后，特异性引物和 PCR 试剂进入到细胞内，在一定条件下对目标 DNA 进行扩增，用地高辛标记的核苷酸 PCR 产物被保留在细胞内，不会扩散到细胞外，然后用荧光素标记的探针与扩增的靶序列杂交，经过严格的洗涤后，用 FCM 检测扩增产物。

3. 分子表型和免疫表型结合分析

将检测特异核酸序列的分子表型分析和检测细胞表面标志的免疫表型分析结合应用有广阔的前景。基本步骤如下：生物素标记的一抗与细胞表面抗原结合，然后对细胞进行固定和渗透，在特异性引物引导下，以地高辛标记的核苷酸为底物进行原位扩增，用带有荧光素标记的寡核苷酸探针与扩增产物进行杂交，严格的洗涤后，用 FCM 进行检测。利用这一技术，既可以研究某一群细胞特异核酸序列的表达，也可以用来探讨具有某种特异核酸序列的细胞群的其他特征。

（四）液相芯片技术

液相芯片技术是将生物芯片的原理和 FCM 结合发展出来的一种新型技术平台。基本原理是将不同的生物探针如核酸、蛋白质等标记在各种带有荧光的微球体上，以荧光标记的微球体为反应载体，在液相系统中完成生物学反应，最终用 FCM 进行检测。FCM 检测范围局限于细胞，而液相芯片则完全超越了这个范围，将 FCM 的检测对象扩大到所有生物大分子，成为生物技术领域前所未有的技术平台。

1. LabMAP™技术的原理

美国 Luminex 公司推出了 LabMAP™ 技术（lab multiplex analyte profiling technology）。基本原理是将作为探针的特定生物分子（DNA、抗体等）连接到具有不用荧光编码的微球体表面，形成微球体探针。在反应缓冲液中将针对不同检测物的微球体探针混合，加入待检样本，在该液相反应体系中探针分子和待测分子发生特异性结合，然后加入带有另一种荧光标记的报告分子，这样反应后形成的复合物就带有两种荧光信号，一种是微球本身的编码荧光，可用来将不同探针分子区分开来，另一种是报告分子所携带的荧光，这类荧光可以利用FCM进行定量分析。检测时，使微球体单个通过检测区，微球体在检测区内同时被两束激光激发，一束激光激发微球体上的编码荧光，另一束激光通过激发报告分子的荧光对检测结果进行定量。因此可以实现定量和定性同时分析。

2. 流式微球阵列分析系统

美国BD公司推出的流式微球阵列分析系统（cytometric bead array system，CBA）也是以微球体作为载体，但不同的是，通过微球体的大小和密度来区分不同的探针。CBA由一系列包被有稳定荧光染料的微球组成，每组微球标记不同含量的荧光染料，使其在流式细胞仪检测时的平均荧光强度不同而区别。此外，每组微球上偶联了不同抗原的抗体，可同时进行多种可溶性成分的分析。当检测微球与待测样本反应后，微球可以捕捉到与其包被抗体对应的抗原，再加入荧光素标记的第二抗体，形成微球-捕捉抗体-待测抗原-检测抗体的复合物，经流式细胞仪检测微球所发射的两种不同荧光信号，可以定量分析液体标本中待测抗原的含量。

液相芯片技术已经被应用于多个领域，包括多重细胞因子检测、Torch产前筛查、过敏症和自身免疫测试、血清中治疗药物的分析、HLA分型等核酸分析。由传统FCM派生出来的液相芯片技术，将会给临床诊断带来新的技术飞跃。

（五）FCM的发展趋势

1. 仪器功能专业化

许多公司推出了可以实现CD4、CD8、CD3绝对计数的经济普及型流式细胞仪，主要用于HIV诊断和治疗监测。

2. 仪器全面自动化

免疫标本制备仪、组织标本制备仪和样品前处理仪在实验中得到广泛应用。不同规格的多孔板或多试管自动进样器加速了自动化进程。主流厂家仪器都实现了自动化。

3. 多色多参数分析迅速发展

新兴荧光探针的不断开发和仪器软、硬件的逐步更新，流式细胞仪的多色荧光分析得到了迅速发展，对细胞亚群的识别更准确、更精细。一种激光（如488nm激光）同时激发多种荧光材料，目前已出现488nm单激光激发5～7色的仪器，如BD FACSAria和LSRII，Beckman Coulter FC500和CyAn ADP等；多种激光激发多种荧光染料，如PartecCyFlowML采用5种激光激发13色荧光实现16个参数的分析。

4. 仪器功能增强

Scott D. Tanner等将金属标记和质谱探测应用到流式细胞仪中，实现单细胞的更多生物标记的复合测量。衍射成像光谱仪可以为科研者提供细胞的3D特征，Kenneth M. Jacobs等的科学实验表明高通量衍射成像光谱仪具有很高的可行性。Thaddeus C. George等对多光谱成像流式细胞仪和传统流式细胞仪做了比较，结果表明：在区分凋亡细胞的早、中、晚期方面，多光谱成像流式细胞仪更胜一筹。Novak J. 等设计了双色、双缝in vivo流式细胞仪。它将共聚焦和FCM融合在一起，用于体内荧光细胞循环的实时、定量测量，实现无创检测。Ho Lee等用in vivo成像流式细胞仪来捕获活体动物体内荧光标记的细胞图像。Amnis公司ImageStream 100将流式多色检测技术和荧光显微镜图像显示技术集中到一个平台上提供了全新的细胞分析方法。

二、数据分析

流式细胞仪数据分析需要强大的数据分析软件，这些软件一类是仪器自带软件，可以是自动化软件如BD的MultiSET软件，也可以是自主分析软件如FACSDiva。另一类是第三方软件。用户可以根据自己的需求进行选择。下面简单介绍常用的软件特点。

（一）CellQuest/CellQuest Pro

该软件是流式细胞仪的获取和分析软件，用于数据获取和分析，使用灵活、功能强大，可分析多达16个逻辑门，可实现实时统计。但不能批处理和脱机补偿。

（二）FACSDiva

该软件是FACS数字式流式细胞仪的主软件，用于数据获取和分析，使用灵活、功能强大，具有自动补偿、自动调节液滴延迟功能以及脱机补偿等功能。

（三）ModFit

该软件是Verity软件公司的产品。主要用于DNA分析，提供手动和自动两种模式，使用灵活，可以得到全面的DNA分析结果如DNA指数、凋亡等。

（四）WinList

该软件是 Verity 软件公司的产品。主要用于流式细胞仪数据分析，操作灵活，可以进行脱机补偿，数据统计和分析，以及输出多种文件格式如 PDF、PPT 等。

（五）FlowJo

FlowJo 是一款流式数据分析软件，它可以分析所有的流式仪产生的数据，同时兼容多种电脑操作系统。它简单易用，功能强大，实验室广泛使用，是最好的流式数据分析软件，同时它也是各高影响力科学期刊使用最多的软件。

三、仪器质量控制

流式细胞仪检测的准确度、精密度、散射光与荧光灵敏度、分辨率是影响流式细胞分析的主要因素。为了使流式细胞分析结果准确、可靠且在各个仪器和实验室间具有可比性，应对仪器进行校准，达到标准化。流式细胞仪应定期进行仪器设置校准，仪器性能指标如仪器的散射光、荧光检测灵敏度和分辨率以及荧光补偿等需定期监测，并做好记录。

（一）光路校准

每次开机时，用光路质控微球验证仪器的光路，用电压校准微球调整 FSC 和 SSC 及 PMT 电压和增益。固定电压后，连续 5 天测定荧光微球在每个光学检测通道的平均通道数和变异系数（coefficient of variation，CV），每天不同时间点测定 4 次，然后计算出这些参数的均数（$\bar{x}$）及标准差（s），以 $\bar{x}\pm2s$ 为可接受范围。当出现偏差时，应查找和解决问题，再进行光路的重新调整。

在保持激光强度、滤光片、PMT 电压和增益不变的情况下，测定并记录校准荧光微球上机测定获得的平均通道数和 CV，并与其对应的可接受范围进行比较。要求所有光学参数和荧光参数为均质峰，其 CV 符合所用流式细胞仪的技术要求。

（二）荧光分辨率

荧光分辨率的可接受范围可以通过以下两种方法来解决：①在保持激光强度、滤光片、PMT 电压和增益固定不变的情况下，记录校准荧光微球上机测定获得的平均通道数和 CV；②记录每次上机时，将校准荧光微球定位到相同平均通道数时的电压值和增益值。上述两种方法均需要使用校准荧光微球，至少连续上机测定 5 天，每天测定 4 次，共计 20 次，仍然以 $\bar{x}\pm2s$ 为可接受范围。

应确保流式细胞仪每个荧光检测通道都能将弱表达峰和自发荧光峰区分开。每月进行一次或按照仪器制造商的推荐周期执行。

（三）线性

荧光线性监测就是对仪器的 PMT 电压进行监测，一般应每月进行一次或按照仪器制造商的推荐周期执行。具体方法是：保持与检测临床标本时相同的 PMT 电压设置，用已知相对荧光强度的 4 色或 5 色荧光微球混合物上机测定，如仪器厂商提供的标准品或其他微球。每一种微球的可接受平均荧光强度（mean fluorescence intensity，MFI）范围是通过连续 5 天、每天测定 4 次的重复测定得到的。要求每一种荧光微球的 MFI 检测值与理论值的相关系数应大于或等于 0.98。在仪器 PMT 电压不变的情况下，各种荧光微球的荧光线性、MFI 差异应保持不变。

（四）补偿

正确的荧光补偿对于 FCM 至关重要。根据多色分析实际采用的荧光染料种类和数量，合理进行补偿设置。目前可以用商品化的标准补偿试剂来完成多色荧光补偿，但补偿设置应尽量使用细胞样本等生物样品。目前多数流式细胞仪都可进行自动补偿，但自动补偿设置好后，仍需根据实际染色方案如不同的荧光抗体、不同的标本处理步骤、阳性细胞群的选择等进行必要的调整。在补偿设置中设立正确的对照管是非常必要的。在多参数 FCM 分析时，推荐采用荧光缺一对照（fluorescence minus one control，FMO），即标记除某一通道荧光抗体外的其他所有通道荧光抗体。通过 FMO 管可以更准确设门，更清楚地区分出阳性和阴性细胞群。流式细胞分析中的荧光染色常需要 2 种或 2 种以上标记不同荧光色素的单克隆抗体或不同染料的荧光色素进行多色分析。由于细胞或微球携带 2 种或 2 种以上荧光素（如 PE 和 FITC），受激光激发而发射出 2 种不同波长的荧光时，理论上可选择滤片使每种荧光仅被相应的检测器检测，而不会检测到另一种荧光。由于目前所使用的各种荧光染料都是宽发射谱性质，虽然它们之间发射峰值各不相同，使用了 BP 和 LP 滤片，但发射光谱范围仍有一定的重叠。克服这种误差最有效的方法是使用荧光补偿。在流式细胞分析中，补偿是指纠正发射荧光光谱重叠的过程，即从一个被检测的荧光信号中去除任何其他的干扰荧光信号。用多色 FCM 分析、仪器维护或光学电压及增益变动时均应进行荧光补偿调整。建议采用新鲜细胞样品结合 FMO 管并根据多色分析实际采用的荧光染料种类和数量,合理进行补偿设置。

四、检测系统性能验证

在美国,采用 FCM 开展的检测项目绝大多数属于实验室自建方法(laboratory designed test, LDT),其性能验证需要遵循 LDT 的相关文件。然而我国目前尚无关于 LDT 性能验证的文件。此外,流式细胞仪检测的项目多属于半定量和定性试验。比如淋巴细胞亚群中各种淋巴细胞的比例和绝对计数属于半定量试验,白血病/淋巴瘤异常细胞免疫表型则属于定性试验。与检测可溶性分析物质不同,流式细胞仪检测的是根据免疫表型和光散射特性所识别的细胞群体,而这些细胞目前尚无适合的质控品和校准品。因此,进行流式细胞项目或检测系统的性能验证有很大挑战,是完全不同于常规定量检测方法的性能验证,如全血细胞分析、生化或免疫学检测,尤其是在特异性、准确度、灵敏度、线性验证和进行质控的应用方法。

本小节内容参考美国临床化学协会(American Association of Clinical Chemistry, AACC)对 LDT 的解读[12]以及笔者在实际工作中的一些经验,简单介绍流式细胞检测系统的性能验证内容和方法。LDT 的性能验证包含多个参数,主要包括特异性、准确度、精密度、灵敏度、线性、比对和其他需要的性能参数。

(一)特异性

对于大多数生化方法,有许多不同的方法来验证分析特异性。对于流式细胞检测试验的分析特异性需要考虑多种因素,包括目的细胞表型的定义,单克隆的选择,荧光素选择,抗体组合的设计以及设门策略等。这些都会影响分析特异性。此外仪器设置和补偿也对特异性有很大影响。

目的细胞表型特征必须是在文献中已经明确的,同时在设计抗体组合时应全面考虑,能够将目的细胞明确的划分出来。例如,记忆 B 细胞定义为 $CD19^+$细胞同时表达 CD27。理论上讲,识别记忆 B 细胞仅仅需要 CD19 和 CD27 两种抗体即可。然而,这样抗体组合试验的特异性不高,因为 CD19 细胞在健康人中仅占淋巴细胞的 2.5%,而且 T 细胞也表达 CD27。如果抗体组合中包含 CD45 可以更好地将淋巴细胞和其他白细胞区分开来,比单独用光散射特性更好区分,组合中如包含其他非 B 细胞抗体如 CD3、CD14、CD56 等也会防止 B 细胞被其他细胞污染。此外,正确的设门方法、抗原与荧光素搭配和仪器设置以及补偿也影响分析特异性。

(二)准确度

为确保 FCM 检测结果的准确度,建议将各自实验室的检测结果与参考实验室的检测结果进行比对,室间质量评价结果可作为实验室间准确度评估指标。

对于可溶性分析物,准确度很容易评价,如可以采用标准品或有证参考物质来评价。此外,也可以采用能力验证来评价。或者采用回收使用来评价准确度。然而对于流式细胞检测项目,准确度评估是很大的挑战,因为大多数项目没有参考品和校准品以及质控品。目前通常的替代方法是采用有明确诊断的患者标本来进行验证,或者采用方法学间的比对、实验室间比对以及能力验证试验等。

(三)精密度

流式细胞试验可以识别多种细胞类型。例如记忆 B 细胞、总 B 细胞、初始 B 细胞和浆细胞等也可以报告出来。每种 B 细胞的相对百分数和绝对值也可报告。精密度可以用 CV 或 s 来表示。需要考虑到细胞含量的多少,尤其是含量较少的细胞如浆细胞,不精密度会较高,此时实验室需要考虑较高 CV 是否影响判断从而影响试验最初的目的。实际工作中的困难是很难找到包含有各种细胞类型的评估标本。

临床工作中,可以采用如下方法进行荧光染色精密度和仪器精密度的验证。建议使用正常人外周血标本测定。荧光染色的可重复性要求对同一份标本测定≥10 次,结果以 $\bar{x}$ 及 s 表示,$\bar{x}\pm2s$ 作为允许波动范围。仪器可重复性的检测要求对同一份染色标本进行≥3 次的测定,要求检测结果在 $\bar{x}\pm2s$ 范围内。

(四)灵敏度

灵敏度评估包括空白限(limit of blank, LoB)、检测限(limit of detection, LoD)和定量限(limit of quantification, LoQ)。可以采用从抗体组合中消除一个或两个抗体的方法建立 LoB 或 LoD。例如抗体组合包括 CD45-PerCP-Cy7、CD3-FITC、CD4-PE-

Cy7 和 CD8-APC-H7。实验室可以通过用除了 CD4 抗体以外的抗体组合进行染色，制造一种 CD4 空白的效果。计算 $CD4^+$细胞的数量为背景，即 LoB。LoD 是 LoB 的 $\bar{x}+3s$。另一个方法是观察缺乏抗原表达的内对照细胞群，只要不同细胞群的自发荧光水平差异不明显即可。LoQ 的评估，实验室可以通过人为制造一个含量非常低的 $CD4^+$T 细胞样本，比如将不同含量标记好的标本加入到没有 CD4 染色的标本中，确保每一步洗涤步骤中未结合抗体都被去除了。计算检测值和理论值的偏差，偏差小于可接受标准时的最低检测值即为 LoQ。

（五）线性

临床实验室必须验证定量方法的线性范围。对于半定量试验是不可能评估线性的，但对于流式细胞仪，仪器荧光线性仍需要验证。详见本节仪器质量控制。

（六）比对

如果实验室有多台流式细胞仪，且需要在多台仪器上进行相同项目的测定，需进行仪器性能之间的比对。选择 5～10 份有代表性的临床标本，按照实验室标准化操作规程对标本进行染色处理和上机测定，在不同仪器上获得的检测结果应在实验室制订的可接受区间内。

（屈晨雪）

参考文献

1. CLSI.Clinical Cytometric analysis of Neoplastic Hematolymphoid Cells; Approved Guideline-Second Edition: H43-A2 [S]. Wayne, PA: Clinical and Laboratory Standards Institute, 2007.
2. Wood BL, Arroz M, Barnett D, et al.2006 Bethesda International Consensus recommendations on the immunophneotypic analysis of hematolymphoid neoplasia by flow cytometry: optimal reagents and reporting for the flow cytometric diagnosis of hematopoietic neoplasia[J]. Cytometry B Clin Cytom, 2007, 72B: S14-S22.
3. Davis BH, Holden JT, Bene MC, et al.2006 Bethesda International Consensus recommendations on the flow cytometric immunophenotypic analysis of hematolymphoid neoplasia: medical indications[J]. Cytometry B Clin Cytom, 2007, 72B: S5-S13.
4. Davis BH, Dasgupta A, Kussick S, et al. ICSH/ICCS Working Group. Validation of cell-based fluorescence assays: practice guidelines from the ICSH and ICCS-part II-preanalytical issues[J]. Cytometry B Clin Cytom, 2013, 84(5): 286-290.
5. Barnett D, Louzao R, Gambell P, et al.ICSH/ICCS Working Group. Validation of cell-based fluorescence assays: practice guidelines from the ICSH and ICCS-part IV-postanalytic considerations[J]. Cytometry B Clin Cytom, 2013, 84(5): 309-314.
6. van Dongen JJ, Lhermitte L, Böttcher S, et al. EuroFlow antibody panels for standardized n-dimensional flow cytometric immunophenotyping of normal, reactive and malignant leukocytes[J]. Leukemia, 2012, 26(9): 1908-1975.
7. Béné MC, Nebe T, Bettelheim P, et al. Immunophenotyping of acute leukemia and lymphoproliferative disorders: a consensus proposal of the European Leukemia Net Work Package 10[J]. Leukemia, 2011, 25(4): 567-574.
8. Johansson U, Bloxham D, Couzens S, et al. Guidelines on the use of multicolour flow cytometry in the diagnosis of haematological neoplasms. British Committee for Standards in Haematology[J]. Br J Haematol, 2014, 165(4): 455-488.
9. Döhner H, Estey EH, Amadori S, et al. Diagnosis and management of acute myeloid leukemia in adults: recommendations from an international expert panel, on behalf of the European Leukemia Net[J]. Blood, 2010, 115(3): 453-474.
10. Kalina T, Flores-Montero J, van der Velden VH, et al. EuroFlow standardization of flow cytometer instrument settings and immunophenotyping protocols[J]. Leukemia, 2012, 26(9): 1986-2010.
11. 卫生部临床检验标准专业委员会.流式细胞术检测外周血淋巴细胞亚群指南：WS/T 360-2011[S].北京：中国标准出版社，2011
12. Litwin V, Salkowitz-Bokal J, Steele P. Flow Cytometry: New Considerations for Validating Laboratory-Developed Tests [EB/OL]. [2013-12-1]. [2015-12-25]. https://www.aacc.org/publications/cln/articles/2013/december/flow-cytometry.

第二节　抗体的选择和常用组合

流式细胞分析中，尤其是多色流式分析中，正确选择抗体，进行合理组合，对于得到精确的结果至关重要。过去 20 年的时间里，国际临床流式协会（International Clinical Cytometry Society, ICCS）、欧洲流式联盟（Euro Flow Consortium, EuroFlow）等各种国际组织推出了不同的抗体组合建议和共识[1-7]，为血液病的免疫表型分析提供了重要的理论依据。本节撰写主要参考了国际流式协会、欧洲流式联盟等组织发表的相关文献[3-13]，主要介绍抗体的选择、组合设计原则、设门策略以及对照设置方法等内容。

一、抗体的选择

（一）白细胞分化抗原（cluster of differentiation，CD）

CD是造血细胞在分化成熟过程中，不同系列、不同分化阶段及活化过程中出现或消失的细胞标志。CD主要表达于白细胞、不同分化阶段的红系细胞、巨核细胞及血小板等，在非造血细胞中也有广泛分布。CD名称源自人类白细胞分化抗原（human leucocyte differentiation antigens，HLDA），又称人类细胞分化分子（human cell differentiation molecules，HCDM）。为了实现国际标准化，HLDA工作组依据以单克隆抗体鉴定为主的聚类分类法，对人类CD进行整理编号。1982年迄今，共命名了三百多个不同CD号的分子，其中有些CD还有亚类。

CD按其主要分布的细胞群，分为T细胞、B细胞、NK细胞、髓细胞/单核细胞、血小板、黏附分子、内皮细胞、细胞因子受体、树突状细胞、干/祖细胞、红细胞和活化抗原等12类标志。此外还有很多非CD抗原，也对于细胞的分类和鉴定起到重要作用。

流式细胞术的主要技术原理就是通过使用荧光标记抗体去识别细胞膜或者胞浆表达的CD或者非CD抗原，从而对细胞性质进行判断。所以，正确选择抗体和组合是做好流式细胞术检测的基础。临床免疫表型分析常用白细胞分化抗原见表1-5-1。

（二）免疫荧光探针的选择

仪器型号决定了可以使用哪些荧光素标记的抗体。为了灵敏、特异地检测每个抗原，在选择抗体和荧光标记时，需要做一些权衡。选择时需要考虑的主要决定因素包括：①荧光素强弱；②单个细胞上的抗原表达量；③标志的权重，尤其是低频细胞标志、系别标志、重点观察的标志，一般会选择相对比较强的荧光素分子标记的抗体。

1. 荧光素强度

每种荧光素有不同的相对强度，同种抗体使用不同荧光素标记时，检测出的荧光强度不同。虽然在不同机型的流式细胞仪上有一些差别，但是大致情况如下：4色流式，如BD FACS Calibur等，PerCP<FITC<APC<PE；8色流式，如BD FACS Canto Ⅱ等，APC-H7＜V500＜PerCP＜APC-Cy7＜FITC<V450<PE-Cy7 <APC<PE[10]。

表1-5-1 临床免疫表型分析常用白细胞分化抗原表[1-7]

系列	标志
干/祖细胞	CD34、CD38、HLA-DR、TdT
粒单系	MPO、CD33、CD13、CD117、CD15、CD11b、CD16、CD14、CD64、CD11c、CD36
红系	CD71、GlyA（CD235a）、CD36
巨核系	CD41a、CD61、CD42b、CD9、CD36
B细胞系	CD19、CD22、cCD79a、CD10、cIgM、CD20、κ、λ、FMC7、CD79b、CD23[a]、CD103[a]、CD5[a]、ki67[a]、CD25[a]、CD11c[a]
T细胞系	CD2、cCD3、CD5、CD7、CD1a、CD4、CD8、CD3、TCRαβ、TCRγδ、CD45RA、CD45RO、CD57、CD30[a]、ki67[a]、CD10[a]
NK细胞系	CD16、CD56（CD3-/CD56+）、CD2、CD7、CD161、CD94、CD158a、CD158b、CD158e
浆细胞系	CD138、CD38、cκ、cλ、CD19、CD27、CD56[a]、CD117[a]
DC细胞系	系别阴性，CD4、CD56、HLA-DR、CD11c、CD123、BDCA-1（CD1c）、BDCA-3（CD141）、BDCA-2（CD303）/BDCA-4（CD304）

注：c代表胞浆抗体；[a]为正常细胞一般不表达或弱表达，肿瘤时可能表达的标志

2. 抗原密度

抗原密度是指单个细胞上、某种抗原分布的密度，反映该抗原的表达水平或表达量。单个细胞上，各种抗原分子的表达水平不同，这种差异与细胞上该分子的数量呈正相关。因此，有些抗原密度高的标志，如成熟T细胞的CD45、CD3、CD8，我们习惯性称为强表达抗原，反之称为弱表达抗原。此外，抗原表达也会随着细胞活化水平和功能差别、细胞发育程度及抗原异质性等而改变[7-9]。如骨髓的B细胞发育过程中，随着细胞成熟，CD10由强变弱最终消失；T细胞活化后，CD38、CD25、HLA-DR、CD69等标志表达会上调。

（三）抗体克隆的影响

有些特殊抗体，由于不同厂家提供的克隆不同，其检测效果也不同。这种情况主要与杂交瘤细胞克隆来源有关，如TdT、MPO、CD16、κ/λ等，即便是相同荧光染料标记的抗体，由于克隆号不同，荧光染色效果可能存在差异。因此欧洲流式联盟于2012年[5]提出一些抗体选择的推荐意见：如胞浆CD3抗体建议选择UCTH1克隆，胞浆与胞膜k/λ选择兔抗人多克隆抗体，TdT选择HT-6或TdT-6克隆抗体，CD16抗体选择CLB-Fc-gran/1,5D2克隆（该抗体在中国使用者少，不易找到，3G8克隆抗体也可以代替使用）。

（四）选择荧光标记抗体的原则

因为细胞上抗原密度存在差异，抗体的重要性各不相同，为了达到最佳检测效果，免疫分型抗体荧光标记的选择一般遵循下述原则：①均衡的原则。一般情况下，抗原密度高的标志选择弱荧光素标记的抗体，抗原密度低的标志选择强荧光素标记的抗体。②优先的原则。观察异常表达需要有一定的强度范围，所以重点标志选择强荧光素（重要的系别标志如cCD3、cCD79a、CD22、CD19、CD138等，分化过程中的重要标志如B细胞的CD10，粒细胞的CD64等），弱表达抗原（如CD25、CD56、CD19）、低频细胞与特殊细胞表达抗原（如CD117、CD34、TCRγδ、CD302、CD304、重链和轻链等）限制较多，优先占据特定荧光标记。③高自发荧光背景的细胞群（如粒细胞、单核细胞或者活化单核细胞），其标志最好使用强染色试剂。④强表达抗原尽量不选在溢出过多的通道。⑤如果一个细胞上表达多种抗原，尽可能将识别这些抗原的抗体分配到不同激光激发的通道；尽量避免使用串联/复合染料（tandem-dye）标记这些抗原，或者选用更稳定的串联/复合染料[5-10]。⑥其他影响因素如单抗背景染色强度（与抗体的黏度和亲和力有关）等[5-9]。

二、抗体组合的设计

目前，流式细胞分析采用多色分析，由多种不同荧光素标记的抗体组合在一起使用。但是并非各种抗体均可以自由地组合。此外，不同的抗体组合会直接影响检测效率，甚至可能产生不同的结果和判断。因此，设计合理的抗体组合对于临床诊断至关重要，是流式细胞分析结果准确的重要前提之一。

（一）抗体组合设计原则

由于疾病的多样性和肿瘤细胞表型的不可预知性，没有一种抗体组合是完美的。只要能够覆盖绝大多数病种，不漏掉高频肿瘤细胞，就是相对合理的抗体组合。同时也应考虑本实验室的具体情况和就诊人群特征来设计抗体组合。对于一些特殊病例则需要在常规检测基础上增加抗体和组合。在设计抗体组合时应该考虑以下因素：

1. 标本类型

不同的标本类型可能对抗体组合的设计有一定影响。例如骨髓因为含有多种类型细胞，因此选择抗体组合需要整合多种因素；而脑脊液细胞数量少，胞浆抗体操作复杂，一般用胞膜抗体代替胞浆抗体。

2. 患者临床信息

患者的病史、体征以及其他实验室检查如骨髓涂片检测、全血细胞分析等，对于选择适当抗体组合有一定帮助。例如，骨髓涂片检查是血液系统肿瘤诊断最基本的检查技术。有些医院的实验室可以先使用形态学进行筛查，然后根据初步印象选择抗体组合（panel）进行免疫分型检测，但是由于形态学的一些局限性和主观性，加上有些实验室形态和流式标本不同步，这一步骤并非流式免疫分型诊断时抗体选择的必需步骤。

3. 免疫标志的选择

理想状态下应该包括诊断标志、鉴别诊断标志、白血病相关免疫表型（leukaemia-associated immunophenotype，LAIP）标志、预后相关标志、免疫治疗相关标志等。由于经济因素的影响，有些单位不可能做全所有的标志，建议应将诊断和鉴别诊断标志做全。

使用免疫标志设计抗体组合一般遵循下述原

则：①平衡的原则，即之前所述的高表达抗原选择弱荧光素标记的抗体，低表达抗原选择强荧光素标记抗体，低频、重要的标志选择强荧光素，尽量避免选择串联/复合染料；②每管都应该标记至少一个靶细胞共同表达抗原，即设门抗体，有时候设门抗体不只一个；③原始细胞标志要与常见的异常表达标志放在一起，防止因原始细胞比例低导致判断不准确；④某系伙伴（对立）抗原与系别相关抗原组合在一起，如CD4/CD8/CD3、κ/λ/CD19或CD20、cκ/cλ/CD19/CD138等；⑤某一系别不同成熟阶段表达的抗原组合在一起，构成精确的成熟表达模式，如B系的CD20/CD10/CD45/CD19，髓系的CD16/CD13/CD45/CD11b等[3,14]。

4. 关注的细胞系

2006年Bethesda血液肿瘤免疫分型国际共识[13]和2012年的欧洲流式联盟[5]都提出了针对各种临床情景下应该评价的细胞系，如血细胞减少（包括贫血、白细胞减少、血小板减少、全血细胞减少）建议评价B细胞、T细胞、髓系细胞，成人还要评价浆细胞；髓系增殖（包括中性粒细胞增多、单核细胞增多、红细胞增多、血细胞增多）主要评价髓系细胞；嗜酸性粒细胞增多、脾大、体腔积液需要评价髓系和淋系细胞；骨髓、外周血发现幼稚细胞建议评价淋系和髓系；淋巴细胞增多、发现不典型淋巴细胞、淋巴结肿大、结外团块、皮疹建议评价淋系；单克隆免疫球蛋白增多和骨髓无法解释的浆细胞增多建议评价B系和浆细胞。

5. 抗体组合试验

在各种荧光素标记的抗体组合应用之前，必须将每种抗体单独应用和组合应用的结果进行比较，只有这种组合显示出与单独应用时无差别的结果时，这种组合才能应用于多色分析中，否则慎用。此外，还应注意抗体的稀释度和抗体滴定问题。

（二）常用的抗体组合

1. 淋巴细胞亚群抗体组合

目前多数淋巴细胞亚群测定的抗体组合大多已经商品化。有双色、三色、四色以及六色抗体组合，具体详见第四节淋巴细胞亚群分析。

2. PNH抗体组合

详见本章第五节。

3. 免疫表型分析抗体组合

国内外各种组织只是规定了筛查抗体，很少针对抗体组合提供意见。免疫表型分析抗体组合分为一步法与两步法。2012年Euroflow提出一些常用的两步法抗体组合[5]。下面就这几种方法分别进行介绍，供读者在设计抗体组合时参考。

（1）一步法：是采用统一的抗体组合，一次做完所有的抗体。该法优点是：①节省时间，适合于人员少、工作量大的实验室；②标准化，便于数据统计和将来的信息挖掘利用；③对于初学者来说，如果选择合理的抗体组合，可以最大限度防止漏诊。该法缺点是：①使用抗体数量较多，患者经济负担较重；②对于抗体组合的设计要求极高，如果考虑不周全有漏诊危险，多数情况下使用的抗体全而不精，只能确定系别和阶段，很难做出具体的亚型分析，可能缺乏鉴别诊断和LAIP、预后相关信息；③很难覆盖所有疾病，尤其是比例低或者表达标志少、与正常细胞表达标志重叠性高的肿瘤，仍然不能排除漏诊情况；④如果是根据临床资料和形态学等为依据，选择抗体组合，可能存在临床和形态资料不准确导致使用错误的抗体组合。

（2）两步法：先根据临床资料或者其他实验室信息，使用相关标志进行筛查，然后根据第一步的筛查结果，再设计第二步需要使用的荧光抗体。两步法的优点是针对靶细胞选择合适的抗体以及设门方法，舍弃不必要或者不重要的抗体，即可以使用有限的抗体得出全面的信息。缺点是：①所需时间较长，报告的回报时间延长；②增加工作量，尤其是第一步没有筛查出来的时候，可能需要第三步、第四步，甚至更多步；③抗体组合的个体化导致统计数据相对困难；④因为该方法是在筛查的基础上进行，经验不足的实验室，如果最初判断错误，可能会浪费标本和抗体，尤其是标本量少的情况下，导致出不来结果；⑤可能会出现漏诊和误诊，尤其是在遇到多克隆性血液恶性疾病的情况下。

（3）欧洲流式联盟的抗体组合：

1）筛查抗体组合（8色）：

Ⅰ. 急性白血病筛查管抗体组合：cCD3-PacB/CD45-PacO/cMPO-FITC/cCD79a-PE/CD34-PerCP-Cy5.5/CD19-PE-Cy7/CD7-APC/CD3-APC-H7。

淋巴系筛查管抗体组合：CD4+CD20-PacB/CD45-PacO/CD8+λ-FITC/CD56+κ-PE/CD5-PerCP-Cy5.5/CD19+TCRγδ-PE-Cy7/CD3-APC/CD38-APC-H7。

表 1-5-2　欧洲流式联盟 B-急性淋巴细胞白血病/淋巴母细胞淋巴瘤的确定性抗体组合[5]

荧光标记	FITC	PE	PerCP-Cy5. 5	PE-Cy7	APC	APC-H7	PacB	PacO
管 1	CD58	CD66c	CD34	CD19	CD10	CD38	CD20	CD45
管 2	cIgM	CD33	CD34	CD19	IgM+CD117	λ	κ	CD45
管 3	TdT	CD13	CD34	CD19	CD22	CD24	CD9	CD45
管 4	CD15+CD65	NG2	CD34	CD19	CD123	CD81	CD21	CD45

Ⅱ. 淋巴细胞少量样本筛查管抗体组合：CD20-PacB/CD45-PacO/CD8 + λ-FITC/CD56 + κ-PE/CD4-PerCP-Cy5. 5/CD19-PE-Cy7/CD3+CD14-APC/CD38-APC-H7。

Ⅲ. 浆细胞疾病检测管抗体组合：包括两管，①组合 1：CD45-PacB/CD138-PacO/CD38-FITC/CD56-PE/$\beta_1$micro-PerCP-Cy5. 5/CD19-PE-Cy7/cκ-APC/cλ-APC-H7；②组合 2：CD45-PacB/CD138-PacO/CD38-FITC/CD28-PE/CD27-PerCP-Cy5. 5/CD19-PE-Cy7/CD117-APC/CD81-APC-H7。

2）确定性抗体组合：

在前述筛查管基础上，可以初步判断为急性白血病或者慢性淋巴细胞增殖性疾病（chronic lymphoproliferative disorders，CLPD），以及相关系别。然后需要加做几管确定性抗体组合，以便明确诊断和亚型。

Ⅰ. B-急性淋巴细胞白血病/淋巴母细胞淋巴瘤的确定性抗体组合见表 1-5-2。

欧洲流式联盟使用的抗体组合特点是采用了骨架抗原，即有几个抗体（CD34、CD19 和 CD45）是在每管中都有，这种抗体组合的优点是可以精确检测含量低的肿瘤细胞，且同时适用于微小残留病（minimal residual disease，MRD）或者淋巴母细胞淋巴瘤（lymphoblastic lymphoma，LBL）的诊断。该抗体组合设计使用 CD34、CD19 和 CD45 作为骨架抗原，CD34/CD10/CD19/CD20/CD38 和（或）CD58/CD45 是最常用的 B-ALL/LBL 的 MRD 检测抗体组合。CD81 与 CD38 和 CD58 表达相似，随着 B 祖细胞的发育，它们的表达量会发生改变，肿瘤细胞上其表达量减低或者出现表达模式改变。CD13、CD33 是 B-ALL 常见的伴系表达标志。正常 B 祖细胞发育过程中，TdT 和 CD34 表达基本一致，如果发生其中之一表达强度发生改变，提示恶性性质。IgM 与 CD117 放在一起的理由：鉴于 B-ALL 从来不会出现只表达胞膜 IgM 不表达胞浆 IgM 的情况，加上 B-ALL 极少表达 CD117，如果出现 cIgM 阴性而 IgM 和 CD117 阳性，就可以归结为 CD117 阳性。CD15 和 CD65 在 B-ALL 中提供信息相似，都代表 B-ALL 表达系别交叉标志，提示可能的恶性性质，并且有助于 B-ALL 的亚型分析，因此可以放在一起。

Ⅱ. T-急性淋巴细胞白血病/淋巴母细胞淋巴瘤的确定性抗体组合见表 1-5-3。

因为绝大多数 T-ALL 是 cCD3 阳性而 CD3 阴性，所以该抗体组合选择 CD3 与 cCD3、CD45 作为骨架。T 淋巴细胞的分化发育并不在骨髓中完成，因此 TdT、CD10、CD34、CD1a 这些原始和幼稚 T 细胞标志是主要的 LAIP；TCR 相关标志在胸腺皮质 T 细胞阶段出现，所以主要用于亚型区分，而 T-ALL 的亚型与临床预后相关。髓系标志 CD13、CD33、CD117 主要用于发现预后较差的特殊亚型；CD44、CD45RA、HLA-DR、CD123 用于辅助判断发育阶段；因为 T-ALL/LBL 也可以出现 CD56 异常表达，所以 CD56 和其他 T 系标志主要用于识别罕见的 NK-ALL，以及与原始类浆细胞样树突状细胞瘤（blastic plasmacytoid dendritic cell neoplasm，BPDCN）的鉴别。NK-ALL 可以部分表达 cCD3，一般不表达 CD3、CD4、CD5、TCR，必要时加做 CD16、CD161、CD94。BPDCN 不表达 T 系特异性标志 cCD3、CD3、TCR，表达 CD4、CD56、CD123、HLA-DR，必要时加做 CD302、CD304。

Ⅲ. 急性髓性白血病/骨髓增生异常综合征的确定性抗体组合见表 1-5-4。

该抗体组合使用 HLA-DR、CD34、CD117、CD45 作为骨架，因为有些急性髓细胞白血病（acute myeloid leukaemia，AML）可能并不同时表达 CD34、CD117 和 HLA-DR。一般 1～4 管必须做，后 3 管选做。第 1 管用于评价粒细胞发育，其中 CD11b 随着细胞发育荧光强度发生改变，因此

表 1-5-3 欧洲流式联盟 T-急性淋巴细胞白血病/淋巴母细胞淋巴瘤的确定性抗体组合[5]

荧光标记	FITC	PE	PerCP-Cy5.5	PE-Cy7	APC	APC-H7	PacB	PacO
管 1	TdT	CD99	CD5	CD10	CD1a	CD3	cCD3	CD45
管 2	CD2	CD117	CD4	CD8	CD7	CD3	cCD3	CD45
管 3	TCRγδ	TCRαβ	CD33	CD56	cTCRβ	CD3	cCD3	CD45
管 4	CD44	CD13	HLA-DR	CD45RA	CD123	CD3	cCD3	CD45

表 1-5-4 欧洲流式联盟急性髓性白血病/骨髓增生异常综合征的确定性抗体组合[5]

荧光标志	FITC	PE	PerCP-Cy5.5	PE-Cy7	APC	APC-H7	PacB	PacO
管 1	CD16	CD13	CD34	CD117	CD11b	CD10	HLA-DR	CD45
管 2	CD35	CD64	CD34	CD117	CD300e	CD14	HLA-DR	CD45
管 3	CD36	CD105	CD34	CD117	CD33	CD71	HLA-DR	CD45
管 4	NuTdT	CD56	CD34	CD117	CD7	CD19	HLA-DR	CD45
管 5	CD15	NG2	CD34	CD117	CD22	CD38	HLA-DR	CD45
管 6	CD42a+CD61	CD203c	CD34	CD117	CD123	CD4	HLA-DR	CD45
管 7	CD41	CD25	CD34	CD117	CD42b	CD9	HLA-DR	CD45

建议选择较强的荧光素 APC。第 2 管用于评价单核细胞发育。不成熟单核细胞先表达 CD35，然后出现 MPO，不成熟粒细胞两者表达顺序相反，因此使用 CD35、CD14、CD64、CD300e 可以用于判断单核细胞定向发育。第 3 管用于评价红细胞发育，CD105 在红细胞发育过程中短暂表达，成熟红细胞不表达。CD105 在 AML 中的表达情况不确切，但是在骨髓增生异常综合征（myelodysplastic syndrome，MDS）中有异常表达。第 4 管用于检测髓系原始细胞的异常表达。第 5 管是干细胞和其他标志管，NG2 在正常造血细胞不表达，但是伴有 *MLL* 基因重排的 AML 和 BPDCN 肿瘤细胞有表达，因为表达较弱，需要选择 PE 标记。第 6 管是肥大细胞、嗜碱性粒细胞、浆细胞样树突状细胞（plasmacytoid dendritic cell，PDC）、巨核细胞检测管。CD42a 和 CD61 选择了同一荧光素，因为这两个标志都在巨核细胞早期出现，急性巨核细胞白血病时可以单一阳性。CD203c 表达于肥大细胞（CD117bri）和嗜碱性粒细胞。CD123 强表达见于 PDC 和嗜碱性粒细胞。第 7 管用于检测巨核细胞发育。有文献报道在巨核细胞早期表达 CD25，此外该标志还可以用于检测肥大细胞的异常表达。

Ⅳ. B-慢性淋巴细胞增殖性疾病确定性抗体组合见表 1-5-5。

B-CLPD 主要包括慢性淋巴细胞白血病（chronic lymphocytic leukemia，CLL）、套细胞淋巴瘤（mantle cell lymphoma，MCL）、毛细胞白血病（hairy cell leukemia，HCL）、滤泡淋巴瘤（follicular lymphoma，FL）、Burkitt 淋巴瘤/白血病、弥漫性大 B 细胞淋巴瘤（diffuse large B cell lymphoma，DLBCL）、边缘带淋巴瘤（marginal zone lymphoma，MZL）、淋巴浆

表 1-5-5 欧洲流式联盟 B-慢性淋巴细胞增殖性疾病确定性抗体组合[5]

荧光标志	FITC	PE	PerCP-Cy5.5	PE-Cy7	APC	APC-H7	PacB	PacO
管 1	CD23	CD10	CD79b	CD19	CD200	CD43	CD20	CD45
管 2	CD31	CD305	CD11c	CD19	SmIgM	CD81	CD20	CD45
管 3	CD103	CD95	CD22	CD19	CD185	CD49d	CD20	CD45
管 4	CD62L	CD39	HLA-DR	CD19	CD27		CD20	CD45

细胞淋巴瘤(lympho plasmacytic lymphoma,LPL)、幼淋巴细胞白血病(prolymphocytic leukemia,PLL)等。其中大多数有特殊免疫表型,可以通过流式细胞术初步判断亚型;有的缺乏特异性标志,流式细胞术只是用来判断肿瘤的系别和阶段,亚型诊断需要结合其他实验室检测。

虽然CD19和CD20在成熟B细胞中表达率很高,但是单一使用泛B标志都无法覆盖所有B-CLPD,而CD19、CD20均不表达的B-CLPD不足0.5%,所以该抗体组合使用CD19、CD20、CD45作为骨架,可以覆盖绝大多数未用过CD19、CD20单克隆抗体药物的病例。Euroflow2012版抗体组合中没有包括CD25,此标志可用于鉴别HCL和变异性HCL,前者阳性,后者阴性。他们认为变异性HCL非常罕见,如果需要鉴别,可以加做。Bcl-2也没有被纳入抗体组合,该标志主要用于鉴别$CD10^+$B-CLPD,Burkitt淋巴瘤时低表达,其他B-CLPD时较高表达,但是Burkitt淋巴瘤有其他更有效的标志进行诊断。ki67的表达与淋巴瘤的侵袭性有关,虽然Euroflow的抗体组合里面没有纳入这个抗体,建议实验室还是应该加做。需要注意的是,因为CD10可以见于生发中心来源的B-CLPD,也可以见于B-ALL/LBL,少数情况下后者可以限制性表达膜轻链,因此$CD10^+$B-CLPD建议加做TdT和CD34[15]。Euroflow认为CD20、CD45、CD19、CD5、CD38、CD23、CD10、CD79b、CD200、CD43这十个标志可以有效鉴别CLL与其他B-CLPD。虽然ZAP70与CLL预后相关,但因为技术问题没有被纳入抗体组合。CD305在HCL高表达,部分CLL、DLBCL、MCL、MZL和健康人有弱表达。最近研究[16]发现,CLL患者中CD305的表达与CD38呈负相关,在初诊病例中表达是预后较好的独立预后因素。

Ⅴ. T-慢性淋巴细胞增殖性疾病确定性抗体组合见表1-5-6。

该抗体组合使用CD4、CD8、CD3、CD45作为骨架。CD26和CD28是检测Sézary综合征的有效标志,该亚型的典型表型为$CD2^{dim}/CD4^{dim}/CD3^{dim}/CD26^-/CD28^+$。CD30主要见于系统性间变大细胞淋巴瘤和原发皮肤$CD30^+$ T-CLPD。cTcl1主要见于T细胞型幼淋巴细胞白血病,表达率大约70%~80%。CD11c、CD16、CD57、CD94、颗粒酶B和穿孔素主要用于识别大颗粒T细胞淋巴瘤。CD27、CD197(CCR7)、CD45RA、CD45RO是成熟相关标志,CD25、HLA-DR是活化相关标志。Sézary综合征主要是$CD4^+$记忆T细胞疾病,而T细胞型幼淋巴细胞白血病是初始/中心记忆T细胞,大颗粒T细胞淋巴瘤是活化效应T细胞,因此上述标志有一定的辅助判断作用。CD10和CD279主要用于检测血管免疫母细胞T细胞淋巴瘤。

Ⅵ. NK-慢性淋巴细胞增殖性疾病确定性抗体组合见表1-5-7。

表1-5-6　欧洲流式联盟T-慢性淋巴细胞增殖性疾病确定性抗体组合[5]

荧光标志	FITC	PE	PerCP-Cy5.5	PE-Cy7	APC	APC-H7	PacB	PacO
管1	CD7	CD26	CD3	CD2	CD28	CD8	CD4	CD45
管2	CD27	CD197	CD3	CD45RO	CD45RA	CD8	CD4	CD45
管3	CD5	CD25	CD3	HLA-DR	cTcl1	CD8	CD4	CD45
管4	CD57	CD30	CD3		CD11c	CD8	CD4	CD45
管5	胞浆穿孔素	胞浆颗粒酶B	CD3	CD16	CD94	CD8	CD4	CD45
管6		CD279	CD3			CD8	CD4	CD45

表1-5-7　欧洲流式联盟NK-慢性淋巴细胞增殖性疾病确定性抗体组合[5]

荧光标志	FITC	PE	PerCP-Cy5.5	PE-Cy7	APC	APC-H7	PacB	PacO
管1	CD7	CD26	CD3	CD56	CD5	CD19	CD2	CD45
管2	CD57	CD25	CD3	CD56	CD11c	CD19	CD16	CD45
管3	胞浆穿孔素	胞浆颗粒酶B	CD3	CD56	CD94	CD19	HLA-DR	CD45

该抗体组合使用CD3、CD56、CD19、CD45作为骨架，因为有些增殖的NK细胞可能不表达CD56。CD5、CD25、CD26在正常NK细胞不表达，但是有些病理状态下可以表达。可疑异常时，可以加做CD158系列抗体帮助判断克隆性。

欧洲流式联盟的抗体组合虽然针对大多数病例提供了相对全面统一的方法，但是淋巴瘤种类繁多，加上骨髓可能不是主要累及部位，因此使用流式细胞术诊断淋巴瘤是非常复杂的工作，很难在发现肿瘤细胞之前就固定抗体组合。初步筛查的主要任务是发现异常细胞，找出个体化设门方法，第二步采用个体化抗体组合，可能是相对可靠的解决方法。淋巴瘤经常被大量正常淋巴细胞和反应性细胞掩盖，八色流式在排除这些细胞干扰方面有较大优势。但是因为淋巴瘤也会存在伴系表达，如T细胞淋巴瘤可能会异常表达CD20，加上八色流式补偿干扰较大，一般实验室很难采用Euroflow的两个抗体使用一个荧光通道的筛查方法。这种情况下，把筛查管改为两管，每个通道都是单一抗体，分别去检测T/NK和B细胞会比较好。例如，针对发热、肝脾淋巴结肿大等怀疑淋巴瘤的病例，第一步使用κ FITC/λ PE/CD5 PerCP-Cy5.5/CD10 APC/CD19 PE-Cy7/CD20 APC-Cy7/CD45 V500，CD2 FITC/CD56 PE/CD3 PerCP/CD5 APC/CD4 PE-Cy7/CD8 APC-Cy7/CD7 V450/CD45 V500进行筛查，找出可疑细胞群，锁定最能够代表肿瘤细胞的1～2个抗体作为确定管的设门方法，例如$CD5^{bri}/CD3^-/CD2^+/CD7^+/CD4^-/CD8^-$的T细胞肿瘤，使用$CD5^{bri}/CD3^-$设门，比Euroflow的既定抗体组合要好。在抗体的选择上，也可以根据情况精简一些。

三、设门策略

设门（gating）是指根据不同细胞群表达参数的差别（如大小、颗粒性等物理性质，是否表达某种抗原或者表达强度的差异），将不同细胞群在流式散点图上分离开来，将细胞群圈出来并用不同颜色标识这群细胞的过程，即为设门。设门的目的在于清楚地显示目的细胞群的百分比、表达标志以及与其他细胞群的关系。多管标记时，每管都应该标记至少一个靶细胞共同表达抗原，以便于通过设门精确追踪目的细胞群的表达。利用设门技术，我们可以分析某群细胞的无限多标志的表达情况，但是在明确诊断之前，设门方法的选择有一定猜测性，因此使用两步法的实验室经常会根据筛查管的表达情况，调整第二步设门方法。欧洲流式联盟推荐抗体组合中的骨架抗体，多数是为了设门使用的。

不同软件采用的设门有些差别，以BD公司常用的流式细胞仪软件为例：①Cellquest软件使用区域（region，R）与G，仪器上根据细胞群的物理参数或者荧光参数自然圈出的细胞群，为R，按照先后顺序，为R1、R2、R3……不可以编辑和修改名称。仪器默认Rx=Gx。G可以使用交集（and或者*）、并集（or）、排除（not）编辑并可以重新命名。and或者*代表二者交集，即同时满足两个条件的细胞群；or为二者并集，即满足其中之一条件的细胞群；not Rx为Rx以外的细胞群。②如果是Diva软件，使用细胞群（population，P），即P1、P2、P3等，以及树形关系图显示逻辑关系，可以重新命名并可以通过Px和Py的交集（Px and Py）计算某亚群细胞占上一层母集（parent）的百分比。

（一）活细胞门

流式细胞术因为检测范围较宽，加上非无菌操作，不可避免会有背景噪音、死细胞、碎片、细菌等杂质，为了排除这些物质的干扰，更好地分析活细胞门内的细胞表达，需要设活细胞门。常用的方法是前向角光散射（forward scatter，FSC）/侧向角光散射（side scatter，SSC），或者使用7-氨基放线菌素D（7-amino-actinomycin D，7-AAD）或者碘化丙啶（propidium iodide，PI）染色法排除死细胞。

FSC/SSC二维点图排除死细胞，原理是活细胞大小和颗粒性呈近正态分布，围绕一个重心聚集成团，与死细胞、凋亡细胞、碎片及背景噪音有明显界限，该方法无需额外试剂，是最基本的方法。但是如果死细胞和碎片过多，会造成死细胞与活细胞界限不清楚，需要使用7-AAD或者PI染色法。

7-AAD是一种核酸染料，在富有G-C碱基对区域插入与双链DNA结合，最大激发光谱为488～503nm，荧光发射光谱为647～675nm。活细胞有完整质膜，7-AAD不能通过，但是随着细胞凋亡和死亡，质膜对7-AAD的通透性逐渐增加，在激光的激发下发出明亮的红色荧光。通过7-AAD标记的强弱，将细胞分为三群，即强阳性为死亡细胞，弱阳性是凋亡细胞，阴性为正常活细胞。7-AAD发射波谱比PI窄，对其他检测通道的干扰小，因此比 PI 更适合于多色荧光染色。

荧光染料 PI 也是一种可对 DNA 染色的细胞核染色试剂，在嵌入双链 DNA 后释放红色荧光。PI 不能通过活细胞膜，死细胞胞膜受损，PI 可以进入而对核染色。PI-DNA 复合物的激发和发射波长分别为 535nm 和 615nm。

此外，还有许多其他方法可供选择，如 DNA 结合染料（EMA，DAPI）、磷脂酰丝氨酸结合试剂（annexin V）、胺类反应性染料（UViD、ViViD、GrViD、ViD）等。后者最稳定，可以与胞浆染色同时使用，并且在识别死细胞的比例方面，也比 PI 和 annexin V 更灵敏。

（二）设门去除粘连体细胞

标本处理过程中，如果细胞浓度较大，或者没有充分混匀，上机时获取速度过快，可能会出现细胞粘连现象。流式细胞术检测要求单个细胞通过激光，细胞粘连会造成信号增强或者假阳性，Diva 软件通过 FSC-面积（A）/高度（H）可以去除粘连细胞。同样道理，DNA 倍体分析时采用 FL2 或者 FL3 的宽度（W）/面积（A）设门去除粘连细胞。

（三）CD45 与 SSC 设门分析各群血细胞

这个组合设门是识别常见造血细胞群的强有力工具，原理是根据造血细胞 CD45 表达荧光强度不同（成熟淋巴细胞>单核细胞>粒细胞>有核红细胞），SSC 大小差异（粒细胞>单核细胞>成熟淋巴细胞>有核红细胞），因而同一管内，可以使用 CD45/SSC 二维点图设门，将各亚群血细胞区分开。急性白血病细胞经常出现在原始细胞孔（blast hole）位置，CD45 减弱，SSC 偏低，因此大多数情况下，可以通过 CD45/SSC 找出肿瘤细胞群。多管检测时，可以追踪每管之间各群血细胞，尤其是肿瘤细胞的表达。该设门法是目前临床实验室最常用的抗体组合设计基础。

但是没有一种设门方法是放之四海而皆准的，在目的细胞比例低，或者在 CD45/SSC 上与正常细胞无法区分时（如淋巴瘤细胞与正常淋巴细胞在 CD45/SSC 位置可能相同，CD45 阴性的肿瘤细胞在 CD45/SSC 二维点图上与有核红细胞位置重叠），需要改变设门方法。

（四）反向设门

CD45/SSC 是最常用的设门方法，习惯上称之为“正向设门”，那么就把使用其他抗原标志（系别相关抗原或者分化阶段标志、细胞亚群标志等）进行设门的方法称为反向设门。反向设门的优点在于可以根据某种或几种抗原的表达情况，将细胞以不同的颜色在流式散点图上标识出来，然后再反过来查看这些细胞群在 CD45/SSC 散点图上位置分布。值得注意的是：①使用泛系抗原与 SSC 二维散点图，可以观察某一系别细胞的整个成熟过程，如用 CD19/SSC 设门看 B 细胞发育、用 cCD3 设门观察 T 细胞表达、怀疑浆细胞肿瘤时用 CD45/CD38 或 SSC/CD138 设门；②分化阶段相关抗原设门，有些抗原表达于特殊成熟阶段，可以用来识别特异性细胞群，最常用的是 CD34 识别早期干祖细胞，CD117 识别髓系祖细胞等；③细胞亚群设门，如怀疑 TCRγδ$^+$T 细胞淋巴瘤，可以使用 TCRγδ/SSC 设门，NK 细胞可以使用 CD3$^-$/CD56$^+$细胞设门等。

（五）连续逻辑设门

低频细胞（如微小残留病变、CD34$^+$干祖细胞检测）或者大量正常细胞掩盖少量异常细胞（如少量累及骨髓或者外周血的 CLPD）的时候，单独使用一种设门方法可能不能很好地识别肿瘤细胞，这时会根据目的细胞群的性质，采用连续逻辑设门的方法。

四、对照设置和抗原表达

（一）对照

流式细胞术检测抗原表达时，需要设定对照，通过与对照的比较，来判断抗原是否表达（即某一标志是阴性还是阳性）。对照分为空白对照、同型阴性对照和内对照[7-9,11]。

1. 空白对照

不做任何染色，细胞内部荧光分子经激光照射后发出的自发荧光。细胞中能够产生自发荧光的分子（例如核黄素、细胞色素等）的含量越高，自发荧光越强；细胞越大，颗粒性越大，自发荧光越强；培养细胞中死细胞/活细胞比例越高，自发荧光越强。临床很少使用空白对照，只有在同型对照本底过高或者特异性染色很弱的情况下才会考虑使用。

2. 同型阴性对照

同型阴性对照指使用与检测抗体相同标记、同种属来源、相同亚型、相同剂量的免疫球蛋白进行染色。例如一抗是 FITC 标记，其抗体亚型是小鼠的 IgG1，则同型对照要选择是 FITC 标记的小鼠 IgG1。其作用是设置 PMT 电压，消除背景染色。

同型阴性对照是长期以来最常使用的阴性

对照。因为细胞的本底背景染色受到细胞大小和颗粒性等因素影响，因此应该选择同种细胞或者大小、颗粒性相似的细胞作为同型阴性对照。

但是使用同型阴性对照来判断抗原表达也存在很多问题。免疫分型需要检测多管，就会使用同一荧光素标记的多种抗体，而这些抗体可能分别属于不同种属、不同亚型，但是临床做多管同型对照不太现实；即便是同一种属、同一亚型的相同荧光素标记抗体，也会存在抗原抗体亲和力不同、抗体浓度不同的情况，造成染色背景的差异；标本中的死细胞含量，血清中是否存在补体、药物等特殊物质，以及其他多种因素都会影响抗原表达检测。因此使用流式细胞术进行临床诊断时，强调内对照的重要性。

同型阴性对照的参考价值在于估计背景荧光高低，尤其是一些抗原表达很弱且细胞表达呈连续分布（没有截然的阳性与阴性界限）的标本，同型阴性对照可以帮助判断阴性与阳性界限；而那些刚刚开展免疫分型的实验室，或者经常做非血液标本、非常规细胞的实验室，可能也需要同型阴性对照作为参考。

3. 内对照

同一标本内有多种细胞，这些细胞表达标志不同，其他细胞便可作为靶细胞的对照。同一标本标记多管，做多个系别与阶段标志，靶细胞就会出现有些标志阴性，有些标志阳性，阴性标志可以为阳性标志的阴性内对照，阳性标志为阴性标志的阳性内对照。内对照是免疫分型最常用的阴性和阳性对照。做好免疫分型的基础，就是学会看内对照。

使用内对照的优点：①对抗原表达的判断相对准确。因为某些抗体的染色本底偏高，尤其是低频或者低抗原密度的标志，如果用同型对照去判断，很多细胞都会误判为部分阳性甚至阳性；②通过标本中多种细胞的染色，可以判断抗体质量以及染色是否正确。例如某 AML 患者的肿瘤细胞不表达 HLA-DR，这时候需要注意该标本中的 B 细胞或者单核细胞是否表达 HLA-DR，如果表达，为肿瘤细胞丢失该抗原；如果不表达，则是因为未加抗体或者抗体质量不好造成的假阴性。同样道理，如果肿瘤细胞表达胞浆 CD3，需要看其他细胞是否表达，如果标本中的所有细胞，如粒细胞、单核细胞均表达，那么是该抗体染色整体位移造成的假阳性；如果标本中除了 T 细胞外，其他细胞均不表达，那么就是真阳性。

使用内对照的缺点是主观性强，正确判断需要经验积累。内对照的应用与抗体有很大关系，因此注意选择信噪比强、染色指数高（即阴性和阳性细胞之间距离大，且细胞分布相对集中）的抗体。系别标志（如 MPO、CD64、cCD3、CD19、CD22、cCD79a）或者原始幼稚细胞标志（如 CD117 和 TdT），尤其需要注意挑好的克隆和好的荧光素，尽量避免使用串联/复合染料[5-10]。

（二）抗原表达

近 30 年，随着流式细胞分析的发展以及临床应用的普及，在检测结果的阐述方式上有很大的转变。最初是单纯描述某种标志的百分比，后来发现这种单抗原的阐述方法并不能准确解释结果，现在绝大多数实验室改变为下述方法：先通过表达参数（物理参数或者表达抗原）找出目的细胞群，然后描述该群细胞一系列相关抗原的表达情况（表达、部分表达或者不表达，以及阳性抗原的表达强度），必要时还会观察该群细胞的几个抗原组合表达模式。

1. 抗原表达与否

流式细胞术通过抗原表达情况来判断细胞性质，因此对于既定细胞群，正确判断抗原表达与否至关重要。但是因为存在非特异染色、设门精确度、自发荧光等问题，临床检测中很难做到阳性为 100% 表达，阴性为绝对不表达。各个实验室选择的抗体不同，操作也有差异，造成对于表达（抗原阳性）、部分表达（部分阳性）、不表达（抗原阴性）的定义也存在差别，所以鲜少有文章和书籍涉及这个问题。临床工作中，经常采用这种方法[1,12]：对于大多数膜标志，白血病细胞群中表达率超过 20%，定义为阳性（又根据表达百分比，分为表达和部分表达）；有些标志（如 cCD3、MPO、TdT）可以把阴阳界值降低到 10%。实际上这只是一个概率，即胞膜抗体阳性率 20% 以上非特异性染色的可能性小，20% 以下非特异性染色的可能性大。实际工作中，首先要注意精确设门，排除其他细胞的干扰；其次，建议重要标志（系别标志，原始标志）选择好的克隆和荧光素，尽量避免出现 20% 左右这样介于阴阳性之间难以判断的比例。此外，抗原表达强度非常重要，结合平时检测中该抗体背景高低的经验，以及其他相关抗原表达情况，进行综合判断。

2. 抗原表达强度

抗原表达强度是指某种抗原分子在阳性细胞上表达量的多少,用荧光强度表示。采用相同的荧光标记抗体进行检测,抗原表达强度与细胞上该抗原分子的数量呈正比。因此,根据抗原表达的不同荧光强度,抗原表达类型分为:

(1)弱表达(dim):与表达该抗原的该阶段正常细胞群相比,抗原表达减弱为 dim;或者某一抗原在不同种类细胞群上表达,表达弱的细胞群为 dim。

(2)强表达(bright,bri):与表达该抗原的该阶段正常细胞群相比,抗原表达增强,为 bri。

(3)异质性表达(heterogeneous,heter):某抗原在阳性细胞群上的表达量不均一,从弱到强的情况都存在。

某种抗原的表达强度与细胞上该种抗原的表达率没有关系,可以是表达率非常高,但是属于弱表达;可以是表达率比较低,但是属于强表达。

(王 卉)

参考文献

1. Bene MC, Castoldi G, Knapp W, et al. Proposals for the immunological classification of acute leukemias [J]. Leukemia, 1995, 9: 1783-1786.
2. Jennings CD, Foon KA. Recent advances in flow cytometry: application to the diagnosis of hematologic malignancy[J]. Blood, 1997, 90: 2863-2892.
3. Wood BL, Arroz M, Barnett D, et al. 2006 Bethesda International Consensus recommendations on the immunophneotypic analysis of hematolymphoid neoplasia by flow cytometry: optimal reagents and reporting for the flow cytometric diagnosis of hematopoietic neoplasia [J]. Cytometry B Clin Cytom, 2007, 72B: S14-S22.
4. Craig FE, Foon KA. Flow cytometric immunophenotyping for hematologic neoplasm[J]. Blood, 2008, 111: 3941-3967.
5. van Dongen JJ, Lhermitte L, Böttcher S, et al. EuroFlow antibody panels for standardized n-dimensional flow cytometric immunophenotyping of normal, reactive and malignant leukocytes[J]. Leukemia, 2012, 26(9): 1908-1975.
6. Béné MC, Nebe T, Bettelheim P, et al. Immunophenotyping of acute leukemia and lymphoproliferative disorders: a consensus proposal of the European LeukemiaNet Work Package 10[J]. Leukemia, 2011, 25(4): 567-574.
7. Johansson U, Bloxham D, Couzens S, et al. Guidelines on the use of multicolour flow cytometry in the diagnosis of haematological neoplasms. British Committee for Standards in Haematology[J]. Br J Haematol, 2014, 165(4): 455-488.
8. Davis BH, Dasgupta A, Kussick S, et al. ICSH/ICCS Working Group. Validation of cell-based fluorescence assays: practice guidelines from the ICSH and ICCS-part II-preanalytical issues[J]. Cytometry B Clin Cytom, 2013, 84(5): 286-290.
9. Barnett D, Louzao R, Gambell P, et al. ICSH/ICCS Working Group. Validation of cell-based fluorescence assays: practice guidelines from the ICSH and ICCS-part IV-postanalytic considerations[J]. Cytometry B Clin Cytom, 2013, 84(5): 309-314.
10. Wood B. 9-color and 10-color flow cytometry in the clinical laboratory[J]. Arch Pathol Lab Med, 2006, 130: 680-690.
11. Vardiman J W, Porvit A, Brunning R D, et al. Introduction and overview of the classification of the myeloid neoplasms [M]//Swerdlow SH, Campo E, Harris N L, et al. WHO Classification of Tumours of Haematopoietic and Lymphoid Tissues: Fourth Edition. Lyon: IARC Press, 2008: 18-30.
12. Döhner H, Estey E H, Amadori S, et al. Diagnosis and management of acute myeloid leukemia in adults: recommendations from an international expertpanel, on behalf of the European leuemia Net[J]. Blood, 2010, 115(3): 453-474.
13. Davis B H, Holden J T, Bene M C, et al. 2006 Bethesda International Consensus recommendations on the flow cytometric immunophenotypic analysis of hematolymphoid neoplasia: medical indications[J]. Cytometry B Clin Cytom, 2007, 72B: S5-S13.
14. Kalina T, Flores-Montero J, van der Velden V H, et al. EuroFlow standardization of flow cytometer instrument settings and immunophenotyping protocols[J]. Leukemia, 2012 , 26(9): 1986-2010.
15. Kim B, Lee S T, Kim H J, et al. Acute lymphoblastic leukemia with mature B-cell phenotype and t(9;11;11)(p22;q23;p11.2): A case study and literature review[J]. Ann Lab Med, 2014, 34: 166-169.
16. Perbellini O, Falisi E, Giaretta I, et al. Clinical significance of LAIR1 (CD305) as assessed by flow cytometry in a prospective series of patients with chronic lymphocytic leukemia[J]. Haematologica, 2014, 99(5): 881-887.

第三节 造血与淋巴组织肿瘤的流式细胞分析流程与质量控制

免疫表型分析是使用抗体检测细胞的抗原表达,根据抗原的表达情况判断细胞性质,做出疾病诊断或鉴别诊断。因此正确的标本处理,严格的质量控制,是得到可信的抗原表达,做出正确诊断的关键。从20世纪80、90年代流式细胞术进入临床,成为临床血液病理检测中的重要一项,其主要作用在于发现肿瘤细胞,明确肿瘤细胞的性质,即系别、阶段、良恶性,并通过免疫学标志进行鉴别诊断,排除其他可能疾病,少数情况下,可以发现混合表型或者两种及以上克隆或者不同疾病共存。严格的质量控制是精确诊断的基础,为此,各大国际组织相继推出专家共识,对标本处理和质量控制提出有价值的建议。本节撰写主要参考了各种国际组织发布的指南或推荐指南[1-6],如2008年WHO出版的《造血与淋巴组织肿瘤分类》,国际临床流式协会(International Clinical Cytometry Society,ICCS)和国际血液学标准化委员会(International Council for Standardization in Haematology,ICSH)共同发布关于流式细胞分析的指南文件以及欧洲流式联盟(EuroFlow Consortium,EFC)发表的流式细胞术仪器设置和免疫表型分析标准化操作流程等。主要内容包括:标本制备的质量控制、免疫表型分析原理、急性白血病、成熟淋巴系统疾病、骨髓增生异常综合征等疾病的免疫表型分析和质量控制,以及急性白血病微小残留病的检测和质量控制等内容。

一、标本制备的质量控制

(一)合格标本标准

免疫表型分析可以使用所有含有活细胞的标本,包括外周血、骨髓穿刺液、骨髓活检标本、组织活检物、组织穿刺物、脑脊液等各种体液、培养的细胞、冻存复苏的细胞等。

不同标本有不同的储存和运输条件:①外周血和骨髓:肝素抗凝标本最多保存48~72小时,EDTA抗凝标本最多保存24~48小时;②活检和针吸穿刺的组织标本需要在采集后立即放入含有血清的培养基中,尽快冷藏送检,24小时内处理;③脑脊液标本建议加入适量血清或者牛血清白蛋白或细胞培养液,立即冷藏送检,24小时内处理;④体液标本如果非血性,直接尽快送检。血性体液加1单位肝素/ml标本,尽快送检,24小时内处理[1-6]。

收到的标本先肉眼观察有无凝块、沉淀等,不合格标本应通知临床。液体标本混匀显微镜下计数,组织标本制备成单细胞悬液后计数。计数时使用台盼蓝染色判断细胞活性,细胞活性在75%以下的标本不适合做流式检测[6]。

量少,或者质量欠佳的标本,应该及时通知临床,重新采集;如果是不可重新获得的标本,报告中予以告知标本问题,提醒临床医生可能的影响。有些抗原的表达随着标本放置时间延长会发生很大改变。

(二)标本处理

1. 单细胞悬液制备

各种标本首先需要制备成含有活细胞的单细胞悬液,常用处理方法如下:

(1)骨髓血或静脉血:这两种标本本身即为单细胞悬液,故不需要进行特殊处理。主要需要判断细胞数量,可以通过涂片判断细胞数量,或采用冰醋酸溶解红细胞后计数有核细胞数,或者使用血细胞分析仪按照标准操作计数有核细胞数量。

(2)体液标本处理:收到标本后立即离心弃上清,显微镜下判断是否存在有核细胞,根据细胞数加入适量的磷酸盐缓冲液(phosphate buffer solution,PBS),调整细胞浓度为1×10^7个/ml。脑脊液等标本如果细胞量极少,根据情况调整体积200~300μl。

(3)组织块标本的处理:收到标本后立即处理。一般使用机械法:剪切组织为小块,加入适量含白蛋白的PBS研磨成细胞悬液,用200目筛网过滤去渣。计数有核细胞,调整细胞浓度为1×10^7个/ml。特殊组织标本可能还需要酶消化法,因为临床流式标本很少采用,建议根据各实验室情况制订操作规范。

2. 细胞计数

由于血液病患者的白细胞数差别很大,如果按照相同样本体积操作,可能会有的标本细胞数过少,导致抗体相对过量,非特异性染色增加,获取速度慢,背景噪音大等;有的细胞数过多,导致抗体不饱和,细胞浓度大堵塞进样针,粘连细胞增多等。最终影响结果的评价,因此建议调整细胞数。细胞计数方法可以使用显微镜人工计数法,或者使用血液分析仪进行细胞计数。

3. 抗体滴定

临床流式大多采用商品化的直接标记抗体,虽然厂家说明书提供用法,但是为了达到最佳染色效果,初次使用的抗体,最好选择含有阳性细胞的标本做抗体滴定。很多文献介绍了大同小异的抗体滴定方法,此处介绍相对简单的方法。在相同温度、相同染色时间、相同样本量、相同设门抗体浓度及相同设门方法的情况下，做同型阴性对照、推荐浓度、2 倍浓度、1/2 稀释、1/4 稀释，1/6 稀释染色管。按照常规方法染色，做一维直方图，计算信噪比（阳性细胞和阴性细胞平均荧光强度道数值的比值），比值最大的浓度即为最佳浓度[2,4-6]。例如，厂家推荐的抗体使用量为 1×10^6 个细胞加 20μl，准备 6 个试管，每管加入 1×10^6 个细胞，第 1 管加入同型阴性对照，第 2 管加入 20μl 抗体，第 3 管加入 40μl 抗体，第 4 管加入 10μl 抗体，第 5 管加入 5μl 抗体，第 6 管加入 3μl 抗体。常规操作后上机。假如出现下述情况，第 3 管的荧光强度最强，但是阴性细胞会出现整体位移，从而导致信噪比减低。而第 2 管、第 4 管信噪比相同，但是第 2 管阴性细胞起始点略高于零点，第 4 管阳性细胞的荧光强度虽然不如第 2 管，但是阴性细胞正好从零点开始。第 5 管、第 6 管都信噪比减低。那么 10μl 就是最佳滴定浓度。

（三）常用胞膜和胞浆染色的操作流程

1. 细胞膜表面标志染色

目前，免疫表型分析多采用多色检测，即一管内同时加入不同荧光素标记的抗体。如果均为细胞膜表面抗原染色，方法如下：

（1）根据确定的染色抗体及抗体组合准备试管，并在试管上做好标记。

（2）在每支试管中加入（5～10）$\times10^5$ 个细胞。

（3）按照说明书在每支试管中加入 5～20μl 不同荧光素标记的抗体，与细胞悬液充分混匀。置室温，避光 15 分钟。

（4）在每管细胞中加入 1×溶血素 2ml，充分混匀，置室温，避光 10 分钟。

（5）离心 5 分钟，弃上清，混匀细胞。

（6）加入缓冲液（多采用含 0.5% 白蛋白的 PBS）2ml 后再混匀，离心 5 分钟，弃上清，混匀细胞。

（7）加 0.5ml 1×PBS 混匀后上机检测。如果不能及时检测，加 0.5ml 1% 多聚甲醛固定，避光密闭 4～8℃保存，待上机检测。

注意：如果非血液标本含有较多红细胞，也要做红细胞裂解。根据情况减少溶血素的量和缩短溶血时间。

如果在染色之前裂解红细胞，需要注意：裂解液可能会破坏细胞的抗原性；为了保证抗体结合的细胞动力学不受影响，需要充分洗涤 2 次，确保完全去除细胞裂解液；裂解液中不能含固定剂成分，因为固定剂会改变细胞活性，做表面标志分析的时候产生可疑结果。

2. 细胞膜表面和细胞内标志

两者需同时染色，则按照不同厂家的说明书进行操作。通常是先进行细胞膜表面标志染色，再破膜，进行胞浆内标志染色[7]。

（四）需要特殊处理的标本

如果检测抗体为免疫球蛋白相关抗体（胞膜或胞浆的重链或轻链抗体）建议加入 3ml 缓冲液（多为含 0.5% 血清白蛋白的 PBS），混匀，37℃孵育 5 分钟，离心弃上清，重复孵育 1 次，洗涤 2 次。然后按照常规步骤进行标记。也有的实验室建议 37℃孵育半小时到一小时，洗涤两次。

做血小板/巨核细胞相关抗体（CD61、CD41a、CD42b 等）检测，或者低频细胞（如 $CD34^+$ 干祖细胞）检测标本中含有大量血小板影响标记，建议使用 3ml PBS 洗涤三次，然后按照常规步骤进行标记。

罕见情况下，标本中含有补体或者其他物质，造成某些抗原的假阳性结果，如所有 PE 荧光素染色标志均阳性，这时需要使用 3ml PBS 洗涤 3 次，然后按照常规步骤进行标记。此外，某些药物的荧光素特性会影响荧光染色，例如蒽环类化疗药物。

抗体与细胞表面的非特异性结合，会降低特异性表位结合所产生的免疫荧光的检测灵敏度。这种情况在弱表达标志或者低频细胞检测时尤为突出。此外，有些荧光素标记抗体，尤其是串联/复合染料，放置久了可能会聚集，Fc 受体与这些抗体的非特异性结合也会增加。如果背景过高，可能需要使用 Fc 受体阻断剂[1-7]。

二、免疫表型分析原理

免疫表型分析主要依据正常各系不同发育阶段的抗原表达顺序，表达率，表达强度，以及相互关系，从而发现异常表达的细胞，做出相应疾病诊断。

（一）原始细胞标志

CD34 是各系原始细胞标志，TdT 主要见于淋系原始细胞，CD117、HLA-DR 是髓系原始细胞的标志，但是后者还见于成熟单核细胞等其他细胞。

（二）粒细胞免疫表型

粒细胞的分化抗原包括髓过氧化物酶（myeloperoxidase，MPO）、CD33、CD13、CD117、CD15、CDw65、CD64、CD11b、CD16。MPO 是粒系相对特异的标志，单核细胞弱表达或阴性，淋巴细胞系、红细胞系和巨核细胞系均不表达。粒系和单核系各阶段细胞均表达 CD33 和 CD13，但是随着细胞的发育，其表达强度有改变。CD34 仅在原粒上表达，CD117 的表达止于早幼粒细胞早期，比 CD34 表达时间略长。CD15 在早幼粒细胞开始出现，在以后各阶段的粒细胞上强表达。CD11b 表达于中幼粒及以后阶段的中性粒细胞、嗜碱性粒细胞、嗜酸性粒细胞和单核细胞。CD16、CD10 是成熟粒系细胞的标志[1,8-12]。

（三）单核细胞免疫表型

单核细胞分化抗原包括 CD33、CD13、CD4、HLA-DR、CD68、CD15、CD64、CDw65、CD11b、CD11c、CD36、CD14、CD300e。HLA-DR、CD33、CD13 表达于单核系各阶段细胞。单核细胞表达 CD4，但是荧光强度明显弱于正常 $CD4^{+}$T 淋巴细胞。CD64、CDw65、CD11b、CD11c、CD15、CD36 在幼稚单核细胞阶段开始表达。CD14 幼稚单核细胞开始出现，成熟单核细胞和巨噬细胞表达增强。CD300e 是成熟单核细胞的标志，也表达于巨噬细胞和髓样树突状细胞（myeloid dendritic cells，MDC）。单核细胞的 CD15 表达弱于粒细胞，一般不表达 CD16，但是活化的单核细胞可能会表达 CD16。成熟单核细胞 CD163 阴性或者弱阳性，活化单核细胞则强表达 CD163。

（四）红细胞免疫表型

红细胞分化抗原包括 CD117、CD324、CD71、CD36、血型糖蛋白 A（GlyA，即 CD235a）。原红细胞不表达 MPO、CD34、HLA-DR，但是经常弱表达 CD117。CD71 的表达标志着早期造血祖细胞向红系细胞分化，并随细胞发育成熟而表达逐渐增强。自早幼红细胞开始至成熟红细胞的发育过程中，逐渐出现 GlyA 及血型抗原的表达。CD36 的表达并不特异，单核细胞、巨核细胞均表达 CD36。CD324（E-cadherin）是一种上皮黏附分子，在骨髓中主要表达于红系，尤其是早期的红系原幼细胞[13,14]。

（五）巨核细胞系免疫表型

巨核细胞的分化抗原包括 CD41a、CD42b、CD61、CD36、CD9。CD34 和 HLA-DR 表达于巨核系祖细胞阶段，并随着分化成熟而表达逐渐减弱，与此同时开始表达 CD41a（GPⅡb）、CD61（GPⅢa）、CD9 和 CD36，直至生成血小板，但 CD9 和 CD36 并不是巨核细胞、血小板特异性抗原，二者也可以表达于多种细胞。CD42b（GPIb 复合物）出现较晚，幼稚巨核细胞开始表达并延续表达至血小板。

（六）B 淋巴细胞免疫表型

泛 B 标志包括 CD19、cCD79a 和 CD22（PE 标记）或 cCD22。原始阶段标志包括 TdT、CD34 和 CD10，且属于强表达。随着细胞成熟，TdT 和 CD34 表达消失，CD10 减弱直至消失，同时 CD20 和 cIgM 出现并逐渐表达增强。成熟阶段的 B 细胞膜表达免疫球蛋白轻链 κ 或 λ。B 细胞全程表达 HLA-DR。

（七）T 淋巴细胞免疫表型

泛 T 标志包括 cCD3、CD7、CD2 和 CD5。原始阶段标志包括 TdT、CD34 和 CD99 强表达（bright，bri）。胸腺皮质阶段的 T 细胞表达 CD1a，CD4 和 CD8 同时表达（即双阳性），TCR 弱表达（dim）。成熟 T 淋巴细胞的 CD4 亚群，表达 CD2、CD3、CD4、CD5、CD7 和 TCRαβ；CD8 亚群，表达 CD2、CD3、CD5、CD7、CD8 和 TCRαβ；TCRγδ 亚群，表达 CD2、CD3、CD5、CD7、TCRγδ 和 $CD8^{dim/-}$。

三、急性白血病免疫表型分析

现在一般认为，急性白血病是造血干细胞或者淋系、髓系的定向祖细胞在某一发育阶段出现问题，不能分化和成熟，而是阻滞在该阶段不断增殖，导致的恶性克隆性疾病。因为肿瘤细胞仍保留大多数该阶段的主要标志，所以据此可以进行免疫表型分析，做出疾病诊断。另一方面，由于白血病细胞表型存在很大的变异性和个体差异，故需要采用一定数量的抗体组合进行检测，也给结果分析带来很大难度。

（一）急性白血病（acute leukemia，AL）系别判断

急性白血病经常有跨系表达情况，如 CD7、CDl9、CD33 分别为 T 淋巴细胞、B 淋巴细胞和髓系细胞高灵敏度抗原。但 20%～40%的 AML 病例异常表达 CD7，10%～20%的 AML 病例异常表达 CD19，20%～30%的 B-ALL 异常表达 CDl3、CD33。只有极少数抗原是系别特异性抗原，如 CD3（胞浆或者胞膜）、MPO。故此在进行 AL 的系别判断时，除原始细胞标志 CD34 以外，每个系别（T、B、髓系）都应该选择至少 2 个高灵敏度和特异性抗体，建议做 MPO、CD117、CD7、 cCD3、CD19 以及 cCD79a 或者 CD22(PE 标记)或胞浆 CD22。如果系别筛查抗体均不表达,则需要加做巨核、红系和单核系相关抗体,以及根据 CD45、SSC、FSC 的表达情况,分别使用抗体排除 BPDCN、浆细胞肿瘤、非造血系统肿瘤等[1,4-6,8,9,12,15,16]。

1. 常用髓系标志

泛系标志有 MPO、CD13、CD33;阶段标志有 CD34、HLA-DR、CD117、CD15、CD11b、CD14、CD64(有条件的可以加做 CD11c、CD36、CD300e 等);常见的伴系表达标志有 CD7、CD19、CD56(有条件的可以加做 CD2、CD4、CD5 等);怀疑急性早幼粒细胞白血病时,建议加做 CD9;MPO 阴性的 AML 建议加做至少一个巨核相关标志如 CD61、CD41a 和一个红系标志 CD235a、CD36(有条件的可以加做 CD71、CD324[14,15] 等);常见的 LAIP 相关标志包括 CD96、CD38、CD123、Tim3、CD135 等[5,6,8,9,12,15]。

2. B 淋巴细胞标志

泛系标志有 cCD79a、CD19、CD22;阶段标志有 TdT、CD34、CD10、CD20、cIgM、κ、λ;常见的跨系表达标志包括 CD13、CD33;常见的 LAIP 相关标志包括 CD38、CD81、CD58、CD9、CD24、CD15、CD123、CD66c、CD304 等,或者 DRAQ5 检测 DNA 倍体。如果不表达 TdT 和(或)CD34,尤其是 $CD20^+$,建议做 κ/λ,排除 B 淋巴细胞增殖性疾病[5,6,8,9,12,15]。

3. T 淋巴细胞标志

泛系标志有 CD2、cCD3ε、CD5、CD7;阶段标志有 TdT、CD34、CD1a、CD4、CD8、TCR、胞膜 CD3。有条件的可以加做 CD99、CD56。常见的跨系表达标志包括 CD13、CD33、CD10、CD11b、CD117 等[5,6,8,9,12,15]。

(二)急性白血病亚型判断

1. AML 的亚型诊断

与之前的 AML 免疫表型分析相比[8,9],2008 版 WHO 诊断标准[17,18]更加强调了遗传学和病因学的重要性,并将相关异常的 AML 单独分类。流式细胞术免疫表型和形态学相似,按照原 M0~M7 进行分类,只是通过不同方式定义粒系和单核系原始细胞及各发育阶段、原始和幼稚巨核细胞、有核红细胞而已。流式细胞术可以通过特征性的免疫表型以及排除其他可能性,诊断 BPDCN、M7 等罕见并容易误诊的疾病。

(1)原始粒细胞表达标志:多数表达干细胞标志 HLA-DR、CD34、CD38,部分异常表达 TdT;表达髓系标志 CD117、CD13 和 CD33,多数表达 MPO;有一定分化的 AML(如 M2、M4),表达髓系成熟相关抗原如 CD15、CD11b、CD11c、CD64;常有跨系表达,如淋系标志 CD7、CD56、CD19、CD2、CD10、CD5 等;但是不能表达特异性淋系标志如 cCD3、免疫球蛋白[8,9,12,13]。

(2)原始和幼稚单核细胞表达标志:原始单核细胞与原始粒细胞在免疫表型上很难区分。相比而言,原始单核细胞 CD45 表达较强,MPO 弱表达或者阴性,更容易表达 CD4、CD15、CD11c。幼稚单核细胞强表达 CD64、CD11c、CD11b、HLA-DR、CD33、CD13,表达 CD36,弱表达 CD15,CD14 阴性或者弱阳性,不表达 CD300e。成熟单核 CD45 表达较强,除了上述标志以外,还表达 CD14、CD300e[8,9,12,13]。

(3)有核红细胞表达标志:CD71、GlyA、CD36、CD324。其中 CD324 主要见于早期红细胞,因此有研究认为该抗体有助于鉴别纯红白血病与红白血病以及反应性有核红细胞升高[8,9,12-15]。

(4)原始、幼稚巨核细胞表达标志:具有特异性的标志 CD41a、CD42b、CD61,其中 CD42b 出现较晚,因此阴性不能排除 M7。其他常表达的标志有 CD9、CD36、CD4。髓系标志 CD13、CD33 可以阳性,MPO 阴性。不表达淋系特异性抗原和 TdT,但是可以异常表达 CD7。与其他 AML 的原始细胞相比,往往 SSC、FSC 略偏大。因为常伴纤维化,成人病例可能比例很低,这时需要使用巨核细胞标志设门。治疗后 MRD 检测可能丢失巨核标志[8,9,12,13]。

(5)异常早幼粒细胞表型:急性早幼粒细胞白血病(acute promyelocytic leukaemia,APL)典型的免疫表型是 CD117、CDl3、CD33(bri)、CD9、CD38、CD64,不表达 CD34 和 HLA-DR,SSC 大。但是这种表型并不全是 APL,少数 M2、M5a、伴 *NPM1* 基因突变的 AML 都可以出现类似表型。所以如果出现上述表型而肿瘤细胞颗粒性不大时,需要警惕。细颗粒型 APL,因为 SSC 减低,在 CD45/SSC 图上会有一群细胞位于原始细胞孔的位置,这群细胞大多表达 CD34,而 HLA-DR 多数阴性[8,9,12,13]。

(6)急性微分化白血病(AML with minimal

differentiation,M0)免疫表型:M0 不是单纯靠流式可以诊断的白血病,需要结合形态学和细胞化学染色。欧洲白血病免疫特征工作组(European Group for the Immunological characterization of Leukemia,EGIL)诊断标准[8]:①过氧化酶染色阳性率<3%;②免疫表型表达下述一个或者一个以上:CD13、CD33、MPO;③不表达除了 CD4 或 CD7 以外的淋巴细胞系抗原。2008 年 WHO 诊断标准[17]关于 M0 的标准是形态学和细胞化学染色都没有髓系分化依据的 AML,免疫表型和(或)超微病理(包括超微结构细胞化学)可以确定原始细胞的髓系特性。免疫表型特征:①多数病例原始细胞表达干祖细胞标志;②表达 1 个以上髓系标志:CD117、CD13 和 CD33;③不表达粒系和单核系成熟相关抗原,如 CD11b、CD15、CD14、CD64、CD65;④细胞化学 MPO 常阴性,但是免疫分型检测 MPO 可以阳性;⑤不表达特异性淋系标志:cCD79a、cCD22、cCD3;⑥巨核系相关抗原 CD41、CD61 阴性。

(7)原始浆细胞样树突状细胞肿瘤(blast plasmoid dendritic cell neoplasm,BPDCN)免疫表型:表达 CD4、CD56、CD123、HLA-DR、BDCA2(CD303)、BDCA4(CD304)、CD36、CD45,可以表达 CD7、CD33、CD86、CD83、TdT;不表达 CD1a、CD3、CD20、CD30、CD34、MPO。少见情况下 CD56 阴性,如果表达 CD4 和 CD123、TCL1,不能排除诊断。需要注意的是,并非所有 $CD4^+CD56^+$ 的都是 BPDCN,必须排除其他肿瘤,尤其是 M5 和 T 细胞肿瘤,所以流式诊断要点是系别阴性,HLA-DR、CD123 阳性,表达 CD4、CD56、BDCA2、BDCA4[18]。

(8)急性嗜碱性粒细胞白血病:免疫表型为原始细胞表达髓系标志 CD13 和(或)CD33,常表达 CD9、CD25、CD123、CD203c、CD11b,原始细胞可以表达 CD34 和 HLA-DR,但是 CD117 常弱表达或者阴性[19]。

2. B-ALL 的亚型诊断

(1)常见的 B-ALL 亚型诊断:根据 B 细胞发育过程中各种标志出现的顺序,将 B-ALL 分为:① pro B-ALL(表达 B 系标志和 TdT,不表达 CD10、cIgM、胞膜轻链);②common B-ALL(表达 B 系标志和 TdT、CD10,不表达 cIgM、胞膜轻链);③pre B-ALL(表达 B 系标志和 CD10、cIgM,可以表达 TdT,不表达胞膜轻链);④mature B-ALL(表达 B 系标志和胞膜轻链的 B-ALL)。

(2)B-ALL 免疫表型与遗传学的关系:2008 版 WHO 诊断标准[20]将 B-ALL 分为伴重现性遗传学异常和无特殊分类两种类型。伴重现性遗传学异常的 B-ALL 与上述免疫表型分类有一定相关性。研究发现:伴 t(9;22)(q34;q11.2);*BCR-ABL1* 遗传学异常的 B-ALL,其免疫表型多为 common 型,且伴有髓系标志 CD13、CD33 表达,此外 CD25 与此型 ALL 相关性也很强。*MLL* 基因重排的 B-ALL 免疫表型多为 pro B-ALL,常表达 CD15,偶见 CD13、CD33 表达。伴 t(12;21)(p13;q22);*TEL-AML1*(*ETV6-RUNX1*)的 B-ALL,免疫表型多为 common 型,多不表达 CD9、CD20,常表达 CD13。高二倍体型多为 CD45 阴性的 B-ALL。亚二倍体型没有独特免疫表型特点。伴 t(1;19)(q23;p13.3);*E2A-PBX1*(*TCF3-PBX1*)的 B-ALL 免疫表型多为 pre 型,该型多强表达 CD9,不表达或者只有少数细胞表达 CD34,如果出现这种表型,即使胞浆 IgM 阴性,也要高度怀疑[20]。

(3)限制性表达膜免疫球蛋白轻链的 B-ALL:B-ALL 绝大多数不表达膜免疫球蛋白,但是少数病例可以表达。如果其他免疫表型特点(如同时表达 TdT 或者 CD34)、形态学和细胞遗传学都支持,也可以诊断 B-ALL。自从 Burkitt 淋巴瘤/白血病归入 B-慢性淋巴细胞增殖性疾病(chronic lymphoproliferative disorders,CLPD),现在修订后的成熟型 B-ALL 定义为排除 Burkitt 淋巴瘤/白血病,限制性表达膜免疫球蛋白轻链的一种罕见的 B-ALL[20-22]。近年来发现,这种类型的 B-ALL 膜免疫球蛋白轻链的表达与 B 细胞分化阶段无关,是由不同分化程度的原始幼稚 B 细胞组成的异质性的 B-ALL。命名上,也不应该称为成熟型 B-ALL,改为限制性表达膜免疫球蛋白轻链的 B-ALL 更合适。文献报道的预后差别很大,可能因为此类病例数少,其中包括了伴有 *MLL* 基因克隆性重排的亚型,后者绝大多数限制性表达膜免疫球蛋白轻链 λ 型,预后不佳[20-22]。

3. T-ALL 亚型诊断

(1)T-ALL 常见亚型:T-ALL 主要免疫表型是表达泛 T 标志(CD7、cCD3、CD2),大多数病例表达原幼细胞标志(TdT 和(或)CD34)、CD99(bri),部分病例表达 CD1a,虽然有些病例可以 CD4/CD8 双阳性,但是多数不表达成熟标志膜 CD3、CD4、CD8。根据正常 T 细胞发育过程中阶段性抗原的表达，将 T-ALL 分成几个亚型：① pro T-ALL（表达泛 T 标志 CD7、cCD3 和早期标志 TdT 和（或）CD34，不表达 CD2、CD1a、CD4、CD8、CD3）；②Pre T-ALL（表达 T 系标志 CD7、cCD3、CD2，以及早期标志 TdT 和（或）CD34，不表达 CD1a、CD4、CD8、CD3）；③胸腺皮质 T-ALL（表达 T 系标志 CD7、cCD3、CD2，表达 CD1a、CD4/CD8 双阳性）；④胸腺髓质 T-ALL（表达 T 系标志 CD7、cCD3、CD2、CD3，CD4 或者 CD8，不表达 CD1a、CD34）[20]。

（2）早前 T 细胞 ALL：早前 T 细胞（early T-cell precursors，ETPs）是一种早期胸腺细胞，可能直接源自造血干细胞，还保留有多系分化潜能。2009 年最先提出 ETP-ALL 诊断[23]，占儿童T-ALL 的 5.5%~35.0%，中位数 13.0%左右。肿瘤细胞表达丰富的 T 系标志、干细胞和髓系相关标志，有 T 系和髓系分化潜能，不能分化为 B 系。

ETP-ALL 典型免疫表型为：①不表达或者弱表达 CD5（表达强度不足正常外周血 T 细胞的 1/10）；②不表达（<5%）CD1a 和 CD8；③表达 cCD3，同时表达至少一个下述干细胞、髓系相关标志，如 CD117、CD34、HLA-DR、CD13、CD33、CD11b 和 CD65（25%以上肿瘤细胞表达）；④细胞化学和（或）流式检测过氧化物酶小于 3%。ETP-ALL 没有特殊临床表现，大量临床研究结果表明，ETP-ALL 免疫表型是 T-ALL 最强的不良预后危险因素，意义比 MRD 还重大[23-25]。

（三）急性混合细胞白血病的诊断

急性混合细胞白血病又称混合表型急性白血病（mixed phenotype acute leukaemia，MPAL）是指原始细胞（≥骨髓有核细胞 20%）表达两种或者两种以上系列抗原的急性白血病。通常是白血病性原始细胞表达不同淋巴系列（T/B 细胞系）和（或）淋巴细胞系和髓系特异性抗原，包括 B 系和髓系（B/MY）、T 系和髓系（T/MY）MPAL、T 系和 B 系（T/B）MPAL。大多数为两种系列共存，少见病例为三种系列共存。根据不同系列标志同时表达在一群细胞还是分别表达于不同细胞群，又分为急性双表型白血病和急性双克隆白血病。流式细胞术是诊断 MPAL 的首选方法，尤其是证实在同一原始细胞上共表达不同淋系或者淋系和髓系分化抗原（急性双表型白血病）或两群原始细胞分别表达不同淋系或者淋系和髓系分化抗原（急性双克隆白血病）时所必须，免疫组化或细胞化学染色也有辅助诊断价值。诊断标准有下述 2 种方案。

1. EGIL 提出的混合表型急性白血病免疫分型标准[8]

EGIL 的系列判断标准是选择了 B 淋巴细胞系、T 淋巴细胞系、髓系的抗原，依据其抗原系列特异性和覆盖率程度，分别给予每种阳性表达的抗原 2 分、1 分和 0.5 分，然后累积各细胞系列的总分。如果某一系别分值≥2.5 分，认为存在该系别，否则为伴随表达。

B 系中 2 分的抗原有：cCD79a、cIgM、cCD22，1 分抗原有：CD19、CD10、CD20，0.5 分抗原有 TdT、CD24；T 系中 2 分抗原有：CD3、TCR，1 分抗原有：CD2、CD5、CD8、CD10，0.5 分抗原有 TdT、CD7、CD1a；髓系中 2 分抗原有：MPO、Lysozyme，1 分抗原有：CD13、CD33、CD117、CDw65，0.5 分抗原有 CD14、CD64、CD15。

2. 2008 年版 WHO 标准中的系别诊断标准[26]

2008 年 WHO 提出了关于单群幼稚细胞的系别确定标准，新标准更加注重了系别判断的特异性标志，例如 MPO、胞浆 CD3、B 系标志强表达等。①髓系诊断标准：MPO 阳性（流式、免疫组化或者细胞化学）或者单核系分化标志（至少表达两个：NSE、CD11c、CD36、CD14、CD64、lysozyme）。②T 淋巴细胞系诊断标准：胞浆或者胞膜 CD3 阳性（要求使用流式的 ε 链抗体，PE 或者 APC 强荧光素标记，表达强度同或者接近正常 T 细胞）。③B 淋巴细胞系诊断标准：CD19 强表达伴 CD79a、cCD22、CD10 其中之一强表达；或者 CD19 弱表达伴 CD79a、cCD22、CD10 其中两个强表达。

2008 年版 WHO 标准的系别判断标准优点在于整合形态学和免疫组化，但是对于单纯免疫表型来说，过于强调抗原的特异性，使用单一抗原诊断疾病，如髓系 MPO 和 T 系的 CD3，造成一定缺陷：粒系诊断上过于强调 MPO 的重要性，但 MPO 随着粒细胞分化逐渐出现，相当一部分原粒 MPO 是阴性的，此外还有 MPO 阳性的 ALL 的相关报道[27,28]；单核系的判断上，CD64、CD36、CD11c、CD14 都是幼稚单核细胞甚至成熟单核细胞才表达的标志，原始单核细胞很多不表达；胞膜 CD3 在 T-ALL 经常不表达，cCD3 灵敏度和特异性虽然很好，但是需要注意，荧光强度要求达到接近正常 T 细胞，因为胞浆抗体经常背景偏高，所以不能以同型阴性对照为界限去判断是否表达。

（四）注意事项及质量控制

1. 急性白血病最低检测标志

鉴于恶性原始细胞经常出现跨系表达，需要与 MPAL 鉴别，建议急性白血病应该至少检测下述标志[1,5,6,8,12]：

（1）六个系列判断标志：MPO、CD117、CD19、cCD79a（或者 CD22-PE/cCD22）、CD7、cCD3。

（2）AML 最低检测标志：原始细胞标志：CD34、HLA-DR；髓系标志：MPO、CD117、CD11b、CD13、CD14、CD15、CD33、CD64；常见的伴系表达标志：CD7、CD56、CD19；重要的鉴别诊断标志 cCD79a（或者 CD22-PE/cCD22）、cCD3；如果 MPO 阴性，还要做 CD61 和（或）CD41a。

（3）B-ALL 最低检测标志：原始细胞标志：CD34、TdT；B 系标志：CD19、cCD79a（或者 CD22-PE/cCD22）、CD10、CD20、cIgM；常见的伴系表达标志：CD13、CD33；重要的鉴别诊断标志 MPO、CD117、CD7、cCD3。如果 CD34、TdT 阴性，建议加做膜轻链，尤其是 CD20 阳时。

（4）T-ALL 最低检测标志：原始细胞标志：CD34、TdT；T 系标志：CD7、cCD3、CD1a、CD2、胞膜 CD3、CD4、CD5、CD8、CD56；常见的伴系表达标志：CD13、CD33；重要的鉴别诊断标志 CD19、cCD79a（或者 CD22-PE/cCD22）、MPO、CD117。

2. 常用细胞分化抗原在 AL 诊断中的应用评价

cCD3 是 T-ALL 最特异而又敏感的诊断指标。CD7 对 T-ALL 最敏感，但是特异性差，在 AML 中常有伴随表达；cCD22 是诊断 B-ALL 最特异而又敏感的诊断指标，其次为 CD19、cCD79a；MPO 是诊断髓系白血病最特异的指标，但是只有 50%～70%的 AML 表达。因此，通过检测 cCD3、cCD22 和 MPO 可以对大多数病例做出系列分型的诊断。如果 MPO、cCD3 和 cCD22 均阴性，必须检测到 2 个同系列抗原，并排除其他诊断，才能做出系列分型。在 AML 的诊断中联合检测 CD33、CDl3 和 CD117 可鉴别 80%以上的 AML 病例。上述 3 个抗原在 ALL 中同时伴随极为罕见[1,5,6,8,12]。

如白血病细胞 CD33、CD13、CD64 和 MPO 等髓系标志和淋巴抗原标志均阴性，必须考虑红系或巨核细胞系白血病，或者罕见的 BPDCN、裸细胞型间变大细胞淋巴瘤、浆细胞肿瘤。应检测红系标志 CD71、CD36、GlyA；巨核系标志 CD41、CD61、CD42b；BPDC 标志 BDCA-2（CD303）、BDCA-4（CD304）、CD4、CD56、CD123、HLA-DR；间变大细胞淋巴瘤相关标志 CD30、ki67；浆细胞肿瘤标志 CD38、CD138 等。CD45 阴性的病例，除了上述血液系统肿瘤外，还要除外转移癌[1,5,6,8,12]。

T-ALL 中，CD7 和 cCD3 出现频率最高，但是只有 CD3（胞膜、胞浆）具有系别特异性。可见 CD4、CD8 共表达，部分病例可以表达 CD10，但是对于鉴别 ALL 还是成熟阶段 T 肿瘤均不特异，因为 CD4、CD8 双阳性可以见于 T-幼淋巴细胞淋巴瘤，CD10 阳性也可以见于血管免疫母 T 细胞淋巴瘤。除了 TdT，其他提示前体 T 淋巴细胞的标志有 CD99、CD34、CD1a。需要注意的是，CD99 抗体在成熟淋巴细胞也有表达，只是多数情况下，原始 T 细胞表达明显增强，但是随着治疗可能会减弱；CD34 在 T-ALL 的阳性率只有 30%左右；CD1a 仅见于胸腺皮质阶段。TCR 是在胸腺阶段出现的偏成熟标志，但是可以有 TCRγδ$^+$ 的 T-ALL。T-ALL 很少表达 HLA-DR。10%～30%的病例 cCD79a 阳性（也有文献报道更高比例，可能与使用抗体不同、胞浆抗体的阳性细胞定义不同和统计例数较少有关），19%～32%的病例异常表达髓系标志 CD13 和（或）CD33，有的病例 CD117 阳性[20]。

由于 NK 前体细胞也可以表达 CD7、CD2，甚至 CD5、cCD3，加上 CD56 也可以见于 T-ALL，因此鉴别罕见的真正的 NK 前体细胞 ALL 与 T-ALL 非常困难。比较成熟和特异性的标志 CD16，在任何 AL 都极少表达，比较特异和灵敏的标志 CD161、CD94 很少有人做。2008 年版 WHO 指南关于 NK-ALL 诊断标准：表达 CD56 和不成熟 T 细胞标志，CD7、CD2，甚至 cCD3；不表达 B、髓系标志；没有 TCR、IgH 基因克隆性重排；并排除 BPDCN[26]。

长期以来，一直认为 BDCA-4（CD304）是诊断 BPDCN 的灵敏和特异的标志，但是近年来研究发现，CD304 在 B-ALL 中表达率高达 71%，尤其在 Ph$^+$B-ALL 中，更是达到了 90%；AML 中，阳性率 22.9%。因此 BPDCN 的诊断的首要条件是系别标志阴性，而 CD304 可以作为一个 B-ALL 的有效 LAIP 标志[29]。

四、成熟淋巴系统疾病免疫表型分析

（一）成熟淋巴系统肿瘤的诊断

1. 筛查抗体[1,6,12,16,30-32]

（1）成熟 B 淋巴细胞肿瘤：CD5、CD10、CD19、

CD20、κ、λ。

（2）成熟 T/NK 淋巴细胞肿瘤：CD2、CD3、CD4、CD5、CD7、CD8、CD56（如果 CD4/CD8 双阳，要求做 TdT、CD1a）。

（3）浆细胞肿瘤：CD19、CD38、CD56、CD138、胞浆 κ、胞浆 λ。

2. 确定性抗体[1,6,12,16,30-32]

（1）成熟 B 系肿瘤：①基础标志：CD5、CD10、CD19、CD20、CD23、CD79b 或者 CD22、CD103、κ、λ、FMC7、ki67 等。②选做标志：CD25、CD11c、CD38、CD43、CD49d、CD81、CD138、CD180、CD200、CD305、Bcl-2、CyclinD1、IgM、ZAP70，$CD10^+$建议加做 TdT 和 CD34。如果有浆细胞分化，需要加做浆细胞相关标志。

（2）浆细胞肿瘤：①基础标志：CD19、CD20、CD38、CD56、CD138、胞浆 κ、胞浆 λ、κ、λ。②选做标志：CD9、CD22、CD27、CD28、CD33、cCD79a、CD81、CD117、CD229、HLA-DR、cIgM。

（3）成熟 T/NK 系肿瘤：①基础标志：CD2、CD3、CD4、CD5、CD7、CD8、CD10、CD26、CD30、CD56、CD57、TCRγδ、ki67。②选做标志：TCRαβ、TdT、CD1a、CD16、CD25、CD45RA、CD45RO、CD52、CD94、CD99、CD103、CD117、CD158a、CD158b、CD158e、CD161、CD279（PD1）、颗粒酶 B、穿孔素、Foxp3。

（二）亚型诊断

1. 成熟 B 淋巴细胞系统肿瘤的亚型诊断

成熟 B 淋巴细胞肿瘤表型为成熟淋巴细胞，即表达成熟 B 细胞标志和膜免疫球蛋白，不表达原始或幼稚细胞标志，如 TdT、CD34 或者 CD45 弱表达。肿瘤性与正常成熟 B 淋巴细胞的鉴别：免疫球蛋白轻链限制性表达；异常抗原表达（如异常表达 CD5、CD23、CD10、CD103、ki67 等），或者正常表达标志（如 CD19、CD20、CD22、CD79b、CD180、CD200、CD81 等）表达强度异常[33,34]。

为了便于诊断与鉴别诊断，经常将 B-CLPD 分组研究，最常用的是根据 CD10/CD5 的表达情况进行分组[30-33]。$CD5^+/CD10^-$常见 B-CLPD 有：慢性淋巴细胞白血病（chronic lymphocytic leukemia，CLL）、套细胞淋巴瘤（mantle cell lymphoma，MCL）、$CD5^+$的弥漫性大 B 细胞淋巴瘤（diffuse large B cell lymphoma，DLBCL）；$CD5^-/CD10^+$的常见 B-CLPD 主要有：滤泡淋巴瘤（follicular lymphoma，FL）、Burkitt 淋巴瘤/白血病、$CD10^+$DLBCL，少数情况下毛细胞白血病（hairy cell leukemia，HCL）也可以表达 CD10；$CD5^-/CD10^-$的常见 B-CLPD 主要有 HCL、边缘带淋巴瘤（marginal zone lymphoma，MZL）、DLBCL、$CD10^-$ FL、$CD5^-$MCL；$CD5^+/CD10^+$的 B-CLPD 并不多见，大约只占 B-CLPD 的 0.4%，主要有 DLBCL、$CD5^+$ FL 和 $CD10^+$MCL。

（1）$CD5^+$B-CLPD 的鉴别诊断：CLL 是常见的小 B-CLPD 类型，因为其预后独特性经常需要与其他小 B-CLPD 进行免疫表型区分。

$CD5^+$最常见的小 B 细胞肿瘤是 CLL 与 MCL，现在大多数按照五分制评分标准[30-32,34]进行鉴别诊断：即 CD23 阳性、CD5 阳性、膜免疫球蛋白弱阳性、CD79b（或者 CD22）弱阳性、FMC7 阴性，各积一分，大于等于四分支持 CLL 免疫表型，小于等于两分考虑其他小 B 细胞淋巴瘤。在上述积分标准难以鉴别的时候，CD20 弱表达、CD200 和 CD279 阳性、CD81 弱表达有助于诊断 CLL，反之倾向于 MCL。

（2）$CD10^+$ B-CLPD 的鉴别诊断：$CD10^+$ B-CLPD 首先需要除外 B-ALL/LBL，其次因为包括了预后差的 Burkitt 淋巴瘤/白血病、$CD10^+$ DLBCL，或者近年来提出的介于两者之间的淋巴瘤，所以需要通过免疫表型提示。一般来说，ki67 高表达、CD10 强表达、CD44 阴性、CD54 弱阳性、Bcl-2 阴性支持 Burkitt 淋巴瘤/白血病；ki67 阴性、FSC 小、Bcl-2 阳性支持 FL；Ki67 部分表达、CD44 阳性、CD54 强阳性支持 DLBCL。

DLBCL 的亚型诊断相对复杂，近年来更多关于 double hit DLBCL，或者介于 Burkitt 与 DLBCL 之间的淋巴瘤的报道，从免疫表型方面，如果不是典型的 Burkitt 或者 DLBCL 表型，或者 Burkitt 表型出现了 Bcl-2 阳性，需要警惕该诊断[33,34]。

（3）单克隆性 B 淋巴细胞增多症（monoclonal B lymphocytosis，MBL）：外周血或者骨髓可以检测到单克隆或者寡克隆 B 淋巴细胞增殖，但是没有其他淋巴瘤依据。文献报道大于 40 岁人群中，约有 3.5%可以检测到 MBL，有些甚至高达 12.0%（使用多色流式可能会使检出率偏高），并且随着年龄增长检出率升高。MBL 的表型可以是典型 CLL 表型，也可以是 $CD5^-$，类似其他 B 淋巴细胞肿瘤的表型。MBL 是否是 CLL 前期病变，目前尚不清楚。

MBL 诊断标准：①外周血出现单克隆性 B 淋巴细胞；②疾病特异性免疫表型；③单克隆性 B 淋巴细胞稳定存在 3 个月以上；④单克隆性 B 淋巴细胞<5×10^9/L(5000/μl)；⑤没有其他 B 淋巴细胞增殖性疾病的特点。

MBL 排除标准：①淋巴结肿大和器官肿大；②有相关的自身免疫病或者传染病等；③单克隆性 B 淋巴细胞超过 5×10^9/L(5000/μl)；④有其他 B 淋巴细胞增殖性疾病的特点。

需要指出的是，目前报道的 MBL 几乎都是大量正常 B 细胞中发现少量单克隆 B 细胞，因此如果没有正常 B 细胞背景，几乎所有 B 细胞都是单克隆细胞，MBL 的诊断需要谨慎，可能存在没有发现的髓外病变[34,35]。

(4)浆细胞肿瘤的免疫表型：正常浆细胞表达 CD38、CD138、CD27，弱表达 CD45、CD19、cCD79a，不表达膜免疫球蛋白、CD56 和其他 B 淋巴细胞、髓系标志，FSC 和 SSC 略大于淋巴细胞。胞浆免疫球蛋白轻链 κ/λ 比值在 0.5~3.0。肿瘤性浆细胞常 CD38 和 CD138 强度减弱，大多数病例都不表达 CD45 和 CD19。FSC 和 SSC 增大，FSC 尤为明显。大多数病例异常表达 CD56。$CD56^-$肿瘤常累及外周血，达到浆细胞白血病诊断标准。部分病例异常获得 CD28，丢失 CD27，常与疾病进展有关。部分病例异常表达 CD117、CD13、CD33、HLA-DR 等。正常浆细胞 $CD19^{dim}$，$CD20^-$，10%浆细胞肿瘤 $CD20^+$，少数 $CD19^+$，但是如果同时阳性罕见，要警惕 B 细胞淋巴瘤。$CD20^+$PCN 有更多淋巴样表现，常有 t(11;14)(q13;q32)，累及 *CCND1* 基因，需要注意与淋巴浆细胞淋巴瘤和其他有浆细胞分化的 B 细胞淋巴瘤鉴别。

单克隆浆细胞免疫表型特殊，流式细胞诊断比较容易，检测灵敏度可以高达 10^{-4}。但是因为常用抗体组合一般不包括浆细胞标志，加上标本稀释、灶性病变或者处理过程中浆细胞被破坏，导致检测后浆细胞比例低，易于漏诊。除了浆细胞白血病，流式细胞术对于鉴别各种亚型的浆细胞肿瘤没有太大意义。因此流式主要用于识别异常浆细胞和区分浆细胞与淋巴细胞。有时候需要鉴别 B 细胞淋巴瘤与浆细胞肿瘤，因为浆细胞肿瘤可以表达 CD19、CD20、cCD79a、膜轻链，甚至可以表达 HLA-DR，所以鉴别诊断最特异的标志是 CD22 和 CD138，前者几乎只在 B 系表达，后者虽然有报道可以见于 B-CLPD，但是极为罕见[1,6,12,32-34]。

2. 成熟 NK/T 细胞肿瘤的亚型诊断

正常成熟 T 淋巴细胞表达胞膜和胞浆 CD3、TCR(大约 95% 为 TCRαβ，5% 为 TCRγδ)、CD5、CD2、CD7，大多数为 CD4 或者 CD8 单阳性细胞，CD4/CD8 比值 0.5~2.5，有些部位可能某种亚群 T 细胞较多。不同亚群 CD3 表达强度有差别，$TCR\gamma\delta^+$T 细胞 CD3 表达最强，其次是 $CD4^+$T 细胞，$CD8^+$T 细胞表达最弱，但是差别比较细微。TCRαβ 细胞分散表达 TCRVβ。因为 T 细胞不是在骨髓内成熟，所以骨髓和外周血中 T 淋巴细胞不表达幼稚细胞标志 TdT、CD34、CD1a，CD99 弱表达或者阴性。

异常成熟 T 细胞表型的特征：丢失 T 细胞抗原，如 CD2、CD3、CD5 或者 CD7；正常表达的抗原荧光强度改变；CD4 和 CD8 双阳性；CD4、CD8 双阴性；异常表达非 T 淋巴细胞抗原 CD13、CD20、CD10、cCD79a、CD117 等；正常情况下少量表达或者不表达的抗原出现一致性表达如 CD30、HLA-DR、CD25、CD57、CD56、CD16、ki67 等；正常情况下弱势细胞群比例明显增多并出现异常表达，如 $TCR\gamma\delta^+$T 细胞；TCRVβ 出现单一性表达(设门后某 TCRVβ 亚群超过正常高限的 10 倍或者 50%)或者检测的 24 个抗体表达量之和明显减低(70% 以上的细胞不表达 TCRVβ)[36]。需要注意的是，T 淋巴细胞负责机体细胞免疫，因此受到一些因素如感染、自身免疫病、药物、毒物等影响，会出现某一亚群细胞反应性增生，某些标志发生荧光强度改变，因此需要结合临床和其他实验室检查鉴别反应性 T 细胞和肿瘤性 T 细胞[1,6,12,32,34]。

NK 细胞增殖性疾病的亚型分析：正常 NK 细胞分为两个亚群：$CD56^{dim}/CD16^{bri}$ 群和 $CD56^{bri}/CD16^-$ 群。前者主要为细胞毒性活性群，产生细胞因子的能力差，常有杀伤细胞免疫球蛋白样受体(killer cell immunoglobulin like receptors，KIR)表达，后者正相反。正常 NK 细胞表达 CD56、CD16(90%~95% 细胞为 $CD56^{dim}/CD16^+$，5%~10% 细胞为 $CD56^{bri}/CD16^-$)、CD2、CD7、CD161、CD94，$CD56^{dim}/CD16^+$NK 细胞分散表达 KIR。部分弱表达 CD8，不表达 ki67、CD5、CD4、胞膜 CD3。异常 NK 细胞表型：正常 NK 细胞表达的抗原(CD16、CD56、CD2、CD7、CD94、CD161)减弱或者丢失；正常 NK 细胞部分表达 $CD8^{dim}$，NK 细胞肿瘤时，可能会一致性表达 CD8，或者获得 CD5；异

常表达 ki67;单一性表达某种 KIR 或者检测的几种 KIR 亚群抗体均不表达;与其他 NK 细胞肿瘤相比,惰性 NK 细胞大颗粒淋巴瘤除了表达 CD56 以外,还经常表达 CD57,病程类似 T 细胞大颗粒淋巴瘤。但是需要注意的是,丢失 CD8 或者 CD2、CD7、CD161 等不能证明恶性;因此有时候单纯靠流式很难证明恶性 NK 细胞肿瘤。

成熟 NK 细胞疾病/肿瘤包括:慢性 NK 细胞增殖性疾病(以前认为 T-LGLL 的一个亚型)、结外 NK/T 细胞淋巴瘤、侵袭性 NK 细胞白血病。这些亚型特点相互重叠,但是最主要的是,区分出具有侵袭性的肿瘤和相对惰性的 NK 细胞大颗粒淋巴瘤,ki67 有一定参考意义,侵袭性 NK 细胞肿瘤常高表达 ki67,而惰性肿瘤不表达[1,6,12,33,34]。

(三) 克隆性分析

1. B 细胞的轻链限制性表达

正常 CD20$^+$成熟 B 细胞必有免疫球蛋白轻链表达,κ 或者 λ,两者比值接近 1(多数在 0.5~2.0)。成熟 B 淋巴细胞肿瘤时,因为大多数病例是一群单克隆细胞的增殖,所以会出现轻链限制性表达,即单一性表达 κ 或者 λ。但是关于 κ/λ 比值超过什么范围定义为轻链限制性,存在较大争议。目前大多数定义为:κ∶λ>3∶1 或者<0.3∶1.0;或者成熟 B 细胞不表达或者低水平表达膜免疫球蛋白。其实如果能够精确设门,肿瘤细胞均为单一性表达 κ 或者 λ,或者均不表达。之所以会出现其他轻链的表达,是因为有些正常的 B 细胞混杂其中,所以 B 淋巴细胞群 κ/λ 比例取决于肿瘤与正常细胞比例。但是如果做不到精确设门,使用上述标准有助于提示。因此判断轻链限制性要注意下述问题:①多克隆性的正常 B 淋巴细胞可能会掩盖少量单克隆性 B 淋巴细胞群,从而导致假阴性结果;②罕见的情况下,存在两群不同轻链限制性的肿瘤细胞群,导致整体的 κ、λ 轻链表达趋于平衡;③敏感的方法是根据表型设门分别评价,但是并非所有的肿瘤细胞都有轻链限制性以外的异常表达标志;④单克隆细胞或者轻链限制性细胞群不等于肿瘤,有时候反应性增生的寡克隆细胞可以呈轻链限制性,或者某些特殊部位的细胞,如生发中心 B 细胞可以表达 CD10,弱表达免疫球蛋白[1,6,12,33,34]。

2. 浆细胞的轻链限制性表达

典型的浆细胞肿瘤细胞胞浆免疫球蛋白轻链限制性表达(κ∶λ 大于 10 或者 κ∶λ 小于 1/4 为单克隆性,>4 或者<1/3 可疑异常),大多数不表达膜免疫球蛋白。因为流式标本中,浆细胞经常比例偏低,因此需要设门判断胞浆轻链的表达。由于灵敏度和特异性的原因,常用 CD38(强表达)和 CD138 两种抗原一起识别浆细胞。CD38 灵敏度高,但是特异性差,还见于增生的 B 祖细胞、一些成熟 B 细胞、活化 T 细胞、髓细胞,但是强度不如浆细胞。CD138 见于浆细胞和一些转移癌细胞,后者弱表达。文献报道的浆细胞 CD138 表达率差别很大,可能与使用的抗体克隆及荧光素有关[1,6,12,33,34]。

3. T 淋巴细胞的单克隆性分析

T 淋巴细胞的克隆性可以通过 TCRVβ 受体库免疫表型分析来评价。目前大多数使用的是 TCRVβ 抗体试剂盒,包括 24 个针对不同 TCRVβ 亚类的抗体。原理是大多数正常和肿瘤性 T 细胞都是 TCRαβT 细胞,细胞表面表达某种 β 链。目前已经定义出正常 CD4$^+$或者 CD8$^+$T 细胞的 TCRVβ 亚类,覆盖 70%的 Vβ 区。克隆性 T 细胞群会出现相同的或者单克隆性的 Vβ 表达:出现单一性表达(设门后某 TCRVβ 亚群超过正常高限的 10 倍或者 50%)或者检测的 24 个抗体表达量之和明显减低(70%以上细胞不表达 TCRVβ)[36]。

4. NK 细胞的单克隆性分析

有些受体调节 NK 细胞对靶细胞的识别,根据编码的基因家族,这些受体大致分为两类:杀伤细胞免疫球蛋白样受体(KIRs)和 CD94/NKG2 复合物。KIRs 有希望作为 NK 细胞克隆性的标志,因为正常 NK 细胞表达一系列不同的 KIRs(可以出现双阳性),表达很稳定并且可以维持很多代。而克隆性 NK 细胞限制性表达 KIR,一般临床使用 CD158a、CD158b、CD158e 三种抗体,限制性表达 KIRs 包括:异常一致性表达单一 KIR 亚型,伴有或者不伴有其他 KIR 亚型;或者所有 KIR 亚型都不表达。CD94/NKG2 复合物不是克隆性表达,但是使用针对 NKG2 的亚类抗体,识别不同的亚类,可能有助于鉴别异常 NK 细胞扩增。正常 NK 细胞表达 CD94/NKG2A 和 CD94/NKG2C 异二聚体。慢性 NK 细胞增殖性疾病几乎均只强表达 CD94/NKG2A。KIR 和 CD94 表达的稳定性对于鉴别诊断一过性 NK 细胞扩增和慢性 NK 细胞增殖性疾病(NK-CLPD)非常重要,大多数 NK-CLPD(91%)都有明显稳定的异常 NK 细胞表型。在反应性情况下,如自身免疫病、病毒感染、化疗后、干细胞移植后，可以发生细胞毒性 T 细胞和 NK 细胞的寡克隆扩增，KIR 有助于鉴别反应性扩增和 T-LGLL 与 NK-CLPD 的克隆性扩增[37]。

（四）注意事项与质量控制

1. 流式免疫表型分析与免疫组织化学在诊断淋巴瘤中的应用

长期以来，免疫组织化学一直被认为是诊断淋巴瘤的金标准。近年来流式细胞术的发展，成为病理诊断的有效补充手段。

流式免疫表型分析与免疫组织化学相同之处：①根据抗体表达情况判断细胞性质—使用相似抗体，同一诊断标准；②均可以做各种标本：血液、体液、组织、培养细胞等。不同之处：①流式使用悬浮活细胞—没有组织结构、受细胞活性影响，有时候难以判断某些淋巴瘤的亚型；②流式需要溶血、离心等操作，甚至有的还需要破膜，导致有些细胞丢颗粒，大细胞、易破坏细胞可能丢失；③病理一张片子只能观察 1～2 种标志，流式细胞术可以同时观察多个标志的表达情况，可以精确判断肿瘤的系别，尤其是伴系表达的时候；④病理通过肉眼观察细胞的形态来确定同类细胞，常带有主观性，流式细胞术通过标志（设门技术）将同一类细胞集中在一起，相对客观、精确地观察同一细胞上无限多标志的表达，尤其在两个或者更多克隆并存的情况下占诊断优势；⑤流式细胞术可以获取几十万甚至上百万细胞，尤其适用于检测低频、少量肿瘤细胞；⑥流式细胞术操作相对简单、快速，几个小时即可以出诊断报告，而病理需要 2～3 天以上；⑦大多数抗体流式检测的背景低，灵敏度高，特异性好，尤其是弱表达膜标志、轻链、TCR；⑧某些核抗体流式标记不佳（Cyclin D1、ZAP70 等），Bcl-2、TdT 受厂家克隆株的影响；⑨流式的骨髓标本取材往往存在外周血稀释。因此，流式细胞术检测擅长定系、定阶段、定良恶性[1,6,12,33,35,38]。

2. 评价 B 细胞、浆细胞异常及单克隆性的注意事项

（1）轻链背景偏高：由于多种因素影响，轻链表达的抗体检测经常出现背景偏高，κ 与 λ 分界不清的情况。通过优化标本处理（前述的孵育、洗涤，仔细操作，减少碎片和死细胞等）、获取条件（合理的 PMT 与补偿）、精确设门等方法可能会改善，也有人提出使用同种荧光标记 κ 和 λ，比较荧光强度来判断，但是如果标本中 B 淋巴细胞或者浆细胞比例很低，含有大量其他大细胞或者大颗粒细胞等，将一对的两个抗体分散到两管可能更加难以判断。所以多数还是建议 κ/λ 放在同一管内，使用不同荧光标记，采用内对照，按照与 45°角的距离来判断表达 κ 还是 λ。而不能按照同型阴性对照设定界限，否则就会误判为双阳性，而 κ 和 λ 的表达可以双阴性，是极少出现双阳性的[33-35]。

（2）抗原表位发生改变，造成假阴性或者假单克隆性：这种情况多见于使用抗轻链的单克隆抗体时，因此有人建议一个实验室至少备有两种不同克隆的抗轻链抗体，或使用兔抗人的多克隆抗体有助于改善这种情况[33-35]。

（3）存在两群或者更多单克隆性细胞，造成假多克隆性：虽然绝大多数成熟 B 淋巴细胞或者浆细胞肿瘤只有一个克隆，但是少数情况下有两种或者以上克隆并存，如果这两个克隆分别表达不同亚型轻链，那么如果使用系别标志设门，就可能表现为 κ/λ 比值在参考区间内。文献报道这种情况在 CLL 中发生率大约为 4.8%（3.4%～13.8%），使用异常表达标志（如 CD5、CD23、CD10 等）精确设门，有助于识别这些 B 细胞群[33-35,38]。

（4）B-CLPD 有时候会出现某一个或者多个泛 B 标志减弱或者丢失：例如 CLL 常伴有 CD20 表达减低，FL 和 DLBCL 伴有 CD19 表达减低等，因此需要注意抗体组合不能只做一个泛 B 细胞相关标志。而 B-CLPD 治疗中如果使用抗 CD20 单抗药物，更是会造成正常和肿瘤性 B 淋巴细胞丢失 CD20，给检测带来困难[1,6,12,33-35,38]。

3. 评价 T 细胞、NK 细胞异常的注意事项[1,6,12,33-35,38,39]

（1）泛 T 细胞标志（CD2、CD3、CD5、CD7）的改变并非仅见于淋巴瘤，也可以见于病毒感染。

（2）$CD4^+$ 或者 $CD8^+$ T 细胞亚群明显增多，CD4/CD8 比值升高或者减低，可以见于病毒感染（包括 HIV）和自身免疫病。

（3）某些标志的表达增强如 CD25，可以见于调节性 T 细胞增多。

（4）$CD30^+$T 细胞不一定都是恶性，可能为活化 T 细胞；ki67 表达只是代表细胞增殖活性增强，也不一定都是恶性。

（5）CD4/CD8 双阳性细胞可以见于病毒感染等反应性增生的 T 细胞，而 CD4/CD8 双阴性细胞增多还可以见于自身免疫性淋巴细胞增生综合征（autoimmune lymphoproliferative syndrome, ALPS)[39]。因此流式细胞术诊断淋巴瘤的时候需要遵循下述几项,临床信息、异常细胞的百分比、异常表达的数量和程度、细胞群背景、排除可能引起这种异常表型的其他原因。

(6)正常 NK 细胞不表达 ki67、CD5、CD4、胞膜 CD3,多数不表达 cCD3。但是活化的 NK 细胞表达 cCD3ε 链和 ζ 链;NK 细胞获得 CD5 也不能判断为恶性;丢失 CD8 或者 CD2、CD7、CD161 等不能证明恶性。因此有时候单纯靠流式很难证明恶性 NK 细胞肿瘤。

(7)$TCR\gamma\delta^+$ T 细胞在循环 T 细胞中所占比例较低,但是需要注意的是,多种原因可以引起循环 $TCR\gamma\delta^+$ T 细胞比例升高,尤其是东方人,有的反应性病例甚至正常人可以高达 T 细胞的 20%。因此必须有明确的异常表型和临床依据才能诊断淋巴瘤。此外,虽然绝大多数 $TCR\gamma\delta^+$ T 细胞淋巴瘤是成熟阶段细胞,但是也有原始幼稚细胞类型。

(8)CD45RA/CD45RO 也是 T 淋巴细胞的一对抗原对,分别见于初始 T 和效应、记忆 T 细胞。有人用此来评价 T 细胞的克隆性。但是反应性增生的寡克隆 T 细胞也可以是单纯 CD45RA 或者 CD45RO,因此评价效果极为有限。相反,如果某亚群 T 细胞出现分别表达 CD45RA/CD45RO,反而可能有助于排除单克隆性。

4. 某些新抗原[1,6,12,33-35,38]

(1)CLL 经典的不良预后标志有 CD38、CD49d 和 ZAP70。大多数研究认为 CLL 表达 CD49d 或者 CD38 的阳性率达到 30%以上提示预后不佳,但是 CD38 的评价很困难。ZAP70 的表达评价更是影响因素众多,困难重重。最近报道的新的预后相关标志有 LAIR-1(CD305)、CCR6 和 CXCR5。

(2)最初大多数使用 T-CLPD 是否表达 CD10 作为诊断 AITL 的依据,但是文献报道,并不是所有 AITL 都表达 CD10,阳性率大约 70%~80%,CD279(PD1)可能在诊断 AITL 方面更有效。

五、骨髓增生异常综合征 (myelodysplastic syndrome, MDS)

21 世纪初开始出现流式细胞术检测 MDS 的报道,此后众多学者和组织对此进行研究和修订,2012 年提出国际性的流式检测 MDS 的标准化指南[40]。流式细胞术在 MDS 诊断中的作用:精确识别幼稚细胞,包括性质和百分比;识别各系(粒系、单核系、红系,少数情况下还包括巨核系的小巨核细胞或者巨大血小板)成熟异常,如增生不良的免疫表型,精确估计各群细胞百分比,与正常人相比增加或者减少。

与形态相比,流式检测异常克隆最特异,流式检测原始细胞、粒细胞异常比形态学灵敏,但是形态学诊断红细胞和巨核细胞异常更灵敏。后来的流式检测 MDS 研究集中在评价幼稚细胞、粒细胞和单核细胞系[12,40,41]。

(一) MDS 常见异常表型[12,40,41]

异常表型包括:①出现正常不表达的抗原,例如淋系抗原 CD7、CD56,伴随表达 CD2、CD5、CD19 的较少。多见于原始细胞,但是各个成熟阶段的粒细胞和单核细胞均可出现伴系表达。②粒细胞或者单核细胞抗原表达改变,包括丢失、增强、减弱。③SSC 减低提示脱颗粒。④可能出现淋巴细胞比例增多,和(或)有核红细胞比例增多,粒细胞比例减低,少数有巨核细胞比例增多。⑤髓系发育异常,主要表现在 CD16/CD11b、CD11b/CD13、CD16/CD13、CD64/CD 11c 表达模式异常。因为随着粒细胞的成熟,这些抗原在相应阶段逐渐出现,并逐渐增强或者减弱,呈一定规律性,从而根据这些细胞的表达可以判断某一阶段的细胞比例。MDS 经常出现 $CD16^+$ 和 $CD11c^+$ $CD64^{dim}$ 的成熟阶段细胞比例减低,$CD16^-CD11b^+$ 中间阶段增多和(或)$CD11b^-CD13^+$ 早期阶段增多,或者 $CD64^{bri}CD11c^-$ 早中期阶段增多。

(二) Wells 等采用的 MDS 流式评分系统[41]

研究发现 MDS 免疫表型异常与形态学、细胞遗传学和国际预后评分系统(international prognostic scoring system, IPSS)评分有很强一致性。在鉴别 MDS 与非肿瘤疾病中,不同异常表型的重要性不同,因此使用评分系统,将异常的数量和严重度进行量化,有助于提高诊断的灵敏度和特异性。如大量粒细胞和单核细胞携带非髓系抗原,比粒细胞和单核细胞表达改变更有价值;出现多种粒细胞或者单核细胞抗原异常比单个抗原异常有更强的预后意义。其中影响最大的是 2003 年 Wells 等[41]提出的流式细胞术诊断 MDS 的异常表型积分系统:①0 分:没有流式表型异常;②出现下述异常积 1 分:粒系或者单核系的单个异常;③出现下述异常积 2 分:粒系和单核系各有一项异常,粒系或者单核系有 2~3 项异常,粒系或者单核系表达 CD34,粒系或者单核系出现串系表达;④出现下述异常积3分:粒系或者单核系有4个以上异常;⑤出现下述异常积4分:粒系或者单核系有4个以上异常粒系和单核系都有2~3个异常;⑥出现下述异常再加1分:粒淋比降低(<1),有异常表达的髓系幼稚细胞百分比不高(<5%);⑦出现下述异常再加2分:异常髓系幼稚细胞百分比升高(5%~10%);⑧出现下述异常再加3分:异常髓系幼稚细胞百分比升高(11%~19%);⑨出现下述异常再加4分:异常髓系幼稚细胞百分比升高(>20%)。

使用这种方法对MDS进行评分,如果以大于等于1分为临界值,流式细胞免疫分型诊断MDS的灵敏度83.48%,特异性59.22%,正确率72.02%;以大于等于2分为临界值,灵敏度70.43%,特异性93.2%,正确率81.19%;以大于等于3分为临界值,灵敏度54.78%,特异性100%,正确率76.15%[41]。此外,流式细胞术检测有预后意义。当形态学诊断为难治性贫血(refractory anemia,RA)或者难治性贫血伴环形铁粒幼细胞(refractory anemia with ringed sideroblasts,RARS),如果有CD7异常表达,则提示预后不好。流式有助于识别原始细胞克隆,但是比例受到标本稀释和溶血影响,因此有些病例免疫分型原始细胞和有核红细胞比例虽然未达到AML诊断标准,但是形态学已经符合AML,此时以形态学比例为准[12,40,41]。

对于形态学不能确定诊断、又没有细胞遗传学异常的病例,如果流式红系、粒系、单核细胞系成熟特点有三个以上异常,就高度提示MDS。流式的单个异常没有意义。如果形态学和细胞遗传学难以判断,免疫表型有三个以上异常,需要几个月后再评价形态学和细胞遗传学。

(三)2012年欧洲LeukemiaNet工作组提出流式细胞术检测MDS标准化方案[40]

1. 关于MDS的见解

MDS是一组异质性髓系肿瘤,因此不能用单一特异性标志诊断MDS。多种抗原异常比单一抗原异常更有诊断价值。诊断MDS至少需要4色流式,重点是髓系原始细胞的分析。如:髓系原始细胞百分比,建议用$CD45^+CD34^+$细胞设门,看FSC、SSC、CD117表达、是否表达分化标志和串系表达标志。以此来鉴别正常与异常原粒。

流式诊断MDS主要看以下几个方面:粒细胞SSC和CD16/CD13/CD11b表达模式;单核细胞,B祖细胞计数,红系分化,可能也有助于诊断,尤其是低度恶性MDS;很少有人提及流式分析巨核细胞。标准化的形态学和免疫组化对于评价增生异常很重要。

2. 标准操作的建议

标本推荐使用肝素抗凝骨髓,EDTA也可以;储存温度为室温;处理时间最好在24小时之内;白细胞少的可以使用染色前预处理,但是要求使用氯化铵溶血(不带固定剂);每管至少加5×10^5个细胞;洗液建议使用PBS+0.5%血清白蛋白;对于仪器的要求,建议至少4色流式;染色后抗原稳定剂为0.5%多聚甲醛;建议使用不成熟粒细胞设门,这群细胞称为前体细胞(progenitors)而不叫原始细胞(blast);使用FSC-H/FSC-A设门排除双连体细胞;建议使用粒细胞与淋巴细胞的SSC对比(线性或者对数)来判断粒细胞的脱颗粒,需要注意的是,这些细胞可能与前体细胞和(或)单核细胞重叠,需要使用适当标志鉴定;CD14、CD16、CD24等抗原属于糖基磷脂酰肌醇(glycosyl phosphatidyl inositol,GPI)锚抗原,如果同时存在阵发性睡眠性血红蛋白尿(paroxysmal nocturnal hemoglobinuria,PNH)克隆,表达会有丢失或者部分丢失,但是不影响MDS诊断。

3. 建议检测的标志

2012年欧洲LeukemiaNet工作组建议MDS检测标志:①一般核心标志:CD45、CD34、CD117、HLA-DR、CD11b、CD13、CD16、CD33、CD14、CD7、CD56、CD19;②红系标志:CD45、CD71、CD235a、CD117、CD36;③前体细胞标志:CD45、CD34、CD117、HLA-DR、CD11b、CD13、CD7、CD56、CD19、CD5、CD15;④发育阶段粒细胞标志:CD45、CD34、CD117、HLA-DR、CD11b、CD13、CD16、CD33、CD14、CD64、CD56、CD15、CD10;⑤单核细胞标志:CD45、CD34、CD117、HLA-DR、CD11b、CD13、CD16、CD33、CD14、CD36、CD64、CD56、CD2。

注意:CD2和CD25可以用来分析异常肥大细胞。大约1%~3%的MDS病例并存系统性肥大细胞增多症(systemic mastocytosis,SM)。这种情况诊断为SM-MDS。SM中异常肥大细胞表型为CD117bri,异常表达CD2和(或)CD25。

4. 建议流式评价增生异常的最低要求

2012年欧洲白血病网络工作组提出使用流式细胞计数评价MDS免疫表型的最低要求,见表1-5-8。

表 1-5-8　2012 年欧洲 Leukemia Net 工作组流式评价增生异常最低要求[40]

细胞亚群	建议分析项目	异常
不成熟粒单前体细胞	占有核细胞百分比	增加
	CD45、CD34、CD13、CD33 表达	丢失/减低/增强
	CD117 表达	一致性过低/过高表达
	HLA-DR 表达	丢失/增强
	异时相表达 CD11b、CD15	表达成熟标志
	表达 CD5、CD7、CD19、CD56	表达系列失真标志
成熟粒细胞	粒细胞百分比与淋巴百分比比值	减低
	粒细胞 SSC 与淋巴细胞 SSC 比值	减低
	CD13/CD11b、CD13/CD16、CD15/CD10 关系	模式改变，例如成熟粒细胞丢失 CD10
单核细胞	百分比	减低/增加
	发育阶段分布	向不成熟转移
	HLA-DR/CD11b，CD36/CD14 关系	模式改变
	CD13 和 CD33 表达	一致性过低/过高表达
	CD56 表达	表达系列失真标志
前体 B 细胞	占 $CD34^+$细胞百分比	减低或者无
红系成分	有核红细胞百分比	增加
	CD71/CD235a 关系	模式改变
	CD71、CD36 表达	减低
	$CD117^+$红系祖细胞百分比	增加

注意：粒单前体细胞百分比，如果不同定义得出的计数有差别，则提示异常；细胞活化的时候，CD56 表达可以上调，因此需要学会识别正常反应性粒细胞的表达范围与表达模式，包括应激状态骨髓；模式改变包括发育阶段分布改变和（或）抗原表达水平改变；红系比例可能会被免疫分型检测低估

5. 外周血标本对于 MDS 诊断意义

2008 年版 WHO 指南中，MDS 分类标准包括外周血出现原始细胞，并提出与临床预后不佳有关，白血病转化率和移植后复发率都升高。因此，检测和计数外周血中髓系前体细胞引起越来越多的关注[42]。

原发骨髓纤维化的病例，因为存在髓外造血，外周血中经常出现髓系前体细胞。但是不建议只做外周血的流式检测，外周血标本只是临床研究的一部分[40]。

6. 正确设门识别各亚群细胞

（1）髓系前体细胞

MDS 的检测强调组合的重要性，常用 CD45/SSC 组合识别前体细胞，但是该方法设门有很强的异质性；建议使用 CD45/CD34/CD117/HLA-DR 和 CD45/CD34/CD123/HLA-DR 将髓系前体细胞与其他细胞区分开，如 B 祖细胞、原始单核细胞、嗜碱性粒细胞、红系祖细胞和前体 PDC；建议使用多种方法识别和计数 MDS 的髓系前体细胞：如 $CD45^{dim}$ $SSC^{low/int}$、$CD45^{dim}$ $SSC^{low/int}$ $CD34^+$（CD19 等淋系标志阴性）、$CD45^{dim}$ $SSC^{low/int}$ $HLA\text{-}DR^+$ $CD11b^-$。通过 SSC^{low}和（或）CD19 表达排除 B 祖细胞、$CD45^{dim}$ $SSC^{low/int}$ $HLA\text{-}DR^+$ $CD117^+$，这些方法得出的髓系原始细胞百分比应该一致，除非异常髓系前体细胞丢失某些抗原（如：丢失 HLA-DR、CD34，偶见丢失 CD45），或者异常获得某些抗原，如 CD19[40,41]。

需要注意的是，CD117 在单核系早期就丢失，因此这种方法可能会低估原幼单核比例。发育阶段的粒细胞脱颗粒后，SSC 减小，CD45/SSC 图上可能会与髓系前体细胞重叠，因此需要用标志鉴定，使用一些组合定义发育阶段粒细胞（如 CD15、

CD24、CD10）可能有用，尤其是反向设门到CD45/SSC，评价粒细胞脱颗粒。此外，使用CD45⁺细胞设门，需要注意CD45⁻的前体细胞。低危MDS中，前体细胞的百分比很低，为了确保得到可靠的异常表达，建议获取适当数量的前体细胞（至少250个）。MDS髓系前体细胞最公认的异常：CD45、CD34、CD117、HLA-DR、CD13、CD33表达强度改变或者丢失；异常时相表达CD11b、CD15和（或）表达串系表达标志如CD5、CD7、CD19、CD56。后面这些异常不仅要看$CD34^+$细胞群的，也要看$CD117^+CD34^-$细胞群的，因为有些前体细胞可能不表达CD34。其他有潜在研究价值的标志有TdT和CD38。有报道说，有些TdT^+前体细胞不表达B系相关标志，如CD19和（或）cCD79a。但是还不清楚髓系前体细胞的TdT表达情况是否可以作为MDS的标志。有人认为$CD34^+$髓系前体细胞CD38减低也是比较典型的MDS异常[40-42]。

（2）粒细胞的分化发育阶段

一般使用CD45/SSC设门定义分化阶段粒细胞，但是粒细胞脱颗粒可能会与前体细胞或者单核细胞位置重叠；CD33和CD64有助于鉴别单核细胞和低颗粒的粒细胞，也有人习惯用CD15/HLA-DR、CD64/CD11c和（或）CD4、CD36、CD24来鉴别；发育阶段粒细胞的比例等于或者低于淋巴细胞，是MDS流式评分系统中的一项，虽然其临床相关性尚不明确；最常报道的异常之一是发育阶段粒细胞SSC减低，并建议使用淋巴细胞的SSC作为内参；正常骨髓中，随着粒细胞成熟，SSC增加，但是该项检测可能会受到标本稀释的影响，所以评价$CD10^-$的不成熟粒细胞SSC更有意义；需要注意的是，MDS的成熟粒细胞可能异常丢失CD10[40-42]。

粒细胞增生异常可以表现为：抗原表达强度增加或者减低，或者2个以上抗原关系异常。最常报道的异常关系是CD13/CD11b和（或）CD13/CD16；评价CD11b/CD16表达模式也有效；CD64/CD11c也有助于评价粒系增生异常；此外，有人报道，髓系前体细胞的CD15/CD10表达模式改变有预后价值。

（3）单核细胞的分化发育阶段

使用CD45/SSC结合有效标志（如CD14、CD64、CD36和CD33）可以识别单核细胞；单独使用CD14可能会低估单核细胞比例，尤其是存在不成熟单核细胞或者PNH克隆的时候；CD45/SSC设门时，成熟粒细胞脱颗粒可能会干扰单核细胞群，CD33或者结合CD64、CD24有助于区分粒细胞和单核细胞；粒细胞和单核细胞的双连体会影响分析，因此应该使用FSc-H/FSc-A去除；CD45/SSC图上单核细胞与淋巴细胞的相对位置也很重要，虽然细胞活化的时候也会发生改变；单核细胞比例，与非红系相比，异常升高或者降低也有助于判断。

单核细胞成熟阶段的表达分布异常主要表现为：HLA-DR/CD11b、CD36/CD14、CD15/HLA-DR关系异常；CD13、CD33、CD15和HLA-DR强度异常；过度表达CD56等。有时候，单核细胞严重减少会影响单核细胞增生异常的分析[12,40-42]。

（4）B祖细胞

MDS常见B祖细胞减少；$CD34^+$ $CD19^+$和（或）$CD10^+$细胞群要设门到CD45/SSC，确定SSC特性；为了避免标本稀释的影响，建议分析$CD34^+$细胞群中的B祖细胞比例[40-42]。

（5）有核红细胞

MDS最常见的异常之一是有核红细胞增多，伴有较多的不成熟红细胞（CD 117^+）；低危MDS中大约80%可以见到，只是不特异；由于凋亡或者红系造血缺陷，MDS可见红系前体细胞减少；红系前体细胞的定量可能受到裂解红细胞的影响而偏低；CD71/CD235a异常时相，CD36表达减低也是MDS骨髓标本提示红系增生异常的表现，阳性率大约70%；有研究报道，粒细胞高表达CD71与MDS中的RARS亚型有一定相关性[12,40-42]。

（四）注意事项与质量控制

1. 评价髓系前体细胞异常表达注意事项

增生的前体细胞或者某些药物影响，可以造成CD56表达上调，如果标本中除了原始细胞，大量发育阶段粒细胞和单核细胞均表达CD56，评价异常的时候就需要谨慎；此外，虽然我们很少看到，但是有人报道，CD7可以表达在一小群早期正常髓系前体细胞上，尤其是造血恢复的时候。因此认为需要了解正常对照的表达水平以帮助诊断[12,40-42]。

2. 粒细胞脱颗粒的评价

MDS的粒细胞脱颗粒表现为SSC减低，但是许多因素可以影响SSC的检测。如制备过程中，有些溶血素和固定剂可以改变SSC，多聚甲醛可能会导致SSC增加。染色和获取的时间间隔越长,增加越明显[4-6,12,16,40,41]。

3. 粒细胞异常表达的影响因素

由于遗传学多态性,有些抗原表达,如CD16、CD33可能会减低,属于正常变异;此外,CD16、CD11b表达减低与凋亡有关;造血系统再生、活化、炎症反应的时候,常见CD56表达,因此临床背景最重要,CD56由于活化而上调常伴有HLA-DR和CD64表达的增加[4-6,12,16,40,41]。

4. MDS与PNH克隆有密切相关性

在存在PNH克隆的时候,GPI相关蛋白如CD16、CD14、CD24会丢失,造成粒细胞发育模式异常,幼稚单核细胞增多的假象。PNH克隆可见于再生障碍性贫血和MDS,克隆可大可小,因此对于两者鉴别无意义。目前认为存在少量PNH克隆不会影响MDS的骨髓分析,但是评价PNH克隆建议使用外周血[37,38]。

5. 注意鉴别诊断

需要注意的是,髓系发育异常非MDS特有,一些感染、药物(尤其是G-CSF、细胞毒性或者免疫抑制药物)、营养性(尤其是巨幼细胞性贫血)、多器官衰竭、酗酒、疾病,以及其他因素均可以导致MDS样改变。最常见的是维生素B_{12}、叶酸缺乏、PNH及一些常用的药物和生物制品引起的中性粒细胞核分叶减少,与MDS很难鉴别[12,40-42]。

六、急性白血病微小残留病检测

微小残留病(minimal residual disease,MRD)是指血液系统肿瘤治疗后外周血、骨髓、体液中存在的少量和微量白血病细胞,一般指外周血和骨髓中肿瘤细胞频度<5%的状态,是白血病复发的主要根源。不同技术检测的灵敏度不同。流式细胞术检测MRD因为覆盖面广,灵敏度高,成为主要的检测方法之一。

流式细胞术检测MRD是指在已知明确免疫分型的基础上,选择特定的标志或者组合,找出与正常该发育阶段不同的细胞,检测低比例残留病变的诊断技术。其主要依据就是识别正常PB、BM、体液标本中不会出现的异常表型细胞。方法主要是根据初治时的异常免疫表型,或者根据正常细胞发育过程选择抗体设计抗体组合(panel),通过精确设门,找出是否存在异常表型细胞。

(一)抗体组合设计依据

1. 根据正常细胞发育过程设计

着重观察抗原相继出现的早晚,特定阶段各抗原表达强度。例如B系祖细胞发育模式最常用的CD20/CD10/CD45/CD19,CD34/CD10/CD45/CD19,就是使用CD19/SSC设门,观察B细胞的发育阶段表达情况。正常B祖细胞发育过程中,最早期细胞表达CD34/$CD10^{bri}$/$CD45^{dim}$/$CD19^{dim}$,不表达CD20,SSC与成熟细胞差不多。随着细胞发育成熟,CD34表达丢失,CD10表达减弱并最终变为阴性,同时CD20出现并逐渐增强,CD45、CD19表达增强,SSC先减小再增加。如果幼稚B细胞遵循这种发育模式,则正常增生细胞的可能性大。该方法优点:覆盖率高,通用。缺点:不特异,有时候大量增生的细胞会掩盖少量异常细胞;受到治疗等因素影响,有些正常细胞的表达强度或者组合表达模式发生改变(如儿童患者增生的B系原始细胞可能会出现CD20/CD34共表达等);人为主观性强,需要分析人员对正常抗原的表达强度、表达模式都比较熟悉;并且要求仪器、抗体稳定。

2. 按照初治或者复发时LAIP或者常见的异常表达设计

例如,正常髓系原始细胞不表达CD7,如果$CD34^{+}CD117^{+}$细胞表达了CD7,则提示可能为恶性细胞。该方法优点:特异。缺点:覆盖率低;有些标志的判断容易受到药物治疗影响,如髓系原始细胞的CD56、Tim3等;此外,随访过程中很多病例都会发生抗原漂移(antigen shift),给诊断带来困难。

鉴于上述两种设计思路各有优缺点,目前临床上的抗体组合设计,往往是根据两种思路的组合来设计。设计方法均为:设门抗体(系别或者原始细胞标志)+LAIP标志或者组合。这些标志可能为伴系表达标志,可能为不同发育阶段标志,可能为正常表达标志的荧光强度改变(包括表达过强、过弱、丢失),也有的异常可能为单克隆性,FSC或者SSC异常。

(二)常用抗体组合介绍

1. B-ALL常用抗体组合

一般多色以CD10/CD34/CD19/CD20/CD45做骨架,四色以CD19/CD45或者CD19/CD34、CD19/CD10做骨架。

(1)常用4色抗体组合:CD20/CD10/CD45/CD19、CD34/CD10/CD45/CD19、CD10/CD13+33/CD19/CD34、CD58/CD10/CD19/CD34、CD38/CD10/CD34/CD19、TdT/CD10/CD19/CD34、CD20/CD34/CD45/

CD19、CD38/CD10/CD45/CD19、TdT/CD10/CD45/CD19、CD10/CD81/CD34/CD19、CD10/CD11a/CD45/CD19。

（2）常用6色抗体组合：CD38/CD10/CD34/CD19/CD20/CD45、CD58/CD10/CD34/CD19/CD20/CD45、CD10/CD81/CD34/CD19/CD20/CD45、CD10/CD13+33/CD34/CD19/CD20/CD45、TdT/CD10/CD34/CD 19/CD20/CD45 等。

（3）常用8色抗体组合：CD38/CD10/CD13+33/CD34/CD19/CD20/CD81/CD 45、TdT/CD10/CD38/CD34/CD19/CD20/CD81/CD45、CD58/CD10/CD38/CD34/CD19/CD20/CD81/CD45 等。

也有人使用 CD9、CD22、CD24、CD66c、CD15、CD65、CD21、CD97、CD123、CD304、cIgM、NG2 等作为 LAIP 标志[12,43-45]。

2. AML 常用抗体组合

一般以 CD34/CD117/CD45 做骨架，所以 CD34、CD117 阴性的 AML 的 MRD 检测较为困难。

（1）4 色抗体组合：CD7/CD117/CD45/CD19、CD7/CD117/CD45/CD56、CD56/CD11b/CD45/CD34、HLA-DR/CD117/CD45/CD34、CD7/CD117/CD45/CD34、CD56/CD117/CD45/CD34、CD38/CD117/CD34/CD123、CD11b/CD117/CD45/CD34、CD13/CD117/CD34/CD33、CD15/CD117/CD34/CD33、CD13/CD133/CD34/CD33、CD13/CD56/CD34/CD33、HLA-DR/CD117/CD34/CD33、CD11b/CD13/CD34/CD33、CD38/CD13/CD34/CD33 等。

（2）6 色抗体组合：CD7/CD117/CD34/CD56/CD19/CD45、CD15/CD117/CD34/CD11b/HLA-DR/CD45 等。

（3）8 色抗体组合：CD7/CD117/CD34/CD19/CD11b/HLA-DR/CD56/CD45，CD15/CD117/CD34/CD13/CD33/HLA-DR/CD11b/CD45 等。

有的实验室使用 TdT、CD2、CD4、CD5、CD9、CD11c、CD25、CD47、CD86、CD96、CD135、CD184（CXCR4）、NG2、Tim3 等作为 LAIP 检测标志[12,43-45]。

3. T-ALL 常用抗体组合

（1）4 色抗体组合：TdT/cCD3/CD45/CD34、CD4/cCD3/CD3/CD8、CD16/cCD3/CD3/CD56、CD99/cCD3/CD3/CD7、CD7/CD1a/CD45/CD5 等。

（2）常用6色抗体组合：TdT/CD34+CD1a/CD3/cCD3/CD56/CD45、CD7/CD3/CD4/CD5/CD56/CD45 等。

（3）常用 8 色抗体组合：TdT/CD34+CD1a/CD3/CD4/CD5/CD8/CD7/CD45、CD99/cCD3/CD3/CD4/CD5/CD8/CD7/CD45[12,43-45]等。

（三）推荐的报告模式

建议使用两部分形式。第 1 部分为文字说明：除了一般临床信息、检测信息外，结果部分描述异常细胞占有核细胞百分比，抗原表达分布及强度；如果没有异常细胞，可以直接写本次检测范围内，未见恶性幼稚细胞；结论部分简要概述有无异常细胞及比例性质。第 2 部分为彩色图片形式，一律采用二维散点图；显示两种：第一种显示活细胞门内所有细胞群，作为内对照评价；第二种显示靶细胞门内细胞，可以同时用不同颜色显示正常该阶段细胞和肿瘤细胞。

（四）注意事项与质量控制

流式细胞术检测 MRD 的优点是灵敏度高、特异性好，覆盖率广。检测灵敏度：B-ALL 和 T-ALL 可以达到 10^{-3}～10^{-4}，AML 有特殊表型的为 10^{-3}～10^{-4}，没有特殊表型的灵敏度会减低。覆盖率广：90%～95% 病例。使用流式细胞术检测 MRD，对结果的解释极具挑战性，需要大量经验的积累。在结果分析时应关注以下几点：

1. 获取细胞数量

免疫分型最少 3 万，MRD 最少 30 万。之前认为 50～100 个细胞有意义，现在认为如果精确追踪免疫表型，25 个细胞（甚至有人提出 10 个细胞）也可以报。

2. 设门

因为 MRD 检测普遍比例较低，所以一般不用 CD45/SSC 设门，多采用系别标志（如 CD19、cCD3）或原始细胞标志（CD34、CD117、TdT）反向设门，更多的是多标志连续逻辑设门。

3. 某些标志的评价与 MDS 检测类似

药物、应激等情况会导致髓系原始细胞表达 CD56，需要与肿瘤细胞鉴别；CD24 虽然是髓系标志，但是在 B 祖细胞发生过程中有一过性表达，因此使用该标志评价 B-ALL MRD 时需要谨慎。

4. 抗原漂移和系别转换

抗原的表达随着治疗发生改变，包括表达模式改变和强度改变。文献报道，B-ALL 初治时每例 2～14 个异常，MRD 检测中，73% 丢失至少一个异常表达（30%～80% 的异常会发生改变，大多数是由异常变为正常）。AML 更加不稳定，88% 有至少一个表达改变，多数复发时更不成熟[45,46]。

5. 目前存在的问题

该方法缺乏标准化;LAIP 可能不会覆盖所有白血病细胞,有些与正常细胞表型重叠;治疗后增生低下、标本严重稀释或者局灶性病变,均会影响检测灵敏度;需要使用复杂的抗体组合去建立正常发育模式以及研究抗原的正常表达情况[12,43-46];①依赖正确的最初诊断,因为流式检测是使用抗体识别抗原的方法,做 MRD 检测时不能像初治时那样使用单一免疫标志(如 CD45/SSC)设门,也不会做更多的各系标志,而是根据初治表型或者临床诊断,针对性地选择抗体,如果诊断不正确,抗体选择错误,极易造成漏诊;②受细胞活性影响大,因为流式需要检测活细胞,死细胞和碎片会与抗体非特异性结合,影响表达,所以该法检测 MRD 受标本质量影响;③有些病例,尤其是 AML,可能没有明显的 LAIP,或者抗体做的不够多,或者人类目前认识不够深,还没有找到其 LAIP,这种病例原始细胞比例低的时候,会因为很难检测到 MRD 而漏诊;④某些药物或者免疫状态会影响抗原表达;⑤主观性强,对于分析人员的经验性依赖较大,表现为抗体组合设计、设门方法的灵活运用、敏锐地观察到肿瘤细胞的异常表型;⑥因为 MRD 检测经常需要多种抗体组合设门,所以多色流式优于四色流式,一般认为三色流式不适合做 MRD;⑦没有特异性标志或者初治表型,也可以做,但是灵敏度可能会降低;⑧某些情况下,骨髓中可能会存在大量增生的 B 系或者髓系原始细胞,需要与 MRD 鉴别[12,43-45]。

(王　卉)

参考文献

1. Wood B L, Arroz M, Barnett D, et al. 2006 Bethesda International Consensus recommendations on the immunophenotypic analysis of hematolymphoid neoplasia by flowcytometry: optimal reagents and reporting for the flowcytometric diagnosis of hematopoietic neoplasia[J]. Cytometry B Clin Cytom, 2007, 72B: S14-S22.
2. Hulspas R, O'Gorman MR, Wood BL, et al. Considerations for the control of background fluorescence in clinical flow cytometry[J]. Cytometry B Clin Cytom, 2009, 76(6): 355-364.
3. Kalina T, Flores-Montero J, van der Velden VH, et al. EuroFlow standardization of flowcytometer instrument settings and immunophenotyping protocols[J]. Leukemia, 2012, 26(9): 1986-2010.
4. Davis BH, Dasgupta A, Kussick S, et al. ICSH/ICCS Working Group. Validation of cell-based fluorescenceassays: practice guidelines from the ICSH and ICCS-part II-preanalytical issues[J]. Cytometry B Clin Cytom, 2013, 84(5): 286-290.
5. Barnett D, Louzao R, Gambell P, et al. ICSH/ICCS Working Group. Validation of cell-based fluorescenceassays: practice guidelines from the ICSH and ICCS-part IV-postanalytic considerations[J]. Cytometry B Clin Cytom, 2013, 84(5): 309-314.
6. Johansson U, Bloxham D, Couzens S, et al. Guidelines on the use of multicolour flow cytometry in the diagnosis of haematological neoplasms. British Committee for Standards in Haematology[J]. Br J Haematol, 2014, 165(4): 455-488.
7. da Costa ES, Peres RT, Almeida J, et al. EuroFlow Consortium. Harmonization of light scatter and fluorescence flow cytometry profiles obtained after staining peripheral blood leucocytes for cell surface-only versus intracellular antigens with the Fix & Perm reagent[J]. Cytometry B Clin Cytom, 2010, 78(1): 11-20.
8. Bene MC, Castoldi G, Knapp W, et al. Proposals for the immunological classification of acute leukemias [J]. Leukemia, 1995, 9: 1783-1786.
9. Jennings C D, Foon K A. Recent advances in flow cytometry: application to the diagnosis of hematologic malignancy[J]. Blood, 1997, 90: 2863-2892.
10. Craig FE, Foon K A. Flow cytometric immunophenotyping for hematologic neoplasm [J]. Blood, 2008, 111: 3941-3967.
11. van Dongen J J, Lhermitte L, Böttcher S, et al. EuroFlow antibody panels for standardized n-dimensional flow cytometric immunophenotyping of normal, reactive and malignant leukocytes [J]. Leukemia, 2012, 26 (9): 1908-1975.
12. Vardiman JW, Porvit A, Brunning RD, et al. Introduction and overview of the classification of the myeloid neoplasms [M]//Swerdlow SH, Campo E, Harris NL, et al. WHO Classification of Tumours of Haematopoietic and Lymphoid Tissues: Fourth Edition. Lyon: IARC Press, 2008: 18-30.
13. Mihova D, Zhang LJ. Acute Erythroid Leukemia: A Review [J]. N A J Med Sci, 2012, 5(2): 110-118.
14. Liu W, Hasserjian RP, Hu Y, et al. Pure erythroid leukemia: a reassessment of the entity using the 2008 World Health Organization classification[J]. Mod Pathol, 2011, 24(3): 375-383.
15. Döhner H, Estey EH, Amadori S, et al. Diagnosis and management of acute myeloid leukemia in adults: recommendations from an international expertpanel, on behalf of the European LeukemiaNet [J]. Blood, 2010, 115 (3): 453-474.
16. Béné MC, Nebe T, Bettelheim P, et al. Immunophenotyping

of acute leukemia and lymphoproliferative disorders: a consensus proposal of the European Leukemia Net Work Package 10[J].Leukemia,2011,25(4):567-574.

17. Arber DA, Vardiman JW, Brunning RD, et al. Acute myeloid leukaemia with recurrent genetic abnormalities [M]//SWERDLOW SH,CAMPO E,HARRIS N L,et al. WHO Classification of Tumours of Haematopoietic and Lymphoid Tissues: Fourth Edition. Lyon: IARC Press, 2008:110-123.

18. Facchetti F, Jones DM, Petrella T. Blastic plasmacytoid dendritic cell neoplasm[M]//Swerdlow SH, Campo E, Harris NL,et al.WHO Classification of Tumours of Haematopoietic and Lymphoid Tissues: Fourth Edition. Lyon: IARC Press,2008:145-147.

19. Arber DA,Peterson L,Brunning RD,et al.Acute myeloid leukaemia, not otherwise specified[M]//Swerdlow SH, Campo E,Harris NL,et al.WHO Classification of Tumours of Haematopoietic and Lymphoid Tissues:Fourth Edition. Lyon:IARC Press,2008:130-139.

20. Borowitz MJ, Chan JKC. Precursor lymphoid neoplasms [M]//Swerdlow SH, Campo E, Harris NL, et al. WHO Classification of Tumours of Haematopoietic and Lymphoid Tissues:Fourth Edition.Lyon:IARC Press,2008:167-178.

21. Blin N,Méchinaud F,Talmant P,et al.Mature B-cell lymphoblastic leukemia with MLL rearrangement: an uncommon and distinct subset of childhood acute leukemia [J].Leukemia,2008,22:1056-1059.

22. Kim B, Lee ST, Kim HJ, et al. Acute lymphoblastic leukemia with mature B-cell phenotype and t(9;11;11) (p22; q23; p11.2): A case study and literature review [J].Ann Lab Med ,2014,34:166-169.

23. Coustan-Smith E,Mullighan CG,Onciu M,et al.Early T-cell precursor leukaemia: a subtype ofvery high-risk acute lymphoblastic leukaemia[J]. Lancet Oncol, 2009, 10: 147-156.

24. Inukai T,Kiyokawa N,Campana D,et al.Clinical significance of early T-cell precursor acute lymphoblastic leukaemia: results of the Tokyo Children's Cancer Study Group Study L99-15[J].Br J Haematol,2012,156(3): 358-365.

25. Chopra A,Bakhshi S,Pramanik SK,et al.Immunophenotypic analysis of T-acute lymphoblastic leukemia. A CD5-based ETP-ALL perspective of non-ETP T-ALL[J]. Eur J Haematol,2014,92(3):211-218.

26. Borowitz MJ,Bene MC,Harris NL,et al.Acute leukaemias of ambiguous lineage[M]//Swerdlow SH, Campo E, Harris NL,et al.WHO Classification of Tumours of Haematopoietic and Lymphoid Tissues: Fourth Edition. Lyon: IARC Press,2008:150-155.

27. Steiner M, Attarbaschi A, Dworzak M, et al. Austrian Berlin-Frankfurt-Münster Study Group.Cytochemically myeloperoxidase positive childhood acute leukemia with lymphoblastic morphology treated as lymphoblastic leukemia [J].J Pediatr Hematol Oncol,2010,32(1):e4-e7.

28. Rytting ME,Kantarjian H,Albitar M.Acute lymphoblastic leukemia with Burkitt-like morphologic features and high myeloperoxidase activity[J].Am J Clin Pathol,2009,132 (2):182-185.

29. Meyerson HJ,Blidaru G,Edinger A,et al.NRP-1/CD304 expression in acute leukemia: a potential marker for minimal residual disease detection in precursor B-cell acute lymphoblastic leukemia[J].Am J Clin Pathol,2012, 137(1):39-50.

30. 石远凯,孙燕,刘彤华.中国恶性淋巴瘤诊疗规范(2015年版)[J].中华肿瘤杂志,2015,37(02):148-158.

31. 中华医学会血液学分会,中国抗癌协会血液肿瘤专业委员会.中国慢性淋巴细胞白血病/小淋巴细胞淋巴瘤的诊断与治疗指南(2015 年版).中华血液学杂志,2015,37(10):809-813.

32. 中国医师协会血液科医师分会,中华医学会血液学分会,中国医师协会多发性骨髓瘤专业委员会.中国多发性骨髓瘤诊治指南(2015 年修订)[J].中华内科杂志,2015,54(12):1066-1070.

33. Craig F,Foon K.Flow cytometric immunophenotyping for hematologic neoplasms [J]. Blood, 2008, 111 (8): 3941-3967.

34. Jaffe ES, Harris NL, Stein H, et al. Introduction and overview of the classification of the lymphoid neoplasms [M]//Swerdlow S H, Campo E, Harris N L, et al. WHO Classification of Tumours of Haematopoietic and Lymphoid Tissues:Fourth Edition.Lyon:IARC Press,2008:158-166.

35. D'Arena G,Musto P.Monoclonal B-cell lymphocytosis[J]. Transl Med UniSa,2014,8:75-79.

36. Tembhare P,Yuan CM,Xi L,et al.Flow cytometric immunophenotypic assessment of T-cell clonality by Vβ repertoire analysis: detection of T-cell clonality at diagnosis and monitoring of minimal residual disease following therapy[J]. Am J Clin Pathol, 2011, 135(6): 890-900.

37. Morice WG,Jevremovic D,Olteanu H,et al.Chronic Lymphoproliferative disorder of natural killer cells: a distinct entity with subtypes correlating with normal natural killer cell subsets[J].Leukemia,2010,24(4),881-884.

38. Campo E,Swerdlow SH,Harris NL,et al.The 2008 WHO classification of lymphoid neoplasms and beyond: evolving concepts and practical applications[J].Blood,2011,117 (19):5019-5032.

39. Oliveira JB,Bleesing JJ,Dianzani U,et al.Revised diag-

nostic criteria and classification for the autoimmune lymphoproliferative syndrome (ALPS): report from the 2009 NIH International Workshop[J].Blood,2010,116(14):e35-40.

40. Westers TM, Ireland R, Kern W, et al. Standardization of flow cytometry in myelodysplastic syndromes: a report from an international consortium and the European LeukemiaNet Working Group[J]. Leukemia, 2012, 26(7): 1730-1741.

41. Wells DA, Benesch M, Loken MR, et al. Myeloid and monocyticdyspoiesis as determined by flow cytometric scoring in myelodysplastic syndrome correlates with the IPSS and with outcome after hematopoietic stem cell transplantation[J].Blood,2003,102(1):394-403.

42. Brunning RD, Porwit A, Orazi A, et al. Myelodysplastic syndromes/neoplasms, overview [M]//Swerdlow S H, Campo E, Harris N L, et al. WHO Classification of Tumours of Haematopoietic and Lymphoid Tissues: Fourth Edition. Lyon: IARC Press, 2008:88-93.

43. Buccisano F, Maurillo L, Del Principe MI, et al. Prognostic and therapeutic implications ofminimal residual disease detection in acute myeloid leukemia[J]. Blood, 2012, 119(2):332-341.

44. Gaipa G, Basso G, Biondi A, et al. Detection of minimal residual disease in pediatric acute lymphoblastic leukemia [J]. Cytometry B Clin Cytom, 2013, 84(6):359-369.

45. Zeijlemaker W, Gratama JW, Schuurhuis GJ. Tumor heterogeneity makes AML a "moving target" for detection of residual disease[J]. Cytometry B Clin Cytom, 2014, 86(1): 3-14.

46. Chen W, Karandikar NJ, McKenna RW, et al. Stability of leukemia-associated immunophenotypes in precursor B-lymphoblastic leukemia/lymphoma: a single institution experience[J]. Am J Clin Pathol, 2007, 127(1):39-46.

第四节 淋巴细胞亚群分析流程及质量控制

淋巴细胞亚群分析除了可以筛查淋巴瘤或者自身免疫性淋巴细胞增生综合征(autoimmune lymphoproliferative syndrome, ALPS)以外,还可以提示许多其他问题,如 CD4 降低见于恶性肿瘤、遗传性免疫缺陷症、艾滋病、应用免疫抑制剂者;CD8 降低见于自身免疫性疾病或变态反应性疾病;CD4/CD8 比值升高见于自身免疫性疾病,如类风湿性关节炎、SLE 等;CD4/CD8 比值降低见于病毒感染、恶性肿瘤、再生障碍性贫血等;B 淋巴细胞与体液免疫功能有关,泛 B 标志 CD19、CD20、CD22 降低见于免疫缺陷病;EBV 感染、家族性噬血综合征常伴有 NK 细胞比例减低,或者细胞毒性颗粒减低等[1]。

一、标本的质量控制

1. 标本采集

EDTA 抗凝标本在采集后 24~48 小时内处理,肝素或者 ACD 抗凝标本可以在采集后 48~72 小时内处理。操作前,如需储存 1 天以上,标本在防渗漏的无菌管内,室温(18~22℃)储存,严禁低于 4℃或者高于 30℃[1-4]。

2. 标本处理

采用流式细胞仪来检测淋巴细胞的百分比或绝对值。可采用单平台方案,也可采用双平台方案。

(1)双平台方法

根据确定的染色抗体及组合准备试管,并做标记。在每支试管中加入 1×10^6 个细胞于管底。在每支试管中加入相应抗体,与细胞悬液充分混匀。置室温,避光 15 分钟。在每管细胞中加入 1×溶血素 2~3ml,充分混匀,置室温,避光 10 分钟。400~500g 离心 5 分钟,弃上清。加入磷酸盐缓冲液(phosphate buffer solution, PBS)或者 0.5%白蛋白或者胎牛血清的 PBS 2~3ml,混匀,400~500g 离心 5 分钟,弃上清。加 0.5ml 1%多聚甲醛或者 1×PBS 混匀。立即上机检测或者避光密闭 4~8℃保存,待上机检测。

(2)单平台方法

根据确定的染色抗体及组合准备试管,并做标记。按照不同公司产品说明书操作。

注意事项:加样要特别小心、精确。将样本及试剂加入试管底部,不得残留在试管内壁,如有残留,用棉签拭去。细胞、抗体及荧光微球的加样使用同一加样器。采用溶血免洗方案:溶解红细胞后一般不洗涤,需尽快检测,不得超过 1 小时检测。

二、抗体组合设计

1. 抗体组合(panel)

应该包括 CD45、CD3、CD4、CD8、CD56(或 CD16+CD56)、CD19。如果需要多管,应该每管加 CD3,尽量每管都包括 CD45。抗体组合中使用的抗体和溶血素应该是文献中使用过的、成熟的。

2. 尽量做4色及以上检测,至少3色流式

(1)4色抗体组合:CD4/CD8/CD45/CD3、CD56(或CD16+CD56)/CD19/CD45/CD3;

(2)6色抗体组合:CD4/CD8/CD45/CD3/CD56(或CD16+CD56)/CD19;

(3)3色抗体组合:CD3/CD4/CD45、CD3/CD8/CD45、CD3/CD56(或CD16+CD56)/CD45或CD3/CD19/CD45。

三、获取和分析细胞

1. 获取细胞数量

每管建议获取淋巴细胞门内细胞数5000个,或者总细胞数(3~10)万个。至少获取2500个淋巴细胞。

2. 获取条件

FSC使用线性,荧光参数使用对数。SSC可以使用对数或者线性。

3. 设门

使用FSC/SSC设活细胞门(R1),R1内细胞应该根据CD45强阳性/SSC低设淋巴细胞门(R2)。

4. 淋巴细胞亚群显示及比例分析

分别显示淋巴细胞门内的下述淋巴细胞亚群:CD3/CD4、CD3/CD8、CD3/CD56、CD3/CD19和CD4/CD8,并计算$CD3^+$T细胞、$CD3^+CD4^+$T细胞、$CD3^+$ $CD8^+$ T细胞、$CD3^-$ $CD56^+$ NK细胞和$CD3^-CD19^+$B细胞比例。

四、结果报告

1. 每个患者的报告应该包括姓名、编号、医学记录号、送检日期、报告日期。

2. 报告淋巴细胞亚群占淋巴细胞百分比,最好提供淋巴细胞占有核细胞百分比。

3. 临床报告最好附加相应参考区间,如:$CD3^+CD8^+$抑制性/细胞毒性T细胞绝对值范围,百分比范围。

五、质量控制

(一)仪器质量控制

1. 开机后检查鞘液和废液情况,确定仪器状态稳定。

2. 用PBS冲洗进样针内、外口5分钟,点击获取视窗内无非特异性颗粒。

3. 做质控品之前用厂家推荐的商业微球(beads)和软件校准,要求通过。日常工作至少每个月或者仪器维修后做商业微球和软件校准,要求通过[1-4]。

(二)对照

建议采用内对照。

(三)分析应该包括结果的内部可靠性检测

1. 理想状态下,($CD3^+$ + $CD19^+$ + $CD3^-$ $CD56^+$)%(占淋巴细胞)应该等于淋巴细胞门内细胞100%±3%。因此淋巴细胞群总和应该是97%~103%。如果淋巴细胞总数超出这个范围,需要进一步检测。

2. 理想状态下,($CD3^+$ $CD4^+$ +$CD3^+$ $CD8^+$)%应该在$CD3^+$%±3%范围内,最大不超过±5%。如果超出这个范围,例如CD4和CD8共表达或者γδT细胞增多,需要重新检测,如果重复性好,在报告应指出。

3. 不同管之间重复性要好,同一标本同一抗体组合内,重复检测的数据(如CD3百分比)在CD45/SSC设的淋巴细胞门内所占百分比,不同管比例差别应该在3%以内。

4. 注意同一抗体组合内每管之间的光散射情况要一致。门内细胞数不应该差别很大[1-4]。

(王 卉)

参考文献

1. Maecker H T, McCoy J P, Nussenblatt R. Standardizing immunophenotyping for the Human Immunology Project[J]. Nat Rev Immunol, 2012, 12(3):191-200.

2. Davis B H, Dasgupta A, Kussick S, et al. ICSH/ICCS Working Group. Validation of cell-based fluorescence assays: practice guidelines from the ICSH and ICCS-part II-preanalytical issues[J]. Cytometry B Clin Cytom, 2013, 84(5):286-290.

3. Barnett D, Louzao R, Gambell P, et al. ICSH/ICCS Working Group. Validation of cell-based fluorescence assays: practice guidelines from the ICSH and ICCS-part IV-postanalytic considerations[J]. Cytometry B Clin Cytom, 2013, 84(5):309-314.

4. Johansson U, Bloxham D, Couzens S, et al. Guidelines on the use of multicolour flow cytometry in the diagnosis of haematological neoplasms. British Committee for Standards in Haematology[J]. Br J Haematol, 2014, 165(4):455-488.

第五节 阵发性睡眠性血红蛋白尿症克隆分析流程及质量控制

阵发性睡眠性血红蛋白尿症(paroxysmal nocturnal hemoglobinuria,PNH)是一种由于体细胞Xp22.1上磷脂酰肌醇糖苷-A(phosphatidyl inositol indican-A,PIG-A)基因突变导致的获得性造血干细胞克隆性疾病[1]。传统的PNH诊断试验多为手工操作,灵敏度、特异性均不能满足临床需要。随着单克隆抗体技术和多参数流式细胞术的发展,应用流式细胞术检测GPI锚蛋白缺失的细胞已经成为诊断及监测PNH的主要和特异性方法[2-5]。

2010年欧美国家出台流式细胞仪检测PNH克隆指南之前,因缺乏标准化的PNH克隆检测方法,各流式细胞仪实验室使用的锚蛋白抗体的种类、荧光素标记以及检测方法各不相同,假阴性和假阳性结果时有发生[5]。针对这些PNH克隆检测中存在的问题,欧美等国家在2010年出台了PNH克隆诊断与检测指南[6]。2013年中华医学会血液学分会红细胞疾病(贫血)学组在广泛征求有关专家意见的基础上,参考国外PNH克隆检测指南及有关文献达成了PNH诊断与治疗中国专家共识[7]。本节撰写参考国内外最新PNH诊断与检测指南、有关文献,结合国内各流式细胞仪实验室的具体情况,主要介绍了标本要求、常规锚蛋白检测、PNH克隆高敏分析、PNH克隆检测注意事项等内容。

一、标本的质量控制

应用流式细胞术检测PNH克隆时标本应首选外周血,抗凝剂首选乙二胺四乙酸(ethylene diamine tetraacetic acid,EDTA),其次可以使用肝素及枸橼酸葡萄糖(acid citrate dextrose,ACD)抗凝。标本量约为1~3ml,当患者白细胞计数非常低时,可以适当增加采血量。PNH克隆检测一般不推荐使用骨髓血,因为用于评估红细胞及白细胞成熟度的一些GPI锚蛋白在血细胞发育成熟过程中表达水平会发生变化,使结果分析困难。临床高度怀疑PNH而外周血PNH克隆检测阴性以及严重粒细胞缺乏患者外周血检测粒细胞PNH困难时可考虑使用骨髓标本。由于PNH的异常细胞起源于造血干细胞,当外周血尚无$CD59^-$细胞时,骨髓中可能已经有$CD59^-$细胞,外周血$CD55^-$和$CD59^-$细胞来源于骨髓,且骨髓中有核红细胞不受输血和溶血的影响,粒细胞数量较外周血含量丰富,此时骨髓血$CD55^-$和$CD59^-$细胞检测比外周血更有意义[7,8]。红细胞PNH克隆检测时,最好应在48小时内完成标本的处理,如遇特殊情况不能及时处理标本,标本放置4℃冰箱内可保存7天。白细胞PNH克隆检测时,由于标本放置过长时间粒细胞分布及表面抗原会发生变化,CD55和CD59检测粒细胞PNH克隆需在8小时内完成标本处理,Flaer检测粒细胞PNH克隆标本可存放于4℃冰箱内,48小时内完成标本处理。

二、PNH克隆检测

PNH的传统诊断试验包括初筛试验和诊断试验。初筛试验主要用于证实血管内溶血的存在,包括血浆游离血红蛋白升高、结合珠蛋白降低和尿Rous试验阳性等。诊断试验主要用于检查对补体敏感的红细胞,包括酸化血清溶血试验(Ham's试验)、蔗糖溶血试验、蛇毒因子溶血试验及微量补体溶血敏感试验等。Ham's试验具有操作简单,特异性较强的优点,是20世纪90年代以前诊断PNH的重要方法。Ham's试验的局限性在于其敏感性差,一些小的PNH克隆以及PNH患者输血后往往出现假阴性。微量补体溶血敏感试验较Ham's试验更精确但操作繁琐,很难做到标准化,不适合做常规筛查试验。因此,运用流式细胞术检测细胞表面锚蛋白已经成为诊断PNH的主要手段。

(一)红细胞PNH克隆检测

根据国外PNH克隆检测指南和国内PNH诊断与治疗专家共识,红细胞PNH克隆主要检测CD55和CD59两种锚蛋白。常规分析可采用FSC/SSC或血型糖蛋白/SSC设门,本节以CD235a-FITC/CD59-PE双标记为例。

1. 主要试剂

包括:CD235a-FITC,CD55-PE,CD59-PE(clone MEM43),PBS缓冲液等。

2. 标本制备流程

按如下步骤进行标本制备:①取空白试管4支,分别标记试管1为正常人CD55-PE试验管,试管2为正常人CD59试验管,试管3为患者CD55-PE试验管,试管4为患者CD59-PE试验管。②试管中加入荧光抗体:试管1和3中分别加入CD235a-FITC和CD55-PE；试管2和4中分别加入CD235a-FITC和CD59-PE（抗体使用量参照试剂使用说明书）。③试管中加入标本：正常人和患者全血用PBS稀释50倍，分别取出50μl稀释后正常人标本加入试管1和2中，50μl稀释后患者的标本分别加入试管3和4中，充分混匀，室温避光孵育20分钟。④洗涤：加入2ml PBS充分混匀，1000转/分，离心5分钟，弃上清。⑤再洗涤2次：轻轻敲击试管壁，悬浮红细胞，加入2ml PBS，充分混匀，1000转/分，离心5分钟，弃上清。再重复1次。⑥上机检测：轻轻敲击试管壁，悬浮红细胞，加入0.5ml PBS混匀，1小时内上机检测。此步骤不可加入0.1%多聚甲醛PBS，因为多聚甲醛有溶解红细胞的作用，会使被检测的红细胞发生裂解从而影响检测结果。

3. 流式细胞仪数据获取

流式细胞仪至少要求能探测FL-1和FL-2两色荧光通道，采用FSC、SSC、FL-1、FL-2四参数分析。以CELLQuest™ pro软件为例进行数据获取和分析：①CaliBRITE荧光微球和FACSComp软件设定光电倍增管（PMT）电压，调节荧光补偿，检测仪器敏感度。②打开CELLQuest™ pro软件，设置FSC/SSC、CD235a-FITC/FSC、CD235a-FITC/CD59-PE四个散点图以及CD59-PE直方图获取窗口（图1-5-1）。FSC和SSC采用对数放大模式。③先上正常人标本以优化获取条件：调节FSC/SSC和FL-1/FL-2 PMT电压、FSC阈值。FSC/SSC散点图中设红细胞门R1，CD235a-FITC/FSC散点图中显示R1，设CD235a+红细胞门R2，CD235a-FITC/CD59-PE散点图和CD59-PE直方图中显示R1+R2，将红细胞调至适当的位置（图1-5-1A），获取R1至少5000个细胞，可以保证检测出1%的PNH克隆红细胞。④患者标本流式细胞仪数据获取：以正常人标本的获取条件获取患者标本的流式细胞仪数据。CD235a-FITC/FSC散点图中显示R1，设CD235a+红细胞门R2，CD235a/CD59散点图中显示R1+R2，设R3、R4、R5分别为Ⅰ型、Ⅱ型、Ⅲ型红细胞门。CD59直方图中显示R1+R2，设Mark1、Mark2、Mark3分别为Ⅰ型、Ⅱ型、Ⅲ型红细胞门（图1-5-1B）。⑤CD55-PE的流式细胞仪数据获取同CD59。

4. 流式细胞仪数据分析

数据分析步骤：①打开CELLQuest™ pro软件，设置FSC/SSC、CD235a-FITC/FSC、CD235a-FITC/CD59-PE四个散点图以及CD59-PE直方图分析窗口。②分别打开已获取的正常人和患者标本的流式细胞仪数据。③按照流式细胞仪数据获取模式中的设门方案设门。图1-5-1A为正常人红细胞PNH克隆的检测结果，以正常人标本为Ⅰ、Ⅱ、Ⅲ型红细胞设门依据。图1-5-1B为PNH患者红细胞PNH克隆检测结果。④调整各门的边界和大小。⑤打开统计学窗口，显示Gate，Events，Gate%统计学数值。⑥统计学窗口中分别显示Ⅰ、Ⅱ、Ⅲ型红细胞的百分比。图1-5-1B中显示该PNH患者存在Ⅰ、Ⅱ、Ⅲ型3群红细胞，所占的百分比分别为51.68%、5.89%和42.41%。⑦CD55的流式细胞仪数据分析同CD59。

（二）白细胞PNH克隆的检测

根据国外PNH克隆检测指南和国内PNH诊断与治疗专家共识，常规白细胞PNH克隆筛查可检测CD55和CD59锚蛋白或Flaer联合其他锚蛋白如CD24、CD66b、CD14、CD157等。Flaer联合其他锚蛋白检测白细胞PNH克隆将在下面的章节单独讲述。CD55和CD59常规分析粒细胞PNH克隆可采用FSC/SSC、CD45/SSC或CD15/SSC等设门。

1. 主要试剂

抗体包括：CD55-PE、CD59-PE（clone MEM 43）、IgG1-PE，溶血素，PBS缓冲液等。

2. 标本制备流程

按如下步骤进行标本制备：①取5支空白试管，试管1为阴性对照管，试管2为正常人CD55-PE试验管，试管3正常人CD59-PE试验管，试管4为患者CD55-PE试验管，试管5为患者CD59试验管。②抗体标记：试管1中加入IgG1-PE，试管2和4中分别加入CD55-PE。试管3和5中分别加入CD59-PE（抗体使用量参照试剂使用说明书）。试管1、2和3中分别加入充分混匀的正常人全血100μl，试管4、5中加入充分混匀的患者全血100μl，充分混匀后室温避光孵育20分钟。③裂解红细胞：每个试管中加入2ml 1×溶血素充分混匀，室温避光10分钟。④1000转/分离心5分钟，弃上清。⑤洗涤2次：轻轻敲击试管壁，悬浮白细胞，加入2mlPBS，混匀后1000转/分离心5分钟，弃上清。再重复该步骤1次。⑥上机检测：轻轻敲击试管壁，悬浮白细胞，加入0.5ml PBS混匀，1小时内上机检测。不能立即上机时可加入0.1%多聚甲醛PBS 0.5ml，4℃冰箱保存，尽早上机检测。

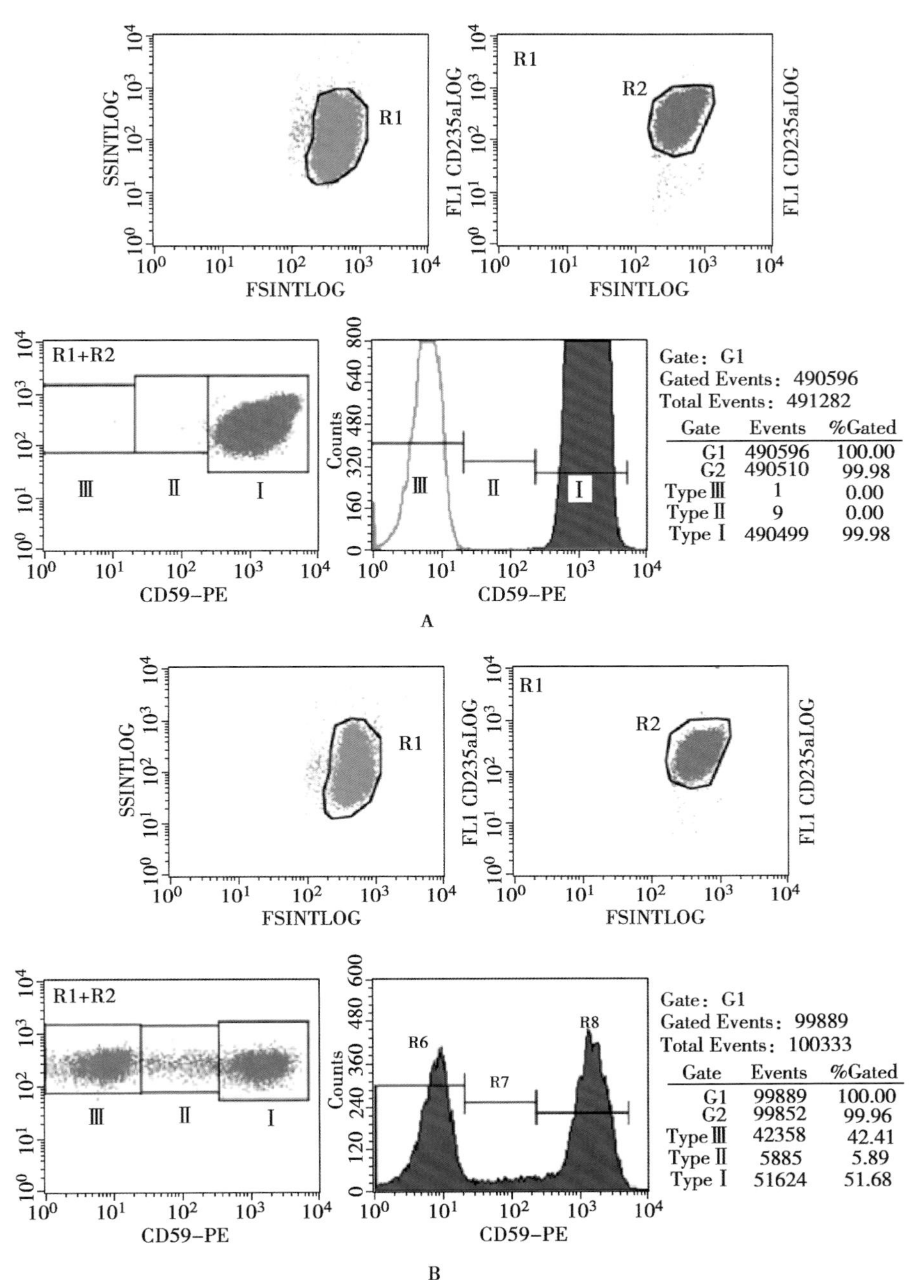

图 1-5-1　红细胞 PNH 克隆分析示意图

3. 流式细胞仪数据获取

流式细胞仪至少要求能探测 FL-1 和 FL-2 两色荧光通道，采用 FSC、SSC、FL-2 三参数分析。以 CELLQuest™ pro 软件为例进行数据获取和分析：①CaliBRITE 荧光微球和 FACSComp 软件设定 PMT 电压，调节荧光补偿，检测仪器敏感度。②打开 CELLQuest™ pro 软件，设置 FSC/SSC、CD59-PE 直方图获取窗口。③先上阴性对照管标本以优化获取条件：调节 FSC/SSC 和 FL-2 PMT 电压、FSC 阈值。FSC/SSC 散点图中设粒细胞门，CD59-PE 直方图显示粒细胞（图 1-5-2）。④流式细胞仪数据获取：分别获取正常对照和患者标本的流式细胞仪数据，获取粒细胞至少 5000 个，可以保证检测出 1% 的粒细胞 PNH 克隆。⑤CD55 的数据获取同 CD59。

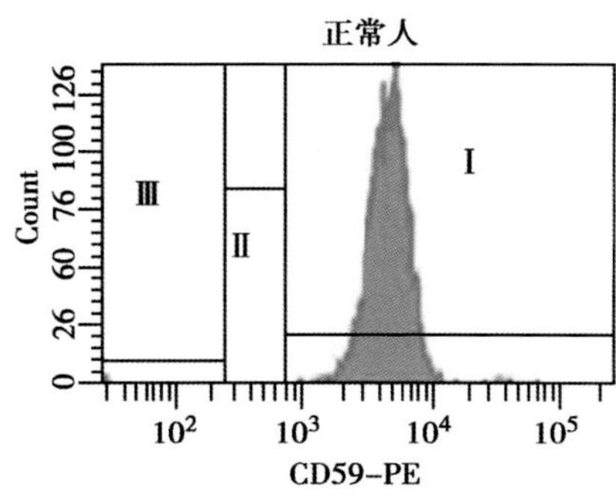

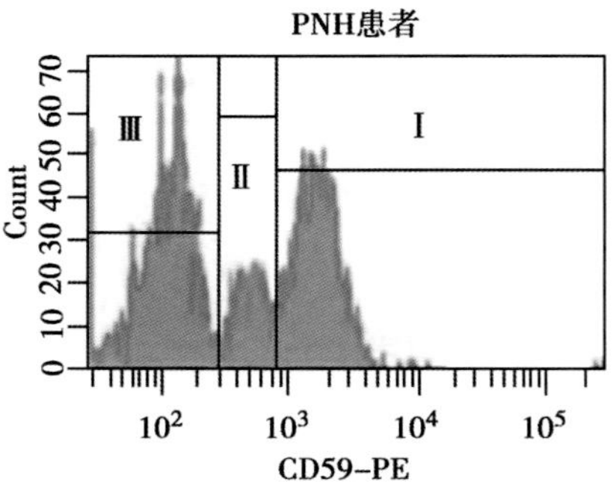

图 1-5-2 粒细胞表面 CD59 检测数据获取和分析窗口

4. 流式细胞仪数据分析

数据分析步骤：①打开 CELLQues™ pro 软件，设置 FSC/SSC、阴性对照和 CD59-PE 直方图分析窗口。②打开已获取正常对照和患者的流式细胞仪数据。③按照流式细胞仪数据获取模式中的设门方案设粒细胞门。以阴性对照和正常对照确定 Mark1、Mark2 和 Mark3 的位置。④打开统计学窗口，分别显示 Mark1、Mark2 和 Mark3 的 Events，Gate% 统计学数值。⑤ CD55 的数据分析同 CD59。

（三）嗜水气单胞菌溶素变异体检测白细胞 PNH 克隆

嗜水气单胞菌溶素变异体（Flaer）是 Alexa-488 标记的无活性气单胞菌溶素前体的变异体，它同野生型前气单胞菌溶素相似，可特异地结合于所有的 GPI 锚蛋白，但并不形成细胞通道，不引起细胞溶解，因此不会导致细胞死亡。Flaer 类似于荧光素，可在一定条件下被激发出绿色荧光，可以通过流式细胞术进行检测，并区分 GPI^- 和 GPI^+ 细胞。根据国外 PNH 克隆检测指南和国内 PNH 诊断与治疗专家共识，Flaer 联合其他 GPI 锚蛋白如 CD24、CD66b、CD14、CD157 等检测白细胞 PNH 克隆的敏感性和特异性均优于传统的 CD55 和 CD59。

1. 抗体组合和设门

Flaer 分析白细胞 PNH 克隆通常采用 CD45/SSC，CD33/SSC，CD15/SSC，CD64/SSC 等设门，特异性地分析粒细胞和单核细胞表面 Flaer 及相关锚蛋白的表达。抗体组合多采用至少三色的荧光抗体组合（1 个系列特异性抗体+2 个 GPI 锚蛋白抗体），Flaer 检测白细胞 PNH 克隆常用的抗体组合见表 1-5-9。

2. 方法

（1）主要试剂

包括：Flaer、CD14-PE、CD24-PE、CD45-PerCP、CD33-APC、MouseIgG1-PE，溶血素和 PBS 缓冲液。

表 1-5-9 检测白细胞 PNH 克隆的常用抗体组合

检测方式	分析细胞	抗体组合					
		1	2	3	4	5	6
3 色	G	Flaer	CD24	CD15/CD33			
3 色	M	Flaer	CD14	CD33/CD64			
4 色	G	Flaer	CD24	CD15/CD33	CD45		
4 色	M	Flaer	CD14	CD33/CD64	CD45		
4 色	G+M	Flaer	CD24	CD14	CD33/CD64		
5 色	G+M	Flaer	CD24	CD14	CD15/CD33/CD64	CD45	
5 色	G+M	Flaer	CD24	CD14	CD15	CD33/CD64	
6 色	G+M	Flaer	CD24	CD14	CD15	CD33/CD64	CD45

注：G 代表粒细胞，M 代表单核细胞

（2）标本制备流程

按如下步骤进行标本制备：①取 3 支空白试管，分别标记患者姓名、检测项目及所使用抗体。试管 1 中加入 MouseIgG1-PE+CD45-Percp+CD33-APC；试管 2 中加入 Flaer+CD24-PE+CD45-Percp+CD33-APC；试管 3 中加入 Flaer+CD14-PE+CD45-Percp+CD33-APC（抗体使用量参照试剂使用说明书）。②取 100μl 抗凝血标本分别加入标记抗体的试管中充分混匀，室温避光孵育 20 分钟。③加入 2ml 1×溶血素充分混匀，室温避光 10 分钟后，1000 转/分离心 5 分钟，弃上清。④洗涤 2 次：加入 2ml PBS 充分混匀，1000 转/分离心 5 分钟，弃上清。重复 1 次。⑤加入 0.5ml 0.1%多聚甲醛 PBS 混匀，4～8℃冰箱中保存，24 小时内上机检测。

（3）流式细胞仪数据获取

流式细胞仪至少要求能探测 FL-1、FL-2、FL-3 和 FL-4 的四色荧光通道，采用 FSC、SSC、FL-1、FL-2、FL-3、FL-4 六参数分析。以 CELLQuest™ pro 软件为例进行数据获取和分析：①CaliBRITE 荧光微球和 FACSComp 软件设定光电倍增管（PMT）电压，调节荧光补偿，检测仪器敏感度。②打开 CELLQuest™ pro 软件，设置 FSC/SSC、CD45-PerCP/SSC、CD33-APC/SSC、Flaer/CD24-PE、Flaer/CD14-PE 散点图获取窗口（图 1-5-3、图 1-5-4）。③先上阴性对照管标本以优化获取条件：调节 FSC/SSC 和 FL-1 至 FL-4 PMT 电压、FSC 阈值。CD45-PerCP/SSC 散点图中设有核细胞门 R1 及淋巴细胞门 R2，CD33-APC/SSC 散点图中显示 R1，设单核细胞门 R3，粒细胞门 R4。④流式细胞仪数据获取：获取患者标本的流式细胞仪数据，获取 R4 至少 5000 个细胞，可以保证检测出 1%的白细胞 PNH 克隆。

（4）流式细胞仪数据分析

数据分析步骤：①打开 CELLQuest™ pro 软件，设置 FSC/SSC、CD45-PerCP/SSC、CD33-APC/SSC、Flaer/CD24-PE、Flaer/CD14-PE 散点图分析窗口（图 1-5-3）。②打开已获取流式细胞仪数据。③按照流式细胞仪数据获取模式中的设门方案设门，CD45-PerCP/SSC 散点图中设 R1 为有核细胞，R2 为淋巴细胞，CD33-APC/SSC 散点图中显示 R1，设 R3 为单核细胞，R4 为粒细胞。正常人和 PNH 患者白细胞 PNH 克隆检测结果分别见图 1-5-3 和图 1-5-4。④Flaer/CD24-PE、Flaer/CD14-PE 散点图中设十字象限，即可得到粒细胞和单核细胞 PNH 克隆所占的比例。⑤打开统计学窗口，分别显示十字象限的 Events，Gate%统计学数值。

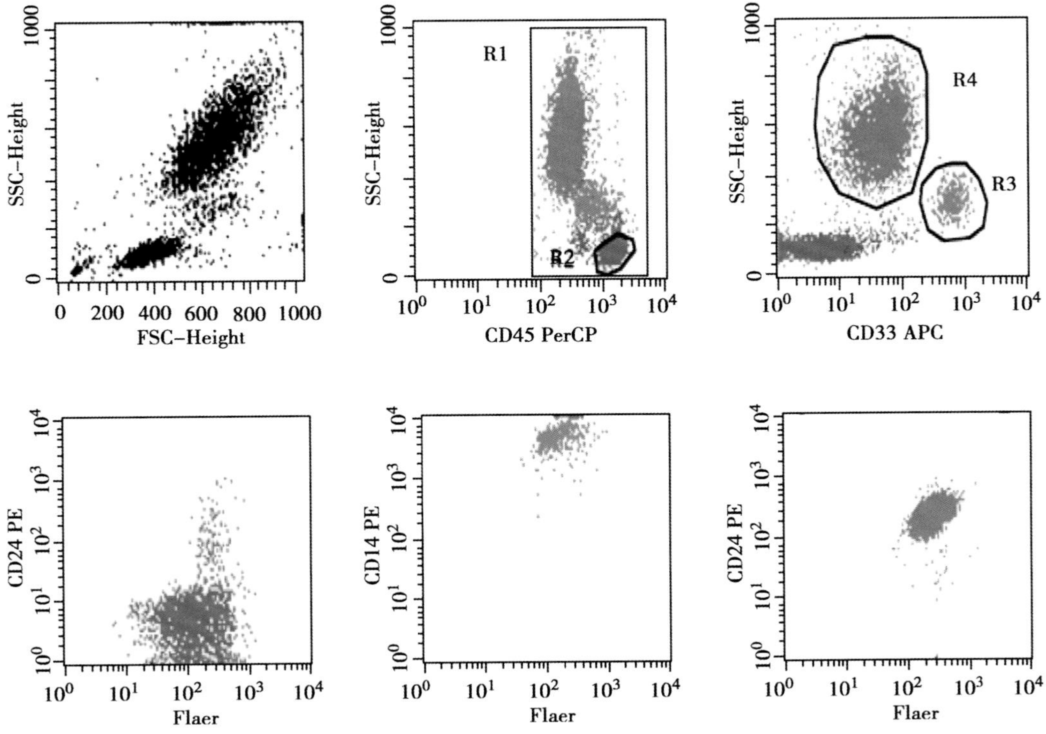

图 1-5-3　正常人白细胞克隆检测示意图

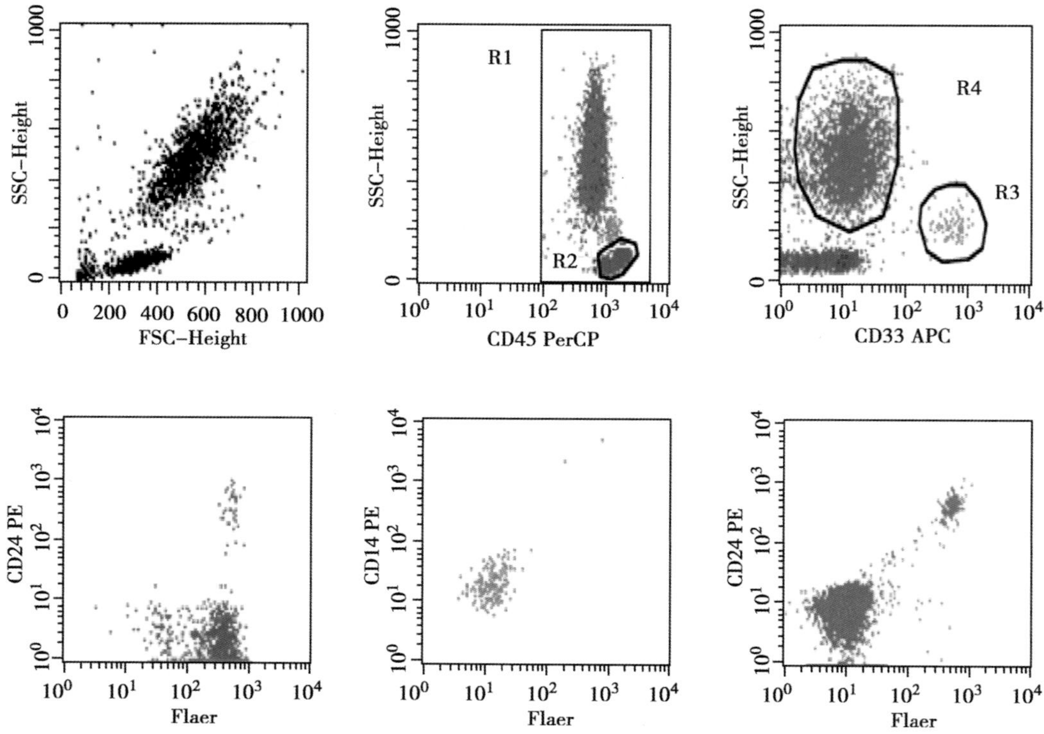

图 1-5-4 阵发性睡眠性血红蛋白尿症患者白细胞克隆检测示意图

(四) 常规 PNH 克隆检测注意事项

CD55 和 CD59 同时部分或完全缺失是 PNH 的典型表现,PNH 克隆可以快速地被单一抗体检出,但极少的患者可能存在单独缺失 CD55 或 CD59。PNH 克隆红细胞根据 CD59 的缺失程度一般可以分为三型(图 1-5-1B),Ⅰ型(补体敏感度正常,即正常红细胞)、Ⅱ型(中度敏感,即 CD59 部分缺失红细胞)、Ⅲ型(高度敏感,即 CD59 完全缺失红细胞),Ⅱ型及Ⅲ型红细胞是存在 PNH 克隆的红细胞,临床溶血程度主要取决于Ⅲ型 PNH 克隆红细胞的多少。PNH 患者红细胞 PNH 克隆检测可表现如下 3 种形式(图 1-5-5):检测出Ⅰ、Ⅱ、Ⅲ型红细胞(图 1-5-5D);检测出Ⅰ、Ⅱ型红细胞(图 1-5-5C);检测出Ⅰ、Ⅲ型红细胞(图 1-5-5B)。同一 PNH 患者在不同时期 3 型红细胞所占的比例会有变化。CD59 在区分Ⅱ型及Ⅲ型 PNH 克隆红细胞要优于 CD55,且部分正常人和非 PNH 患者可能出现 CD55 表达减弱或出现Ⅱ型红细胞[9],因此国外指南中甚至不推荐使用 CD55 检测红细胞 PNH 克隆。在检测红细胞 PNH 克隆时,CD59-PE(clone MEM43)优于 CD59-FITC[6]。CD235a-PE 易引起红细胞聚集,所以推荐选用 CD235a-FITC 抗体。检测红细胞 PNH 克隆时还需注意 CD235a-FITC 和 CD59-PE 抗体的滴度,抗体滴度过高易引起红细胞聚集。标本处理过程中,洗涤也很重要,减少洗涤次数,Ⅰ、Ⅱ、Ⅲ型红细胞不容易区分。

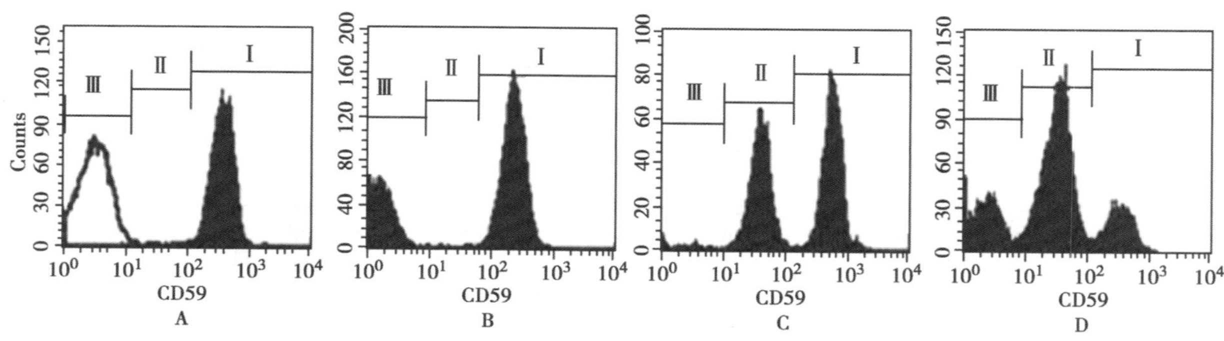

图 1-5-5 红细胞克隆的表现形式

Flaer 可以特异地与细胞表面锚蛋白结合，可直接反应锚蛋白的缺失情况。Flaer 可作用于所有 GPI 锚蛋白，不会因细胞表达 GPI 锚蛋白种类和数量的不同造成误差，因此流式细胞术检测 Flaer 已成为诊断 PNH 的首选方法。同传统的流式细胞术检测粒细胞 CD55、CD59 相比，Flaer 检测 PNH 克隆更敏感和特异，尤其是在检测微小 PNH 克隆方面，且不受输血和溶血的影响，对一些临床上高度怀疑，而 CD55、CD59 检测不能确诊的病例，可以结合 Flaer 检测，获得明确诊断；应用 Flaer 分析方法诊断并监测 PNH 患者，可精确分出Ⅰ、Ⅱ、Ⅲ型细胞，为判断病情轻重提供依据，有助于 PNH 患者疾病进展和疗效的判断；对于长期应用免疫抑制治疗的血细胞减少患者，尤其是再生障碍性贫血（aplastic anemia，AA）、骨髓增生异常综合征（myelodysplastic syndrome，MDS）等疾病，可监测其是否发生克隆性改变以及尽早发现病情变化；应用 Flaer 直接检测 GPI 锚蛋白，有助于真正的 PNH 和部分免疫性血细胞减少症患者的鉴别，明确真正的 GPI^- 细胞，而非自身抗体覆盖细胞膜锚蛋白的假性 PNH 克隆，即可用于“真、假”锚蛋白缺失的鉴别[7,10]。

Flaer 只能用于白细胞 PNH 克隆的检测，不能检测红细胞 PNH 克隆。由于红细胞表面没有气单胞菌溶素前体产生所需要的蛋白水解酶类，且表达在红细胞表面的血型糖蛋白与气单胞菌溶素前体结合力较弱，因此限制了 Flaer 对红细胞 PNH 克隆的检测。重组人源型抗补体蛋白 C5 单克隆抗体（Eeulizumab）是美国 FDA 批准用于治疗 PNH 的单抗，可显著减轻 PNH 患者的血管内溶血，减少红细胞输注，减少血栓形成，延迟生存期。分析红细胞 PNH 克隆的变化是判断 Eeulizumab 单抗疗效的可靠指标，因此虽然 Flaer 检测 PNH 克隆比 CD59 更敏感和特异，尚不能完全取代红细胞 CD59 的检测。

（五）PNH 克隆高敏分析

1. 红细胞 PNH 克隆高敏分析

根据国外 PNH 克隆检测指南和国内 PNH 诊断与治疗专家共识，红细胞 PNH 克隆高敏分析应采用血型糖蛋白/SSC 设门，本节以 CD235a-FITC/CD59-PE 双标记为例。

（1）主要试剂：包括 CD235a-FITC、CD59-PE（clone MEM43），PBS 缓冲液等。

（2）标本制备流程：按如下步骤进行标本制备：①取空白试管 4 支，分别标记上空白对照管、CD59 检测管、FL-1 和 FL-2 补偿管。②试管中加入荧光抗体：空白对照管不加入任何抗体；CD59 检测管加入 CD235a-FITC 和 CD59-PE，FL-1 补偿管中加入 CD235a-FITC；FL-2 补偿管中加入 CD59-PE（抗体使用量参照试剂使用说明书）。③试管中加入标本：全血标本用 PBS 稀释 20 倍，取出 50μl 稀释后的标本分别加入上述 4 个试管中，充分混匀，室温避光孵育 20 分钟。④洗涤：加入 2ml PBS 充分混匀，1000 转/分，离心 5 分钟，弃上清。⑤再洗涤 2 次：轻轻敲击试管壁，悬浮红细胞，加入 2mlPBS，充分混匀，1000 转/分，离心 5 分钟，弃上清。再重复 1 次。⑥上机检测：轻轻敲击试管壁，悬浮红细胞，加入 0.5ml PBS 混匀，1 小时内上机检测。

（3）流式细胞仪数据获取：流式细胞仪至少要求能探测 FL-1 和 FL-2 两色荧光通道，采用 FSC、SSC、FL-1、FL-2 这 4 个参数分析。以 CELLQuest™ pro 软件为例进行数据获取和分析：①CaliBRITE 荧光微球和 FACSComp 软件设定 PMT 电压，调节荧光补偿，检测仪器敏感度。②打开 CELLQuest™ pro 软件，设置 FSC/SSC、CD235a-FITC/FSC、CD235a-FITC/CD59-PE 四个散点图以及 CD59-PE 直方图获取窗口（图 1-5-6）。FSC 和 SSC 采用对数放大模式。③先上空白对照管标本以优化获取条件：调节 FSC/SSC 和 FL-1/FL-2 PMT 电压、FSC 阈值。FSC/SSC 散点图中设红细胞门 R1，CD235a-FITC/CD59-PE 散点图中显示 R1，将红细胞调至左下象限（如图 1-5-6A）。④再上补偿管标本调节荧光补偿：FL-1 补偿管将红细胞调至左上象限，FL-2 荧光通道阳性细胞为 0。FL-2 补偿管将红细胞调至右下象限，FL-1 通道阳性细胞为 0（图 1-5-6A）。⑤试验管流式细胞仪数据获取：CD235a-FITC/FSC 散点图中显示 R1，设 CD235a+红细胞门 R2，CD235a-FITC/CD59-PE 散点图中显示 R1+R2，设 R3、R4、R5 分别为Ⅰ型、Ⅱ型、Ⅲ型红细胞门。CD59-PE 直方图中显示 R1+R2，设 Mark1、Mark2、Mark3 分别为Ⅰ型、Ⅱ型、Ⅲ型红细胞门（图 1-5-6B、图 1-5-6C）。⑥获取 R1 至少 250000 个细胞，可以保证检测出 0.005%的 PNH 克隆红细胞。

（4）流式细胞仪数据分析：数据分析步骤：①打开 CELLQuest™ pro 软件，设置 FSC/SSC、CD235a-FITC/FSC、$CD235^a$-FITC/CD59-PE 四个散

点图以及 CD59-PE 直方图分析窗口。②打开已获取的试验管流式细胞仪数据。③按照流式细胞仪数据获取模式中的设门方案设门。图 1-5-6B 为正常人红细胞 PNH 克隆的检测结果，以正常人标本为Ⅰ、Ⅱ、Ⅲ型红细胞设门依据。图 1-5-6C 为 PNH 患者红细胞 PNH 克隆检测结果。④调整各门的边界和大小。⑤打开统计学窗口，显示 Gate，Events，Gate%统计学数值。⑥统计学窗口中分别显示Ⅰ、Ⅱ、Ⅲ型红细胞的百分比。

2. Flaer 白细胞 PNH 克隆高敏分析

根据国外 PNH 克隆检测指南和国内 PNH 诊断与治疗专家共识，白细胞 PNH 克隆高敏分析推荐采用 2 个特异性抗体识别粒细胞，检测包括 Flaer 在内的 2 个锚蛋白。本节以 CD33/CD15 特异性抗体识别粒细胞和单核细胞，Flaer+CD24 检测粒细胞 PNH 克隆，Flaer+CD14 检测单核细胞 PNH 克隆。

（1）主要试剂：包括 Flaer、CD24-PE、CD45-PerCP、CD15-APC、CD33-PECy7、CD14-APCCy7，溶血素和 PBS 缓冲液。

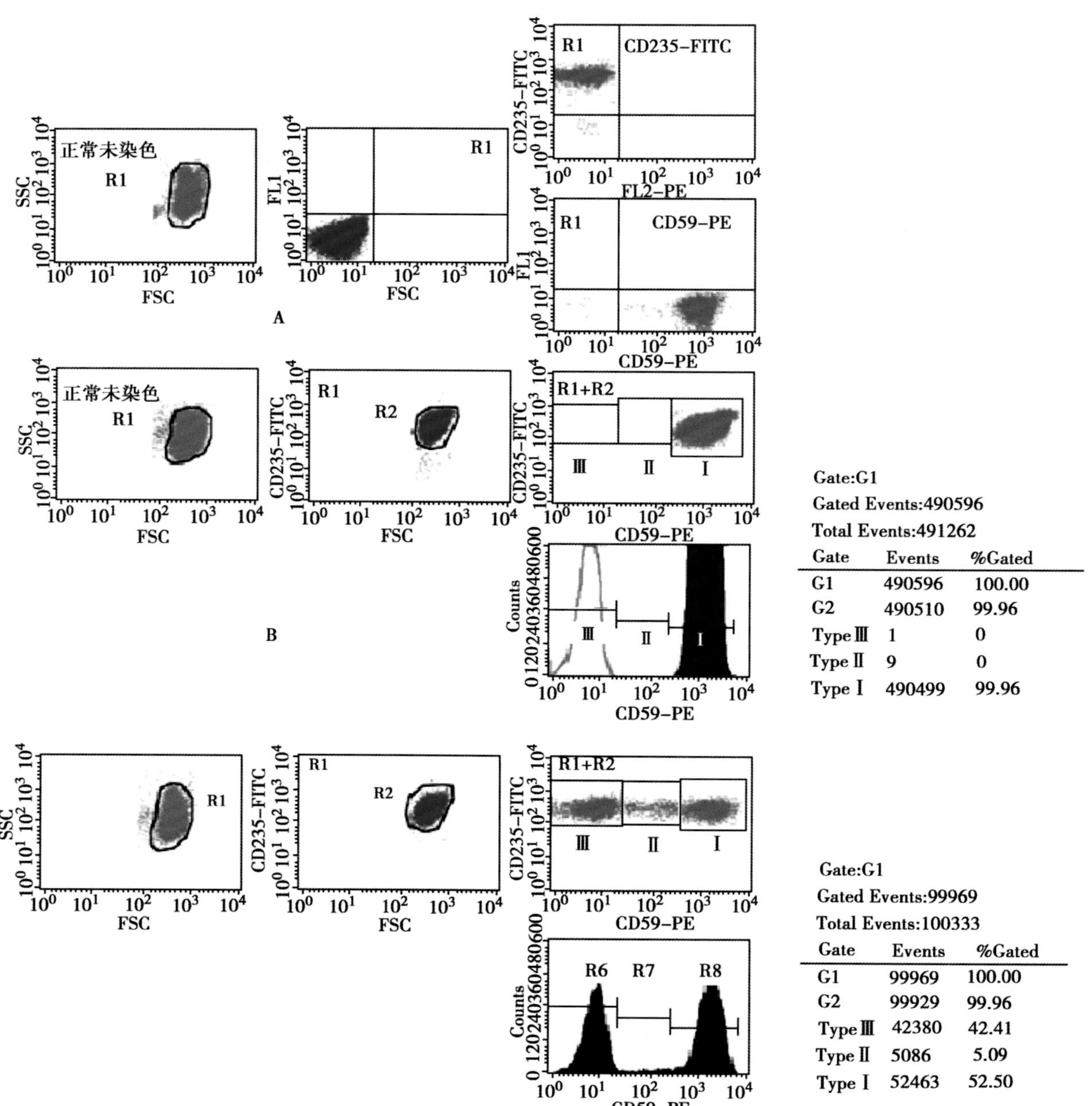

图 1-5-6 红细胞克隆高敏分析示意图

（2）标本制备流程：按如下步骤进行标本制备：①取 1 支空白试管，分别标记患者姓名、检测项目及所使用抗体。试管中加入 Flaer + CD24-PE+ CD45-PerCP + CD15-APC + CD33-PECy7 + CD14-APCCy7（抗体使用量参照试剂使用说明书）。②取 100μl 抗凝血标本加入上述试管中，充分混匀，室温避光孵育 20 分钟。③加入 2ml 1×溶血素充分混匀，室温避光 10 分钟后，1000 转/分离心 5 分钟，弃上清。④洗涤 2 次：加入 2ml PBS 充分混匀，1000 转/分离心 5 分钟，弃上清。再重复 1 次。⑤加入 0.5ml 0.1%多聚甲醛 PBS 混匀，4~8℃冰箱中保存，24 小时内上机检测。

（3）流式细胞仪数据获取：流式细胞仪至少要求能探测 4 色荧光通道，采用 FSC、SSC、FL-1、FL-2、FL-3、FL-4 六参数分析。以 Diva 软件为例进行 6 色流式细胞仪数据获取和分析：①BD FACS 7 色荧光微球设定 PMT 电压，调节荧光补偿，检测仪器敏感度。②打开 BD FACSDiva 软件，设置 FSC/SSC、CD45-PerCP/SSC、CD33-PECy7/CD15-APC、Flaer/CD24-PE、Flaer/CD14-APCCy7 等散点图获取窗口（图 1-5-7）。③调节 FSC/SSC 和 FL-1 至 FL-6 PMT 电压、FSC 阈值。CD45-PerCP/SSC 散点图中设粒细胞和单核细胞门 R1，CD33-PECy7/CD15-APC 散点图中显示 R1，设单核细胞门 R2，粒细胞门 R3。④流式细胞仪数据获取：获取患者标本的流式细胞仪数据，获取 R3 至少 50000 个细胞，可以保证检测出 0.01%的粒细胞 PNH 克隆。白细胞 PNH 克隆高敏分析主要分析粒细胞，因为单核细胞在有核细胞中所占比例太少，有时很难获取足够数量的单核细胞达到高敏分析的要求。

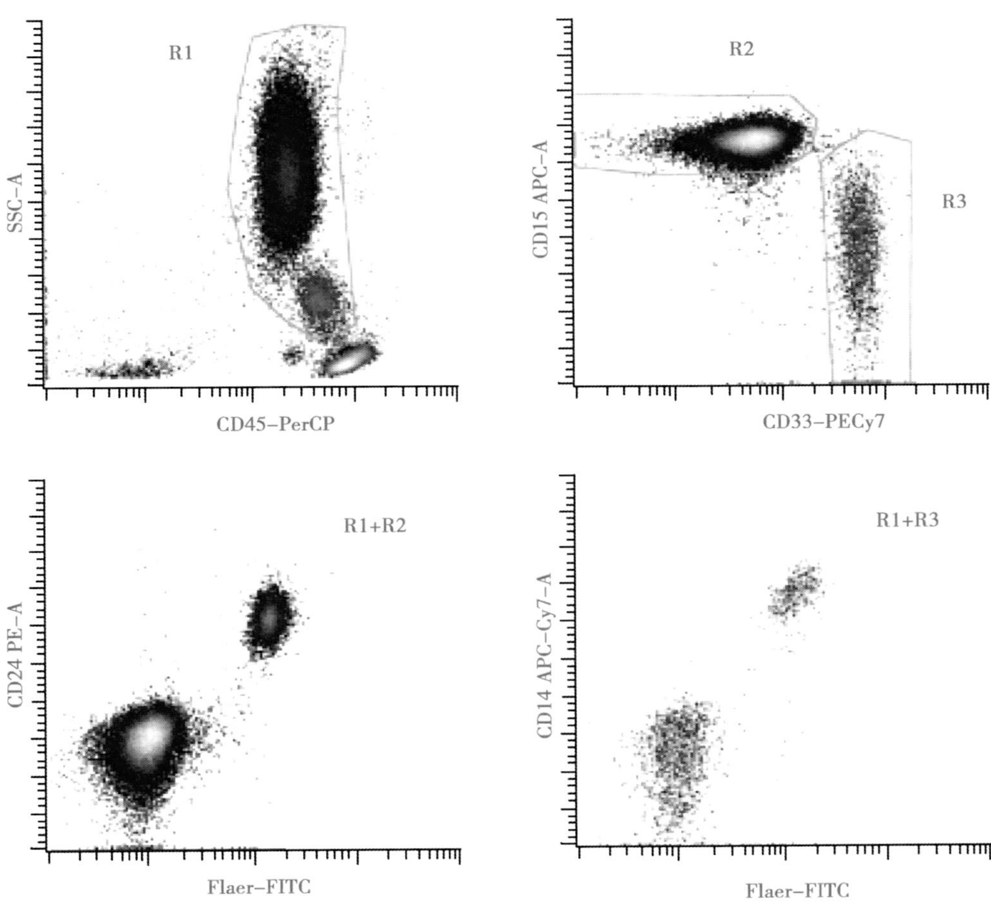

图 1-5-7　正常人白细胞克隆高敏分析示意图

（4）流式细胞仪数据分析：数据分析步骤：①打开FACSDiva软件，设置CD45-PerCP/SSC、CD33-PECy7/CD15-APC、Flaer/CD24-PE、Flaer/CD14-APCCy7散点图分析窗口。②打开已获取流式细胞仪数据。③按照流式细胞仪数据获取模式中的设门方案设门，CD45-PerCP/SSC散点图中设R1为粒细胞和单核细胞，CD33-PECy7/CD15-APC散点图中显示R1，设R2为粒细胞，R3为单核细胞。④Flaer/CD24-PE、Flaer/CD14-APCCy7散点图中设十字象限，即可得到粒细胞和单核细胞PNH克隆所占的比例。⑤打开统计学窗口，分别显示十字象限的Events，Gate%统计学数值。

3. PNH克隆的高敏感度分析注意事项

（1）经典PNH的诊断不需要做高敏感度分析，只在骨髓衰竭如AA、MDS等患者检测小PNH克隆时需要。

（2）红细胞PNH克隆高敏分析推荐采用CD235a-FITC/FSC设门，去除红细胞碎片对分析的影响，采用CD59-PE（clone MEM43）而不采用CD59-FITC和任何荧光素标记的CD55来检测PNH克隆，CD235a-FITC与CD59-PE联合可减少红细胞聚集的发生，可清晰的检测出极微量的Ⅱ、Ⅲ型红细胞。

（3）CD235a是一个常用来识别红细胞的特异性抗体，它可以通过散射光及荧光表达强度识别红细胞。一般来说，任何的相互作用于红细胞表面的物质都可以使红细胞发生聚集，所以在使用CD235a时需做抗体浓度的滴定，采用能标记上所用红细胞的最小抗体量即可。

（4）CD59-PE单独和联合CD235a-FITC一起使用时所需的抗体滴度会发生改变，如抗体滴度使用不当也容易引起红细胞聚集，从而影响检测结果。

（5）CD235a-FITC/CD59-PE间存在荧光补偿，高敏分析检测的PNH克隆数量很小，荧光补偿不当会影响检测结果，建议检测前做荧光补偿调节。

（6）需确保流式细胞仪流动池和鞘液干净，去除干扰信号。

（7）文献报道当获取的细胞数量足够大时部分健康人可检出极微量的PNH克隆细胞[11]，以及采用PCR技术检出*PIGA*基因突变，部分健康人可出现短暂的*PIGA*基因突变。因此建议各实验室需建立本实验室的健康人群PNH克隆背景数据。

（8）白细胞PNH克隆高敏分析推荐采用至少2个系列特异性抗体设门，CD45/SSC联合CD15识别粒细胞，CD33/CD64识别单核细胞等，使设门更精确。

（9）白细胞PNH克隆高敏分析推荐Flaer联合另外1个锚蛋白如粒细胞使用CD24，单核细胞使用CD14同时检测，避免因门内细胞混有少量其他细胞造成的假象。如粒细胞门细胞可能混有少量单核细胞，而单核细胞不表达CD24，因此单用CD24检测粒细胞PNH克隆时可能会错误地认为这些$CD24^-$的单核细胞是少量PNH克隆粒细胞。同时标记Flaer和CD24，这两种锚蛋白同时缺失的细胞才可以认为是PNH克隆粒细胞。同样，单核细胞内可能混有少量的树突状细胞，而树突状细胞$CD14^-$，因此单用CD14检测单核细胞PNH克隆时可能会错误地认为这些$CD14^-$的树突状细胞是少量PNH克隆单核细胞，同时标记Flaer和CD14可消除树突状细胞对单核细胞PNH克隆检测的影响[6]。

（10）单核细胞因在外周血中所占比例少很难获取到足够数量的单核细胞，因此不推荐采用单核细胞做高敏分析。

三、结果报告

PNH克隆检测报告除应包括患者的基本信息（如姓名、性别、年龄、住院号、住院科室及病床号）和标本信息（如标本种类、采集送检和处理日期）外，还应注明是否检测到PNH克隆，并详细报告检测出的粒细胞和单核细胞PNH克隆的大小，红细胞PNH克隆的大小和分布（Ⅰ、Ⅱ、Ⅲ型红细胞所占的比例）[12]。

四、质量控制

对于少量及常规PNH克隆检测，技术员熟练的操作及审核者对结果的解释判定是非常重要的，实验中相关人员应严格按照标准化操作规程执行，定期参加培训、考核，考核合格后方可上岗。

实验室应定期参加室内质控及室间质评，建议每月至少进行室内质控检测一次，每年参加国内或国外质评机构组织的室间质量评价一次。实验室应有专人定期对流式细胞仪进行校准，使仪器处于良好的工作状态。对于新购买的试剂应及时登记，记录试剂有效期，按照使用说明书进行保存和使用，试剂过期后会影响细胞抗体荧光的表达，一旦过期则不可继续使用。

五、总 结

PNH 是一种罕见的造血干细胞克隆缺陷性疾病，其病变细胞 X 染色体上 *PIG-A* 基因会发生突变，从而导致细胞膜 GPI 锚蛋白发生减少或缺失。近年来，使用流式细胞术检测锚蛋白缺失的方法已经广泛应用，在诊断 PNH 时也是十分重要的。目前，流式细胞术检测红细胞及白细胞 PNH 克隆的抗体组合较多，本文中也重点介绍了几种，目前国际尚无标准化抗体组合，各个实验室可以根据情况及经验选择使用。

红细胞 PNH 克隆检测中，最早普遍使用 CD55、CD59 抗体组合，但因 CD55 表达较弱，后被 CD59、CD235a 抗体组合代替。CD235a 可以把红细胞从其他细胞及碎片中区分出来，减低红细胞碎片对结果分析的影响，另外它还可以作为阳性对照以确认红细胞是否与抗体充分结合。在荧光染料的选择上，CD59 应选择 PE 作为荧光染料，而 CD235a 的荧光染料最佳选择为 FITC。CD235a 使用滴度应尽量低，以减少红细胞的聚集。标本应按比例稀释后再加入抗体进行孵育。在实验操作过程中，标记后的红细胞至少使用 PBS 洗涤 2 遍，也是为了尽量减少红细胞聚集，影响实验分析结果。

白细胞 PNH 克隆检测中，白细胞亦可以使用 CD55、CD59 抗体组合，这种抗体组合存在一些缺陷，如区分阴性及阳性细胞群上逊色于其他 GPI 锚蛋白，后被 Flaer 所代替。在使用 Flaer 检测白细胞 PNH 克隆时，可以先使用散射光及 CD45 设门，然后使用粒细胞特异性抗体如 CD15 区分出成熟粒细胞，单核细胞特异性抗体如 CD64 区分出单核细胞，再观察粒细胞及单核细胞是否存在 Flaer 表达的缺失。淋巴细胞寿命较长及其表面 GPI 锚蛋白存在许多表型，因此在白细胞 PNH 克隆检测中只选择对粒细胞及单核细胞进行分析，而淋巴细胞则不作为靶细胞分析。

PNH 克隆高敏感度分析时，红细胞可以适当增多获取细胞的数量，提高灵敏度；白细胞可以使用粒细胞、单核细胞特异性抗体将不同细胞准确的区分出来，使缺失或部分缺失锚蛋白的细胞比例更加精确。

PNH 克隆检测时，一定要红细胞及白细胞同时检测。由于溶血或临床输血等原因，会使红细胞 PNH 克隆检测结果发生变化，分析结论可能误导临床医生对患者病情的判断，或做出错误诊断。

（万岁桂　刘　艳）

参考文献

1. Brodsky RA. Paroxysmal nocturnal hemoglobinuria [J]. Blood, 2014, 124(18): 2804-2811.
2. Rachidi S, Musallam KM, Taher AT. A closer look at paroxysmal nocturnal hemoglobinuria [J]. Eur J Intern Med, 2010, 21(4): 260-26.
3. Richards SJ, Whitby L, Cullen MJ, et al. Development and evaluation of a stabilized whole-blood preparation as a process control material for screening of paroxysmal nocturnal hemoglobinuria by flow cytometry[J]. Cytometry B Clin Cytom, 2009, 76(1): 47-55.
4. 赵玉平，邵宗鸿.阵发性睡眠性血红蛋白尿症[J].检验医学，2005，20(1)：84-85.
5. Richards SJ, Whitby L, Cullen MJ, et al. Development and evaluation of a stabilized of paroxysmal nocturnal hemoglobinuria by fiow cytometry[J]. Cytometry B, 2008, 76(1): 47-55.
6. Borowitz MJ, Craig FE, Digiuseppe JA, et al. Guidelines for the diagnosis and monitoring of paroxysmal nocturnal hemoglobinuria and related disorders by flow cytometry[J]. Cytometry B Clin Cytom, 2010, 78(4): 211-230.
7. 中华医学会血液学分会红细胞疾病（贫血）学组.阵发性睡眠性血红蛋白尿症诊断与治疗中国专家共识[J].中华血液学杂志，2013，34(3)：276-279.
8. Tsagarakis NJ, Paterakis G. A Simple Flow Cytometric Assay for Routine Paroxysmal Nocturnal Hemoglobinuria Testing Based on Immature Reticulocytes and Granulocytes[J]. Cytometry B Clin Cytom, 2012, 82(4): 259-263.
9. Sutherland DR, Keeney M, Illingworth A. Practical guidelines for the high-sensitivity detection and monitoring of paroxysmal nocturnal hemoglobinuria clones by flow cytometry [J]. Cytometry B Clin Cytom, 2012, 82 (4): 195-208.
10. Sutherland DR, Kuek N, Davidson J, et al. Diagnosing PNH with FLAER and multiparameter flow cytometry [J]. Cytometry B Clin Cytom, 2007, 72(3): 167-177.
11. Tsagarakis NJ, Paterakis G.. A Simple Flow Cytometric Assay for Routine Paroxysmal Nocturnal Hemoglobinuria Testing Based on Immature Reticulocytes and Granulocytes[J]. Cytometry B Clin Cytom, 2012, 82(4): 259-263.
12. Tembhare P, Ramani M, Syed K, et al. Flow cytometric analysis of erythrocytes in paroxysmal nocturnal hemoglobinuria reveals superiority of CD59 as a diagnostic marker compared to CD55[J]. Indian J Pathol Microbiol, 2010, 53(4): 699-703.

第六节 造血干细胞计数流程及质量控制

造血干细胞移植(hematopoietic stem cell transplantation,HSCT)已广泛用于恶性血液系统疾病、自身免疫性疾病、某些实体瘤和基因缺陷疾病的治疗,输注足够数量的造血干细胞是HSCT成功的关键之一。20世纪80年代,研究发现造血干/祖细胞表达CD34分子,此后大量的临床研究证实用富含$CD34^+$细胞组分移植可安全、持久地重建造血,且移植物中的$CD34^+$细胞数量与造血重建的时间成正相关,因此临床上通常以$CD34^+$细胞的数量来衡量移植物中的造血干细胞数量。随着流式细胞术的发展,流式细胞仪$CD34^+$细胞计数因具有快速、简便、可定量等特点,已被广泛采用[1-7]。流式细胞仪$CD34^+$细胞计数经历了从单参数到多参数分析、从双平台到单平台计数、从各实验室自由抗体组合到商业化的试剂盒的应用等一系列的演变。20世纪90年代初因缺乏统一的流式细胞仪$CD34^+$细胞计数的标准检测方案,各实验室检测结果的可比性以及实验室间的重复性较差。1996年血液病治疗与移植国际联合会(International Society of Hematotherapy and Graft Engineering,ISHAGE)采纳了Sutherland等提出的双平台、CD45/CD34双色标记多参数累积设门的方法,被命名为ISHAGE方案[2]。ISHAGE方案被大多数实验室采用,已成为流式细胞仪$CD34^+$细胞计数的经典方案。随着流式细胞术单平台绝对计数技术的发展,为求减少室间变异和多台仪器间的系统误差,单平台流式细胞仪$CD34^+$细胞计数方法及成品试剂盒应运而生。欧美等国家以及我国也相继出台了单平台流式细胞仪$CD34^+$细胞计数的指南[2,8]。本小节参照国内外最新流式细胞仪$CD34^+$细胞计数指南、文献,结合国内各流式细胞仪室的具体情况,将从标本要求、标准化方案、检测流程、注意事项等方面进行介绍。

一、标本的质量控制

$CD34^+$细胞计数标本来源包括抗凝的骨髓标本、细胞因子动员的外周血、外周血采集物和脐带血。由于不同的抗凝剂抗凝时,标本的稳定性会有所不同,乙二胺四乙酸盐(ethylenediaminetetraacetic acid,$EDTA\text{-}K_2$/$EDTA\text{-}K_3$)抗凝的标本,常温下可稳定保存12~24小时,超过24小时的EDTA盐抗凝标本中粒细胞可能会减少,肝素钠或枸橼酸葡萄糖(acid citrate dextrose,ACD)抗凝标本可稳定保存至48小时。因此外周血标本通常采用EDTA盐抗凝,采集物通常采用ACD抗凝,骨髓和脐带血标本可采用EDTA,肝素或ACD抗凝。标本采集后最好在6小时内进行标记,不能及时进行标记的标本应放置在4℃冰箱中保存和运输。

二、$CD34^+$细胞计数方法

流式细胞仪$CD34^+$细胞计数方法包括双平台方法(dual-platform)和单平台方法(single-platform)两种。单平台方法是首选方法,它可减少室间变异和多台仪器间的系统误差。

(一)双平台方法

双平台法绝对计数结果来源于流式细胞仪和血细胞分析仪。流式细胞仪获取$CD34^+$细胞百分率,血细胞分析仪计数白细胞(有核细胞)绝对浓度,这两个结果相乘所得即为$CD34^+$细胞绝对浓度。

1. Milan方案

Milan方案是Siena等首先提出的[9]。标本先分离出单个核细胞,采用间接免疫荧光标记。此后由于直接荧光标记抗体的出现,1991年开始采用CD34-FITC或CD34-PE直接标记抗体,取全血直接免疫荧光标记,裂解红细胞和洗涤。流式细胞仪数据获取和分析时采用FSC/SSC和CD34/SSC二维散点图窗口,在FSC/SSC二维散点图中,FSC设定阈值,并根据FSC/SSC大小圈定有核细胞门为R1,去除细胞碎片、血小板和红细胞。CD34/SSC二维散点图中根据阴性对照的荧光强度圈定$CD34^+$细胞为R2,调节R2的大小和边界,$CD34^+$且SSC较小者定为造血干/祖细胞[1]。报告结果时需将实验管中$CD34^+$细胞百分比减去阴性对照门内细胞的百分比,分母为有核细胞。血细胞分析仪计数标本中白细胞数,二者乘积得到$CD34^+$细胞绝对数。Milan方案$CD34^+$细胞计数因采用单色标记,在标本处理不太理想的情况下,R1的设定易受到细胞碎片、血小板和未裂解的红细胞的影响,R2易受到非特异染色的干扰,从而影响检测结果。随着多色多参数流式细胞仪分析技术的发展,Milan方案$CD34^+$细胞计数已经被其他方案取代。

2. ISHAGE方案

研究者在Milan方案的基础上采用CD45+

CD34 联合标记进行 CD34⁺细胞计数,因为 CD45/SSC 设门设定白细胞比 FSC/SSC 设门能更好的去除细胞碎片、血小板和红细胞的影响[10,11]。Sutherland 等根据 CD34⁺干/祖细胞 CD45^{dim}/ssc^{lo}的特性,采用累积设门策略进行 CD34⁺细胞计数[12]。1995 年 ISHAGE 成立了干细胞计数小组,致力于寻求一种快速、简便、敏感、适合不同型号流式细胞仪、可比性高的的流式细胞仪 CD34⁺细胞计数方法。1996 年 ISHAGE 采纳了 Sutherland 等提出的 CD45/CD34 双色标记多参数累积设门的方法,命名为 ISHAGE 方案[2]。ISHAGE 方案采用全血 CD45-FITC+CD34-PE 双色直接免疫荧光标记,裂解红细胞和洗涤。选用包括所用异构体和糖型的 CD45 抗体和包括所用糖型的 CD34 抗体。ISHAGE 方案流式细胞仪数据获取和分析设置 CD45/SSC、CD34/SSC、CD45/SSC、FSC/SSC、CD45/CD34、FSC/SSC 六个散点图窗口(图 1-5-8)[4]。流式细胞仪获取最少 75000 个 CD45⁺细胞及 100 个 CD34⁺细胞,FSC 设定阈值,累积设门后得到 CD34⁺细胞和 CD45⁺细胞数,血细胞分析仪计数标本中白细胞数,通过计数公式得出 CD34⁺细胞绝对数。

3. SIHON 方案

SIHON 方案是 Gratama 等 1997 年提出的[1]。该方案使用 5 个分析参数,FSC、SSC、LDS-751 (Laser Dye Solution)、CD34-PE、CD14 和 CD66e-FITC。LDS-751 是一种核酸染料,可同时与死、活细胞内 DNA 和 RNA 结合,不能区分死细胞和活细胞,而细胞碎片、血小板和红细胞等无核成分均为阴性,因此可被区分。CD14 为单核细胞标志,CD66e 为粒细胞标志,CD34⁺细胞应为 CD14 和 CD66e 阴性群体。SIHON 方案采用全血 LDS-751 +CD14-FITC+CD66e+CD34-PE 三色直接免疫荧光标记,裂解红细胞和洗涤。流式细胞仪数据获取和分析设置 LDS-751/FSC、CD34/SSC、Isotype/SSC 二维散点图和 CD14+CD66e 直方图窗口[1]。在 LDS-751/FSC 散点图上设定 LDS-751 阳性的细胞为 R1 区,再根据 CD14+CD66e 选定阴性区为 R2,最后根据 CD34-PE/SSC 散点图设定 CD34⁺和 SSC^{lo}细胞为 R3,获取最少 50000 个有核细胞(LDS-751 亮的细胞)。R3 区内再减去同型对照细胞即为 CD34⁺细胞百分比,分母为有核细胞(LDS-751 亮的细胞)。血球计数仪计数标本中白细胞数,二者乘积得到 CD34⁺细胞绝对数。

4. 含 7-AAD 的三色方案

1995 年 Owens 和 Loken 提出了一个含 7-氨基放线菌素 D(7-amino-actinomycin,7-AAD)的三色方案[13]。7-AAD 为一种核酸染料,它不能通过正常的质膜,当细胞质膜受损后,7-AAD 可以通过质膜与脱氧核糖核酸(deoxyribonucleic acid,DNA)结合,在合适波长激发光的激发下可发出明亮的红色荧光,因此 7-AAD 可用来区分死细胞和活细胞。另外的两色荧光为 CD14-FITC、CD34-PE,CD14 去除单核细胞,CD34 染造血干细胞,同时设定 CD34 的同型对照。流式细胞仪数据获取和分析设置 7-AAD 直方图、CD14/SSC、CD34/SSC、Isotype/SSC 二维散点图窗口。造血干细胞为 7-AAD 阴性、CD14 阴性、CD34⁺的细胞并减去阴性对照。其分母为依照 FSC/SSC 确定的有核细胞。冷冻的 HPC 采集物、脐带血复苏后,会产生一定数量的死细胞,7-AAD 的引入可去除死细胞对 CD34⁺细胞计数的干扰。

(二) 单平台方法

单平台方法 CD34⁺细胞绝对计数结果仅靠流式细胞仪即可获得:流式细胞仪获取 CD34⁺细胞百分率的同时,根据获取的已知浓度的荧光微球数来计算出 CD34⁺细胞绝对浓度。

1. ProCOUNT 试剂盒

ProCOUNT 试剂盒主要特点是采用一种专一性核酸染料,同时染活细胞和死细胞内的 DNA 和核糖核酸(ribonucleic acid,RNA),以此设定阈值来圈定有核细胞部分,以及含已知数量荧光微球的计数管(TROCOUNT™管)。ProCOUNT 法采用 TROCOUNT™管中全血三色直接免疫荧光标记,溶红细胞免洗涤法。每个标本至少获取 60000 个有核细胞及 100 个 CD34⁺细胞以保证变异系数(coefficient of variation,*CV*)<10%。ProCONUT 试剂盒有配套的计算机半自动分析软件,标本数据获取、设门分析及计算均由计算机软件自动进行[1]。检测结果不用减去阴性对照,同时计算出两种百分数,即 CD34⁺细胞在有核细胞中的比率和在 CD45⁺细胞中的比率,并计算出 CD34⁺细胞的绝对值。阴性对照管只是为计算机软件在数据获取和设门时调节电压和设门时用的。ProCOUNT 试剂盒的获取和分析见图 1-5-9。

不能安装 ProCOUNT 软件的流式细胞仪也可通过其他软件如 CELLQest pro 软件进行数据获取和分析。流式细胞仪数据获取和分析设置核酸染料(nucleic acid dye,NAD)/SSC、CD45-PerCP/SSC、

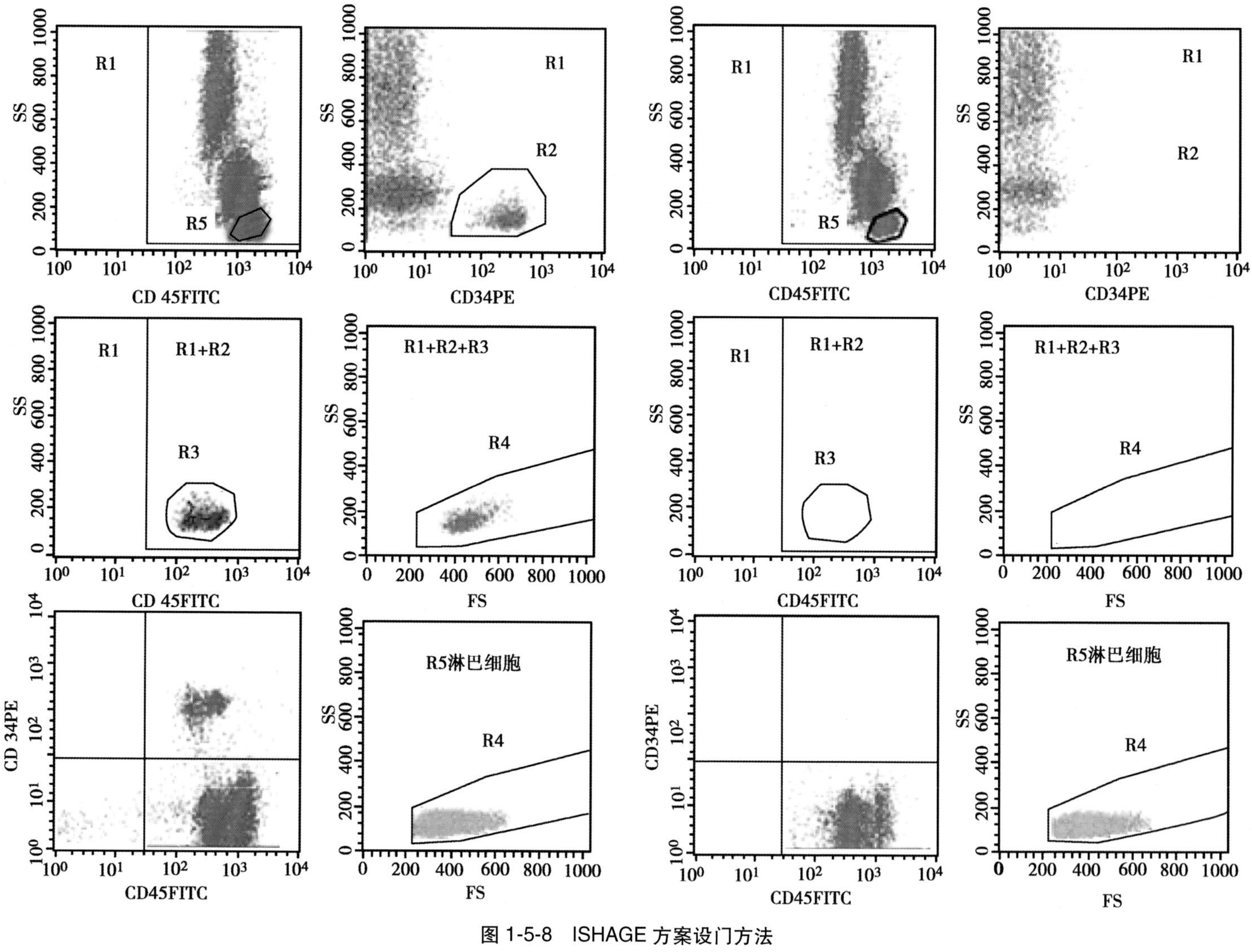

图 1-5-8 ISHAGE 方案设门方法

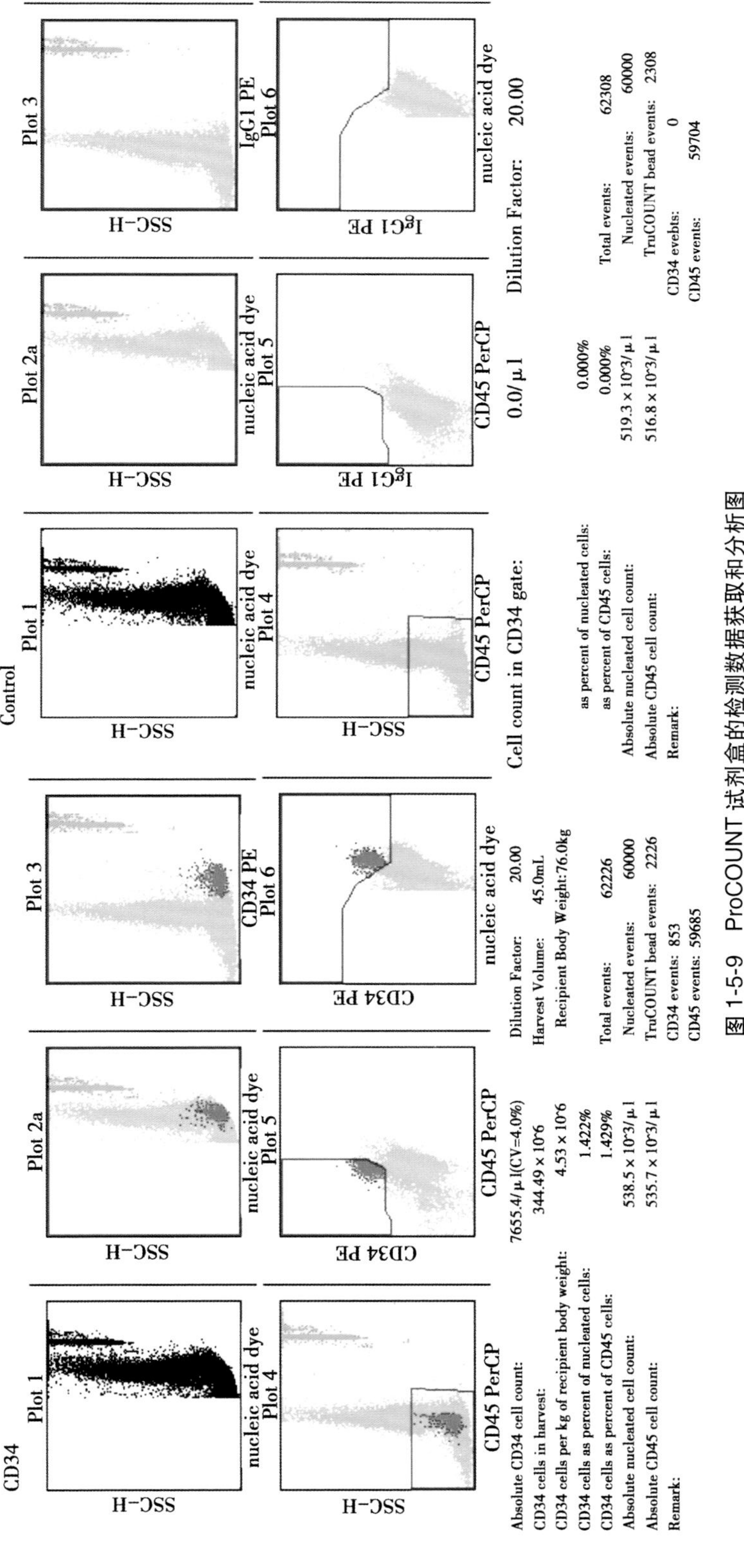

图 1-5-9　ProCOUNT 试剂盒的检测数据获取和分析图

NAD/CD34-PE、NAD/Isotype 四个散点图窗口[14]。流式细胞仪获取最少 60000 个 NAD$^+$细胞及 100 个 CD34$^+$细胞，累积设门后得到 CD34$^+$细胞数、CD45$^+$细胞数和获取的荧光微球数，通过计数公式得出 CD34$^+$细胞绝对数。

2. Stem-kit 方法

Stem-kit 方法的原理是基于 ISHAGE 方案，并加入一定量的荧光微球作为内参的单平台流式细胞仪 CD34$^+$细胞计数法。Stem-kit 方法采用全血 CD45-FITC +CD34-PE 双色直接免疫荧光标记，不含固定剂的氯化铵裂解液裂解红细胞，免洗涤，再加入一定量的已知浓度的荧光微球。Stem-kit 试剂盒有配套的计算机自动分析软件，标本数据获取、设门分析及计算均可由计算机软件自动进行。不能安装此软件的流式细胞仪也可通过其他软件如 CELLQest pro 软件进行数据获取和分析。流式细胞仪数据获取和分析设置 CD45-FITC/SSC、CD34-PE/SSC、CD45-FITC/SSC、FSC/SSC、CD45-FITC/CD34-PE、FSC/SSC、Time/Beads、Time/FSC 八个散点图窗口（图 1-5-10）[4]。流式细胞仪获取最少 75000 个 CD45$^+$细胞及 100 个 CD34$^+$细胞，累积设门后得到 CD34$^+$细胞数、CD45$^+$细胞数和获取的荧光微球数，通过计数公式得出 CD34$^+$细胞绝对数。

三色 Stem-kit 方法单平台双色 CD34$^+$细胞计数是在双色 Stem-kit 方法基础上加入 7-AAD 活细胞染料。该方案采用全血 CD45-FITC+CD34-PE+7-AAD 三色直接免疫荧光标记，不含固定剂的氯化铵裂解液裂解红细胞，免洗涤，加入一定数量的荧光微球后上机进行流式细胞仪数据获取和分析。流式细胞仪数据获取和分析设置 CD45-FITC/SSC、CD34-PE/SSC、CD45-FITC/SSC、FSC/SSC、CD45-FITC/CD34-PE、FSC/SSC、7-AAD/SSC、7-AAD/SSC 八个散点图窗口（图 1-5-11）[15]。流式细胞仪获取最少 75000 个 CD45$^+$细胞及 100 个 CD34$^+$细胞，累积设门后得到 CD34$^+$细胞数、CD45$^+$细胞数和获取的荧光微球数，通过计数公式得出 CD34$^+$细胞绝对数。

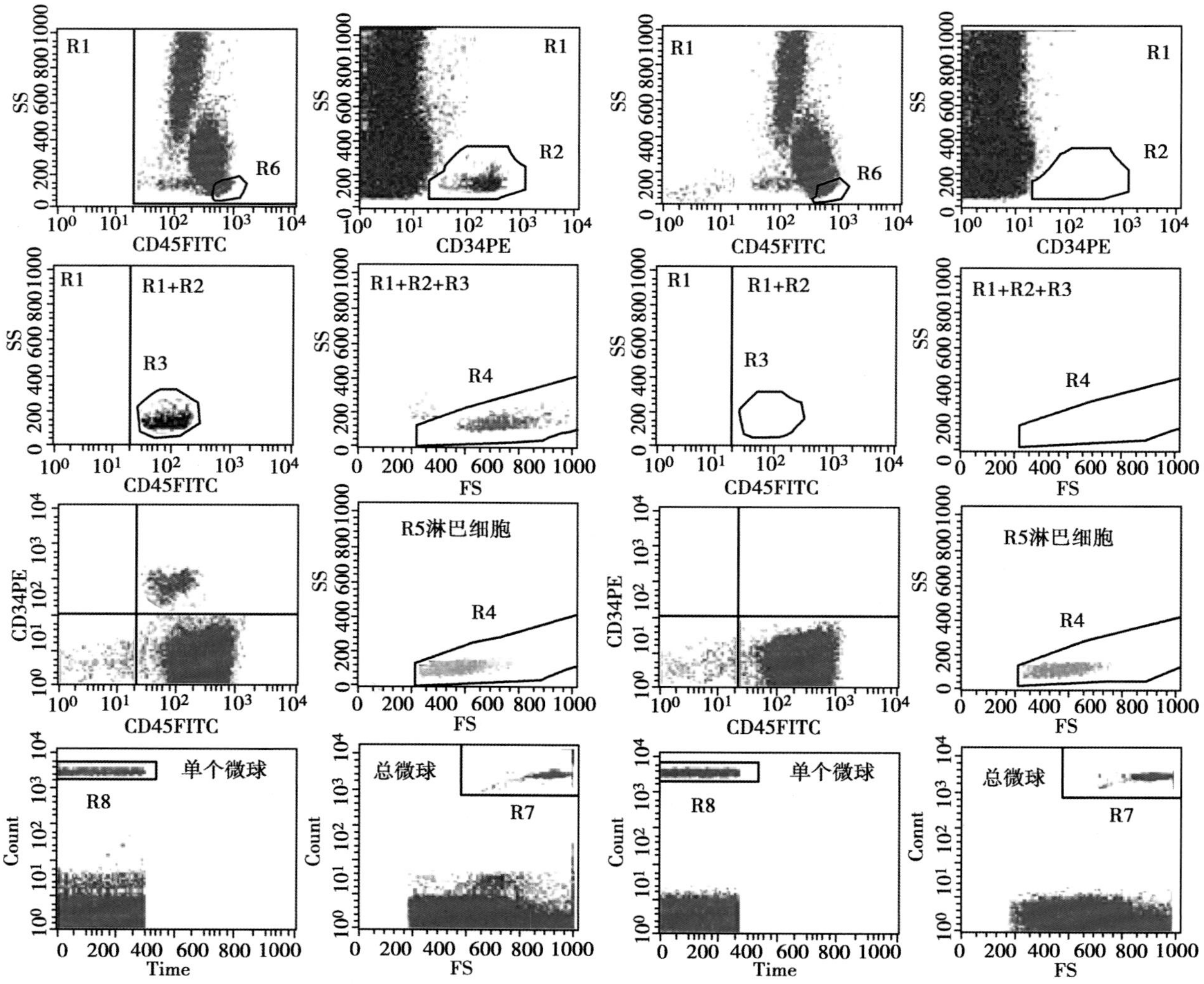

图 1-5-10 Stem-kit 方法设门策略

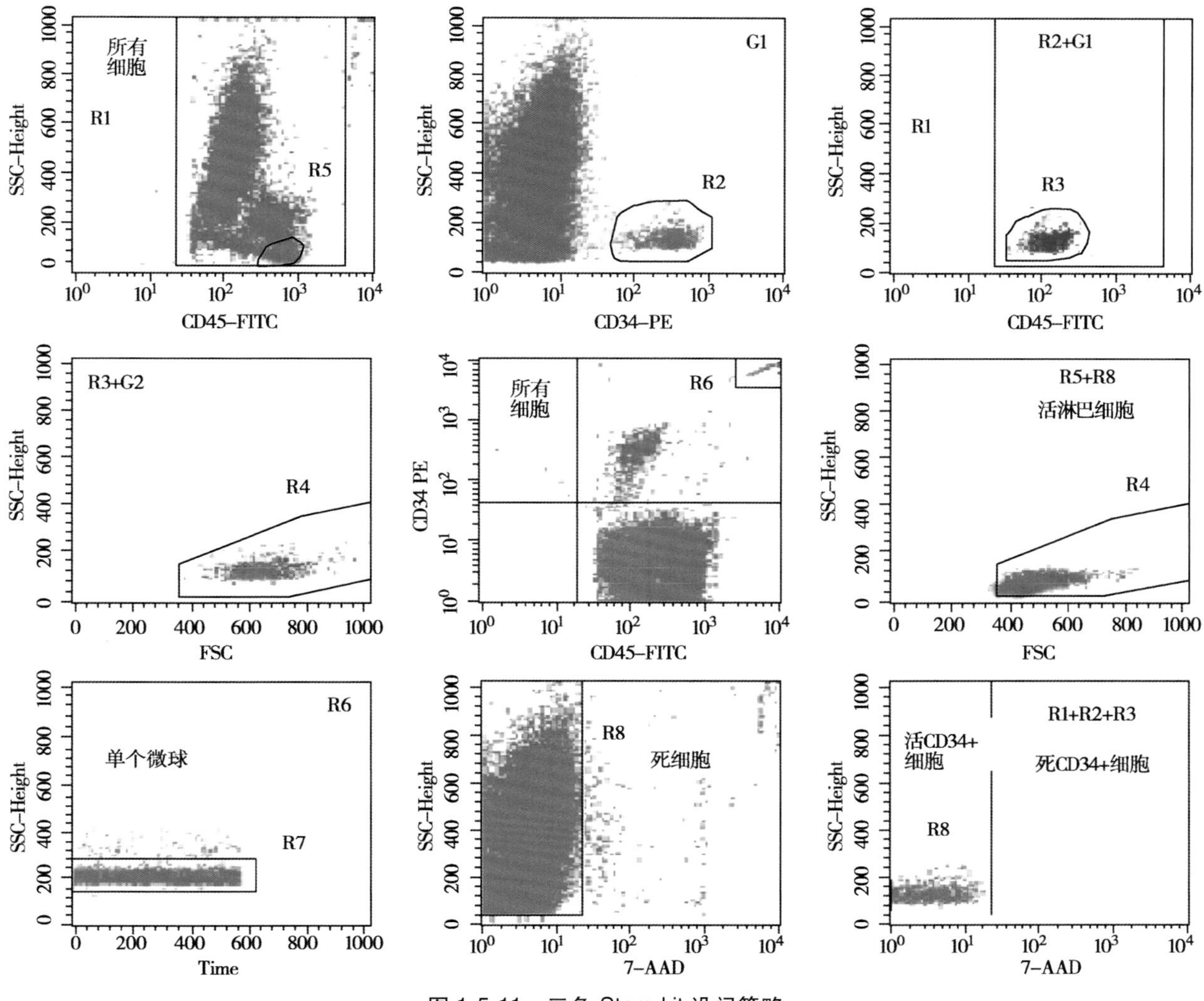

图 1-5-11　三色 Stem kit 设门策略

3. SCE kit 方法

SCE kit 方法也是基于 ISHAGE 方案，含 7-AAD 的三色单平台流式细胞仪 CD34⁺细胞计数方法，检测活的 $CD45^{dim+}$/$CD34^{+}$细胞[6,7,15]。SCE kit 采用 TruCOUNT™+全血+CD45-FITC+CD34-PE+7-AAD 三色直接免疫荧光标记，不含固定剂的氯化铵裂解液裂解红细胞，免洗涤。SCE kit 提供配套的计算机自动分析软件，标本数据获取、设门分析及计算均由计算机软件自动进行。不能安装 SCE kit 计算机自动分析软件的流式细胞仪可通过其他流式细胞仪分析软件如 CELLQuest pro 软件、Diva 软件等进行数据获取和分析[15]。流式细胞仪数据获取和分析设置 CD45-FITC/SSC、CD34-PE/SSC、CD45-FITC/SSC、FSC/SSC、CD45-FITC/CD34-PE、FSC/SSC、7-AAD/SSC、7-AAD/SSC 八个散点图窗口（图 1-5-12）[15]。流式细胞仪获取最少 75000 个 $CD45^{+}$细胞及 100 个 $CD34^{+}$细胞，累积设门后得到 $CD34^{+}$细胞数、$CD45^{+}$细胞数和获取的荧光微球数，通过计数公式得出 $CD34^{+}$细胞绝对数。

三、流式细胞仪 $CD34^{+}$细胞计数检测流程

（一）ISHAGE 方案流式细胞仪 $CD34^{+}$细胞计数检测流程

1. 主要试剂

CD34-PE（应选用第Ⅲ类 CD34 抗体，避免选用 FITC 等荧光较弱的荧光素标记的抗体）；CD45-FITC（选用可识别所用异构体和糖型的 CD45 抗体）；PE 抗体的同型对照 Ig；10×溶血素；含 0.5% BSA 及 0.1% 叠氮钠的磷酸盐缓冲液（PBSA）。

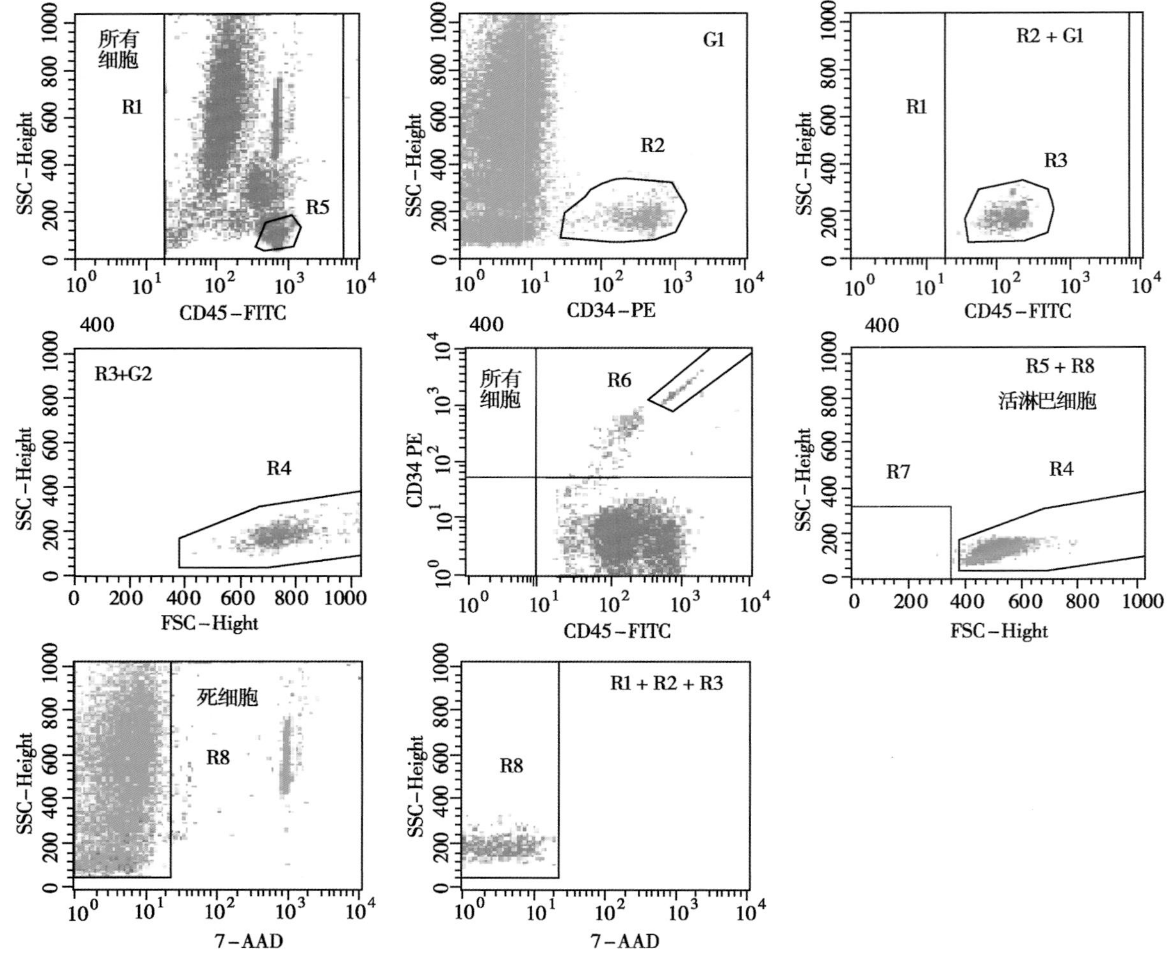

图 1-5-12 SCE kit 方法设门策略

2. 标本制备流程

(1)PBSA 调整标本中细胞浓度为<2×10^9/L;

(2)取 2 支试管,在试验管上标记 CD45/CD34,对照管上标记 CD45/Isotype;

(3)试验管中加入 CD45-FITC 和 CD34-PE,对照管中加入 CD45-FITC 和 Isotype-PE(抗体使用量参照试剂使用说明书);

(4)每管中加入稀释后标本 100μl,混匀后室温避光 20 分钟;

(5)每管中加入 1×溶血素 2ml,混匀后室温避光放置 10 分钟;

(6)300g 离心 5 分钟,去上清,轻轻敲打试管悬浮细胞;

(7)加入 2mlPBS,混匀,离心,去上清,轻轻敲打试管悬浮细胞;

(8)加入 0.5mlPBS,混匀,置 4~8℃避光保存,1 小时内上机检测。

3. 流式细胞仪数据获取

流式细胞仪要求能探测 FL-1 和 FL-2 两色荧光通道,采用 FSC、SSC、FL-1、FL-2 四参数分析。以 CELLQuest™ pro 软件为例进行数据获取和分析。

(1)CaliBRITE 荧光微球和 FACSComp 软件设定光电倍增管(PMT)电压,调节荧光补偿,检测仪器敏感度。

(2)打开 CELLQuest™ pro 软件,设置 CD45-FITC/SSC、CD34-PE/SSC、CD45-FITC/SSC、FSC/SSC、CD45-FITC/CD34-PE、FSC/SSC 六个散点图获取窗口。

(3)先上对照管标本以优化获取条件,调节 PMT 电压、FSC 和 FL-1 阈值和荧光补偿。

(4)再上试验管标本,按照 ISHAGE 方案累积设门(图 1-5-8)。CD45-FITC/SSC 散点图中,显示含红细胞、血小板和细胞碎片在内的所有细胞,设定 R1 门（包括所有 $CD45^+$ 及 dim^+ 细胞），以确定 CD45 阈值。并设 R5 门为淋巴细胞。CD34-PE/SSC 散点图中显示 R1 门内细胞，设定 R2 门，包括所有 $CD34^+$ 及 SSC 从低到中等强度的细胞。CD45-FITC/SSC 散点图中显示 R1+R2 门内细胞，设定 R3 门，确认 CD34 阳性细胞位于 $CD45^{dim+}$ 与 SSC^{lo} 的区域。FSC/SSC 散点图中显示 R1+R2+R3 门内细胞，设定 R4 门，选取 FSC 大于淋巴细胞下限的细胞，用于去除细胞碎片和聚集血小板的影响。CD45-FITC/CD34-PE 散点图中显示 R1 门内细胞，设定 CD45 和 CD34 的阳性十字界线，帮助确定和调整 R1 的 CD45 下限的左边界。FSC/SSC 散点图中显示 R5 门内细胞，帮助确定和调整 R4 的 FSC 下限。

（5）获取 R1 至少 75000 个细胞及 R2 内至少 100 个细胞。

4. 流式细胞仪数据分析

（1）打开 CELLQuest™ pro 软件，设置 2 组 CD45-FITC/SSC、CD34-PE/SSC、CD45-FITC/SSC、FSC/SSC、CD45-FITC/CD34-PE、FSC/SSC 六个散点图分析窗口。

（2）设定逻辑门：如表 1-5-10。

（3）1 组分析图打开已获取的试验管流式细胞仪数据，另 1 组分析图打开已获取的对照管流式细胞仪数据。

（4）按照数据获取模式中的设门方案设门（图 1-5-8）。

（5）调整各门的边界和大小。

（6）打开统计学窗口，显示 Gate、Events、Gate%和 Total%统计学数值。

表 1-5-10 ISHAGE 方案 $CD34^+$ 细胞计数数据分析逻辑门

标记	定义
CD45	R1
G2	R2 and CD45
G3	R3 and G2
CD34	R4 and G3
Lymphs	R5 and CD45

（7）统计学窗口中分别显示 CD45、G2、G3、CD34 和 Lymphs 的 Events、Gate%、Total%数。试验管中 $CD34^+$ 细胞 Total%减去对照管中 $CD34^+$ 细胞 Total%即为该检测标本的 $CD34^+$ 细胞百分比。

（8）$CD34^+$ 细胞绝对数计算：血细胞分析仪计数标本中的白细胞数（$\times10^9$/L），通过公式 1-5-1 计算 $CD34^+$ 细胞绝对数（个/μl）。如标本为采集物，$CD34^+$ 细胞绝对数（个/μl）乘以采集袋中采集物的体积（单位为升）可得到采集物中 $CD34^+$ 细胞总数。

$$CD34^+\text{细胞绝对数(个/μl)} = \frac{[CD34^+\text{细胞数(R4 and G3)} - \text{ISOTYPE Control(R4 and G3)}]}{CD45^+\text{细胞数(R1)}} \times \text{白细胞数}(\times10^9/L)\times1000 \quad \text{式 1-5-1}$$

（二）ProCOUNT™方案流式细胞仪 $CD34^+$ 细胞计数检测流程

1. 主要试剂

ProCOUNT™ kit，包括 CD45-PerCP（clone 2D1），CD34-PE（clone8G12），鼠 IgG1-PE，DNA/RNA 特异性染料，TRUCOUNT 管，10×FACS Lysing Buffer（BDIS），含 0.5%BSA 及 0.1%叠氮钠的 PBS 等。

2. 标本制备流程

（1）PBSA 调整标本中细胞浓度为<50×10^9/L；

（2）取 2 支 TRUCOUNT 管，在 TRUCOUNT 管上分别标记 ProCOUNT 测定管和 ProCOUNT 对照管；

（3）ProCOUNT 测定管中加入 CD34 测定试剂，ProCOUNT 对照管中加入同型对照试剂（抗体量参照试剂使用说明书进行）；

（4）每管中加入稀释后标本 50μl（采取反向加样法，避免血样挂壁），混匀后室温避光 20 分钟；

（5）每管中加入 450μl 1×Lysing buffer，混匀后室温放置 30 分钟；

（6）置 4~8℃保存，1 小时内上机检测。

3. ProCOUNT 软件数据获取和分析

流式细胞仪要求能探测 FL-1、FL-2 和 FL-3 三色荧光通道，采用 FSC、SSC、FL-1、FL-2、FL-3 五参数分析。使用 ProCOUNT 软件进行数据获取和分析：①CaliBRITE荧光微球和 FACSComp 软件设定 PMT 电压，调节荧光补偿，检测仪器敏感度。②打开 ProCOUNT 软件，自动显示 NAD/SSC、NAD/SSC、CD34-PE/SSC、CD45-PerCP/SSC、CD45-PerCP/CD34-PE、

NAD/CD34 六个散点图获取窗口。③先上 ProCOUNT 试验管标本以优化获取条件，调节 PMT 电压、FL-1 阈值和荧光补偿。软件自动设门，获取 60000 个 NDA$^+$细胞和至少 100 个 CD34$^+$细胞。获取前可微调 FL-1/SSC 电压和 FL-1 阈值，显示所有的有核细胞。④再上 ProCOUNT 对照管标本，自动获取 60000 个 NDA$^+$的细胞。⑤ProCOUNT 软件自动分析报告 CD34$^+$细胞绝对数（个/μl）和 CD45$^+$细胞绝对数（个/μl）。数据分析时可手动微调整门的形状、位置和大小。

（三）Stem-kit 方案流式细胞仪 CD34$^+$细胞计数检测流程

1. 主要试剂

CD45-FITC（cloneJ33）/CD34-PE（clone518）；CD45-FITC（cloneJ33）/CD34（ISOCLONIC）；Flow-Count 荧光微球；10×氯化铵溶血素（Immunotech）；含 0.5%BSA 及 0.1%叠氮钠的 PBS。

2. 标本制备流程

（1）PBSA 调整标本中细胞浓度为<30×10^9/L；

（2）取 2 支试管，在试验管上标记 CD45/CD34，对照管上标记 CD45/Isotype；

（3）试验管中加入 CD45-FITC/CD34-PE，对照管中加入 CD45-FITC/Isotype（抗体量参照试剂使用说明书进行）；

（4）每管中加入稀释后标本 100μl（采取反向加样法，避免血样挂壁），混匀后室温避光 20 分钟；

（5）每管中加入 1×氯化铵溶血素 2ml，混匀后室温避光放置 10 分钟；

（6）加入 100μlFlow-Count 荧光微球（采用反向加样法），混匀后置 4~8℃避光保存，1 小时内上机检测。

3. 流式细胞仪数据获取

流式细胞仪要求能探测 FL-1 和 FL-2 两色荧光通道，采用 FSC、SSC、FL-1、FL-2 四参数分析。以 CELLQuest™ pro 软件为例进行数据获取和分析。

①CaliBRITE 荧光微球和 FACSComp 软件设定 PMT 电压，调节荧光补偿，检测仪器敏感度。②打开 CELLQuest™ pro 软件，设置 CD45-FITC/SSC、CD34-PE/SSC、CD45-FITC/SSC、FSC/SSC、CD45-FITC/CD34-PE、FSC/SSC、Time/Beads、Time/FSC 八个散点图获取窗口（图 1-5-10）。③先上对照管标本以优化获取条件，调节 PMT 电压、FL-1 阈值和荧光补偿。④再上试验管标本，按照图 1-5-10 方法累积设门。CD45-FITC/SSC 散点图中，显示含红细胞、细胞碎片在内的所有细胞，设定 R1 门（包括所有 CD45$^+$及 dim$^+$细胞），以确定 CD45 阈值。设 R5 为淋巴细胞门。CD34-PE/SSC 散点图中显示 R1 门内细胞，设定 R2 门，包括所有 CD34$^+$及 SSC 从低到中等强度的细胞。CD45-FITC/SSC 散点图中显示 R1+R2 门内细胞，设定 R3 门，确认 CD34 阳性细胞位于 CD45 弱阳与 SSC 低的区域。FSC/SSC 散点图中选取 R1+R2+R3 门内细胞，设定 R4 门，用于去除细胞碎片和聚集血小板的影响。CD45-FITC/CD34-PE 散点图中显示 R1 门内细胞，设定 CD45 和 CD34 的阳性十字界线，帮助确定 R1 的 CD45 下限的左边界。FSC/SSC 散点图中显示 R5 门内的淋巴细胞，用于确定 R4 的 FSC 下限。Time/Beads 直方图中显示 R1 门内细胞，设定 R6 门，用于确定单个荧光微球数。Time/FSC 散点图中显示 R1 门内细胞，设定 R7 门，用于确定总的荧光微球数。⑤获取 R1 至少 75000 个细胞及 R2 内至少 100 个细胞。

4. 流式细胞仪数据分析

（1）打开 CELLQuest™ pro 软件，设置两组 CD45-FITC/SSC、CD34-PE/SSC、CD45-FITC/SSC、FSC/SSC、CD45-FITC/CD34-PE、FSC/SSC、Time/Beads、Time/FSC 八个散点图分析窗口。

（2）设定逻辑门：如表 1-5-11。

表 1-5-11 Stem-kit 方案 CD34$^+$细胞计数数据分析逻辑门

标记	定义
CD45	R1 and not R7
G2	R2 and CD45
G3	R3 and G2
CD34	R4 and G3
Lymphs	R5 and R1
Single beads	R6 and R7
All beads	R7

（3）1 组分析图打开已获取的试验管流式细胞仪数据，另 1 组分析图打开已获取的对照管流式细胞仪数据。

（4）按照数据获取模式中的设门方案设门（图 1-5-10）。

(5)调整各门的边界和大小。

(6)打开统计学窗口，显示 Gate、Events 和 Gate%统计学数值。

(7)统计学窗口中分别显示 G1、G2、G3、$CD34^+$cell、lymphocytes、single beads 和 total beads 的 Events、Gate%数。

(8)$CD34^+$细胞绝对数计算：根据公式 1-5-2 计算 $CD34^+$绝对数(个/μl)。如标本为采集物，将 $CD34^+$细胞绝对数(个/μl)转换成$\times10^6$/L，再乘以采集袋中采集物的体积(单位为升)可得到采集物中 $CD34^+$细胞总数。

$$CD34^+\text{细胞绝对数}(\_\times10^6/L)=\frac{CD34^+\text{细胞数}(R4\ and\ G3)\times\text{荧光微球的浓度}\times\text{标本稀释倍数}}{CD45^+\text{细胞数}(R1\ and\ not\ R7)\times\text{单个荧光微球数}(R6\ and\ R7)}\times1000$$

式 1-5-2

(四)三色 Stem kit 方案流式细胞仪 $CD34^+$ 细胞计数流程

1. 主要试剂

Stem kit 包括 CD45-FITC(cloneJ33)/CD34-PE(clone518);7-AAD;Flow-Count 荧光微球;10×氯化铵溶血素;含 0.5% BSA 和 0.1%叠氮钠的 PBS。

2. 标本制备流程

(1)PBSA 调整标本中细胞浓度为$<4\times10^9$/L;

(2)取试管 1 支，在试验管上标记 CD45/CD34;

(3)加入 CD45-FITC/CD34-PE 及 7-AAD(抗体量参照试剂使用说明书进行);

(4)加入稀释后标本 100μl(采取反向加样法，避免血样挂壁)，混匀后室温避光 20 分钟;

(5)每管中加入氯化铵溶血素 2ml，混匀后室温避光放置 10 分钟;

(6)放置 4~8℃避光保存，1 小时内上机检测，上机前加入 100μl Flow-Count 荧光微球。

3. 流式细胞仪数据获取

流式细胞仪要求能探测 FL-1、FL-2 和 FL-3 三色荧光通道，采用 FSC、SSC、FL-1、FL-2、FL-3 五参数分析。以 CELLQuest™ pro 软件为例进行数据获取和分析。

(1)CaliBRITE 荧光微球和 FACSComp 软件设定 PMT 电压，调节荧光补偿，检测仪器敏感度。

(2)打开 CELLQuest™ pro 软件，设置 CD45-FITC/SSC、CD34-PE/SSC、CD45-FITC/SSC、FSC/SSC、CD45-FITC/CD34-PE、FSC/SSC、Time/FSC、7-AAD/SSC、7-AAD/SSC 九个散点图获取窗口(图 1-5-11)。

(3)先调节 PMT 电压、FL-1 阈值和荧光补偿。

(4)再按照图 1-5-11 方法累积设门。CD45-FITC/SSC 散点图中显示含红细胞、碎片在内的所有细胞，设定 R1 门，包括所有 $CD45^+$及 dim^+细胞，以确定 CD45 阈值。R5 门为淋巴细胞。CD34-PE/SSC 散点图中显示 R1 门内细胞，设定 R2 门，包括所有 $CD34^+$及 SSC 从低到中等强度的细胞。CD4-FITC/SSC 散点图中显示 R1+R2 门内细胞，设定 R3 门，确认 CD34 阳性细胞位于 CD45 弱阳与 SSC 低的区域。FSC/SSC 散点图中选取 R1+R2+R3 门内细胞，设 R4 门用于去除细胞碎片和聚集血小板的影响。CD45-FITC/CD34-PE 散点图中显示 R1 门内细胞，设定 CD45 和 CD34 的阳性十字界线，帮助确定 R1 的 CD45 下限的左边界。设 R6 门为荧光微球。FSC/SSC 散点图中显示 R5+R8 门内细胞，用于确定 R4 门的 FSC 下限。Time/FSC 中显示 R6 门内荧光微球，设 R7 门为单个荧光微球。7-AAD/SSC 中显示 R1 门内细胞，设 R8 门为活的白细胞。7-AAD/SSC 中显示 R1+R2+R3 门内细胞，R8 门为活的 $CD34^+$细胞。

4. 流式细胞仪数据分析

(1)打开 CELLQuest™ pro 软件，设置 CD45-FITC/SSC、CD34-PE/SSC、CD45-FITC/SSC、FSC/SSC、CD45-FITC/CD34-PE、FSC/SSC、Time/FSC、7-AAD/SSC、7-AAD/SSC 九个散点图分析窗口。

(2)设定逻辑门：如表 1-5-12[14]。

表 1-5-12 三色 Stem kit 方案 $CD34^+$ 细胞计数数据分析逻辑门

标记	定义
vCD45	R1 and R8
G2	R2 and ‘vCD45’
G3	R3 and G2
vCD34	R4 and G3
Single beads	R6 and R7

续表

标记	定义
All CD34	R1 and R2 and R3
vlymphs	R5 and R8
All CD45	R1 and not R6
All beads	R6

(3)打开已获取的试验管流式细胞仪数据。

(4)按照数据获取模式中的设门方案设门(图 1-5-11)。

(5)调整各门的边界和大小。

(6)打开统计学窗口,显示 Gate、Events 和 Gate%统计学数值。

(7)统计学窗口中分别显示 G1、G2、G3、CD34$^+$cell、Lymphocytes、Total beads、Single beads、Viable CD34$^+$ cell 和 Viable CD45$^+$ cell 的 Events、Gate%数。

(8)CD34$^+$细胞绝对数计算:根据公式 1-5-3 计算 CD34$^+$绝对数(个/μl)。如标本为采集物,将 CD34$^+$细胞绝对数(个/μl)转换成×10^6/L,再乘以采集袋中采集物的体积(单位为升)可得到采集物中 CD34$^+$细胞总数。

$$\text{CD34}^+\text{细胞绝对数(\_个/μl)}=\frac{\text{vCD34}^+\text{细胞数(R4 and G3)×荧光微球的浓度×标本稀释倍数}}{\text{vCD45}^+\text{细胞数(R1 and R8)×单个荧光微球数(R6 and R7)}}$$

式 1-5-3

(五)SCE kit 方案流式细胞仪 CD34$^+$细胞计数流程

1. 主要试剂

SCE kit 包括 CD45-FITC(clone2D1)/CD34-PE(clone8G12518);7-AAD;TRUCOUNT 管;10×氯化铵溶血素;含 0.5%BSA 和 0.1%叠氮钠的 PBS。

2. 标本制备流程

(1)PBSA 调整标本中细胞浓度为<4×10^9/L;

(2)取 TRUCOUNT 管 1 支,在试验管上标记 CD45/CD34;

(3)加入 CD45-FITC/CD34-PE 及 7-AAD(抗体量参照试剂使用说明书);

(4)加入稀释后标本 100μl(采取反向加样法,避免血样挂壁),混匀后室温避光 20 分钟;

(5)每管中加入氯化铵溶血素 2ml,混匀后室温避光放置 10 分钟;

(6)放置 4~8℃避光保存,1 小时内上机检测。

3. 流式细胞仪数据获取

流式细胞仪要求能探测 FL-1、FL-2 和 FL-3 三色荧光通道,采用 FSC、SSC、FL-1、FL-2、FL-3 五参数分析。以 CELLQuest™ pro 软件为例进行数据获取和分析。

(1)CaliBRITE 荧光微球和 FACSComp 软件设定 PMT 电压,调节荧光补偿,检测仪器敏感度。

(2)打开 CELLQuest™ pro 软件,设置 CD45-FITC/SSC、CD34-PE/SSC、CD45-FITC/SSC、FSC/SSC、CD45-FITC/CD34-PE、FSC/SSC、7-AAD/SSC、7-AAD/SSC 八个散点图获取窗口(图 1-5-12)。

(3)先调节 PMT 电压、FL-1 阈值和荧光补偿。

(4)再按照图 1-5-12 方法累积设门。CD45-FITC/SSC 散点图中显示含红细胞、血小板和细胞碎片在内的所有细胞,设定 R1 门(包括所有 CD45$^+$及 dim$^+$细胞),以确定 CD45 阈值,并设 R5 为淋巴细胞。CD34-PE/SSC 散点图中显示 R1 门内细胞,设定 R2 门,包括所有 CD34$^+$及 SSC 从低到中等强度的细胞。CD45-FITC/SSC 散点图中显示 R1+R2 门内细胞,设定 R3 门,确认 CD34 阳性细胞位于 CD45^{dim+} 与 SSC^{lo} 的区域。FSC/SSC 散点图中显示 R1+R2+R3 门内细胞,设 R4 门用于去除细胞碎片和聚集血小板等的影响。CD45-FITC/CD34-PE 散点图中显示 R1 门内细胞,设定 CD45 和 CD34 的阳性十字界线,帮助确定 R1 的 CD45 下限的左边界。设 R6 门为荧光微球。FSC/SSC 散点图中显示 R5+R8 门内细胞,用于确定 R4 的 FSC 下限。设 R7 门为细胞碎片。7-AAD/SSC 散点图中显示 R1 门内细胞,设 R8 门为活的白细胞。7-AAD/SSC 散点图中显示 R1+R2+R3 门内细胞,R8 为活的 CD34$^+$细胞。获取 R1 至少 75000 个细胞及 R2 内至少 100 个细胞。

4. 流式细胞仪数据分析

(1)打开 CELLQuest™ pro 软件,设置 CD45-FITC/SSC、CD34-PE/SSC、CD45-FITC/SSC、FSC/SSC、CD45-FITC/CD34-PE、FSC/SSC、7-AAD/SSC、7-AAD/SSC 八个散点图分析窗口。

(2)设定逻辑门:如表 1-5-13[14]。

表 1-5-13　SCE kit 方案 CD34⁺细胞计数数据分析逻辑门

标记	定义
vCD45	R1 and R8 and not R7
G2	R2 and ‘vCD45’
G3	R3 and G2
vCD34	R4 and G3
Beads	R6
All CD34	R1 and R2 and R3 and not R7
vlymphs	R5 and R8
All CD45	R1 and not R6 and not R7
Debris	R7

(3)打开已获取的试验管流式细胞仪数据。

(4)按照数据获取模式中的设门方案设门(如图 1-5-12)。

(5)调整各门的边界和大小。

(6)打开统计学窗口，显示 Gate、Events 和 Gate%统计学数值。

(7)统计学窗口中分别显示 G1、G2、G3、$CD34^+$ cell、Lymphocytes、Beads、Debris、Viable $CD34^+$ cell 和 Viable $CD45^+$ cell 的 Events、Gate%数。

(8)$CD34^+$细胞绝对数计算：根据公式 1-5-4 计算 $CD34^+$绝对数(个/μl)。如标本为采集物，将 $CD34^+$细胞绝对数(个/μl)转换成$\times 10^6$/L，再乘以采集袋中采集物的体积(单位为升)可得到采集物中 $CD34^+$细胞总数。

$$\frac{CD34^+\text{细胞绝对数}}{(\text{个}/\mu l)} = \frac{vCD34^+\text{细胞数}(R4\ and\ G3)\times\text{荧光微球的浓度}\times\text{标本稀释倍数}}{vCD45^+\text{细胞数}(R1\ and\ R8\ and\ not\ R7)\times\text{荧光微球数}(R6)} \quad \text{式 1-5-4}$$

四、流式细胞仪 $CD34^+$细胞计数质量控制

1. 白细胞浓度和抗体用量

两者对 $CD34^+$细胞计数结果会有影响，因此在进行抗体标记前应通过计数板计数或使用血细胞分析仪预先计算标本中的白细胞浓度。白细胞过少的标本应减少单抗用量。白细胞过多的标本应使用含 1%白蛋白或其他蛋白的 PBS 稀释到适当浓度，白细胞浓度在$<4\times10^9$/L 为宜。

2. 标本和荧光微球的移液量准确与否

标本和荧光微球的移液量准确与否对单平台 $CD34^+$细胞计数结果影响很大。为确保加入标本体积和定量微球的浓度准确，推荐采用反向抽吸法加样。

3. 荧光抗体的选择

可以采用商品化 $CD34^+$细胞计数试剂盒或实验室自己组合的单抗。实验室自己组合的抗体需注意抗体的滴度和信噪比。

4. 抗体的荧光标记和克隆来源

其对 $CD34^+$细胞计数的检测结果有一定的影响。CD34 抗体通常选用 PE 直接标记的抗 class Ⅲ的 CD34 抗体(如：Tuk3、HPCA2、BIRMA-K3、581)；CD45 抗体通常选用广谱的抗 CD45 抗体(如：anti-HLE-1、J33)；CD34 抗体的同型对照通常选择与 CD34 抗体匹配的同一厂家生产的同型对照。也可选择商业化的成套试剂盒。

5. 常用的抗体组合方案

常用的抗体组合方案包括含 7-AAD 的三色方案(CD45-FITC+CD34-PE+7-AAD)和不含 7-AAD 的双色方案(CD45-FITC+CD34-PE)。采用含 7-AAD 方案时应选择不含固定剂的溶血素，如氯化铵-Tris 缓冲液。

6. 单平台方法 $CD34^+$细胞计数

该方法加入了已知浓度的荧光微球，不需要事先测定白细胞计数可直接获得 $CD34^+$细胞绝对数，但为避免荧光微球的丢失，在裂解细胞后不要离心洗涤。

7. 一项来自英国和加拿大的质评活动调查

该调查结果显示，采用单平台 ISHAGE 方案的单位占绝大多数(81%)，但能正确按照 ISHAGE 方案设门的实验室只占 57%，近半数实验室存在少设门、设错门等错误，因此流式细胞仪数据获取和分析时应严格按照要求设置各散点图窗口，不要随意增减散点图的数量和改变散点图的分析参数；注意设定阈值的参数是什么(FSC、FL-1 或 FL-3 等)；要充分理解各门设置的目的、位置，不要遗漏和随意增减门的设置[16]。

8. 多种因素会对 $CD34^+$细胞计数的结果产生影响

不同厂家的试剂盒、不同的分析方案、单平台还是双平台、溶血洗涤法还是溶血免洗法以及流

式细胞仪的型号等对 CD34⁺细胞计数的结果可能会有一定的影响[17]。为保证实验结果的可靠性和可比性，尽量采用指南推荐或公认的单平台方案、荧光抗体的类型和标记。尽量保持所用试剂、仪器和标本处理过程的一致性。

五、结果报告

1. 报告内容

双平台 ISHAGE 方案法报告 CD34⁺细胞百分比及绝对数；单平台 ISHAGE 方案报告 CD45⁺细胞绝对数、CD34⁺细胞百分比及绝对数、活 CD45⁺细胞和 CD34⁺细胞绝对数。

2. 审核内容

包括数据采集阈值的设置、采集细胞数和微粒数、散射光模式、抗体组合方案、与试验结果相关的所有设门等。这些数据均应由实验室专业人员在解释数据时进行审核。

3. 参考区间

每个实验室都应确定本实验室 CD34⁺细胞在外周血、动员后的外周血、采集物、骨髓和或脐带血中的参考区间。

六、数据储存

数据储存和检测数据的方法都应该详细记录，以便于检测者或医师对数据进行复核。保留报告原始数据至少 2 年。对所有要分析的标本数据采用列表模式储存起来，以确保对原始数据进行全面分析。对每个标本的 CD34⁺细胞计数的设门图及分析结果应保留纸质文件。数据也可以保存为电子版，但应该做好备份以免硬件或软件出现故障导致患者数据丢失。

七、质量控制

1. 室内质量控制

实验室应开展室内质量控制工作，考虑到中国国情和质控品的成本较高，建议每月至少进行室内质控检测一次。进行室内质控品检测前，首先采用健康志愿者的新鲜外周血标本作为质控品上机测定，一般需要做重复测定。

2. 室间质量评价

实验室应参加国内或国外质评机构组织的室间质量评价和能力验证，用于能力验证的样本必须与患者标本同等对待，要求检验人员和检验流程完全一致。能力验证的检测结果不能与其他参加能力验证的实验室进行讨论。用于能力验证的样品在任何情况下都不允许转送其他实验室检测或赠与其他实验室。如发生任何失控问题，应积极采取纠正措施预防其再次发生，并记录所有质量保证活动。实验室需要对能力验证时样本的接收、检测前处理、检测、检测后分析与解释及检测报告等相关资料进行保存。

（万岁桂 刘 艳）

参考文献

1. Gratama JW, Orfao A, Barnett D, et al. Flow Cytometric Enumeration of CD34+ Hematopoietic Stem and Progenitor Cells[J]. Cytometry, 1998, 34: 128-142.
2. Sutherland DR, Anderson L, Keeney M, et al. The ISHAGE Guidelines For CD34+ Cell Determination By Flow Cytometry. International Society of Hematotherapy and Graft Engineering[J]. J Hematother, 1996, 3: 213-226.
3. 苏炳男，彭明婷. 流式细胞仪计数造血干细胞的影响因素[J]. 实验与检验医学，2012，30(3)：213-215.
4. Keeney M, Chin-Yee I, Weir K, et al. Single platform flow cytometric absolute CD34 + cell counts based on the ISHAGE guidelines. International Society of Hematotherapy and Graft Engineering[J]. Cytometry, 1998, 34: 61-70.
5. Marti G, Johnsen H, Sutherland R, et al. A convergence of methods for a world wide standard for CD34+ cell enumeration. Letter to the Editor[J]. J Hematother, 1998, 7: 105-109.
6. Preti RA, Chan WS, Kurtzberg J, et al. Multi-site evaluation of the BD Stem Cell Enumeration Kit for CD34(+) cell enumeration on the BD FACSCantoII and BD FACSCalibur flow cytometers [J]. Cytotherapy, 2014, 16 (11): 1558-1574.
7. Omana-Zapata I, Oreizy F, Mosqueda F, et al. Performance of a novel BD stem cell enumeration kit on two flow cytometry systems[J]. Int J Lab Hematol, 2013, 35(4): 393-399.
8. 中国免疫学会血液免疫分会临床流式细胞术学组. CD34 阳性细胞绝对计数的流式细胞术测定指南[J]. 中华血液学杂志，2015，37(07)：539-546.
9. Siena S, Bregni M, Brando B, et al. Circulation of CD34+ hematopoietic stem cells in the peripheral blood of high-dose cyclophospgamide-treated patients: Enhancement by intravenous recombinant human granulocyte-macrophage colony-stimulating factor [J]. Blood, 1989, 74 (6): 1905-1914.
10. Fritsch G, Printz D, Stimpfl M, et al. Quantification of CD34+ cells: Comparison of methods[J]. Transfusion, 1997, 37(8): 775-784.

11. Chen CH, Lin W, Shye S, et al. Automated enumeration of CD34+ cells in peripheral blood and bone marrow[J]. J Hematother, 1994, 3(1): 3-13.

12. Sutherland DR, Keating A, Nayar R, et al. Sensitive detection and enumeration of CD34+ cells in peripheral blood and cord blood by flow cytometry[J]. Exp Hematol, 1994, 22(10): 1003-1010.

13. Owens M A, Loken M R. Peripheral blood stem cellsquantitation[M]. Flow Cytometric principles for clinical laboratory practice. Wiley Liss, New York, 1995.

14. Olivero S, Alario T, Ladaique P, et al. CD34+ cell enumeration in peripheral blood and apheresis samples, using two laboratory diagnostic kits or an institutional protocol [J]. Bone Marrow Transplant, 1999, 23(4): 387-394.

15. Sutherland D R, Nayyar R, Action E, et al. Comparison of two single-platform ISHAGE-based CD34 enumeration protocols on BD FACSCalibur and FACSCanto flow cytometers[J]. Cytotherapy, 2009, 11(5), 595-605.

16. Whitby A, Whitby L, Fletcher M, et al. ISHAGE protocol: are we doing it correctly? [J]. Cytometry B Clin Cytom, 2012, 82(1): 9-17.

17. Levering WH, Preijers FW, van Wieringen WN, et al. Flow cytometric CD34+ stem cell enumeration: lessons from nine years' external quality assessment within the Benelux countries [J]. Cytometry B Clin Cytom, 2007, 72(3): 178-188.

第七节 血小板检测流程及质量控制

血小板检测是临床止血与血栓检查和研究的重要内容。传统的血小板分析方法有血小板计数、血小板聚集功能试验以及电泳法血小板膜糖蛋白分析等等。这些方法分析血小板存在多种不足，尤其不能对单个血小板或血小板亚群进行分析。另一方面，外周血中血小板体积小且极易受体外环境因素影响而发生活化，使得血小板分析的难度增大，因而传统的检测方法很难得到准确的实验结果。近年来随着 FCM 的迅速发展和各种血小板特异性单克隆抗体的制备成功，FCM 分析血小板逐渐从研究开始发展到临床实际应用，并开创了单个血小板或血小板亚群分析的崭新途径。本节撰写主要参考国内外的文献[1-4]，着重介绍血小板膜糖蛋白分析以及血小板活化分析等项目。

一、标本的质量控制

流式细胞血小板分析的标本首选为枸橼酸钠（浓度为 109mmol/L，血液与抗凝剂的比例为 9∶1）抗凝的空腹静脉血。EDTA 类抗凝剂属于较强的 Ca^{2+} 螯合剂，具有更强的抗凝血功能，但一般不用于血小板分析。由于肝素可引起血小板激活，故一般也不用于血小板分析。

（一）标本采集注意事项

流式血小板分析的标本在采集时应避免引起血小板体外活化，因此在采集过程中应注意：

1. 采血前患者或志愿者应空腹，但可以喝水，以免血管塌陷而导致进针困难。

2. 采用较大号的针头采血，如 20 号针头，避免抽血时产生较大的切应力而使血小板活化。

3. 止血带应扎得较松或不用止血带，针头进入皮肤后应“一针见血”。

4. 拉动注射器抽血时应用力平缓，抽出的前 2ml 血应弃掉，血液应迅速加入抗凝剂中，但推出注射器中血液时不要用力过猛，血液与抗凝剂混匀时应轻轻颠转混匀 5 次以上。真空采血器采血是否导致血小板活化尚存在争议，但真空抗凝管中较大的负压足以成为导致血小板活化的重要因素。若采用注射器采血后加入真空抗凝管时，应先将盖打开，沿试管壁打入血液，待血液至刻度后加盖颠转混匀。毛细血管采血一般不适应于流式细胞分析血小板，对于静脉采血较为困难的婴幼儿，需要检查血小板膜糖蛋白有无缺陷时也可用毛细血管采血，但应注意避免过度挤压，以免血小板聚集和血液凝固。无论何种方式采集的血液，每个实验室应对其试验条件进行评价，可以采用活化依赖的单克隆抗体（如 CD62p）作为分子探针，检测正常人循环血液中 CD62p 阳性血小板，一般应<2%（未固定血小板）。

（二）标本的固定

血小板检测无论是测定血小板活化，还是测定血小板膜糖蛋白，一般最好在标本采集后 30 分钟内处理标本。测定血小板活化，无论是体内血小板活化状态，还是体外激活剂活化血小板，通常需要抑制血小板的进一步活化。当血液离体后，随着时间的延长，血小板可自体活化，也可由于环境因素的影响，如接触异物表面等发生活化。因此，通过固定剂固定血小板，防止体外血小板的激活，可以更真实地反映体内血小板的活化水平。

固定有几种方式：①全血+抗凝剂→免疫标记→固定剂。②全血+抗凝剂+固定剂→免疫标记。③全血+抗凝剂→激活剂→免疫标记→固定剂。④全血+抗凝剂+激活剂→固定剂→免疫标记。⑤全血+抗凝剂+激活剂+免疫标记→固定剂。研究发现，不同的固定剂和固定方式将显著影响血小板活化的检测。因此，究竟采取何种固定方式，对每一种新的单克隆抗体与血小板的反应特性应进行仔细的研究，每个实验室也应对本室的各种实验条件进行探索，使之能简便、快速、准确地运用FCM分析血小板。

二、血小板膜糖蛋白分析

血小板膜糖蛋白是血小板发挥功能的分子基础，一旦其数量或结构异常，可导致患者发生出血或血栓形成。因此，FCM直接分析血小板膜糖蛋白对临床血小板功能异常所致的出血与血栓性疾病的诊断有重要意义。

（一）抗体选择及组合

血小板膜糖蛋白主要包括GPⅡb/Ⅲa复合物（CD41/CD61）、GPⅠb/Ⅸ/Ⅴ复合物（CD42b/CD42a/CD42d）、GPⅠa/Ⅱa复合物（CD49b/CD29）、GPⅠc/Ⅱa复合物（CD49e/CD49f/CD29）、GPⅣ（CD36）和GPⅥ。一般采用荧光素标记的血小板膜糖蛋白特异性单克隆抗体进行直接免疫荧光染色。常用2种以上单克隆抗体进行双色流式细胞分析。一种抗体作为血小板标志抗体设定阈值（鉴别血小板），另一种抗体作为检测抗体。例如测定CD42b时，选用CD41设定阈值，可避免非血小板颗粒，如红细胞碎片的干扰。

（二）试剂和标本处理

1. 试剂

（1）荧光素标记的单克隆抗体：FITC或PE标记的抗GPⅡb/Ⅲa复合物（CD41/CD61）、GPⅠb/Ⅸ/Ⅴ复合物（CD42b/CD42a/CD42d）、GPⅠa/Ⅱa复合物（CD49b/CD29）、GPⅣ（CD36）单克隆抗体。

（2）同型对照（isotype）：鼠免疫球蛋白（M IgG），其IgG亚型、蛋白质浓度、标记的荧光色素和荧光素/蛋白质分子比值（F：P）应与荧光素标记的单克隆抗体匹配，一般用同一生产厂商的试剂匹配较好。

（3）固定剂：1%多聚甲醛磷酸盐缓冲液。

2. 标本处理

（1）对照：每次进行血小板分析时应做阳性对照或者阴性对照，故血液标本包括健康人作阳性对照和测定标本。

（2）免疫荧光染色：取4支2ml塑料尖底离心管，2支标记测定（T1和T2），另两支标记对照（C1和C2）。在T1和C1管中分别加入2种各10μl荧光素标记的单克隆抗体（如CD42a-FITC和CD41-PE），在T2和C2管中分别加入2种各10μl荧光素标记的MIgG（如MIgG-FITC和MIgG-PE）。在T管中均加入10μl稀释测定全血或5μl未稀释测定全血混匀，在C管中均加入10μl稀释对照全血或5μl未稀释对照全血混匀。避光、室温染色20分钟。

（3）洗涤与固定：加入1.5ml磷酸盐缓冲液，颠转混匀血液标本，300g离心5分钟，弃去上清，加入1ml 4~8℃预冷的1%多聚甲醛，涡流混匀，固定15分钟后流式细胞仪检测。也可不洗涤，直接加入2ml 4~8℃预冷的1%多聚甲醛，涡流混匀，固定15分钟检测。若不能及时测定，置于4~8℃冰箱内保存，24~48小时内测定。

（三）数据获取和分析

1. 流式细胞仪准备

按仪器操作规程开机，开启自动校准软件（如FACSComp软件），用校准荧光微球调试与校准仪器，包括PMT的电压值、FSC与荧光分析灵敏度和三色荧光补偿等。

2. 开启流式细胞数据获取与分析软件

仪器设置中FSC、SSC、FL1、FL2、FL3均设为对数方式。设阈值为FL1（如CD41-PE作为血小板标志物，CD42a-FITC作为测定），避免细胞碎片和仪器的背景噪音的影响。流速设为低速，以减少细胞的粘连。

3. 使用对照管（C2管）获取数据

在CD41-FITC/SSC散点图中画出血小板门，观察CD42a-FITC/CD41-PE散点图中FL1和FL2的基线信号，调整流式细胞仪的FL1和FL2 PMT电压值，使其信号处于左下角（荧光强度在10以内）。再用对照管（C1管）观察CD42a-FITC/CD41-PE散点图中FL1和FL2的测定信号，健康人血小板的CD42a-FITC/CD41-PE荧光信号较强，平均荧光强度（mean fluorescence intensity，MFI）一般>10^2，并根据散点图分布特点适当调节FL1和FL2的补偿。

4. 获取C1、C2、T1、T2管中5000~10 000个

血小板数据

可同时获取血小板和红细胞的数据，但应保证血小板数据 > 5000~10 000 个。数据储存于计算机硬盘。

5. 分析软件中数据显示

在分析软件中，显示 FSC/SSC、CD41-PE/SSC、CD42a-FITC/CD41-PE 三幅散点图，分别将对照管、测定管数据调出，设定单个血小板门（R1）。

6. 以对照管（C2）的荧光散点图为基准

以此为基准画出“+”线，使散点图分成 4 个部分，即左下（LL）、右下（LR）、左上（UL）、右上（UR）。LL 显示双阴性信号，LR 显示 FL1 阳性信号，UL 显示 FL2 阳性信号，UR 显示 FL1 和 FL2 双阳性信号。画“+”线时，尽量靠近 LL 细胞群，使其阴性百分率 > 99% 即可。复制“+”线至对照管（C1）的散点图，统计各部分中血小板占门内（R1）细胞的百分率、占所获取细胞总数的百分率、FL1（X 轴）荧光强度的算术平均数（X mean）和几何平均数（X geo mean）、FL2（y 轴）荧光强度的算术平均数（Y mean）和几何平均数（Y geo mean）等结果。然后按上述方法分析测定管的数据。

（四）结果报告

报告 CD42a 或 CD41 阳性血小板百分率，也可以直方图显示 R2 中 CD42a-FITC 的 MFI，或与阴性对照的直方图比较，计算 MFI-R，由此可获得血小板表达 CD42a 的相对含量。双色流式细胞术分析健康人 GPⅠb、GPⅡb、GPⅢa、GPⅤ、GPⅨ阳性血小板的百分率>98%。用待测标本与健康人阳性血小板的百分率和 MFI 乘积的比值计算糖蛋白的相对含量，可以比较患者血小板的糖蛋白含量变化。较为可靠和准确的方法是采用定量流式细胞术，可以精确测定血小板糖蛋白分子数。

（五）质量控制

1. 洗涤与不洗涤的影响

免疫荧光染色后洗涤，可有效去除背景荧光的影响，使阴性和阳性血小板的荧光峰分离更好，MFI-R 增大，有利于结果的分析。免疫荧光染色后不洗涤，直接加入固定剂，导致阴性和阳性血小板荧光峰的分离不如洗涤的好，MFI-R 减小，对 CD41、CD42、CD61 等分子数量较多的糖蛋白分析影响不大，但对含量较少的糖蛋白如 CD49b、CD49e 的测定有一定影响。

2. 标本放置时间的影响

由于一些血小板膜糖蛋白的分布与采血后放置时间有关，如 CD42b 等，采血后即使立即检测也可能会发生变化，因此有学者建议应采血后立即固定，使检测的信息代表体内血小板膜的真正水平。固定方法是在采血后立即加入等体积的 2%PFA 中，室温固定 15~60 分钟，然后储存在 4℃冰箱中。测定时将固定全血用 HT 缓冲液 1∶10 稀释后，不需洗涤，直接加单克隆抗体进行免疫荧光染色。但是，固定全血的方法可随着固定时间延长，血小板结合抗体量逐渐减少、荧光强度减弱。因此，各实验室应根据所用抗体的浓度、固定时间、染色时间等不同，确定抗体的最佳浓度及染色时间等。

3. 如果需要准确测定

如果需要准确测定每个血小板膜上的糖蛋白分子数，可采用定量 FCM 的方法。

三、血小板活化分析

血小板活化是血小板发挥止血和血栓功能的重要前提，各种内在或外来因素的刺激下，引发血小板内的 Ca^{2+} 流、磷酸肌醇裂解、蛋白磷酸化，血小板膜糖蛋白重新分布、构型变化、新受体表达、促凝血表面的暴露、血小板形态发生改变和释放反应等，导致活化血小板，并与黏附蛋白，如纤维蛋白原、血管性血友病因子等结合，最终在血管内皮下形成富含血小板和纤维蛋白的血栓。活化血小板膜表面与静止血小板相比具有显著差别（表 1-5-14），使得 FCM 检测血小板活化成为可能。

表 1-5-14　静止血小板与活化血小板膜表面标志的变化

血小板膜表面标志	静止血小板	活化血小板
CD36	+	++
GPⅠb/Ⅸ/Ⅴ（CD42b/CD42c/CD42d）	++	+
GPⅡb/Ⅲa（CD41/CD61）	++	+++
GPⅡb/Ⅲa 构型变化		
纤维蛋白原受体（PAC-1）	−	+++
配体诱导结合位点（LIBS）	−	+++
受体诱导结合位点（RIBS）	−	+++
FⅧ结合	−	+++
FⅤ/Ⅴa 结合	−	+++

续表

血小板膜表面标志	静止血小板	活化血小板
FX/Xa 结合	-	+++
FI(纤维蛋白原)结合	-	+++
PS 表达(Annexin V 结合)	-	+++
P-选择素(CD62P、GMP-140)	-	+++
CD63(LIMP)	-	++
CD107a(LAMP-1)	-	++
CD107b(LAMP-2)	-	+
TSP	-	+

注:Annexin V 是一种 35~36kD 的蛋白质,在 Ca^{2+} 存在下特异地与 PS 结合。

根据血小板的活化过程中各种特异性改变,FCM 分析血小板活化的研究中,可选择检测的项目或参数有:①血小板胞质游离 Ca^{2+} 浓度检测:Ca^{2+}浓度变化是血小板活化的最早期反应之一,可以采用 Fluo-3 或 Indo-1 作为 Ca^{2+} 细胞内荧光探针,通过测定其荧光强度大小,反映血小板活化过程中 Ca^{2+} 流的快速变化。②质膜糖蛋白改变分析:血小板活化导致膜表面 GP Ⅰb/Ⅸ/Ⅴ复合物表达减少;GP Ⅱb/Ⅲa 复合物表达增多并发生构型变化,暴露纤维蛋白原受体(PAC-1 结合位点)、配体诱导结合位点(ligand-induced binding sites,LIBS)、受体诱导结合位点(receptor-induced binding sites,RIBS),用 FCM 结合单克隆抗体可以进行特异的检测。③颗粒膜蛋白表达:血小板活化后发生释放反应,α、δ 颗粒和溶酶体膜蛋白如 CD62P、CD63 等在活化血小板质膜上大量表达,成为活化血小板的标志之一,可以用颗粒膜蛋白的单克隆抗体作分子探针灵敏地检测。此外,活化血小板表达高水平的 CD62P 分子后,可与白细胞,尤其是中性粒细胞和单核细胞膜上的受体结合,形成白细胞与血小板的聚集体。因此,检测血小板膜表面的颗粒膜蛋白或白细胞与血小板的聚集体,均可反映血小板的活化水平。④暴露的活化血小板促凝血表面:静止血小板膜内侧的磷脂酰丝氨酸(phosphatidyl serine,PS)和磷脂酰肌醇(phosphatidyl inositol,PI)等在活化后暴露于膜表面,促进 FⅤ/Ⅴa、FⅧ/Ⅷa、FX/Xa 和凝血酶等在 Ca^{2+}的参与下与活化表面结合;活化 GP Ⅱb/Ⅲa 与纤维蛋白原结合,故可用单克隆抗体检测上述结合的凝血因子,但应注意排除血浆中相同凝血因子的影响。以上仅是 FCM 分析血小板活化的几个方面,也可根据血小板活化的机制自行设计实验。本节仅介绍临床常用的血小板膜表面纤维蛋白原受体和 P-选择素表达分析。

(一)抗体选择及组合

用荧光色素标记的 CD61、CD62p、PAC-1 三种单克隆抗体与全血中血小板进行直接免疫荧光染色,以光散射(FSC/SSC)或光散射/荧光(SSC/CD61)信号设定血小板门,分析循环活化血小板或体外激活血小板膜表面纤维蛋白原受体(PAC-1结合位点)和 P-选择素(CD62P)表达。

(二)试剂和标本处理

1. 试剂

(1)荧光色素标记的单克隆抗体及同型对照:PAC-1-FITC、CD61-PerCP、CD62p-PE、Mouse IgG-PE。

(2)20mmol/L 二磷酸腺苷(adenosine diphosphate,ADP):以无菌生理盐水溶解 ADP,小量分装,-20℃以下低温冻存,临用时以生理盐水稀释至所需浓度。

(3)1%PFA:以 pH 7.2±0.2、含 0.1%NaN_3 的 PBS 配制,PBS 预先经 0.2μm 滤纸过滤。2~8℃保存。

(4)RGDS:RGDS 四肽,用 PBS 配制成10mg/ml。小量分装,-20℃以下低温冻存,临用时解冻。RGDS 多肽可与纤维蛋白原受体特异性结合,从而完全阻断 PAC-1 与纤维蛋白原受体反应。

2. 标本处理

(1)血小板活化:采血后 10 分钟内取 50μl 新配制的 ADP(根据需要选择浓度,若希望达到最大血小板活化,终浓度为 20μmol/L 即可)于 Falcon 管中,加 450μl 抗凝血,轻轻涡流混匀,加盖,37℃孵育 5 分钟,立即染色或固定。

(2)血小板固定:吸取未活化的血液(血液采集后 5 分钟内)或刺激剂激活的血液 100μl 放入含有 1ml 预冷的(2~8℃)含 1%PFA 的试管中混匀。2~8℃固定血小板 2 小时以上,固定的血小板可以在 2~8℃的固定剂中稳定 5 天。

(3)免疫荧光染色:在进行免疫荧光染色之前,室温(20~25℃)、1200g 离心 5 分钟;移去上清液,加 1ml 洗涤与染色缓冲液(室温)涡流混悬细胞,1200g 离心 5 分钟;移去上清液,加 1ml 洗涤与染色缓冲液(室温),涡流混悬细胞备用。取 2 支试管，分别标记对照管和测定管；若同时测定体外激活血小板（阳性对照），应再加1支测定管。在对照管中分别加入RGDS多肽、PAC-1-FITC、Mouse IgG-PE、CD61-PerCP 10μl并轻轻混匀。在测定管中分别加入PAC-1-FITC、CD62P-PE、CD61-PerCP 10μl并轻轻混匀。分别加入5μl未活化血液（采血后10分钟内）或活化的血液（用激活剂，如ADP等激活），或50μl固定血液（活化或未活化血液）于对照管和测定管中并与其他试剂轻轻混匀。对照管与测定管放置室温（20~25℃）、避光孵育15~20分钟，加1ml预冷（2~8℃）1%PFA，涡流混匀后放置2~8℃，避光保存30分钟以上，24小时内进行FCM分析。

（三）数据获取和分析

1. 流式细胞仪准备

按仪器操作规程开机，开启自动校准软件，用校准荧光微球调试与校准仪器，包括PMT的电压值、FSC与荧光分析灵敏度和三色荧光补偿等。

2. 开启流式细胞数据获取与分析软件

仪器设置菜单FSC、SSC、FL1、FL2、FL3均设为对数方式。设阈值为FL3，避免细胞碎片和仪器的背景噪音的影响。流速设为低速，以减少细胞的粘连。

3. 试用对照管获取数据（不存储数据）

在CD61-PerCP/SSC散点图中画出血小板门，观察PAC-1-FITC/CD62P-PE散点图中FL1和FL2 PMT电压值，使其信号处于左下角（荧光强度在10以内）。再用测定管（未活化和活化血小板）观察PAC-1-FITC/CD62P-PE散点图中FL1和FL2的测定信号，正常人未活化血小板的PAC-1-FITC/CD62P-PE荧光信号较弱，而活化血小板的PAC-1-FITC/CD62P-PE荧光信号较强，并根据散点图分布特点适当调节FL1和FL2的补偿。

4. 获取5000~10000个血小板

数据储存于计算机硬盘。

5. 分析软件中数据的显示

在分析软件中，显示FSC/SSC、CD61-PerCP/SSC、PAC-1-FITC+RGDS/MIgG1-PE、PAC-1-FITC/CD62p-PE四幅散点图，分别将对照管、测定管数据调出，设定单个血小板门（R1）。

6. 以对照管的荧光（PAC-1-FITC+RGDS/CD62p-PE）散点图为基准

依次为基线画出“+”线，使散点图分成4个部分，即左下（LL）、右下（LR）、左上（UL）、右上（UR）。LL显示双阴性信号，LR显示FL1阳性信号，UL显示FL2阳性信号，UR显示FL1和FL2双阳性信号。画“+”线时，尽量靠近LL细胞群，使其阴性百分率>99%即可。复制“+”线至测定管（PAC-1-FITC/CD62P-PE）的散点图，统计各部分中血小板占门内（R1）细胞的百分率（%gated）、占所获取细胞总数的百分率（%total）、FL1（X轴）强度的算术平均数（X mean）和几何平均数（X geo mean）、FL2（y轴）强度的算术平均数（Y mean）和几何平均数（Y geo mean）等结果。

（四）结果分析

PAC-1显示阳性血小板百分率（LR+UR）、CD62p阳性血小板百分率（UL+UR）、PAC-1和CD62p双阳性血小板百分率（UR）。或者显示PAC-1-FITC和CD62p-PE的荧光直方图，并将对照与其重叠，设定界标，统计阳性血小板百分率。也可统计分析荧光直方图PAC-1和CD62p的MFI，并与对照的直方图比较，计算相对荧光强度（MFI-R），由此可获得血小板表达PAC-1和CD62p的相对量。

（五）质量控制

1. 用新鲜全血检测体内或体外血小板活化

在血液采集、样本处理等过程中应尽量减少人工活化，尤其是应在采血后10分钟内尽可能快地处理标本。即使非常注意了实验的各种环节，但仍然很难避免低水平的血小板活化。因此，在体外用不同激活剂，如ADP、胶原、凝血酶、凝血酶受体活化剂多肽（thrombin receptor activator for peptide，TRAP）等激活血小板，观察其反应性时，应该同时用未刺激血小板作平行对照。

2. 本试验方法中各种条件并不受严格限制

本试验方法中所采用的抗凝剂、血液采集方法、固定方案、刺激剂、单克隆抗体和数据获取、血小板设门、数据分析策略等并不受严格限制，各实验室可根据条件和经验等参考使用：

（1）抗凝剂的影响：有的实验室可能会选用酸性枸橼酸钠葡萄糖（ACD）、EDTA、肝素等作为抗凝剂，但应注意对PAC-1和CD62p测定的影响。由于肝素和EDTA均可以激活血小板，最好不用于检测循环活化血小板。由于PAC-1与纤维蛋白原受体结合时对pH及Ca^{2+}敏感，而EDTA抗凝血中游离Ca^{2+}浓度极低，PAC-1将不能与其血小板结合；ACD抗凝血的pH偏酸，其血小板与PAC-1结合比枸橼酸钠抗凝血减少。

(2) 固定剂使用：在免疫荧光染色前，用0.1%PFA固定血小板，可抑制血小板的体外激活，十分有利于临床应用。但是，固定会对血小板与活化依赖的单克隆抗体结合产生影响。PFA固定血小板可影响与PAC-1结合，与CD62p结合也会减低。

3. 数据获取与分析

当标本中血小板数量较低、血小板聚集或存在小红细胞时，通过FSC/SSC的散射光设门时获取的信号干扰较多。在正常或疾病状态下，尤其是当血小板被活化时，红细胞和血小板的光散射信号会出现重叠。对于细胞碎片或背景噪音，可通过设置适当的FSC阈值而除去。荧光设门(CD61/SSC)时，典型的静脉血标本可分成3个亚群，主要的颗粒由单个血小板组成；第二个亚群约占所有颗粒的5%，其光散射比单个血小板更大，为血小板和白细胞黏附、巨血小板和较大的血小板聚集体；第三个亚群占所有颗粒的5%～15%，其光散射比单个血小板小，为血小板微粒。通过适当设置FL3阈值，可除外细胞碎片或背景噪音的影响。

(屈晨雪)

参考文献

1. 王建中，刘彦虹.流式血小板分析与应用[M]//临床流式细胞分析.上海：上海科学技术出版社.2005：383-419.
2. Yamazaki M，Uchiyama S，Iwata M.Measurement of platelet fibrinogen binding and P-selectin expression by flow cytometry in patients with cerebral infarction [J].Thrombosis Research，2001，104(3)：197-205.
3. 王建中，孙芾，王淑娟等.流式细胞术检测活化血小板[J].中华检验医学杂志，1994，17(4)：232-234.
4. 王建中，袁家颖，王淑娟等.流式细胞术诊断巨大血小板综合征[J].中华检验医学杂志，1996，19(3)：139-141.

第八节 DNA倍体分析流程及质量控制

FCM分析在肿瘤研究中已经成为重要手段之一，可对肿瘤细胞DNA含量进行定量分析，解析细胞周期，对癌症进行早期诊断及鉴别诊断具有一定的参考价值，亦可通过细胞倍体分析进行危险分层，预测患者的预后。本章主要介绍DNA倍体分析，该检测可以提供正常和肿瘤细胞的生物学信息，临床上有助于选择细胞周期药物、判断微小残留病变和判断预后。

一、标本的准备

以新鲜或冰冻的标本为最好，外周血、骨髓、穿刺物、体液、灌洗液、活检标本、培养的细胞等含有活细胞的标本均可用于流式检测。标本的细胞数最好≥10^6，血液标本直接计数调整浓度后使用，而体液标本需离心浓缩，计数调整细胞体积后再使用，另外组织标本需研磨过滤，制备成单细胞悬液再使用。

二、常用方法

(一) 染色

1. 碘化丙啶染色

将碘化丙啶(propidium iodide，PI)配制成1mg/ml溶液备用，4℃避光保存。将1×10^6细胞悬液加入预冷的70%冰乙醇，4℃固定过夜；洗涤后加RNA酶(由于PI也可染RNA，故要去除RNA)，一般浓度为50μg/ml，37℃避光孵育30分钟，加PI的浓度25μg/ml到50μg/ml，室温避光孵育30分钟，即可上机获取。

2. DRAQ5染色

由于PI很难与其他荧光抗体同时染色，这样就无法设门研究肿瘤细胞的倍体，因此严重限制了在血液科的应用。最近几年开始使用DRAQ5代替PI做细胞周期检测。

取1×10^6细胞，加入荧光素标记的膜抗体，室温避光孵育15分钟；在每管细胞中加入氯化铵溶血素2ml，充分混匀细胞，置室温，避光10分钟；离心弃上清，混匀细胞，加入PBS 2ml离心洗涤一次；加PBS 0.5ml后再混匀，加入2～5μl DRAQ5；避光密闭室温孵育5分钟，上机检测。

3. 抗体组合

该项目应该是在免疫分型或者微小残留病变的基础上进行。主要以正常成熟淋巴细胞为对照，检测肿瘤细胞群的DRAQ5，可以使用两个以上荧光抗体作为设门标记。一般用CD45-FITC(主要目的是CD45/SSC设门区分肿瘤细胞、成熟淋巴细胞及其他细胞)，PE标志可以根据肿瘤细胞免疫表型选择(目的是肿瘤细胞比例低时，使用特征性标志反向设门)，例如肿瘤细胞表达CD34，可以选择CD34-PE，panel为CD45-FITC/CD34-PE/DRAQ5，CD45/SSC设门的成熟淋巴细胞为对照，观察 $CD34^+$ 细胞群的 DRAQ5；CD45 并非每个标本均选择，例如肿瘤细胞 CD45 表达与正常成熟淋巴细胞相同，表达 CD5，不表达 CD3，可以使用抗体组合为 CD5-FITC/CD3-PE/DRAQ5，$CD3^+$/$CD5^+$ 正常 T 细胞为对照，观察 $CD3^-$/$CD5^+$ 设肿瘤细胞门内的 DRAQ5[1,2]。

（二）获取与分析细胞

1. PI 方法

（1）校正仪器：每次开机时，应通过检测标准荧光微球的 *CV* 来检查仪器调校情况，此 CV 值应 ≤2%。

（2）排除粘连体细胞：多数仪器选择 FL2 作为 DDM 参数（区分细胞粘连的参数），与其他流式细胞术检测荧光标志的条件不同，DNA 检测所采用的是线性放大，将 FL2 设为线性（LIN）模式，最大值 1024。画两个点图：FSC/SSC，FL2-W/FL2-A，画一个直方图：FL2-A。

（3）获取注意事项：以低速（LOW）获取细胞，调整 FL2 的电压，例如 FACSCalibur 机器上，使 FL2-A 直方图上 $G_{0/1}$ 峰值在 200（不低于最大道数的五分之一），调整 FL2-W，使直方图上的 $G_{0/1}$ 峰值也在 200。获取 4 万～10 万细胞。

（4）数据分析：使用 Modfit 软件或者其他分析软件分析单个活细胞。以 FACSCalibur 为例，使用 Modfit 软件，激活聚集体和碎片模式（aggregates and debris modeling），设 G2＝R1 ＊ R2，R1 为 FSC/SSC 设的活细胞门，R2 为 FL2-W/FL2-A 设的非粘连体细胞门。一维直方图显示 G2 门内细胞的 FL2-A，分析 DNA 成分，包括：G_0/G_1 期峰的 CV，G_0/G_1 期和 G_2/M 期平均荧光强度道数比值，即 DNA 指数（DI），S 期成分比例，碎片和细胞粘连体的比例，有无异倍体。选择相应对照，同法操作。

2. DRAQ5 方法

（1）校正仪器：每次开机时，应通过检测标准荧光微球的 CV 来检查仪器调校情况，此 CV 值应 ≤2%。

（2）排除粘连体细胞：多数仪器选择 FL3 做为 DDM 参数。以 FACSCalibur 机器获取为例，将 FL3 设为线性（LIN）模式，最大值 1024。画五个点图：FSC/SSC，FL3-W/FL3-A，FL1/SSC，FL2/SSC，FL1/FL2，画两个直方图：对照细胞门的 FL3-A和目的细胞门的 FL3-A。对照细胞门根据检测目的细胞的性质决定，急性白血病一般以正常淋巴细胞为对照，浆细胞肿瘤一般以正常浆细胞或者 CD138 阴性细胞为对照。目的细胞门根据免疫表型，可以使用 CD45/SSC 获得，或者 FL2/SSC、FL1/FL2 获得。

（3）获取注意事项：以低速（LOW）获取细胞，调整 FL3 的电压，例如 FACSCalibur 机器上，使 FL3-A 直方图上 $G_{0/1}$ 峰值在 200（不低于最大道数的五分之一），调整 FL3-W，使直方图上的 $G_{0/1}$ 峰值也在 200。获取 4 万～10 万细胞。

（4）数据分析：使用 Modfit 软件或者其他分析软件分析单个活细胞。以 FACSCalibur 为例（图 1-5-13），使用 Modfit 软件，激活聚集体和碎片模式（aggregates and debris modeling），分别设门 G3＝R1 ＊ R3 ＊ R4，G2＝R1 ＊ R2 ＊ R4。R1 为 FSC/SSC 设的活细胞门，R4 为 FL3-W/FL3-A 设的非粘连体细胞门，R3 为肿瘤细胞或者目的细胞门，R2 为对照细胞门（正常淋巴细胞或者其他相应对照细胞）。一维直方图分别显示 G3 门和 G2 门内细胞的 FL3-A，DNA 成分分析包括：G_0/G_1 期峰的 CV，G_0/G_1 期和 G_2/M 期平均荧光强度道数比值（DI），S 期成分比例，碎片和细胞粘连体的比例，有无异倍体。

R1 为活细胞门，R4 为非粘连体细胞门，G3＝R1 ＊ R4 ＊ R3，为肿瘤细胞门，G2＝R1 ＊ R2 ＊ R4，为正常淋巴细胞门。一维直方图分别显示 G3 门和 G2 门内细胞的 FL3-A。DI＝225. 69/207. 84＝1. 09。S+G2/M 期比例升高。

三、结果报告

1. 常规内容

姓名、性别、年龄、送检单位、标本唯一号（或者病例号）、送检时间，检测内容、仪器型号、软件型号、使用抗体 panel，核收日期、报告日期、报告人、联系方式。

2. 结果描述

目的细胞百分比，抗原表达，与相应对照相比，目的细胞的 DI，是否为异倍体，S 期、G_2/M 期比例是否升高。

3. 结论

目的细胞百分比，存在哪些 DNA 倍体异常，相关解释与评价。

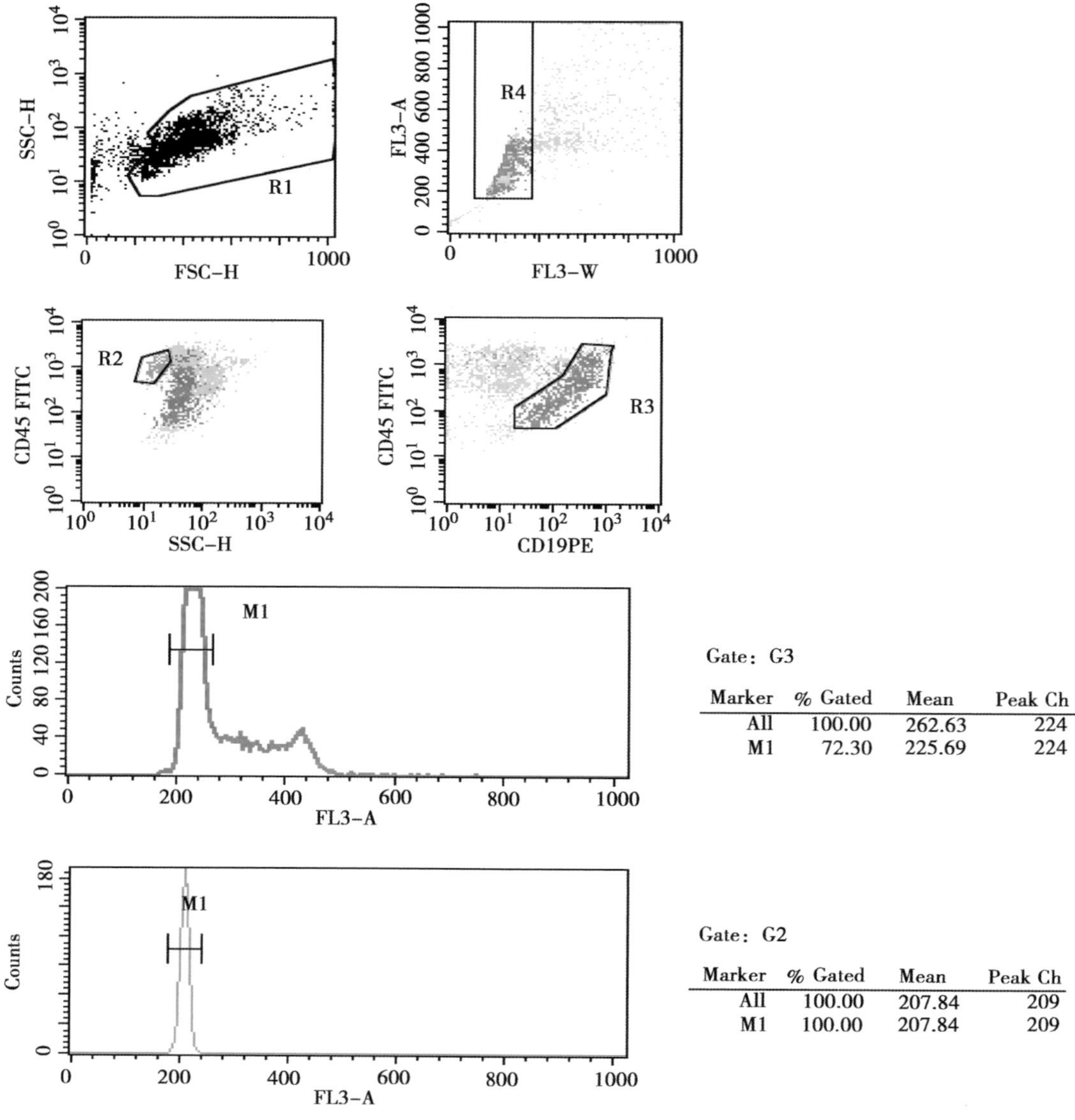

图 1-5-13 CD45/CD19/DRAQ5 染色检测肿瘤细胞 DNA 倍体

DNA 倍体分析主要检测参数有：DNA 指数（DNA index，DI），与染色体的高二倍体和亚二倍体有一定相关性；S 期、G_2/M 期，主要反映增殖情况。Klein 等提出实体瘤中 DNA 诊断肿瘤病标准：①出现非整倍体细胞峰，DI>1.1 或 DI<0.9；②无明显的异倍体，但 S 期>15%；③无明显的异倍体，但 $G_{0/1}$ 的 *CV*>10%，S 期在 10%～15%；④S+G_2/M>20%。在血液系统疾病方面，有报道发现 DI 与 ALL、MM 的预后相关，B-ALL 患者 DI 在 1.16～1.6 之间的预后较好，MM 高二倍体预后好；DI 和 S 期，G_2/M 期可以辅助判断微小残留病变；细胞周期分布情况可能有助于判断药物机理，帮助选择细胞周期相关药物[1,2]。

四、质量控制及特殊说明

1. DRAQ5 方法与 PI 方法比较

与 PI 方法相比，研究发现 DRAQ5 方法 G_0/G_1 期的 *CV* 值比 PI 法大，但是两种方法得到的 DI 和总的 S 期比例无显著性差异，且 DRAQ5 染色法粘连体比例减低。

2. DRAQ5 无需固定和破膜

因此其优于其他 DNA 染料。虽然优选 647nm 激发，但是一般机型的 488nm 激光也足以得到很好的结果。使用 DRAQ5 结合荧光标记设门，特异性地检测肿瘤细胞的异倍体，可以提供诊断和预后信息。DRAQ5 方法能够发现不成熟细胞比成熟细胞 S 期比例高。

3. *CV* 值

CV 用于描述峰宽，*CV*＝100×标准差/峰平均值。DNA 直方图中峰的 *CV* 值越低，质量越好，当 G1 峰的 *CV* 值≥8%时，不再适合估计 S 期比例。

4. G_2/M 期与 G_0/G_1 期 DNA 成分

理论上 G_2/M 期应该是 G_0/G_1 期 DNA 成分的 2 倍，即 G_2/G_1 的 DI 应该是 2.0，但是实际上由于 G_2 期细胞染色质更加致密，使得 DNA 结合染料染色时，与相应 DNA 结合位点插入有困难，因此 G_2/G_1 比值 1.97 更加常见。

5. 标本质量对结果的影响

包括：①碎片和死细胞的影响：碎片和死细胞较多会干扰细胞周期分析，因此如果标本质量较差，需要重新制备。②粘连体：DNA 分析需要严格单细胞，否则会存在假四倍体，影响倍体分析。使用调整细胞浓度、低速获取、通过 DDM 模式来有效地区分、用设门来排除聚集细胞的干扰，可以有效去除粘连体的影响。③细胞数过少：因为 DNA 倍体分析使用一维直方图，至少 2000 个以上细胞才会出现平滑曲线，所以分析门内细胞过少会严重影响结果分析，应该获取尽可能多的细胞。当目的细胞比例低的情况下，先浓缩后标记等方法结果可以得到有效改善[1,2]。

（王　卉）

参考文献

1. Yuan CM, Douglas-Nikitin VK, Ahrens KP, et al. DRAQ5-based DNA content analysis of hematolymphoid cell subpopulations discriminated by surface antigens and light scatter properties[J]. Cytometry B Clin Cytom, 2004, 58(1): 47-52.
2. Swerts K, Van Roy N, Benoit Y, et al. DRAQ5: improved flow cytometric DNA content analysis and minimal residual disease detection in childhood malignancies[J]. Clin Chim Acta, 2007, 379(1-2): 154-157.

第九节　造血与淋巴组织肿瘤的免疫表型分析与疾病诊疗

造血与淋巴组织肿瘤是造血干/祖细胞在分化发育不同阶段发生分化阻滞、凋亡障碍和异常增殖而引起的一组异质性疾病。造血干细胞在分化、发育、成熟过程中，细胞膜、细胞浆或细胞核抗原的出现，表达增多与减少甚至消失均与细胞的发育阶段密切相关，且表现出与细胞系列及其分化程度相关的特异性。因此，这些抗原的表达与否可作为鉴别和分类血细胞的基础——这正是造血与淋巴组织肿瘤免疫表型分析的依据所在。2008 年 WHO 发布的造血与淋巴组织肿瘤分型提出了各种各样分子和免疫表型的异常，由此可见，这类疾病具有复杂性和多样性。其中免疫表型分析是诊断该类疾病不可或缺的依据，它能够依据肿瘤细胞的系列来源和成熟度进行疾病分级，并给临床医生提供关于疾病相关的所有信息。

免疫表型分析主要包括免疫组织化学（immunohistochemistry，IHC）和流式细胞术（flow cytometry，FCM）。二者各有优缺点。IHC 是目前病理科应用最广泛的方法，一般与组织病理普通染色同时进行。其优点是：容易确定某一免疫标志阳性或阴性细胞在组织的定位；对一些抽不出的细胞、少见细胞、体积很大的细胞，仍可诊断；一些特殊免疫标志比 FCM 更准确，如细胞周期蛋白 D1（cyclin D1，CCND1）、BCL2 等。然而，IHC 一般每次染色只能用一种抗体，而且很少有恶性细胞特有的标志，在免疫标记染色后，细胞形态特点不清楚，很难在不同染色切片定位同一类细胞然后整合出这类细胞表达的全部标志。尤其是对那些不破坏组织结构的血液肿瘤细胞、或血液肿瘤细胞没有定位于特定的组织结构区域，其与反应性良性细胞混合分布，尤其是血液肿瘤细胞比例明显比正常细胞少的情况下，仅根据 IHC 难以鉴定细胞的良恶性、恶性细胞的细胞系列及分化阶段[1-9]。FCM 免疫表型分析则可以克服上述 IHC 的不足，一次可以同时标记多种免疫标志，可以区分正常和少量异常细胞，检测快速、准确，已逐渐成为造血与淋巴组织肿瘤诊断和鉴别诊断，甚至预后判断的重要工具之一。尤其在以下几方面具有独特的鉴别价值：识别细胞系列，评估细胞分化的主要阶段，区分反应性和恶性，识别异常表型，确定患者是否有必要接受进一步的细胞遗传学/分子生物学技术检测[1-9]。除了血液系统恶性肿瘤外，一些良性血液疾病如再生障碍性贫血、阵发性睡眠性血红蛋白尿等也常常伴有淋巴细胞亚群的紊乱或某些特异性抗原的过表达或缺乏，FCM 免疫表型分析在这些疾病的诊断、鉴别诊断和疗效检测等方面也有着非常重要的价值，详细内容参加本章第四节和第五节。

本节撰写主要参考了各种国际组织发布的指南或推荐指南，如2008年WHO出版的《造血与淋巴组织肿瘤分类》[6]，国际临床流式协会(International Clinical Cytometry Society，ICCS)以及欧洲流式联盟(EuroFlow Consortium，Euroflow)发表的免疫表型分析临床应用等文献[2-7]，以及我国的各类疾病共识。主要内容包括免疫表型分析在前体造血与淋巴组织肿瘤、成熟造血与淋巴组织肿瘤以及微小残留病中的临床应用。

一、免疫表型在前体造血与淋巴系统肿瘤中的应用

前体造血与淋巴系统肿瘤主要包括急性白血病(acute leukemia，AL)、淋巴母细胞淋巴瘤(lymphoblastic lymphoma，LBL)、髓样肉瘤(myeloid sarcoma)。相同免疫表型的AL与后两者的鉴别主要在于前者的恶性前体细胞在骨髓和(或)血液中≥20%，而后两者主要表现在肿块，检查肿瘤细胞主要来自肿块组织细胞[4,6,7]。

1976年开始，法美英(FAB)协作组以白血病的细胞形态和细胞化学染色特征为基础，提出了AL诊断分型的标准，为世界各国血液学工作者提供了一个共同交流的语言。此后，随着细胞遗传学、免疫学和分子生物学的进展，2001年和2008年WHO出版的造血与淋巴系统肿瘤分型建议中，相继将白血病等血液系统恶性疾病的形态学(morphology，M)、免疫学(immunology，I)、细胞遗传学(cytogenetics，C)和分子生物学(molecular，M)特征整合到诊断分型的依据之中，形成了MICM分型系统，为造血系统肿瘤的精确诊断、分型和个体化治疗奠定了基础。规范的治疗是建立在准确的MICM分型基础之上的。只有综合MICM分型及其他预后因素，准确判断复发危险度，进行不同强度的治疗，才能获得好的疗效。目前国际上采用MICM诊断和分型标准，即综合形态学、免疫学、细胞遗传学、分子生物学技术进行实验室诊断和分型。这就使白血病诊断从细胞形态学水平上升到分子生物学水平，不仅对研究白血病发病机制和生物学特征有重大意义，而且对指导临床治疗和预后判断具有实用价值。然而，各种检测方法在不同的疾病中的作用差别很大，且每种检测方法的实际应用又受到经济和技术等因素的限制。例如，细胞化学检测在大多数实验室可以进行，虽然它在帮助区分AML亚型时是有用的，但对于淋巴肿瘤的分类作用有限。相反，细胞遗传学和分子生物学分析技术可以对某些疾病作出明确的诊断，但技术要求高、价格昂贵，普通实验室难以立即常规开展。而以FCM为基本手段的流式免疫分型在血液恶性肿瘤诊断过程中则起着核心作用，与其他技术相比，容易鉴别细胞系列及成熟阶段，也就是容易鉴别前体血液肿瘤与成熟血液肿瘤，容易鉴别其系列来源，如T淋巴细胞、B淋巴细胞、髓系细胞、自然杀伤细胞、自然杀伤性T细胞、淋巴样浆细胞、浆细胞、树突细胞、非血液淋巴系统细胞等；尤其双表型、双克隆性甚至多系列的混合血液肿瘤只能通过FCM来诊断。急性淋巴细胞白血病(acute lymphoblastic leukemia，ALL)与急性髓系白血病(acute myelocytic leukemia，AML)，AL与成熟细胞血液肿瘤的治疗路线和方案明显不同，因此鉴别诊断具有极其重要的意义[1-9]。

(一) ALL/LBL免疫表型的意义

免疫学检查可将ALL/LBL区分为B-ALL/LBL、T-ALL/LBL甚至混合细胞白血病。不同类型的ALL预后不同，需用不同强度的化疗方案，才能获得好的疗效。由于治疗策略的更新和强化疗的应用，ALL免疫表型的预后意义近年也随之发生较大改变。B-ALL可以根据免疫标志的不同将其分为早前B(pro-B)、普通型、前B(pre-B)，成熟B型几种亚型。早前B-ALL占儿童ALL约70%，成人的50%，该免疫亚型的各年龄组患者通常预后较好，虽然多数早前B-ALL显示CD10，但其实际预后取决于是否同时伴Ph染色体或表达BCR/ABL融合基因，CD10似无独立预后意义。前B-ALL占ALL的15%～20%，与早前B-ALL相比，前B-ALL骨髓和中枢神经系统(central nervous system，CNS)复发危险高，生存较短，20%～30%的前B-ALL伴t(1;19)异常，是前B-ALL不良预后主要决定因素，反之，无t(1;19)异常者生存率较好。按照2008年WHO分类，具有重现性细胞遗传学异常的B-ALL具有一定的免疫表型特征(表1-5-15)[7]。

表 1-5-15　2008 年版 WHO 标准中具有重现性细胞遗传学异常 B-ALL 的免疫表型特征

细胞遗传学异常	免疫表型特征
B-ALL 具有 t(9;22)(q33;q11.2)	CD19⁺, CD10⁺, CD34⁺, CD25⁺, 常伴髓系抗原 CD13 和(或)CD33 和(或)CD117 表达
B-ALL 具有 t(v;11q23)	CD19⁺, CD10, CD34 部分阳性, 常共表达髓系抗原 CD15 和 CD65s
B-ALL 具有 t(12;21)(p13;q22)	CD19⁺, CD10⁺, CD34 部分弱表达, CD20 若表达, 常伴髓系抗原 CD13 和/或 CD33 和(或)CD117 表达
B-ALL 具有超二倍体	CD19⁺, CD10⁺, CD34 弱表达, CD45 阴性
B-ALL 具有亚二倍体	CD19⁺, CD10⁺
B-ALL 具有 t(5;14)(q31;q32)	CD19⁺, CD10⁺
B-ALL 具有 t(1;19)(q23;p13.3)	CD19⁺, CD10 弱表达, 胞浆 μ 链阳性

成熟 B-ALL 不常见,仅占 ALL<5%,形态属 L3 型,对常规化疗反应差,中枢神经系统白血病(central nervous system leukemia,CNSL)发生率高,生存短,目前采用新的强烈短程方案,使疗效显著改善。3%~10%的儿童和 20%~30%的成人 ALL 表达髓系抗原如 CD13、CD33,次为 CD117、CD15 等,过去认为髓系抗原阳性的 ALL 缓解生存差,现在认为 ALL 共同表达淋巴细胞系和髓系抗原既不影响完全缓解率(complete remission,CR),也无碍缓解生存时间。T-ALL 在儿童约占 ALL 的 15%~20%,在成人约占 ALL 的 30%,初诊时常有高白细胞数,明显肝,脾,淋巴结肿大,50%~60%患者有纵隔肿块,CNSL 发生率高,以上均为预后不良特征,T-ALL 对常规方案化疗确实 CR 率低,生存差,但自从使用新的强烈治疗后,缓解率和生存率显著提高,疗效甚至超过 ALL 任何其他免疫亚型,T-ALL 也随之成为预后良好的重要标志。T-ALL 根据免疫标志可进一步分为早前 T(pro-T)、前 T(pre-T)、皮质 T、髓质 T 几种亚型。近年来发现早期 T 前体细胞白血病(early T precursor ALL,ETP ALL)具有独特的免疫表型特征:CD7 阳性,胞浆 CD3 阳性,不表达 CD1a、CD8,弱表达 CD5(<75%原始细胞表达),≥25%的原始淋巴细胞表达至少 1 种髓系或干细胞标志:CD117、CD34、HLA-DR、CD13、CD33、CD11b、CD65;预后较差[5-8,10-13]。

(二) AML 免疫表型的意义

白血病精确的诊断分型是正确选用化疗方案的前提。2008 年版 WHO 标准中 AML 各亚型的免疫学特征(表 1-5-16)[7]。

AML 各亚型中,除 APL 之外,治疗基本相同。中国学者发明的全反式维 A 酸(all trans retinoic acid,ATRA)和三氧化二砷(arsenic trioxide,ATO)已经成为治愈 APL 的国际金标准方案,是国际血液学领域公认的最成功的恶性肿瘤靶向治疗方案。其他类型的 AML 主要依据年龄和细胞遗传学以及大量与预后相关的基因突变(如 *FLT3*、*NPM1*、*CEBPA* 等基因突变)进行分层治疗。伊马替尼靶向治疗 BCR-ABLCML 取得了巨大成功,但由于 AML 的异质性,其靶向治疗包括脂质体靶向治疗、mTORC1 抑制剂、抗 DNA 甲基化药物等临床试验进展缓慢。总之,AML 的治疗,尤其是难治复发和老年 AML 的治疗仍然是难点,期待新的靶向药物的出现[3,7,14-17]。

(三) 混合细胞性白血病

有极少部分患者的前体血液肿瘤细胞为混合细胞型,可以同一细胞表达≥2 个细胞系列标志,也可为同一患者的前体血液肿瘤细胞存在≥2 个系列的细胞克隆,即混合细胞性白血病。此型白血病用形态学方法极难诊断,必须结合多参数流式细胞术分析才能确诊(表 1-5-17)[7]。

对混合细胞白血病没有标准的治疗方案,国内外对这类病例的系列报道也较少。经验上这类白血病的诱导方案采用兼顾髓、淋两系的化疗方案较佳,在获得缓解后,有条件者应尽早行异基因造血干细胞移植[5-7]。

表 1-5-16 2008 年版 WHO 标准急性髓系细胞白血病分类的免疫学特征

WHO 分类	种类	免疫表型特征
AML-不另作特殊分类(NOS)	• 微分化型 AML(M0)	CD34、MPO 和 HLADR 表达,CD13 或 CD33 或 CD117 阳性,$CD7^{+/-}$,$TdT^{-/+}$
	• 未成熟型 AML(M1)	CD34、HLADR、CD13、CD33、CD117 和 MPO 表达,$CD7^{+/-}$
	• 成熟型 AML(M2)	HLADR、CD13、CD33、CD34 和 MPO 表达,$CD15^{+/-}$,$CD117^{+/-}$
	• 急性粒单核细胞白血病(M4)	HLADR、CD13、CD33 和 CD117 阳性,弱表达 MPO、CD4 和 CD15,$CD14^{+/-}$,$CD34^{-/+}$
	• 急性原始单核细胞/急性单核细胞白血病(M5a/M5b)	HLADR、CD13、CD33 阳性,弱表达 MPO、CD4 和 CD15,$CD14^{+/-}$,$CD34^{-/+}$
	• 急性红白血病(红系+粒单系/微分化型纯红系白血病)(M6A/M6B)	$HLADR^{+/-}$,$CD13^{-/+}$,$CD33^{+/-}$,$CD34^{+/-}$,CD71、CD36 和 CD235a 阳性,弱表达 CD45
	• 急性巨核细胞白血病(M7)	CD34、CD36、CD41、CD61、CD9 常阳性,$HLADR^{+/-}$,$CD33^{+/-}$。CD45、CD42a 和 CD42b 弱表达或阴性
	• 急性嗜碱粒细胞白血病(ABL)	CD34、CD13、CD33、CD123 和 CD203c 表达,常表达 CD9,$TdT^{+/-}$
	• 急性全髓增殖症伴有骨髓纤维化	CD13、CD33、CD117 和 MPO 表达,$CD41^{+/-}$、$CD61^{+/-}$、$CD71^{+/-}$、$CD235a^{+/-}$
具有多系病态造血的 AML	• MDS 相关 AML	CD34、CD13、CD33 和 CD117 表达,常同时表达 CD56 和/或 CD7
	• 治疗相关 AML	CD34、CD13、CD33 和 CD117 表达
	• 髓系细胞肉瘤	CD34、CD13、CD33 和 CD117 表达,若为单核 CD14、CD64、CD11c 可阳性
	• 唐氏综合征相关 AML	CD34、CD13、CD33 和 CD117 表达
	• 原始浆细胞样树突状细胞肿瘤	CD4、CD56、CDl23、CD303、CD304 表达,CD34、CD117、CD11c、cCD3、cCD79a、MPO 阴性
具有重现性细胞遗传学异常的 AML	• AML 具有 t(8;21)(q22;q22),(*AML1/ETO*)	CD13、CD33、CD117、MPO、HLADR 和 CD34 表达,常有 CD19、CD56 共表达
	• AML 伴骨髓异常嗜酸细胞和 inv(16)(p13;q22)或 t(16;16)(p13;q22),(*CBFβ/MYH11*)	CD34、HLADR、CD117 表达外,常伴 CD13、CD33、MPO 及单核细胞抗原(CD14、CD4、CD11b、CD11c、CD64、CD36 及溶酶体)不均一表达,可共表达 CD2
	• 急性早幼粒细胞白血病具有 t(15;17)(q22;q11~22),(*PML/RARα*)及变异型	MPO、CD33 强表达、CD13 不均一表达、CD117 弱表达,CD34 和 HLA-DR 常不表达,可有 CD2 和 CD9 的共表达
		CD34 常阴性,而粒/单系抗原(CD13、CD33、CD4、CD14、CD11b、CD11c、CD64、CD36 及溶酶体)阳性
	• AML 具有 11q23(*MLL*)	CD34、CD13、CD33、CD117 和 HLADR 常表达
	• AML 具有 t(6;9)(p23;q34)	CD34、CD13、CD33 和 CD117 常表达
	• AML 具有 inv(3)q21q26.2) or t(3;3)(q21;q26.2)	CD13、CD36、CD41、CD61、CD9 常阳性,$CD34^{+/-}$、$HLADR^{+/-}$、$CD33^{+/-}$,MPO、CD45、CD42a 和 CD42b 弱表达或阴性
	• AML(巨核系)具有 t(1;22)(p13;q13)	

表 1-5-17　2008 年版 WHO 标准系列不明白血病诊断标准及分类

系列	系列特异性标准	分类
髓系	(a) MPO$^+$(包括流式或组化或细胞化学染色) (b)单核细胞分化：至少下列抗原两个阳性(NSE、CD11c、CD14、CD64、lysozyme)	• 未分化型急性白血病(acute undifferentiated leukemia) • 具有重现性遗传学异常的混合细胞白血病(MPAL) MPAL 伴 t(9;22)(q34;q11.2) MPAL 伴 t(v;11q23)
T 淋系	(a) cCD3(+) (b) sCD3(+)	• 没有重现性遗传学异常或没有遗传和分子异常的混合细胞白血病(MPAL)
B 淋系	(a) CD19 强表达伴 CD79a、cCD22、CD10 至少一个强表达 (b) CD19 弱表达伴 CD79a、cCD22、CD10 至少两个强表达	B/Myeloid 型 MPAL T/Myeloid 型 MPAL B/T 型 MPAL • 其他系列不明白血病：比如 NK 母细胞性白血病/淋巴瘤

注：t(9;22)病例如有 CML 病史，即使达到 MPAL 标准也不归入 MPAL t(9;22)类型

二、免疫表型在成熟造血与淋巴系统肿瘤中的应用

成熟血液肿瘤主要包括成熟淋巴细胞肿瘤及髓系肿瘤，其诊断与分型依赖于多种信息。

(一) 成熟淋巴细胞肿瘤

成熟的淋巴肿瘤在临床和生物学上表现各异，包括白血病，伴有不同白血病变化倾向的淋巴瘤，结节性淋巴瘤和原发于结外的淋巴瘤。与多数未成熟肿瘤相比，成熟的淋巴细胞肿瘤可累及外周血和(或)骨髓，也可不累及。对不累及外周血/骨髓的淋巴细胞肿瘤，组织学病理分析是特别重要的，因为受累组织部位的结构通常具有特殊指征。当恶性病变只在局部组织部位(如 B 细胞相关的滤泡间和淋巴组织滤泡区)累及时，用 IHC 进行辅助性免疫分型是非常有意义的。然而，在这种情况下，由于很难区分恶性细胞和共存的正常细胞或反应性组织细胞，FCM 分析组织样品细胞具有一定提示信息。但是，当细胞悬液的特性可以使恶性细胞种群分离出来时(如有血液/骨髓累及，弥散性恶性肿瘤浸润的组织中的细胞组分或有独特表型特征的情况)，FCM 检测具有重要的辅助诊断价值。与多数未成熟肿瘤相比，成熟的淋巴细胞肿瘤临床表现有累及外周血，也有不累及的。可见到血细胞减少，但这是非特异性的，对肿瘤特征基本没有关系。对怀疑有结节或结外淋巴肿瘤的患者，应重点应用组织病理学、IHC 或遗传学方法进行诊断，而用 FCM 进行细胞免疫分型作用不大，对这种患者还需要做骨髓检查，一般肿瘤骨髓浸润很少或呈局部性，环钻组织活检比对骨髓穿刺吸取物做形态和免疫分型分析更有提示信息。因此，在成熟淋巴细胞肿瘤中，FCM 可用于检测有明显白血病累及的外周血和骨髓样品，以及辨别组织细针穿刺吸取物、组织活检和浆液状渗出物(如脑脊液、胸腔积液、腹腔积液等)中的细胞组分[1-9]。

在描述那些经常有血液或骨髓累及的淋巴系统肿瘤免疫表型时，应该注意的是肿瘤细胞固有的异质性意味着某些抗原的表达可能存在相当大的差异。这可能是由于某种疾病成熟程度的反应加上恶性肿瘤相关的抗原表达异常引起的。分析同一患者在组织和外周循环(白血病期)的恶性细胞抗原谱也会存在某些差异。这些差异有些可能是生物学上的，但是有些还可以是检测方法引起的。例如，免疫组织化学分析得到的表型信息本质上反映的是整个细胞(包括细胞表面和胞浆)的抗原表达，但是 FCM 对完整的细胞悬液的分析只限于检测细胞表面的抗原，除非预先做穿透处理。此外，组织学处理会导致某些抗原降解，也可由于不同的细胞组分去除(如脂质)而使某些抗原暴露。因此，在阐明抗原谱的时候必须考虑到这些影响因素，也许更为重要的是，由于几乎没有绝对的疾病特异性抗原谱，因此当用免疫表型信息解释作为诊断目的时，需要结合临床、形态学、组织病理学、IHC、遗传学、分子生物学甚至病原学的检查才能得到更准确的诊断与分型[2,8,9]。

按照美国 Bethesda 会议(2006 年)的建议，对所有怀疑是成熟淋巴细胞疾病的患者都联合应用 B 细胞和 T/NK 细胞系列组合(表 1-5-18)对成熟淋巴肿瘤进行全面的筛查[10]。

表 1-5-18 Bethesda 会议推荐成熟淋巴细胞疾病一线筛查抗体

细胞系列	Bethesda 会议推荐一线筛查抗体
B 细胞	CD5、CD10、CD19、CD20、CD38、CD45、Kappa、Lambda
T 细胞和 NK 细胞	CD2、CD3、CD4、CD5、CD7、CD8、CD45、CD56

一般情况下，最初的免疫分型的首要任务是区分主要的 T、B 和 NK 三类细胞，然后初步分析结果精确选择辅助性的免疫分型组合，根据得到的完整表型谱明确诊断。当与临床特征结合起来后，还可根据肿瘤独特的表型特征进一步区分不同肿瘤亚型。例如，结合国际及国内情况，我国专家也发表了《中国 B 细胞慢性淋巴增殖性疾病诊断专家共识》"。通过外周血/骨髓的形态学、免疫表型及细胞/分子遗传学检测，结合临床特点，可以对多数 B-CLPD进行诊断与鉴别诊断[3,7,10,18,19]。

（二）成熟髓系细胞肿瘤

从多能造血干细胞分化成熟为功能细胞的过程中，细胞表面和胞浆内抗原随着分化成熟过程而不断发生改变，这些抗原即造血细胞分化抗原。造血细胞分化抗原在造血细胞分化过程中出现、增多、减少或消失与造血细胞的分化和成熟密切相关，而且表现出与细胞系列及成熟阶段相关的特异性。这些抗原可以作为鉴别和分类造血细胞的标记。在正常人中，总的造血细胞抗原表达的情况是比较稳定的，不受年龄、骨髓损伤等情况的影响。但在骨髓增生异常综合征(myelodysplastic syndromes，MDS)等恶性血液病中，抗原表达的调控受到不同程度的干扰，随着疾病的进展，可能会伴有不断增多的抗原表达失控。在大多数研究中，62%~78%的 MDS 患者表现为 1~2 个或更多的表型异常。FCM 在 MDS 中的诊断价值主要体现在以下方面：①识别抗原表达异常(丢失某一分化发育阶段正常应有的抗原，或表达某一分化发育阶段正常不应有的抗原，或表达其他系列抗原，即部分丧失了阶段特异性和系列特异性)的原始细胞；②识别不同发育阶段各系细胞的异常免疫表型改变；③在临床上评价免疫表型异常的预后意义。近年来已经有很多学者将其应用于 MDS 的研究当中，这些研究信息提示 FCM 可有效地检测及反映 MDS 患者免疫表型异常的特点并可成为传统诊断方法的补充和改进。2006 年维也纳国际会议提出的 MDS 诊断标准和《中国骨髓增生异常综合征诊断与治疗专家共识》中均建议将 FCM 作为辅助诊断标准而引入[7,20-24]。

MDS 的免疫表型分型主要针对原始细胞、成熟粒细胞、成熟单核细胞以及有核红细胞，包括原始粒细胞的计数、识别异常的原始粒细胞、识别成熟中性粒细胞和单核细胞间免疫表型的改变，以及对 MDS 的异常抗原表达进行定量及预后相关的积分研究。所以 MDS 表型分析抗原的选择在 FCM 的应用中是非常关键的，理想的选择通常包括了不同系细胞各发育阶段所表达的不同抗原类型。粒细胞、单核细胞以及红细胞的成熟都具有异质性，并且它们的不同发育阶段是基因产物表达的改变所引起，所以选择不同发育阶段的抗原可以用来评价这些细胞的发育异常。从诊断角度来说，骨髓细胞涂片和活检与细胞遗传学依然是 MDS 的主要诊断依据，这些检测能够明确大部分 MDS 患者的诊断，而骨髓和(或)外周血细胞的流式免疫表型分析却能够对形态学和遗传学诊断不明确的 MDS 提供有益的提示，并能有效地将 MDS 与其他骨髓衰竭性疾病进行鉴别。从评估 MDS 患者预后方面来看，最近的研究资料表明流式细胞免疫表型可以提供重要的预后信息。国内外学者对 MDS 患者免疫表型异常累及不同细胞系列的频率和程度进行综合评估制定了 FCM 评分系统(flow cytometry scoring system，FCSS)，并发现 FCSS 与国际预后评分系统(international prognostic scoring system，IPSS)和 WHO 分型修正的预后积分系统(WHO adjusted prognosis scoring system，WPSS)高度相关。研究发现，在同种异体造血干细胞移植的 MDS 患者中，FCSS 与其预后存在相关性。通过多变量分析发现，FCSS 在预测术后生存与复发方面是一项重要的独立风险因素。MDS 患者免疫表型异常的程度累积与疾病的进展和预后才具有相关性，这种流式积分系统很有可能会对疾病的治疗以及预后评估产生积极的影响[25-30]。

因此，流式免疫表型分析为 MDS 的诊断和预后评估提供一个新的方法，并已被越来越多地应用于实际工作中。目前，国际和欧洲白血病网 MDS 流式细胞分型工作组就 FCM 检测方法如标本制备、数据采集与分析以及数据解释的标准化发表了指南，这对于确定其在 MDS 的应用价值都是非常必要的。此外，至今尚无 MDS 特异性免疫标志,确定 MDS 克隆细胞仍是今后研究的一个方向,免疫表型分析是诊断的综合参数之一,反映 MDS 患者骨髓造血细胞分化成熟的异常状况,详细内容参见本章第三节。最终的诊断依然是建立在形态学、免疫学、细胞遗传学和临床表现基础上的综合结论[27,30]。

三、微小残留病中的应用

血液肿瘤,尤其是 AL 在治疗达到 CR 后要定期监测微小残留病(minimal residual disease,MRD)。MRD 是指达到 CR 后,用常规的形态学方法不能检测到明显的血液肿瘤细胞,但用更敏感的方法可以检测出血液肿瘤细胞。一般来说,即使白血病达到 CR,仍要继续治疗,并定期检测 MRD,根据 MRD 的水平调整治疗方法、方案及治疗时间,从而达到治愈的目标。FCM 监测 MRD 在指导 ALL、AML、CLL 治疗中具有重要作用。以 AL 为例,初发病时,体内白血病细胞总数达 10^{12} 以上,化疗后 60%以上的成人患者可得到 CR,但刚达到 CR 时,即使骨髓及血液查不到明显的白血病细胞,骨髓原始细胞<5%,体内白血病细胞总数仍有 $10^7 \sim 10^9$;如果这些 MRD 不能被清除,最终将导致复发,MRD 被认为是白血病复发的根源。MRD 的水平是判断治疗效果的关键指标,MRD 升高可提前预示恶性血液病的全面复发,因此要定期检测 MRD,来帮助选择治疗方式、治疗周期及方案[31-35]。

目前检测 MRD 主要采用免疫学、染色体及基因分析方法,其中定量 PCR 和 FCM 分析是最重要的方法,而且二者有很好的一致性,联合使用几乎可以检测出所有患者的 MRD。FCM 检测 MRD 的优点是能够准确定量残留白血病细胞。目前,临床常规采用的 FCM 检测单克隆抗体组合可在 75%~85%的 AML 和 95%的 ALL 患者发现一个或一个以上的白血病相关免疫表型(leukemia associated immunophenotyping,LAIP),并可作为 MRD 检测标志。普通 FCM 检测 MRD 的敏感性约在 $10^{-3} \sim 10^{-4}$,低于实时定量 PCR 技术一个对数级。但 5 色以上的多参数流式细胞仪可部分弥补这一缺陷,将 LAIP 检测的敏感性提升至 $10^{-5} \sim 10^{-4}$。FCM 作为 MRD 检测手段的优势在于适用范围广、操作快捷、可区别死细胞和细胞碎片。其缺陷在于:①目前尚未发现真正意义上的白血病细胞特异性抗原;②一些白血病患者的 LAIP 可见于所有白血病细胞,部分白血病患者的 LAIP 可仅见于部分白血病细胞;③LAIP表达模式的不稳定性。研究表明,相当高比例患者的抗原表达模式会在疾病过程中发生转变,即“抗原漂移”。为了避免因治疗后期抗原漂移或再生骨髓中正常幼稚细胞干扰而造成假阴性或假阳性结果,可以选择多组 LAIP 来评估。理论上,所采用的每组免疫学标志物越多,则识别白血病细胞的特异性就越高。有研究表明,采用 6 色以上 FCM 技术分析不仅可以提高检测敏感性,同时也可因 LAIP 组合的优化而提高检测特异性。目前国内外已经开始采用 8 色或 10 色 FCM 进行 MRD 的监测。然而,若每组 LAIP 表型识别使用的抗体数过多,则 FCM 的检测成本将超过 PCR,因此已有研究使用标准或特异性的个体化抗体组合用于检测 MRD。此外,治疗早期的 MRD 水平比较适合反映“白血病细胞清除速度”,其代表白血病细胞对化疗的敏感程度。因此用于 MRD 检测的抗体组合不应局限于初诊时检测到的一种免疫表型,同时也应该包括所有检测时间点的多种抗体组合。此外,FCM 检测 MRD 的质量具有一定程度的操作者依赖性,需要娴熟的流式细胞分析专业技术予以保证。为得到可靠结果,检测过程、试剂、分析必须标准化[31-35]。

(一)ALL 患者 MRD 监测的意义

FCM 多参数分析白血病细胞的免疫表型,覆盖率广,适用于多数 ALL 患者的 MRD 随访。目前 PCR 检测 MRD 的方法很多,其中以实时定量 PCR 最为敏感,灵敏度可达 $10^{-5} \sim 10^{-6}$,可在诱导缓解治疗结束后分析 MRD,预测儿童 ALL 复发。基因分析法是最敏感的方法,十万个细胞中有一个恶性细胞都能检测出来。如果在初发病时检测出恶性细胞有某种(或某些)基因异常,以后可通过检测这些异常基因量来确定 MRD。染色体分析方法是最特异的方法,同基因分析一样,如果在初发病时检测出恶性细胞有染色体异常,以后可通过检测染色体异常来确定 MRD,但敏感性仅能达到百分之一。由于大多数恶性血液病细胞都有与正常细胞不同的 LAIP,而且不同患者的 LAIP 不完全一样,因此可用流式细胞仪来检测这些 LAIP,从而检测 MRD。许多资料表明:在 ALL 临床缓解早期(<6 个月),约 70% ALL 患者的 BM 或 PB 标本白血病 MRD 阳性;治疗中后期(7~24 个月),约 40%患者 MRD 阳性;在治疗末期(疗程结束,通常 3~5 年),仅 2%患者 MRD 阳性。CR

后7~19个月仍阳性并不预示复发，仅代表MRD从骨髓中清除的过程；维持治疗的后期或停药后，若白血病MRD持续阳性，或由阴性转为阳性，或残留细胞逐渐增多时，可作为复发信号，通常比骨髓形态学提早2~6个月提示复发。一般第1次MRD阳性到复发的中位时间为150天；MRD持续阴性或残留细胞数逐渐减少者提示预后较好。此结果提示，缓解后白血病细胞并未完全消除，坚持维持治疗对进一步消除残留的白血病细胞、减少复发具有重要作用。Borowitz等用FCM分析MRD，研究认为，诱导末期29天时骨髓MRD与预后关系密切，MRD在0.01%~0.10%的患者5年无病生存率(disease free survival，DFS)较MRD小于0.01%患者更差。美国St. Jude儿童研究医院认为联合使用流式细胞仪检测LAIP及用PCR技术分析克隆性抗原受体基因重排情况，可检测所有ALL患儿的白血病MRD，获得免疫学或分子生物学缓解的患儿(即在诱导缓解治疗结束时骨髓有核细胞中仅有低于0.01%的白血病细胞)较单根据原始细胞形态学标准而确定缓解者的临床预后为好，在诱导缓解治疗结束时，MRD水平在10^{-2}者，其预后几乎与骨髓内有5%原始细胞者一样诱导失败。诱导结束时MRD阳性的患者5年累计复发率为43%±11%，而阴性患者为10%±3%，诱导结束时和持续治疗14周MRD阳性患者累计4年复发率为68%±16%，而14周时阴性患者复发率为7%±7%。因此，MRD的监测可提供与化疗相应的白血病细胞数，可用于改进儿童ALL的预后评价和治疗选择[31-34]。

(二) AML患者MRD监测的意义

MRD检测已经被常规用于评价ALL的预后和疗效。但由于相当一部分AML没有分子标志物，或有分子标志物但表达不稳定，MRD检测对于AML的预后和疗效评价价值尚有争议。近年来，发现了越来越多的分子标志物，使MRD成为AML预后和疗效评价的有效指标。

多项系列研究的结果显示，AML首次诱导后FCM检测到MRD水平是重要的预后指标。对于首次诱导后MRD≥0.1%患者，给予强化疗、结合靶向治疗或造血干细胞移植可提高改善患者的长期生存率。2012年Loken MR的研究显示，7/27例患者形态学未CR，但FCM-MRD阴性者均长期存活。2012年Inaba H报告202/1382例患者FCM-MRD阳性者，均复发。美国西雅图华盛顿大学研究团队利用多参数流式细胞术(multiparameter flow cytometry，MFC)定量检测了需进行清髓异基因造血干细胞移植的AML患者(183例CR1和70例CR2)的MRD。结果表明，异基因造血干细胞移植前CR的AML患者可被检测到MRD，与移植后较高的复发率、较短的无病生存期(disease free survival，DFS)和总生存率(overall survival，OS)相关。研究表明监测MRD水平能够为AML提供非常有价值的信息，如预后判断和治疗方案等[35-42]。因此，快速地鉴定出AML复发高危患者并提前对他们进行更积极的治疗(如造血干细胞移植)，可能降低复发率并延长患者的生存期。说明MRD评估和风险导向治疗对AML患者的预后意义重大[43]。

(朱明清)

参考文献

1. Bene MC，Castoldi G，Knapp W，et al.Proposals for the immunological classification of acute leukemias. European Group for the Immunological Characterization of Leukemias (EGIL)[J].Leukemia，1995，9(10)：1783-1786.
2. Davis BH，Holden JT，Bene MC，et al.2006 Bethesda International Consensus recommendations on the flow cytometric immunophenotypic analysis of hematolymphoid neoplasia：medical indications[J].Cytometry B Clin Cytom，2007，72(Sl)：S5-S13.
3. Craig FE，Foon KA.Flow cytometric immunophenotyping for hematologic neoplasms [J]. Blood, 2008, 111 (8): 3941-3967.
4. Harris NL，Jaffe ES，Diebold J，et al.The World Health Organization classification of neoplasms of the hematopoietic and lymphoid tissues：report of the Clinical Advisory Committee meeting.Airlie House，Virginia，November，1997[J].Hematol J，2000，1(1)：53-66.
5. Béné MC，Nebe T，Bettelheim P，et al.Immunophenotyping of acute leukemia and lymphoproliferative disorders：a consensus proposal of the European LeukemiaNet Work Package 10[J].Leukemia，2011，25(4)：567-574.
6. Campo E，Swerdlow SH，Harris NL，et al.The 2008 WHO classification of lymphoid neoplasms and beyond：evolving concepts and practical applications[J].Blood，2011，117(19)：5019-5032.
7. Swerdlow S H，Campo E，HarrisN L，et al.WHO Classification of Tumours of Haematopoietic and Lymphoid Tissues [M].IARC：Lyon，France，2008.
8. Boyd SD，Natkunam Y，Allen JR，et al.Selective Immunophenotyping for Diagnosis of B-cell Neoplasms：Immunohis-

tochemistry and Flow Cytometry Strategies and Results[J]. Appl Immunohistochem Mol Morphol, 2013, 21(2): 116-131.

9. de Tute RM. Flow cytometry and its use in the diagnosis and management of mature lymphoid malignancies[J]. Histopathology, 2011, 58(1): 90-105.

10. Wood BL, Arroz M, Barnett D, et al. Bethesda International Consensus Recommendations on the Immunophenotypic Analysis of Hematolymphoid Neoplasia by Flow Cytometry: Optimal Reagents and Reporting for the Flow Cytometric Diagnosis of Hematopoietic Neoplasia[J]. Cytometry B Clin Cytom, 2007, 72(S1): S14-S22.

11. Coustan-Smith E, Mullighan CG, Onciu M, et al. Early T-cell precursor leukaemia: a subtype of very high-risk acute lymphoblastic leukaemia identified in two independent cohorts[J]. Lancet Oncol, 2009, 10(2): 147-156.

12. McGregor S, McNeer J, Gurbuxani S. Beyond the 2008 World Health Organization classification: the role of the hematopathology laboratory in the diagnosis and management of acute lymphoblastic leukemia[J]. Semin Diagn Pathol, 2012, 29(1): 2-11.

13. Allen A, Sireci A, Colovai A, et al. Early T-cell precursor leukemia/lymphoma in adults and children[J]. Leuk Res, 2013, 37(9): 1027-1034.

14. Döhner H, Estey EH, Amadori S, et al. Diagnosis and management of acute myeloid leukemia in adults: Recommendations from an international expert panel, on behalf of the European Leukemia Net[J]. Blood, 2010, 115(3): 453-474.

15. Creutzig U, van den Heuvel-Eibrink MM, Gibson B, et al. Diagnosis and management of acute myeloid leukemia in children and adolescents: recommend dations from an international expert panel[J]. Blood, 2012, 120(16): 3167-3205.

16. 中华医学会血液学分会,中国医师协会血液科医师分会.中国急性早幼粒细胞白血病诊疗指南[J].中华血液学杂志,2014,35(5):475-477.

17. 中华医学会血液学分会.成人急性髓系白血病(非急性早幼粒细胞白血病)中国诊疗指南(2011年版)[J].中华血液学杂志,2011,32(11):804-807.

18. Hallek M, Cheson BD, Catovsky D, et al. Guidelines for the diagnosis and treatment of chronic lymphocytic leukemia: a report from the International Workshop on Chronic Lymphocytic Leukemia updating the National Cancer Institute-Working Group 1996 guidelines[J]. Blood, 2008, 111(12): 5446-5456.

19. 中华医学会血液学分会,中国抗癌协会血液肿瘤专业委员会.中国慢性淋巴细胞白血病/小淋巴细胞淋巴瘤的诊断与治疗指南(2015年版)[J].中华血液学杂志,2015,37(10):809-813.

20. Corey SJ, Minden MD, Barber DL, et al. Myelodysplastic syndromes the complexity of stem-cell diseases[J]. Nat Rev Cancer, 2007, 7(2): 118-129.

21. Valent P, Horny HP, Bennett JM, et al. Definitions and standards in the diagnosis and treatment of the myelodysplastic syndromes: Consensus statements and report from a working conference[J]. Leuk Res, 2007, 31(6): 727-736.

22. Chopra A1, Pati H, Mahapatra M, et al. Flow cytometry in myelodysplastic syndrome: analysis of diagnostic utility using maturation pattern-based and quantitative approaches[J]. Ann Hematol, 2012, 91(9): 1351-1362.

23. van de Loosdrecht AA, Westers TM, Westra AH, et al. Identification of distinct prognostic subgroups in low-and intermediate-1-risk myelodysplastic syndromes by flow cytometry[J]. Blood, 2008, 111(3): 1067-1077.

24. 中华医学会血液学分会.骨髓增生异常综合征诊断与治疗中国专家共识(2014年版)[J].中华血液学杂志,2014,35(11):1042-1048.

25. Matarraz S, López A, Barrena S, et al. The immunophenotype of different immature, myeloid and B-cell lineage-committed $CD34^+$ hematopoietic cells allows discrimination between normal/reactive and myelodysplastic syndrome precursors[J]. Leukemia, 2008, 22(6): 1175-1183.

26. Wells DA, Benesch M, Loken MR, et al. Myeloid and monocytic dyspoiesis as determined by flow cytometric scoring in myelodysplastic syndrome correlates with the IPSS and with outcome after hematopoietic stem cell transplantation[J]. Blood, 2003, 102(1): 394-403.

27. van de Loosdrecht AA, Alhan C, Béné MC, et al. Standardization of flow cytometry in myelodysplastic syndromes: report from the first European Leukemia Net working conference on flow cytometry in myelodysplastic syndromes[J]. Haematologica, 2009, 94(8): 1124-1134.

28. Chu SC, Wang TF, Li CC, et al. Flow cytometric scoring system as a diagnostic and prognostic tool in myelodysplastic syndromes[J]. Leuk Res, 2011, 35(7): 868-873.

29. Alhan C, Westers TM, van der Helm LH, et al. Absence of Aberrant Myeloid Progenitors by Flow Cytometry is Associated with Favorable Response to Azacitidine in Higher Risk Myelodysplastic Syndromes[J]. Cytometry Part B, 2014, 86(3): 207-215.

30. Porwit A, van de Loosdrecht AA, Bettelheim P, et al. Revisiting guidelines for integration of flow cytometry results in the WHO classification of myelodysplastic syndromes-proposal from the International/European Leukemia Net Working Group for Flow Cytometry in MDS[J].

Leukemia,2014,28(9):1793-1798.

31. Béné MC, Kaeda JS. How and why minimal residual disease studies are necessary in leukemia: a review from WP10 and WP12 of the European Leukaemia Net[J]. Haematologica,2009,94(8):1135-1150.
32. Gaipa G, Basso G, Biondi A, , et al. Detection of Minimal Residual Disease in Pediatric Acute Lymphoblastic Leukemia [J]. Cytometry B Clin Cytom, 2013, 84 (6): 359-369.
33. Schrappe M. Detection and management of minimal residual disease in Acute Lymphoblastic Leukemia[C].Hematology Am Soc Hematol Educ Program,2014,2014:244-249.
34. Patkar N1, Alex AA, B B, et al. Standardizing minimal residual disease by flow cytometry for precursor B lineage acute lymphoblastic leukemia in a developing country[J]. Cytometry B Clin Cytom,2012,82(4):252-258.
35. Feller N, van der Velden VH, Brooimans RA, et al. Defining consensus leukemia-associated immunophenotypes for detection of minimal residual disease in acute myeloid leukemia in a multicenter setting[J].Blood Cancer J,2013,3:e129.
36. Venditti A, Buccisano F, Del Poeta G, et al. Level of minimal residual disease after consolidation therapy predicts outcome in acute myeloid leukemia[J]. Blood, 2000, 96(12):3948-3952.
37. Buccisano F, Maurillo L, Gattei V, et al. The kinetics of reduction of minimal residual disease impacts on duration of response and survival of patients with acute myeloid leukemia[J].Leukemia,2006,20(10):1783-1789.
38. Loken MR, Alonzo TA, Pardo L, et al. Residual disease detected by multidimensional flow cytometry signifies high relapse risk in patients with de novo acute myeloid leukemia: a report from Children's Oncology Group[J].Blood, 2012,120(8):1581-1588.
39. Inaba H, Coustan-Smith E, Cao X, et al. Comparative Analysis of Different Approaches to Measure Treatment Response in Acute Myeloid Leukemia[J]. J Clin Oncol, 2012,30(29):3625-3632.
40. Walter RB, Buckley SA, Pagel JM, et al. Significance of minimal residual disease before myeloablative allogeneic hematopoietic cell transplantation for AML in first and second complete remission[J]. Blood, 2013, 122(10): 1813-1821.
41. Rubnitz JE, Inaba H, Dahl G, et al. Minimal residual disease-directed therapy for childhood acute myeloid leukaemia: Results of the AML02 multicentre trial[J]. Lancet Oncol,2010,11(6):543-552.
42. Schrappe M. Minimal residual disease: optimal methods, timing, and clinical relevance for an individual patient [C].Hematology Am Soc Hematol Educ Program,2012, 2012:137-142.
43. Estey EH. Acute myeloid leukemia: 2013 update on risk-stratification and management[J]. Am J Hematol, 2013, 88(4):318-327.

附：

流式细胞分析质量控制相关国际指南解读

经济上的富裕和临床的急需使流式细胞仪在国内检验医学和病理医学实验室的使用快速增加，惊人地再现着20世纪90年代初期PCR仪及基因诊断技术的爆炸式发展模式。

业已证实，流式细胞学实验诊断的快速崛起，为临床曾经不能明确的许多疑难疾病的诊断提供了客观数据依据，也为临床许多危急重症患者救治措施的决策提供了有力支持，并且在病情评估、预后判断、疾病发生风险预测上均做出了重要贡献，得到临床医生和患者们的广泛认可。但是，大规模应用也暴露出许多亟待解决的问题，如缺乏基本的准入制度、方法学不统一、检验步骤不统一、报告内容与报告格式不统一、参考区间溯源性差或缺乏代表性、质量控制措施不足或缺乏、生物安全防护措施不到位等[1]。上述问题的存在，已经造成实验室间相同项目的流式检测结果可比性差，不同实验室甚至同一实验室不同检验人员间的检验质量参差不齐。因此，流式细胞学检验的规范化与标准化迫在眉睫，势在必行。

相对于目前国内的流式分析现状，西方发达国家已经走过了流式发展初期的"萌乱时期"，流式分析已经非常成熟，建立了相对稳定的标准化操作程序，实现了全程质量控制管理。

一、美国血液病理学流式检验指南精髓

在美国，为推进流式细胞学实验诊断技术的标准化，确保报告质量，美国-加拿大共同协会(U.S.-Canadian Consensus Conference, UCCC)于1997年[2]、美国临床和实验室标准协会(Clinical and Laboratory Standards Institute, CLSI)于2007年[3]先后出台了血液病理学临床流式细胞学操作指南。在监管方面，美国临床实验室改进法案修正案(Clinical Laboratory Improvement Amendments of 1988 regulations，CLIA′88）甚至对实验室人员的配备、培训、资质和文件等均进行了明确要求。

（一）临床流式细胞学实验室的监管与职责

临床流式细胞学实验诊断属于 CLIA′88 指出的高复杂性实验测试类别，流式检测实验室必须具有开展高复杂性检测的资质证书、人员从事临床流式检测的上岗资质证书和培训合格证书以及有关流式检验项目的准确度、灵敏度、精密度和质控措施文件资料。在美国加利福尼亚州，出具流式细胞学检测报告的人员必须是拥有许可执照的医学技术人员，并且每年被要求至少接受 12 小时以上的相关继续教育。在美国纽约州，流式细胞学诊断报告必须由持有纽约州卫生署（New York State Department of Health，NYSDOH）颁发的医师资格证书的个人审核和签发[4]。流式检测实验室需要制订用于人员培训的标准化操作程序（standard operational procedure，SOP），实验室主管负责对每一位工作人员的培训效果、流式细胞学检测能力进行考核并决定是否授权上岗。仪器制造商和流式相关学会负责举办培训课程并颁发培训合格证书。此外，美国临床病理学会（American Society for Clinical Pathology，ASCP）会定期举行流式细胞学检测专业能力测试，给予通过测试的人员国家级流式细胞学检测执业证书。

1. 临床流式细胞学检测能力验证（proficiency test，PT）计划

流式检测实验室必须报名参加美国健康和公共事业部（Department of Health and Human Services，HHS）认可的、符合 CLIA′88 法案条例的 PT 计划，如纽约州卫生署和美国病理家学会。实验室向 HHS 提交参加 PT 计划的申请和拟参加的具体考核项目的年度计划，如果下一年度要变更 PT 计划，必须提前向 HHS 报告。除此之外，实验室必须承诺将 PT 考核项目的检测数据反馈给 HHS。

要求 PT 样品必须与患者标本无差别对待，检测人员和操作流程完全一致。PT 检测结果不能与其他参加 PT 的实验室进行讨论。实验室需要保存 PT 测试时样品的接收、检测前处理、检测、检测后分析与解释及检测报告的相关资料 2 年以上[4]。

2. 准确度

CLIA′88 法案要求临床检测项目必需在准确性、特异性、灵敏度和精密度上达到一定水准，但是白血病和淋巴瘤的流式免疫分型还没有公认的标准或推荐的评价办法，每个实验室必须建立自己的评价标准。

准确度可以通过将自己所在实验室的检测结果与参考实验室的检测结果进行比对或与“金标准”进行比对获得。对外周血标本，正常细胞群可与显微镜血细胞计数或自动血细胞分析仪检测结果进行比对，异常细胞群尤其是采用多参数分析获得的异常细胞群，其检测结果需要与形态学检查结果进行比对。形态学是流式细胞学诊断的有效参照，但是少数情况下，形态学很难做出诊断，流式细胞学检测反而可以通过一组复杂的表型分析达到诊断目的。来自参考实验室、来源于病例资料清晰、表型特征具有代表性的冻存细胞，或者来自细胞遗传学和分子生物学检查已经确诊病例的细胞，都可以作为“标准细胞”用于评估流式细胞学诊断的准确度。准确度分析要求至少需要与 10 个以上的白血病或淋巴瘤病例的流式表型检测资料进行比对，且这些病例需要有完整的组织病理学检查和详细临床表现记录。当使用多色抗体组合时，准确度评估需要与每一种抗体的阳性率、荧光强度逐一进行比较后才能做出[2,5]。

关于准确度，也不能忽视细胞荧光染色定性描述在鉴定细胞谱系中的作用。弱表达（dim）、中等表达（moderate）、强表达（bright 或 hi）的荧光染色定性描述能更好地反映细胞抗原标志的含量，对于判断细胞的成熟度、是否存在异常表达等意义明确。

3. 特异性

白血病和淋巴瘤的流式细胞学诊断结果需要与形态学检查结果和临床表现进行比对，因此每个实验室需要就流式细胞学诊断结果与形态学检验结果和临床表现综合结果的偏差，建立实验室内部可接受的偏差率标准。多数实验室将可接受偏差率定在≤5%。实验室在进行特异性评价时，需要对流式检查案例逐个进行比对并记录和保存相关资料。一般地，实验室应每季度进行一次特异性评估[2-3,6]。

流式细胞学诊断试剂的特异性可以通过用户商议的方法来确定并进行公示，或通过实验室内部验证的方式决定。其他有关特异性的资料可以从病例的临床资料、期刊杂志刊载的相关论文以及专业流式诊断电子邮件交流网（Purdue Cytometry Mailing List）中获得。但是，流式细胞学

诊断使用的单抗被认为是“自创”(home-brew)试剂,除了要求厂家必须在标签上清晰地指出其特异性外,每一个实验室还需要用正常细胞群和异常细胞群来验证其特异性。临床的白血病和淋巴瘤检测标本往往在异常细胞群中或多或少都包含有部分正常细胞,因此可以对每份标本中正常细胞群和异常细胞群分别进行评价。免疫分型的诊断性结论应当用来历明确的恶性细胞标本或表型典型的细胞株作为阳性质控品加以验证。

4. 灵敏度

实际上是指能够与非特异性染色或阴性染色相区分的最弱荧光染色强度。检测灵敏度依赖于单抗试剂的使用浓度、细胞数量、仪器的荧光分辨率、性能状态与细胞进样速率。新启用抗体时,需要验证抗体的最佳使用浓度,保证抗体与细胞的比例合适。

5. 精密度

精密度测定时要求对同一份标本至少测定10次以上,一般可以用正常外周血、细胞系或CD Chex来做精密度调查,以 $\bar{x}\pm2s$ 为允许波动范围。

6. 分析物特定试剂(Analyte-specific reagents,ASRs)

在美国,临床实验室按照CLIA′88的相关规定和临床医生的医嘱进行白血病和淋巴瘤免疫分型的流式细胞学诊断,实验室使用试剂的标签被严格要求为ASRs,制造商需要提供试剂的临床检测性能、测试数量及使用说明书等文件资料。作为一种ASRs产品,其“分析和性能特点尚未建立”。临床实验室需要验证试剂的实际检测性能。任何使用ASRs的检测报告必须有“本检测报告依赖于XX实验室自行对试剂性能的验证,该验证试验未得到美国食品和药品管理局(Food and Drug Administration,FDA)的批准”的申明[3-4]。

(二)免疫分型验证

1. 仪器性能验证

仪器性能验证包括两个方面:①仪器设置以及对仪器光散射和荧光测量性能的每日质控;②临床标本在不同仪器上检测结果的比对。

2. 仪器设置和每日质控

采用多色分析时,CLSI明确指出流式细胞仪的设置一定要处于仪器的最佳光学性能状态,实验室必须要确保仪器的散射光、荧光检测灵敏度和分辨率以及扣除荧光重叠干扰荧光采集的补偿值均处于最适状况,但不可自行对流式细胞仪的硬件配置进行光学校准,实验室只需对仪器硬件性能进行经常性监测并做好记录,发现仪器偏离最佳性能状态时及时通知厂家对仪器设置进行校准或定期对仪器进行设置校准[3,4]。

3. 散射光的检测灵敏度和分辨率

为了获得前向散射光(forward scatter,FSC)和侧向散射光(side scatter,SSC)的最佳检测灵敏度和分辨率,需要使用一种散射光大小刚好与绝大多数临床标本细胞的散射光大小一致、均一的微球,每天对流式细胞仪的光电倍增管(photomultiplier,PMT)电压进行校准。另外,每天需要记录FSC和SSC的平均通道数及其变异系数(coefficient variation,*CV*),并与其对应的可接受范围进行比较。平均通道数和*CV*的可接受范围可以通过如下办法获得:先校准仪器的PMT电压,固定PMT电压后,连续5天用微球上机测定,每天共测定4次,数据经统计学处理后以 $\bar{x}\pm2s$ 为可接受范围。也可使用厂家预存在仪器软件中的可接受范围,仪器可以自动将每天的检测结果以Levy-Jennings图展示出来,便于及时发现参数失控情况。但是,毕竟微球不能完全等同于标本中的细胞,在每日校准中还可以利用实验室可得的生物样本(如各种细胞株)进行不同类型细胞的分辨率校准,其中正常人外周血白细胞就是最常采用的生物样本之一[5-6]。

4. 荧光的检测灵敏度和分辨率

荧光的检测灵敏度和分辨率是指流式细胞仪能够有效区分微弱染色细胞群的能力,受荧光检测性能、背景荧光和仪器的电噪水平三个因素的影响,其可接受范围可以通过以下两种方法来解决:①在保持激光强度、滤光片、PMT电压和增益固定不变的情况下,记录校准荧光微球上机测定获得的平均通道数和*CV*;②记录每次上机时,将校准荧光微球定位到相同平均通道数时的电压高值和增益高值。上述两种方法均需要使用校准荧光微球,至少连续上机测定5天,每天测定4次,仍然以 $\bar{x}\pm2s$ 为可接受范围。当然也可使用厂家预存在仪器软件中的可接受范围,需要注意的是,显示在Levy-Jennings图中的每个参数的可接受范围会根据连续20天为周期的数据适时更新[6]。

关于流式细胞仪的检测灵敏度和分辨率,Hoffman和Woods提出了一个计算公式,即流式细胞仪的荧光检测灵敏度等于染色微球的MFI值与未染色微球的MFI值的差与2×未染色微球

MFI 值 SD 的比值,可以很好反映出流式细胞仪的定量性能[7]。

5. 荧光补偿

荧光补偿应在初次对仪器进行设置时评估,然后在每天的工作中进行监测。补偿设置应尽量使用生物材料(如细胞样品)进行,厂家提供的材质坚硬的荧光微球并非最好。根据多色分析实际采用的荧光染料种类和数量,合理进行补偿设置,目的是解除不同荧光染料发出的荧光溢出到其他通道对溢出通道特定荧光信号采集所造成的干扰。

对 6 种或更多颜色的流式细胞仪,如美国 Beckman Coulter 公司的 Gallios 流式细胞仪,每日仪器优化程序包括运行 Flow-Check Pro Fluorospheres(对仪器进行光学和流体系统校准的专用微球)、Flow-Set Pro Fluorospheres(对散射光和荧光强度以及流体聚焦进行定标的专用微球)和 Cyto-Comp cell kit(用于多色分析前对仪器荧光补偿进行校准的冻干人淋巴细胞)。试剂盒中含有每一种荧光染料标记的 CD45 用于细胞分群,以及用于荧光补偿调节的校准管。用上述微球上机测定后的数据将自动保存在仪器软件中,并生成 Levy-Jennings 图,只需每月打印贴到质控文件夹上保存即可。

(三)仪器性能监测

CLSI 建议开机即应当对仪器的光学系统、荧光分辨率及荧光强度进行监测。例如美国 Beckman Coulter 公司的 Gallios 流式细胞仪,每天开机后应当用 Flow-Check Pro Fluorospheres 对仪器的流控性能、光学系统是否处于最适性能状态进行监测,并对激光功率和(或)PMT 电压进行校准。美国 BD 公司的 FACSCalibur 流式细胞仪,每天开机后需要用 CaliBrite Beads 对仪器的流控性能进行检测,并使仪器安装的软件按照预期设置进行校准。检测的相关信息被自动记录和备案,用于激光功率变化趋势和电压变化趋势的分析,便于及时发现仪器可能存在的技术性问题。

CLSI 建议应当每天对流式细胞仪的荧光强度和颜色补偿进行监测,并使用质控样品对仪器性能进行验证。每一个实验室必须有监控仪器性能的 QC 程序。在没有验证程序的情况下,实验室不能擅自改变仪器的光学系统,而是由制造商来担负仪器光学系统的校准工作,要求制造商在每一次校准后向实验室提供校准的相关文件证明材料[3]。

1. 荧光线性监测

荧光线性监测就是对仪器的 PMT 电压进行监测,保持良好的荧光线性是流式分析定量的前提。一般荧光线性监测应每月进行一次或按照仪器制造商的推荐周期执行。具体方法是:保持与检测临床标本时相同的 PMT 电压设置,用已知相对荧光强度的四色或五色荧光微球混合物上机测定,如仪器厂商提供的标准品或 Spherotech 微球。每一种微球的可接受 MFI 范围是通过连续 5 天、每天测定 4 次的重复测定得到的;要求每一种荧光微球的 MFI 检测值,其相关系数应大于或等于 0.98(1.0 是最理想的)。在仪器 PMT 电压不变的情况下,各种荧光微球的荧光线性、MFI 差异应保持不变[4,6]。也可以用以下方法来监测荧光线性[8]:使用两种已知不同荧光强度的微球,(一般选择一种荧光强度高的微球 A,再选用一种荧光强度低的微球 B),通过调节仪器的 PMT 电压,获取不同 PMT 电压情况下两种微球各自的 MFI 值。如果荧光线性良好,不同 PMT 电压下获取的两种微球的 MFI 比值(intensity ratio,IR)应该保持不变。以 MFI 为横轴,以 IR 为纵轴,获得的 MFI-IR 散点图上可以清晰反映出荧光线性的有效范围。

2. 仪器间比对

实验室有多台流式细胞仪,如果需要在多台仪器上进行相同项目的测定,那么每半年需要进行一次仪器性能之间的比对。具体方法是:选择 5 个以上的代表性临床标本,按照实验室 SOP 对标本进行染色处理和上机测定,在不同仪器上获得的检测结果应当落在实验室预先制订的可接受变化区间内。如果比对试验的结果超过了该可接受变化区间,需要分析原因,尽量减少仪器之间的误差并按照实验室制订的校正程序对结果进行纠正,直到达到要求为止[4]。

(四)分析前质量控制

实验室应建立免疫分型标本的可接受标准,制订相应质量管理程序文件评估标本的可接受性,对拒收标本做出合理解释,确保标本质量。CLSI 建议实验室应当有标本验收的肉眼观察检查程序,对于发生溶血、出现凝块、采血量不足(特别是使用 ACD 管时)、温度超标、标签错误的标本,在拒收的同时应予以记录[3]。实验室必须建立标本采集/运送标准,包括勉强可以接受的让步标本(compromised specimen)的标准。受检标本的质量应该告知申请医生,特别是让步标本,必须在检验报告中明确指出。

一般地,用于流式检测的血液标本可以用EDTA、肝素钠或枸橼酸盐抗凝,其中肝素钠抗凝的标本可以稳定保存48~72小时,EDTA抗凝的标本可以稳定保存至48小时,枸橼酸盐抗凝的标本可以稳定保存72小时。如果临床以同一份标本完成血常规分析和流式检测,推荐使用EDTA抗凝标本。肝素钠、EDTA和枸橼酸盐均适合用于含有外周血成分的体液标本抗凝。骨髓标本抗凝推荐使用肝素钠,既可用于流式检测,同份标本还可以用于细胞遗传学分析。如果只做流式检测不做细胞遗传学检测,骨髓标本可以用EDTA抗凝[9]。标本采集后应尽快进行流式检测,尤其是血液肿瘤标本,由于瘤细胞具有快速增殖、凋亡的特性,时间延迟将影响流式检测结果的准确性。对于非血液肿瘤标本,一般要求实验室应在标本采集后的24小时内进行检测[4,10]。外周血、骨髓和体液标本的运送、保存温度应为18~25℃,温度波动可引起某些细胞膜表面抗原表达的改变,因此实验室应该对标本的冷却和复温对流式检测的影响进行验证。热带和寒冷地区的实验室需要对每一种标本类型的每一种流式检测项目进行验证,必要时采取特殊措施确保运送温度在控。上述运送和保存温度的验证实验,一般是选择至少5份代表性标本进行[9]。

另外,考虑到标本可能存在的传染性,实验室还必需制订工作人员生物安全保护程序[9]。

(五) 试剂和方法验证

白血病、淋巴瘤免疫分型程序首先需要选择单抗及其标记的荧光染料组合。一般来说,要求检测抗体的特异性要高,抗体上标记的荧光染料在激光照射后发出的荧光具有好的特异性和强度。

目前UCCC虽然未明确规定白血病、淋巴瘤免疫分型方案,但是人们普遍赞同至少需要20~30个抗体标志物才能够完整描述急性白血病和慢性淋巴细胞增生性疾病的免疫表型特征。方案设计需要考虑尽可能使用最少的抗体达到诊断目的[11]。

各实验室必须对所采用的抗体组合进行验证,检测人员必须熟悉各个抗体组合模式。不同的克隆表达模式不同。同样,同一抗原分子,使用不同荧光染料标记的抗体来检测,其荧光强度和可能存在的荧光溢出也是不同的。在建立最佳抗体组合来评价抗原表达水平时,抗原表达率和荧光强度都是十分重要的数据。有些串联染料组合有利于减少荧光重叠。

不同的抗体组合可以提供相同的临床解释,但是很难找到一个方案能够适用于所有白血病或淋巴瘤的表型分析。实验室采用任何一个单抗组合,不仅要考虑检测技术上的需要,还要满足区分正常和异常细胞的需要,以及尽量使组合中各荧光染料之间的相互干扰最小化。多色荧光分析时,实验室不仅要验证每一种单抗的性能,还需要证实其性能不会受抗原封闭、荧光淬灭或荧光能量转移的影响。

如实验室需要自己去准备混合单抗组合,无论是在每次测试前新鲜混合抗体,还是预先混合抗体储备使用,每个混合单抗组合的性能都需要进行验证并明确记录其有效期截止时间。混合抗体中每一种抗体都需要分别滴定以明确其噪音与阳性信号的最佳分离滴度。每一个新的多色抗体组合正式使用前都需要先验证其性能,要求该抗体在使用浓度相同、受试细胞数相同的情况下,单独使用和作为抗体组合的成分之一使用,其检测结果(包括平均荧光强度和阳性率)之间要具有可比性(变化幅度需在2s之内)。使用储存的预混抗体时,使用质控细胞验证储存时间与检测结果的稳定性也是十分重要的,一般单独使用和作为抗体组合的成分之一使用时,检测结果之间的变化幅度不得超出2s范围。另外,实验室还应当有文件记录仪器的PMT电压和补偿设置,因为使用不同的检测方案时,其PMT电压和补偿设置是不同的。一般应当用单一试剂调节仪器的PMT电压,用组合试剂调节仪器各个荧光通道的补偿值[5,6]。

(六) 标本制备

流式细胞学检测在标本制备时需要考虑标本类型及细胞数量。外周血、骨髓、新鲜组织标本必须经过处理,以稳定待测淋巴细胞、单核细胞和髓系细胞的抗原标志,同时去除红细胞。荧光染色前,需要将细胞浓度调至最佳单克隆染色浓度($0.2 \sim 2) \times 10^6$/ml,0.1ml/试管[3]。所有处理过程必须以书面方式记录在案并经主管认可,要求每天记录并保存记录至少2年以上。

完整的分析过程必须包括实验室对标本制备过程的验证,如红细胞裂解处理的验证。裂解是否完全，最好的判断方法是肉眼观察试管内容物是否从有红细胞悬浮所致的浑浊变成了清晰透明。如果离心后重悬沉淀物仍然发现存在红细胞，则需要重新裂解处理。

组织标本染色前需要碾碎并过滤制备成单细胞悬液，该单细胞悬液制备过程也必须进行书面记录和验证。对于细胞学检查的薄片，先进行染色并镜检以评估易碎细胞破损程度。纤维组织中的大体积细胞很难分离，在分离大体积细胞的处理中，很容易造成这些细胞的丢失。为了尽量减少细胞碎片干扰流式细胞学检测，组织标本制备时应尽量用针头将组织小心撕开，而不是用剪刀剪碎或用手术刀切碎。单细胞悬液制备过程中，操作技法一定要轻柔。

重复性强的单抗染色效果依赖于采用最佳的细胞/单抗比。在进行白血病、淋巴瘤免疫分型时，首先要测定标本的细胞含量，计算合适的标本用量/抗体加样量比例，保证得到最佳的染色效果。CLSI 建议标准的白细胞用量是保证每个流式检测管中含有$(0.2\sim2)\times10^6$的有核细胞。但是对骨髓标本，CLSI 没有具体建议，每个实验室应建立相应标准并验证。另外，标本染色、红细胞裂解完成后，细胞是否保持良好的光散射性能非常关键，这是细胞能够被良好分群的前提[3]。

1. 细胞存活率检测

白血病、淋巴瘤的流式免疫分型必须评价标本的细胞存活率，因为细胞膜的完整性是抗原表达所必需的。另外，标本的采集时间、转运环境、开始检测之前的时间都与标本细胞的存活率有关，进而影响瘤细胞的检出，因此实验室必须对这些环节进行验证[3,4]。

细胞存活率常用检测方法如台盼蓝、7-氨基放线菌素 D（7-aminoactinomycin D，7-AAD）或碘化丙啶（propidium iodide，PI）染色法等，其中最常用、最简便的是台盼蓝染色法，可以通过显微镜镜检来计数活细胞和死细胞数量。当前通常采用流式细胞学分析来检测标本的细胞存活率，如 7-AAD 染色法。一般多选用流式三色分析方案，在进行免疫分型的同时即去除死细胞的影响。具体设置时，在 FL1 通道安排 FITC，在 FL2 通道安排 PE，在 FL3 通道安排 7-AAD。因为 7-AAD 的最大荧光波长在 655nm，而 PI 在 625nm，PE 是 578nm，使 7-AAD 与 PE 的荧光重叠最少，检测结果更准确。

2. 染色过程质控

仪器设置和性能验证完成后，应当用正常血液标本上机对染色步骤进行验证。纽约州要求每月至少用健康捐赠者的新鲜血液标本作为质控品上机测定一次[4]，也可以使用一些抗原标志经过固定的商售细胞产品作为质控品，如 Streck Labs 的 CD-Chex Plus、Beckman Coulter 的 Immunotrol，这些质控品包含了白血病、淋巴瘤免疫分型的大多数抗原标志。使用这些产品时一般需要做重复管，以便获得各种抗原标志的表达范围作为质控品参考区间。最重要的是，每一份白血病或淋巴瘤标本，其中都含有正常细胞群，可用来判断染色效果是否合适。

3. 同型对照使用

同型对照（isotype controls）的使用仍然是流式细胞学检测领域内具有争议的内容。对于定量免疫分型来说，同型对照是一种阴性细胞参照物，可以用来评价流式检测图像中每一个象限的细胞数量。但是，白血病、淋巴瘤的免疫分型是一种定性检测，通常不需要对象限内细胞进行分析。另外，所有白血病、淋巴瘤标本都是混合细胞样品，不表达某种抗原的细胞自然可用做表达这种抗原的细胞的阴性对照。但是，胞质抗原染色时建议使用同型对照，它可以降低由于细胞大小不同、非特异性染色不同对检验结果的影响。值得注意的是，同型对照也存在非特异性结合。流式细胞学检测一般尽量采用 IgG1 型抗体，因为 IgG1 与细胞 Fc 受体间的结合力比 IgG2b 和 IgG2a 都低，非特异性结合相对少。一些抗原（如 CD15）只会诱导机体产生 IgM 型抗体，IgM 型抗体的非特异性结合非常高，一定要加以注意。

（七）数据分析与解释

白血病、淋巴瘤免疫分型可以从正常细胞群中将异常细胞群区分出来，并对异常细胞群的抗原表达谱进行鉴定，甚至还能对异常细胞所处的不同成熟阶段做出判定。

白血病和淋巴瘤的免疫分型诊断没有绝对的标准可依[11,12]，常常会因具体标本瘤细胞的鉴别需要，随时增加一些检测抗体作为补充。绝大多数实验室采用分级鉴别的方法进行，先对标本进行一组或几组可以反映全貌的综合性分析，再根据具体情况增加抗体去进一步细分。

在流式的多参数分析中，门是最重要的参数。对某病例进行诊断，需要分析来自患者标本中的所有细胞。UCCC指出初分时应当对全部活细胞进行分析;进一步分析时,如果感兴趣的细胞全部在“门”内的话,就只分析“门”内的细胞群。某些B细胞疾病的免疫分型策略应当对B细胞进行设门,对B细胞的单克隆性进行鉴定,或者利用CD45和SSC散点图设门分析急性白血病中的幼稚细胞[11]。

异常细胞群的数据分析中,荧光强度非常重要。阳性细胞的百分比对结果的解释并无多大作用,相反如果出现了不该有的抗原表达,或者该有的抗原表达但其表达量出现了明显异常,都可作为诊断依据。从阴性细胞群中将弱表达细胞群区分出来的关键在于精准的荧光强度数据。目前还没有既可靠又快速的细胞群鉴别规则可依,最佳抗体组合是在病理学检查结果提示的基础之上,人为精心安排的。遇到单克隆性超低水平表达的情况,对于关键性标志物如免疫球蛋白轻链(诊断非霍奇金淋巴瘤的关键标志物),可以使用不同荧光染料标记的抗体、不同厂商的抗体、单克隆或多克隆抗体来重复检测[5,11]。

流式检测数据的合理解释离不开经验丰富的实验诊断医生的参与,该医生往往是血液病理学家,其职责就是负责审查所有检测数据以及形态学检查结果。无论是显微镜镜检得出的结论还是流式细胞学检验得出的结论,都是一种基于实验室检测的诊断结果,最终的诊断意见需要结合临床做出综合判断。所有的流式诊断报告都必须送交申请大夫,实验室也必须保留报告存根至少2年以上。

二、欧洲流式联盟推荐八色方案的标准化程序解读

多参数流式细胞仪的投入使用,已经成为外周血、骨髓、淋巴穿刺标本、脑脊液等标本恶性肿瘤细胞免疫分型诊断的最佳工具,也使实验室使用的抗体种类、被检测的抗原种类得到极大扩充。面对一次测定获得的特定、复杂的免疫表型分析数据,一方面促进了正常白细胞亚群背景中残留肿瘤细胞的发现,且瘤细胞的免疫表型分型更加细微、精准;另一方面,更加复杂的免疫分型方法和试剂组合的使用,对实验室也提出了更高要求,如何规范分析过程、如何标准化抗体组合、如何确保检测结果的正确性、如何解读获取的大量表型分析数据,成为多色流式分析带给我们的新挑战。

欧洲流式联盟(EuroFlow Consortium,EFC)针对血液恶性肿瘤的免疫分型诊断提出了一个标准化的“八色方案”(EuroFlow 8-color panels,LSHB-CT-2006-018708),包括多色方案选择、最佳荧光抗体组合选择、仪器设置、荧光补偿、样品制备、数据分析以及用于单一抗体和抗体组合评价的软件工具,是一个集免疫表型设计、新数据融合和分析工具联合于一体,旨在改进血液恶性肿瘤诊断与分类诊断的创新性方案[13]。为了尽可能使不同实验室发出的检测报告之间具有最好的可比性,该方案强调实验室必须对仪器设置、荧光补偿和样品制备SOP进行评估,应选择最佳荧光兼容性的抗体组合进行测定。

EFC自2006年开始,花费六年时间,对来自数百例患者、健康对照的标本进行了多中心联合检测,要求参与单位严格执行EFC“八色方案”制订的抗体组合和SOP,第一次在实验操作程序和软件工具上实现了对骨髓及外周血白血病细胞八色免疫分型方案的标准化,结果证实流式检测重复性高,不同实验室之间的检测报告具有高度可比性。

(一)八色荧光选择

流式多色免疫荧光分型的关键是选择最合适的荧光抗体组合,在荧光染料选择时需要考虑:①每个荧光染料的固有特性,尤其是激发光谱、发射光谱、相对亮度、溢出到其他荧光检测通道的量及稳定性;②流式细胞仪的特定光学配置,即仪器所含的激光器数量、每个激光器的类型、每个激光器的检测器数量和特异性过滤器;③抗体组合的目标、染色标本的类型、标本中含有的细胞数量,它们决定单管加样时抗体试剂的最小用量;④与荧光染料结合的最适抗体克隆。

1. 流式细胞仪及其光学配置选择

EFC八色方案多中心联合评价在EFC旗下的8个实验室进行,流式细胞仪包括两个品牌4种型号,即BD公司的FACSCanto Ⅱ、FACSAria和LSR Ⅱ三种型号,Dako/Beckman-Coulter公司的CyAn AD,均为8色以上的流式细胞仪,配备有3个激光器,包括488nm的蓝激光、633nm/635nm的红激光和405nm/407nm的紫激光,能够对荧光染料PacB/HV450、AmCyan/PacO/HV500、FITC/AF488、PE、PE-TR、PerCP/PerCPCy5.5、PECy7、APC/AF647、APCCy7/APCH7/AF700发出的荧光

信号进行采集测定。

2. 荧光染料选择

一般分两步确定需要使用的荧光染料：第一步，凭借过去的经验先把部分荧光染料确定下来；第二步，凭借评价实验选择其余荧光染料。因此，先将蓝激光（488nm 激发光）第一、第二检测通道定为 FITC 和 PE，这两种荧光染料经济实惠，数量广泛，和上述选定流式细胞仪的光学配置兼容好。然后，因同样的理由，将蓝激光的第三检测通道定为 PerCP 或 PerCPCy5.5，第四检测通道定为 PECy7；将红激光（633/635nm 激发光）的第一检测通道定为 APC，第二检测通道定为 APCCy7、AF700 或 APCH7；紫激光（405nm 激发光）的第一、第二检测通道定为 HV450 和 HV500。

荧光抗体评价：在 PacB-CD2（TS1/8）、PacB-CD3（UCHT1）、PacB-CD4（RPA-T4）、PacB-CD20（2H7）、PacB-CD45（T29/33）和 PacB-HLADR（L243）与 HV450-CD2（S5.2）、HV450-CD3（UCHT1）、HV450-CD4（RPA-T4）、HV450-CD20（L27）、HV450-CD45（HI30）和 HV450-HLADR（L243）之间进行对比研究；在 AmCyan-CD45（2D1）、PacO-CD45（HI30）和 HV500-CD45（HI30）之间进行对比研究；在 APCCy7-CD4（RPAT4）、AF700-CD4（RPA-T4）、APCH7-CD4（RPA-T4）之间进行对比研究。评估上述抗原表达的指标包括 MFI 和染色指数（stain index，SI）。

SI 的定义是“阳性细胞群 MFI 和阴性细胞群 MFI 的差，除以阴性细胞群 MFI 测定数据的 2 倍标准差数值”，用公式可表示为 $SI=(MFI_{阳性群}-MFI_{阴性群})/2\times s_{阴性群MFI}$。

荧光抗体评价实验具体操作时，对每一个荧光抗体或每一个荧光抗体组合的评价，均要求用 5 份以上数量的外周血标本才能进行。

（1）荧光染料 PacB 和 HV450 的比较：PacB 和 HV450 具有非常相似的荧光光谱，很适合 4 种流式细胞仪紫激光的第一个检测通道。8 个实验室的检测数据表明，PacB 的发射荧光较 HV450 高（$P>0.05$，u 检验），这两种荧光染料仅在紫激光的第二通道能够检测到溢出，其他通道都没有溢出。使用同一厂商的相同克隆号抗体时，获得的 MFI 和 SI 值差异较小，均<10%；反之，使用不同厂商或同一厂商的不同克隆号抗体时，获得的 MFI 和 SI 值差异很大。由于 PacB 易得，最终以 PacB 列入 EFC 八色方案。

（2）荧光染料 AmCyan、PacO 和 HV500 的比较：紫激光第二检测通道可考虑 AmCyan、PacO 和 HV500 三种荧光染料。8 个实验室的检测数据表明，AmCyan 在其他检测通道的溢出比 PacO 和 HV500 高（$P<0.01$，t 检验），在蓝激光第一检测通道的溢出比 PacO 和 HV500 高（$P<0.01$，t 检验），因此需要做荧光补偿（表 1-5-19）。对不同克隆号抗体进行比较，提示荧光强度差异不只与荧光素自身相关，还与抗原抗体结合有关，通常情况下 AmCyan 标记的单抗与抗原结合后会得到更高的 MFI。另外，AmCyan 有更高的荧光分辨率，但 AmCyan 和弱信号的 FITC 标记抗体结合到同一个细胞群上后，由于 AmCyan 在蓝激光第一通道有高溢出会影响 FITC 产生荧光的检测，高分辨率反而成了弱点。PacO 的 SI 和荧光分辨率都可以与 AmCyan 媲美，且在其他通道的溢出少，MFI 值虽弱但很清晰。HV500 荧光曲线介于 AmCyan 和 PacO 之间，其补偿和荧光分辨率也居于 AmCyan 和 PacO 的中间。

（3）荧光染料 APCCy7、AF700 和 APCH7 的比较：首先，分别对单个荧光素的性能进行评估。8 个实验室的检测数据表明，APCCy7 的荧光强度最高，弱点是稳定性差，易降解，尤其是存在甲醛溶液固定剂的情况下。这种不稳定性导致红激光第一通道存在 APCCy7 相对较高的可变性溢出，容易造成红激光第一通道出现假阳性检测结果。APCCy7 的这种荧光稳定性与细胞依赖性降解现象（cell-dependent degradation phenomenon）相关[14]。此外，APCCy7 在明亮度和补偿需求方面存在点对点差异。AF700 对后一个通道有少量溢出，该染料荧光检测需要 680nm 长通和 710/50nm 带通透镜过滤。此外，AF700 在某些低表达抗原识别中不宜使用，尤其不适于有强 APC 信号的细胞群。APCH7 是一种基于 APC 的更稳定的复合染料，其 SI 和 MFI 都比 APCCy7 低，具有稳定性更好、补偿曲线好、可以默认仪器光学配置的优点。

总之，EFC 确定的八色方案选定了 PacB（或 HV450）、PacO（或 HV500）、FITC、PE、PerCPCy5.5、PECy7、APC 和 APCH7 八种荧光染料，对于特定克隆号抗体而言，只要换用新试剂都应与参考试剂进行比对并采用新的补偿方案。

表 1-5-19 EFC 推荐八色方案荧光补偿设置值($\bar{x}$±2s)

特定激光通道	其他荧光通道的荧光补偿值							
	PacB	HV450	PacO	AmCyan	HV500	APCCy7	AF700	APCH7
紫光-1	—	—	2.2±0.3	11.5±1.5	7.5±1.6	0.2±0.3	0.1±0.1	0.1±0.3
紫光-2	27.9±2.8	23.8±2.3	—	—	—	0.3±0.4	0.1±0.1	—
蓝光-1	0.1±0.1	0.1±0.1	0.8±0.4	17.1±2.6	2.8±1.2	0.4±0.4	0.2±0.1	0.2±0.4
蓝光-2	—	0.1±0.1	0.4±0.1	1.4±0.2	0.5±0.2	0.2±0.2	—	0.1±0.2
蓝光-3	0.1±0.1	0.1±0.1	0.5±0.2	0.4±0.1	1.4±0.2	1.2±1.0	3.6±0.7	0.6±1.2
蓝光-4	—	—	0.1±0.1	—	—	3.3±1.9	1.3±0.3	1.7±0.8
红光-1	—	—	0.3±0.4	—	—	4.8±2.5	0.8±0.2	2.0±1.1
红光-2	0.1±0.1	—	0.1±0.2	—	—	—	—	—

（二）标准化仪器设置

EFC 致力于建立仪器设置的 SOP，通过特殊参考颗粒的使用来预设散射光和荧光 MFI 值，以确保在不同时间使用相同仪器、在同一时间使用不同的仪器、在不同的地点使用相同或不同的仪器，最终都能够得到具有可重复性的检测数据，或者数据至少具有很好的可比性。

EFC 光散射设置目标：①所有目标细胞，包括从小红细胞到嗜酸性粒细胞和浆细胞均应位于他们各自应该属于的象限内；②单个细胞群之间有足够的散射分辨率，足以区分细胞表面和细胞胞内的染色。通常用淋巴细胞作为生物内参照来设置仪器的散射光。

EFC 通过 PMT 设置去除电噪对检测结果的影响，至少将自发荧光细胞放置在标尺左侧做为阴性颗粒，以明显区分细胞碎片、弱荧光细胞等。每一个 PMT 作为弱信号颗粒的稳健变异系数(robust coefficient of variation，rCV)，都精确地代表了仪器检测到的 PMT 电压值。最适 PMT 应设置在 rCV 与 PMT 曲线进入平台期的起始部位，此时电噪最小，利于荧光检测。EFC 将 BD 流式细胞仪的“设置追踪微球”(CS&T)、Thermo 制备的“Cyto-Cal 多荧光及紫色强度校准物”作为校准物，用于长期多中心联合评估研究。

1. 仪器和 PMT 设置试剂

7 个中心采用 FACSCanto Ⅱ流式细胞仪(BD Biosciences)，另外一个中心采用 1 台 LSR Ⅱ流式细胞仪(BD Biosciences)和 1 台 CyAn ADP 流式细胞仪(Dako，Glostrup，Denmark/Beckman Coulter，Brea，CA，USA)。所有设备都配备了 3 根激光，分别为 405/407nm、488nm 和 633/635nm。整个研究过程采用八色校准微球(Spherotech，Lake Forest，IL，USA)调节初始 PMT 和设置 MFI 值并用于日常检测，整个过程统一使用同一批号的微球(RCP-30-5A master lot X02)。

2. PMT 电压设置

PMT 电压调节步骤：以八色微球第二弱的荧光设门，计算每个荧光通道峰值的 rCV 用于调节 PMT 电压，范围为 300mV 到 999mV，增量 50mV。首先在一台仪器(LSR Ⅱ)上确定每个通道的最佳电压，设置点为曲线产生平台期的位置。用这种方法获得 PMT 电压，记录所有通道中最亮的峰值和荧光强度，然后作为初步的“MFIs 靶值”用于其他仪器设置。接下来，每台流式细胞仪都分别对 PMT 设置进行修正。修正下限时，与上面描述的参考仪器一样，在与 PMT 曲线对应的 rCV 上检测 PMT 设置。由于已经接受“靶值”，9 台仪器的 PMT 电压都应该处于曲线的平台上。此外，EFC 抗体库中所有强亮度抗体都应该在所有仪器上进行检测，如果先期接受的靶值不能在仪器上获得理想的 PMT 设置，则根据每台设备达到最佳 PMT 设置的共同 MFI 作为新靶值，对全部设备进行相应调整。

3. 散射光设置

采用健康人外周血淋巴细胞对仪器检测散射光的性能进行调试。取健康献血员的外周血 50μl，在采血后 24 小时内完成检测。根据厂商推荐，检测前用蒸馏水对 10×FACS 裂解液(BD Biosciences)进行 1/10 稀释，取 2ml 裂解无核红细胞 10 分钟，标本以 540g 离心 5 分钟，弃上清；加入 2ml 含 0.5% 牛血清蛋白(SIGMA-ALDRICH，St Louis，MO，USA)和 0.09% 叠氮化钠(NaN_3；

SIGMA-ALDRICH)的磷酸盐缓冲液(PBS; pH 7.4)重悬细胞,540g离心5分钟,弃上清;加入250μl含0.5% BSA和0.09% NaN_3的PBS重悬细胞沉淀。1小时内,以低速进样完成上机检测。调节PMT电压,分别使淋巴细胞SSC位于55000±5000、FSC位于13000±2000。

4. 仪器设置

使用同一批号的八色校准微球,用其最亮的荧光峰值调节PMT电压,使每台仪器每个荧光通道的MFI值都能达到靶值。后期使用新批号校准微球时,应该在指定实验室的1台仪器上,与前一批次的校准微球进行交叉比对检测,获得新批号校准微球的MFI靶值(DPH/O,Prague,Czech Republic)。光散射设置方法同上,在前向散射光面积(FSC-A)和前向散射光高度(FSC-H)双参数散点图上,要求可以区分出双联体细胞。散射光和荧光PMT电压设置方法可以进入EFC网站查阅相关SOP。

5. 仪器性能监测

每日开机30分钟后进行,此时仪器激光稳定。按规定使用八色标准微球,每个荧光通道最亮的MFI都应该和MFI靶值进行比较,以监测仪器是否满足:①MFI值在MFI靶值±15%范围内;②蓝激光和紫激光通道最亮峰值的CV值<4%;③红激光通道和PECy7的CV值<6%。如果仪器性能验证失败,则需要进行彻底清洗、流动池排气和激光延迟校准。如果这些措施仍然不能解决问题,应要求工程师上门服务,按前面所述进行PMT设置并做补偿实验。每台流式细胞仪每日需要报告校准微球最亮峰的MFI值。FACSCanto Ⅱ、LSR Ⅱ(262144通道)和CyAn ADP(4096通道)利用校准微球获得的采集数据,需要先转换成FCS2.0格式,然后使用CyAn ADP计算软件(Dako),计算出相同分布刻度上的对应数值。

6. 自动基线设置与仪器监测

应用带CS&T模块的FACSDiVa V6.0软件和BD CS&T微球(BD Biosciences),对FACSCanto Ⅱ和LSR Ⅱ两种仪器进行PMT基线设置。相应的,在CS&T模块中将PMT电压设置改为手动,以建立EFC基线设置。

7. 荧光强度检测重复性

EFC标准化设置水平的评价需要在两个不同的时间点进行评价实验才能做出,一般每月做一次,可以用连续两个月的数据进行重复性判断。多中心数据研究表明,当电压设置与荧光通道MFI靶值相匹配时,单个PMT的MFI值非常一致。8台流式细胞仪从校准微球最亮峰值获得的MFI,CV值均低于5.5%。固定PMT电压,长期评估MFI信号波动,对偏差值的统计分析表明,当做了大型维护或硬件不能满足前述的监测标准时,平均MFI靶值变异可能超过±15%。

8. 电噪水平

用S_{EN}表示流式细胞仪的电噪(electronic noise)水平。除PerCPCy5.5通道以外,EFC标准化设置的各台流式细胞仪得到的S_{EN}均高于CS&T设置的流式细胞仪(表1-5-20),说明EFC设置的PMT电噪水平基线更高,更利于获得高质量数据。EFC通常将PMT电压设置在低水平上,这样流式细胞仪在检测标本时会有一个适度扩大的数据变动范围。值得注意的是,PerCPCy5.5通道获得的S_{EN}值显著增高,但仍然能够很好地契合电压与S_{EN}曲线的平台期。

表1-5-20 两种设置方式下的PMT电压和S_{EN}水平

荧光染料关联PMT检测器	PMT电压		S_{EN}		*P*值
	CS&T设置	EFC设置	CS&T设置	EFC设置	
PMT 1-PacB	431(357-490)	412(360-460)	24.1(20.0-29.8)	24.0(20.6-29.1)	0.92
PMT 2-PacO	509(414-633)	466(395-581)	25.2(21.3-28.1)	24.5(20.2-27.3)	0.08
PMT 3-FITC	483(399-555)	438(375-518)	28.2(25.4-31.2)	28.9(26.2-29.7)	0.98
PMT 4-PE	462(411-501)	395(370-445)	30.9(18.1-33.6)	31.1(18.3-32.4)	0.46
PMT 5-PerCPCy5.5	543(456-610)	522(440-591)	28.1(18.1-31.3)	29.1(18.2-32.9)	0.03
PMT 6-PECy7	624(589-757)	552(539-707)	29.0(22.1-32.6)	29.5(20.7-31.8)	0.49
PMT.7-APC	614(543-687)	576(501-629)	26.0(16.8-28.9)	25.9(12.8-28.9)	0.95
PMT 8-APCH7	489(435-662)	524(481-687)	25.1(17.5-36.0)	26.0(14.1-36.6)	0.50

（三）最适补偿设置

大部分用于多色流式分析的荧光染料都有相对较宽的荧光发射光谱，其发射荧光光谱不只限于第一荧光通道，也包括第二荧光通道，重叠到第二通道的荧光有可能引起第二通道特定检测荧光的假阳性，因此必须对重叠到第二通道的荧光进行干扰清除。由于每种荧光染料的总发射荧光是恒定的，提示溢出量可以通过数学计算加以扣除。荧光补偿（fluorescence compensation）就是指计算和扣除溢出到其他荧光检测通道的重叠荧光的过程。一般来说，特定补偿值的获得依赖于所检测染料的光谱特性、安装在流式细胞仪里的光学带通滤波器和分色镜、测量信号强度和特定 PMT 电压。数字化流式细胞仪在数据采集后，能够自动进行荧光补偿。当获得从一种或多种单个荧光染料染色的标准品或质控品的流式细胞数据后，可以使用常规流式细胞软件中的补偿工具，准确计算获得每一种荧光染料通过多个检测器的荧光补偿值。全面补偿矩阵是通过基于每一种荧光染料染色的标准品或质控品，使用软件工具计算而获得的，之后再用于测量数据的计算。建立最适荧光补偿的必要条件是，采用标准品或质控品上机检测，每一个通道获得的发射光特性必须与实验过程中使用的荧光染料完全匹配。此外，几种常用复合偶联染料，其中的一种荧光染料激发光能量受体可以通过荧光共振能量转移方式，将能量转移到偶联的第二种荧光染料上。偶联染料大大提高了复合荧光染料的斯托克移位（the Stoke' s shift），但是其制备工艺可能导致偶联染料的非异质性光谱特性。偶联染料（如 PECy7 和 APCH7）对供体染料通道表现出可变的溢出荧光，且溢出量取决于荧光共振能量转移方式受体染料的使用量和二者的空间距离。因此，需要使用特殊荧光补偿标准品或质控品，对八色试剂组合中的每一种包含有偶联荧光染料的试剂进行设置。最适补偿设置的第二个必需条件是标准品或质控品必须包括明亮信号，以保证阳性颗粒群和阴性颗粒群之间的差异与实际检测标本测量值的最大差异值一致，从而便于荧光补偿值的计算。实际操作中，采用单一试剂染色细胞或鼠免疫球蛋白（Ig）铰链的微球作为补偿标准品。注意，必须在 PMT 电压设定后才能进行补偿设置，因为 PMT 会影响荧光强度和溢出到第二通道的荧光量。

1. 荧光补偿标准品和质控品

在一个试管内，用单一荧光抗体对外周血淋巴细胞亚群进行染色，得到该荧光抗体的单一染色管。以八色方案的每一种荧光抗体染色的单管为标准品，建立荧光补偿矩阵。健康人外周血标本经过多管、多种单一染料染色所获得的多个单管，上机测定时，除单管对应的强表达检测通道有强荧光检测信号外，其余通道都应该为阴性。此外，健康人外周血细胞上不存在的分子（如 CD117-PECy7）采用试剂特异性单管来解决，试剂特异性 SAbST 用 Ig 捕获微球（CompBead，BD Biosciences）来制备。最后，需要用 EFC 八色组合抗体分别对健康人和患者来源的血标本染色，上机测定以确认荧光补偿矩阵的实用性。

2. 荧光补偿设置

使用软件工具进行荧光补偿时，补偿标准和对照可以从 FACSDiVa 软件或 Summit 软件获得。EFC 的补偿标准已经预先设置在 FACSDiVa 软件或 Summit 软件菜单的"EuroFlow Protocol"中，包括每一个荧光通道的 PMT 电压和补偿矩阵。按照 EFC 的要求，实验前先以试剂名称做好试管标签，然后开始制备上机测试的模板，之后上机检测并与"EuroFlow Protocol"补偿工具建立链接。因此，与试管上的试剂标签匹配，即使需要重新计算补偿矩阵，试剂特异性补偿会准确自动完成。在每个评估中心，补偿设置实验要求每月常规性做一次，当仪器性能监测失败或者遇到重设 PMT 电压匹配 MFI 靶值的情况，都应该重做补偿设置。

3. 不同中心、不同时间的荧光补偿矩阵之间的比较

一般的补偿矩阵可用于 EFC 指定的抗体组合，如所有结合了 PacB、PACO、FITC、PE 和 APC 荧光染料和偶联 PerCPCy5.5 染料的荧光标记抗体，但是 PECy7 和 APCH7 标记的荧光抗体则不能直接使用，而是需要针对其具体铰链的抗体设置补偿。EFC 为了评价每个中心在不同时间进行的补偿设置，对来自 7 个中心、每个中心在两次补偿设置实验中获得的 2 份数据，即共计 14 份原始 FCS 3.0 格式数据进行了比较研究。结果显示，7 个中心提供的 7 台设备的补偿矩阵非常相似，不同仪器之间、同一仪器不同时间的荧光补偿值的变化没有明显差异性（$P>0.05$，配对比较，t 检验）。需注意的是，尽管补偿取决于特定 PMT 电

压设置，PacO 通道还是能检测到 PacB 的高溢出值，PerCPCy5.5 通道检测到 PE 的高溢出值，并且 PerCPCy5.5 与 PECy7、FITC 与 PE、PECy7 与 APCH7、APC 与 APCH7 之间存在相互溢出。

总之，EFC 荧光补偿设置程序旨在建立八色方案的荧光补偿矩阵，要求每月进行一次补偿设置，平时只要做好仪器的每日监测即可。仪器性能良好时，一个月时间内，每日监测获得的 MFI 靶值变化很微小。

（四）标本制备和染色

目前已经有多种方法和试剂对白细胞染色，大多数方法包括一个染色步骤、一个或多个洗涤步骤和一个红细胞裂解步骤（标本中仅有无核红细胞时），但在白细胞测定时往往省略了洗涤步骤。红细胞可使用氯化铵或其他市售试剂裂解，如 FACS 裂解液、QuickLysis（Cytognos SL，Salamanca，Spain）和 Versalyse（Beckman Coulter）。胞内蛋白（如 CyCD3 和 CyMPO）和核内蛋白（如 NuTdT）染色时，需要对白细胞固定和破膜，可使用商售试剂如 BD Perm/Wash 缓冲液（BD Biosciences）、Fix&Perm（AN DER GRUB Bio Research GmbH，Vienna，Austria）、IntraStain（Dako）和 IntraPrep（BeckmanCoulter）。骨髓和外周血以外的细胞标本，如淋巴穿刺液、脑脊液、胸水、腹水等，在染色前有额外的处理步骤，如脑脊液标本需要用含特殊基质的样品管收集以避免细胞大量损失、淋巴穿刺标本需要进行切片并匀浆。

根据实验目的不同选择相应程序和试剂对白细胞染色，通常最好的程序应满足：①FSC 和 SSC 的 CV 值低；②白细胞主要亚群的 FSC 和 SSC 平均通道数要有明显差别；③细胞损失最少；④荧光强度保持好；⑤不影响偶联荧光染料的稳定性；⑥背景染色低；⑦室内误差最小；⑧操作简便快速。EFC 据此对多个血细胞肿瘤标本的染色程序进行了评价。

1. 细胞标本

EFC 的八色组合试剂能够对大部分恶性血液肿瘤进行诊断和分类鉴别，且该抗体组合不仅适用于骨髓和外周血标本分析，也适用于其他样品如胸水、细针穿刺标本的分析。

2. 红细胞裂解和染色程序评价

对常见四种市售红细胞裂解液的评价：包括 ammonium chloride、FACS Lysing Solution、QuickLysis 和 VersaLyse。标本为外周血，来自 30 位健康志愿者。实验分三组：第一组，CD4-PacB、CD8-AmCyan、CD45-FITC、CD19-PE 和 CD14-APC（BD Biosciences）；第二组，CD4-PerCPCy5.5、CD19-PE-Cy7 和 CD8-APCH7（BD Biosciences）；第三组，CD19-PECy7（Beckman Coulter）。每组重复加样 4 支试管，染色完成后，向每组的 4 支试管分别加入不同品牌的红细胞裂解液。即 50μl 外周血加入抗体后定容到 100μl，然后避光孵育 15 分钟；根据厂家说明书加入一定量的裂解液，继续室温避光孵育 10 分钟；然后，540g 离心 5 分钟，弃上清；加入 2ml 含 0.5% BSA 的 PBS 重悬细胞沉淀，540g 离心 5 分钟，弃上清；加入 250μl 含 0.5% BSA 的 PBS 重悬细胞沉淀。上机前，在第一管加入 50μl 绝对计数微球（Cytognos SL），所有反应管分染色后 0 小时、1 小时、3 小时和 24 小时，共计四个时间点上机检测，每次上机均需采集 10 万个细胞，记录并保存数据。染色后的标本 4℃ 保存，直到不同时间点检测完毕。

第一管记录的数据包括：①对分散的主要白细胞群计数比较；②FSC 和 SSC 平均值及嗜酸性、中性粒、单核和总淋巴细胞的 *CV* 值；③嗜酸性、中性粒、单核细胞、$CD19^+$ B 细胞、$CD4^+$ T 细胞和 $CD8^{hi}$T 细胞的绝对计数；④CD45（每个细胞群）、CD19、CD4、CD8、CD14、$CD19^+$ B 细胞、$CD4^+$ T 细胞、$CD8^{hi}$T 细胞和 $CD14^{hi}$ 单核细胞的 MFI 和 *CV* 值。另外两种单克隆抗体组合（第二组和第三组）的检测数据包括特定通道阳性细胞的 MFI 和 *CV* 值，同一通道的阴性细胞的 MFI 和 *CV* 值。

对三种不同染色程序的评价：染色-裂解-洗涤（SLW），染色-裂解-洗涤-固定（SLWF）和染色-裂解-免洗（SLNW）。染色-裂解-洗涤-固定程序最后重悬细胞沉淀用含 0.5%的多聚甲醛的 PBS 代替含 0.5%BSA 的 PBS，染色-裂解-免洗程序则是最后以裂解液孵育 10 分钟结束，不用进一步洗涤。

对不同裂解法和染色程序影响荧光强度的评价：多中心数据表明，FACS 裂解液和氯化铵细胞群区分效果最好。三种染色程序中，FACS 裂解使用洗涤步骤，可以改善 FSC 和 SSC 的 *CV* 值；SLNW 的 FSC 和 SSC 的 *CV* 值最低，同质化最高；SLNW 获得的细胞数量最多；SLW 和 SLWF 可使淋巴细胞和淋巴细胞亚群特异性减少（指洗涤可能造成部分抗原表达丢失引起特异性荧光信号减少）；FACS 裂解与其他裂解方法相比，细胞丢失最少。FACS裂解得到的MFI值最高，四种裂解法对MFI值或激发荧光溢出到第二通道没有明显差别。EFC最终决定采用SLW程序加上FACS裂解法处理所有的表面膜抗原(surface membrane antigen,Sm)标记。对胞浆Ig和胞膜Ig(如Igκ、Igλ和Igμ)染色，需要在抗体孵育前洗涤细胞，因此需要向洗涤剂加入0.09%的NaN_3，在用10ml含0.5% BSA的PBS第二次洗涤前，完成包括SmIgs在内的所有免疫染色，以得到最强的胞浆Ig、SmIg染色信号。

3. 胞内抗原染色

胞内抗原染色需要事先对细胞进行打孔和固定。EFC只选用了Fix&Perm试剂进行评价，未对其他商售试剂进行调查。Fix&Perm试剂对核TdT(nuclear TdT,NuTdT)染色效果很好，推荐使用，但急性髓系白血病/骨髓增生异常综合征标本的NuTdT染色则使用FACS裂解液。

为了确保抗体的染色密度相同，需要对抗体的使用量进行滴定，以保证每支试管加入抗体和标本(细胞悬液)的总体积为100μl时，反应体系中所含抗体的密度相同。如果抗体和标本加入后总量达不到100μl，需要用含有0.5% BSA和0.09% NaN_3的PBS将反应体系定容至100μl。有时个别试管加完试剂和标本后，总体积超过了100μl，只要在115μl以内还是可以接受的，此时对结果没有明显影响。

4. 有核细胞含量低的标本

临床上时常会遇到有核细胞含量很低的标本，如儿童MDS患者治疗期间采集的骨髓、外周血标本，为此EFC对采用氯化铵裂解大体积标本红细胞以浓缩有核细胞浓度的方法，以及EFC推荐的SLNW法进行了评价。采用上述两种方法对AML/MDS患者标本的检测数据表明，在CD16、CD11b和CD15的表达强度上，起初实验测定数据确实存在轻微差异，但是在对抗体进行滴定、荧光溢出进行了补偿后，差异即得到有效解除。因此，EFC认为对于有核细胞含量过低的标本，可采用氯化铵裂解标本，以浓缩提升标本的有核细胞浓度。

5. 流式细胞仪标本上机检测

标本荧光染色至上机检测的间隔时间会影响某些荧光抗体的MFI值，此种情况尤其见于偶联荧光染料铰链单抗的染色标本。EFC曾经按照染色完成后立即、间隔1小时、3小时、24小时上机采集数据进行分析，发现随着间隔时间的延长，MFI值会逐渐减低，且裂解液中不含固定剂的时候(如氯化铵裂解法)减低更为明显。使用FACS裂解液，无论采用SLNW法还是SLW法，检测到的MFI值较为稳定，但是染色后3小时至24小时上机检测获得的MFI数据还是存在轻微的减少。因此，EFC要求在染色完成后1小时内完成上机检测，否则应放入4℃避光保存。另外，为了确保有足够的敏感性发现异常细胞群，EFC要求每一个测定管上机检测时，采集细胞数应达到10 000个，对于有核细胞含量低的标本至少应达到5000个细胞。

总之，EFC推荐使用FACS溶血剂和SLW流程，标本制备好后1小时内完成检测。特殊情况如SmIgs染色、胞内抗原标记、有核细胞含量低的标本，推荐增加洗涤、固定/透膜及裂解步骤。

(五)数据分析策略和工具

尽管近十年流式细胞仪发展迅速，但是其提供的多色分析容量仍然远远不能满足临床常规实验室的需求，如WHO最新版血液恶性肿瘤分类诊断通常要求使用30个不同的抗体标志物，但是由于技术上的限制，至今没有一台流式细胞仪能够同时对一个细胞上的30种不同荧光标记单抗进行检测[15-16]。为此，不得不对30种抗体进行分组，根据流式细胞仪提供的荧光通道数，设计有限的多色分析抗体组合，借助多管测定加以解决。在这种基于多管测定的多色分析方案中，一些能够对细胞亚群准确定性、被称为骨干标志物的抗体被用于同一份标本的不同检测管加样，作为细胞亚群的识别标志物，与其他分析抗体搭配组合起来，达到对标本中含有的恶性细胞进行分类诊断的目的。

基于多管测定的多色分析虽然解决了临床的迫切需求，但毕竟增加了结果分析的复杂程度和结果的解释难度，同时也存在多管测定的质量问题。为此，EFC针对性提出了八色方案及其标准化操作程序，提出了创新性数据分析策略和软件工具(Infinicyt软件)，极大地降低了流式检测后数据分析和解释的难度。

准确地讲，EFC建立的数据分析策略和软件工具，为单个荧光标记抗体和多个荧光标记抗体组合用于流式分析，提供了一个崭新的有关抗体染色性能和效果的评价方法。该策略包括以下连续步骤：第一步，合并单份标本上机检测获得的全部数据文件;第二步,明确需要分析的目标细胞亚群;第三步,从合并的数据文件中,计算选定要分析细胞亚群中每一个检测细胞的缺失值;第四步,根据正常细胞或血液肿瘤细胞的合并或计算获得的数据文件,创建参考细胞群;最后,对参考群细胞进行多指标变量的综合比对。这种新的分析策略和软件工具,既可以用于正常血液细胞的免疫分型,也可以用于血液恶性肿瘤细胞的免疫分型。只要是按照 EFC 推荐的八色方案组合抗体、严格执行 EFC 制定的 SOP,即可达到:①获得良好的 WHO 分类诊断;②分类新病例;③保证室内质控在控,室间质评结果合格。

综上所述,EFC 推荐八色方案的标准化标本制备程序、标准化流式细胞仪设置、标准化荧光补偿设置、标准化上机检测程序、标准化数据分析策略与软件工具,经过多中心、多年对来自数百名患者和健康者标本的联合检测评价,表明能够有效保证不同实验室之间、不同品牌流式细胞仪之间、同一实验室的不同流式细胞仪之间对血液恶性肿瘤免疫分型诊断的质量,使同一份标本的检测结果具有非常好的可重复性,并达到 WHO 对血液恶性肿瘤分类的最新要求,确实在血液恶性肿瘤的免疫分型诊断与鉴别的标准化上做出了杰出贡献。

(吴丽娟　刘毓刚　王艳艳　许东升)

参考文献

1. 吴丽娟.流式细胞学检验的规范化与标准化势在必行[J].国际检验医学杂志,2012,33(2):129.
2. Stelzer GT, Marti G, Hurley A, et al.U.S.-Canadian consensus recommendations on the immunophenotypic analysis of hematologic neoplasia by flow cytometry: standardization and validation of laboratory procedures [J]. Cytometry, 1997,30,214-230 .
3. CLSI. Clinical Cytometric analysis of Neoplastic Hematolymphoid Cells; Approved Guideline-2nd Ed: H43-A2 [M]. Pennsylvania: Clinical and Laboratory Standards Institute, 2007.
4. New York State Department Of Health. Clinical Laboratory Standards of Practice: Cellular Immunology [OL]. [2011-02]. [2016-05] http://www.wadsworth.org/sites/default/files/WebDoc/534161816/NYSDOH _ standards _ part2 _ Specialty-Requirements_06-14.pdf.
5. Carey JL, Mccoy JRP, Keren DF. Flow cytometry in clinical diagnosis[M]. 2nd Ed. Chicago IL: American Society for Clinical Pathology, Press, 2008 .
6. Hurley AA. Quality control in phenotypic analysis by flow cytometry[M]. In: Current Protocols in Cytometry. New York: Wiley, 1997.
7. Hoffmsn RA, Wood JC. Characterization of flow cytometer instrument sensitivity[M]. In: Current Protocols in Cytometry, New York: Wiley, 2007.
8. Tanqri S, Vall H, Kaplan D, et al. Validation of cell-based fluorescence assays: practice guidelines from the ICSH and ICCS-part Ⅲ-analytical issues [J]. Cytometry B Clin Cytom, 2013, 84(5): 291-308.
9. Davis BH, Dasgupta A, Kussick S, et al. Validation of cell-based fluorescence assays: practice guidelines from the ICSH and ICCS-part Ⅱ-preanalytical issues[J]. Cytometry B Clin Cytom, 2013, 84(5): 286-290.
10. Barnett D, Louzao R, Gambell P, et al. Validation of cell-based fluorescence assays: practice guidelines from the ICSH and ICCS-part Ⅳ-postanalytic considerations[J]. Cytometry B Clin Cytom, 2013, 84(5): 309-314.
11. Borowitz MJ, Bray R, Gascoyne R, et al. U.S.-Canadian consensus recommendations on the immunophenotypic analysis of hematologic neoplasia by flow cytometry: data analysis and interpretation[J]. Cytometry, 1997, 30(5): 236-244.
12. Swerdlow SH, Campo E, Harris NL, et al. WHO Classification of Haematopoietic and Lymphoid Tissues[M]. IARC Press, Lyon, 2008.
13. Kalina T, Flores-Montero T, Vhj Van Der Velden, et al. EuroFlow standardization of flow cytometer instrument settings and immunophenotyping protocols[M]. Leukemia, 2012, 26: 1986-2010. doi: 10.1038/leu.2012.122.
14. Le Roy C, Varin-Blank N, Ajchenbaum-Cymbalista F, et al. Flow Cytometry APC-tandem dyes are degraded through a cee-dependent mechanism[J]. Cytometry A, 2009, 75(10): 882-890.
15. Braylan RC, Orfao A, Borowitz MJ, et al. Optimal number of reagents required to evaluate hematolymphoid neo plasias: results of an international consensus meeting[M]. Cytometry, 2001, 46: 23-27.
16. Sanchez ML, Almeida J, Vidriales B, et al. Incidence of phenotypic aberrations in a series of 467 patients with B chronic lymphoproliferative disorders: basis for the design of specific four-color stainings to be used for minimal residual disease investigation [M]. Leukemia, 2002, 16: 1460-1469.

第六章

血液系统疾病的细胞遗传学检查

细胞及分子遗传学异常在血液学疾病的诊疗中起着重要作用，迄今为止，细胞及分子遗传学技术已被广泛推广应用。本章主要介绍细胞及分子遗传学技术方法学方面内容以及细胞遗传学检查在血液系统疾病诊疗中的应用。

第一节　细胞遗传学显带技术概述

自从20世纪70年代出现显带技术以来，先后有多种显带方法问世，其中影响较大的为G带、R带、Q带、C带和高分辨带等。各种显带方法有着不同的原理和特点，各有其优缺点，现分述如下。

一、G显带技术

1. 基本原理

标本经过胰蛋白酶处理后，抽提了DNA上与富含GC区结合的蛋白质，降低了该区段和吉姆萨(Giemsa)染料的亲和力，呈浅带；富含AT区与蛋白质紧密结合，不易被抽提，与Giemsa染料的亲和力强，呈深带。染色体纵轴显示带纹[1]。

2. 特点

显带后染色体显示明暗相间的条带，与R带相比，带纹更为细致；带型与Q带一致，但因不含荧光，适于普通显微镜下观察，显好带的载玻片也便于保存。因多数染色体末端为浅带，易漏检该区段异常；对染色体数量和质量要求较高。

二、R显带技术

1. 基本原理

该方法原理不是特别明确，目前一般认为标本受热富含AT区段单链化，不易被Giemsa染料着色，呈浅带；富含GC区段保持双链，易被着色，呈深带。染色体纵轴显示带纹[2]。

2. 特点

大多带型与G带相反故得名。显带后染色体显示带纹较少，大多末端为深带，该显带方法对染色体质量要求不高，且可大批量操作。

三、Q显带技术

1. 基本原理

用DNA烷化剂氮芥喹吖因(quinacrine mustard，QM)为荧光染料，标本经处理后，喹吖因与富含AT的DNA结合，荧光增强，富含GC的DNA则荧光很弱，染色体纵轴显示带纹[3]。

2. 特点

带型同G带类似，对染色体质量要求较高，且荧光易淬灭，不能长时间在荧光显微镜下分析，必须尽快拍照后进行相片剪接粘贴分析，不易保存，目前较少使用。

四、C显带技术

1. 基本原理

该方法属着丝粒显带法，主要显示着丝粒结构异染色质及其他区段的异染色质部分。标本经处理后Giemsa染色，在着丝粒处显示深色带纹[4]。

2. 特点

仅在着丝粒处有带纹，目前较少使用。

五、高分辨带

1. 基本原理

由甲氨蝶呤(methotrexate，MTX)阻滞细胞DNA合成，使细胞同步，加入胸腺嘧啶核苷(thymine deoxyriboside，Tdr)解除阻滞，继续合成。染色体带纹增加至500、800甚至1000条。可用

G/R 显带方法显示染色体条带[5]。

2. 特点提

高了分辨率，能精确识别细小异常和断裂点。但带纹过多，不易识别染色体，目前较少使用。

以上介绍了各种显带技术，只是说明在该技术刚刚问世时，人们为了尽可能看清楚各种疾病中的染色体异常，曾作了各种努力。但随着技术的发展，多种显带方法已被更为精准的分子遗传学技术（FISH、array-CGH 等）所替代，实际工作中只有 G 带和 R 带成为显带技术的经典仍被广泛应用。R 显带技术对染色体数量和质量要求不高，且 R 带染色体末端常常呈深色，对于染色体末端之间的易位等异常识别率较高。G 显带技术要求染色体数量多、质量好，且 G 带染色体末端常呈浅色，故对于染色体末端之间的易位等异常识别较有难度。所以 R 带和 G 带两种带型可以互为补充。欧洲国家习惯应用 R 显带技术，而美国等国家则习惯应用 G 显带技术。就我国国内而言，则两种显带技术均被不同的单位应用。

第二节　染色体核型分析流程及质量控制

完整的染色体核型分析流程包括染色体制备、染色体显带以及染色体核型分析。核型分析是主观性很强的工作，染色体带型质量是核型分析结果可靠与否的重要因素。因此核型分析质量控制是细胞遗传学工作者工作中时刻要注意的问题。外周血、骨髓和淋巴结标本染色体核型分析流程如图 1-6-1 所示。

一、染色体制备方法

骨髓细胞染色体制备方法包括：

1. 直接法

骨髓细胞自体内取出后，不经过培养立即予以处理后制片。

2. 短期培养法

骨髓经有核细胞计数后按一定细胞密度（1×10^6/ml～2×10^6/ml）接种到培养基内，经过 24/48 小时培养后收获制片。

3. 同步法

应用 MTX 或氟脱氧尿嘧啶核苷（5-fluoro-2'-deoxyuridine，Fdu）处理 17 小时后，收获制片。

4. 高中期相法

骨髓细胞短期培养后，加入秋水仙酰胺再培养 12～24 小时，再收获制片。

在血液病的染色体检测中，依据肿瘤染色体研究的标本取自肿瘤组织本身的原则，急性白血病的白血病细胞，尤其是前体白血病细胞主要来源于骨髓，因此大多数标本来自骨髓。

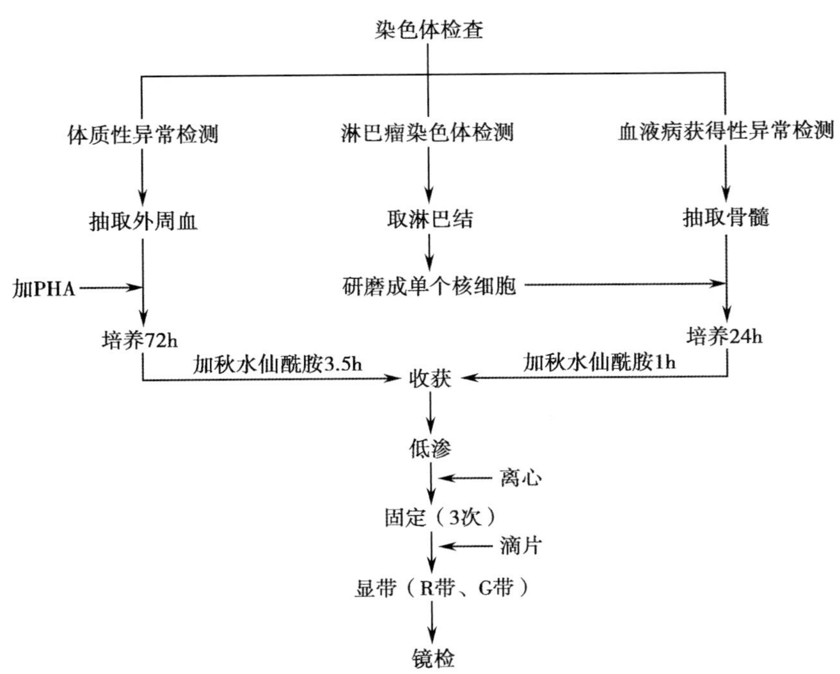

图 1-6-1　外周血/骨髓/淋巴结标本染色体核型分析流程

少数情况下也需要抽取外周血细胞进行染色体检测。外周血细胞染色体制备一般采用72小时培养法，即：外周血接种到培养基内后，加入刺激剂，培养72小时后收获制片。

血液病患者骨髓细胞染色体检测发现所有细胞均为同一种异常，无正常细胞存在，而外周血分类无原始和幼稚细胞时，建议抽取外周血加植物血凝素（phytohemagglutinin，PHA），采用72小时培养法检测染色体，以排除体质性异常。另外，有两种特殊类型血液病的染色体检测也需要抽取外周血：①范科尼贫血：染色体检测是诊断该病的金标准。制备方法与72小时培养法一致，只是在加PHA刺激剂的同时，加入丝裂霉素（mitomycin，MMC）诱导染色体断裂[6]。②慢性淋巴细胞白血病（chronic lymphocytic leukemia，CLL）：其染色体制备方法与72小时培养法一致，只是加入的刺激剂不是PHA，而是硫代化修饰的寡核苷酸（CpG-oligodeoxynucleotide，CpG-ODN）DSP30，或美洲商陆丝裂原（pokeweed mitogen，PWM）以刺激异常B淋巴细胞增殖，提高CLL标本的异常检出率[7]。

淋巴瘤或其他血液病疑有髓外侵润或复发时，则可采用淋巴结活检标本进行染色体检测。将淋巴结在无菌条件下经过研磨或用剪子将其剪碎，获得单个核细胞，余同骨髓细胞的短期培养法。

另有一些其他的标本，如脑脊液、胸腹腔积液等，因含较多的肿瘤细胞，可将标本离心，弃上清后，同短期培养法，计数、接种、培养制备染色体。

二、各种染色体显带技术步骤

各种染色体显带技术具有各自不同的步骤。

1. G显带

首先要将标本老化或烤片，气干法滴片后于37℃温箱过夜或75℃烤片4~6小时。使得标本干燥，结构紧密，从而带型整齐清晰。将含有终浓度0.025%胰蛋白酶的Hank's液50ml、生理盐水2瓶各50ml放入37℃水浴中预热。将烤好的玻片在胰蛋白酶消化液中处理10~15秒（视具体情况而定），10% Giemsa染色4分钟，空气干燥，镜检。

2. R显带

边缘着火法滴片，并将玻片置洁净滤纸上待干。将pH 6.5左右的显带液（Earle's）置87.5℃水浴中温育。将干燥玻片放入温育后的Earle's溶液中显带。显带时间60~120分钟，每隔5分钟取出一批玻片，流水冲洗（一般为三个时间间隔）。将玻片于新鲜配制10% Giemsa染色液染10分钟，自来水冲洗，待干，镜检。

3. Q显带

气干法滴片，室温下老化2天。将标本在95%、70%和50%乙醇中一过性漂洗。再在Mac I 1 vaine's缓冲液中漂洗2次后，于0.005%芥子喹吖因（quinacrine mustard，QM）溶液室温染色10~20分钟。双蒸水轻轻漂洗。再缓冲液漂洗2~3次。加1~2滴缓冲液于载玻片，封片。荧光显微镜下观察照相。

4. C显带

气干法滴片，置室温老化3周。再用0.2mol/L HCl室温处理1小时，用去离子水冲洗，自然晾干。将标本于新鲜配制并过滤的1.5% $Ba(OH)_2$ 50℃水浴处理1.5~3分钟，再用去离子水反复冲洗，依次70%和90%乙醇一过性漂洗，晾干。将玻片于60~65℃的2×SSC中孵育1~1.5小时，再去离子水冲洗，晾干。5%Giemsa染色液染10~15分钟，水洗，待干，镜检。

三、染色体核型分析及报告

血液病染色体核型分析的目的是发现获得性、克隆性染色体异常。随着科学技术的发展，染色体分析所用的仪器设备也由原来的普通光学显微镜进展为智能染色体核型分析系统。无论使用何种仪器，核型分析均应遵循以下原则：

1. 分析细胞的选择要遵循随机原则

不能仅选择质量良好的分裂相进行分析，因为质量良好的分裂相常常来自于正常细胞，而质量差的分裂相多来自于肿瘤细胞，所以应该选取一片区域，在该区域内的分裂相每个必看，只能放弃质量极差的细胞。对即使因质量差不能分析的分裂相，也要计数染色体数目，以免漏检超二倍体或亚二倍体异常。或尽可能仔细分析有无可看清的异常，如t(9;22)等。

2. 分析细胞的数目

通常要求分析20个细胞，如均未发现异常，则可认为该患者核型正常。如发现2个或以上细胞有一致数目增加或染色体结构异常，以及3个或以上细胞有一致数目减少则可认为该患者有克隆性异常。如发现有1个细胞有异常，则要增加分析的细胞至25个或30个，以判断是否为克隆性异常。如细胞分裂相较少，不足 20 个，则只要有克隆性异常，也可认为该患者有克隆性异常。反之，均未发现异常，不能认为该患者核型正常。

3. 染色体异常的分析

发现 1 条异常染色体而同时又缺少另一条正常染色体时，该异常染色体首先应被看做来自缺少的那条染色体的重排所致。只有当不能以此解释时才需寻找其他来源或可能。由于有时恶性血液病中染色体异常比较复杂，分析者不能满足于已发现的异常，还要了解有无其他伴随异常，以免造成漏检。对偶见的多倍体和明显的亚二倍体一般不做分析。因为正常骨髓中有<2%的多倍体，主要来自巨核细胞，明显的亚二倍体常系人为因素所致。只有当多倍体易见，亚二倍体具有一致性时，才作为计数和分析对象。

4. 核型命名

核型按照人类细胞遗传学国际命名体制《An International System for Human Cytogenetic Nomenclature-ISCN 2013》描述[8]。ISCN 是为国际间相互交流以及描述和识别异常染色体的需要制定的人类染色体命名、异常缩写、书写格式等国际标准体系，依据染色体的带型描述染色体各种异常。

5. 发出染色体结果时间

染色体结果对临床诊断和治疗有着重要的意义，故要尽可能早出报告。参考美国细胞遗传学实验室指南，不同的疾病可有不同的报告时间。ALL、AML 和 CML 在 7 天之内给出初步结果，21 天之内发出正式报告。但 M3 除外，必须最快时间之内给出报告，以免耽误临床治疗。其他疾病，均在 21 天之内发出正式报告。

另外，如果采用自动扫描分裂相的智能染色体核型分析系统，则需要注意以下问题：①扫描后分裂相的排列应该随机，不能按照质量优差排列。②智能分析系统极大地减轻了细胞遗传学工作人员的负担，但经过数字化处理的染色体在带型不是很清晰的情况下，对一些细微异常或复杂异常较难准确判断，此时要找出载玻片在普通光学显微镜下仔细甄别。③智能分析系统扫描分裂相时受到许多条件的影响，其中载玻片的质量影响较大。应该尽可能使用质量上乘的载玻片，保证每张玻片的长、宽、厚度差别不大，确保载玻片上的分裂相能被毫无遗漏地被扫描进系统保存。④如条件允许，对智能分析系统认为正常的核型，最好留 5 个细胞在光学显微镜下分析，最大限度降低漏检。

四、核型分析质量控制

核型分析质量控制包括室内质量控制和室间质量评价。

1. 室内质量控制

指实验室从接受患者标本到患者核型报告发出，之间所有环节质量的保证。

（1）一般内容包括：①质控记录：包括标本处理、培养、新培养基和试剂验证。②过失记录：发出的报告上发现的所有错误要仔细调查原因，并详细记录。如出现与临床或其他指标不符合的结果时，要排除标本搞错的可能，再推荐其他方法验证。存在多种异常时，不能漏检。不能将染色体多态性当作克隆性异常报告。③标本处理记录：包括使用的培养基、培养条件和培养时间。标本收获时不能发生交叉污染。④标本拒接记录：送检标本不符合标准时，要明确记录，并拒收。

（2）室内质控易出现问题的是以下两个环节：分裂相的数量和染色体显带质量。影响分裂相数量原因很多，包括实验室外部原因和实验室内部原因。

实验室外部原因包括：①做骨穿者不熟练或骨髓纤维化造成的取材不佳。②不恰当地抽取了外周血造成取材不当。③外周血白细胞特别高的患者，可能骨髓中接触抑制尚未消除，造成骨髓细胞培养增生不良。④骨髓增生抑制。⑤与疾病类型相关。比如骨髓增殖性肿瘤（myeloproliferative neoplasm，MPN），因为肿瘤细胞为成熟细胞，故不易分裂。⑥运输不当。未在规定时间（4 小时）内送达检测部门或没有按照要求温度运输（长途运输应保存在 4℃ 左右，注意标本不能与冰块直接接触）。

实验室内部原因是造成分裂相少的主要原因，包括：①实验设备：推荐使用 CO_2 培养箱，培养箱内的温度、湿度以及 CO_2 浓度对细胞的生长、分裂影响较大，应每天监测这些指标。②实验用试剂及相关过程：a. 培养基的成分、小牛血清浓度和培养基 pH 值；b. 细胞接种密度过高或过低，培养过程中细菌污染；c. 秋水仙酰胺失效或终浓度过低和作用时间过短；d. 低渗溶液浓度过高或低渗时间过短。③其他因素：对 G 带而言，环境温度、湿度与染色体显带质量关系密切，环境温度过低、湿度过大均不利于制备出高质量染色体。影响染色体显带质量的原因很多，大多为实验室内部原因，尤其对于R显带而言，实验室外部原因对显带质量的影响微乎其微。实验室内部原因包括：①秋水仙酰胺浓度过高，作用时间过长，导致染色质过度浓缩，带纹不清；②低渗时间过长，导致染色体肿胀，带质不佳；③细胞固定不充分，导致染色体上组蛋白未被充分抽提，影响带纹质量；④细胞悬液浓度过高，滴片时烘烤不及时、不充分，导致分散不佳；⑤Earles溶液的pH值不符合要求；⑥室温和湿度不稳定，滴片时好的分散度对室温和湿度要求较高；⑦显带时水浴锅温度不稳定；⑧玻片质量不符合要求，染色体显带对载玻片质量要求比较高，为了确保显带成功，尽量使用高质量载玻片；⑨显带缸破损渗水，pH改变；⑩吉姆萨染色液成分不合适，导致染色不佳。

2. 室间质量评价

指各个细胞遗传室之间的质量控制，参照美国标准[9]要求一个部门制好多张已知核型结果的染色体载玻片，分发到各个参加质控的细胞遗传实验室，要求实验室的每个成员参加读片分析，给出核型结果。从而判断各个实验室的核型分析水平。另外，对实验室的异常检出率也有要求，AL和MDS标本，异常检出率至少应达到50%，如低于该数值则表明实验室分析水平较低，有待提高。

染色体制备和分析是细胞遗传学实验室最重要的内容，也是最能体现实验室水平的两个方面。G带和R带具有一致的染色体制备流程，影响中期分裂相数量的条件也相同。另外要理解染色体制备和滴片、显带过程中每个步骤的原理和作用，在发生质量问题时就可以循着每个步骤找原因。核型分析工作者一定要有高度责任心和耐心，认真对待每个分裂相，不放过任何疑点，以免漏检。

第三节 常用分子细胞遗传学技术及质量控制

人们在应用细胞遗传学技术进行染色体核型分析的实践中，发现细胞遗传学技术在解决白血病细胞异常方面有许多局限性，如只能分析中期细胞，分析能力受染色体质量的影响，复杂的染色体异常难以精确鉴定，因为肉眼的识别能力有限，无法检出<10^4kb的小片段异常，上世纪80年代，人们将细胞遗传学和分子生物学技术结合起来，发明了分子细胞遗传学即荧光原位杂交（fluorescence in situ hybridization，FISH）技术，为细胞遗传学和分子生物学之间架起了桥梁。

一、FISH定义及原理

1. 定义

该技术是20世纪80年代初期在细胞遗传学、分子生物学和免疫学相结合的基础上发展起来的一种荧光原位杂交技术，是一门分子细胞遗传学技术。

2. 基本原理

利用已知核酸序列作为探针，用荧光素直接标记或生物素、地高辛等半抗原间接标记后，利用DNA变性后双链变成单链，退火后与互补DNA链形成稳定异源双链原理，与靶DNA进行杂交，如是直标探针，则洗片后直接在荧光显微镜下观察杂交信号，从而对标本中待测核酸进行定性、定位和定量分析。如是间标探针，再通过免疫细胞化学过程连接上荧光素标记物，再洗片后在荧光显微镜下观察信号。

二、FISH种类及其特点

FISH种类甚多，目前已衍生成一个系列，包括：

1. 间期FISH（interphase FISH）

探针进入间期细胞杂交，检测间期细胞中染色体数目异常、染色体易位及基因扩增与丢失。

2. 中期FISH（metaphase FISH）

探针与中期分裂相进行杂交，意义同“间期FISH”，还可确认信号的来源。

3. 染色体涂染分析（chromosome painting）

将整条染色体、某条染色体臂（长臂或短臂）或染色体片段DNA制备成探针，将探针杂交到中期染色体上，在荧光显微镜下观察每条染色体荧光颜色，从而分析染色体异常（易位等）。

4. 多色FISH（multicolor-FISH）

应用5种荧光素同时标记24条染色体，制备整套染色体涂抹探针，一次杂交即可分辨全部人类染色体，对识别复杂染色体包括不明来源的标记染色体和隐匿易位很有价值。多色FISH还包括：①多元FISH（multiplex-FISH）[10]，即应用一组单通道滤色镜观察后再用电脑软件加以组合后显示彩色核型。②频谱核型分析（spectral karyotyping，SKY），即荧光通过三通道滤色镜，再通过干涉仪产生光程差，然后由电荷耦合设备(charge-coupled device，CCD)变成由红、绿、蓝三色组成的显示色，最后经频谱转换仪变成区分色。③种间杂交彩色带型(cross-species colorbanding，RxFISH)即采用长臂猿染色体作探针，以3种荧光素标记后和人染色体杂交后产生彩色带型。单套染色体带纹少于100条，既能识别染色体间重排，也能识别染色体内的重排[11]。④彩色显带(m-banding)FISH[12]，以FISH技术为基础，在一条染色体上产生DNA特异的染色体条带。能同时检测染色体上多条的染色体亚区域。这些条带有更多色彩，能提供更多信息。检测一条染色体内的结构重排。⑤三维FISH(3D-FISH)[13]，即用激光扫描共聚焦显微镜，借助于特定的荧光探针，可对间期细胞内部染色体结构进行定位分析。

5. RNA-FISH

用荧光标记的已知序列的RNA核苷酸片段为探针，与待测细胞相应的基因片段相杂交，检测细胞内RNA表达的一种原位杂交技术。RNA-FISH中多采用RNA探针，因此避免了双链DNA探针在杂交反应中的两条链之间的复性和第二条链的竞争性杂交问题。形成的cRNA-RNA杂交体要比DNA-DNA、cDNA-RNA杂交体性能稳定，在杂交反应后用RNA酶除去未结合的探针，因此特异性更强。

6. 比较基因组杂交(comparative genomic hybridization，CGH)

将肿瘤基因组DNA与正常的参照DNA分别以红绿两种荧光素标记后按1∶1等量混合，再与正常人中期染色体杂交，根据染色体上不同荧光强度的比率来定量分析肿瘤基因组DNA的增加或丢失。一次杂交即可检测整个基因组DNA拷贝数的增减[14]。多用于实体瘤。20世纪90年代末，在传统CGH基础上结合芯片技术发展了一种高通量的array-CGH技术，可以从核苷酸水平研究染色体的微小缺失和扩增。

三、FISH探针种类及其特点

常用的FISH探针有：

1. 位点特异性探针(locus specific identifier，LSI)

用来检测特异的基因片段缺失或重排。该类型探针又包括：①双色双融合信号探针：分别以红绿两种荧光素标记易位涉及的两个基因及其附近区域，结果间期细胞中可见1红、1绿和2个黄色(红绿融合)杂交信号，表明发生了基因重排。②双色单个融合信号探针：用与易位断裂点两侧匹配的探针，分别以红绿两种荧光素标记，结果间期细胞中可见1红、1绿和1个黄色(红绿融合)杂交信号，表明发生了基因重排。③单个融合信号+额外信号：采用易位涉及的1条染色体上的某个基因的全长和另1条染色体断裂点序列为探针，分别以红绿两种荧光素标记，结果间期细胞中可见1个黄色(红绿融合)杂交信号和2红、1绿杂交信号，表明发生了易位。④双色断裂分离荧光探针：采用红绿两种荧光素分别标记目的基因的3′端和5′端，结果正常细胞中可见2个黄色信号，而异常细胞中可见1红、1绿和1个黄色(红绿融合)杂交信号，表明改基因发生重排。⑤单色信号探针：主要用于识别目的基因的丢失或扩增，结果正常细胞中可见2红或2绿色信号，异常细胞中可见1红或1绿色信号。

2. 着丝粒探针(chromosome enumeration probe，CEP)

专一性识别染色体着丝粒区域alpha卫星序列，用于染色体数目检测。

3. 亚端粒探针(subtelomere specific probe)

与染色体末端的亚端粒部位结合，用来检测亚端粒的缺失和重组。

4. 染色体涂抹探针(chromosome painting，CP)

包括整条或臂特异性涂抹探针，用于检测染色体易位和标记染色体。

四、FISH探针制备

FISH探针一般通过以下几种方法制备：

1. 克隆DNA或体细胞杂交DNA

通过特定的基因文库(BAC、PAC)或特异性体细胞杂交细胞株进行DNA探针的制备。特异性强，准确性高。

2. 流式细胞仪分拣

用一种或多种荧光染料将悬浮液中的中期分裂相染色体染色。染色体大小、形态和结构不同，染色的特征也不同，通过流式细胞术将特定染色体收集起来。

3. 染色体显微切割和PCR扩增

通过显微操作系统找到分散良好的染色体分裂相，切割所需染色体片段5~10个拷贝左右，通过PCR扩增达到实验所需探针量。

五、FISH 探针标记

探针标记可分为:①直接标记,用荧光素直接连接的核苷酸标记,优点是操作简便,本底低,缺点是信号较弱。②间接标记,用生物素或地高辛等半抗原标记,优点是信号强,缺点是步骤较繁,本底高。标记方法一般为缺口平移法或随机引物法。

六、FISH 操作流程

(一)基本方法

包括染色体制备、探针制备、杂交(过夜)、杂交后洗涤、荧光显微镜观察等步骤。具体流程又根据间标探针和直标探针而不同,但间标方法因为极其繁琐而被淘汰,目前多用直标方法。具体流程如下:

1. 玻片准备

将已收获的标本滴在玻片上,在显微镜下观察滴片质量并标记杂交区域。理想的标本质量为:细胞分布均匀不重叠,密度适中,胞浆含量少。将玻片放入已 37℃水浴预温的 2×SSC 溶液中,老化 30 分钟。70%、85%、100%的乙醇中室温下梯度脱水各 2~3 分钟,室温下晾干。

2. 玻片 DNA 变性

将玻片放入已在 73℃±1℃水浴中预热的 70%甲酰胺/2×SSC 混合液中,每缸≤4 张玻片变性 3~5 分钟,取出分别在 70%、80%、100%冰乙醇缸中脱水各 2 分钟而使变性终止。玻片室温下晾干。

3. 探针变性

①探针准备(按产品说明书配制不同探针);②将装有探针的离心管放入 73℃±1℃水浴箱中,变性处理 5 分钟,移至 37℃水浴箱中预杂交 5 分钟。

4. 杂交

将 10μl 探针加在玻片上已划定的杂交区域内,用 22mm×22mm 盖玻片盖好,注意避免气泡的出现,再用封片胶封好四周,略干后放入保湿盒内,在 37℃恒温箱中杂交 16~18 小时。

5. 洗涤

①将 3 缸 50%甲酰胺/2×SSC 溶液中,2 缸 2×SSC 置 46℃±1℃水浴箱中预温 30 分钟。②将杂交后的玻片去除盖玻片依次放入已 46℃±1℃预温的 1、2、3 号 50%甲酰胺/2×SSC 溶液缸中,每缸≤4 张玻片,洗涤各 10 分钟。③将玻片转至已 46℃±1℃预温的 2×SSC 溶液中,洗涤各 5 分钟。

6. 复染

每个杂交区域加 DAPI Ⅱ 10μl,盖玻片封片,室温中复染 15 分钟。

7. 镜检

每张片随机分析计数 200~1000 个间期核,并记录杂交信号。

(二)杂交仪法

如果有杂交仪,则可将 FISH 操作程序简化如下:

1. 玻片准备

同甲酰胺程序的玻片处理。

2. 探针准备

同甲酰胺程序。

3. 杂交

①将 10μl 探针混合液加在玻片上划定的杂交区域内,用 22mm×22mm 盖玻片盖好,封片胶封片,将玻片放入杂交仪或恒温热平台上。②杂交仪设置:变性温度 72~75℃,时间 2~5 分钟,杂交温度 37℃,时间 16~18 小时。

4. 洗涤

同甲酰胺程序。

5. 复染

同甲酰胺程序。

6. 镜检

同甲酰胺程序。

七、FISH 的质量控制

因为 FISH 的结果对临床诊断和预后判断,微小残留检测有着非常重要的意义,所以 FISH 操作一定要有质量控制,以确保结果的可靠性。参考美国细胞遗传学实验室指南[9],FISH 质控也包括室内质量控制和室间质量评价。

1. 室内质量控制

(1)实验设备

1)冰箱:FISH 所用探针均应保存在-20℃冰箱中,确保其有效,因而应每天监测冰箱内温度。

2)水浴锅:探针杂交前变性和杂交后洗涤均需在 72℃水浴中进行,因而水浴锅温度是否准确非常重要,每次实验前应监测水浴锅温度。

3)杂交仪:FISH 的杂交过程是在杂交仪中完成,杂交仪内温度和湿度是保证杂交成功的关键。温度过高或过低均不能使探针和目的 DNA 充分结合,湿度过低则可使封片胶干燥过度,或杂交液过干,无法完成实验,因而应定期监测杂交仪内温度和湿度。

4)滤光片:不同厂家的荧光滤光片与不同探针的激发波长有一定相关性,因而在使用不同公司的探针时应注意滤光片与之匹配性。

5)荧光显微镜:荧光显微镜要经常维护和保养,至少1年校准2次。

(2)实验用试剂

a. 首先确保购买探针的有效性,及其所示位点的正确性。

b. 探针要有高度敏感性和特异性。

c. 杂交后荧光信号数目应正确,确保无其他探针污染或探针降解。

d. 杂交后荧光背景不能过亮,不能影响读片时荧光信号的观察。

e. 杂交后洗涤液 pH 值与信号及其背景密切相关,pH 过高,可能影响绿色荧光信号背景,pH 值以 7.0 为宜。

f. 每种且每批探针要有实验室内部的参考区间即使实验室购买的商业化探针说明书提供了参考区间,但因为各个实验室条件不同,结果可能就不同,所以最好要有实验室内部的参考区间。

g. 如果实验结果不在参考区间,则应重复实验,如探针无误,则应重新对 FISH 操作体系进行评估。

h. 对其中的 c 和 d 两项应该在每次 FISH 实验之后都关注,如有问题应及时寻找原因。

(3)其他因素

2. 室间质量评价

同染色体室间质量评价。

八、FISH 优点和局限性

与细胞遗传学相比,FISH 技术具有众多优点:简便迅速;杂交和检测效率高;极大提高了白血病细胞中异常检测的敏感性和特异性;能对非分裂细胞和终末细胞进行分析,尤其是针对异常细胞在体外不易分裂的慢性淋巴细胞白血病和多发性骨髓瘤而言,具有更重要意义;对检测某些易位伙伴基因众多的关键基因,如 *MLL* 基因,*IgH* 基因等,有着独特的作用。但同时,FISH 技术又有着它的局限性:染色体异常的检测取决于能否获得相应的探针;对三体检测的敏感性高于单体或缺失;需荧光显微镜和分析系统;一次杂交只能检测1至数个异常(M-FISH 和 CGH 除外)。

FISH 技术是细胞遗传学和分子遗传学之间的桥梁,极大地提高了染色体分析的敏感性、准确性和可靠性,成为精确的染色体分析不可缺少手段。但是基于 FISH 的局限性,只能是常规显带技术的重要补充,不能完全替代常规显带技术,常规染色体核型分析仍然是检测恶性血液病染色体异常的首选技术。

(潘金兰)

第四节 细胞遗传学检查与血液系统疾病诊疗

一、细胞遗传学异常在血液系统疾病诊疗中的意义

随着对血液肿瘤发病机制越来越深入的研究,细胞遗传学异常在血液肿瘤的诊断、分型、疾病预后分层,以及了解疾病发生发展的机制中都发挥着越来越重要的作用。世界卫生组织(World Health Organization, WHO)提出了造血和淋巴组织肿瘤分类标准[15]。WHO 标准(2008 年版)中根据细胞遗传学和基因异常而单独列出许多相关白血病亚型,特别是伴 t(15;17)/*PML-RARA* 异常的急性早幼粒细胞白血病(acute promyelocytic leukemia, APL)、伴 t(8;21)/*AML1-ETO* 异常和伴 inv(16)/*CBFB-MYH11* 异常的急性白血病,不需考虑原始细胞数比例,只要伴相应染色体或基因异常,即可进行白血病诊断。美国国家综合癌症网络[16](National Comprehensive Cancer Network, NCCN)、欧洲白血病网[17](European LeukemiaNet, ELN)等针对伴细胞遗传学和基因异常的血液肿瘤也有相应的预后分层建议。国际骨髓增生异常综合征(myelodysplastic syndrome, MDS)预后工作组(International Working Group for Prognosis of MDS, IWG-PM)于 2012 年提出的修订版 MDS 预后积分系统[18](revised international prognostic scoring system for myelodysplastic syndromes, IPSS-R),《中国成人急性淋巴细胞白血病诊断与治疗专家共识》[19],《中国慢性髓性白血病诊疗监测规范(2014 年版)》[20]等指南或专家共识均将细胞遗传学异常列为重要的诊断、分型及预后分层和评估标准。

染色体核型异常分为两大类型:数目异常和

结构异常。染色体数目异常通常指整条染色体的增加或丢失,在急性白血病中最常见的染色体丢失包括-5、-7、-X、-Y 等,最常见的染色体增加包括+4、+6、+8、+10、+12、+21 等。染色体结构异常包括染色体部分丢失、增加、平衡或不平衡易位、臂内或臂间倒位、重复、插入、衍生染色体、无法识别结构的标记染色体等。染色体异常的克隆性通常指来自一个祖细胞的细胞群,该群细胞由具有相同或近似的异常染色体组成。根据 ISCN[8] 规定,至少 2 个细胞有同样的染色体增加或结构重排,或者至少 3 个细胞有同样的染色体丢失,即可确认患者体内存在一个异常克隆。以下简述染色体分析在一些常见血液肿瘤诊治中的意义。

(一)髓系肿瘤

1. 急性髓系白血病(acute myelogenous leukemia,AML)

AML 是由于外周血、骨髓或其他组织中髓系原始细胞克隆性增殖导致的疾病,是在临床表现、形态学、免疫学和遗传学方面具有异质性的疾病。许多遗传学异常在 AML 发病机制中的作用已被阐明,并已证实是独立的预后因素。约 60% AML 患者伴各种类型染色体异常。WHO 标准(2008 年版)率先按是否有重现性遗传学异常来分型。

(1)伴重现性遗传学异常 AML:重现性遗传学异常通常指在不同患者中反复出现的遗传学异常。在 AML 中根据重现性染色体及其累及的基因异常,WHO 定义了特殊的白血病亚型,不同亚型都有其独特的临床表现、形态学、免疫学特点,染色体及其相应的基因异常对该类型疾病的诊断和预后起着决定性的作用。

1)伴 t(8;21)(q22;q22)/*RUNX1-RUNX1T1* 异常的 AML:RUNX1 为核心结合因子 A(core binding factor A,CBFA),故又称为累及核心结合因子的 AML。t(8;21)(q22;q22)AML 患者可检测到 *RUNX1-RUNX1T1* 融合基因转录本,具有此遗传学异常的患者只要有临床及血液学异常,即使骨髓原始细胞比例<20%(急性白血病的诊断标准),也可诊断 AML。超过 70%的患者有额外的染色体异常,最常见性染色体丢失(-Y 或-X),del(9q22)等,20%~25%的患者伴 *KIT* 突变。通常患者对化疗反应好,完全缓解率高,国际多个指南或专家共识一致认为[15-17],如果不伴-Y 染色体异常或 *C-KIT* 基因突变,是预后良好的 AML,化疗治愈率可达 50%~70%。

2)伴 inv(16)(p13.1q22)或 t(16;16)(p13.1;q22)/*CBFB-MYH11* 异常的 AML:*CBFB* 基因编码核心结合因子 B(core binding factor B,CBFB),该亚型也称为累及核心结合因子的 AML。inv(16)(p13.1q22)或 t(16;16)(p13.1;q22)AML 患者可检测到 *CBFB-MYH11* 融合基因转录本,骨髓中有特征性的异常嗜酸粒细胞,此类患者即使骨髓原始细胞比例<20%也应诊断 AML。inv(16)是一种细微的染色体重排,如中期分裂相标本制备不佳时,常规细胞遗传学方法分析可能会漏检,因此,诊断时有必要应用 FISH 和反转录多聚酶链反应(reverse transcription polymerase chain reaction,RT-PCR)方法来证实遗传学改变。约 40%的病例出现其他细胞遗传学异常,最常见+22(10%~15%),+8(10%~15%),del(7q)或+21(约 5%),约 30%的患者伴 *KIT* 突变。本亚型 AML 预后良好,完全缓解率高,伴继发性+22 异常的患者预后更好。但出现 *KIT* 突变的患者复发风险较高,生存期短。

3)伴 t(15;17)(q24;q21)/*PML-RARA* 异常的急性早幼粒细胞白血病(acute promyelocytic leukemia,APL):绝大多数 APL 患者伴 t(15;17)(q24;q21),可检测到 *PML-RARA* 融合基因,极少数 APL 患者细胞遗传学检测无经典 t(15;17)(q24;q21),而是有涉及 15 号和 17 号染色体与一个额外染色体的复杂变异易位,或者隐匿性易位,即在亚显微结构 *RARA* 基因插入 *PML* 基因,亦形成 *PML-RARA* 融合基因。约 40%的 APL 患者可有继发性细胞遗传学异常,最常见+8(10%~15%),附加异常一般对预后影响不显著。约 60%的 APL 患者发生 *FLT3* 突变。此类型患者即使骨髓原始细胞比例<20%亦可诊断 AML,是预后极好的 AML。联合全反式维 A 酸、砷剂及蒽环(醌)类化疗,治愈率可达 95%以上。

极少数 APL 患者伴 *RARA* 变异型易位,形态学特征与 APL 相似,涉及 *RARA* 基因易位,但伙伴基因非 *PML* 基因,称为变异易位,临床上应诊断为 AML 伴变异型 *RARA* 易位,包括:t(11;17)(q23;q21)/*ZBTB16*(*PLZF*)-*RARA*、t(5;17)(q35;q21)/*NPM1-RARA*、t(11;17)(q13;q21)/*NUMA1-RARA*、t(17;17)(q11.2;q21)/*STAT5A-RARA*,其中伴 *ZBTB16*(*PLZF*)-*RARA*、*STAT5A-RARA* 融合基因者对全反式维 A 酸(all-trans-retinoic acid,ATRA)耐药,疗效差。

4）伴 t(9;11)(p22;q23)/*MLLT3-MLL* 异常的 AML：与 AML-M4 和 AML-M5 密切相关，预后中等，优于其他涉及 *MLL* 基因异常的 AML 患者。t(9;11)(p22;q23) 常合并其他细胞遗传学异常，以+8 最常见，但附加异常并不影响预后。急性白血病中变异型 *MLL* 易位，指涉及 *MLL* 基因的伙伴染色体（或伙伴基因）不同的易位，目前报道成人和儿童急性白血病中有 80 多种涉及 *MLL* 基因的不同易位，已鉴定出 50 种以上易位伙伴基因。最常见的两个易位，分别是导致 ALL 的 *MLLT2-MLL*［t(4;11)(q21;q23)］和导致 AML 的 *MLLT3-MLL*［t(9;11)(p22;q23)］，其他常导致 AML 的累及 MLL 基因的易位包括：*MLLT1*（*ENL*）、*MLLT10*（*AF10*）、*MLLT4*（*AF6*）、*ELL* 等，除 t(11;19)(q23;p13.1)/*MLL-ELL* 只见于 AML 外，其他易位主要见于 AML，也可见于 ALL。但涉及 *MLL* 基因易位的染色体异常，约 1/3 不能用常规核型分析方法检出，因而 FISH 或其他分子学检测方法可能是必需的，NCCN 等指南也推荐 FISH 或其他分子学方法。

5）伴 t(6;9)(p23;q34)/*DEK-NUP214* 异常的 AML：形态学常合并嗜碱性粒细胞增多和多系发育异常，可有或无单核细胞异常；常伴 *FLT3-ITD* 突变，发生率约 70%~80%，预后不良，化疗治愈率一般<20%。

6）伴 inv(3)(q21q26.2) 或 t(3;3)(q21;q26.2)/*RPN1-EVI1* 异常的 AML：常与巨核细胞发育异常密切相关，血小板数正常或升高，骨髓中不典型巨核细胞增多，呈单个核或双分叶核，并有多系发育异常。*RPN1* 作为 EVI1 表达的增强子能促进细胞增殖，阻碍细胞分化，并能诱导造血细胞转化，因而此类 AML 是一种侵袭性疾病，生存期很短，预后很差。化疗治愈率一般<10%。inv(3)(q21q26.2) 或 t(3;3)(q21;q26.2) 常伴继发性核型异常，以 7 号染色体单体(−7) 最常见，出现在半数病例中，其次是 del(5q) 和复杂核型。

7）伴 t(1;22)(p13;q13)/*RBM15-MKL1* 异常的 AML：发病多见于婴幼儿，形态学原始细胞与急性巨核细胞白血病的细胞相似。早期报道该亚型 AML 预后不良，近期研究发现，对强化疗方案反应良好，可长期无病生存。

这些特殊亚型的白血病都有其独特的临床表现、形态学和免疫学特点，染色体和基因异常对该类型疾病的预后也起着决定性的作用。

（2）根据染色体及其相应的融合基因、基因突变异常对 AML 进行的预后分层（又称为危险分层）：国际上最大的两个机构的指南 NCCN（2015 年版）及 ELN（2012 年版）对 AML 的预后分层见表 1-6-1 和表 1-6-2。NCCN（2015 年版）及 ELN（2012 年版）均考虑了基因突变对预后的影响，随着新一代测序技术对染色体及基因组研究的深入，相信越来越多的基因突变等遗传学异常会被综合考虑而进行 AML 预后分组。

表 1-6-1　根据染色体和基因异常对急性髓系白血病进行的预后分层[16]（NCCN 2015 年版）

预后分层	细胞遗传学	分子学异常
预后良好	核心结合因子：inv(16) 或 t(16;16) 或 t(8;21) t(15;17)	正常核型： 伴 *NPM1* 基因突变/无 *FLT3-ITD* 基因突变 伴双 *CEBPA* 基因突变
预后中等	正常核型 单纯 +8 t(9;11) 其他不属于预后良好或差的染色体或基因异常	t(8;21)，inv(16)，t(16;16)： 伴 *c-KIT* 基因突变
预后差	复杂核型（累及≥3 种染色体异常） 单体核型 −5，5q-，−7，7q- 累及 11q23 或 *MLL* 基因［不包括 t(9;11)/*AF9-MLL*］ inv(3)，t(3;3)(q21;q26.2)/*RPN1-EVI1* t(6;9)(p23;q34)/*DEK-NUP214* t(9;22)(q34;q11.2)/*BCR-ABL1*	正常核型： 伴 *FLT3-ITD* 突变

表 1-6-2 根据染色体和基因异常对急性髓系白血病进行的预后分层[17]（ELN2012 年版）

遗传学分组	亚型
预后良好	t(8;21)(q22;q22);*RUNX1-RUNX1T1* inv(16)(p13.1q22)或 t(16;16)(p13.1;q22);*CBFB-MYH11* 伴 *NPM1* 基因突变/无 *FLT3-ITD* 基因突变(正常核型) 伴 *CEBPA* 基因突变(正常核型)
预后中等-Ⅰ	伴 *NPM1* 基因和 *FLT3-ITD* 基因突变(正常核型) 野生型 *NPM1* 基因和 *FLT3-ITD* 基因突变(正常核型) 野生型 *NPM1* 基因/无 *FLT3-ITD* 基因突变(正常核型)
预后中等-Ⅱ	t(9;11)(p22;q23)/*MLLT3-MLL* 其他不属于预后良好或预后差的染色体异常
预后差	inv(3)(q21q26.2)或 t(3;3)(q21;q26.2);*RPN1-EVI1* t(6;9)(p23;q34);*DEK-NUP214* t(v;11)(v;q23);*MLL* 重排 -5 或 del(5q) -7 abnl(17p) 复杂核型[累及≥3 种染色体异常,不包括 t(15;17)]

(3)AML 中的 MK 核型:NCCN(2015 年版)强调了单体核型(monosomal karyotype,MK)预后差的意义。MK 核型定义为至少两条常染色体单体,或一条常染色体单体伴随至少一个染色体结构异常(不包括性染色体 X、Y 单体,及伴 t(15;17)/*PML-RARA* 异常的 APL)[21]。MK 核型是应用细胞遗传学对 AML 预后评估的一大进展,是预后极差组最重要的预测因素。2008 年来自荷兰比利时血液肿瘤协作组/瑞士临床肿瘤研究组临床肿瘤研究的细胞遗传学家,对 1975 例 60 岁以下 AML 患者的各种细胞遗传学复杂异常进行预后价值研究时,首次发现伴染色体单体核型(MK 核型)的 AML 患者预后非常差,4 年总生存率(overall survival,OS)仅为 4%,而伴复杂核型但 MK 核型阴性的患者 4 年 OS 为 26%。Southwest Oncology Group(SWOG)协作组[22]对 1344 例,年龄 16~88 岁之间的 AML 患者研究发现,13%伴 MK 核型,其中几乎所有病例(约 98%)都在高危细胞遗传学组。MK 核型的发生率,随着年龄的增长而增加,在≤30 岁患者中发生率 4%,而≥60 岁患者中发生率达 20%。Kayser 等也报道,MK+患者年龄偏大,发病时白细胞数偏低,骨髓中原始细胞比例低,化疗完全缓解率(complete remission rate,CR)仅 32.5%,4 年 OS 为 9%。

MK 核型独立于其他预后不良的染色体核型,预后非常差。伴单体 7 的患者,MK 核型并没有使预后更差,4 年 OS 率仍为 0~3%,而伴 inv(3)/t(3;3)和 t(6;9)与无单体核型患者比较,MK 核型出现与否对生存结果有影响,4 年 OS 率分别为 0 和 9%[22]。

在年轻 MK+患者中,异基因造血干细胞移植对总生存期的改善也有限。

评论:染色体核型是预测白血病缓解率、复发风险和总生存期最重要的独立预后因素。各大指南和协作组均依据染色体异常对 AML 进行预后分组。随着对基因组学研究的深入,越来越多的基因异常在疾病发生发展中发挥着重要作用,影响预后,应进行综合分析和评估,如 *FLT3*,*KIT*,*NPM1*,*DNMT3A*,*CEBPA* 和 *IDH1/2* 等基因突变。MK 核型是染色体预后评估中的最大进展,可识别极高危患者,对临床治疗具有重要指导意义。

2. 骨髓增生异常综合征(myelodysplastic syndromes,MDS)

MDS 是一组以造血细胞增殖分化异常,并有转化为急性髓系白血病的高风险为主要特征的造血干/祖细胞恶性克隆性疾病,其特征是一系或多系血细胞减少,一系或多系血细胞发育异常、无效造血。MDS 异质性很强,有多种临床亚型及其特点。染色体异常的类型对 MDS 患者具有重要的诊断价值，也是患者独立的预后指标，对于治疗决策具有极为重要的意义。

（1）细胞遗传学异常在 MDS 中的价值［WHO 标准（2008 年版）］：WHO 指出，细胞遗传学和分子学研究在评估 MDS 患者预后和确定克隆性方面，以及认定细胞遗传学、形态学和临床的关联方面具有主要作用，大于 50%的 MDS 病例可见克隆性细胞遗传学异常。而根据患者总生存期（overall survival，OS）和向 AML 转化的发生率，国际骨髓增生异常综合征工作组界定出三个主要的细胞遗传学危险组：①低危组：正常核型，孤立的 del（5q），孤立的 del（20q），-Y；②高危组：复杂异常（≥3 种异常），7 号染色体异常；③中危组：所有其他异常。

孤立性 del（5q）是 MDS 的一种特殊类型，又称为 5q-综合征，主要见于女性，形态学表现为核不分叶或低分叶的巨核细胞，难治性大细胞贫血，血小板正常或可增多。此类型疾病很少向白血病转化，预后较好。此外，MDS 及治疗相关的 MDS 中伴 17p 缺失或 *TP53* 基因突变，临床过程较差。复杂核型（≥3 种染色体异常），通常包括 5 号和（或）7 号染色体［-5/del（5q）and/or-7/del（7q）］，与不良预后相关。3 号染色体异常［inv（3）（q21q26.2）］/t（3;3）（q21;q26.2）与伴有异常巨核细胞增多相关，预后差。

（2）MDS IPSS-R：1997 年 MDS 国际预后积分系统根据细胞遗传学异常制订的预后分组中，将 MDS 分为预后良好组、预后不良组和预后中等组。预后良好组包括：正常核型、-Y、孤立的 5q-、孤立的 20q-；预后不良组包括：复杂核型（≥3 种异常）、7 号染色体异常；预后中等组包括：除上述两类以外的其他核型异常。随着近年来对疾病发病机制的深入研究，以及对染色体预后意义认识的深入，迫切需要对染色体异常的预后分组细化。

2012 年有研究[18]通过对 2902 例原发 MDS 和继发 MDS 的低幼稚细胞急性髓系白血病患者进行回顾性分析，根据染色体异常对 MDS 预后影响［从患者 OS 和向白血病转化（AML transformation）的时间等方面评估］，将染色体核型分为 5 个预后风险组（表 1-6-3），即：①预后非常好：染色体异常包括 del（11q）、-Y；②预后好：包括正常核型、del（5q）、del（12p）、del（20q）（以上这些异常均孤立出现时），以及累及 del（5q）的两种异常（double abnormalities，指见于同一细胞内与 MDS 相关的两个不同克隆的获得性异常核型）；③预后中等，包括：del（7q）、+8、i（17q）、+19 及任意其他孤立的染色体异常，以及没有累及到 del（5q）或-7/del（7q）的任意两种异常（double abnormalities）；④预后差：包括 inv（3）/t（3q）/del（3q）、-7，累及-7/del（7q）的两种异常，和复杂核型（3 种异常）；⑤预后非常差：复杂核型（>3 种异常）。

MDS 国际预后积分系统修订版见表 1-6-4。

表 1-6-3　MDS 中依据细胞遗传学的国际预后积分系统修订版（IPSS-R）

预后分组	异常			总生存期	向白血病转化
	单一异常	两种异常	复杂异常	中位时间（月）	中位时间（月）
预后非常好	del（11q） -Y	—	—	60.8	NR
预后好	正常核型 del（5q） del（12p） del（20q）	累及含 del（5q）的 2 种异常	—	48.6	NR
预后中等	del（7q） +8 i（17q） +19 任意其他孤立的染色体异常	任意 2 种异常	—	26.0	78.0

续表

预后分组	异常			总生存期	向白血病转化
	单一异常	两种异常	复杂异常	中位时间(月)	中位时间(月)
预后差	inv(3)/t(3q)/del(3q) -7	累及含-7/del(7q)的2种异常 —	3种异常	15.8	21.0
预后非常差	—	—	>3种以上异常	5.9	8.2

表 1-6-4 MDS 国际预后积分系统修订版

	积分值						
预后变量	0	0.5	1	1.5	2	3	4
细胞遗传学	非常好	—	好	—	中等	差	非常差
骨髓原始细胞(%))	≤2	—	2~5	—	5~10	>10	—
血红蛋白	≥10	—	8~10	<8	—	—	—
血小板	≥100	50~100	<50	—	—	—	—
ANC	≥0.8	<0.8	—	—	—	—	—

(3)MDS 中的 MK 核型：许多研究表明，MK 核型在 MDS 患者中同样预示着预后差[23]，但 IPSS-R 根据细胞遗传学界定的 5 个预后风险组中，MK 并未单独作为 IPSS-R 分类中的亚组。研究发现[18]，≤4 种染色体异常时，MK 核型可预测预后，而在高度复杂的染色体异常核型(≥5 种染色体异常)以及多因素分析中，MK 核型不是独立的预后因素，高度复杂异常与克隆的不稳定性有关，是 MDS 中预后最差的亚型。而 Gangat[24] 等认为 MK 核型对预后的影响较复杂核型更大。

遗传学异常在 MDS 发病和向急性髓系白血病转化过程中起着重要作用。WHO 标准(2008 年版)和 IPSS(1997 年版)关于细胞遗传学异常在 MDS 预后评估的应用中，对染色体异常分组不够细致，只简单指出几类预后好和预后差相关的染色体异常，而临床工作中，对大量不同种类和类型的染色体异常，均笼统归入预后中等组，未能充分发挥细胞遗传学在预后风险评估中的重要作用；IPSS-R(2012 年修订版)很大程度上细化了染色体异常的分组，对涉及 1 种异常、2 种异常、3 种及 3 种以上各类型异常染色体的临床意义分别进行了界定，进一步提高了遗传学异常对疾病预后分析和对治疗的指导作用，只是还未将基因突变、基因拷贝数异常等因素综合进行考虑。

IPSS-R 自 2012 年发表以来，陆续得到国际上很多多中心及单中心的验证和支持，但也有不同结论，Gangat 等[24]分析了就诊于 Mayo Clinic 的 783 例初治 MDS 患者，认为 IPSS 能有效进行预后分析，而 IPSS-R 分类中预后非常好、预后中等和预后非常差三组患者在生存期方面并无显著差异，推测可能染色体预后非常好的患者同时伴不利的分子学异常，如 *EZH2*、*ASXL1* 等基因突变，因此可能需要综合考虑细胞遗传学和分子学异常，对 MDS 患者做出恰当有效的预后评估。

(二) 髓系和淋巴系肿瘤伴嗜酸性粒细胞增多及 *PDGFRA*，*PDGFRB* 或 *FGFR1* 基因异常

骨髓增殖性肿瘤及淋巴系肿瘤伴有 *PDGFRA*，*PDGFRB* 或 *FGFR1* 基因重排构成了 3 组罕见疾病亚型，其共同特点是形成的融合基因都与一种编码异常酪氨酸激酶相关，导致嗜酸性粒细胞增多。最常见的伴 *PDGFRA* 重排是由 4q21 隐匿性缺失引起的 *FIP1L1-PDGFRA* 重排，重排后通常表现为慢性嗜酸性粒细胞白血病(chronic eosinophilic leukemia，CEL)，也可表现为 AML 或 T 淋巴母细胞淋巴瘤(T-acute lymphoblastic lymphoma，T-LBL)。CEL 可发生急性转化。

伴 *PDGFRB* 重排的髓系肿瘤，通常细胞遗传学异常为 t(5;12)(q31~33;p13)，形成 *ETV6-PDGFRB* 融合基因，与酪氨酸激酶活化相关，因而对酪氨酸激酶抑制剂治疗有效。血液学表现最常见的是慢性粒单核细胞白血病(chronic myelomonocytic leukemia，CMML)，此外有 CEL 及 MPN 伴嗜酸性粒细胞增多。另外还有一些变异型易位，如：t(5;14)(q33;q22)/*TRIP11-*

PDGFRB，t(1;5)(q21;q33)/*TPM3-PDGFRB*，t(3;5)(p21～25;q31～35)/*GOLGA4-PDGFRB* 等。

伴 *FGFR1* 异常的髓系或淋巴系肿瘤，细胞遗传学表现为多种伴 8p11 断裂点的易位，MPN 中已报道的染色体重排和融合基因有：t(8;13)(p11;q12)/*ZNF198-FGFR1*，t(8;9)(p11;q33)/*CEP110-FGFR1*，t(6;8)(q27;p11)/*FGFR1OP1-FGFR1*，t(8;22)(p11;q11)/*BCR-FGFR1*，t(7;8)(q34;p11)/*TRIM24-FGFR1*，t(8;19)(p11;q13.3)/*HERVK-FGFR1* 等。此类型预后差，尚没有对 MPN 伴 *FGFR1* 重排的已经确立的酪氨酸激酶抑制剂治疗，应尽早进行造血干细胞移植，即使是慢性期患者。

（三）淋巴系肿瘤

1. 急性淋巴细胞白血病（acute lymphoblastic leukemia，ALL）

约 60%～80%的 B-ALL 和 35%～60%的 T-ALL 患者有染色体核型异常。在儿童与成人中染色体异常类型和发生率不尽一致[25,26]（表1-6-5）。如 t(9;22)(q34;q11)/*BCR-ABL1*(即 Ph 染色体)在儿童中发生率为 2%，而在成人中发生率则高达 26%。成人 B-ALL 疗效较儿童差，可能与不良细胞遗传学发生率在成人中比例高于儿童相关。

表 1-6-5　细胞遗传学异常在儿童和成人 B-急性淋巴细胞白血病中的分布及发生率[26]（2015 年 EHA）

细胞遗传学异常	儿童中发生率(%)	成人中发生率(%)
低危组		
t(12;21)/*ETV-RUNX1*	27	2
高超二倍体	32	10
中危组		
t(1;19)/*TCF3-PBX1*	3	6
IGH 易位	3	6
其他异常(除外低危和高危异常)	26	25
高危组		
MLL 易位	2	13
t(9;22)/*BCR-ABL1*	2	26
t(17;19)/*TCF3-HLF*	1	—
近单倍体	1	—
低亚二倍体	1	6
iAMP21 扩增	2	1
复杂核型(涉及 5 种或 5 种以上染色体异常)	—	5

注：EHA：European Hematology Association 欧洲血液学年会

(1)《WHO 造血和淋巴组织肿瘤分类》(2008 年版)关于 B 淋巴母细胞白血病/淋巴瘤伴重现性遗传学异常的亚型：WHO 标准(2008 年版)根据重现性染色体及其基因异常定义了 7 类 ALL 亚型，分别为：

1)伴 t(9;22)(q34;q11)/*BCR-ABL1* 异常的 B-ALL：在酪氨酸激酶抑制剂(tyrosine kinase inhibitor，TKI)前时代，Ph+B-ALL 是预后最差的 ALL 亚型，而随着 TKI 的广泛应用，其预后已得到极大改善。

2)伴 t(v;11q23)/*MLL* 基因重排的 ALL：*MLL* 基因定位于 11q23，涉及 *MLL* 基因异常的染色体易位，往往伙伴染色体众多，累及的伙伴基因也众多，其中 t(4;11)(q21;q23)/*AFF1*(*AF4*)-*MLL*、t(11;19)(q23;p13.3)/*MLL-MLLT1*(*ENL*)、t(6;11)(q27;q23)/*MLLT4*(*AF6*)-*MLL*、t(9;11)(p22;q23)/*MLLT3*(*AF9*)-*MLL*、t(10;11)(p23;q23)/*MLLT10*(*AF10*)-*MLL* 较为常见，发生率约占 85% ALL 病例[27]。采用 FISH 双色断裂分离探针，可快速有效识别所有累及 *MLL* 基因的各种易位。但 FISH 方法不能识别 *MLL* 基因的串联重复(*MLL-ITD*)。伴 t(v;11q23)/*MLL* 重排 ALL 是<1 岁婴幼儿最常见的白血病，发生率可达 80%，成人 ALL 亦常见，预后差。

3)伴 t(12;21)(p13;q22)/*ETV6-RUNX1* 异常的 B-ALL：多见于儿童，儿童中发生率约 25%左右，预后良好，5 年总生存率(OS)达 90%以上；成人中发生率极低，约 0～4.4%，预后不如儿童，5 年 OS 为 55%。t(12;21)(p13;q22)在染色体水平难以识别，因而 FISH 或 RT-PCR 检测是必需的。

4)伴超二倍体 ALL：染色体数目通常在 51～65 条之间，且没有易位或其他染色体结构异常，预后良好，6 年 OS 达 90%以上；额外获得的染色体中超过 75%累及下列 8 条染色体：X、4、6、10、14、17、18 和 21，其中当 4、10 和 17 同时出现时，预后最好。

5)伴亚二倍体 ALL：又分为近单倍体 ALL 和低亚二倍体 ALL，发生率约 1%。近单倍体 ALL 染色体数目小于 30 条，低亚二倍体 ALL 染色体数目在 30～39 之间，可伴随结构异常。常规核型分析可能会使近单倍体 ALL 和低亚二倍体 ALL 漏诊，因亚二倍体克隆易发生核内复制，导致染色体数目加倍，形成近二倍体、超二倍体或近三倍体核型。亚二倍体 ALL 预后差，近单倍体 ALL 预后最差。

6）t（5；14）（q31；q32）/*IL3-IGH*：*IL3* 与 *IGH* 基因易位，可导致不同程度的嗜酸性粒细胞增多，但病例罕见，所占 ALL 比率不到 1%，预后中等；

7）伴 t（1；19）（q23；p13.3）/*TCF3-PBX1* ALL：约 3%儿童/青少年以及 6%成人 ALL 可能出现 t(1;19)(q23;p13.3)，其中超过 95%的患者形成 *TCF3-PBX1* 融合基因。早期研究认为该亚型预后不良，近期研究表明，强化治疗可显著改善其预后（OS>80%）。但仍有部分临床研究组将伴 t(1;19)(q23;p13.3)/*TCF3-PBX1* 的成人 ALL 归入高危组，采用更强烈的化疗方案[28]。平衡易位 t(1;19)(q23;p13)在 B-ALL 中常见，但不平衡易位[常表述为 der(19)t(1;19)(q23;p13.3)]也常见，预后意义相同。

（2）NCCN 指南（2015 年版）关于 ALL 细胞遗传学意义的阐述：2015 年版 NCCN 指南明确指出，ALL 中重现性染色体和分子学异常提供了预后信息，据此可进行疾病危险度分层及对治疗方案进行选择。同时对遗传学异常预后进行了界定，低危组包括超二倍体（染色体数目在 51～65 条之间，当 4、10、17 三体同时出现时，预后特别好），t（12；21）（p13；q22）/*ETV6-RUNX1*；高危组包括：亚二倍体（染色体数目小于 44 条），t（v；11q23）/*MLL* 基因重排，t（9；22）（q34；q11）/*BCR-ABL1*（在 TKI 时代前定义为高危），复杂核型（涉及 5 或 5 种以上染色体异常）；对不符合以上表现的归入中危组。

一些亚型在儿童和成人中发生率不同，见表 1-6-6，部分程度上解释了临床不同人群中治疗效果的不同。Ph+ALL 患者预后差，Ph+ALL 较小龄患者（1～9 岁）较此亚型青少年患者预后好，其发生率随年龄增长而增高[29]，见表 1-6-7。

表 1-6-6 ALL 常见重现性染色体和分子学异常在儿童和成人中分布及发生率（NCCN 2015 年版）[16]

细胞遗传学	基因	儿童中发生率	成人中发生率
超二倍体（>50 条染色体）	—	25%	7%
亚二倍体（<44 条染色体）	—	1%	2%
t(9;22)(q34;q11) Ph 染色体	*BCR-ABL1*	2%～4%	25%
t(12;21)(p13;q22)	*TEL-AML1* (*TEV6-RUNX1*)	22%	2%
t(v;11q23)[eg,t(4;11),t(9;11)], t(11;19)	*MLL*	8%	10%
t(1;19)(q23;p13)/	*E2A-PBX1* (*TCF3-PBX1*)	6%	3%
t(5;14)(q31;q32)	*IL3-IGH*	<1%	<1%
t(8;14),t(2;8),t(8;22)	*c-MYC*	2%	4%
t(1;14)(p32;q11)	*TAL-1*	7%	12%
t(10;14)(q24;q11)	*HOX11*(*TLX1*)	1%	8%
t(5;14)(q35;q32)	*HOX11L2*	3%	1%
t(11;14)(q11)[eg,(p13;q11)(p15;q11)]	*TCRA* 和 *TCRD*	10%～20%	20%～25%
BCR-ABL1-like	various	15%	10%～30%

表 1-6-7 Ph+ALL 发生率随年龄的变化[29]

年龄(岁)	发生率
15~39	10%
40~49	25%
>50	20%~40%

(3)ALL 遗传学进度:2015 年欧洲血液学年会上,英国学者 Moorman[26]归纳总结了近年来关于 ALL 的遗传学进展,将 t(12;21)/*ETV6-RURNX1* 和高超二倍体归入低危组,将 t(1;19)(q23;p13.3)/*TCF3-PBX1*、*IGH* 易位、其他异常(既不属于高危组也不属于低危组)归入中危组,将 t(9;22)(q34;q11)/*BCR-ABL1*、*MLL* 易位、*iAMP21*、复杂核型、近单倍体及低亚二倍体归入高危组,见表 1-6-8。随着新一代测序技术的迅猛发展,基因突变等各种基因异常对预后的影响越来越引起重视,整合最常见的 8 个基因拷贝数异常:*IKZF1*、*CDKN2A*、*AR1*、*BTG1*、*EBF1*、*PAX5*、*ETV6* 和 *RB1*,与细胞遗传学异常综合考虑(细胞遗传学异常+基因拷贝数异常),则可将中危组部分患者归入低危组,部分患者归入高危组[26]。此外,结合基因表达谱分析,中危组其他异常这一群患者中,约 50%为 *BCR-ABL1*-like ALL,预后差。

儿童 B-ALL 患者预后较好,成人较差。儿童中,完全缓解率>95%,在成人则为 60%~85%,约 85%以上的儿童 B-ALL 可治愈,而成人不足 50%,这可能与不良细胞遗传学发生率在成人中比例高,而在儿童中比例低有一定相关性。

随着基因测序技术的迅猛发展,近来对 ALL 的遗传学研究愈发深入,在 WHO 标准广泛应用的基础上,NCCN(2015 年版)进一步界定了复杂核型的概念。与 AML 复杂核型概念不同,B-ALL 患者涉及 5 种或 5 种以上染色体异常时,界定为复杂核型。2015 欧洲血液学年会(EHA)根据细胞遗传学异常将 B-ALL 分为低危组、中危组、高危组,并结合基因拷贝数异常,将中危组中的部分患者重新划入低危组,而部分患者则纳入高危组。新一代测序技术,识别了一类新的 ALL 亚型—*BCR-ABL1*-like ALL,因其基因表达谱非常类似于 Ph+ALL,故其临床表现、预后与 Ph+ALL 一样,预后差,但对酪氨酸激酶抑制剂治疗有效。

(4)*BCR-ABL1*-like ALL 的定义、临床意义、靶向治疗:*BCR-ABL1*-like ALL 是 B-ALL 的一个亚群,是近年来通过新一代基因测序技术发现的一群基因表达谱与 *BCR-ABL1*(+)B-ALL 非常类似但 *BCR-ABL1*(-)的一个亚群,其基因表达特点主要是细胞因子受体和激酶信号通路的激活[30]。

表 1-6-8 根据染色体和基因异常对急性淋巴细胞白血病进行的预后分层

预后分层	世界卫生组织(2008)	美国国家综合癌症网(2015)	欧洲血液学年会(2015)
预后良好	t(12;21)/*ETV-RUNX1* 高超二倍体(51~65 条染色体,同时存在 4、10、17 染色体三体,预后最好)	t(12;21)/*ETV-RUNX1* 高超二倍体(51~65 条染色体,+4、+10、+17 同时出现时,预后更好)	t(12;21)/*ETV-RUNX1* 高超二倍体(51~5 条染色体,+4、+10、+17 同时出现时,预后最好)
预后中等	t(5;14)/*IL3-IGH*	其他异常	t(1;19)/TCF3-PBX1 IGH 易位 其他异常(除外低危和高危异常)
预后差	t(v;11q23)/*MLL* 基因重排 t(9;22)/*BCR-ABL1* 亚二倍体 t(1;19)/*TCF3-PBX1*	亚二倍体(<44 条染色体) t(v;11q23)/*MLL* 基因重排 t(9;22)/*BCR-ABL1*(TKI 时代前定义为高危) 复杂核型(涉及 5 或 5 种以上染色体异常)	MLL 易位 t(9;22)/*BCR-ABL1* t(17;19)/*TCF3-HLF* 近单倍体 低亚二倍体 *iAMP21* 扩增 复杂核型(涉及 5 或 5 种以上染色体异常)

这一亚群患者的共同特点是治疗效果差，或易早期复发，预后差。与 Ph+ALL 相似，5 年无病生存率（disease-free survival，DFS）约 60%。*BCR-ABL1*-like ALL 发生率是 Ph+ALL 患者的 4～5 倍，虽然 *BCR-ABL1*（-），但由于与 *BCR-ABL1*（+）ALL 基因表达谱相似，其信号通路上涉及多个基因异常，包括 *CRLF2*、*ABL1*、*IKZF1*、*EPOR*、*JAK2*、*PDGFRB*、*EBF1*、*FLT2*、*IL7R* 和 *SH2B3* 等，形成多种融合基因或基因突变，其中多见 *CRLF2* 基因重排、*IKZF1* 基因丢失，目前已报道超过 30 种嵌合基因[26]，即激酶基因与活化基因形成的融合基因，理论上，所有这些激酶活化异常都是适当小分子抑制剂的靶点，可进行靶向治疗，如已通过体外和体内研究证实，*ABL1*、*ABL2*、*PDGFRB* 和 *CSF1R* 融合基因对伊马替尼和达沙替尼敏感，*CRLF2*、*JAK2* 和 *EPOR* 融合基因对 *JAK2* 抑制剂敏感，一部分伴 *ABL1*、*ABL2*、*PDGFRB* 或 *CSF1R* 融合基因的难治儿童 B-ALL 经过伊马替尼或达沙替尼治疗后获得临床完全缓解[31]。这些融合基因中，最常见的是 *IGH-CRLF2*、*P2RY8-CRLF2* 和 *EBF1-PDGFRB* 融合基因，目前应用 FISH 技术对部分基因（包括 *ABL1**PDGFRB**IGH-CRLF2**P2RY8-CRLF2*）进行检测，可检出部分 *BCR-ABL1*-like ALL 患者。这部分患者可联合应用 TKI（如达沙替尼等）或其他靶向治疗，能在很大程度上改善治疗效果。

BCR-ABL1-like B-ALL 发生率约占儿童 B-ALL 的 15%，占成人 B-ALL 的 25%～30%。Herold[32] 等近期报道，*BCR-ABL1*-like B-ALL 在青少年和青年中发生率最高（19%～27%），而随着年龄增长，发生率显著下降。Boer 等也报道了类似结果。

（5）21 号染色体内部扩增（intrachromosomal amplification of chromosome 21，iAMP21）：*iAMP21* 扩增是指 21 号染色体内部 5Mb 区域的高度扩增，基因表达谱研究表明，扩增是由于染色体复杂重排导致，扩增区域基因表达紊乱[33]。

iAMP21 主要见于大于 10 岁的 B-ALL 儿童，中位年龄 9 岁，女性多于男性，白细胞计数一般小于 $50×10^9$/L，治疗后第 29 天微小残留病一般不转阴性，总体发生率为 2%，低危组发生率 1.2%，高危组发生率 3.1%。*iAMP21* 与儿童 BCP-ALL 预后差相关，但早期、强化疗能明显改善预后，即如果采用低危方案，早期及晚期复发风险高，复发率>80%，而采用高危方案，预后可得到明显改善，复发率<20%。因而发病时筛查非常重要，若能及早识别伴 *iAMP21* 扩增患者，归入高危组，大剂量、强化疗可提高长期生存率。目前 FISH 是最有效检测 *iAMP21* 扩增的方法[34]。

（6）亚二倍体 ALL：NCCN（2015 年版）指出，在 ALL 中若染色体数目小于 44 条统称为亚二倍体 ALL。亚二倍体 ALL 可细分为：①近单倍体：染色体数目在 24～29 条之间；②低亚二倍体：染色体数目在 30～39 条之间。亚二倍体在儿童 B-ALL 中发生率约为 1%，成人中约为 6%，随着年龄增长而增长（表 1-6-9），预后差。

近年来基因组学研究发现，近单倍体 ALL 患者常伴 *RAS* 基因活化突变、*IKZF3* 基因异常；而低亚二倍体组患者常伴 *TP53*、*CDKN2A/B*、*RB1*、*IKZF2* 突变。靶向研究表明，亚二倍体 ALL 活化了 PI3K/mTOR 信号通路，对 PI3K 抑制剂治疗有效，这或许是亚二倍体 ALL 新的治疗靶点[35]。

表 1-6-9 亚二倍体发生率随年龄增长而增加[29]

年龄（岁）	发生率
15～29	1%～3%
30～59	3%～6%
>60	5%～11%

（7）t(11;v)/*MLL* 易位：ALL 中涉及 t(11;v)/*MLL* 易位的患者预后差，尤其在<1 岁的患儿中，发生率高达 80%以上，与 *MLL* 基因易位的伙伴基因众多，虽然常见的易位类型占 85%左右，但仍有 15%为隐匿性易位，染色体及 PCR 的方法均不易识别，推荐常规采用 FISH 方法，使用 *MLL* 双色断裂分离探针，可识别所有涉及 *MLL* 基因重排的异常。

（8）靶向治疗特殊染色体和（或）基因异常：①对 TKI 治疗可能有效的融合基因：*BCR-ABL1*，*BCR-ABL1*-like B-ALL 中与 *ABL1*、*ABL2*、*PDGFRB* 和 *CSF1R* 形成的融合基因；基因突变：*C-KIT*、*IKZF1*、*CRLF2*、*JAK*、*ABL1*、*PDGFRB*、*EPOR*、*SH2B3*；②对 *JAK* 抑制剂可能有效的融合基因：*CRLF2*、*P2RY8*、*JAK2* 和 *EPOR*；基因突变：*JAK*、*IL7R*、*CRLF2*；③对组蛋白去乙酰基酶抑制剂有效的基因：*MLL* 基因易位或突变，*CREBBP* 基因突变。

评论：精准医疗近期愈发受到人们的重视和推崇，要做到精准医疗，首先应做到精准诊断，对白血病患者而言，发病时遗传学改变的准确识别极其重要，尤其是对高危异常的认识和识别。ALL中与肿瘤发生发展密切相关的初始遗传学异常多为染色体相互易位，联合应用基因突变及新一代测序技术发现基因异常，可识别更多新的白血病亚型，如 *BCR-ABL1*-like*ALL*、*iAMP21* 扩增等，因而常规细胞遗传学、FISH、PCR及测序技术联合应用，可进一步更有效的进行精准诊断，进而进行靶向和精准医疗。

2. 慢性淋巴细胞白血病（chronic lymphoblastic leukemia，CLL）的染色体异常

WHO标准（2008年版）指出，CLL是所有造血肿瘤中最具有遗传倾向的疾病，5%～10%的CLL患者有家族易患记载，同时指出，应用FISH方法，约80%病例可查出染色体异常，常见异常包括：12三体，11q22～23、13q14、17p13、6q21缺失。其中11q22～23、17p13、6q21缺失与预后差相关，而单独的13q14缺失与较好的临床过程相关。

NCCN（2015年版）建议细胞遗传学重点关注：+12，del（11q）、del（13q）、del（17p）或复杂核型。关于CLL细胞遗传学的预后风险分组，见表1-6-10，包括，高危组：del（11q）、del（17p）和复杂染色体核型，即涉及≥3种无关染色体异常；中危组：正常核型，12号染色体三体；低危组：del（13q）（作为孤立异常出现）。复杂染色体异常核型是在NCCN（2015年版）中新加入的预后判断指标。

德国CLL研究组报告表明，获得性染色体异常，包括染色体11、12、13、17号是CLL中最常见的，这些异常能预测首次治疗时间和CLL存活时间。分别确认了与预后差相关的del（17p13）和del（11q22）其主要基因分别是 *TP53* 和 *ATM*，尚不清楚三体12与CLL发病机理相关的基因，三体12是否增加了CLL进展的风险仍在争论中，与Dohner研究组的研究不同，德国CLL研究组研究表明，伴三体12的患者较FISH结果正常的患者疾病进展更快。

在染色体水平，17p13的丢失几乎总是单等位基因，最初并不清楚为什么 *TP53* 单等位基因的丢失在CLL增殖能力、化疗敏感性和预后方面会引起显著的改变，现已发现，超过80%的del（17p13）患者另一条17号染色体上的 *TP53* 的单核苷酸发生体细胞突变，因此导致TP53的功能几乎完全丧失。*TP53* 失活突变也能发生在缺乏del（17p13）时，而且这些突变似乎与del（17p13）有同样差的预后。有del（17p13）和（或）*TP53* 缺陷者对嘌呤核苷类似物（如fludarabine，pentostatin，cladribine）、烷化剂（如chlorambucil，cyclophosphamide，bendamustine）或联合RTX疗效差，仅有 *TP53* 缺陷对大剂量甲泼尼龙、alemtuzumab、flavopiridol或allo-HSCT疗效好。

CLL是一种发生在外周血、骨髓、脾脏和淋巴结的B细胞肿瘤，以外周血中异常小淋巴细胞表现为主，故在进行遗传学检测时，建议首选送检标本为外周血，更能反映疾病的本质变化，提高异常检出率。另外建议采用FISH方法筛查，可检出低增殖肿瘤细胞的异常基因改变。

3. 淋巴瘤（lymphoma）各亚型细胞遗传学及其基因异常

（1）淋巴瘤各亚型常见细胞遗传学异常及发生率：见表1-6-11。对于滤泡淋巴瘤（follicular lymphoma，FL），NCCN（2015年版）指出常规应做染色体或FISH分析，重点分析t（14；18）或 *BCL2* 和 *BCL6* 基因重排。

表1-6-10　根据染色体和基因异常对慢性淋巴细胞白血病进行的预后分层

预后分层	世界卫生组织（2008）		美国国家综合癌症网（2015）	
预后良好	del（13q）（孤立出现时）		del（13q）（孤立出现时）	
预后中等	+12		正常核型 +12	
预后差	del（11q2～23） del（17p） del（6q）	ATM TP53	del（11q） del（17p） 复杂核型（≥3种无关染色体异常）	ATM TP53

表 1-6-11 淋巴瘤各亚型常见细胞遗传学异常及发生率

淋巴瘤	染色体异常	基因异常	发生率(%)
Burkitt 淋巴瘤	t(8;14)(q24;q32)	*MYC-IGH*	80
	t(2;8))(p11;q24)	*IGK-MYC*	5
	t(8;22)(q24;q11)	*MYC-IGL*	15
滤泡淋巴瘤	t(14;18)(q32;q21)	*BCL2*	85~90
	t(3;14)(q27;q32)	*BCL6*	10~15
弥漫大 B 细胞淋巴瘤	t(3;14)(q27;q32)	*BCL6*	30~35
	t(14;18)(q32;q21)	*BCL2*	20~30
	t(8;14)(q24;q32)	*MYC*	5~10
套细胞淋巴瘤	t(11;14)(q13;q32)	*CCND1*	约 100
DHL	t(8;14)/t(14;18)	*MYC+/BCL2+*	62
	t(8;14)/3q27	*MYC+/BCL6+*	8
	t(8;14)/11q	*MYC+/CCND1+*	
THL	t(8;14)/18q21/3q27	*MYC+/BCL2+/BCL6+*	16

(2)涉及 *MYC* 基因的染色体异常与预后：*MYC* 基因是定位于染色体 8q24 上的一种癌基因，其调控整个基因组中大于 10%的基因表达，在细胞增殖、分化、代谢过程中起重要调节作用，*MYC* 基因异常可产生“雪崩”效应影响其他基因表达，是独立于国际预后指数(international prognostic index，IPI)的不良预后因子，预后差。在多种类型淋巴瘤中 *MYC* 基因可与 *IGH*、*IGL* 及非 *IG* 位点的基因发生相互易位，*MYC* 基因异常表达的淋巴瘤患者多呈现侵袭性临床过程，这些淋巴瘤包括：伯基特淋巴瘤(Burkitt lymphoma，BL)、弥漫大 B 细胞淋巴瘤(diffuse large B-cell lymphoma，DLBCL)、介于 DLBCL 和 BL 特征之间不能分类的 B 细胞淋巴瘤(B-cell lymphoma，unclassifiable，with features intermediate between diffuse large B-cell lymphoma and Burkitt lymphoma，BCLU)、浆母细胞淋巴瘤(plasmablastic lymphoma，PBL)、转化型淋巴瘤等。

1)伴 *MYC* 基因异常的伯基特淋巴瘤：几乎所有的 BL 患者都涉及 *MYC* 基因易位，约 80%为 t(8;14)(q24;q32)/*MYC-IGH* 基因易位，5%为 t(2;8)(p12;q24)/*IGK-MYC* 易位，15%左右为 t(8;22)(q24;q11)/*MYC-IGL* 易位。多数情况下，*MYC* 易位是 BL 唯一的分子遗传学特征，有时伴 1 号染色体长臂重复[dup(1q)]。

2)伴 *MYC* 基因异常的弥漫大 B 细胞淋巴瘤：约 5%~14%的 DLBCL 患者伴有 *MYC* 基因易位，2%患者存在 *MYC* 基因扩增。多数伴 *MYC* 易位的 DLBCL 属于生发中心 B 细胞样亚型，原发性起病或由低度恶性淋巴瘤转化而来，在易位的患者中约 60%为 *MYC* 与 *IG* 基因易位，40%为 *MYC* 与非 *IG* 基因易位，与 BL 不同，具有 *MYC* 基因重排的 DLBCL 患者通常伴有其他复杂染色体核型改变，高拷贝数 *MYC* 扩增与短生存时间相关[36]。

3)伴 *MYC* 基因异常的介于 DLBCL 和 BL 特征之间不能分类的 B 细胞淋巴瘤：介于 DLBCL 和 BL 特征之间不能分类的 B 细胞淋巴瘤是 WHO 标准(2008 年版)首次提出的一个淋巴瘤亚型，形态学与遗传学特征都介于 DLBCL 和 BL 之间，具有两者的中间特点而难以明确分类。在 BCLU 中，约 30%~50%患者伴 *MYC* 重排，同时伴多种其他基因异常，常见的 *MYC* 伙伴基因为 *IGL* 或非 *IG* 位点的基因易位。

4)双重或三重打击淋巴瘤(doublehit lymphoma，DHL or triple hit lymphoma，THL)：DHL 定义为 B 细胞淋巴瘤，伴 *MYC*/8q24 重排，同时涉及其他基因易位(*BCL2* 或 *BCL6* 或 *CCND*1)即 *MYC+/BCL2+* 或 *MYC+/BCL6+* 或 *MYC+/CCND1+*；THL 定义则为伴 *MYC*/8q24 重排，同时涉及 *BCL2* 和 *BCL6* 基因易位，即 *MYC+/BCL2+/BCL6+* 同时存在。DHL/THL 不仅限于 DLBCL 和 BCLU 两种类型，临床上常表现为高乳酸脱氢酶、骨髓受累、Ann Ahort 分期晚期、B 症状(发热、盗汗、体重减轻)、淋巴结结外受累、侵犯中枢神经系统等特征。因与 DLBCL 和 BL 有部分重叠，所以依靠病理诊断很难将其区分出来，目前主要诊断方法为免疫组织化学技术、荧光原位杂交(FISH)检测。在DHL中,*MYC/BCL2* 最为常见,占所有DHL/THL的62%,*MYC/BCL6* 比较少见,仅占8%,而三重打击淋巴瘤(同时伴有 *MYC/BCL2/BCL6* 异常)约占16%,较 *MYC/BCL6* 多见[37]。

DHL/THL对DLBCL的标准化疗方案反应较差,预后非常差,中位生存期仅为2个月~1.5年[38]。目前DHL/THL尚无较好的治疗方法,主要方案为R-CHOP、RICE、RCVD、甲氨蝶呤预防中枢神经系统受累、大剂量化疗联合骨髓移植等。

C-MYC 基因异常与淋巴瘤的密切相关性近年来受到重视,伴有 *C-MYC* 异常的DLBCL,无论是 *MYC* 基因结构异常还是 *MYC* 基因扩增,都表明疾病处于进展状态,预后差。FISH方法是识别DHL/THL的最有效方法之一,推荐常规应用,标本可采用组织印片或石蜡包埋组织切片,检测来自瘤体的肿瘤细胞。

4. 多发性骨髓瘤(multiple myeloma,MM)细胞遗传学异常

MM是一种最常见的恶性浆细胞病,占造血系统恶性肿瘤的10%,其特征是单克隆浆细胞恶性增生并分泌大量单克隆免疫球蛋白,引起骨痛、病理性骨折、造血异常、单克隆球蛋白血症及肾功能受损等一系列临床变化,其自然病程具有高度异质性,生存期差异很大,从数月到10余年不等,中位生存期一般为3~4年(2008年版WHO标准),影响MM的预后因素多样[39],包括年龄、骨髓浸润度、ISS临床分期等等,细胞遗传学改变在MM发病机制、疗效反应和生存期中发挥重要作用。NCCN(2013年第1版)首次将MM细胞遗传学检测写入指南,最新版的指南中延续了染色体异常的检测。染色体异常在MM中有很高的发生率,并且多为复杂异常,常见的染色体异常有:非整倍体改变(常见超二倍体改变有+3、+5、+7、+9、+11、+15、+19、+21;非超二倍体改变主要累及-8、-13、-14、-17、-22等);结构异常有del(13q)、t(11;14)(q13;q32)、t(4;14)(p16;q32)、t(14;16)(q32;q23)、t(14;18)(q32;q21)、t(14;20)(q32;q12)、del(17)(p13)、del(1p)、del(1q)或1q21扩增,涉及 *CCND1-IGH*、*FGFR3-IGH*、*IgH-MAF*、*TP53* 等基因异常,其中伴t(4;14)(p16;q32)、t(14;16)(q32;q23)、del(17)(p13)、1q21扩增为高危MM,del(13)(q14)缺失为中危MM,t(11;14)(q13;q32)或其他遗传学改变为低危MM。

近年来研究发现,近40%MM患者中常见1号染色体1q21区域拷贝数增加或扩增,并且往往伴随着MM的进展,与较差生存相关,是硼替佐米(bortezomib)治疗后复发-难治性骨髓瘤PFS和OS的独立危险因素。部分患者常合并其他染色体异常,如del(13q)、del(17p13)、t(4;14)(p16;q32)等,当合并其他染色体异常时,PFS和OS更短。

目前,国际上一般先根据不同的临床及实验室指标对患者进行预后风险评估,再为其制订个体化治疗方案。因而,明确MM分期及准确的预后风险评估指标极为关键。虽然常规细胞遗传学技术在检测时,由于骨髓瘤细胞增殖能力低下而异常检出率较低,以及一些重要的与预后密切相关的细胞遗传学异常,如t(4;14)(p16;q32)和t(14;16)(q32;q23)易位,往往由于断裂点位于染色体末端或包含端粒序列而使细胞遗传学水平不易检出异常,但是,细胞遗传学技术可有效识别染色体数目异常,有效全面分析MM的复杂性异常,而MM患者染色体核型往往也呈现高度复杂性。此外,微小异常或染色体水平不易发觉的异常可借助FISH方法得以完成,因此建议对初诊MM患者首先进行骨髓瘤细胞富集,再进行染色体核型分析联合FISH分析,以获得更多更全面以及有价值的临床信息。

二、FISH技术在血液系统疾病诊疗中的意义

(一)概述

血液肿瘤诊断需要综合形态学、免疫学、遗传学和分子生物学(MICM)等检测技术,而FISH作为一项重要的遗传学检测技术,得到NCCN等国内外各大血液肿瘤诊疗指南的认可和建议。FISH可用于分析血液肿瘤相关染色体重排、标记染色体、微小缺失、以及非整倍体的诊断,在确定染色体畸变是否涉及特定基因或靶向基因,进行鉴别诊断、疾病危险度分层及靶向治疗方面发挥着重要作用。

由于实体瘤和血液病某些疾病亚型细胞培养和染色体制备的困难,以及肿瘤基因组改变的复杂性,使得常规细胞遗传学分析受到限制,而

FISH 方法对任何来源的组织和细胞,如外周血或骨髓涂片、石蜡包埋切片、组织印片、胸腹水、脑脊液等,不需培养,均可进行检测,快速、准确性、特异性高。

FISH 方法对鉴别和描述包括标记染色体在内的大多数新出现的不平衡结构重排是必需的。

(二)应用

1. FISH 在 MDS 中的应用

MDS 是一组异质性很强的疾病,染色体核型分析对其预后判断非常重要,但部分情况下由于细胞增生不良,或细胞凋亡增加等原因,使得一些 MDS 患者染色体培养往往得不到满意或足够的中期分裂相,影响了染色体结果的分析和解读,应用 FISH 技术很好弥补了这一遗憾。常应用的探针有:*EGR1-D5S23*、*D7S486/CEP7*、*CEP8*、*D20S108*、*CEPY*、*RPN1-EVI1*、*TP53-D17Z1* 等,对应的染色体异常分别为-5/del(5)(q31)、-7/del(7)(q31)、+8、del(20)(q12)、-Y、inv(3)(q21q26.2)/t(3;3)(q21;q26.2)、del(17)(p13)。建议常规检测 FISH 套餐:*EGR1-D5S23*、*D7S486/CEP7*、*CEP8*、*D20S108*、*CEPY* 和 *TP53-D17Z1*。

2. FISH 在 MPN 中的应用

MPN 伴嗜酸性粒细胞增多是一特殊亚型,涉及 *PDGFRA*、*PDGFRB*、*FGFR1* 基因异常,其中涉及 *PDGFRA* 和 *PDGFRB* 基因而形成的融合基因,对伊马替尼等酪氨酸激酶抑制剂治疗有效。虽然有很多变异型易位,参与的伙伴基因不同,但只要累及 *PDGFRA* 或 *PDGFRB* 基因,治疗即有效,因此建议常规应用 *PDGFRA*、*PDGFRB*、*FGFR1* 双色分离探针筛查伴嗜酸性粒细胞增多的 MPN 患者,以确定是否累及相关基因,指导靶向治疗。

3. FISH 在 AML 中的应用

急性髓系白血病约有 50%~60%的患者伴各种类型染色体异常,以染色体相互易位形成融合基因为主,多数异常在染色体水平即可识别,但某些含关键基因的片段丢失(如 *TP53*、*RB1* 等基因)、隐匿性易位等对疾病预后影响大的异常,FISH 方法有其独特作用。如 mixed lineage leukemia(*MLL*)基因,它是一种原癌基因,不需要其他基因的协同作用,单独异常即可致白血病发生,与其相互易位的伙伴基因众多(达 80 余种,2008 年版 WHO 标准),除外 AML 中常见的 *AF9-MLL* 融合基因相对预后较好以外,其他融合基因均提示预后不佳,分子学方法检测难以覆盖完全,采用 *MLL* 双色分离探针检测则有独特优势。

应用于 AML 中常用的双色分离探针有 *RARA* 探针、*CBFB* 探针、*MLL* 探针,对应检测的染色体异常 t(v;17)(v;q21)、inv(16)(p13q22)/t(16;16)(p13;q22)、t(v;11)(v;q23);常用的双色双融合探针有 *AML1-ETO* 探针、*PML-RARA* 探针、*RPN1-EVI1* 探针、*BCR-ABL1* 探针等,检测 t(8;21)(q22;q22)、t(15;17)(q24;q21)、inv(3)(q21q26.2)/t(3;3)(q21;q26.2)、t(9;22)(q34;q11)等;常用的检测基因丢失的探针有 *EGR1-D5S23*、*D7S486-CEP7*、*TP53-D17Z1* 等,对应的染色体异常为-5/del(5)(q31)、-7/del(7q)、del(17)(p13)等。

4. FISH 在 ALL 中的应用

儿童 B-ALL 患者 8 年长期生存率已达 85%以上,但仍有部分患者疗效差,易早期复发及死亡,因此识别这部分伴高危遗传学因素的患者,进行精准个体化治疗,具有重要临床意义,FISH 在 ALL 患者部分高危因素的诊断,如识别 *iAMP21* 扩增、*ABL1* 其他的易位伙伴基因、*MLL* 基因易位等方面有不可或缺的作用。

ALL 中常用以下探针:*MYC* 双色分离探针、*E2A* 双色分离探针、*CHIC2/D10Z1/D17Z1*、*ETV6-AML1*、*MLL* 双色分离探针、*BCR-ABL1*、*IGH* 双色分离探针、*NUP214-ABL1*、*iAMP21* 等探针,检测 t(8;14)(q24;q32)/t(2;8)(p11;q24)/t(8;22)(q24;q11)、t(1;19)(q23;p13.3)/t(17;19)(q22;p13)、染色体 4/10/17 数目异常、t(12;21)(p13;q22)、t(11;v)(q23;v)、t(9;22)(q34;q11)、t(14;v)(q32;v)、*iAMP21* 扩增等异常。建议进行的 FISH 套餐(与高危因素相关或与靶向治疗相关):*BCR-ABL1*、*MLL* 断裂分离探针、*iAMP21*、*E2A* 断裂分离探针、*CRLF2* 分离探针、*P2RY8* 探针、*PDGFRB* 分离探针、*TP53-D17Z1*。

5. 多发性骨髓瘤的分子细胞遗传学

在多发性骨髓瘤患者中,由于其低增生状态,以及隐匿性易位,许多重要的与预后密切相关的遗传学异常,常规核型分析难以识别,而 FISH 方法特异性强,又可检测间期细胞的遗传学异常,因而可有效识别许多隐匿性异常。

NCCN(2015.4 版)推荐细胞遗传学检测结合

FISH 检测，其中 FISH 套餐探针包括：*RB1* 或 *D13S314*、*TP53-D17Z1*、*FGFR3-IGH*、*CCND1-IGH*、*IgH-MAF*、*CDKN2C-CKS1B*，对应的染色体异常：del(13q)，del(17)(p13)，t(4;14)，t(11;14)，t(14;16)，1q21 扩增，其中 FISH 检测的 t(4;14)、t(14;16)、del(17)(p13)、1q21 扩增为高危 MM，del(13q)与短 EFS 和 OS 相关，t(11;14)与预后较好相关。

6. 慢性淋巴细胞白血病分子细胞遗传学

NCCN(2015 年版)指出，采用间期 FISH 技术，80%以上的 CLL 患者可检出细胞遗传学异常。del(13q)孤立出现最常见，占 55%，其次分别是 del(11q)(18%)、+12(16%)、del(17p)(7%)及 del(6q)(7%)。单纯 del(13q)预后良好，最长的中位生存期 133 个月；del(11q)往往与淋巴结广泛肿大，疾病进展及短生存相关(79 个月)，预后差，但最近研究显示，未经治疗的伴 del(11q)患者对联合氟达拉滨(fludarabine，F)和环磷酰胺(cyclophosphamide，C)方案(即 FC 方案)化疗反应良好，表明烷化剂加氟达拉滨可能抵消 del(11q)的不良预后；正常核型与+12 预后中等；del(17p)预后最差，对化疗反应差，中位生存期 32 月[16]。

常用探针有：*D6Z1-MYB*、*D11Z1-ATM*、*D12Z1*、*IGH-BCL2*、*D13S319-D13S1825*、*CCND1-IGH*、*TP53-D17Z1* 检测 del(6q23)、del(11q22)、12 号三体、t(14;18)(q32;q21)、del(13q14)、t(11;14)(q13;q32)、del(17p13)等异常。建议常规 FISH 套餐至少应包括：*CEP12*、*D11Z1-ATM*、*D13S319-D13S1825*、*TP53-D17Z1* 探针。

7. 淋巴瘤的分子细胞遗传学

部分成熟 B 细胞淋巴瘤有特征性的基因异常，这些异常决定了它们的生物学特征，如在分子水平几乎所有的套细胞淋巴瘤伴 t(11;14)，累及 *CCND1* 和 *IGH* 基因；85%~90%的滤泡淋巴瘤伴 t(14;18)，累及 *IGH* 和 *BCL2* 基因；几乎所有的 Burkitt 淋巴瘤伴 t(8;14)、t(2;8)、t(8;22)，分别累及 *C-MYC* 和 *IGH* 基因、*IGK* 和 *C-MYC* 基因，以及 *C-MYC* 和 *IGL* 基因；25%~50%的 MALT 淋巴瘤伴 t(11;18)；约 40%的脾边缘区淋巴瘤伴 del(7)(q21q32)等，由于淋巴瘤常规染色体制备有一定难度，而 FISH 方法更加灵活有效。常用探针有 *C-MYC* 断裂分离探针、*IGH-BCL2*、*CCND1-IGH*、*IGH* 断裂分离探针、*BCL6* 断裂分离探针，可检测涉及 8q24 *C-MYC* 易位的 t(8;14)(q24;q32)/t(2;8)(p11;q24)/t(8;22)(q24;q11.2)、t(14;18)(q32;q21)、t(11;14)(q13;q32)、t(14;v)(q32;v)、t(3;v)(q27;v)等异常，对鉴别诊断和预后判断有极大帮助。(注：v 代表其他任一染色体)

(三) FISH 检测特殊标本在血液系统疾病中的应用

1. 骨髓涂片 FISH

染色体作为独立的预后指标，在血液病初治时的检测结果非常重要，部分血液病患者初治时无染色体结果(未做或无可供分析的中期分裂象)，其预后如何？属于高危、中危、低危？在后续治疗中是选择骨髓移植？还是常规化疗？采用初发病时的骨髓涂片进行荧光原位杂交可解决临床的迫切需求。

骨髓涂片荧光原位杂交技术，顾名思义，即在患者初治的骨髓涂片上进行荧光原位杂交，以确定患者发病时是否存在某些基因异常，从而评估预后，或选择恰当的治疗方案(骨髓移植，或常规化疗)。骨髓涂片为室温保存的形态学涂片，瑞氏染色或不染色(染色的涂片经去油、褪色)，保存时间可长短不等。涂片经杂交前预处理后(消化、2×SSC、酒精系列脱水等)，根据不同的探针选择不同的杂交条件，过夜杂交，杂交后洗涤，DAPI 染色，荧光显微镜下分析[40]，分析标准参照《人类细胞遗传学国际命名体制》(2013 年版)进行。

骨髓涂片 FISH 为初治血液病患者的回顾性遗传学诊断提供了准确直观的有力证据(见病例 1，图 1-6-2)，如 *BCR-ABL1* 融合基因是否阳性、是否累及 *MLL* 基因易位、+8、*AML1-ETO* 是否伴-Y、初发病时是否为复杂染色体异常，或是否为疾病进程中出现的某些异常等等，与预后密切相关的染色体改变均可得以确认，为选择下一步治疗方案提供可靠实验依据。骨髓涂片 FISH 法与常规 FISH 法进行比较结果无统计学差异，但需注意骨髓涂片 FISH 半定量时数值有可能相对偏低，原因可能为涂片太厚，有油脂粒或片龄(涂片后到杂交时的存放时间)太久，杂交信号不易进入细胞核内，影响杂交效率。

此外，骨髓涂片 FISH 还可用于对髓外肿块性质进行鉴定，判断是否发生骨髓转移，准确而特异。

病例 1：患者，男，23 岁，初治时在外院诊断为

AML-M2,未进行染色体及基因检查,化疗后,诊断3个多月到笔者医院复查。此时临床血液学完全缓解状态,骨髓形态学:治疗后大致正常骨髓象;免疫分型:未见恶性幼稚细胞;骨髓染色体:46,XY[30],另见一个异常核型:46,XY,t(10;20)(q22;q13),不构成克隆;基因筛查:*BCR-ABL1* 融合基因阳性,定量2.5%。是PCR方法的假阳性?还是原发病应诊断为Ph+AML?要弄清楚这个问题,只有针对发病时骨髓涂片进行荧光原位杂交以确认。选用 *BCR/ABL1* 双色双融合探针,杂交结果显示,*BCR/ABL1* 融合基因阳性,阳性率占38.3%。患者3个月后复发,复发时骨髓形态学:20%异常幼稚B淋巴细胞,骨髓流式细胞学:8.19%恶性幼稚B细胞伴髓系表达,融合基因筛查:26.5% P190 *BCR/ABL1*,综合MICM结果,修正诊断为Ph+B-ALL。患者随后接受造血干细胞移植,移植后随访基因、流式检测残留白血病持续为0。

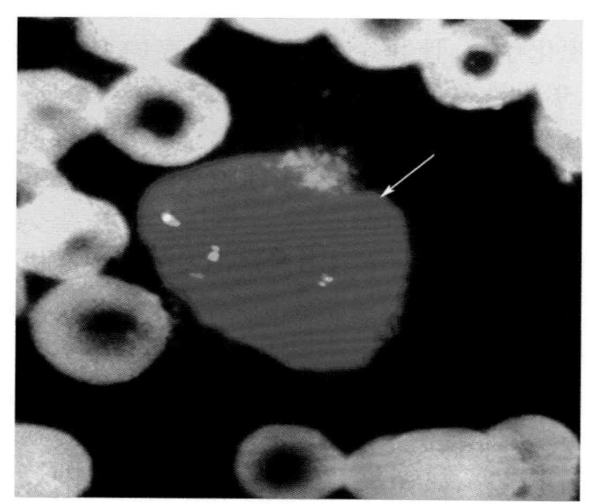

图1-6-2 骨髓涂片荧光原位杂交

片龄3.5个月,探针BCR/ABL1,结果显示 *BCR/ABL1* 融合基因阳性,箭头所指为 *BCR/ABL1* 融合基因阳性细胞

2. 石蜡包埋组织切片FISH

大多数淋巴瘤伴有遗传学异常,而目前针对淋巴瘤患者并未进行常规淋巴瘤组织的染色体检测,仅进行患者骨髓染色体核型分析,如若瘤细胞没有浸润骨髓,则往往得到正常染色体结果,不能反映出淋巴瘤组织的遗传学异常本质特征,应用石蜡包埋组织切片FISH可对淋巴瘤等肿瘤进行融合基因、基因获得、扩增或丢失的检测,以确定淋巴瘤遗传学异常,或是否伴有与预后差相关的基因异常,识别是否为Double Hit/Trouble Hit淋巴瘤(见病例2、图1-6-3)。可常规检测 *C-MYC*、*BCL2*、*BCL6*、*CCND1*、*ALK* 等基因。

病例2:患者,女,42岁,无明显诱因出现耳鸣、鼻塞,组织活检及骨髓相关检查诊断为DLBCLⅣ期,非特指型,侵袭性,生发中心来源,Ki-67阳性率约70%。先后给予R-CHOP等5次化疗,化疗期间患者左侧颈部淋巴结肿大逐渐增大。骨髓未受累。为除外Double-Hit或Triple-Hit淋巴瘤,应用石蜡包埋组织切片进行荧光原位杂交。采用双色双融合及着丝粒探针 *MYC-IGH/CEP8*[t(8;14)(q24;q32)]和双色双融合 *BCL2-IGH*[t(14;18)(q32;q21)]及 *BCL6* 双色断裂分离探针分别进行杂交。FISH结果显示,*MYC* 基因与非 *IGH* 基因发生易位,*IGH-BCL2* 基因发生易位,表明该患者为DHL淋巴瘤。患者经6疗程化疗后颈部淋巴结缩小不明显,考虑单纯化疗无法控制病情。经TIK免疫治疗,病情稳定情况下行挽救性异基因造血干细胞移植。但移植后2个月疾病复发,死亡。

DHL为B-细胞系肿瘤,具生发中心B-cell免疫表型和高增殖率,常伴染色体复杂异常。具侵袭性临床过程,常累及结外、骨髓和中枢神经系统。即使采用强化疗,预后也极差,生存期不超过2年。主要见于老年患者,少见于儿童、青少年,发生率约为10%~15%[41]。

过去认为DHL在所有淋巴瘤发生率<1%,在高危B细胞淋巴瘤中发生率<4%,其发生率被低估原因有二:①侵袭性B细胞淋巴瘤没有常规进行细胞遗传学或FISH检测;②用常规核型分析方法识别易位非常困难[38]。目前临床采用免疫组化筛查MYC蛋白,进一步应用FISH方法,可提高检出率,以精准治疗。

3. 髓外肿块石蜡包埋组织切片FISH

此外,应用石蜡包埋组织切片FISH可对髓外肿块等进行基因检测,以确定肿块性质:是发生白血病髓外转移,还是发生第二肿瘤?(见病例3、图1-6-4,病例4、图1-6-5)

病例3:男,50岁,确诊慢性粒细胞性白血病6个月时,发现全身淋巴结肿大1个月余入院。查体:双侧颈部、腋窝、滑车、腹股沟多发淋巴结肿大,压痛,质韧,最大约3cm×3cm。骨髓形态学符合慢性粒细胞性白血病骨髓象;免疫分型符合慢性粒细

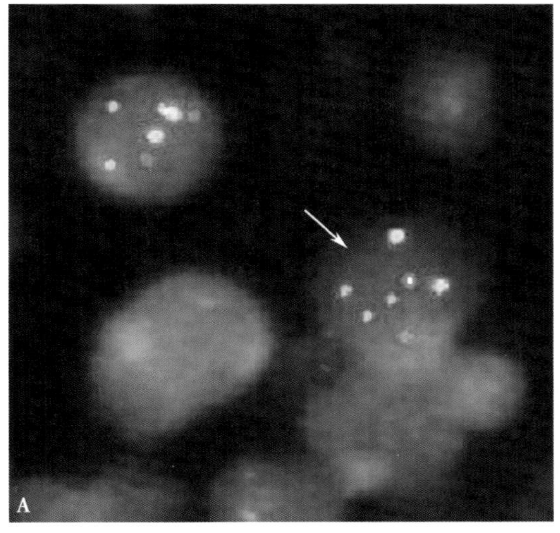

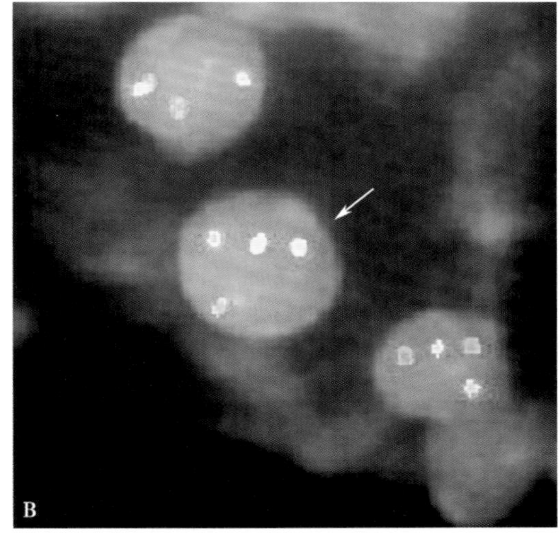

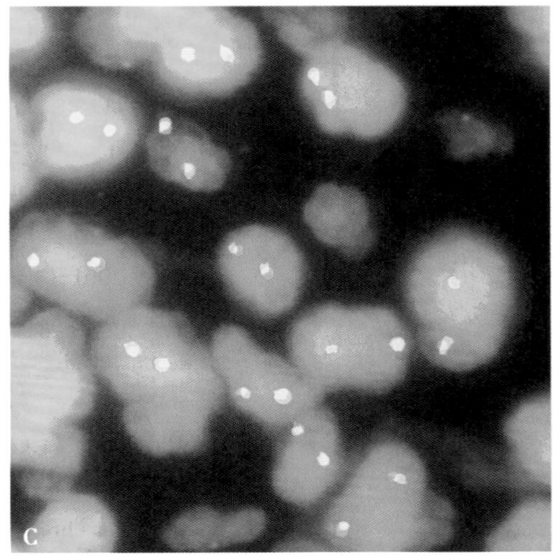

图 1-6-3　石蜡包埋组织切片荧光原位杂交

A. 探针 MYC-IGH/CEP8，结果显示 *MYC* 与非 *IGH* 基因易位；箭头所指为 *MYC* 基因异常细胞

B. 探针 IGH-BCL2，结果显示 *IGH-BCL2* 融合基因阳性。箭头所指为 *IGH-BCL2* 融合基因阳性细胞

C. 探针 BCL6 断裂分离探针，结果未见异常

胞白血病，CD34+原幼细胞占 3.7%。融合基因筛查：*BCR-ABL1* 阳性，染色体核型：46，XY，t(9;22)(q34;q11)[17]/50，XY，+6，t(9;22)(q34;q11)，+10，+19，+der(22)t(9;22)(q34;q11)[4]。淋巴结穿刺活检病理结果：非霍奇金 T 淋巴母细胞淋巴瘤，淋巴结免疫分型符合 T-ALL/T 淋巴母细胞淋巴瘤。究竟是 CML 髓外转移，还是发生第二肿瘤：T-ALL/T 淋巴母细胞淋巴瘤？采用淋巴结穿刺组织石蜡包埋切片，应用 BCR-ABL1 探针进行荧光原位杂交，结果显示所分析细胞中，多数具有 *BCR*、*ABL1* 基因融合信号，且大部分细胞具有 3 个融合信号，即为双 Ph 染色体改变，与骨髓染色体改变一致，结论为 CML 髓外急淋变，而非第二肿瘤。

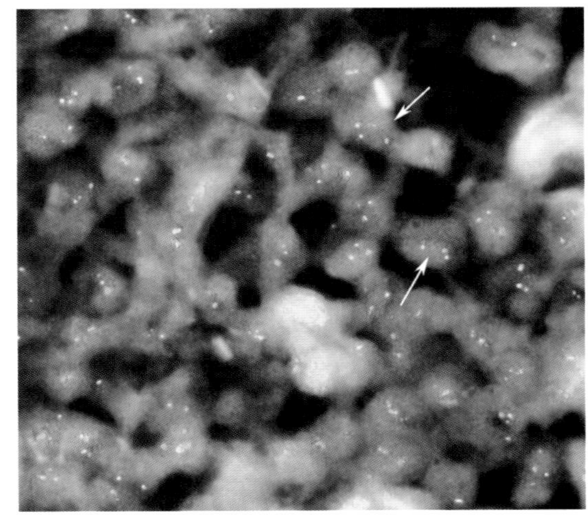

图 1-6-4　淋巴结穿刺组织石蜡包埋切片荧光原位杂交

探针 BCR/ABL1，箭头所示为 *BCR/ABL1* 融合基因阳性细胞

病例 4：患者，男，34 岁，诊断 AML-M4E0，染色体伴 46，XY，inv（16）（p13q22），基因 *Kit* 突变阳性，患者接受异基因造血干细胞移植，3 年半后出现睾丸肿块，行睾丸肿块穿刺，确认是否为白血病髓外转移。采用睾丸肿块石蜡包埋切片，应用 *CBFβ* 双色分离探针进行荧光原位杂交，结果表明：所分析的石蜡切片组织细胞中，多数细胞具有 *CBFβ* 基因分离信号，即 16 号染色体的倒位，与骨髓中染色体异常一致，确诊为白血病睾丸转移。

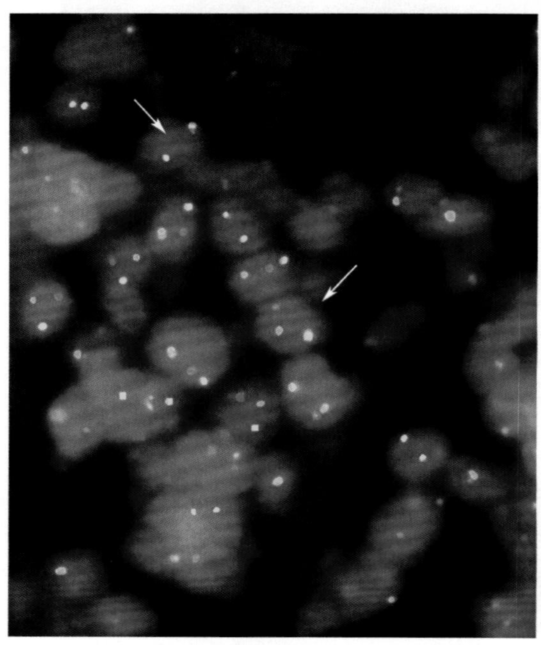

图 1-6-5 睾丸肿块石蜡包埋切片荧光原位杂交
CBFβ 分离探针，箭头所指为 *CBFβ* 基因分离信号阳性细胞

（王 彤 潘金兰 童春容）

参考文献

1. Seabright M.Rapid banding technique for human chromosomes[J].Lancet,1971,2:971-972.
2. Dutrillaux B,Lejeune J.A new technic of analysis of the human karyotype [J].C R Acad Sci HebdSeances Acad Sci D,1971,272(20):2638-2640.
3. Caspersson T,Zech L,Johansson C,et al.Identification of human chromosomes by DNA-banding fluorescent agents [J].Chromosoma,1970,30(2):215-227.
4. Sumner AT.A simple technique for demonstrating centromeric heterochromatin[J].Exp Cell Res,1972,75(1):304-306.
5. Yunis JJ.High resolution of human chromosomes[J].Science,1976,191(4233):1268-1270.
6. Mozdarani H1,Ashtiani KA,Mohseni-Meybodi A.Evaluation of concentration and storage effects of mitomycin C in the diagnosis of Fanconi anemia among idiopatic aplastic anemia patients[J].Indian J Hum Genet,2011,17(3):145-151.
7. Kotkowska A,Wawrzyniak E,Blonski JZ,et al.Chromosomal aberrations in chronic lymphocytic leukemia detected by conventional cytogenetics with DSP30 as a single agent: comparison with FISH [J]. Leuk Res, 2011, 35 (8): 1032-1038.
8. Shaffer LG,Jordan JM,Schmid M.An international system for human cytogenetic nomenclature(2013)[M].Basel:S karger AG,2013.
9. Commission on Laboratory Accredition.Laboratory accreditation program.Cytogenetics checklist.[S/OL].College of American Pathologists, 2007. [2007-9-27]. http://www.cap. org/apps/closs/laboratory _ accrediation/checklist/cytopathology_sepol.pdf
10. Lee C,Rens W,Yang F.Multicolor Fluorescence In Situ Hybridization(FISH)approaches for simultaneous analysis of the entire human genome [M]. Curr Protoc Hum Genet,2001,Chapter 4(3):Unit 4.9.
11. Hills LV,Nouri S,Slater HR.Pericentromeric euchromatin is conserved in minute human supernumerary chromosomes: a study usingcross-species colour segmenting (RxFISH)[J].Chromosome Res,2003,11(4):359-363.
12. Müller S,Rocchi M,Ferguson-Smith MA,et al.Toward a multicolor chromosome bar code for the entire human karyotype by fluorescence in situ hybridization [J]. Hum Genet,1997,100(2):271-278.
13. Walter J,Joffe B,Bolzer A,et al.Towards many colors in FISH on 3D-preserved interphase nuclei [J]. Cytogenet Genome Res,2006,114(3-4):367-378.
14. Solinas-Toldo S,Lampel S,Stilgenbauer S,et al.Matrix-based comparative genomic hybridization: biochips to screen for genomic imbalances [J]. Genes Chromosomes Cancer,1997,20(4):399-407.
15. Swerdlow SH,Campo E,Harris NL,et al.World Health Organization(WHO)classification of tumors of haematopoietic and lymphoid tissues [M]. 4th ed. International agency for research on cancer.Lyon,2008.
16. National Comprehensive Cancer Network(NCCN)Clinical Practice Guidelines in Oncology (NCCN Guidelines). 2015[S].Version 1.2015,[2014-12-03].National Comprehensive Cancer Network,Inc.2014.
17. Mrózek K,Marcucci G,Nicolet D,et al.Prognostic significance of the European LeukemiaNet standardized system for reporting cytogenetic and molecular alterations in adults with acute myeloid leukemia [J]. J Clin Oncol,

2012,30(36):4515-4523.

18. Schanz J,Tüchler H,Solé F,et al.New comprehensive cytogenetic scoring system for primary myelodysplastic syndromes(MDS) and oligoblastic acute myeloid leukemia after MDS derived from an international database merge [J].J Clin Oncol,2012,30(8):820-829.
19. 中华医学会血液学分会.中国成人急性淋巴细胞白血病诊断与治疗专家共识[J].中华血液学杂志,2012,33(9):789-792.
20. 中华医学会血液分会实验诊断学组.中国慢性髓性白血病诊疗监测规范(2014年版)[J].中华血液学杂志,2014,35(8):781-784.
21. Breems DA,Van Putten WL,De Greef GE,et al.Monosomal karyotype in acute myeloid leukemia:A better indicator of Poor prognosis than a complex karyotype[J].J Clin Oncol,2008,26(29):4791-4797.
22. Medeiros BC,Othus M,Fang M,et al.Prognostic impact of monosomal karyotype in young adult and elderly acute myeloid leukemia:the southwest oncology group(SWOG) experience[J].Blood,2010,116(13):2224-2228.
23. Voso MT,Fenu S,Latagliata R,et al.Revised International Prognostic Scoring System(IPSS) predicts survival and leukemic evolution of myelodysplastic syndromes significantly better than IPSS and WHO Prognostic Scoring System:validation by the Gruppo Romano Mielodisplasie Italian Regional Database[J].J Clin Oncol,2013,31(21):2671-2677.
24. Gangat N,Patnaik MM,Begna K,et al. Evaluation of revised IPSS cytogenetic risk stratification and prognostic impact of monosomal karyotype in 783 patients with primary myelodysplastic syndromes[J].AM J Hematol,2013,88(8):690-693.
25. Harrison CJ. Targeting signaling pathways in acute lymphoblastic leukemia: new insights. Hematology Am Soc Hematol Educ Program,2013,2013:118-125.
26. Moorman AV.New and emerging prognostic and predictive genetic biomarkers in B-cell precursor acute lymphoblastic leukemia.20th Congress of the European Hematology Association(EHA).Education Book;2015,9:7-16.
27. Meyer C,Hofmann J,Burmeister T,et al.The MLL recombinome of acute leukemias in 2013[J].Leukemia,2013,27(11):2165-2176.
28. Beldjord K,Chevret S,Asnafi V,et al. Oncogenetics and minimal residual disease are independent outcome predictors in adult patients with acute lymphoblastic leukemia [J].Blood,2014,123(24):3739-3749.
29. Moorman AV,Chilton L,Wilkinson J,et al.A population-based cytogenetic study of adults with acute lymphoblastic leukemia[J].Blood,2010,115(2):206-214.
30. Roberts KG,Morin RD,Zhang J,et al.Genetic alterations activating kinase and cytokine receptor signaling in high-risk acute lymphoblastic leukemia[J].Cancer Cell,2012,22(2):153-166.
31. Roberts KG,Li Y,Payne-Turner D,et al.Targetable kinase activating lesions in Ph-like acute lymphoblastic leukemia [J].N Engl J Med,2014,371(11):1005-1015.
32. Herold T,Baldus CD,Gökbuget N.Ph-like acute lymphoblastic leukemia in older adults[J].N Engl J Med,2014,371(23):2235.
33. Sinclair PB,Parker H,An Q,et al.Analysis of a breakpoint cluster reveals insight into the mechanism of intrachromosomal amplification in a lymphoid malignancy[J]. Hum Mol Genet,2011,20(13):2591-2602.
34. HeeremaNA,Carroll AJ,Devidas M,et al.Intrachromosomal amplification of chromosome 21 is associated with inferior outcomes in children with acute lymphoblastic leukemia treated in contemporary standard-risk children's oncology group studies:A report from the children's oncology group [J].J Clin Oncol,2013,31(27):3397-3402.
35. Mullighan CG.The genomic landscape of acute lymphoblastic leukemia in children and young adults[J].Hematology Am Soc Hematol Educ Program,2014,2014(1):174-180.
36. Savage KJ,Johnson NA,Ben-Neriah S,et al.MYC gene rearrangements are associated with a poor prognosis in diffuse large B-cell lymphoma patients treated with R-CHOP chemotherapy [J]. Blood, 2009, 114 (17):3533-3537.
37. Horn H,Ziepert M,Becher C,et al.MYC status in concert with BCL2 and BCL6 expression predicts outcome in diffuse large B-cell lymphoma[J].Blood,2013,121(12):2253-2263.
38. Li S,Lin P,Young KH,et al.MYC/BCL2 double-hit high-grade B-cell lymphoma [J].Adv Anat Pathol,2013,20(5):315-326.
39. 中国医师协会血液科医师分会.中国多发性骨髓瘤诊治指南(2015年修订)[J].中华内科杂志,2015,54(12):1066-1070.
40. 王彤,曹巍,殷莹,等.骨髓涂片荧光原位杂交在恶性血液病回顾性诊断中的应用[J].中华血液学杂志,2013,34(11):974-976.
41. Aukema SM,Siebert R,Schuuring E,et al.Double-hit B-cell lymphomas[J].Blood,2011,117(8):2319-2331.

第七章

血液系统疾病的基因检测

由于病变组织取材方便，血液系统疾病相关基因检测和临床应用一直走在各种疾病的前列。慢性粒细胞白血病（chronic myelogenous leukemia，CML）更是人类研究和战胜肿瘤的范例，t（9;22）（q34;q11）染色体易位导致的费城染色体和 *BCR-ABL1* 融合基因分别是人类鉴定出的第一个肿瘤相关的染色体异常和从分子水平鉴定的融合基因；而在分子致病机制得以充分研究的基础上，伊马替尼（Imatinib）又是人类医学史上第一种人工设计并获得巨大成功的肿瘤小分子靶向治疗药物。

已经有多种基因指标用于血液系统疾病的诊断、分型和治疗。在世界卫生组织（World Health Organization，WHO）2008 年版造血系统肿瘤分类标准里，已经将数十种血液肿瘤中常见的融合基因和基因突变列为诊断/分型或预后的指标。而近十年来，由于基因检测技术的飞速发展，肿瘤基因组和遗传病分子病因的研究有了长足的进展。更多有明确临床意义的分子指标相继被鉴定，并被列入新的疾病诊断和治疗指南。

因此，基因检测已经成为临床新兴且发展迅速的检测手段。由于基因变异的类型复杂多样，临床所用的检测方法和技术平台也有很多种，而且随着基因和疾病关系研究的深入，人们越来越认识到基因变异和疾病关系的复杂性。面对越来越多甚至可称为海量的基因检测结果，如何将基因检测正确有效地用于指导临床治疗，以及如何正确地进行临床遗传咨询，都成为新的挑战。

第一节　常用基因检测方法的特点及应用选择

聚合酶链式反应（polymerase chain reaction，PCR）仍然是当前基因检测的核心技术。其基本原因是受制于光学检测系统的分辨能力，使用传统的光学显微镜或荧光检测器检测时，必须有数百万个以上的分子信号才可以被检测到。凝胶电泳、定量 PCR（quantitative PCR，Q-PCR）、Sanger 测序都需要将目的基因序列扩增百万倍以上才能被有效检测。PCR 技术起源于 20 世纪 80 年代。最初的 PCR 技术采用特异性引物扩增目的基因片段，并采用琼脂糖或聚丙烯酰胺凝胶电泳的方法检测。琼脂糖凝胶电泳分辨率较低，但操作简便、迅速，适于快速、简便和低成本地分析是否存在已知的特征性的基因片段，目前仍是各类研究或临床应用型分子检测实验室所必备的基本方法。聚丙烯酰胺凝胶电泳分辨率高，但因实验操作复杂，目前已很大程度上被自动化的毛细管电泳仪（即第一代基因测序仪）替代。

自动化的毛细管电泳/基因测序仪出现于 20 世纪 90 年代，主要应用于两个方面：高分辨率的电泳分析和基因序列测定。用于高分辨率的电泳分析时，可以替代聚丙烯酰胺凝胶电泳，操作方便，并且容易做到更高的通量。用于基因测序时，其基本原理为 Sanger 法（即末端终止法）测序，需要更为复杂的“目的基因片段扩增-分离纯化-测序 PCR 扩增-产物纯化-毛细管电泳分析”实验步骤，并且检测灵敏度有限，仅能从背景信号中检测出比例在 15%～20% 以上的突变序列。操作的复杂性和检测灵敏度的局限性限制了其广泛应用，目前国内仍只有少数实验室开展此类基因测序分析项目。

Q-PCR 出现于 20 世纪 90 年代，是目前定量检测微生物和血液系统疾病基因变异时应用最广泛的基因检测技术。在血液系统应用的优势在于骨髓、外周血等肿瘤组织具有很好的均质性，并且取材方便，对标本的定量容易准确反映患者体内总体的异常基因负荷。在血液肿瘤，尤其是白血病中，已经鉴定有数十种较为常见的融合基因。这些融合基因不仅可以作为血液肿瘤诊断的标志，而非常适合用 Q-PCR 技术进行高灵敏度和高准确度的监测，被用做监测治疗后微小残留白血病（minimal residual disease，MRD）最敏感的指标。

从 2004 年开始迅速发展起来的新一代的基因测序技术（next generation sequencing，NGS）的特征是大规模并行测序，即一次运行可以得到数百万以上甚至数十亿条基因序列，极大地拓展了解读基因序列的能力。NGS 系统的实现基于微加工技术的进步和检测器灵敏度的提高，但仍需对信号进行扩增才能完成检测。NGS 技术的每一个基本检测单元（如 Ion Torrent 技术中的每一个微珠，或 Illumina 技术中的每一个信号簇）中仍需将单分子来源的信号进行数百至数千倍的扩增。最新的第三代基因测序技术包括单分子实时（single molecular real-time，SMRT）测序和纳米孔测序等，从技术上实现了无需扩增的单分子信号实时检测，但用于特定区域检测时还需要用靶向捕获或扩增的方法来分离目的基因区域。

基因检测技术多种多样，应用上各有特点（表 1-7-1、图 1-7-1）。但由于普及度尚有限，很多临床医生甚至实验室人员都不熟悉各种检测技术的差别。比如 Q-PCR 定量检测融合基因是比较早应用于临床的技术，很多医生已熟知用该技术可以很高灵敏度（10^{-5}）地检测融合基因，因此就误以为检测所有的基因变异都可以做到这样高的灵敏度，实际上对有些类型的变异做不到。因此要做好临床应用，有必要先了解临床常用的各种基因检测技术的特点，以及常见的基因异常所适用的检测方法。

表 1-7-1　临床常用的基因检测方法及其特点

检测方法及目的	分辨率	检测灵敏度	其他
基因分型			
Q-PCR mRNA FG	1~300bp	$10^{-5.5}$~$10^{-4.5}$	检测特定基因型
Q-PCR DNA FG/INDEL	1~300bp	$10^{-4.5}$~10^{-4}	检测特定基因型
Q-PCR SNV	1bp	约 10^{-2}	检测特定基因型
位点特异性 PCR SNV	1bp	约 10^{-2}	检测特定基因型
多重定性 PCR	约 5~1kbp	约 10^{-5}~10^{-3}	检测的基因型较限定，可容纳一定范围内的基因变异
基因测序			
Sanger 测序	1~1kbp	15%~25%	得到多个目的片段来源的混合的基因序列结果；通量有限
焦磷酸测序	1~20bp	约 5%	得到多个目的片段来源的混合的基因序列结果；通量有限
NGS	单个读长 20~400bp	约 2%~5%	可进行单分子序列分析和克隆演变分析；大规模并行测序，每次运行可得到数百万至数十亿个有效读长；尤其适用于基因突变筛查和全基因组/外显子组/转录组分析
SMRT	1~20kbp	视方案不同	可进行超长片段的单分子序列分析和克隆演变分析；大规模并行测序，每次运行可得到数万至数十万个有效读长；目前通量尚不适合做人类全基因组测序；尤其适用于目标区域的靶向测序；可直接检测 DNA 甲基化

续表

检测方法及目的	分辨率	检测灵敏度	其他
其他			
CNV 芯片	5kbp~100kbp	>10%	全基因组范围分析;分辨率根据芯片的密度不同而异
FISH 探针	10kbp~200kbp(缺失) 500kbp~1Mbp(重复)	10^{-3}~10^{-2}	检测特定的基因变异
染色体核型分析	5Mbp~10Mbp	5%	全基因组范围宏观分析

FG:fusion gene,融合基因;INDEL:insertion/deletion,基因组中短片段的插入或缺失;SNV:single nucleotide variation,单核苷酸变异,包括单核苷酸多态性和突变;NGS:next generation sequencing,新一代基因测序技术;SMRT:single molecular real-time,单分子实时测序技术;CNV:copy number variation,拷贝数变异;FISH:fluorescence in situ hybridization,荧光原位杂交

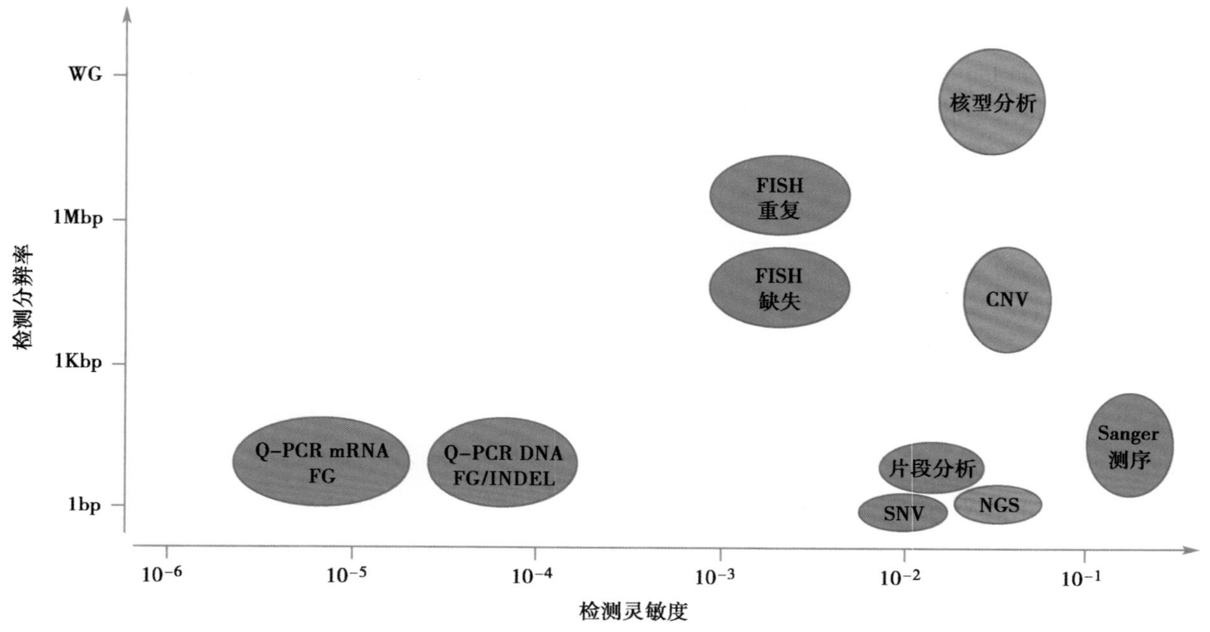

图 1-7-1 各种常用基因检测技术的特点

FG:fusion gene,融合基因;INDEL:insertion/deletion,基因组中短片段的插入或缺失;SNV:single nucleotide variation,单核苷酸变异,包括单核苷酸多态性和突变;NGS:next generation sequencing,新一代基因测序技术;SMRT:single molecular real-time,单分子实时测序技术;CNV:copy number variation,拷贝数变异;FISH:fluorescence in situ hybridization,荧光原位杂交

一、临床常用的基因检测方法及其特点

(一)定性 PCR 和多重定性 PCR

定性 PCR 是最早发展的基因扩增和检测技术。通常在对目标基因片段进行 28~40 个温度循环的扩增以后,通过琼脂糖或聚丙烯酰胺凝胶电泳检测有无扩增片段,或根据扩增片段的长度差异来区分基因型。检测系统对片段长度的分辨率主要受凝胶类型和浓度影响,高浓度的琼脂糖或聚丙烯酰胺凝胶可以获得更高的分辨率,但所需的电泳时间较长。琼脂糖电泳的最高分辨率约 20 个碱基,而聚丙烯酰胺电泳最高可以达到单个碱基的分辨率。多重 PCR 即将多个目的片段的引物放在同一个反应体系里进行扩增和检测。

血液肿瘤中较为常见的融合基因可达数十种,绝大多数患者仅有一种融合基因阳性。先用多重 PCR 筛查多种融合基因,然后再对阳性的融合基因用 Q-PCR 定量监测,已成为临床常规应用。在同一反应体系内检测多种融合基因不可避免会影响检测效率和灵敏度,一般多重 PCR 的检测灵敏度约 10^{-5}~10^{-3},低于 Q-PCR。因此,多重

PCR 方法筛查融合基因更适用于初诊或复发患者融合基因的鉴定。对于治疗后缓解的患者，融合基因筛查阴性时应注意是否为灵敏度不够导致的假阴性。检查结果显示，初治的急性白血病患者筛查 32 种常见融合基因的阳性率约 40%，完全缓解时再筛查，阳性率仅约 10%。

（二）Q-PCR

即荧光定量 PCR，是临床应用较早也是目前应用最广的基因检测技术。相对于普通定性 PCR，无需电泳即可直接对目的基因进行定量分析。Q-PCR 技术的具体实现形式有多种，应用最多的是 TaqMan 水解探针法。探针法 Q-PCR 由于在引物之外又增加了探针的特异性识别，具有更好的检测特异性。

1. Q-PCR 检测融合基因转录 mRNA

Q-PCR 检测融合基因 mRNA 的灵敏度可达 10^{-6}，但这是接近于理论的极限值。用质粒标准品和细胞株进行模拟实验时比较容易做到。实际检测临床标本时，检测灵敏度受标本状况（包括白血病细胞内颗粒中的化学物质等）、标本质量、操作人员水平等多方面因素影响。实际上国内外基因检测实验室用 Q-PCR 方法检测融合基因 mRNA 时，容易稳定做到的检测灵敏度普遍约在 10^{-5}。

需要特别注意的是，在用 Q-PCR 方法检测融合基因 mRNA 表达量时，目前绝大多数实验室报告的都是目的基因和内参基因拷贝数的比值。由于目的基因和内参基因在基因表达时扩增效率存在差异及不确定性，因此所报告的比值并不绝对等同于肿瘤细胞的比例，但比值的变化可反映标本中肿瘤细胞比例的变化。

2. Q-PCR 检测基因突变

部分基因组水平发生的短片段的插入/缺失型（insertions and deletions，INDELs）突变，如 *NPM1* 基因常见为固定位点的插入突变，且突变型基因序列相对比较固定。此类突变可以用 Q-PCR 的方法定量检测，而且利用基因组 DNA 即可检测。淋巴瘤中常见的 *BCL2-IGH* 等基因易位，由于无异常的融合 mRNA 和融合蛋白形成，只能用 DNA 进行检测。

很多临床医生甚至国外的临床学者想当然认为 Q-PCR 方法检测各种目标都可以达到 10^{-6} 的灵敏度。但实际上，用基因组 DNA 为模板进行基因分型检测，一般检测灵敏度仅可达到约 $10^{-4.5}$ ~ 10^{-4}，低于用 mRNA 做模板时的检测灵敏度。

（三）基因片段分析

目前异基因造血干细胞移植（allogeneic stem cell transplantation，allo-HSCT）后检测供受者嵌合比例的标准方法是通过对短串联重复序列（short tandem repeats，STR）多态性位点进行基因片段分析。用基因测序仪进行基因片段分析，具有操作方便、分辨率高、可以精确定量等特点。片段分析法还可以检测各种热点区域内的 INDELs 突变，如急性髓性白血病（acute myeloid leukemia，AML）患者中常见的 *NPM1*、*CEBPA*、*FLT3-ITD* 等基因的突变。并且基因片段分析法易于实现多重检测，是检测 INDELs 突变经济有效的方法。

目前片段分析主要用第一代基因测序仪，常规使用时最佳检测灵敏度可达到 1%，大多数实验室可稳定做到 2% ~ 5%。STR 方法检测嵌合率是通过检测 PCR 扩增终产物来实现，因此很多临床医生甚至检验人员认为它是"半定量"、"定量数值不精确"的方法，实际上该方法可精确地计算标本中的供受者细胞比例。片段分析法定量检测 INDELs 突变也经常和标本中肿瘤细胞的比例有很好的线性关系，因此也有较好的定量作用。

（四）用 Q-PCR 或位点特异性引物 PCR（sequence specific primer PCR，SSP-PCR）检测单核苷酸变异（single nucleotide variants，SNV）

SNV 包括正常情况下在人群中广泛存在的单核苷酸多态性（single nucleotide polymorphisms，SNP）和与疾病相关的单核苷酸突变。前者如细胞色素酶 P450（cytochrome P450，*CYP450*）基因型，后者如骨髓增殖性肿瘤（myeloproliferative neoplasms，MPN）中的 *JAK2 V617F* 突变。DNA 聚合酶和 Q-PCR 探针区分 SNV 的能力有限，并且检测灵敏度受变异碱基及附近序列的综合影响。常规 SNV 检测时可稳定做到的检测灵敏度约 1% ~ 2%，并且需要注意和背景信号的区分。

（五）基因测序

近十年来基因测序技术的发展日新月异，主要受益于信号检测技术的进步。第一代 Sanger 基因测序法需要将目的基因片段（即目标区域的碱基信号）扩增数百万倍才可以检测。第二代高通量基因测序技术的共同特点是每个基本检测单元中目的基因片段仅需数千倍扩增，并且反应系统和检测系统都高度集成，实现了更小的反应体系和更高的检测通量。第三代基因测序技术实现了单分子碱基信号的读取,但仍需合成酶和荧光标记检测。第四代基因测序技术的目标是实现无合成酶、无荧光标记的单分子碱基信号直接读取,但目前尚无成熟的产品。

1. 第一代基因测序

迄今为止,第一代 Sanger 基因测序法仍是基因序列测定的金标准,也是目前应用最成熟的基因测序方法。Sanger 测序法的读长可达 800～1000bp,是目前成熟应用的基因测序方法中读长最长的。读长是 Sanger 测序法的优势,但缺点是检测灵敏度有限。Sanger 法得到的每一个测序结果都是混合序列,并且受峰型不均一性等的限制,对于点突变的检测灵敏度仅约 15%～20%,而且这是指等位基因的检测灵敏度。如果肿瘤细胞携带的是常染色体基因的杂合突变,理论上则需要肿瘤细胞比例达到 30%～40% 以上时才容易检出。

第一代焦磷酸测序法的检测灵敏度约 5%,但测序读长仅约 20～25bp,一定程度上限制了其使用。

2. 第二代高通量基因测序(NGS)

NGS 曾经有过多种不同的技术平台,共同特点都是单分子扩增和大规模并行测序。虽然测序读长仍难以和 Sanger 法相比,但超大规模并行测序使得每一次反应所测得的碱基总数远非 Sanger 法可比,极大地延展了人类检测基因序列的能力。NGS 的每一个基本检测单元的信号都来源于单个模板分子,并且对同一个基因位点可根据实验需要达到数十甚至数万倍的测序覆盖度。使研究者可以对突变进行较为准确的定量,并且可以对肿瘤的克隆异质性和克隆演变进行较为全面和深入的分析。

虽然达到更高的测序深度已经不是技术上的难题,但由于成本和系统固有误差的限制,用 NGS 方法进行点突变检测时,检测灵敏度仍难以实现 <5%。

另一方面超高通量集成测序限制了 NGS 应用的灵活性。由于技术流程复杂、仪器单次运行成本较高、对生物信息分析能力有很高的要求,限制了其在小型实验室的推广使用。目前 NGS 测序的临床检测服务主要由第三方独立的检验公司完成。

3. 第三代及第四代基因测序技术

共同特点是实现了单分子信号检测,可以获得超长的测序读长,并且检测流程较 NGS 大大简化。虽然第三代的 SMRT 测序技术对单个碱基单次读取的准确性仅约 85%,但该技术可以在同一个超长读长(目前可以做到约 40kb)中对同一个模板序列进行重复读取,经重复读取 30 倍后校正的单碱基错误率可低至百万分之一。第三代和第四代基因测序技术还可以直接读取碱基的甲基化信息,实现表观遗传学的直接检测。第三代及第四代基因测序技术具有的超长读长、准确性高、可直接读取表观修饰、相对较高通量及技术流程更简单等特性,为基因测序的广泛应用带来新的希望。

(六)基因芯片检测染色体微缺失或基因拷贝数变异(copy number variations,CNVs)

基因芯片技术较 NGS 技术发展更早,有基因表达谱芯片、SNV 芯片等多种技术形式。经过多年的发展和应用,目前临床上有一定应用价值的是比较基因组杂交芯片(array-based comparative genomic hybridization,aCGH)。aCGH 主要用于分析 CNVs,又称 CNVs 芯片。CNVs 芯片可检测数千碱基对以上基因序列的拷贝数变异,弥补了基因测序和染色体核型分析技术之间的缺陷。CNVs 芯片和 NGS 方法分析 CNVs 的检测灵敏度约 10%。

以上仅为临床常用的基因检测方法应用特点的简单介绍。表 1-7-1 以列表的形式给出了各种检测技术在不同应用时的其他一些特点,图 1-7-1 对各种检查技术的分辨率、检测灵敏度等进行了图形化的对比。

二、常见的基因异常类型及适用的检测方法

血液肿瘤中常见的基因异常有基因易位、CNVs、INDELs、串联重复数目变异、点突变、基因表观遗传学修饰异常、表达量异常等多种形式,不同的基因异常适用不同的检测技术(表 1-7-2),在此分类介绍。

表 1-7-2 血液肿瘤中常见的基因异常类型及适用的检测方法

基因异常类型	适用的检测方法
融合基因	
有特征性染色体易位,有融合 mRNA	多重 PCR;Q-PCR mRNA;FISH;染色体核型分析;NGS
有特征性染色体易位,无融合 mRNA	Q-PCR DNA;FISH;染色体核型分析;NGS
染色体末端微缺失或末端易位形成融合基因	Q-PCR mRNA;FISH;NGS
无对应基因组异常的融合 mRNA	Q-PCR mRNA;NGS
基因突变	
SNV,变易位点和序列固定	Q-PCR;SSP-PCR;Sanger 测序;焦磷酸测序;NGS
SNV,变易位点和序列不固定	Q-PCR;SSP-PCR;Sanger 测序;片段分析;NGS
INDELs,位置或序列较固定	Q-PCR;SSP-PCR;Sanger 测序;片段分析;NGS
INDELs,位置或序列不固定	Sanger 测序;片段分析;NGS
基因内部部分外显子缺失	Q-PCR;PCR 基因分型;NGS
基因缺失、扩增等拷贝数变异	FISH;染色体核型分析;aCGH;NGS
其他分子指标	
基因表达异常	Q-PCR mRNA;NGS(转录组测序)
IG/TCR 重排克隆性分析	片段分析;NGS(免疫组库分析)
嵌合率检测	片段分析;Q-PCR(微嵌合分析)
遗传多样性检测	基因测序;PCR 基因分型

Q-PCR:quantitative PCR,荧光定量 PCR;INDEL:insertion/deletion,基因组中短片段的插入或缺失;SNV:single nucleotide variation,单核苷酸变异,包括单核苷酸多态性和突变;NGS:next generation sequencing,新一代基因测序技术; FISH:fluorescence in situ hybridization,荧光原位杂交

(一) 融合基因(fusion gene,FG)

融合基因由两个不同位置的基因分别发生断裂和易位,并且错误地拼接在一起形成。融合基因是血液肿瘤中最早被鉴定并被重视的特征性分子异常,在初诊 AML 患者中常见的融合基因阳性率约 40%。融合基因常是血液肿瘤发病的主要分子生物学异常,绝大多数患者仅有一种融合基因阳性,并且与肿瘤细胞稳定地伴随存在。融合基因可用做高灵敏度监测 MRD 的分子标志,是血液肿瘤诊断、分类和疗效判断最重要的分子指标。

由于融合基因种类很多,临床上先筛查数十种融合基因,然后再定量检测阳性的融合基因,已被广泛认可为白血病分子诊断的重要方法。但不同融合基因的检测方法有所区别。根据其形成和检测的特点,血液肿瘤中的融合基因可大致分为以下 4 类:

1. 具有特征性染色体易位和融合蛋白形成的融合基因

如最早鉴定的 t(9;22)(q34;q11)染色体易位及其形成的 *BCR-ABL1* 融合基因。该类染色体易位可首先通过染色体核型分析发现,然后再用基因定位的方法鉴定对应的伙伴基因。因此早期鉴定的融合基因多数属于此类,目前已报道了近百种在血液肿瘤中有一定重现性的此类融合基因。

该类融合基因多数可通过染色体核型分析鉴定,但有时易位的染色体片段在显微镜下变化不显著,检出率受检验人员的经验水平影响很大。该类融合基因也可以用荧光原位杂交(fluorescence in situ hybridization,FISH)的方法检测,但检测成本较高,而且灵敏度低于 PCR 方法。FISH 探针一次只能检测特定类型的融合基因,有些融合基因尚无商品化的探针。多重 PCR 筛查数十种融合基因提供了另一种经济有效的鉴定方法。用 Q-PCR 检测 mRNA 融合转录本则提供了最灵敏的基因定量方法,监测 MRD 最灵敏而且稳定。PCR 方法的局限性在于所检测基因片段的范围小,应对断裂位点变异的能力较差。因此某

些变异型的融合基因 PCR 检测阴性，但可通过染色体核型分析或 FISH 方法检测到。

某些基因形成融合基因时可能有很多种伙伴基因（如 *MLL* 有近百种伙伴基因），有的伙伴基因常见，有的伙伴基因少见。PCR 方法需要根据目标基因型预先设计方案，通常难以涵盖少见的基因型。这类情况下，用 FISH 检测是一个有效的方法，但不能明确该基因的伙伴基因是其缺憾。另一方面，当微小的染色体片段易位形成融合基因时，通常染色体核型分析不能看出异常，但 PCR 方法可以检测到。

2. 有特征性染色体易位但无融合蛋白形成的融合基因

急性淋巴细胞白血病和淋巴瘤中常见免疫球蛋白重链（immunoglobulin heavy chain，*IGH*）、免疫球蛋白 κ 轻链（immunoglobulinκ light chain，*IGK*）、免疫球蛋白 λ 轻链（immunoglobulinλ light chain，*IGL*）和 T 细胞抗原受体（T cell receptor，*TCR*）基因易位，这些类型的融合基因一般不形成融合蛋白。如 *BCL2-IGH* 融合，是 *BCL2* 基因易位到 *IGH* 基因的增强子附近，*BCL2* 基因被异常上调表达，但并无融合 mRNA 转录本和融合蛋白形成。此类融合基因可用 PCR 方法从 DNA 水平检测，或通过染色体核型分析和 FISH 方法检测，但无法通过 PCR 检测 mRNA 鉴定。由于不同患者在 DNA 水平的断裂位点变异较大，因此也难以设计通用的 Q-PCR 定量检测方案。

3. 由于染色体片段微缺失或末端易位形成的融合基因

如 *FIP1L1-PDGFRA* 融合基因是由 4 号染色体长臂 800kb 染色体片段的缺失所致。该融合基因缺失的片段太小，染色体核型分析无法鉴定，可用 FISH 或 RT-PCR/Q-PCR 检测。t（12；21）（p13；q22）染色体易位形成 *TEL-AML1* 融合基因时，由于 12p 和 21q 末端在常规显带时很相似，染色体核型分析很难鉴定出来，FISH 或 RT-PCR 方法更易保证检测阳性率。

4. 无对应基因组异常的融合基因

此类融合基因是由于 mRNA 转录后不同基因片段的异常拼接所致，由于研究技术的限制，目前仅有极少数此类融合基因被鉴定，如慢性淋巴细胞白血病（chronic lymphocytic leukemia，CLL）中常见的 *YPEL5-PPP1CB* 融合基因[1]。此类融合基因只能通过 PCR 和 Q-PCR 从 mRNA 水平检测。

近几年发展起来的转录组测序大大提高了直接从 mRNA 水平发现融合基因的能力，有可能会鉴定出更多上述第 3、4 类融合基因，尤其有望成为鉴定少见类型融合基因的有效方法。这些融合基因可能并不少见，只是由于方法学的限制而一直未被发现。

（二）基因突变

狭义概念上的基因突变指单个核苷酸或小片段基因序列的变异。基因突变是白血病中更多见的基因异常，同一肿瘤细胞或肿瘤组织中常有多种基因突变同时存在。由于基因序列变异细微，基因突变无法通过染色体核型分析或 FISH 检测，主要用 PCR 基因分型或基因测序方法检测。由于 DNA 提取方便，基因突变的检测通常在 DNA 水平进行。具体来说，基因突变的形式又可分为以下几种：

1. 位点和序列固定的单核苷酸突变

如 *JAK2 V617F* 突变，是由于固定位置的 G—T 碱基替换所致。此类突变可用 SSP-PCR 或 Q-PCR鉴定，检测灵敏度一般可达到 1%～5%。也可通过 Sanger 基因测序法或 NGS 检测，检测灵敏度分别可达 15%～20%、约 5%。

2. 位点或序列不固定的单核苷酸突变

如 *TET2* 突变可发生于基因的全长，突变发生的位点和突变型的序列均不确定，而且无显著的热点区域或常见的突变型。此类突变主要通过 Sanger 基因测序或 NGS 检测。

3. 位置或序列较固定的小片段基因插入或缺失（INDELs）

如 *NPM1* 突变多为 4 个碱基的插入突变，而且插入位置固定，插入的序列也有常见型。固定的突变基因型和连续多个碱基改变的特点为检测带来便利，对常见型的 *NPM1* 突变可用高灵敏度的 Q-PCR 监测 MRD。常见于 MPN 患者的 *CALR* 突变也具有类似的特点。此类突变也可用基因片段分析、Sanger 测序或 NGS 检测。基因测序的优势在于可以同时鉴定少见的突变型。但由于 NGS 的扩增片段和读长都有一定限制，在检测较长片段的插入突变时可能会出现假阴性结果。

4. 位置或序列不固定的小片段基因插入或缺失（INDELs）

如 *FLT3-ITD* 和 *CEBPA* 突变属于此类。由于突变发生的位置和插入/缺失的序列都不固定，难以设计 SSP-PCR 和 Q-PCR 检测方案。但可以通过基因片段分析或 Sanger 测序鉴定。

5. 基因内部部分外显子缺失

如在急性淋巴细胞白血病(acute lymphoblastic leukemia,ALL)患者中,*IKZF1* 和 *ERG* 基因经常发生一个或数个外显子区域的基因片段缺失。此类突变主要通过检测异常的 mRNA 转录本鉴定,也可以用基因芯片或基因组测序数据分析。但由于检测成本等的限制,后两种方法的临床实用意义较差。对于较常见的突变型(如 *IKZF1 IK6* 型),也可设定 Q-PCR 方案进行定量监测。

(三) 基因缺失、扩增等 CNVs

一般指整个基因或更大范围的缺失或拷贝数增加。CNVs 导致基因表达量的减低或增加,也是肿瘤的常见发病机制。CNVs 主要通过染色体核型分析、FISH 或 aCGH 芯片检测。

(四) 其他基因异常

1. 基因表达异常

在血液肿瘤中主要指原癌基因过表达,如 *WT1* 过表达是近年来急性白血病中比较受关注的指标。基因拷贝数的增加、序列突变、其上游调控基因的异常、表观遗传学调控异常等都可能是导致基因过表达的原因。人体内的基因大都会在特定组织的特定发育阶段有一定水平表达,从而发挥其正常功能,因此基因表达增高常常不是肿瘤的特异性指标。反转录 Q-PCR 是基因表达定量最常用的检测方法。通常在难以找到其他显著的分子标志的情况下,可考虑用基因表达异常作为判断预后和监测 MRD 的指标,但应用时应该注意和正常表达水平的区别。

2. 体细胞嵌合状态分析

以 STR 作为标志物检测供受者嵌合率已成为监测 allo-HSCT 植入状态的最常用方法。由于 STR 是长度多态性,因此基因片段分析是目前的主流方法,相比其他方法具有操作简便、定量分析准确率高等特点。还可以对纯化分选后的特定细胞群进行检测,如 T 细胞、B 细胞、自然杀伤(natural killer,NK)细胞、肿瘤细胞等。

3. 表观遗传学异常

表观遗传学异常影响基因转录但不涉及 DNA 序列改变,包括 DNA 序列的甲基化、组蛋白的修饰变化,以及染色质三维构象的变化。组蛋白的共价修饰,包括磷酸化、乙酰化、甲基化、二磷酸腺苷(adenosine diphosphate,ADP)的核糖基化及泛素化。一些特异性的 DNA 结合蛋白可激活组蛋白修饰酶,或将染色质划分为一些有丰富修饰子的核亚结构域。如果基因修饰发生在造血细胞特异性位点,可能允许或限制其向某一系列分化发展。一些蛋白与编码基因相互作用可修饰相关基因的活性,从而限制细胞的系列分化。这些表观遗传学调控机制的异常都可能成为血液肿瘤发生的促进因素。

现在常用的 DNA 甲基化检测方法需要先用亚硫酸氢盐处理基因组 DNA,使所有未发生甲基化的胞嘧啶被转化为尿嘧啶,而甲基化的胞嘧啶不变。然后用位点特异性 PCR、基因测序等方法检测。由于操作流程复杂、影响因素多,限制了甲基化检测的临床应用。第三代和第四代基因测序技术可以直接读取碱基的甲基化信息,将大大有利于表观遗传学异常检测的应用。

(刘红星 岑建农 童春容)

第二节 常用检测仪器原理及质量控制

保证检测系统的稳定性是开展检验项目和临床应用的前提。基因检测方法学和仪器多种多样,而且操作流程复杂。因此了解检测系统的原理,建立基因检测的质量控制系统非常重要。质量控制系统包括检测方法与流程,质控方法与实施,对仪器设备、试剂、检测人员、检测场地环境的管理等。

一、荧光定量 PCR 仪基本原理及质量控制

(一) 荧光定量 PCR 仪器基本原理

与常规 PCR 技术相比,Q-PCR 技术具有灵敏度高和特异性强的特点,并可有效避免 PCR 产物污染。随着技术、检测仪器设备的不断改进和对疾病认识的不断加深,Q-PCR 技术在血液肿瘤的基因诊断、疗效监测方面的应用越来越广泛。

荧光定量 PCR 仪的基本工作原理是在 PCR 反应体系中加入标记了荧光基团的核酸探针或荧光染料,PCR 反应过程中荧光信号会随扩增片段的增加而不断增强。荧光检测系统在扩增反应的每一步检测荧光信号,实时监测整个

PCR 进程中荧光信号的积累，最后通过对荧光信号的处理，利用已知的标准曲线对未知模板进行定量分析。

荧光定量主要有两种方式。一是 TaqMan 荧光探针法，即在 PCR 反应中加入标记了发光基团和淬灭基团的特异性核酸探针。其主要利用荧光共振能量转移原理(fluorescence resonance energy transfer, FRET)：当一个发光基团与一个淬灭基团的距离邻近至一定范围(1~10nm)，并且发光基团的发射波长和淬灭基团的吸收波长相匹配时，就会发生能量转移。此时发光基团释放的荧光能量被淬灭基团吸收，从而检测不到对应波长的光信号。在 PCR 反应过程中，核酸探针在聚合酶的 3′~5′外切酶活性作用下被降解，使得淬灭基团和发光基团分离，对后者的淬灭作用大大减弱。随着 PCR 反应的进行，特异性产物越多，反应过程中被降解的探针也越多，所检测到的激发荧光信号越强，荧光信号的累积与 PCR 产物形成完全同步。因为除了扩增引物以外，探针也是序列特异性地与模板结合，因此该方法特异性强、信噪比高，也容易保证较高的检测灵敏度。另一种荧光染料法是在 PCR 反应液中加入 SYBR Green Ⅰ、EvaGreen 或类似的荧光素。它们在游离状态时被激发的荧光强度很低，当和双链 DNA 结合后，被激发的荧光强度增加数百甚至数千倍。反应体系中双链 DNA 量越多，其荧光强度越大。荧光染料能与所有的 DNA 双链相结合，对 DNA 模板没有选择性，通用性好、应用成本较低，但检测特异性较 TaqMan 探针差。要想用荧光染料法得到比较好的定量结果，对 PCR 引物设计的特异性和 PCR 反应的质量要求比较高。

（二）实时荧光定量 PCR 相关的几个参数

理想的 PCR 反应产物的积累是一个指数增长的过程，但实际的 PCR 扩增曲线呈 S 形。当 Taq 酶的活性随着反应时间减低、反应底物被消耗以后，PCR 就进入了平台期。不同的 PCR 反应体系进入平台期的时机和平台期的高低都有很大差异。

1. 基线期(baseline)

基线期用以计算背景荧光信号。基线的起点一般选择 PCR 开始的第 3~6 个循环。因为在 PCR 反应的第 3~6 个循环以前，荧光素的物理性质尚未达到稳定，此时背景荧光信号波动较大。荧光素的稳定性受试剂质量影响，质量高、稳定性好的试剂通常从第 3 个循环开始即可达到稳定，否则可能需要到第 6 个循环才可以。基线的终点应选择在达到荧光阈值的循环数(cycle of threshold, Ct)前至少 3 个循环。因为接近 Ct 值的循环数时，由于扩增带来的荧光变化对荧光强度的影响已经较为显著。由于是基于统计学原理计算荧光背景信号，基线选择的另一个规则是分析区间(即起点和终点之间)不应少于 8 个循环数，以保证有一定的抽样点数。

实际检测时会遇到不足 15 个循环，反应体系中的荧光已经显著增加，导致难以设置基线的分析区间超过 8 个循环数的情况。此时目标基因的起始拷贝数过高，也会不利于精确的定量检测。遇到这种情况应将起始标本稀释后重复实验，对于丰度过高的目的基因片段，Ct 值调整到 15~18 个循环为最佳。

2. 阈值(threshold)

阈值选择的基本原则是反应体系中发生统计学意义上可信的荧光信号增加时的荧光强度。一般到达阈值时的荧光信号强度需要较基线时增加了标准差的 10 倍，方可在统计学意义上认为荧光信号有了明确的增加。人为调整时，阈值应设定在荧光信号成指数增加的区间内。

3. Ct 值

Ct 值是 Q-PCR 又一个很重要的概念，指每个反应管内的荧光信号到达设定的阈值时所经历的循环数。在一定的浓度范围内，每个标本的 Ct 值与该标本的起始拷贝数的对数存在线性关系，并且呈反比，即起始拷贝数越多，Ct 值越小。

（三）实时荧光定量 PCR 仪的系统组成及性能要求

实时荧光定量 PCR 仪主要由三部分组成：PCR 反应系统、荧光激发和收集系统、数据分析处理系统。

1. PCR 反应系统

PCR 反应系统的主要部件是 PCR 反应模块。它的温度均一性、热传导效率和升降温速率都影响 PCR 反应的结果。目前有两种方法控制 PCR 反应模块的升降温。一种是现在最常用的半导体控制的金属模块，大多可以用通用的耗材。一种是通过不同温度的空气或液体流动调节，温度均一性好，传热速度快，但大都需要用特殊的 PCR 反应管。

PCR 反应模块的主要性能是对热循环加热

快的要求。一般要求最高升降温速率能达到2.5℃/秒；模块的温度范围应在4～100℃之间；模块的温控误差不大于±0.25℃；模块中每一标本孔间的温度差别要小于±0.5℃；做高分辨率解离曲线（high resolution melting curve，HRM）分析时，对温控精度的要求更高。

2. 荧光激发和收集系统

荧光激发光源主要为卤钨灯和高强度LED。荧光收集系统目前常用CCD感应成像，其特点是能在同一时间收集96孔或384孔的荧光信号。

荧光激发需要性能稳定的光源，并且配备时间监测和自我诊断程序。现一般要求仪器具有多个荧光检测通道，能同时检测多种不同波长的荧光染料：FAM/SYBR Green Ⅰ，VIC/JOE，NED/TAMRA/Cy3，ROX/Texas Red和Cy5染料。检测系统能实时检测、动态显示，所有反应孔同时采集荧光数据，不同孔之间不存在时间差。灵敏度能达到≤10个拷贝数的模板，置信度99.7%。

3. 数据分析处理系统

数据分析处理系统包括荧光信号的传输、分析处理和结果计算。软件的用户界面友好，包括样品板设置向导，多个样品板数据同时查看。先进的分析工具，使得数据处理更加简单和直观。能进行绝对和相对定量，可同时对多个数据进行分析、比对和作柱形图。能在一个反应中进行多重定量，运用多色荧光校正技术，去除不同荧光之间的干扰。

（四）荧光定量PCR仪的维护

仪器的维护主要包括实验室人员的日常维护和专业人员的定期维护。

1. 日常维护

（1）每天开机后，检查仪器声音是否正常、运行是否正常、电脑运行是否正常。

（2）PCR仪器需要每周做本底检测，在96孔PCR反应板中加入25μl水，检测本底的荧光强度，本底荧光强度偏高的反应孔需要清洗。

（3）根据不同仪器的性能特点，对有需要的仪器（如AB7300、7500）定期做光谱矫正。

2. 每年定期维护

每年需要专业维护一次。

（1）更换光源。

（2）检测温度精度是否达到要求。

（3）检测光路的定位准确性。

（4）常用的荧光信号检测。

3. 维修

使用过程中发现仪器故障或参数异常时，应做记录并及时联系专业人员检修。每次仪器维修后，需要进行温度检测校正、光路校正、荧光信号检测。

二、Sanger测序仪的基本原理及质量控制

（一）Sanger法测序的基本原理

1977年Sanger双脱氧核苷酸末端终止法的问世，标志着第一代核酸测序技术的诞生。20世纪90年代中期自动化的商业毛细管测序仪出现以后，Sanger法一直是基因序列鉴定的金标准。目前临床上应用的主流DNA测序仪仍是基于Sanger法的基因测序仪。

Sanger法测序，在配制测序PCR反应体系时，只加入一条测序引物，并且在四种脱氧核苷酸三磷酸原料中混入一定比例（约1/10）标记了不同荧光的四种双脱氧核苷酸三磷酸（dideoxynucleotide triphosphate，ddNTP）。由于ddNTP的核糖缺乏3′-OH基团，测序PCR反应进行时，模板的延伸被终止在合成时掺入了ddNTP的碱基位置，形成不同片段长度的DNA片段。这些DNA片段都具有共同的起始点（测序引物），并且末端导致反应终止的ddNTP上带有对应碱基类型的荧光基团。因此可以根据片段的长度和荧光基团类型判断对应位置的碱基序列。通过高分辨率的毛细管电泳和荧光检测系统，即可将待测的DNA序列一一读出。

（二）Sanger法基因测序仪的系统组成

Sanger法基因测序仪主要由自动进样系统、毛细管电泳系统、荧光检测系统和数据处理系统组成。

1. 自动进样系统、毛细管电泳系统

测序仪的进样系统能全自动吸取96孔PCR反应板中的样本并进行毛细管电泳。主要有4、16、24、48通道和目前高通量的96通道。DNA序列分析的精度可达98.5%或以上，最长可达1100bp或以上。

2. 荧光检测系统

荧光激发采用氩离子激光光源，以双束激光双向照射方式同时照射并列的毛细管，保证不同毛细管间的接收信号高度均一。荧光检测采用高

灵敏度的后置低温 CCD 装置，用光栅同步分光可同时进行 5 色或以上荧光实时检测。

3. 数据处理系统

数据分析所用软件是基本的测序及片段分析软件（如 SequenceAnalysis、GeneMapper 等），可进行基因测序和 STR 分型。

（三）Sanger 法测序仪的维护

1. 每次仪器运行前的维护

确保有足够量的 POP7 胶，确保瓶内有足够量缓冲液。确定槽内有足够量的缓冲液和去离子水，并确保外壁干燥。查看胶内有无气泡，必要时运行气泡移除程序。

2. 仪器每周维护

（1）DNA 测序仪清洗。

（2）清洗缓冲液、水及废液槽，更换槽内液体。

3. 仪器每月维护

重启电脑系统及测序软件。用去离子水润湿无尘纸后小心去除毛细管末端干燥的残胶。

4. 仪器每年维护

每年维护由仪器厂家工程师检测各系统是否正常和符合要求。

5. 仪器需要时的维护

（1）更换毛细管：运行安装毛细管程序，并按操作说明更换毛细管，进行空间定位校正毛细管的位置。

（2）更换 POP7 胶：运行胶更换程序，并按操作说明进行更换。

注意：新胶需提前取出常温放置 1 小时，使用前确定没有气泡和结晶。

（3）光谱校正：使用新的荧光染料或参数改变（荧光类型 Dye Set，毛细管类型 50cm/36cm）时，需按照仪器说明进行光谱校正。

三、新一代高通量基因测序仪的基本原理

新一代高通量基因测序（next generation sequencing，NGS）主要指第二代基因测序，主要特点是大规模并行测序，即一次反应可同时得到数百万至数十亿条基因序列。自从 2004 年在 Nature 期刊上发表第一篇 NGS 的文章以来，NGS 技术已经有了长足的发展，并且已经逐渐应用于临床。

（一）NGS 技术的基本原理

最早发表的 NGS 技术是基于焦磷酸测序的原理，本质上是在芯片上做数十万至百万个微池，在每个微池内进行微量的焦磷酸反应，通过加入的碱基和荧光信号的变化来判断模板基因序列。虽然该技术曾经达到过各种 NGS 技术平台最长的读长（约 800~1000bp），但由于通量难以增加、试剂成本高等原因，现已停止发展。另一种基于连接酶技术的测序平台，具有超高通量和检测准确度高的特点，但由于读长增加能力有限，也已停止发展。

目前市场占有率最高的是基于可逆终止扩增的边合成边测序（sequencing by synthesis，SBS）技术。该技术对每一种碱基加以可酶切的不同颜色的荧光修饰，每一次合成反应时，扩增序列仅延长一个碱基。在扫描荧光后，将碱基上的荧光用酶切除，然后再进行下一个碱基的合成。对于多聚体（如 AAAAAA）序列，该技术也是对每个碱基逐一检测，因此得到的碱基质量和准确度较高。而且该技术是基于在芯片表面上进行簇生成的原理实现并行测序，容易实现更高的测序通量。但该技术的不足之处在于测序时间较长，并且测序读长仍然有限。

目前市场上另一种主要的 NGS 技术是检测 PCR 反应中氢离子变化的 Ion Torrent 技术。其主要检测原理是通过高灵敏度的电极检测微量碱基合成时由于氢离子释放带来的 pH 值的变化。该技术摒弃了荧光标记，运行成本较低，读长也相对较长。但由于是在微池内进行反应和检测，其通量增加的潜力受加工技术的限制。此外，该技术对多聚体序列检测的错误率较高。

（二）NGS 仪器的系统组成

NGS 检测系统主要由文库制备、测序反应和检测系统、数据处理系统组成。

1. 文库制备技术主要分为以下几种

（1）全基因组和转录组测序：将待测核酸随机打断成 200~400bp 的片段，然后连接 barcode 和通用测序接头进行测序。

（2）目标序列测序：包括探针捕获和扩增子测序。

2. 测序反应和检测系统（以 Ion Torrent 技术为例）

（1）测序模板制备：采用微珠乳液 PCR 的方法进行测序模板制备。

（2）测序模板富集：去除掉空的微珠，保留有模板的微珠。

（3）芯片上的测序反应和信号检测：DNA 聚合酶以单链 DNA 为模板，按碱基互补原理，合成互补的 DNA 链。DNA 链每延伸一个碱基时，就会释放一个氢离子，导致局部 pH 变化。离子传感器检测到 pH 变化后，即把化学信号转变为数字信号。这种方法属于直接检测 DNA 的合成，因不需 CCD 扫描、荧光激发等环节，大大缩短了运行时间。PGM 系统的标准测序时长仅 2～3 个小时，并且可以根据通量需求选用不同规格的测序芯片。

3. 数据处理和分析系统（以 Ion Torrent 技术为例）

Torrent suite 软件可对 Ion Torrent 产生的数据进行初步分析，将传感器的电信号经计算转换为碱基序列。进一步可通过 Torrent browser 软件得到质量控制指标及碱基序列，从而筛选出的高质量的序列进入下一步分析。

Torrent suite 功能丰富的插件可实现对测序数据的多种分析，包括序列拼接、突变分析、SNP 分析等。配合使用其他第三方软件，可实现完整而又灵活的生物信息分析，如定量、功能注释、功能分类、新基因及调控区域预测等，从而深入挖掘测序数据的生物学意义。

（三）NGS 测序仪的维护

（1）日常保养：按操作说明书要求，操作前后进行水洗，每两周或操作 500 flows 之后要进行氯洗。长时间不用每两周要进行一次水洗。

（2）每年：应该由厂家专业人员进行一次检测和保养。

第三节　血液系统疾病基因检测的一般实验流程及质量控制

血液系统疾病中的基因异常类型多样，可以有融合基因、大片段的基因缺失或扩增、小片段的基因缺失或插入突变、基因点突变、基因表达异常、甲基化异常等。不同类型的基因变异、以及不同应用时所适用的检测方法也不同。

血液系统疾病的分子检测项目按临床应用目的主要可分为以下几类：血液肿瘤基因检测、血液系统遗传病基因检测、人类白细胞抗原（human leukocyte antigen，HLA）基因分型、药物基因组学项目、免疫多样性检测项目等。从基因突变的发生角度，既有先天遗传性的基因突变/多样性检测，又有后天体细胞突变/多样性的检测指标。

恶性血液肿瘤是造血细胞的恶性克隆性疾病，大多数血液肿瘤患者可检出克隆性的染色体异常。随着血液病的细胞和分子遗传学的研究进展，一些重现性染色体易位的生物学特征和致白血病机制相继被阐明。为白血病的个体化治疗提供了新的靶点，显著改善了部分患者的疗效。如伴有 t（15；17）（q22；q21）的 APL 中，*PML-RARA* 融合基因的发现和全反式维 A 酸、砷剂（包括三氧化二砷和雄黄）的应用，使得 APL 的治愈率已超过 90%[2]。t（9；22）（q34；q11）形成的 *BCR-ABL1* 融合基因是 CML 的主要分子病因，针对 *BCR-ABL1* 融合蛋白上的 ATP 结合位点设计的靶向药物甲磺酸伊马替尼也彻底改变了 CML 的治疗模式。用伊马替尼治疗的 CML 患者，6 年预期总生存率已可达 89%[3]。

由于染色体异常、融合基因和基因突变在白血病的诊断分型、预后判断、MRD 监测和个体化治疗中的重要指导意义，在 2008 年最新修订的 WHO 白血病分型建议中，伴有 t（8；21）（q22；q22）、t（15；17）（q22；q21）、inv（16）（p13q22）、t（9；11）（p22；q23）、t（6；9）p23；q34）、inv（3）（q21q26.2）、t（1；22）（p13；q13）易位及对应的融合基因、*NPM1* 基因突变和 *CEBPA* 基因突变的急性髓细胞白血病（acute myeloid leukemia，AML）被列为 9 种新的 AML 亚型，而伴有 t（9；22）（q34；q11）、t（v；11q23）、t（12；21）（p13；q22）、t（1；19）（q23；p13.3）、t（5；14）（q31；q32）及对应的融合基因和超二倍体的急性 B 淋巴细胞白血病（acute B lymphoblastic leukemia，B-ALL）则被归为 6 种新的 B-ALL 亚型（表 1-7-3）。

表 1-7-3 WHO 2008 分类标准里的主要基因指标及近年来新报道的基因突变

	WHO 2008 分类标准里的主要基因指标	近年来新报道的基因突变
MPN	*BCR-ABL1*;*JAK2 V617F* 和 *Exon12* 突变;*MPL* 突变;*KIT* 突变	*CALR* 突变; *ASXL1*;*CALR*;*CSF3R*;*JAK2-V617F*;*JAK2-Exon12*;*MPL*;*SETBP1*;*SH2B3*(*LNK*);*SRSF2*;*TET2*;*U2AF1/35*
伴嗜酸细胞增多的髓系或淋巴细胞系肿瘤	*PDGFRA-FG*;*PDGFRB-FG*;*FGFR1-FG*	
MDS/MPN		*ASXL1*;*BRAF*;*CBL*;*JAK2-V617F*;*KRAS*;*NRAS*;*PTPN11*;*RUNX1*(*AML1*);*SETBP1*;*SRSF2*;*TET2*;*U2AF1/35*
MDS		*ASXL1*;*DNMT3A*;*IDH1*;*IDH2*;*JAK2-V617F*;*KRAS*;*NRAS*;*PTPN11*;*RUNX1*(*AML1*);*SETBP1*;*SF3B1*;*SRSF2*;*TET2*;*TP53*(*P53*);*U2AF1/35*
AML	融合基因:*AML1-ETO*;*CBFB-MYH11*;*PML-RARA* 及其他 *RARA-FG*;*MLL-FG*;*DEK-CAN*;*RPN1-EVI1*;*RBM5-MKL* 基因突变:*MLL-PTD*;*NPM1*;*CEBPA*;*KIT*;*FLT3-ITD/TKD*;*WT1*;*AML1* 基因表达异常:*BAALC*;*ERG*;*MN1*	*ASXL1*;*CEBPA*;*DNMT3A*;*ETV6*(*TEL*);*FLT3-ITD*;*FLT3-TKD*;*IDH1*;*IDH2*;*KIT-Exon8*,*11*,*17*;*KRAS*;*NPM1*;*NRAS*;*PHF6*;*PTPN11*;*RUNX1*(*AML1*);*TET2*;*TP53*(*P53*)
AHL;MPAL	*BCR-ABL1*;*MLL-FG*	*ASXL1*;*CEBPA*;*CREBBP*;*CRLF2*;*CSF3R*;*DNMT3A*;*ETV6*(*TEL*);*FLT3-ITD*;*IDH1*;*IDH2*;*IL7R*;*JAK1*;*JAK2-Exon16*;*JAK3*;*KIT-Exon8*,*11*,*17*;*NOTCH1*;*NPM1*;*NT5C2*;*PHF6*;*PTEN*;*PTPN11*;*TET2*;*TP53*(*P53*)
B-ALL	*IGH* 重排克隆性;*BCR-ABL1*;*MLL-FG*;*TEL-AML1*;*IL3-IGH*;*E2A-PBX1*	*BRAF*;*CREBBP*;*CRLF2*;*FLT3-ITD*;*FLT3-TKD*;*IL7R*;*JAK1*;*JAK2-Exon16*;*KRAS*;*NRAS*;*NT5C2*;*PTPN11*;*TP53*(*P53*)
T-ALL	*TCR* 易位	*BRAF*;*CREBBP*;*DNMT3A*;*ETV6*(*TEL*);*FBXW7*;*IL7R*;*JAK1*;*JAK2-Exon16*;*JAK3*;*KRAS*;*NOTCH1*;*NRAS*;*NT5C2*;*PHF6*;*PTEN*;*RUNX1*(*AML1*);*TP53*(*P53*)
淋巴瘤	*BCL2-IGH*;*MYC-IGH*;*CCND1-IG*;*TP53* 突变;*CLTC-ALK*	*BCL2*;*CARD11*;*CCND1*;*CD79B*;*CREBBP*;*EZH2*;*FBXW7*;*ID3*;*JAK3*;*KIT-Exon8*,*11*,*17*;*MEF2B*;*MYD88*;*NOTCH1*;*NOTCH2*;*PIK3CA*;*TCF3*(*E2A*);*TP53*(*P53*)

AML:acute myeloid leukemia,急性髓性白血病;MPN:myeloproliferative neoplasms,骨髓增殖性肿瘤;MDS:myelodysplastic syndrome,骨髓增生异常综合征;FG:fusion gene,融合基因;PTD:partial tandem duplication,部分串联重复;ITD:internal tandem duplication,内部串联重复;TKD:tyrosine kinase domain,酪氨酸激酶结构域;B-ALL:acute B lymphoblastic leukemia,急性B淋巴细胞白血病;T-ALL:T lymphoblastic leukemia,急性T淋巴细胞白血病。AHL:acute hybrid leukemia,急性混合细胞白血病;MPAL:mixed phenotype acute leukemia,混合表型急性白血病

PCR、反转录 PCR(reverse transcription PCR,RT-PCR)、Q-PCR 和基因测序等分子生物学技术在血液病的诊断和治疗中的应用具有重要的临床指导意义。Q-PCR 技术灵敏度高、特异性强,又减少了 PCR 产物污染,在血液病的分子检测中广泛应用。但由于其方法的局限性,一些少见的断裂位点形成的融合基因(如 *PML-RARα* 的 V 型,*BCR-ABL1* 的 b2a3、b3a3、e1a3、e19a2 型)在常规的检测中易出现假阴性[4]。因此,RT-PCR 和 Q-PCR可作相互补充。

下面以 APL 的 *PML-RARA* 融合基因检测、CML 的 *BCR-ABL1* 融合基因检测、淋巴系统肿瘤

的 *IG/TCR* 重排克隆性检测、Sanger 测序法检测基因突变和 *BCR-ABL1* 融合基因 *ABL1* 激酶区突变检测为例，分别介绍 RT-PCR 和 Q-PCR 在造血组织肿瘤的分子诊断中的应用和意义。

一、RT-PCR 检测 APL 的 *PML-RARA* 融合基因

（一）检测原理和意义

APL 是具有特异的染色体核型改变并涉及 *RARA* 基因易位的特殊类型急性白血病。APL 易见于中青年人，平均发病年龄 39 岁。流行病学研究显示国外 APL 发病率占同期白血病的 5.0%~23.8%，占 AML 的 6.2%~40.2%。国内多位学者报道发病率占同期急性白血病的 3.3%~21.2%。APL 临床表现凶险，起病及治疗过程中容易发生出血和栓塞而引起死亡。近二十年来，由于全反式维 A 酸（all trans retinoic acid，ATRA）及砷剂的临床应用，APL 已成为可以治愈的白血病之一。

近 99%的 APL 患者存在 t(15;17) 染色体易位和 *PML-RARA* 融合基因，少部分非典型的 APL 患者有 *PLZF-RARA*、*NUMA-RARA*、*NPM1-RARA*、*STAT5B-RARA*、*FIP1L1-RARA*、*PRKAR1A-RARA*、*BCOR-RARA* 等分子改变。*PML-RARA* 常见有三种基因型，长型（L 型）、短型（S 型）和少见的变异型（V 型）。主要是 *PML* 基因的断裂位点不同所致，*RARA* 基因的断裂位点比较恒定。因此，PCR 的引物组合通常为 *PML* 基因上的不同的 L 型和 S 型的上游引物和 *RARA* 基因上的共用的下游引物。

RT-PCR 检测 *PML-RARA* 融合基因是诊断 APL 的最特异、敏感的方法之一，也是评价 APL 疗效的最可靠的指标。对于 *PML-RARA* 的监测，2014 版的《中国急性早幼粒细胞白血病诊疗指南》[5] 中建议：①诱导阶段评估：ATRA 的诱导分化作用可以维持较长时间，在诱导治疗后较早行骨髓评价可能无法反映实际情况。因此，骨髓评价一般在第 4~6 周、血细胞计数恢复后进行，此时，细胞遗传学一般正常。分子学反应一般在巩固 2 个疗程后判断。②巩固治疗结束后进行患者骨髓细胞融合基因的定性或定量 PCR 检测。融合基因阴性者进入维持治疗；融合基因阳性者 4 周内复查，复查阴性者进入维持治疗，复查阳性者按复发处理。

（二）RT-PCR 检测 *PML-RARA* 融合基因的一般实验流程

1. 标本的采集和处理

PML-RARA 融合基因的检测标本一般为骨髓，也可以是外周血。标本的采集方法和处理时间会影响 RNA 的质量，进而影响实验结果的可靠性和准确性。因此标本收集及处理非常重要。标本采集用的抗凝剂首选 EDTA 或枸橼酸钠，避免用肝素抗凝。采集量骨髓为 2~3ml，外周血为 5~8ml。标本采集后 24 小时内送实验室处理，最好不要超过 48 小时，48 小时后 RNA 降解的量对实验结果有影响。

2. 实验室核收标本

接收和核对标本时应注意至少做到以下几点：①注意标本采集和运输过程是否遵循实验室的要求；②标本包装是否完整无损；③核对标本采集管上和检测申请单上的信息是否相符，包括患者的姓名、编号或条形码；④必须在实验室核收标本后 4~6 小时内处理实验标本。

3. 实验标本的初步处理

（1）核对待测标本的姓名、年龄、性别和检测基因并统一编号。

（2）将骨髓或外周血标本用细胞计数仪或显微镜计数后，计算含总量有 5×10^6 个有核细胞的标本体积。

（3）将对应体积的标本移至 10ml 离心管，1500rpm 离心 5 分钟。

（4）弃上清，加红细胞裂解液 5ml，颠倒混匀后静置 5 分钟。

（5）1500rpm 离心 5 分钟，弃上清。

（6）加 PBS 缓冲液 5ml，1500rpm 离心 5 分钟。

（7）弃上清，加 PBS 缓冲液 1ml，并移至 1.5ml 离心管中。

（8）1500rpm 离心 1 分钟，弃上清。

（9）若用经典的 Trizol 法抽提总 RNA，则可以加 1ml Trizol 吹打，充分裂解细胞后，置于-20℃保存备用。若用柱式法、磁珠法等方法抽提 RNA，则可按试剂盒说明进行操作。

4. 总 RNA 或 mRNA 抽提

RNA 提取可以用 Trizol 法、柱式法、磁珠法等，可以用手工或自动化的核酸提取仪提取，但 Trizol 法仍是大多数实验室使用的经典方法。大多数情况下，提取的都是总 RNA，其中约 5%的

mRNA 才是 Q-PCR 检测基因表达所需的。也可以用 Oligo-dT 提取 mRNA 以获得更好的检测结果,但成本较高。早期较多的实验室习惯分离单个核细胞后提取 RNA,但近年来国际上越来越转向于直接用骨髓或外周血裂解红细胞后,提取全部有核细胞的 RNA[6]。下面以经典的 Trizol 法为例介绍 RNA 提取的一般操作步骤:

(1)将要抽提总 RNA 的标本(含约 $5×10^6$ 个有核细胞)从-20℃冰箱中拿出置冰上融化。

(2)融化后的 Trizol 标本加入 200μl 氯仿,在混匀仪上充分混匀。

(3)放入台式高速冷冻离心机中,4℃离心,12000rpm,15 分钟。

(4)吸取 500μl 上清于新的 1.5ml EP 管中,加入等体积的异丙醇,混匀,置冰上 5 分钟以上。

(5)4℃离心,12000rpm,15 分钟。弃上清,加预冷的 75%乙醇 800μl。

(6)4℃离心,12000rpm,5 分钟。弃上清,加预冷的无水乙醇 800μl。

(7)4℃离心,12000rpm,5 分钟。弃上清,加入 30μl 无核糖核酸酶(ribonuclease,RNase)水,用紫外分光光度计检测 RNA 的浓度和纯度,并调整浓度至 0.5μg/μl 左右。

5. RNA 反转录合成 cDNA

(1)将溶解的 RNA(1μg RNA/10μl 体系)加入 PCR 反应管中,70℃预变性 5 分钟,4℃保存。

(2)制备反转录体系,主要成分包括反转录酶(常用 MMLV 反转录酶)及相应缓冲液、引物(常用随机六聚体引物)、dNTPs 和 RNA 酶抑制剂。根据选用的产品说明书配制公共体系。

(3)向预变性后的 PCR 管中分装反转录体系结构 10μl。

(4)按照选用的产品说明设置反应条件,完成反转录过程。

6. PCR 扩增反应

(1)取适量的 PCR 反应液和第一轮引物混合,混匀后分装于 PCR 反应管中,每管 23μl。每个反应管含 PCR 反应液 21μl,上下游引物(浓度为 10nM)各 0.5μl。

(2)分别加入 2μl 样本 cDNA,混匀后离心。上 PCR 仪进行第一轮 PCR。PCR 反应条件根据不同的反应液有所不同。通常条件为:95℃,5 分钟预变性(化学修饰法的热启动酶需 10 分钟),95℃ 15s 变性,58℃ 20s 退火,72℃ 45s 延伸,15 个循环。结束后 4℃保存。

(3)取适量的 PCR 反应液和第二轮引物混合,混匀后分装于 PCR 反应管中,每管 23μl。

(4)分别加入第一轮 PCR 产物 2μl,混匀后离心。上 PCR 仪进行第二轮扩增。扩增反应条件同第一轮,30 个循环。反应产物于 4℃保存,待电泳。

7. 电泳检测

(1)配制 2%的琼脂糖凝胶:2g 琼脂糖加入 100ml×TAE 缓冲液中,加热溶解,待琼脂糖完全溶解后,加入 10μl 10000×GELRED DNA 染料,混匀后缓慢均匀倒入制胶板中冷却待用。

(2)第二轮的 PCR 产物 5μl 与 1μl 上样缓冲液混合后加入制好的 2%琼脂糖凝胶的上样孔中,110 伏电压电泳 40~60 分钟。每块胶必须在一个单独上样孔中加 DNA 分子量标准品同时电泳,以判断 PCR 产物的大小。

(3)电泳结束后,取出凝胶,在凝胶成像分析仪上分析结果,并保存图像。

8. 结果分析

(1)在特定的片段长度(视引物设计情况而定)处出现条带的为阳性结果。无条带的为阴性结果。

(2)阳性对照在特定的分子量大小处有条带,阴性对照和空白在特定的分子量大小处无条带。

(3)同时检测 L 型和 S 型:S 型出现条带而 L 型没有条带的样本为 S 型;L 型出现条带而 S 型没条带的为 L 型;L 型和 S 型同时出现条带的为 L 型,因为 S 型的引物能扩增 L 型的样本,其扩增产物比正常的 L 型产物片段要长。

(三) RT-PCR 检测*PML-RARA* 融合基因的质量控制

1. 质量控制的意义

RT-PCR 是特异性强、灵敏度高的检测方法。但由于 PCR 产物呈指数级增长,而且产物可以做为模板被再次扩增检测。RT-PCR 方法检测 *PML-RARA* 融合基因涉及较多的试剂和步骤,每一环节都会影响最终结果。因此如果实验流程控制不好,容易因 PCR 产物污染导致假阳性,这是 PCR 检测独有的特点。当标本处理、试剂保存或试剂配制有误时,还容易导致假阴性。因此,质量控制在 RT-PCR 方法检测白血病融合基因实验中有特别重要的意义。

2. 质量控制的指标

（1）质控标本：质控标本的制备：将 *PML-RARα* 阳性的白血病细胞株 NB4 与其他该融合基因阴性的细胞株混合后分装成若干管，每管含 5×10^6 个细胞，加 Trizol 处理并于-80℃冰箱保存备用。从 RNA 抽提开始每步实验取一管质控样本和临床标本同时进行以监控整个实验过程。每次实验结束应首先判断质控样本的结果和以往实验结果是否一致，如果不一致需要寻找原因。

（2）RNA 质量控制：用分光光度计检测 RNA 的吸光度，理想的 260nm/280nm 吸光度的比值应为 1.7~2.0。可通过 RNA 电泳判断 RNA 是否降解。

（3）PCR 反应的质量控制：在 PCR 反应过程中需要同时加入阳性对照孔、阴性对照孔和空白孔，对照孔的检测结果应符合预期。否则实验结果不可信，应查找原因并解决导致假阳性或假阴性的影响因素。

（4）内参基因：在检测目的基因 *PML-RARA* 的同时还必须检测每个标本的内参基因（管家基因）。内参基因指在不同组织或类型的细胞中都有恒定表达的基因，目前血液病检测中最常用 *ABL1* 基因做内参。内参基因检测结果的好坏反映了 cDNA 样本的质量好坏。如果有标本的内参基因没有出来，要寻找原因，是标本量少还是标本质量差，可能要重复实验。

二、Q-PCR 检测慢性髓细胞白血病（CML）的 *BCR-ABL1* 融合基因

（一）检测原理和意义

t(9;22)(q34;q11)易位导致的费城染色体和 *BCR-ABL1* 融合基因是 CML 的特征性分子异常，也分别是第一个鉴定出的与人类肿瘤相关的染色体易位和融合基因。致病原因为位于 9 号染色体 q34 的 *ABL1* 基因和位于 22 号染色体 q11 的 *BCR* 基因分别发生的断裂，并且发生相互的错误拼接，导致形成 *BCR-ABL1* 融合基因，使得 ABL1 蛋白的酪氨酸激酶活性失去调控并异常增高。1996 年酪氨酸激酶抑制剂（tyrosine kinase inhibitor，TKI）伊马替尼（Imatinib）的问世，使得 CML 患者获得了长期生存的可能。监测 *BCR-ABL1* 融合基因对于 TKI 的疗效评估和用药指导具有重要意义。2014 年中国 CML 诊疗指南中，3 个月、6 个月和 12 个月时的融合基因的表达量是评判伊马替尼是否有疗效和是否更换二代 TKI 的重要指标[7]。

BCR-ABL1 融合蛋白最常见的有三种类型：P190、P210 和 P230，即 BCR-ABL1 蛋白的分子量分别为 190、210 和 230 千道尔顿。在 CML 中以 P210 为主，P190、P230 少见。BCR-ABL1 蛋白的分子量由基因型决定：P210 型为 *BCR* 基因的第 13/14 外显子与 *ABL1* 基因的第 2 外显子融合，分别形成 b2a2/b3a2 型融合基因；P190 型为 *BCR* 基因的第 1 外显子和 *ABL1* 基因的第 2 外显子融合形成 e1a2 型融合基因；P230 型为 *BCR* 基因的第 19 外显子和 *ABL1* 基因的第 2 外显子融合形成 e19a2 型融合基因。

上游引物设在 BCR 的第 13 外显子，荧光探针和下游引物设在 *ABL1* 的第 2 外显子，能对 P210 进行实时荧光定量 PCR 检测。同时测定样本中 *BCR-ABL1* 融合基因和内参基因，通过标准曲线得到样本中 *BCR-ABL1* 融合基因和内参基因（常用 *ABL1*）的拷贝数，从而得到检测样本中 *BCR-ABL1* 融合基因的相对表达量。

（二）Q-PCR 检测 *BCR-ABL1* 融合基因一般实验流程

1. 标本采集和处理

实验标本可以是骨髓或外周血。慢性期的 CML 建议用外周血，加速期和急变期的 CML 用骨髓较好。采集时抗凝剂为 EDTA 或枸橼酸钠。采集量为外周血 5~10ml，骨髓 3~5ml。

要抽提总 RNA 的标本可以是全血标本裂解红细胞后得到的全部有核细胞，也可以是淋巴细胞分离液分离后得到的单个核细胞，推荐用 5×10^6 个有核细胞。细胞保存时，可加 1ml Trizol 保存于-20℃，最好在收到标本后 4~6 小时内完成处理。

2. 总 RNA 抽提和 RNA 反转录合成 cDNA

参见 RT-PCR 检测 *PML-RARα* 融合基因的一般实验流程。

3. 实时荧光定量 PCR

（1）制备 Q-PCR 反应体系：每份反应体系为 25μl，主要成分包括 DNA 聚合酶及其缓冲液、dNTPs、上游引物 0.3μM、下游引物 0.3μM 和 TaqMan 探针 0.2μM。根据选用的产品说明书配制公共体系并分装，再加入 cDNA 2μl（200ng）。每批 Q-PCR 实验均须同时包括目的基因及内参

基因阳性对照(高浓度、低浓度或临界值)、阴性对照以及质粒标准曲线的扩增。

(2)Q-PCR 反应:在实时荧光定量 PCR 仪上进行 Q-PCR 反应和信号检测。反应条件为:50℃ 2 分钟,1 个循环;95℃ 10 分钟,1 个循环;95℃ 15 秒,60℃ 1 分钟,45 个循环。

4. 内参基因的选择要求和标准曲线的制备

(1)内参基因选择:从 RNA 水平对融合基因进行实时定量 PCR 检测,需要先将 RNA 反转录成 cDNA,然后进行 PCR 扩增和荧光信号的采集、分析。由于每份标本间 RNA 抽提、反转录和 PCR 扩增的效率都会有一定的差异,因此实验中需引入内参照基因来校正实验的误差。内参基因能准确反映每一标本 cDNA 的质和量,即 RNA 量的差异、RNA 的完整性和 RNA 反转录的效率。

内参基因的选择遵循以下原则:①在不同类型的细胞中恒定表达;②不受治疗结果影响;③在不同的个体中表达无差异;④表达水平和 *BCR-ABL1* 相近;⑤RNA 的降解速率和 *BCR-ABL1* 相近。在检测 *BCR-ABL1* 融合基因时,国内外的大部分实验室选择 *ABL1*、*GUSB* 和 *BCR* 三种基因之一作为内参基因[8]。

(2)标准曲线的制备:目前为止,Q-PCR 监测 *BCR-ABL1* 融合基因的实验中,国内外还没有一个统一的实验方案和标准曲线。在实验中,可以对目的基因和内参基因分别做标准曲线,但大部分实验室只对内参基因做标准曲线。

内参基因的标准曲线制备如下:在定量引物的外侧设计一对引物,用正常标本的 cDNA 对内参基因进行 PCR 扩增。将 PCR 产物电泳,切胶纯化后装入已知质粒中。经过细菌转化、筛选、鉴定、扩增,提取 DNA,获得质粒标准品。测 A260 吸光度值定量后计算出拷贝数,10 倍倍比稀释,制备成拷贝数为 $10^2 \sim 10^6$ 的标准品。拷贝数的计算方法如下:每 μl 标准品的拷贝数 = 重组质粒浓度(ng/μl)$\times 10^{-9} \times 6.023 \times 10^{23}$/重组质粒分子量。

5. 实验数据分析

(1)荧光阈值(threshold):根据实验室体系设定阈值。

(2)标准曲线:每次实验的标准曲线的 $r^2 > 0.997$,斜率:-3.32 至-3.50 之间,截距为 39±1 以保证 PCR 扩增效率符合定量要求。

(3)可选择 *ABL1* 为内参基因:新鲜的骨髓或外周血标本,*ABL1* 检测的拷贝数应不低于 7.0×10^4 拷贝/反应体系。

(4)查看扩增曲线是否正常:在无假阳性和假阴性的基础上,根据标准曲线分别计算出各份标本 *ABL1* 内参及 *BCR-ABL1* 的拷贝数。计算比值:*BCR-ABL1* mRNA 表达水平(%)=(*BCR-ABL1* 拷贝数/*ABL1* 拷贝数)×100%。

(5)对于 *ABL1* 拷贝数不合格及有质量问题的标本:要提示或重新检测。

6. 可能出现的问题及处理

对于新鲜的骨髓或外周血标本,当检测得到的 *ABL1* 内参拷贝数 $\leqslant 7.0\times10^4$ 时,提示操作流程中可能存在质量控制问题,需重复实验并分析原因。

检测各型融合基因 mRNA 的多数方案均针对常见类型设计,当有少见型或变异型融合基因存在时可能导致假阴性。当实验结果与临床表现和染色体检查不符合时,应考虑可能存在变异型融合基因,应进一步采用扩增较大片段及包含少见类型的定性 PCR 方法检测,并结合基因测序,以确定是否存在少见类型的 *BCR-ABL1* 融合基因。

(三)Q-PCR 检测 *BCR-ABL1* 融合基因的质量控制

1. 室内质控

(1)Q-PCR 的反应体系:是影响结果稳定性的主要因素之一。不同批次试剂会存在批间误差,因此每批试剂使用之前需要进行检测以确定能否使用。需要注意试剂的储存方式和时效性,特别是要保证自配体系中引物和探针的质量,要有对应的质控体系和措施。

(2)Q-PCR 涉及 RNA 抽提、RNA 反转录和 PCR 扩增等多个步骤:每个步骤都可能影响结果的准确性。每次实验需要有从开始到结束同时检测实验的质控品以评估实验结果。每次实验取一管作为质控,前 20 次实验的质控标本的结果均值为靶值,若结果在均值的±2SD 以内为实验可靠,±2SD~±3SD 为警告,大于±3SD 为脱靶,要寻找脱靶原因并重新实验。

(3)质控品的制备:将 *BCR-ABL1* 阳性的 K562 细胞株和 *BCR-ABL1* 阴性的 HL-60 细胞株按一定比例混合,分装 50 管以上,每管 5×10^6 个细胞,加 1ml Trizol 处理,保存于-80℃冰箱。

(4)标准曲线的要求:标准曲线的稳定性影响 Q-PCR 的结果。同时标准曲线也反映了 PCR

的扩增效率，PCR 扩增效率要求 90% 以上，即标准曲线的斜率应在-3.32 到-3.50 之间。

（5）内参基因的要求：内参基因的好坏反映了实验方案是否存在问题，决定了 *BCR-ABL1* 基因水平定量的准确性和敏感性。采用新鲜标本检测并且细胞数足够多的情况下，内参基因应大于 7.0×10^4 拷贝。检测脑脊液等特殊标本时，内参基因拷贝数的评估视具体标本情况确定。

（6）其他：在每次实验中需加入 *BCR-ABL1* 融合基因高表达和低表达的样本、阴性样本和空白对照，对 PCR 进行质控。

2. 室间对比

准确稳定的 *BCR-ABL1* 表达检测是 Q-PCR 发挥真正临床指导作用的前提。不同实验室所用的试剂、仪器、实验方案以及人员操作水平等均不相同，而这些因素均可能影响检测结果。同一份标本在不同实验室的检测结果可能不同，因此相同的检测数值在不同实验室也可能具有不同的临床意义，从而导致实验室间的结果无法直接比较。为了解决以上问题，国际上采用与参比实验室交换样本的方法来获得转换系数（conversion factor，CF）并验证，从而将各实验室结果均换算成国际标准的 *BCR-ABL1* 水平，即 *BCR-ABL1* IS，实现各实验室之间的结果可比。

2008 年，Adelaide 国际参比实验室的 Susan Branford 教授与国际 CML 知名专家共同发表了有关 CF 获得及验证的文章[9]。其中，验证的判定主要包括两个指标：①偏倚（bias）：用参与实验室与参比实验室平均差异的倍数来表示，反映了检测的准确性（accuracy）；②95%一致性范围（95% limits of agreement）：代表参与实验室与参比实验室之间绝大部分比对样本之间的差异，反映了检测的精密度（precision）。在该篇文章中，作者将验证结果分为三组，分别为：①偏倚≤±1.2 倍，95%一致性范围≤±5 倍；②偏倚≤±1.2 倍，95%一致性范围>±5 倍；③偏倚>±1.2 倍。符合第一条标准的实验室检测准确性和精密度均达到最高要求，而符合第二、三条标准的实验室尚待改进。

2012 年，北京大学血液病研究所与 Adelaide 国际参比实验室样本交换和结果比对之后，验证结果符合第一条标准，成功获得了有效的 CF。在 Adelaide 国际参比实验室的认可之下，北京大学血液病研究所作为地区参比实验室，与国内多家血液中心实验室之间进行样本比对，多家实验室成功通过了验证，获得转换为 *BCR-ABL* IS 的有效 CF。经过与国际参比实验室的充分交流和探讨，国内的有效 CF 值必须满足偏倚≤±1.4 倍，同时 95%一致性范围≤±6 倍[10]。

三、淋巴系统肿瘤的 IG/TCR 重排克隆性检测

（一）检测原理和意义

在造血干细胞向 T、B 淋巴细胞分化、发育的过程中，*TCR* 和 *IG* 基因的可变区（V）和结合区（J）基因可发生基因重排，即两个距离很远的片段重新排列在一起，形成新的功能性的基因片段。每个淋巴细胞都有序列特异的 *TCR* 或 *IG* 基因片段。理论上，淋系恶性肿瘤起源于同一个恶变的淋巴细胞，即这个恶变的淋巴细胞及其所有的子代细胞是同一个克隆来源的，它们具有相同的基因编码，即独特的 V-N-D-N-J 基因序列。因此，可以将 *IG/TCR* 基因重排的克隆性作为淋巴细胞肿瘤的分子标志[11]。

目前大多数实验室都采用聚丙烯酰胺凝胶电泳或毛细管电泳仪（即 Sanger 法基因测序仪）进行片段长度多态性分析的方法检测 *IG/TCR* 重排克隆性。琼脂糖电泳分辨率太低，不适用于 *IG/TCR* 重排克隆性分析。图 1-7-2 展示了用毛细管电泳检测到的正常呈高斯分布的多克隆性 *IGH* 基因重排（图 1-7-2A）和肿瘤性的单克隆峰型（图 1-7-2B）。

NGS 技术可以通过测定标本中每一个细胞的 *IG/TCR* 基因序列，进行更加细致的免疫组库分析。该方法可有效提高检测的适用性和检测灵敏度，并有助于确定患者特征性的重排基因序列，用于后续的残留病检测。但目前 NGS 技术尚未普及应用。

IG/TCR 克隆性分析应用时应始终注意：①*IG/TCR*重排是正常和肿瘤性的 B/T 淋巴细胞必然经历的事件。当淋巴细胞肿瘤发生时，*IG/TCR* 重排的克隆性是伴随出现的现象。然而在正常的免疫反应中，*IG/TCR* 基因重排后的 B/T 淋巴细胞都会出现反应性增殖，因此 *IG/TCR* 重排克隆性分析并不是特异性很强的分子指标，具有较高的假阳性率和假阴性率；②即使采用免疫组库分析，也会存在难以区分淋巴细胞肿瘤性和反应性增殖的情况；③*IG/TCR* 重排克隆性分析人员应有较深的免疫学、病理学和血液学临床知识背

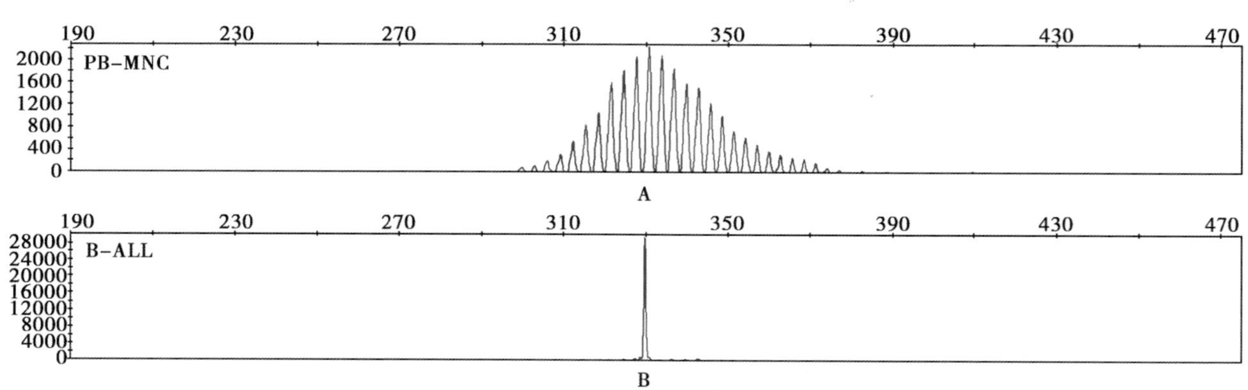

图 1-7-2 IGH 基因重排检测的 PCR 基因扫描图

A. 正常供体的外周血单个核细胞标本，IGH 基因重排呈多克隆性，显示典型的高斯分布；
B. 一例 B-ALL 患者，IGH 基因重排呈单克隆性，显示典型的单一峰形

景，分析结果时应密切结合病理学检查、临床情况、标本采集时有无感染、自身免疫病等情况综合分析，尤其应注意区分肿瘤性的单克隆和免疫反应导致的寡克隆增生。

各 *IG/TCR* 基因及其克隆性重排的常见情况简要介绍如下：

IGH：免疫球蛋白重链基因（*IgH*），位于 14 号染色体短臂 3 区 2 带 3 亚带（14q32.3）上约 1250kb 的一段区域，主要包括 7 个可变区亚家族。IGH 为所有 B 细胞肿瘤的重要分子标志，特别适用于无特异性分子和细胞遗传学标志的成人 B-ALL。*IGH* 克隆性重排见于约 80% 的前 B-ALL 和 B 系淋巴瘤，部分患者可能因肿瘤细胞的 *IGH*V 区基因序列发生了体细胞高频突变而未被检出。在 90% 以上的 B-CLL 患者中可检出 *IGH* 克隆性重排，并可通过对肿瘤细胞的 *IGH*V 区序列的高突变分析来判断肿瘤细胞的发生阶段，以提示疾病的预后。

IGK：免疫球蛋白轻链 κ 链基因（*Igκ*），位于染色体 2p11.2。*IGK* 的克隆性重排见于 40%～60% 的前 B-ALL，特别适用于 $Ig\kappa^+$ 的 ALL 和 CLL 患者。

IGL：免疫球蛋白轻链 λ 链基因（*Igλ*），全长 1Mb，位于染色体 22q11.2。IGL 的克隆性重排见于 5%～10% 的 B 细胞恶性肿瘤和所有的 $Ig\lambda^+$ B 细胞恶性肿瘤中。

TCRB：T 细胞受体基因 β 链（*TCRβ*），位于染色体 7p34 上约 685kb 的一段区域，包含众多的亚家族，为所有 T 细胞肿瘤的重要分子标志。*TCRB* 的克隆性重排见于约 80% 的 $CD3^-$ T-ALL、95% 的 $CD3^+$ T-ALL、1/3 的前 B-ALL。

TCRD：T 细胞受体基因 δ 链（*TCRδ*），位于染色体 14q11.2。*TCRD* 克隆性重排只见于 TCRγδ 系列细胞，在 TCRαβ 系列细胞中无，但也可见于 70% 的前 B-ALL。

TCRG：T 细胞受体基因 γ 链（*TCRγ*），位于染色体 7p14。其重排发生在 T 淋巴细胞发育的早期阶段，存在于所有 TCRαβ 和 TCRγδ 系列前体细胞中，为 T 细胞肿瘤常用的分子标志。*TCRG* 的克隆性重排见于约 90% 以上的 T-ALL、T-LGL、T-PLL、50%～75% 外周型 T-NHL 和 60% B-ALL，但在 NK 细胞肿瘤和 B-NHL 中较少检出。因此，*TCRG* 的克隆性重排不能用于区分不成熟的 T、B 细胞系列以及 T 细胞系列类型的鉴定，但可用于成熟淋巴增殖病（如 NHL）的系列鉴定。

（二）片段分析法检测*IG/TCR* 基因重排克隆性的一般实验流程

1. 检测标本的采集和处理

检测标本可以是骨髓、外周血和淋巴结组织，也可以是石蜡包埋的病理蜡块或切片。骨髓和外周血采用 EDTA 或枸橼酸钠抗凝。标本采集后 48 小时内送至实验室处理。骨髓和外周血通过裂解红细胞获得有核细胞。淋巴结组织制成单细胞悬液。将细胞移至 1.5ml EP 管中，离心、弃上清，细胞沉淀保存于−80℃冰箱待测。

2. DNA 抽提

（1）从−80℃冰箱取出待测标本，每管加入 300μl 白细胞裂解液，剧烈震荡，置 55℃ 孵育 30 分钟。

（2）每管加入 120μl 蛋白沉淀液，震荡 10～20 秒，13000g 离心 1 分钟。

（3）另取新的 1.5ml EP 管，编号，加入 300μl 异丙醇，并转移上清液至此管。

(4)轻轻倒转混匀溶液，直到白色丝状的DNA形成清晰可见的团块。

(5)3000g离心2分钟，弃上清液。

(6)加入300μl 70%乙醇，轻轻倒转EP管冲洗DNA沉淀。

(7)13000g离心1分钟，弃上清，室温干燥。

(8)根据DNA沉淀的量加入适量的去离子水。

(9)A_{260}测定DNA浓度，A_{260}/A_{280}检测DNA纯度。调整DNA浓度至100ng/μl。

3. 试剂配制(10个反应)

(1)配制*IGH*、*IGK*、*IGL*、*TCRB-C*、*TCRG*、*TCRD*的PCR反应混合液：10×buffer Ⅱ 2.5μl×10，10mMdNTP 0.5μl×10，25mM Mg^{2+} 1.5μl×10，加ddH_2O 165μl。10个反应为一管，使用前加入各自对应的上下游引物和ampliTaq DNA polymerase 0.25μl/反应。

(2)配制*TCRB-A*、*TCRB-B*的PCR反应混合液：10×buffer Ⅱ 2.5μl×10，10mM dNTP 0.5μl×10，25mM Mg^{2+} 3.0μl×10，加ddH_2O 140μl。10个反应为一管，使用前加入各自对应的上下游引物和AmpliTaqDNA polymerase 0.5μl/反应。

4. PCR反应

(1)每孔分装23μl的primer/D-Mix/Taq反应液。

(2)加2μl DNA样本于PCR反应管/板的底部。每批检测必须附带前次检测为单峰的单克隆标本1例作为阳性质控标本、前次检测为高斯分布的多克隆标本1例作为阴性质控标本和以ddH_2O作模板的空白对照。

(3)贴好封口膜、将PCR反应管/板短暂离心，使DNA和反应液混合。

(4)PCR扩增反应条件为：95℃ 10分钟；94℃ 45秒，60℃ 45秒，72℃ 90秒，共38个循环；72℃ 7分钟，4℃保存。

5. PCR产物变性和片段长度分析

(1)将960μl的HiDi溶液与40μl的GeneScanTM-500 LIZ混合，短暂离心后分装入96孔测序板中。

(2)每个反应孔中加入上述混合液9μl，空孔以等量的去离子水补足。

(3)使用8道移液器吸取2μl DNA扩增产物转入96孔测序板中。离心后将加样板水平放置于PCR仪，胶垫覆于96孔板上，使其边缘与板的边缘平行，并用力压紧，使其密封。95℃变性5分钟。

(4)使用AB 3730型毛细管电泳仪(测序仪)进行片段长度分析。

(5)当片段分析完成后，将加样板取出，然后放置于4℃冰箱。若有需要，2天内可再次上机分析。

6. 结果分析

(1)在分析某份结果之前首先查看空白对照、阴性质控标本的结果，然后分析其他数据并记录阳性质控标本。如果空白对照、阴性质控标本的结果存在污染，要查找原因。

(2)必须确保每种颜色图谱的空白对照中都没有峰图，每种颜色图谱的阴性质控标本中都没有单克隆峰图。

(3)查看每一阳性质控标本的峰值，确保每批扩增效率及实验条件的稳定性。若阳性标本的平均荧光强度(mean fluorescence intensity，MFI)值低于20%，应注意实验结果的可靠性。

7. 方法的局限性和常见问题

(1)局限性：*IG/TCR*基因克隆性重排检测只能用于良、恶性淋巴系统增殖性疾病的辅助性鉴别诊断。由于谱系交叉抗原的存在，不能根据克隆性重排的基因判断淋巴细胞肿瘤的类型。由于*IG*基因体细胞高频突变的存在，部分患者可能检测不到对应的克隆性基因重排。

(2)常见问题的处理：如果个别标本PCR扩增条带弱或无条带，需用紫外分光光度计测DNA $OD_{260/280}$值，若OD处于1.8~2.0之外则需重新抽提DNA。PCR反应不充分或者PCR体系不合适，也可能导致PCR扩增失败。个别标本可能因PCR产物荧光强度过高而影响扫描结果，从而不能分析到荧光信号。这种情况时可通过稀释使扩增产物的荧光强度在理想水平以内，再重新运行片段分析程序。

(三)片段分析法检测*IG/TCR*重排克隆性的质量控制

1. 试剂质量控制

(1)对所用试剂包括无水乙醇、去离子水、DNA抽提试剂盒、引物和Taq酶，记录每批试剂到货时间及有效期限。

(2)进行试剂合格性的鉴定，按照基因扫描检测操作流程对已知阳性结果标本进行检测，检测结果应与预期的结果相符。

2. PCR的质量控制

每批实验都必须有阳性质控标本、阴性质控标本和空白对照。

四、基因测序法检测基因突变的一般实验流程和质量控制

（一）检测原理和意义

越来越多的临床研究表明，基因突变的检测对于血液病的诊断、分型、预后判断、微小残留病灶监测和个体化治疗具有重要的意义。例如，*JAK2*基因突变可以作为真性红细胞增多症（polycythemia vera，PV）、原发性血小板增多症（essential thrombocythemia，ET）和原发性骨髓纤维化（primary myelofibrosis，PMF）诊断的分子标志[12]。*NPM1*和*CEBPA*突变已被纳入WHO 2008年版AML分型的标志中[12]；*NPM1*突变阳性而不伴有*FLT3-ITD*突变的患者预后较好；而*NPM1*突变阴性伴*FLT3-ITD*突变阳性的患者预后不良；核型正常AML患者中仅双*CEBPA*突变是预后良好的标志。

基因突变检测大多数采用直接测序法，该方法是目前国际上公认的基因序列测定的金标准，主要通过PCR扩增目的基因片段后用测序仪（如AB 3730型测序仪）进行测序。二代测序的应用尚处于起步阶段，但将是今后的发展方向。下面以AML中常见基因突变的检测为例介绍。

（二）Sanger基因测序法检测白血病中常见基因突变的一般实验流程

1. 标本收集

（1）送检标本可以是外周血或骨髓，存放于EDTA抗凝管或RPMI-1640培养液中送检，标本管上或瓶上写明姓名，抽样时间。送检单写明患者详细资料，包括姓名、性别、年龄、诊断、检查项目、申请医生、送检时间，住院患者要求写明床号及住院号。

（2）对于直接检测DNA突变患者，送检标本可存放于4℃冰箱保存，5个工作日内进行标本处理。

2. 试剂配制

（1）配制*KIT Exon8*、*KIT Exon17*、*NPM1*、*FLT3-TKD*、*FLT3-ITD*、*DNMT3A*、*JAK2 Exon12*、*JAK2 Exon14*的PCR混合液：10×buffer 2μl，10mM dNTP 0.8μl，25mM Mg^{2+} 0.8μl，10μM上下游引物各0.4μl，高保真酶0.15μl，加ddH_2O补足19μl。

（2）扩增高GC含量*CEBPA*基因的PCR混合液：10×buffer 2μl，5×buffer Q 4μl，10mM dNTP 0.8μl，25mM Mg^{2+} 0.8μl，10μM上下游引物各0.4μl，加入高保真酶0.15μl，加ddH_2O补足19μl。

（3）测序反应混合液：BigdyeV3.1工作液（BigdyeV3.1原液与2.5×测序缓冲液按1∶10稀释）4μl，ddH_2O 3μl，10μM测序引物1μl。

3. 白细胞获取

（1）将送检标本混匀后，吸取1.5ml标本至1.5ml离心管中，12000rpm离心1分钟，吸去上清。

（2）沉淀加入1ml红细胞裂解液，充分震荡混匀室温裂解5分钟后12000rpm离心1分钟，吸去上清。

（3）若红细胞裂解不完全，或白细胞数较少，重复上述步骤至红细胞完全裂解并且具有$1×10^7$个白细胞。

4. DNA抽提

（1）白细胞沉淀中加入600μl白细胞裂解液，剧烈震荡混匀后室温放置30分钟，再加入200μl蛋白沉淀剂，剧烈震荡混匀后12000rpm离心1分钟。

（2）吸取600μl上清至另一干净的1.5ml离心管中，加入等体积异丙醇。轻微颠倒混匀20次后12000rpm离心1分钟，小心吸去上清。

（3）沉淀加入600μl 70%乙醇，轻微颠倒混匀至DNA沉淀悬浮，12000rpm离心1分钟，小心吸去上清。

（4）沉淀加入600μl无水乙醇，颠倒混匀至DNA沉淀悬浮，12000rpm离心1分钟，小心吸去上清，室温干燥10分钟。

（5）沉淀加入100μl灭菌双蒸水，充分震荡混匀后紫外分光光度计检测DNA纯度及浓度。调整浓度范围在100ng/μl至500ng/μl。

5. PCR基因扩增和序列检测

（1）PCR反应体系（20μl每管）：每个反应管中加入PCR反应液19μl、DNA模板1μl。PCR反应条件：95℃ 10分钟；94℃ 30秒，56℃ 30秒，72℃ 90秒，共35个循环；72℃ 7分钟，4℃保存。

（2）吸取10μl PCR产物：用1.5%琼脂糖凝胶电泳鉴定PCR产物条带。

（3）剩余PCR产物：加入2μl虾碱酶，37℃ 30分钟，80℃ 15分钟，4℃保存。

(4)测序 PCR 反应体系：8μl 测序反应混合液，加入上步虾碱酶消化后的 PCR 产物 2μl，共 10μl 体系。94℃ 30 秒，50℃ 30 秒，72℃ 2 分钟，25 个循环。

(5)测序反应产物：加入 2μl EDTA-NaAc、25μl 无水乙醇，2000 转震荡混匀 2 分钟。室温 2000g 离心 30 分钟。

(6)倒置平板至两层皱纹纸上：500g 离心 1 秒弃上清。沉淀加入 45μl 80%乙醇，室温 2000g 离心 5 分钟。

(7)倒置平板至两层皱纹纸上：500g 离心 1 秒弃上清。室温晾干后在生物安全柜内每孔加入 10μl HiDi。95℃ 2 分钟后上 AB3730 测序仪测序。

6. 结果分析

(1)要求背景荧光强度不超过测序结果平均荧光信号强度的 5%。对于点突变、插入或缺失突变，利用 SeqScape 或 VariantReporter 等序列分析软件将测序结果与标准序列进行序列比对。

(2)突变峰达到平均荧光信号强度的 15%以上，且正反向测序结果一致的基因点突变或插入/缺失突变方可确定为基因突变。对于插入或缺失突变，要求解码具体突变位点及插入或缺失长度。

(3)背景荧光强度大于 5%判断为结果信号差，需重新进行 PCR 扩增检测。

(三) Sanger 基因测序法检测基因突变的质量控制

1. 方法的检测灵敏度

Sanger 测序法的检测灵敏度为 15%～20%，即标本中比例低于 20%基因突变不能保证被检出。本检测适用于初诊及复发血液病患者。

2. 实验试剂的质量控制

(1)实验中所用的试剂必须按要求保存，并注意使用有效期。

(2)每批试剂使用之前，需进行质控检测。按照基因突变检测操作流程对已知突变结果的标本进行检测，检测结果需与之前检测结果相符。

3. 检测标本

骨髓或外周血必须用 EDTA 或枸橼酸钠抗凝。DNA 的量和纯度符合要求，A_{260}/A_{280}在 1.5～2.0 之间。

4. 质控标本

每批实验过程中，要有突变比例为 20%的阳性和阴性质控标本，以保证实验的可靠性和灵敏度。

五、*BCR-ABL1* 融合基因 ABL1 激酶区突变检测

(一) 检测原理和意义

研究表明，导致 TKI 治疗 CML 失败或耐药的机制中，以 *BCR-ABL1* 激酶区突变最常见，占耐药患者的 30%～80%。*BCR-ABL1* 激酶区突变类型较多，已知有 80 多种。各种 TKIs 对不同的 *BCR-ABL1* 激酶区突变的敏感性有差异。*BCR-ABL1* 激酶区突变检测对临床选择 TKI 药物具有重要指导意义。国内外的各种 CML 治疗指南均建议 *BCR-ABL1* 激酶区突变检测作为 CML 加速期和急变期的患者选用 TKI 治疗前、TKI 治疗未达最佳反应的患者，或病情进展时需要检测的指标之一[7]。

BCR-ABL1 激酶区突变是发生 *ABL1* 基因的酪氨酸激酶活性区，主要集中于 *ABL1* 基因的第 240～490 位密码子区域，以点突变为主。一般选用巢式 PCR 方法，首先用高保真 DNA 聚合酶扩增 *BCR-ABL1* 融合基因，然后再扩增 *ABL1* 部分的激酶区所在的基因片段[13]。随后对扩增产物进行直接测序法双向测序。

(二) *BCR-ABL1* 融合基因 ABL1 激酶区突变检测的一般实验流程

1. 标本收集

(1)送检标本：可以是外周血或骨髓，存放于 EDTA 抗凝管或 RPMI-164 培养液中送检，标本管上或瓶上写明姓名，抽样时间。送检单写明患者详细资料，包括姓名、性别、年龄、诊断、检查项目、申请医生和送检时间，住院患者要求写明床号及住院号。

(2)待测标本：可以用红细胞裂解液处理后得到有核细胞，或用淋巴细胞分离液分离后得到单个核细胞，加 Trizol 保存于-80℃。标本应在采集后 24 小时内处理。

2. 总 RNA 抽提和 RNA 反转录合成 cDNA

参见 RT-PCR 检测 *PML-RARα* 融合基因的一般实验流程。

3. 巢式 PCR 扩增

(1)扩增 ABL1 激酶区突变的 PCR 反应混合

液：10×buffer 2μl×20，10mMdNTP 0.8μl×20，25mM Mg^{2+} 0.8μl×20，10μM 上下游引物各 0.4μl×20，加 ddH_2O 229μl。20 个反应为一管，使用前加入高保真 DNA 聚合酶 0.15μl×20。

（2）*ABL1* 激酶区扩增每孔加入 PCR 反应混合液 16μl，加入 cDNA 4μl。PCR 反应条件：95℃ 10 分钟；94℃ 30 秒，56℃ 30 秒，72℃ 90 秒，共 25 个循环；72℃ 7 分钟，4℃保存。

（3）吸取二轮 PCR 后的产物 10μl，用 1.5% 琼脂糖凝胶电泳鉴定 PCR 产物条带。

4. 测序反应

（1）将上步鉴定后剩余的 PCR 产物加入 2μl 虾碱酶，37℃ 30 分钟，80℃ 15 分钟，4℃保存。

（2）测序反应体系：8μl 测序反应混合液，加入上步虾碱酶消化后的 PCR 产物 2μl，共 10μl 体系。94℃ 30 秒，50℃ 30 秒，72℃ 2 分钟，25 个循环。

（3）在上步的测序反应产物中加入 2μl EDTA-NaAc、25μl 无水乙醇，2000 rpm 震荡混匀 2 分钟，室温 2000g 离心 30 分钟。

（4）倒置平板至两层皱纹纸上，500g 离心 1 秒弃上清。沉淀加入 45μl 80%乙醇，室温 2000g 离心 5 分钟。

（5）倒置平板至两层吸水纸上，500g 离心 1 秒弃上清。室温晾干 5 秒后在生物安全柜内每孔加入 10μl HiDi。95℃ 2 分钟后上 AB 3730 型测序仪测序。

5. 结果分析

（1）测序图谱要完整，背景干净。

（2）根据测序图谱，并与参考序列比对结果判断点突变，注意纯合突变。

（3）排除 SNP 位点。

（4）排除非特异性结果。

（三）*ABL1* 激酶区突变检测的质量控制

1. 室内质控

与 AML 基因突变检测相同。

2. RNA 的质量控制

参见 RT-PCR 检测 *PML-RARA* 融合基因的一般实验流程。

3. 其他

每批实验要求附带前次基因突变检测阴性的质控标本 1 例、阳性质控标本 1 例，以保证实验结果的可靠性和准确性。

（岑建农 刘红星 童春容）

第四节 基因检测与血液系统疾病诊疗

随着近年来分子医学的研究进展，越来越多的肿瘤和遗传病相关的分子指标被列入诊断标准或诊疗指南[12,14,15]。另一方面，药物基因组学和疾病的遗传易感性也越来越被重视，并用于指导临床治疗[16-20]。各种类型的基因异常或基因多样性在血液系统疾病中都可见，其在疾病的诊断、分型、克隆性判断、预后评估、靶向用药指导等方面都具有重要意义。以下对 2008 年版 WHO 血液肿瘤分类标准[12]、最新的 NCCN 指南，以及国际上[21-26]和国内[5,7,27-30]主要协作组诊疗共识中的相关基因指标予以介绍。

一、2008 年版 WHO 血液肿瘤分类标准中的基因指标

继 2001 年版 WHO 血液肿瘤分类标准里开始系统列入分子诊断指标以后，2008 年版[12]里又列入了更多的基因指标，更多的血液肿瘤直接以基因异常（目前主要是融合基因）进行分类和命名。而且将具有一定共同点的 *PDGFRA*、*PDGFRB*、*FGFR1* 易位和相关融合基因阳性的血液肿瘤单列为一组疾病，命名为“伴嗜酸细胞增多的髓系或淋系肿瘤”。但 2008 年版 WHO 分类标准里也同时说明此类疾病患者不一定都伴嗜酸细胞增多，显示出疾病分类的复杂性。

随着近几年的研究进展，各种类型血液肿瘤中有越来越多具有临床指导意义的基因异常被报道。表 1-7-3 列出了 2008 年版 WHO 分类标准里的主要基因指标，以及近年来新报道的在各种不同类型白血病里具有临床意义的基因突变。

二、血液肿瘤常见的融合基因及其意义

融合基因在血液肿瘤分子检测中具有重要的诊断、预后分层、指导治疗和 MRD 监测的价值。血液肿瘤中较为常见的融合基因及其意义（按首字母排序）：

AML1-EAP：由 t(3;21)(q26;q22)易位形成，主要见于 AML。*EAP* 为 *RPL22* 基因（1p36.3～p36.2）的假基因。

AML-ETO：由 t(8;21)(q22;q22)易位形成，

是AML中最常见的融合基因之一。如果单纯为该染色体和(或)基因异常,预后良好,化疗后完全缓解率(complete remission,CR)高。用含大剂量阿糖胞苷的化疗方案疗效好,化疗治愈率可达50%~70%。伴*KIT*突变者预后较差,但联合TKIs治疗有效。

AML1-MDS1:由t(3;21)(q26;q22)易位形成。首先发现于慢性髓性白血病急变期(chronic myelogenous leukemiablastic phase,CML-BP)患者,在CML慢性期(CMLchronic phase,CML-CP)、少数治疗相关AML、原发AML或骨髓增生异常综合征(myelodysplastic syndrome,MDS)患者中也可见到。

BCR-ABL1:由t(9;22)(q34;q11)易位形成。*BCR-ABL1*融合基因已成为诊断CML的必要标准;该融合基因还可见于约3%~5%的儿童ALL和25%的成人ALL,是ALL的高危因素。用伊马替尼等TKIs治疗CML,多数患者通常可长期生存;TKIs联合化疗可提高*BCR-ABL1*阳性ALL的CR率,对儿童患者的治愈率可高达60%以上。

BCR-FGFR1:由t(8;22)(p11;q11)易位形成,是8p11综合征中最常见的融合基因。2008年版WHO分类标准里将其分类为“伴嗜酸细胞增多及*FGFR1*异常的髓系或淋巴细胞系肿瘤”,该融合基因也可见于不典型慢性髓性白血病(atypical CML,aCML)、急性B淋巴细胞白血病(acute B lymphoblastic leukemia,B-ALL)。该融合基因阳性的患者预后很差,应尽快采用allo-HSCT治疗。

CBFB-MYH11:由inv(16)(p13q22)或t(16;16)(p13q22)易位形成,主要见于伴嗜酸细胞增多的急性粒单核细胞白血病(AML-M4Eo)、10%的不伴嗜酸细胞增多的AML-M4,少见于M2。单纯伴该染色体和融合基因的AML患者预后良好、化疗完全缓解(complete remission,CR)率高、治愈率可达50%~70%。但同时伴*KIT*突变的患者预后稍差,联合TKIs治疗可减低甚至消除*KIT*突变的不良影响。

DEK-CAN:由t(6;9)(p23;q34)易位形成,见于约1%~2%的AML患者,常伴贫血、血小板减少甚至全血细胞减少,因此初诊时WBC计数常较其他AML低。该融合基因阳性的患者预后差,应尽快行allo-HSCT治疗。

E2A(TCF3)-HLF:由t(17;19)(q22;p13)易位形成,见于B-ALL。

E2A-PBX1:由t(1;19)(q23;p13)染色体易位形成,主要见于B-ALL或B淋巴母细胞淋巴瘤(B lymphoblastic lymphoma,B-LBL)患者。既往将其归为高危或中危B-ALL或B-LBL。近年有研究认为对于此类患者采用大剂量化疗的治愈率可接近80%,但不同单位报道的结果不尽一致。临床观察显示,该融合基因阳性的B-ALL容易侵犯中枢神经系统,一旦累及则疗效不好。该融合基因阳性的儿童患者疗效较好,可能与儿童患者更容易承受大剂量化疗有关。

FIP1L1-PDGFRA:由4号染色体1区2带微缺失(del4q12)形成,染色体核型分析难以发现该异常,需要用FISH或PCR检测。该融合基因阳性的患者常伴嗜酸细胞增多,2008年版WHO标准里直接分类为“伴*PDGFRA*基因异常及嗜酸细胞增多的髓系或淋系肿瘤”。患者主要表现为成熟嗜酸细胞增多、肝脾肿大、血红蛋白及血小板减少,低剂量的伊马替尼(50~200mg/d)治疗常会获得很好的疗效。

*MLL*相关的融合基因和串联重复突变:位于染色体11q23的*MLL*基因可易位与其他基因形成融合基因,也可发生自身串联重复突变(又称dupMLL或MLL-PTD)。MLL的伙伴基因多至近百种,最常见的有:*AF1q*(*1q21*)、*AF1p*(*1p32*)、*AF4*(*4q21*)、*AF6*(*6q27*)、*AF9*(*9p22*)、*AF10*(*10p12*)、*AF17*(*17q21*)、*ELL*(*19p13.1*)、*ENL*(*19p13.3*)、*AFX*(*Xq13*)等。MLL相关融合基因可见于AML、ALL和急性混合型白血病。除*MLL-AF9*阳性的AML归为中危,其他类型的MLL基因异常都归为高危白血病。

NPM1-ALK:由t(2;5)(p23;q35)易位形成,间变性大细胞淋巴瘤(ALCL)常发生此易位。该融合基因阳性的患者预后远好于阴性者,是ALCL预后较好的因素。

NPM1-MLF1:由t(3;5)(q25.1;q35)易位形成,可见于MDS、少见于AML,和MDS的AML转变有关。

NPM1-RARA:由t(5;17)(q35;q22)易位形成,见于变异型APL。对砷剂、ATRT的治疗反应较*PML-RARA*阳性的APL差。

*NUP98*相关的融合基因:*NUP98*可与多个伙伴基因形成融合基因,约占AML的1%~2%。由t(7;11)(p15;p15)易位形成的*NUP98-HOXA9*较

为多见,常见于 M2 或 M4,预后不良、易复发。t(2;11)(q31.1;p15)易位形成的 *NUP98-HOXD13* 常见于原发的 AML-M4、t-MDS 和 t-AML,预后不良。

PLZF-RARA:由 t(11;17)(q23;q21)易位形成,为另一种变异型的 APL 相关的融合基因,对砷剂、ATRT 的治疗反应较 *PML-RARA* 阳性的 APL 差。

PML-RARA:由 t(15;17)(q21;q22)易位形成,见于 95%以上的 APL 患者,是 APL 发病及用 ATRT 和砷剂治疗有效的分子基础。联合使用 ATRT、砷剂和小剂量化疗药,治愈率可高达 95%以上。

RPN1-EVI1:由 inv(3)(q21;q26.2)或t(3;3)(q21;q26.2)易位形成。见于 1%~2%的成人 AML,患者预后很差、归为高危 AML。

SET-CAN:由 t(9;9)(q34;q34)易位形成,主要见于急性未分化型白血病。

SIL-TAL1:染色体 1p32 缺失时由 *TAL1* 基因和其上游的 *SIL* 基因融合形成 *SIL-TAL1* 融合基因。该融合基因见于 16%~26%的 T-ALL 患者,而且仅见于 T-ALL。

TEL(ETV6)-ABL1:t(9;12)(q34;p13)易位形成 *TEL-ABL1* 融合基因,较多见于 CML 和 ALL 患者,在 AML 中也有报道。TEL-ABL1 融合蛋白也具有增高的酪氨酸激酶活性,伊马替尼等 TKIs 有效。

TEL-AML1:由 t(12;21)(p13;q22)染色体易位形成,见于 25%的儿童 ALL 患者,是儿童 ALL 中最常见的分子异常。目前为止尚未在 T-ALL、AML 或 NHL 中报道、在婴儿白血病中极少报道、在成人白血病患者中发生率很低(<2%)。此融合基因阳性的 ALL 患者发病年龄小(2~10 岁),WBC 计数低(<50000/L),免疫表型为前驱 B-ALL。此类患者对治疗反应佳,CR 时间长、预后好。由于 12p 和 21q 末端在常规显带时很相似,因此染色体核型分析不易检出,需应用 FISH 或 RT-PCR 方法提高阳性检出率。

TEL(ETV6)-PDGFRB:由 t(5;12)(q31-32;p13)易位形成,包括了 *PDGFRB* 基因的酪氨酸激酶活性区。是最常见的 *PDGFRB* 相关融合基因,临床可表现为 CML 或 ALL,伊马替尼等 TKIs 治疗有效。

TLS-ERG:由 t(16;21)(p11;q22)易位形成,可见于 AML、ALL 和慢粒急变患者,也可见于尤因肉瘤(Ewing sarcoma)。该融合基因阳性的急性白血病患者常病情严重、预后不良。

YPEL5-PPP1CB:该融合基因见于 95%的 CLL,发生于 mRNA 水平。基因组 DNA 水平尚未鉴定出对应的异常,因此染色体、FISH 均无法检测,需用 RT-PCR 方法检测。

ZNF198-FGFR1:由 t(8;13)(pl l;q12)易位形成。*FGFR1* 基因可与多个伙伴基因形成融合基因,其中 *ZNF198-FGFR1* 最常见(约 47%)。伴 *FGFR1* 融合基因的白血病又称为 8p11 综合征,2008 年版 WHO 标准里分类为"伴 FGFR1 异常的髓系或淋系肿瘤",预后差且目前尚无有效的 TKI 治疗。

三、血液肿瘤中常见的基因突变及其意义

近年来鉴定了近百种血液肿瘤中较为常见并且临床指导意义较为明确的基因突变[30-33]。表 1-7-4(见文后折页)和表 1-7-5 分别对白血病和淋巴瘤中常见的基因突变进行了总结。

(一)血液肿瘤中常见基因突变及其意义简介(按基因名首字母排序)

ASXL1 突变:主要见于髓性白血病,是预后差的因素。

BCL2 突变:是 *BCL2-IG* 易位的伴随事件,提示肿瘤细胞经历了体细胞高突变过程、较成熟。该基因突变较多见于滤泡淋巴瘤(follicular lymphoma,FL)、生发中心 B 细胞样弥漫大 B 细胞淋巴瘤(germinal center B cell like diffuse large B-cell lymphoma,GCB-DLBCL)等较成熟阶段的淋巴瘤,在侵袭性淋巴瘤中少见。

BRAF 突变:可见于多种肿瘤,还可因遗传性突变或先天突变导致伴先天发育异常和肿瘤易感的综合征。几乎全部毛细胞白血病(hairy cell leukemia,HCL)有 *BRAF* V600E 突变(位于 Exon15),而在儿童 B-ALL 和 T-ALL 中主要为位于 Exon15 上的 V600E 以外的其他突变。该基因突变还见于少数慢性粒单核细胞白血病(chronic myelomonocytic leukemia,CMML)患者。*BRAF* V600E 突变对 BRAF 抑制剂威罗菲尼(Vemurafenib)敏感。

CALR 突变:见于大多数 *JAK2* 突变阴性的 MPN,几乎不见于其他肿瘤,是具有诊断意义的突变。联合检测 *JAK2 V617F*、*MPL* 和 *CALR* 突变,在 PV、ET 和 PMF 中阳性率可达 90%以上。

表 1-7-5　淋巴瘤中常见的基因突变表

	BCL2	*CARD11*	*CCND1*	*CD79B*	*CREBBP*	*EZH2*	*FBXW7*	*ID3*	*JAK3*	*KIT-E8;11;17*	*MEF2B*	*MYD88*	*NOTCH1*	*NOTCH2*	*PIK3CA*	*TCF3(E2A)*	*TP53(P53)*
DLBCL-ABC																	
DLBCL-GCB																	
BL																	
FL																	
MCL																	
其他淋巴瘤																	
遗传性疾病		⇔	◎	⇔	≈	≠			⇔	≠		⇔	⇔		≠		≈
治疗相关				◆	◆	◆	◆		◆	◆		◆			◆		
预后相关		0					2		0	0			1				0

注：▇ 为突变率；虚线下框线示特定疾病中的比例；
◎：突变也见于非血液肿瘤；◆：该基因突变有对应的治疗相关信息；
≠、≈、⇔：该基因遗传/先天突变特点和肿瘤中不同、相似或相反；
0：预后差；1：不同疾病中预后意义有差异；2：预后好。

CARD11 突变：遗传性 *CARD11* 失活突变可导致先天免疫缺陷，而先天活化突变导致持续的多克隆 B 细胞增多症。在淋巴瘤中 *CARD11* 突变主要导致 NFkB 通路异常活化。在 DLBCL 中，多见于活化 B 细胞样弥漫大 B 细胞淋巴瘤（Activated B Cell-LikeDLBCL，ABC-DLBCL）或 GCB-DLBCL 的进展期。

CBL 突变：遗传性 *CBL* 杂合突变可导致努南综合征（noonan syndrome，NS）或努南综合征样异常，常伴先天发育异常并易患白血病。体细胞突变或胚系突变可见于 JMML、CMML 等多种髓系肿瘤。

CCND1（*BCL1*）突变：*CCND1*（*BCL1*）突变、扩增或过表达可见于多种肿瘤。几乎所有 MCL 都伴 *CCND1-IGH*/t（11；14）（q13；q32）易位，其中 35%的 MCL 同时有 *CCND1* 序列突变。*CCND1* 突变的患者多伴 *IGH-V* 区高突变和 SOX11 不表达，提示肿瘤起源于生发中心阶段。（注：因 *CCDN1-IGH* 无融合转录本，不便用 RT-PCR 和基因测序法检测，需用 FISH 法检测）

CD79B 突变：*CD79B* 遗传性失活突变可导致先天免疫缺陷；跨膜区和胞浆区突变见于超过半数的 CLL；胞内 ITAM 突变（主要发生于 Y196 位点）导致 BCR 信号通路持续活化，见于 18%的 ABC-DLBCL，几乎不见于 GCB-DLBCL。CD79B 胞内 *ITAM* 基因突变导致 BCR 信号通路持续活化，Dasatinib、Ibrutinib 等 BCR 信号通路抑制剂治疗可能有效。

CEBPA 突变：见于约 6%～15%的原发 AML，尤其常见于 M2（可占 40%），多数患者是双等位基因突变。一般认为 *CEBPA* 突变是染色体核型正常的 AML 患者预后好的指标，双 *CEBPA* 等位基因突变预后更好，是更为明确的预后指标。但文献报道约有 10%的双 *CEBPA* 等位基因突变患者中，其中之一是遗传来源的，这些患者常有髓系肿瘤家族史。并且这部分患者虽然化疗容易缓解，但由于遗传来源导致髓系肿瘤易感的 *CEBPA* 突变持续存在，可能会于数年后再次发生髓系肿瘤。因此对于双 *CEBPA* 等位基因突变的患者，应注意家系调查和预防复发。

CREBBP 突变：*CREBBP* 突变常见于 ALL 和淋巴瘤，该基因突变的患者对糖皮质激素耐药。遗传性 *CREBBP* 缺失或失活突变可导致伴先天发育异常并易患肿瘤的鲁宾斯坦-泰比综合征（rubinstein-taybi syndrome，RTS）1 型。

CRLF2 突变：*CRLF2 F232C* 突变见于 10%～20%的 BCR-ABL1 样 ALL，常伴 *CRLF2* 过表达和 JAK-STAT 信号通路激活，预后差。部分患者同时有 ABL1、PDGFRB、JAK1/2 等激酶活性异常，TKIs 或 JAK 激酶抑制剂治疗可能有效。

CSF3R 突变：常见于 CNL，不同区域的突变适用的靶向治疗药物不同；也可因遗传性突变导致遗传性中性粒细胞增多症。

DNMT3A 突变：最常见于 R882 位点，其他突变在第 7～23 外显子中散在分布；对预后的影响与突变位点有关，R882 突变患者预后差。去甲基化药物地西他滨等治疗可能有效。

EGFR 突变：主要见于非小细胞肺癌（NSCLC）、肺腺癌等多种肿瘤，在血液肿瘤中少见。突变的 EGFR 表现为非配体依赖的激酶活

性，可用吉非替尼（Gefitinib）等靶向药物治疗，但也存在耐药的现象。

ERG 缺失突变：主要为 Δ3-7 和 Δ3-9 两种类型（约 75%），见于 3.2%的儿童 BCP-ALL。具有该突变的儿童 ALL 患者预后好，8 年总生存率 95.6%。该基因突变甚至可减弱 *IKZF1* 突变对预后的不良影响。

ETV6（*TEL*）突变：*ETV6*（*TEL*）突变见于成人 ETP-ALL、AML 和 MDS 患者，是预后差的因素。

EZH2 突变：在淋巴瘤、髓系肿瘤、ETP-ALL 中均可见，但在不同肿瘤中的突变类型和意义不同；在髓系肿瘤和 ETP-ALL 中的突变散在分布，不易检测；*EZH2* 活化突变的 NHL 使用 DNA 甲基化转移酶抑制剂可能有效。

FBXW7 突变：在淋巴细胞肿瘤中 *FBXW7* 突变常与 *NOTCH1* 突变同时存在。*NOTCH1*/*FBXW7* 突变且无 RAS/PTEN 蛋白表达的成人 T-ALL 预后较好；*NOTCH1*/*FBXW7* 突变且 ERG/BAALC 低表达的患者预后更好。

FLT3-ITD 突变：见于约 20%的 AML、也可见于 ALL，是预后差的明确指标。插入片段较长、突变比例高及双等位基因突变均提示预后更差。索拉非尼（Sorafenib）、舒尼替尼（Sunitinib）等 FLT3-TKIs 治疗有效。

FLT3-TKD 突变：见于约 7%的 AML，多见于 APL 和 *CBFB-MYH11* 阳性的 AML，以 D835 位氨基酸突变最常见。总体分析 AML 患者时，*FLT3-TKD* 突变的预后意义并不显著；但在 CN-AML 中，*FLT3-TKD* 突变的患者预后较差。

ID3 突变：*ID3* 突变和 *IG-MYC* 易位都是伯基特淋巴瘤（Burkitt Lymphoma，BL）的特征性改变。基因表达谱介于 BL 和 DLBCL 之间难以分类的淋巴瘤，伴 *ID3* 突变的患者在生物学特征上更接近于 BL。因此 *ID3* 突变检测有助于此类侵袭性淋巴瘤的准确诊断。

IDH1/2 突变：常见于 CN-AML，而且多见于 MDS/MPN 急变期。

IKZF1 缺失突变：*IKZF1* 缺失型突变见于约 20%的 ALL；CML 急淋变时超过 80%出现 *IKZF1* 突变；*IKZF1* 突变多见于 *BCR-ABL1* 样 ALL，预后差。常见的 *IKZF1* 突变型可用做定量 MRD 监测的指标，其中最常见的是 IK6 型。

IL7R 突变：*IL7R* 遗传缺陷可导致先天免疫缺陷；体细胞突变主要见于 *BCR-ABL1* 样 ALL，预后差。

JAK1 突变：主要见于高危的 *BCR-ABL1* 样 ALL，JAK1/2 抑制剂可能有效。

JAK2 V617F 突变：见于超过 95%的 PV、约半数 ET 和 PMF、约 66%的 RARS-T 患者；JAK1/2 激酶抑制剂可能有效。

JAK2 Exon12 突变：主要见于 *JAK2 V617F* 阴性的 PV。

JAK2 Exon16 突变：主要见于儿童 *BCR-ABL1* 样 ALL，以 R683 位氨基酸突变为主、预后差；JAK1/2 抑制剂可能有效。

JAK3 突变：*JAK3* 活化突变主要见于 T-ALL，还可见于 NK/T 淋巴瘤、急性巨核细胞白血病（acute megakaryoblastic leukemia，AMKL；M7）、一过性骨髓增生异常（transient myeloproliferative disease，TMD）患者，对 JAK 抑制剂托法替尼（Tofacitinib）敏感。

KIT 突变：在血液肿瘤中主要见于 AML、系统性肥大细胞增多症（systemic mastocytosis，SM）和 NK/T 细胞淋巴瘤。伊马替尼对野生型和近膜区突变的 KIT 蛋白都有抑制作用；但 *KIT D816* 突变对伊马替尼耐药，对达沙替尼（Dasatinib）有效。

KRAS 突变：*RAS* 基因突变的 AML 患者对高剂量阿糖胞苷治疗反应好，对糖皮质激素类药物的治疗反应较差。

MEF2B 突变：主要见于 GCB-DLBCL 和 FL，少见于 MCL。

MLL-PTD/dupMLL：*MLL* 基因内部串联重复，是一种特殊形式的突变。具有该突变的患者预后差。

MPL 突变：见于约 3%～9%的 ET 和 MF，约 25%的 AMKL。

MYD88 突变：见于多种淋巴细胞肿瘤，在淋巴浆细胞淋巴瘤（lymphoplasmacytic lymphoma，LPL）中超过 90%。*MYD88* L265P 突变的患者用 BTK 抑制剂 Ibrutinib 可能有效。

NOTCH1 突变：见于约半数 T-ALL，少见于 CLL 和淋巴瘤。*NOTCH1* 突变的 T-ALL 预后较好；而在 CLL 中预后差。

NOTCH2 突变：主要见于脾边缘带淋巴瘤（spleen marginal zonelymphoma，SMZL）和 MCL。

NPM1 突变：常见于染色体核型正常的 AML 患者，单独出现是预后好的指标。常见的基因突变型可作为定量检测 MRD 的指标。

NRAS 突变：见于多种肿瘤。*KRAS* 或 *NRAS* 突变的 AML 对高剂量阿糖胞苷治疗反应好。

NT5C2 突变：见于原发或复发 ALL，可使核苷酸酶活性增强，对 6-MP 等巯基嘌呤类化疗药耐药。

PHF6 突变：见于 AML、T-ALL，预后差。

PIGA 突变：见于所有的阵发性睡眠性血红蛋白尿（paroxysmal nocturnal hemoglobinuria，PNH）患者，虽然不是 PNH 克隆性的病因，但是发生溶血的主要原因。*PIGA* 突变可以为 PNH 的克隆性鉴定提供参考依据，用于 PNH 的辅助诊断。

PIK3CA 突变：见于淋巴瘤和其他多种肿瘤。*PIK3CA* 突变的结直肠癌患者用低剂量的阿司匹林可显著提高生存期。

PTEN 突变：见于多种肿瘤，在不同肿瘤中突变特点不同，在血液肿瘤中主要见于 T-ALL 和 DLBCL。PTEN 失活的肿瘤对 mTOR 抑制剂雷帕霉素敏感，尤其联合化疗或联合 PI3K 抑制剂有更好的疗效。

PTPN11 突变：可导致努南综合征等先天发育异常伴肿瘤易感的综合征，并可见于髓性白血病（多为幼年性粒单核细胞白血病）、淋巴细胞白血病。*PTPN11* 突变的遗传性综合征和肿瘤患者用雷帕霉素及衍生物治疗可能有效。

RUNX1（*AML1*）突变：*RUNX1*（*AML1*）基因易位或突变可见于多种白血病；遗传性 *RUNX1* 突变可导致血小板异常并易患 AML，或表现为家族性 AML；*RUNX1* 突变的患者预后差。

SETBP1 突变：该基因先天突变可导致发育异常和肿瘤易感；体细胞突变可见于 JMML、CMML、aCML、MDS/MPN、继发 AML 等多种髓系肿瘤。

SF3B1 突变：主要见于 MDS、MPN 和 CLL，在 MDS 中预后较好，而在 CLL 患者中预后较差。

SH2B3（*LNK*）突变：*SH2B3* 是 JAK-STAT 通路的负性调节因子，该基因突变主要见于 MPN 患者；遗传性失活突变可导致家族性白血病。

SRSF2 突变：主要见于 MDS、MPN、MDS/MPN，预后较差。

TCF3（*E2A*）突变：主要见于 BL，几乎不见于 DLBCL，对 BL 的正确诊断有帮助。

TET2 突变：见于多种髓系肿瘤，是正常核型的 AML 或中危、低危核型的 AML 患者中的预后不良因素。*TET2* 突变的患者用地西他滨可能有效。

TP53 突变：几乎见于各种髓系和淋系肿瘤，还可因遗传性突变导致家族性肿瘤，在多种肿瘤中都是预后差的因素。

U2AF1（*U2AF35*）突变：见于 MDS、MPN、CMML 等髓系肿瘤，预后较差。

WT1 突变：在 AML 中发生率约 10%，T-ALL 中约 11.7%～13.2%。

（二）“突变组（mutaome）”概念的提出及介绍

目前认为所有肿瘤都是基因变异的结果，近十年来肿瘤基因突变研究迅速进展，加深了我们对肿瘤分子生物学本质的认识[34]。Douglas Hanahan 在于 2000 年发表在 Cell 上的文章中将肿瘤基因突变分为六大类[35]，而到 2011 年再次为 Cell 撰文时，将分类增加到 10 种。更重要的是每种类型的突变都已经有靶向治疗药物被批准应用于临床或在研发中[36]。

已经明确绝大多数肿瘤患者都同时携带有多种基因突变，不同的突变可以分别有不同的临床意义。从基因水平认识肿瘤有助于我们更精细地诊断分类、评估预后、选择合适的靶向药甚至化疗用药等。研究也开始强调肿瘤组织的异质性，有的患者在初诊时就携带一部分对化疗耐药的肿瘤细胞，有的患者则在治疗的过程中获得新的基因突变，这些原发时少量存在的或继发的难治突变是肿瘤耐药和侵袭性增加的根源[37,38]。笔者在 2010 年的美国血液学会年会上报道了 CML 患者伊马替尼耐药突变的动态演变规律的研究[39]，了解这些规律有助于更好地指导治疗。

早期只有少数的基因指标可以被检测，如 AML 中已经熟知的 *FLT3*、*CEBPA* 和 *NPM1* 三种基因的突变。并且曾经将 *CEBPA* 和 *NPM1* 突变作为 AML 预后好的指标，而 *FLT3-ITD* 突变是预后差的指标。现在已经有更多的基因突变指标可以用以指导临床。2012 年新英格兰医学杂志上的一篇论文提供了很好的范例，该研究对 398 例 AML 患者进行了 18 种基因突变的检测[40]，主要发现有：①97.3%的 AML 患者可以检测出一种或多种基因突变；②预后差的基因突变除了以前熟知的 *FLT3-ITD*，还有新发现的 *ASXL1* 和 *PHF6* 突变；③单独的 *NPM1* 突变并不足以作为预后好的判断指标，*NPM1* 突变伴 *IDH1/2* 突变的患者预后好，但伴 *FLT3-ITD* 突变的预后仍差；④基因突变可用以指导靶向用药,也可用来指导选择化疗方案。同期刊发的评论文章指出:只检测少数几种基因突变已经不够,更多的基因突变检测甚至全外显子组突变分析将成为临床应用的趋势[41]。

河北燕达陆道培医院于2012年起开展了多项血液系统肿瘤基因突变筛查项目,并取得了很好的临床应用效果[42,43]。如发现*NPM1*突变且伴*IDH2*突变的患者,用化疗和免疫治疗即可很好控制;而多数*FLT3-ITD*突变的患者用常规化疗难以获得缓解,但用索拉非尼(Sorafenib)等靶向药可以帮助获得暂时的缓解,为患者争取到造血干细胞移植治疗的时机。靶向药虽然价格较贵,但疗效显著,可为患者节省因病情恶化而需要的输血、抗感染等治疗费用。

基于目前的研究进展和实践经验,刘红星于2013年提出"肿瘤突变组"的概念,并定义"突变组"一词的英文为"mutaome"[44],用以指特定的患者、在特定时间,其肿瘤细胞携带的所有驱动性的基因突变(driver mutations)的组合。强调肿瘤"突变组"的概念有助于理解患者的个体化差异,因为每一个患者的突变组合都可能是独特的。这些突变的组合还会随病情变化,正是这些不同的突变组合和变化过程决定了每一个患者各自的临床特点和治疗转归。因此"突变组"一词提醒我们对肿瘤的突变应该全面检测、综合分析。在目前阶段,全外显子组或全基因组测序从成本和技术上尚难以常规应用,十几或几十种基因突变筛查是经济有效的临床应用方法。

目前,河北燕达陆道培医院的突变组分析项目中已涵盖了58种在血液肿瘤中临床意义较为明确的基因,可以为患者提供较为全面的基因突变分析。表1-7-6提供了一份较为典型的突变组分析报告示例。该患者初诊时的标本中检测到有5种基因的突变,分别具有预后判断(*FLT3-ITD*和*CEBPA*突变)、指导靶向用药(*FLT3-ITD*)、指导化疗用药(*KRAS*和*NRAS*突变)、提示可能存在先天易患因素(*CRLF2*和*CEBPA*突变)等意义。

该报告示例也显示了突变组分析和临床应用的复杂性。该患者具有双*CEBPA*突变,双*CEBPA*突变且不伴其他基因突变和染色体异常是AML中预后极好的指标。但由于该患者同时伴有预后差的*FLT3-ITD*及其他多种基因突变,预后差的可能性仍大。索拉非尼(Sorafenib)等靶向TKI抑制剂治疗*FLT3-ITD*突变的AML患者虽然疗效有限,但可以帮助用其他化疗方案无法缓解的患者获得暂时的部分缓解,为进行造血干细胞移植提供机会。基因突变检测对于指导化疗用药也有意义,该患者同时有*KRAS*和*NRAS*基因突变,因此临床化疗时应考虑选用含大剂量阿糖胞苷的方案,可能有助于得到更好的效果[45]。*CRLF2*基因的体细胞突变主要见于预后差的*BCR-ABL1*样急性淋巴细胞白血病,主要为*CRLF2 F232C*突变。但该基因也可因多种不同的遗传性突变而导致肿瘤易感。该患者为急性髓性白血病,而且携带的是*CRLF2 V244M*突变,提示应进一步分析是否为遗传易感因素。另外也已知约10%~20%的双*CEBPA*突变的患者中,其中一个*CEBPA*突变是遗传而来,再积累另一个*CEBPA*体细胞突变后发生AML。先天*CEBPA*突变携带者发生AML的概率约90%,而且即使治愈后,也易再次发生AML[16]。因此该患者应分析是否先天携带*CEBPA*突变,对于治疗和预防复发也有意义。

突变组分析为临床诊治提供了更多的参考信息,也促使我们对疾病认识的观念的革新。以前根据有限的指标对患者进行低危、中危和高危分组的粗放评估方式,必然有部分患者未得到正确的评估和最适合的治疗。全面的基因检测和突变组分析有助于指导患者的个体化医疗。但对多种基因变异的临床意义进行评估分析,最终指导临床诊治并使患者获益,需要综合非常多的数据库信息,对从业者的知识管理方式也带来新的挑战。

四、血液肿瘤中常用的基因表达异常指标及其意义

各种肿瘤中都会有多种基因表达异常,可因基因自身拷贝数的扩增、序列突变,或上游调控其表达的基因或途径异常所致。部分基因表达异常也可作为血液肿瘤诊治的参考指标,对预后判断、指导治疗和MRD监测都有一定的指导意义。但由于基因表达异常不具有很强的特异性,其临床应用意义也容易受争议。如2008年版WHO分类标准里将*BAALC*、*ERG*、*MN1*表达异常列入预后判断指标,但后来在实践中并未被广泛认可和应用。

表 1-7-6　肿瘤突变组分析报告示例

＊＊＊＊医院肿瘤突变组分析报告（首页）

姓名：＊＊＊	性别：女	年龄：15 岁	住院号：＊＊＊	医院：＊＊＊
科别：血液科	病室：11	床号：15	标本：BM 涂片	诊断：AML
送检时间：＊＊＊		核收时间：＊＊＊		送检医师：＊＊＊

检测内容：血液肿瘤基因突变组分析（58 种基因）

注：具体各基因所用的检测方法、分析范围详见附页。

检测方法及应用注意事项：

1. 根据不同基因突变特点不同，部分基因突变采用 DNA 序列测定法（检测灵敏度约 5%～20%），部分突变采用毛细管电泳法（检测灵敏度约 2%）联合 DNA 序列测定法检测。
2. 不同的基因突变可分别具有克隆性判断、诊断分型、预后评估、指导个体化治疗等单或多方面的临床意义。全面的基因突变筛查可提高诊断的准确率和速度，并且有助于全面地评估病情、选择治疗方案和监测病情的变化。
3. 本检测包括了血液肿瘤中常见的有较为明确临床意义的基因突变，但患者可能携带其他本检测未包括的基因突变。因此本检测提供的信息有其局限性，临床应用时应结合其他检查结果、临床表现综合考虑。
4. 由于基因突变检测灵敏度有限，对治疗后已获形态学缓解的患者，可用治疗前留存的骨髓涂片或病理组织标本做回顾性分析患者初诊时的基因突变。但部分标本可能由于保存条件不当（如潮湿环境）等原因导致 DNA 降解严重，而得不到全部的分析结果。

检测结果及分析：

送检标本中检测到以下基因突变（各基因测序结果分析请见附页）：

1. NRAS G12A 突变阳性。
2. KRAS G13D 突变阳性。
3. CEBPA Q312dup 突变和 H24Afs＊83 突变阳性。

该基因有遗传性突变导致易患白血病的报道，建议送检指甲等非肿瘤组织标本或家系标本，以确定是否为遗传或先天性突变。

4. FLT3 ITD V592_Y599dup 突变阳性。插入片段长度为 24bp，突变型所占的比例为 24.7%。
5. CRLF2 V244M 突变阳性。该基因有遗传性突变导致易患白血病的报道，建议送检指甲等非肿瘤组织标本或家系标本，以确定是否为遗传或先天性突变。

根据上述检测结果，该患者送检标本中同时存在多种基因突变，临床相关意义分析如下：

- FLT-ITD 突变是 AML 患者较为显著的预后不良因素，CEBPA 双突变单独存在时被认为是预后好的因素。但该患者同时携带这两种突变，并且同时携带多种基因突变，提示可能对预后仍有不良影响。
- FLT-ITD 突变用索拉非尼、舒尼替尼等 TKI 治疗可能有较好效果。
- 患者同时携带 KRAS 和 NRAS 突变，可能对含大剂量阿糖胞苷的化疗方案敏感。
- CRLF2 和 CEBPA 基因有可能因遗传或先天携带突变而导致血液肿瘤易感，应注意鉴别。

肿瘤细胞存在克隆异质性和动态演变，同一患者不同时期（初治、治疗中、复发时）的突变组合也可能会发生变化，建议复查时检测“血液肿瘤基因突变组分析”以综合判断预后。

注：本检测结果和结论基于现有技术及知识分析，请结合其他检查结果及临床表现综合判断。

标本编号：＊＊＊	报告时间：＊＊＊
检验者：＊＊＊	审核者：＊＊＊

近年来被认可和应用比较多的基因表达指标有[46]:①*EVI1* 过表达:*EVI1* 过表达主要见于 AML 和 MDS,多预后差;②*HOX11* 过表达:*HOX11* 过表达的白血病患者多预后差;③*WT1* 过表达:*WT1* 过表达的白血病患者多预后差,即使化疗获得缓解,也易复发(注意:*WT1* 基因既可因表达量增加,但序列未发生突变,又可以基因序列突变的形式参与白血病的发生。*WT1* 基因表达定量和 *WT1* 基因突变检测所用的方法学不同,是两个不同的检测项目)。

五、血液病相关的药物基因组学及临床应用

药物基因组学又称基因组药物学或基因组药理学,是药理学的一个分支。药物基因组学根据每位患者独特的基因型组成制订最佳的药物治疗方案,以期达到最大疗效的同时最大程度降低不良反应,实现"个体化治疗(personalized medicine)"。

药物基因组学是近年来新兴的学科,现已发现很多遗传基因多态性、肿瘤基因突变和传统用药有关。而人工设计的靶向治疗药物更是在肿瘤分子机制深入研究的基础上,针对特定的异常基因靶点设计的药物。而且使用靶向药物后,肿瘤还会发生继发的耐药突变,因此靶向药的应用更需要基因检测的指导。

药物基因组学包括了遗传基因多样性对药物疗效和毒副作用的判断、基因突变指导靶向用药、常规化疗药的选择等多方面的应用。根据基因变异是胚系(即遗传)来源还是出生以后在体细胞分裂阶段发生,药物基因组学项目可以分为先天遗传多态性和肿瘤体细胞突变两大类。

(一)体细胞基因突变与临床用药

表 1-7-7 总结了血液肿瘤中常见的体细胞基因突变对于靶向治疗药物和常规化疗药物选择的指导意义。

其他临床常用的体细胞突变相关的药物基因组学检测项目还有:

1. *BCR-ABL1* 激酶区耐药突变分析(TKI 耐药突变)

针对 *BCR-ABL1* 融合基因的激酶抑制剂(TKIs)已发展出多种,包括第一代的伊马替尼(Imatinib),第二代的达沙替尼(Dasatinib)、尼洛替尼(Nilotinib)等。虽然耐药机制有多种,但药物结合的激酶区基因突变是最常见的因素。不同的 TKIs 都存在突变耐药现象,突变都发生于激酶区,但同一突变对于不同药物的耐药或敏感程度可有很大差异。因此通过 *BCR-ABL1* 激酶区测序可以分析各种 TKI 的耐药突变,而且可以根据突变的序列及对各种药物的敏感程度指导更换用药。《中国慢性髓性白血病诊断与治疗指南(2013 版)》也对耐药突变指导换药的原则给予了建议[47]。

2. *PML-RARα* 耐药突变分析(APL 耐药突变)

通过 ATRT 和砷剂的应用,APL 疗效总体上已获得了非常好的效果,但仍存在耐药复发的现象。ATRT 和砷剂分别作用于 PML-RARα 蛋白的 RARα 和 PML 部分,是天然存在的靶向治疗药物,药物结合位点的基因突变也是 APL 耐药的重要原因。

(二)靶向鸡尾酒疗法(cocktail targeted therapy,CTT)

靶向治疗的基础是对肿瘤分子标志(尤其驱动性的体细胞突变)的深入研究,目前大多数靶向治疗药物都是针对在发病过程中起主要作用的肿瘤体细胞突变设计。相对于放、化疗等传统的肿瘤治疗手段,靶向治疗具有特异性强、毒副作用小、耐受性好等优势。第一个人工设计的用于治疗 CML 的小分子靶向治疗药物伊马替尼获得了巨大成功,其另一重要意义在于提供了一个全新的药物研发模式。截至 2015 年已有数十种靶向药物被批准用于临床,更多的药物正在临床试验当中,已有的药物也在不断增加新的适应证。

用伊马替尼治疗的 CML 患者的 6 年预期总生存率已可达 89%[3]。但部分患者仍存在耐药复发、不能治愈、不能停药、原发药物反应不良等问题。几乎所有靶向治疗药物临床应用后都很快遇到耐药突变的问题。肿瘤细胞的基因组在不断的动态演变,可以通过基因变异来逃避药物和目标蛋白的结合。在 CML 中,应对耐药的一个策略是二代 TKIs 的研发,包括尼洛替尼(Nilotinib)、达沙替尼(Dasatinib)、Ponatinib 等[48]。二代 TKIs 和 ABL1 蛋白激酶区的结合位点更少、结合力更强,不易出现耐药突变,但从设计原理上并未完全消除突变耐药的可能性。另一方面,部分靶向药的治疗效果并不像所期望的那样显著。*FLT3-ITD* 突变的 AML 患者仍难以通过索拉非尼等靶向治疗获得持续缓解,仍需进行造血干细胞移植[49]。从分子病因分析,单独的 *FLT3-ITD* 突变并不足以导致 AML 的发生,提示在 *FLT3-ITD* 突变的 AML

表 1-7-7 血液肿瘤中常见的基因突变与靶向治疗药/化疗药对应表

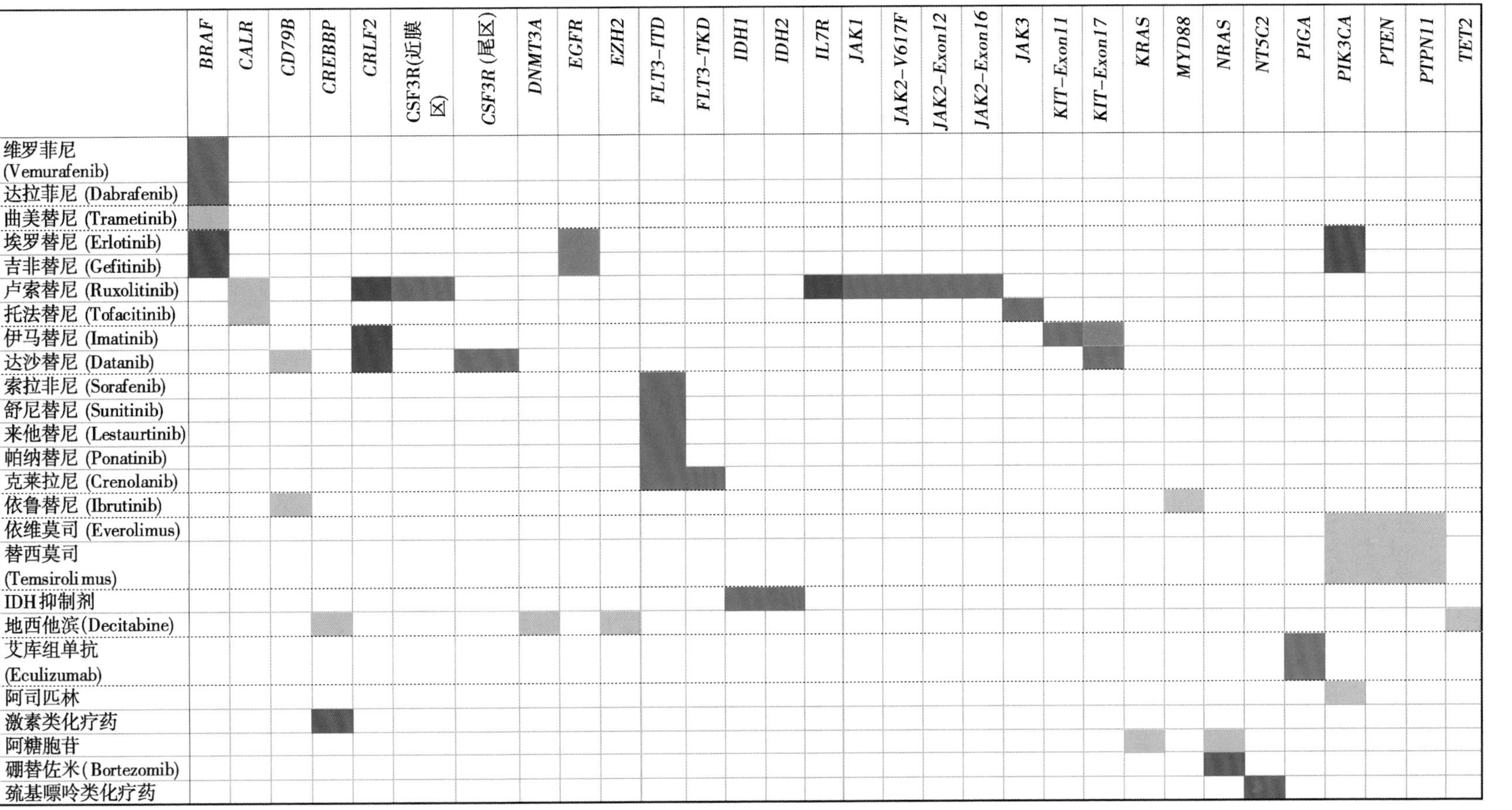

	BRAF	*CALR*	*CD79B*	*CREBBP*	*CRLF2*	CSF3R(近膜区)	*CSF3R* (尾区)	*DNMT3A*	*EGFR*	*EZH2*	*FLT3-ITD*	*FLT3-TKD*	*IDH1*	*IDH2*	*IL7R*	*JAK1*	*JAK2-V617F*	*JAK2-Exon12*	*JAK2-Exon16*	*JAK3*	*KIT-Exon11*	*KIT-Exon17*	*KRAS*	*MYD88*	*NRAS*	*NT5C2*	*PIGA*	*PIK3CA*	*PTEN*	*PTPN11*	*TET2*
维罗菲尼 (Vemurafenib)																															
达拉菲尼 (Dabrafenib)																															
曲美替尼 (Trametinib)																															
埃罗替尼 (Erlotinib)																															
吉非替尼 (Gefitinib)																															
卢索替尼 (Ruxolitinib)																															
托法替尼 (Tofacitinib)																															
伊马替尼 (Imatinib)																															
达沙替尼 (Datanib)																															
索拉非尼 (Sorafenib)																															
舒尼替尼 (Sunitinib)																															
来他替尼 (Lestaurtinib)																															
帕纳替尼 (Ponatinib)																															
克莱拉尼 (Crenolanib)																															
依鲁替尼 (Ibrutinib)																															
依维莫司 (Everolimus)																															
替西莫司 (Temsirolimus)																															
IDH抑制剂																															
地西他滨(Decitabine)																															
艾库组单抗 (Eculizumab)																															
阿司匹林																															
激素类化疗药																															
阿糖胞苷																															
硼替佐米(Bortezomib)																															
巯基嘌呤类化疗药																															

注：直接的靶向作用；作用于该突变活化的信号通路或相关表观遗传学修饰，可能有效；提示可能会有相关的伴随突变，可能有效；某些突变敏感，某些突变耐药（一般为用药后突变导致的继发耐药）；与常规化疗药的治疗关联，具有该突变的患者对对应的药物疗效较好；部分突变(主要是KIT D816)耐药，部分突变有一定效果；耐药

中还有更重要的基因突变存在，可能是仅针对 *FLT3-ITD* 治疗效果有限的重要原因。

目前绝大多数靶向治疗都是单靶点用药。既然已经明确肿瘤是多种基因突变共同导致的结果，单一的靶向治疗难获完胜也就在情理之中。在多靶点联合治疗方面，APL 提供了一个很好的范例。几乎全部的 APL 患者都携带 *PML-RARA* 融合基因，是 APL 发病的主要分子机制。单纯化疗治疗 APL 时，早期病死率高达 30%，CR 率仅为 60%~80%。ATRA 和砷剂（三氧化二砷或四硫化四砷）的应用，使 APL 的完全缓解率提升至90%~100%，已经由最凶险的白血病变成治愈率最高的白血病[2]。在河北燕达陆道培医院，通过联用 ATRA、硫化砷和小剂量化疗药，APL 患者的 5 年总生存率已达 100%[50]。虽然不是人工设计的小分子，但研究证明 ATRA 和砷剂是天然的靶向药物：ATRA 通过结合 PML-RARA 蛋白的 RARA 配体结构域、砷剂通过结合 PML 配体结构域起作用。单用 ATRA 或砷剂时都存在配体结构域突变耐药的问题[51,52]，但联用两种药物时，对其中一种药耐药的肿瘤细胞一旦出现，便被另一种药物有效控制并消灭在萌芽状态，因此取得了前所未有的疗效。

结合相关研究进展和临床实践经验，刘红星于 2013 年提出肿瘤靶向治疗的美好未来在于“靶向鸡尾酒疗法”，英文可称之为“cocktail targeted therapy”[44]。“靶向鸡尾酒疗法”强调需要多种不同靶点药物的联合应用，在部分进展迅速的肿瘤（如 APL）的早期治疗中还可包括联用常规化疗药，以快速控制病情。虽然目前我们可以选择的靶向药种类尚有限，但相信随着研发速度的增快、理念的革新，很快会有越来越多的靶向药可供选择。“靶向鸡尾酒疗法”的临床实践也将很快扩展到其他很多肿瘤的治疗中，期望将取得和 APL 一样好的治疗效果。

（三）先天基因多态性与个体化用药

先天基因多态性和个体化用药也是药物基因组学的重要组成部分。已知大多数临床药物的代谢都受肝脏细胞色素 P450（cytochrome P450 proteins，CYP450）代谢酶超家族的基因多态性影响。CYP450 超家族是参与药物代谢的主要酶类，约占各种代谢反应总数的 75%。对于相同用药剂量的患者，不同 CYP450 基因多态性携带者的疗效和毒副作用差异很大。对于快代谢型携带者，药物代谢过快会导致有效血药浓度不足，影响临床疗效。而对于弱代谢型携带者，则有可能导致血药浓度过高，带来严重的毒副作用。因此 FK506、环孢素等免疫抑制剂使用时，根据药物浓度监测结果调整剂量已成常规。而相关 CYP450 基因型的检测可以帮助预估患者的有效和安全用药剂量，缩短达到稳态血药浓度的时间，降低毒副作用发生的风险。

除 CYP450 基因家族之外，部分基因在特定药物代谢途径中发挥作用。如 *TPMT* 基因多态性与巯基嘌呤类药物的毒副作用密切相关，在美国已经要求使用巯基嘌呤类药物以前必须检查 *TPMT* 的基因多态性[53]。并且已有多家医院在病历管理系统里设定了相关提醒，当临床医生开具巯基嘌呤类药物处方时，系统即会自动提醒做 *TPMT* 基因多态性检查。

与血液系统疾病中常用药物相关的基因多态性主要有：

1. *CYP2C9/19* 基因型

环磷酰胺（CTX）、依托泊苷（VP16）等化疗药主要通过 CYP2C9 代谢，CYP2C9*3 是中国人中常见的弱代谢型。伏立康唑的代谢酶主要是 CYP2C19，15%~20%的亚洲人是弱代谢型，最常见的为 CYP2C19*2 型。

2. *CYP3A4/5* 基因型

CYP3A4 和 CYP3A5 是他克莫司、环孢素 A 生物转化的主要代谢酶。CYP3A5 酶活性改变被认为与他克莫司的药代动力学明确相关。在中国人群中影响 CYP3A5 酶活性的主要为 CYP3A5*3 位点，AA（*1/*1）、AG（*1/*3）及 GG（*3/*3）基因型的频率分别为 11.1%、44.4%和 44.4%。

临床药理学联盟（Clinical Pharmacogenetics Implementation Consortium，CPIC）指南推荐检测 *CYP3A5* 基因多态性指导他克莫司用药[17]，快代谢者（携带两个功能等位基因）和中间代谢者（携带一个功能性等位基因和一个非功能性等位基因）推荐起始剂量增加至推荐起始剂量的 1.5~2 倍，总起始剂量不超过 0.3mg/（kg·d），并监测血药浓度调整剂量。慢代谢者（携带两个非功能性等位基因）采用标准推荐剂量。目前研究发现 CYP3A4*18B 是主要影响中国人群 CYP3A4 酶活性的位点，在中国汉族人群中的等位基因频率为 26%。CYP3A4*18B 与 CYP3A4 酶活性升高有关，携带 CYP3A4*1/*18B 和

CYP3A4*18B/*18B 基因型的患者他克莫司、环孢素 A 的血药浓度低于 CYP3A4*1/*1 基因型的患者。CYP3A 酶有很多种诱导剂和抑制剂，在临床联合用药时，药物间的相互作用均会影响 CYP3A 酶的活性。因此对于检测到的基因型结果，须结合临床疾病状态、联合用药、饮食等多种因素综合分析。

3. 5,10-亚甲基四氢叶酸还原酶(methylenetetrahydorfolate reductase,*MTHFR*)基因多态性

MTHFR 是叶酸代谢过程中的关键酶，可将 5,10-亚甲基四氢叶酸转变为 5-甲基四氢叶酸(5-MTHF)。其中 5,10-亚甲基四氢叶酸为嘌呤从头合成的底物，参与 DNA 的合成;5-MTHF 作为底物参与同型半胱氨酸转化为甲硫氨酸，参与 DNA 和蛋白质的甲基化。

MTHFR 基因多态性影响 MTHFR 酶的活性，其等位基因频率在不同人群及种族中有显著差异。其中 677C>T 和 1298A>C 是目前被认为影响酶活性最主要的 2 个位点。*MTHFR* 基因第 667 位碱基在中国北京汉族人群中野生型(CC)、杂合型(CT)及纯合变异型(TT)的基因型频率分别为 26.7%、44.4%、28.9%。*MTHFR* 基因第 1298 位碱基在中国北京汉族人群中野生型(AA)、杂合型(AC)及纯合变异型(CC)基因型频率分别为 64.4%、31.1%、4.4%。

4. 巯基嘌呤甲基转移酶(thiopurine S-methyltransferase,*TPMT*)基因多态性

TPMT 是一种特异性催化杂环类和芳香类化合物的巯基甲基化反应的细胞内酶，对临床常用的巯嘌呤类药物的代谢和疗效发挥起关键作用。巯嘌呤类药物在体内主要靠 TPMT 酶催化分解，因此对于 TPMT 酶缺陷的患者，使用常规剂量的巯嘌呤类药物治疗就易引起药物在体内堆积，引起严重的骨髓抑制等毒副反应。

TPMT 酶由 *TPMT* 基因编码，已发现 *TPMT* 基因在人群中的分布呈多样性，*TPMT* 的多样性与酶的活性相关。已有 28 种 *TPMT* 变异型等位基因型被鉴定，其中 *TPMT**2*、**3A*、**3B*、**3C* 和**4* 为主要的与酶活性降低相关的位点，*TPMT***3C* 基因型是东亚人中最常见的非同义多态性，发生频率约为 2%。巯嘌呤类药物的 FDA 标签中推荐检测 *TPMT* 基因型以评估骨髓抑制的风险，CPIC 指南也推荐根据 *TPMT* 基因型调整巯嘌呤类药物的剂量[54]：携带一个或多个功能性等位基因，属于快代谢型，从正常剂量开始(如 2~3mg·kg^{-1}·d^{-1})，允许 2 周达到稳定状态；携带一个非功能性等位基因，属于中间代谢型，应从该药物标准剂量的 30%~70% 开始，允许 2~4 周达到稳定状态；携带两个非功能性等位基因，属于慢代谢型，考虑替代药物或者减少日剂量的 10%，4~6 周达到稳定状态。携带 *TPMT***3C* 基因型的儿童在采用顺铂治疗时有耳毒性风险，建议接受听力测试。

(四) 个体化用药指纹图(personalized medication fingerprints)

遗传基因多态性与个体化用药关系密切，可以帮助临床更加安全和合理用药。随着基因组研究的进展，将会有越来越多的与药物作用相关的基因多态性被鉴定。在血液系统疾病中，已推荐在移植后免疫抑制剂(他克莫司等)[17] 和巯嘌呤类药物[54] 应用前先进行 *CYP3A5* 和 *TPMT* 基因型检查，根据患者的基因型评估用药剂量。根据患者的基因型评估用药，真正做到"量体裁药"和个体化医疗，是今后的必然发展趋势。肿瘤(包括白血病)及其他重症患者在治疗过程中往往需要用到多种化疗药、抗真菌药等不同类型的药物，与这些药物相关的基因及多态性位点也会有多种。当检测的药物相关基因位点数足够多时，遗传多态性组合在每一个体间可能都互不相同，并且每一个人遗传来的基因多态性组合终生不变。

综合上述工作经验，笔者在此提出"个体化用药指纹图"的概念，用以指每一个个体多个药物相关基因位点的多态性的组合，英文可称之为"personalized medication fingerprints"。对于预期在治疗过程中可能会用到多种药物，涉及多个相关的基因时，可考虑预先做一套相关的基因多态性组合检查，得知其多种药物相关的基因型。这样在临床需要用到某种药物时(如白血病患者发生感染需要用抗真菌药时)，即可参考已有的检测结果用药。而不再需要临时送检，避免因等待基因检测的结果延误治疗时机。另外由于基因检测技术尤其 NGS 技术超高通量的特点，同时做多个基因位点的分型检查更易进行成本控制。因此一次做多个位点的基因多态性检测比分次做更经济有效。而且除非遇到器官移植等特别情况，遗传相关的基因多态性终生不变，检测结果终生可用。

因此"个体化用药指纹图"的概念包括以下含义：①人的基因组上有多个基因多态性位点和

多种药物的作用相关,每一个体在一次或多次诊治过程中可能需要做多个基因多态性位点的基因型检测;②做的位点足够多时,每个人的基因多态性组合可能都是独特的,而且终生不变,可以测一遍、读万遍;③对于预期用药情况复杂的患者,预先测定多个相关基因的基因型是经济有效的方式。

六、血液系统遗传病的基因诊断

血液系统遗传病是除肿瘤以外另一大类以基因变异为主要病因的疾病。由于血细胞主要执行携氧、免疫和止血功能,因此血液系统遗传病也主要可分为:遗传性贫血、先天免疫缺陷、血小板病、出凝血病和遗传性骨髓衰竭(先天性再生障碍性贫血)。由于免疫系统功能、基因组稳定性也和肿瘤的发生密切相关,近年来也越来越多发现先天免疫缺陷或先天再生障碍性贫血基因突变携带和肿瘤的发生相关[16,55]。基因突变检测是诊断已有明确致病基因的遗传病的重要手段,还有部分血液遗传病患者的临床表现经常和继发感染、免疫性再生障碍性贫血、淋巴瘤等难以区分,基因检测显得更加重要。

(一)遗传性贫血

遗传性贫血主要包括地中海贫血(简称地贫)、葡萄糖-6-磷酸脱氢酶缺乏症(glucose-6-phosphate dehydrogenase deficiency,G-6-PD)、镰状细胞贫血、遗传性铁粒幼细胞贫血等。

地贫最早发现于地中海区域,当时称为地中海贫血,国外亦称海洋性贫血。这是一类由于珠蛋白链合成障碍,导致红细胞易被溶解破坏的常染色体遗传的溶血性贫血。地贫是我国南方各省最常见、危害最大的遗传病,人群发生率高达10%以上,以广东、广西为主。因此在我国南方地中海贫血的基因检测和预防控制工作已经开展的较为系统。地中海贫血有常见的基因型,也已经有商品化的检测试剂盒可以购买。在我国,检测16种常见的β地贫基因突变和6种常见的α地贫基因突变,即能对占我国人群中90%以上的地贫做出基因诊断。

G-6-PD缺乏是最常见的一种遗传性酶缺乏病,俗称蚕豆病。全世界约2亿人罹患此病。我国是本病的高发区之一,呈南高北低的分布特点,主要分布在长江以南各省,以海南、广东、广西、云南、贵州、四川等省为高。G-6-PD患者因*G-6-PD*基因突变导致酶活性降低,红细胞不能抵抗氧化损伤而遭受破坏,从而引起溶血性贫血。G-6-PD属于X连锁的不完全显性遗传,男性患者多于女性。患者酶缺乏的表现度不一,一些女性杂合子酶活性可能正常。G-6-PD患者在无诱因时不发病,防治的关键在于避免诱因、预防发作。

镰状细胞贫血是一种常染色体显性遗传的血红蛋白病,因珠蛋白β-肽链的编码基因突变,导致第6位谷氨酸突变为缬氨酸,由正常血红蛋白(HbA)突变为异常血红蛋白(HbS)。临床表现为慢性溶血性贫血、易感染和再发性疼痛危象以致慢性局部缺血导致组织器官损害。纯合突变(即镰状细胞贫血)的患者红细胞内HbS浓度高,只有14%的患者生存至成年,并且多于30岁前死亡。HbS杂合突变(即镰状细胞性状)的患者,除在缺氧情况下一般不发生细胞形态改变和贫血表现,临床无症状或偶有血尿、脾梗死等表现。

X连锁的遗传性铁粒幼细胞贫血(X-linked sideroblastic anemia,XLSA)由位于X染色体上的编码δ2-氨基-2γ-酮戊酸合酶2型的*ALAS2*基因突变导致,主要是一种X连锁的隐性遗传病。XLSA患者由于红细胞无效生成,表现为明显贫血、骨髓红系过度增生、血清铁大多增高、过多铁沉积在人体多种组织器官。

(二)先天免疫缺陷

先天性免疫缺陷包括B细胞为主的体液免疫缺陷、T细胞为主的细胞免疫缺陷、两者兼有的联合免疫缺陷、补体缺陷、粒细胞等吞噬细胞缺陷、自然杀伤细胞缺陷等多种类型,我国各类原发性免疫缺陷病的确切发病率尚无确切资料。

抗体缺陷为主的遗传病主要表现为免疫球蛋白减少或缺乏,包括X连锁和常染色体隐性遗传的无丙种球蛋白血症、普通变异型免疫缺陷病、IgG缺陷、IgA缺陷、特异性抗体缺陷等。

细胞免疫缺陷的遗传病:包括重症联合免疫缺陷、联合免疫缺陷、威斯科特-奥尔德里奇综合征(Wiskott-Aldrich Syndrome,WAS)、高IgM综合征等。

家族性噬血细胞综合征(familial hemophagocytic lymphohistiocytosis,FHL)是细胞毒性T细胞(cytotoxic T lymphocyte,CTL)和NK细胞的穿孔素-颗粒酶细胞毒杀伤途径缺陷为主的疾病,已鉴定的致病基因主要有*PRF1*、*UNC13D*、*STXBP2*和*STX11*。X连锁的淋巴细胞增殖病(X-linked lymphoproliferative syndrome，XLPS）是位于 X 染色体上的 *XIAP* 和 *SH2D1A* 基因缺陷导致的杀伤性淋巴细胞功能异常的疾病。XLP 和 FHL 临床常因 EB 病毒或其他人类疱疹病毒感染发病，并且临床表现相近。所以近年来逐渐将 XLP 列为 X 连锁的 FHL，即 X-FHL。

由于 FHL 临床常以 EB 病毒或其他疱疹病毒感染后发热、淋巴结和肝脾肿大等起病，临床症状缺乏特异性，经常难以和淋巴瘤鉴别诊断。河北燕达陆道培医院医疗团队诊断的第一例 FHL 患者[56]为 13 岁女性，以高热伴全血细胞减少入院。虽然临床符合噬血细胞综合征的诊断标准，但难以区分是淋巴瘤导致的继发噬血现象还是原发的 FHL。经基因检测发现该患者的 *PRF1* 基因同时有 S168N 和 C393R 突变，并且疱疹病毒 HHV7 阳性。家系调查（图 1-7-3）发现两个 *PRF1* 突变分别遗传自患者父亲和母亲，而且 *S168N* 突变的患者父亲流式细胞术检测穿孔素表达时也表现有异常。根据基因检测结果，诊断为伴 HHV7 感染的 FHL2 型。后患者经造血干细胞移植，获得了正常的免疫功能，并且在随访 6 年的时间里，一直状况良好[56]。

因此该病的基因检测非常重要，也是国内近年来的关注热点之一。与欧美和日本患者以 *PRF1* 突变多见不同，中国 FHL 患者以 *UNC13D* 突变多见，*PRF1* 突变其次。基因突变与 FHL 和淋巴瘤、慢性活动性 EBV 感染之间的关系复杂。已有多篇文献报道 FHL 相关基因突变的杂合携带是淋巴瘤发生重要的易患因素[16,57]。通过对中国淋巴瘤患者的检测和分析，发现 *UNC13D*、*G863D* 是中国人群中特有的淋巴瘤易患突变基因[55]。

自身免疫性淋巴细胞增生综合征（autoimmune lymphoproliferative syndrome，ALPS）是一种凋亡相关基因 *FAS* 介导的因凋亡受损导致淋巴细胞异常增殖和功能异常的遗传性疾病。ALPS 的临床表现多样化，易误诊为自身免疫性疾病和淋巴瘤等疾病。ALPS 的致病基因主要有 *FAS*、*FASLG*、*CASP10*。

威斯科特-奥尔德里奇（Wiskott-Aldrich）综合征是由于 X 染色体的 *WAS* 基因突变所致，是一种 X 连锁的隐性遗传病。临床上表现为血小板减少、湿疹和免疫缺陷三联征，主要见于儿童，成人罕见。

（三）遗传性血小板功能障碍

遗传性血小板功能障碍主要包括巨大血小板综合征和血小板无力症。巨大血小板综合征的致病基因有 *GP1BA*、*GP1BB* 和 *GP9*；血小板无力症又称 Glanzmann 病（Glanzmann thrombasthenia，GT），是由于 *GP ⅡB* 或 *GP ⅢA* 基因缺陷引起的血小板对多种诱聚剂（如腺苷二磷酸、凝血酶、胶原等）的先天性遗传性无聚集或反应减低。

（四）血友病

血友病是一组遗传性凝血功能障碍的出血性疾病，共同特征是活性凝血活酶生成障碍、凝血时间延长、终生具有出血倾向，重症患者没有明显外伤也可发生“自发性”出血。按照患者所缺乏的凝血因子类型，可将最常见的血友病分为甲型、乙

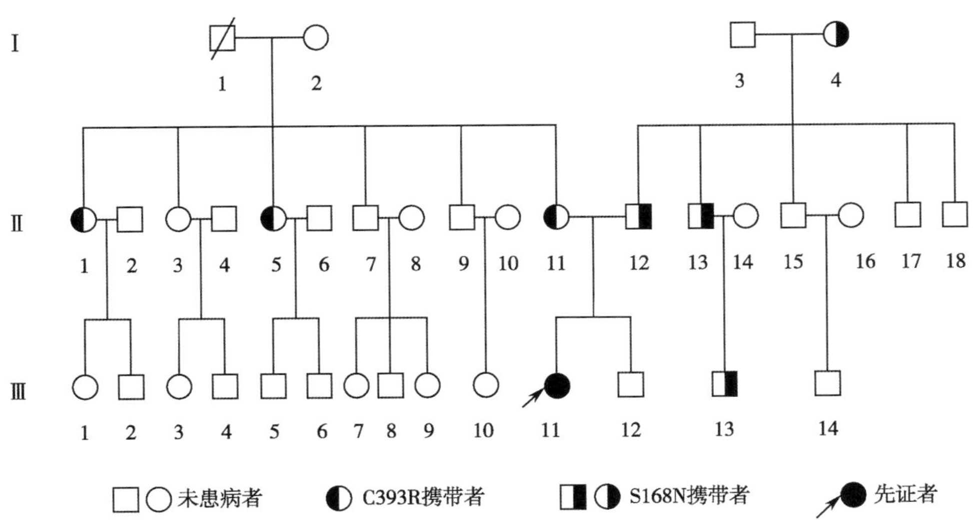

图 1-7-3　噬血细胞综合征患者家系图

型、丙型三种（或称 A 型、B 型、C 型）。甲型和乙型血友病均为 X 染色体隐性遗传，丙型血友病为常染色体遗传。

（五）遗传性骨髓衰竭综合征

遗传性骨髓衰竭综合征（inherited bonemarrow failure syndromes，IBMFS）又称先天性再生障碍性贫血，主要有范科尼贫血（fanconi anemia，FA）、先天性角化不良（dyskeratosis congenita，DC）、先天性纯红再生障碍性贫血（diamond-blackfan anemia，DBA）等。现已发现约有 80 种基因的突变与 IBMFS 的发病有关，这组基因均在造血细胞增殖与分化方面发挥重要的生理作用。

FA 是较为常见的一种 IBMFS，患者因基因缺陷不能修复染色体的断裂损伤，导致进行性的骨髓造血功能衰竭。FA 患者除有典型再生障碍性贫血表现外，还常有多发先天畸形（皮肤棕色色素沉着、骨骼畸形、性发育不全等）。因为染色体断裂修复能力缺乏，FA 患者还易患多种肿瘤，尤其是白血病和头颈部肿瘤。多数患者以骨髓造血功能衰竭合并先天畸形为特征，但临床表现常复杂多样，要靠细胞遗传学试验（染色体断裂实验）和基因突变检测方能与再生障碍性贫血等疾病鉴别。目前已鉴定的 FA 的致病基因有 16 种，其中以 *FANCA*、*FANCC*、*FANCG* 基因突变最为多见。

DC 是一种具有遗传特征的多系统损害性综合征，又称 Zinsser-Engman-Cole 综合征。DC 属先天性中胚层及外胚层发育不良综合征，主要累及细胞更新较快的组织，如上皮组织、黏膜、骨髓组织。其皮肤损害特征为色素沉着和色素减退斑、甲萎缩、黏膜白斑的三联征。除皮肤损害还可累及血液、呼吸、消化、免疫、神经等系统以及眼、耳、骨骼等。血液系统损害主要表现为再生障碍性贫血。目前已鉴定的 DC 的致病基因有 *CTC1*、*DKC1*、*NHP2*、*NOP10*、*RTEL1*、*TERC*、*TERT*、*TINF2* 和 *WRAP53*，各个基因的遗传规律不一，常染色体隐性/显性遗传和 X 连锁遗传都有。DC 的基因缺陷主要影响端粒的复制和维持，显著短的端粒长度是 DC 的重要特征之一。

DBA 患者 90%于出生到 1 岁内起病，患儿生长发育迟缓，少数有轻度先天畸形。患者红系祖细胞数量缺乏，并且质量异常。DBA 患者胎儿型血红蛋白（hemoglobin of fetal，HbF）增多，嘌呤降解途径酶活性增高，说明核酸合成有缺陷。20%的患者可自发缓解，60%的患者肾上腺皮质激素治疗有效，无效者亦可做造血干细胞移植。与 FA 不同，DBA 患者很少伴发恶性肿瘤。目前已鉴定的 DBA 致病基因主要有 *RPS7*、*RPS10*、*RPS17*、*RPS19*、*RPS24*、*RPS26*、*RPL5*、*RPL11* 和 *RPL35A*。

七、血液肿瘤发生的先天易患因素

肿瘤发生的原因复杂，受遗传、环境、生活习惯等多种因素综合影响。随着医学研究的深入，越来越多的证据显示遗传病和遗传易感因素之间并无显著的分类和界限，也有越来越多的血液肿瘤遗传易感因素被揭示[16]。正确认识和揭示患者发生肿瘤的先天易患因素，对于临床应用也有重要意义。

有相当一部分基因既可以体细胞突变的形式导致肿瘤的发生，也可以遗传突变的形式导致肿瘤易感。甚至某些基因突变还可发生于胚胎发育早期，导致肿瘤易感。在临床工作中应该注意区分，尤其要避免把遗传性突变当作体细胞突变来监测疗效。表 1-7-8（见文后折页）对血液肿瘤中常见的此类突变进行了总结。

八、临床解读基因突变报告时应注意的问题

精准医疗已经成为当前备受关注的话题。精准医疗实现的基础是对疾病分子机制的深入研究，而实现的过程需要将各种基因检测经济有效地应用到临床，用以指导患者的诊断和治疗。本节就当前基因检测指标在临床应用时经常遇到的问题予以分析和提示。

（一）应注意不同基因检测技术和各种类型基因异常的特点

根据基因异常的类型选择合适的检测技术，才能达到最佳的检测结果，并且有助于正确解读临床报告。

（二）应注意肿瘤的克隆异质性和克隆演变现象

同一肿瘤组织中的不同细胞携带的突变组合可能有差异，即肿瘤的克隆异质性。克隆异质性的动态变化即克隆演变，不同肿瘤细胞所携带的突变组合决定了克隆演变的方向。由于以前可用于监测的肿瘤分子指标太少，长期以来忽视了肿瘤的克隆演变现象。在传统的肿瘤“克隆性”的认识下，临床医生常认为所有的基因标志都可以作为肿瘤细胞稳定不变携带的、可用作持续监测

的指标。近几年,肿瘤的"克隆异质性"和"克隆演变"现象已被深入研究和揭示。现已熟知,同一肿瘤细胞中常同时有几种甚至几十种促进肿瘤发生的基因突变,而且这些突变的积累具有一定的次序和过程。不同的突变协同作用,决定了肿瘤的发生和发展。

(三)肿瘤的继发耐药和复发都是克隆演变的结果

可能是初诊时少量携带特定突变的肿瘤细胞,在经历药物治疗的选择后变成优势克隆,从而导致耐药和复发。也可能是经治疗后残存的少量肿瘤细胞继发获得了新的突变,从而导致耐药和复发。

(四)同一肿瘤组织中的基因变异可以有多种

它们各自有不同的意义,而且在治疗前后,基因突变的组合可能发生变化。肿瘤奠基者效应的基因变异(如 *BCR-ABL1* 等融合基因)大多数可作为持续的监测指标。但 *FLT3-ITD*、*DNMT3A* 等突变则可能发生治疗后在肿瘤细胞中丢失、或在治疗后出现,甚至治疗前后的突变序列发生改变。此类基因突变影响着疾病的治疗和预后,但不能作为稳定和持续的 MRD 肿瘤监测指标。

因此,要做到精准医疗,有必要定期对肿瘤组织中的突变组进行综合分析,而不是仅追踪检测初诊时发现的基因指标。在条件允许的情况下,进行深入的亚克隆分析也会有帮助,当有新的耐药或难治基因突变出现时,应及早采取相应的治疗。

(五)注意遗传病突变的新生突变(*de novo* mutation)现象

在以前的教科书中,基本都说遗传病的基因突变都是在家系中遗传而来,即患者携带的致病突变均遗传自其父母。但近年来的研究发现,新生突变在各种遗传病中都不同程度存在,在某些遗传病中还可能是常见现象。图 1-7-4 是一例在传代中发生新生突变而致病的 XLP 家系[58]。先证者携带的 *SH2D1A c. 228T>A*/p. Y76X 致病突变遗传自其母亲,但其母亲仅半数的体细胞携带该突变,并且先证者母亲的父母并不携带该突变。因此推测该突变发生于其母亲的受精卵分裂的早期阶段,导致其母亲体细胞中该突变呈现嵌合状态。因此对于携带遗传病基因突变的患者,进行家系突变调查是必要的。并且若怀疑新生突变现象,应先做亲缘关系鉴定,确认生物学意义上的亲缘关系后方可确定。

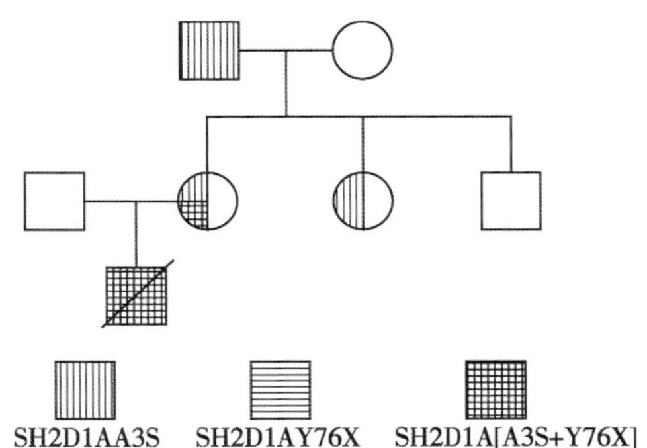

图 1-7-4 *SH2D1A de novo* 突变的 XLP 家系一例

九、临床实验室检测的现状及问题

近年来,由于基因检测技术迅猛发展,疾病发生的分子生物机制的研究进展日新月异,越来越多的基因指标可用以指导临床诊治。美国国家学术出版社于 2011 年出版了由发展新疾病分类法组织委员会、生命科学委员会、地球和生命研究部联合编撰的《迈向精准医疗(Toward Precision Medicine)》一书,正式提出"精准医疗"一词[59]。其信心基础即来自于对各种疾病分子机制了解的深入,并且提出需要建立基于分子生物学异常的疾病命名法则。而在 2001 年版和 2008 年版 WHO 血液肿瘤的分类标准中已经将分子生物学异常列为疾病分类的重要指标,如"伴 t(8;21)(q22;q22)易位和 *AML1-ETO* 融合基因阳性的急性髓性白血病"等[12]。越来越多基因指标的临床应用已成为必然,而且将会为疾病诊治带来革新性的变化。

相对于其他检测技术,基因检测的最大特点是从直接病因层面揭示疾病的生物学本质,进而用以指导个体化诊疗。但由于基因检测技术更新太快、操作流程复杂、信息量庞大(一个 30 倍覆盖度的人类基因组测序的基本序列数据即可达 30Gb)、特异性指标和非特异性指标混杂等因素,导致基因检测的临床应用尚存在一些问题。

(一)检测技术选择和质量控制方面的问题

基因检测技术多种多样,肿瘤相关的基因异常形式也多种多样,不同类型的基因异常和应用目的所适用的检测方法有很大差异。因此根据不同的检测目的选择合适的检测方法非常重要。

NPM1 基因突变检测,用 Sanger 测序法的检

测灵敏度仅约 15%～20%，但可以检测出突变热点区域内所有类型的突变；用 PCR 扩增和片段分析法也可以检测热点区域内所有的序列插入突变，检测灵敏度约 2%～5%；Q-PCR 方法的检测灵敏度可达万分之一，但只能检测特定的突变型。因此在 *NPM1* 突变检测时，要注意检测方法学的合理选择及使用，Sanger 基因测序法可能更适用于多种基因突变一起检测的突变筛查项目，更适用于对初诊或复发患者进行全面分析；而 Q-PCR 方法更适用于后续治疗过程中的 MRD 监测。

基因检测目前仍需复杂的操作流程、手工环节多，从标本采集、运输、核酸提取到数据分析的每一个步骤都有可能带来对检测结果不利的影响，导致检测灵敏度无法保证、甚至假阴性结果。检测 *BCR-ABL1* 等融合基因时常用 *ABL1* 的表达量作为内参，*ABL1* 的拷贝数反映了检测体系中所测 RNA 来源的细胞数量。用新鲜骨髓或外周血检测，而且实验流程控制较好时，*ABL1* 内参的拷贝数一般可达 7 万以上。但临床却经常见到内参基因 *ABL1* 的拷贝数仅数千或 7 万以下的报告，这时检测灵敏度难以保障。另一方面，PCR 基因扩增技术还可能因产物污染导致假阳性。

因此，实验环节的质量控制和员工培训非常重要。基因扩增实验室不仅要有严格合理分区，还要有严格的员工培训和考核，员工的不良操作习惯是导致假阴性或假阳性结果的重要原因。如 Q-PCR 检测融合基因时，提取 RNA 所用的起始细胞数应尽量保证 5×10^6，否则将会影响检测灵敏度。但提取 RNA 所用的细胞数太多也会导致 RNA 提取的得率和质量下降，影响检测灵敏度。而用存档的石蜡组织切片或骨髓涂片做 *IG/TCR* 克隆性分析或基因突变检测时，对 DNA 的质量评价更为重要，结果分析要结合对标本的评价和患者的疾病状况进行。检测技术人员和报告审核人员应熟知检测流程中的各种影响因素，才能保证较为理想的检测结果。

（二）结果解读方面的问题

目前可用以指导临床应用的分子标志越来越多，但检验人员和临床医生相应的知识普及度还远远不够。导致经常出现错误解读检测结果的现象，将基因多态性误报、误读为基因突变而错误诊断的现象并不罕见，是当前基因检测项目开展所面临的重要问题之一。

分析肿瘤和遗传病基因突变需要结合生物信息、检验医师或分子病理医师、临床医师等多方面协作。血液肿瘤融合基因检测用于临床已有 20 多年的历史，检验人员和临床医生所熟悉的 *BCR-ABL1* 等分子指标都是具有诊断分型意义的特异性指标，容易做到很高的检测灵敏度，适合用于 MRD 监测。随着研究和应用的深入，越来越多的分子指标用于临床诊治。临床应用时应注意不同分子指标的意义、检测方法学及灵敏度均可能有很大差别，甚至同一基因的不同异常也有不同的临床意义。如 *FLT3-ITD* 突变和 *TKD* 突变的预后和用药指导意义均不同，不同外显子区域的 *KIT* 突变所适用的靶向药物不同。遗传病基因突变分析时，尤其应注意区分基因多态性和基因突变。而且并不是所有的突变都具有致病意义，致病性的评价需要综合多种数据库、生物信息工具和患者临床资料等多方面的知识和信息。

因此，分子生物学的发展对医疗诊治模式和知识管理方式都带来新的挑战，越来越需要不同人员的细致分工和协作，而且我们必然会越来越依赖新的知识管理工具。从目前阶段来看，分子检测的正确报告和解读需要检测技术人员、生物信息分析人员、检验医师/分子病理医师、遗传咨询师和临床医师等多个角色共同协作才能做好。而当前的现状是检测技术人员和临床医师对检测技术和分子生物学的了解普遍有待深入，而相关的检验医师（或分子病理医师）和遗传咨询师队伍更是缺如。好的消息是，国内已由中国遗传协会于 2015 年初开始借鉴美国的相关经验，建立国内的遗传咨询师系统化培训和考核体系。期望能尽快培养出一批有合格技能和素质的遗传咨询师，以提高分子检测报告的临床可用性。也期待国内尽快有规范化的分子病理医师或相关检验医师的培训和考核体系。

（三）国家管理政策方面的问题

由于基因检测技术集成性差、操作流程复杂、技术和疾病相关研究加速进展等原因，目前很多基因检测仪器尚无国家食品药品监督管理总局（China Food and Drug Administration，CFDA）的注册证书，更缺乏有注册证书的试剂盒可以购买。这带来了医疗研究和应用的悖论：一方面医学研究鉴定的有临床意义的分子指标越来越多，并不断的被各种专家学会列入疾病诊疗指南；另一方面临床实验室又遇到开展这些项目的合规性难题，使很多患者不能受益于医学研究的进展。肿瘤突变组分析、遗传病基因突变、遗传易感性突变等基因检查项目，在数据解读和临床应用过程中情况复杂、变化多样，因此基因检测和结果解读的复杂性与高度集成和自动化的生化检验很不相同，在仪器、试剂盒工作流程的管理方式上也应该有新的思路。

基因组医学和基因测序的发展需要根据其特点来量身定制一套新的管理模式。在美国除了国家食品药品监督管理局（FDA）认证之外，还有一项临床实验室改进修正案（clinical laboratory improvement amendments，CLIA）标准。CLIA 法案重点在于对实验室的认证和管理，只要实验室的人员执照齐全，并且通过了严格的质量管理认证，就可以对外提供自己验证过的收费临床服务。CLIA 管理方式自实施以来，得到了患者、医院、第三方临检中心和保险公司的广泛认可。这种模式的存在，有其客观的原因，是值得国内相关管理部门借鉴的方法。

因此，医学研究的进展不仅带来疾病分类模式的革新、检验人员和临床医生对疾病认识和知识管理方式的革新，还需要管理模式的革新。革新的管理模式既要做到检测流程的质量控制，保证检测结果的质量和临床可用性。又要能够帮助有明确意义的医学研究结果尽快转化为临床应用，使更多患者受益于医学的进展。

（刘红星　岑建农　童春容）

参考文献

1. Velusamy T，Palanisamy N，Kalyana-Sundaram S，et al.Recurrent reciprocal RNA chimera involving YPEL5 and PPP1CB in chronic lymphocytic leukemia［J］.Proc Natl Acad Sci U S A，2013，110（8）：3035-3040.
2. Burnett AK，Russell NH，Hills RK，et al.Arsenic trioxide and all-trans retinoic acid treatment for acute promyelocytic leukaemia in all risk groups（AML17）：results of a randomised，controlled，phase 3 trial［J］.Lancet Oncol，2015，16（13）：1295-1305.
3. Castagnetti F，Gugliotta G，Breccia M，et al.Long-term outcome of chronic myeloid leukemia patients treated frontline with imatinib［J］.Leukemia，2015，29（9）：1823-1831.
4. 刘红星，曹星玉，童春容，等.伊玛替尼治疗变异型 BCR/ABL 融合基因阳性的急性混合细胞白血病［J］.中华医学杂志，2009，89（4）：220-223.
5. 中华医学会血液学分会，中国医师协会血液科医师分会.中国急性早幼粒细胞白血病诊疗指南（2014 年版）［J］.中华血液学杂志，2014，35（5）：475-477.
6. Gabert J，Beillard E，van der Velden VH，et al.Standardization and quality control studies of 'real-time' quantitative reverse transcriptase polymerase chain reaction of fusion gene transcripts for residual disease detection in leukemia-a Europe Against Cancer program［J］.Leukemia，2003，17（12）：2318-2357.
7. 中华医学会血液学分会实验诊断学组，中国慢性髓性白血病联盟专家组.中国慢性髓性白血病诊疗监测规范（2014 年版）［J］.中华血液学杂志，2014，35（8）：781-784.
8. Beillard E，Pallisgaard N，van der Velden VH，et al.Evaluation of candidate control genes for diagnosis and residual disease detection in leukemic patients using 'real-time' quantitative reverse-transcriptase polymerase chain reaction（RQ-PCR）-a Europe against cancer program［J］.Leukemia，2003，17（12）：2474-2486.
9. Branford S，Fletcher L，Cross NC，et al.Desirable performance characteristics for BCR-ABL measurement on an international reporting scale to allow consistent interpretation of individual patient response and comparison of response rates between clinical trials［J］.Blood，2008，112（8）：3330-3338.
10. 秦亚溱，林振兴，岑建农，等.用于转换国际标准的 BCR-ABL（P210）转录本水平的转换系数多中心确认研究［J］.中华血液学杂志，2014，35（2）：134-137.
11. van Dongen JJ，Langerak AW，Brüggemann M，et al. Design and standardization of PCR primers and protocols for detection of clonal immunoglobulin and T-cell receptor gene recombinations in suspect lymphoproliferations：report of the BIOMED-2 Concerted Action BMH4-CT98-3936［J］.Leukemia，2003，17（12）：2257-2317.
12. Steven H S，Elias C，Nancy L H，et al.WHO classification of Tumors of Haematopoietic and Lymphoid Tissues［M］. 69008 Lyon：IARC，2008：31-66.
13. 夏君燕，刘红星，王芳，等.我国 210 例伊马替尼耐药慢性髓细胞白血病和 Ph 阳性急性淋巴细胞白血病 ABL1 基因突变特征［J］.中华检验医学杂志，2012，35（1）：17-22.
14. Zeidan AM，Gore SD，Padron E，et al.Current state of prognostication and risk stratification in myelodysplastic syndromes［J］.Curr Opin Hematol，2015，22（2）：146-154.
15. Ustun C，Marcucci G.Emerging diagnostic and therapeutic approaches in core binding factor acute myeloid leukaemia［J］.Curr Opin Hematol，2015，22（2）：85-91.
16. 陈雪，刘红星.血液肿瘤的遗传和先天易感因素值得重视：第 56 届美国血液学会年会报道［J］.白血病・淋巴瘤,2015,24(2):65-70.

17. Birdwell KA, Decker B, Barbarino JM, et al. Clinical Pharmacogenetics Implementation Consortium (CPIC) Guidelines for CYP3A5 Genotype and Tacrolimus Dosing[J]. Clin Pharmacol Ther, 2015, 98(1):19-24.
18. Hertz DL, Rae J. Pharmacogenetics of cancer drugs[J]. Annu Rev Med, 2015, 66:65-81.
19. Lennard L, Cartwright CS, Wade R, et al. Thiopurine dose intensity and treatment outcome in childhood lymphoblastic leukaemia: the influence of thiopurine methyltransferase pharmacogenetics [J]. Br J Haematol, 2015, 169(2):228-240.
20. Daly AK. Pharmacogenetics of drug metabolizing enzymes in the United Kingdom population: review of current knowledge and comparison with selected European populations[J]. Drug Metabol Personal Ther, 2015, 30(3): 165-174.
21. Della Porta MG, Tuechler H, Malcovati L, et al. Validation of WHO classification-based Prognostic Scoring System (WPSS) for myelodysplastic syndromes and comparison with the revised International Prognostic Scoring System (IPSS-R). A study of the International Working Group for Prognosis in Myelodysplasia (IWG-PM) [J]. Leukemia, 2015, 29(7):1502-1513.
22. Moorman AV, Enshaei A, Schwab C, et al. A novel integrated cytogenetic and genomic classification refines risk stratification in pediatric acute lymphoblastic leukemia [J]. Blood, 2014, 124(9):1434-1444.
23. Döhner H, Estey EH, Amadori S, et al. Diagnosis and management of acute myeloid leukemia in adults: recommendations from an international expert panel, on behalf of the European LeukemiaNet[J]. Blood, 2010, 115(3): 453-474.
24. Creutzig U, van den Heuvel-Eibrink MM, Gibson B, et al. Diagnosis and management of acute myeloid leukemia in children and adolescents: recommend dations from an international expert panel [J]. Blood, 2012, 120 (16): 3187-3205.
25. Baccarani M, Castagnetti F, Gugliotta G, et al. A review of the European LeukemiaNet recommendations for the management of CML[J]. Ann Hematol, 2015, 94 Suppl 2: S141-147.
26. Baccarani M, Deininger MW, Rosti G, et al. European LeukemiaNet recommendations for the management of chronic myeloid leukemia: 2013 [J]. Blood, 2013, 122 (6):872-884.
27. 中华医学会血液学分会实验诊断血液学学组.血液病分子生物学诊断技术中国专家共识(2013 年版)[J]. 中华血液学杂志,2013,34(7):643-646.
28. 中华医学会血液学分会.骨髓增生异常综合征诊断与治疗中国专家共识(2014 年版)[J].中华血液学杂志,2014,35(11):1042-1048.
29. 中华医学会血液学分会实验诊断学组|中国医师协会中国慢性髓性白血病联盟.BCR-ABL 酪氨酸激酶区突变检测实验室规范中国专家共识(2015 年版)[J].中华血液学杂志,2015,36(11):899-901.
30. 中华医学会血液学分会白血病淋巴瘤学组.原发性骨髓纤维化诊断与治疗中国专家共识(2015 年版)[J]. 中华血液学杂志,2015,37(09):721-725.
31. Roberts KG, Mullighan CG. Genomics in acute lymphoblastic leukaemia: insights and treatment implications [J]. Nat Rev Clin Oncol, 2015, 12(6):344-357.
32. Liu Y, Abdul Razak FR, Terpstra M, et al. The mutational landscape of Hodgkin lymphoma cell lines determined by whole-exome sequencing[J]. Leukemia, 2014, 28(11): 2248-2251.
33. Bejar R, Stevenson KE, Caughey B, et al. Somatic mutations predict poor outcome in patients with myelodysplastic syndrome after hematopoietic stem-cell transplantation[J]. J Clin Oncol, 2014, 32(25):2691-2698.
34. 王芳,张阳,陈雪,等.白血病基因突变研究和应用进展:第 56 届美国血液学会年会报道[J].白血病·淋巴瘤,2015,24(3):157-160.
35. Hanahan D, Wernberg R A. The hallmarks of cancer[J]. Cell, 2000, 100(1):57-70.
36. Hanahan D, Wernberg R A. Hallmarks of cancer: the next generation[J]. Cell, 2011, 144(5):646-674.
37. Stratton MR, Campbell PJ, Futreal PA. The cancer genome [J]. Nature, 2009, 458(7239):719-724.
38. Walter MJ, Shen D, Ding L, et al. Clonal architecture of secondary acute myeloid leukemia[J]. N Engl J Med, 2012, 366(12):1090-1098.
39. Liu H, Zhu P, Tong C, et al. Clonal Evolution of BCR-ABL1 Kinase Domain Mutation In Tyrosine Kinase Inhibitor Treatment Patient[J]. Blood, 2010, 116(21):597.
40. Patel JP, Gönen M, Figueroa ME, et al. Prognostic relevance of integrated genetic profiling in acute myeloid leukemia[J]. N Engl J Med, 2012, 366(12):1079-1089.
41. Godley L A. Profiles in leukemia[J]. N Engl J Med, 2012, 366(12):1152-1153.
42. 王芳,张阳,陈雪,等.初诊急性髓系白血病患者十种常见突变基因的突变组分析[J].白血病·淋巴瘤,2015,24(3):161-164.
43. 张阳,王芳,陈雪,等.难治复发急性髓系白血病患者十种常见突变基因的突变组分析[J].白血病·淋巴瘤,2015,24(5):261-264.

44. 刘红星.肿瘤突变组研究进展和靶向鸡尾酒疗法的美好前景[J].中国处方药,2013,11(4):34-37.
45. Neubauer A,Maharry K,Mrózek K,et al.Patients with acute myeloid leukemia and RAS mutations benefit most from postremission high-dose cytarabine: a Cancer and Leukemia Group B study [J]. J Clin Oncol, 2008, 26 (28):4603-4609.
46. Pozzi S, Geroldi S, Tedone E, et al. Leukaemia relapse after allogeneic transplants for acute myeloid leukaemia: predictive role of WT1 expression[J].Brit J Haematol, 2013,160(4):503-509.
47. 中华医学会血液学分会.中国慢性髓性白血病诊断与治疗指南(2013 年版)[J].中华血液学杂志,2013,34(5):464-470.
48. Jain P,Kantarjian H,Cortes J.Chronic Myeloid Leukemia: Overview of New Agents and Comparative Analysis [J]. Curr Treat Options Oncol,2013,14(2):127-143.
49. Lin P H,Lin C C,Yang H I,et al.Prognostic impact of allogeneic hematopoietic stem cell transplantation for acute myeloid leukemia patients with internal tandem duplication of FLT3 [J]. Leuk Res, 2013, 37 (3): 287-292.
50. Wu S,Lu D,Zhao Y,et al. Arsenic Containing Triple-Agent Therapy for Acute Promyelocytic Leukemia-Comparison of Tetra-Arsenic Tetra-Sulfide vs.Arsenic Trioxide in the Long-Term Follow-up at a Single Hospital.Blood, 2010:1081. 2010 [2016-2-4]. https://ash. confex. com/ash/2010/webprogram/Paper30066.html
51. Zhou DC,Kim SH,Ding W,et al.Frequent mutations in the ligand-binding domain of PML-RARalpha after multiple relapses of acute promyelocytic leukemia: analysis for functional relationship to response to all-trans retinoic acid and histone deacetylase inhibitors in vitro and in vivo[J].Blood,2002,99(4):1356-1363.
52. Goto E,Tomita A,Hayakawa F,et al.Missense mutations in PML-RARA are critical for the lack of responsiveness to arsenic trioxide treatment[J].Blood,2011,118(6): 1600-1609.
53. Ogungbenro K,Aarons L.Physiologically based pharmacokinetic model for 6-mercpatopurine:exploring the role of genetic polymorphism in TPMT enzyme activity[J].Br J Clin Pharmacol,2015,80(1):86-100.
54. Relling MV, Gardner EE, Sandborn WJ, et al. Clinical pharmacogenetics implementation consortium guidelines for thiopurine methyltransferase genotype and thiopurine dosing:2013 update[J].Clin Pharmacol Ther,2013,93 (4):324-325.
55. 陈雪,张阳,王芳,等.疱疹病毒相关淋巴瘤患者家族性噬血细胞综合征基因突变研究[J].白血病・淋巴瘤,2015,24(2):91-95.
56. 刘红星,童春容,王卉,等.家族性噬血细胞性淋巴组织细胞增多症一例病因和遗传学研究[J].中华内科杂志,2011,50(2):132-135.
57. Clementi R,Locatelli F,Dupré L,et al.A proportion of patients with lymphoma may harbor mutations of the perforin gene[J].Blood,2005,105(11):4424-4428.
58. Liu J,Tian W,Wang F,et al.Maternal onset de novo SH2D1A mutation and lymphocytic choriomeningitis virus infection in a patient with Xlinked lymphoproliferative disease type 1:A case report[J].Mol Med Rep,2015,11 (5):3291-3294.
59. National Research Council(US)Committee on A Framework for Developing a New Taxonomy of Disease.Toward Precision Medicine:Building a Knowledge Network for Biomedical Research and a New Taxonomy of Disease[M].Washington (DC):National Academies Press(US),2011.

第八章

血液肿瘤个性化诊疗

每个患者都具有生物学和社会学的独特性，导致同一疾病患者对治疗反应有很大差异，很多因素可影响疗效及毒性，如年龄、遗传因素（包括性别、种族、影响药物动力学基因的多态性、疾病易感基因）、经济条件、个人性格、环境因素、脏器功能、营养状况、工作性质、伴发的其他疾病或同时联合应用的药物，血液肿瘤细胞存在多种生物学差异如血液细胞计数、细胞形态学、免疫标记、基因、染色体、病原学、发病原因及机制等。随着检验技术的飞速发展，患者的各种信息呈爆炸式增长，以骨髓增生异常综合征（myelodysplastic syndrome，MDS）为例，迄今报道了600多种基因异常，这些因素组合起来，导致每个患者是如此的不同。笔者曾经遇到这样的病例：一对同卵双胞胎，均患*TEL-AML1*基因异常的B-急性淋巴细胞白血病（acute B lymphoblastic leukemia，B-ALL），他们的生长环境相同，并在同一组医生那里得到几乎相同的治疗，但一个治愈了，另一个却复发了。面对每个患者我们都会发现有很多未知的东西，这些常常使临床医生忐忑不安，因为延误治疗、过度治疗，或错误的路线、方案会导致患者不必要的痛苦、费用乃至生命的代价。

循证医学一般采用随机分组的方式比较两种或者更多方案治疗同一种疾病的疗效，以排除不同患者生物学等差异导致的结果差异。一般来说，某一种方法比另一种疗效好，有统计学差异，即建议采用这种疗效好的方法。但是如果完全根据循证医学结果制订的治疗路线或方案对患者进行治疗，很难达到患者群整体最好的治疗效果。曾经有一个医生开始采用一种试验药物治疗一个晚期肺癌患者，获得惊人的好效果。但是在随后的随机分组临床试验中，该药物并未提高患者的生存率，因此美国食品药品管理局未批准该药物进入临床。此后进一步研究显示，该药物仅对血管内皮生长因子过表达的肺癌有效，而这种肺癌仅占肺癌的10%。再比如，累及核心结合因子（*core binding factor*，*CBF*）融合基因的急性髓性白血病（acute myelogenous leukemia，AML）为预后良好型，多数指南建议在诱导达到完全缓解（complete remission，CR）后采用含中至大剂量阿糖胞苷（arabinoside cytosine，AraC）的方案化疗3~4疗程，治愈率50%~60%，复发率40%~50%。但笔者发现，有些患者用中至大剂量AraC疗效并不好，换用其他方案白血病融合基因下降至0%，最后治愈；如果继续用中至大剂量AraC方案化疗，该患者复发的可能性很大。如能尽早发现或预测对该方案疗效不好的病例，采用更好的方案，可进一步提高患者整体生存率，避免弯路。再以急性早幼粒细胞白血病（acute promyelocytic leukemia，APL）为例，30多年前的死亡率几乎100%。近年来，笔者团队对*PML-RARA*$^+$ APL患者，联合蒽环（醌）类药物、口服四硫化四砷及全反式维A酸治疗，同时还注意个性化用药，连续治疗40多例患者，无一例死亡，100%获得长期完全分子生物学缓解（complete molecular remission，CMR）和长期生存。这说明，血液肿瘤的疗效还有很大提升空间，个性化治疗可能是提升疗效、减少无效治疗、减少治疗费用及治疗毒副作用的重要方法。

当然这里并不是否定循证医学的研究方法和结论，很多疾病的诊治指南还是需要循证医学研究的证据。我们强调的是：在循证医学结果基础上，还应注意个体差异，根据情况调整治疗方案。目前越来越多的临床治疗指南建议按疾病的危险程度、年龄，及治疗后毒性程度及疗效调整治疗。随着对疾病共性及个性了解更加深入，个性化治疗方式将越来越有超前性，以个人信息为基础，为患者量身设计出更佳治疗方案，以期达到治疗效果最大化和副作用最小化的定制医疗模式，将开启医疗新时代，将来的指南会有更多可指导个性化治疗的参数或指标。

2015 年，美国总统奥巴马在国情咨文中提出了精准医学计划，多个国家包括我国也提出了精准医疗或个性化医疗的预算。相较于精准医疗，笔者更愿意用个性化治疗的名词。对每个患者来说，影响因素很多，从某个因素来说，可以达到精准医疗，但从多因素角度来说，很难达到精准医疗。如何综合判断患者的多种影响因素，平衡多种药物或治疗方法的利弊，让患者达到高质量生存，从整个患者群来说，以社会可以接受的费用，使更多的患者达到高质量生存是我们的目标。

如何进行个性化治疗呢？以血液肿瘤为例，我们知道，治疗方案应该随着血液肿瘤的生物学特征、年龄、经济条件、个人性格、致病因素、脏器功能、营养状况、工作性质、伴发的其他疾病或同时联合应用的药物等有所调整。除了这些因素外，随着多种检验技术的发展，对人类生物学特性及疾病发生发展机制更加深入的了解，以及越来越多的靶向药物等新药进入临床，用实验室检测指标指导的个性化治疗越来越成为现实。以下提出几种笔者常用的或准备采用的方法，希望起到抛砖引玉的作用。

第一节 全面的诊断与分型

世界卫生组织（World Health Organization，WHO）在造血与淋巴系统肿瘤诊断与分型系统（2008 年版）中提出，在患者初次就诊时，只要条件许可，尽可能给患者进行全面的检查评估，除了全面病史、体格检查、生化、三大常规、影像学、按病情所需进行的其他检查外，特别要进行形态学（morphology，M），免疫学（immunology，I）、细胞遗传学（cytogenetics，C）与分子遗传学和分子生物学（molecular biology，M）的分型，即 MICM 分型，有些病例甚至还需要病原学（pathology，P）的检测[1]。WHO 在 2008 年及之后继续修订的诊断标准[2,3]，美国国家癌症综合网络（National Comprehensive Cancer Network，NCCN）[4-11]，国际上其他的协作组最新的诊断与分型对不同类型血液肿瘤提出了诊断与分型的基本检查要求（详见第一篇第一章第二节）。这些新的诊断与分型标准加深了对疾病生物学的了解，可以更好地指导治疗，但是对检验医生及临床医生的要求更高了。

我们在临床有时会遇到一些误诊的病例：如把遗传免疫缺陷、病毒感染诊断为淋巴瘤，或反之；把急性粒单核细胞白血病（acute mono-myelocytic leukemia，AMML）诊断为慢性粒单核细胞白血病（chronic mono-myelocytic leukemia，CMML），或反之；把 *FIP1L1-PDGFRα* 阳性的血液肿瘤诊断为慢性髓性白血病（chronic myelogenous leukemia，CML），把淋巴瘤诊断为急性白血病（acute leukemia，AL），或反之；把急性单核细胞白血病或急性粒细胞白血病诊断为 APL，或反之；把极高危险程度需要尽早行异基因造血干细胞移植治疗的患者误诊为低危险性的，或反之，等等。漏诊很多罕见血液肿瘤，如 γδ T 细胞淋巴瘤、原始浆细胞样树突细胞肿瘤、多克隆血液肿瘤等。这些都会导致临床医生选择治疗的失误，或错过最佳移植时机。移植前过度化疗，或不恰当移植会置低危患者于移植风险中。比如说低危险性或预后极好 AML 用非移植治疗治愈率即可达 50%~90%，不必首选移植；而 CMML 用药物很难治愈，一些患者发展迅速，可能迅速失去移植机会。再比如 APL 采用全反式维 A 酸联合砷剂及蒽环（醌）类的药物疗效很好，而对其他 AML 则疗效不好，如果治疗不当 APL 的早期死亡率很高。这几种病的临床及血液学表现可以相同，但是不同亚型治疗差异很大：*FIP1L1-PDGFRα* 阳性的血液肿瘤只需用小剂量酪氨酸酶抑制剂（tyrosine kinase inhibitor，TKI）可治愈，CML 需要较大剂量及更长时间的 TKI 治疗，而不典型慢性髓性白血病（atypical CML，aCML）则需要异基因造血干细胞移植（allo-HSCT）治疗。

误诊或漏诊的原因大致可以分以下五类。

一、选择的检查方法不全面或检查的项目不全面

如上所述，按目前的要求，对血液肿瘤的诊断与分型需要联合细胞形态、细胞化学、组织病理、免疫组织化学（immune histology chemistry，IHC）、流式细胞免疫分析（flowcytometry，FCM）、染色体、荧光原位杂交（fluorescence in situ hybridization，FISH）、融合基因、基因突变、病原检测等。这些检测有各自的优点及局限性（见第一篇第一章第二节），需要整合各种结果进行分析，并结合临床、

其他血液学检验、影像检查等才能做出正确诊断。如果检查方法或检测项目不全面，可能得出错误的结论。比如诊断急性白血病时，大多数认为的诊断标准是血或骨髓原始细胞≥20%，但在一些情况下，即使原始细胞<20%也可诊断。例如，伴有一些重现性染色体或融合基因异常或基因突变，髓外肉瘤，伴骨髓纤维化的全髓性急性白血病。如果没有做染色体或相关的融合基因检测，没有做肉瘤的组织病理和（或）骨髓组织病理及免疫组化检查，难以确切诊断这些血液肿瘤。还有，如果要对血液肿瘤细胞的分化阶段及来源系列做准确的判断，需要选择多种类型的抗体，充分采用不同荧光标记抗体的组合，否则用 IHC 或 FCM 分析时，可能得出错误的免疫分型结果。例如，前体 T 淋巴母细胞淋巴瘤（T lymphoblastic lymphoma，T-LBL）或急性 T 淋巴细胞白血病（acute T lymphoblastic leukemia，T-ALL）主要表达胞浆 CD3 抗原，膜表面可能会丢失一些 T 细胞抗原，如果没有检测胞浆 CD3 抗原，可能误诊。血液肿瘤细胞的抗原标志经常表达混乱，如果不全面检测，难以确诊急性混合性白血病（mixed phenotype acute leukemia，MPAL）或多个克隆的血液肿瘤。γδ T 细胞，如果不用 TCRγδ 抗体分析，难以确诊；原始浆细胞样树突细胞肿瘤除了需要排除其他系列的细胞外，还需要抗树突细胞抗体来鉴定等。

二、选择的检测方法或试剂不恰当

套细胞淋巴瘤（mantlecell lymphoma，MCL）与慢性淋巴细胞白血病（chronic lymphocytic leukemia，CLL）或小细胞淋巴瘤（small cell lymphoma，SLL）在免疫分型上有很多相似之处，但前者表达细胞周期蛋白 D1（cyclin D1，CCND1），后两者不表达，用 FCM 检测 CCND1 常常出现假阴性，而用 IHC 方法检测更好。确定成熟 B 细胞是否存在单克隆性的最佳方法是确定 B 细胞群胞浆或胞膜是否仅表达一种免疫球蛋白轻链（又叫轻链限制性），用 FCM 检测较容易确定，而用 IHC 难以确定。染色体异常是鉴别良性与恶性疾病及其危险程度的重要方法，但是一些疾病的血液肿瘤细胞分裂不活跃，常常显示的是正常细胞核型，或染色体异常的片段很小，在显微镜下肉眼难以识别，导致假阴性结果，而用 FISH 可大大提高异常的检出率。抑癌基因 *P53* 缺失是血液肿瘤预后不良的指标，一般采用 FISH 检测 17q 染色体缺失来反映 *P53* 丢失性突变，但是一些突变累及很小片段的基因，FISH 检测不出，需用基因测序的方法才能检测出来。

三、送检的标本不含或仅含很少比例血液肿瘤细胞

如淋巴瘤主要存在于淋巴器官，如果没有侵犯血液、骨髓，仅送检血液、骨髓标本就诊断不出；淋巴瘤引起淋巴结肿大，但有些肿大淋巴结含有肿瘤细胞，有些淋巴结主要为反应性增生的细胞，如果送检标本系反应性增生淋巴结，可能导致假阴性。笔者曾经遇到一淋巴瘤患者，颈部淋巴结肿大，多次活检均正常，3 年后再次活检，才找到肿瘤细胞。还有一些肿瘤细胞很少，被大量的正常细胞掩盖，如霍奇金淋巴瘤（Hodgkin' s lymphoma，HL）的特征性镜影细胞很少，如果某一些切片没有包含这些细胞，则难以确诊。再比如，有些恶性浆细胞存在于骨髓组织，但是骨髓穿刺未抽出，需要骨髓活检才能发现。原发于脑膜的淋巴瘤，淋巴瘤细胞主要在脑脊液中，因此需要送检脑脊液才能诊断。

四、标本保存、运送、处理中丢失血液肿瘤细胞

一些血液肿瘤细胞容易在保存、运送、处理中丢失，导致假阴性结果。如脑脊液，穿刺标本如果不保存在含血浆的培养液中及时送检，细胞很快死亡。弥漫大 B 细胞淋巴瘤（diffuse large B cell lymphoma，DLBCL）容易在保存、运送、处理中丢失，幼红细胞容易在红细胞溶解过程中丢失。

五、检测、分析技术及质量管理不合格

很多环节可影响检测结果的正确性，包括标本的容器、标本制备处理的时间及方法、标记染色、试剂、仪器设备、观察分析等。需要检验医生有丰富、不断更新的知识、技术水平及结果分析判断经验，在全部检测过程前、中、后需要建立完善的质量保证及质控系统，否则可导致错误的结果和报告。

第二节 血液肿瘤的危险分层

任何类型的血液肿瘤用相同的治疗都存在预后好、不好、中等的类别，称为预后分层，根据预后

危险程度进行分层治疗已被广泛接受。国际上很多大协作组根据一些预后因素，主要将血液肿瘤分为预后良好、预后中等、预后差几大类。以AML为例，高危险性如果仅用化疗，长期无复发生存率(disease free survival，DFS)一般低于10%，而低危险性用化疗的治愈率一般超过50%，中等危险性用化疗的治愈率在两者之间。因此对于高危险性患者，如果条件许可，在化疗获得完全缓解或部分缓解就应尽早行异基因造血干细胞移植，对那些化疗难以获益的(如治疗相关的急性白血病)，可不化疗直接移植。对于低危险性患者，一般首选化疗，化疗效果不好再移植。而对于中危险性患者，化疗获得完全缓解后，如果有同胞HLA完全相合的供者，可首选移植，否则首选化疗，无效后再移植。

除了年龄、既往放化疗或药物毒物接触史是很重要的预后因素外，染色体、基因、化疗达到完全缓解的时间、白血病化疗后微小残留病(minimal residual disease，MRD)等的预后价值受到一致认可。

需要强调的是，一些预后因素高度依赖治疗方法，预后因素不是一成不变的，随着治疗的发展，一些既往预后差的类型可能变成预后好的。如既往死亡率很高的t(15;17)/*PML-RARA* APL用全反式维A酸、蒽环类药物及砷剂治疗后疗效明显改善；如*BCR-ABL*阳性ALL，TKI联合化疗和(或)allo-HSCT明显提高疗效。

预后因素也是互相关联的，如患者具有某项预后不良指标，但如果合并其他指标，最终的结果可能大不相同。如累及CBF染色体/基因异常的AML，t(8;21)/*AML1-ETO*、inv(16)、t(16;16)/*CBFβ-MYH11*异常是预后良好因素，但如同时合并*C-KIT*基因突变、-Y染色体异常等则预后变差。

有关预后因素的研究很多，一些协作组也制定了各自的预后分层标准。但新的预后因素也不断涌现，因此可能改变既往的预后分组标准。以2015年美国NCCN指南为例，几种血液肿瘤危险分层的标准及治疗选择如下：

一、≥15岁ALL的危险分层标准(NCCN，Version2. 2015)

(一) 15~39岁按以下进行危险分层

1. 根据染色体及基因异常分层

(1)预后好：超二倍体(染色体51~65条)或DNA指数>1. 16，+4、+10、+1染色体，t(12;21)(p13;q22)/*ETV-RUNX1*异常，诱导化疗结束时如MRD阴性，继续化疗为主的治疗。

(2)预后差：亚二倍体(染色体<44条)或DNA指数<0. 81，t(v;11q23)/*MLL*基因易位，t(9;22)(q34;q11. 2)/*BCR-ABL*，至少累及5个染色体的异常。一旦缓解，考虑allo-HSCT。

(3)预后中等：无以上染色体及基因异常。

2. 诱导治疗结束时

MRD阳性者预后差，建议allo-HSCT。

(二) >39岁ALL的危险分层标准

应该根据患者的器官功能，合并的其他疾病来调整。

二、AML的危险分层标准(NCCN，Version2. 2015)

(一) APL

1. 高危：初治时外周血白细胞计数≥10×10^9/L；

2. 低/中危：初治时外周血白细胞计数<10×10^9/L；

(二) 其他AML

1. 以染色体及基因为基础的分型

(1)预后好：CBF^+ AML：inv(16)/t(16,16)(p13. 1,q22)/*CBFB-MYH11*，t(8,21)(q22,q22)/*AML1-ETO*，t(15,17)/*PML-RARA*，*NPM*$^+$/*FLT3-ITD*$^-$，双*CEBPA*突变。

(2)预后中等：染色体正常，单独+8，t(9,11)/*MLL-AF9*，其他不确定的染色体异常*CBF*+AML伴*C-KIT*基因突变。

(3)预后差：至少累及3个染色体异常，除t(9,11)之外，累及11q23/*MLL*的异常，Inv(3)/t(3,3)(q21,q26. 2)/*RPN1-EVI1*，t(6,9)(p23,q34)/*DEK-NUP214*，t(9,22)(q34,q11. 2)/*BCR-ABL*，*FLT3-ITD*$^+$。建议诱导化疗及早期强化或巩固治疗后allo-HSCT。

2. 治疗后MRD

诱导化疗及早期强化或巩固治疗后，骨髓增生恢复后MRD阳性，预后差，建议allo-HSCT。

3. 既往病史

治疗相关性AML，预后差，建议allo-HSCT。

当然，不同国家地区或协作组的危险分层的具体指标及治疗选择有所差异，但是根据预后危险分层来选择治疗已经是不争的事实。随着越来越多基因突变与临床治疗与预后关系证据的确立，更多的基因突变也会进入危险分层甚至个性化治疗选择中。

第三节 影响药物疗效与副作用的因素

人群个体间对药物的毒性和疗效存在很大的差异。WHO 统计，全球死亡的患者中，1/3 是由于不合理用药所致。在美国，每年有 200 多万患者因严重药物不良反应住院，其中 10 万人死亡[12]。

引起药物反应个体差异的原因有很多，除了与药物本身在体内的代谢动力学特点有关外，还与患者遗传性药物代谢基因多态性、年龄、性别、昼夜调节、营养状态、饥饿、妊娠、内分泌状态、合并用药（药物代谢酶的诱导剂或抑制剂）、肿瘤细胞的生物学特征、影响药物代谢的脏器功能等有关。绝大多数的药物经肝脏的代谢酶转化灭活，故肝脏疾病会影响药物代谢；如果药物主要从尿排泄，肾功能损害也会导致药物在体内浓度升高；胃肠道疾病影响药物吸收及肠肝循环；有些产生药物代谢酶抗体的自身免疫性疾病、糖尿病、甲亢、肢端肥大症、感染性疾病等也影响药物代谢、排泄，从而影响药物疗效与副作用。据了解有 200 多种药物及化学物质具有药酶诱导或抑制作用，药酶诱导有时有肝功损害及致癌作用。

由于影响药物疗效及副作用的因素太多，临床医生要根据药物疗效及副作用调整用药。从实验室检测的角度，除了以上的影响药物代谢的脏器功能外，还可根据遗传药物代谢基因多态性及体内药物浓度来调整用药[13-21]。

一、药物代谢基因与药物疗效、副作用及治疗选择

治疗血液肿瘤的药物毒性较大，也是血液肿瘤治疗费用高昂的主要原因。遗传因素，即药物代谢酶、转运体和药物作用靶点（如受体）的遗传多态性是影响不同个体药物疗效与毒性的重要因素。药物在体内主要在肝脏经生物转化失去药理活性（少数被活化），变为极性高的水溶性代谢产物进一步被排出体外，而药物的生物转化则有赖于药物代谢酶的催化。药物代谢酶包括细胞色素氧化酶 CYP450 超家族（cytochrome，CYP），CYP1A1/2、1B1、2A6、2B6、2C8、2C9、2C19、2D6、2E1、3A4/5/7，乙醛脱氢酶（aldehyde dehydrogenase，ALDH）、乙醇脱氢酶（alcohol dehydrogenase，ADH）、二氧嘧啶脱氢酶（dihydropyrimidine dehydroge，DPD）、N-乙酰基转移酶（aryl N-acetyl transferase，NAT）、尿苷二磷酸葡萄糖醛酸基转移酶（uridine diphosphate glucuronosyl transferase，UGT）、硫嘌呤甲基转移酶（thiopurine methyltransferase，TPMT）等。

在药物基因知识数据库（The Pharmacogenetics & Pharmacogenomics knowledge base，PharmGKB）中，包含 2500 种基因变异，其中 650 种与药物反应有关。药物代谢相关基因数据库（absorption，distribution，metabolism and elimination related genes，PharmaADME）、CYP450 等位基因命名网站、NAT 基因命名网址、膜转移子基因数据库、UGT 等位基因命名网页、药物基因组学及细胞数据库（Pharmacogenomics And Cell database，PACdb）等也是药物基因组学相关的网站。随着对药物代谢基因多态性与药物毒性和疗效的关系更加明确，以基因多态性为依据的个性化治疗方案将成为现实。

目前欧洲医药局（European Medicines Agency，EMA）、美国食品药品管理局（Food and Drug Administration，FDA）同意以下抗癌药与遗传基因多态性有关：（1）DPD 与 5-氟尿嘧啶和它的前药（如卡培他滨）的降解有关；（2）TPMT 与 6-巯基嘌呤（6-mercaptopurine，6-MP）及 6-硫鸟嘌呤（6-thioguanine，6-TG）的灭活有关；（3）UGT1A1 与帕唑帕尼（pazopanib）、厄洛替尼（erlotinib）、尼罗替尼（nilotinib）、瑞格菲尼（regorafenib）有关；（4）葡糖六磷酸脱氢酶（glucose-6-phosphatedehydrogenase，G-6P-D）与达拉非尼（dabrafenib）及拉布立酶（rasburicase）有关；（5）主要组织相容性复合体（major histocompatibility complex，MHC）Ⅱ类多态性与一些药物毒性有关；（6）细胞色素氧化酶 CYP2D6 与 25%的药物有关，尤其对吉非替尼（gefitinib）的应用有警示作用。

EMA、美国 FDA 批准 6-MP、拉布立酶需要通过检测基因多态性来调整用药，其他尚在研究中。2005 年，美国 FDA 颁布了面向药厂的《药物基因组学资料呈送指南》，规定药厂在提交新药申请时，必须同时提供该药的药物基因组学资料，以推进个性化用药进程。与血液肿瘤治疗相关的药物代谢基因多态性与药物毒性及疗效有关的研究与

应用举例如下。

（一）6-MP 和 6-TG 的药物基因组学研究及其应用

6-MP 和 6-TG 是治疗 ALL 的最关键药物，尤其在维持治疗期间，需要长期应用。硫唑嘌呤（Azathiopurine，AZA）也是移植后很常用的免疫抑制剂。

1. 硫嘌呤甲基转移酶活性及基因多态性的检测与应用

通过检测 *TPMT* 基因或酶活性多态性来指导临床使用 6-MP、6-TG 及 AZA 剂量是最早临床应用的药物代谢基因指标之一。TPMT 可以灭活硫代嘌呤，其活性在不同个体有很大差异，与 *TPMT* 基因的多态性有关。酶活性严重缺陷，用 6-MP、6-TG 治疗时，容易发生严重血液学、肝脏毒性等，是导致患者在维持治疗期住院或停止治疗的主要原因；远期可能与治疗相关的 AML 或放疗相关颅内肿瘤有关，但可能与 6-MP 使用的剂量和时间有关。酶缺陷者使用 6-TG 后肝脏静脉闭塞病（veno-occlusive disease，VOD）的发生率更高。由于 TPMT 的酶活性与其基因型有较好的一致性，检测基因型比检测酶活性更稳定，因此美国 FDA 批准对 ALL 根据 *TPMT* 的基因型来调整 6-MP 的剂量；多个国家的药物管理机构也出台了相应的指南对 6-MP、6-TG、AZA 的应用进行管理。

（1）美国临床药物基因组学实施联盟（Clinical Pharmacogenetics Implemen-tation Consortium，CPIC）的指南

1）杂合子 *TPMT* 基因型（酶活性中等）：患者如果为 *TPMT* 单一功能的（＊1）及无功能的（＊2、＊3A、＊3B、＊3Cor ＊4），6-MP 的起始剂量应当减少 30%～70%，此后根据骨髓抑制的严重程度及疾病指南来调整剂量。6-TG 的起始剂量应当减少 30%～50%，此后根据骨髓抑制的严重程度及疾病指南来调整剂量。

2）纯合子 *TPMT* 基因型（不同突变，酶活性低或缺乏）：AZA、6-MP 或 TG 减低 10 倍，可以每周给药 3 次，或选择其他药物。

（2）荷兰皇家药学药物基因组学的促进会工作组（Royal Dutch Association for the Advancement of Pharmacy-Pharmacogenomic Working Group）的指南

1）*TPMT* 基因或酶活性中等者，AZA 或 6-MP 应当减少 50%，根据血液监测及疗效调整剂量，或者选择其他药物。

2）*TPMT* 基因或酶活性差者，AZA 或 6-MP 应当减少 90%，根据血液监测及疗效调整剂量，或者选择其他药物。

3）对中间或代谢性差的患者不建议采用 6-TG治疗，因为无充分资料以帮助调整其剂量。

2. 磷酸核糖焦磷酸合成酶 1（phosphoribosyl pyrophosphate synthetase 1，PRPS1）

PRPS1 编码一种嘌呤生物合成限速酶，是体内嘌呤、嘧啶、吡啶核苷酸生成和重新利用必需的酶。中国人群中 *PRPS1* 基因突变率 13%，导致嘌呤生物合成的负反馈异常，竞争性抑制嘌呤前体药物活性。*PRPS1* 突变的患者，用 6-MP、6-TG 治疗后 ALL 可早期复发，见于 6.7% 的儿童复发 B-ALL；嘌呤合成抑制剂洛美曲索能够抵抗 *PRPS1* 突变导致的耐药。

3. 胞浆-5′-核苷酸酶-Ⅱ（5′-nucleotidase，cytosolic Ⅱ，NT-5C2）

NT-5C2 负责维持细胞内的核苷酸池的稳定。*NT5C2* 激活性突变导致 6-MP、6-TG 的嘌呤类似物在体内代谢加速，疗效降低。*NT5C2* 激活性突变见于约 19% 的复发 T-ALL，3%～10% 的复发 B-ALL。

（二）甲氨蝶呤（MTX）的代谢基因多态性与药物应用

MTX 也是治疗 ALL 及其他淋巴系统疾病的最重要药物之一。MTX 主要通过 SLC19A1 的主动转运或被动弥散进入细胞。MTX 的毒性主要有胃肠、肝肾、神经毒性，黏膜炎及骨髓抑制。多份报告证实了 *SLCO1B1 rs4149081* 及 *rs11045879* 型与 MTX 清除缓慢及肾脏毒性有关。*SLC19A1*（*G80A*）基因型导致血浆浓度升高，与胃肠毒性、血液及肝毒性有关；ATP 结合盒转运蛋白 ABCC4 rs9516519 及 ABCC2 rs3740065 与 MTX 血浆水平有关。

2008 年 Sorich 等发现，有 48 种基因与 MTX 治疗后恶性细胞的减少程度及 DFS 有关。前凋亡蛋白半胱天冬酶 8 相关蛋白 2（caspase 8 associated protein 2，CASP8AP2）水平低与治疗后高 MRD、低 DFS 有关，反之预后好。有亚甲基四氢叶酸还原酶（5，10-methylenetetrahydrofolate reductase，MTHFR）1298 AC 变异体及有蛋氨酸合成酶还原酶（methionine synthase reductase，MTRR）66G 位点者，细胞对 MTX 的敏感性低；*MTHFR A1298C*

基因多态性与 MTX 治疗的毒性有关。

（三）蒽环类药物

研究显示蒽环类药物代谢与 *SLC28A3*、三磷酸腺苷结合盒（ATP-binding cassette，ABC）、还原型烟酰胺腺嘌呤二核苷酸磷酸（β-nicotinamide adenine dinucleotide 2′-phosphate，NADPH）、羰基还原酶（carbonyl reductase，CBR）、*SULT2B1*、谷胱甘肽-S-转移酶（glutathione S-transferase，GST）、*UGT1A6*、*CAT26.27* 基因有关；*SLC28A3* 高危组，1 年内 36%患者出现心脏毒性，5 年内 57%患者发生心脏毒性，随着时间延长，心脏毒性发生率增加。

（四）其他药物

1. 伏立康唑

其代谢酶主要是细胞色素氧化酶 CYP2C19，次要代谢酶为 CYP2C9 和 CYP3A4。CYP2C19 的基因型及影响 CYP2C19 活性的药物（如甲磺酸伊马替尼可抑制 CYD2C9 和 CYD2C19 的活性）会影响伏立康唑的血药浓度，导致严重毒性或疗效不好。在开始应用伏立康唑时，由于发生了致命性毒副作用（心脏骤停），促使我们研究药物代谢问题。

CYP2C19 至少存在 18 种等位基因，*CYP2C19*＊*1* 为强代谢活性的野生型，而其余基因型代谢活性降低。15%～20%的亚洲人群是 CYP2C19 弱代谢型，其中主要为 *CYP2C19*＊2 基因型，在中国人群中的频率较高，与药物代谢关系最为密切。*CYP2C19* 药物代谢能力依次为“强代谢型基因纯合子>强代谢型与弱代谢型基因杂合子>弱代谢型基因纯合子或杂合子”。在临床实践中，如果必须使用伏立康唑，一般先用半量，同时检测代谢基因，如果为纯合弱代谢型，继续使用半量，如果还有毒副作用，就用标准量的 1/4；如果为正常代谢型基因，就用常规剂量。用药后还应检查血药浓度来调整剂量。这样，笔者单位未再发生伏立康唑带来的致命性副作用。

研究显示环磷酰胺、异环磷酰胺、依托泊苷等的代谢速度和 *CYP2C19* 的基因型相关，这些药物也是诱变剂，引起新的基因突变，导致第二肿瘤。因此检查患者的基因型可指导这些药的应用。临床观察发现，*CYP2C19* 纯合弱代谢基因可能与一些药物的严重毒性有关，如 MTX、AraC、地塞米松、长春新碱等。一些患者用普通剂量药物就出现严重副作用，有待进一步验证。

2. 糖皮质激素及其他

ALL 一般需要较大剂量及较长期应用糖皮质激素治疗，长期追踪发现 2%～9%的 ALL 患者发生有症状的骨质坏死，其中 43%需要关节置换手术治疗。某些 *ACP1* 药物代谢基因多态性与地塞米松清除延迟，治疗后易发生骨质坏死有关。糖皮质激素毒性与 *GST-M1* 相关，*GST-M1* 裸基因者用糖皮质激素后易发生严重感染，*GSTM1* 非裸基因型患者的复发率高；如果同时有胸苷酸合成酶（*TYMS*）3/3 基因型，其复发率更高。

ALL 的一些生物学特点也与药物代谢动力学有关，从而影响疗效。如 *CREBBP* 突变导致组蛋白 H3K18 乙酰化降低，与激素类药物耐药有关。初诊时即携带或复发时出现，见于 18%的复发 ALL，组蛋白去乙酰化酶抑制剂可能有效。ALL 有细胞抗凋亡基因 *MCL1* 高表达与泼尼松治疗抵抗有关。

3. 左旋门冬酰胺酶（L-asparaginase，L-ASP）

前凋亡基因 *KRK* 高表达的细胞对 L-ASP 敏感性高，但前凋亡基因 *BCL2L13* 高表达者则对 L-ASP治疗抵抗。一份多参数随机分析研究同时分析了患者种族、性别、年龄、ALL 来源系列、基因多态性与 L-ASP 超敏反应的关系，发现两个直接累及免疫反应的基因与 L-ASP 超敏反应有很强的相关性：细胞核因子 2（*NFATC2*）rs6021191 内含子等位基因微小的变异、人类白细胞抗原（*HLA*）-*DRB1*＊07：01 等位基因等。

二、监测体内药物浓度与药物剂量调整

影响体内药物浓度的因素有年龄、性别、肥胖、遗传，饮食习惯如食物组成、吸烟、嗜酒、饮茶和咖啡等，环境因素包括经常接触有机溶剂、杀虫剂等，器官功能包括肝功能、肾功能、心脏、胃肠，有些疾病可改变药物与血浆蛋白的结合，如肾病、高胆红素血症、高脂血症等。同一药物的不同剂型，甚至不同厂家、不同批号的相同剂型，虽然药物含量相同，但体内药物浓度却不一定相同，这主要与制剂，包括药物的理化性质、剂型、处方中辅料、制剂的工艺过程等有关。药物的相互作用也可影响体内药物浓度等。

由于影响体内药物浓度的因素很多，目前除了根据肝肾功能来调节一些从肝肾代谢排泄的药物剂量外，难以完全根据这些因素来调整药物剂

量。对一些需要长期使用的、血药浓度与疗效和毒副作用关系大的,药物有效剂量与毒性剂量差异小的,可以在用药后监测血液药物浓度调整药物剂量,从而维持药物浓度在安全有效水平,或指导解救药物使用时间和剂量,或及时采取措施避免药物的严重毒副作用。

笔者遇到过的患者有仅用 1g 的甲氨蝶呤就产生了严重肾衰竭,用 3g 甲氨蝶呤就发生了白质脑病,还有多例患者用甲氨蝶呤后血药浓度下降慢,出现肾功损害,紧急进行血浆交换,肾功能迅速恢复。曾有一例 *BCR-ABL*$^+$ ALL 患者,在院外用伊马替尼(imatinib,IMT)0.4/天及化疗获得 CR,但出现高热及严重肝功损害,停 IMT 后复发入院;用 IMT 0.4/天后也出现同样严重毒性,检测 IMT 浓度为正常的 5 倍,减少 IMT 为 0.2/天后,药物浓度正常,白血病 CR,无明显毒副作用,顺利进行了移植。这些让我们体会到监测药物浓度来调整药物剂量的重要性。目前笔者单位已经常规监测环孢霉素 A(cyclosporin A,CSA)、他克莫司(普罗可复)、甲氨蝶呤、IMT、达莎替尼、西罗莫司、伏立康唑、苯妥英钠等药物浓度,帮助医生调整药物剂量,减少了患者因药物浓度带来的无效或毒副作用。

第四节 靶点检测与药物选择

靶向治疗就是主要针对细胞上某一特定的分子进行攻击。由于具有特异性,对其他细胞影响小的优点,近年来成为肿瘤治疗的最大热点。随着对血液肿瘤细胞免疫学、细胞与分子遗传学、分子生物学、蛋白功能等研究的深入,发现恶性血液病细胞上越来越多的成分与正常细胞不同,可以成为靶向治疗的靶点:如恶性血液病细胞的融合基因、细胞异常基因的蛋白产物可以成为药物、免疫细胞、或单克隆抗体攻击的靶点,细胞信号传导途径或功能的改变,可以成为一些药物的靶点等。

与化疗相比,靶向药物特异性更好,对正常细胞的影响更少,不像放化疗那样可能引起新的染色体异常或基因突变导致第二肿瘤。近 10 多年来,一系列靶向药物在临床获得成功,对于一些常规化疗无效的患者,靶向药物可起到四两拨千斤的作用,让医患双方都惊讶,因此靶向治疗药物如雨后春笋般大量涌现。

最早成功的靶向治疗是 1985 年王振义教授用全反式维 A 酸(all-trans retinoid acid,ATRA)治疗 APL 获得 CR,其后发现砷剂治疗 APL 疗效也很好。笔者团队及其他单位报告的资料显示,ATRA 联合砷剂及化疗治疗 APL 的治愈率可高达 95%以上,我中心近 4 年的 APL 患者的无病生存率几乎达到 100%。目前的研究显示,ATRA 及砷剂分别作用于 APL 特异性融合基因 *PML-RARA*,联合应用有协同作用。APL 从 30 多年前几乎 100%的死亡到目前几乎 100%的治愈,联合靶向药物治疗在低毒性的情况下达到高治愈率,这开启了医学界对靶向药物极大的想象空间,联合靶向药物治愈其他肿瘤可能并不遥远。

IMT 是首个根据 *BCR-ABL* 阳性血液肿瘤信号传导通路特点设计出的靶向药物,使大量 CML 患者避免了 allo-HSCT,是靶向药物里程碑式的进展。一些疾病单独应用靶向药物可治愈,如 *APL*、*PDGFRA* 易位的血液肿瘤、CML。一些疾病用靶向药物联合化疗可明显提高治愈率,如 *Ph*$^+$ ALL、*CBF*$^+$ AML、*C-KIT* 突变 AML。一些靶向药物可降低肿瘤负荷,为患者创造 allo-HSCT 机会或提高 allo-HSCT 的治愈率;一些靶向药物可延长一些恶性血液病患者的总生存率(overall survival,OS)。

目前靶向药物主要有以下几类:小分子靶向药物、单克隆抗体、抗原特异性细胞毒性 T 细胞治疗。就目前已经使用的靶向药物,大于 50%的恶性血液病可从靶向药物获益,它越来越多的改写历史。

小分子靶向药物是发展最快的靶向药物,除了 ATRA 及砷剂外,已经批准临床应用治疗血液肿瘤的小分子靶向药物有 IMT、尼洛替尼(nilotinib)、达沙替尼(dasatinib)、博舒替尼(bosutinib)、普纳替尼(ponatinib)等 TKI,这些药物主要对 *BCR-ABL*$^+$、*PDGFR* 易位、*C-KIT* 突变、*CBF* 扩增或易位、*ABL* 易位的血液肿瘤有效;卢索替尼(ruxolitinib)、托法替尼(tofacitinib)主要对 *JAK* 基因突变患者有效;索拉非尼、舒尼替尼、阿西替尼、阿帕替尼主要对 FMS 样酪氨酸激酶 3 内部串联重复(fms-like tyrosine kinase internal tandem duplication,*FLT3-ITD*)、血管内皮细胞生长因子受体(vascular endothelial growth factor receptor,*VEGFR*)突变的患者有效;依鲁替尼(ibrutinib)主要针对布鲁顿酪氨酸激酶(Bruton's tyrosine kinase,BTK)激活的成熟 B 细胞肿瘤有效;依维莫司(everolimus)对 *mTOR* 突变者有效等。其他多种靶向治疗正在临床试验中，如针对 *IDH* 基因突变、FLT3、KIT 受体激酶、法尼基转移酶、甲基化、组蛋白脱乙酰酶（HDAC）、血管生成、趋化因子、细胞凋亡、细胞周期依赖激酶（CDK）、蛋白激酶 C（PKC）、热休克蛋白 90（HSP90）、SRC 激酶等。

随着人源化 CD20 单抗成功用于治疗 CD20$^+$的 B 细胞肿瘤后，单抗的研究与应用进入高潮。目前已用于临床治疗或临床试验或动物试验的单抗主要有 CD30、CD33、CD52、LMB2（CD25 单抗与假单胞菌内毒素 A 连接形成的免疫毒素）、CD19、CD22、CD2、CD3、CD40 等单抗，CD3/CD19、CD3/CD33，CD30/CD56、CD3/CD38、CD3/CD20、CD3/CD123 等双特异性抗体，CTLA-4、PD1、PD-L1、Tim-3、LAG-3 等免疫卡控点单抗。近年进展最大的是双特异性抗体及免疫卡控点单抗。

将抗恶性血液肿瘤抗原与结合免疫细胞的抗体连接起来，称为双特异性抗体，以增加免疫细胞到达肿瘤细胞的数量，从而增加其抗肿瘤作用。CD3/CD19（blinatumomab）是最早批准的双特异性抗体。2014 年美国血液学年会会议报告，blinatumomab 治疗难治复发或化疗 3 疗程仍有 MRD 的 B-ALL，难治复发 DLBCL 的疗效均令人鼓舞，难治复发 ALL 患者 81/189（43%）获得 CR 或完全血液学缓解（complete hematological remission，CRh），60/189 获得 CMR；78% MRD 阳性的 ALL 治疗 1 疗程获得 CMR。

T 细胞与靶细胞结合有两类信号，一类为激活性信号，导致 T 淋巴细胞激活，杀伤靶细胞；另一类为抑制性信号，结合后 T 淋巴细胞功能被抑制。CTLA-4、PD1、PD-L1、Tim-3、LAG-3 均为 T 细胞的抑制性信号分子，采用相应的抗体与之竞争性结合，减少其与靶细胞结合可激活 T 细胞的功能。CTLA-4 单抗（ipilimumab）治疗晚期肺癌、黑色素瘤长期生存率提高 10%。随后的 PD1 单抗疗效更好，联合 CTLA-4 单抗可进一步提高疗效。在 2014 年美国血液学年会上，两份报告用 PD1 单抗治疗难治复发的霍奇金淋巴瘤，一份为 3/15 例 CR，5/15 PR；另一份为 4/23 CR，总有效率 20/23。但是最近有报告显示，PD1 单抗的副作用较大。

抗原特异性细胞毒性 T 细胞（cytotoxic T cell，CTL）也是一种靶向治疗。最成功的是 EB 病毒（EB virus，EBV）、巨细胞病毒特异性 CTL 治疗相应的病毒感染。嵌合性抗原受体 T 细胞（chimeric antigen receptor-T cell，CAR-T）是一种人工 CTL，通过基因改造后获得靶抗原单克隆抗体单链可变区（scFv）的 T 细胞，其组成为：病毒基因载体将识别靶抗原的 scFv、T 细胞抗原受体穿膜部分及 T 细胞共刺激信号基因组合在一起，再转移给患者自体或异基因的 T 细胞。这种改造后的 CAR-T 通过抗原-抗体结合原理特异性识别肿瘤细胞表面抗原，从而避免肿瘤细胞因 MHC 丢失或下调导致的免疫逃逸；还通过增加共刺激分子信号增强 T 细胞的肿瘤杀伤性。2011 年，美国宾夕法尼亚州大学 Porter D L 领导的团队首先在新英格兰杂志报告采用针对 CD19 的 CAR-T 细胞治疗 1 例难治性慢性 B 淋巴细胞白血病（chronic lymphocytic leukemia，CLL）获得 CMR，并持续 6 个月[22]，这是首次单独用免疫治疗晚期白血病获得成功，此后迅速成为高度热点的研究方向。目前国际上采用 CD19-CAR-T 已经治疗了 100 例以上的 B 细胞肿瘤患者，疗效令人鼓舞，治疗难治复发 B-ALL 的 CR 率可达 50%～90%，可清除化疗后或移植后的 MRD，联合自体造血干细胞移植治疗侵袭性 B-NHL 疗效也很突出。

靶向治疗通过作用肿瘤细胞上的某种分子起作用，所以需要检查血液肿瘤细胞上相应的靶分子。靶向治疗后这些靶分子可能变异，或者阳性的细胞被清除，阴性细胞成为主要克隆，继续应用可能无效。监测这些药物靶点可帮助医生调整用药。比如 *BCR-ABL*$^+$的血液肿瘤用 IMT 等 TKI 疗效好，但 TKI 治疗后肿瘤细胞 ABL 激酶区可发生突变导致耐药，因为不同 TKI 作用的靶点不同，检测 *ABL* 是否突变及突变类型可帮助医生选择治疗。如 IMT 治疗后 *BCR-ABL* 下降不理想，*ABL* 未突变，可能通过增加 IMT 剂量来治疗；如 *ABL* 突变，则根据突变类型来换药，同一基因突变位点或方式不同，也影响药物的选择。

美国 NCCN（2015 年版）指南建议：对 *BCR-ABL* 突变位点为 *Y253H*、*E255K/V*、*F359V/C/I* 的患者，选用达莎替尼；*F317L/V/I/C*、*T315A*、*V299L* 患者，选用尼罗替尼；*E255K/V*、*F317L/V/I/C*、*F359V/C/I*、*T315A* 或 *Y25311* 患者，选用博舒替尼；*T315I* 患者，选用普纳替尼。粒细胞集落刺激因子受体 3（colony stimulating factor 3 receptor，*CSF3R*）突变主要见于慢性中性粒细胞白血病（chronic neutrophilic leukemia，CNL），近膜区突变（主要为 *T618I*、*T615A*）对 JAK 抑制剂卢索替尼敏

感，而胞浆内尾区的突变（截短型突变）对达沙替尼敏感。再如 CLL 患者用 CD20 单抗后白血病细胞明显下降，但白血病细胞丢失 CD20 抗原，如再用 CD20 单抗则无效的可能性很大，同时也有清除正常 B 细胞的副作用，因此暂不用该药。停药可减少副作用带来的痛苦和费用。

检测血液肿瘤细胞的免疫学、染色体、基因特点还可帮助药物选择，如单纯的 *NPM* 突变、*AML1-ETO*$^{+}$、*CBFB-MYH11*$^{+}$ AML 可从 HD-AraC 治疗获益，雷利度胺治疗 5q^{-} 约 40% 以上的患者获得完全细胞遗传学缓解；蛋白酶抑制剂及血管生成抑制剂治疗多发性骨髓瘤疗效好等。

第五节　微小残留病监测指导的个性化治疗

治疗后血液肿瘤完全缓解（用形态学方法检测不出，血细胞计数正常，其他部位也无肿瘤浸润），但用更敏感的技术仍可检测到残留的血液肿瘤细胞，称为微小残留病（MRD）。MRD 监测方法主要包括 FCM、Q-PCR 或 FISH。由于影响疾病预后的因素很多，很难完全检查明确，而治疗后白血病细胞下降的幅度和速度可以直接反映白血病细胞对治疗的敏感性，具有很大的远期预后价值，对 ALL、AML、CML 等血液肿瘤的治疗指导价值获得广泛的认可，除了一些高危险 *BCR-ABL*、*MLL-AF4* 及其他高危险性染色体或基因异常外，治疗后 MRD 可跨越其他因素，成为危险分层中最重要的预后因素。

2015 年版美国 NCCN 指南提出，对 ALL 患者，除了染色体及基因高危险的患者需要考虑 allo-HSCT 外，诱导治疗后 MRD 仍阳性者，需要 allo-HSCT；对 AML，大剂量阿糖胞苷强化治疗后 MRD 阳性者，要考虑 allo-HSCT；对 CML 患者，若 TKI 治疗 3 个月时 BCR-ABL>10%，应换 TKI，然后根据疗效考虑是否进行 allo-HSCT。

临床观察也显示，MRD 监测对 ALL、AML、CML 都具有很好的预后价值，阳性结果比阴性结果的预后价值更高。即使是预后好的或预后中等的 ALL，在化疗或 allo-HSCT 后，如果 MRD 不能较快地降至安全水平以下或在转阴后再次升高，几乎都发生了血液学复发，因此应及时采取治疗措施。不同类型的白血病，不同方法检测的 MRD，其安全水平不一样。如 ALL 患者在化疗 5 个月后用 FCM 检测出 ALL 细胞，即使只有 0.01%，均复发。*PML-RARA* 阳性的 APL，如反复检测出 *PML-RARA*，即使仅有 10^{-6} ~ 10^{-4}，几乎都复发，需要积极处理。因此对这些容易发生血液学复发者，应在 MRD 水平积极准备 allo-HSCT。而 *AML1-ETO* 基因，如持续<10^{-4}，复发率较低，不需要太强烈的治疗。笔者团队每次化疗前均检测 MRD 来反应上次治疗的疗效，如果不满意，需尽快更换治疗方案甚至治疗策略，避免患者走弯路。总体上增加了治愈率，降低了治疗费用。

MRD 监测方法也可用于了解淋巴瘤在血液、骨髓、其他部位的浸润，从而帮助制订治疗策略。对血液、骨髓有浸润的淋巴瘤，不适于采用自体造血干细胞移植治疗。如果有多部位髓外浸润，可能需要加用其他渗透到髓外的治疗。

第六节　血液肿瘤细胞的免疫标志与免疫治疗

除了前述的单克隆抗体治疗的抗原靶点外，血液肿瘤细胞上的一些免疫分子可帮助指导免疫治疗的方式。比如 T 细胞识别靶细胞首先要识别靶细胞上与自身相同的 MHC 抗原，同时还需要有 CD80、CD83、CD86 等第二信号。如果靶细胞丢失这些标志，T 细胞难以被激活进而杀伤靶细胞，这是一些患者在 allo-HSCT 后发生严重移植物抗宿主反应（graft versus host disease，GVHD）的同时血液肿瘤复发的原因。这时的免疫治疗建议不采用供者淋巴细胞输注（donor lymphocyte infusion，DLI）治疗，而应该采用天然免疫效应细胞治疗，如自然杀伤细胞（natural killer，NK）、NKT 细胞、γδT 细胞等，因为这些细胞识别靶细胞不需要识别 MHC 分子。NK 细胞识别靶细胞后是激活或功能被抑制是激活性信号和抑制性信号作用的结果，检查这些信号可帮助选择恰当的 NK 细胞供者，增加免疫治疗疗效。

第七节　遗传易感基因检测与治疗选择

血液肿瘤存在种族分布差异，符合孟德尔遗传规律的家族性白血病以及白血病高发的某些遗传缺陷综合征，在同样的致癌因素下，有些人患癌，有些人不患癌，说明了癌症有遗传易感性。比如长崎和广岛经历原子弹爆炸后，白血病增加 8 倍，发病率达到当地人群的 1/万。

既往的研究认为约 5% 白血病为遗传性：如+21、+8 染色体异常；DNA 修复基因或抑癌基因缺陷引起 Bloom 综合征、毛细血管扩张性共济失调症、范科尼贫血、神经纤维瘤、Li-Fraumeni 综合征等；遗传免疫缺陷的基因突变，如 Wiskott-Aldrich 综合征，Briton 无丙种球蛋白症、家族性噬血综合征（familial hemophagocytic lymphohistiocytosis，FHLH）；其他如 Schwachman-Boaian 胰腺脂肪瘤、Kostmann 婴儿遗传性粒细胞缺乏症、Blackfan-Diamond 综合征等。

既往由于检测方法限制，诊断遗传疾病主要根据临床表现及一些简单的实验室检查。研究发现，一些遗传病主要表现为血液肿瘤，并不表现畸形等。血液肿瘤的遗传易感性可能被严重低估[23-25]。

美国 CLIA 建议任何 MDS/AL 患者，其第一代或第二代亲戚中有以下现象要考虑家族性 MDS/AL 可能：AML、ALL、MDS、血小板减少、出血倾向、大细胞增加、指甲或皮肤色素沉着、口腔白斑、特发性肺纤维化、难以解释的肝脏疾病、淋巴水肿、不典型感染、免疫缺陷、先天肢体异常；45 岁前发生血液肿瘤；第一代亲戚在 45 岁前发生癌症，第一代及第二代亲戚中多人在 50 岁前发生癌症；亲缘造血干细胞供者用标准程序采集不出足够的造血干细胞。美国 CLIA 批准对家族性 MDS/AL 进行以下检验：*RUNX1*、*ANKRD26*、*GATA2*、*CEBPA* 基因突变；角化不良相关基因突变：如 *DKC1*、*NOP10*、*TERT*、*NPH2*、*TCAB1*、*USB1*（*C16orf57*）、*RTEL1*、*TERT*、*TERC*、*TINF2*；范科尼贫血相关基因突变；*SRP72* 突变。对 *MDS/AL* 易感基因携带者建议尽量避免接触骨髓毒性物质，如吸烟、大量饮酒、烷化剂、蒽环类、拓扑异构酶抑制剂、放疗等；每年进行 2 次体检，查血常规、白细胞分类；如异常，1～2 周后复查，并查骨髓。一些基因影响血小板数量及功能，雄性激素司坦唑醇可改善部分角化不良患者的造血功能。对于家族性 MDS/AL 患者，allo-HSCT 是主要治疗的方法，选择无以上易感基因的供者；如果患者不能查出以上 CLIA 批准的易感基因，尽量选择非血缘供者（unrelated donor，URD）进行移植；建议采用减低强度的预处理方案移植，采用传统的预处理方案毒性大，易发生肺部并发症、肝小静脉闭塞病、第二肿瘤。家族性 *CEBPA* 基因突变的 MDS/AL 化疗预后好，但要注意第二肿瘤。

比较公认的是：家族性霍奇金淋巴瘤的基因有 *NPAT* 基因突变，家族性 B-ALL 有 *PAX5* 基因突变。唐氏综合征继发 ALL，对化疗耐受性更差。国际协作组回顾性分析了 1995～2004 年治疗的 653 例 ALL 患者，唐氏综合征 ALL 与其他患者 2 年治疗相关死亡率分别为 7%±1% *vs*. 2%±1%（$P<0.0001$）；8 年无病生存率分别为 64%±2% *vs*. 81%±2%；OS 分别为 74%±2% *vs*. 89%±1%（$P<0.0001$）。

研究发现，有些有 *FHLH* 基因缺陷的患者并不发生噬血综合征或慢性病毒感染，而是直接发生血液肿瘤，包括 HL、NHL、AML 和 MDS 等，发病最大年龄达 50 多岁。范科尼贫血在临床上被严重低估，除了表现为血细胞减少，很少有畸形。

千人基因组项目研究结果显示，平均每个“健康人”携带大约 100 个有害的基因突变，每个人携带的突变基因组合不同，决定了疾病类型不同，揭示这些基因突变和基因的关系对医学研究，指导个性化医疗有很重要的意义。比如确定疾病由 *FA* 基因缺陷引起，药物治疗就无效，需要行 allo-HSCT。在选择亲缘供者时要检查相关 *FA* 基因，否则移植后可能发生供者来源的复发；而且采用的移植预处理方案和一般的疾病不同，否则容易失败或继发其他肿瘤。对有遗传性 DNA 修复功能缺陷的，要尽量避免或减少使用烷化剂、蒽环类、拓扑异构酶抑制剂、放疗，否则易发生严重毒性及第二肿瘤。*RUNX1*、*ANKRD26* 基因突变影响血小板功能，手术时应注意预防。一些遗传性基因突变，如 *CEBPA* 突变的 AML，化疗效果好，但是该基因持续存在，以后可能在其他基因突变等因素影响下再次发生恶性肿瘤，要注意监测。

已发现 4 例 EBV^+ HL 有遗传性 HLH 相关免疫缺陷，其中 1 例治疗 15 年反复复发；1 例先诊断为 DLBCL，“复发”后诊断为 HL，血 EBV-DNA 阳性。还发现 2 例患者移植后出现 HLH 死亡，检查出供者细胞有 FHLH 相关遗传免疫基因杂合性缺陷。

长期观察发现，有 2 例携带有 2 个 FHLH 相关免疫基因缺陷的患者化疗后长期无病存活大于 5 年。遗传性基因或哪些位点缺陷的遗传基因与血液肿瘤相关，相关性有多大？哪些需要行 allo-

HSCT？这需要长期研究观察才能得出结论。

第八节　血液肿瘤克隆性检测与治疗选择

长期以来医学界公认的理论是：肿瘤是单克隆性疾病。随着技术的发展，从形态学、细胞化学、免疫标志、基因水平，我们发现肿瘤群体可以是异质性的，不同细胞群的标记不一样，比如用CD20单抗治疗后，大量肿瘤细胞消失，但留下CD20阴性的肿瘤；用CD19-CAR-T细胞治疗后，$CD19^+$的肿瘤细胞消失，$CD19^-$肿瘤细胞复发。迄今为止的深度基因测序结果显示每个血液肿瘤患者都可检测出多种基因突变，中位突变数达10多个，一个患者最多可有50多个基因突变；同一患者的血液肿瘤细胞可有不同基因突变的克隆，有一些为肿瘤前期克隆，治疗缓解后主要的克隆消失，肿瘤前期克隆持续存在，如果肿瘤前期克隆获得新的基因突变，细胞获得生长优势、失去分化成熟或凋亡的能力，白血病复发；或治疗前耐药的小克隆生长成为主要克隆，血液肿瘤复发[26,27]。这些提示血液肿瘤的复杂性及攻克的难度。我们可能需要多种方法、多种途径攻克它。由于化疗、放疗是基因突变诱变剂，如何减少化疗，达到更好的效果值得探索。美国MD Anderson癌症中心计划对惰性B细胞淋巴瘤不用化疗，而主要用靶向药物、免疫治疗、微移植等方法，在5～10年内使其治愈率提高1倍；对侵袭性B细胞淋巴瘤计划采用靶向药物治疗、免疫治疗、移植等方法，在5～10年内使其治愈率提高1倍。

第九节　异基因造血干细胞移植后供受者嵌合率监测指导治疗

异基因造血干细胞移植（allo-HSCT）后受者成分增加可能会导致供者成分逐渐被排斥，植入失败，植入失败后如果自己造血免疫细胞能够恢复、血液肿瘤不复发，尚属好的结果。很多情况下，植入失败后，血液肿瘤复发。因此allo-HSCT后应定期监测供受者嵌合率。allo-HSCT后不同类型的细胞重建速度也不一样，还可以分别检测T、B、NK、髓系细胞的嵌合率来调整治疗。如果供者成分下降，应适当输注供者细胞以重建100%供者造血成分。但是有些情况下，难以获得供者细胞，可以通过体外细胞培养，扩增供者的免疫细胞来增加体内供者的比例，防止复发。曾经一例患者，白血病复发，骨髓供者细胞降至54%，血液供者细胞96%，不能很快获得供者细胞。笔者用血液细胞分离机采集了供者淋巴细胞培养，再给予患者小剂量化疗，停化疗后数天，在血白细胞减低期间输注培养激活后的血液淋巴细胞，半个月后白血病完全缓解，骨髓供者成分增加至96%。2个月后再用以上方法治疗1疗程，骨髓供者成分增加至99%。半年后获得供者淋巴细胞输注，患者长期存活，至今3年以上。

（童春容）

参考文献

1. Swerdlow S H, Campo E, Harris N L, et al. WHO Classification of Tumours of Haematopoietic and Lymphoid Tissues [M]. 4th ed. Switzerland, Lyon: IARC, 2008.
2. Vardiman J, Hyjek E. World Health Organization Classification, Evaluation, and Genetics of the Myeloproliferative Neoplasm Variants[J]. Hematology 2011, American society of Hematology Education Book, 2011(1): 250-256.
3. Kvasnicka H M. WHO classification of myeloproliferative neoplasms (MPN): A critical update [J]. Curr Hematol Malig Rep, 2013, 8(4): 333-341.
4. Jeralad P R, Michael D, Camille N A, et al. NCCN Clinical Practice Guidelines in Oncology (NCCN Guidelines ®) Chronic Myelogenous Leukemia Version 1[S/OL]. 2016, National Comprehensive Cancer Network (2015) (accessed 12. 23. 2015) http://www.nccn.org/professionals/physician_gls/pdf/cml.pdf.
5. Joseph C A, Patrick A B, Patricia A, et al. NCCN Clinical Practice Guidelines in Oncology (NCCN Guidelines ®) Acute Lymphoblastic Leukemia[S/OL]. Version 2.2015, National Comprehensive Cancer Network (2015) (accessed 12. 23. 2015) http://www.nccn.org/professionals/physician_gls/pdf/all.pdf.
6. Margaret R O, Martin S T, Camille N A, et al. NCCN Clinical Practice Guidelines in Oncology (NCCN Guidelines ®) Acute Myelogenous Leukemia. Version 1 [S/OL]. 2015, National Comprehensive Cancer Network (2015) (accessed 12.23.2015) http://www.nccn.org/professionals /physician _ gls/pdf/aml.pdf.
7. Andrew D Z, Leo I G, William G W, et al. NCCN Clinical Practice Guidelines in Oncology (NCCN Guidelines ®) non-Hodgkin's Lymphoma [S/OL]. Version 1. 2016, National Comprehensive Cancer Network (2015) (accessed 12. 23. 2015) http://www.nccn.org/professionals/physician_gls/

pdf/nhl.pdf.

8. Richard T H, Ranjana H A, Wwiyun Z A, et al. NCCN Clinical Practice Guidelines in Oncology (NCCN Guidelines®) Hodgkin Lymphoma[S/OL]. Version 2.2015, National Comprehensive Cancer Network (2015) (accessed 12.23.2015) http://www.nccn.org/professionals/physician_gls/pdf/hodgkins.pdf.
9. Kenneth C A, Melissa A, Dhordje A, et al. NCCN Clinical Practice Guidelines in Oncology (NCCN Guidelines®) Multiple Myeloma[S/OL]. Version 2.2016, National Comprehensive Cancer Network (2015) (accessed 12.23.2015) http://www.nccn.org/professionals/physician_gls/pdf/myeloma.pdf.
10. Peter L G, Richard M S, Aref, et al. NCCN Clinical Practice Guidelines in Oncology (NCCN Guidelines®) Myelodysplastic Syndromes[S/OL]. Version 1.2016, National Comprehensive Cancer Network (2015) (accessed 12.23.2015) http://www.nccn.org/professionals/physician_gls/pdf/mds.pdf.
11. Kenneth C A, Melissa A, Djordje A, et al. NCCN Clinical Practice Guidelines in Oncology (NCCN Guidelines®) Waldenström's Macroglobulinemia /Lymphoplasmacytic Lymphoma[S/OL]. Version 2.2016, National Comprehensive Cancer Network (2015) (accessed 12.23.2015) http://www.nccn.org/professionals/ physician_gls/pdf/waldenstroms.pdf.
12. Starfield B. Is US health really the best in the world[J]? JAMA, 2000, 284(4): 483-485.
13. Tzoneva G, Garcia A P, Carpenter Z, et al. Activating mutations in the NT5C2 nucleotidase gene drive chemotherapy resistance in relapsed ALL[J]. Nat Med, 2013, 19(3): 368-371.
14. Esplin E D, Oei L, Snyder M P. Personalized sequencing and the future of medicine: discovery, diagnosis and defeat of disease[J]. Pharmacogenomics, 2014, 15(14): 1771-1790.
15. Lopez-Lopez E, Gutierrez-Camino A, Bilbao-Aldaiturriaga N, et al. Pharmaco genetics of childhood acute lymphoblastic leukemia[J]. Pharmacogenomics, 2014, 15(10): 1383-1398.
16. Li L. A horizon-prioritizing method can identify gaps among genomic application guidelines [J]. Clin Pharmacol Ther, 2014, 95(4): 368-369.
17. Swen JJ, Nijenhuis M, de Boer A, et al. Pharmacogenetics: from bench to byte--an update of guidelines[J]. Clin Pharmacol Ther, 2011, 89(5): 662-673.
18. Li B, Li H, Bai Y, et al. Negative feedback-defective PRPS1 mutants drive thiopurine resistance in relapsed childhood ALL[J]. Nat Med, 2015, 21(6): 563-571.
19. Chen Y, Shen Z. Gene polymorphisms in the folate metabolism and their association with MTX-related adverse events in the treatment of ALL[J]. Tumour Biol, 2015, 36(7): 4913-4921.
20. Jabeen S, Holmboe L, Alnæs GI, et al. Impact of genetic variants of RFC1, DHFR and MTHFR in osteosarcoma patients treated with high-dose methotrexate[J]. Pharmacogenomics J, 2015, 15(5): 385-390.
21. Sorich MJ, Pottier N, Pei D, et al. In vivo response to methotrexate forecasts outcome of acute lymphoblastic leukemia and has a distinct gene expression profile[J]. PLoS Med, 2008, 5(4): e83.
22. Porter DL, Levine BL, Kalos M, et al. Chimeric antigen receptor-modified T cells in chronic lymphoid leukemia [J]. N Engl J Med, 2011, 365(8): 725-733.
23. Churpek J E, Lorenz R, Nedumgottil S, et al. Proposal for the clinical detection and management of patients and their family members with familial myelodysplastic syndrome/acute leukemia predisposition syndromes [J]. Leuk Lymphoma, 2013, 54(1): 28-35.
24. Godley L A. Inherited Predisposition to Acute Myeloid Leukemia[J]. Semin Hematol, 2014, 51(4): 306-321.
25. 陈雪，刘红星. 血液肿瘤的遗传和先天易感因素值得重视：第56届美国血液学年会报道[J]. 白血病. 淋巴瘤，2015，24(2)：65-69.
26. Ma X, Edmonson M, Yergeau D, et al. Rise and fall of subclones from diagnosis to relapse in pediatric B-acute lymphoblastic leukaemia[J]. Nat Commun, 2015, 6(3): 6604-7604.
27. Gentile M, Mauro FR, Rossi D, et al. Italian external and multicentric validation of the MD Anderson Cancer Center nomogram and prognostic index for chronic lymphocytic leukaemia patients: analysis of 1502 cases[J]. Br J Haematol, 2014, 167(2): 224-232.

附：

血液肿瘤个性化诊疗病例介绍

病例 1：靶向标志检测指导成功治疗复发 T-ALL

患者，男，24 岁。因“外院诊断急性淋巴细胞白血病 5 个月余，复发后为进一步治疗”于 2013 年 7 月 4 日住院。

入院前 5 个月发现颈部、腋窝、腹股沟区多发大小不一的肿块，较大者约 3cm×1cm，到当地某三甲医院住院。查血白细胞(white blood cell,WBC)11.63×10^9/L,血红蛋白(hemoglobin,Hb)、血小板(platelet,Plt)正常。B超示颈部、腋下、腹股沟多发低回声,考虑为肿大的淋巴结;脾脏肿大:脾肋间厚5.23cm、肋下长4.62cm、肋下厚4.56cm、肋间长16.9cm。胸腹部CT示纵隔及双侧腋窝多发淋巴结肿大,腹膜后多发淋巴结肿大及脾大。右颈部淋巴结活检病理及免疫组化(immunehistochemistry,IHC)检查示TDT(+)、Ki 67(约+90%)、MPO(-)、CD3(+)、CD5(+)、CD43(+)、CD20(-)、CD79a(-)、CD10(-)、Bcl 2(±)、Cyclin D1(-)、CD23(-)、CD21(-),考虑为急性T淋巴细胞白血病(acute T lymphoblastic leukemia,T-ALL)或T淋巴母细胞淋巴瘤(T lymphoblastic lymphoma,T-LBL)。骨髓形态检查示原始及幼稚淋巴细胞68%;流式细胞免疫分析(flowcytometry,FCM)示异常淋巴细胞82%,表达CD5、CD7,部分表达CD38;染色体示46,XY[14],另见两个异常核型分别为:46,XY,del(6)(q13q23)/47,XY,+19[1];*TCRβ-VJ2*和*TCRγ-VJ1*克隆性重排阳性;白血病融合基因筛查示*SIL/TAL1*阳性;*FLT3*、*C-KIT*、*NPM1*、*CEBPA*突变阴性。综合以上检查诊断为T-ALL。予VDCP(长春新碱、柔红霉素、环磷酰胺、泼尼松)方案化疗1疗程获得完全缓解(complete remission,CR),但再化疗2个疗程后复发入院。

入院查浅表淋巴结及肝脾未扪及肿大;血WBC 1.64×10^9/L,Hb 91g/L,Plt 67×10^9/L;外周血涂片见24%原始及幼稚淋巴细胞;FCM分析示63.85%为恶性幼稚T淋巴细胞(pre-T阶段)伴髓系表达;白血病融合基因筛查出*SIL-TAIL*、*TEL-PDGFRB*融合基因阳性;基因突变筛查出*FBXW7c.1268G>T/p.G423V*及*NOTCH1 c4721T>C/p.L1574P*突变。

分析患者在化疗期间早期复发,药物治愈的可能性很小,需要先用药物减少白血病负荷后行异基因造血干细胞移植(allogeneic hematopoietic stem cell transplantation,allo-HSCT)。但患者对多种化疗药物耐药的可能性大,以化疗为主可能无效且可导致严重感染等并发症,降低allo-HSCT的成功率,增加治疗费用。*TEL-PDGFRB*融合基因阳性的肿瘤细胞可能对酪氨酸酶抑制剂(tyrosine kinase inhibitor,TKI)有效,故予以伊马替尼(imatinib,IMT)0.4/天治疗,并联合小剂量环磷酰胺(cyclophosvnamide,CTX)、地塞米松(dexamethasone,dex)、长春地辛(vindesine,VDS)、左旋门冬酰胺酶(L-asparaginase,L-ASP)及阿糖胞苷(Arabinofuranosylcytosine,AraC)化疗;同时准备allo-HSCT的供者等。化疗联合IMT治疗14天后血原始及幼淋细胞降至0%,16天后复查骨髓原幼淋巴细胞5%,*SIL-TAL1*融合基因定量0.51%,*TEL-PDGFB*融合基因定量0%。25天后接受allo-HSCT治疗。移植后持续完全缓解率(continuous complete remission,CCR)至今已经26个月,已正常恢复工作。

经验教训:治疗前全面检测,判断疾病的危险分层,联合靶向药物,尽早选择正确的治疗路线,可使患者少走弯路,提高治愈率及生存质量,减少治疗费用。

病例2:残留白血病监测指导的个性化治疗

患者,男,38岁。因诊断为"伴t(8;21)(q22;q22)/*AML1-ETO*异常的急性髓性白血病1个月"入院。

第1次入院前1个月患者因"咳嗽1个月"到当地某三甲医院住院。查血WBC 31.90×10^9/L、Hb 89g/L、Plt 28×10^9/L。骨髓形态分析示增生明显活跃,粒系90.5%,其中原始粒细胞6.0%,异常早幼粒细胞33.0%;染色体46,XY,t(8;21)(q22;q22)[7]/46,XY[2],*AML1-ETO*融合基因阳性;FCM分析示异常细胞群占90%,表达HLA-DR、CD4、CD11b、CD13、CD15、CD16、CD33、CD38、MPO。确诊为"伴t(8;21)(q22;q22)/*AML1-ETO*异常的急性髓性白血病(acute myelogenous leukemia,AML)"。予AraC 4g/天×3天,米托蒽醌(mitoxantrone,MIT)10mg/天×1天化疗1疗程达CR。

入院后查骨髓形态原幼粒3.5%;*AML1-ETO*融合基因定量0.28%;FCM分析示0.11%异常髓系幼稚细胞,表达$CD34^+$、CD117强阳性。伴t(8;21)(q22;q22)/AML1-ETO异常的AML为低危险性AML,国际上公认的缓解后治疗方案是用中至大剂量AraC化疗3~4疗程(每疗程AraC 2~3g/m^2每次,每12小时1次,共3天),治愈率50%~70%。因此予以AraC 2g/m^2/次,每12小时1次,共3天强化1疗程。1个月后复查骨髓*AML1-ETO*融合基因0.19%。再次予以AraC 2g/m^2/次,每12小时1次,共4天强化1疗程,*AML1-ETO*融合基因仍0.19%。说明该患者的MRD对单纯中剂量AraC反应不佳。

根据既往观察,如果强化治疗结束时*AML1-*

ETO 融合基因定量仍>0.1%，复发率仍较高。故将化疗方案换为 AraC 2g/次，每 12 小时 1 次，共 2 天，米托蒽醌 10mg/天×2 天，1 个月后复查骨髓 *AML1-ETO* 融合基因为 0.04%；后换用福达拉宾（fludarabine，Flu）联合中剂量 AraC 及粒细胞集落刺激因子（granulocyte colony stimulating factor，G-CSF）无效；后用小剂量 AraC 及柔红霉素（daunorubicin，DNR）联合自体细胞因子诱导的杀伤细胞（cytokine induced killer，CIK）治疗后，*AML1-ETO* 降至 0%。此后每 3 个月用小剂量化疗联合自体激活的 CIK 治疗 1 疗程，共 6 疗程停止全部治疗（每次治疗方案及治疗前的 *AML1-ETO* 定量见表 1-8-1）。患者 CCR 至今已达 101 个月，已正常生活及工作。

经验教训：根据既往的长期观察，伴 t(8;21)(q22;q22)/*AML1-ETO* 异常的 AML 在强化治疗后如果 *AML1-ETO* 定量为 0%持续 3 次以上，5 年无复发，生存率>95%。所以监测 *AML1-ETO* 定量是判断该类 AML 疗效，指导治疗的很好指标；根据 *AML1-ETO* 定量及时调整治疗方案，可避免不恰当治疗的费用和副作用。

表 1-8-1 病例 2 每疗程治疗前 AML1-ETO 定量

治疗方案	治疗前骨髓 *AML1/ETO* 定量%
Arac 4g×3，NVT 10mg×1	
AraC 3.7g Q12×3	0.28
AraC 3.7g Q12×4	0.19
Arac 4g×2，NVT 10mg×2	0.19
Flu 50mg×4，GCSF 300ug×5，Arac 2g×3、1g×1	0.04
Arac 100mg×4，DNR 60mg×3，自体 CIK	0.04
IDA 20mg × 1、10mg × 2，Arac 100mg×4，自体 CIK	0
Arac 100mg×4、Acla 40mg×5，自体 CIK	0
Arac 100mg × 3，IDA 20mg × 2、10mg×1，自体 CIK	0
CTX 0.8g×1，Arac 500mg×3，Acla 20mg×4，自体 CIK	0
Hu 2g×4、Arac 100mg×4、AMSA 75mg×3，自体 CIK	0

注：Acla：aclarubicin，阿克拉霉素；Hu：hydroxyurea，羟基脲；AMSA：amsacrine，氨吖啶

病例 3：监测药物浓度指导个性化治疗

患者，男，45 岁。因“诊断为 *BCR-ABL* 阳性的急性 B 淋巴细胞白血病 6 个月余，发热 2 天”，为进一步治疗收住院。

第 1 次入院前 6 个月，患者因“牙龈出血伴双下肢出血点 1 个月”到北京某三甲医院住院。查血 WBC $7.82×10^9$/L，Hb 140g/L，Plt $19×10^9$/L。骨髓形态检查示增生极度活跃，原幼淋巴细胞占 87%；FCM 分析示异常细胞 71.6%，表达 CD10、CD34、CD19、HLA-DR；染色体为 46，XY，t(9;22)(q34;q11)[1]/46，idem，add(8)(p23)[1]/46，XY[18]；*BCR-ABL1* 融合基因 P190 型(+)。诊断为 *BCR-ABL* 阳性的 B-ALL。予以化疗联合 IMT 0.4/天治疗，化疗方案为长春地辛 4mg/次×3 次，柔红霉素 80mg/次×5 次，环磷酰胺 2g/疗程×2 疗程，地塞米松 20mg/天×7 天，培门冬酰胺酶 3750IU/次×3 次。治疗 2 周复查骨髓达到完全缓解。此后持续 IMT 0.4/天，并联合反复化疗。治疗后 2 个多月复查骨髓 *BCR-ABL* 阴性。

第 1 次入院前 2 天出现高热，口腔溃疡，故来医院。入院后查 T 39.0℃，P 102 次/分，R 23 次/分，BP 130/90mmHg。中度贫血貌，双下肢散在出血点，巩膜黄染，口唇周围散在数个疱疹，连成片状，舌下口腔黏膜有一溃疡，大小约 2mm×2mm，局部红肿；双下肺呼吸音偏低；双下肢可见凹陷性水肿。血 WBC $0.54×10^9$/L，Hb 78g/L，Plt $13×10^9$/L；谷丙转氨酶 104U/L，总胆红素 42.7umol/L。胸部 CT 示两肺纹理增多，散乱；右肺上叶尖段及两下肺可见走行不规则斑条索影及网格状改变；双侧胸膜增厚伴粘连影。骨髓形态学仍完全缓解，*BCR-ABL* 为 0%。入院后持续高热，曾发生血氧饱和度明显下降，经多种抗细菌、真菌、病毒抗生素，营养、支持、对症治疗好转。第一次出院诊断为 *BCR-ABL*$^+$急性淋巴细胞白血病，重症肺炎（细菌、真菌混合感染），间质性肺炎，药物性肝损害，营养不良，高血压。

患者因经济等多种原因，拒绝移植治疗。故待肺部感染及一般情况好转后予以小剂量化疗及 IMT 0.4/天治疗。服药 1 个多月后因胆红素仍较高，肺部感染持续，上腹不适，食欲下降，血 WBC<$2×10^9$/L，查血 IMT 浓度为 3010ng/ml，高于有效浓度。考虑以上不适可能为 IMT 副作用，这些副作用已经导致患者情绪低落，营养状况不好对控制感染和白血病均不利，且增加治疗费用，都让患

者失去战胜疾病的信心。故将 IMT 减量至0.3/天。2 个月后复查血 IMT 浓度为 2870ng/ml，仍高于有效浓度水平；骨髓 *BCR-ABL* 仍为 0%，故将 IMT 减量至 0.25/天，血 IMT 浓度为 1680ng/ml 左右。此后患者血细胞计数逐渐正常，精神食欲、肝功及营养状况也逐渐正常。IMT 0.25/天维持治疗至今，白血病持续完全分子生物学缓解（骨髓 *BCR-ABL* 定量多次为 0%）至今 32 个月，已经正常生活及工作。

经验教训：虽然成人 *BCR-ABL* 阳性 B-ALL 预后差，一般需要 allo-HSCT 治疗，但部分患者对化疗联合 TKI 疗效很好，因此对此部分患者可以不进行 allo-HSCT 治疗。研究显示，不同患者对相同剂量药物的疗效和副作用有很大差异，一些药物血药浓度与疗效及副作用相关，可通过调整药物剂量，监测血药浓度来达到安全有效的剂量，从而在保证疗效的同时，减少药物的副作用，减少费用，增加患者的生存质量。

病例 4：药物代谢基因指导药物剂量

患者，女，27 岁，因“诊断为急性 B 淋巴细胞白血病 4 个月，发热 10 多天”，为进一步治疗入院。

第 1 次入院前 4 个月，患者因头晕，伴乏力、食欲不振到当地某三甲医院住院，查 Hb 45g/L，WBC 和 Plt 正常；查骨髓增生活跃，原幼淋占 45%；FCM 分析示 54.85%细胞表达 CD19、CD34、CD13、HLA-DR，诊断为 B-ALL。予长春地辛 2mg/次×2 次，柔红霉素 80mg/次×3 次，环磷酰胺 1g/天×1 天，泼尼松 20mg/次，2 次/天×3 天化疗。第一疗程化疗后先后出现败血症、感染性休克、麻痹性肠梗阻、胃肠黏膜溃疡出血、重症肺部感染。予抗感染、纠正休克、止血、止泻等支持治疗后好转，但肺炎持续。化疗后 1 个月肺部 CT 示双下肺感染并双侧胸腔积液，右侧明显，双肺多发结节影，不排除白血病肺内浸润。给予两性霉素 B 脂质体抗真菌治疗 20 多天后复查胸部 CT 示双肺多发空洞形成，符合双肺感染，真菌感染可能大，右侧胸腔积液较前吸收。后改用伊曲康唑口服及氨曲南抗感染。后因痰培养及分泌物培养出假单胞菌，对氨曲南、美罗培南耐药，继续用抗真菌药，改用左氧氟沙星抗细菌感染。

化疗后 2 个多月复查胸部 CT 示双肺多发结节及空洞病变，较前好转，换用美洛西林舒巴坦及伊曲康唑抗感染治疗。复查骨髓增生活跃，幼淋占 3%。第二疗程予以长春地辛 2mg×1 天，去甲氧柔红霉素 10mg/天×3 天，Pred 30mg/天×5 天，培门冬酰胺酶 3750IU/天×1 天化疗。化疗 25 天后高热，血培养示肺炎克雷伯菌阳性，复查肺部 CT 示双肺病变，感染可能性大，双侧胸腔积液，余大致同前。予以替考拉宁、美洛西林、头孢他啶及伏立康唑抗感染。因“发热、咳嗽咳痰难以控制”入院。

第 1 次入院时查一般状况很差，贫血貌，消瘦体型，舌苔无、口腔多处溃疡，口腔黏膜很薄，虚弱致行走困难。骨髓形态及 FCM 未见明显白血病细胞，白血病筛查融合基因阴性，染色体正常；用初发病时骨髓片行白血病基因突变筛查也阴性。肺部 CT 示左肺上叶尖后段内见结节状半月形空洞影，双肺内见散在数个小结节状高密度影，右肺中叶内侧段心缘旁见片状高密度影及纤维索条影。药物代谢酶 CYP2C19 * 2 基因型为 A/A 纯合弱代谢型。考虑患者肺部病灶以真菌感染为主，故予伏立康唑、两性霉素 B 抗真菌感染，口腔溃疡可能合并病毒感染，除了局部保护黏膜的处理外，予以阿昔洛韦等抗病毒治疗。考虑患者为药物代谢酶 CYP2C19 * 2 基因型为 A/A 纯合弱代谢型，可能对多种药物耐受性差，再加肺部感染及一般状况太差，待患者一般状况、食欲、营养、感染好转后，予小剂量环磷酰胺 0.4/天×1 天，AraC 50mg/天×4 天，6-MP 25mg/m^2 每次×4 天，L-ASP 1 万单位/天×4 次化疗 1 疗程，并联合鞘注 AraC 及 Dex。化疗后 20 多天，出现咯血，每次量约 2～4ml，予垂体后叶素、酚磺乙胺、血凝酶等药物止血，先后予伏立康唑、卡泊芬净及脂质体两性霉素 B、伊曲康唑等抗真菌治疗，仍间断反复咯血。复查胸部 CT 示双肺散在数个小结节状高密度影，部分病灶内空洞形成，与前片比较，部分病灶增大，空洞内实性成分增多。左肺上叶病灶周围出现片状模糊影。

由于患者一般情况太差，同时伴肺部难以控制的感染，移植科医生讨论不能予以 allo-HSCT 治疗；胸外医生也拒绝行肺部病灶切除治疗。因此，在强力抗生素、支持治疗的情况下，间断予小剂量 MTX、6-MP 及左旋门冬酰胺酶维持治疗。入院 5 个月后复查胸部 CT 示双肺散在数个小结节状高密度影，左肺上叶结节影略增大，内见空洞并结节形成。故加用泊沙康唑口服抗真菌治疗。此后反复予以小剂量化疗联合自体 CIK 或父母半相同激活的自然杀伤细胞，并鞘注化疗药物预防中枢神经系统白血病。每次即使很小剂量化疗后，患者均会出现恶心、食欲下降、腹痛、口腔广泛溃疡、口腔黏膜变薄、嘴唇疱疹，血细胞计数明显下降，咳嗽咳血加重，一般状况变差。故化疗间隔时间越来越长至3~4个月1疗程。很少用骨髓抑制药物及诱变剂，如蒽环类药物、鬼臼类药物、烷化剂。患者CCR至今共24个月，目前精神食欲睡眠可，体重增加，可正常活动。

经验教训：不同患者对相同的化疗方案及剂量毒性差别很大，治疗白血病的同时要注意保护患者的脏器功能及免疫力，防止化疗毒副作用导致的死亡。药物毒副作用的差异与患者的遗传药物代谢基因多态性有关，可根据药物毒副作用或代谢基因多态性适当调整用药剂量。

病例5：遗传易感基因检测指导治疗路线的选择

患者，女，13岁，因“发现右上臂肿块8个月，诊断为*ALK*阳性间变大细胞淋巴瘤4个月”入院。

8月前右上臂及腋窝发现肿块，到当地某三甲医院住院。B超示右侧腋窝淋巴结肿大，较大者3.5cm×2.0cm。淋巴结活检病理及IHC检查考虑为淋巴组织增生，予抗生素治疗后肿块缩小。7个月前出现腹痛，发热，体温37~38℃，予抗生素治疗缓解。后反复发热，抗生素效果不佳。4个月前B超示右下腹多发淋巴结肿大，双侧颈部多发淋巴结肿大。正电子发射计算机断层显像（positron emission tomography Computed Tomography，PET-CT）示：双侧颈部、锁骨上下窝、腋窝、胸骨旁、纵隔内、肝门区、胃小弯旁、胰头周围、腹膜后区、中下腹部肠系膜间、双侧髂总血管旁多发淋巴结增大。骨髓检查示成熟浆细胞及网状细胞比例增高，可见噬血细胞。左侧腋窝淋巴结活检病理及IHC示：CD3（+）、CD30（+）、ALK-1（+）、EMA（+）、GZB（+）、CD163（+），CK（-）、CD20（-）、EBER（-），符合ALK阳性间变大细胞淋巴瘤。先以环磷酰胺及Pred治疗，继之以地塞米松14mg/天×5天、长春新碱2mg×1天、异环磷酰胺（iphosfamide，IFO）1.1g/天×1天、AraC 2.8g/天×3天、依托泊苷（etoposide，VP-16）0.14g/天×2天、甲氨蝶呤5g化疗。化疗后出现右上臂肿物增大，B超示脓肿形成，行切开引流术后好转。之后予Dex 13.6mg/天×5天、VCR 2mg×1、阿霉素（adrimycin，ADR）34mg/天×2天、CTX 0.27g×1、甲氨蝶呤6.8g化疗，结束后20天复查PET-CT示：双侧颈部、腋窝淋、纵隔内及中下腹部肠系膜间见多发淋巴结稍增大，较之前相比数量明显减少，体积缩小；但右上臂皮下结节状高代谢病灶，考虑为新发病灶。后用地塞米松28mg/天×5天、Arac 2.8g/天×2天、VP-16 0.21g/天×3天、VDS 4mg×1化疗。停化疗20天右上臂肿块仍存在，行右上臂肿块切除术，病例及IHC检查仍符合ALK阳性间变大细胞淋巴瘤。术后活组织病理示：CD30、ALK阳性，CD20、CD79a、CD5、CD20、CD7、TDT阴性，Ki-67为90%，符合ALK阳性间变大细胞淋巴瘤。再次予以地塞米松14mg/天×5天、VCR 2mg×1天、异环磷酰胺（iphosfamide，IFO）1.1g/天×1天、AraC 2.8g/天×3天、VP-16 0.14g/天×2天、甲氨蝶呤5g化疗，担心不能治愈入院。在以上化疗期间曾出现肺部感染。

既往无其他疾病史，无长期药物毒物接触史，家族中无同类疾病史。

入院查右上臂皮肤可见一长约5cm手术瘢痕，体检未发现其他异常。血WBC 4.41×10^9/L，Hb 89.3g/L，Plt 128×10^9/L。PET-CT示：①双侧颈部及右侧腋窝多发小淋巴结，无代谢活性；②左侧腋窝小斑片影，无代谢活性；③右肺下叶背段条片状密度增高模糊影及双肺多发弥漫性分布粟粒样结节影，病变无明显代谢，考虑炎性病变；④右肺下叶后基底段胸膜下条片影及双肺弥漫性分布的粟粒样结节影，考虑炎性病变；⑤左侧腋窝少许条片影，右侧腋窝少许小淋巴结。入院后出现高热，结合PET-CT结果，考虑化疗后并发肺部感染，予抗细菌及抗真菌治疗。由于一些淋巴瘤为遗传免疫缺陷所致，患者骨髓曾查出噬血细胞。故检查患者18种家族性噬血细胞综合征（familial hemophagocytic lymphohistiocytosis，FHLH）相关基因，发现患者携带有*LYSTc.6305G/A*、*RAB27Ac.560G/A*、*UNC13Dc.1232 G/A*基因杂合性突变，其母亲携带有*LYSTc.6305G/A*及*UNC13Dc.1232 G/A*基因杂合性突变，父亲携带有*RAB27Ac.560G/A*基因杂合性突变。*LYST*、*RAB27A*、*UNC13D*基因突变为隐性遗传性疾病，一般携带1个基因杂合突变一般不发病，但是患者携带有3个基因杂合性突变，很可能是患者发生淋巴瘤的原因，也是患者化疗易发生感染及化疗疗效不理想的原因。如果继续化疗，复发的可能性大，故建议予以allo-HSCT治疗。由于患者父母分别携带有*LYST*、*RAB27A*、*UNC13D*基因杂合性突变，虽然未发病，但笔者医院移植数据库显示，杂合基因突变携带者的供者在 allo-HSCT 后可发生致命性病毒感染或噬血细胞综合征，这可能与使用了免疫抑制剂有关，因此携带有杂合基因缺陷的父母不适合做 allo-HSCT 的供者。由于患者无同胞，需积极寻找非血缘供者。

经验教训：一些血液肿瘤患者具有遗传免疫功能缺陷或基因修复功能缺陷，导致机体对细胞突变的基因修复或突变细胞的清除功能下降，是发生血液肿瘤的一个重要机制。在遗传免疫功能缺陷或基因修复功能缺陷基础上，反复化疗或放疗是诱发基因突变的重要因素，可能是血液肿瘤疗效不好或复发的重要原因。因此对这类患者建议行 allo-HSCT，用正常的免疫细胞代替缺陷的免疫细胞，从而根治血液肿瘤。此类遗传基因缺陷是隐性遗传，一般无家族史，因此对无家族史的患者也应注意筛查，对正确选择供者及治疗路线的选择有帮助。

病例 6：遗传易感基因检测指导治疗路线的选择

患者，男，41 岁，因“诊断急性髓系白血病 1 个月余，为进一步治疗”入院。

第 1 次入院前无明显诱因出现右侧小腿内侧皮肤局部红肿，触有 1cm×1cm 硬结，界清，不伴痛痒，无发热；自行抠除后出现破溃，流出红色分泌物，伴触痛，随后患者出现发热，体温在 38.0～39.0℃之间波动，伴头晕头痛，自行在家中口服退热药后（具体药物及用量不详），体温可降至正常约 2 小时，后到当地某三级医院查血 WBC $1.54\times10^9/L$，Hb 95g/L，Plt $38\times10^9/L$。骨髓形态示增生活跃，原始粒细胞 18%；查基因突变：*RUNX1*（-）、*TET2*（-）、*SF3B1*（-）、*ASXL1*（-）、*EZH2*（-）、*NRAS*（-）、*CEBPA*（-）、*NPM1*（-）、*FLT3/ITD*（-）；染色体 46，XY[8]；骨髓活检示造血细胞增生减低。1 个月后到当地某三甲医院再次骨穿，复查骨髓形态原始粒细 45%，诊断 AML。予地西他滨 25mg/天×4 天、高三尖杉酯碱 1mg/天×2 天，AraC 15mg/次，每天 2 次×2 天，G-CSF 300μg/天×4 天化疗。化疗第 4 天，患者出现发热，予亚胺培南抗感染，体温未控制，加用伏立康唑、去甲万古霉素、左氧氟沙星及口服磺胺类药物抗感染后体温逐渐降至正常。停化疗 20 余天，今为进一步治疗就诊。

20 余年前，患者确诊为再生障碍性贫血（aplastic anemia，AA），予中、西药治疗 2 年余好转，血象基本恢复正常已有 10 余年。2 年前，有 2 次肛周脓肿手术史。否认家族中有血液病史。

入院后自诉口腔、颈部淋巴结疼痛，查右胫前皮肤可见约 1cm×1cm 结痂，左颌下轻度压痛，舌尖及口腔黏膜溃疡，大小约 5mm×5mm。血 WBC $1.54\times10^9/L$，Hb 85g/L，Plt $43\times10^9/L$。血谷丙转氨酶 91U/L。骨髓形态为完全缓解状态，FCM 检查示 0.6%细胞为恶性幼稚髓系细胞，白血病融合基因筛查阴性，染色体 46，XY[20]。入院后多次查血 WBC<$1.54\times10^9/L$，Hb 及 Plt 也低于正常。

考虑患者既往曾患 AA，此次 AML 可能继发于 AA，且为低增生性 AML，估计需要 allo-HSCT 治疗。AA 后的 AML 需排除遗传基因所致，以便正确选择 allo-HSCT 的供者及正确的移植方案，因为范科尼贫血需要采用降低强度的 allo-HSCT，否则失败率及继发肿瘤的可能性很大。故筛查了范科尼贫血、先天性角化不良及 Wiskott-Aldrich 综合征（Wiskott-Aldrich syndrome，WAS）的基因突变及 FHLH 相关的基因突变，结果显示患者有范科尼贫血 *TINF2 c. 199G>A/p. V67M* 杂合基因突变，FHLH 相关的 *LYST c. 8738A>G/p. Y2913C* 杂合基因突变及 *LYST* c. 2474T>C/p. I825T 基因杂合性突变。其儿子及一姐姐均携带有 *LYST c. 8738A>G*基因杂合性突变，虽然目前健康状况正常，但不适合做 allo-HSCT 供者。由于父母年龄太大，而且肯定携带有以上基因突变，也不适合做 allo-HSCT 供者。故积极查找非血缘供者。

由于患者有三种基因突变，血细胞计数一直很低，第一次化疗仅 4 天就发生感染，如果再化疗可能发生严重感染增加 allo-HSCT 的难度和费用，甚至失去移植机会。故采用舒尼替尼控制白血病，积极查找非血缘供者行 allo-HSCT。在 2 个月后查找到非血缘供者，allo-HSCT 后 CCR 至今 2 个月。

经验教训：既往遗传性骨髓衰竭综合征一般根据血象异常、肢体畸形、染色体断裂实验来诊断。这些方法仅见于重症患者。目前基因检测可提前帮助诊断。一般来说，遗传性骨髓衰竭综合征或 HLH 主要见于年轻患者，或者一旦发病，药物治疗很难好转。该患者在 20 年前发生 AA，治疗后好转，40 多岁才发生 AML，提示对这类患者也应注意检测遗传易感因素。

（童春容）

第九章

溶血性贫血的检验

贫血是疾病最常见的临床表现之一。系指全身循环红细胞总量减少，在临床上表现为外周血单位容积内血红蛋白量、红细胞数和血细胞比容低于参考区间下限。溶血性贫血（hemolytic anemia），简称溶贫，是由于遗传性/获得性等原因导致红细胞破坏速率超过骨髓造血代偿能力的一类贫血。临床上虽有溶血，但无贫血称为溶血性疾病。

贫血的诊断至少包括：①初筛确定贫血程度和类型；②阐明贫血的病因和原发病。溶血性贫血或为红细胞内在缺陷，或有外在因素所致。长期以来，其实验方法多为手工操作，过程复杂，重复性差，被视为最难诊断的血液病之一。直到20世纪末，随着管理和技术进步，卫生行业颁布了《全国临床检验操作规程》，出版了血液病诊断与疗效标准等指南和共识。血细胞分析、生化和免疫检验采用自动化技术，基因检测、质谱分析和流式细胞术的应用，使贫血的检验产生了革命性的变化。

本章从溶血性贫血的概论入手，讨论其病因和发病机制、筛查试验与质量控制；重点介绍自身免疫性溶血性贫血、血红蛋白病、红细胞膜和酶缺陷以及阵发性睡眠性血红蛋白尿症等疾病的检验技术和实验诊断，对相关的检测仪器及其性能评估也进行了简要阐述。

第一节 溶血性贫血检验概论

产生贫血的病因和发病机制：①红细胞生成减少；②红细胞破坏过多；③失血性贫血。红细胞形态可表现为大细胞、正细胞、小细胞和小细胞低色素性（参见第一篇第三章）。据国内统计资料，溶血性贫血并不少见，约占同期就诊贫血患者10%。

一、病因和发病机制

溶血性贫血按发病和病情分为急性和慢性两型：①慢性溶血：多为血管外溶血，发病慢，病程长，表现为贫血-黄疸-脾大三联症；若伴某些诱发因素可致暂时性红系造血停滞或再生障碍性危象；②急性溶血：多为血管内溶血，起病急，病程短，表现为寒战、发热、头痛、呕吐、腰背疼痛，继而出现血红蛋白尿、黄疸、贫血等症状。按溶血部位分为血管内和血管外溶血两种；按病因和发病机制分为红细胞内在缺陷和红细胞外在因素所致溶血性贫血（表1-9-1）。

表1-9-1 溶血性贫血的病因和发病机制分类

红细胞内在缺陷（遗传性）	红细胞外在因素（获得性）
红细胞膜缺陷（红细胞膜病）	免疫性溶血性贫血
球形红细胞增多症	自身免疫性（温抗体型、冷抗体型）
椭圆形红细胞增多症	同种免疫性
口形红细胞增多症	药物诱导性
靶形红细胞增多症	非免疫性溶血性贫血
棘形红细胞增多症	血栓性血小板减少性紫癜
红细胞酶缺陷（红细胞酶病）	溶血尿毒症综合征
葡萄糖-6-磷酸脱氢酶缺陷症	弥散性血管内凝血
丙酮酸激酶缺陷症	行军性血红蛋白尿症
嘧啶5′-核苷酸酶缺陷症	阵发性睡眠性血红蛋白尿症
血红蛋白病	
珠蛋白生成障碍性贫血（地中海贫血）	生物/感染性
异常血红蛋白病	化学/药物性

二、筛查试验与质量控制

在常用的溶血证据中，血清非结合胆红素、网织红细胞、血清结合珠蛋白是筛查溶血性贫血的首要实验诊断指标。随后，应初步判断血管内溶血（多为获得性、急性）或血管外溶血（多为遗传性、慢性），鉴别指标见表 1-9-2。

表 1-9-2　血管内与血管外溶血的初步鉴别

	血管内溶血	血管外溶血
血红蛋白尿	常见	无
血浆游离血红蛋白	↑↑	↑↑游
血清结合珠蛋白	↓↓	↓↓结
尿含铁血黄素	慢性者常见	无
高铁血红素白白尿	可出现	无

注：↑：增高；↓：降低

（一）网织红细胞计数

1. 原理

网织红细胞（reticulocyte，Ret）是尚未完全成熟的红细胞，其胞浆内尚存有嗜碱性的 RNA 物质，经活体染料（新亚甲蓝或煌焦油蓝）碱性基团结合后呈浅蓝或深蓝色的颗粒或网状结构。

2. 方法

经活体染色显微镜计数法。

3. 参考区间

参见《全国临床检验操作规程》（第 4 版）[1]。

（1）网织红细胞百分数成人：0.5%～1.5%；新生儿：3%～6%；儿童：0.5%～1.5%。

（2）网织红细胞绝对数成人：（24～84）×10^9/L。

（3）网织红细胞生成指数（reticulocyte production index，RPI）：2。

4. 质量控制

（1）标本应尽量在 4 小时内进行处理，若保存在 4℃条件下，可延迟到 8 小时。

（2）染色液应定期重配，以免变质沉淀；与血液比为 1∶1，严重贫血时可适量增加血液的比例。

（3）活体染色时间不能过短。室温低时，放 37℃恒温水箱。

（4）不宜在载玻片直接染色。用瑞氏或瑞氏-吉姆萨染液复染后，可使 Ret 计数结果减少。

（5）最好制 2 张片，每张计数 1000 个红细胞，避免分布不均引起的误差。涂片要薄而均匀，不使红细胞重叠。为缩小分布误差，提高 Ret 计数的精度和速度，国际血液学标准化委员会（International Council for Standardization in Haematology，ICSH）推荐使用 Miller 窥盘。

（6）使用 Miller 窥盘计数，为了控制 *CV* 在 10%之内，要求在连续视野中小方格内需要计数的红细胞数见表 1-9-3。

表 1-9-3　网织红细胞计数达到规定精密度需计数的红细胞数量[2]

网织红细胞百分数（×分数）	小方格内需要计数的红细胞数	所计数目达到相当于总的红细胞数
1～2	1000	9000
3～5	500	4500
6～10	200	1800
11～20	100	900

5. 临床意义

（1）鉴别贫血类型：①增高表示骨髓造血功能旺盛，见于增生性贫血，尤其是溶血性贫血显著增加；②减少则示骨髓造血功能低下，常见于再生障碍性贫血和纯红细胞再生障碍。RPI>3 时，提示溶血性贫血或急性失血性贫血；RPI<2 时，则提示红细胞生成减少所致的贫血。

（2）评价治疗效果：巨幼细胞性贫血、缺铁性贫血分别应用维生素 B_{12}、叶酸或铁剂治疗后显著增多，表示有治疗效果；也是放疗和化疗后以及骨髓移植和 EPO 治疗后骨髓造血功能恢复的指标。

6. 方法学评价

（1）煌焦油蓝染料：虽普遍应用，但其易有沉渣，又受 Heinz 小体和 HbH 包涵体干扰，影响计数；新亚甲蓝染料为 WHO 所推荐，着色强且稳定，背景清晰，利于计数。

（2）网织红细胞计数：除显微镜法外，常用血液分析仪法和流式细胞分析法。其方法学评价见表 1-9-4。

表 1-9-4　网织红细胞计数的方法学评价[2]

方法	优点	缺点
显微镜法	操作简便、成本低，形态直观；Miller 窥盘计数法为 ICSH 推荐	影响因素多、重复性较差
血液分析仪法和流式细胞分析法	精密度高，适合批量检测，易标准化，有许多衍生参数供选用	检测成本高、影响因素较多

（二）血浆游离血红蛋白测定

1. 原理

血管内溶血时，游离血红蛋白中亚铁血红素有类似过氧化物酶活性，催化过氧化氢释放新生态氧，使无色的邻-甲联苯胺氧化而显蓝色，加酸后呈较稳定的黄色。与同时检测血红蛋白标准品吸光度对比计算，即可知血浆游离血红蛋白的含量。

2. 方法

比色法。参见《全国临床检验操作规程》(第4版)[1]。

3. 参考区间

<40mg/L。

4. 质量控制

机体对血浆游离Hb有多种代谢机制，动物实验证明：急性血管内溶血发生后2小时，其血浆中游离Hb含量可减低一半。因此本试验应于溶血后即时取样检验，且应注意采样及分离血浆过程不得发生溶血。

5. 临床意义

急性血管内溶血时，若血管内溶血释放的血红蛋白量超过结合珠蛋白所能结合的量时，血浆中游离血红蛋白升高。如蚕豆病、阵发性睡眠性血红蛋白尿症(PNH)、溶血性输血反应、阵发性冷性血红蛋白尿症、温抗体型自身免疫性溶血性贫血、冷凝集素综合征、行军性血红蛋白尿症、运动性血红蛋白尿、各种微血管病性溶血性贫血以及一些机械性损伤，如体外循环心脏手术等。血管外溶血，如红细胞膜缺陷病时血浆游离血红蛋白不增高。

（三）血清结合珠蛋白测定

1. 原理

结合珠蛋白(haptoglobin，Hp)是能与游离血红蛋白结合生成Hb-Hp复合物的糖蛋白。在被检血清中加入一定量的Hb，待与血清中Hp结合生成Hp-Hb复合物后，通过电泳法将已结合的Hb-Hp复合物与未结合的游离Hb分开，以比色反应测定两条区带中血红蛋白的含量，计算Hp对Hb的结合量能间接反映血液中Hp的含量。

2. 方法

区带电泳法，比色法。参见《全国临床检验操作规程》(第4版)。

3. 参考区间

引自《全国临床检验操作规程》(第4版)[1]。164名健康成人的测定结果，血清Hp含量为(731±420)mg Hb/L。其中男54人，Hp含量(742±360)mg Hb/L；女110人，Hp含量(726±372)mg Hb/L。

4. 质量控制

(1)标本切勿溶血，否则结果偏低。

(2)30g/L Hb液浓度必须准确。

(3)电泳宜在室温下进行，温度过高时区带分辨效果欠佳。

(4)Hb-Hp区带难以观察时应将另一张醋纤膜用联苯胺染色后(参见本章“血红蛋白区带电泳分析技术”)后辅助判别。Hp降低的标本Hb-Hp区带色泽很浅而细；溶血性贫血时Hb-Hp区带可以消失；当严重血管内溶血时，在Hb-Hp区带位置的前面可能出现一条呈暗红色的高铁血红素白蛋白区带，则需慎重确认。

(5)Hp含量受内分泌影响，女性患者最好在非月经期进行。Hp为急性时相反应蛋白，检测结果宜结合临床表现综合分析。

5. 临床意义

(1)各种溶血性贫血，不论血管内或血管外溶血，血清Hp含量都明显减少甚至缺如。

(2)阻塞性黄疸增高。

(3)肝细胞损伤性病变、传染性单核细胞增多症和先天性无Hp血症等，Hp均可下降。各种感染、恶性疾病和组织损伤，以及肾上腺皮质激素或雄性激素治疗后，如测得Hp正常，不能排除溶血。

6. 方法学评价

醋酸纤维素膜电泳法属经典方法，现可采用免疫散射比浊法定量检测Hp，操作规程见厂家试剂盒说明书。

（四）尿含铁血黄素试验

1. 原理

本试验也称Rous试验。当血红蛋白通过肾脏滤过时，部分铁离子以含铁血黄素的形式沉积于上皮细胞，并随尿液排出。尿中含铁血黄素是不稳定的铁蛋白聚合体，其高铁离子与亚铁氰化钾作用，于酸性环境下产生普鲁士蓝色的亚铁氰化铁沉淀，在显微镜下可见直径1~3μm的蓝色颗粒。

2. 方法

化学染色后显微镜观察法。参见《全国临床检验操作规程》(第4版)[1]。

3. 参考区间

阴性。

4. 质量控制

宜取患者晨尿，以提高阳性率；标本在放置时，建议以封口膜封口以免污染。试剂开启后需在规定条件下保存和使用。所有器材必须不含铁，否则造成假阳性结果。分析中同时应作阴性对照。

5. 临床意义

Rous 试验阳性提示慢性血管内溶血。无论有无血红蛋白尿，只要存在慢性血管内溶血如 PNH，本试验结果即呈阳性，并可持续数周。但在溶血初期，虽然有血红蛋白尿，上皮细胞内尚未形成可检出的含铁血黄素，此时本试验可呈阴性反应。

（五）高铁血红素白蛋白测定

1. 原理

发生血管内溶血时，Hb 立即与 Hp 结合，形成的 Hb-Hp 复合物迅速被肝脏降解清除。当所产生的游离 Hb 量超过 Hp 所能结合的量，此时血液中 Hp 耗尽，游离 Hb 即分解为珠蛋白和血红素，后者经氧化形成高铁血红素而与白蛋白结合成高铁血红素白蛋白，其在 558nm 波长处有明显吸收光谱。

2. 方法

分光光度法。参见《全国临床检验操作规程》（第 4 版）[1]。

3. 参考区间

阴性。

4. 质量控制

标本切勿溶血。

5. 临床意义

高铁血红素白蛋白阳性，提示存在严重的血管内溶血。

三、实验诊断评价

1. 实验诊断流程

根据病史，贫血、黄疸和脾大等表现，临床疑似溶血性贫血，可按寻找溶血证据和确定溶血病因的流程进行实验诊断。

（1）筛查试验，寻找溶血证据：①血常规：RBC/Hb 减低，如有平均红细胞体积/红细胞计数（MCV/RBC）比值<15 提示地中海贫血；如有平均红细胞血红蛋白浓度（mean corpuscular hemoglobin concentration，MCHC）>360g/L，提示红细胞膜病；②网织红细胞计数（%）、绝对值升高和网织红细胞生成指数（reticulocyte production index，RPI）和成熟指数（reticulocyte maturity index，RMI）增高；③血涂片红细胞形态改变，如球形、椭圆形、口形、靶形、棘形和红细胞碎片等；④总胆红素增高，以间接（未结合）胆红素明显增多；⑤乳酸脱氢酶（lactate dehydrogenase，LDH）尤其 LDH-1 增高；⑥尿常规：尿胆红素正常、尿胆原增高/隐血、Rous 试验阳性；⑦骨髓检查：红系细胞增生，粒/红比例降低/倒置；⑧结合珠蛋白降低和游离血红蛋白升高。

（2）特殊试验：探究溶血病因，参见本章第三~七节。其中抗人球蛋白（Coombs）试验有重要鉴别意义：①阳性（+）：获得性免疫性溶血：包括自身免疫性、同种免疫性和药物免疫性。②阴性（-）：获得性非免疫性和遗传性。遗传性溶血性贫血临床实验诊断路径如图 1-9-1[3]，获得性溶血性贫血临床实验诊断路径参见本章第三节图 1-9-2。

2. 临床评价

在众多的溶血证据中，按阳性率从高到低依次为：间接胆红素升高>网织红细胞升高>结合珠蛋白下降>骨髓粒红比例降低>游离血红蛋白升高，建议应用上述检测项目，得到溶血的充分证据，这是诊断溶血性贫血的首要措施。其次，判断血管内溶血（多为获得性、急性）或血管外溶血（多为遗传性、慢性）。再次，按发病率的高（常见）、低（少见），对自身免疫性溶血性贫血（温抗体型>冷抗体型）、阵发性睡眠性血红蛋白尿症、珠蛋白生成障碍性贫血（β 链>α 链）、红细胞酶病（葡萄糖-6-磷酸脱氢酶缺陷症>丙酮酸激酶缺陷症）以及红细胞膜病（遗传性球形红细胞增多症>椭圆形红细胞增多症），分别依次用抗人球蛋白（Coombs）试验，酸溶血试验（Ham test）、CD55/CD59 锚蛋白，血红蛋白电泳，红细胞酶的斑点荧光或活性测定以及红细胞渗透脆性试验/膜蛋白电泳分析等试验进行筛查或诊断；目前，基因诊断也常用于溶血性贫血疑难病症的鉴别和确定诊断。

在诊断遗传性溶血性贫血时，务必要排除获得性或继发性溶血性贫血。例如，见到球形红细胞增多，应做出遗传性球形红细胞增多症与获得性自身免疫性溶血性贫血的鉴别；诊断抗人球蛋白（Coombs）试验阳性的自身免疫性溶血性贫血，务必排除同种免疫性溶血性贫血和药物免疫性溶血性贫血及其潜在疾病；在应用冷凝集素试验和冷热双相溶血试验诊断冷凝集素综合征和阵发性冷性血红蛋白尿症时，务必排除继发性的原因等。

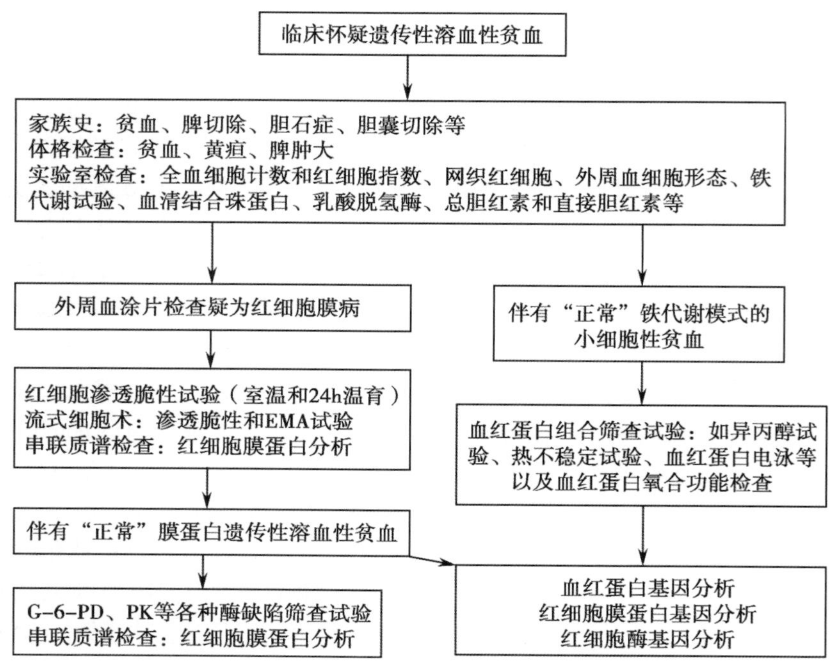

图 1-9-1 遗传性溶血性贫血临床实验诊断路径

注：G-6-PD：葡萄糖-6-磷酸脱氢酶；PK：丙酮酸激酶；EMA：曙红染料

溶血性疾病（贫血）病种多、试验多，情况复杂，有的试验常用（Coombs 试验、红细胞渗透脆性试验、酸溶血试验、Hb 电泳等），有的试验少用（G-6-PD/PK 活性测定、膜电泳分析、基因检测等）。无论对哪种试验，都必须做到质量控制、标准化和规范化操作，力求检测结果准确、无误，有助于诊断和鉴别诊断。

（王昌富　邓明凤）

第二节　检测系统及性能验证

溶血性贫血的检验从实验室筛查试验至确认方法，不但要借助于经典的细胞形态学和生物化学检测方法，新近发展的免疫学和分子诊断学技术更是必需的实验手段，因而设备类型很多，现主要概述色谱仪、电泳仪和分光光度计，其他仪器参见本书各章节。

一、色谱仪和电泳仪

目前国内外常用的血红蛋白病检测仪器包括琼脂糖凝胶电泳仪、高效液相色谱仪和毛细管电泳仪等。

（一）全自动琼脂糖凝胶电泳系统

1. 基本原理

琼脂糖是从红海藻的细胞壁分离出来的，它由分子交联的网状结构组成，电泳时，血红蛋白分子在它的网状结构中移动，迁移率取决于分子的形状和电荷的大小。这意味着带高电荷的、小的、线状的分子将以较快的速度在胶中迁移。琼脂糖凝胶是较好的电泳支持介质，其亲水性强，蛋白质区带分离清晰。

2. 技术进展

20 世纪 50 年代末期，Robinson 等建立了应用琼脂糖凝胶作为电泳介质分离血红蛋白的方法，此后经历了不断的改进，如 Baelen 改良了方法用于检测脐带血标本；Yawson 使电泳时间缩短到 6 小时，Milner 使时间缩短为 1 小时。1974 年，商业化的缓冲液和琼脂糖凝胶试剂盒及电泳系统应用于临床（Helena 公司），电泳 40 分钟血红蛋白组份即可得到很好的分离，极大地方便了临床检测。此后出现了全自动的琼脂糖凝胶电泳系统（agarose gel electrophoeresis），将电泳与染色、脱色、吸光度扫描等结合，使其操作简单，90 年代后已广泛在临床上应用。

3. 性能验证

（1）精密度：在 HYDRAGEL 15 HEMOGLOBIN（E）胶片上同批采集的 15 个不同血样进行分析，分析标本包含 9 个带有异常血红蛋白（HbS、HbF 或 HbC）以及 5 个带有高 HbA_2 的标本，对所获得的每个标本的每种成分的光密度百分值进行均值、标准差和变异系数计算。此外,重复检测中未出现错误的阳性与阴性反应。

(2)准确度:在 HYDRAGEL 15 HEMOGLOBIN(E)胶片上,通过电泳分离图谱的光密度检测,测得 51 个正常以及含有带有较高 HbA_2 的水平血样,通过与可靠分析方法的检测值采用了线性回归方法进行分析。

(3)线性:两份血样用不同比例进行混合,并在 HYDRAGEL 15 HEMOGL OBIN(E)胶片上对稀释液进行电泳,记录各检测样本 HbA_2 成分光密度值。在全部研究范围内,检测结果应呈线性关系。

(二) 血红蛋白色谱分析仪

1. 基本原理

由于不同的血红蛋白珠蛋白肽链的种类不同,氨基酸残基的种类和数量有所差异,从而使整个分子的等电点(isoelectric point,PI)不同;因此,在一定 pH 值的离子缓冲液中,HbA_2、HbF、HbA 甚至变异体等,携带的静电荷种类和数量各有差异,产生与固定相-阳离子交换分析柱上树脂的结合能力不同的现象。这些带电有差异的血红蛋白分子与固定相-阳离子交换分析柱上树脂的结合能力不同。进行分析检测时,通过两个缓冲液泵,依次构建由低到高离子强度的洗脱缓冲液去竞争洗脱结合在树脂上的血红蛋白;然后通过检测器实时检测 415nm 下吸光度(OD)值,并用 690nm 校正背景值,检测出各种成分的含量。各种成分的含量和总成分的含量相除得出其初始相对百分比含量,而各种血红蛋白成分的定性,则是由临床数据管理软件(CDM)自动通过实际的保留时间(retention time,RT)和参考的 RT 范围比较来确定某个峰是何种血红蛋白成分。

2. 技术进展

全自动高效液相色谱(high performance liquid chromatography,HPLC)仪的引进和发展对血红蛋白的鉴定和定量分析带来根本的改变。20 世纪 70 年代末期开始使用 HPLC 法分析 HbA_2。1986 年 Turpelnen 进行了方法学改进,使测定一个样本的时间缩短至 8.4 分钟,使其可适用于作为筛查地中海贫血携带者的常规检测方法。1988 年,Bruegger 首次使用不同的缓冲液,利用全自动 Diamat HPLC(Bio-Rad Loboratories,意大利),定量分析 HbA_2 及其他血红蛋白变异体。1989 年,Andrea Mosca 在全自动 Diamat HPLC 系统上同时检测 HbA_2 和 HbF,完成 1 个样本的时间大约是 16.5 分钟,且参考区间与既往常用的检测方法结果相似。1995 年,Ganallo 报道新的全自动 HPLC 分析系统筛查血红蛋白病,Ganallo 对 823 例撒丁岛成人使用 HPLC 分析,同时用醋酸纤维膜电泳分析和基因分析做对照,确定正常 HbA_2 的上限值为 3.5%,高于此值可诊断为地中海贫血;研究显示 HPLC 对 HbA_2 和 HbF 的测定是准确和可重复的,分析时间短(6.5 分钟),可以很好地区分正常人、α 地中海贫血和 β 地中海贫血各组的 HbA_2 值,各组的 HbA_2 值没有重叠。此外,大多数 α、β、δ 珠蛋白链的变异体如 Hb J Sardegna,HbS,HbC 等也可分离和定量分析。由于 HbE 和 HbLepore 与 HbA_2 同时洗脱,当测得 HbA_2 大于 10%(这在 β 地中海贫血几乎不会出现),应考虑进一步的检测。1999 年,新的全自动血红蛋白分析仪问世,它由两个模块,即层析站(VCS)和取样站(VSS)构成,配备计算机和临床数据管理软件来进行系统控制。

3. 性能验证以全自动血红蛋白分析系统为例

(1)精密度:按照 CLSI EP5-A2 执行。实验前熟知操作程序、校准程序和维护保养等。实验样品的浓度尽量选择和厂商声明的接近或在 A_2/F 的医学决定水平。实验程序:每日 2 批实验,上下午各一次;每批样品做双份,共做 20 天,然后进行结果统计及分析。建议 A_2/F 的批内 *CV* 要求为 ≤5%,总 *CV* 要求为 ≤10%(源于 Bio-Rad 公司)。

(2)准确度:用相对偏倚来进行系统准确度的评估。用 BC80(EQAS)的 4 种不同浓度的 4 个标本进行检测分析,并且以其全球用户的 Variant Ⅱ的均值作为真值(也可利用卫生部临床检验中心的室间质评数据)。如果相对偏倚 ≤10%,则本样本合格,3 个或以上样本合格,系统合格(源于 Bio-Rad 公司)。

(3)线性:用高值的纯 HbA_2 以及高值的纯 HbF 溶液各 1 支,并稀释到 8 个至少涵盖临床医学决定水平不同浓度的标本,将实测值(y)和理论值(x)进行比较,建立回归曲线。如果计算回归曲线拟合良好,R^2 高于 0.95,表明系统 A_2 项目在此浓度范围内线性良好。

(三) 毛细管电泳系统

1. 基本原理

毛细管区带电泳(Capillary zone electrophoresis,CZE)分离机理是基于被分离各物质的静电荷与质量之间比值的差异，不同离子按照各自表面电荷密度的差异，以不同的速度在电解质中移动而导致分离。CAPILLARYS 系统运用毛细管中液相电泳原理，带电分子在具有特殊 pH 值的碱性缓冲液中通过其电泳迁移率而被分离开，并在毛细管的阴极端于 415nm 波长下直接检测血红蛋白。

2. 技术进展

高效毛细管电泳是继现代 HPLC 技术之后发展起来的一种新型技术，具有高效、快速及多样化分离特点。自 20 世纪 90 年代末期开始应用。1999 年，Cotton 使用 Beckman P/ACE 5500 仪器建立了毛细管区带电泳方法检测 HbA_2 和 HbF，参考区间：HbA_2 2.7%～3.8%；HbF＜1.2%。HbA_2 的定量不受 HbS 的影响，HbF 的测定较为准确。2006 年 Louahabi 评价新的试剂定量分析 HbA，HbF 和 HbA_2，共检测 131 例正常人。研究显示 HbA_2 的精密度范围是 1.9%～4.6%，HbF 为 0.6%～9.7%，HbS 0.6%～1%。HbA_2 参考区间是 2.1%～3.2%。提示毛细管电泳系统可作为诊断地中海贫血和血红蛋白病的常规检测方法。2008 年对 459 例成人血样进行检测，包括 45 例正常人，247 例地中海贫血携带者，167 例地中海贫血患者，56 例 HbE 纯合子等，研究显示 CE 系统可分离和定量分析 HbS、HbA、HbF、HbE、HbA_2、Hb Constant Spring、Hb H 和 HbBart's。HbE 携带者的 HbA_2 的峰可与 HbE 峰区分开来。

3. 性能验证

(1)精密度：在 1 号试管位放上 300μl 质控品的试管，8 个电泳通道均运行 3 次。查看质控说明书质控品靶值范围，确认 24 个结果在控，计算检测项目结果的 *CV*。要求：HbA≤2%，HbA_2≤5%(源于 Sebia 公司)。

(2)校准：选择 Test cycles 菜单下完成。

(3)线性：选择只有 HbA 和 HbA_2 的两个标本，1 个为 HbA_2 低值，另 1 个为 HbA_2 高值。通过不同比例的混合，统计 HbA_2 电泳结果，并计算与理论值之间的线性关系。如果计算回归曲线拟合良好，R^2 高于 0.95，表明系统 A_2 项目在此浓度范围内线性良好。

二、分光光度计

利用紫外光、可见光、红外光和激光等测定物质的吸收光谱对其进行定性、定量分析和物质结构分析的方法，称为分光光度法或分光光度技术，使用的仪器称为分光光度计，常用的检测波长范围为：①200～380nm 的紫外光区；②380～780nm 的可见光区；③2.5～25μm 的红外光区。溶血性贫血的检验所用分光光度计为紫外-可见分光光度计。

紫外-可见分光光度计由 5 个基本构件组成：①光源；②单色器，包括入射狭缝(限制杂散光进入)、色散元件(即棱镜或光栅，将混合光分解为单色光)、准直镜(把来自入射狭缝的光束转化为平行光，并把来自色散元件的平行光聚焦于出射狭缝上)、出射狭缝(只让额定波长的光射出单色器)；③样品室；④接收检测放大系统；⑤显示或记录器。

(一) 基本原理

1. 定性分析

若逐渐改变照射某物质的入射光的波长，并测定物质对各种波长光的吸收程度(吸光度"A"或光密度"OD")或透射程度(透光度"T")，以波长 λ 作横坐标，"A"或"T"为纵坐标，画出连续的"A-λ"或"T-λ"曲线，即为该物质的吸收光谱曲线。吸收光谱中，λmax、λmin、肩峰以及整个吸收光谱的形状取决于物质的性质，其特征随物质的结构而异，是物质定性的依据。

2. 定量分析

朗伯-比尔(Lambert-Beer)光吸收定律是定量分析的基础。

(二) 性能检定

分光光度计是列入《中华人民共和国强制检定的工作计量器具目录》的工作计量器具。计量性能要求见《紫外、可见、近红外分光光度计检定规程》(JJG 178-2007)。检定按仪器的工作波长划分为 A 段(190～340nm)、B 段(340～900nm)和 C 段(900～2600nm)，按仪器的性能高低划分为Ⅰ、Ⅱ、Ⅲ、Ⅳ共 4 个级别。JJG 178-2007 适用于波长范围 190～2600nm，波长连续可调的可见、紫外-可见、紫外-可见-近红外分光光度计的首次检定、后续检定和使用中检定。

1. 计量性能要求

(1)JJG 178-2007 规定了不同性能级别、不同工作波长下的波长最大允许误差、波长重复性、透射比最大允许误差、透射比重复性、基线平直度、杂散光等 6 项性能指标的要求(表 1-9-5)。

(2)JJG 178-2007 规定了不同性能级别噪声与漂移、电源电压的适应性等性能指标的要求(表 1-9-6)。

表 1-9-5 光学性能指标检测要求[4]

项目	级别	A 段	B 段		C 段
波长最大允许误差(nm)	Ⅰ	±0.3	±0.5		±1.0
	Ⅱ	±0.5	±1.0		±2.0
	Ⅲ	±1.0	±4.0		±4.0
	Ⅳ	±2.0	±6.0		±6.0
波长重复性(nm)	Ⅰ	≤0.1	≤0.2		≤0.5
	Ⅱ	≤0.2	≤0.5		≤1.0
	Ⅲ	≤0.5	≤2.0		≤2.0
	Ⅳ	≤1.0	≤3.0		≤3.0
透射比最大允许误差(%)	Ⅰ	±0.3	±0.3		
	Ⅱ	±0.5	±0.5		
	Ⅲ	±1.0	±1.0		
	Ⅳ	±2.0	±2.0		
透射比重复性(%)	Ⅰ	≤0.1	≤0.1		
	Ⅱ	≤0.2	≤0.2		
	Ⅲ	≤0.5	≤0.5		
	Ⅳ	≤1.0	≤1.0		
基线平直度(A)	Ⅰ	±0.001	±0.001		±0.002
	Ⅱ	±0.002	±0.002		±0.005
	Ⅲ	±0.005	±0.005		±0.010
	Ⅳ	±0.010	±0.010		±0.020
杂散光(%)		220nm	360nm	420nm	1420nm
	Ⅰ	≤0.1	≤0.1	≤0.2	≤0.2
	Ⅱ	≤0.2	≤0.2	≤0.5	≤0.5
	Ⅲ	≤0.5	≤0.5	≤1.0	≤1.0
	Ⅳ	≤1.0	≤1.0	≤2.0	≤2.0

表 1-9-6 电学性能指标检测要求[4]

项目	级别	透射比为0%噪声	透射比为100%噪声	漂移	透射比示值变化
噪声与漂移(%)、电源电压(220V±22V)的适应性(%)	Ⅰ	≤0.05	≤0.1	≤0.1	±0.2
	Ⅱ	≤0.1	≤0.2	≤0.2	±0.5
	Ⅲ	≤0.2	≤0.5	≤0.5	±1.0
	Ⅳ	≤0.5	≤1.0	≤1.0	±2.0

(3)JJG 178-2007 要求仪器的最小光谱带宽误差不超过标称光谱带宽的±20%；对吸收池的配套性要求石英吸收池在220nm、玻璃吸收池在440nm 配套误差不大于0.5%。

2. 检定项目

首次检定时，应对上述计量性能指标全部进行评价；后续检定时可不对光谱宽度、电源电压的适应性2项进行评价；使用中检定时除可不评价前述2项外，还可不对基线平直度进行评价。

3. 检定方法

JJG 178-2007 对检定所用的标准物质、设备及环境条件做出了详细规定；提供了每一项目性能检定所用标准物质、检定步骤、结果计算和结果处理等方法。

4. 检定周期

一般不超过1年，在此期间内，仪器经修理或对测量结果有怀疑时，应及时进行评价。

（陈 萍 彭长华）

第三节 自身免疫性溶血性贫血的检验

免疫性溶血性贫血是红细胞抗原与抗体结合和(或)补体介导，致使红细胞溶解或被吞噬而导致的贫血，以自身免疫性溶血性贫血(autoimmune hemolytic anemia，AIHA)与阵发性睡眠性血红蛋白尿症(paroxysmal nocturnal hemoglobinuria，PNH，见本章第七节和第五章第三节)居多。

AIHA 根据抗体作用于红细胞所需温度的不同分为温抗体型 AIHA 和冷抗体型 AIHA 两类。温抗体型 AIHA 自身抗体在37℃时呈现最大活性，绝大多数为 IgG，具有或不具有补体结合能力，极少数为 IgM。冷抗体型 AIHA 较温抗体型少见，包括冷凝集素综合征(cold agglutinin syndrome，CAS)和阵发性冷性血红蛋白尿症(paroxysmal cold hemoglubinuria，PCH)。冷凝集素绝大多数为 IgM 抗体，可结合补体，在28~31℃即可与红细胞反应，0~5℃表现为最大反应活性。阵发性冷性血红蛋白尿症比较少见，其自身抗体是 IgG 型，又称为 Donath-Landstainer(D-L)抗体。D-L抗体在0~4℃与红细胞结合，当温度升高至37℃时，补体激活，导致溶血。AIHA 常用检验技术包括抗人球蛋白试验、红细胞相关抗体分型试验、红细胞相关抗体测定、冷凝集素测定、双相溶血试验等。

一、实验室检查与质量控制

(一) 抗球蛋白试验

1. 原理

抗人球蛋白试验(antiglobulin test，AGT)又称 Coombs 试验。IgG 型自身抗体可以与红细胞表面的相应抗原结合，使得红细胞致敏但不发生凝集，待加入抗人球蛋白血清后，则与红细胞上 IgG 结合，使得红细胞发生凝集反应，此为直接抗人球蛋白试验(direct antiglobulin test，DAT)。如果患者血清中存在游离抗体，则可以用 Rh 阳性 O 型正常人红细胞加以吸附，以此红细胞与抗人球蛋白血清作用，致使红细胞发生凝集，即为间接抗人球蛋白试验(indirect antiglobulin test，IAT)。

2. 方法

凝集法。参见《实用检验医学(下册)》[5]。

3. 参考区间

直接法和间接法均阴性。

4. 质量控制

(1)标本采集顺利，混匀时动作轻柔，避免发生溶血和破坏红细胞，采集后尽快送检，放置过程中可使抗体从细胞上丢失或结合上非特异性补体，造成假阴性或假阳性结果，受检红细胞应无自凝现象。

(2)试验所用器械必须清洁；生理盐水 pH 不宜过低；抗人球蛋白血清应当新鲜，效价标准，红细胞洗涤应充分，除去多余的抗人球蛋白血清；离心速度和时间应适宜，避免破坏红细胞；观察红细胞凝集时，动作应轻柔，切忌用力过猛；必要时应在显微镜下证实红细胞凝集状态，避免红细胞凝集很弱时的假阴性结果。

(3)AIHA 大多为 IgG 型抗体，还有 IgG+C3 型、C3 型、极少数 IgG 亚型、IgA、IgM 型，故应使用广谱的抗人球蛋白血清进行试验，必要时须加用上述各种单价抗血清检测，以提高检出阳性率。

5. 临床意义

(1)AIHA 患者 DAT 阳性，IAT 少数阳性或多数阴性。阳性还见于同种免疫性溶血性贫血、药物诱导的溶血性贫血和其他疾病如 SLE、类风湿关节炎、多发性骨髓瘤、镰状细胞病、器官移植、淋巴增殖病、恶性肿瘤等。

(2)应注意混合型 AIHA，可能是温抗体(IgG)和冷抗体(IgM)同时存在，可应用冷凝集素和冷热凝集素试验协助诊断。

(3)间接 Coombs 试验主要用于 Rh 或 ABO 妊娠免疫性新生儿溶血病母体血清中不完全抗体的检测。IAT 阳性、DAT 阴性时,应结合病史,考虑同种免疫性溶血性贫血。

(二) 单特异性抗球蛋白试验

1. 原理

直接法利用单价抗人球蛋白血清与已被不完全抗体或补体致敏红细胞产生凝集反应,可检查红细胞是否已被某种不完全抗体所致敏。间接法则是一种探知血清中存在不完全抗体或补体的方法,在免疫性溶血病诊断中采用致敏红细胞测定受检血清相应的不完全抗体及其类型。

2. 方法

参见《全国临床检验操作规程》(第 4 版)[1]。

3. 参考区间

直接法和间接法均阴性。

4. 质量控制

(1)每批新的试剂要进行性能验证。试剂开启后需在规定条件下保存和使用。每次试验宜用正常 O 型红细胞作阴性对照、阳性血清致敏 O 型红细胞作阳性对照。

(2)标本采集要顺利,不能出现凝集现象;应尽快送检,放置过程中可使抗体从细胞表面丢失或结合上非特异性补体,造成假阴性或假阳性结果。当体内有冷凝集抗体时,会影响直接法抗人球蛋白试验的结果判读。

(3)观察红细胞凝集时,动作应轻柔,切忌用力过猛。红细胞凝集程度很弱时,应在显微镜下观察。

5. 临床意义

AIHA 溶血的严重程度与红细胞上抗体的类别有关。各型抗体造成红细胞破坏机制和临床表现不同:

(1)IgG 致敏的红细胞:其溶血场所主要在脾脏,红细胞破坏主要是通过脾脏巨噬细胞介导,被覆在红细胞膜上的 IgG 的 Fc 片段与巨噬细胞的受体结合,引起红细胞被吞噬和破坏,但抗体依赖细胞毒作用也起重要作用,即巨噬细胞与抗体结合后释放溶酶体酶,在细胞外溶解红细胞。这两种作用都造成血管外溶血。

(2)IgG+C3 型 AIHA 的致敏红细胞:分别与巨噬细胞的 Fc 受体和 C3b 受体结合,二者协同作用,且不易受血浆中游离 IgG 的竞争性抑制,使红细胞的破坏大大加强,患者贫血常较重。溶血主要发生在肝脏和骨髓。

(3)IgM 致敏的红细胞:巨噬细胞膜上并无 IgM-Fc 受体,但 IgM 可激活补体(C3b),吸附 C3b 的红细胞主要在血液循环丰富、巨噬细胞数量较多的肝脏内破坏,较罕见的是 IgM 可能系温性溶血素,激活补体,形成攻膜复合物而直接造成血管内溶血,所以具有 IgM 者一般溶血都较重。

(4)单纯补体 C3 型:其红细胞的破坏也是单核巨噬细胞介导,破坏的方式不是通过吞噬作用,而是通过溶酶体酶的释放在细胞外溶解,破坏场所主要在肝脏,溶血并不明显。

6. 方法学评价

多特异性(广谱)Coombs 试验是诊断自身免疫性溶血性贫血的关键性试验。一般认为,应用质量可靠的商品化试剂,当每个红细胞膜上有 300~500 个 Ig 分子时可呈阳性反应。如 Ig 分子低于此值,宜采用改良的 Coombs 试验,如微柱凝胶法、酶处理法和聚凝胺法等,或定量测定红细胞相关抗体。随着血清学和免疫学的发展,已发现 AIHA 患者红细胞自身抗体存在不同的类型,进行单特异性抗球蛋白试验,将自身抗体进行免疫学分型,如 IgM、IgA 和 IgG 亚类,对于提高检测灵敏度,阐明红细胞破坏机制,判断疾病严重程度和指导治疗都有重要意义。

(三) 红细胞相关抗体定量测定

1. 原理

将人血清免疫球蛋白 IgG 包被在酶标反应孔内,加入等量系列稀释人标准血清 IgG(或待测红细胞悬液)和生物素化鼠抗人 IgG(biotin-mouse anti-human IgG,b-MAHG),人标准血清 IgG(或待测红细胞相关 IgG, erythrocyte associated IgG, EAIgG)竞争抑制部分 b-MAHG 与固相人血清免疫球蛋白 IgG 结合。结合于固相的 b-MAHG 连接亲和素化辣根过氧化物酶复合物(avidin-biotin-peroxidase complex,ABC),后者作用于底物显色,其色泽深度与系列标准人 IgG 呈反比。

2. 方法

亲和素生物素化酶复合物酶联免疫分析法(ABC-ELISA 法)。参见《实用检验医学(下册)》[5]。

3. 参考区间

<0.54fg/RBC。

4. 质量控制

(1)标本采集后尽快送检。放置过程中可使抗体从细胞上丢失或结合上非特异性补体，造成假阴性或假阳性结果；试剂开启后需在规定条件下保存和使用。由于各商品试剂效价不一，在启用前用提供的阴性、阳性对照或其他标本进行验证，如有可能，每次检测时应做阴性或阳性对照。

（2）人血清免疫球蛋白标准血清 IgG 包被在酶标反应孔内的时间不能过长；红细胞洗涤后，应尽快测定；b-MAHG、ABC 应用浓度必须适当；每次测定都必须在同一酶标板上作双标准曲线；底物液必须临用时配制，加入的邻苯二胺要适量，使用前置 4℃ 冰箱保存，避免发生颜色改变，影响结果判断。

5. 临床意义

EAIgG 含量增高见于自身免疫性疾病，尤其是对于抗人球蛋白试验阴性的免疫性溶血性贫血有诊断意义。

6. 方法学评价

Coombs 试验结果取决于致敏红细胞膜上抗体的含量。当红细胞上抗体浓度不能够达到抗人球蛋白试验所能检测的阈值范围时，则表现为阴性。ABC-ELISA 法较 DAT 具有较高的敏感性。利用 ABC-ELISA 法可以检测出 Coombs 试验阴性的 AIHA 患者红细胞相关 IgG 的含量，避免了 AIHA 的漏诊。同时，动态观察 EAIgG 的含量，联合血红蛋白浓度、网织红细胞的变化情况可以评价 AIHA 的治疗效果和预后。

（四）冷凝集素试验

1. 原理

冷凝集素综合征的患者血清中存在冷凝集素，为 IgM 类完全抗体，在低温时可使自身（或 O 型、同型）红细胞发生凝集。凝集反应的高峰在 0～4℃，当温度回升到 37℃ 时凝集消失。

2. 方法

参见《全国临床检验操作规程》（第 4 版）[1]。

3. 参考区间

冷凝集素滴度<1 ∶ 16。

4. 质量控制

除观察凝集外，同时要注意溶血现象，如发现溶血，应同时报告。

5. 临床意义

阳性见于冷凝集素综合征（>1 ∶ 1000）。支原体肺炎、传染性单核细胞增多症、疟疾、肝硬化、淋巴瘤及多发性骨髓瘤患者亦可增高，但多数患者不超过 1 ∶ 1000。抗体几乎均为 IgM，但也有报告 IgG 或 IgA 增高，故广谱抗球蛋白直接反应可呈阳性。某些 AIHA 患者冷凝集素效价很高，有的可达 1 ∶ 64000 以上。

6. 方法学评价

本法属简易筛查试验。确诊后宜通过免疫固定电泳寻找单克隆冷抗体的证据。

（五）冷热溶血试验

1. 原理

冷热溶血试验又称 D-L 试验（Donath-Landsteiner test）。阵发性冷性血红蛋白尿症（PCH）患者血清中有一种特殊的冷-热反应抗体（Donath-Landsteiner 抗体），在 20℃ 以下（常为 0～4℃）时与红细胞结合，同时吸附补体，但不溶血。当温度升至 37℃ 时，补体激活，使红细胞膜破坏而发生急性血管内溶血。

2. 方法

参见《全国临床检验操作规程》（第 4 版）[1]。

3. 参考区间

阴性。

4. 质量控制

（1）如患者近期急性溶血发作，由于补体被消耗，可得出假阴性结果。

（2）此种冷抗体应与由 IgM 引起的冷凝集素区别。后者在体外 pH 6.9～7.0 时亦可缓慢地溶血，患者血清中冷溶血抗体滴度一般不高，血清中的补体由于消耗而降低。

（3）在急性发作期，患者红细胞用抗补体直接抗人球蛋白试验，常呈阳性。

5. 临床意义

PCH 的诊断有一定价值，D-L 抗体效价可高于 1 ∶ 40。某些病毒感染：如麻疹、流行性腮腺炎、水痘、传染性单核细胞增多症也可有阳性反应。

6. 方法学评价

冷热溶血素试验是诊断阵发性冷性血红蛋白尿症的主要指标。

二、实验诊断评价

获得性溶血性贫血以 AIHA 最为常见，其实验诊断可按图 1-9-2 路径实施。AIHA 是由于免疫功能紊乱，产生伴随（或不伴随）补体活化的抗红细胞自身抗体所致红细胞寿命缩短的一组疾病。直接作用于结合红细胞膜上、由糖和（或）蛋白质组成的抗原决定簇的自身抗体种类及亚型在 AIHA 的发病机制中至关重要。IgM 具有五聚体环

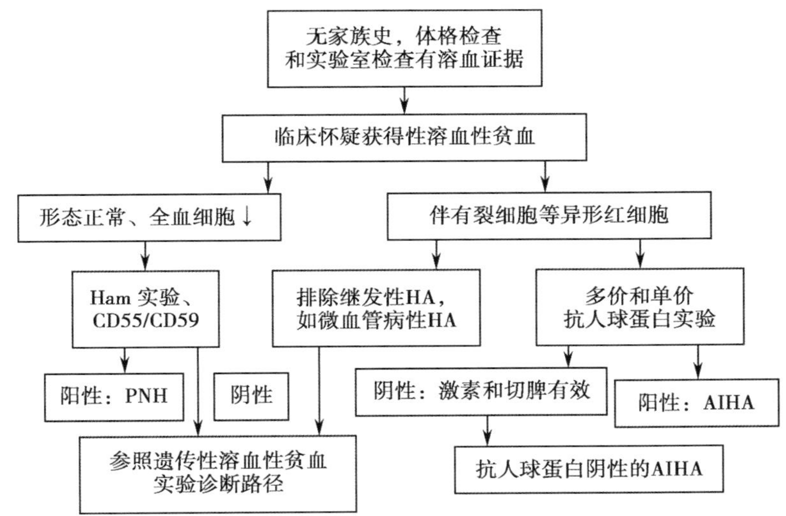

图 1-9-2　获得性溶血性贫血临床实验诊断路径

注:PNH:阵发性睡眠性血红蛋白尿症;HA:溶血性贫血;AIHA:自身免疫性溶血性贫血

状结构,激活补体的能力较强,IgG_1 和 IgG_3 可以有效的激活补体;而 IgG_2 和 IgA 的激活补体的能力较弱;IgG_4 不能够激活补体。IgG(伴或不伴有 C3c/C3d)致敏的红细胞在脾脏首先被由 Fc 受体介导的吞噬细胞所清除,而未结合 IgG 的 C3c/C3d 致敏红细胞通过补体受体介导吞噬作用则在肝脏被清除,发生血管外溶血。当在 30℃以上时致敏的 IgM 激活补体,在膜攻击复合物(membrane attack complex,MAC)的介入下使红细胞破坏而发生血管内溶血。根据自身抗体与红细胞结合的最佳温度而分为温抗体(warm antibody,WA)、冷抗体(cold antibody,CA)和双相自身抗体(biphasic auto-antibody,BA;Donath-Landstainer antibody)[6]。双相自身抗体与红细胞结合的最适温度为 30℃,在 37℃时可以激活补体,发生 PCH。冷抗体结合于红细胞的最适温度低于 30℃,且主要是 IgM 型,1938 年最先报导可致 AIHA。当 1945 年 Coombs 将抗人球蛋白试验引入临床医学实验后,对于 WA-AIHA 的诊断获得了革命化的进展,温抗体结合到红细胞的最适温度为 37℃,且主要是 IgG 型,单独 IgM 不常见,IgA 型更少见。若机体既产生红细胞相关自身抗体,又产生血小板相关自身抗体,并同时或相继表现出溶血性贫血和免疫性血小板减少,即称之 Evans 综合征。

(一)诊断策略

1. 温抗体型 AIHA

患者近 4 个月内无输血或特殊药物服用史,若直接抗人球蛋白试验为阳性,结合临床表现和实验室检查,可明确诊断。若患者抗人球蛋白试验为阴性,但临床表现较符合本病症状,肾上腺皮质激素或切脾术有效,除外其他溶血性贫血,可诊断为抗人球蛋白试验阴性的温抗体型自身免疫性溶血性贫血。实验室检查特点:①血象:正细胞、正色素性贫血,程度不一,可暴发急性溶血现象致极重度;可见有核红细胞和球形红细胞。②骨髓象:幼红细胞增生,偶见红细胞系统轻度巨幼样变;溶血危象时可呈再生障碍表现。③抗人球蛋白试验:患者直接试验为阳性,主要为抗 IgG 和抗 C3 型。

2. 冷凝集素综合征

患者冷凝集素阳性,效价较高(>1∶40),结合临床表现和其他实验室检查,可诊断冷凝集素综合征。实验室检查特点:①血象:患者呈慢性轻至中度贫血,外周血中红细胞畸形不明显;②生化检查:可有轻度高胆红素血症,反复发作者含铁血黄素尿试验阳性;③免疫学检查:冷凝集素试验呈阳性,4℃时效价高至 1∶1000 甚至 1∶16000,30℃时在白蛋白或生理盐水内凝集素效价仍很高者有诊断意义。抗人球蛋白试验(直接)呈阳性,几乎均为 C3 型。

3. 阵发性冷性血红蛋白尿症

患者在受冷后血红蛋白尿并不立刻发生,而是在回到温暖的环境中后才发现典型症状。实验室检查特点:①血象:发作时贫血严重,进展迅速,外周血红细胞大小不一及畸形,并有球形红细胞、红细胞碎片、嗜碱性点彩细胞及幼红细胞;②反复发作者含铁血黄素尿试验阳性;③抗人球蛋白试验阳性者多为 C3 型;④D-L 试验阳性是最重要的诊断依据。

4. 冷-热混合型 AIHA 实验室检查特点

①血象:符合溶血性贫血的特点,红细胞自凝现象强阳性;②直接抗人球蛋白试验 IgG 和 C3 阳性;③冷凝集素试验阳性多<1:64,且有高温幅度特征(4~37℃均有活性);④D-L 冷热溶血试验阴性。

(二) 鉴别诊断

特发性 AIHA 需注意与遗传性球形红细胞增多症(hereditary spherocytosis,HS)、葡萄糖-6-磷酸脱氢酶(glucose-6-phosphate dehydrogenase, G-6-PD)缺乏症和 PNH 相鉴别。其均有慢性溶血性贫血的临床表现、症状和体征,均为正细胞正色素性贫血,网织红细胞增高、急性发作时尤其明显,筛查试验结果具有相似性;但 HS 球形红细胞明显增多(≥10%),渗透脆性增强;G-6-PD 缺乏症 G-6-PD 活性减低;PNH 患者 Ham 试验阳性,GPI 锚蛋白缺如。

继发性 AIHA 病因复杂,既可发生于感染性疾病,也可并发于其他自身免疫病或恶性肿瘤;既可在治疗中药物诱发,也可在血液输注后产生。仔细询问家族史、患病史、过敏史、用药史和输血史等有助于继发性 AIHA 鉴别诊断。

(三) 临床评价

Coombs 试验是 AIHA 的实验诊断经典方法。当用多价 Coombs 呈现阳性反应后,需进一步分别以单特异性试剂明确红细胞致敏的抗体和(或)补体的类型(IgG 及亚型、IgA、IgM 及 C3c 和(或)C3d 等)。为了识别自身抗体的特异性,还可利用洗脱技术将自身抗体与红细胞分离开来,采取与 IAT 相似方法将洗脱液(可能含有结合于红细胞的自身抗体)与红细胞标准反应盘进行实验,如果被洗脱的自身抗体的特异性得到识别(如抗 C),即表明诊断是相符的。特异性温抗体部分或全部与 Rh 血型、极少与 Kell 血型系统相关,冷抗体多直接作用于 I 抗原和 H 抗原,而双向自身抗体具有抗 P 特异性。

约有 2%~11%温抗体 AIHA 直接 Coombs 试验呈阴性[7],应进一步采用改良法和红细胞相关抗体定量测定法。直接 Coombs 试验检测灵敏度不仅仅取决于红细胞膜上抗体的量,而且受红细胞特性、红细胞抗体类型、试验所用的抗免疫球蛋白血清效价和试验操作方法等因素影响。

大多数 AIHA 患者红细胞上结合的自身抗体基本分三类:单纯 IgG 型,IgG+C,单纯 C 型,而 IgM 型较少,IgA 型罕见。原发性 AIHA 以 IgG 和 IgG+C 为多,继发于 SLE 的 AIHA 则主要为 IgG+C 和 C 型。AIHA 患者溶血的严重程度与红细胞上抗体的类别相关,各型抗体造成红细胞破坏的免疫学机制不同,因此对红细胞自身抗体的分型有重要临床意义。利用改良的 DAT 对 AIHA 患者进行免疫性抗体分型,即可检出红细胞相关 IgG、IgA 和 IgM,避免遗漏具有 IgM 或 IgA 自身抗体的 AIHA;同时检测抗 C 血清,使得 AIHA 分型更为准确。

近年来,随着对 AIHA 的深入研究,用单克隆 IgG 亚型的抗体(亚型特异性抗球蛋白试剂)还可对 AIHA IgG 亚型进行分类。IgG 亚型是决定红细胞破坏机理和临床表现的一个重要因素,与溶血的程度和疾病预后密切相关。因为红细胞溶解取决于补体的结合,只有 IgG_3 具有较强的结合补体能力,IgG_1 结合补体的能力较弱,而 IgG_2 仅有轻微的结合补体的能力,IgG_4 则不能结合补体;而且单核巨噬细胞仅有针对 IgG_1 和 IgG_3 的 Fc 段的受体。因此,IgG_3 和 IgG_1 对红细胞的破坏作用大于 IgG_2,而 IgG_4 抗体并不引起红细胞的破坏。临床上 IgG_3 型患者都有明显溶血征象,而单独 IgG_1 型仅 65%有溶血,IgG_4 型几乎无溶血反应。

(王昌富 邓明凤)

第四节 红细胞膜缺陷的检验

遗传性红细胞膜病是由基因突变导致红细胞膜蛋白缺陷,引起红细胞形态改变和破坏增加的遗传性溶血性疾病,主要包括遗传性球形红细胞增多症(hereditary spherocytosis,HS)、遗传性椭圆形红细胞增多症(hereditary elliptocytosis,HE)、遗传性热异形红细胞增多症(hereditary pyropoikilocytosis, HPP)、东南亚卵圆形红细胞增多症(Southeast Asian ovalocytosis,SAO)和遗传性口形红细胞增多症(hereditary stomatocytosis,HST)等。HS 为最常见的遗传性红细胞膜病,约 75%的 HS 病例为常染色体显性遗传,还有约 25%的患者无家族史,可表现为自发突变或隐性遗传;中型和重型 HS 常有贫血、黄疸、脾大等临床表现,而轻型 HS 临床表现不典型甚至无症状。

红细胞膜主要由蛋白质、脂类和糖类组成。其以双层脂质分子为主体,蛋白质镶嵌其中,糖类多结合于膜外表面。红细胞膜维持着红细胞正常的双凹圆盘结构、柔韧性以及变形性，沟通细胞内外的分子转运和信息传递，发挥细胞识别和免疫作用。

红细胞膜缺陷的原因包括外在和内在因素两种。外在因素如物理、化学或免疫等损伤；内在因素即为红细胞膜蛋白质、脂质成分和（或）功能发生异常，多属遗传性疾病。遗传性红细胞膜病的基因突变涉及多种膜蛋白，并且无可筛查的突变热点，因此，目前其基因突变分析的策略是通过十二烷基硫酸钠聚丙烯酰胺凝胶电泳（sodium dodecyl sulfate polyacrylamide gel electrophoresis，SDS-PAGE）和免疫印迹法确定膜蛋白缺陷类型，然后针对相应基因使用单链构象多态性分析（single strand conformation polymorphism，SSCP）、聚合酶链反应（polymerase chain reaction，PCR）结合 DNA 测序等方法检测突变[8,9]。

一、实验室检查与质量控制

（一）红细胞渗透脆性试验

1. 原理

正常的红细胞为双凹盘形，若将红细胞置于低渗溶液中，因细胞内外存在渗透压差，水分子进入红细胞，使其发生肿胀，乃至红细胞破裂而发生溶血。红细胞在低渗盐溶液中出现溶血的特性即红细胞渗透脆性，其主要取决于红细胞的表面积与体积之比。表面积大而体积小者对低渗盐水溶液的抵抗力较大（脆性较小），反之则抵抗力较小（脆性增加）。

2. 方法

参见《全国临床检验操作规程》（第 4 版）[1]。

3. 参考区间

开始溶血：3.8~4.6g/L，完全溶血：2.8~3.2g/L。

4. 质量控制

（1）使用 EDTA 抗凝标本，轻轻混匀，防止人为因素导致溶血；采血后及时检验；操作时，加液量准确，并轻轻混匀；在规定时间内观察结果。

（2）每次检验均应有正常对照，正常对照与被检者氯化钠浓度相差 0.4g/L，即有诊断价值。在白色背景下观察、判断完全溶血管，必要时离心后观察。黄疸患者开始溶血管不易观察，严重贫血患者红细胞太少，皆可用等渗盐水将红细胞洗涤后再配成 50%红细胞悬液进行试验。

（3）氯化钠必须干燥、称量精确，用前新鲜配制。

（4）注射器和试管必须清洁干燥；血液标本应直接滴入液体中，不能沿管壁流入。

（5）不能使用枸橼酸盐或双草酸盐作抗凝剂，以免增加离子强度，影响溶液的渗透压。若使用上述无机盐抗凝，则应用等渗盐液洗涤一次，然后配成 50%红细胞悬液进行检验。

5. 临床意义

（1）渗透脆性增加：见于遗传性球形红细胞增多症和遗传性椭圆形红细胞增多症，亦可见于自身免疫性溶血性贫血。

（2）渗透脆性减低：见于各型珠蛋白生成障碍性贫血，HbC、HbD、HbE 病，缺铁性贫血，脾切除术后及其他一些红细胞膜有异常的疾病如肝脏疾病等。

6. 方法学评价

本方法是红细胞膜缺陷的初步试验，诊断灵敏度因 HS 膜蛋白缺陷类型不同而异，约为 48%~95%。红细胞孵育后渗透脆性试验更为敏感，多用于轻型 HS 的诊断和鉴别诊断。流式细胞术渗透脆性试验（flow cytometric osmotic fragility test，FCMOF）是应用流式细胞仪测定在等渗溶液中的红细胞数量和按比例加入双蒸水后在低渗溶液中剩余红细胞的数量，当剩余红细胞百分率<23.6%时，诊断 HS 的敏感度和特异度均>90%。与传统的 OF 相比，FCMOF 敏感性和特异性较好，并且自动化程度高。

（二）红细胞自身溶血试验及其纠正试验

1. 原理

本试验是测定患者血液在 37℃孵育 48 小时后，自发产生的溶血程度。遗传性非球形细胞溶血性贫血患者由于细胞内酶缺陷，糖酵解发生障碍，能量供应不足，不能维持红细胞内钠的平衡，使患者红细胞在自身血清中经温育后逐渐发生溶血。

2. 方法

参见《全国临床检验操作规程》（第 4 版）[1]。

3. 参考区间

正常人血液在无菌条件下孵育 48 小时后，溶血率<4.0%；加葡萄糖或 ATP 后，溶血率<0.6%。

4. 质量控制

（1）如用去纤维蛋白血代替肝素血时，脱纤维动作要轻，避免机械性溶血。

（2）所有试管及试剂均应灭菌。

（3）全部过程均应严守无菌操作规程。

5. 临床意义

各类溶血性贫血本试验结果见表 1-9-7。

表 1-9-7 自身溶血试验及纠正试验结果(溶血率%)

	加等渗盐水	加葡萄糖	加 ATP
正常	2.0(0.2~4.0)	0.3(0.1~0.6)	0.2(0.1~0.8)
遗传性球形细胞增多症	16.0(6~30)	3.0(0.2~14)	3.0(1~6)
非球形细胞溶血性贫血Ⅰ型	3.0(1~6)	2.0(0.5~4.0)	1.0(0.4~2.0)
非球形细胞溶血性贫血Ⅱ型	13.0(8~44)	15.0(4~48)	1.0(0.2~2.0)

6. 方法学评价

HS 自身溶血加快,常为正常的 5~10 倍,能被葡萄糖纠正。遗传性非球形细胞溶血性贫血自身溶血增加,其中Ⅰ型由于 6-磷酸葡萄糖脱氢酶活性减低,能被葡萄糖和 ATP 纠正;Ⅱ型因缺乏丙酮酸激酶,溶血不能被葡萄糖纠正,但能被 ATP 纠正。因此,红细胞自身溶血试验及其纠正试验有助于遗传性溶血性贫血的鉴别诊断。

(三)酸化甘油溶血试验

1. 原理

在 pH 6.85 的低渗甘油盐溶液缓冲液中,由于甘油与膜脂质的亲和性等,能与膜脂质发生化学反应,从而导致红细胞发生缓慢溶血,并随细胞溶解的增加,吸光度逐渐下降。吸光度下降为起始吸光度一半时所需的时间,即为 $AGLT_{50}$。

2. 方法

参见《全国临床检验操作规程》(第 4 版)[1]。

3. 参考区间

$AGLT_{50}$>290 秒。

4. 质量控制

(1)标本采集顺利,混匀时动作轻柔,避免发生溶血和破坏红细胞;标本采集后在室温静置 4~8 小时,静置时间不足容易出现中间值。

(2)酸化甘油试剂的 pH=6.85 为宜,pH 的改变会导致红细胞膜电荷的改变,相互间的排斥力减弱,易聚集而加速沉降。

(3)控制实验温度为(25±2)℃,温度过高 $AGLT_{50}$ 太长,吸光度变化慢,不便于观察;温度低于 20℃,则 $AGLT_{50}$ 缩短,出现假阳性。每次试验时应做正常对照。

5. 临床意义

遗传性球形红细胞增多症 $AGLT_{50}$ 缩短;该试验较为灵敏,可以检出渗透脆性试验阴性的患者。自身免疫性溶血性贫血患者可有异常,肾衰竭、妊娠等 $AGLT_{50}$ 也可缩短。

6. 方法学评价

在遗传性球形红细胞增多症的实验诊断中,酸化甘油溶血试验与红细胞渗透脆性试验检测结果相互补充、相互佐证。HS 患者 $AGLT_{50}$ 明显缩短,诊断 HS 的敏感性为 95%。

(四)红细胞膜蛋白电泳分析

1. 原理

十二烷基硫酸钠(sodium dodecylsulphate, SDS)与红细胞膜蛋白混合加热至 100℃ 时,能使所有肽链之间的连接完全解离,同时肽链与 SDS 结合,形成 SDS 多肽复合物,以聚丙烯酰胺凝胶(polyacrylamide gel, PAG)为载体,在电场作用下,膜蛋白能分离出各种区带,由于 SDS 多肽复合物的迁移率一般取决于分子量的大小,据此可以测定膜蛋白中的各种组分,还可以根据区带的位置推断其相对分子质量。

2. 方法

参见《实用检验医学(下册)》[5]。

3. 参考区间

宜依据实验方法和凝胶类型以及不同地区、种族人群各自制订。

4. 质量控制

(1)使用 EDTA 抗凝标本,采血后及时、正确提取红细胞膜蛋白,电泳前测定蛋白浓度,确保电泳样本蛋白量在 50μg 以上;制备 RBC 膜蛋白,一定要在低温下操作,避免膜蛋白被膜上的蛋白水解酶水解;溶血缓冲液以 pH 在 7.5~8.0 之间较理想,pH<7.4 不易得到白色的膜蛋白。

(2)全部试剂需用分析纯试剂。

(3)严格按照电泳操作规程进行实验。

(4)为防止膜蛋白水解,破膜液中可加入苯甲基磺酰氟,终浓度为 0.2mmol/L。

(5)滤纸盐桥要尽量缩短,以减少电阻。

(6)电泳时电流应恒定,电泳和染色应在28~30℃进行。

(7)同时作正常人标本对照,对比观察有无异常。

5. 临床意义

许多先天性和后天性溶血性疾病都伴有红细胞膜蛋白异常。HS及HE都可能是区带1、2的缺失或结构异常，HS可见4.1蛋白有缺陷。PNH患者红细胞膜蛋白的糖蛋白部分有缺损。蚕豆病患者的膜蛋白1、2、3、4.1、4.2及5均减少。此外肝病、神经系统疾病等也可有红细胞膜蛋白异常。

6. 方法学评价

聚丙烯酰胺凝胶电泳是检测红细胞膜蛋白异常的传统方法，分析灵敏度一般，幼稚红细胞中锚蛋白含量较成熟红细胞高，因此网织红细胞增高会掩盖锚蛋白缺失，必要时可应用免疫印迹法予以验证。

二、实验诊断评价

（一）实验诊断流程

以最常见的HS为例，血细胞分析和红细胞形态学检查为实验室一般筛查方法[10-13]。当红细胞分布宽度（red blood cell distribution width，RDW）>18.1%时，诊断HS的敏感度为55.2%，特异性为80.6%；当MCHC>34.7g/dl时，诊断HS的敏感度为73.3%，特异性为72.6%；当RDW>18.1%和MCHC>34.7g/dl时，诊断HS的特异性可达97.6%，但是敏感度只有37.9%。值得注意的是，血液中胆红素增高会干扰MCHC的检测，使MCHC呈现假性增高。平均球形红细胞体积（mean sphered cell volume，MSCV）和平均网织红细胞体积（mean reticulocyte volume，MRV）是对筛查HS很有价值的参数。当（MCV-MSCV）>9.6fl时，诊断HS的敏感性为100%，特异性为90.57%。健康对照组、地中海贫血组和HS组的MSCV、MCV检测结果进行比较分析，当MSCV<MCV时，诊断HS的灵敏度为100%，特异性为96.7%。当MRV≤95.77fl，诊断HS的灵敏度为86.8%，特异度为91.2%。红细胞形态学检查是重要依据之一，当球形红细胞>7.8%时，诊断HS的敏感度为56.7%，特异性为84.8%。约10%的HS患者外周血中球形红细胞数量很少甚至无典型球形红细胞；另外，当HS患者合并β-地中海贫血时，由于HS病理变化为红细胞膜组分丢失、细胞球形化变化，而β-地中海贫血为细胞内容物不足而使红细胞膜表面积相对增大、细胞靶形变化，两种相反的变化使得其在红细胞形态学表现为浓染球形红细胞和浅染靶形红细胞并存。HS简易检验流程图见图1-9-3，结合临床表现，多数HS可确诊。

一些疑难HS病例诊断参照HS诊断流程图1-9-4[14]。伊红-马来酰亚胺结合试验（eosin-5-maleimide binding test，EMABT）是国外常用的诊断组合项目之一。EMA是一种化学染料，与红细胞混合孵育后，可在完整红细胞外表面与穿膜蛋白共价结合，其中80%以上的EMA与带3蛋白结合，其余的EMA与Rh血型蛋白、Rh关联糖蛋白、CD47结合。HS存在膜蛋白缺陷，对HS红细胞进行处理后，通过流式细胞仪进行荧光量的计数，

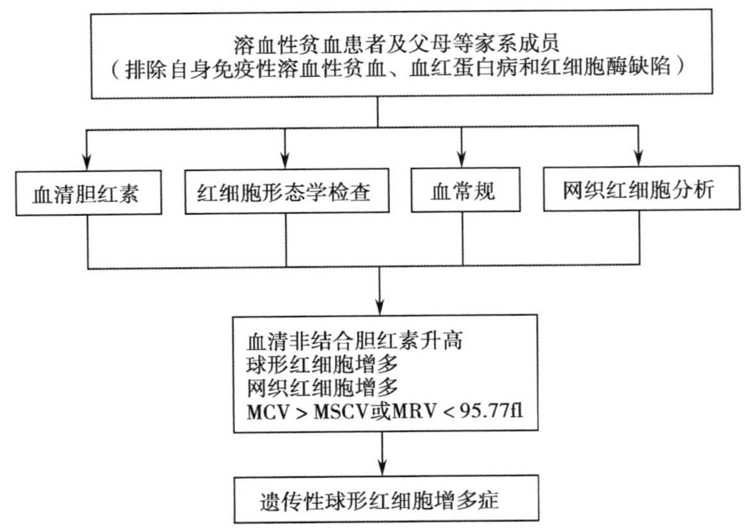

图1-9-3　遗传性球形红细胞增多症简易检验流程图

注：MCV：平均红细胞体积；MSCV：平均球形红细胞体积；MRV：平均网织红细胞体积

其荧光值会下降,此方法对带 3 蛋白缺陷的 HS 的敏感性达 93%,对合并带 3 蛋白和收缩蛋白缺陷的 HS 的敏感度为 100%,对膜蛋白缺陷未明确的 HS 的敏感度为 88%。该方法还有利于检出轻型 HS、HS 合并 β-地中海贫血的双重溶血性贫血。已经发现 *ANK1*、*SPTA1*、*SPTB*、*SLC4A1*、*EPB42* 等基因缺陷与 HS 发病关系密切,但其突变位点分布散在,至今尚无可作为突变筛查的突变热点。目前,HS 的相关基因突变分析方法是先确定 HS 患者膜蛋白缺陷类型,然后利用 PCR 技术扩增目的膜蛋白基因的外显子及相邻的内含子,直接测序检测突变。随着分子生物学的发展,一些新的技术被用于诊断 HS,例如使用实时荧光定量 PCR 检测膜蛋白基因 mRNA 相对表达量,可明确红细胞膜蛋白缺陷类型,弥补了部分患者 SDS-PAGE 膜蛋白分析敏感度低的情况。高分辨熔解曲线分析(high resolution melt analysis,HRM)是近年来兴起的突变扫描和基因分型的遗传分析方法,具有高特异性和敏感度、高性价比等优势;其根据 PCR 扩增产物长度、GC 含量或碱基互补性差异,利用具有高度热稳定性和灵敏度的实时荧光定量 PCR 检测系统,配合相关分析软件和双链 DNA 荧光染料,使熔解曲线分辨精度达到对单个碱基差异的区分。利用 HRM 对 HS 患者及其家系进行突变扫描,并结合直接测序法能快速准确找到致病基因突变位点。

(二) 有关诊断标准

Bolton-Maggs 等完成的 2011 年版 HS 诊断与治疗指南[14],其在实验诊断方面与 2004 年版指南没有变化。该指南的实验诊断标准为:有 HS 家族史,典型临床症状和实验室检查(外周血球形红细胞增多,MCHC 升高,网织红细胞增多)的新患者,不需要其他的试验即可确诊;对于可疑病例,选择一种阳性预测值高的筛查试验是很有帮助的,推荐 FCMOF 和 EMABT;红细胞膜蛋白凝胶电泳分析是诊断非典型患者的一种可选择方法。

国内 HS 诊断标准,主要来自张之南教授主编《血液病诊断及疗效标准》,其诊断标准比上述国外的 2011 年版指南有一些更详细的实验结果描述,如小球形红细胞数量可从 1%~2% 到 60%~70%,大多在 10% 以上(正常人<5%),有约 20% 患者缺乏典型的球形红细胞。该诊断标准还针对小球形红细胞较多与不够多进行说明:若有较多小球形红细胞(>10%),渗透脆性增加,有阳性家族史,有无症状,HS 诊断可成立;若有较多小球形红细胞,渗透脆性增加,阴性家族史,须除外免疫性溶血性贫血、不稳定血红蛋白病等产生的球形红细胞增多,方可确定诊断;若有阳性家族史,但小球形红细胞不够多(5% 左右),需要做红细胞渗透脆性试验、自身溶血试验、酸化甘油溶血试验等加以证实;若小球形红细胞不够多,又无阳性家族史,则需要借助较多试验,包括红细胞膜蛋白组分分析、基因分析等,并需要排除先天性非球形红细胞溶血性贫血等方可确诊。

需要指出的是:①凝胶电泳操作繁琐,而 FCMOF、EMABT 需要使用流式细胞仪,HS 的基因突变检测价格昂贵,制约了它们在常规实验室的推广应用,它们主要在一些研究中心或专业实验室使用。欧洲罕见红细胞性贫血研究中心对欧洲的 25 个研究中心进行调查,发现约 60% 的单位使用 EMABT 筛查 HS,SDS-PAGE 仅用于已确诊的 HS 人群的实验研究。②应正确理解 HS 患者外周血中小球形红细胞数量。过于强调 HS 患者外周血球形红细胞应大于 10%,可能导致其被误诊或漏诊。因为球形红细胞数量与 HS 病情轻重、是否合并有其他疾病等有关;另外,检验人员因为操作水平及其专业能力的差异,可使同一 HS 患者的球形红细胞检验结果明显不一致。③应重视目前尚未纳入诊断指南的一些项目(如 MSCV、MRV)的应用研究与新项目开发研究,以不断提高疑难溶血性贫血的诊断水平。

(三) 有关疗效标准

国内外实践表明,脾切除是 HS 主要的治疗方法,90% 以上病例可以得到治愈。但是有的 HS 病例脾切除术后,疗效并不明显,例如膜收缩蛋白缺乏越显著,贫血程度越重,则术后血红蛋白回升不理想,疗效差。也有少数 HS 患者脾切除术后疗效较好,但经过数年(甚至 10 多年)后再出现溶血,其复发原因多为手术残留副脾所致。另外,需要重视脾切除产生的诸多并发症。重要的并发症有术后感染、肠系膜或门静脉闭塞以及缺血性心脏病等。目前,对既往提倡的大多数 HS 患者在适当时机考虑脾切除术存在一些异议。总之,严格掌握脾切除术指征,对婴幼儿患者十分重要。

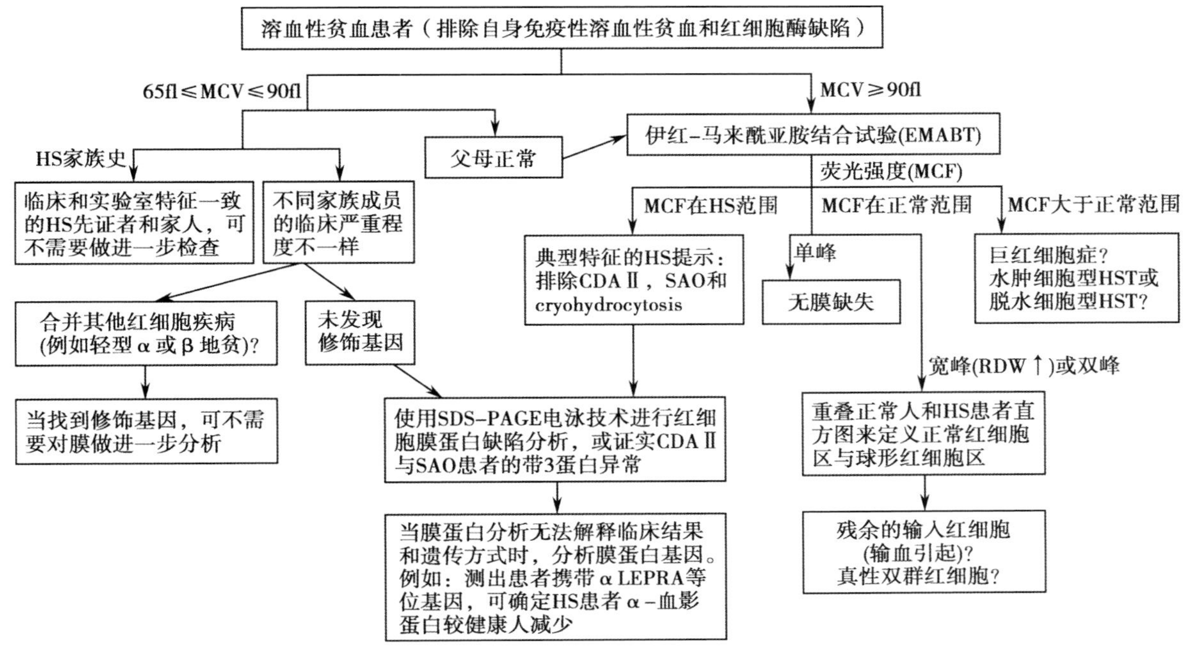

图 1-9-4 遗传性球形红细胞增多症诊断流程图

注：CDA Ⅱ：先天性红细胞生成异常性贫血Ⅱ型；SAO：东南亚卵圆形红细胞增多症；HST：遗传性口形红细胞增多症

国外学者提出的脾切除术指征为：①Hb≤80g/L，网织红细胞≥10%的重型 HS。②Hb 如为80~110g/L，网织红细胞为8%~10%，具有以下一种情况者应考虑切脾：贫血影响生活质量或体能活动，贫血影响重要脏器的功能或发生髓外造血性肿块。③年龄限制：主张10岁以后手术。对于重型 HS，手术时机也尽可能延迟至5岁以上；对于反复发生再生障碍性贫血危象或依赖输血维持而必须进行切脾者，应给予肺炎球菌疫苗和预防性抗生素治疗。

（林发全 王昌富）

第五节 红细胞酶缺陷的检验

成熟红细胞没有细胞核，也没有线粒体和核糖体等细胞器。葡萄糖作为红细胞的主要能量来源，通过两种途径代谢：糖酵解途径（embden meyerhof pathway，EMP）和磷酸戊糖旁路（pentose phosphate pathway）。正常红细胞参与代谢的葡萄糖约90%~95%通过 EMP 途径转换为丙酮酸或乳酸，同时产生两个分子的 ATP（每消耗一分子的葡萄糖），用于维持 Na^+-K^+ 平衡和 Ca^{2+} 离子运输、各种蛋白质的磷酸化、合成谷胱甘肽（glutathione，GSH）、产生磷酸戊糖等；大约5%~10%的葡萄糖经过磷酸戊糖旁路代谢，主要产生还原型辅酶Ⅱ（NADPH），用于维持红细胞中相对高浓度的还原型谷胱甘肽，保护红细胞免受氧化剂的损害。糖酵解途径和磷酸戊糖旁路需要多种酶参与。当红细胞代谢的某种酶由于基因缺陷导致酶活性或酶性质改变，引起以溶血性贫血为主要临床表现的一组遗传性疾病，称为红细胞酶病（red cell enzymopathies）或红细胞酶缺乏症（red cell enzymes deficiency）。已发现红细胞内至少有20种与糖代谢有关的酶缺陷，其中以葡萄糖-6-磷酸脱氢酶（glucose-6-phosphate-dehydrogenase，G-6-PD）缺乏症和丙酮酸激酶（pyruvate kinase，PK）缺乏症较为常见。

一、实验室检查与质量控制

（一）高铁血红蛋白还原试验

1. 原理

正常血红蛋白是亚铁血红蛋白，可被亚硝酸盐氧化为高铁血红蛋白。当红细胞内 G-6-PD 含量正常时，通过戊糖循环形成的 NADPH 可作为血液中高铁血红蛋白还原酶的辅酶，其脱去的氢通过亚甲蓝的递氢作用使高铁血红蛋白还原为亚铁血红蛋白。当红细胞内缺少 G-6-PD 时，由于 NADPH 生成减少或缺乏，则高铁血红蛋白不能被还原。高铁血红蛋白为暗灰色，在630~650nm 波长处吸光度最高,通过比色可测定其含量。

2. 方法

参见《全国临床检验操作规程》(第4版)[1]。

3. 参考区间

正常人高铁血红蛋白还原率≥75%(脐血≥77%)。

4. 质量控制

(1)标本不能有凝血、溶血。

(2)肝素抗凝效果较好,不能用草酸钾抗凝。

(3)血细胞比容过低(<30%)时,高铁血红蛋白还原率显著降低,故贫血患者应先调整红细胞比容到30%~40%后再测定。

(4)细菌污染可产生亚硝酸盐而造成假阳性,试管等器材应无菌。

5. 临床意义

G-6-PD杂合子中等缺乏者高铁血红蛋白还原率在31%~74%(脐带血41%~76%)之间。G-6-PD纯合子或半合子严重缺乏者高铁血红蛋白还原率<30%(脐带血<40%)。

6. 方法学评价

本试验简便易行,但操作时间长(3~4小时),试验的特异性不高,故一般用作G-6-PD缺陷的筛选试验。

(二) G-6-PD荧光斑点试验

1. 原理

根据G-6-PD可催化葡萄糖-6-磷酸(G-6-P)和NADP,形成6-磷酸葡萄糖和NADPH,NADPH在长波紫外光(265~365nm)照射下可发出荧光。G-6-PD活性越强,荧光越强。

2. 方法

参见《全国临床检验操作规程》(第4版)[1]。

3. 参考区间

5分钟和10分钟斑点出现荧光,而10分钟斑点荧光最强。

4. 质量控制

(1)分析中应做好正常对照和阳性对照及G-6-PD缺陷者的标本对照。

(2)反应温度应控制在25℃。高温暴露下的标本极易影响酶的活性,温度越高或标本保存时间越长,荧光出现时间就越迟。无限期延长反应时间将导致假阴性结果。

5. 临床意义

中间型者10~30分钟出现荧光,严重缺乏者30分钟仍不出现荧光。

6. 方法学评价

本试验是ICSH推荐用于筛查G-6-PD缺乏的方法,适用于农村偏远地区和大规模人群筛查。该方法操作简单,采血少,直接测定NADPH的量,特异性较好,但需长波紫外光灯,对试剂要求较高,判断结果受主观因素影响较大。荧光斑点法对G-6-PD活性正常或者重度缺乏者能100%检出,对于女性杂合子的检出则不稳定。标本保存不当易使荧光信号减弱或无荧光,造成假阳性结果。

(三) G-6-PD活性测定

1. 原理

G-6-PD催化G-6-P转化成6-PG时,伴有NADP转化成NADPH,测定NADPH的量反映了G-6-PD活性(A)。为排除其他原因引起的G-6-PD活性降低(如贫血,标本溶血、凝血、陈旧、污染等),若同时测定红细胞戊糖代谢途径的另一个同工酶6-P-GD的活性(B),其也有将NADP转化成NADPH的作用,可作为内参,通过两个酶的活性比值计算,即A(G-6-PD)/B(6-P-GD),能判断G-6-PD是否缺乏。

2. 方法

参见厂家试剂盒操作说明书。

3. 参考区间

成人:G-6-PD/6-P-GD 1.0~2.3;脐血:G-6-PD/6-P-GD 1.1~2.5。

4. 质量控制

(1)标本制备成溶血液后如不立即检测,G-6-PD酶呈明显下降趋势,结果根据比值判断易存在杂合子漏检。

(2)每天测定质控品进行内部质量控制。

5. 临床意义

G-6-PD/6-P-GD<1.0为G-6-PD缺乏。

6. 方法学评价

该方法是直接测定NADPH的量,对G-6-PD缺乏症诊断的特异性和敏感度比高铁血红蛋白还原试验和荧光斑点试验高。溶血发作期G-6-PD酶的活性可以正常或接近正常;新生儿筛查时,由于新生儿时期网织红细胞释放入外周血增加,新生红细胞的G-6-PD活性较成人高,可能会掩盖了G-6-PD缺乏的实质。

(四) 荧光PCR熔解曲线分析

1. 原理

在PCR体系中加入分别标记有荧光基团与

淬灭基团的探针,在PCR过程中扩增出与探针序列互补的单链寡核苷酸序列,在扩增完成后增加熔解曲线分析过程,同时实时监测荧光值的变化,通过计算荧光值与温度的负导数,可获得探针与靶序列杂交产物的熔解曲线,并得出熔解峰和熔点(Tm值),根据探针与靶杂交产物的熔点差异判断G-6-PD基因突变类型。

2. 方法

参见厂家试剂盒操作说明书。

3. 结果判断

(1)靶序列与探针完全匹配:则熔解曲线只出现一个探针与靶序列杂交的融合峰,即野生峰,该标本为野生型。

(2)靶序列与探针不完全匹配:探针与靶序列杂交复合体的熔点与野生峰的熔点不同,若熔解曲线出现两个峰,一个为野生峰,一个为突变峰,则标本为杂合型,通过计算对应野生峰与突变峰熔点的差异(△Tm值),参考试剂盒说明可判断突变类型;若熔解曲线出现一个突变峰而没有野生峰,则标本为纯合型,同样通过计算其与野生峰熔点的差异△Tm值可判断其突变类型。

4. 质量控制

(1)严格按照临床基因扩增检验实验室的管理规范进行试验操作。

(2)每次试验应设置阴性和野生型对照。

5. 临床意义

可判别10余种常见G-6-PD基因突变类型。

6. 方法学评价

PCR与荧光探针杂交在同一反应体系内实时进行,不易造成污染。检测结果通过熔解曲线Tm值判断,结果直观,易判定。灵敏度和特异性较高,可同时检测多种基因突变类型。但该法也有一定的局限性,只能检测探针覆盖区域内的序列变异;因为检测的是核酸序列,仍可能有多态性或者同义突变被判为突变型的情况,必要时通过DNA测序排除[15]。

(五)丙酮酸激酶荧光斑点试验

1. 原理

PK在ATP存在下能催化磷酸烯醇式丙酮酸(Phosphoenolpyruvate, PEP)转化为丙酮酸,再由LDH将其转变为乳酸,同时将NADH(有荧光)氧化为NAD(无荧光),在长波紫外线照射下检测荧光消失的时间可判断PK活性。

2. 方法

参见《全国临床检验操作规程》(第4版)[1]。

3. 参考区间

荧光在25分钟内消失(第1点可见明亮的荧光,第2点荧光消失)。

4. 临床意义

荧光斑点不消失或在25分钟后才消失,说明PK缺乏,荧光斑点在25~60分钟消失为中间缺乏(杂合子),荧光斑点在60分钟仍不消失,为严重缺乏(纯合子)。

5. 质量控制

(1)每次试验应用已知PK正常标本作为正常对照,利于结果观察。

(2)制作红细胞悬液时,尽量去除白细胞和血小板,因其含有与红细胞中类型不同的PK同工酶。

6. 方法学评价

PK荧光斑点试验方法较简便,但只是一种初筛定性试验,确诊还需进行PK活性定量的相关实验。

(六)丙酮酸激酶活性测定

1. 原理

通过检测NADH转变为NAD速率从而反映PK的活性。NADH在340nm波长下有一特定吸收峰,而NAD没有此吸收峰,在此波长下,检测NADH减少的速率,可推算PK活性。

2. 方法

参见《全国临床检验操作规程》(第4版)[1]。

3. 参考区间

成人为(15.0±1.99)U/gHb。

4. 质量控制

(1)血液标本要新鲜。试剂、pH和试验温度要准确。

(2)白细胞、血小板等含的PK活性相当高,必须尽可能洗除。

5. 临床意义

(1)先天性PK缺乏:PK活性率降低或消失,纯合子的PK值在正常活性的25%以下,杂合子为正常25%~50%。

(2)继发性PK缺乏:如白血病、再生障碍性贫血、MDS等,PK活性可减低。

6. 方法学评价

本方法为PK活性的定量试验,在标准温度、pH值和一定底物浓度条件下,NADH转化成NAD

的量来换算PK活性,对PK缺乏症的诊断有较高的特异性和灵敏度,可作为确诊试验。

二、实验诊断评价

遗传性红细胞酶病的实验诊断首先通过筛查试验初步判断,但确认则依赖G-6-PD活性、PK活性定量测定,必要时进行基因分析和家系调查。红细胞酶病的实验诊断流程见图1-9-5。G-6-PD、PK缺乏的鉴别试验见表1-9-8。

1. G-6-PD缺乏症

G-6-PD缺乏症是世界上最多见的红细胞酶病,由G-6-PD基因突变引起。目前全球有超过4亿的G-6-PD缺乏者。其高发区从地中海沿岸国家向东延伸至中东地区、印度、东南亚一带。我国是本病的高发区之一,平均发病率为7.03%,约有3800万的G-6-PD缺乏基因携带者。高发区集中在北纬30°以南地区,由高至低依次为云南、海南、广东、广西、福建、四川、江西、贵州、香港、台湾、湖南、浙江。G-6-PD缺乏高发区的人群地理分布与疟疾的流行地区密切重叠,说明G-6-PD缺乏红细胞对疟原虫有抵抗性,G-6P-D缺乏的人群不易被感染,经长期的自然选择,高疟区人群的G-6-PD缺乏率较高。

在临床上G-6-PD缺乏症可分为5种类型:慢性非球形细胞溶血性贫血、蚕豆病、药物性溶血、新生儿黄疸及某些感染性溶血。因G-6-PD缺乏诱发的严重的急性溶血性贫血如不及时处理,可引起肝、肾或心功能衰竭,甚至死亡。G-6-PD缺乏的新生儿黄疸大多引起较严重高胆红素,可导致核黄疸。对于筛查确诊为G-6-PD缺乏的新生儿应及时对症治疗,防止胆红素透过血脑屏障对新生儿脑细胞产生毒性作用而导致核黄疸,造成新生儿智力低下及死亡,确保新生儿的生命质量。

G-6-PD缺乏症是一种X连锁不完全显性遗传病,男性半合子及女性纯合子均表现重度缺陷,引起严重临床症状,而女性杂合子的G-6-PD活性异质性较大,从重度缺乏到正常酶活性都存在,绝大部分中间缺乏值而酶活性正常的女性杂合子难以用G-6-PD活性测定方法发现,但可将基因缺陷传给下一代,因此,无临床症状的女性杂合子要用基因检测才能诊断。

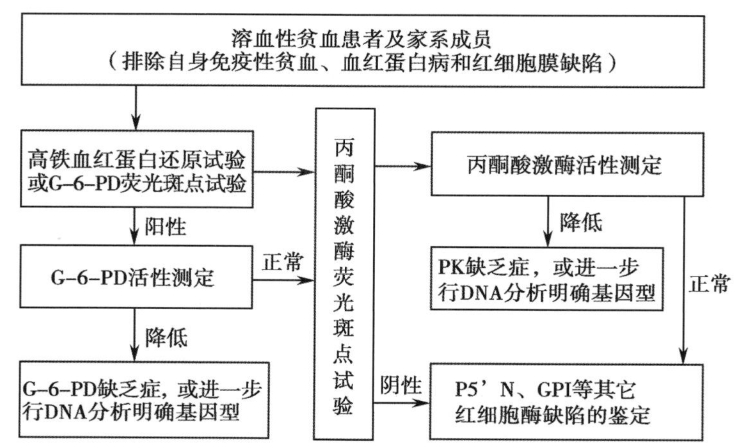

图1-9-5 红细胞酶病的简易检验流程图

注:G-6-PD:葡萄糖-6-磷酸脱氢酶;PK:丙酮酸激酶;P5'N:嘧啶5'核苷酸梅;GPI:糖基磷脂酰肌醇

表1-9-8 G6PD、PK缺乏鉴别要点

	G-6-PD缺陷	PK缺陷
外周血	"咬痕"红细胞↑	棘形红细胞↑
筛查试验	高铁血红蛋白还原率↓	
	Heinz小体(+)	Heinz小体(-)
	G-6-PD荧光斑点试验(+)	PK荧光斑点试验(+)
诊断试验	G-6-PD活性↓	PK活性↓
基因检查	(+)	(+)

G-6-PD 基因定位于 X 染色体 q28 上，由 13 个外显子及 12 个内含子组成，目前全世界已检测出 180 多种 G-6-PD 基因突变类型，中国人群检测出 21 种突变类型，而 *G1388A*、*G1376T* 和 *A95G* 是最常见的突变类型，前 2 种是中国人所特有的突变类型。

G-6-PD 基因检测对于疾病的分子诊断、探讨 G-6-PD 结构与功能的关系以及完善人类遗传学资料有重要意义。由于 G-6-PD 缺乏症绝大多数都是基因点突变引起，因而可采取多种检测基因突变的方法，进行分子生物学诊断，包括等位基因特异性寡核苷酸（allele specific oligonucleotide，ASO）探针斑点杂交法、PCR-反定点杂交（PCR-revert dot blot，PCR-RDB）、PCR-限制性内切酶分析（PCR-restrictionendonuclease analysis，PCR-REA）、突变特异性扩增系统（amplified refractory mutation system，ARMS）、单链构象多态性分析（single-strand conformation polymorphism，SSCP）、变性梯度凝胶电泳（denaturing gradient gel electrophoresis，DGGE）和基因芯片（gene chips）技术等。

2. PK 缺乏症

PK 是糖酵解过程中的一个限速酶，正向催化 PEP 转化为丙酮酸，同时产生一个分子的 ATP。PK 缺乏症自 1961 年 Valentine 首次报道以来，文献中已报道 500 多例，是发生频率仅次于 G-6-PD 缺乏症的一种红细胞酶病，也是糖酵解途径中发生频率最高的红细胞酶病。PK 缺乏症是常染色体隐性遗传性疾病。携带者（杂合子）一般无临床症状，纯合子和双重杂合子才出现慢性溶血性贫血。临床表现轻重不一，从完全代偿的溶血性贫血到严重的需要输血依赖的贫血。其他临床症状包括新生儿黄疸、脾肿大、胆石症等，严重者可发生胆红素脑病，需要进行血液置换。PK 缺乏症患者的临床表现和实验室检查结果与其他遗传性非球形红细胞性贫血相似，目前主要通过 PK 荧光斑点试验（fluorescence spot test）和酶活性测定来进行诊断。

PK-LR 基因定位于 1 号染色体 q21，总共 12 个外显子。L 型和 R 型由两个组织特异性启动子进行转录，编码的 L 型和 R 型只在前 2 个外显子有差异。最常见的基因突变是 *G1529A* 和 *C1456T*，并具有很强的种族和地域背景。*G1529A* 主要分布在美国（42%），北欧和中欧（41%）；而 *C1456T* 主要分布在南欧（其中西班牙 32%，葡萄牙 35%，意大利 29%）。其他突变类型，特别是 *G721T* 和 *G994A*，在高加索人群中才有较低的发生率。在亚洲最常见的突变为 *C1468T*。

由于 PK 缺乏症患者的突变或缺失位点可能位于外显子、内含子及启动子区域，因而对于 PK 缺乏症的分子诊断，一般是将所有外显子、内含子和 *PK-LR* 的红细胞特异性启动子区域进行 PCR 扩增后分别测序以发现突变位点的所在。对于大片段缺失、基因调节区域的突变、激活了隐秘剪接点的内含子突变，则较难识别，必要时可运用多重连接探针扩增技术（multiplex ligation-dependent probe amplification，MLPA）、基因芯片、高通量测序等技术进行基因分析。

（丘玉铃　王昌富）

第六节　血红蛋白病的检验

血红蛋白（Hemoglobin，Hb）是红细胞的主要成分，由位于 11 号染色体的 β 珠蛋白基因簇和 16 号染色体的 α 珠蛋白基因簇编码生成。Hb 是由两对珠蛋白多肽链组成的四聚体，包括 α、β、δ 和 γ 珠蛋白肽链等。正常成人的 Hb 含 96% HbA（$\alpha_2\beta_2$）、2%～3%HbA_2（$\alpha_2\delta_2$）和 1% HbF（$\alpha_2\gamma_2$）。胎儿和新生儿的血红蛋白主要是 HbF（60%～80%），而胚胎血红蛋白有 Hb Gower Ⅰ（$\zeta_2\varepsilon_2$）、Gower Ⅱ（$\alpha_2\varepsilon_2$）和 Hb Portland（$\zeta_2\gamma_2$）。

血红蛋白病是由于珠蛋白基因缺陷导致珠蛋白肽链结构和数量异常的一类遗传性疾病，可分为两大类：一类是异常血红蛋白病。珠蛋白基因的突变导致异常血红蛋白，严重影响血红蛋白的正常功能，并导致临床症状，如镰形细胞贫血症 HbS。另一类是地中海贫血，是由于珠蛋白基因的缺陷导致珠蛋白肽链合成减少或缺如引起的溶血性疾病，包括 α、β、δβ 等地中海贫血。

1949 年，Pauling 应用滤纸电泳分析镰形细胞性贫血患者的血红蛋白，首次发现了不同于正常成人血红蛋白 HbA 的异常电泳成分，称之为"HbS"。1955 年，Kunkel 应用淀粉胶电泳分析发现微量的血红蛋白 HbA_2。1959 年，Ingram 应用胰蛋白酶肽指纹图证实镰形细胞性贫血的分子基础。这些最初的研究导致了后来更敏感的分析技术的发展。60 多年来，血红蛋白定量分析技术从淀粉胶电泳、滤纸电泳、醋酸纤维素膜电泳、琼脂糖凝胶电泳、柱层析、高效液相到毛细管电泳，它的发展与地中海贫血和异常血红蛋白病的研究密切相关，对筛查和诊断起到重要的作用。

国内的血红蛋白定量分析在20世纪90年代以前使用较多的是醋酸纤维素膜电泳、HbF碱变性检测等。后来应用各种分析仪，如广西和广东地区90年代以后引进琼脂糖凝胶电泳，高效液相色谱和毛细管电泳等方法，使血红蛋白的定量分析更加简便、快速，更易于质量控制，在血红蛋白病的筛查和诊断中起到重要的作用[16,17]。

一、实验室检查与质量控制

（一）血红蛋白组分分析

琼脂糖凝胶电泳系统、血红蛋白色谱分析仪和毛细管电泳仪等全自动设备参照使用说明书进行操作和质量管理。以微量血红蛋白醋酸纤维素膜电泳为例阐述如下。

1. 原理

各种Hb由于组成珠蛋白的肽链不同而具有不同的等电点，在一定pH值的缓冲液中可带不同的电荷。在碱性缓冲液中Hb带负电荷，反之带正电荷。肽链中一个或数个氨基酸被取代或缺失后，有时所带的电荷也随之发生改变。在一定的电场中，带有不同电荷的珠蛋白分子可分别向正极或负极移动，其迁移的速率也因所带电荷的强弱而不同，结果在支持介质（醋酸纤维素薄膜/琼脂糖凝胶）中形成各种区带而构成电泳图。观察电泳图可初步发现各种异常Hb，用比色或扫描的方法，还可测出其含量，对Hb病作出诊断。

2. 方法

参见《全国临床检验操作规程》（第4版）[1]。

3. 参考区间

Hb区带电泳：未发现异常Hb区带；HbA_2定量：正常成人为1.05%～3.12%。

4. 质量控制

（1）血红蛋白电泳一般采用微量法制备标本，宜稀释1～2倍，这样会使区带更为清晰、整齐；HbA与HbA_2之间应距离6mm以上的空白区域。定量分析应以四氯化碳法制备血红蛋白溶液，点样量约10μl。对于中度或重度贫血的病例，点样量应增大为15μl或20μl，以提高检测结果准确度。血红蛋白溶液置于4℃保存不能超过1周。冷冻时可保存几个月，但不宜反复冻融，否则将导致变性。

（2）点样量要适当，也不要达到膜的边缘引起拖尾。过多则分辨不清，染色液不易染透，染色带容易脱落。过少HbA_2（或异常Hb区带）吸光度太低，影响准确性。

（3）要避免Hb以外的标本污染醋纤膜。浸膜时应漂浮在浸膜液中缓缓浸透，避免产生气泡。

（4）严格控制缓冲液离子强度、染液质量和浓度、染色时间、漂洗次数以及电泳电流、电压和时间等，电泳槽中的缓冲液不能长期使用，否则可影响电泳的分析结果。

（5）每次试验均应加入已知正常标本和异常标本，分别做阴性对照和阳性对照。

（6）室温低时染色时间应延长。室温高时洗脱时间不宜过长，否则洗脱碱液蓝色渐褪，并逐步变为紫红色。洗脱后要尽快比色，超过半小时可能因逐渐褪色而影响结果。

5. 临床意义

（1）与正常人血红蛋白电泳图谱比较，可发现异常血红蛋白区带，如HbH、HbE、Hb Bart's、HbS、HbD和HbC等异常血红蛋白，应进一步定量检测。

（2）HbA_2升高：是β-地中海贫血基因携带者的特征性标志，故HbA_2定量的准确与否，对于临床上β地中海贫血基因携带者的筛查至关重要。HbA_2增高至4%～8%，多数为轻型β地中海贫血；若增高至10%以上提示为HbE。其他一些疾病如肿瘤、疟疾、甲状腺功能亢进、HbS病等，HbA_2也可轻度增高。

（3）HbA_2减低：遗传性HbF持续存在综合征（hereditary persistence of fetal hemoglobin，HPFH）、α地中海贫血、δ地中海贫血患者的HbA_2含量较低。缺铁性贫血患者的HbA_2常降低，借此可与轻型β地中海贫血鉴别。

6. 方法学评价

（1）不同支持介质具有各自分离特点：琼脂糖几乎不吸附蛋白质，且分辨力强，区带整齐，重复性好，但制备略显复杂。随着全自动电泳仪的出现，Hb电泳现多用分辨率更高且便于扫描定量的琼脂糖凝胶电泳取代醋纤膜法。操作程序见仪器制造厂家使用说明书。

（2）HbH的等电点：PI＝5.6，为目前已知异常Hb等电点最低的一种，在pH 6.5电泳时仍向阳极移动（HbBart's位于膜中间点样线上），而其他Hb均泳向阴极，因此pH 6.5电泳是鉴别HbH

病的主要依据。pH 6.5 磷酸盐缓冲液（用于浸膜及电泳槽液）配制：取 KH_2PO_4 3.11g 和 Na_2HPO_4 1.49g（含 $2H_2O$ 者用 1.87g）溶于蒸馏水 900ml 中，调整 pH 值，加蒸馏水稀释至 1.0L。

（二）抗碱血红蛋白测定

1. 原理

HbF 抗碱能力比 HbA 强，在碱性溶液中，HbF 不易变性沉淀，其他 Hb 在碱性溶液中可变性而被沉淀剂沉淀。测定其滤液中 Hb 含量，即 HbF 的含量。本试验中所使用的半饱和硫酸铵有停止变性反应、降低 pH 及沉淀蛋白的作用。

2. 方法

参见《全国临床检验操作规程》（第 4 版）[1]。

3. 参考区间

成人 1.0%～3.1%；新生儿 55%～85%，2～4 个月后逐渐下降，1 岁左右接近成人水平。

4. 质量控制

（1）滤液呈淡黄或淡红色，可能为血红蛋白含量高，但首先应检验所用碱液及酸性半饱和硫酸铵的质量，因碱液的碱度不足或酸性半饱和硫酸铵的浓度和酸度不足皆可导致滤液不呈水样透明而呈淡黄、淡红等颜色，使测定结果假性增高。

（2）碱液浓度必须准确，其 pH 值必须大于 12，校准后最好分装密闭保存，使用量和作用时间都必须十分准确。

（3）酸性半饱和硫酸铵必须准确配制，其 pH 应为 3.0，最好小批量分装。

（4）过滤用的滤纸应为化学试验用品，滤液必须清澄透明，否则应重新过滤一次或离心沉淀。

（5）试验所用试管、吸管等仪器不可被酸碱物质污染。

（6）每次试验最好重复做两份。并用正常人血和脐带血（HbF 含量高）作对照。

5. 临床意义

抗碱血红蛋白明显增高见于 β-地中海贫血患者，重型患者可达 80%～90%。急性白血病、再生障碍性贫血、红白血病、淋巴瘤等也可轻度增高。

6. 方法学评价

本试验是 β-地中海贫血的筛查试验之一。抗碱血红蛋白是判断 HbF 的重要标志，但不能完全代表 HbF。除 HbF 外，Hb Bart's 和部分 HbH 也具有抗碱能力，需通过电泳鉴别。

（三）血红蛋白 H 包涵体检验

1. 原理

血液中加入煌焦油蓝，在 37℃孵育后，HbH 因氧化变性而发生沉淀，呈颗粒状，弥散而均匀地分散在红细胞内，被染成墨绿蓝色，形成血红蛋白 H 包涵体。

2. 方法

参见《全国临床检验操作规程》（第 4 版）[1]。

3. 参考区间

0～5%。

4. 质量控制

（1）观察结果时，须注意与网织红细胞鉴别，后者一般呈网状或细小点粒状，与煌焦油蓝混合后在 10 分钟内即显现出来。必要时以孵育 10 分钟时血涂片进行比较分析。

（2）HbH 一般要在 10 分钟后至 1 小时内产生包涵体。有些不稳定 Hb 用本法染色也可产生珠蛋白变性沉淀，形成变性珠蛋白小体，但需孵育更长时间（3 小时或更长）。

5. 临床意义

HbH 病患者阳性的红细胞可达 50%以上，轻型 α 珠蛋白生成障碍性贫血时，偶见 HbH 包涵体。

6. 方法学评价

有时 HbH 含量少或其他因素使血红蛋白电泳未见 HbH 区带，而 HbH 包涵体仍可检出。

（四）红细胞镰变试验

1. 原理

血液中加入偏重亚硫酸钠可以降低红细胞的氧张力，HbS 在还原状态下溶解度明显降低，互相聚合成长管状多聚体，使红细胞变成镰形。

2. 方法

参见《全国临床检验操作规程》（第 4 版）[1]。

3. 参考区间

阴性。

4. 质量控制

（1）温育中不能干涸，必要时可将玻片放在垫有浸湿纱布的平皿内温育。

（2）必须连续观察 24 小时，如均无镰变时才能报告阴性。

5. 临床意义

镰变试验阳性提示存在 HbS。

6. 方法学评价

镰状细胞的数量与 HbS 的含量呈正相关，一般 HbS>7%时即可有镰状细胞出现,因此不能区别纯合子与杂合子。除 HbS 外,HbI、Hb Bart's 及 HbC Georgetown 等也可出现镰变。因此要结合电泳和 HbS 溶解度试验等进行鉴别。

(五)异丙醇试验

1. 原理

非极性溶剂会使 Hb 分子内部的氢键减弱,稳定性下降,随时间推移,逐渐显现浑浊和絮状沉淀。

2. 方法

参见《全国临床检验操作规程》(第 4 版)[1]。

3. 参考区间

阴性。

4. 质量控制

(1)异丙醇溶液浓度(17%)及温度(37℃)要严格控制。pH 不得低于 7.2。

(2)Hb 液浓度应控制在 70~130g/L 之间,最好为 100g/L,抗凝剂无影响。

(3)Hb 液需新鲜配制,久置可转变为高铁 Hb,造成假阳性。

(4)如 Hb 溶液中 HbF 含量超过 4%,就可发生假阳性,即使 HbF 含量低于 4%,但在室温存放 3 天,也可出现假阳性。故应采用新鲜的溶血液或贮存于 4℃2 周以内的全血。在 8 滴血红蛋白溶液中加入 1 滴 20g/L 氰化钾溶液,可减少或消除假阳性。

5. 临床意义

本试验阳性提示存在不稳定 Hb 或 HbH,需作进一步检验。此外,HbF 及高铁 Hb 也可有浑浊发生。

6. 方法学评价

本试验操作简便、快速,其阳性提示异常血红蛋白或 HbH 存在,需作进一步检测。

(六)热不稳定试验

1. 原理

不稳定 Hb 可在红细胞内发生变性。在体外若将其 Hb 溶液加热,能够促进沉淀现象的发生。

2. 方法

参见《全国临床检验操作规程》(第 4 版)[1]。

3. 参考区间

≤5%。

4. 质量控制

水浴温度恒定,离心时速准确。

5. 临床意义

阳性结果提示存在不稳定 Hb。

6. 方法学评价

与异丙醇试验结果相互印证。

(七)跨越缺失基因断裂点序列聚合酶链反应

1. 原理

跨越断裂点 PCR(Gap-PCR)于缺失序列的两侧设计一对引物,在正常 DNA 序列中,上下游引物间相距很远,扩增片段很长或超出有效扩增范围而不能生成扩增产物,由于缺失的存在使断端连接而致两引物之间的距离靠近,因而可以扩增出特定长度的片段。

2. 方法

参见各厂家操作说明书。

3. 参考区间

参照结果判断说明和阴性、阳性对照进行判读。

4. 质量控制

(1)待测样品为从血液、羊水或绒毛等组织的有核细胞中提取的人总 DNA,应严格操作,做好标记,防止交叉污染。所使用的离心管、枪尖等耗材均需高压灭菌并一次性使用。

(2)常规试剂配制需使用分析纯以上,称量精确、pH 值准确、使用超纯水,配好后高压灭菌,按要求保存,在有效期的规定时间内使用。

(3)PCR 扩增待检样品时,必须设置阳性对照(已鉴定基因型的阳性标本)、阴性对照(正常样品)和空白对照(蒸馏水),以验明扩增体系正常与否。PCR 产物经电泳鉴定时,应同时加标准分子量 DNA 作对照。

(4)无任何扩增条带,提示此被检标本 PCR 扩增失败,须找出原因重新检测。在电泳分析有疑问时,通过家系分析,或用 Southern 印迹杂交加以验证。

5. 临床意义

基因型检测结果虽然是临床诊断的确诊指标,但其临床意义的解释复杂多样,须结合血液学和临床资料进行综合分析。

6. 方法学评价

血红蛋白病的筛查和诊断方法包括全血细胞分析,血红蛋白分析和基因分析等[18,19]。在临床实验室中,血红蛋白分析起到重要的作用,尤其是 HbA_2 和 HbF 等的定量分析,基因分析也开始应用于临床诊断。地中海贫血常见缺失型诊断采用

Gap-PCR,而罕见缺失型或非缺失型以及异常血红蛋白基因突变采用其他方法如 DNA 测序等方法检测。表型与基因型分析相结合是诊断血红蛋白病的基本原则(表 1-9-9,表 1-9-10)。根据血液学表型指标改变的不同组合可进行初步分类,以便于后续采用分子诊断技术确诊血红蛋白病。

表 1-9-9 常见地中海贫血的血液学表型和基因型特征

诊断	全血细胞计数	血红蛋白变异	基因型
α-地贫 静止型	正常 或大致正常,MCH<27pg	正常 可有微量 Hb CS 等	$\alpha^{T}\alpha/\alpha\alpha$ $\alpha\alpha^{T}/\alpha\alpha$ $-\alpha/\alpha\alpha$
轻型	Hb 正常或略低,MCH<26pg	正常	$-\alpha/-\alpha$ $--/\alpha\alpha$ $-\alpha/\alpha^{T}\alpha$
HbH 病	Hb 80~100g/L、MCH<22pg	HbH 10%~30%	$--/-\alpha$ $--/\alpha^{T}\alpha$
HbBart's 综合征	Hb<6 g/L、MCH<20pg	HbBart's 80%~90% HbPortland 10%~29%	$--/--$
β-地贫 轻型	Hb 90 g/L 以上 MCV 55~75fl MCH 19~25pg	HbF 0.5%~6% HbA_2>3.5%	β^{+}/β^{N} β^{0}/β^{N}
中间型	Hb 60~100g/L MCV 55~70fl MCH 15~23pg	HbF 40%~80% HbA_2 不定	β^{+}/β^{+} β^{+}/β^{0} 和 β^{0}/β^{0}(有影响因素)
重型	Hb<70g/L MCV 50~60fl MCH 14~20pg	HbF 70%~90% HbA_2 不定	β^{+}/β^{0} β^{0}/β^{0}

表 1-9-10 常见异常血红蛋白病的主要症状、血液学表型和基因型特征

诊断	全血细胞计数	血红蛋白变异	基因型
镰状细胞病	Hb 60~90g/L	HbS 55%~90% HbA_2>3.5%	HbSS
HbS 杂合子	大致正常	HbS 30%~40% HbA_2>3.5%	HbAS
镰状细胞/β-地贫	Hb 90~120g/L 低色素小细胞增多	HbS>55%、HbF>20% HbA_2>3.5%	HbSβ-地贫
HbE 杂合子	Hb 正常或略低	HbE 25%~35%	HbAE
HbE 病	Hb 100g/L 以上 MCV 65fl、MCH 20pg	HbE>95%、HbF<3% HbA_2≈2.5%	HbEE
HbE/β-地贫	低色素小细胞症	HbA_2+HbE 25%~80% HbF 6%~50%	HbEβ-地贫
不稳定 Hb 病	显著贫血,病毒感染、药物加重溶血	HbX≈20%、HbF<5% Hb A_2 3%~4%	150 种以上变异体
运氧功能失调的异常 Hb		依不同异常类型而改变	较多变异体

二、实验诊断评价

血红蛋白病的实验诊断流程见图 1-9-6[20]。

（一）地中海贫血

地中海贫血（thalassemia），又称海洋性贫血、珠蛋白生成障碍性贫血，是一组遗传性溶血性疾病，其共同特点是珠蛋白基因的缺陷使一种或几种珠蛋白肽链合成减少或不能合成，导致血红蛋白的组成成分改变。根据珠蛋白肽链合成障碍的不同，可分为 α、β、δβ 和 δ 地中海贫血等类型，其中以 α 和 β 地中海贫血较常见。

轻型地中海贫血可无临床症状，重型 α 型地中海贫血胎儿于妊娠晚期死亡或早产后数小时死亡，同时给孕妇带来妊娠高血压综合征、产后大出血等危害。重型 β 地中海贫血患者常于生后 6 个月出现慢性进行性贫血，肝脾肿大，生长发育缓慢，骨髓增生导致特殊的外貌，以及心力衰竭，脾功能亢进等并发症。患者需终生依赖输血及除铁治疗，死亡率极高。当夫妇双方都是基因携带者时，有 25% 的概率生育重型地中海贫血患儿。

1. 地中海贫血的实验室诊断

目前地中海贫血的实验室检查主要有血常规检测、血红蛋白分析和基因分析等，依据这些检查结果，可对地中海贫血做出筛查与诊断。

（1）血常规检测：血常规显示小细胞低色素性贫血，RBC、Hb 水平正常或降低，MCV < 80fl，MCH<28pg，MCHC<32%。但某些类型的地中海贫血其血常规检测可正常，如静止型 α 地中海贫血。

（2）血红蛋白电泳和定量分析：血红蛋白电泳及 HbF、HbA_2、HbA 等的定量分析，是诊断地中海贫血的依据。如以上各种类型的地中海贫血，其血红蛋白电泳和分析有其特征性。

（3）基因分析：20 世纪 70 年代末期开始了地中海贫血的基因分析。随着分子生物学技术的发展，地中海贫血的基因诊断技术也不断更新。地中海贫血基因诊断方法包括限制性内切酶片段长度多态性（restriction fragment length polymorphism，RFLP）连锁分析、寡核苷酸探针杂交，PCR，PCR-限制性酶切方法、PCR-ASO 点杂交、反向点杂交（reverse dot blot，RDB）和 DNA 测序等方法。

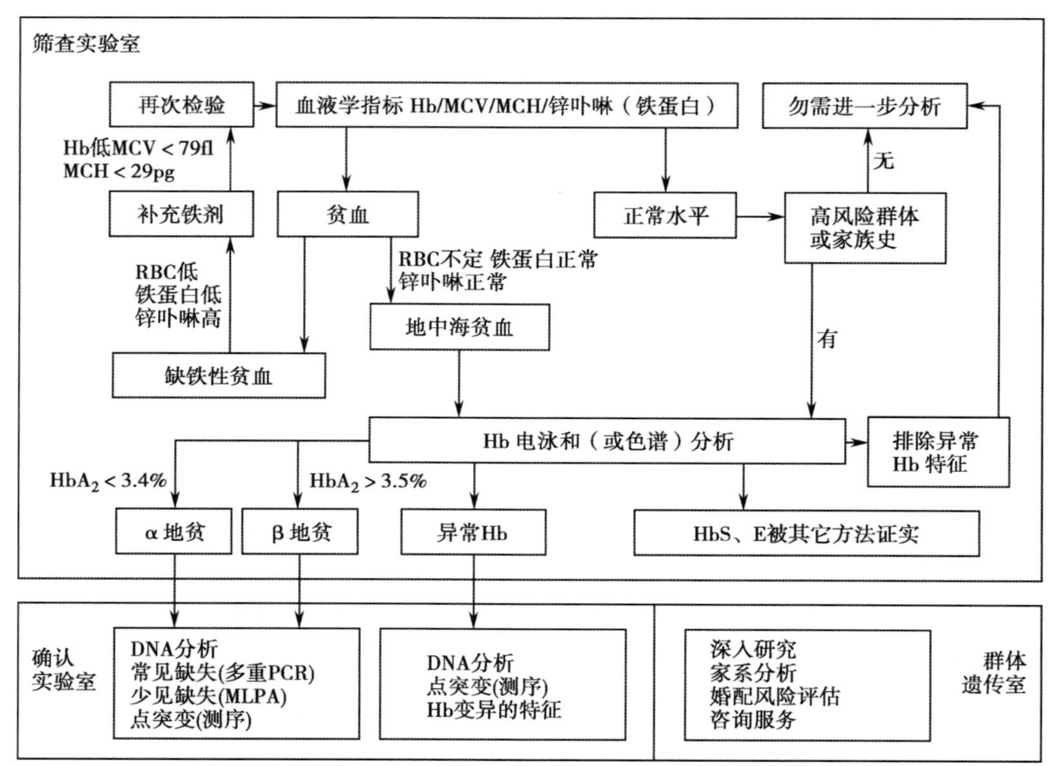

图 1-9-6 血红蛋白病的实验诊断流程

2. β-地中海贫血的临床表现和实验室检查

根据病情轻重的不同，分为以下3型：

（1）重型：又称Cooley贫血。患儿出生时无症状，至3～6个月龄开始出现慢性进行性贫血，面色苍白，黄疸，肝脾肿大，生长发育不良。长期中度或以上贫血者，由于骨髓代偿性增生，导致骨骼变大、髓腔增宽，表现为头颅变大、额部隆起、颧高、鼻梁塌陷，两眼距增宽，形成地中海贫血特殊面容。本病如不输红细胞以纠正严重贫血，多于5岁前死亡。如没有同时给予铁螯合剂治疗，可并发含铁血黄素沉着症：过多的铁沉着于心肌和肝脏等，导致脏器损害，如心力衰竭等，可导致患儿死亡。

实验室检查：外周血象呈小细胞低色素性贫血，红细胞大小不等，中央淡染区扩大，出现异形、靶形、碎片红细胞和有核红细胞、点彩红细胞、嗜多染性红细胞、豪-焦小体等；网织红细胞正常或增高。血常规检测呈现小细胞低色素性贫血，RBC、Hb下降，MCV、MCH和MCHC降低。骨髓象红系增生明显活跃，以中、晚幼红细胞占多数，成熟红细胞改变与外周血相同。红细胞渗透脆性明显减低。HbF含量明显增高，大多>40%，这是诊断重型β-地中海贫血的重要依据。基因分析显示为纯合子或双重杂合子地中海贫血基因突变。颅骨X线片可见颅骨内外板变薄，板障增宽，有垂直短发样骨刺。

（2）轻型：无症状或轻度贫血，脾不大或轻度肿大。临床上不易被发现。

实验室检查：成熟红细胞有轻度形态改变，血常规可有轻度贫血，MCV 50～70fl，MCH降低，红细胞渗透脆性正常或减低，血红蛋白分析显示 HbA_2 含量增高（3.5%～6.0%），这是本型的特点。HbF含量正常或轻度升高。基因分析显示为杂合子地中海贫血基因突变。

（3）中间型：多于幼童期出现症状，其临床表现介于轻型和重型之间，中度贫血，脾脏轻度或中度肿大，可有黄疸，骨骼改变较轻，生长发育障碍较轻。

实验室检查：外周血象和骨髓象的改变如重型，红细胞渗透脆性减低，HbF含量约为40%～80%，HbA_2 含量正常或增高。基因分析为纯合子或双重杂合子地中海贫血基因突变。

3. α地中海贫血的临床表现和实验室检查

根据病情轻重的不同，分为以下4型：

（1）静止型：无症状。实验室检查：红细胞形态正常，出生时脐带血中Hb Bart's含量为1%～2%，但3个月后消失，需基因诊断确诊。基因分析为 α^+ 地中海贫血基因突变。

（2）轻型：患者无症状或有轻度贫血。实验室检查：红细胞形态有轻度改变，如大小不等、中央浅染、异形等；血常规显示MCV、MCH降低；红细胞渗透脆性降低；变性珠蛋白小体阳性；HbA_2 和HbF含量正常或稍低。出生时脐带血中Hb Bart's含量为3%～15%，于生后6个月时完全消失。基因分析为 α^0 地中海贫血基因突变。

（3）中间型：又称血红蛋白H病。患儿出生时无明显症状；婴儿期以后逐渐出现贫血、疲乏无力、肝脾肿大、黄疸等。合并感染或服用氧化性药物、抗疟药物等可诱发急性溶血而加重贫血，甚至发生溶血危象。

实验室检查：外周血象和骨髓象的改变类似重型β-地中海贫血；红细胞渗透脆性减低；变性珠蛋白小体阳性；HbA_2 及HbF含量正常。出生时血液中含有约25% Hb Bart's及少量HbH；随年龄增长，HbH逐渐取代Hb Bart's，其含量约为2.4%～44%。包涵体生成试验阳性。基因分析为 α^+ 与 α^0 的双重杂合子地中海贫血基因突变。

（4）重型：又称Hb Bart's胎儿水肿综合征。胎儿常于30～40周时流产、死胎或娩出后半小时内死亡，胎儿呈重度贫血、黄疸、水肿、肝脾肿大、腹腔积液、胸腔积液，可有四肢和外生殖器畸形，尿道下裂，隐睾等，胎盘巨大且质脆。

实验室检查：外周血成熟红细胞形态改变与重型β-地中海贫血相似，有核红细胞和网织红细胞明显增高。血红蛋白电泳：80%～90%为Hb Bart's，Hb Potland（10%～29%），微量HbH，无HbA，HbA_2 及HbF。基因分析为纯合子 α^0 地中海贫血或双重杂合子 α^0 地中海贫血基因突变。

（二）异常血红蛋白病

异常血红蛋白病是由于珠蛋白基因的缺陷所导致珠蛋白肽链分子结构异常，影响血红蛋白的正常功能，并导致临床症状。常见和重要的异常血红蛋白病包括HbS病（镰状细胞贫血），血红蛋白E病等。

1. HbS病

HbS是世界范围内最常见的异常血红蛋白，由其引起的镰状细胞贫血（sickle cell anemia,

SCA)在异常血红蛋白病中占有重要的地位。HbS是血红蛋白中第六位谷氨酸被缬氨酸取代而形成,这一取代导致 Hb 溶解度下降。当 HbS 被充分氧合时,其结构和功能与 HbA 相似,但高浓度的 HbS 在脱氧后重排,形成多聚体,使红细胞扭曲成月牙形或镰形,变得僵硬和缺乏变形性,在血循环中被破坏导致溶血,及血液黏性显著增加,导致一系列的临床症状。

镰状细胞贫血的临床表现是慢性溶血性贫血和偶发的血管阻塞。临床上有三种类型:①纯合子镰状细胞贫血(HbSS):是 HbS 的纯合子,有慢性贫血,黄疸,胆结石,铁负荷增加,心脏增大等。②杂合子镰状细胞贫血:即杂合子 HbS。通常无临床症状,血液学特征与正常个体无显著差别,常在基因携带者筛查时被发现。③合并其他异常血红蛋白:如合并地中海贫血导致与 HbSS 相似的临床症状。合并 HbC 导致中度严重镰状细胞贫血。

实验室检查:HbSS 的 Hb 降低,红细胞大小不均,出现异形、靶形、有核红细胞,镰形红细胞,网织红细胞增加,红细胞镰变实验阳性,骨髓象红系增生明显活跃,以中、晚幼红细胞占多数,成熟红细胞改变与外周血相同。红细胞渗透脆性明显减低。血红蛋白电泳见 HbS 位于 HbA 和 HbA_2 之间,HbS 占 80%~95%,HbF 2%~20%,HbA 缺乏,HbA_2 正常。基因分析显示为纯合子基因突变。

诊断:根据临床特征,血红蛋白分析,基因分析等可做出诊断。

2. 血红蛋白 E 病

HbE 是世界范围内第二个最常见异常血红蛋白。在印度、东南亚和中国南方等地区常见。其分子基础是 β 珠蛋白基因第 26 位密码子 GAA 突变为 AAG,导致氨基酸替代产生 HbE,并激活邻近的隐蔽切接点,使 mRNA 产量下降,及异常 β^E-mRNA 不稳定,表现为 β 地中海贫血。如 HbE 与其他类型的地中海贫血等相互作用,可导致一系列不同临床表现的 HbE 综合征,包括 HbE 纯合子,HbE 杂合子,HbE/β 地中海贫血等。临床上有轻度至中度贫血,脾肿大,铁负荷增加等。

实验室检查:HbE 纯合子有轻度贫血,Hb 降低,红细胞大小不均,中央淡染区扩大,出现靶形红细胞,占红细胞总数的 20%~80%。Hb 分析显示 HbE 85%~95%,其余为 HbF。HbE 杂合子无贫血,HbF 25%~30%。HbE/β-地中海贫血类似中间型 β 地中海贫血,有轻度至中度贫血,血红蛋白分析为 HbE 和 HbF 各为 50%左右。

诊断:根据临床特征,血红蛋白分析,基因分析等可做出诊断。

(陈 萍 王昌富)

第七节 阵发性睡眠性血红蛋白尿症的检验

阵发性睡眠性血红蛋白尿症(paroxysmal nocturnal hemoglobinuria,PNH)是由于 *PIG-A*(phosphatidylinositol glycan-class A)基因突变而致与细胞膜相连接的糖化肌醇磷脂(glycophosphatidylinositol,GPI)锚蛋白缺乏为特征的造血干细胞疾病。其中研究最为深入的是锚蛋白中的补体调节蛋白 CD55(又称为衰变加速因子)、CD59(又称为反应性溶血膜抑制因子),前者阻止膜攻击复合物的组装,后者抑制补体 C3 转化酶的形成及其稳定性。其若在血细胞表面减少或缺失,CD59 和 CD55 等补体调节蛋白则不能连接于细胞膜,使 PNH 病态红细胞在弱酸性、低离子强度等条件下易遭受补体破坏,发生血管内溶血。睡眠后血红蛋白尿是本病的典型临床表现,重者尿色呈酱油或红葡萄酒样。

一、实验室检查与质量控制

对于 PNH,传统实验方法是酸溶血试验(Ham 试验)等。近年来,随着免疫学、分子生物学以及流式细胞术等技术的发展以及在实验室的广泛应用,相关检测技术也得到了较大发展,借助流式细胞术检测细胞膜表面 CD55 和 CD59 以及聚合酶链反应检测 *PIG-A* 基因突变已成为 PNH 诊断、鉴别和疗效观察的常规手段,嗜水气单胞菌溶素变异体(Flaer)等高敏分析方法也被纳入国内外 PNH 诊断和监测指南之中[21]。

(一)酸化溶血试验

1. 原理

PNH 患者的红细胞对补体敏感性增高,在酸化的血清中(pH 6.6~6.8),经 37℃孵育后易发生溶血。

2. 方法

参见《全国临床检验操作规程》(第 4 版)[1]。

3. 参考区间

阴性。

4. 质量控制

(1)一切用具要干燥,避免溶血。

(2)脱纤维血制备时,通常约需旋转摇动玻璃珠10~15分钟,此时应注意摇动要轻,切勿造成溶血。

(3)血清酸化后用塞盖好,避免CO_2逸出而降低血清的酸度,导致溶血程度减低。

(4)若患者经多次输血,其血液中所含的异常红细胞将相对减少,可呈弱阳性或阴性,对此可延长保温时间(4~6小时),再观察有无溶血。

5. 临床意义

阳性主要见于PNH患者。伴有缺铁的患者有时可呈假阴性,但经铁剂治疗纠正后又可出现阳性。某些AIHA发作严重时也可呈阳性。

6. 方法学评价

酸溶血试验操作简单,特异性强,为PNH最为经典的诊断方法。但该试验敏感性较差,试验阴性时宜结合相关试验综合分析。

(二)蔗糖溶血试验

1. 原理

蔗糖溶液离子浓度低,经温育后对补体敏感的红细胞膜上形成小孔,使蔗糖水进入红细胞内引起红细胞膜破裂,发生溶血。

2. 方法

参见《全国临床检验操作规程》(第4版)[1]。

3. 参考区间

阴性。

4. 质量控制

(1)所用器材应清洁干燥,以免溶血造成假阳性。

(2)每次实验应同时作正常对照。

5. 临床意义

阳性见于PNH。部分AIHA、巨幼细胞性贫血和遗传性球形红细胞增多症呈弱阳性。

6. 方法学评价

蔗糖溶血试验为PNH筛查试验,灵敏度较高,阴性时可排除PNH;但阳性时应再做CD55、CD59等检测证实。

(三)*PIG-A*基因突变检测

1. 原理

设计特定的*PIG-A*基因引物,将*PIG-A*基因在体外扩增后,分析扩增产物的序列,可以了解*PIG-A*是否存在突变及突变类型。

2. 方法

PCR。参见《实用检验医学》(下册)[5]。

3. 参考区间

建议各实验室分别确定。可能极少数正常人中可检测出*PIG-A*基因突变。

4. 质量控制

(1)分析前:肝素在PCR反应过程有抑制作用,因此最好用EDTA抗凝管。

(2)分析中:骨髓或外周血中RNA易降解,应当在24小时内提取RNA。细胞加入Trizol试剂后可以冻至-80℃低温冰箱中保存1年;细胞与Trizol之间的比例要合适,1mlTrizol适合于提取1×10^7个细胞,Trizol抽吸一定要充分,以保证RNA纯度;提取RNA时应避免RNase对RNA的降解。RNA抽提的整个过程中都应戴一次性手套并勤换手套;实验室用的普通玻璃器皿经250℃干烤4小时;试剂从冰箱内取出后应当充分溶解并混匀;有关试剂可以小管分装,-20℃保存,避免反复使用造成污染;反转录时,模板RNA量不宜过多;标本进行反转录反应时需要设立阴性对照;在PCR反应中最后加入模板;小心加入模板,防止形成气泡污染其他反应管;标本进行PCR反应时需要设立阴性、阳性对照。

(3)分析后:确认检测过程正确无误,并结合患者病史及其他检测结果等综合分析,及时与临床医生进行沟通,保证检测结果的准确性。

5. 临床意义

迄今为止,PNH患者中已经报道了100多种*PIG-A*基因的突变,没有发现突变热点。该基因的6个外显子均有可能发生突变。大部分突变为单个碱基的突变,如插入、缺失、替换等等。

6. 方法学评价

*PIG-A*基因突变的检测方法有单链构象多态性(SSCP)、序列分析等多种分析方法。序列分析法检测*PIG-A*基因突变具有较高的敏感性及特异性,检测到*PIG-A*基因突变不能确诊PNH,说明患者存在PNH克隆,可以对PNH克隆的性质加以判断。流式细胞术定量检测CD55、CD59结合*PIG-A*基因突变分析可以更好地判断PNH克隆的情况,并对PNH和其他骨髓增殖性疾病的诊断及鉴别诊断有较高的价值。

(四)流式细胞术检测PNH细胞克隆

参见第三篇第五章第五节。

二、实验诊断评价

（一）实验检测

1. 对补体敏感的红细胞检测

①酸化血清溶血试验：又称 Ham 试验（Ham test）。PNH 的病态红细胞在 pH 6.4 条件下易被补体破坏，是诊断本病的经典依据。②蔗糖溶血试验：PNH 病态红细胞在等渗低离子强度环境下易遭受补体破坏致本试验阳性。③蛇毒因子溶血试验：从眼镜蛇毒中提取的蛇毒因子，可在血清成分的协同下，通过替代途径激活补体，溶解 PNH 病态细胞。④补体溶血敏感试验：经冷凝集素和抗红细胞自身抗体致敏红细胞，通过经典途径激活补体，判断患者红细胞对补体的敏感程度。

2. 分子生物学技术检测 *PIG-A* 基因突变

位于 X 染色体 p22.1 的 *PIG-A* 基因编码 α-1，6-N-乙酰氨基葡萄糖转移酶的一个亚基，此酶是 GPI 合成第一步的关键酶。*PIG-A* 基因的突变使 GPI 合成受阻，并导致细胞膜表面 GPI 锚蛋白结合量减少或缺失。

3. 流式细胞术检测 PNH 异常细胞克隆

在 GPI 锚蛋白中，常以血细胞膜表面缺乏 CD55、CD59 作为 PNH 细胞克隆的标志，且与临床表现关系密切。

（二）实验诊断

1. PNH 的诊断策略[21,22]

在传统策略上，蔗糖溶血试验由于灵敏度高而用做 PNH 的初筛试验，酸化血清溶血试验则以特异性强作为确诊试验。在一些情况下，比如骨髓增生不够活跃，补体敏感的红细胞数量不多，或是在急性溶血发作后，补体敏感的红细胞大部分溶解，试验可以为阴性。因此，宜组合蛇毒因子溶血试验和补体溶血敏感试验以供佐证，且后者能够观察使红细胞溶血所需的补体量。根据对补体的敏感性，可将 PNH 患者的红细胞可分为 3 型：一些红细胞对补体敏感性“正常”（Ⅰ型）和对补体中度敏感（Ⅱ型）；多数红细胞对补体高度敏感（Ⅲ型）。患者所含补体异常敏感细胞的数量决定临床表现的差别和血红蛋白尿发作的频度，但上述方法均难以标准化而往往漏诊少量的异质细胞群。为提高试验的可信度，要重视试验方法的标准化（特别是应设置各种对照管）。

现在认为，仅检测到 *PIG-A* 基因突变并不能够确诊 PNH。应用流式细胞仪检测 GPI 锚蛋白缺陷的红细胞和粒细胞，当 CD55 或 CD59 阴性细胞占 3%～5% 时即可检出。若临床高度怀疑为 PNH，当外周血中未检出 GPI 锚蛋白阴性细胞时，也可检测骨髓细胞。这是由于 PNH 异常细胞起源于造血干细胞，检测骨髓细胞可能更有早期诊断价值。由于 GPI 锚蛋白类型和抗原位点的差异，因此应进行实验室间能力比对，以选用较为可靠的单克隆抗体，使检测方法既具有高灵敏度、又使检测结果达到一致性。Flaer 可特异与 GPI 锚蛋白结合，利用荧光素标记后以流式细胞术检测白细胞 GPI 锚蛋白，有较高的灵敏度和特异性。

2. PNH 的诊断条件[23]

（1）临床表现：应符合 PNH。

（2）实验室检查：①Ham 试验、蔗糖溶血试验、蛇毒因子溶血试验和尿含铁血黄素试验等，四项检测中两项以上阳性，或只有一项阳性但具备以下条件：a）两次以上阳性；或一次阳性，但操作正规、有阴性对照、结果可靠，即时重复仍阳性者；b）有溶血的其他直接或间接证据，或有肯定的血红蛋白尿出现；c）能除外其他溶血，特别是遗传性球形红细胞增多症、自身免疫性溶血性贫血和阵发性冷性血红蛋白尿等。②流式细胞术检测：外周血中 CD55 或 CD59 阴性的中性粒细胞或红细胞>10%（5%～10% 为可疑）。

临床表现符合，实验室结果具备①项和（或）②项者诊断皆可成立。PNH 主要与再生障碍性贫血、免疫性溶血性贫血和骨髓增生异常综合征等相鉴别。随着病情演变，少数病例可表现为“再障-PNH 综合征”。

（王昌富　邓明凤）

参考文献

1. 尚红，王毓三，申子瑜.全国临床检验操作规程［M］.第 4 版.北京：人民卫生出版社，2015.
2. 胡晓波.临床检验基础［M］.北京：高等教育出版社，2012：84-85.
3. Jung HL.A new paradigm in the diagnosis of hereditary hemolytic anemia［J］.Blood Res，2013，48：237-239.
4. 全国物理化学计量技术委员会.紫外、可见、近红外分光光度计检定规程：JJG 178-2007［S］.北京：中国标准出版社，2008.
5. 丛玉隆.实用检验医学：下册［M］.北京：人民卫生出版社，2013：138.
6. Zeerleder S. Autoimmune haemolytic anaemia-a practical guide to cope with a diagnostic and therapeutic challenge.

Neth J Med,2011,69(4):177-184.

7. 张之南,郝玉书,赵永祥等.血液病学[M].北京:人民卫生出版社,2011:426.

8. Mariani M, Barcellini W, Vercellati C, et al. Clinical and hematologic features of 300 patients affected by hereditary spherocytosis grouped according to the type of the membrane protein defect[J].Haematologica,2008,93(3):1310-1317.

9. King MJ,Zanella A.Hereditary red cell membrane disorders and laboratory diagnostic testing[J]. Int J Lab Hematol,2013,35:237-243.

10. Deng Z, Liao L, Yang W, et al. Misdiagnosis of two cases of hereditary spherocytosis in a family and review of published reports[J].Clinica Chimica Acta,2015,441:6-9.

11. Broséus J, Visomblain B, Guy J, et al. Evaluation of mean sphered corpuscular volume for predicting hereditary spherocytosis[J]. Int J Lab Hematol, 2010, 32(5):519-523.

12. Liao L, Deng ZF, Qiu YL, et al. Values of mean cell volume and mean sphered cell volume can differentiate hereditary spherocytosis and thalassemia[J].Hematology,2014,19(7):393-396.

13. Tao YF, Deng ZF, Liao L, et al. Comparison and evaluation of three screening tests of hereditary spherocytosis in Chinese patients[J].Ann Hematol,2015,94(5):747-751.

14. Bolton-MaggsPH, Langer JC, Iolascon A, et al. Guidelines for the diagnosis and management of hereditary spherocytosis-2011 update[J]. Br J Haematol, 2012, 156(1):37-49.

15. 严提珍,钟青燕,唐宁等.多色探针荧光 PCR 熔解曲线在 G6PD 基因突变检测中的临床应用评价[J].中华医学遗传学杂志,2014,31:156-162.

16. 方建培.地中海贫血[M]//薛辛东.儿科学:第 2 版.北京:人民卫生出版社,2010:376-380.

17. 陈萍.血红蛋白定量分析技术的历史和发展[J].中华检验医学杂志,2012,35(5):399-403.

18. Winichagoon P, Svasti S, Munkongdee T, et al. Rapid diagnosis of thalassemias and other hemoglobinopathies by capillary electrophoresis system[J].Transl Res,2008,152(4):178-184.

19. 中华医学会儿科学分会血液学组,中华儿科杂志编委会.重型 β-地中海贫血的诊断和治疗指南[J].中华儿科杂志,2010,48(3):186-189.

20. Traeger-Synodinos J1, HarteveldCL. Advances in technologies for screening and diagnosis of hemoglobinopathies[J].Biomarkers Med,2014,8(1):119-131.

21. Borowitz MJ, Craig FE, Digiuseppe JA, et al. Guidelines for the diagnosis and monitoring of paroxysmal nocturnal hemoglobinuria and related disorders by flow cytometry[J].Cytometry B Clin Cytom,2010,78(4):211-230.

22. Bessler M, Hiken J.The Pathophysiology of Disease in Patients with Paroxysmal Nocturnal Hemoglobinuria[J].Hematology Am Soc Hematol Educ Program, 2008, 1:104-110.

23. 张之南,沈悌.血液病诊断及疗效标准[M].第三版.北京:人民卫生出版社,2007:51.

第十章

造血原料缺乏所致贫血的检验

贫血是最常见的临床症状之一，既可以是原发于造血器官的疾病也可以是某些疾病的表现。基于不同的临床特点，贫血有不同的分类方法，主要采用细胞形态学和发病机制两种分类方法。后者有利于贫血的诊断和治疗。造血原料缺乏所致的贫血是由于造血原料的缺乏或利用障碍导致红细胞生成减少，造成贫血。最常见的病因是缺铁、缺乏维生素 B_{12}和(或)叶酸。本章撰写主要参考了《医学实验室质量和能力认可准则在临床化学检验领域的应用说明》(CNAS-CL38:2012)、《全国临床检验操作规程》(第 4 版)等技术规范和指南，主要内容包括：铁代谢指标、维生素 B_{12}和叶酸检测仪器的工作原理及性能验证，检测流程的质量控制以及这些指标在各种疾病诊疗中的临床应用。

第一节　造血原料缺乏所致贫血的检测系统及性能验证

造血原料缺乏所致贫血主要包括缺铁性贫血、巨幼细胞性贫血以及慢性病性贫血。这些疾病的诊断和鉴别诊断很大程度依赖于实验室指标，包括铁代谢指标、红细胞和血清叶酸、维生素 B_{12}、抗内因子抗体以及红细胞生成素等检测。本节撰写主要参考了《全国临床检验操作规程》(第 4 版)[1]和相关的国内外指南及标准[2,3]，主要介绍了各种检测的发展史、新进展以及各种方法的优缺点等。

一、主要检测方法

造血原料缺乏所致贫血的检测项目涉及的检测方法主要有生物化学分析及免疫化学分析系统。生物化学分析方法包括分光光度法(比色法)以及全自动生化仪上的检测方法。具体介绍参见《临床生物化学检验》[4]。免疫化学分析方法包括免疫透射比浊法、散射比浊仪，如：基本方法、增强技术、化学(电化学)发光仪等，详细的介绍参见《临床免疫学检验》[5]。

二、造血原料缺乏所致贫血检测项目的主要分析方法

造血原料缺乏所致贫血的检测项目主要包括铁代谢指标、红细胞和血清叶酸、维生素 B_{12}、抗内因子抗体以及红细胞生成素等。这些指标临床中常用的检测方法和检测仪器见表 1-10-1。

表 1-10-1　造血原料检测项目的主要分析方法

检测项目	临床常用检测方法	检测仪器
血清铁	亚铁嗪比色法	全自动生化仪
转铁蛋白	散射比浊法	全自动免疫分析仪
铁蛋白	颗粒增强的免疫散射比浊法	全自动免疫分析仪
	化学发光分析法	全自动化学发光分析仪
可溶性转铁蛋白受体	免疫散射比浊法	全自动免疫分析仪
	微粒子增强的免疫透射比浊法	全自动免疫分析仪
叶酸	化学发光免疫法	全自动化学发光分析仪
维生素 B_{12}	化学发光免疫法	全自动化学发光分析仪
抗内因子抗体	化学发光免疫法	全自动化学发光分析仪
红细胞生成素	化学发光免疫法	全自动化学发光分析仪

（一）铁代谢指标

由于铁摄入不足、需求增多、吸收不良、转运障碍、丢失过多等原因，导致机体储存铁缺乏和红细胞生成障碍的贫血，称为缺铁性贫血（iron deficiency anemia，IDA）。缺铁性贫血是小细胞低色素性贫血中最常见的疾病，其实验室检测主要是缺铁的诊断。铁代谢指标检查在诊断和鉴别诊断中起重要作用。主要检测指标包括血清铁、总铁结合力或转铁蛋白饱和度、血清铁蛋白、可溶性转铁蛋白受体以及红细胞内游离原卟啉等。

1. 血清铁、总铁结合力、转铁蛋白饱和度

血清铁（serum iron，SI）测定目前采用的是亚铁嗪比色法，传统的方法是手工操作，这两种方法的原理和具体操作详见《全国临床检验操作规程》（第4版）[1]。目前，血清铁检测实现了自动化，在绝大多数全自动生化仪上可以进行检测。

在血清铁检测基础上，可以进一步检测总铁结合力和转铁蛋白饱和度。总铁结合力是指血清中转铁蛋白能与铁结合的总量。正常生理状态下，体内仅有1/3的转铁蛋白与铁结合。在血清中加入已知过量的铁标准液，使血清中全部的转铁蛋白与铁结合达到饱和状态，再用吸附剂（如轻质碳酸镁）除去多余的铁。按照上述血清铁测定方法，测得的血清铁含量，即为总铁结合力（total iron binding capacity，TIBC），如再减去先测的血清铁，则为未饱和铁结合力（unsatured iron binding capacity，UIBC）。血清铁与总铁结合力的百分比即为转铁蛋白饱和度。与血清铁检测一样，TIBC的检测也已经实现了自动化，在大多数全自动生化仪上可以进行检测。

2. 血清铁蛋白（serum ferritin，SF）

血清铁蛋白测定方法有固相放射免疫法、颗粒增强的免疫散射比浊法、化学发光分析法等。

（1）固相放射免疫法：是早期使用的检测方法，其原理是先用兔抗人铁蛋白与人血清铁蛋白相结合，再用^{125}I标记抗人铁蛋白与固相上结合的铁蛋白相结合，洗脱未结合的放射免疫标记物，洗脱结合放射免疫标记的铁蛋白，用计数器与标准曲线比较，计算出血清中铁蛋白含量。

（2）颗粒增强的免疫散射比浊法：原理是血清或血浆中的铁蛋白，与包被抗人铁蛋白单克隆抗体的聚苯乙烯颗粒结合后，引起颗粒聚集。这些聚集体会使穿过检测样本的光束发生散射。散射光的强度与样本中铁蛋白浓度呈正比。通过光电倍增管测量散射光强度，通过标准曲线得到样本内铁蛋白含量。

（3）化学发光免疫分析法：分为直接化学发光分析、化学发光酶免疫分析和电化学发光免疫分析法。

1）直接化学发光分析法：原理是双抗体夹心法。血清或血浆中的铁蛋白与吖啶酯标记的羊抗人铁蛋白多克隆抗体和顺磁粒子共价结合的鼠抗人铁蛋白单克隆抗体发生结合，形成"三明治样"结构，在化学试剂激发下，产生化学发光反应。通过光电倍增管对反应中所产生的光进行测量，光强度与样本内铁蛋白的浓度呈正比。通过标准曲线得到样本内铁蛋白含量。

2）化学发光酶免疫分析法：原理是双抗体夹心法。血清或血浆中的铁蛋白与固相（顺磁性微粒）上的抗人铁蛋白单克隆抗体相结合，同时酶标记抗体即山羊抗人铁蛋白-碱性磷酸酶结合物也与铁蛋白分子上不同的抗原位点反应。在反应管内温育完成后，结合在顺磁微粒的物质将置于一个磁场内被吸住，而未结合的物质被冲洗除去。然后，将化学发光底物添加到反应管内，产生化学发光，通过光电倍增管对反应中所产生的光进行测量，光强度与样本内铁蛋白的浓度呈正比。通过标准曲线得到样本内铁蛋白含量。

3）电化学发光免疫分析法：原理是将标本、生物素化的抗铁蛋白单克隆抗体和钌（Ru）标记的抗铁蛋白单克隆抗体混匀，形成夹心复合物；加入链霉亲和素包被的顺磁微粒，使所形成的复合物通过生物素与链霉亲和素间的反应结合到微粒上；微粒通过磁铁吸附到电极上，未结合的物质被清洗液洗去；电极加电压后触发三丙胺-三联吡啶钌反应系统，产生化学发光，通过光电倍增管进行测定。光强度与样本内铁蛋白的浓度呈正比。通过标准曲线得到样本内铁蛋白含量。

上述这些方法中，固相放射免疫分析由于需要使用放射性物质，操作繁琐且费时费力，因此使用受到限制，实际工作中已经较少使用。同时随着标记免疫技术的发展，颗粒增强的散射免疫比浊法、化学发光免疫分析法则使用的越来越普及。尤其化学发光免疫分析法，该方法易于自动化，适于临床批量检测，且具有重复性好、特异性强、灵敏度高、操作简便、快速等优点。化学发光免疫分析中有三种检测方法，均是基于双抗体夹心的检

测原理。检测性能相差不多,可以根据各自实验室具体情况来选择检测系统。

3. 血清转铁蛋白(serum transferrin)

血清转铁蛋白检测方法有电泳免疫扩散法、放射免疫法和免疫散射比浊法。前两种方法因为是手工方法,操作复杂,重复性低,因此已经很少应用。目前主流的检测方法是免疫散射比浊法,其原理为利用抗人转铁蛋白抗体与待检测的转铁蛋白结合形成抗原抗体复合物,其光吸收和散射浊度增加,与标准曲线比较,可计算出转铁蛋白含量。

4. 可溶性转铁蛋白受体(soluble transferrin receptor,sTfR)

可溶性转铁蛋白受体的检测方法有酶联免疫吸附法(enzyme linked immunosorbentassay,ELISA)、免疫散射比浊法、免疫荧光测定法、微粒子增强的免疫透射比浊法及干血浆斑点测定法。

(1)ELISA 的原理:血清中 sTfR 与包被于固相上的抗人转铁蛋白受体的多克隆抗体结合,形成抗原抗体复合物,再加入酶标记的抗人转铁蛋白受体的多克隆抗体,使之与抗原抗体复合物进行特异性结合,洗去未与酶标记的多克隆抗体结合部分,加入底物和显色剂,其颜色的深浅与 sTfR 的量呈正比。

(2)免疫散射比浊法的原理:血清中 sTfR 与抗人 sTfR 的多克隆抗体发生结合,形成免疫复合物。这些免疫复合物会使穿过标本的光束发生散射。散射光的强度与标本中相关蛋白的浓度呈正比。通过标准曲线得到样本内可溶性转铁蛋白受体的含量。

(3)微粒子增强透射免疫比浊法的原理:基于 sTfR 和 sTfR 特异性抗体之间的液相免疫沉淀反应的检测。该免疫反应通过 sTfR 抗体包被的微粒子而被增强。用生化分析仪在波长为 540~690nm 处检测,免疫沉淀物的量和样本中 sTfR 的浓度成比例。结果可根据手工或全自动仪器获得的标准曲线计算所得。

以上这些检测方法中,免疫散射比浊法和微粒子增强的透射免疫比浊法使用较多。因为省时、操作简便,而且不需特别的检测仪器。配合全自动仪器,具有快速检测及降低人员感染风险的优点,适合大批量样品的检测。

(二)叶酸

叶酸的检测方法有多种,主要根据样本类型来决定其测定方法,目前检测血清叶酸的方法有同位素放射免疫法、微生物改良法、气相色谱-质谱检测法、高效液相色谱法、离子捕获法、克隆酶供体免疫测定法、酶联免疫吸附试验法等。但由于体内叶酸有多种存在形式,上述方法在临床应用时各有一定的局限性,且操作繁琐,不易于自动化,应对大量临床标本较困难。随着标记免疫技术的发展,化学发光分析法逐渐应用于临床。

1. 放射免疫法

核素与叶酸结合,产生 γ-放射碘叶酸化合物,其放射活性与血清或红细胞的叶酸含量成比例,检测其放射活性,与已知标准对照,计算叶酸含量。

2. 直接化学发光分析法

采用的是竞争结合原理,即患者血清或溶血液(红细胞内叶酸)经预处理后将叶酸释放出来,游离出的叶酸与吖啶酯标记的叶酸竞争数量有限的叶酸结合蛋白,该种蛋白质在固相中与顺磁性微粒共价结合。患者标本中的叶酸含量与系统所检测的相对发光单位(RLUs)数量呈现一种反比关系。

3. 化学发光酶免疫分析法

原理为竞争结合法,即过量的特异性捕获性抗体(羊抗鼠捕获抗体)包被在顺磁性微粒上,与叶酸结合蛋白、小鼠抗叶酸结合蛋白、标记碱性磷酸酶的叶酸结合物和样本中待测的叶酸,一起加入反应管中,样本中的叶酸与叶酸-碱性磷酸酶结合物争夺一定数量叶酸结合蛋白上的结合位点,产生的复合物再通过小鼠抗叶酸结合蛋白与固相(顺磁性微粒上捕获性抗体)结合;在反应管中温育后冲洗,结合在固相上的物质通过磁场吸附固定在反应管上,未结合至微粒子固相上的物质被冲洗掉,剩下的是与待测叶酸含量呈反比的标记有碱性磷酸酶的叶酸;然后将化学发光底物添加到反应管中,被微粒子中的碱性磷酸酶激活时产生的光量子值与样本中叶酸的浓度呈反比。

目前,叶酸的测定多采用化学发光免疫分析法,该方法易于自动化,适于临床批量检测,且具有重复性好、特异性强、灵敏度高、操作简便、快速等优点。实验室可以根据自己的实际情况选择适宜自己的检测系统。

(三)维生素 B_{12}(vitamin B_{12})

血清维生素 B_{12}测定有多种方法,主要包括微生物法、高效液相色谱法、放射免疫法、化学发光免疫法。

1. 微生物法

利用环境中的维生素 B_{12} 浓度相关的微生物来检测样本中维生素 B_{12} 的量，如小眼虫和莱希曼氏乳杆菌。该方法虽然结果比较精确可信，但是需要 48 小时微生物孵育期。

2. 高效液相色谱法

根据层析原理，利用高效液相色谱仪对样本进行分析。该方法虽然分辨率高、重复性好，但仪器较昂贵。此外血清维生素 B_{12} 含量低且为水溶性导致样品萃取困难，还需要步骤繁琐的梯度洗脱。鉴于此，该方法已被其他方法所取代。目前国内外不采用高效液相色谱法单纯检测血清维生素 B_{12}，而是利用高效液相的分离能力分离维生素 B_{12} 的亚型及维生素 B_{12} 类似物，结合放射免疫法或化学发光法进行定量测定。

3. 放射免疫法

用抗氧化剂和氰化钾在碱性环境下（pH > 12），将人血清中的维生素 B_{12} 从载体蛋白中释放出来。加入 ^{57}Co 标记的维生素 B_{12}，与固定在微晶纤维颗粒上纯化的维生素 B_{12} 结合物竞争结合，检测其放射活性，其量与受检血清的维生素 B_{12} 含量呈反比，与标准管作对照，换算出维生素 B_{12} 含量。

4. 化学发光免疫法

（1）直接化学发光免疫法：采用竞争结合的原理进行检测。血清样本首先使用释放剂（氢氧化钠）和二硫苏糖醇将维生素 B_{12} 从内源性结合蛋白质中释放出来，同时将其转化为氰钴胺形式，从而避免维生素 B_{12} 与内源性蛋白质的重新结合。释放出来的维生素 B_{12} 与试剂中吖啶酯标记的维生素 B_{12} 竞争结合一定量的纯化内因子。该种内因子在固相中与顺磁性微粒共价结合。在化学试剂激发下，产生化学发光反应。通过光电倍增管对反应中所产生的光进行测量，光强度与样本内维生素 B_{12} 的浓度呈反比。通过标准曲线得到样本内维生素 B_{12} 含量。

（2）化学发光酶免疫分析法：采用的也是竞争性结合的方法进行测定。将血清进行预处理，使得维生素 B_{12} 与内源性结合蛋白分离，并将所有形式转化为氰钴胺的形式。然后将内因子-碱性磷酸酶结合物和包被着山羊抗小鼠 IgG 的顺磁性微粒、小鼠抗内因子单克隆抗体添加到样本中。样本中的维生素 B_{12} 与内因子结合物进行结合，以阻止结合物与固相抗内因子的结合。在反应管内温育完成后，结合在顺磁性微粒的物质将置于一个磁场内被吸住，而未结合的物质被冲洗除去。然后，将化学发光底物添加到反应管内，产生化学发光，通过光电倍增管对反应中所产生的光进行测量，光强度与样本内维生素 B_{12} 的浓度呈反比。通过标准曲线得到样本内维生素 B_{12} 含量。

随着化学发光法不断改进，尤其是把纯化的内因子作为连接蛋白引入后，此方法已具灵敏度高、特异性强、重复性好、测定范围较宽、试剂稳定性好、操作简单、易于自动化以及无放射性污染等优点，基本已经取代放射免疫分析法，成为临床维生素 B_{12} 定量测定的常用方法。

（四）抗内因子（intrinsic factor）抗体

抗内因子抗体检测方法有放射免疫法、ELISA 和化学发光法。

1. 放射免疫法

原理是维生素 B_{12} 的吸收要靠胃壁细胞分泌的内因子。抗内因子抗体通过阻断维生素 B_{12} 与内因子的结合而影响维生素 B_{12} 的吸收。用 ^{57}Co 标记的维生素 B_{12} 与血清中的内因子结合，形成 ^{57}Co 标记的维生素 B_{12}-内因子复合物；当存在抗内因子抗体时，形成的复合物量减少。检测其放射活性，与阳性对照管进行比较，可得知抗内因子抗体的存在。

2. ELISA 法

原理是将稀释后的标本加入到包被有内因子抗原的反应微孔内，如标本中含有抗内因子抗体，即与固相上的内因子抗原结合；洗涤后加入酶标记的抗人 IgG 抗体，再加入酶标记底物显色，颜色深浅与抗内因子抗体的水平呈正比。

3. 化学发光免疫分析法

采用的是竞争结合的原理进行测定。将样本和内因子碱性磷酸酶结合物及蛋白封闭溶液一起添加到反应管中。样品中的抗内因子抗体和内因子结合物结合在一起。在反应管内温育完成后，将包被着对内因子上维生素 B_{12} 结合位点特异的小鼠单克隆抗体的顺磁性微粒添加到反应管中。没有被样本中抗内因子抗体封闭的内因子结合物和固相上的单克隆抗体结合在一起。在反应管内温育完成后，结合在顺磁微粒的物质将置于一个磁场内被吸住，而未结合的物质被冲洗除去。然后，将化学发光底物添加到反应管内，产生化学发光，通过光电倍增管对反应中所产生的光进行测量，光强度与抗内因子抗体浓度呈反比，单位为

AU/ml(抗体单位/ml)。通过标准曲线得到样本抗内因子抗体含量。

(五)红细胞生成素(erythropoietin,EPO)

1. 直接化学发光法

采用的是双抗体夹心法进行检测。将样本和包被着小鼠抗EPO单克隆抗体、阻断剂及包被碱性磷酸酶结合物的顺磁性微粒添加到反应管中。在反应管内完成温育后,结合在固相上的物质在磁场作用下被保留下来,而未结合的物质则被冲洗除去。然后,将化学发光底物添加到反应管内,由发光检测仪对反应中产生的发光量进行测量。发光值与样本内EPO的浓度呈正比。样本内分析物的含量根据所储存的多点校准曲线来确定。

2. 化学发光酶免疫分析法

固相(珠子)包被有来源于链霉亲合素的抗配体。液相有配体标记的小鼠抗EPO单克隆抗体和碱性磷酸酶(来自小牛肠黏膜)结合物,与小鼠抗EPO单克隆抗体结合。患者的标本和试剂与包被的珠子一同孵育。在此期间,标本内的EPO与配体标记的小鼠抗EPO单克隆抗体结合,并与酶结合的小鼠抗EPO单克隆抗体形成三明治夹心复合体。免疫复合体被珠子上的链霉亲合素捕获,由珠子上的生物素化的抗EPO抗体介导。未结合的酶结合物通过离心洗涤而清除。最终,将化学发光底物添加到包含珠子的反应管内,产生的信号与结合的酶量成比例。

三、性能验证

为了保证检验结果的准确性,临床实验室在开展新项目之前,应对其进行方法学评价,证明所选用方法的分析性能符合并满足实验室要求。本节撰写主要参考美国临床和实验室标准协会(Clinical and Laboratory Standards Institute,CLSI)EP15-A2、EP6-A等文件[2,3]以及CNAS-CL38:2012《医学实验室质量和能力认可准则在临床化学检验领域的应用说明》[6],介绍国内目前常用的检测系统--化学发光免疫分析法的性能验证指标,主要包括精密度、正确度、分析测量范围(analytical measurement range,AMR)、临床可报告范围(clinical reportable range,CRR)及参考区间。

(一)精密度验证

1. 方法

参考EP15-A2文件[2]进行精密度验证。精密度验证的样品可以是厂家生产的质控品,也可以是自制样本。后者需要有充分证据证实其有很好的稳定性和均匀性。使用自制样本至少应含有两个浓度水平,应尽可能与厂家进行精密度评价所用的样本浓度接近或一致,或尽可能选择接近“医学决定水平”的浓度样本。选择至少两个浓度水平的样本,每天测定1批,每批重复测定3次,连续测定5天。

2. 判断标准

根据上述数据计算批内、批间标准差(s)及验证值。

(1)如果批内、批间s小于厂家声明的s,则表明验证通过。

(2)如果批内、批间s大于厂家声明的s,此时应计算验证值,验证值$=s_{claim}\times C^{1/2}/T^{1/2}$($s_{claim}$代表厂家声明的精密度,$C^{1/2}$代表自由度T的$X^2$分布值,$T^{1/2}$代表有效自由度),如批内、批间s小于验证值,则表明差异无统计学意义,通过验证。否则,验证失败,应与厂家联系查找原因并重新验证。

(二)正确度验证

1. 方法

正确度验证的方法有多种,参加有资质机构组织的正确度验证试验,参加室间比对计划,定值参考物检测的回收试验,EP15-A2方法学比对试验。

(1)参加室间比对计划:通过参加全球或全国的室间质评计划,利用质控结果进行正确度验证。

(2)方法学比对:参照EP15-A2文件,进行方法学比对,用于正确度验证。选择患者标本20份,浓度应覆盖该项目的分析测量范围,采用实验方法和比对方法分别测定20份标本,每天测定5~7个,持续3~4天完成。每种检测方法都应有质控程序保证结果的准确性。否则,应该重新测定。

2. 判断标准

(1)参加室间质评计划的判断标准:根据质控结果计算出95%可信区间和95%验证区间。

95%可信区间计算公式:$\bar{X}\pm\frac{t_{1-\alpha,2n-1}\times s}{\sqrt{n}}$ 式1-10-1

验证区间公式:$\bar{X}\pm t_{1-\alpha,2n-1}\times\sqrt{s_x^2+s_\alpha^2}$ 式1-10-2

质评物测定结果均值符合评价机构的误差界

限;95%验证区间包含了指定均值,证明正确度验证通过。

(2)方法学比对:根据实验方法与比对方法的结果计算出两种方法的平均偏倚(b)以及偏倚的标准差($s_{\bar{b}}$)。如果计算平均偏倚小于厂家提供的偏倚,则验证通过。如果计算偏倚大于厂家提供的偏倚,则应计算验证区间,公式为

$$\beta \pm t \times s_{\bar{b}} / \sqrt{n} \qquad \text{式 1-10-3}$$

其中β为厂家声明的偏倚值,t为自由度为$n-1$时的t值,$s_{\bar{b}}$为偏倚的标准差,n为标本数量。如果平均偏倚小于验证值,则表明验证通过。否则,应该验证失败,应与厂家联系查找原因并重新验证。

(三) 分析测量范围验证

1. 方法

分析测量范围即线性范围。选择高(H)、低(L)两个浓度的样本,按照不同比例混匀上述两种浓度样本,得到不同稀释度的样本。通常在厂家声明的线性范围内取5~7个浓度样本,各个浓度组间距基本相等。每个浓度随机测量,至少重复3~5次。举例:将L和H样本按:L、3L+1H、2L+2H、1L+3H、H进行一系列稀释混匀后测定,每份样本测定4次,求其均值。样本测量前应进行室内质控样本测量。如出现室内质控失控或单次测量数据超出样本均值±4s,则应将此次数据弃去,分析及纠正问题后重新测定。

2. 判断标准

以稀释度为横轴,每个稀释度的测量均值为纵轴做线性回归图,并观察是否有离群值,如有,应剔除。去除离群值后求出线性回归方程式$y=a+bx$和相关系数平方r^2,初步判断厂家提供的线性范围是否符合要求。如$r^2>0.95$,a与0无差异(进行t检验),b在0.97~1.03,则可以初步判断厂家提供的线性范围符合要求。

(四) 可报告范围验证

1. 方法

选择分析测量范围内的高值标本3份,进行倍比稀释,计算回收率,确定标本稀释后可靠测量低限(为最大稀释后回收率符合要求的预期均值)。选择初检超过分析测量范围上限的高值血清1份,倍比稀释后计算回收率,确定最大稀释倍数。

2. 判断标准

以回收率(100±10)%为可接受范围,CRR上限=AMR上限×最大稀释倍数。

实验室在下述情况需要对测定系统或试剂进行性能验证:更换检测试剂或系统,检测试剂或系统出现重大改变如维修后、试剂制备用原材料来源改变等。以及定期进行性能验证。

第二节　造血原料缺乏所致贫血检验流程的质量控制

造血原料缺乏所致贫血的相关检验的质量保证,涉及多个环节,从医师提出申请,采集标本,标本转运、标本接收、仪器分析、复查镜检、报告审核和发出,最后到临床应用。这个过程主要包括分析前质量保证、分析中质量保证、分析后质量保证三个环节,需要医师、护士、工勤、患者、检验五个方面的交接配合,以及仪器、试剂、报告传输系统等硬软件条件的支撑。本节撰写主要参考了《全国临床检验操作规程》(第4版),介绍在相关检验流程中分析前、中、后三个环节中的质量保证措施。

一、分析前的质量保证环节及措施

分析前阶段又称检验前过程,此阶段从临床医生申请检验开始,包括检验项目的要求、患者的准备、原始样本的采集、运送到实验室并在实验室内部的传递,至检验分析过程开始时结束。

1. 患者准备

最好采集清晨空腹血。有些检验项目有明显的昼夜节律,如血清铁上午高于下午,晚上则更低,其波动范围可达20%~30%。红细胞生成素一天内的水平有变化,因此在一天的固定时间内采集标本非常重要。推荐在早晨7:30~12:00之间采集标本。血清中叶酸测定应禁食8小时以上采集标本。

2. 标本采集与类型推荐

使用血清或肝素化的血浆作为检测标本。全血标本(红细胞内叶酸)使用含EDTA或肝素的抗凝管。由于EDTA对某些检测结果(红细胞生成素、抗内因子抗体、叶酸)有显著影响,故不推荐采用EDTA作为抗凝剂。避免溶血,否则会导致红细胞内的铁蛋白释放,引起假性升高。血清叶酸测定时,标本不能使用溶血标本。

3. 标本运送和贮存

标本采集后应尽快分离血清或血浆,但应在

标本彻底凝固后离心。对于接受抗凝治疗患者的血液标本，因其凝固时间延长而需要放置更长时间后离心分离血清。离心条件按采血试管生产商建议的方式进行离心。叶酸对光敏感。样品在处理和储存期间，应避免暴露在亮光下。

由于不同制造商的标本采集管可能会给出不同的检测值，这决定于其所使用的材料和添加剂，包括凝胶，或物理屏障，凝集激活物，和(或)抗凝剂。因此，每个实验室需自行判断其所使用的采血试管和血清分离产品的适用性。

分离后的标本，如不能及时检测应于2～8℃存储7天，或-20℃存储2个月，避免反复冻融(不超过1次)。

二、分析中的质量保证环节及措施

分析中质量保证包括标准化操作规程的建立、检测系统的分析性能评价、检验结果的质量保证以及人员培训与考核等环节。

1. 标准化操作规程的建立

标准化操作规程又称为标准化操作程序(standard operation procedure，SOP)，是指按一定要求、内容、格式和标准制订的作业文件，使之标准化。具体要求参见《全国临床检验操作规程》(第4版)[1]。

2. 检测系统的分析性能评价

(1)仪器清洁与保养：定期保养、校准并验证校准结果。

(2)按照SOP要求进行性能验证：详见本章第二节内容。

3. 检验结果的质量保证

(1)室内质控

1)质控品的选择：质控品的选择要综合考虑稳定性、瓶间差、质控品的水平、质控品覆盖的检测参数、质控品的适用性等指标，合适的质控品才能使检验结果的变异真正反映日常检验操作的精密度。宜使用配套质控品，使用非配套质控品时应评价其质量和适用性。

2)质控品的浓度水平：至少使用2个浓度水平(正常和异常水平)的质控品。

3)质控项目：报告的所有检测项目均应开展室内质量控制。

4)质控频度：检测当天至少1次，可根据检测标本量增加频率。

5)质控图：《医学实验室质量和能力认可准则在临床化学检验领域的应用说明》(CNAS-CL38:2012)，采用Levey-Jennings质控图，质控记录应包含以下信息：检测质控物的时间范围、质控图的中心线和控制界线、仪器/方法名称、质控物的名称、浓度水平、批号和有效期、试剂名称和批号、每个数据点的日期、操作人员的记录。

6)质控图中心线及标准差的确定：质控图的中心线和标准差的计算方法参见GB/T 20468-2006(2016年已立项进行修订)。

7)失控规则：实验室应制订失控判断规则，全血细胞计数至少使用1_{3S}和2_{2S}规则。

8)失控后处理：导致出现失控的常见因素有操作失误、试剂失效、质控品失效、仪器维护不良、采用不当质控规则、采用太小质控限范围等。处理方法可归结为：重新测定同一质控品，偶然误差可纠正；若失控应新开一瓶质控，重测失控项目；仍然失控，需考虑仪器和试剂问题，清洗维护仪器，更换试剂，重测失控项目；若继续失控，考虑校准和请工程师帮助。

9)室内质控的数据管理：按质控品批次或每月末对质控数据汇总统计，上报实验室负责人，并进行周期性评价。实验室负责人应对每批次或每月室内质控记录进行审查签字。所有记录至少保存2年。

(2)室间质量评价

参见《全国临床检验操作规程》(第4版)[1]。

三、分析后的质量保证环节及措施

分析后过程是指检验后所有过程。包括结果审核、结果报告发布、质量保证，包括对实验结果分析与审核，定期与临床沟通、危急值报警、不合格标本统计等。具体参见《全国临床检验操作规程》(第4版)[1]。本书仅介绍影响检测项目的因素。

1. 影响因素

(1)对于使用抗体的测定而言，存在着患者样本内异嗜性抗体干扰的可能性。经常与动物有接触或者接受过免疫球蛋白或免疫球蛋白碎片进行免疫治疗或诊断步骤的患者，可能会产生抗体，如人抗小鼠抗体，该抗体会干扰免疫测定。此外，其他的异嗜性抗体，比如人抗山羊抗体，可能会存在于患者的标本内。此类干扰性的抗体可能会导致结果的错误。需对被怀疑带有此类抗体的患者的结果进行仔细的核查。

(2)含高游离维生素 B_{12}可以使抗内因子抗体检测出现错误的结果。不应收集在过去一周内接受过维生素 B_{12}注射治疗的患者标本。

(3)系统报告中血清铁蛋白结果用 ng/ml(通用单位)或者 pmol/L(国际标准单位)表示,可在进行分析设定时选择单位设定。两种单位之间的转换公式为:1ng/ml=2.20pmol/L。

(4)在叶酸检测中,红细胞叶酸是通过计算得出。如血清中叶酸高于红细胞叶酸应当采用纠正公式计算。

2. 临床解释

临床在解释结果时,需参照该患者的整体临床情况,包括:症状、病史以及由其他测试所得的数据和其他相应的信息。

第三节　造血原料缺乏所致贫血的检验与疾病诊疗

造血原料缺乏所致的贫血主要包括缺铁性贫血、巨幼细胞贫血以及慢性病性贫血。这些疾病的诊断和鉴别诊断很大程度依赖于实验室指标,包括铁代谢指标、红细胞和血清叶酸、维生素 B_{12}、抗内因子抗体以及红细胞生成素等检测。本节撰写主要参考了《全国临床检验操作规程》(第 4 版)[1]和相关国内外文献[7-9],主要介绍各实验室指标的参考区间以及在相应疾病中的诊疗意义和应用评价。

一、血清铁、总铁结合力和转铁蛋白饱和度

1. 参考区间[1]

血清铁:成年男性 11~30μmol/L;成年女性 9~27μmol/L

总铁结合力:成年男性 50~77μmol/L;成年女性 54~77μmol/L

转铁蛋白饱和度:20%~50%

由于检测项目受到地域、人群、年龄、代谢以及饮食结构等多方面因素的影响,建议每个实验室应制订自己的健康人群参考区间或对生产厂家提供的参考区间进行验证。

2. 临床意义

主要用于贫血的鉴别诊断。缺铁性贫血时血清铁降低、总铁结合力(反映机体转铁蛋白水平)增高、转铁蛋白饱和度降低;铁粒幼细胞性贫血血清铁增高、总铁结合力降低、转铁蛋白饱和度增高。另外,再生障碍性贫血、巨幼细胞性贫血、慢性溶血等疾病血清铁也可见增高。

3. 应用评价

血清铁不能反映体内贮存铁含量,且生理波动较大,在炎症、感染时也可见降低,故不作为机体缺铁的指标;总铁结合力和转铁蛋白饱和度可用于缺铁的诊断,但灵敏度低于血清铁蛋白。此三项通常作为贫血组合进行检测,是临床最常用的指标。

二、血清铁蛋白

1. 参考区间[1]

血清铁蛋白:成年男性 18.7~323.0μg/L(18~30 岁)或 16.4~293.9μg/L(31~60 岁);

成年女性 6.9~82.5μg/L(绝经前)或14.0~233.1μg/L(绝经后);

血清转铁蛋白:28.6~51.9μmol/L(免疫散射比浊法);

健康人铁蛋白水平随年龄的变化而不同,铁蛋白中位数在出生时轻微升高,6 个月龄时降低至 30μg/L 左右,青春期后升至成人水平。不同性别铁蛋白水平也不相同,男性的中位水平持续升高,18 岁时约为 70μg/L,25 岁后几乎达到 200μg/L;而女性在整个育龄期,血清铁蛋白一直保持于 35~40μg/L 的稳定水平,育龄期后急剧升高。不同分析检测方法的参考区间也不尽相同,因此,各实验室应根据检测人群和检测方法的不同,制订自己的参考区间。

2. 临床意义

铁蛋白相对分子质量 450 000,是由蛋白质外壳即去铁蛋白和铁核心形成的复合物。铁蛋白分子呈球形,含铁量为 17%~25%,其核心是三价铁的聚合物,最多可贮存 4500 个铁原子,具有巨大贮铁能力,因此铁蛋白是机体内主要的铁存储蛋白。每个铁蛋白分子在铁核心的外周有 24 个蛋白质亚基围绕,形成外壳即去铁蛋白,它的外表凹凸不平,内面形成嵴状突起,伸延迂回,形成四组形态十分相似的囊状结构,每个囊状结构内含有许多空隙,由外向内通向铁核心,成为铁原子和其他小分子物质进出的通道,同时通过蛋白膜保护细胞不受离子化铁的毒害。

肝细胞和肝、脾、骨髓的网状内皮细胞胞质中存在高浓度的铁蛋白。在这些组织中,铁蛋白作

为人体中剩余铁的主要储存库，可防止铁过剩产生毒性作用，并易于维持红细胞生成的动态储备。同时铁蛋白也存在于人血浆中，它的血浆浓度通常是机体铁储备的良好指标。血清铁蛋白值随着不同的生理和病理条件发生变化，从中可以看出它与铁储备的关系。因此，铁蛋白含量可作为判断机体铁缺乏和过量以及处理影响铁平衡的疾病和治疗监测的指标。另一方面，铁蛋白是一种具有多功能性质的蛋白质，具有促进细胞增殖、血管生成、免疫抑制等重要作用。许多研究发现，肿瘤患者血清中检测到高水平的铁蛋白，并与病情进展程度及预后存在高度相关。因此，有学者认为铁蛋白也是一种肿瘤标志物。

（1）缺铁性贫血：缺铁性贫血在全世界是最常见的一种贫血，发病率超过10%，尤其在发展中国家更高。人体内的铁大部分用于合成血红蛋白和肌红蛋白，多余的铁储存在肝脏和骨髓的网状内皮系统中；仅有微量的铁与转铁蛋白结合循环在血液中。

血清铁蛋白与机体内贮存铁相关性极好。1μg/L 血清铁蛋白相当于 8～21mg 的贮存铁/kg 体重。铁蛋白可作为早期单纯性铁缺乏，尤其是贮存铁缺乏的诊断指标。铁蛋白浓度低于10μg/L或 15μg/L 是轻度缺铁性贫血的特征之一。缺铁性贫血的诊断标准：①符合小细胞低色素性贫血，男性 Hb<120g/L、女性 Hb<110g/L、孕妇Hb<100g/L、MCV < 80fl、MCH < 27pg、MCHC < 320g/L、红细胞形态有低色素表现；②有明确的缺铁病因和临床表现；③血清铁<8. 95μmol/L、总铁结合力>64. 44μmol/L；④转铁蛋白饱和度<0. 15；⑤骨髓铁染色显示骨髓小粒可染铁消失、铁粒幼红细胞<15%；⑥红细胞游离原卟啉>0. 9μmol/L；⑦血清铁蛋白<12μg/L；⑧血清可溶性转铁蛋白受体>26. 5nmol/L；⑨铁剂治疗有效。符合第①条和②～⑨中任何两条以上可诊断。骨髓铁染色是反映体内储存铁的“金标准”，但是由于是有创性检查，临床使用有限。而铁蛋白检测是最可靠、无创且经济的方法，故应用于大多数临床实验室中。当血清铁蛋白低于 18μg/L 时，诊断缺铁性贫血的特异性为 95%，灵敏度为 55%。

铁蛋白用于普查人群铁缺乏症时，可以低于参考区间的下限作为标准；当作为临床缺铁的鉴别诊断时，由于患者往往呈非单纯性缺铁，多伴有一些慢性病，如感染、炎症、结缔组织病、肿瘤、肝脏疾病等，此时铁蛋白从受损肝细胞逸出、或铁蛋白从血浆中清除减少、肿瘤细胞合成铁蛋白或由无效的红细胞生成引起的铁贮存库扩大。炎症往往引起血清铁蛋白水平升高，同时通过刺激网状内皮细胞中已升高的铁蛋白产量，利用本来会释放到血浆转运蛋白的铁，从而降低血清铁浓度。在这些情况下，铁储备与循环铁蛋白虽然仍存在相关性，但是数值升高，此时诊断缺铁的标准可适当提高，有学者认为血清铁蛋白应<30μg/L 才能诊断缺铁；对类风湿性关节炎是否合并缺铁时，血清铁蛋白应<60μg/L 才能诊断[8]。

血清铁蛋白检测对于辅助鉴别诊断缺铁性和其他原因引起的贫血，以及在贫血发病前发现铁储备的丢失很有价值。连续测定血清铁蛋白已用于无创监测妊娠期和接受定期透析治疗的患者中铁储备的进行性耗竭。血清铁蛋白检测结合其他血液常规检查或单独使用，已用于筛查献血者、随机住院患者等不同人群的铁缺乏。

此外，血清铁蛋白含量可用于监测定期接受输血治疗或补铁治疗的患者是否铁负荷过多，以及筛查肝硬化前血色素沉着病和其他形式的铁超负荷。铁超负荷时血清铁蛋白值一般高于 300μg/L 或 400μg/L，浓度在 1000μg/L～5000μg/L 之间通常见于血色素沉着症成熟期。

（2）铁蛋白与肿瘤[7]：血清铁蛋白含量在霍奇金淋巴瘤，原发性肝细胞癌，神经母细胞瘤，胶质母细胞瘤，头部和颈部的鳞状细胞癌，肾细胞癌，黑色素瘤，非小细胞肺癌，胰腺癌和乳腺癌患者中升高。这一增长通常与疾病进展和生存期相关。治疗前血清铁蛋白水平是评估 *HER2/neu* 过表达的乳腺肿瘤患者曲妥珠单抗治疗反映的一个强有力的预测指标。此外，对接受化疗的肿瘤患者血清铁蛋白连续监测表明，当治疗起到疗效时血清铁蛋白可以回归到正常的水平。有研究指出血清铁蛋白水平与转移性乳腺癌之间存在关联，而非原发病灶。血清铁蛋白似乎在转移性（转移至内脏）肿瘤患者中增高更明显，尤其是转移至肝脏。但血清铁蛋白的升高与肝脏损害时的生物标志无关。

血清铁蛋白水平与某些癌症发病高风险相关。例如，中国台湾地区肝癌队列研究表明血清铁蛋白的增加而转铁蛋白减少能够导致肝癌发病率和死亡率提高三倍之多。一个大型的法国研究数据同样说明类似趋势，血清铁蛋白和转铁蛋白水平与女性整体癌症发病率相关，男性未发现这一趋势。有趣的是，增加膳食铁的摄入量与增加患癌症风险是不相关的，说明血清铁蛋白的增加并不是由于铁储存增加造成。此外，血清铁蛋白持续升高的慢性肝病患者与那些诊断后血清铁蛋白水平维持正常的相比，前者具有更高的肝癌发病风险。相反，外周动脉疾病患者放血治疗后血清铁蛋白下降与癌症发病风险和死亡率下降有关。

3. 应用评价

血清铁蛋白与骨髓铁染色有很好的相关性，是反映体内贮存铁缺乏的灵敏指标，在缺铁早期即可下降，是临床首选的检测指标；但是铁蛋白是一个急性时相反应蛋白，在感染、炎症、恶性肿瘤、肝脏疾病以及正在接受补铁治疗时等可见增高，可能干扰判断，需结合其他指标。转铁蛋白在肝脏合成，其速度与细胞内铁含量呈负相关，故缺铁时合成增加；肝细胞损伤时转铁蛋白合成降低，可作为肝损伤的指标。

三、可溶性转铁蛋白受体 (soluble transferring receptor, sTfR)

1. 参考区间

成人：1.3～3.3mg/L。新生儿、儿童 sTfR 高于成年人，随着年龄增长 sTfR 逐渐下降接近成年人；不同海拔高度的人群，其参考区间也不相同，海拔越高，sTfR 浓度越高；此外，孕妇随妊娠期的进展，sTfR 不断升高，于产后 5～10 周恢复正常。由于 sTfR 检测方法多种，每个实验室应建立自己的参考区间。

2. 临床意义

转铁蛋白受体（TfR）是一种以二硫键连接的跨膜二聚体，其主要功能是将铁输送至细胞内，从而调节细胞所摄取的铁的量。当一个细胞需铁时，TfR 表达增加，以促进铁摄取。由于铁主要用于血红蛋白合成，故健康人大约 80% 的总 TfR 位于有核红细胞上。随着红系各阶段细胞成熟，所表达的 TfR 分子数逐渐减少，成熟红细胞上无 TfR。血清中转铁蛋白与细胞膜的 TfR 结合并转运铁至细胞内。血清可溶性转铁蛋白受体（sTfR）是细胞膜上 TfR 的细胞外片段水解后形成的单体，血清中的 sTfR 浓度与总的 TfR 浓度有很好的相关性，sTfR 升高与红系造血的贮存铁量呈正比。

sTfR 是反映红细胞内缺铁的指标，且不受性别、年龄、炎症、感染、肝病等因素的影响，与铁蛋白联合检测可用于缺铁性贫血的诊断和鉴别诊断，尤其是与慢性病贫血（anemia of chronic dieases, ACD）的鉴别。ACD 和 IDA 是最常见的贫血症形式，主要由铁代谢指标测定来鉴别，但是铁代谢指标—铁蛋白，总铁结合力和血清铁，直接受慢性病的影响。例如铁蛋白是一种急性时相反应物，常常受到患者潜在感染或者炎症的影响，此时铁蛋白临界值就无效。一项研究发现铁蛋白的参考区间下限对于患 IDA 合并炎症的女性患者只显示 22% 的灵敏度。sTfR 与其他指标在小细胞低色素贫血中的变化特点见表 1-10-2。

表 1-10-2 小细胞低色素贫血中实验室指标的变化

疾病	SF	SI	TS	sTfR	骨髓铁
缺铁性贫血	↓	↓/N	↓	↑	↓
慢性病性贫血	↑	↓/N	↓/N	N	N/↑
珠蛋白生成障碍性贫血	N/↑	↑/N	N/↑	↑	↑
铁粒幼细胞性贫血	↑	↑	↑	↓	↑

注：TS：转铁蛋白饱和度

sTfR 也用于评估慢性肾衰竭和其他一些疾病患者对重组人 EPO 治疗反应。一项关于血液透析的研究指出，sTfR 上升 20% 与对重组人体红细胞生成素治疗法的反应有很大关系。在采用 EPO 的治疗置换术的其他患者组中也发现了相似的反应。

3. 应用评价

由于 sTfR 受促炎性细胞因子的影响最小，因此在评估慢性病患者（如炎症和感染）的铁缺乏状态 SF 更有优势。如果 sTfR 和铁蛋白联合检测，计算得到的 sTfR/SF 比率或者 sTfR/log SF 指数，对于患有慢性病或老年贫血患者的诊断特异性和灵敏度均增高。比率>1.8 提示贮存铁减少；比率>2.2 提示缺铁性贫血。

四、血清和红细胞叶酸

1. 参考区间

血清叶酸：成年男性 8.61～23.8nmol/L，女性 7.93～20.4nmol/L；红细胞内叶酸：成人 340～1020nmol/L。

由于检测项目受到地域、人群、年龄、代谢以及饮食结构等多方面因素的影响，建议每个实验室应制订自己的健康人群参考区间或对生产厂家提供的参考区间进行验证。

2. 临床意义

叶酸又称蝶酰谷氨酸（pteroylglutamic acid），是由蝶啶、对氨基苯甲酸和谷氨酸组成。对于正常的细胞增殖、分化和DNA合成，叶酸是一种非常重要的必需的维生素。人体本身不能合成叶酸，必须从食物中获得所需叶酸。食物中叶酸是多聚体，在小肠被游离为单体谷氨酸后被吸收。被吸收后的叶酸在肝脏还原为四氢叶酸等形式贮存或到各组织发挥作用。据WHO的建议，每日叶酸的需要量为成人200μg，婴儿60μg，儿童100μg，哺乳期妇女300μg，孕妇400μg。体内叶酸的贮存量约为5~20mg，仅可供成人4个月之用。

在某些情况下，如溶血性贫血、白血病、恶性肿瘤、妊娠和生长发育期，每日叶酸的需要量明显增高，约为正常情况的3~6倍，若补充不足，容易造成叶酸的缺乏。叶酸缺乏是由饮食摄入量不足、吸收不良或叶酸的过度消耗引起的。叶酸的过度消耗在怀孕期间非常普遍。酒精中毒、肝炎或其他损害肝脏的疾病也能引起叶酸的过度消耗。血清叶酸低于4.53nmol/L时提示叶酸缺乏，大于9.06nmol/L时可排除，当血清叶酸介于二者之间时应检测红细胞叶酸。红细胞叶酸浓度高于血清数十倍，并且不受当时叶酸摄入等短期波动的影响，更加可靠地反映机体组织内的叶酸水平，不受短期波动的影响。因此红细胞叶酸测定对诊断巨幼细胞性贫血更有价值。

3. 应用评价

红细胞内叶酸不受摄入的影响，更能反映体内叶酸的实际水平，因此，血清叶酸与红细胞叶酸同时测定更有助于叶酸代谢状态的判断。此外，叶酸缺乏可使同型半胱氨酸转化为蛋氨酸出现障碍，导致高同型半胱氨酸血症。某些药物，如抗癫痫药、乙醇等可以抑制叶酸的吸收导致叶酸水平降低。叶酸检测会受氨甲蝶呤和甲酰四氢叶酸的影响，因为上述药物可以与叶酸结合蛋白质发生交叉反应。因此，患者使用这类药物时，叶酸测定结果可能会受到影响。叶酸缺乏会导致巨幼细胞性贫血并最终引发严重的神经症状。

五、血清维生素 B_{12}

1. 参考区间

133~675pmol/L（化学发光免疫分析）

妊娠期间、服用口服避孕药期间以及服用多种维生素制剂时，维生素 B_{12} 升高。由于检测项目受到地域、人群、年龄、代谢以及饮食结构等多方面因素的影响，建议每个实验室应制订自己的健康人群参考区间或对生产厂家提供的参考区间进行验证。

2. 临床意义

维生素 B_{12}，又名氰钴胺素，是一种一个钴原子周围的有四个吡咯环的类咕啉化合物。人只能从动物膳食如肉类、鸡蛋和牛奶中获得维生素 B_{12}。维生素 B_{12} 通过与胃黏膜壁细胞分泌的内因子结合后，才能在回肠末端被吸收。除储存在骨髓以及其他组织外，大多数维生素 B_{12} 被储存在肝脏。

维生素 B_{12} 和叶酸是正常DNA（脱氧核糖核酸）合成中所不可或缺的，而DNA合成又会影响到红细胞的发育成熟。维生素 B_{12} 同时也是髓鞘形成与维持的一种必需物质。人体在动用体内蓄积的维生素 B_{12} 时非常精确，它会从回肠中重新吸收维生素 B_{12}，然后再将其送回到肝脏，因此人体排泄掉的维生素 B_{12} 是非常少量的。因为维生素 B_{12} 和叶酸是通过蛋氨酸合成的反应路径连接的，所以两者中任何一样缺乏都会扰乱代谢途径，导致类似的症状和医学问题。

临床研究和实验室研究结果发现，维生素 B_{12} 缺乏表现在神经疾病、血清中维生素 B_{12} 含量下降以及甲基丙二酸（methylmalonicacid，MMA）排泄量增加。由于维生素 B_{12} 缺乏，DNA合成受到损害，将会导致巨红细胞性贫血。这种贫血症状的主要特征是骨髓中的红细胞前体发育成熟出现异常，即出现巨幼红细胞以及红细胞的寿命下降。恶性贫血是一种巨红细胞性贫血，由于缺少内因子造成维生素 B_{12} 缺乏而引起的。维生素 B_{12} 摄入量不足、胃切除手术、小肠疾病、吸收不良以及运钴胺素蛋白缺乏也会导致维生素 B_{12} 缺乏。

很多原因可导致维生素 B_{12} 缺乏。最常见的一个原因就是内因子分泌的缺陷，这使得从食物中吸收的维生素 B_{12} 不足。这种情况称为恶性贫血且多发于50岁以上的人中。其他导致维生素 B_{12} 缺乏的原因包括由于外科切除术导致的胃切除、吸收不良，以及不同的细菌或炎症造成小肠感染。所吸收维生素 B_{12} 的数量和功能肠的长度是呈正比的。由于不足的饮食摄入量引起的维生素 B_{12} 缺乏是比较少见的，一般只会发生在多年禁食所有动物制品之后。

血清维生素 B_{12} 水平低于 200pg/ml 时提示维生素 B_{12} 缺乏（特异性 95%～100%），大于 300pg/ml 时可排除（灵敏度 90%），但是对于抗内因子抗体阳性患者灵敏度较低。

如果血清维生素 B_{12} 大于 300pg/ml，同时血清叶酸大于 4ng/ml，基本可排除这两种维生素的缺乏，也不需再做其他试验。当血清维生素 B_{12} 和叶酸处于临界水平（维生素 B_{12} 介于 200～300pg/ml，叶酸低介于 2～4ng/ml）时，应该检测血液中代谢产物即 MMA 和同型半胱氨酸（homocysteine，HC）浓度，比单独检测维生素更加灵敏。当维生素 B_{12} 缺乏时，由于代谢减慢血清 HC 水平以及血、尿 MMA 水平均升高；当叶酸缺乏时，只有 HC 升高，因为叶酸不参与 MMA 的代谢。但上述代谢产物在其他疾病中也可见增高：如遗传性同型半胱氨酸血症可见血清 HC 增高，甲基丙二酸尿症患者血、尿 MMA 水平均增高，肾功能不全患者也可见血清 MMA 增高。MMA 和 HC 测定的变异较大，遇可疑结果时应重复测定。当两种代谢物均在参考区间内（MMA 70～270nmol/L、HC 5～15mmol/L），维生素 B_{12} 和叶酸缺乏的可能性不大，大约分别占 0.2%和 10%，后者假阴性的原因主要集中在肾脏疾病中。如果 MMA 和 HC 均增高，可诊断维生素 B_{12} 缺乏，其灵敏度和特异性分别为 94%和 99%，此时不能排除同时伴随叶酸缺乏，血清叶酸检查有助于诊断。如果 HC 增高而 MMA 正常，诊断叶酸缺乏的灵敏度和特异性分别为 86%和 99%。白血病、真性红细胞增多症等维生素 B_{12} 可增高。

3. 应用评价

化学发光法测定维生素 B_{12} 的第一步是变性，可以阻碍抗内因子抗体使其失活。但是，在罕见的病例中，有些样本因非均匀性或抗内因子抗体浓度极高不能被失活。这样的干扰抗体可能引起错误的结果。如果怀疑有这样的抗体或维生素 B_{12} 的测定结果与其他的临床或检测结果矛盾，应采用其他方法检测。

研究表明血清中维生素 B_{12} 水平不能够准确反映细胞内的维生素 B_{12} 浓度，临床诊断维生素 B_{12} 缺乏时常伴有血清 HC 和 MMA 增高。新近研究发现，测定血清中全反钴胺素，又称为活性维生素 B_{12} 对诊断维生素 B_{12} 缺乏更敏感，当体内维生素 B_{12} 耗尽但尚未缺乏时，全反钴胺素先于血清中维生素 B_{12} 降低。

六、抗内因子抗体

1. 参考区间

（1）定性检测：低于临界值即为阴性。正常人为阴性。

（2）定量检测：采用化学发光法或 ELISA 法时，可以提供抗内因子抗体的含量。表 1-10-3 是采用化学发光法的参考区间和结果判断区间。

表 1-10-3 抗内因子抗体结果判断（来自于说明书）

结果	结果判断
<1.20AU/ml	阴性
1.20～1.53AU/ml	可疑
>1.53AU/ml	阳性

由于检测项目受到检测方法、地域、人群、年龄、代谢以及饮食结构等多方面因素的影响，建议每个实验室应根据自己的检测系统和人群特点，制订自己的健康人群参考区间或对生产厂家提供的参考区间进行验证。

2. 临床意义

抗内因子抗体分为两种类型，类型Ⅰ即内因子封闭抗体通过封闭内因子与维生素 B_{12} 的结合位点，阻止维生素 B_{12} 的吸收。类型Ⅱ即内因子结合抗体，与内因子上不同的位点反应，可以防止内因子-维生素 B_{12} 复合物与小肠上的结合位点相结合。这两种类型抗体最终均导致维生素 B_{12} 吸收减少，引起维生素 B_{12} 缺乏的巨幼细胞性贫血。抗内因子抗体的存在是恶性贫血所特有的。巨幼细胞性贫血，低血清维生素 B_{12} 以及血清抗内因子抗体的存在，三者结合构成了恶性贫血的基本诊断指征。

检测抗内因子抗体有助于诊断恶性贫血，其灵敏度为 50%～70%，特异性可达 100%。抗胃壁细胞抗体具有更高的灵敏度，但缺乏特异性，限制了在临床的应用。血清胃泌素水平升高、Ⅰ型胃蛋白酶原降低、Ⅰ型胃蛋白酶原/Ⅱ型胃蛋白酶原比值降低具有很高的灵敏度（90%～92%），但特异性不高。这些试验对那些抗内因子抗体阴性的患者具有较高的诊断价值。维生素 B_{12} 吸收试验在抗内因子抗体阴性时也可测定，但是由于其灵敏度不高，还需要使用放射性试剂，故应用不多。

巨幼细胞贫血诊断标准总结如下[9]：

(1)临床表现：①一般慢性贫血症状；②消化道症状；③神经系统症状。

(2)实验室检查：①大细胞性贫血；②白细胞和血小板可减少，中性分叶核分叶过多；③骨髓呈巨幼细胞贫血形态改变；④血清叶酸和红细胞叶酸降低；⑤血清维生素 B_{12}测定低于 75pmol/L，红细胞叶酸低于 227nmol/L；⑥血清维生素 B_{12}测定低于 29.6pmol/L；⑦血清内因子阻断抗体阳性；⑧放射性维生素 B_{12}吸收试验，24 小时尿中排出量低于 4%，加内因子可恢复正常；用放射性核素双标记维生素 B_{12}进行吸收试验，24 小时维生素 B_{12}排出量小于 10%。

具备上述(1)的①或②，和(2)的①、③或②、④者诊断为叶酸缺乏的巨幼细胞贫血；具备上述(1)的①和③，和(2)的①、③或②、⑤者诊断为维生素 B_{12}缺乏的巨幼细胞贫血；具备上述(1)的①、②、③，和(2)的①、③、⑥、⑦者怀疑有恶性贫血，⑧为恶性贫血确诊试验。

3. 应用评价

在解释结果时，需参照该患者的整体临床情况，包括：症状、病史以及由其他测试所得的数据和其他相应的信息。抗内因子抗体的缺乏并不排除恶性贫血，因为仅有 31%～76%的恶性贫血患者的报告显示血清中有内因子自身抗体存在。阴性或可疑结果并不排除无法觉察的低滴度的抗内因子抗体的存在。

恶性贫血和存在抗内因子抗体的现象是和许多自身免疫病联系在一起的，如桥本甲状腺炎、胰岛素依赖型糖尿病、Graves 病、风湿性关节炎、重症肌无力症、甲状旁腺机能衰退、兰-伊综合征。故在结果评价中，应该将这些自身免疫疾病并存的可能性考虑在内。

含高游离维生素 B_{12}可以使抗内因子抗体检测出现错误的结果。不应收集在过去一周内接受过维生素 B_{12}注射治疗的患者标本。

七、红细胞生成素(erythropoietin，EPO)

1. 参考区间[1]

2.59～18.50mIU/ml

EPO 水平与人体所处海拔相关。海拔越高，EPO 水平越高。当回到海拔低处时，曾居住在海拔高处的个体 EPO 水平可能会迅速恢复到本海拔人群的正常水平。由于检测项目受到地域、人群、年龄、代谢以及饮食结构等多方面因素的影响，建议每个实验室应制订自己的健康人群参考区间或对生产厂家提供的参考区间进行验证。

3. 临床意义

EPO 是一种主要由肾脏所产生的糖蛋白分子，含有 165 个氨基酸，分子量约为 36kD。EPO 的主要功能是调节红细胞的生成，可以刺激骨髓红系前体细胞的增生和分化。成年人仅约 10% EPO 由肝脏产生，90%EPO 由肾脏分泌。产生的部位被认为是近曲肾小管细胞，或肾皮质及外髓质小管周围毛细血管内皮细胞。循环中 EPO 的清除机制尚未完全明确，但少量通过尿液分泌，也可能通过肝脏清除，或被骨髓内的靶细胞摄取。

EPO 的过量表达可能与某些病理生理状况有关。原发性红细胞增多症或真性红细胞增多症是由异常骨髓干细胞中原始红细胞的增多引起的，与 EPO 无关；大多数情况下，在感染患者血清中，会发现 EPO 水平降低；继发性红细胞增多症则与升高的 EPO 水平有关。比如说居住在海拔高处、慢性阻塞性肺部疾病、紫绀性心脏疾病、睡眠窒息症、高氧亲和力血红蛋白病、吸烟或局部肾缺氧。此时 EPO 过量产生可能为一种适应反应，该反应与组织缺氧产生状况有关。

EPO 产量不足与某些贫血症有关，包括肾衰竭贫血症、晚期肾疾患、早产贫血症、甲状腺功能减退贫血症及营养不良贫血症。慢性病贫血症(ACD)如慢性感染、自身免疫疾病、类风湿性关节炎等，典型表现为原始红细胞对 EPO 的迟钝反应。ACD 患者的 EPO 水平比非 ACD 患者但同样为贫血患者的 EPO 水平稍高。这些状况中的多数都与白介素-1(interleukin 1，IL-1)和肿瘤坏死因子(tumor necrosis factor，TNF-α)的产生有关，经证明，以上因子为 EPO 活性抑制剂。在肿瘤引起的贫血中，接近 50%的患者对重组 EPO 有反应。

4. 应用评价

当出现与下列情况相关的贫血症时，EPO 水平会低于预期水平：类风湿性关节炎、获得性免疫缺陷综合征、溃疡性结肠炎、镰刀状细胞疾病和处于早产儿阶段。在异基因骨髓移植后，EPO 反应不足可能会延缓 EPO 的复苏。有高丙种球蛋白血症的多发性骨髓瘤或 Waldenstrom 患者存在

EPO 生成的损害，进一步影响到血红蛋白水平，同时会引起血黏度升高。

（屈晨雪　邢　莹）

参考文献

1. 尚红，王毓三，申子瑜.全国临床检验操作规程［M］.第 4 版.北京：人民卫生出版社，2015.
2. CLSI. User verification of Performance for Precision and Trueness；Approved Guideline-Second Edition：EP15-A2［S］. Wayne，PA：Clinical and Laboratory Standards Institute，2005.
3. CLSI. Evaluation of the Linearity of Quantitative Measurement Procedures；A Statistical Approach-Approved Guideline：EP6-A［S］. Wayne，PA：Clinical and Laboratory Standards Institute，2003.
4. 府伟灵，徐克前.临床生物化学检验［M］.第五版.北京：人民卫生出版社，2012.
5. 王兰兰.临床免疫学检验［M］.第五版.北京：人民卫生出版社，2012.
6. 中国合格评定国家认可委员会.医学实验室质量和能力认可准则在临床化学检验领域的应用说明：CNAS-CL38［S］.中国合格评定国家认可委员会，2012.
7. Alkhateeb A A，Connor J R.The significance of Ferritin in Cancer：Anti-oxidation，Inflammation and Tumorigenesis［J］. Biochimica et Biophysica Acta，2013，18（36）：245-254.
8. 王建中.实验诊断学［M］.第三版.北京：北京大学医学出版社，2013.
9. 许文荣，王建中.临床血液学检验［M］.第五版.北京：人民卫生出版社，2012.

第十一章

血液黏度与红细胞沉降率检测

血液黏度是宏观血液流变学的基本指标，红细胞沉降率有对疾病的鉴别诊断和疗效判断的作用。本章参考国内外关于血液流变学检测的共识和指南、参考国际血液学标准化委员会（International Council for Standardization in Haematology, ICSH）关于红细胞沉降率测定的综述、参照中国合格评定国家认可委员会（China National Accreditation Service for Conformity Assessment, CNAS）关于医学实验室质量和能力认可准则在临床血液学检验领域的应用说明的要求，主要介绍血液黏度及红细胞沉降率检测系统的性能验证及临床应用、讨论血液黏度与红细胞沉降率检验过程及质量控制，目的是逐步实现在血液黏度与红细胞沉降率检验的操作规范、仪器的校准、性能验证达成行业共识，保证其检验报告的准确并利于检验结果的互认。

第一节　血液黏度检测系统及性能验证

血液黏度检测包括全血黏度测定和血浆黏度测定，是反映血液流动性的重要指标。测定血液黏度的常用仪器有毛细管黏度计测定仪和锥板旋转式黏度计。目前对血液黏度仪的校准及性能验证还没有统一的标准，建议仪器的校准参照仪器说明书的要求进行。性能验证方案参照行业标准，如《临床血液学检验常规项目分析质量要求》（WS/T 406-2012）[1]。项目的质量指标参照仪器说明书的要求。

一、血液黏度检测系统性能验证

血液黏度检测系统性能验证主要包括精密度、携带污染和参考区间。

1. 精密度

（1）批内精密度：反映在相同检测条件下，对同一被测物进行连续测量所得结果间的一致程度。检测方法为：①牛顿流体：a. 锥板法：使用 2 种不同黏度的质控品或牛顿流体样本（如黏度为 7.67mPa・s、15.85mPa・s），在不同的切变率下（如切变率可为 $1s^{-1}$、$50s^{-1}$、$200s^{-1}$）进行连续 10 次重复检测。按公式 1-11-1 计算标准差（s），按公式 1-11-2 计算变异系数（*CV*）。b. 毛细管法：采用牛顿流体标准物质（如标准物质的黏度值可为 0.7mPa・s）进行连续 10 次重复检测，计算变异系数。②非牛顿流体：采用非牛顿流体样本在不同的切变率下（如切变率可为 $1s^{-1}$、$50s^{-1}$、$200s^{-1}$），进行连续 10 次重复检测，计算变异系数。

（2）日间精密度：反映在不同天内对同一被测物进行重复测量所得结果间的一致程度。检测方法为[1]：至少使用两种黏度水平的质控品（如黏度为 7.67mPa・s、15.85mPa・s），在检测当天至少进行一次室内质控，剔除失控数据，计算 20 天在控数据的变异系数。

批内精密度和日间精密度的 *CV* 至少应符合仪器说明书的要求。

$$SD=\sqrt{\frac{\sum_{i=1}^{n}(X_i-\overline{X})^2}{n-1}} \qquad 式 1\text{-}11\text{-}1$$

$$CV=\frac{SD}{\overline{X}}\times 100\% \qquad 式 1\text{-}11\text{-}2$$

公式中，Xi：第 i 次测量值

$\overline{X}$：10 次测量的算术均值

n：测量次数

SD：标准偏差

CV：变异系数

2. 携带污染率

携带污染是指由测量系统将一个检测样品反应携带到另一个检测样品反应的分析物不连续的量,由此错误地影响了另一个检测样品的表现量。检测方法为[1]:

(1)牛顿流体:a. 锥板法:选择 2 份不同黏度范围的样本(如高值样本黏度范围可在 ≥10mPa·s、低值样本黏度范围可在 4~5mPa·s 范围内),在红细胞解聚点的切变率下按下述方法连续检测(如导致红细胞解聚的切变率可为 $50s^{-1}$)。取高值血液样本连续测定 3 次,测定值分别记为 H1、H2、H3;再取低值血液样本连续测定 3 次,测定值分别记为 L1、L2、L3。按公式 1-11-3 计算携带污染率,并能符合厂家标准(如携带污染率≤1.0%)。b. 毛细管法:选择 2 份不同黏度范围的样本(如高值样本黏度范围可在 1.3~2.0m Pa·s、低值样本黏度范围可在 0.8±1.0mPa·s)。测定方法、计算公式及判断标准与锥板法相同。

(2)非牛顿流体:可参照牛顿流体的验证方法进行。

$$携带污染率=\frac{L1-L3}{H3-L3}\times100\% \quad 式 1\text{-}11\text{-}3$$

3. 参考区间

不同地区、不同人群的血液黏度有一定差异,应建立本实验室的参考区间,或者对制造商提供的参考区间进行验证,参考区间建立和验证方法详见卫生行业标准《临床实验室检验项目参考区间的制定》(WS/T 402-2012)[2]。

二、血液黏度检测系统的校准

血液黏度仪器校准内容可包括对环境温度(如锥板测试机芯、毛细管测试通道)、线路板电压(如控制线路板、测试线路板)、加样系统(如加样臂、样本盘、加样泵、测试机芯),测量系统的校准。目前,国内外尚无对血液黏度检测校准的统一标准,建议参照《医学实验室质量和能力认可准则》(CNAS-CL02:2012)的设备校准要求,并根据不同仪器的型号特点建立血液黏度仪的校准程序。

第二节　血液黏度检验流程及质量控制

全血黏度和血浆黏度检测流程中的操作和质量管理直接影响检测结果的准确,实验室应制订符合本室特点的标准操作规程,进行检验前、中、后过程中质量控制。在质量控制管理中建议实时跟进国内外专家共识、指南及标准。

一、血液黏度检测流程

(一)检测前

1. 检验申请单的生成

由医生在医生工作站录入产生电子检验申请单。申请单内容包括受检者姓名、性别、年龄、住院号或门诊号、开单时间、临床初步诊断、样品类型、检验项目、申请医生等信息。

2. 受检者准备

采血前 3 天内禁止食用高脂肪食物,避免饮用咖啡类、浓茶类及酒类饮品,空腹采血,以尽量降低饮食成分对检验结果的影响;避免吸烟,以防止细胞数改变引起的检验结果波动。因血流变检验易受饮食情况、年龄等因素影响,最好于采血前 3 周不要改变饮食习惯,采集样品前 4 周,体重处于稳定状态,采血前安静 10 分钟。

3. 标本采集与抗凝

采集患者肘前静脉血。2009 年国际临床血液流变学会(International Society for Clinical Hemorheology,ISCH)与欧洲临床血液流变学与微循环学会(European Society for Clinical Hemorheology and Microcirculation,ESCHM)在《临床血液流变学与微循环》杂志上发表的指南中建议抗凝剂浓度应达到 1.5~1.8mg/ml EDTA 或 14~15U/ml 肝素[3]。2015 年《全国临床检验操作规程》(第 4 版)中建议抗凝剂浓度为 1.5mg/ml $EDTA\text{-}Na_2$ 或 10~20IU/ml 肝素[4]。目前,在大多数实验室,全血黏度检测的样本采集一般多使用内含肝素钠 20IU/ml 抗凝的绿帽真空采血管。

4. 标本运送与储存

常温加盖运送,运输途中避免剧烈震荡,及时送检,最好于采血后立即或 1 小时内完成检验。若不能及时检验,可于 4℃ 冰箱内保存,但不宜超过 4 小时,测试前复温至检验温度[3]。

(二)检测中

每日开机后,在样本检验前执行全血样本和血浆样本质控,质控品从 2~8℃ 冰箱取出,室温放置 15~20 分钟,分别执行全血和血浆质控操作,质控通过后进行样本检验。

1. 旋转式黏度计检查法

(1)开机预热,使恒温系统达到测试温度 37℃。

(2)将待检样本在测试温度下恒温5分钟后,充分混匀,放入检查盘的相应检查通道。

(3)样本检验时,切变率按由高至低的顺序进行测量,即当高切变率下的黏度读数稳定之后,尽快地进行中、低切变率下的黏度测定[4,5]。因红细胞聚集和沉降的影响,低切变率下黏度读数随时间延长而下降,应采用峰值处的读数来计算低切变率下的血液黏度。每次测定时样本池都应清洗、干燥,血样及测量系统应保持恒温。

2. 毛细管黏度计检查法

(1)血样置于水浴中,恒温5分钟,混匀后加入储液池,同时按下测量钮开始计时,测得血样流过时间。

(2)仪器自动计算每个平均切变率下(固定压力下)的血液表观黏度。

(三)检测后

报告参数依据临床需求和仪器性能决定,可包括全血黏度(高切变率、中切变率、低切变率)、血浆黏度、红细胞聚集指数和红细胞变形性等。

二、血液黏度检测质量控制

1. 人员要求

掌握操作技能,进行必要的人员培训与考核。

2. 仪器要求

在测定血液黏度时,基于牛顿黏性定律的旋转式黏度计和基于泊肃叶公式的毛细管黏度计都可以使用;而测定血浆黏度时,毛细管黏度计比较适合[3]。黏度计需严格按照厂家说明书进行仪器校准,至少每年进行一次。定期检查黏度计测量的准确度、分辨率和精密度。

3. 样本要求

EDTA或肝素抗凝采集静脉血。采血方式不当如压脉带压迫时间过长可引起黏度测定误差。应避免剧烈振摇造成红细胞破裂后溶血。为了获取有价值的血液流变学参数,如果样本采集后不能立即或1小时内完成检测时,样本应4℃保存不超过4小时,检测时复温,样本不能冷冻保存[3]。

4. 方法要求

(1)每日开机后测定样本前应进行室内质控,包括全血黏度和血浆黏度,应至少进行两水平质控。参照Westgard多规则控制方法制订本实验室质控规则,可使用但不限于1_{3S}、2_{2S}、和R_{4S}规则。若出现失控,应查找原因及时纠正。

(2)为了保证检测结果的可比性,实验室应参加相应的室间质量评价或能力验证计划。例如我国卫生部临床检验中心开展的全血黏度(whole blood viscosity)检测质评项目。

(3)ISCH与ESCHM推荐旋转黏度计应在稳态(恒定切变率或恒定剪切力)下检测血液黏度[5]。全国室间质量评价结果显示部分实验室的检测人员尚不完全明确所用仪器的检测模式。建议实验室可按照以下方法操作:选择水、血浆或血清等牛顿流体,在黏度计测量全血黏度的模式下,分别检测高、中、低切变率下的黏度,观察黏度值是否基本一致或观察检测曲线是否是一条与X轴平行的直线,若是,说明仪器的检测模式为稳态。

(4)ISCH与ESCHM[3]建议临床检测时采用两点法进行测定,即测定黏度计工作范围的两端,测定高切变率至少$200s^{-1}$(最好高切变率为$400s^{-1}$)下和低切变率$1s^{-1}$下的黏度。如果所用的黏度计不能达到这两个工作点,则应选择尽可能接近的工作点。有文献报道[6]在$1s^{-1}$附近测定血液低切变率下的黏度有着重要临床意义,建议实验室在检测临床标本前将低切变率调至$1s^{-1}$,并进行仪器的性能验证。

(5)温度、标本存放时间、抗凝剂及仪器类型等会影响检验结果,应按照仪器说明书规范操作。

(6)仪器故障后或失控纠正后应做必要的留样再测。多台仪器同方法学时可选定一台比对仪器进行设备比对。

5. 环境要求

血液黏度检查准确性受温度影响较大,仪器的恒温系统一定要稳定保持在37℃。

第三节 红细胞沉降率检测系统及性能验证

Westergren提出的血沉检测的新方法即魏氏法,是ICSH建议的血沉测定参考方法。近些年在魏氏法基本原理的基础上研制的全自动血沉检验仪,是仪器法检验原理的基础。目前的自动化仪器主要有半自动和全自动两类,实验室定期进行仪器校准及性能验证,满足仪器说明书中对性能指标的要求,以保证检验结果的准确性。

一、红细胞沉降率检测系统性能验证

1. 精密度

(1)批内精密度[1]:取一份浓度水平为正常检

测范围的临床样本,按常规方法重复检测 11 次,计算后 10 次检测结果的算术均值和标准差,计算变异系数,*CV* 应达到厂家标准(如 *CV*<10%)。

(2)日间精密度[1]:至少使用两个浓度水平(包括正常和异常水平)的质控品,在检测当天至少进行一次室内质控,剔除失控数据,计算 20 天在控数据的变异系数。*CV* 应达到厂家标准或符合实验室的质量指标。

2. 参考区间

血沉参考区间在专业教材中比较明确,成年男性 0~15mm/h,成年女性 0~20mm/h。在使用教材的参考区间前应进行必要的验证。参考区间的验证方法为[7]:分别应用男、女各 20 个健康人在基础状态下的静脉血进行检测,90%以上测定值在此区间内。建立参考区间时,要注意血红蛋白浓度、药物、月经周期、怀孕和吸烟对参考区间的影响。

二、血沉仪的校准

血沉仪校准内容可包括对工作电压、环境温湿度、光路系统的校准。实验室应建立血沉仪的校准程序以保证检测系统有效运行,其技术指标应满足所用仪器设备说明书的要求。

第四节　红细胞沉降率检验流程及质量控制

在如何实现 ESR 检测的标准化、如何评价新仪器方面,ICSH 建议将 Westergren 法即魏氏法作为测定 ESR 的参考方法,并对此参考方法的样本采集、处理、检测方法做出了描述[8]。在红细胞沉降率检测流程中,可参考其描述并实时跟进其质量控制管理。

一、红细胞沉降率检测流程

(一) 检测前

1. 检验申请单的生成

同血液黏度检验。

2. 受检者准备

采血前 3 天内禁止食用高脂肪食物,停止饮用咖啡类、浓茶类及酒类饮品,在禁食 12 小时后采血检验,以尽量降低饮食成分对检验结果的影响;避免吸烟,以防止细胞数改变引起的检验结果波动。血沉检验易受饮食情况、年龄等因素影响,最好不要于采血前 3 周改变饮食习惯。

3. 标本采集

采集静脉血标本置于洁净的真空采血管中,其采血过程最长时间不超过 30 秒,采血后混匀抗凝剂与血液。

4. 抗凝剂种类与浓度

EDTA 抗凝剂可以用乙二胺四乙酸二钾($EDTA\text{-}K_2$,1.4~2.0mg/ml)、乙二胺四乙酸三钾($EDTA\text{-}K_3 \cdot 2H_2O$,1.6~2.4mg/ml)、乙二胺四乙酸二钠($EDTA\text{-}Na_2 \cdot 2H_2O$,1.4~2.0mg/ml)(稀释<1%),也可以用枸橼酸钠($Na_3C_6H_5O_7 \cdot 2H_2O$,109mmol/ml)[8]。

5. 标本运送与储存

枸橼酸标本室温下可保存 2 小时,4℃下保存 4 小时;EDTA 标本在 4℃储存稳定期一般为 12 小时。

(二) 检测中

1. 魏氏法

(1)采集静脉血 1.6ml,加入含 0.4ml 枸橼酸钠(109mmol/ml)的试管中,枸橼酸钠和血液比例是 1∶4,混匀避免血液凝固。

(2)将混匀的抗凝血注入魏氏血沉管内,至"0"刻度处,将血沉管直立在血沉架上。

(3)室温条件静置 1 小时。

(4)读取红细胞上层血浆高度的毫米数。

2. 自动分析仪法

(1)采集 EDTA 抗凝静脉血 2ml,混匀。

(2)仪器预热约 20 分钟使仪器内温度达到 37℃,仪器自检及室内质控。

(3)将混匀后的标本管插入仪器配套样本架,送入仪器内进行检验,严格按照仪器说明书制订操作规程并进行操作。

(4)每批检验后执行仪器清洗程序。

(三) 检测后

1. 结果报告

魏氏法通常报告 1 小时红细胞沉降率,必要时观察 2 小时红细胞沉降速度除以 2 后报告 1 小时红细胞沉降率,报告为××mm/1h,或 1h××mm。仪器法报告机器显示的结果。

2. 结果复检

在仪器报警、出现异常结果或出现与临床症状不符时,应对患者标本结果进行复检,必要时与临床沟通。

二、红细胞沉降率检测质量控制

1. 人员要求

手工魏氏法需要做人员比对，符合率应满足实验室质量指标要求。

2. 仪器要求

（1）血沉分析仪：实验室在应用多台仪器检验时应做设备比对，仅应用一台仪器检验时应做留样再测。血沉的比对方法可参照2011年ICSH参考方法和替代方法：比对过程应有至少40份样本，覆盖3组不同数值：1～20mm/1h，21～60mm/1h和大于60mm/1h。用于ESR评价的推荐统计学方法有相关系数、Passing-Bablock回归和Bland-Altman统计分析[8]。

（2）血沉移液管的要求：移液管应是无色、圆形的、具有足够的长度，能给出0～200mm的沉淀量值。移液管直径必须不小于2.55mm。内径在其整个长度内必须是恒定的（上下均一，差异小于5%）[8]。

3. 标本要求

（1）枸橼酸盐：血液样本可在环境温度保存达2小时或在4℃下保存4小时。

（2）抗凝剂：应每周配制1次，置冰箱中保存，室温保存不超过2周。

（3）抗凝剂与血液比例：为1∶4，并立即混匀，标准采血管采血后，应颠倒混匀至少8次，使气泡从管一端行至另一端。混合应持续直至实验开始时将血样加到ESR移液管。

（4）自动分析仪法：应采集足够量的血液标本，要求标本量>1ml，小于样本管体积的2/3，采集后充分混匀。

4. 方法要求

（1）魏氏法：血沉管架应平稳放置，避免震动和阳光直射，保证血沉管直立。

（2）仪器法：每日开机后测定样本前应进行室内质控，应至少进行两水平质控，具体操作参见仪器操作说明书。在进行室内质控时若发现失控，应查找原因，及时纠正。

（3）血沉测定时：无论是应用魏氏法还是自动分析仪法，均应注意血细胞比容（Hct）对血沉的影响，CLSI的参考方法要求调整Hct≤0.35时样本的血沉结果，以消除Hct对血沉的影响。

（4）结果：应记录从实验开始到60分钟时红细胞发生沉降的距离，并表示为ESR＝Xmm，结果报告应标明不同性别的参考区间。

5. 环境要求

检验过程中室温在18～25℃范围内，保持恒温（±1℃）。

第五节 血液黏度及红细胞沉降率检验与疾病诊疗

血液黏度受红细胞数量与形态、白细胞数量、血小板数量与功能的影响，与血浆中白蛋白、球蛋白、血糖、血脂、纤维蛋白原、血管紧张素、以及血容量、血管内皮损伤和通透性密切相关。病理情况下如心血管疾病、血液病、内分泌疾病、恶性肿瘤时，血液黏度会发生异常变化；生理情况下如肥胖、老年人，血液黏度也会发生变化。血液黏度检验对于疾病的诊断不具有诊断特异性，只能反映血液流动性，发现血液高黏状态，有利于预防血栓前状态和血栓性疾病的诊疗。

一、血液黏度检测与疾病诊疗

（一）全血黏度（blood viscosity）

全血黏度是反映血液流变学基本特征的参数，也是反映血液黏滞程度的主要指标。影响全血黏度的主要因素有血细胞比容，红细胞聚集性和变形性及血浆黏度等。全血黏度检验报告的结果是不同切变率下的血液黏度。按照切变率的不同，一般分为高、中、低切黏度。高切变率下的全血黏度反映红细胞的变形性，黏度增高反映红细胞变形性较差。低切变率下的全血黏度反映红细胞的聚集性，黏度增高反映红细胞聚集能力增强。中切变率是过渡点，临床意义不十分明显。

1. 全血黏度增高

多见于血栓性疾病如心肌梗死、脑梗死、静脉栓塞性疾病；患有血栓前状态如高血压病、糖尿病、肝病、血液病、恶性肿瘤、肺心病、动脉粥样硬化等疾病时全血黏度易增高；各种原因导致的脱水如高热、腹泻，甲亢出现血液浓缩时全血黏度可升高；某些贫血如镰状红细胞贫血、血红蛋白病可出现全血黏度升高。

2. 全血黏度减低

见于红细胞减少、纤维蛋白原和其他凝血因子缺乏症。

（二）血浆黏度（plasma viscosity）

血浆黏度是反映血液黏滞程度的又一指标，

主要受纤维蛋白原、球蛋白、白蛋白、脂类和血糖的影响。

1. 血浆黏度增高

见于血浆球蛋白和血脂增高的疾病，如异常免疫球蛋白血症、高球蛋白血症、多发性骨髓瘤、巨球蛋白血症等。

2. 血浆黏度降低

无临床意义。

二、血沉检测与疾病诊疗

红细胞沉降率（ESR）是一定条件下红细胞在血浆中沉降的速率，是一种普遍用于检测急性期蛋白和慢性疾病的筛查试验，被广泛用于筛选和监测感染、自身免疫、恶性肿瘤和其他影响血浆蛋白和沉降速度的疾病过程。血沉对疾病的诊断不具有特异性，但对判断疾病处于静止期与活动期、病情稳定与复发、肿瘤良性与恶性具有鉴别意义，是临床广泛应用的检验指标。

（一）血沉增快

1. 生理性增快

12 岁以下的儿童、60 岁以上的高龄者、妊娠 3 个月以上、妇女月经期血沉可加快，其增快的原因与生理性贫血及纤维蛋白原含量增加有关。

2. 病理性增快

（1）炎症性疾病：急性炎症时由于血中急性期反应物质迅速增多使血沉增快。慢性炎症如结核或风湿病时，血沉可用于观察病情变化和疗效，血沉加速，表示病情复发和活跃；当病情好转或静止时，血沉也逐渐恢复正常。

（2）急性组织损伤与坏死：较大的组织损伤、手术创伤可导致血沉增快，如无并发症，多于 2~3 周内恢复正常。血沉可用于鉴别功能性病变与器质性病变，如急性心肌梗死时血沉增快、而心绞痛则血沉正常。

（3）鉴别良、恶性疾病：良性疾病时血沉多正常，恶性疾病血沉增快，肿瘤复发或转移时可增快。

（4）高球蛋白血症：如多发性骨髓瘤、肝硬化、巨球蛋白血症、系统性红斑狼疮、慢性肾炎时，血浆中出现大量异常球蛋白，血沉显著加快。

（5）贫血：红细胞减少，血沉加快。

（二）血沉减慢

临床意义不大，见于红细胞增多症、球形细胞增多症、纤维蛋白原缺乏等。

（续 薇 屈晨雪 李臣宾）

参考文献

1. 卫生部临床检验标准专业委员会.临床血液学检验常规项目分析质量要求：WS/T 406-2012[S].北京：中国标准出版社，2012.
2. 卫生部临床检验标准专业委员会.临床实验室检验项目参考区间的制定：WS/T 402-2012[S].北京：中国标准出版社，2012.
3. Baskurt OK, Boynard M, Cokelet GC, et al. New guidelines for hemorheological laboratory Techniques[J]. Clin Hemorheol Microcirc, 2009, 42(2): 75-97.
4. 尚红，王毓三，申子瑜.全国临床检验操作规程[M].第 4 版.北京：人民卫生出版社，2015.
5. ICSH. Guidelines for measurement of blood viscosity and erythrocyte deformability: editorial [J]. Clin Hemorheol, 1986, 6: 363-364.
6. Puniyani R, Niimi H. Applied clinical hemorheology[M]. Quest Publications, 1998.
7. 卫生部临床检验标准专业委员会.血细胞分析参考区间：WS/T 405-2012[S].北京：中国标准出版社，2012.
8. Jou J M, Lewis S M, Briggs C, et al. ICSH review of the measurement of the erythrocyte sedimentation rate [J]. Int J Lab Hematol, 2011, 33(2): 125-132.

第二篇

血栓与止血检验

第一章

血栓与止血检验进展

随着基础研究和应用技术的进步，血栓与止血检验得以快速进展，使出血性疾病和血栓性疾病的诊断、鉴别诊断和疗效监测水平在近年来有了显著提高。血栓与止血的检测经历了漫长的发展阶段：在效率方面，从最初的手工操作凝血试验，逐步演变到如今的全自动化检测；在方法学方面，由简单的血浆凝固试验逐步拓展到免疫法、发色底物法和化学发光法；从观察角度方面，既可对单一标志物水平、活性和结构进行观察，也可从宏观角度对止凝血整体功能进行评估；从应用方面，大量分子标志物的出现，揭示了止凝血特定阶段的病理生理过程；而基因诊断技术的飞速发展，不但使临床对出凝血疾病的诊断更加精准，同时药物基因组学研究也让临床药物干预策略的制订更加合理有效。上述这些变化，使得血栓与止血检验在许多疾病的诊疗过程中发挥了关键作用。目前存在的问题，首先是一些标志物的临床应用缺乏高质量循证证据的支撑，其次是参考区间、医学决定水平、危急值以及基因缺陷谱的本地化问题。预期随着多中心大样本研究和高质量循证证据的不断涌现，未来止凝血试验将在更大范围内和更深层次上得到更为合理的应用。

第一节　筛查试验的临床进展

筛查试验是出凝血疾病诊断的重要手段，包括一期止血和二期止血的多个项目，如出血时间（bleeding time，BT）、血小板计数和血浆法的血小板聚集试验可对一期止血缺陷进行初步诊断。凝血酶原时间（prothrombin time，PT）和活化部分凝血活酶时间（activated partial thromboplastin time，APTT）是二期止血缺陷的主要筛查试验，而纤维蛋白（原）降解产物（fibrin [ogen] degradation products，FDP）和D-二聚体（D-dimer，DD）的联合检测则是鉴别诊断纤维蛋白溶解系统异常的重要方法。上述这些筛查试验主要用于判定止凝血紊乱的方向，有助于针对性地选择确诊试验对疾病做出诊断和鉴别诊断，以指导临床进行有效干预。

多年来的临床实践证明，止凝血的筛查试验对出血性疾病的鉴别诊断非常有效，能够灵敏地筛出血管内皮、血小板、凝血或纤溶系统是否存在缺陷，并为进一步的检查和治疗提供依据。相对于出血性疾病，血栓性疾病的实验室筛查则比较困难，BT、PT、APTT和血小板功能检测虽然在理论上可以反映血栓性疾病或高凝状态的存在，但实践中这些试验由于与血栓发生风险或高凝状态严重程度的关联性较差，因此在临床上不具备实用价值。D-二聚体虽然与凝血活化和继发性纤溶亢进密切相关，却并不能明确识别导致高凝状态和血栓形成的原因。需要注意的是，许多血栓事件的发生往往是多种风险因素同时存在并相互影响，这种多因果关系常造成各种参数变化趋势复杂，增加了诊断的困难。

近年来，以全血或血浆为标本的止凝血功能整体评估试验逐渐被临床和实验室所接受，包括兼具物理和化学方法检测原理的血栓弹力图（thromboelastography，TEG）、ROTEM血小板检测系统、凝血酶生成试验（thrombin generation test，TGT）以及PFA-100/200血小板功能分析仪等，这些试验可以敏感反映凝血系统、血小板以及纤溶系统的功能状态，对临床出血与抗栓治疗策略的制订、干预方式的选择和实施具有一定指导作用。

一、采用全血或血浆标本检测的整体评估试验

PT和APTT是鉴别诊断出血原因的重要手

段，也是明确进一步检查方向的关键试验，而外科择期手术患者进行 PT 和 APTT 检测对于筛查出血疾病和风险，降低术中出血可能性具有重要意义。但是这些试验也存在着明显的缺陷，如可能漏检某些轻型或亚临床型的凝血因子缺乏、不能反映血小板系统的功能状态、与高凝状态和血栓风险关联性差等，临床医生往往还需要根据病史、家族史和身体检查结果进一步补充检测其他实验室指标。在多年来的临床研究中，有两种方式被认为能够相对全面反映患者止凝血系统的功能状态，即“多指标的联合评估”和“整体评估试验”，前者已经在临床摸索多年，在不同类型疾病的诊断治疗中取得了一定的效果，但其临床应用规则和效果的研究还多处于病例对照研究和队列研究层面；而“整体评估试验”虽然起步较晚，但近年来随着大量临床试验的开展已积累了越来越多的经验和证据，其在部分领域中的应用价值已初步形成共识。

（一）血栓弹力图（TEG）

TEG 属于整体评估试验，是反映血液凝固动态变化过程的检测方法，仪器能够自动检测和记录凝血启动到纤维蛋白形成、血小板与纤维蛋白结合、血小板聚集和血块形成到溶解的实时信息。早在 1948 年 TEG 便作为科研工具投入使用，近 20 年来，由于检测方法的自动化和标准化，该试验逐步应用到出血风险评估预测、高凝状态监测及抗血小板疗效评价等领域，其种类和主要用途如下[1-6]。

1. 普通检测

主要用于整体观察凝血过程全貌，提供异常可能的线索。此外，还可以用于指导成分输血、鉴别原发性和继发性纤溶亢进、判断促凝和抗凝等药物疗效以及评估可能的血栓形成风险。

2. 快速 TEG 检测

与普通检测的不同之处，主要是其所用的激活剂不同，使报告时间大为缩短，还可以预测严重创伤患者短期内大量输血的可能性。

3. 肝素酶对比检测

主要用于检测体内肝素或类肝素物质的存在。

4. 血小板图检测

主要用于评估使用阿司匹林、$P2Y_{12}$受体拮抗剂以及 GPⅡb/Ⅲa 受体拮抗剂药物的疗效和出血风险，评估择期术前停用抗血小板药物的时间。

TEG 在鉴别诊断出血性疾病、指导成分输血等领域的应用已经较为成熟。在欧美的多个心脏外科手术、重症急救和输血指南中有明确推荐。近 5 年，TEG 的血小板图检测开始被用于血栓病抗血小板治疗后残留反应性监测的研究中。目前初步结论是该方法可以有效地识别抗血小板药物耐受，并且与治疗后不良心血管事件复发存在关联。但 TEG 在指导抗血栓治疗中的临床价值仍有待更多的临床循证研究证据来支持，对于肝素治疗的监测应用也是如此。预期未来，随着方法学的进一步改进优化和临床证据的积累，TEG 在临床上的应用将越来越普及。

（二）凝血酶生成试验（TGT）

该试验原理为在激活剂（组织因子/磷脂）存在的情况，通过检测荧光信号的变化实时监测样本中凝血酶生成的量，其主要参数指标有延迟时间（lag time）、凝血酶生成潜力（endogenous thrombin potential，ETP）、峰值（peak）和达峰时间（time to peak）等[7]（图 2-1-1）。可应用于口服抗凝药物、高凝状态、出血风险和血友病患者替代治疗（尤其是抗体阳性血友病患者旁路激活治疗监测）等领域的监测。不同浓度的组织因子（tissue factor，TF）对不同凝血因子缺乏的敏感性不同，2~5pM 浓度区间的 TF 对 FⅧ和 FⅨ缺乏较敏感，而更低浓度的 TF 对 FⅪ缺乏更敏感[4,8,9]。上海交通大学附属瑞金医院的研究数据显示，TGT 可作为预测血友病 A/B 患者出血风险的有效手段。此外，对于口服华法林抗凝治疗患者，当 INR >3.0 时，提高药物剂量只会增加出血风险，却并不降低凝血酶生成的量，服用华法林抗凝治疗期间，INR 值结合 ETP 能更好地反映机体的凝血状态，从而有效防止出血的发生。在关于凝血因子Ⅹ缺陷症患者的研究显示，1pM 的 TF 激活下的 ETP、peak 及凝血酶生成速率（rate）等指标与凝血因子Ⅹ缺陷患者血浆 FⅩ:C 水平及临床表型严重程度均存在良好的相关性。对于检测凝血因子Ⅹ缺陷患者的出血倾向，1pM 的 TF 激活比 5pM 的 TF 激活具有更高的敏感性。此外，凝血酶生成试验还可检测富血小板血浆中微粒促凝活性，实现了从血浆水平向细胞水平的转化。但该试验检测耗时较长，不适用于急诊检验。

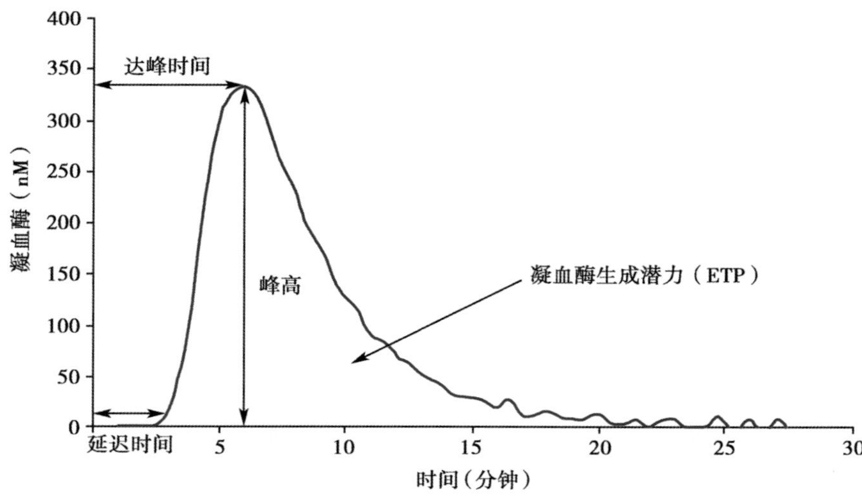

图 2-1-1 凝血酶生成试验主要参数示意图

二、PFA-100/200 血小板功能分析

PFA-100 系统最早在 1995 年由 Kundu 等建立，是一种可对抗凝全血中血小板功能（一期止血）进行定量检测的试验方法。近年来，PFA-100 系统升级为 PFA-200 血小板功能分析仪[10]，其试验原理不变，主要是抗凝全血通过毛细管由样本池吸入，血小板黏附至胶原包被的活性膜上。随后血小板接触到激活剂肾上腺素和二磷酸腺苷，立即被激活并释放颗粒成分，引起血小板黏附和聚集并形成血小板血栓，逐渐减缓并最终阻止血流经过。该试验对血管性血友病因子（von Willebrand factor，vWF）有明显的依赖性。因此，PFA 对于血管性血友病是一种有效的筛查手段，其灵敏度为 100%，特异性为 97%[11]。此项试验可用于观察阿司匹林和氯吡格雷对血小板的抑制效果，对制订抗血小板药物的应用方案和剂量调整有指导意义[12]。但由于相关的系统性回顾和荟萃分析等循证数据不足，临床应用尚不普及。此外，该试验对围手术期出血风险的判断也有参考价值，其医学决定水平的制订尚在研究中。

三、传统筛查试验对新型口服抗凝药物的监测

在传统抗凝药物监测领域，PT 监测维生素 K 拮抗剂和 APTT 监测普通肝素的效果已被大量的临床研究所验证，国内外相关血栓指南均有明确推荐。随着新型抗凝药物的出现，相关的疗效和风险评估问题日益凸显，尽管多数新型抗凝药物因作用靶点单一、半衰期短的优势使疗效预期明确且安全性较高，但对于部分病情复杂的患者，临床尚未积累足够的用药经验，因此需要实验监测来指导医生进行药物调整和风险管理。通常 PT 对利伐沙班血药浓度变化敏感，但不同类型的 PT 试剂对利伐沙班的敏感性范围波动较大，除非已知本地实验室的 PT 试剂对利伐沙班有足够敏感性，否则即使测定结果正常，也不能完全排除利伐沙班的抗凝效果。达比加群可使 APTT 呈剂量依赖性延长，APTT-R 达到 2.0 提示达比加群血药浓度达到或可能超出治疗水平上限。各种 APTT 检测系统由于试剂中的接触激活剂及磷脂来源不同，导致对达比加群的敏感性也存在差异。TT 对达比加群的敏感性过高，使其与血浆中达比加群水平的相关性不佳，以至于无法对血药浓度进行定量分析，因此仅可用于排除达比加群的存在。

第二节 确诊试验的临床进展

血栓与止血检验领域中的确诊试验是一大类能够反映止凝血某一系统病理生理状态的生物标志物或功能试验，可用于疾病诊断、鉴别诊断以及风险评估。如 vWF 含量与活性测定，作为一期止血过程中的关键蛋白质检测是诊断和鉴别诊断血管性血友病（von Willebrand disease，vWD）的重要试验；另一方面 vWF 在近 10 年来的研究中被发现作为血管损伤标志物能够灵敏反映血管内皮细胞的损伤，其水平变化与心血管疾病病情变化趋势相关。如对天然抗凝血蛋白质如抗凝血酶、蛋白 C、蛋白 S 和组织因子抑制物的检测有助于明确易栓症患者的病因。此外如抗磷脂抗体和狼疮

抗凝物检测、肝素诱导的血小板减少症抗体检测等，均可以对特定血栓性疾病和血栓形成进行诊断和(或)排除诊断。这些确诊试验为临床诊断治疗血栓性和出血性疾病提供了重要依据。迄今，仍不断有新试验出现，使医生和研究者们能够更为精准地了解不同病理生理环节中可能存在的问题和缺陷。另一方面，随着检验技术的不断发展，临床开始面临一个不容忽视的问题，即循证研究不足。10余年来，尽管临床和实验室对这些确诊试验进行了大量的病例对照研究和队列研究，但系统性回顾研究(systematic review)和荟萃分析(meta-analysis)却很少，从而产生了循证证据不足的问题，使许多试验在诊断、监测和风险评估时没有足够的高质量证据支撑，造成了临床实践上的困难和无序，这也是大量的新试验或新应用无法有效应用于临床的重要原因。因此，获得和积累高质量的循证证据将是未来止凝血各系统确诊试验得以良性发展的关键所在。

一、血管性血友病因子检测

(一) vWF用于血管性血友病的诊断分型

血管性血友病的诊断与分型相对比较复杂。其诊断试验主要包括血浆血管性血友病因子抗原(vWF:Ag)测定、vWF瑞斯托霉素辅因子活性检测(vWF:RCo)和凝血因子Ⅷ活性(FⅧ:C)测定等。vWF:Ag采用乳胶免疫定量测定法检测，除部分2型患者正常外，1、2A、2M、2B型患者均不同程度减低，3型患者多不能检出。vWF:RCo反映vWF与血小板糖蛋白Ⅰb(GPⅠb)的结合功能，用抗血小板GPⅠbα单克隆抗体和重组血小板膜糖蛋白Ⅰbα(rhGPⅠbα)，建立瑞斯托霉素辅因子活性-酶联免疫吸附试验测定法。1型、2A型、2B型、2M型和2N型患者均不同程度降低，3型患者明显降低。其中，2A型、2B型和2M型患者的vWF:RCo/vWF:Ag比值<0.7，而1型和2N型患者的比值≥0.7。vWD患者的FⅧ:C一般与血浆vWF水平平行降低，3型vWD患者FⅧ:C通常为3%～10%，1型和2型患者(不包括2N型)通常仅为轻或中度降低，2N型患者降低更为显著，但很少低于5%[13,14]。vWD分型诊断试验还包括多聚体分析、瑞斯托霉素诱导的血小板聚集试验(ristocetin induced platelet aggregation，RIPA)、vWF胶原结合试验(vWF:CB)以及vWF和凝血因子Ⅷ结合试验(vWF:FⅧB)等。vWF多聚体分析采用琼脂糖凝胶垂直电泳法，干胶后与抗vWF多克隆抗体反应，以酶化学发光反应显示区带，通过观察各型vWD凝胶中不同分子量大小的vWF多聚体分布的差异进行鉴别分型。RIPA检测通过在富血小板血浆中加入高浓度和低浓度的瑞斯托霉素以比浊法检测血小板聚集。低浓度的瑞斯托霉素即可诱导2B型患者血小板发生聚集，在较高浓度下，3型患者聚集反应明显降低，其余类型vWD患者不同程度降低。vWF:CB采用酶联免疫吸附试验(enzyme linked immunosorbent assay，ELISA)测定，反映vWF分子A3区与胶原结合的能力，同时也反映大分子量vWF多聚体的功能。3型患者vWF:CB接近于0，2A型及2B型患者明显降低，而1型、2M型和2N型vWD患者基本正常。vWF:FⅧB同样用ELISA方法检测，反映患者vWF与FⅧ的结合能力，2N型vWD患者血循环中的vWF不能与FⅧ正常结合，结合反应明显降低[15,16]。

(二) vWF用于心脑血管疾病血栓事件风险评估

大量前瞻性研究显示，血浆vWF:Ag水平增高与冠心病患者血栓事件发生密切相关，近年的ATHEROREMO-IVUS研究进一步证实，血浆中高水平的vWF:Ag与急性冠脉综合征患者的主要不良心脏事件和斑块负荷相关，并对不良临床结局具有预测效果。该研究表明，在稳定型心绞痛患者中，冠状动脉粥样硬化的规模与vWF:Ag水平相关，但在急性冠脉综合征患者中，急性发病阶段内皮细胞严重损伤是vWF:Ag水平增高的主要原因。此外，有研究显示血浆高水平的vWF:Ag也是缺血性卒中的风险因素。在阵发性、持续性和永久性房颤患者的血浆中，vWF:Ag水平普遍显著增高，其中永久性房颤最为显著。部分持续性房颤患者复律后并未显著改变高凝状态，这些复律后患者的血浆vWF:Ag水平以及与其剪切酶(ADAMTS13)的比值增高与房颤再发生以及缺血性卒中风险密切相关。

二、肝素诱导的血小板减少症的检测

肝素是临床常用的抗凝药物，接受肝素类药物治疗的患者，无论接触的剂量及途径，均有可能发生肝素诱导的血小板减少症(heparin-induced thrombocyt-openia，HIT)。血小板减少一般发生在应用肝素后的第5～14天内，血小板计数较基础值下降50%或绝对值降至50×10^9/L~80×10^9/L，停用肝素后血小板计数一般可在1周内恢复正常。HIT是一种一过性的自身免疫性疾病，导致HIT的主要抗原是肝素-PF_4复合物。当血小板被激活脱颗粒后，PF_4被释放入血并与肝素结合，两者结合后构象发生改变而形成一种新的抗原，并刺激机体产生此复合物的抗体。若伴有血栓形成，则称为肝素诱导的血小板减少症伴血栓形成综合征（heparin-induced thrombocytopenia thrombosis syndrome，HITTS）。HIT是一种一过性的自身免疫性疾病，目前临床上主要参考Warkentin的"4Ts"评分系统来评价患者发生HIT的可能性，如果高度或中度怀疑HIT，则应进行相关的实验室检测以确诊或排除HIT；如果只是低度怀疑HIT，是否需要进行实验室检测尚存争议。实验室诊断HIT主要通过检测血小板活化情况或肝素诱导的血小板减少症抗体（HIT抗体）来实现[17]，前者包括5-羟色胺释放试验和肝素诱导的血小板活化试验，均是目前公认的参考标准，但由于方法复杂、耗时长以及成本高，因此仅有极少数实验室能够检测，不能常规应用；后者包括免疫比浊法、化学发光法在内的HIT抗体检测，能够自动化分析，可进行排除诊断和确诊，由于方法便捷，可在常规实验室完成。目前HIT抗体检测在国际多个血栓治疗指南中均予以推荐。

三、抗磷脂综合征的检测

抗磷脂综合征（antiphospholipid syndrome，APS）是一种非炎症性自身免疫病，临床上以静脉和动脉血栓形成、病理妊娠（妊娠早期流产和中晚期死胎）和血小板减少等症状为主要表现，血清中存在抗磷脂抗体（antiphospholipid antibody，aPL），上述症状可单独或多个共同存在。患者血浆在体外试验中表现为APTT、PT及蝰蛇毒时间（russell viper venom time，RVVT）延长。确诊试验包括狼疮抗凝物（lupus anticoagulant，LA）、抗心磷脂（anticardiolipin，aCL）抗体及抗β_2-糖蛋白Ⅰ（beta 2-glycoprotein Ⅰ，β_2-GP Ⅰ）抗体检测等。LA是一种IgG/IgM型免疫球蛋白，作用于凝血酶原复合物及Tenase复合物，在体外能延长磷脂依赖的凝血试验的时间。测定LA属于功能试验，包括筛查试验、混合试验和确诊试验，许多药物和凝血缺陷性疾病会影响LA的检测结果，这些干扰可导致LA试验假阳性。LA阳性与患者血栓发生风险有显著相关性，但需避免过度检测，ISTH相关指南提出LA检测应被限定于有抗磷脂综合征高度临床可能性的患者。在相关指南中，aCL抗体及抗β_2-GP Ⅰ抗体均推荐采用ELISA法，其中抗β_2-GP Ⅰ抗体与血栓的相关性优于aCL抗体，且假阳性低，诊断原发性APS敏感性与aCL抗体相近[14,18]。有研究显示，在抗磷脂抗体相关性血栓患者中，其aCL抗体及抗β_2-GP Ⅰ抗体的阳性率分别为26%和41%；在抗磷脂抗体相关性反复流产患者中，两者的阳性率又分别为28%和30%。此外，APS患者血浆中可能存在的较少见抗体还包括抗凝血酶原抗体、抗活化蛋白C抗体和抗凝血因子Ⅸa抗体等，但这些指标的临床应用价值尚在探索中[19,20]。

四、血栓性血小板减少性紫癜的检测

血栓性血小板减少性紫癜（thrombotic thrombocytopenic purpura，TTP）是一组微血管血栓出血综合征，其主要临床特征包括微血管病性溶血性贫血、血小板减少、神经精神症状、发热和肾脏受累等。TTP的主要发病机制涉及血管性血友病因子裂解蛋白酶（ADAMTS13）活性缺乏、血管内皮细胞vWF异常释放及血小板异常活化等。TTP分为遗传性和获得性两种，后者根据有无原发病又可分为特发性和继发性。遗传性TTP由ADAMTS13基因突变导致酶活性降低或缺乏所致，常在感染、应激或妊娠等诱发因素下发病。特发性TTP多因患者体内存在抗ADAMTS13自身抗体所致。继发性TTP多由感染、药物、肿瘤、自身免疫性疾病、造血干细胞移植等因素引发，发病机制复杂，预后不佳。该疾病特殊的实验室检测包括血浆ADAMTS13活性和ADAMTS13抑制物检查。可采用残余胶原结合试验或FRET-vWF荧光底物试验法检测。遗传性TTP患者多表现为ADAMTS13活性缺乏，可以直接检测相关的基因改变。获得性TTP患者除ADAMTS13活性外，还可以检测ADAMTS13抑制物。对TTP患者，ADAMTS13缺乏的阳性预测值为93.3%，敏感性为98.8%，特异性为98.7%，故ADAMTS13检测是诊断TTP的重要试验[21-23]。

五、原发免疫性血小板减少症的检测

原发免疫性血小板减少症（primary immune thrombocytopenia，ITP），既往亦称特发性血小板减少性紫癜，是一种获得性自身免疫性出血性疾病，约占出血性疾病总数的1/3，成人发病率约为(5～10)/10万，育龄期女性发病率高于男性，60岁以上老年人是该病的高发群体。主要发病机制包括体液和细胞免疫介异的血小板过度破坏或血小板生成不足。既往血小板相关免疫球蛋白的检测由于缺乏特异性，基本没有鉴别诊断价值。特殊实验室检查包括采用单克隆抗体特异性俘获血小板抗原(monoclonal antibody-specific immobilization of platelet antigen，MAIPA)技术检测抗血小板糖蛋白抗体和血小板生成素(thrombopoietin，TPO)水平检测。TPO可以鉴别血小板生成减少(TPO水平升高)和血小板破坏增加(TPO正常)，从而有助于鉴别ITP与不典型再障(aplastic anemia，AA)或低增生型骨髓增生异常综合征(myelodysplastic syndrome，MDS)[24]。MAIPA因具有特异性高的优势，已在国内部分医院得到临床应用。山东大学齐鲁医院对MAIPA的研究结果显示，抗GPⅡb/Ⅲa、抗GPⅠb/Ⅸ、抗GPⅡb/Ⅲa联合抗GPⅠb/Ⅸ诊断ITP的敏感性分别为39.75%、32.64%和55.23%，特异性分别为97.56%、93.94%和92.68%，阳性预测值分别为97.94%、93.98%和95.65%，阴性预测值分别为35.71%、32.35%和41.53%，总有效率分别为54.51%、48.29%和64.80%。MAIPA试验对ITP的诊断和治疗具有较高的临床价值和指导意义，并可作为ITP和非免疫性血小板减少的鉴别诊断依据，主要应用于骨髓衰竭合并免疫性血小板减少患者、一线及二线治疗无效的ITP患者、药物性血小板减少以及复杂的疾病(如单克隆丙种球蛋白血症和获得性自身抗体介导的血小板无力症)的诊断。但该试验不能鉴别疾病是原发性或继发性，且该方法步骤烦琐复杂，耗时较长，使之难以在临床得到普及推广。流式微球技术检测血小板特异性自身抗体的方法，用包被抗GPⅠb、抗GPⅡb、抗GPⅢa和抗GPⅡb/Ⅲa单克隆抗体的微球捕获血小板特异性抗原抗体复合物，加入FITC标记的羊抗人多克隆抗体，在流式细胞仪上进行检测分析。该方法敏感度高，操作简单，临床较易推广。

第三节 抗血栓治疗实验室监测的临床进展

抗血栓药物主要包括抗血小板药物、抗凝药物和溶栓药物三大类，按照药物应用时代和作用机制又可分为传统药物和新型药物。目前的共识是，抗血小板药物、低分子肝素(low molecular weight heparin，LMWH)和新型抗凝药物(new oral anticoagulants，NOACs)通常不需要常规实验监测，传统抗凝药物中的华法林和中等剂量普通肝素均需要进行规范的实验监测。在特定情况下，如应用抗血小板药物对心血管疾病高危患者进行预防时，合理选择和使用血小板功能监测能够有效地降低不良心血管事件的发生率，改善患者临床结局；而对于应用了LMWH和NOACs的严重肾功能不全、高龄、妊娠、肥胖或超重患者，则需要进行适当的实验监测进行疗效和安全性评估。

一、抗血小板药物治疗的实验监测

在临床上被普遍认为有效的抗血小板治疗实验监测方法包括血小板聚集试验、PFA-100/200血小板功能分析仪、血栓弹力图的血小板图、VerifyNow血小板功能分析仪以及近年来正在被深入研究的血管扩张刺激磷酸蛋白(vasodilator stimulated phosphoprotein，VASP)磷酸化水平检测等。VerifyNow血小板功能分析仪是采用POCT方式对全血标本中血小板功能状态观察的方法，也是目前比较肯定的评估患者应用抗血小板药物后的血小板残留反应性和药物疗效的方法。该试验特异性高，操作简便，易标准化，检测系统与人体内环境相近，且可进行床旁检测，在美国使用较多，但由于价格昂贵，目前国内应用并不广泛。VASP是血小板的胞内蛋白，通过$P2Y_{12}$通路发生磷酸化，其磷酸化与血小板的抑制状态相关，而去磷酸化则与血小板的激活状态相关。流式法VASP检测具有样本量少、稳定性高、特异性好和抗干扰能力强等优点，该试验目前被认为能够特异性反映ADP诱导的血小板$P2Y_{12}$受体激活状态，也是氯吡格雷疗效的特异性监测指标。

二、抗凝药物治疗的实验监测

对于普通肝素(unfractionated heparin，UFH)和华法林治疗，规范化的实验监测是平衡有效性和安全性关系的重要保障，而对于接受LMWH和NOACs治疗的患者，则并不需要常规监测，对于特殊患者需要根据具体情况确定是否需要监测和选择监测方法。在对LMWH和NOACs监测的各种实验中，抗因子Ⅹa试验(Anti-FⅩa)、稀释凝血酶时间(diluted thrombin time,dTT)及蛇静脉酶凝结时间(ecarin clotting time,ECT)正在逐步为临床所了解和使用。Anti-FⅩa 主要用于监测治疗靶点为 FⅩa 的药物,如 UFH、LMWH、磺达肝癸钠、利伐沙班和阿哌沙班等,在国际主要动、静脉血栓治疗指南中,Anti-FⅩa 都被推荐为监测严重肾功能不全、妊娠和肥胖患者 LMWH 治疗效果和安全性的首选指标。dTT 和 ECT 主要用于监测治疗靶点为 FⅡa 的药物,如达比加群酯、比伐卢定、阿加曲班和重组水蛭素等。通常情况下,凝血酶时间(thrombin time,TT)在参考区间内可排除达比加群酯等抗活化因子Ⅱa 类药物可能存在的抗凝作用。但 TT 对达比加群酯太过敏感,当达比加群酯血药浓度大于 175ng/ml 时,TT 可延长至基础值的 10 倍以上,且 TT 延长的程度与药物血药浓度相关性较差。dTT 是将患者血浆用正常混合血浆做 1∶4 稀释后,再进行 TT 检测。有研究表明,当达比加群酯血药浓度高达 450ng/ml 时,dTT 仅比基础值增加了 3 倍,且 dTT 延长的程度与达比加群酯血药浓度间有很好的线性关系。当谷值水平(下次用药前,上次用药后 10~16 小时)高于 200ng/ml(dTT≥65 秒)时,出血风险增加。另一个对达比加群酯较敏感的实验室检测指标是 ECT,当谷值水平高于参考区间上限 3 倍时,出血风险增加。此外,治疗浓度的水蛭素(0.1~2μg/ml)与 ECT 之间也存在很好的相关性,其检测下限可达 0.05μg/mL。因此,dTT 与 ECT 是新型抗凝药物较好的实验监测指标。但需要注意的是,不同凝血仪及不同批次试剂可导致检测结果出现变异,因此每个实验室应建立自己的参考区间。

第四节 出血性与血栓性疾病基因检测的临床进展

分子诊断技术已经广泛应用于遗传性出血性疾病和血栓性疾病的致病基因携带者筛查和产前诊断。医生通过对诊断结果的分析,向遗传风险家族提出建议,可以避免患儿的出生。因此,在遗传性出血性疾病和血栓性疾病尚无法根治的情况下,基因诊断技术的应用,可以起到优生优育、提高人口素质的作用。

一、遗传性出血性疾病的基因诊断

遗传性凝血、抗凝、纤溶蛋白,血小板及血管内皮细胞功能障碍可导致遗传性出血性疾病。其中血友病及血管性血友病的基因诊断已广泛应用于临床。

血友病是常见的遗传性出血性疾病,凝血因子Ⅷ(FⅧ)和Ⅸ(FⅨ)量的缺乏或质的缺陷分别导致血友病 A(haemophilia A,HA)和血友病 B(haemophilia B,HB)。根据国际血友病联盟(World Federation of Hemophilia,WFH)的统计,男性血友病 A 发生率为 1/5000,而血友病 B 的发生率则约为血友病 A 的 1/5。目前,瑞金医院已建立规范的血友病通用基因诊断流程及质量控制体系(图 2-1-2)。

(一)传统基因检测技术

对于重型血友病 A 患者(FⅧ:C<1%),首先进行内含子 22 倒位的检测及内含子 1 倒位的检测。内含子 22 倒位约占重型 HA 患者的 45%,而内含子 1 倒位在 HA 中的发生率约为 5%。在中国人群体中,内含子 1 倒位的发生率较低(约为 2%)。两种倒位检测基本可以明确 45%~50%的重型 HA 患者的基因缺陷。除以上两种热点突变外,导致 HA 的突变还可发生于 *F8* 基因的任何区域,存在高度异质性。至今发现的突变有 2000 多种,其中主要突变类型为点突变,其余为缺失、插入、重组等。由于 *F9* 基因较小,可以进行直接核酸测序寻找致病突变。

(二)基因诊断新技术

除了上述的传统的检测方法,目前已研发的基因诊断新技术包括:

1. *F9* 和 *F11* 基因拷贝数变异(copy number variations,CNVs)检测试剂盒

利用 AccuCopy 技术研发了 *F9* 和 *F11* 基因拷贝数变异检测试剂盒,并申请了发明专利。该方法的应用使基因诊断率提高 5%。

2. 甲基化检测分析 X 染色体非随机灭活

X 染色体非随机灭活为罕见的女性血友病的发生机制。

3. 染色体微芯片技术检测染色体拷贝数变异

明确非孟德尔遗传(单亲二倍体)导致的低/异常纤维蛋白血症。

4. 全基因外显子测序技术

明确了未知致病基因突变。

5. Prism SNaPshot ddNTP 引物延伸技术

检测突变的嵌合率,以此预测其下一代遗传风险,保证了遗传咨询和产前诊断的准确性。

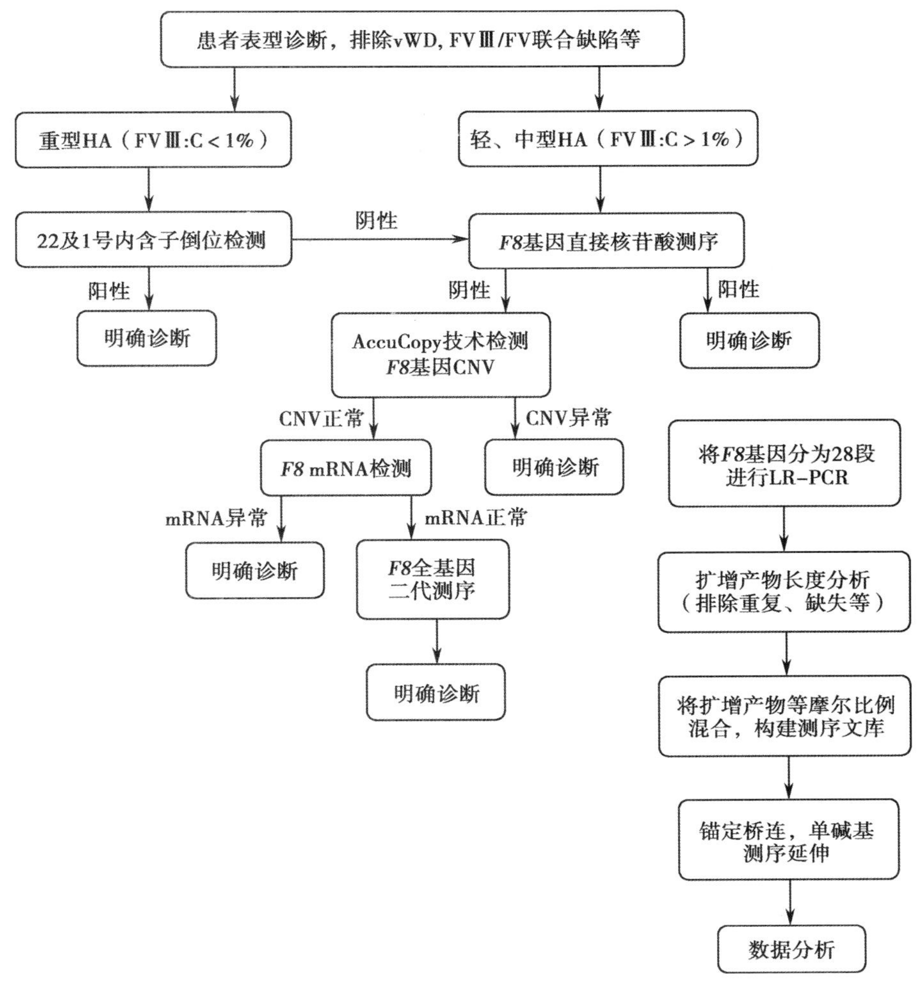

图 2-1-2　血友病 A 的基因诊断步骤

注：CNV：基因拷贝数变异；LR-PCR：长片段聚合酶链式反应

6. 短串联重复序列（short tandem repeat，STR）检测

上海交通大学医学院附属瑞金医院自主研发出了适合国人的血友病 A 遗传连锁分析的 STR 位点，目前已发展至第 3 代，具有重组率低（<0.2%）、诊断率高（>99%）的特点，能够保证基因诊断的准确性并提高了基因诊断率。使用该技术，基因异常的可诊断率由常规方法的 85%提高至近 100%，与国际高水平的同类研究一致。瑞金医院实施的部分血友病致病基因携带者和产前基因诊断结果见表 2-1-1。

表 2-1-1　瑞金医院实施的部分血友病致病基因携带者和产前基因诊断结果

诊断	结果	血友病 A（例）	血友病 B（例）	合计（例）
携带者诊断	正常女性	486	100	586
	携带者	838	186	1024
产前诊断	正常男性胎儿	133	26	159
	正常女性胎儿	56	10	66
	女性携带者胎儿	57	8	65
	男性患病胎儿	91	27	118
诊断例数		1661	357	2018
家系总数		842	183	1025

二、遗传性易栓症的基因检测

遗传性易栓症是由一种或多种凝血、抗凝及纤溶蛋白的基因缺陷导致的遗传性易栓状态，对各种危险因素的基因诊断在此类疾病的防治中具有重大意义。遗传性易栓症的危险因素存在种族差异，其中高加索人以凝血酶原基因 *G20210A* 和凝血因子Ⅴ*Leiden* 突变为主要危险因素，而以中国人为代表的东亚人群的危险因素以蛋白 C、蛋白 S 及抗凝血酶基因缺陷为主。此外，其他危险因素还包括高同型半胱氨酸血症（hyperhomocystinemia，HHcy）、亚甲基四氢叶酸还原酶（methylene tetrahydrofolate reductase，MTHFR）基因突变（C677T）、血管紧张素转换酶（angiotensin converting enzyme，ACE）基因插入/缺失（I/D）多态性、组织因子途径抑制物（tissue factor pathway inhibitor，TFPI）基因突变（P151L、C-399T 及 C536T 等）。AT 缺陷的发病率为 1/5000～1/500，病情较为严重。杂合子型 PC 缺陷症患者多在 30～40 岁发病，但发病率较低，纯合子和复合杂合较罕见。杂合子型 PS 缺陷症患者 60%～80%患有深静脉血栓（deep vein thrombosis，DVT），发病年龄多在 40～45 岁。三者均为常染色体显性遗传病。遗传性易栓症的基因诊断率较低，AT 缺陷症患者基因诊断率为 83.5%，PC 缺陷症患者基因诊断率为 69.0%，PS 缺陷症患者基因诊断率为 43.0%（其中 PS 活性为 0～25%、25%～55%以及大于 55%患者基因诊断率分别为 70%、20%和 0%）。建议对所有 AT 活性低于参考区间的患者进行基因诊断，对 PC 活性大于 70%及 PS 活性大于 55%的患者不建议基因诊断。

三、与抗栓治疗相关的基因多态性检测

（一）阿司匹林治疗相关基因多态性

阿司匹林广泛应用于心脑血管疾病的一、二级预防，该药主要通过不可逆地将脂肪酸环氧合酶 COX-1 活性部位附近的 529 位丝氨酸乙酰化[25]，阻断花生四稀酸生成前列腺素 H，从而减少血栓素 A_2（thromboxaneA2，TXA_2）的生成，抑制血小板聚集。但在临床上，并不是所有患者都能获得预期的抗血小板聚集效应和临床疗效，“阿司匹林抵抗”的概念由此提出[26]。阿司匹林抵抗的概念分为两种，一种是指服用治疗剂量阿司匹林的患者仍然发生心血管事件，另一种是指实验室检查发现阿司匹林不能有效抑制血小板功能，包括不能抑制血栓素的生物合成和血小板聚集。阿司匹林抵抗的产生可能与多种因素有关，其中基因变异[27]可能是患者对阿司匹林敏感性下降的重要原因。*COX-1*、*COX-2* 以及其他血小板基因的单核苷酸多态性能改变阿司匹林的抗血小板作用[28]。

1. *COX-1* 基因多态性

目前已有多项研究关注 *COX-1* 基因多态性与阿司匹林抵抗发生的相关性。*COX-1* 基因多态性可能通过妨碍阿司匹林的乙酰化作用而影响治疗效果。现发现 *COX-1* 的基因多态性位点多达几十个，国内外报道较多的集中在 A842G、C22T、C50T、G128A、C644A 和 C714A。汉族 *COX-1* 基因 A842G 位点的单核苷酸多态性可能与阿司匹林抵抗的发生有关，其中 AG+GG 基因型的患者更易发生阿司匹林抵抗。

2. *COX-2* 基因多态性

体内存在两种类型的 COX，即脂肪酸 COX-1 和脂肪酸 COX-2。前者以恒定的浓度存在于血小板内，可被阿司匹林不可逆抑制；而后者以不同的浓度存在于单核细胞、血管内皮、平滑肌细胞和血小板中，能被细胞因子诱导。阿司匹林不能抑制脂肪酸 COX-2，这为前列腺素 H2 的产生提供了另一途径。在有核细胞中，脂肪酸 COX-2 的表达可因炎性刺激而增高 10～20 倍，*COX-2* 的表达增加可能参与了缺血性心脏病患者的阿司匹林抵抗。研究表明，阿司匹林疗效不佳的原因之一可能是携带突变型等位基因-765C 使 *COX-2* 的 mRNA 过度表达，从而造成 COX-2 蛋白产生过多。Szczeklik 等[29]的研究表明，-765G>C 基因突变会在该处产生一个 E2F 结合位点，E2F 与 *COX-2* 基因启动子结合，上调*COX-2*的表达。

3. 血小板糖蛋白Ⅱb/Ⅲa 基因多态性

血小板糖蛋白Ⅱb/Ⅲa 复合体是纤维蛋白原的受体并介导血小板聚集。糖蛋白Ⅲa 亚基 $P1^{A}$ 存在多态性。研究表明，至少 30%的心血管病患者为 $P1^{A2/A2}$ 纯合子，且 $P1^{A2/A2}$ 纯合子与血小板活性增加和支架置入术后血管再狭窄有关[30,31]。此外，$P1^{A2/A2}$ 纯合子在应用阿司匹林后的抗血小板聚集作用明显不如杂合子。因此这种单核苷酸

多态性可能促进了阿司匹林抵抗或与之有关[32]。

4. 血小板糖蛋白Ⅰa/Ⅱa基因多态性

血小板糖蛋白Ⅰa/Ⅱa复合物为胶原最初的受体,在血小板与受损血管壁的黏附与聚集中发挥重要作用。研究显示,糖蛋白Ⅰa 807T等位基因与血小板膜上糖蛋白Ⅰa/Ⅱa受体密度的增加显著相关[33],受体密度不同,则血小板黏附于胶原的速度也不同,从而表明这种潜在的血栓形成危险因子可能在阿司匹林抵抗的发生中起到促进作用。大量研究显示,807T等位基因与心肌梗死、脑梗死等血栓事件具有相关性。此外,阿司匹林抵抗或部分抵抗组的患者携带807T等位基因的频率明显高于阿司匹林敏感组的患者,说明阿司匹林对于这类患者可能失效,其原因可能与血栓形成等因素有关。

5. 血小板受体 *P2Y$_1$* 基因多态性

阿司匹林抵抗与血小板ADP受体 *P2Y$_1$* 基因的遗传变异相关。P2Y$_1$ 受体功能的变化能改变ADP的信号转导,导致凝血酶原的改变,降低对阿司匹林的反应。研究表明,携带 *P2Y$_1$* 基因893C>T的患者,其产生阿司匹林抵抗的风险增加。

6. ABC转运蛋白家族基因多态性

ABC转运蛋白家族是一大类依赖ATP的跨膜转运蛋白,与体内多种物质的跨膜转运有关,其与血小板内阿司匹林代谢有关的基因主要是 *ABCB1* 和 *ABCC4* 两大类。研究表明,*ABCB1* 多态性(C3435T,rs1045642)对口服抗血小板药物如氯吡格雷的生物利用度有明显影响,从而影响心血管患者的预后。Sharma等在对560例缺血性卒中患者和健康志愿者对比的研究中发现,与CC基因型相比,TT基因型患者发生阿司匹林抵抗的风险明显升高。即使在考虑了卒中亚型的影响后,这一结论仍然成立,但目前相关的研究资料还较少,需要进一步的大样本研究证实。*ABCC4* 基因编码多耐药蛋白-4(multidrugresistance protein-4,MRP4/ABCC4),阿司匹林作为一种弱酸性物质,可以作为MRP4的底物而被泵出血小板外。体外研究表明,对于健康人群血小板,阿司匹林对COX-1活性的影响与MRP4介导的阿司匹林转运关系不大,但对于冠状动脉旁路术后的患者,由于其血小板上存在 *MRP4* 的过度表达,明显影响了阿司匹林的药理学活性。常见的 *MRP4* 基因的变异位点包括T1393C、C1015T、C934A和A4131C等。与其他基因型相比,C-1393突变可明显增强启动子活性,从而增加 *MRP4* 的表达。这可能是引起卒中患者阿司匹林抵抗的原因之一,但仍需进一步的体内研究证实。

7. TXA$_2$ 受体基因多态性

在血小板聚集过程中,TXA$_2$ 必须作用于相应的受体才能发挥其强大的促聚集作用,故TXA$_2$ 受体基因多态性也与阿司匹林治疗的效果密切相关。Fujiwara等[34]研究发现,TXA$_2$ 受体等位基因924T>C与健康日本人群的阿司匹林抵抗相关。中国学者Gao等[35]对262例不稳定冠状动脉疾病患者的研究也证实了这一点。目前,这方面还缺乏大规模的临床资料,需进一步研究。

8. *PEAR1* 基因的多态性

2008年,Herrera-Galeano等[36]对 *PEAR1* 基因多态性与阿司匹林反应性做了系统研究。通过对1486例健康志愿者进行基因分析,发现rs2768759(A/C)中的C等位基因与血小板聚集率升高相关;在服用阿司匹林后,这种相关性更强,且C等位基因与服用阿司匹林后产生血小板抵抗和血小板的残留聚集率相关。2010年,Kunicki等[37]对包括 *PEAR1* 在内的数十个血小板相关基因做了系统总结,*PEAR1* 被认为可以同时调节CRP-XL和二磷酸腺苷(ADP)形成通路,其中CRP-XL通路与rs41299597位点相关,ADP通路与rs11264579相关,其基因多态性均可能影响阿司匹林的抗血小板作用。2013年,Lewis等[38]研究发现,*PEAR1* 的rs12041331基因多态性变化与患者的抗血小板治疗有效性密切相关,其中与GG纯合子相比,无论是单用阿司匹林还是阿司匹林联合氯吡格雷双抗治疗,A等位基因携带者的心血管事件风险及死亡率均明显升高。

(二)氯吡格雷治疗相关基因多态性[39]

氯吡格雷是目前运用最广泛的噻吩吡啶类抗血小板药,作为一种前体药,口服后需要在肝脏细胞色素P450(CYP)同工酶的作用下通过两步转化,成为活性代谢物发挥作用,转化率不一致及存在药物相互作用等可导致氯吡格雷的抗血小板作用存在个体差异,15%~30%的患者对氯吡格雷表现为无反应性。“氯吡格雷抵抗”是指经过规范的氯吡格雷治疗后未达到预期的生物学效应。氯吡格雷抵抗也包括两种,一是“临床抵抗”,指尽管患者进行正规的抗血小板治疗,仍有不良血管事件发生;二是“实验室抵抗”,指尽管患者规范地应用抗血小板药物，通过实验室检测发现，血小板的活性没有得到有效的抑制[40]。Feher 等[41]研究发现，氯吡格雷代谢酶（CYP450 酶家族）的基因多态性、血小板激活途径相关的 $P2Y_{12}$ 受体均可直接影响氯吡格雷的血小板抑制作用，而造成其抵抗现象。

1. *CYP3A4* 基因多态性

氯吡格雷需经肝脏 P450 3A4 和 P450 3A5 酶氧化后方有抗血小板活性[42]，而起主要作用的是 *CYP3A4* 编码的酶。目前已知有 30 多个 *CYP3A4* 的单核苷酸多态性的位点。有研究表明，携 IVS10+12G>A 的患者对氯吡格雷敏感。此外，在对 *CYP3A4* 894C>T 位点分析研究中，发现该位点的基因多态性与氯吡格雷抵抗的发生相关，携带 TT 及 CT 的患者不容易发生氯吡格雷抵抗。Fontana 等[43]对健康志愿者和经皮冠状动脉介入治疗（percutaneous coronary intervention，PCI）患者进行 *CYP3A4* 基因多态性研究后分析表明 *CYP3A4* 基因多态性可能与氯吡格雷抵抗无关。直至目前，关于 *CYP3A4* 的基因多态性与氯吡格雷抵抗的相关性问题尚无定论。

2. *CYP2C19* 基因多态性

CYP2C19 编码的酶为 CYP450 酶系统中另一重要的成员，此酶在氯吡格雷的代谢中起着最为重要的作用，参与药物代谢及酯化反应。*CYP2C19* 基因多态性涉及多个位点（*CYP2C19＊2*、*CYP2C19＊3*、*CYP2C19 ＊ 4*、*CYP2C19 ＊ 8* 和 *CYP2C19＊17*），其中对氯吡格雷活性影响较大的是 *CYP2C19＊2* 和 *CYP2C19＊3* 突变位点（功能缺失基因型，即弱代谢型，血浆氯吡格雷活性药物浓度降低）和 *CYP2C19＊17* 突变位点（功能增强的基因型，即强代谢型，血浆氯吡格雷活性药物浓度增加）。*CYP2C19* 基因多态性在不同种族中表达频率不同，*CYP2C19＊2* 基因型在白种人及非洲人中占 15%，在亚洲人中占 29%～35%。*CYP2C19＊3* 基因型在白种人中存在甚少，被认为是独特存在于亚洲人的基因型，在亚洲人中约占 2%～9%。因此，*CYP2C19* 基因多态性研究对于罹患心血管疾病且需氯吡格雷治疗的中国患者具有重要意义。在目前关于 *CYP2C19* 基因多态性与氯吡格雷代谢作用关系的研究中[44]，普遍认为 *CYP2C19 ＊2*、*CYP2C19＊3* 和 *CYP2C19 ＊4* 等位基因与氯吡格雷抵抗有关。携带 *CYP2C19* 野生基因型（*＊1/＊1*）的患者服用氯吡格雷后能够较好地抑制血小板活性，携带无功能基因型（*＊2*、*＊3*）的患者更容易出现氯吡格雷抵抗，表明氯吡格雷对血小板抑制作用的个体差异可能与 *CYP2C19* 的基因多态性有关。

3. *PON1* 基因多态性

PON1 酶是氯吡格雷转化为活性药物过程中的限速酶，PON1 酶在血浆中活性越低，血浆中氯吡格雷活性药物浓度越低，对血小板抑制越弱[45]。*PON1* 也存在基因多态性，其中纯合子 192Q 携带者较 192R 携带者的支架内血栓形成风险更高[46]。然而对 17 项冠脉疾病研究进行的荟萃分析，并未发现 *PON1* 基因型与氯吡格雷治疗中血小板反应性或心血管事件发生之间有联系。

4. $P2Y_{12}$ 基因多态性

血小板表面 ADP 是引起血小板聚集的最重要的物质，其作用是通过与血小板表面的 ADP 受体（$P2Y_1$、$P2Y_{12}$）相结合，活化血小板并最终导致血栓形成。氯吡格雷的活性代谢产物可选择性地、不可逆地与血小板膜表面的 ADP 受体 $P2Y_{12}$ 结合，减少 ADP 结合位点，进而抑制血小板聚集[47]。另外，氯吡格雷活性代谢物还可通过促进 $P2Y_{12}$ 活性结构的改变来抑制 $P2Y_{12}$ 的活性，从而起到抑制血小板聚集的作用。因此，血小板激活途径相关的 $P2Y_{12}$ 受体基因多态性可以直接影响氯吡格雷的血小板抑制作用，从而造成氯吡格雷抵抗的发生[48]。有研究表明，H2 单倍体（$P2Y_{12}$ 34C>T，TT）携带者易于发生动脉粥样硬化性疾病，并且对氯吡格雷治疗的反应性降低[49]。但 Von Beckerath 等[50]对 416 例即将接受支架植入术的冠状动脉性心脏病患者的研究发现，H2 单倍体携带者对氯吡格雷的治疗反应性与其他患者相比无显著差异。因此 $P2Y_{12}$ 基因多态性对氯吡格雷的影响目前尚存在争议，仍需进一步证实。

5. *ABCB1* 基因多态性

质子泵 P-糖蛋白（P-gp）是由 *ABCB1* 基因编码的多耐药蛋白，属于 ATP 能量依赖的转运蛋白，有外排药物的功能，因此 *ABCB1* 多态性可通过控制 P-gp 来影响氯吡格雷在肠道内的吸收进而影响其药效。针对 c. 3435C>T（rs1045642）等位基因的研究显示[51]，c. 3435T 纯合子（TT）较 c. 3435C 携带者的氯吡格雷血浆浓度低，因为 TT 基因型引起氯吡格雷在肠道内吸收减少，进而减低药效。荟萃分析显示，*ABCB1* 表达 c.3435T 与早期主要不良心血管事件发生风险有关，且即使给予患者口服 300mg 负荷剂量的氯吡格雷，此基因多态性与其远期心血管不良事件发生风险也存在相关性。TT 基因型携带者较 CC 携带者的临床出血事件有所减低。另一项研究也证明携带两种 *ABCB1* 突变等位基因者较野生型携带者在随访 1 年内发生心血管事件的概率更高。以上研究均提示 *ABCB1* 基因存在个体差异性且影响氯吡格雷的药物疗效。

（三）普拉格雷治疗相关基因多态性

普拉格雷是一种前体药物，在体内经过代谢后形成活性分子，与血小板 $P2Y_{12}$受体结合而发挥抗血小板聚集活性。临床研究证明，普拉格雷作用比氯吡格雷强约 10 倍，且起效较快。与后者相比，服用普拉格雷的患者心脏病发作、缺血性卒中、因心脏病死亡的综合风险要低 20%，并且有良好的药代动力学及生物利用度，毒性也较低。普拉格雷与其他药物相互作用较少，患者无应答现象也较少，可以很好地改善和预防心血管疾病的发生，但同时也可能增加出血风险[52]。研究表明，普拉格雷的疗效与 *CYP2C19* 功能丧失等位基因多态性无关。此外，有研究发现功能获得性基因 *CYP2C19＊17* 可能导致普拉格雷出血事件的增多。对于普拉格雷治疗患者而言，携带 *CYP2C19＊17* 基因患者的血小板超反应发生率较未携带者显著增高，且出血事件也相对增多。其原因可能是由于 *CYP2C19＊17* 基因是超代谢基因，能使更多的前体药物转换为活性药物而发挥作用，使抗血小板聚集的作用明显增加，过多的血小板被抑制导致出血事件发生率增加。

（四）替格瑞洛治疗相关基因多态性

替格瑞洛是第一个口服并直接作用的 $P2Y_{12}$受体拮抗剂，该药可逆性地结合 $P2Y_{12}$受体，几乎不需要 G 蛋白偶联受体参与。该药本身就有活性，无需经过肝酶的转化，口服后迅速吸收，还可通过 CYP3A4 分解后产生活性代谢物（AR-C124910XX），此代谢产物同样具有抗血小板活性，因此替格瑞洛能更快、更强地抑制血小板聚集。替格瑞洛及活性代谢产物主要通过粪便排出体外，肾功能不全者无需调整药物剂量。Wallentin 等研究发现 *CYP2C19* 功能缺失等位基因多态性对替格瑞洛的使用无影响，提示它的使用无需考虑患者有无 *CYP2C19* 基因多态性的问题，而且对功能基因缺失的氯吡格雷抵抗患者有效。此外，研究表明，在中国正常男性患者中，替格瑞洛体外抑制血小板聚集的功能也不受 $P2Y_{12}$ 基因多态性（rs1907637、rs2046934 和 rs6809699）的影响。在抗血栓治疗过程中，替格瑞洛不增加主要出血风险，并且血小板在停药后能迅速恢复功能。替格瑞洛虽然存在呼吸困难、缓慢型心律失常以及血清尿酸、肌酐水平增加等副作用，但是不良反应均不持久，停药后能恢复正常，患者也能耐受。虽然替格瑞洛价格较贵，但在降低死亡率和复合终点事件方面仍具有成本效益优势。

（五）与华法林抗凝疗效相关性的基因多态性

华法林抗凝作用相关基因有 *CYP2C9*、*VKORC1*、*CYP4F2* 及 *EPHX1* 等，在初次使用华法林时检测上述基因有助于判断华法林的初始剂量和计划 INR 的监测频率。*CYP2C9* 和 *VKORC1* 基因多态性结合其他因素，如年龄、体重以及合并用药等，可以解释大约 50%华法林维持剂量下的个体差异。华法林在肝脏中代谢依赖细胞色素 CYP2C9，故 *CYP2C9* 基因多态性对华法林剂量影响较大。目前发现 *CYP2C9* 有超过 50 种突变型，其中 *CYP2C9＊2* 和 *CYP2C9＊3* 均与华法林代谢酶的损伤有关，导致个体在抗凝治疗中所需的华法林剂量较小。尤其对于 *CYP2C9＊3* 患者表现更为明显，大约减少 30%的剂量，否则出血发生率增加 1 倍。VKORC1 是维生素 K 循环中的关键酶，华法林因抑制该酶而阻断维生素 K 以辅因子形式参与羧化酶的催化反应。其基因多态性位点主要有启动子区-1639 位 G/A 以及-1173 位 C/T。Obayashi 等研究发现-1639 位 AG 基因型患者所需剂量明显高于 AA 基因型患者（4.55mg/d ±1.75mg/d vs. 2.94mg/d ± 1.15mg/d）。同时，-1173位点 CC 型所需华法林剂量比 CT 型和 TT 型更高，携带至少一个 T 等位基因的患者相对于 CC 型患者更容易发生出血并发症。国外有研究认为，细胞色素 P450 酶 4F2（*CYP4F2*）以及环氧化物水解酶 1（*EPHX1*）与华法林用药剂量之间也有一定相关性，但其影响程度远小于 *CYP2C9* 及 *VKORC1* 基因。

（王学锋　门剑龙　王鸿利）

参考文献

1. ChitlurM，YoungG. Global assays in hemophilia[J]. Semin

Hematol,2016,53(1):40-45.

2. Solomon C, Ranucci M, Hochleitner G, et al. Assessing the Methodology for Calculating Platelet Contribution to Clot Strength (Platelet Component) in Thromboelastometry and Thrombelastography [J]. Anesth Analg, 2015, 121 (4): 868-878.
3. Pidcoke HF, IsbellCL, Herzig MC, et al. Acute blood loss during burn and soft tissue excisions: An observational study of blood product resuscitation practices and focused review [J]. J Trauma Acute Care Surg, 2015, 78 (6 Suppl 1): S39-47.
4. Lance MD. A general review of major global coagulation assays: thrombelastography, thrombin generation test and clot waveform analysis [J]. Thromb J, 2015, 13:1.
5. Ekelund K, Hanke G, Stensballe J, et al. Hemostatic resuscitation in postpartum hemorrhage-a supplement to surgery [J]. Acta Obstet Gynecol Scand, 2015, 94(7):680-692.
6. Da Luz LT, Nascimento B, Shankarakutty AK, et al. Effect of thromboelastography (TEG®) and rotational thromboelastometry (ROTEM®) on diagnosis of coagulopathy, transfusion guidance and mortality in trauma: descriptive systematic review [J]. Crit Care, 2014, 18(5):518.
7. Al Dieri R, de Laat B, Hemker HC. Thrombin generation: what have we learned? [J] Blood Rev, 2012, 26 (5): 197-203.
8. Duga S, Salomon O. Congenital factor Ⅺ deficiency: an update [J]. Semin Thromb Hemost, 2013, 39(6):621-631.
9. Campo G, Pavasini R, Pollina A, et al. Thrombin generation assay: a new tool to predict and optimize clinical outcome in cardiovascular patients? [J] Blood Coagul Fibrinolysis, 2012, 23(8):680-687.
10. Favaloro EJ, Bonar R. External quality assessment/proficiency testing and internal quality control for the PFA-100 and PFA-200: an update [J]. Semin Thromb Hemost, 2014, 40(2):239-253.
11. Paniccia R, Priora R, Liotta AA, et al. Platelet function tests: a comparative review [J]. Vasc Health Risk Manag, 2015, 11:133-148.
12. Akin M, Kavakli K. Laboratory diagnosis and management of von Willebrand disease in Turkey: Izmir experience [J]. Semin ThrombHemost, 2011, 37(5):581-586.
13. de Jong A, Eikenboom J. Developments in the diagnostic procedures of von Willebrand disease [J]. J Thromb Haemost, 2015, doi:10.1111/jth.
14. Meroni PL, Chighizola CB, Rovelli F, et al. Antiphospholipid syndrome in 2014: more clinical manifestations, novel pathogenic players and emerging biomarkers [J]. Arthritis Res Ther, 2014, 16(2):209.
15. Flood VH. New insights into genotype and phenotype of vWD [J]. Hematology Am Soc Hematol Educ Program, 2014, 2014(1):531-535.
16. Federici AB. Clinical and laboratory diagnosis of vWD [J]. Hematology Am Soc Hematol Educ Program, 2014, 2014 (1):524-530.
17. Krzych ŁJ, Nowacka E, Knapik P. Heparin-induced thrombocytopenia [J]. Anaesthesiol Intensive Ther, 2015, 47 (1):63-76.
18. Ohmura K, Oku K, Atsumi T. The pathogenesis, diagnosis and treatment of antiphospholipid syndrome [J]. Nihon Rinsho, 2014, 72(7):1309-1313.
19. Misasi R, Capozzi A, Longo A, et al. "New" antigenic targets and methodological approaches for refining laboratory diagnosis of antiphospholipid syndrome [J]. J Immunol Res, 2015, 2015:858542.
20. Krilis SA, Giannakopoulos B. Laboratory methods to detect antiphospholipid antibodies [J]. Hematology Am Soc Hematol Educ Program, 2014, 2014(1):321-8.
21. Atrash S, Sajjad H, Jeanette R, et al. Thrombotic thrombocytopenic purpura [J]. J Ark Med Soc, 2015, 111 (9): 187-189.
22. Zheng XL. ADAMTS13 and von Willebrand factor in thrombotic thrombocytopenic purpura [J]. Annu Rev Med, 2015, 66:211-225.
23. Said A, Haddad RY, Stein R, et al. Thrombotic thrombocytopenic purpura [J]. Dis Mon, 2014.60(10):500-504.
24. Rodeghiero F, Ruggeri M. ITP and international guidelines: what do we know, what do we need? [J]. Presse Med, 2014, 43(4 Pt 2):e61-67.
25. Meade EA, Smith WL, DeWitt DL. Differential inhibition of prostaglandin endoperoxide synthase (cyclooxygenase) isozymes by aspirin and other non-steroidal anti-inflammatory drugs [J]. J Biol Chem, 1993, 268(9):6610-6614.
26. Ashwin KA, Bairy KL, Vidyasagar S, et al. Aspirin resistance [J]. Bratisl Lek Listy, 2007, 108(1):7-13.
27. Cambria-Kiely JA, Gandhi PJ. Aspirin resistance and genetic polymorphisms [J]. J Thromb Thrombolysis, 2002, 14(1):51-8.
28. Karim S, Habib A, Lévy-Toledano S, et al. Cyclooxygenase-1 and-2 of endothelial cells utilize exogenous or endogenous arachidonic acid for transcellular production of thromboxane [J]. J Biol Chem, 1996, 271 (20): 12042-8.
29. Szczeklik W, Sanak M, Szczeklik A. Functional effects and gender association of COX-2 gene polymorphism G-765C in bronchial asthma [J]. J Allergy Clin Immunol, 2004, 114(2):248-53.
30. Taylor DW, Barnett HJ, Haynes RB, et al. Low-dose and high-dose acetylsalicylic acid for patients undergoing ca-

rotid endarterectomy: a randomised controlled trial. ASA and Carotid Endarterectomy (ACE) Trial Collaborators [J].Lancet,1999,353(9171):2179-2184.

31. Kastrati A,Schömig A,Seyfarth M,et al.PlA polymorphism of platelet glycoprotein Ⅲa and risk of restenosis after coronary stent placement [J]. Circulation, 1999, 99 (8): 1005-1010.

32. Cooke GE,Bray PF,Hamlington JD,et al.PlA2 polymorphism and efficacy of aspirin [J]. Lancet, 1998, 351 (9111):1253.

33. He L,Pappan LK,Grenache DG,et al.The contributions of the alpha 2 beta 1 integrin to vascular thrombosis in vivo[J].Blood,2003,102(10):3652-3657.

34. Fujiwara T,Ikeda M,Esumi K,et al.Exploratory aspirin resistance trial in healthy Japanese volunteers (J-ART) using platelet aggregation as a measure of thrombogenicity [J].Pharmacogenomics J,2007,7(6):395-403.

35. Gao F,Wang ZX,Men JL,et al.Effect of polymorphism and type Ⅱ diabetes on aspirin resistance in patients with unstable coronary artery disease[J].Chin Med J(Engl), 2011,124(11):1731-1734.

36. Herrera-Galeano JE,Becker DM,Wilson AF,et al.A novel variant in the platelet endothelial aggregation receptor-1 gene is associated with increased platelet aggregability [J]. Arterioscler Thromb Vasc Biol, 2008, 28 (8): 1484-1490.

37. Kunicki TJ,Nugent DJ.The genetics of normal platelet reactivity[J].Blood,2010,116(15):2627-2634.

38. Lewis JP,Ryan K,O'Connell JR,et al.Genetic variation in PEAR1 is associated with platelet aggregation and cardiovascular outcomes [J]. Circ Cardiovasc Genet, 2013, 6 (2):184-192.

39. Simon T,Verstuyft C,Mary-Krause M,et al.Genetic determinants of response to clopidogrel and cardiovascular events[J].N Engl J Med,2009,360(4):363-375.

40. Gurbel PA,Antonino MJ,Tantry US.Recent developments in clopidogrel pharmacology and their relation to clinical outcomes[J].Expert Opin Drug Metab Toxicol,2009,5 (8):989-1004.

41. Feher G,Feher A,Pusch G,et al.The genetics of antiplatelet drug resistance.Clin Genet,2009,75(1):1-18.

42. Angiolillo DJ,Fernandez-Ortiz A,Bernardo E,et al.Contribution of gene sequence variations of the hepatic cytochrome P450 3A4 enzyme to variability in individual responsiveness to clopidogrel[J].Arterioscler Thromb Vasc Biol,2006,26(8):1895-1900.

43. Fontana P,Hulot JS,De Moerloose P,et al.Influence of CYP2C19 and CYP3A4 gene polymorphisms on clopidogrel responsiveness in healthy subjects[J].J Thromb Haemost, 2007,5(10):2153-2155.

44. Varenhorst C,James S,Erlinge D,et al.Genetic variation of CYP2C19 affects both pharmacokinetic and pharmacodynamic responses to clopidogrel but not prasugrel in aspirin-treated patients with coronary artery disease[J].Eur Heart J,2009,30(14):1744-1752.

45. Bouman HJ,Schömig E,van Werkum JW,et al.Paraoxonase-1 is a major determinant of clopidogrel efficacy[J]. Nat Med,2011,17(1):110-116.

46. Reny JL,Combescure C,Daali Y,et al.Influence of the paraoxonase-1 Q192R genetic variant on clopidogrel responsiveness and recurrent cardiovascular events: a systematic review and meta-analysis[J].J Thromb Haemost, 2012,10(7):1242-1251.

47. Hollopeter G,Jantzen HM,Vincent D,et al.Identification of the platelet ADP receptor targeted by antithrombotic drugs[J].Nature,2001,409(6817):202-207.

48. Fontana P,Dupont A,Gandrille S,et al.Adenosine diphosphate-induced platelet aggregation is associated with P2Y12 gene sequence variations in healthy subjects[J]. Circulation,2003,108(8):p.989-995.

49. Fontana P, Gaussem P, Aiach M, et al. P2Y12 H2 haplotype is associated with peripheral arterial disease: a case-control study [J]. Circulation, 2003, 108 (24): 2971-2973.

50. von Beckerath N,von Beckerath O,Koch W,et al.P2Y12 gene H2 haplotype is not associated with increased adenosine diphosphate-induced platelet aggregation after initiation of clopidogrel therapy with a high loading dose [J].Blood Coagul Fibrinolysis,2005,16(3):199-204.

51. Su J,Xu J,Li X,et al.ABCB1 C3435T polymorphism and response to clopidogrel treatment in coronary artery disease(CAD) patients: a meta-analysis[J].PLoS One, 2012,7(10):e46366.

52. Wallentin L,James S,Storey RF,et al.Effect of CYP2C19 and ABCB1 single nucleotide polymorphisms on outcomes of treatment with ticagrelor versus clopidogrel for acute coronary syndromes: a genetic substudy of the PLATO trial[J].Lancet,2010,376(9749):1320-1328.

第二章

出血性疾病的诊断思路及治疗原则

在临床上，出血是常见的临床表现，有很多出血是继发于其他系统疾病或者外伤，这些出血事件及其相关疾病不属于本章所讨论的范围。本章主要探讨的内容是由于血管壁、血小板及凝血系统异常导致的出血性疾病。这一大类疾病有些相对常见，如免疫性血小板减少症，有些则比较少见，如各种遗传性凝血因子缺乏症。出血性疾病的诊断大多依赖于实验室检查，因此在详细了解患者病史的基础上选择合适的实验室检查，对于出血性疾病的诊断十分重要。本章将从疾病分类、病史、体征、实验室检查的选择及治疗原则几个方面来阐述出血性疾病的诊断和治疗。

第一节　出血性疾病的定义和分类

血液凝固系统及纤溶系统属于机体重要的防御系统，它既可以避免病理性血栓的形成，维持血液的流动性，也可以在血管壁损伤后迅速形成止血血栓，避免血液过度丢失，并为内皮修复提供基础。在各种病理生理情况下，促凝因素、抗凝因素及纤维蛋白溶解因素之间的平衡状态是阻止过度失血、避免病理性血栓事件的关键[1]。

在临床实践中，针对患者进行出血性疾病的评估往往源于以下几个方面的临床表现或实验室检查：患者有过度出血的倾向；家族中多个成员有过度出血的倾向；常规检查中发现血小板及凝血筛查试验存在异常；术前检查发现凝血筛查试验异常；患者在外伤或手术后出现无法解释的过度出血。在出现以上情形时，就需要遵循出血性疾病的诊断思路进行逐步的分析与鉴别诊断。在诊断过程中，首先结合患者的病史、体格检查、出凝血筛查试验，做出初步诊断，然后选择合适的实验室检查进行确诊及鉴别诊断。

出血性疾病是由于止血、凝血机制异常导致的，以自发性出血或者与损伤程度不符的过度出血为特征的一大类疾病的统称。根据其发病时机，可以分为遗传性及获得性两大类。根据病因及发病机制，又可以分为以下几类：血管壁异常；血小板数量或者功能异常；凝血系统异常；其他复杂疾病。某些疾病发病机制中同时包含上述两类或多类因素，如弥散性血管内凝血（disseminated intravascular coagulation，DIC），表 2-2-1 中列举了常见的出血性疾病[2]。对于一些其他系统疾病引起的出血症状，如外伤引起相应的出血、食管胃底静脉曲张破裂引起的出血等，不在本章讨论范围之内。

表 2-2-1　出血性疾病分类[2]

主要分型	疾病	疾病示例
获得性	血小板减少	免疫性血小板减少症（原发性或继发性）、药物性、脾功能亢进、肿瘤骨髓浸润、DIC、血栓性血小板减少性紫癜、溶血性尿毒症综合征
	肝脏疾病	肝硬化、急性肝衰竭、肝移植、促血小板生成素缺乏
	肾衰竭	

续表

主要分型	疾病	疾病示例
	维生素 K 缺乏	吸收不良综合征、新生儿出血、抗生素治疗、营养不良、胆汁淤滞
	血液系统疾病	急性白血病、副蛋白出现、原发性血小板增多症
	获得性凝血因子抑制物	针对某种因子(如 FⅧ、FⅤ及 FⅩⅢ)的中和性抗体,获得性血管性血友病、抗磷脂抗体相关的凝血酶原缺乏症
	DIC	急性(脓毒血症、肿瘤、外伤、产科并发症)及慢性(肿瘤、巨型血管瘤)
	药物性	抗血小板聚集药物(阿司匹林、氯吡格雷)、抗凝剂、溶栓剂
	血管性	单纯性紫癜、糖皮质激素、维生素 C 缺乏、血栓栓塞、过敏性紫癜、淀粉样变
遗传性	凝血因子缺乏症	血友病 A、血友病 B、其他少见凝血因子缺乏及血管性血友病(vWD)
	血小板降低或功能异常	血小板无力症、Bernard-Soulier 综合征、贮存池病、遗传性血小板减少症
	纤维蛋白溶解异常	α_2-抗纤溶酶缺乏症、纤溶酶原激活抑制因子 1(PAI-1)缺乏症
	血管性	遗传性毛细血管扩张症
	胶原组织病	埃勒斯-当洛综合征(Ehlers-Danlos syndrome)

第二节　出血性疾病的病史、临床表现及体格检查

出血性疾病的诊断首先需要通过病史,临床表现及体格检查进行初步判断[2,3]。

一、病　史

病史对于出血性疾病的诊断非常重要,有助于实验室检查的选择及再次出血风险的评估。引出对诊断有价值的病史,需要系统性的方法及技巧来获取信息。对于出血性疾病诊断有价值的病史列举如下:

(一) 出血症状

患者对出血症状的敏感性各不相同。一些人甚至会忽略严重的出血症状,而另外一些可能对一些轻微的症状过分敏感。在患者被问到一些标准的问诊问题时,有些正常人也会觉得自己存在过度的出血。因此,一些简单的询问,如"你经常会出现皮肤瘀斑吗?",是没有意义的。相比于男性,女性患者往往更倾向于认为自己有过度出血的症状。

(二) 出血病史

伴有严重出血性疾病的患者总是会存在异常出血的病史,例如重型血友病 A、重型血友病 B、3 型血管性血友病(von Willebrand disease,vWD)和血小板无力症的患者。

(三) 出血特点

由于不同的出血特征对于不同的出血性疾病会拥有不同的诊断价值。因此辨析不同疾病特征性的出血症状十分重要。例如:自发性关节出血或肌肉出血提示血友病,而皮肤黏膜出血(鼻衄、牙龈出血、月经增多)往往提示血小板功能障碍、血小板减少或 vWD。

(四) 出血评估

在评估出血的严重性时,需要将可以引起出血的诱因如外伤、手术等考虑进去。如果一个患者没有经历过可能导致出血的事件如拔牙、手术、外伤或分娩,那么即使既往缺乏出血病史,也不能够排除一些轻型的出血性疾病,例如一些轻型 vWD 患者或轻型血友病患者。即使一些患者经历过上述具有出血风险的事件,他们也可能从来没有过度出血的病史。因此,对于一个既往没有出血病史的老年人,在经历可能导致出血的事件后发生了过度出血,也需要考虑遗传性出血性疾病。

(五) 出血证据

如果能够获得主观症状描述的客观证据,则

是非常有价值的。这些客观的证据包括:①既往因为出血症状就诊的病历;②既往实验室检查结果;③既往因出血而输注血液成分的记录;④既往贫血病史及铁剂治疗史。

(六) 药物史

药物服用史在出血病史中是非常重要的,尤其是那些非处方药物(如阿司匹林及其他非甾体类抗炎药),这些药物可能会导致出血。药物也常常引起血小板减少,因此对于血小板减少症的患者具有重要意义。一些药物也可以通过损害肝肾功能影响机体凝血功能。中草药的使用也是一个重要的问题,因为患者很难提供中草药的详细情况,包括药物的种类及剂量。银杏及人参是最常见的可以影响出凝血系统的中药,它们可以引起血小板功能异常而导致出血。

(七) 营养史

患者营养史可以帮助评估以下疾病:①维生素 K 缺乏,尤其对于那些长期应用抗生素的患者;②维生素 C 缺乏症;③营养不良及营养吸收障碍。

(八) 局部纤溶亢进出血

泌尿道、子宫内膜、鼻黏膜及口腔黏膜局部具有很强的纤溶活性,因此伴有出血性疾病的患者的上述部位在受到损伤后特别容易发生缓慢的渗出性出血。例如拔牙后的过度出血是最常见的出血症状之一。

(九) 单部位出血

单纯某一器官或者系统的出血(如血尿、呕血、黑便及咯血),多是由局部原因导致的(如肿瘤、溃疡或血管发育不良),因此需要注意局部问题的鉴别。

(十) 血管疾病

血管疾病可以引起出血,比如遗传性毛细血管扩张症(hereditary hemorrhagic telangiectasia, HHT)、库欣综合征、坏血病维生素 C 缺乏症及埃勒斯-当洛综合征(Ehlers-Danlos syndrome, EDS)。一些皮肤病也可以引起皮肤瘀斑或紫癜,需要进行仔细的鉴别诊断。

(十一) 家族史及遗传方式

家族史对于遗传性出血性疾病的诊断非常重要。患者通常不会提供近亲婚史,因此需要通过询问病史排除以上可能性。怀疑遗传性疾病史时,需要画出家系图。血友病 A 及 B 表现为 X 染色体连锁隐性遗传,vWD 常表现为常染色体显性遗传,其他罕见凝血因子缺乏、3 型 vWD 及血小板功能性疾病表现为常染色体隐性遗传。

(十二) 其他疾病病史

患者病史中需要包括可能引起凝血系统异常的疾病或特异性器官的信息,如肝硬化、肾功能不全、骨髓增殖性肿瘤、急性白血病、骨髓增生异常综合征(myelodysplastic syndrome, MDS)、系统性红斑狼疮(systemic lupus erythematosus, SLE)及戈谢病等。

二、临床表现

不同类型的出血性疾病有相对特征性的出血表现(表 2-2-2)。此外,就出血机制而言,凝血系统异常与血小板或血管壁异常导致的出血也各有特点,表 2-2-3 中列出了这两大类出血的鉴别点。一些常见的出血表现包括以下几个方面。

(一) 鼻衄

鼻衄是血小板疾病及 vWD 最常见的临床症状,在毛细血管扩张症的患者中也比较常见(常常随着年龄的增长而逐渐加重)。鼻衄在正常的儿童中也不少见,但是一般在青春期前即可缓解。单个鼻孔的反复出血往往提示局部血管问题,而非出血性疾病。

(二) 牙龈出血

牙龈出血也是血小板疾病及 vWD 常见的表现,但是正常人在使用较硬的牙刷或者洁牙时也偶尔会出现牙龈出血,牙龈炎也是正常人群出血常见的原因。

(三) 黏膜出血

口腔黏膜血泡是血小板严重减少的常见表现。在牙齿能够摩擦到颊黏膜的部位常常更容易出血。

(四) 皮肤出血

皮肤出血中瘀点及瘀斑是常见的出血形式,也是出血性疾病常见的临床表现。正常人也可能会出现皮肤出血,女性常多于男性。女性常常会主诉发现出血症状的严重程度随着月经周期而变化。

(五) 拔牙后出血

拔牙是最常见的、可以用来评估出血危险性的事件。拔除磨牙比其他类型拔牙更能考验止血系统的功能状态。过度出血的客观数据包括需要输血制品,或者填塞及缝合拔牙位点等。

(六) 咯血

咯血在出血性疾病中并不多见,即使对于重型出血性疾病也很少见。患者出现血性痰时,上呼吸道感染引起的出血可能性更大。

(七) 呕血

在出血性疾病中,呕血症状比较少见。虽然一些出血性疾病也会出现呕血,但往往是多因素的,如肝脏合成能力缺陷、食管胃底静脉曲张或服用阿司匹林等。

(八) 血尿

血尿在血友病患者中可以出现,但是其他原因如泌尿系感染,也可以出现血尿。因此需要鉴别血尿的原因。

(九) 肠道出血

正常人群中直肠出血最常见的原因是痔疮。vWD及血小板功能性疾病会加重其他疾病引起的直肠出血,如憩室、痔疮、血管畸形。黑便在出血性疾病中比较少见,但是反复出现的黑便也提示出血性疾病的存在。

(十) 月经增多

月经增多是伴有vWD或者血小板疾病女性的常见症状。一般月经天数超过7天或者有3天的月经量很大,则考虑为月经过多。

(十一) 分娩出血

分娩时的过度出血在出血性疾病患者中比较常见,必要时需要输血支持治疗。

(十二) 流产

习惯性流产常见于纤维蛋白原异常、凝血因子XⅢ缺乏及抗磷脂抗体综合征。

(十三) 关节出血

关节出血是血友病的主要临床特征。在遗传性凝血因子Ⅶ缺乏症及3型vWD中也比较常见,但是在其他出血性疾病中并不多见。

(十四) 术后出血

术后出血是出血性疾病常见的症状,尤其是在局部纤溶亢进的组织中,例如泌尿系、鼻腔、扁桃体及口腔这些部位更加容易出血。

(十五) 小创伤出血

重型血友病及血小板无力症患者在包皮环切术后会过度出血,往往是患者的首发症状。

(十六) 脐带出血

新生儿脐带残端出血是凝血因子XⅢ缺乏及先天性无纤维蛋白原血症的特征性表现。

表 2-2-2 特征性临床表现所提示的出血性疾病[2]

临床表现	出血性疾病
皮肤黏膜出血	血小板减少、血小板功能异常、vWD
新生儿头颅血肿、关节出血、血尿、肌肉出血、颅内出血及腹膜后出血	重型血友病A或B、FⅦ、FX、FXⅢ重度缺乏及3型vWD,无纤维蛋白原血症
外伤致出血及轻度自发性出血	轻中型血友病A或B、重型FⅪ缺乏、中度纤维蛋白原缺乏及FⅡ、FⅤ、FⅦ及FX缺乏,联合FⅤ和FⅧ缺乏,α_2-抗纤溶酶缺乏
脐带残端出血及习惯性流产	无纤维蛋白原血症、低纤维蛋白原血症、异常纤维蛋白原血症、FXⅢ缺乏
伤口修复障碍	FXⅢ缺乏
新生儿面部紫癜	血小板无力症、重度血小板减少
反复重度鼻衄伴缺铁性贫血	遗传性毛细血管扩张症

表 2-2-3 凝血因子缺乏性疾病与血小板/血管壁相关疾病临床特征的鉴别[3]

症状	凝血因子疾病	血小板/血管性疾病
瘀点	少见	特征性
深部血肿	特征性	少见
浅表瘀斑	常见,多为大片瘀斑	特征性,多为多发性小瘀斑
关节出血	特征性	少见
延迟性出血	常见	少见

续表

症状	凝血因子疾病	血小板/血管性疾病
浅表切割伤及擦伤出血	轻度出血	持续性出血
患者性别	80%~90%遗传病累及男性	女性相对易见
家族史	常见	少见(vWD 及 HHT 除外)

注:HHT:遗传性毛细血管扩张症

三、体格检查

体格检查对于明确出血部位、特征及判断潜在的疾病具有重要意义。

(一) 皮肤

皮肤的瘀点瘀斑常发生在腿部,因为下肢具有较高的静脉压力。对于维生素 C 缺乏的患者,出血常发生在毛发囊泡的周围。

(二) 血管性出血

毛细血管扩张症既可以表现为针尖样大小的红点,在表面施加压力后消失,也可以表现为典型的直径为几厘米的血管瘤。很多正常人随着年龄的增长也会出现毛细血管扩张。遗传性毛细血管扩张症的患者典型的皮损位于口唇及舌部(包括舌部背面),当然并不是所有患者都有如此典型的体征。肝病引起的蜘蛛痣也是毛细血管扩增,但是一般常见于肩部、胸部及面部。

(三) 静脉穿刺

在静脉穿刺部位、注射部位以及动静脉置管的部位应当仔细检查,以发现血肿、瘀斑及慢性渗出的可能。

(四) 关节畸形

关节畸形及活动受限一般见于重型血友病患者、重型 FⅦ缺乏症及 3 型 vWD 患者。这种情况一般是在多次关节出血后,导致关节破坏而畸形。

(五) 关节过伸

皮肤弹性增加或者关节活动度增加是埃勒斯-当洛综合征的特征性体征,只有拇指的过伸可能是一种变异。

第三节 出血性疾病的诊断思路

通过病史的采集、体格检查提供的线索,可以初步判断患者是否有可能存在出血性疾病,以及出血性疾病的可能类型。此外,由于出血性疾病类型繁多,病理机制复杂,因此选择适当的、价格适合的实验室检查用于出血性疾病的风险的初始评估以及病因确定是非常必要的。本节将阐述通过初筛试验结合临床特点,对出血性疾病进行初步判断,并选择合适的确诊试验进行鉴别诊断。

一、基于病史、体格检查及筛查试验的诊断思路

仅依靠单一检查方式对潜在出血性疾病患者进行诊断是不安全的,主要基于以下原因:患者提供的病史并非完全可信;对于伴有轻型出血性疾病的患者,可能没有相应的出血表现或没有接触诱发出血的原因;患者可能已经伴有获得性出血性疾病,但是并没有相应的临床表现;实验室检查可能会揭示不止一种的异常情况。因此建立在病史、体格检查和相关筛查试验结果上的综合评估更有利于临床得出准确合理的诊断。

常用的筛查试验包括活化部分凝血活酶时间(activated partial thromboplastin time,APTT)、凝血酶原时间(prothrombin time,PT)、血小板计数(platelet count,Plt)及出血时间(blood time,BT)。

图 2-2-1 至图 2-2-5 列出了基于出血病史及筛查试验结果的出血性疾病诊断思路及流程[2]。单纯的 APTT 延长可以是凝血因子Ⅷ、Ⅸ、Ⅺ、Ⅻ缺乏或者循环抗凝物存在所致,后者既可以是针对特定凝血因子的抑制物,也可能是非特异性抗凝物如肝素或狼疮样抗凝物(图 2-2-1)。遗传性内源性因子缺乏症中最常见的是血友病,包括血友病 A 及血友病 B。单纯 PT 延长提示凝血因子Ⅶ缺乏或循环抗凝物存在(图 2-2-2)。APTT 及 PT 均延长时,提示共同途径因子缺乏如纤维蛋白原、凝血因子Ⅱ、Ⅴ、Ⅹ,因子缺乏既可以是遗传性,也可能为体内存在针对某因子的特异性抗体。此外,多个凝血因子的联合缺乏可以导致 APTT 及 PT 均异常(图 2-2-3)。

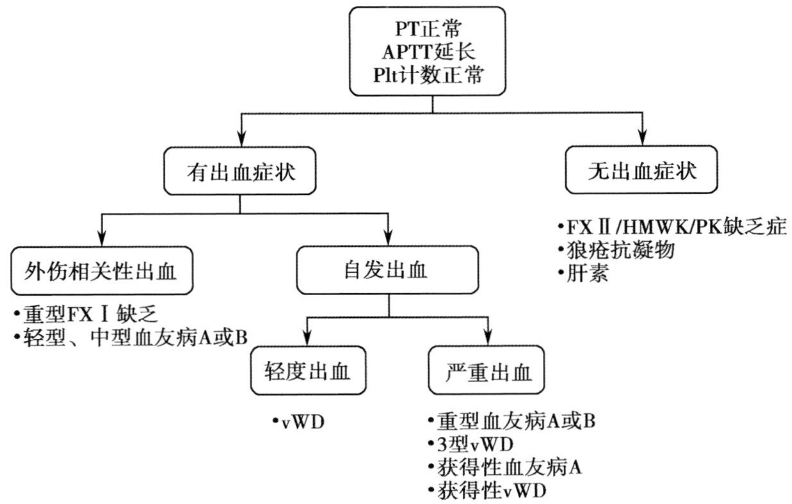

图 2-2-1　内源性凝血途径异常的诊断思路

注：HMWK：高分子量激肽原；PK：激肽释放酶原；vWD：血管性血友病

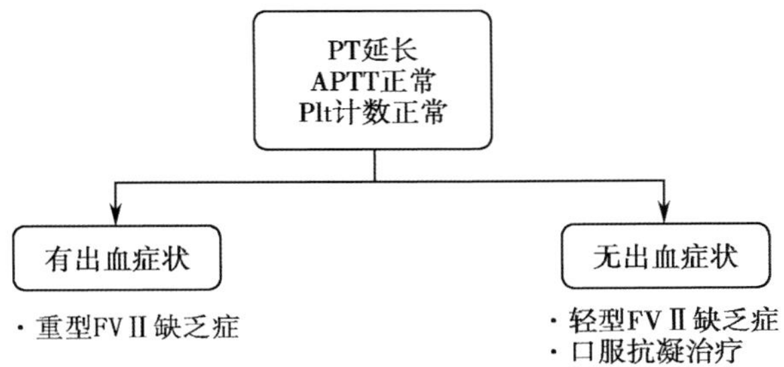

图 2-2-2　外源性凝血途径异常的诊断思路

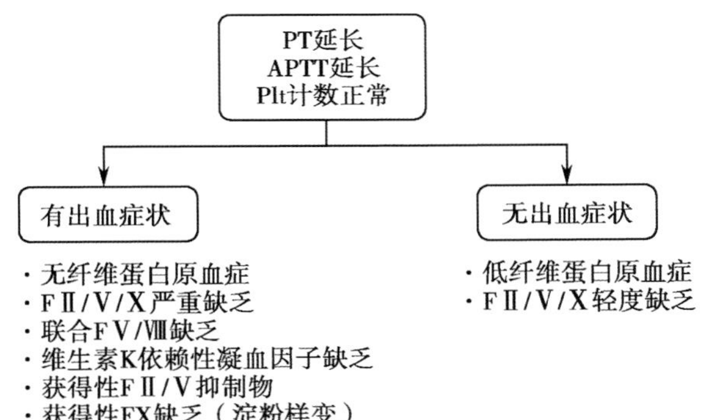

图 2-2-3　共同途径异常或内、外源途径复合异常的诊断思路

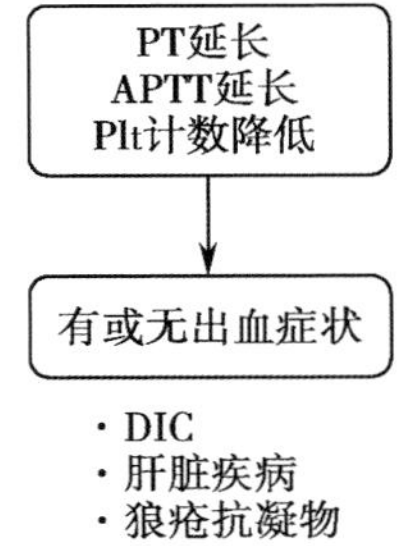

图 2-2-4　血小板和凝血系统复合异常的诊断思路

注：DIC：弥散性血管内凝血

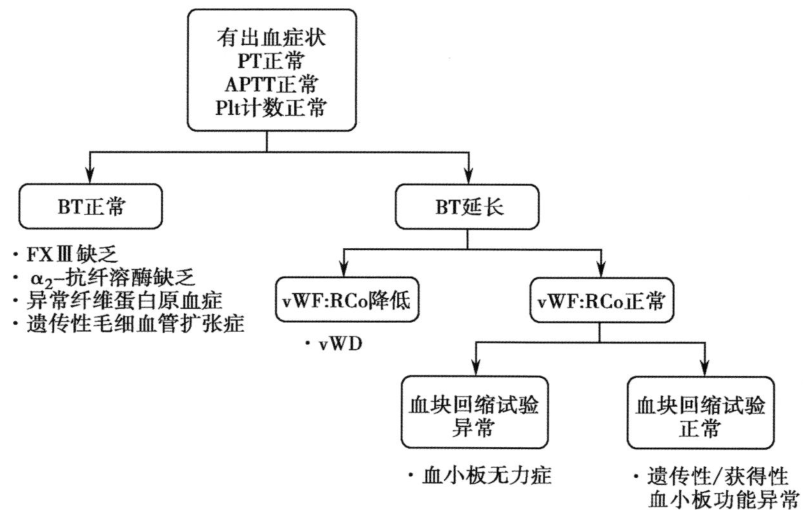

图 2-2-5 筛查试验结果正常的诊断思路

注：BT：出血时间；vWF：RCo：血管性血友病因子瑞斯托霉素辅因子活性

对于 PT 及 APTT 异常的患者，为了鉴别单纯凝血因子缺乏或者循环抗凝物的存在，需要将患者血浆与正常血浆 1∶1 混合后测定 APTT 和 PT 的方法以辅助鉴别。如果混合后血浆得到正常的 PT 或 APTT 测定结果，那么提示为单纯的凝血因子缺乏，如果混合后 PT 及 APTT 测定结果不能被纠正，即提示有循环抗凝物质的存在。如果要区分针对某因子的特异性中和抗体或者如狼疮抗凝物的非特异性抗体，需要通过更加特异的方法，包括狼疮抗凝物检测及凝血因子活性测定等。在特异性抗体中，针对 FⅧ的特异性抗体具有时间和温度依赖性，需要在 37℃温浴 2 小时以使抗体充分结合 FⅧ再进行检测；而肝素或者狼疮抗凝物无此特性。Chang 等[4]对 APTT 混合试验进行了优化以提高混合试验的敏感性及特异性，即将患者血浆与正常对照血浆以 4∶1 比例混合，通过公式计算纠正的百分比来判断结果。具体公式如下：

$$\text{纠正百分比}=(\text{APTT}_{\text{患者}}-50:50\ \text{Mix APTT}_{\text{患者}})/(\text{APTT}_{\text{患者}}-\text{APTT}_{\text{正常对照}}) \quad \text{式 2-2-1}$$

结果判断参考表 2-2-4。

表 2-2-4 4∶1 混合纠正试验结果意义

即刻混合纠正(%)	孵育后混合纠正(%)	意义提示
≥50%	>10%	因子缺乏
<50%	>10%	轻度因子缺乏
≥50%	≤10%	凝血因子抑制物
<50%	≤10%	狼疮抗凝物

当伴有出血症状的患者筛查试验均正常时，需要考虑血管因素、血小板功能异常及 FⅩⅢ异常。在这种患者中，出血时间（BT）、血管性血友病因子瑞斯托霉素辅因子活性（von Willebrand factor ristocetin cofactor activity，vWF：RCo）及外周血涂片有助于鉴别诊断。图 2-2-5 中列举了该情况下鉴别诊断的思路。

某些类型的 vWD，如部分 1 型及 2 型，通常由于 FⅧ：C 大于 30U/dl，APTT 可能正常，需要通过更多检查诊断[5]。需要指出的是，部分轻型的凝血因子缺乏，如轻型血友病 A 或血友病 B，也有可能出现 APTT 正常，因此当高度怀疑为血友病但是 APTT 正常时，需要进行凝血因子活性测定以确定诊断。

瑞斯托霉素诱导的血小板聚集可以用来区分 2B 型 vWD 及血小板型 vWD，这种类型的疾病对于低浓度的瑞斯托霉素刺激有明显的聚集反应，而其他类型的 vWD 则无反应[6]。

外周血涂片可以帮助鉴别血小板功能异常性疾病，例如血小板无力症患者的血小板呈单个、散在分布，巨大血小板综合征可见巨大血小板，伴有血小板计数的轻度减少。

除了 PT、APTT 及血小板计数外，TT 及纤维蛋白原测定对于纤维蛋白原异常疾病具有鉴别意义。TT 延长见于：①无纤维蛋白原血症、低纤维蛋白原血症及异常纤维蛋白原血症；②肝素治疗；③纤溶亢进导致的 FDP 增高，抑制纤维蛋白单体聚合；④存在凝血酶抑制物，或者淀粉样变性患者。

二、确定诊断及鉴别诊断

通过病史、体征及筛查试验的判断得出初步诊断后，需要选择特异性实验室检查以确定诊断及鉴别诊断。

（一）血小板减少症

血小板减少是一个症状，并非一个诊断。发现血小板减少时，首先需要通过血涂片来排除假性血小板减少。同时血涂片也可提供以下信息：一些遗传性血小板疾病常伴有巨血小板；May-Hegglin 病及 MYH9 综合征中可见到白细胞包涵体；免疫性血小板减少症以及其他血小板寿命缩短的疾病中血小板体积可呈中等增大；Wiskott-Aldrich 综合征中的血小板体积减小；破碎红细胞常见于血栓性血小板减少性紫癜及溶血性尿毒症综合征，在 DIC 中也可见到；红细胞缗钱状排列常见于单克隆免疫球蛋白疾病；叶酸及维生素 B_{12} 缺乏症患者常有巨红细胞及粒细胞分叶过多现象；异常白细胞增多可见于白血病及骨髓增殖性肿瘤。

对于免疫性血小板减少症，目前仍为排除性诊断，尚无可以确诊的实验室检查。图 2-2-6 中列举了血小板减少的鉴别诊断过程[3]。血小板抗体的检测包括血小板相关抗体（platelet associated immunoglobulin，PAIg）及血小板膜蛋白特异抗体，现在认为前者对免疫性血小板减少症的诊断及鉴别诊断没有意义，后者特异性较高，但是存在敏感性低、操作复杂等缺点，常规开展此项目的医院很少。

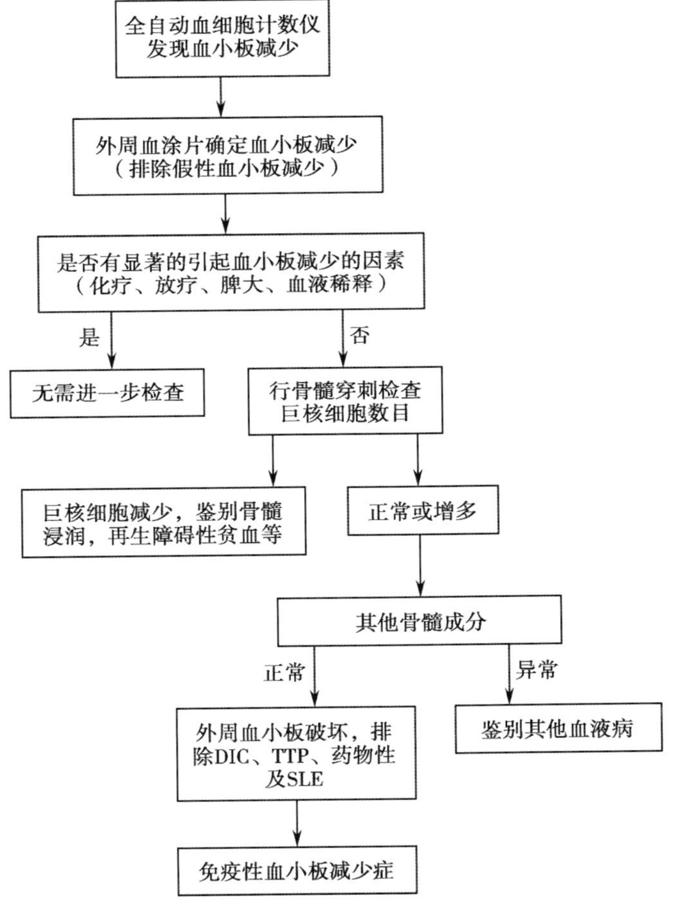

图 2-2-6　血小板减少症的诊断思路

注：DIC：弥散性血管内凝血；TTP：血栓性血小板减少性紫癜；SLE：系统性红斑狼疮

遗传性血小板减少症的诊断主要依赖于病史、特异性临床表现的综合判断，如 Wiskott-Aldrich 综合征的表现为免疫缺陷、湿疹及血小板减少，Alport 综合征表现为间质性肾炎、神经性耳聋、先天性白内障及血小板减少。此类疾病通过相应缺陷基因诊断可以确诊。

（二）凝血因子缺乏症

针对各个因子活性的测定可以用来确诊凝血因子缺乏症。通常凝血因子Ⅱ、Ⅴ、Ⅶ、Ⅹ活性通过基于 PT 的试验进行测定，凝血因子Ⅷ、Ⅸ、Ⅺ及Ⅻ活性通过基于 APTT 的试验进行测定。凝血因子ⅩⅢ的测定需要通过尿素溶解试验进行。为了鉴别凝血因子缺乏是由于血浆中数量的异常还是功能的异常，需要检测上述因子的抗原水平，最常用的是 ELISA 方法。必要时还可以通过基因检测方法，从基因水平进行诊断。

（三）循环抗凝物

循环抗凝物可以分为针对特异性凝血因子的抗体及非特异性抗体，后者主要为肝素及狼疮抗凝物。对于肝素引起的 TT 延长可以被鱼精蛋白纠正。狼疮抗凝物在体外的纠正试验中具有即刻抑制作用，目前有几种不同的检测方法，如稀释蝰蛇毒时间（dilute russell viper venom time，dRVVT）及基于 APTT 的检测方法。一般来说 PT 试剂对狼疮抗凝物敏感性较差，APTT 对狼疮抗凝物的敏感性取决于试剂中磷脂的含量。相应的实验室检测方法将在相关章节中阐述。

针对特异性凝血因子的中和性抗体可以发生在接受相应凝血因子治疗后的遗传性凝血因子缺乏症患者中，也可以发生在非遗传性凝血因子缺乏症患者中，前者属于同种抗体，而后者则属于自身抗体。抗体的活性可以通过患者血浆中存在的抗体中和正常血浆中对应凝血因子的能力来检测。Bethesda 法最初是用来检测血友病 A 患者FⅧ抑制物活性的，经过改良后可以用于各种凝血因子抗体的检测。有一类凝血因子抗体为非中和性抗体，它可以通过抗原抗体复合物形式加速凝血因子在体内的清除，而在 1∶1 混合试验中不能延长混合血浆的 APTT 或者 PT。发生这种情况时需要与遗传性凝血因子缺乏症相鉴别。此外临床上还会遇到一些复杂情况，如抗磷脂抗体综合征的患者伴有严重凝血酶原缺乏症，体内不仅存在抗磷脂抗体，也同时存在针对凝血酶原的中和性抗体，抗磷脂抗体综合征本身不会引起出血，但是伴有凝血酶原缺乏或者血小板减少时，可以出现出血症状。

（四）血管性血友病

由于 vWF 的主要功能是介导血小板与血管壁的黏附及作为 FⅧ的载体，因此 vWD 的患者可以同时表现出一期及二期止血缺陷。3 型 vWD 患者 vWF 严重缺乏，通过 vWF：Ag 的测定即可确诊，1 型及 2 型的 vWD 的诊断需要通过多种实验室检查进行鉴别，包括 vWF：RCo、FⅧ结合试验、胶原结合试验及 vWF 多聚体分析等[5]。

（五）血小板功能异常

血小板功能异常一般表现为轻度的出血，女性患者会出现月经增多。英国血液学标准委员会（British Committee for Standards in Hematology，BCSH）将血小板的检查分为以下三部分：①血小板数目及大小测定：采用全自动血细胞分析仪和（或）手工计数。②血小板功能总体评估：采用血小板功能分析仪（PFA-100®）及血栓弹力图（TEG 及 ROTEM）。③血小板功能特异性检查：采用光散射法的血小板聚集试验（light transmission aggregometry，LTA）、血小板膜蛋白测定（流式法）、血小板核苷酸含量及释放试验[6]。总体上说，血小板功能异常的实验室检查较为复杂，且不易标准化，目前开展此类检查需要能够承担中等复杂程度技术的专业的实验室。

第四节 出血性疾病的治疗原则

出血性疾病的处理原则包括一般非药物处理、病因处理以及止血治疗，不同疾病的处理有其自身的特点。

一、一般处理

患者在处于出血的活动期时，可以采取一些辅助方法协助止血及减轻局部体征。例如在血友病患者发生关节出血或肌肉出血后，可以根据 RICE 法则进行辅助处理。R 代表 Rest，即发生出血后使出血的肌肉或关节处于休息体位；I 代表 Ice，使用冰块或冷物局部冷敷，注意冰块应以毛巾包裹，避免局部冻伤，冷敷每次持续 20 分钟左右，间隔 4～6 小时；C 代表 Compression，即加压，可以应用绷带等局部包裹出血部位以起到压迫患处的作用；E 代表 Elevation，即将患肢抬高超过心脏位置以减少局部血流。

二、病因处理

（一）脱离有害物质及药物

某些出血性疾病是由于接触了作用于凝血系统及血小板的有害物质或者药物：如作用于维生素依赖性凝血因子的香豆素类药物及鼠药；作用于血小板的阿司匹林，因此在发生出血时需要停止上述药物/毒物的接触。

（二）原发病治疗

一些获得性出血性疾病，如获得性血友病 A、继发于淀粉样变的获得性 FⅩ缺乏症等，除了需要控制出血外，更加重要的是对于原发病的治疗。对于原发性免疫性血小板减少症的患者，需要应用丙种球蛋白或糖皮质激素等药物治疗原发病，对于慢性 ITP，可以行脾切除术。

三、止血治疗

（一）替代治疗

对于某种凝血因子缺乏的疾病，补充相应的凝血因子对于控制及预防出血是十分有效的方法。血友病患者的替代治疗从初期的全血输注到目前的基因重组凝血因子 FⅧ及 FⅨ的输注，已经经历了几十年的发展。使用方法从以治疗出血的按需治疗为主发展到以预防出血为主的预防治疗。对于血友病 A 患者，替代治疗时优先选择基因重组 FⅧ或血浆浓缩 FⅧ，在上述药物无法获得时可以选择冷沉淀或新鲜冰冻血浆。对于血友病 B 患者，优先选择基因重组 FⅨ，其次为凝血酶原复合物（prothrombin complex concentrate，PCC），在上述药物没有时可以选择新鲜冰冻血浆，冷沉淀对血友病 B 无效[7]。

对于其他一些罕见的遗传性凝血因子缺乏症患者来说，目前没有专门用于这类疾病替代治疗的药物，如果发生出血，可以补充新鲜冰冻血浆。

对于一些血小板减少性疾病或者血小板功能异常，可以通过输注血小板来止血，但是血栓性血小板减少性紫癜（thrombotic thrombocytopenic purpura，TTP）则为血小板输注的禁忌证。需要注意的是，在多次输注血小板后，可能会因为产生同种抗体，如人类血小板抗原（human platelet antigens，HPA）抗体及人类白细胞抗原（human leukocyte antigen，HLA）抗体，导致血小板输注无效。

（二）止血药物治疗

目前在临床中使用的止血药物种类很多，根据不同的作用机制，主要包括：

1. 抗纤溶药物

包括氨甲环酸和氨基己酸等，可用于纤溶亢进患者的止血治疗、血友病的辅助止血治疗、遗传性血小板功能异常/血小板减少的辅助止血治疗及手术出血的预防治疗等。一般认为此类药物与基因重组活化凝血因子Ⅶ联合应用，用于治疗血友病伴 FⅧ抑制物或获得性血友病是安全的，与凝血酶原复合物（PCC）/活化的凝血酶原复合物（active prothrombin complex concentrate，APCC）合用时增加血栓风险，但是也有文献提出相反观点，认为其与 PCC/APCC 联用并不增加不良事件的发生[8]。

2. 改善毛细血管通透性的药物

包括大剂量维生素 C、卡络磺钠、酚磺乙胺、糖皮质激素等，可以改善毛细血管的通透性及脆性，作为出血性疾病的辅助治疗。其中糖皮质激素可以减轻炎症反应，可用于伴有局部或者全身炎症反应的疾病。

3. 收缩血管药物

如垂体后叶素、麻黄碱、肾上腺素等药物，可以通过收缩局部血管达到减少出血的目的。此类药物多用于局部止血。

4. 基因重组活化凝血因子Ⅶ（rFⅦa）

可以用于多种出血性疾病，包括伴有 FⅧ/FⅨ抑制物的血友病患者或血小板功能异常患者的出血治疗及预防等[9]。在 DIC、产科出血、外伤出血等领域也有良好效果的报道。

5. 鱼精蛋白注射液

作用机制为中和肝素，适用于肝素治疗过量引起的出血及类肝素样物质引起的出血。

6. 1-去氨基-8-精氨酸加压素（1-desamino-8-D-arginine vasopressin，DDAVP）

可以促进轻中型血友病患者内皮细胞释放 FⅧ，1 型及部分 2 型 vWD 患者内皮细胞释放 vWF，而提高血浆中 FⅧ及 vWF 水平，起到止血效果，对于重型患者无效。该药的效果具有时限性，当内皮细胞中的 FⅧ及 vWF 被耗竭时，效果下降，需要暂停使用该药。

7. 局部用药

可以局部应用的止血药物包括凝血酶、明胶海绵、氨基己酸等，多用于皮肤及黏膜的出血，通常与局部压迫处理共同使用达到止血效果。

总之，由于出血性疾病的种类繁多，机制各有不同，因此需要根据具体的疾病选择合适的止血处理方法，并积极地治疗原发病。

（薛 峰 杨仁池）

参考文献

1. 杨仁池，季林祥.出血性疾病的分类、临床表现和实验室诊断［M］//张之南，郝玉书，赵永强，王建祥主编.血液病学：第二版.北京：人民卫生出版社.2011：1260-1263.
2. Kaushansky K，Lichtman MA，Beutler E，et al.Williams Hematology ［M］. Eighth Edition. New York：McGraw-Hill，2010.
3. Greer JP，Foerster J，Rodgers GM，et al.Wintrobe's Clinical Hematology ［M］. 12th Edition. New York：Lippincott Williams& Wilkins，2009.
4. Chang SH，Tillema V，Scherr D.A "percent correction" formula for evaluation of mixing studies［J］.Am J Clin Pathol，2002，117（1）：62-73.
5. Laffan MA，Lester W，O'Donnell JS，et al.The diagnosis and management of von Willebrand disease：a United Kingdom Haemophilia Centre Doctors Organization guideline approved by the British Committee for Standards in Haematology［J］.Br J Haematol，2014，167（4）：453-465.
6. Harrison P，Mackie I，Mumford A，et al.Guidelines for the laboratory investigation of heritable disorders of platelet function［J］.Br J Haematol，2011，155（1）：30-44.
7. 中华医学会血液学分会血栓与止血学组，中国血友病协作组.血友病诊断与治疗中国专家共识（2013 年版）［J］.中华血液学杂志，2013，34（5）：461-463.
8. Holmström M，Tran HT，Holme PA.Combined treatment with APCC（FEIBA®）and tranexamic acid in patients with haemophilia A with inhibitors and in patients with acquired haemophilia A--a two-centre experience［J］.Haemophilia，2012，18（4）：544-549.
9. 中华医学会血液学分会血栓与止血学组，中国血友病协作组.获得性血友病诊断与治疗中国专家共识［J］.中华血液学杂志，2014，35（6）：575-576.

附：

获得性血友病 A 诊断与治疗中国专家共识解读

获得性凝血因子抑制物是与凝血因子结合并中和其活性或加速其清除的抗体。发生于遗传性凝血因子缺乏症患者的抑制物是“同种抗体”，发生于既往凝血因子活性/功能正常的患者的抑制物是“自身抗体”[1]。这些自身抗体中以针对凝血因子Ⅷ（FⅧ）的自身抗体发生率最高，后者又称为获得性血友病 A（acquired hemophilia A，AHA）[2]。虽然少见，如果诊断不及时或者处理不恰当，AHA 的病死率及致残率很高。

为了提高对 AHA 的认识，由来自 13 个欧洲国家的 117 个治疗中心的研究人员组成的欧洲获得性血友病登记组历时 6 年（2003 年 1 月至 2008 年 12 月）对 501 例 AHA 进行了前瞻性研究[3-6]。这些研究结果进一步支持了 2009 年国际专家的有关建议[7]。对 49 例患者的临床回顾性研究也得出类似的结果[8]。在上述国内外研究的基础上，为了提高我国 AHA 诊断与治疗的水平，中华医学会血液学分会血栓与止血学组和中国血友病协作组提出了 AHA 诊断与治疗中国专家共识[9]，本文对其主要内容进行解读。

一、定 义

在此次提出的专家共识中，将 AHA 定义如下：AHA 是以循环血中出现抗凝血因子Ⅷ（FⅧ）的自身抗体为特征的一种自身免疫性疾病。其特点为在既往无出血史和无阳性家族史的患者出现自发性出血或者在手术、外伤或其他侵入性检查时发生出血。该定义强调了本病是一种自身免疫性疾病，同时列出了其典型临床特点。

二、病因与流行病学

本病的年发病率大约 1.5/10 万。多继发于恶性肿瘤、自身免疫性疾病、围产期女性等，约半数患者无明显诱因。在专家共识中仅列出了最常见的几种病因，如自身免疫性疾病、妊娠等，限于篇幅，没有将所有已知的病因都列出。

三、临床表现

本病主要表现为皮肤或黏膜出血，出血症状具有异质性。患者可以无出血倾向或仅有轻微的出血，也可发生致命性出血，如消化道出血、腹膜后出血和颅内出血等。多数患者成年发病，很少出现关节畸型，男女均可发病。

四、实验室检查与诊断

专家共识指出：既往无出血史的患者（尤其是老年人或者产后的患者）出现自发性出血或者在手术、外伤或其他侵入性检查时发生出血，或者不能解释的单纯 APTT 延长都需要考虑本病的诊断，需要进一步检查确诊。要确诊本病，必须进行凝血因子活性检测、抑制物筛选和抑制物滴度检测。在专家共识中特别提出少数患者可以发生所有内源性凝血因子(FⅧ、FⅨ、FⅪ和FⅫ)活性降低，这可能是由于抑制物消耗底物血浆中FⅧ所致的假象。将患者血浆进行一系列稀释后再检测相应凝血因子水平，FⅧ活性变化不大，其他凝血因子水平逐渐升高。

关于抑制物筛选和抑制物滴度检测的方法，完全采用了血友病诊断与治疗中国专家共识(2013年版)的描述[10]。但由于FⅧ自身抗体也有其特点，因此专家共识特别强调：Bethesda方法主要是用于同种抗体的检测，这类抗体呈线性即Ⅰ型动力学特征。而AHA患者显示复杂的、非线性的即Ⅱ型动力学特征。因此，Bethesda方法并不能完全准确地反应自身抗体的真实效价。国际上目前多采用在Bethesda方法基础上改良的Nijmegen方法。

五、鉴别诊断要点

本病主要需要与血友病A伴抑制物和狼疮抗凝物等鉴别。

血友病A患者产生的同种抗体可完全灭活FⅧ活性，无残余FⅧ活性。临床上表现为输注既往有效的相同剂量的FⅧ制剂后，止血效果不如过去甚至完全无效。

狼疮抗凝物为非时间依赖性的，延长的APTT不能被正常血浆纠正，而补充外源磷脂能缩短或纠正，进一步通过各种依赖磷脂的试验及dRVVT等予以证实。抗FⅧ的自身抗体和狼疮抗凝物可能出现于同一个患者。对于一些复杂病例，ELISA试验可鉴别凝血因子Ⅷ抑制物和狼疮抗凝物。选用对狼疮抗凝物不敏感的APTT试剂，有助于排除其对于凝血的影响。临床上，有狼疮抗凝物的患者很少出血，血栓表现更多见。

六、治疗原则与方案

由于AHA病情凶险，一旦确诊后应立即给予及时恰当的治疗措施，所有患者应立即采取免疫抑制治疗以清除FⅧ抑制物，达到彻底治愈目的。本病的治疗分为止血治疗和清除抑制物治疗两部分。

在专家共识中特别指出：因为抑制物水平并不能预测出血的危险性，所以不能用抑制物水平判定是否应该采取免疫抑制治疗。抑制物水平唯一的参考价值是对免疫抑制治疗反应的预测。

此外，共识还特别强调：因大多数的AHA患者是老年人，可能伴发其他疾病，在积极治疗原发病的基础上，治疗方案应该在快速清除抑制物以降低出血风险和由免疫抑制治疗所带来的副作用之间进行权衡。

1. 止血治疗

一旦确诊，应该立即采取措施防止发生大出血。考虑到止血治疗潜在的副作用，尤其是伴发并发症的老年患者，应该仔细权衡治疗的风险，采取个体化治疗措施。由于已有较多的临床资料，专家共识在止血治疗部分重点介绍了FⅧ抑制物的旁路治疗。

共识提出AHA一线止血治疗药物包括人重组活化因子Ⅶ(rFⅦa)和活化人凝血酶原复合物(active prothrombin complex concentrates，aPCC)。rFⅦa推荐剂量为90μg/(kg · 2~3h)静注，直至出血得到控制；aPCC 50~100IU/(kg · 8~12h)静注，直至出血得到控制，最大剂量不超过200IU/(kg · d)。由于我国尚无aPCC，临床上使用国内血制品企业生产的凝血酶原复合物(prothrombin complex concentrates，PCC)止血也有效，提示在PCC生产过程中可能也激活了部分凝血因子。尚无任何实验室检查能够判定临床治疗效果，因此疗效判定必须基于对临床出血症状的评估。

需要特别指出的是，在使用旁路制剂时应充分评估发生血栓并发症的危险，每日剂量不宜过大。目前关于rFⅦa和aPCC诱发血栓形成的证据尚有限。在老年和有冠心病史或有血栓并发症危险因素的患者中使用要谨慎。

当抑制物滴度≤5BU(Bethesda unit，BU)，出血表现或者潜在出血较小并且无旁路治疗制剂时，共识建议用血源性或者重组的FⅧ制剂。共识特别提出尚无前瞻性的、随机对照临床研究证实该治疗方案在AHA中的有效性。在临床实践中应加大FⅧ的用量，因为其中部分用于中和FⅧ抗体，剩余部分才能真正提高患者的FⅧ活性。

2. 抑制物清除

共识建议的一线方案包括单用皮质类固醇，或者皮质类固醇和环磷酰胺联合使用。醋酸泼尼松1mg/(kg · d)口服4~6周或联合环磷酰胺1.5~2mg/(kg · d)最长6周。若治疗4~6周后无反应，应该考虑单用利妥昔单抗或者联合皮质类固醇作为替代治疗方案。上述治疗无效可考虑使用其他细胞毒药物如硫唑嘌呤、长春新碱、麦考酚酯和环孢霉素等。

在治疗成功后或者换二线治疗以后，应该尽快减停皮质类固醇。环磷酰胺的使用应该根据血常规进行调整并且不超过6周，因为继续治疗会增加副作用的发生。若出现不明原因的发热、脓毒血症或严重的感染以及产后哺乳的女性患者不应该用环磷酰胺或其他的烷化剂进行治疗。

七、疗效判断

治疗有效性的评价应该基于出血是否得到控制，如血肿的大小、血红蛋白/血细胞比容的稳定和血肿引起的疼痛程度来判定。参考国外的建议，此次共识提出如下疗效判断标准：①抑制物彻底清除：不能检测到抑制物和FⅧ水平正常。②持续缓解：免疫抑制治疗之后不能检测到抑制物(<0.6BU)和FⅧ水平>50%。此外由于本病可能复发，专家共识建议在完全缓解后随访，最初6个月内每月检查一次APTT和FⅧ活性；第6~12个月时每2~3个月检查一次并持续一年；第二年每半年检查一次，若条件允许可适度延长。

（杨仁池）

参考文献

1. Franchini M, Lippi G, Favaloro EJ. Acquired inhibitors of coagulation factors: part Ⅱ[J]. Semin Thromb Hemost, 2012, 38(5): 447-453.
2. Coppola A, Favaloro EJ, Tufano A, et al. Acquired inhibitors of coagulation factors: part I-acquired hemophilia A[J]. Semin Thromb Hemost, 2012, 38(5): 433-446.
3. Knoebl P, Marco P, Baudo F, et al. Demographic and clinical data in acquired hemophilia A: results from the European Acquired Haemophilia Registry (EACH2)[J]. J Thromb Hemost, 2012, 10(4): 622-631.
4. Collins P, Baudo F, Knoebl P, et al. Immunosuppression for acquired hemophilia A: results from the European Acquired Haemophilia Registry (EACH2)[J]. Blood, 2012, 120(1): 47-55.
5. Baudo F, Collins P, Huth-Kühne A, et al. Management of bleeding in acquired hemophilia A: results from the European Acquired Haemophilia (EACH2) Registry[J]. Blood, 2012, 120(1): 39-46.
6. Tengborn L, Baudo F, Huth-Kühne A, et al. Pregnancy-associated acquired haemophilia A: results from the European Acquired Haemophilia (EACH2) registry[J]. BJOG, 2012, 119(12): 1529-1537.
7. Huth-Kühne A, Baudo F, Collins P, et al. International recommendations on the diagnosis and treatment of patients with acquired hemophilia A[J]. Haematologica, 2009, 94(4): 566-575.
8. Yang Y, Xue F, Shi H, et al. Acquired hemophilia A: Retrospective analysis of 49 cases from a single Chinese hemophilia center[J]. Clin Appl Thromb Hemost, 2015, 21(1): 35-40.
9. 中华医学会血液学分会血栓与止血学组，中国血友病协作组.获得性血友病A诊断与治疗中国专家共识[J].中华血液学杂志，2014，35(6)：575-576.
10. 中华医学会血液学分会血栓与止血学组，中国血友病协作组.血友病诊断与治疗中国专家共识[J].中华血液学杂志，2013，34(5)：461-463.

第三章

血栓性疾病的诊断思路及治疗原则

血栓性疾病是复杂的多基因-环境因素疾病，凡能够破坏循环血液中凝血与抗凝平衡的因素均可导致血栓性疾病的发生。遗传因素决定了不同个体对血栓形成有着不同的易感性，而这种易感性多终生伴随，在一种或多种获得性因素的诱导下容易导致血栓形成。全面了解血栓性疾病的病因和危险因素，则有望实现对此类疾病的早期诊断。在血栓性疾病的治疗方面，虽然目前有关抗血栓药物的研究工作取得了较大进展，但出血和血栓复发等风险使得对抗栓药物的选择仍存争议，此外，当心脑血管病患者就医时，血栓往往早已形成并导致了血管栓塞，而这些脏器缺血后再治疗往往效果不佳。由此可见，血栓性疾病的诊疗重点在于早期诊断和靶向干预。本节将对血栓性疾病的常见危险因素、早期诊断、靶向治疗以及需要思考的问题进行介绍和讨论。

第一节　血栓性疾病的定义和分类

血栓形成（thrombosis）是指在一定条件下，血液有形成分在血管内（多数为小血管）形成栓子，造成血管部分或完全堵塞、相应组织器官血供障碍的病理过程。根据组成成分，血栓可分为血小板血栓、红细胞血栓、纤维蛋白血栓和混合血栓等。按发生血栓的血管类型可分为动脉血栓、静脉血栓、心腔内血栓及微血管血栓。血栓栓塞（thromboembolism）是血栓由形成部位脱落，在随血流移动过程中部分或全部堵塞某些血管，引起相应组织和（或）器官缺血、缺氧、坏死（动脉血栓）及淤血、水肿（静脉血栓）的病理过程。以上两种病理过程所引起的疾病，临床上称为血栓性疾病。

第二节　血栓性疾病的病史与临床表现

对病史的充分了解是临床分析患者病情和确定诊断思路的重要基础，有助于临床判断血栓诱发原因、评估血栓再发生风险以及预测临床结局，指导医生有针对性选择检查项目和方式，而临床表现则是进一步明确诊断思路的重要支撑。

一、病　史

对于静脉血栓患者，询问既往血栓病史不但有助于判断患者血栓再发生的风险，同时也是了解患者可能存在的遗传性或获得性血栓风险因素的有效途径，特别是在≤50 岁的人群中，既往的多次血栓病史（尤其是青少年时期）往往提示患者有遗传性易栓因素。对于动脉血栓患者，既往的血栓栓塞病史已经明确是短期内血栓再发生的独立风险因素，并与不良临床结局密切相关。此外，了解患者抗栓药物的使用情况，也可以帮助医生判断是否存在药物抵抗或者耐药基因表达的可能性，对于医生制订或调整用药策略非常重要。另一方面，通过对一些有促凝作用药物（如口服避孕药、部分抗肿瘤药物等）使用情况的了解，则可帮助医生对是否进行同步抗凝治疗做出选择。对于有血栓既往病史（或者实验室表型检测呈阳性）的中、青年患者，应进一步询问其家族成员的血栓病史，以评估遗传性易栓症的可能性。

二、临床表现

（一）不同类型血栓形成的临床特点

1. 静脉血栓

临床最为多见。常见于深静脉如腘静脉、股

静脉、肠系膜静脉及门静脉等。主要表现：血栓形成的局部肿胀、疼痛；血栓远端血液回流障碍：如远端水肿、胀痛、皮肤颜色改变、腹水等；血栓脱落后栓塞血管引起相关脏器功能障碍，如肺栓塞等。

2. 动脉血栓

多见于冠状动脉、脑动脉、肠系膜动脉及肢体动脉，临床表现如下：发病多较突然，可有局部剧烈疼痛，如心绞痛、腹痛、肢体剧烈疼痛等；相关供血部位组织缺血、缺氧所致的器官、组织结构及功能异常，如心肌梗死、心力衰竭、心源性休克、心律失常、意识障碍及偏瘫等；血栓脱落引起脑栓塞、肾栓塞、脾栓塞等相关症状及体征；供血组织缺血性坏死引发的临床表现，如发热等。

3. 微血管血栓

常见于弥散性血管内凝血（disseminated intravascular coagulation，DIC）、血栓性血小板减少性紫癜（thrombotic thrombocytopenic purpura，TTP）及溶血性尿毒症综合征（haemolytic uraemic syndrome，HUS）等。临床表现往往缺乏特异性，主要为皮肤黏膜栓塞性坏死、微循环衰竭及器官功能障碍。

（二）易栓症（thrombophilia）

易栓症是指存在易发生血栓的遗传性或获得性缺陷而具有高血栓栓塞倾向。遗传性易栓症的特点是有血栓家族史，无明显诱因的反复、多发性的血栓形成，年轻时（<45 岁）发病，对常规抗血栓治疗效果不佳。获得性易栓症可见于肿瘤、抗磷脂抗体综合征、肝脏疾病、肾病综合征及系统性红斑狼疮等。

易栓症的遗传背景有着明显的种族差异。欧美白种人群引起易栓症的常见遗传因素为凝血因子Ⅴ基因 *Leiden* 突变（*FV leiden*）以及凝血酶原基因 G20210A 突变（*FII G20210A*），而我国人群易栓症的遗传危险因素主要为蛋白 C、蛋白 S 和抗凝血酶等抗凝蛋白基因缺陷[1]。

第三节 血栓性疾病的诊断思路

血栓性疾病的诊断主要依据血管栓塞的临床表现，结合影像学等客观检查。在明确临床诊断后更应该进一步明确血栓形成的病因诊断。

一、诊断方法

（一）深静脉血栓形成（deep vein thrombosis，DVT）

二维超声显像是诊断 DVT 最常用的确诊手段，可直接见到大静脉内的血栓，配合 Doppler 测算静脉内血流速度，并观察对呼吸和压迫动作的正常反应是否存在；此种检查对近端深静脉血栓形成的诊断阳性率可达 95%；而对远端者诊断敏感性仅为 50%~70%，但特异性可达 95%。此外，20 世纪 90 年代以放射性核素检查^{125}I 纤维蛋白原扫描用于 DVT 的诊断。与超声检查相反，该检查对腓肠肌内的深静脉血栓形成的检出率可高达 90%，而对近端深静脉血栓诊断的特异性较差；其主要缺点是注入放射性核素后需要滞后 48~72 小时方能显示结果。阻抗容积描记法（impedance plethysmography，IPG）和静脉血流描记法（phleborheography，PRG）分别采用皮肤电极和充气袖带测量在生理变化条件下静脉容积的改变，当静脉阻塞时，随呼吸或袖带充、放气而起伏的容积波幅度小；其对近端深静脉血栓形成诊断的阳性率可达 90%，但对远端者诊断敏感性明显降低，现已不常用。DVT 诊断的金标准仍为深静脉造影，从足部浅静脉内注入造影剂，在近心端使用压脉带，很容易使造影剂直接进入深静脉系统，如果出现静脉充盈缺损，即可做出定性及定位诊断。深静脉造影多用于高度怀疑 DVT 但超声未见血栓征象的病例。

（二）肺栓塞（pulmonary embolism，PE）

PE 的临床表现多样，隐匿且缺乏特异性。检出 PE 的关键是提高诊断意识，对有疑似表现、特别是高危人群中出现疑似表现者，应及时进行相应检查。诊断程序一般包括疑诊和确诊。如患者出现上述临床症状、体征，特别是存在前述危险因素的患者出现不明原因的呼吸困难、胸痛，晕厥、休克，或伴有单侧或双侧不对称性下肢肿胀、疼痛等，应进行 D-二聚体、动脉血气、心电图、X 线胸片和超声心动图检查。血浆 D-二聚体检测的敏感性高而特异性差。急性 PE 时 D-二聚体水平升高，若其含量低于 500ug/L，有重要的排除诊断价值（95%）。动脉血气分析常表现为低氧血症、低碳酸血症，肺泡-动脉血氧分压差增大，部分患者的血气结果可以正常。大多数患者表现有非特异性的心电图异常，最常见的改变为窦性心动过速。对心电图改变需作动态观察，且应注意与急性冠状动脉综合征相鉴别。胸片可显示肺动脉阻塞征、肺动脉高压征、右心扩大征、肺野局部片状阴影、尖端指向肺门的楔形阴影、肺不张或膨胀不全，肺不张侧可见横膈抬高，有时合并少至中量胸腔积液等征象。X 线胸片对鉴别其他胸部疾病有重要帮助。

超声心动图在提示诊断和排除其他心血管疾病方面有重要价值。若在右心房或右心室发现血栓，同时患者的临床表现符合 PE,可作出 PE 诊断。

在临床表现和初步检查提示 PE 的情况下,应进行 PE 的确诊检查,常用的手段评述如下。螺旋 CT 肺动脉造影(computer tomography pulmonary angiography,CTPA)是目前最常用的 PE 确诊手段,能够准确发现段以上肺动脉内的血栓;放射性核素肺通气/血流灌注扫描曾是 PE 的重要诊断方法,其典型的征象是呈肺段分布的肺血流灌注缺损,并与通气显像不匹配,结果呈高度可能时具有诊断意义;磁共振显像肺动脉造影(magnetic resonance pulmonary angiography,MRPA)对段以上肺动脉内血栓的诊断敏感度和特异性均较高,也可用于对碘造影剂过敏的患者;肺动脉造影为诊断 PE 的金标准,其直接征象有肺动脉内造影剂充盈缺损、伴或不伴轨道征的血流阻断,间接征象有肺动脉造影剂流动缓慢、局部低灌注和静脉回流延迟等。由于肺动脉造影属有创性检查技术,有发生致命性或严重并发症的可能性,故应严格掌握其适应证。

二、诊断思路

结合以上方法和手段,本病的诊断思路如下:①存在血栓形成的高危因素,如动脉粥样硬化、糖尿病、肾病、恶性肿瘤、妊娠、肥胖、易栓症、近期手术及创伤、长期使用避孕药等。②存在各种血栓形成及栓塞的症状和体征。③进行影像学检查。以彩色多普勒血流成像(Doppler color flow imaging,CDFI)(即彩超)最为常用,是安全、无创、可重复的血栓筛查手段;血管造影术以往一直是诊断血栓形成的金标准;近年来,CT 血管成像(computed tomography angiography,CTA)及 MR 血管成像(magnetic resonance angiography,MRA)也能直接显示全身大部分血管的栓子,一定程度上可取代血管造影术,尤其对于病情严重、老年患者和有动、静脉插管禁忌证者更为合适;此外,放射性核素显像也是检测血栓的方法之一。

由此可见,借助客观检查对血栓性疾病的诊断并不困难,但目前国内外对血栓性疾病的诊断多停留在临床诊断层面,而未考虑其根本病因所在。很多血栓性疾病患者发生血栓栓塞年龄较轻、或有家族史或既往血栓史,一些血栓形成由其他原发病引起,若这些原因不明确,血栓形成往往难以控制且容易复发。因此,除了临床诊断,血栓性疾病诊断的重点更在于明确病因和早期诊断。

为早期诊断而进行的血栓性疾病病因筛查需要思考 3 个问题:①对哪些患者开展?②进行哪些早期诊断试验?③什么时候筛查最为合适?

1. 哪些患者有必要进一步筛查

血栓性疾病危险因素复杂,检查项目繁多,全面的筛查将加重患者的经济负担,检查结果异常也会增加患者的精神压力。因此,哪些患者需要开展筛查一直存在争议,需要仔细斟酌。通常遇到以下指征之一时,需建议患者接受进一步的危险因素筛查:

(1)缺血性脑卒中、急性心肌梗死、静脉血栓栓塞症(venous thromboembolism,VTE)初发年龄<45 岁;

(2)无明显诱因反复发生的动静脉血栓形成;

(3)罕见部位的静脉血栓形成(如腋静脉、肠系膜静脉血栓形成);

(4)有 VTE 家族史;

(5)无明显诱因或者较弱的获得性因素(妊娠产褥期、口服避孕药、雌激素替代治疗、长时间制动)出现的 VTE;

(6)新生儿内脏静脉血栓、暴发性紫癜;

(7)习惯性流产、死产;

(8)口服华法林出现皮肤坏死。

2. 需要开展哪些早期诊断试验

由于不同人种、民族之间遗传背景的差异,每个国家、地区人群常见的危险因素也不尽相同。这就需要首先明确哪些血栓危险因素在我国最为常见,筛查可根据危险因素常见与否顺序开展。例如,欧美白种人流行的 *F5Leiden* 和 *F2G20210A* 多态性在我国汉族人群极为罕见,无需常规检测和诊断已基本达成共识。需要思考的是,筛查试验中发现了异常是否需要继续完成其他检查?越来越多的学者认为血栓性疾病危险因素筛查应尽可能地完善,尤其是对于无诱因血栓患者以及复发性 VTE 患者。当初始发现无法解释其反复出现的血栓形成表现时,要考虑是否存在着多个因素异常并存的可能性,进行其他因子检测。临床上有许多 VTE 反复发生的患者最后都被证实为联合缺陷(如遗传性蛋白 C 和遗传性抗凝血酶联合缺乏症)[2]。全面筛查的另外一个原因在于,不同的检测手段对某些遗传缺陷的敏感性不一。例如,基因多态性 *PROC* p. Lys192del 是我国人群

VTE 的常见变异，杂合子个体血浆蛋白 C 活性检测时，用发色底物法结果完全正常，而用目前基本废弃的凝固法检测才能发现其蛋白 C 抗凝活性下降[3]。此外，需要注意如果在常见筛查实验中未见异常，根据条件可考虑检查血栓性疾病少见的病因，如遗传性异常纤维蛋白原血症、纤溶酶原异常、FⅨ或 FⅪ水平升高等。

3. 何时开展病因筛查

除了分子遗传学检查以外，多数实验室检测项目均受到各种获得性因素影响，检测样本采集时间不适宜、检测方法不当、未考虑混合影响因素都可能对血栓性疾病的病因误诊。最佳的检测时间为血栓性疾病发生的 6 个月之后，停止抗凝治疗至少 4 周，产褥期后 3 个月，激素治疗停止 3 个月。然而，这些条件是最理想的，临床实践中只要能够正确把握和分析检查结果，在患者入院时即开展筛查也有重要价值。例如，患者入院时筛查血浆蛋白 C、蛋白 S 活性，如果检测结果低于正常虽不能判定蛋白 C 或蛋白 S 缺乏症，但结果正常则可以排除遗传性缺陷的可能性。有学者即使在患者无法停止抗凝治疗也进行蛋白 C 和蛋白 S 活性检测，同时辅以 FⅩ活性测定，结果分析时，比较蛋白 C、蛋白 S、FⅩ活性是否同等程度下降，若蛋白 C/FⅩ或者蛋白 S/FⅩ小于 0.5，可初步考虑蛋白 C 或蛋白 S 缺乏症[4]。对于入院就诊患者，较为全面的分析个体血栓危险因素后，可初步对 VTE 发生的可能性开展评估和预测，即早期诊断，以决定是否需要预防血栓形成。结合血栓性疾病常见的遗传性、获得性危险因素、住院患者疾病是否引起高凝状态以及出血风险做出早期诊断以及制订预防方案，图 2-3-1 简单列举了评估流程，有待进一步补充。

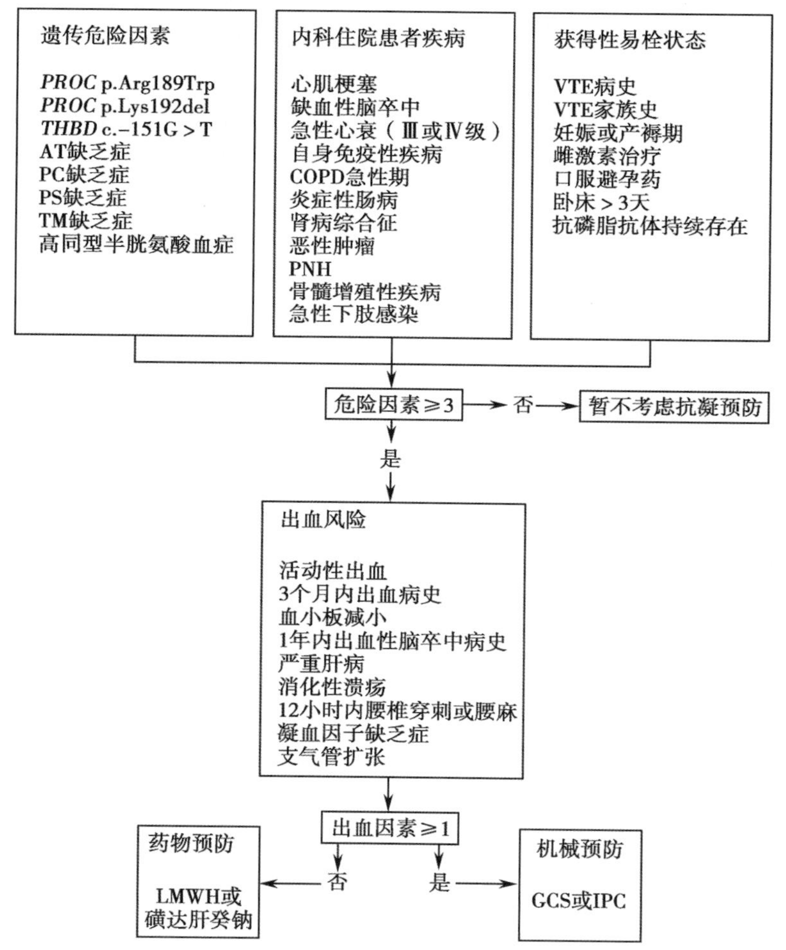

图 2-3-1 静脉血栓栓塞症的早期诊断评估与早期干预流程

注：AT：抗凝血酶；PC：抗凝蛋白 C；PS：抗凝蛋白 S；TM：凝血酶调节蛋白；COPD：慢性阻塞性肺病；PNH：阵发性睡眠性血红蛋白尿；VTE：静脉血栓栓塞症；LMWH：低分子肝素；GCS：分级加压袜；IPC：间歇充气加压装置

该评估流程分析了常见的 VTE 因素和出血风险因素,概括性较强,临床实践容易执行;不足之处在于把各种危险因素混合处理,未考虑各种因素的相对危险度。更理想的评估方法是对每种因素评分,最后以积分的形式评价 VTE 风险大小。当然,准确完成此类评估有赖于未来更多临床研究的开展。

第四节 血栓性疾病的治疗原则

Virchow 在 1845 年提出的血栓形成"三要素",即血管壁损伤、血液成分异常、血流紊乱的理论至今仍适用,并影响着对血栓患者进行临床治疗的思路。当血管内皮细胞因机械(如手术、创伤)、炎性病变(如动脉粥样硬化)、化学(如药物)、生物(如内毒素)、免疫及血管自身病变等因素受损伤时,其抗栓和促栓机制失衡,纤溶机制异常,从而促进血栓的形成。血管内皮损伤、血流切变应力改变、某些药物、多种疾病(如系统性红斑狼疮、血栓性血小板减少性紫癜等)都可导致血小板功能亢进,活性增强,促进血栓形成;原发性或获得性血小板数量增多,尤其超过 800×10^9/L 时有明显的血栓形成倾向。某些疾病(如急性感染)引起的纤维蛋白原增加、不良生活习惯(如高脂饮食)等原因引起的因子Ⅶ活性增高、手术、创伤引起的凝血因子Ⅷ、Ⅸ和Ⅹ升高等均能促使血栓形成。另一方面,遗传性或获得性的抗凝蛋白含量及活性异常(如抗凝血酶、蛋白 C 和蛋白 S 缺乏症、活化蛋白 C 抵抗现象等)、纤溶活性降低(如纤溶酶原结构或功能异常、纤溶酶原激活物释放障碍以及纤溶酶激活物抑制物过多等)均可导致人体对凝血活化的抑制能力和纤维蛋白的清除能力下降,有利于血栓形成及栓子体积增大。此外,各种原因引起的血液黏滞度增高、红细胞变形能力下降等,也能导致全身或局部血流淤滞、缓慢,为血栓形成创造条件,如高纤维蛋白原血症、高脂血症、红细胞增多症、脱水等。此外,临床中使用的多种药物亦与血栓形成有密切关系,如肝素、避孕药、抗纤溶药物和门冬酰胺酶等。结合上述血栓风险因素,血栓性疾病的治疗主要分为病因治疗、抗栓治疗以及减少血栓复发的预防性治疗。

一、治疗原则

1. 去除血栓形成诱因

治疗基础疾病,如防治动脉粥样硬化、控制糖尿病、治疗感染和治疗肿瘤等。

2. 抗血栓治疗

根据血栓形成发生的部位和时程,采取不同的治疗措施。

(1)溶栓治疗和介入溶栓:主要用于新近的血栓形成或血栓栓塞。应选择性应用于有肢体坏疽风险的 DVT 患者、血流动力学不稳定的肺栓塞及冠状动脉栓塞患者等。动脉血栓最好在发病 3 小时之内进行,最迟不超过 6 小时;静脉血栓应在发病 72 小时内实施,最迟不超过 6 日。通过静脉注射溶栓药物或应用导管将溶栓药物注入局部,以溶解血栓,恢复正常血供。常用溶栓药物有尿激酶(urokinase,UK)、链激酶(streptokinase,SK)、组织型纤溶酶原激活剂(tissue-type plasminogen activator,t-PA)等。溶栓治疗的监测指标:①血浆纤维蛋白原(fibrinogen,Fbg),应维持在 1.2~1.5g/L 水平以上;②血清纤维蛋白(原)降解产物(fibrinogen/fibrin degradation product,FDP)检测,维持在 400~600mg/L 为宜。

(2)静脉血栓治疗原则:急性抗凝以普通肝素(unfractionated heparin,UFH)治疗方案为首选,对肝素过敏或因肝素诱导的血小板减少症(heparin-induced thrombocytopenia,HIT),适合选用其他抗凝药物(如阿加曲班),总疗程一般不宜超过 10 日;非急性抗凝首选低分子量肝素(low molecular weight heparin,LMWH)为佳;长期抗凝以华法林治疗为主,也可考虑戊聚糖类及 FⅩa 的直接抑制剂等。抗凝治疗使用的剂量应谨慎、注重个体化,一般以 APTT 监测肝素治疗剂量,以国际标准化比值(international standardization ratio,INR)监测华法林治疗剂量。深静脉血栓形成抗凝治疗的疗程可参考美国胸科医师协会(American College of Chest Physicians,ACCP)指南方案及近年学者们提出的改进方案。

(3)动脉血栓治疗原则:需持续抗血小板治疗。临床上,阿司匹林、氯吡格雷和血小板膜糖蛋白Ⅱb/Ⅲa(GPⅡb/Ⅲa)拮抗剂是当前抗血小板药物的主体,阿司匹林和氯吡格雷可以口服,而 GPⅡb/Ⅲa 拮抗剂只能静脉注射,仅适用于疾病急性期。对陈旧性血栓经内科治疗效果不佳而侧支循环形成不良者,可考虑手术治疗,即手术取出血栓或切除栓塞血管段并重新吻合或行血管搭桥术。

(4)易栓症治疗原则:易栓症的治疗原则主要是预防血栓,治疗动静脉血栓栓塞。

(5)新型口服抗凝药：包括直接凝血酶抑制剂达比加群，Ⅹa 因子抑制剂利伐沙班、阿哌沙班、贝曲西班和依杜沙班[5]，一般无需监测、相互作用少，循证医学试验证实在术后血栓、心房颤动，以及急性冠脉综合征中疗效及安全性优于华法林、依诺肝素等，不良反应小。

3. 对症治疗

包括扩张血管、改善循环、止痛、改善器官衰竭等，肢体静脉血栓形成者应抬高患肢。可应用降黏药物、钙拮抗剂、血管扩张剂及中草药制剂等辅助药物。

二、血栓栓塞性疾病治疗进展

1. 抗凝与系统溶栓

虽然获得性高凝状态相关的危险因素可循，遗传性血栓性疾病可以进行相关的筛查，但是目前临床上还没有一种切实可行的方法在血栓形成前可以准确预测血栓必然形成。对于高凝状态的患者在没有禁忌证的前提下可以预防性抗凝治疗，一旦急性血栓性事件发生，则需要立即系统的抗栓治疗。目前常用的抗栓药物包括：抗血小板聚集、抗凝及溶栓药物。为保证在血栓局部具有较高的治疗浓度，须保证全身足量给药。抗凝药物禁用于血栓伴活动性出血的患者，肝素禁用于肝素诱导的血小板减少症（HIT）患者；溶栓药物除此之外还禁用于年龄大于 75 岁的患者[6]。

2. 介入治疗

鉴于全身给药，药物仅在血栓局部发挥抗栓作用，其余部位的分布都可能造成出血风险；所以如果有一种策略可以只针对血栓局部给药，其余部位基本没有分布，在保证局部药效的同时将全身副作用降至最低，势必具有良好的研究与应用前景。介入作为一种导管引导下的局部抗栓治疗，可针对血栓栓塞局部给药，具有以下优势：①通过导管将抗栓药物直接输送到栓塞的血管，保证了局部的高药物浓度的同时，其他部位基本没有药物分布从而可大大降低副作用发生；②作为一种微创手术，对机体损伤较小，大大延伸了适应证的范围；③配合造影技术，可以直观地判断血管是否再通，如未恢复有效灌注，可指导重复用药；④除输送药物外，还可完成安装支架、滤网及直接抽吸栓子等操作。

虽然能够针对性抗血栓，但近年来介入抗栓治疗的发展还是受到一些瓶颈因素的限制：①介入抗栓治疗，需要昂贵的仪器和高昂的治疗费用，并有熟练的有相应资质的医生才能完成，所以只能在大型医院才能开展，基层医院应用受限，使很多心、脑急性血栓事件丧失了最佳的治疗时机；②虽然是导管直接引导，但是也只能到相对较小的血管，对于微血管血栓及全身多部位血栓来说则不适用；③作为一种侵入性的操作，其仍然存在一定的诱发感染与出血的风险，治疗之后仍然有再栓塞的风险；④对于血栓栓塞同时伴有活动性出血、血小板减少及凝血功能异常的患者，介入操作因可加重出血风险而禁忌使用[7]。

3. 靶向治疗

针对存在的这些问题，研究者又把目光集中在可以通过全身给药就能选择性地分布到血栓区域，像介入一样在局部形成较高浓度的药物的研究上[8]，这种血栓特异性的药物因给药方便和给药剂量减少而大大降低了出血与手术风险。此类药物被称为靶向性抗栓药，有些已经进入临床或临床前研究。

(1)血小板膜糖蛋白(GP)Ⅱb/Ⅲa 受体抑制剂：血小板糖蛋白(GP)Ⅱb/Ⅲa 受体抑制剂是一类新型的抗血小板聚集药物，如阿昔单抗（abeix-imab）、替罗非班（tirofiban）、埃替非巴肽（eptifi-batide）等，他们是与 GPⅡb/Ⅲa 受体结合，以阻断纤维蛋白原，vWF 及其他黏性分子的受体位点结合，抑制血小板聚集，达到靶向抗血栓的作用。

(2)FⅩa 抑制剂：FⅩa 抑制剂可以直接抑制凝血瀑布中的 FⅩa 从而发挥抗凝作用，其使用方便，无需监测，已经用于预防深静脉血栓、骨折术后及急性冠脉综合征的治疗，比较有代表性的药物是利伐沙班。

(3)介入性超声靶向治疗血栓：介入性超声靶向治疗血栓因为不会对其他部位造成损害，近年来临床应用证明其有效而且安全，近期还在治疗脑栓塞和支架内血栓方面有研究报道[9]。

(4)非介入性超声（微泡）靶向治疗血栓：微泡最早于 1968 年开始，作为一种超声造影剂，明显地提高了超声诊断的水平。目前，微泡超声造影剂已经很广泛地被用于临床超声诊断。这些微泡直径小于血细胞，并能穿越过管径最小的毛细血管壁，加上它们的声学特性，使得他们在超声成像中具备很好的局部成像效果。

进入临床应用或临床前研究的靶向治疗模式，已经通过可喜的临床疗效及较少的副作用逐渐得到认可，与此同时对于抗血栓靶向性药物的研究近来也取得了很多进展[10]。目前研究认为血管内皮细胞功能异常，血液细胞黏附功能异常及纤溶系统功能异常在血栓性疾病的发生和发展中起到了重要作用。和上述药物干预的正常靶点不同，目前研究多将引起这些病理生理反应的特异性蛋白或由在这些过程中所产生的特异性蛋白作为血栓性疾病治疗的靶点，使血栓特异性靶向治疗成为可能。

（胡豫　唐亮）

参考文献

1. Tang L,Wang HF,Lu X,et al.Common genetic risk factors for venous thrombosis in the Chinese population[J].American journal of human genetics,2013,92(2):177-187.
2. Zeng W,Tang L,Jian XR,et al.Genetic analysis should be included in clinical practice when screening for antithrombin deficiency[J].Thrombosis and haemostasis,2015,113(2):262-271.
3. Lu X,Tang L,Xu K,et al.Novel association of a PROC variant with ischemic stroke in a Chinese Han population[J].Human genetics,2013,132(1):69-77.
4. Tang L,Jian XR,Hamasaki N,et al.Molecular basis of protein S deficiency in China[J].American journal of hematology,2013,88(10):899-905.
5. Akwaa F, Spyropoulos AC. The potential of target-specific oral anticoagulants for the acute and long-term treatment of venous thromboembolism[J].Current medical research and opinion,2014,30(11):2179-2190.
6. Hokusai VTEI, BullerHR, Decousus H, et al. Edoxaban versus warfarin for the treatment of symptomatic venous thromboembolism [J]. The New England journal of medicine,2013,369(15):1406-1415.
7. Kearon C, Akl EA. Duration of anticoagulant therapy for deep vein thrombosis and pulmonary embolism[J].Blood, 2014,123(12):1794-1801.
8. Shi W,Mei H,Deng J,et al.A tissue factor targeted nanomedical system for thrombi-specific drug delivery[J].Biomaterials,2012,33(30):7643-7654.
9. Gharaibeh L, Albsoul-Younes A, Younes N. Evaluation of VTE Prophylaxis in an Educational Hospital: Comparison Between the Institutional Guideline(Caprini 2006) and the ACCP Guideline(Ninth Edition)[J].Clinical and applied thrombosis/hemostasis,2015,pii:1076029615575344.
10. Shi W, Mei H, Deng J, et al. The delivery of thrombi-specific nanoparticles incorporating oligonucleotides into injured cerebrovascular endothelium [J]. Biomaterials, 2013,34(16):4128-4136.

附1：

静脉血栓风险评估模型的解读

在过去的30多年中，基于暴露风险（如外科手术或药物治疗）和自身致病风险（如患者原发病或并发症）制订的血栓风险因素分类被不断完善，并逐渐成为VTE危险分层的标准方法[1]。近年来，在此基础上形成的静脉血栓风险评估模型（risk assessment model，RAM）开始被广泛纳入国际主流的血栓防治临床指南[2]，并应用于住院外科、内科以及接受化疗的活动性癌症患者中。理想的RAM应该有完整的风险构成要素、识别静脉血栓栓塞风险的量化阈值和相应的预防治疗策略，同时评估过程应简单易行，便于临床使用[1]。此外，RAM的内涵也在不断丰富，一些经过临床验证的实验室指标和新的风险要素正被逐渐引入评分体系中，进一步提高了临床医生制订血栓预防策略的可靠性。

一、RAM中风险因素的来源

RAM中所设置的多数风险要素来源于随机临床试验（randomized clinical trial，RCT）的结果（表2-3-1）[3-7]，这些要素需要通过单因素分析得以了解其在血栓风险预测中的潜在价值。此外，RAM对血栓的预测能力还需要进行临床和统计学的评估，包括符合度评估、多元回归模型分析和预后指数评分等。

表2-3-1　内科住院患者的VTE风险因素

高危	中危	低危
DVT和PE病史	大剂量雌激素治疗	副蛋白血症
血栓家族史	肥胖（BMI>25）	白塞氏病

续表

高危	中危	低危
急性感染	静脉曲张	纤溶酶原活性紊乱
恶性肿瘤	肝素诱导的血小板减少症	肾病综合征
年龄>75 岁	先天性或获得性易栓症	红细胞增多症
充血性心力衰竭	抗凝血酶缺陷	阵发性睡眠性血红蛋白尿症
卒中	蛋白 S 缺陷	高血浆同型半胱氨酸
心肌梗死	蛋白 C 缺陷	异常纤维蛋白原血症
长时间制动(≥4 天)	狼疮抗凝物阳性	骨髓增生紊乱
妊娠期或产后	抗磷脂抗体阳性	年龄≥41 岁
急性或慢性肺病	FⅤ Leiden 阳性	脓毒症(<1 个月)
急性炎性病变	凝血酶原 G20210A 阳性	非 O 型血
炎性肠病	抗心磷脂抗体增高	
休克		

注:FⅤ Leiden 和凝血酶原 20210A 为高加索人种常见的 VTE 遗传风险因素,中国汉族人群中罕见此类风险;BMI:body mass index,体质指数;DVT:deep venous thrombosis,深静脉血栓;PE:pulmonary embolism,肺血栓栓塞

在 RAM 中,为风险要素赋予合理分值或权重是非常重要的,这有助于对同时存在多重风险因素的全身性疾病患者进行评估,但如何量化风险要素目前还没有被各方一致接受的合适方法。现有的两种评分系统赋值方法包括,基于多元分析中风险比(hazard ratio,HR)或变异系数的评分系统(表 2-3-2)和基于专家共识的经验评分系统(表 2-3-3)。其中,前者需要 RCT 的数据作为支撑,而后者可能会由于知识结构、专业构成、临床水平以及商业因素等方面的影响,导致 RAM 评价结果的选择性偏倚和对数据的过度拟合。

表 2-3-2 急性内科疾病住院患者独立 VTE 风险因素赋值[8]

VTE 风险因素	风险分值
VTE 病史	3
易栓症	2
下肢瘫痪	2
癌症	2
制动≥7 天	1
ICU/CCU 住院患者	1
年龄>60 岁	1

表 2-3-3 内科住院患者 VTE 风险因素赋值[9]

VTE 风险因素	风险分值
癌症	3
VTE 病史	3
高凝状态	3
大型外科手术	2
高龄	1
肥胖	1
卧床	1
激素替代治疗或口服避孕药	1

二、Caprini 血栓风险评估模型

1988 年,美国 Glenbrook 医院的 Joseph A Caprini 研究团队在外科开展了一项 VTE 风险评估项目,通过记录各种静脉血栓相关风险因素,整理出一套个体化评估患者 VTE 风险的评分系统。临床医生可以利用该评分系统对患者进行 VTE 风险分层,并根据评分水平选择 VTE 的预防策略。1989 年 Caprini 通过对在该院接受外科手术的 538 例患者进行研究,初步验证并调整了这个评分体系。经过随后对风险评估表的不断更新,更为详尽的个体化 VTE 风险评估模型在 2005 年发

表[10],2009 年再次改进版本[11],此后该模型被称为"Caprini 血栓风险评估模型"。Caprini 模型的风险量表将风险等级分为低危(0~1 分)、中危(2 分)、高危(3~4 分)和极高危(≥5 分)四个层级,包括 40 余种风险要素,基本涵盖了临床上大多数 VTE 相关的风险因素(表 2-3-4),适用于住院患者的静脉血栓风险识别,并为个体化预防策略的制订提供了重要支撑。需要注意的是,任何 RAM 在临床应用之前均需要进行充分的临床验证和适用性评价,以使评价体系本地化,适合该地域患者群的特点,并且在应用中不断进行完善。

三、Caprini 血栓风险评估模型的验证

为 RAM 中的风险要素赋予分值的依据,主要来源于相关研究数据或基于专家共识,但理想的评分体系更应该基于多变量分析以避免模型的过度拟合和选择性偏差。因此任何 RAM 在应用于临床之前必须经过验证,其中多数需要进行大样本的前瞻性或回顾性分析。验证研究不仅限于统计学验证,还包括对诊断有效性进行评价。

2005 年 Michigan 大学健康中心采用 Caprini 血栓风险评估模型对内、外科患者进行风险评分,并根据分值确定的风险等级指导 VTE 预防[10]。2008 年,该中心采用回顾性研究的方法对 Caprini 模型进行验证[11],研究纳入了 8216 例内科和外科住院患者,收集患者各类风险因素、手术后 30 天内死亡率和 VTE 发生率,用影像学确认 DVT 和 PE,采用 Logistic 回归分析法计算风险比值比(OR 值)。结果显示,住院≥2 天的患者,其 VTE 风险水平与 VTE 发生呈显著相关性,风险水平每升高一级,VTE 发生风险增加 90%。2010 年,Bahl 等[12]采用大型回顾性数据研究对 Caprini 模型进行验证,并尝试寻找更多的血栓风险要素。在验证过程中,通过预定义和设置临床场景对模型的评估效能进行分析,结论认为该模型可以有效识别 VTE 发生风险,对 VTE 个体化预防具有指导意义。目前,尽管各类验证方式效果存在争议,但形成的共识是,与预设标准的前瞻性验证方法比较,回顾性验证方式的结论更为可靠。2012 年,ACCP 发表的第 9 版基于循证医学的抗栓治疗与血栓预防临床实践指南(简称指南)中,推荐 Caprini 血栓风险评估模型用于对非骨科手术患者进行 VTE 风险预测[13]。

四、Padua 血栓风险评估模型

在 2012 年的 ACCP 第 9 版指南中,还推荐了 Padua 血栓风险评估模型用于对非手术患者进行 VTE 风险预测(表 2-3-5)[14]。Padua 风险评估模型中,≥4 分被定义为 VTE 高危风险。一项前瞻性研究对 1180 例未接受血栓预防的内科住院患者进行了为期 90 天的随访,结果显示,60.3%的低风险患者(评分<4 分)中,有 0.3%发生 VTE;在 39.7%的高风险患者(评分≥4 分)中,有 11%发生 VTE(HR=32.0,95%*CI* 4.1~251.0),其中 DVT 为 6.7%,非致死性 PE 为 3.9%,致死性 PE 为 0.4%[15]。

表 2-3-4 Caprini VTE 风险评估模型

1分	2分	3分	5分
年龄 41~60 岁	年龄 61~74 岁	年龄≥75 岁	脑卒中(<1 个月)
下肢水肿	关节镜手术	DVT/PE 病史	择期下肢关节置换术
静脉曲张	恶性肿瘤(既往或现病史)	F V Leiden 阳性	髋关节、骨盆或下肢骨折(<1 个月)
BMI>25kg/m^2	腹腔镜手术(>45 分钟)	凝血酶原 G20210A 阳性	急性脊髓损伤(瘫痪<1 个月)
小型外科手术	患者需要卧床(>72 小时)	血栓家族史	多发性创伤(<1 个月)
脓毒症(<1 个月)	石膏固定(<1 个月)	狼疮抗凝物阳性	
严重肺部疾病(<1 个月)	中心静脉置管	高同型半胱氨酸血症	
口服避孕药或激素替代治疗	大手术(>45 分钟)	肝素诱导的血小板减少症	
妊娠期或产后		抗心磷脂抗体增高	
急性心肌梗死		其他易栓症	

续表

1分	2分	3分	5分
慢性心力衰竭(<1个月)			
卧床的内科患者			
炎性肠病病史			
大手术史(<1个月)			
慢性阻塞性肺疾病			
不明死产病史、早产伴新生儿毒血症或胎儿发育受限、习惯性流产(≥3次)			

表 2-3-5 Padua VTE 风险评估模型

危险因素	评分
活动性恶性肿瘤(患者先前有局部或远端转移和(或)6个月内接受过化疗和放疗)	3
既往静脉血栓栓塞病史(排除浅表性静脉血栓)	3
制动(患者身体原因或遵医嘱需卧床休息至少3天)	3
血栓形成倾向(AT、PC或PS缺乏,Leiden FV、Thr *G20210A* 突变、抗磷脂综合征)	3
近期(≤1个月)创伤或外科手术	2
年龄≥70岁	1
心脏和(或)呼吸衰竭	1
急性心肌梗死和(或)缺血性脑卒中	1
急性感染和(或)风湿性疾病	1
肥胖(BMI≥30kg/m^2)	1
正在进行激素治疗	1

五、癌症相关 VTE 的风险评估模型

ACCP 指南不支持对门诊癌症患者采取常规的血栓预防措施。但是 ACCP 指南同时建议如门诊实体瘤患者合并其他 VTE 风险因素(同时出血风险较低)时,应使用预防剂量的低分子肝素(low molecular weight heparin,LMWH)或小剂量普通肝素(unfractionated heparin,UFH)。这里提到的其他风险因素包括 VTE 病史、制动、激素治疗、血管生成抑制剂、沙利度胺和来那度胺等[16]。在临床上,许多癌症患者符合上述预防标准,甚至包括一些血栓绝对风险相对较低的患者(如女性乳腺癌患者和激素治疗)。

依据 VTE 风险要素对癌症患者进行风险分层是确认血栓风险的有效手段,可使癌症患者从早期预防中获益[17]。首先,Khorana 等[18]在 2008 年发表了应用于癌症患者的 RAM,通过对接受化疗的癌症患者临床和实验室指标进行分析,初步实现了对门诊癌症相关 VTE 的早期预警。同年,Palumbo 等[19]针对骨髓瘤患者应用来那度胺和沙利度胺引发的血栓风险发表了相应的 RAM。

(一) Khorana 血栓风险评估模型

Khorana 血栓风险评估模型源自一项包括 4066 例化疗后中性粒细胞减少症的注册癌症患者的研究[20],观察期的中位数为 2.5 个月。风险评分包括肿瘤原发部位、化疗前血小板计数>350×10^9/L、血红蛋白水平低于 100g/L 和(或)应用促红细胞生成素、化疗前白细胞计数>11×10^9/L、体质指数≥35kg/m^2 或更高(表 2-3-6)。

表 2-3-6 KhoranaVTE 风险评估模型

风险因素	分值
癌症位置	
极高危:胃、胰腺和高分级胶质瘤*	2
高危:肺、淋巴、妇科、胆囊、睾丸	1
化疗前血小板计数>350×10^9/L	1
血红蛋白<100g/L 或使用促红细胞生成素	1
化疗前白细胞计数>11.0×10^9/L	1
体质指数≥35kg/m^2	1

注:* CATS 将高分级脑胶质瘤归纳为极高危[3]

该研究根据分值将患者分为 VTE 低危(0 分)、中危(1~2 分)和高危(≥3 分)三类,在推导和验证队列研究中,VTE 的发生率分别为 0.8% 和 0.3%(低危组)、1.8% 和 2%(中危组)与 7.1% 和 6.7%(高危组)。随后的系列研究均是在维也纳癌症与血栓研究(Vienna Cancer and Thrombosis

Study,CATS)的前瞻性观察框架下实施的。Ay等[21]通过研究819例各类癌症患者对Khorana模型进行验证,并在Khorana评分表中增加了两个生物标志物(血浆P-选择素和D-二聚体,分值各为1分)。结果显示,0分患者(276例)6个月后VTE累积概率为1.5%,1分患者(229例)为3.8%,2分患者(221例)为9.6%,≥3分患者(93例)为17.7%,拓展后的Khorana模型在对VTE风险评价中表现出非常良好的阴性预期值。2012年,Mandala等关于Khorana模型的验证研究显示,低、中、高危患者组的VTE发生率分别为1.5%、4.8%和12.9%,结论认为高危组患者最有可能从预防血栓形成的措施中受益。

(二)应用沙利度胺和来那度胺的骨髓瘤患者的RAM

许多抗肿瘤药物可增加癌症患者VTE的风险,特别是抗血管生成药物,包括沙利度胺、来那度胺和贝伐单抗等[22]。沙利度胺和来那度胺是两个结构相似但功能不同的药物,本身不增加多发性骨髓瘤患者VTE的风险[16],但当沙利度胺联合地塞米松、马法兰、阿霉素/地塞米松或多种药物联合化疗时,VTE发生率显著增高。来那度胺尽管与沙利度胺结构相似,但尚未发现直接导致骨髓增生异常综合征患者VTE风险增加,但如来那度胺合并地塞米松或环磷酰胺,或与促红细胞生成素合并使用时,则可引发患者VTE的风险[23]。根据美国临床肿瘤学会关于癌症患者VTE预防和治疗的建议,在接受联合治疗时,如沙利度胺或来那度胺合并地塞米松的患者,应使用LMWH或华法林进行预防[22,24]。而贝伐单抗对VTE的影响目前尚存争议[25-26]。

骨髓瘤患者血栓风险来源分为三类,包括个人风险因素、骨髓瘤相关的风险因素和骨髓瘤治疗过程中引发的风险因素,目前临床多采用阿司匹林、LMWH和华法林(表2-3-7)进行血栓预防。

六、RAM与肺栓塞临床预测评分的区别

需要注意的是,临床上还有两种广泛应用的评分系统,即Wells评分和Geneva评分(表2-3-8和表2-3-9)[27]。这两种评分与RAM是两种用途完全不同的评分体系。RAM的应用领域是存在静脉血栓风险,但尚未发生血栓栓塞的人群,其应用目的是评估患者是否存在静脉血栓发生的风险以及风险层级,属于预测工具。Wells评分和Geneva评分则是通过对病史、临床表现和体征等指标预测已发病患者的VTE临床可能性,属于诊断工具。在临床应用的时间顺序上,RAM早于Wells评分和Geneva评分。

表2-3-7 骨髓瘤工作组关于沙利度胺和来那度胺治疗骨髓瘤患者相关VTE风险模型[16]

风险类型	风险因素	治疗策略
个人风险因素	BMI≥30	
	VTE病史	
	中心静脉置管或起搏器	≤1个风险因素:阿司匹林81~325mg/天
	心血管疾病、慢性肾病、糖尿病、急性感染、制动	≥2个风险因素:LMWH(相当于40mg依诺肝素/天)或全剂量华法林(INR2~3)
	普外手术、麻醉、创伤	
	使用促红细胞生成素	
	凝血紊乱	
骨髓瘤相关风险因素	骨髓瘤确诊	
	高黏滞血症	
骨髓瘤治疗	大剂量地塞米松(480mg/月)、阿霉素、多种药物联合化疗	LMWH(相当于40mg依诺肝素/天)或全剂量华法林(INR2~3)

表 2-3-8 肺栓塞的临床预测规则（Wells 评分）

评分规则及临床可能性	初始版本	简化版本
Wells 评分规则		
PE 和 DVT 病史	1.5	1
心率≥100bpm	1.5	1
外科手术或制动 4 周	1.5	1
咯血	1	1
活动性癌症	1	1
DVT 临床体征	3	1
无比 PE 更合理的其他诊断	3	1
临床可能性		
3 水平评分法		
低度可能性	0~1	N/A
中度可能性	2~6	N/A
高度可能性	7	N/A
2 水平评分法		
低 PE 可能性	0~4	0~1
高 PE 可能性	≥5	≥2

注：bpm：每分钟心跳

表 2-3-9 肺栓塞的临床预测规则（Geneva 评分）

评分规则及临床可能性	初始版本	简化版本
Geneva 评分规则		
PE 和 DVT 病史	3	1
心率		
75~94bpm	3	1
≥95bpm	5	2
1 个月内的外科手术或骨折	2	1
咯血	2	1
活动性癌症	2	1
单侧下肢疼痛	3	1
下肢静脉触诊时疼痛及单侧下肢水肿	4	1
年龄>65 岁	1	1
临床可能性		
3 水平评分法		
低度可能性	0~3	0~1
中度可能性	4~10	2~4
高度可能性	≥11	≥5
2 水平评分法		
低 PE 可能性	0~5	0~2
高 PE 可能性	≥6	≥3

注：bpm：每分钟心跳

（门剑龙）

参考文献

1. Spyropoulos AC. Risk assessment of venous thromboembolism in hospitalized medical patients[J]. Curr Opin Pulm Med, 2010, 16(5): 419-425.
2. Gould MK, Garcia DA, Wren SM, et al. Prevention of VTE in nonorthopedic surgical patients: Antithrombotic Therapy and Prevention of Thrombosis, 9th ed: American College of Chest Physicians Evidence-Based Clinical Practice Guidelines[J]. Chest, 2012, 141(2 Suppl): e227S-277S.
3. Alikhan R, Cohen AT, Combe S, et al. Risk factors for venous thromboembolism in hospitalized patients with acute medical illness: analysis of the MEDENOX Study[J]. Arch Intern Med, 2004, 164(9): 963-968.
4. Cohen AT, Alikhan R, Arcelus JI, et al. Assessment of venous thromboembolism risk and the benefits of thromboprophylaxis in medical patients[J]. Thromb Haemost, 2005, 94(4): 750-759.
5. Alikhan R, Cohen AT, Combe S, et al. Risk factors for venous thromboembolism in hospitalized patients with acute medical illness: analysis of the MEDENOX Study[J]. Arch Intern Med, 2004, 164(9): 963-968.
6. Wu O, Bayoumi N, Vickers MA, et al. ABO(H) blood groups and vascular disease: a systematic review and meta-analysis[J]. J Thromb Haemost, 2008, 6(1): 62-69.
7. Turpie AG, Chin BS, Lip GY. ABC of antithrombotic therapy: Venous thromboembolism: treatment strategies[J]. Br Med J, 2002, 325(7370): 948-950.
8. Spyropoulos AC, Anderson FA Jr, Fitzgerald G, et al. Predictive and Associative Models to Identify Hospitalized Medical Patients at Risk for VTE[J]. Chest, 2011, 140(3): 706-714.
9. Kucher N, Koo S, Quiroz R, et al. Electronic alerts to prevent venous thromboembolism among hospitalized patients[J]. N Engl J Med, 2005, 352(10): 969-977.
10. Caprini JA. Thrombosis risk assessment as a guide to quality patient care[J]. Dis Mon, 2005, 51(2-3): 70-78.
11. Caprini JA. Implications of thromboprophylaxis registry data on clinical practice[J]. Am J Med Sci, 2009, 338(1): 58-63.

12. Bahl V, Hu HM, Henke PK, et al. A validation study of a retrospective venous thromboembolism risk scoring method [J]. Ann Surg, 2010, 251(2): 344-350.
13. Gould MK, Garcia DA, Wren SM, et al. American College of Chest Physicians. Prevention of VTE in nonorthopedic surgical patients: Antithrombotic Therapy and Prevention of Thrombosis, 9th ed: American College of Chest Physicians Evidence-Based Clinical Practice Guidelines [J]. Chest, 2012, 141(2 Suppl): e227S-77S.
14. Kahn SR, Lim W, Dunn AS, et al; American College of Chest Physicians. Prevention of VTE in nonsurgical patients: Antithrombotic Therapy and Prevention of Thrombosis, 9th ed: American College of Chest Physicians Evidence-Based Clinical Practice Guidelines [J]. Chest, 2012, 141(2 Suppl): e195S-226S.
15. Barbar S, Noventa F, Rossetto V, et al. A risk assessment model for the identification of hospitalized medical patients at risk for venous thromboembolism: the Padua Prediction Score [J]. J Thromb Haemost, 2010, 8(11): 2450-2457.
16. Kahn SR, Lim W, Dunn AS, et al. Prevention of VTE in nonsurgical patients: Antithrombotic Therapy and Prevention of Thrombosis, 9th ed: American College of Chest Physicians Evidence-Based Clinical Practice Guidelines [J]. Chest, 2012, 141(2 Suppl): 195S-226S.
17. Mandala M, Clerici M, Corradino I, et al. Incidence, risk factors and clinical implications of venous thromboembolism in cancer patients treated within the context of phase I studies: the 'SENDO experience' [J]. Ann Oncol, 2012, 23(6): 1416-1421.
18. Khorana AA, Kuderer NM, Culakova E, et al. Development and validation of a predictive model for chemotherapy-associated thrombosis [J]. Blood, 2008, 111(10): 4902-4907.
19. Palumbo A, Rajkumar SV, Dimopoulos MA, et al. Prevention of thalidomide-and lenalidomide-associated thrombosis in myeloma [J]. Leukemia, 2008, 22(2): 414-423.
20. Khorana AA, Francis CW, Culakova E, et al. Thromboembolism is a leading cause of death in cancer patients receiving outpatient chemotherapy [J]. J Thromb Haemost, 2007, 5(3): 632-634.
21. Ay C, Dunkler D, Marosi C, et al. Prediction of venous thromboembolism in cancer patients [J]. Blood, 2010, 116(24): 5377-5382.
22. Lyman GH, Khorana AA, Falanga A, et al. American Society of Clinical Oncology guideline: recommendations for venous thromboembolism prophylaxis and treatment in patients with cancer [J]. J Clin Oncol, 2007, 25(34): 5490-5505.
23. Yang X, Brandenburg NA, Freeman J, et al. Venous thromboembolism in myelodysplastic syndrome patients receiving lenalidomide: results from postmarketing surveillance and data mining techniques [J]. Clin Drug Investig, 2009, 29(3): 161-171.
24. Palumbo A, Rajkumar SV, Dimopoulos MA, et al. Prevention of thalidomide-and lenalidomide-associated thrombosis in myeloma [J]. Leukemia, 2008, 22(2): 414-423.
25. Scappaticci FA, Skillings JR, Holden SN, et al. Arterial thromboembolic events in patients with metastatic carcinoma treated with chemotherapy and bevacizumab [J]. J Natl Cancer Inst, 2007, 99(16): 1232-1239.
26. Nalluri SR, Chu D, Keresztes R, et al. Risk of venous thromboembolism with the angiogenesis inhibitor bevacizumab in cancer patients: a meta-analysis [J]. JAMA, 2008, 300(19): 2277-2285.
27. Konstantinides SV, Torbicki A, Agnelli G, et al. Task Force for the Diagnosis and Management of Acute Pulmonary Embolism of the European Society of Cardiology (ESC). 2014 ESC guidelines on the diagnosis and management of acute pulmonary embolism [J]. Eur Heart J, 2014, 35(43): 3033-3069.

附 2:

妊娠期的静脉血栓风险

在育龄妇女中，口服避孕药是导致静脉血栓栓塞症（VTE）的主要诱发因素，而在妊娠期发生的肺栓塞则是导致孕妇死亡的重要原因[1]。在正常的妊娠过程中，各种促凝因素持续存在于妊娠期的不同阶段，并随孕周的增加而不断发展。首先是血液成分的明显变化，自妊娠早期，凝血因子（FⅠ、FⅦ、FⅧ、FⅨ、FⅩ、FⅪ和 FⅫ）浓度开始上升，血管性血友病因子含量与 FⅧ浓度同步增加，抗凝血蛋白质（如蛋白 C、蛋白 S 和抗凝血酶）浓度不同幅度降低，纤溶酶原活化抑制物（PAI-1 和 PAI-2）水平逐渐增加（PAI-2 仅由胎盘合成）。这种高凝状态进行性加重直至妊娠晚期，并可持续至产后 6 周左右，在产褥期达到高峰后才逐渐恢复正常。尽管妊娠期的血液促凝状态属于机体生理性自我保护机制，但这种止凝血系统间的平衡相对脆弱，容易被各种病生理因素所破坏，导致静脉血栓风险增加甚至血栓栓塞。此外，孕妇如伴有某些遗传性易栓因素（如遗传性抗凝血蛋白缺陷），也会导致其血栓风险显著增高；第二，血流淤滞、子宫压迫来自下肢静脉的血流是贯穿整个妊娠期的血液动力学异常因素；第三，在分娩时（特别是剖宫产手术或经阴道手术）发生的血管损伤也是导致产后静脉血栓发生率明显增加的重要原因，与妊娠其他阶段比较，产后血栓风险更高，剖宫产术后发生的深静脉血栓可累及髂内静脉及其属支（特别是子宫静脉及周围的盆腔静脉丛）。此外，一些妊娠期的常见并发症，如糖尿病、高血压、肥胖、静脉曲张、甲状腺功能亢进、抗磷脂综合征、红斑狼疮以及心脏病等均以不同机制加重高凝状态，增加静脉血栓的风险。需注意的是，围产期的下肢静脉血栓形成多发生于左下肢，这与左髂总静脉解剖位置有关。在临床抗凝治疗中，由于可能出现胎儿和母亲的并发症，因此制订合理的治疗策略以有效防止血栓形成对医生们具有极大的挑战性。

一、妊娠期的静脉血栓形成

妊娠期孕妇罹患深静脉血栓（DVT）和肺栓塞（PE）的发生率是育龄非妊娠妇女的 2～5 倍，VTE 的发生率约为 1/1000[2]，约有 2/3 的 DVT 发生在产前，其中有半数发生在妊娠晚期。PE 在妊娠期阶段虽不频繁发生，但发生率高于产后的 DVT，致死性 PE 约为 1/100 000，占全部孕妇死亡的 10%[3]。妊娠期 DVT 的发生特点是明显好发于左下肢，约占病例总数的 80%，其原因可能是妊娠期子宫的压力导致左髂静脉被左髂总动脉压迫（但有研究认为，解剖学因素对于 DVT 发生位置的影响似乎被夸大了[4]，而盆腔静脉所承受压力的增加也同样可解释妊娠期单发髂静脉血栓的高发生率）。

（一）妊娠期 VTE 的风险因素

一些妊娠期的病理生理变化可增加 VTE 的风险，包括凝血因子浓度及活性的增高、腿部静脉的返流、血流淤滞以及血管内皮细胞持续性损伤等。病理改变的影响见表 2-3-10。

表 2-3-10 妊娠期 VTE 的风险因素[5]

常见风险		少见或短暂风险	
类型	*OR*(95%*CI*)	类型	*OR*(95%*CI*)
血栓形成倾向	见表 2-3-11	双胞胎妊娠	2.6(1.1～6.2)
		制动所致的	
患者或家族有静脉血栓病史	24.8(17.1～36.0)[6]	产前静脉血栓	7.7(3.2～19.0)
		产后静脉血栓	10.8(4.0～28.8)
肥胖所致的		体外人工受精	
产前静脉血栓	1.8(1.3～2.4)	单胎	4.3(2.0～9.4)
产后静脉血栓	2.4(1.7～3.3)	双胞胎	6.6(2.1～21.0)
		剖宫产术	
年龄>35 岁	2.1(2.0～2.3)	常规手术（无感染）	1.3(0.7～2.2)
		紧急手术（无感染）	2.7(1.8～4.1)
吸烟（10～30 支/天）		产后出血（>1000ml）	
产前静脉血栓	2.1(1.3～3.4)	未进行手术	4.1(2.3～7.3)
产后静脉血栓	3.4(2.0～5.5)	进行手术	12(3.9～36.9)
		感染	
镰状细胞病	6.7(4.4～10.1)[6]	经阴道分泌	20.2(6.4～63.5)
		剖宫产	6.2(2.4～16.2)
		子痫前期	
糖尿病	2.0(1.4～2.7)[6]	无宫内生长迟缓	3.1(1.8～5.3)
		有宫内生长迟缓	5.8(2.1～16.0)
高血压	1.8(1.4～2.3)[6]		

注：感染：子宫内膜炎、脓毒症、CRP 增高、血培养阳性或白细胞计数增高

（二）妊娠期的止凝血系统变化

妊娠期凝血系统的诸多生理改变已经被充分证明，但这些变化与临床之间的关系尚有争议。在妊娠期，多种凝血因子活性及水平显著增高，其中FⅧ和vWF进行性增高，可达非孕状态的2~4倍。这种增高很可能是机体为减轻分娩时出血所进行的生理性调整，但FⅧ水平的持续性增高也会显著增加VTE的风险（高水平的FⅧ即使对于非孕个体也是独立的静脉血栓风险）。游离蛋白S（FPS）含量自妊娠早期开始减低直至产后数周，但目前尚未充分了解FPS的减低与妊娠期VTE风险增加的明确关系。纤维蛋白溶解系统功能的减弱被认为与手术后VTE相关，但其与妊娠期VTE的关系尚不清晰。另一方面，在妊娠期左下肢和髂静脉DVT的高发生率提示，在妊娠期静脉血栓的病因学上，左髂静脉的受压以及静脉血流淤滞可能比已经发现的凝血系统生理性改变更重要。

（三）遗传性风险因素

遗传性缺陷是引发VTE的重要风险，合并遗传性缺陷的孕妇，其静脉血栓的风险可增加数十倍，而且多数血栓事件发生于产后。妊娠期VTE的遗传风险因素见表2-3-11。

表2-3-11 妊娠期VTE的遗传风险因素[7]

血栓形成倾向	OR(95%*CI*)
因子Ⅴ Leiden（杂合子）	8.3(5.4~12.7)
因子Ⅴ Leiden（纯合子）	34.4(9.9~120.1)
凝血酶原基因突变（杂合子）	6.8(2.5~18.8)
凝血酶原基因突变（纯合子）	26.4(1.24~559.3)
抗凝血酶缺陷	4.7(1.3~16.9)
蛋白C缺陷	4.8(2.2~10.6)
蛋白S缺陷	3.2(1.5~6.9)
抗磷脂抗体[6]	15.8(10.9~22.8)

注：FⅤ Leiden突变和凝血酶原G20210A突变是高加索人种主要的遗传缺陷类型

二、妊娠期VTE的诊断、抗凝治疗及实验室监测

临床医生在处置妊娠期和产后的VTE风险以及进行血栓预防时，至少面临三个问题，即如何确认孕妇处于血栓风险之中？如何对妊娠相关的血栓栓塞事件进行预防？如何选择抗凝预防措施的最佳时机？

对孕妇进行VTE诊断是医生面临的巨大挑战，在其他人群中的一些典型症状，如气短或腿部肿胀等在正常妊娠期内属于常见表现，而真正的VTE症状和体征在妊娠期都有所不同[8]。Chan等[9]提出了对疑似DVT患者进行评估的临床预测规则，即“LEFt规则”。该规则组合了三个变量，包括左侧小腿的症状（“L”为左侧［left］），腿围出现了2cm的差异（“E”为水肿［edema］）和妊娠早期（“Ft”为妊娠最初3个月［first trimester］）的表现。2013年，Righini等[10]利用回顾性研究对LEFt规则的验证结果表明，“LEFt”规则可以准确地辨别出疑似DVT的孕妇。采用此规则进行诊断后发现，当“LEFt”评分为0、1、2和3分时，孕妇DVT的发生率分别为0（0/46）、4.8%（4/83）、29.2%（7/24）和50%（2/4）。该研究显示，“LEFt”规则诊断DVT的受试者工作特征（receiver operating characteristic，ROC）曲线下面积为0.84（95%*CI*：0.73~0.94），诊断性能很接近其他用于VTE诊断的规则（如Wells和Geneva规则）。由于目前“LEFt”规则的应用数据尚少，其有效性还需要更多的前瞻性研究验证，因此该规则在制订诊断策略过程中的角色尚未确立。

血浆D-二聚体水平在妊娠期显著增高，从而降低了该试验的排除诊断能力。2010年，Chan等[11]提出了各种D-二聚体检测方法在用于妊娠期排除诊断VTE时，均需要进行临界值（医学决定水平）的调整，在此研究中经过调整的D-二聚体临界值可以在不损失诊断敏感性的同时，提高诊断特异性。由于目前还没有足够的前瞻性研究数据支持此种方式在排除孕妇VTE过程中的安全性，因此大多数怀疑VTE的孕妇需要接受影像学检查，导致影像检查的阴性结果率高于非妊娠患者[12,13]。未来，还需要更多循证数据以验证D-二聚体在妊娠期的临床价值，特别是基于“LEFt”规则结合D-二聚体和近端静脉加压超声检查（compression ultrasound，CUS）制订临床决策（图2-3-2）的前瞻性研究[10]。

（一）普通肝素（UFH）和低分子肝素（LMWH）治疗

UFH和LMWH都不能通过胎盘，所以这些药物对胎儿较安全。长期使用UFH可导致骨质丢失和骨质疏松症，而使用LMWH时，上述并发症并不常发生。仅依靠调节肝素剂量不能为机械心

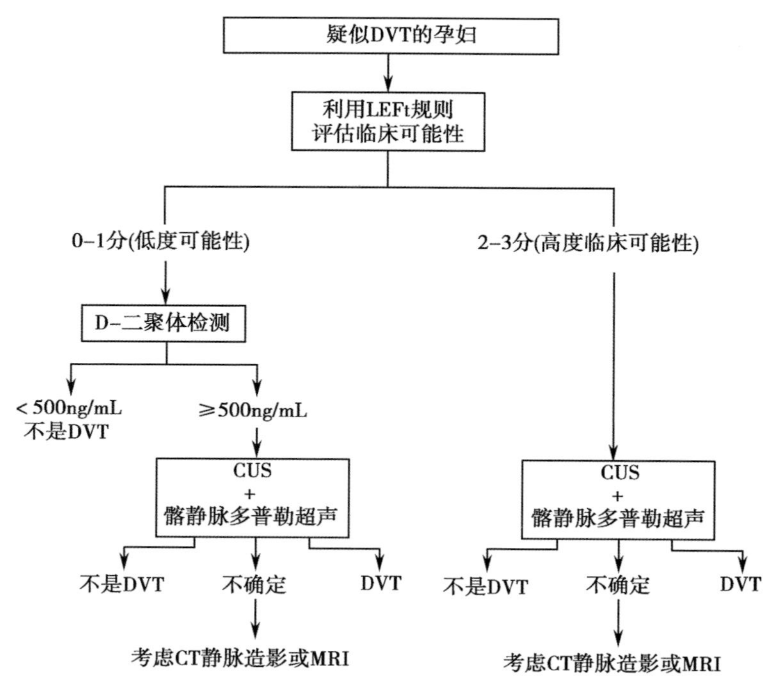

图 2-3-2 “LEFt 评分”流程

注：DVT：深静脉血栓；CUS：加压超声；CT：电子计算机断层扫描；MRI：磁共振成像

脏瓣膜修复患者提供足够的保护，而 LMWH 同样如此。尚不能确定 UFH 和 LMWH 在机械心脏瓣膜修复患者中的应用效果差是由于剂量不足还是由于抗凝剂本身固有的局限性。处于妊娠期的机械心脏瓣膜修复患者具有高度血栓风险，如果对此类患者使用大剂量 UFH，必须进行密切的管理和实验室监测；如应用 LMWH，需在治疗过程中调整剂量，每天至少 2 次监测皮下注射 LMWH 后4～6 小时的抗 FⅩa 活性，并维持在 1.0～2.0U/ml。

在 2012 年 ACCP 第 9 版抗血栓治疗和血栓预防指南关于“静脉血栓栓塞症、易栓症、抗凝治疗和妊娠”的章节中[14]，推荐使用 LMWH（而不是 UFH）对妊娠期妇女进行 VTE 的预防和治疗。对于患有急性 VTE 的妊娠妇女，抗凝治疗至少持续至产后 6 周（总治疗时间至少 3 个月）。对于符合抗磷脂综合征实验诊断标准、有至少 3 次流产史并符合抗磷脂综合征诊断标准的孕妇，推荐产前应用预防剂量或中等剂量的 UFH，或预防剂量的 LMWH 加小剂量阿司匹林（75～100mg/天）。对于有至少 2 次流产但不符合抗磷脂综合征或易栓症的妇女，不推荐进行抗血栓预防给药。这些治疗推荐大多基于观察性研究、借鉴其他患者群治疗方法后的推断以及专家意见。

在 2014 年 ESC 急性肺栓塞诊断和用药指南中明确提出[15]，妊娠期的 VTE 防治基于肝素类抗凝物的应用，因为肝素不能透过胎盘，也不会大量出现于母乳中。越来越多的经验表明，在妊娠期使用 LMWH 是安全的[14,16]。考虑超重、肥胖或肾病的因素，LMWH 治疗剂量需要进行调整，并可通过抗 FⅩa 活性试验进行监测，其他常规凝血试验通常不敏感[16,17]。UFH 不是妊娠期的禁忌，但在使用时需要进行 APTT 监测，长期使用有可能导致骨质疏松。

（二）阿司匹林治疗

尽管动物试验已经显示阿司匹林可能增加先天异常的风险，但临床资料显示在妊娠期第 4～9 个月应用小剂量的阿司匹林对胎儿较安全，不过在妊娠早期使用阿司匹林的安全性尚不肯定。在妊娠期，如阿司匹林使用量接近每天 325mg，可能会导致新生儿出血风险的轻度增加。阿司匹林与 UFH 或 LMWH 合并使用，可以有效地降低抗心磷脂抗体阳性妊娠妇女的血栓风险以及有多次血栓病史孕妇的血栓风险。在具有高风险的先兆子痫孕妇中，阿司匹林同样可有效地降低血栓风险。

（三）维生素 K 拮抗剂（VKAs）治疗

VKAs 可以透过胎盘对胎儿产生潜在损伤，导致胎儿出血和畸形。华法林诱导的先天性胎儿异常范围很广，缺陷类型包括鼻发育缺陷、骨骺点彩，而四肢发育异常通常较少发生。在妊娠早期，特别是第6~12周，VKAs最容易导致胚胎发生异常。妊娠早期应用VKAs可能与中枢神经系统异常有关系，但这些并发症较为罕见。其他较为次要的神经发育在妊娠中、后期也会受到香豆素类药物的影响，但机制尚不确定。在妊娠晚期应用VKAs，可导致胎儿和新生儿出血、胎盘早剥。哺乳期的母亲可以使用VKAs。通常情况下，当长期应用华法林治疗的女性患者计划怀孕时，要进行密切的妊娠检查，并且在诊断妊娠后以UFH和LMWH替代华法林。

UFH和LMWH不能提供足够的保护以避免那些人工心脏瓣膜的妊娠期患者发生血栓，因此在特殊情况下，可以考虑应用华法林。如果妊娠期使用华法林，应告知患者可能存在的潜在风险。

（四）其他抗凝药物治疗

磺达肝癸钠由于目前尚缺乏循证数据，不推荐在妊娠期应用。除非必要，围产期不应使用纤溶药物。新型口服抗凝药（novel oral anticoagulants，NOAC）是妊娠期孕妇的禁忌。

（五）抗凝治疗的实验室监测

1. 建议所有的剖宫产术后的妇女均要做血栓风险评估（特别是D-二聚体的连续监测），以确定是否需要采取血栓预防措施。

2. 对没有罹患其他血栓风险的剖宫产术后妇女，除早期运动外，不推荐特殊的血栓预防措施和特殊的实验室监测。

3. 如剖宫产孕妇有显著高风险因素并在分娩后持续存在，建议延长预防性治疗的时间（一直到分娩后的4~6周），此时D-二聚体的连续监测是必要的。

4. 妊娠期孕妇罹患急性静脉血栓，建议初始治疗选择LMWH皮下注射，或UFH至少5天（UFH静脉应用，维持APTT在治疗范围内；或皮下应用，保持APTT在注射后6小时处于治疗范围）。

5. 妊娠期孕妇罹患急性静脉血栓，建议在初始治疗后，LMWH皮下注射或使用UFH贯穿整个妊娠期，期间需密切进行实验室监测。

6. 妊娠期妇女罹患急性静脉血栓，建议抗凝治疗持续至少至产后6周，总计持续时间不少于3个月，D-二聚体的连续监测是评估抗凝效果的有效指标。

7. 曾经发生过单一的VTE事件对孕妇而言，只是短暂的风险因素（而非长期血栓风险），建议仅在产前进行必要的实验室监测及产后预防性抗凝药物治疗。

8. 如果孕妇存在血栓形成倾向（已被实验室证明存在异常），或此前曾经发生血栓事件，且尚未接受长期抗凝治疗者，建议产前使用预防剂量或中等剂量的LMWH；或使用预防剂量或中等剂量的UFH；或者整个孕期的临床监测和产后抗凝药物治疗。

9. 如果实验室检查证实孕妇存在高风险的血栓形成倾向，例如抗凝血蛋白质缺陷、抗心磷脂抗体持续阳性、杂合子凝血酶原*G20210A*变异、因子Ⅴ *Leiden*突变（后两者为高加索人种常见遗传风险）等，同时患者发生过独立的静脉血栓事件，且尚未接受长期抗凝药物治疗，建议除产后预防之外，应产前应用预防剂量或中等剂量的LMWH；或预防剂量或中等剂量的UFH。

10. 此前尚未发生过静脉血栓，但存在血栓形成风险的孕妇，建议医生不要使用常规药物进行产前预防，而是要进行个体化的风险评估（如D-二聚体监测）。

11. 实验室检查证实存在抗凝血蛋白缺陷，但此前无静脉血栓病史的孕妇，建议进行产前和产后的药物预防。

12. 孕妇多次发生早期妊娠丢失（≥3次的流产）或无法解释的妊娠丢失：建议进行抗磷脂抗体和（或）狼疮抗凝物试验。

13. 如孕妇为重度子痫前期或胎儿生长受限：建议进行抗磷脂抗体试验和（或）狼疮抗凝物检测。

14. 抗磷脂抗体阳性的孕妇多次发生（≥3次）妊娠丢失，但无动脉、静脉血栓症：建议产前预防性给药，如应用中等剂量UFH或预防剂量LMWH联合应用阿司匹林。

15. 对于人工心脏瓣膜修复的孕妇，建议在妊娠期间评估更多其他的血栓栓塞风险因素，包括瓣膜类型、位置、此前的血栓栓塞病史等（不应仅依赖实验室检查），以决定抗凝药物治疗策略。

16. 对于机械心脏瓣膜修复的孕妇，建议下列抗凝疗法：

（1）整个妊娠期应用调整量的LMWH，每天2次。建议调整LMWH剂量，达到抗FⅩa活性的峰值，每4小时皮下注射；或者

（2）整个妊娠期应用调整量的LMWH，每12

小时皮下注射，剂量调整维持 APTT 处于治疗区间（正常对照值的 1.5～2.5 倍）至少每天两次，或者达到抗 FXa 活性的肝素治疗水平 0.35～0.70U/ml；或者

（3）孕第 13 周前，应用 UFH 或 LMWH，如（1）和（2）所述，随后以华法林替代；近分娩时，重新使用 UFH 或 LMWH。如确认孕妇处于高危的血栓风险中，则治疗应考虑涉及 UFH 和 LMWH 使用剂量的有效性和安全性，建议整个妊娠期使用 VKAs，近分娩时，重新使用 UFH 或 LMWH。心脏瓣膜修复的孕妇处于高危的血栓风险中，建议增加小剂量阿司匹林 75～100mg/天。

（门剑龙）

参考文献

1. Pomp ER, Lenselink AM, Rosendaal FR, et al. Pregnancy, the postpartum period and prothrombotic defects: risk of venous thrombosis in the MEGA study [J]. J Thromb Haemost, 2008, 6(4): 632-637.
2. Jacobsen AF, Skjeldestad FE, Sandset PM. Incidence and risk patterns of venous thromboembolism in pregnancy and puerperium-a register-based case-control study [J]. Am J Obstet Gynecol, 2008, 198(2): 233-237.
3. James AH. Venous thromboembolism in pregnancy [J]. ArteriosclerThrombVasc Biol, 2009, 29(3): 326-331.
4. Chunilal SD, Bates SM. Venous thromboembolism in pregnancy: diagnosis, management and prevention [J]. Thromb Haemost, 2009, 101(3): 428-438.
5. Jacobsen AF, Skjeldestad FE, Sandset PM. Anteand postnatal risk factors of venous thrombosis: a hospital-based case-control study [J]. J Thromb Haemost, 2008, 6(6): 905-912.
6. James AH, Jamisonmg, Brancazio LR, et al. Venous thromboembolism during pregnancy and the postpartum period: Incidence, risk factors, and mortality [J]. Am J Obstet Gynecol, 2006, 194(5): 1311-1315.
7. Robertson L, Wu O, Langhorne P, et al. Thrombophilia and pregnancy: a systematic review [J]. Brit J Haematol, 2005, 132(2): 171-196.
8. Righini M, Le Gal G, Bounameaux H. Venous thromboembolism diagnosis: unresolved issues [J]. Thromb Haemost, 2015, 113(6): 1184-1192.
9. Chan WS, Lee A, Spencer FA, et al. Predicting deep venous thrombosis in pregnancy: out in "LEFt" field? [J]. Ann Intern Med 2009; 151(2): 85-92.
10. Righini M, Jobic C, Boehlen F, et al. Predicting deep venous thrombosis in pregnancy: external validation of the LEFT clinical prediction rule [J]. Haematologica, 2013, 98(4): 545-548.
11. Chan WS, Lee A, Spencer FA, et al. D-dimer testing in pregnant patients: towards determining the next 'level' in the diagnosis of deep vein thrombosis [J]. J Thromb Haemost, 2010, 8(5): 1004-1011.
12. Le Gal G, Kercret G, Ben Yahmed K, et al. Diagnostic value of single complete compression ultrasonography in pregnant and postpartum women with suspected deep vein thrombosis: prospective study [J]. Br Med J, 2012, 344: e2635.
13. Chan WS, Ray JG, Murray S, et al. Suspected pulmonary embolism in pregnancy: clinical presentation, results of lung scanning, and subsequent maternal and pediatric outcomes [J]. Arch Intern Med, 2002, 162(10): 1170-1175.
14. Bates SM, Greer IA, Middeldorp S, et al; American College of Chest Physicians. VTE, thrombophilia, antithrombotic therapy, and pregnancy: Antithrombotic Therapy and Prevention of Thrombosis, 9th ed: American College of Chest Physicians Evidence-Based Clinical Practice Guidelines [J]. Chest, 2012, 141 (2 Suppl): e691S-736S.
15. Konstantinides SV, Torbicki A, Agnelli G, et al. 2014 ESC Guidelines on the diagnosis and management of acute pulmonary embolism: The Task Force for the Diagnosis and Management of Acute Pulmonary Embolism of the European Society of Cardiology (ESC) Endorsed by the European Respiratory Society (ERS) [J]. Eur Heart J, 2014, 35(43): 3033-3073.
16. Romualdi E, Dentali F, Rancan E, et al. Anticoagulant therapy for venous thromboembolism during pregnancy: a systematic review and a meta-analysis of the literature [J]. J Thromb Haemost, 2013, 11(2): 270-281.
17. Middeldorp S. How I treat pregnancy-related venous thromboembolism [J]. Blood, 2011, 118(20): 5394-5400.

附 3：

肺血栓栓塞症临床诊治中常见的困惑与对策

肺血栓栓塞症（pulmonary thromboembolism，PTE）是一种临床常见病，具有高误诊率、高漏诊率和高死亡率三大特点，严重危害身体健康。随着 PTE 的统计资料逐渐完备，不难发现其住院发病率、疾病构成比有显著增加的趋势，而及时正确的治疗对于 PTE 患者的病情缓解及生活质量的

提高都至关重要，因此 PTE 的诊断和治疗一直受到学术界高度关注。目前国内外已发表了一些关于急性 PTE 的诊疗指南，临床实践中医生们对 PTE 的诊断意识和诊疗技能也普遍提高，但在急性 PTE 的治疗中仍有许多棘手的问题很难从指南中找到答案[1]。

一、诊断中的困惑及严重程度界定

（一）关于基本检测手段的临床价值

PTE 的临床表现取决于栓子大小、数目、部位、多个栓子的递次栓塞间隔时间及基础心肺储备功能，以及机械、体液和神经反射的作用，往往缺乏特异性，轻者可无症状，重者可突然猝死。呼吸困难（90%）、胸痛（88%）、咯血（30%）、咳嗽（50%）等临床表现最为常见，而“肺梗死三联征”者，即呼吸困难、胸痛、咯血三个症状同时出现的患者不足 30%。因此，重视基本的检测手段，同时关注规范性及可及性，对提高 PTE 的早期诊断水平至关重要[2,3]。

1. 注意患者生命体征以及对肺部、心脏等部位规范细致查体

PTE 相关的肺部体征包括呼吸频率增加、紫绀、可闻及细湿啰音或哮鸣音，有时可存在胸膜炎合并胸水（介于渗出液与漏出液之间），偶可闻及肺野血管杂音，肺实变/肺不张征对 PTE 也有一定提示作用。PTE 心血管体征包括心动过速、右心扩大、肺动脉瓣区第二心音亢进及分裂、收缩期喷射性杂音、右心室奔马律、颈静脉怒张和肝颈静脉反流征/肝大/下肢水肿。下肢不对称水肿是下肢深静脉血栓的重要体征。

2. 心电图、影像及实验室检查

规范查体的同时，利用心电图（ECG）、胸部 X 线、D-二聚体、动脉血气分析等常规检查对可疑患者进行筛查，这些检验项目可行性高并且可以在短时间内取得结果，协助初步诊断 PTE 或排除其他疾病。ECG 改变可作为诊断的参考依据，例如 SⅠQⅢTⅢ征、QRS 电轴右偏、T 波倒置和 ST 段异常、完全或不完全性右束支传导阻滞、低电压、肺型 P 波等，注意动态观察心电图变化。X 线显示斑片状浸润、肺不张、膈肌抬高、胸腔积液，尤其是以胸膜为基底凸面朝向肺门的圆形致密阴影（Hamptom 驼峰）以及扩张的肺动脉伴远端肺纹稀疏（Westermark 征）等对 PTE 的诊断都具有重要价值。动脉血气分析已成为 PTE 的常规筛查手段之一，包括低氧血症（76%）（肺血管床堵塞 15%～20% 可出现）、低碳酸血症（86%～95%）以及和 $P(A\text{-}a)O_2$ 增大，但是并不能根据缺氧的程度评估病情严重程度。

（二）关于 D-二聚体的敏感性和特异性评价问题

D-二聚体检测阴性结果具有排除诊断价值[4]，2014 年欧洲 ESC 的 PTE 指南以年龄对D-二聚体医学决定水平进行校正（<50 岁：500μg/L；>50 岁：年龄×10μg/L）[5]。对于临床上很多患者，如老年人、基础心肺疾病、恶性肿瘤、手术、骨折、创伤患者，D-二聚体的升高并不具有诊断价值，但在病情发展过程中，D-二聚体水平的进行性升高往往提示血栓风险增加。

（三）不同影像学检查手段对段水平以下血栓的诊断价值

PTE 常用的影像学检查手段主要包括核素 CT 肺动脉造影（CTPA）、肺通气/灌注扫描和肺动脉造影。CTPA 敏感性 70%～100%，特异性76%～100%，可显示肺血管和栓子，但是对段以下 PE 检出率低[6]。

其直接征象：部分充盈缺损；附壁充盈缺损；完全闭塞；“轨道征”即中心充盈缺损；肺动脉纤细，腔内灌注减低，不均匀（纵隔窗）。

其间接征象：“马赛克”征；肺梗死灶；肺动脉高压，心脏增大，右心功能不全（right ventricular dysfunction，RVD）。

核素肺通气/灌注显像是诊断 PTE 较为敏感的无创性方法，特异性虽低，但有典型的多发性、节段性或楔形灌注缺损而通气正常或增加，结合临床，诊断即可成立，对段水平以下血栓具有较高的诊断价值。肺动脉造影是诊断 PTE 的“金标准”，但其有创性限制了临床应用。影像学表现为血管腔充盈缺损、动脉截断或“剪枝征”、造影剂排空延迟，也表现为造影剂流动缓慢，局部低灌注，静脉回流延迟。造影不能显示直径小于 2mm 的小血管，因此多发性小栓塞常易漏诊。

（四）关于急慢性 PTE 的鉴别问题

1. 急性 PTE

经常是急性起病，临床上有以下几种表型[7]：

（1）高危（大面积）PTE：临床上以休克和低血压为主要表现，即体循环动脉收缩压<90mmHg，或较基础值下降幅度≥40mmHg，持续 15 分钟以上，须除外新发生的心律失常、低血容量或感染中毒

症所致的血压下降。此型患者病情变化快，预后差，临床病死率超过 15%，需要积极予以治疗。对于非高危患者，目前根据肺栓塞严重指数（pulmonary embolism severity index，PESI）或简化的肺栓塞严重指数（simplified PESI，SPESI）将 PE 患者分为高死亡风险和低死亡风险。

（2）中危（次大面积）PTE：血流动力学稳定，PESI 评分大于等于Ⅲ或 SPESI 评分大于等于Ⅰ，和（或）存在右室功能不全、心脏标志物升高，为中危。根据病情的严重程度，又可以将中危 PTE 进行再分层。中高危，即右心功能不全和心肌损伤同时存在；中低危，即单纯存在右心功能不全或心肌损伤，或二者都不存在。右心功能不全的诊断标准为：超声心动图提示存在 RVD 和（或）临床上出现右心功能不全的表现。此型患者可能出现病情恶化，临床病死率为 3%～15%，故需密切监测病情变化。

（3）低危（非大面积）PTE：血流动力学稳定，PESI 或 SPESI 为低风险，且不存在右心功能不全和心肌损伤的 PTE。临床病死率低于 1%。

2. 慢性 PTE

与急性 PTE 相比，慢性 PTE 更缺乏临床特异性，误诊率及病死率更高，慢性 PTE 往往以慢性肺动脉高压和右心负荷过重（P2 亢进、颈静脉怒张、双下肢水肿、心电图肺性 P 波及顺时钟方向转位）为主要体征，且病史长，存在静脉血栓栓塞史。肺动脉附壁血栓钙化与血管壁形成钝角、完全狭窄或部分狭窄、有机化血栓“网格”出现反向血流的血管再通迹象，均提示为慢性 PE。急性 PE 可出现 McConnell 征（右室游离壁运动减弱而心尖部运动正常）以及“60/60”征（超声心动图显示肺血流加速时间低于 60ms 和三尖瓣压力梯度为 30～60mmHg）。肺实质外周楔形梗塞多见于急性 PE，而“马赛克”样灌注与肺低衰减区肺动脉缩小则提示为慢性 PE。

有慢性疾病史、肺动脉压升高、右心负荷增大、血栓钙化、网格状和马赛克样灌注应高度怀疑为慢性 PTE。若 PE 抗凝治疗 3 个月仍合并呼吸困难、体力减退或右心衰竭的患者，均应评估是否存在慢性肺血栓栓塞性肺动脉高压（chronic thromboembolic pulmonary hypertension，CTEPH），肺动脉血栓内膜剥离术是治疗慢性 CTEPH 最有效的方法，指南强调，必须由多学科专家团队评估 CTEPH 患者具体情况、选择手术或药物等治疗方案。

二、溶栓与抗凝治疗过程中的系列问题

（一）中危肺栓塞的治疗问题：溶栓或抗凝？

溶栓药物包括尿激酶（UK）、链激酶（SK）和重组组织型纤溶酶原激活物（rt-PA），适用于高危 PTE 及部分中危 PTE。可快速改善血液动力学和气体交换，清除静脉血栓，减少复发，防止肺动脉高压的发生，减少或消除血栓负荷，减少不良体液反应对肺血管和气道的作用。

1. 溶栓治疗的绝对禁忌证

包括活动性内出血、近期自发性颅内出血。方案包括：

（1）UK：4400IU/kg，静推 10 分钟，2200IU/kg 静滴 12 小时，2 万 IU/kg 静滴 2 小时。

（2）SK：25 万 IU 静注 30 分钟，10 万 IU/小时，静滴 24 小时。

（3）rt-PA：50mg 静滴 2 小时。溶栓过程中，监测 PT 或 APTT，低于 2 倍正常值时，使用肝素。

2. 对于血压和右室功能均正常的病例（低危）不推荐进行溶栓。

对大多数中危患者，即血压正常但超声心动图显示 RVD 或临床上出现右心功能不全表现的病例，不推荐使用溶栓治疗。急性 PTE 患者，如果心脏彩超或 CT 提示右室功能障碍，同时肌钙蛋白升高，则归为中高危组。足量系统溶栓治疗，即早期再灌注治疗，可以阻止潜在的危及生命的血流动力学失代偿或血流动力学难于维持，但会显著增加除出血性脑卒中及颅内出血外的其他部位大出血风险。因此，系统溶栓治疗并不推荐用于中高危患者的常规治疗，但如果血流动力学趋于不稳定则可应用。对于血流动力学趋于失代偿而出血风险较高的中高危患者，低剂量溶栓、外科行血栓切除术或经皮导管介导的血管内溶栓治疗可以作为系统溶栓的替代补救措施[8]。

（二）新型抗凝药物治疗的相关问题

临床疑诊 PTE 时即开始抗凝治疗。抗凝禁忌证为活动性出血、凝血功能障碍、血小板减少、未控制的严重高血压。传统抗凝药包括普通肝素、低分子肝素（LMWH）和华法林。华法林是目前临床最常用的口服抗凝药物，疗效确切，但该药的临床使用现状仍有不足，包括其对不同个体作用强度不同，受多种食物及药物的影响，需定期检

测并及时调整用量。

新型抗凝药物相较之下有几个突出的优点，包括有效、方便、无需监测，且与食物和药物相互作用小，确保抗凝疗效的同时降低了出血风险。新型抗凝药物与传统抗凝药相比多无需监测，降低了对患者依从性的要求，新型抗凝药物选择性阻断凝血级联反应过程中某一关键性环节，在抗凝同时显著降低严重出血性并发症风险。目前代表药物包括直接凝血酶抑制剂阿加曲班、达比加群酯以及直接Ⅹa因子抑制剂利伐沙班、阿哌沙班和艾多沙班等，对于大部分中危和低危PE，可作为胃肠外抗凝/VKA联合抗凝的替代选择之一。在应用过程中需注意其规范性问题，如利伐沙班为15mg，2次/日，连续3周，后改为20mg，1次/日；阿哌沙班为10mg，2次/日，连续7日，后改为5mg，2次/日；达比加群酯为急性期先应用胃肠外抗凝，1周后改为达比加群酯150mg，2次/日，长期应用，对于80岁以上或使用维拉帕米人群，应用110mg，2次/日；艾多沙班为急性期先应用胃肠外抗凝，5天后改用艾多沙班，60mg，1次/日，当肌酐清除率为30~50ml/min或者体重低于60kg时剂量减至30mg，1周后改为艾多沙班30mg，1次/日。目前，新型口服抗凝药物在高危PE、合并严重肾功能不全、恶性肿瘤的PE患者中尚缺乏确切的循证医学临床证据[9-15]。

三、特殊情况肺栓塞的治疗问题

（一）右心房血栓

急性PE患者右心房血栓发生率为4%~8%。包括三种类型：

A型，血栓薄而长，蠕虫状移动，与临床重症PE相关，心输出量低，肺动脉压高，严重三尖瓣关闭不全，血凝块从外周静脉缓慢地转移至肺血管，此型早期死亡率较高。

B型，早期死亡率低，由静止的非特异性血栓组成，60%的病例与PE无关。

C型，所占比例小，血栓是中间产物，其特点包括可移动、非蠕虫状、有阻塞右心房或心室血流的潜在风险。

CTPA对诊断A型血栓敏感性为100%，但可能会出现假阳性，如无右心室扩张的患者出现不完全对比灌注时CTPA会诊断血栓栓塞。右心房血栓的最佳治疗方案目前仍不清楚。目前的专家共识是，A型血栓建议溶栓治疗，B型血栓予以单独抗凝治疗。血栓通过卵圆孔者建议手术取栓，如果不可行，则推荐单独抗凝治疗，但潜在重症PE需要考虑溶栓。C型血栓建议手术取栓，如果血栓非常大且与右心房或心室流出道梗阻相关时，应予取出。

（二）腔静脉滤器植入

腔静脉滤器植入术的目的是阻止脱落的血栓上行，防止PTE发生，适用于一些特殊的PTE患者，如抗凝治疗有绝对禁忌证者、充分抗凝治疗后仍再发血栓者、下肢静脉近端反复血栓形成者等。另外在溶栓治疗和外科手术前的高危患者可以考虑植入可回收腔静脉滤器。目前推荐的治疗方法是：一般急性PTE不建议常规植入腔静脉滤器，只在少数对抗凝治疗存在绝对禁忌证的患者中使用。但是仍有几点需要注意，首先，放置滤器预防PE的初期获益，可被复发性深静脉血栓形成增加所抵消；其次，仅根据有持续DVT，不是放置腔静脉滤器的指征；再次，任何介入治疗后，包括植入腔静脉滤器，患者都需进行充分的抗凝治疗[16]。

（三）初始治疗效果不佳的近期急性PTE

如果急性PTE患者的初始抗凝治疗效果不明显，且临床情况逐步恶化，则应考虑溶栓。一些病例接受早期溶栓治疗后，组织恢复再灌注，治疗14天症状开始出现改善（如呼吸、循环）。但是一些研究结果也表明，早期溶栓对初始抗凝治疗效果不佳患者的病死率没有明显影响，而且采取溶栓治疗也增加了出现持续性血栓以及其他并发症的风险。例如，在对次大面积PTE的“MAPPET3研究”中，患者以肝素作为初始抗凝治疗的药物，其中23%的患者采取延迟溶栓，这些患者与早期接受溶栓治疗患者相比，病死率并无明显差异。因此，选择早期溶栓与否可能更需要影像学检查重新评估。如果血栓持续存在，可以考虑机械碎栓、重新溶栓或者支持治疗。支持治疗方法包括机械通气支持、抗感染治疗和给予正性肌力药物。若怀疑存在慢性血栓栓塞的风险，应考虑肺动脉血栓内膜剥脱术和肺血管扩张剂治疗。单纯急性PTE中应用肺血管扩张剂虽然已有研究评价，但临床使用仍然较少。针对PTE患者若初始抗凝治疗效果不明显，且循环不稳定或者呼吸衰竭不断恶化时，应结合影像学检查，综合评估后，考虑溶栓治疗。溶栓治疗后如果无改善，应重新评估残留血栓或血栓后并发症[17,18]。

四、特殊人群

（一）活动性出血或出血风险增加

1. 肺栓塞合并活动性出血的处理原则

肺栓塞合并活动性出血是临床实践中经常遇到的难题。最为常见的是脑出血、消化道出血和咯血等。针对存在活动性出血的肺栓塞，建议处理原则包括：

（1）寻找出血原因及诱因，积极去除出血原因。

（2）积极处理活动性出血。

（3）一旦活动性出血停止，尽快启动抗凝治疗，可考虑小剂量 LMWH 起始抗凝，根据出血风险程度逐渐恢复治疗剂量和亚治疗剂量的抗凝。

（4）活动性出血发生后的 1~3 个月不建议加用口服抗凝药物。

（5）何时加用或切换至口服抗凝药物应该动态评估。

2. 平衡出血与抗栓治疗

脑出血的发生往往与高血压控制不良、脑血管畸形、抗凝溶栓药物过量有关。针对这些患者，止血药物、脱水药物的应用以及卧床等因素均可导致血栓栓塞事件发生。

（1）在前期应该给予机械预防，一旦发生血栓栓塞事件，往往提示血栓风险处于优势，尽快复查颅脑影像学检查，如果脑出血消失或没有进展，可考虑启动低剂量抗凝，因为血栓事件的致死性远远超过出血事件。

（2）如果确实仍有活动性出血或出血风险很高，且血栓为中高危，可考虑植入临时腔静脉滤器，并可考虑给予介入碎栓。后期出血风险降低后，尽快启动小剂量抗凝。

（3）如果血栓事件为低危，可以等待和观察，待出血风险降低，启动抗凝。

（4）如遇到致死性肺栓塞，所有禁忌证都是相对禁忌证。

3. 肺栓塞合并咯血有以下几种可能性

（1）肺栓塞继发出血性肺不张或肺梗死：肺组织缺血坏死会出现咯血，栓塞部位多在远端，肺部多出现栓塞部位相对应远端的楔形阴影，这种情况下，随着抗凝进行，血栓溶解后咯血自然会得以控制。

（2）慢性栓塞性肺动脉高压继发右心衰竭：支气管动脉侧支循环形成，继发咯血，在这种情况下，应该积极控制肺动脉高压和右心衰竭。

（3）肺部实质性病变或支气管扩张导致咯血，同时肺栓塞合并存在：此时应该积极控制咯血，在必要时（如支气管动脉栓塞），待出血停止，启动小剂量抗凝，处理原则同其他出血性病变。

4. 消化道出血

消化道出血最常见的原因是急性胃黏膜病变、消化性溃疡、肝硬化和门脉高压，止血药物、胃黏膜保护剂和加压素应用过程中也可以出现肺栓塞等血栓栓塞事件，建议处理如下：

（1）积极控制消化道出血，一旦出血风险降低或消失，尽快启动小剂量抗凝，具体处理原则同脑出血。

（2）门脉高压出血同时并发下肢或下腔静脉血栓栓塞事件应该注意排查巴德-吉亚利综合征的可能性，尽快请血管外科会诊。

（3）肺栓塞或静脉血栓在治疗量的抗凝过程中出现消化道出血，需警惕胃肠道恶性肿瘤可能，应该注意筛查。

（二）围手术期

围手术期存在一系列发生 PTE 的高危因素，如血液淤滞、血管损伤和血液高凝状态。故患者出现不能解释的呼吸困难、胸痛、晕厥、烦躁不安以及心动过速时，应警惕 PE 的可能，立即行心电图、血气分析及 D-二聚体检查。高度疑似病例即刻予皮下注射 LMWH，进一步做心脏彩色超声、CTPA 检查，以明确诊断。

外科手术患者是肺栓塞和深静脉血栓形成的高危人群，正确认识和提高防范及诊断意识，采取相应的预防及治疗措施，可有效减少肺栓塞的发生，建议术前积极控制并发症，包括高血压、高血脂、糖尿病、冠心病和慢性肺部疾病等；术后尽早活动，即使某些患者无法下床活动，应坚持在病床上进行肢体主动或被动运动；如没有禁忌，术后尽早机械预防，应用弹力袜或间歇充气压力泵预防血栓形成；一旦疑诊血栓栓塞事件，积极完善检查评估肺栓塞可能性；如果病情不平稳，转运检查应该极其慎重，尽量采取床旁检查，如床旁心脏彩超或双下肢静脉超声检查。一旦病情平稳，可以考虑确诊检查，如 CTPA 等。外科手术早期出现高危肺栓塞，尤其是出血风险高时，溶栓治疗应慎重，必要时可以考虑介入治疗。存在高出血风险患者，应仔细权衡利弊，动态评估血栓与出血平衡。一旦血栓出现，往往提示机体出血风险降低，应该起始低剂量抗凝治疗。

（三）妊娠期

高凝状态、静脉淤滞和血管损伤在每次妊娠中都有不同程度地存在。在发达国家，肺栓塞是妊娠相关的主要死因。产后阶段，尤其是剖宫产术后 PE 风险增高。妊娠期疑诊 PE 需要应用可靠的方法进行正规的诊断性评估。为避免不必要的放射损害，可进行 D-二聚体检测，结果阴性具有与在非妊娠患者中相同的除外诊断价值。

为避免不必要的放射损害，对于血流动力学平稳的患者，可进行静脉加压超声以诊断 DVT，一旦静脉加压超声发现 DVT，即可按照 DVT、PE 进行处理。核素灌注显像应该用于疑诊 PE 但下肢静脉超声检查阴性、胸部 X 线检查正常的妊娠患者。若胸部 X 线异常或肺核素灌注显像不可行，应考虑行 CTPA。

LMWH 不通过胎盘屏障，不会增加胎儿的发病率及病死率，故妊娠期 PE 患者使用 LMWH 抗凝治疗是安全的。而且，LMWH 的使用剂量应基于患者体重。普通肝素因易引起骨质疏松等，不推荐用于妊娠期 PE，磺达肝癸钠等新型抗凝药因数据缺乏也不推荐应用。华法林可通过胎盘，导致胎儿畸形、死亡，也可导致母亲胎盘早剥。另一方面，华法林在母乳中的分泌量极少，胎儿娩出后如采取母乳喂养，华法林也不会对婴儿产生抗凝作用，因此分娩后服用华法林是安全的。

对于无休克或低血压的妊娠期 PE 患者，推荐应用根据体重调节剂量的 LMWH 抗凝。体重极大或极小、合并肾脏疾病的妊娠患者应监测抗-Xa 活性，但不作为常规监测。分娩前至少 12 小时停用 LMWH，不得应用硬膜外麻醉。抗凝治疗可于移除硬膜外导管 12～24 小时后重新开始。分娩后，肝素治疗可被 VKA 抗凝取代。产后抗凝治疗应维持至少 6 周，总抗凝疗程至少 3 个月。孕妇患者溶栓后出现并发症的风险与非妊娠患者的概率相似。围产期孕妇除危重症患者外，不应使用溶栓治疗。因为缺乏相关的数据，磺达肝癸钠、新型口服抗凝药物不应用于妊娠患者。如果评估孕妇情况出血风险较高（如围产期），则推荐手术或机械疗法。

（四）恶性肿瘤

通常情况下，癌症患者均处于高凝状态，并对肿瘤的发展过程产生重要影响，高凝状态也是血栓症的三个重要危险因素之一，因此恶性肿瘤患者合并 PTE 不容忽视。目前，肿瘤患者深静脉血栓及 PTE 的主要治疗方法是药物抗凝，LMWH 与口服抗凝血药相比有显著优势，可改善无转移的肿瘤患者存活率。确诊的癌症患者合并 PTE，应考虑在前 3～6 个月使用 LMWH。后续治疗以华法林替代 LMWH，是否中断抗凝，需根据患者病情决定。对患者定期进行风险-获益评估非常重要，包括抗肿瘤疗效、再发 VTE 风险、出血风险和患者疾病发展趋势。

关于肿瘤合并肺栓塞，国际相关指南建议初始治疗为治疗量 LMWH 皮下注射 3～6 个月，之后根据情况确定是否切换为口服抗凝药物。如果患者为肿瘤晚期，预期生存期不长，则不必再切换为华法林，可考虑长期 LMWH 抗凝。治疗 3 个月后可以考虑将 LMWH 适当减量，如每天一次给药，但应该注意监测肝功能与血常规。溶栓可能会引起出血等严重并发症，因此溶栓时机及剂量的选择应慎重。

（五）矛盾性栓塞合并 PTE

反常栓子通过未闭卵圆孔（patent foramen ovale，PFO）导致同时出现卒中和 PTE 者很罕见，而患者在卒中后出现急性 PTE 则更常见（1%～10%）。PTE 是卒中后 2～4 周最常见的死因。此时若不应用抗凝药物，大出血也可转变为低风险的点状出血。相反，卒中后立即应用低、中剂量的肝素则与出血转变增加相关。有关卒中指南建议，推迟抗凝治疗，对于缺血性卒中合并房颤的患者抗凝治疗应在两周后，而对于脑卒中合并 PE 患者抗凝治疗时间的意见并不统一，应根据患者情况评估其风险获益比，但常规做法是对所有的脑梗死和 PE 患者进行抗凝治疗。PE 患者伴有原发性出血性卒中或近期显著出血风险时，可考虑安装下腔静脉滤器以及推迟抗凝治疗。

（六）肝功能损害

患者出现肝功损害，一方面可能与肝素有关，另一方面可能与急性肺栓塞导致的急性右心衰竭所致肝瘀血有关。在这种情况下，需要积极寻找导致肝功能损伤的可能原因，在采取积极护肝措施的前提下，继续抗凝治疗并严密观察，一般情况下，多数患者的肝功能最终好转。不除外部分患者为一过性肝功能损害。

(七)易栓症

蛋白C、蛋白S和抗凝血酶的缺乏,是中国人易栓症最常见的类型,这些缺陷不但与肺栓塞的发生密切相关,同时也会与抗凝治疗相互干扰。如华法林抗凝治疗时,蛋白C和蛋白S在药物使用的初期即发生显著减低,因此在口服华法林的第1~5天需要重叠使用肝素类药物;而在先天性抗凝血酶缺陷的患者中,血浆中低水平的抗凝血酶会对普通肝素和LMWH的抗凝效果产生显著的负面影响。在这种情况下,可以直接选择新型口服抗凝药物进行治疗。

(八)肢体康复过程中的血栓防治问题

康复科住院患者目前没有统一的静脉血栓筛查指南,一般根据患者疾病诊断、病程、手术、术后情况、卧床时间、患者主诉等筛查静脉血栓风险。康复科医生需要充分了解如何规避风险以及指导康复训练。事实上,脑血管病恢复期、骨科术后患者都面临着肢体康复治疗问题,均需评估静脉血栓风险。

如果确切存在近端静脉血栓,应该给予规范抗凝,抗凝5~7天,循序渐进恢复下床活动,一个月左右时可以考虑肢体康复运动。

如果是下肢肌间静脉血栓形成,不必卧床,可以下床活动,建议给予LMWH抗凝,抗凝治疗14天左右,复查下肢超声,若血栓无进展,可以考虑启动肢体康复。

如果合并肺栓塞,临床症状重,在急性期,规范抗凝5~7天,可以下床活动,包括走路、适量运动,1个月左右可以上下台阶,进行关节活动和力量训练,2个月左右可以考虑肢体康复运动。

(翟振国 马瑞晓 谢万木)

参考文献

1. Condliffe R,Elliot C A,Hughes R J,et al.Management dilemmas in acute pulmonary embolism[J].Thorax,2014,69(2):174-180.
2. Keller K,Beule J,Schulz A,et al.Right ventricular dysfunction in hemodynamically stable patients with acute pulmonary embolism[J].Thromb Res,2014,133(4):555-559.
3. Agnelli G,Becattini C.Acute pulmonary embolism[J].N Engl J Med,2010,363(3):266-274.
4. Pasha S M,Klok F A,Snoep J D,et al.Safety of excluding acute pulmonary embolism based on an unlikely clinical probability by the Wells rule and normal D-dimer concentration:a meta-analysis[J].Thromb Res,2010,125(4):e123-e127.
5. Konstantinides S V,Torbicki A,Agnelli G,et al.2014 ESC Guidelines on the diagnosis and management of acute pulmonary embolism[J].Eur Heart J,2014,35(43):3033-3069,
6. Lu Y,Lorenzoni A,Fox J J,et al.Noncontrast Perfusion Single-Photon Emission CT/CT Scanning:A New Test for the Expedited,High-Accuracy Diagnosis of Acute Pulmonary Embolism[J].Chest,2014,145(5):1079-1088.
7. Stamm J A,Long J L,Kirchner H L,et al.Risk Stratification in Acute Pulmonary Embolism:Frequency and Impact on Treatment Decisions and Outcomes[J].South Med J,2014,107(2):72-78.
8. Steering Committee.Single-bolus tenecteplase plus heparin compared with heparin alone for normotensive patients with acute pulmonary embolism who have evidence of right ventricular dysfunction and myocardial injury:rationale and design of the Pulmonary Embolism Thrombolysis (PEITHO) trial[J].Am Heart J,2012,163(1):33.
9. Connolly SJ,Ezekowitz MD,Yusuf S,et a1.Dabigatran versus warfarin in patients with atrial fibrillation[J].N Engl J Med,2009,361(12):1139-1151.
10. Aujesky D,Roy P M,Verschuren F,et al.Outpatient versus inpatient treatment for patients with acute pulmonary embolism:an international,open-label,randomised,non-inferiority trial[J].The Lancet,2011,378(9785):41-48.
11. Smith S B,Geske J B,Maguire J M,et al.Early anticoagulation is associated with reduced mortality for acute pulmonary embolism[J].Chest,2010,137(6):1382-1390.
12. Erkens P M G,Gandara E,Wells P,et al.Safety of outpatient treatment in acute pulmonary embolism[J].J Thromb Haemost,2010,8(11):2412-2417.
13. den Exter P L,van Es J,Klok F A,et al.Risk profile and clinical outcome of symptomatic subsegmental acute pulmonary embolism[J].Blood,2013,122(7):1144-1149.
14. Pruszczyk P,Goliszek S,Lichodziejewska B,et al.Prognostic Value of Echocardiography in Normotensive Patients With Acute Pulmonary Embolism[J].JACC Cardiovasc Imaging,2014,7(6):553-560.
15. Uchino K,Heruandez AV.Dabigatran association with higher risk of acute coronary events:meta-analysis of noninferiority randomized controlled trials[J].Arch Intern Med,2012,172(5):397-402.
16. Stein P D,Matta F.Vena cava filters in unstable elderly patients with acute pulmonary embolism[J].Am J Med,2014,127(3):222-225.
17. Svennerholm K,Lapidus L,Stigendal L,et al.Incidence and Treatment Options for Massive Pulmonary Embolism

in Sweden [J]. Journal of the Intensive Care Society, 2014,15(1 suppl2):15-16.

18. Mos I, Douma R A, Erkens P M G, et al. Diagnostic outcome management study in patients with clinically suspected recurrent acute pulmonary embolism with a structured algorithm [J]. Thromb Res, 2014, 133 (6): 1039-1044.

第四章

血栓与止血检验的质量控制

出血性和血栓性疾病的诊断与鉴别诊断在很大程度上需要依赖实验室检测,其过程通常是在临床初步判断的基础上,应用优化组合的一类检测项目,按照一定的逻辑顺序进行实验室检测并对检测结果进行分析,最终得出准确的诊断和鉴别诊断结论,故实验室检测结果的准确性对临床医生的判断和决策会产生重要影响。血栓与止血检验包含的检测项目多,不同项目的复杂程度不一,许多项目尚未实现标准化。同一检测项目存在多种检测原理和检测系统的现象非常普遍,检测结果与试剂的种类或敏感性密切相关,且易受标本采集、转运、处理和保存等环节影响因素的干扰,一些检测项目缺少质量控制指南和明确的技术要求,做好全面质量控制对于保证检测结果的准确可靠十分重要。本章主要依据《医疗机构临床实验室管理办法》[1]、卫生行业标准(WS/T 406-2012[2]、WS/T 407-2012[3]和WS/T 477-2015[4])、中国合格评定国家认可委员会(China National Accreditation Service for Conformity Assessment,CNAS)实验室认可要求(CNAS-CL02[5]和CNAS-CL43[6])、美国临床和实验室标准协会(Clinical and Laboratory Standards Institute,CLSI)指南H47-A2[7]和H57-A[8]、以及国外权威专家的专著[9],对血栓与止血检验质量控制的相关问题进行讨论。

第一节　质量控制关键环节

血栓与止血检验项目类型较多、影响因素复杂,实验室应明确不同类型项目的质量控制关键环节,按照相关法规、行业标准和指南的要求实施质量控制。

一、实施质量控制的依据

临床实验室主要依据法规、标准和指南的要求开展检验项目的质量控制。《医疗机构临床实验室管理办法》[1]及管理办法实施细则、临床检验行业标准、《全国临床检验操作规程》(第4版)、国外标准化机构及学会/协会发布的技术指南、实验室认可准则在各专业领域的应用说明、美国病理家学会(College of American Pathologists,CAP)实验室认可核查表等,均可作为临床实验室实施质量控制的依据。

1.《医疗机构临床实验室管理办法》及管理办法实施细则

2006年6月,《医疗机构临床实验室管理办法》[1]开始实施,管理办法提出了医疗机构临床实验室管理的基本要求,是实验室实施质量控制的重要依据。为了推动管理办法的实施,由卫生部临床检验中心(National Center for Clinical laboratories,NCCL)牵头制订了管理办法实施细则。不同层级医疗机构的临床实验室均应满足管理办法的要求。

2. 临床检验行业标准

截至2016年12月,国家卫生计生委已发布91项临床检验卫生行业标准,标准内容涵盖临床实验室的管理和技术要求,是临床实验室实施质量控制的重要依据。已发布标准的内容可从国家卫生计生委网站查询和下载,血栓与止血检验相关行业标准的编号和名称见表2-4-1。

表2-4-1　血栓与止血检验相关行业标准

序号	编号	名称
1	WS/T 477-2015	D-二聚体定量检测
2	WS/T 407-2012	医疗机构内定量检验结果的可比性验证指南

续表

序号	编号	名称
3	WS/T 406-2012	临床血液学检验常规项目分析质量要求
4	WS/T 359-2011	血浆凝固实验血液标本的采集及处理指南
5	WS/T 347-2011	血细胞分析的校准指南
6	WS/T 344-2011	出血时间测定要求
7	WS/T 220-2002*	凝血因子活性测定

注：* 修订过程中，2016 年已完成报批稿

3. 国外标准化机构及学会/协会发布的技术指南

一些国外标准化机构和专业学会/协会，如国际标准化组织（International Organization for Standardization，ISO）、世界卫生组织（World Health Organization，WHO）、国际血液学标准化委员会（International Council for Standardization in Haematology，ICSH）、国际血栓与止血协会（International Society on Thrombosis and Haemostasis，ISTH）和 CLSI 等发布的国际指南也是实验室实施质量控制的参考依据。有些文件可通过官方网站或杂志免费获得，有些文件则需有偿获取。国内发布的一些行业标准和技术要求也不同程度地参考了国际指南的相关内容。

4. ISO/IEC 15189 及其转化文件

2003 年 ISO 发布第 1 版《医学实验室-质量和能力的专用要求》（ISO/IEC 15189:2003），首次采用医学专业术语描述了医学实验室质量管理体系的要求，成为医学实验室认可的主要依据。该准则经过多次更新，ISO/IEC 15189:2007 已被等同采用转化成我国的国家标准《医学实验室质量和能力的专用要求》（GB/T 22576-2008），现行有效的版本是 ISO/IEC 15189:2012。此外，ISO/IEC 15189 指南还被 CNAS 转化为医学实验室认可准则[5]，CNAS 还组织国内专家制订并发布了与之配套使用的认可准则在临床检验各专业领域的应用说明，如《医学实验室质量和能力认可准则在临床血液学检验领域的应用说明》（CNAS-CL43:2012）[6]。ISO 15189 认可是国内医学实验室认可的主要形式，截至 2016 年 12 月，全国已有 225 家医学实验室获得 ISO 15189 认可证书。

5. CAP 核查表

CAP 核查表是以美国临床实验室改进法案修正案（CLIA'88）为依据、参照 CLSI 指南要求制订的 CAP 实验室认可评审标准。核查要点以问题的形式提出，并附有注释加以说明。CAP 认可是美国医疗机构实验室认可的主要形式。

二、分析前的质量控制

分析前的质量控制包括标本的采集、转运、处理和保存等环节，内容详见第二篇第五章。

三、分析中和分析后的质量控制

（一）检测系统的选择原则

实验室在选择检测系统时需要考虑的问题主要包括以下几个方面。

（1）预期用途：应能够满足临床和实验室的需求，如检测项目和检测速度等；

（2）检测方法和原理：由于多数出凝血检验项目尚无参考方法，当检验项目存在多种检测原理或方法时，实验室应尽可能选择业内公认的性能可靠的检测方法；

（3）推荐使用配套的检测系统：实验室宜使用与仪器配套的试剂和校准品，并遵循厂家说明书规定的操作程序和要求；非配套检测系统的性能在未得到确认前，其结果的可靠性难以保证；

（4）检测系统的分析性能：包括精密度、正确度、可报告范围（适用时）和抗干扰能力等；同一厂家提供的多种试剂可能具有不同的分析性能和用途，实验室应注意区分并正确选择合适的试剂。

（二）性能验证

行业标准《临床血液学检验常规项目分析质量要求》（WS/T 406-2012）[2]和《D-二聚体定量检测》（WS/T 477-2015）[4]规定了常用出凝血检验项目性能验证方法和指标的基本要求，CLSI H57-A2 指南[8]也介绍了血液凝固分析仪性能验证的基本原则和方法，实验室在进行性能验证前应参考这些文件和厂家说明书的要求制订性能验证实验方案。关于性能验证更详细的内容见第二篇第六章。

（三）校准

对于出凝血检测项目，一些项目有条件进行校准，如纤维蛋白原（fibrinogen，Fbg）、D-二聚体、凝血因子等，有些项目则无法实施校准，如 APTT 和 TT 等。对于能够进行校准的检测项目，实验室应依照厂家说明书的要求定期实施校准。可选择厂家提供的配套校准物或标准物质进行结果的校准，一些

特定的配套检测系统也可遵循厂家说明书的要求使用预定标模式进行校准。检测过程中使用的计量器具(如加样器)也应定期进行校准。不同检测项目的校准应按厂家说明书或行业标准的要求进行(说明书规定的指标高于行业标准时,应遵循厂家的要求),校准实施条件至少包括以下情况:①检测系统用于临床检测前;②更新不同批号试剂后;③室内质控结果失控或显示趋势变化(必要时);④仪器关键部件更换或维修后(必要时);⑤临床反馈检测结果与症状/体征不相符(必要时);⑥室间质评结果显示趋势变化或超出允许范围(必要时);⑦一些检测项目的校准至少半年1次。

(四)室内质量控制

室内质量控制的目的是监测实验室检测结果的精密度。《医疗机构临床实验室管理办法》[1]规定,临床实验室应对开展的检验项目进行室内质量控制,绘制质量控制图。当出现质量失控现象时,应及时查找原因,采取纠正措施,并详细记录。室内质量控制主要包括质控品的选择、质控品浓度水平、质控频率、质控方法、失控的判断规则、失控时原因分析及处理措施、质控数据管理要求等。定量检测项目的室内质量控制可参照国家标准《临床实验室定量测定室内质量控制指南》(GB/T 20468-2006)进行(该标准已于2016年立项开始修订);对于定性检测项目,至少使用2个浓度水平的质控品(含正常和异常水平),其中异常水平质控品宜包括浓度在阴性和阳性判断值(临界值)附近的质控品,以监测临界值附近检测结果的精密度。以下内容主要就管理办法实施细则的要求和血栓与止血一些检验项目的室内质控要求进行介绍。

1.《医疗机构临床实验室管理办法》实施细则的要求

(1)质控品、质控项目与频率

1)质控品的选择:宜使用配套质控品,使用非配套质控品时应评价其质量和适用性;

2)质控品的浓度水平:至少使用2个浓度水平(正常和异常水平)的质控品;

3)质控项目:所有检测项目均应开展室内质量控制;

4)质控频率:根据检验标本量定期实施,检测当天至少1次。

(2)质控数据与记录

1)质控图:Levey-Jennings质控图或类似的质量控制记录应包含以下信息:检测质控品的时间范围、质控图的中心线和控制限、仪器/方法名称、质控品的名称、浓度水平、批号和有效期、试剂名称和批号、每个数据点的检测日期、操作人员的记录。

2)质控图中心线的确定:出凝血检验的质控品至少检测10天,至少使用20个检测结果的均值作为质控图的中心线;出凝血检验更换新批号试剂或仪器重要部件进行维修后,应重新检测并计算质控品的均值;每个新批号的质控品在日常使用前,应通过检测确定质控品的检测均值,制造商提供的"标准值"只能作为参考,通常实验室确定的质控品检测均值宜在配套定值质控品的允许范围内。

3)质控允许范围的确定:对于新开展室内质控的检测仪器或使用新批号质控品开展室内质控时,若使用配套定值质控品,在能够满足临床需要的前提下,可暂时使用质控品说明书中提供的允许范围,在质控品检测一段时间后应使用累积在控数据计算标准差,根据质控均值和标准差重新确定质控允许范围;若使用非配套或非定值质控品,实验室需通过在一段时间内(至少10天)对质控品进行重复检测确定标准差和允许范围,而使用质控品连续检测结果计算的标准差可能过小,容易造成假失控,实验室同样应在室内质控运行一段时间后,使用累积在控数据重新计算标准差。

4)质控规则:至少使用1_{3s}和2_{2s}规则。

5)失控报告:应包括失控情况的描述、原因分析、纠正措施及纠正效果的评价等内容。

6)质控数据与记录的管理:按质控品批号或每月统计数据1次,记录至少保存2年。

7)质量控制记录:实验室负责人或指定人员应至少每月对室内质量控制记录进行审查并签字。

2. 部分血栓与止血检验项目的室内质控要求

(1)质控品的选择:对于血栓与止血检验项目,实验室多使用冻干形式保存的商品质控品,其在低温条件下具有较长的稳定期。冻干商品质控品的复溶需根据厂家说明书的要求规范操作,复溶用水应符合厂家说明书的要求,吸取复溶用水的器具应经过校准以保证取液量的准确性。此外,实验室也可使用自制质控品,如收集的临床标本。实验室应对自制质控品的均匀性和稳定性进行充分评价。自制质控品通常需要深低温保存,在使用前需置于

37℃水浴使其迅速复溶，并在检测前颠倒混匀数次以保证所有蛋白（如纤维蛋白原或血管性血友病因子）能够充分溶解[9]。选择质控品制备原料时，应考虑血源性病毒传播的风险，不宜使用高风险的原料。最好在几个月内使用同一批号的质控品，可降低更换批号的频率，有助于发现检测系统的漂移[9]。

考虑到中国的国情，管理办法及实施细则要求实验室至少使用2个浓度水平（包含正常和异常水平）的质控品，一些国外指南仍建议使用3个水平的质控品（包含正常、中度异常和高度异常水平），认为能够更有效地发现检测过程中存在的问题[7,10]。质控品浓度水平的选择应充分考虑检测项目的临床用途。对于筛查试验，应至少包括1个正常浓度和1个异常浓度水平；对于口服抗凝剂（如香豆素）治疗监测的PT-INR检测，其质控品的异常浓度水平应包括中间治疗范围的INR水平；对于FⅧ、FⅨ和vWF等用于出血性疾病诊断的项目，质控品的浓度水平应包含对疾病诊断和（或）治疗监测非常有意义的浓度水平（如30%～50%）[9]。

（2）质控频率：管理办法实施细则要求，实验室应至少使用2个浓度水平的质控品（包含正常和异常水平），在标本检测当天至少进行1次室内质控检测。在满足此基本要求的基础上，一些精密度不好的项目，应增加室内质控的频率。CLSI推荐[7]，对于所有非手工的PT和APTT检测，实验室应每8小时至少检测2个浓度水平的质控品，若检测标本量较大，应增加质控频率。建议一些标本检测量较大的实验室每4小时检测3个浓度水平的质控品1次或交替检测2个浓度水平质控品1次。国外有专家提出，在仪器状态发生明显改变或使用新溶解试剂后，应首先检测质控品[9]，只有当质控结果在允许范围内时，检测患者标本才是安全的。有证据表明，固定时间间隔的室内质控与不定时间的随机质控结合使用，更有利于检出误差[9,11]。检测大量标本时，可以间隔一段时间或在检测完一定数量的标本后进行室内质控。具体采取何种方案还应结合检测报告出现错误的实际情况，设定的质控频率应尽可能及时发现检测系统的异常，以减少错误报告的风险。

（3）质控均值和允许范围：许多厂家会提供商品质控品的"靶值"和允许范围，这些允许范围往往较宽，有时难以发现检测系统已经发生的明显波动，实验室应使用实际检测数据确定所在实验室适用的质控均值并计算质控允许限，而不应直接使用厂家提供的"靶值"和允许范围[9]。初次建立质控均值和允许范围的常规做法是在至少10天内对同一批号质控品进行至少20次检测，而不应以质控品单日连续重复检测得到的结果进行计算，通常检测的天数越多所建立质控允许范围的适用性越好。建立质控允许范围的检测应尽可能与日常工作中的情况一致，且应充分考虑质控品和试剂的稳定性，在所建立的质控均值和允许范围应用一段时间（如3～4个月）后，建议使用所有在控结果重新计算均值和标准差，以确认设定的均值和允许范围是否合适[9]。

实验室应至少使用1_{3s}和2_{2s}质控规则，即1次质控结果超出均值±3s和同一水平连续2次质控结果或2个水平质控结果同方向超出均值±2s。此外，还有其他多种质控规则可以使用，如R_{4s}、4_{1s}、$10_{\bar{x}}$规则等。由于使用单一规则评估质控结果存在一定的局限性，Westgard将多种规则结合起来考虑，提出了多规则控制方法，并建立相应的误差检出程序。Westgard多规则具有高误差检出率和较低的假失控率，可提高质控效率。随着检测技术的不断进步，质量控制的方法也在不断地进步和发展，一些新的质量管理理论和方法如6σ质控方法[12]也逐渐被应用于临床检验的质量控制，但目前多数情况下尚处于研究阶段，需要更多的实践经验和数据积累。

（4）质控结果分析：室内质控结果最简单直观的呈现方式是室内质控图，以Levey-Jennings质控图（L-J质控图）最为常用。虽然该图最初为生化检测设计，但其适用于大多数血栓与止血检验定量检测项目。通过L-J质控图对室内质控结果进行记录和分析，可以直观地看出质控结果的分布，判断可能存在的问题。理想的分布情况应是质控结果围绕质控均值在允许范围内上下随机波动。当质控结果连续偏向一侧，说明出现了趋势性变化，提示可能存在系统误差；当质控结果分散程度增加甚至超出允许限，提示可能存在随机误差。

（5）结果失控的处理[9]：一旦出现失控，必须暂停所有检测直至识别并纠正问题。当有质控结果落在允许范围之外时，可能是被检测的单个质控品的问题，也可能是整个批号质控品的问题，或是分析系统出现了问题。只有明确失控的具体原因，才能采取恰当的纠正措施。

首先应新开一瓶同一批号的质控品，使用相同的试剂和方法进行分析。若结果在控，则可能是检测系统正常而之前检测的质控品变质或受到污染，该瓶质控品需要丢弃；若新开的同一批号质控品的结果也失控，则很可能是检测系统的失控，这时若分析其他批号的质控品，结果也依然是失控的；如果进一步分析第一批质控品失控，但第二批在控，则第一批质控品可能全都变质，但一般情况下，这种可能性很小。因此，进行至少2个浓度水平的室内质控对失控原因的分析很有帮助。

凝血实验室检测系统最常见的失控原因是试剂变质或被污染，这时所有质控结果都会失控，应丢弃这些变质或被污染的试剂。只有正确识别并纠正存在的问题，方可重新进行临床标本的检测。

通常PT和APTT的检测是在一台分析仪上同时进行的，仔细分析不同检测项目的质控结果可以得到很多信息。表2-4-2举例说明了如何使用不同项目的质控结果分析问题[9]。

有时虽然质控结果在控，但已出现明显的趋势变化，仍需分析原因并采取干预措施。例如，若同一质控品连续7~10个结果出现朝同一方向渐进的趋势(即随着时间变化逐渐增大或减小)，提示分析方法可能出现漂移，很可能与某种试剂逐渐变质或分析仪检测状况的逐渐变化有关；若一系列质控结果全在质控均值的一侧，提示检测结果可能存在系统误差，应对其近期变化和检测结果的可靠性进行评估。对于有校准物或标准物质的检测项目，可进行正确度验证并在必要时实施校准；对于无法进行校准的项目，可通过参加室间质评、检测保留样本并与既往检测结果进行比较、与其他同种检测系统进行结果比对等方式确认结果的可比性。必要时应与临床进行沟通，确认此变化是否会对临床疾病诊疗造成影响。

(五) 内部结果可比性

当实验室使用多个检测系统时，应注意检测系统间结果的可比性。管理办法实施细则规定，实验室内部结果比对应符合如下要求：①实验室用2套及以上检测系统检测同一项目时，应有比对数据表明其检测结果的一致性，结果比对方案可参考行业标准《医疗机构内定量检验结果的可比性验证指南》(WS/T 407-2012)[3]；②使用不同生物参考区间的出凝血分析仪之间不宜进行比对；③比对记录应由实验室负责人审核并签字，记录至少保留2年。绝大多数血栓与止血检测项目的检测结果与所用检测系统关系密切，不同系统间的检测结果或多或少存在差异，建议实验室尽可能使用相同的检测系统为临床报告结果。

(六) 室间质评和实验室间结果比对

室间质量评价是多家实验室分析同一标本并由质评组织机构收集和反馈实验室上报结果、评价实验室检测能力的过程，室间质量评价也被称作能力验证(proficiency test, PT)。《医疗机构临床实验室管理办法》规定，医疗机构临床实验室应参加经卫生计生委(原卫生部)认定的室间质量评价机构组织的临床检验室间质量评价。医疗机构临床实验室应将尚未开展室间质量评价的临床检验项目与其他临床实验室的同类项目进行比对，或者用其他方法验证其结果的可靠性。

1. 血栓与止血检验项目室间质评

1989年以来NCCL陆续开展临床血液学检验项目的室间质量评价，2016年开展的血栓与止血检验相关室间质量评价计划包括凝血初筛试验、血小板计数、血细胞比容测定、D-二聚体检测、凝血因子检测(详见表2-4-3)，所有项目均按照ISO 17043能力验证提供者认可要求运行，已获能力验证提供者认可证书。NCCL将于2017年新开展抗凝蛋白活性检测(AT、PC和PS)以及其他凝血因子(FⅡ、FⅤ、FⅦ、FⅩ、FⅪ和FⅫ)检测项目的全国室间质量评价。

表2-4-2 利用不同检测项目的质控结果进行失控原因的分析

PT水平1	PT水平2	APTT水平1	APTT水平2	问题分析
失控	在控	在控	在控	PT水平1质控品有问题
失控	失控	在控	在控	PT试剂有问题
在控	在控	失控	在控	APTT水平1质控品有问题
在控	在控	失控	失控	APTT试剂有问题
失控	失控	失控	失控	仪器状态或复溶用水有问题

表 2-4-3　NCCL 开展全国血栓与止血检验室间质评计划

质评项目	开始时间	活动安排	分组依据	评价标准（靶值和允许范围）	2016 年参加实验室数
凝血初筛试验[1]	1995 年	2 次/年 5 支样本/次	试剂种类	中位数±15% （PT 秒值和 APTT 秒值） 中位数±20% （PT-INR 值和 Fbg）	1646
血小板计数[2]	1989 年	2 次/年 5 支样本/次	仪器类型	中位数±25%（2014 年以前） 中位数±20%（2014 年起）	2446
血细胞比容测定[2]	2000 年	2 次/年 5 支样本/次	仪器类型	中位数±6%（2014 年以前） 中位数±9%（2014 年起）	2446
D-二聚体检测	2014 年	2 次/年 2 支样本/次	结果报告单位和试剂种类	中位数±2 倍标准差	903
凝血因子检测（FⅧ/FⅨ）	2014 年	2 次/年 2 支样本/次	试剂种类	中位数±30%	130

注：[1] 包括 PT、APTT 和 Fbg；[2] 包含于血细胞计数室间质评计划中

各省、市和自治区的临床检验中心也针对当地的实验室开展一些项目的室间质评，以满足更多基层实验室参加室间质评的需求。目前全国各级临床检验中心形成了临床检验质控网络，在组织培训专业人员、提高业务水平、推动质量改进、提高检验结果的准确性和可比性方面发挥了重要作用，取得了显著效果。

2. 实验室参加室间质评的要求

实验室在参加室间质评活动时应遵守以下要求：①使用与常规检测工作相同的检测系统检测质评物；②由从事常规检测工作的人员对质评物进行检测；③应有禁止与其他实验室核对质评结果的规定并严格执行；④应保留参加室间质评的记录和证书；⑤实验室应对室间质评结果进行分析，必要时采取纠正措施，应有记录；⑥实验室负责人或指定负责人应监控室间质量评价结果，并在结果报告上签字。

3. 未开展室间质评项目的室间比对要求

对于暂未开展室间质评的检验项目（如狼疮抗凝物检测、抗 Xa 检测等），实验室可进行实验室间结果比对或参加国外室间质评机构组织的质评活动。应通过与其他实验室（如已获认可的实验室、使用相同检测方法的实验室、使用配套检测系统的实验室）比对的方式判断检验结果的可接受性，并应满足如下要求：①规定比对实验室的选择原则；②样品数量：至少 5 份，包括正常和异常水平；③频率：至少每年 2 次；④结合临床确定判定标准；⑤当实验室间比对不可行或不适用时，实验室应制订评价检验结果与临床诊断一致性的方法，判断检验结果的可接受性，每年至少评价 2 次，并保留记录。

（七）参考区间

参考区间是临床医生分析检验结果和做出医疗决策的重要依据。使用正确的参考区间对血栓与止血检验结果的解释和疾病的诊断非常关键。管理办法实施细则以及实验室认可应用说明均规定：实验室应规定参考区间，并将此规定的依据文件化。当特定的参考区间不再适用于服务人群时，应进行适当的改变并向临床告知。如果改变检验程序或检验前程序，实验室应评审相关的参考区间。

仪器生产厂家可建立与其检测系统和用户实验室服务人群相适应的参考区间，并将其提供给用户。实验室应对厂家提供或文献报道的参考区间进行验证。若无外部提供可用于验证的数据，实验室只能自行建立参考区间。根据 CLSI C28-A3 的要求，建立参考区间时如需根据年龄、性别等影响因素进行分组，推荐每组至少纳入 120 例可用于分析的健康个体的检测数据。一些检测项目的参考区间可能与性别、年龄和血型有关，必要时应单独建立[10]。如 D-二聚体检测结果与年龄有关，vWF 检测项目 O 型血和非 O 型血人群的参考区间存在明显差异。

血栓与止血检验项目的参考区间与检测系统

(主要是检测试剂)的关系密切,不同检测系统的参考区间可能存在差异。管理办法实施细则规定,出凝血检验项目更换新批号试剂时,如试剂敏感度差异明显,应重新验证参考区间;试剂敏感度接近时,可使用5份健康人标本进行结果比对,以确认参考区间的适用性。若比对结果有明显差异,仍应重新验证参考区间。参考区间建立与验证的具体方法和要求详见第二篇第六章第三节。

(八)危急值

危急值是指那些提示患者需要立即救治,否则可能会危及生命的检验结果[13]。自2007年起,卫生部将危急值报告列入患者安全目标,要求各级医疗机构根据实际情况,确定适合本单位的危急值报告项目和危急值报告制度,对危急值报告项目实行严格质量控制并提供咨询服务。

一些血栓与止血检验项目结果极度异常时提示患者可能处于危急状态,应纳入危急值管理。目前对于哪些项目应作为危急值报告项目及其临界值是多少尚未完全达成共识。我国《CHA2007患者安全目标暨主要措施》规定Plt、PT和APTT必须纳入危急值报告[14]。NCCL于2014年对全国119家临床实验室(分布于全国7大区域的27个省、直辖市或自治区)进行了临床血液检验项目危急值报告工作开展情况的调查,结果显示血栓与止血检验项目的危急值报告项目及报告比率分别为Plt(100%)、APTT(100%)、PT秒数(97.1%)和Fbg(64.7%),表明目前的危急值报告项目设置与《CHA2007患者安全目标暨主要措施》的要求基本相符。国外Pai M等[15]对37家参加北美凝血实验室联合会(North American Specialized Coagulation Laboratory Association,NASCOLA)能力验证计划实验室的调查结果显示,设定较多的凝血检验危急值报告项目是APTT(89%)、Fbg(70%)、PT-INR值(57%),而报告PT秒数的实验室仅有6家(16%)。实验室在建立危急值报告制度时应与相关的临床科室进行充分沟通并达成一致,一些指南和专家共识可供参考[13,16,17]。实验室应对危急值报告的相关人员进行培训,并定期对危急值报告制度的有效性进行评审。

(九)结果报告

《医疗机构临床实验室管理办法》规定,实验室应当建立临床检验报告发放制度,保证临床检验报告的准确、及时和信息完整,保护患者隐私;临床检验报告内容至少应当包括:①实验室名称、患者姓名、性别、年龄/出生日期、住院病历或者门诊病历号;②检验项目、检验结果和单位、参考区间、异常结果提示;③操作者姓名、审核者姓名、标本采集时间、标本接收时间、结果报告时间;④其他需要报告的内容。临床检验报告应当使用中文或者国际通用的、规范的缩写,保存期限按照有关规定执行。此外,实验室应当提供临床检验结果的解释和咨询服务。

根据ISO15189认可准则要求,实验室应制订程序确保检验结果在被授权者发布前得到复核。必要时应对照室内质控、可利用的临床信息以及历史检验结果进行评估。有时,实验室可能还需采取更多的确认措施,如复查标本的外观性状、对标本进行复检或补充检测(如进行纠正试验)等。此外,实验室应制订程序以保证检验结果正确转录,包括检测结果从仪器到实验室信息系统(laboratory information system,LIS)、医院信息系统(hospital information system,HIS)、报告打印终端的正确传输和部分需要手工录入结果的正确录入。

每一项检验结果均应准确、清晰、明确并依据检验程序的特定说明进行报告。实验室应规定报告的格式和介质(即电子或纸质)及其从实验室发出的方式。检验结果报告时应使用规范的测量单位,如血小板计数的单位应使用$\times10^9$/L,纤维蛋白原的单位应使用g/L,D-二聚体定量检测结果可使用纤维蛋白原等量单位(fibrinogen equivalent units,FEU)和D-二聚体单位(D-dimer units,DDU)两种报告方式。实验室宜使用试剂生产厂家推荐的报告方式,不能进行不同报告单位的转换。更换不同种类的试剂后,应注意报告方式、参考区间和临界值等变化。报告应包括解释检验结果所必需的信息。当实验室不得不使用溶血、脂血、胆红素异常升高的标本进行检测时,应在报告中予以注明。抗凝治疗监测时,报告PT结果应同时报告秒数和INR。当检验延误可能影响患者医疗时,实验室应有通知检验申请者的程序。

第二节 血栓与止血检验结果的溯源与标准物质

血栓与止血检验项目类型较多,标准化程度不一。许多检测项目既无参考方法,也无国际标准物质,其检测结果只能溯源至仪器试剂生产厂家的“内部标准”,往往导致不同方法/检测系统间的可比性欠佳。一些定量检测项目(如纤维蛋白原、凝血因子和抗凝蛋白等)的检测结果是通过与已知“标准”进行比较得出的。为了使实验室的检测结果与其他实验室的检测结果具有可比性,一些国际标准化组织(如WHO、ISTH)通过研制标准物质将不同实验室所用的“标准”关联起来,使其检测结果有了共同的溯源标准,明显提高了检测结果的可比性[18]。

一、血栓与止血检验结果的溯源

ISO17511将检验结果的溯源途径按照是否能溯源至国际单位(international standard unit,IS)、有无参考方法和参考物质分成5大类。大多数血栓与止血检验项目的结果无法溯源至IS单位,且无参考方法。部分项目(如纤维蛋白原检测、凝血因子活性检测和抗凝蛋白活性检测等)有约定的国际标准物质,可通过使用具有溯源性的校准物对检测系统进行校准的方式将检测结果溯源至国际标准物质。一些项目既无参考方法也无国际标准物质,其检测结果只能溯源至试剂生产厂家的标准。

二、血栓与止血检验标准物质

(一)国际标准物质

目前血栓与止血检验的国际标准物质主要有两大类,一类是WHO国际标准物质,另一类是SSC/ISTH凝血标准血浆。

1. WHO国际标准物质

1942年WHO研制了血栓与止血检验领域的第一个国际标准物质,即肝素检测国际标准物质。为了满足口服抗凝治疗监测的需求,又于20世纪60年代研制了凝血酶原试剂的国际标准物质,用于凝血酶原时间检测的标准化。随后,各种凝血因子、抗凝物质、纤溶物质和纤溶抑制物的国际标准物质相继被研制出。这些标准物质通常由WHO委托英国国家生物制品检定所(National Institute for Biological Standards and Control,NIBSC)负责提供和保存,部分标准物质目前已复制多个批次。根据制备方法和预期用途不同,这些标准物质的成分有血浆、纯化血浆蛋白、重组蛋白和核酸等类型。详细信息可从WHO网站或NIBSC网站查询。

2. SSC/ISTH凝血标准血浆[19]

由于WHO国际标准物质数量有限,难以满足实际使用需求。国际血栓与止血协会的科学与标准化专业委员会(Scientific and Standardization Committee of International Society on Thrombosis and Haemostasis,SSC/ISTH)组织研制并发布了供诊断试剂厂家为其校准物定值使用的统一标准血浆,即SSC/ISTH凝血标准血浆。该标准血浆可用于凝血因子、抗凝蛋白、vWF和Fbg等多个项目的检测。其量值是以WHO国际标准物质为溯源标准、由ISTH在全球范围内组织多家实验室联合确定。目前该标准血浆由SSC/ISTH委托NIBSC负责提供和保存,最新批号为Lot#4。

(二)国内标准物质研究进展

NCCL长期致力于临床检验项目的质量控制和标准物质研究,在国家科技基础性工作专项“常用临床检验项目标准物质研制”等课题的资助下开展了血栓与止血检验标准物质研究。至2016年已研制出血细胞分析(含血小板计数)和血细胞比容测定国家一级标准物质以及纤维蛋白原检测、凝血因子Ⅷ活性检测和凝血因子Ⅸ活性检测等多项国家二级标准物质,取得了30多个标准物质证书。血细胞分析和血细胞比容标准物质为全血基质,其定值结果溯源到ICSH推荐的参考方法。其他标准物质为冰冻血浆基质,包含多个浓度水平,以NIBSC提供的凝血标准血浆为溯源标准,由多家实验室采用多个检测系统联合定值。这些国家标准物质可用于临床实验室相应项目的检测结果校准、正确度验证和室内质量控制,也可用于能力验证提供者开展室间质量评价。

(三)标准物质的应用

根据标准物质的定义,标准物质的主要用途是检测系统的校准、测量程序的正确度评价、为其他物质赋值、分析质量控制和实验室间比对分析等。

由于数量有限且不容易获取,WHO国际标准物质和SSC/ISTH凝血标准血浆主要用于厂家校准物的溯源或不同国家有证标准物质的溯源,而很少在普通临床实验室直接用于常规检测系统的校准。对于能够溯源至国际标准物质的检测项目,主流试剂生产厂家的校准物通常以WHO国际标准物质或SSC/ISTH凝血标准血浆为溯源标准,在试剂说明书中能查到相应的溯源性声明。此外,国际标准物质还可用于国家标准物质的溯源。如NIBSC网站列出的多个英国国家工作标准,其定值结果均以相应的WHO国际标准物质为溯源标准。荷兰的标准化机构在2000年起实施的“校准2000”临床检验一致化研究中，使用国际标准物质为所研制的凝血因子、抗凝蛋白检测二级标准物质赋值[20]。此外，一些机构直接使用国际标准物质开展正确度验证计划。如美国CAP于2008—2009年两次向参加易栓症筛查试验能力验证计划的实验室直接发放SSC/ISTH凝血标准血浆进行正确度验证[21]。NCCL也正在积极尝试使用标准物质开展部分检测项目的一致化研究。

第三节 血栓与止血检验现状与问题

血栓与止血检验经历了由手工操作到自动化检测，由表型检测到基因检测，检测项目不断增多的发展过程，为临床疾病的筛查、诊断和治疗监测发挥了重要作用。但目前仍存在一些问题，如常规实验室能够开展的检测项目普遍偏少，难以满足临床需求。一些项目的标准化程度不高，质量保证的关键环节有待进一步实施改进。

一、一些临床迫切需要的检测项目开展率较低

为了解国内血栓与止血检验项目的开展情况，NCCL于2015年对全国1500家参加凝血初筛试验室间质评的实验室（分布于30个省、自治区或直辖市）进行了血栓与止血检验项目开展情况调查。调查结果显示，除凝血初筛试验（PT、INR、APTT和Fbg）外，凝血酶时间（TT）的开展率为95.5%，D-二聚体检测的开展率为91.6%，血浆纤维蛋白（原）降解产物测定的开展率为49.2%，抗凝血酶、蛋白C和蛋白S检测的开展率分别为19.4%、5.5%和4.8%，凝血因子Ⅷ和Ⅸ检测的开展率分别为15.2%和12.0%，血小板功能分析的开展率为13.9%，vWF抗原和活性检测的开展率分别为4.3%和0.7%，狼疮抗凝物检测的开展率为4.5%，PT纠正试验和APTT纠正试验的开展率分别为11.4%和13.6%。

特殊检测项目的开展率较低，部分特殊项目仅在少数医疗机构的实验室开展，其原因来自多个方面。首先，特殊项目的开展情况与其所在医疗机构临床科室的实力和需求密切相关。一般出血与血栓性疾病诊疗和研究水平越高的单位，其临床对血栓与止血特殊检验项目的需求越强烈，实验室开展的特殊项目数量也就越多；其次，大多数特殊项目的检测程序较为复杂、标准化程度较低，对检测人员的能力要求更高，且不同类型的试验差异较大，往往需要更专业的人员专门从事相关检测。若临床需求量不大而实验室资源又十分有限，实验室很难配备足够的合适人员开展相应的检测；另外，一些较新的特殊项目未取得试剂或仪器的批文，尚无政府部门审批的收费标准，限制了此类项目在临床的使用。

二、检测系统及性能验证

1. 使用非配套检测系统带来的问题

2016年NCCL室间质评结果显示，凝血初筛试验和D-二聚体检测分别约有12%和21%的实验室使用非配套检测系统开展相应检测。使用非配套检测系统的实验室可能会面临如下问题：①一些项目无配套校准物可用，难以通过校准保证检测结果的准确性；②检测系统的性能未得到仪器或试剂生产厂家的确认，实验室在进行性能验证时难以获取明确的验证方法和指标，由实验室进行性能确认较为困难；③检测结果的可比性较差，如D-二聚体检测室间质评结果显示配套试剂组和非配套试剂组的变异系数可相差6.9倍；④在参加室间质评时的分组可能会受到影响，进而影响质评成绩；⑤参考区间需要重新建立，而单个实验室规范地建立参考区间存在困难。

2. 一些检测项目的性能指标和验证方法有待明确

尽管CLSI发布了一些方法学评价指南（evaluation protocol，EP），但这些指南中介绍的方法多为通用方法，未能与具体检测项目相结合，也未给出充分考虑临床需求的评价指标（评价结果的判断标准）。此外，一些指南介绍的性能评价方法过于复杂，主要适用于厂家对建立的方法进行确认（validation），而实验室只需对其性能进行验证（verification）。实验室若按适用于厂家的方法来做，不仅成本较高，且存在较多困难（如缺乏必要的实验条件和手段），往往难以实施。国家卫生标准委员会临床检验标准专业委员会也组织制订了一些与检测项目相关的性能验证和质量指标行业标准，如《临床血液学检验常规项目分析质量要求》（WS/T 406-2012）、《D-二聚体定量检测》（WS/T 477-2015），基本能够满足实验室进行凝血初筛试验和D-二聚体定量检测项目性能验证

的需要。当厂家说明书的要求高于行业标准要求时，实验室应根据说明书的要求进行性能验证，当厂家说明书要求不明确或低于行业标准要求时，可参照行业标准的要求进行性能验证。其他项目的性能验证更多依赖于仪器试剂生产厂家说明书的要求。而一些厂家提供的性能指标和验证方法不够明确或不规范，这些都在一定程度上限制了临床实验室性能验证工作的开展。血栓与止血检验项目类型较多，不同项目不同方法的特点、性能和影响因素各异，临床实验室需要更多更有针对性的性能验证方法和性能指标来指导性能验证工作的开展。2016 年起，NCCL 已开始探讨一些常用血栓与止血检验项目的性能验证方法和指标，包括凝血因子、抗凝蛋白、纤维蛋白(原)降解产物和血管性血友病因子检测等。

3. 部分实验室的性能验证有待改进

由于多种原因，一些实验室从未对检测系统进行过性能验证；一些实验室的性能验证不够规范，如性能验证内容不全、方法不当和判断指标不合理；一些实验室将性能验证完全交由仪器试剂厂家的技术人员进行，对验证过程和结果缺乏必要的监督和审核。2014 年 NCCL 对全国 172 家实验室(使用 193 个检测系统)进行 D-二聚体检测现状调查的结果显示，约一半实验室未对检测系统进行性能验证[22]。正确、有效的性能验证对于确认检测系统(尤其是新投入使用的检测系统)的性能至关重要。NCCL 在对某配套检测系统进行性能验证时发现蛋白 S 活性检测结果的精密度与试剂复溶用水密切相关。蛋白 S 活性检测的批内精密度多次验证均未达到厂家的要求(其正常和异常水平质控品重复 10 次检测结果的 CV 分别为 8.7%和 14.7%，而厂家的重复性要求为 6%和 10%)。在与厂家技术支持进行沟通并分析和查找原因后，怀疑可能与试剂复溶用水为去离子水有关。在换用无菌注射用水复溶后再次进行精密度验证，其 CV 降至 3.4%和 3.7%，精密度验证通过。

三、校 准

目前实验室检测结果的溯源多通过使用试剂厂家提供的配套校准物来实现。对于有国际标准物质的检测项目，厂家的校准物应溯源至国际标准物质。由于不同试剂厂家的校准物的溯源途径存在差异或试剂组成及检测原理不同，不同检测系统实验室间的检测结果依然存在差异。一些实验室并未按照试剂厂家和(或)技术指南的要求规范进行校准，如凝血因子Ⅷ和Ⅸ活性检测。目前 NCCL 正在尝试研制国内的标准物质和使用国际标准物质进行一致化研究。

四、室内质量控制

近年来随着临床检验质量控制和标准化活动的不断开展，实验室专业人员的室内质量控制意识不断加强，检验质量得到明显提升。但一些实验室的室内质控仍存在一些问题，主要表现在以下几个方面：

1. 质控品浓度水平不能满足要求

尽管《医疗机构临床实验室管理办法》要求实验室至少使用两种浓度水平(包含正常和异常水平)的质控品，但一些实验室出于试验成本等原因，仅进行一个浓度水平的质控。部分实验室部分项目甚至未开展室内质控。卫生部临床检验中心血液体液室 2016 年对全国 1646 家参加室间质评的实验室进行凝血初筛试验室内质控开展情况调查，约 1500 家实验室的回报结果显示，约 60%的实验室仅进行 1 个浓度水平的室内质控，有些实验室 Fbg 项目虽然检测 2 个批号的质控品，但其均为正常水平。

2013 年 NCCL 对全国 72 家开展凝血因子Ⅷ和Ⅸ检测实验室的调查结果显示，39%(28/72)的实验室未开展室内质控，21%(15/72)的实验室仅检测正常水平质控品，个别实验室室内质控累积 CV 较大(可达 45%)[23]；对 102 家开展抗凝蛋白检测实验室的调查结果显示，约 20%的实验室未开展室内质控，约 24%的实验室仅检测正常水平质控品；对 29 家开展 vWF 抗原和活性检测实验室的调查结果显示，21%的实验室未开展室内质控，约 20%的实验室仅检测正常水平质控品。

2. 室内质控均值和允许范围设置不当

一些实验室仍然直接使用质控品生产厂家提供的“靶值”和范围作为室内质控的均值和允许范围。厂家提供的允许范围往往较宽，有时难以发现检测结果已经发生的明显波动。按管理办法实施细则的要求，出凝血检验项目每个新批号的质控品在日常使用前，应通过检测确定质控品均值。制造商规定的“标准值”只能作为参考。通常实验室确定的质控品均值宜在配套定值质控品的允许范围内。

3. 个别检测项目室内质控的开展存在困难

个别项目（如血小板功能检测）由于缺乏合适的质控品而无法像常规试验那样进行室内质控，目前能够做到的是在检测每批标本的同时检测正常标本作为对照[24]。由于难以持续从同一正常供者获得标本，许多实验室检测的正常对照标本通常为当天的体检标本。这种做法并不规范，不仅随意性较大，且存在受未知影响因素干扰的风险。

五、室间质量评价

室间质评对于参与实验室识别实验室间检测结果的差异、发现存在的问题并实施改进具有重要意义。尽管与国外的室间质评相比，国内血栓与止血检验室间质量评价开展的项目还不够多，但仍对质量改进发挥了重要作用。通过对质评结果的分析，能够发现一些项目存在的质量问题，以下列举一些国内室间质评反映出的问题。

1. 不同试剂组的变异系数存在差异

分组统计结果显示，各项目不同试剂组检测结果的 CV 存在差异。多数主流品牌试剂组的 CV 与国外水平相当，个别试剂组的 CV 明显偏大，提示实验室应尽可能选择性能可靠的检测系统。例如，2014—2015 年凝血初筛试验室间质评结果显示，同一份质评物的 PT 检测结果，按所用试剂分组后，不同试剂组 CV 的最大值和最小值可相差 4.1 倍。而 APTT 检测结果不同试剂组 CV 的最大值和最小值可相差 15.2 倍。进一步分析发现，这些 CV 较大的组别通常为国产试剂组。

2. 非配套检测系统的结果可比性较差

检测系统配套与否对检测结果的离散度影响显著。例如 2016 年第 1 次 D-二聚体检测室间质评结果显示，Nanopia D-Dimer 试剂与 Coapresta 2000 全自动血凝仪组成的配套检测系统组 2 个批号质评物检测结果的 CV 分别为 8.2% 和 8.0%，而 Nanopia D-Dimer 试剂与多种仪器组成的非配套检测系统组检测结果的 CV 分别为 56.9%和 28.4%，两组 CV 差别显著，提示实验室应尽可能使用配套检测系统开展检测。

3. 个别检测项目的校准不符合产品说明书的要求

2014 年第 2 次凝血因子检测室间质评结果显示，FⅨ检测项目个别试剂组低浓度水平质评物（检测中位数 15%左右）检测结果的 CV 较大（36.4%）、及格率偏低（50%）。通过与试剂厂家技术人员和相关实验室的检测人员进行沟通后，初步分析其原因可能是：①为了保证结果的准确性，针对低水平的结果，试剂厂家建议实验室用“低浓度水平定标曲线”复检（即建立一条低浓度水平的定标曲线后进行检测），但很少有实验室做到；②试剂厂家要求实验室在每次使用新复溶试剂进行标本检测时均需建立新的定标曲线，多数实验室并未按要求的频率定标。这种做法对于高值结果的影响可能不明显，但对于较低值的结果就可能会有影响。在与实验室沟通并要求厂家协助实验室实施质量改进后，2015 年第 2 次室间质评结果显示，该组检测结果的 CV 明显降低（14.4%）、及格率明显提高（90.3%）

4. 结果报告单位错误时有发生

实验室应使用推荐的报告单位，但室间质评发现结果报告单位错误的情况依然时有发生。例如 Fbg 的报告单位应为 g/L，但仍有个别实验室以 mg/L 或 g/dl 进行报告；D-二聚体要求的室间质评结果报告单位为 mg/L，仍有个别实验室以 ng/ml 或 ug/L 进行报告。此外，在回报室间质评结果时，需要根据所用试剂的结果报告方式（FEU 或 DDU）选择相应的位置进行填报，一些实验室对所用检测系统的结果报告方式并不十分清楚，报告单位选择错误，导致评价结果并不客观。尽管 NCCL 已在质评小结中对此问题多次进行说明，但在 2016 年第 1 次室间质评中仍有 40 家用 FEU 试剂的实验室错报为 DDU，25 家使用 DDU 试剂的实验室错报为 FEU。实验室如对所用试剂的结果报告单位有疑问，应咨询试剂厂家技术人员。

（彭明婷　周文宾）

参考文献

1. 中华人民共和国卫生部.医疗机构临床实验室管理办法[OL].[2006-02-27].[2016-07-05].http://www.moh.gov.cn/mohyzs/s3577/200804/18468.shtml.

2. 卫生部临床检验标准专业委员会.临床血液学检验常规项目分析质量要求：WS/T 406-2012 [S].北京：中国标准出版社，2012.

3. 卫生部临床检验标准专业委员会.医疗机构内定量检验结果的可比性验证指南：WS/T 407-2012 [S].北京：中国标准出版社，2012.

4. 国家卫生标准委员会临床检验标准专业委员会.D-二聚体定量检测：WS/T 477-2015[S].北京：中国标准出版

社,2015.

5. 中国合格评定国家认可委员会.医学实验室质量和能力认可准则:CNAS-CL02:2012[OL].[2013-11-12].[2016-07-18]. https://www.cnas.org.cn/rkgf/sysrk/jbzz/2013/12/750592.shtml.

6. 中国合格评定国家认可委员会.医学实验室质量和能力认可准则在临床血液学检验领域的应用说明:CNAS-CL43:2012[OL].[2012-09-13].[2016-07-18]. https://www.cnas.org.cn/rkgf/sysrk/rkyyzz/2015/06/869025.shtml.

7. CLSI.One-stage Prothrombin Time(PT)Test and Activated Partial Thromboplastin Time (APTT) Test; Approved Guideline-second edition: H47-A2 [S]. Wayne, PA: Clinical and Laboratory Standards Institute,2008.

8. CLSI. Protocol for the Evaluation, Validation, and Implementation of Coagulometers; Approved Guideline-second edition: H57-A [S]. Wayne, PA: Clinical and Laboratory Standards Institute,2008.

9. Kitchen S,Olson JD,Preston FE.Quality in Laboratory Hemostasis and Thrombosis. 2nd [M]. Oxford: John Wiley & Sons Ltd,2013.

10. Mackie I,Cooper P,Lawrie A,et al.Guidelines on the laboratory aspects of assays used in haemostasis and thrombosis[J].Int J Lab Hematol,2013,35(1):1-13.

11. Parvin CA, Robbins S. Evaluation of the performance of randomised versus fixed time schedules for quality control procedures[J].Clin Chem,2007,53:575-580.

12. Cian F,Villiers E,Archer J,et al.Use of Six Sigma Worksheets for assessment of internal and external failure costs associated with candidate quality control rules for an ADVIA 120 hematology analyzer[J].Vet Clin Pathol,2014,43(2):164-171.

13. Keng TB, De La Salle B, Bourner G, et al. International Council for Standardization in Haematology (ICSH). Standardization of haematology critical results management in adults: an International Council for Standardization in Haematology, ICSH, survey and recommendations[S]. Int J Lab Hematol,2016,38(5):457-471.

14. 中国医院协会.CHA2007 年患者安全目标暨主要措施[J].中国医院,2007,11(1):29-31.

15. Pai M, Moffat KA, Plumhoff E, etal. Critical values in the coagulation laboratory: results of a survey of the North American Specialized Coagulation Laboratory Association [J].Am J Clin Pathol,2011,136(6):836-841.

16. 检验危急值在急危重病临床应用的专家共识组.检验危急值在急危重病临床应用的专家共识(成人)[S].中华急诊医学杂志,2013,22(10):1084-1090.

17. 北京市临床检验中心,北京市医学检验质量控制和改进中心,河北省临床检验中心等.临床检验危急值规范化管理京冀专家共识[J].中华检验医学杂志,2016,39(3):158-164.

18. Raut S, Hubbard AR. Internationalreference standards in coagulation[J].Biologicals,2010,38(4):423-429.

19. ISTH. Secondary Coagulation Standard Plasma [OL]. [2014-11-26].[2016-07-05]. http://www.isth.org/? page=PlasmaStandard.

20. van den Besselaar AM, Haas FJ, Kuypers AW. Harmonization of factor Ⅷ: C assay results: study within the framework of the Dutch project'Calibration 2000'[J].Br J Haematol,2006,132(1):75-79.

21. Cunningham MT, Olson JD, Chandler WL, et al. External quality assurance of antithrombin, protein C, and protein S assays: results of the College of American Pathologists proficiency testing program in thrombophilia[J]. Arch Pathol Lab Med,2011,135(2):227-232.

22. 彭明婷,周文宾,李臣宾,等.D-二聚体实验室检测现状与规范化[J].中华医学杂志,2015,95(34):2740-2743.

23. 成斐,王学锋,周文宾,等.凝血因子Ⅷ和Ⅸ实验室检测现状调查与分析[J].中华检验医学杂志,2014,37(3):203-206.

24. Favaloro EJ. Internal quality control and external quality assurance of platelet function tests[J].Semin Thromb Hemost,2009,35(2):139-149.

第五章

常用血栓与止血检验标本的采集与处理

血栓与止血检验结果易受多种因素的影响(如饮食、药物、应激、标本采集过程、标本体外放置时间和环境温度等),了解标本采集与处理环节的重要影响因素,明确规范操作方法和要求,对于获得合格的标本进而得出正确的检测结果至关重要。本章主要参考卫生行业标准(WS/T359-2011[1]和WS/T477-2015[2])、美国临床和实验室标准协会(Clinical and Laboratory Standards Institute,CLSI)指南(H3-A6[3]和H21-A5[4])、国外权威专家专著[5,6]和文献报道[7-10],对常用血栓与止血检验项目(主要是血浆凝固试验)标本采集与处理关键环节的主要影响因素及质量控制要求进行介绍。

第一节　标本采集

标本采集是医疗机构每天都在发生的医疗行为之一,血液标本的采集通常由护士或检验科工作人员完成。尽管采血人员对于一些通用的基本要求已经非常熟悉,但血栓与止血检验的标本采集仍有一些需要特别注意的地方,涉及患者的准备、使用合适的采血器具和正确的采血技术等。对于有特殊要求的检测项目,实验室应有文件对其进行详细规定,并通过对相关人员进行培训和对患者进行指导等方式予以实施。

一、患者的准备及相关影响因素

实验室应明确常用血栓与止血检验项目采血前患者准备的要求和与患者有关的影响因素,制订相应的政策对患者和标本采集人员进行指导。

1. 患者准备

对于常用血栓与止血项目,采血前患者通常宜保持空腹状态8~12小时,至少24小时内避免剧烈运动或重体力劳动,标本采集前至少静坐10~15分钟,避免精神紧张和吸烟等[7]。保持空腹的主要目的是为了避免脂血对光学法检测项目(如PT、APTT和Fbg等)的结果产生影响,也应避免某些饮食(如含咖啡因的食物)对血小板功能检测结果的影响[11];剧烈活动和精神紧张可引起一些急性时相反应蛋白如vWF、FⅧ和Fbg的应激性升高,可能导致APTT检测结果假性正常[4];采血前30分钟内吸烟可对血小板功能产生明显影响[8]。

2. 采血时机

正确选择标本采集时机对于某些检测非常重要。例如用于低分子肝素(low molecular weight heparin,LMWH)治疗监测的抗Ⅹa活性检测应在用药后4~6小时内采集标本,否则难以反映抗凝药物的真实水平和抗凝效果[12];血栓急性期和急性炎症反应期血浆抗凝蛋白水平会消耗性降低,不应在此时进行抗凝蛋白相关检测,否则易出现假性降低结果[13]。

3. 药物影响

多种药物可对血栓与止血检测结果产生影响。不同类型的抗凝药(如肝素、低分子肝素、口服抗凝药和新型口服抗凝药)因作用机制和代谢特点的不同可对凝血试验、凝血因子、抗凝蛋白、狼疮抗凝物、活化凝血时间、血栓弹力图试验和血小板功能试验等检测结果产生影响,且影响程度不一[14];抗血小板药物(如阿司匹林、$P2Y_{12}$受体拮抗剂)和某些中草药(如丹参、银杏叶、三七和益母草等)可对血小板功能试验的结果产生干扰[15]。在进行相应的检测前最好能停药,若无法停药需在检验申请单上予以注明,这对异常结果的解释非常重要。

4. 其他干扰因素

狼疮抗凝物可对所有血浆凝固试验产生干扰,类风湿因子和异嗜性抗体可对一些免疫比浊法检测项目(如D-二聚体检测)的结果产生干扰[2,9]。

二、患者身份的识别

应尽可能与患者本人确认其身份信息是否正确。条形码的应用可大大减少患者身份识别错误的发生,但并不能完全杜绝此类错误。实验室仍应对患者身份识别错误的发生频率进行监控,以便对标本采集和标记的操作步骤进行不断优化和改进。一些有效的方法值得推荐,如采血前的询问和反复核对,标本采集完成后立即进行标记,条形码和申请单信息相互确认等。

三、标本采集器具的要求

目前临床实验室多使用真空采血系统采集静脉血标本,应选择合适的采血针和真空采血管。

1. 采血针的要求

通常19~22号的一次性标准采血针均可使用,成年患者以21号采血针最佳[5]。采血针的型号数字越大孔径越小,应避免使用极细(如大于25号)的采血针,可能会导致针管内血流过激而引起标本溶血。某些特殊患者(如婴幼儿)可使用23号采血针采集标本。

2. 采血管的要求

(1)采血管材料:采血管应由不会导致凝血系统激活的材料(如表面硅化的玻璃或聚丙烯材料)制造以避免标本接触容器时引起凝血激活产生凝块[4]。材料不同可能导致某些项目检测结果存在差异,建议实验室使用同种材料的采血管。聚丙烯真空采血管因具有不易破损、采血量固定、预置抗凝剂、采血过程封闭等优点而得到广泛应用。不同厂家的采血管质量可能存在差异,实验室在选择新的真空采血管时,应对其质量进行评估,以确认其能够满足要求。

(2)抗凝剂及其比例:血浆凝固试验的标本需使用枸橼酸钠作为抗凝剂,国内外标准化机构通常推荐使用浓度为105~109mmol/L即3.13%~3.2%(商品采血管通常标为3.2%)的枸橼酸三钠,不建议使用浓度为3.8%的枸橼酸钠,也不能使用草酸盐、肝素和EDTA作为抗凝剂[1,4,5]。无论是健康人还是抗凝药物治疗患者的标本,使用3.8%枸橼酸钠作为抗凝剂不仅会导致PT和APTT检测结果延长[5](表2-5-1),还会导致活化蛋白C抵抗(activatedprotein C resistance,APCR)和INR结果的异常,原因是高浓度的枸橼酸盐能结合检测时添加的钙离子,使其促进凝块形成的时间延后[4]。EDTA、肝素抗凝的标本和血清标本血浆凝固试验的检测结果会出现较大偏差[5](表2-5-2)。EDTA抗凝血浆的PT和APTT会出现中度延长,Ⅷ因子大幅降低。值得注意的是,使用含EDTA抗凝剂的血浆标本进行混合试验会产生一种抑制剂效应,可能出现Ⅴ因子或Ⅷ因子抑制物假阳性。在血清标本中,由于凝固反应的发生,Ⅶ因子和Ⅸ因子活化导致结果异常升高,而Ⅴ因子和Ⅷ因子活性检测结果显著降低,进行PT和APTT检测时因凝块无法形成而无法得出结果。当检测结果出现极度异常时,应注意排除抗凝剂使用错误的可能。

血液和枸橼酸钠抗凝剂的正确比例为9∶1。引起标本抗凝比例不当的原因主要有两个:①采血量不当;②标本血细胞比容过高。采血量不足会导致抗凝剂比例过高,血浆凝固时间延长;采血量过多,抗凝剂不足,标本与抗凝剂混合不充分导致试管内凝块产生。一般认为采血量与采血管标示量间的误差不能超过10%[1,3]。禁止将采血量不足的多份标本进行混合。血细胞比容过高的标本,由于血浆量减少而导致抗凝剂比例过高。通常,血细胞比容大于55%的患者标本可出现PT和APTT假性延长,特别是在使用含3.8%枸橼酸钠抗凝剂的采血管时。血细胞比容高于55%的标本需按以下公式计算并调整(减少)枸橼酸钠用量[1,3,5],对于血细胞比容过低的标本,目前没有需要调整抗凝剂比例的要求。

$$C=(1.85\times10^{-3})\times(100-Hct)/(V_{Blood})$$

式2-5-1

其中C表示需要的枸橼酸盐体积

表2-5-1　健康人和抗凝治疗患者不同浓度枸橼酸盐抗凝剂标本PT和APTT检测结果比较[5]

标本种类	PT[1]			APTT[1]		
	3.2%	3.8%	*P*	3.2%	3.8%	*P*
健康人标本	11.2±2.5	11.8±2.3	<0.0004	28.2±4.0	30.3±3.5	0.0006
UFH治疗标本	16.4±8.3	17.8±9.9	<0.0005	44.0±11.0	48.6±14.0	0.0001

续表

标本种类	PT[1]			APTT[1]		
	3.2%	3.8%	P	3.2%	3.8%	P
UFH 和 VKA 治疗标本	25.1±28.0	26.3±28.0	<0.2	65.5±16.0	69.0±14.0	0.0109
VKA 治疗标本	27.6±13.0	34.3±17.0	<0.0001	40.2±9.7	44.1±13.0	0.0001

注：VKA，维生素 K 拮抗剂；UFH，普通肝素；PT[1] 和 APTT[1] 分别使用 Innovin 和 Actin FS 试剂检测

表 2-5-2 不同类型抗凝剂和非抗凝标本对常用血栓与止血检验结果的影响［均值（范围）］[5]

检测项目	3.2%枸橼酸盐	EDTA	肝素钠	血清
APTT(s)	29(25~33)	68(45~92)	>180	>180
PT(s)	12.4(11.5~13.2)	23(19~27)	>60	>60
dRVVT(s)	34.6(27~43)	55(45~64)	>150	>150
FⅤ:A(%)	113(84~142)	71(39~103)	81(59~103)	23(13~33)
FⅦ:A(%)	115(50~180)	116(51~182)	77(43~107)	308(80~437)
FⅧ:A(%)	141(80~202)	7.5(2~19)	<1	4.5(1.3~7.7)
FⅨ:A(%)	122(97~148)	115(63~168)	<1	350(135~565)
vWF:Ag(%)	122(50~194)	143(59-228)	70(42~98)	101(32~169)
vWF:RCo(%)	114(41~188)	131(46~215)	37(13~60)	74(25~124)
PC:Ag(%)	97(60~134)	115(97~159)	125(94~156)	120(71~169)
PC:A(%)	111(66~155)	152(100~205)	<1	21.6(0~70)
PS:A(%)	96(73~119)	30(17~42)	<1	15.3(0~39.5)
FPS:Ag(%)	108(72~144)	131(91~171)	126(94~159)	131(97~164)
AT:A(%)	102(86~118)	121(105~138)	126(108~143)	47(30~65)
AT:Ag(%)	110(832~138)	121(92~150)	100(83~118)	114(79~148)

注：A，活性；Ag，抗原；APTT，活化部分凝血活酶时间；AT，抗凝血酶；dRVVT，稀释蝰蛇毒时间；EDTA，乙二胺四乙酸；F，因子；PC，蛋白 C；PS，蛋白 S；FPS，游离蛋白 S；PT，凝血酶原时间；vWF，血管性血友病因子

（3）特殊采血管[4,5]：一些特殊的枸橼酸盐抗凝采血管中含有特殊添加剂，以增强某些出凝血检测标本的稳定性，延长其检测前标本放置时间，如枸橼酸盐-茶碱-腺苷-双嘧达莫（citrate theophyline adenosine dipyridamole，CTAD）采血管、D-苯丙氨酸-脯氨酸-精氨酸-氯甲基酮（d-phenylalanine proline arginine chloromethylketone，PPACK）采血管。这类采血管的特点包括：①能够减少血小板活化；②高度酸化以稳定纤溶系统各因子；③含蛋白酶抑制剂。CTAD 采血管在使用枸橼酸盐作为抗凝剂的基础上，添加了茶碱、腺苷和双嘧达莫等物质，能够最大程度地减少血小板活化，更有利于普通肝素（unfractionated heparin，UFH）、β-血小板球蛋白、血小板第 4 因子（platelet factor 4，PF_4）和纤溶酶原激活物抑制物-1（plasmin activator inhibitor-1，PAI-1）等物质的检测。使用普通采血管，含 UFH 的全血标本须在采集后 1 小时内处理，而使用 CATD 管采集的标本可在室温（通常指 18~25℃）保存 4 小时。PPACK 采血管在枸橼酸盐抗凝剂中添加了蛋白酶抑制剂氯甲基酮，可帮助提高某些特殊蛋白活性检测的标本稳定时间。

尽管这些特殊采血管能够帮助减少某些项目由于标本稳定性引起的分析前变异，但往往存在价格较高、较难获得、甚至需要低温避光保存等缺点，通常仅少数实验室在特殊情况下使用。实验室若选择使用这些特殊采血管，为了避免基质效应，应使用基于同样采血管采集标本确定的参考区间。

四、标本采集过程的注意事项

1. 采血方式

目前实验室采用的采血方式有：真空静脉穿刺采集系统、蝶形针、注射器、静脉血管通路装置(vascular access device，VAD)和毛细玻璃管等[6]。推荐使用静脉穿刺针直接将标本采集至含有抗凝剂的真空采血管[1,3]。其他标本采集方法都存在可能影响标本质量的潜在问题。蝶形针后有一段较长的空管，由于死腔的存在易导致采血管中采集到的标本不足，甚至会激活凝血因子和血小板；使用注射器采集若不尽快将标本注入含抗凝剂的采血管，可能导致凝血因子激活，在注射器抽吸和排出血液时若用力过大容易引起标本溶血；VAD会引起肝素污染、标本稀释、甚至部分凝血激活(VAD管理不当)；使用毛细管采集标本，若血液不能顺畅流出需要外力挤压，会导致凝血因子激活，且容易混进组织液而被稀释，甚至发生溶血。

2. 压脉带的使用

压脉带常用于辅助静脉抽血时的血管定位。压脉带使用时间应尽可能短，且应在安全进针后尽快移去[3,16]。目前普遍认为，压脉带在同一穿刺部位使用时间不应大于1分钟[1,3]。在收集标本时仍未移去压脉带的操作是不当的，不但可能促使血管内凝块形成，而且压脉带引起的局部血液浓缩和静脉血行停滞可能导致实验结果假性改变，如APTT和PT缩短，Fbg、D-二聚体以及某些凝血因子活性升高。有研究显示，压脉带使用时间超过3分钟会导致PT减短3.1%，纤维蛋白原增高10.1%，D-二聚体增高13.4%，Ⅶ因子活性增高10.6%，Ⅷ因子活性增高10.2%[17]。

某些凝血检测，如凝血酶-抗凝血酶复合物(thrombin antithrombin complex，TAT)和凝血酶原片段1+2(prothrombin fragment 1+2，PF_{1+2})，标本采集时不宜使用压脉带。使用压脉带会导致这些指标的假性升高，尤其是使用时间超过1分钟。有研究显示，使用压脉带3分钟，可使TAT和PF1+2检测结果升高27倍和2.5倍，产生假性异常结果[5]。

3. 采血顺序

早在20世纪40年代，发明PT试验的Armand Quick即提出为了尽量避免组织液(组织凝血活酶)对血浆凝固试验的影响，需在采集标本时将最先流出的部分血液用一支丢弃管或无添加剂管收集并弃去不用[6]。在采集血浆凝固试验检测标本前弃去部分标本曾经是标准做法，常使用"双注射器"技术。1982年，有学者认为进行电解质检测的标本应在血常规检测标本之前采集，否则后者的K_3-EDTA抗凝剂可能会对钾离子和钠离子的检测结果造成干扰。该观点被CLSI接受并不断补充成为如今所建议的标本采集顺序。根据CLSI H3-A6指南的建议[3]，当同时有多个抗凝类型的标本需要采集时，出凝血检测标本应在血培养标本和(或)不含添加剂(抗凝剂或激活剂)的标本之后、其他抗凝剂类型标本之前采集。随后发布的CLSI H21-A5指南指出，虽然有研究显示当枸橼酸盐抗凝标本作为第1管时，对于凝血功能正常或华法林抗凝治疗患者的PT及INR结果无影响，对于凝血功能正常的患者的APTT也无影响，但其他特殊项目是否受标本采集顺序影响目前仍不十分明确，故仍建议应放在第2管采集[4]。国内的行业标准WS/T 359-2011在制订时也参考了CLSI指南，建议无论使用真空采血管、注射器或密闭式静脉留置针进行静脉采血，均需要将采集的第2管血液用作凝血标本的检测[1]。

近年来不断有文献指出，首管丢弃是不必要的，无论是第1管、第2管还是在EDTA抗凝管、肝素抗凝管或含激活剂的血清管之后采集的标本，其PT和APTT检测结果没有明显差异，FⅡ、FⅤ、FⅧ、FⅨ、FⅩ、PC和AT等绝大多数特殊试验的第1管和第2管标本的检测结果也没有显著性差异[5,18,19]。不必首管丢弃不仅降低了患者的采血量，而且减少了医疗废物。需要注意的是：当特殊情况下需要使用蝶形针采集标本且枸橼酸盐抗凝标本为第1管时，需在之前增加一支丢弃管(白帽管)，且只需血液充满蝶形针的连接管(死腔)即可，其目的是为了保证后续采集的标本体积准确和抗凝比例适当[4,5]。

4. 从血管通路辅助装置采集标本[1,4]

某些特殊情况下不得不从静脉注射留置管、中心静脉导管等VAD处采集，应规范操作，并在结果报告单上予以注明。若从肝素封口的VAD采集标本，为了避免肝素污染以及标本被稀释，需先用5ml生理盐水冲洗装置，并将初始5ml或6倍死腔体积量的血液丢弃；若从生理盐水封口的VAD留取标本，丢弃2倍死腔体积量的初始血液即可[4]。此外，还应注意检查VAD和采血器具连接的气密性，以免因漏气可能导致的溶血或标本量采集不足。

5. 标本混匀

标本采集后应立即轻轻颠倒混匀,混匀不及时或不充分易引起标本凝固,而混匀过度则可能导致标本溶血。

第二节 标本处理

标本的采集和检测通常在不同的地方进行,一些医疗机构的特殊检测项目可能外包至其他实验室进行检测,这些都需要将标本从采集地点运输至检测实验室。实验室在收到标本后,需尽快对其进行处理。最常见的标本处理方式是离心分离血浆,绝大多数检测项目需使用乏血小板血浆,血小板功能检测需要制备富血小板血浆;一些标本量较少的特殊检测项目可能需将离心后的血浆分装冻存,以便集中进行检测;一些血栓与止血分子生物学检测需要提取 DNA;已完成检测的血浆标本有时需要分装冻存,以便日后复查或用于其他目的的检测;冰冻保存的标本在检测前需进行复融。

一、标本运输

标本在采集后应尽快运输至检测实验室。标本的运输应由经过培训的专职人员按照规范的要求进行。未离心处理或仅离心未分离血浆的标本应在室温条件下带盖保存和运输,低温或冰水浴条件运输可引起血小板和Ⅶ因子活化,以及Ⅷ因子和 vWF 随时间延长显著降低[4,5]。标本在运输过程中应保持垂直方向,避免剧烈摇晃,否则会引起血小板活化、红细胞破裂,导致 PT/INR 检测结果显著延长及其他多个项目的检测结果受到影响。已进行离心处理的标本应尽量避免再次将血浆与细胞层混合。

标本运输时应符合生物安全防护的要求,如将标本置于专用密闭的塑料盒内进行运输。若使用空气动力系统运输标本,需在正式使用前对其是否会对检测结果产生显著影响进行充分评估,并应采取有效保护措施尽量避免标本剧烈震荡。标本剧烈震荡可导致血小板活化和细胞内 ADP 的释放,故进行血小板功能检测和检测结果易受血小板活化影响(如狼疮抗凝物和抗Ⅹa 检测等)的标本宜采用人工转运方式运输[5]。

二、标本离心

除了少数使用全血标本进行检测的项目(如凝血酶生成试验)的标本不需要离心处理外,多数血栓与止血检验项目的标本需要进行离心处理。为了最大程度保证标本的完整性,理想情况下标本应在采集后 1 小时内尽快离心[4]。标本在离心前应在室温条件下保持密闭状态。离心前应对标本的外观进行观察,确保标本采集所用的试管含有正确的抗凝剂、在有效期内使用和标本采集量符合要求(不能少于标示量的 90%,除非经过验证表明对结果不会造成显著影响),并检查标本中是否有凝块。标本离心后应再次仔细观察是否存在潜在的干扰因素,如溶血、脂血、黄疸以及纤维蛋白凝块等。有些发生凝固的标本在离心后更容易发现,如出现肉眼可见的纤维蛋白凝块;有些仅发生细小凝集的标本可能不容易发现,APTT 和(或)PT 结果出现严重异常具有提示作用。

(1)乏血小板血浆的制备:大多数血栓与止血检验项目以乏血小板血浆(platelet poor plasma, PPP)为检测对象。将采集到的标本通过离心获得 PPP,要求离心后血浆的血小板计数需小于 $10\times10^9/L$。标本离心应使用水平离心机,推荐在常温条件下进行。对于血浆凝固实验,CLSI 指南和卫生行业标准推荐的离心条件为 1500g,不少于 15 分钟[1,4]。离心结束后应让离心机自然停稳,不能使用减速片。离心力大于 1500g 可能导致血小板活化和红细胞裂解,离心时间过长可能会造成实验室标本短暂堆积,影响检测周转时间。在能保证标本离心后能立即进行检测、只进行常规检测且无需冰冻保存以用于其他检测的前提下,可适当缩短离心时间[5]。有资料表明血小板数量在 $200\times10^9/L$ 时不会影响新鲜标本的 PT/INR、APTT 和 TT 检测结果[4]。血小板数量超过 $10\times10^9/L$ 的标本不适用于狼疮抗凝物(lupus anticoagulant, LA)检测和肝素治疗监测。有时为了避免血小板对检测结果的干扰,制备正常混合血浆、进行 LA 检测、抗磷脂体抗体检测、肝素治疗监测和其他需要冻存的标本通常需要进行两次离心。其具体做法是在第一次离心后,小心将上层血浆吸出转移至另一支不含任何抗凝剂的离心管,再次进行离心[4,5]。有些项目的标本离心需要更大的离心力,如 CLSI 指南建议 LA 检测的标本应在 2000~2500g 条件下进行两次离心[20]。实验室对不同项目标本离心条件的选择应遵守国内外指南及检测系统生产厂商的建议。

(2)富血小板血浆的制备:血小板功能检测

需使用富血小板血浆(platelet rich plasma,PRP)。制备 PRP 需要的离心力较小、离心时间较短。ISTH 推荐的离心条件是在室温条件以 200g 离心 10 分钟[8]。在离心后,需确认 PRP 中的血小板数量,血小板数量低于 150×10^9/L 时,检测结果可能不准。对于含有巨大血小板的标本,ISTH 推荐采用自然沉降法制备 PRP[8]。

三、标本复融[5]

冰冻保存的血浆标本在检测前需进行复融,通常在 37℃水浴 5~10 分钟即可完全恢复液体状态。复融过程应注意观察标本状态和水浴箱的温度,避免水浴不充分或过度水浴。由于冷沉淀的存在,复融不充分的标本可出现Ⅷ因子、vWF 和纤维蛋白原水平假性降低。同样,复融时间过长或温度过高也对检测结果有影响。有研究发现,当复融温度过高时(如 60℃条件水浴 10 分钟)vWF 抗原水平可降低 50%,活性水平可降低 80%[5]。复融后的标本在检测前应充分混匀。复融后的标本不宜再次冰冻,多次冻融可能会导致某些活性(如Ⅴ因子、Ⅷ因子和 PS)检测的结果显著降低[5]。

四、核酸提取[4]

进行基因检测的标本需要进行核酸提取,因所用试剂盒和操作步骤的不同,有多种方法可用于 DNA 的提取。由于该步骤对检测结果影响显著,故实验室应制订合适的操作程序。这些程序无论是来自试剂厂商、参考文献还是实验室自己的研究,在使用前均应进行性能验证或确认。传统的 DNA 提取方法通常首先需要裂解细胞,加入蛋白裂解酶(如蛋白酶 K)以去除结合在 DNA 上的蛋白质;然后使用 RNA 酶进行处理以去除残存的 RNA,最后使用有机溶剂进行 DNA 提取,以去除残存的蛋白质和其他影响检测结果的细胞成分。通常可通过离心或玻棒搅拌的方式获取纯化的 DNA。详细的 DNA 提取过程可参考 CLSI 指南文件 MM13[21]。获得的 DNA 通常置于缓冲液(如 Tris)中保存。

五、标本放置与保存

1. 标本短期放置要求和稳定时间

标本采集后应放置在室温条件下,保持带盖和垂直放置状态,尽快进行处理和检测[4,5,7]。全血标本置于低温条件可引起血小板和Ⅶ因子活化,以及Ⅷ因子和 vWF 随时间延长的显著降低,进而影响血小板功能、PT、APTT、Ⅶ因子、Ⅷ因子、vWF 和 vWF 多聚体分析等项目的检测结果[4,5,7]。有研究结果显示,全血标本在 4℃放置 3 小时后Ⅷ因子和 vWF 检测结果开始明显降低,放置 6 小时后有半数标本的结果由正常降低至参考区间下限一半的水平,且 vWF 活性比抗原检测结果的降低程度更明显[5]。若不得不使用低温条件下放置的全血标本进行Ⅷ因子和 vWF 检测,则应将标本恢复至室温且充分混匀后再进行离心。Salvagno 等的研究结果则显示,未处理的全血标本在 4℃放置 6 小时后,PT、APTT、Fbg 和 D-二聚体的检测结果未发生有临床意义的改变;而标本放置 24 小时后,仅 APTT 检测结果发生有临床意义的改变[10]。不同研究得出的结论并不完全一致,可能与所用检测系统的性能和变化显著性的判断标准不同有关。

标本应带盖保存。有研究结果显示,标本去盖放置时间超过 30 分钟,由于 CO_2 的释放导致标本 pH 上升,会引起 PT、APTT 检测结果延长(pH 改变 0.8 会导致正常标本的 APTT 检测结果延长超过 20 秒,因不同试剂 pH 缓冲能力的不同而存在差异),也会导致一些特殊试验结果异常(如导致血小板反应性减弱)[10]。对于某些检验项目(如血小板功能检测),保持标本 pH 与生理情况尽可能接近非常重要。

全血标本离心后,血浆可以和细胞一同置于室温条件等待检测,或分装至另一试管中冰冻保存待后期检测。对于能够在规定时间内完成检测的标本,不建议将血浆先分离至另一容器再进行检测,这样不仅增加工作量且容易发生错误。需要对血浆进行分离时,应小心吸取上层血浆以免碰触白细胞层(在红细胞和血浆间的细胞层)或将此层吸入血浆。血浆标本贮存时应始终加盖密封。血浆标本的稳定性依据其检测项目以及贮存条件而不同。

基于现有研究数据,CLSI H21-A5 指南对标本室温放置的要求和建议如下[4]:

(1)APTT、Fbg 和大多数特殊凝血试验(如凝血因子、抗凝蛋白、狼疮抗凝物和 vWF 检测)的标本:若不含 UFH,无论是否离心处理,在室温条件下可稳定 4 小时[1,4]。随时间延长,一些不稳定因子将降解或损失,尤其是Ⅷ因子和Ⅴ因子。如果标本在4小时内不能得到检测,应离心分装血浆并冷冻保存。限制标本的稳定性在4小时是比较保险的做法。一些研究文献显示进行APTT检测的标本在6~8小时、甚至更长的时间内是稳定的,某些特殊项目的检测标本在24小时内是稳定的[10];Zürcher和其同事的研究证实除了Ⅴ因子活性、F因子活性和FPS抗原外,其他一些检测项目能稳定24~48小时。Fbg和FDP检测的标本可稳定7天。若采用发色底物法抗Ⅹa检测来进行肝素治疗监测,含有低分子肝素的全血标本可稳定24小时。对于大多数vWF检测的全血标本,在室温放置可稳定24小时[10]。

(2)怀疑或已知含有UFH的标本:进行APTT或抗Ⅹa测定时,需在室温放置1小时内离心。因为随着时间的延长,血小板会逐渐释放出能够中和肝素的PF_4,导致APTT和(或)抗Ⅹa检测结果假性降低。在1小时内离心的标本在4小时完成检测即可[1,4]。

(3)无论是否进行离心处理,PT/INR检测的标本:在室温放置可至少稳定24小时,具体的稳定时间因检测系统的不同而存在差异,实验室宜自行进行确认[4]。对于接受肝素和口服VKA的患者标本,PT检测结果易随标本放置时间产生变化,除非是使用含有肝素中和成分的试剂,宜尽快进行检测。

(4)血小板功能检测标本(全血或PRP):应室温保存,在标本采集后4小时内检测完毕[4,5]。应注意避免温度过高,标本置于37℃条件保存,血小板对诱导剂的反应会降低[10]。

一些特殊检测项目的确切标本稳定期限在很大程度上并不十分清楚。有文献称,维生素K依赖性因子的检测标本在室温放置不宜超过24小时[22],与其他文献报道的PT/INR在24小时内检测一致;蛋白S活性在室温保存8小时后显著降低,而纤维蛋白原、蛋白C和抗凝血酶原活性在室温保存7天内相对稳定[23]。因所用的检测系统性能和变化显著性的判断标准不同,不同研究得出的标本稳定期限结论存在差异。来自CLSI H21-A5指南和部分参考文献的不同检测项目标本放置时间的比较见表2-5-3[10]。这些数据可为实验室制订规范操作程序和对异常结果进行解释提供参考,必要时实验室宜针对所用的检测系统进行确认。

2. 标本长期保存要求和稳定时间

血浆标本若无法及时检测应冰冻保存。CLSI H21-A5指南建议,血浆标本在-20℃条件的保存时间不应超过2周,需保存时间更长的标本应置于-70℃或更低温度条件保存。为了防止反复冻融,不应将标本保存在无霜冰箱(有自动除霜系统的冰箱)内。Woodhams等[24]研究报道了多数血浆凝血因子在超低温(低于-70℃)的稳定性,见表2-5-4。

表2-5-3 不同检测项目标本放置时间(18~25℃)

检测项目	全血标本稳定时间	
	CLSI H21-A5	其他文献
PT	24h	24~72h
APTT	4h	18~24h
含有UFH的APTT或抗Ⅹa检测	1h	--
含有LMWH的APTT或抗Ⅹa检测	4h	24h
FⅡ/Ⅶ/Ⅸ/Ⅹ/Ⅺ活性	4h	48h
FⅤ/Ⅷ活性	4h	24h
vWF:Ag和vWF:RCo	4h	24~48h
Fbg	4h	48h~7d
D-二聚体	4h	48h
AT活性	4h	48h~7d
PC活性	4h	48h
PS活性	4h	4~6h
游离PS抗原	4h	24h

表 2-5-4　不同温度条件下冰冻保存标本的稳定时间(月)

检测项目	偏差<±5%		偏差<±10%	
	(-74±2)℃	(-24±2)℃	(-74±2)℃	(-24±2)℃
PT	12	12	24	16
APTT	24	8	24	12
TT	20	3	24	10
Fbg	20	18	24	24
FⅡ	24	6	24	12
FⅤ	12	12	24	24
FⅦ	24	4	24	6
FⅩ	20	4	24	4
FⅧ	6	3	18	6
FⅨ	24	6	24	8
FⅪ	6	4	18	6
FⅫ	24	6	24	8
PC	18	18	24	24
PS	8	6	18	12
vWF	12	12	24	24
D-二聚体	24	24	24	24
AT	24	24	24	24
PLG	24	24	24	24

注:PLG,纤溶酶原

3. 基因检测标本的保存要求和稳定时间[4]

DNA 是相对较为稳定的大分子,全血标本于室温放置 8 天仍能提取出完整的 DNA。提取出的 DNA 在 2~8℃条件可保存数年,在-20℃以下条件保存时间更长。DNA 需保存在溶液中,CLSI 推荐的保存溶液是 Tris/EDTA(pH 7.2)。通常使用可密封的疏水性塑料冻存管保存 DNA 标本。冰冻保存的 DNA 应避免反复冻融,需要多次检测的标本应在冻存前进行分装。分装保存也可降低标本污染的风险。

分析前阶段的质量控制对于保证血栓与止血检验结果的准确可靠至关重要。不同检测项目的分析前影响因素和对标本的采集与处理的要求各不相同,实验室应充分依据国内外指南、行业标准和检测仪器试剂生产厂商的要求制订详细的程序并严格实施。

(周文宾　彭明婷)

参考文献

1. 卫生部临床检验标准专业委员会.血浆凝固实验血液标本的采集及处理指南:WS/T 359-2011[S].北京:中国标准出版社,2011.
2. 国家卫生标准委员会临床检验标准专业委员会.D-二聚体定量检测:WS/T 477-2015[S].北京:中国标准出版社,2015.
3. CLSI. Procedure for the Collection of Diagnostic Blood Specimens by Venipuncture, Approved Guideline-sixth edition: H3-A6 [S]. Wayne, PA: Clinical and Laboratory Standards Institute, 2007.
4. CLSI.Collection, Transport, and Processing of Blood Specimens for Testing Plasma-Based Coagulation Assays and Molecular Hemostasis Assay, Approved Guideline-fifth edition: H21-A5[S]. Wayne, PA: Clinical and Laboratory Standards Institute, 2008.
5. Funk DA. Sample integrity and preanalytical variables [M]//Kitchen S, Olson JD, Preston FE. Quality in Labora-

tory Hemostasis and Thrombosis. 2nd. Oxford: John Wiley & Sons Ltd, 2013: 45-56.

6. Bennett ST. Collection of Coagulation Specimens [M]// Bennett ST, Lehman CM, Rodgers GM. Laboratory Hemostasis: A Practical Guide for Pathologists. New York: Springer, 2007.
7. Lippi G, Salvagno GL, Montagnana M, et al. Quality standards for sample collection in coagulation testing[J]. Semin Thromb-Hemost, 2012, 38(6): 565-75.
8. Cattaneo M, Cerletti C, Harrison P, et al. Recommendations for the standardization of light transmission aggregometry: a consensus of the working party from the platelet physiology subcommittee of SSC/ISTH[J]. J Thromb Haemost, 2013, 11: 1183-1189.
9. Mackie I, Cooper P, Lawrie A, et al. Guidelines on the laboratory aspects of assays used in haemostasis and thrombosis [J]. Int J Lab Hematol, 2013, 35(1): 1-13.
10. Adcock Funk DM, Lippi G, Favaloro EJ. Quality standards for sample processing, transportation, and storage in hemostasis testing[J]. Semin Thromb Hemost, 2012, 38(6): 576-585.
11. Mc Ewen BJ. The influence of diet and nutrients on platelet function[J]. Semin Thromb Hemost, 2014, 40(2): 214-226.
12. Monagle P, Chan AK, Goldenberg NA, et al. Antithrombotic Therapy in Neonatesand Children Antithrombotic Therapy and Prevention of Thrombosis, 9th ed: American College of Chest Physicians. Evidence-Based Clinical Practice Guidelines [S]. Chest, 2012, 141(2)(Suppl): e737S-e801S.
13. Marlar RA, Gausman JN. Laboratory testing issues for protein C, protein S, and antithrombin[J]. Int J Lab Hematol, 2014, 36(3): 289-295.
14. Favaloro EJ, Lippi G. Laboratory testing in the era of direct or non-vitamin K antagonist oral anticoagulants: a practical guide to measuring their activity and avoiding diagnostic errors[J]. Semin Thromb Hemost, 2015, 41(2): 208-227.
15. McEwen BJ. The influence of herbal medicine on platelet function and coagulation: a narrative review [J]. Semin ThrombHemost, 2015, 41(3): 300-314.
16. Kiechle FL, Adcock DM, Calam RR, et al. So you' re Going to Collect a Blood Specimen: An Introduction to Phlebotomy[M]. 12th ed. Northfield: College of American Pathologists, 2007.
17. Lippi G, Savagno GL, Montagnana M, et al. Short-term stasis influences routine coagulation testing[J]. Blood Coagul Fibrinolysis, 2005, 16: 453-458.
18. Smock KJ, Crist RA, Hansen SJ, et al. Discard tubes are not necessary when drawing samples for specialized coagulation testing [J]. Blood Coagul Fibrinolysis, 2010, 21(3): 279-282.
19. Raijmakers MTM, Menting CHF, Vader HL, et al. Collection of blood specimens by venipuncture for plasma-based coagulation assays: necessity of a discard tube[J]. Am J Clin Pathol, 2010, 133: 331-335.
20. CLSI. Laboratory testing for the Lupus anticoagulant, Approved Guideline: H60-A [S]. Wayne, PA: Clinical and Laboratory Standards Institute, 2014.
21. CLSI. Collection, Transport, Preparation, and Storage of Specimens for Molecular Methods; Approved Guideline: MM13-A [S]. Wayne, PA: Clinical and Laboratory Standards Institute, 2005.
22. Awad MA, Selim TE, Al-Sabbagh FA. Influence of storage-time and temperature on international normalizedratio (INR) levels and plasma activities of vitamin Kdependent clotting factors[J]. Hematology, 2004, 9: 333-337.
23. Heil W, Grunewals R, Amnd M, et al. Influenceof time and temperature on coagulation analysis instored plasma[J]. Clin Chem Lab Med, 1998, 36: 459-452.
24. Woodhams B, Girardot O, Blanco MJ, et al. Stability of coagulation proteins in frozen plasma[J]. Blood Coagul Fibrinolysis, 2001, 12(4): 229-236.

第六章

血液凝固分析仪的选择与性能评估

血栓与止血检验项目涉及的检测设备较多，除了实验室常用的自动化血液凝固分析仪（简称血凝仪）外，还有血小板功能分析仪、血栓弹力图分析仪、酶联免疫分析仪、甚至流式细胞仪和分子诊断检测设备（如 PCR 仪、DNA 测序仪）等。实验室可根据临床需求和检测标本量进行选择。随着自动化程度的不断提高、多种不同检测原理的应用和多种检测技术通道的建立，血凝仪可用于检测的项目越来越多，不同仪器的检测原理、性能参数和自动化程度不尽相同。本章主要依据卫生行业标准（WS/T 406-2012[1]、WS/T 407-2012[2]和 WS/T 477-2015[3]等）、美国临床和实验室标准协会（Clinical and Laboratory Standards Institute，CLSI）指南（H57-A[4]、H47-A2[5]和 C28-A3[6]等）和国外权威专家的专著[7,8]对血凝仪的选择、性能评估和参考区间的建立与验证进行讨论。

第一节　检测系统的选择

随着检验技术的不断进步和体外诊断市场的发展，同一检测项目有多种检测系统可供选择的现象十分普遍。实验室在选择新的检测系统时，应在广泛收集相关信息的基础上，结合实际需求进行综合分析后确定适用的检测系统。

一、检测系统的选择原则

实验室在开展新项目时必须选择方法可靠、性能良好的检测系统。实验室在选择检测系统时需要考虑的问题主要包括以下几个方面，一些更具体的问题举例见表 2-6-1[7]。

1. 预期用途

目前市场上有多种品牌和型号的仪器可供选择，这些仪器的检测原理、自动化程度、检测速度、能够开展的检验项目和所用试剂的要求不尽相同。实验室在引进新的检测系统前应充分考虑其是否能够满足临床和实验室的需求。

表 2-6-1　实验室在引进新检测系统前需要考虑的问题示例

- 需要开展的检验项目/项目组合，所需项目组合能否全部在同一台仪器上进行检测？
- 是否需要每天 24 小时随时提供检测服务？
- 每天预期的检测标本数量
- 是否用于急诊检测？每天预期的急诊检测标本数量
- 检测项目所需的最小样本量（这对儿科患者或其他标本采集困难的患者十分重要）
- 拟开展项目的检测原理：凝固法、发色底物法、免疫比浊法
- 仪器能够装载的试剂、标本和反应杯数量
- 是否具有试剂和标本条码识别系统？
- 对标本前处理的要求
- 检测速度（每小时标本检测量）
- 试剂配制的复杂程度
- 仪器维护保养的要求

2. 检测方法和原理

目前血凝仪上能够实现的检测原理包括凝固法、发色底物法（包括直接发色底物法和间接发色底物法）和免疫比浊法等，检测终点的判断方法包括光学法和机械法两种（详见本节第二部分），不同原理适合不同类型的检验项目。由于大多数出凝血检验项目没有参考方法，当检验项目存在多种检测原理或方法时，实验室应尽可能选择国内外较为公认的性能可靠的检测方法和检测系统。

3. 检测系统是否配套

部分血凝仪属于开放系统，允许使用其他厂家的试剂，但实验室应首选配套的检测系统，使用与仪器配套的试剂和校准品，并遵循厂家说明书

规定的操作程序的要求;非配套检测系统的性能在未得到充分验证与确认前,其结果的可靠性难以保证。

4. 检测系统的分析性能

检测系统的分析性能包括精密度、线性、正确度、准确度、可比性、检测限、携带污染率和抗干扰能力等;厂家应能提供所开展项目的分析性能指标和验证方法,且其性能指标不能低于现有行业标准的要求(当厂家的分析性能指标高于行业标准的要求时,应按照厂家的要求执行)。

5. 其他因素

如检测项目的可扩展性、运行成本、售后服务的质量等。

实验室可通过不同途径来识别和选择候选方法,包括复习科学文献、咨询同行、评价商业资料、与厂商技术代表进行讨论等。CLSI H57-A2 指南建议,仪器厂商应向用户提供的信息[4]见表 2-6-2。

二、常用检测系统的检测原理

1. 检测原理[8]

通常一台血液凝固分析仪能够实现多种方法学原理的检测以适应不同检测项目的需要,血栓与止血检验的方法因分析物或反应过程的不同而不同。目前主要有凝固法、发色底物法和免疫比浊法 3 种。

(1)凝固法:凝固法的基础是血浆凝固反应,通过检测血浆在凝血激活剂作用下发生的一系列物理信号的变化(光、电、机械运动等)并根据预先建立的数学模型推算出待测组分的量或活性,常见的检测项目有凝血酶原时间、活化部分凝血活酶时间、纤维蛋白原、凝血酶时间、活化凝血时间、凝血因子活性和狼疮抗凝物(lupus anticoagulant,LA)等。

(2)发色底物法:发色底物法的基础是待测物质的酶促活性和相关联的显色反应,具有灵敏度高、精密度好、且易于自动化等优点,为血栓与止血检测开辟了新途径。发色底物法通常使用以下 3 种形式:①先将被检血浆中的某种酶激活,然后由此活化的凝血因子对人工合成的底物进行水解而呈色,如纤溶酶原检测和蛋白 C 检测等。②向被检血浆中加入过量的有关试剂,以中和相应的抗凝因子,然后测定其残余的酶活性,如抗凝血酶活性检测、α_2-抗纤溶酶检测和肝素检测等。③直接测定被检血浆中某种蛋白水解酶的活性,如凝血酶、抗Ⅹa 活性和尿激酶检测等。

(3)免疫比浊法:免疫比浊法的基础是抗原抗体反应引起浊度改变,通过透射比浊或散射比浊进行测定,如 D-二聚体检测、纤维蛋白(原)降解产物和血管性血友病因子抗原检测等。

同一检测项目可能通过不同方法原理进行检测,如 FⅧ活性测定既可使用凝固法也可使用发色底物法,但不同方法检测性能存在差异。实验室应根据国内外标准化指南文件的要求选择性能可靠、能够满足要求的方法进行检测。

表 2-6-2 仪器厂商应向用户提供的信息

分类	内容
使用性能	标本类型;常规模式标本吸样量,微量模式标本吸样量;每小时检测标本数量;每批检测标本数量;是否具有急诊模式;检测操作菜单的类型和性能;对其他厂商试剂的兼容性(适用时);校准程序;人员要求;设备要求;安装要求;安全危害;开盖/闭盖检测模式;标本和试剂死腔体积;标本采集容器要求;异常结果的报警提示能力;自动稀释功能;自动重复检测功能;仪器处理试剂的能力(包括搅拌能力和制冷);声音报警等
分析性能	精密度;线性(或分析测量范围);正确度(适用时);准确度(适用时);可比性;检测限;携带污染率;抗干扰能力等
信息技术内容	接口功能;操作系统平台;数据存储功能;仪器质量控制的能力;数据管理功能;数据压缩和处理能力;用户自定义测试程序的功能;数据存储和处理功能与仪器主体结构的关系(内置或外置);支持读取的条码和条码符号;与实验室信息系统(LIS)的兼容性等
客户服务	支持同种仪器间检测结果的分组统计;技术支持;教育培训;服务质量等

2. 终点判断方法

终点判断方法是评价血凝仪临床实用性的重要因素之一。目前的终点判断方法可以分为两大类,一类是光学法(photo-optical),另一类是机械法(electro-mechanical)。凝固法、发色底物法和免疫比浊法均可使用光学法的终点判断方式,而机械法仅适用于凝固法的反应。

光学法根据反应过程中浊度的变化来进行测定。根据不同的光学测量原理,又可分为散射比浊法和透射比浊法两种信号检测方式。光学法的优点在于灵敏度高、仪器结构简单、易于自动化,缺点是样品的光学特性异常时(如标本存在溶血、高胆红素、高血脂或乳糜微粒、浑浊)、测试杯的光洁度、加样中的气泡等都会成为测量的干扰因素[8]。通常可采用超速离心的办法克服脂血标本中脂蛋白颗粒对检测结果的干扰,但有时效果并不理想。虽然许多使用光学法的仪器采取了各种不同的抗干扰措施,如增加光源强度、采用多个波长进行检测、增加空白检测等,其抗干扰能力和效果仍然存在差异,有时需要改用机械法进行检测。

机械法又称为磁珠法,需使用一种含有小钢珠的特殊测试杯。检测时,反应杯检测区域的两侧有一组驱动线圈能产生恒定的交替电磁场,使测试杯内特制的去磁小钢珠保持等幅度振荡运动。凝血激活剂加入后,随着纤维蛋白的产生增多,血浆的黏稠度增加,小钢珠的运动振幅逐渐减弱,仪器根据另一组测量线圈感应到小钢珠运动的变化,当运动幅度衰减到50%时确定凝固终点。磁珠法通常不易受标本溶血、高胆红素及高血脂的影响,甚至加样中产生气泡也不影响测试结果,但有研究显示,当标本中血红蛋白浓度较高(>30g/L)时,机械法的检测结果也会出现异常(凝固时间延长);当标本中纤维蛋白降解产物浓度较高时,形成的纤维蛋白多聚体可能会导致纤维蛋白原检测结果假性降低[8]。与光学法相比,机械法的检测成本相对略高。

第二节 检测系统的性能评估

《医疗机构临床实验室管理办法》[9]和ISO 15189认可准则(CNAS-CL02)[10]规定,实验室应选择预期用途经过确认的检验程序,且每一检验程序的规定要求(性能特征)应与该检验的预期用途相关。检测系统的性能评估即通过一系列实验确认或验证方法的性能能够满足预期用途或达到规定的性能特征的过程。本节结合国内外指南文件,对性能评估的基本概念、血液凝固分析仪性能评估的主要内容和方法进行介绍,为实验室制订并实施性能评估方案提供参考。

一、基本概念

性能评估(evaluation)包括性能确认(validation)和性能验证(verification)两个方面。根据CLSI H57-A2指南中给出的定义[4],性能确认是指通过提供客观证据对特定的预期用途或应用要求已得到满足的认定,性能确认的内容一般包括精密度、准确度、分析灵敏度(检测限)、分析特异性(干扰)、可报告范围、参考区间以及试验要求的其他任何性能特征;性能验证是指通过提供客观证据对规定要求已得到满足的认定,性能验证一般包括精密度、准确度、可报告范围和参考区间等。对于实验室而言,使用配套检测系统按照厂商说明书进行操作的方法可称为规范操作检测方法,其性能已由厂商进行过充分评估(即确认),实验室只需要对厂家声称的性能进行验证即可,并且其验证方法相对较为简单;而使用非配套检测系统、实验室设计或自定的方法、超出预定范围使用的方法或修改过的方法,实验室应通过更全面充分的实验对其性能进行确认,其确认方法相对较为复杂。

二、性能验证方法与要求

随着血凝仪检测技术的不断发展,血凝仪的性能验证方法也在不断更新。许多验证方法和要求并未完全达成一致,常用检测项目的性能验证可依据行业标准《临床血液学检验常规项目分析质量要求》(WS/T 406-2012)[1]《D-二聚体定量检测》(WS/T 477-2015)[3]等文件进行,其他项目可参考CLSI指南H57-A2[4]的原则以及仪器试剂厂家提供的方法制订性能验证方案。

1. 性能验证样本

实验室在进行性能验证时可能用到的样本有校准物、质控品和新鲜临床标本。临床标本的获取应十分谨慎,严格按照CLSI H21-A5指南[11]和行业标准血浆凝固实验血液标本的采集及处理指南(WS/T 359-2011)[12]的要求进行标本的收集、处理、运输和保存。若性能验证试验无法在4小时内完成，推荐使用冰冻保存血浆。由于冰冻血浆所带来的基质效应更少，故优于冻干血浆。冰冻血浆应保存于-70℃以下，在-20℃保存超过2周某些凝血因子即可失活。不同试验所需要的标本数量和浓度水平不同，但通常需包含正常和异常（病理）水平，有时还需选择临界值水平的血浆标本。

2. 性能验证项目和程序

实验室开展的所有检测项目在正式向临床提供报告前均应进行性能验证，但要求在新仪器安装调试完成后对所有检测项目一次完成全部性能验证内容确有困难，建议根据CLSI H57-A2指南[4]的要求，实验室可通过选择合理的项目组合完成对仪器性能的初步验证：除了凝血初筛试验（PT、APTT、TT）和（或）Clauss法Fbg检测外，可根据实际情况补充一个基于PT检测的凝血因子（如Ⅴ因子）检测项目、一个基于APTT检测的凝血因子（如Ⅷ因子）检测项目、一个直接显色反应项目（如PC）、一个间接显色反应项目（如AT）和一个免疫反应项目（如vWF抗原）。在初步验证通过后，实验室可继续完成其他拟开展项目的性能验证；当初步验证的结果无法满足要求时，实验室应在厂家的协助下查找原因并采取纠正措施，此步骤可提高性能验证过程的效率。

3. 主要性能指标的验证方法和要求

（1）精密度：精密度是指在规定条件下独立测试结果间的一致程度，可分为批内精密度和日间精密度。精密度通常用不精密度进行描述，以标准差（s）或变异系数（CV）表示。CLSI H57-A2指南介绍的传统精密度验证方法是：对同一份样本连续进行20次检测确定批内精密度，在10~30天内每天重复检测确定日间精密度。通常需要2~3份不同水平（包含正常水平和异常水平）的样本，可以是购买的商品质控品，也可是收集的混合血浆。行业标准WS/T 406-2012[1]中规定的凝血试验（PT、APTT和Fbg）精密度验证方法是：批内精密度的验证取3个浓度水平（含正常、中度异常和高度异常水平）的临床标本或质控品各1支，重复检测11次，以后10次检测结果的变异系数作为评价指标；日间精密度的验证至少使用2个浓度水平（含正常和异常水平）的质控品，在检测当天至少进行1次室内质控，剔除失控数据后按批号或月份计算在控数据的变异系数作为评价指标。精密度的可接受范围因实验室和检测项目类型而异，实验室可咨询仪器制造商来确定各自的精密度可接受水平。Marlar RA等[7]国外专家认为，凝固法、发色底物法和多数免疫法的批内精密度通常在10%左右，血小板聚集试验、vWF活性测定和LA测定项目由于检测步骤较多，批内精密度一般在10%~20%，日间精密度一般在30%~40%。WS/T 406-2012对PT、APTT和Fbg项目的批内精密度和日间精密度要求[1]见表2-6-3。

CLSI H57-A2文件推荐参照EP15文件[13]采用数天重复检测样本的方法进行精密度验证：在连续5天内，每天重复测定2~3个水平同批号标本3~4次（若一批内出现失控数据，舍去这个批次的数据，重新再检测一批），然后根据公式计算批内精密度和日间精密度，并与厂家声称的精密度水平进行比较。

（2）校准及校准验证：对于出凝血检测项目而言，一些项目有条件进行校准，如Fbg、D-二聚体、凝血因子等，有些项目则不能进行校准，如APTT和TT等。对于能够校准的项目，实验室应定期依照厂商推荐的校准程序进行校准，可选择厂商提供的配套校准物或标准物质，也可使用预定标模式进行校准（前提是检测系统应配套）。检测过程中使用的计量器具（如加样器）也应定期进行校准。实验室在实施校准前应保证仪器使用状态良好、精密度符合要求。

表2-6-3 凝血试验批内精密度验证要求

浓度水平	批内精密度要求			日间精密度要求		
	PT[a]	APTT[a]	Fbg[b]	PT[a]	APTT[a]	Fbg[b]
正常样本	≤3.0%	≤4.0%	≤6.0%	≤6.5%	≤6.5%	≤9.0%
异常样本	≤8.0%	≤8.0%	≤12.0%	≤10.0%	≤10.0%	≤15.0%

[a] 异常样本的浓度水平要求大于仪器检测结果参考区间中位值的2倍；[b]Fbg异常样本的浓度要求大于6g/L或小于1.5g/L

校准周期及实施条件（至少包括以下内容）：①检测系统用于临床检测前；②更新不同批号试剂后；③室内质控结果失控或显示趋势变化（必要时）；④仪器关键部件更换或维修后（必要时）；⑤临床反馈检测结果与症状/体征不相符（必要时）；⑥室间质评结果显示趋势变化或超出允许范围（必要时）。

实验室应按照说明书的要求使用校准物或有证标准物质进行校准验证，使用校准物进行校准验证时应新开一瓶校准物（条件允许时最好是不同批号）。

（3）临床可报告范围验证：临床可报告范围是指对临床诊断有意义的待测物浓度范围。此范围若超出了分析测量范围（线性或非线性检测范围），可将样本通过稀释、浓缩等预处理使待测物浓度处于分析测量范围内，报告结果时乘以稀释或浓缩的倍数。可报告范围的验证实际上包括了分析测量范围的验证和稀释效果的评价两部分。稀释效果的评价主要是通过加样器的检定或校准来保证。CLSI EP6-A 指南[14]介绍了多项式回归分析法评估分析测量范围的程序和方法，但该方法统计分析过于复杂，平均斜率法更加简便易行。分析测量范围的验证是要求确认具有足够准确度的检测范围。对于某些检测项目（包括 PT、INR、APTT、TT 和 ACT 等），分析测量范围的概念并不适用，因为这些项目并没有正确度的标准[8]；对于能够进行可报告范围验证的出凝血检测项目，采用平均斜率法进行测量范围验证的方法和原则是：

1）获得合适基质的高值和低值分析测量范围验证物质，其浓度水平应达到方法声称的测量范围上限和下限。理想的物质为临床收集的高值和低值标本，在无法获取合适浓度的临床标本时，有些项目可以使用校准物和缓冲液配制，有时需对校准物进行浓缩才能达到预期的高值水平。高值和低值物质的理论值可通过多次连续重复检测（如重复检测 10 次）获得。

2）将高值和低值水平物质按不同比例混合制备出不同浓度的系列分析测量范围验证样本（通常 5~10 个浓度）。根据稀释比例和重复检测结果计算各浓度水平样本的理论值。

3）每个样本重复检测 2 次，计算均值。对于精密度不佳的方法，需增加重复检测次数。

4）计算均值与理论值的偏差，与允许的判别标准进行比较。判别标准可来自仪器试剂生产厂家、管理机构的要求或发表的文献。在分析测量范围内的理论值与实测值偏差应小于允许的标准，否则提示实验过程可能存在异常。

5）用实测值与理论值进行回归分析，得出相关系数和斜率。通常要求线性回归方程的斜率在 1 ± 0.05 范围内，相关系数 $r\geq0.975$。若符合要求，则分析测量范围得到验证，否则应与厂家进行沟通。

（4）携带污染率：根据 CLSI H57-A2 文件[4]，携带污染是指前一次检测的试剂或标本对本次检测的污染，故可分为标本携带污染和试剂携带污染两种类型，分别有不同的评价方法[2]。建议实验室应首先从厂商获取检测系统的携带污染指标，仅在必要时（如检测结果出现异常，高度怀疑为携带污染造成）进行携带污染率验证试验。目前已发表的凝血分析仪性能评估文献中对于携带污染率的描述多较为简单，通常仅评估肝素抗凝治疗患者血浆标本（H，肝素浓度>1.5U/ml）对正常标本（L）APTT 检测结果的影响，按照 H_1、H_2、H_3、L_1、L_2、L_3 的顺序进行检测，依据以下公式进行携带污染率（carryover rate，CR）计算[15]：

$$CR=(L_1-L_3)/(H_3-L_3)\times100\% \quad \text{式 2-6-1}$$

（5）检测限：定量检测方法的检测限包括空白限（limit of blank，LoB）、检出限（limit of detection，LoD）和定量限（limit of quantitation，LoQ）[16]。LoB 是在规定的可能性条件（概率）下，空白样本被检测到的最大检测结果；LoD 是在规定的概率下，能够检测出样本中的待测物的最小浓度，但检测结果并不准确；LoQ 是指在规定的精密度和准确度条件下，能够定量测出待测物浓度的最小浓度。CLSI EP17 指南文件[16]指出，仪器生产厂商（或方法建立者）应负责准确建立相应检测系统上各项目的检测限，并保证实验室能够验证其建立的检测限值，而临床实验室仅需对厂家声称的检测限进行验证即可，该指南文件详细介绍了检测限的建立和验证程序。

LoB 的验证方法：对空白样本进行至少 20 次重复检测，若超出厂家声称 LoB 的结果数量不超过 3 个，则验证通过。LoD 的验证方法：配制厂家声称 LoD 浓度水平附近的样本，进行至少 20 次重复检测，若超出厂家声称 LoB 的结果比例不低于允许比例（重复进行 20 次、30 次和 40 次检测对应的允许比例分别为 85%、87%和 88%），则验证通过。LoQ 的验证方法：配制厂家声称 LoQ 浓度水平附近的样本，确定该浓度水平的参考值和允许总误差，对样本进行至少 20 次重复检测，计算每次检测结果与参考值的差异并与总误差进行比较，若在允许总误差范围内的结果数量不低于允许比例（同 LoB 验证），则验证通过。若实验室验证结果不同，应与厂商联系共同查找原因，必要时自行建立相应的检测限。

检测限与检测项目的原理、检测系统的组成以及方法的精密度、准确度和分析前影响因素密切相关，不同项目间、同一项目不同方法/检测系统间的 LoQ 可能差别很大[7]。实验室应要求仪器试剂厂家提供不同项目的检测限（尤其是 LoQ）数据（适用时），且保证其应能够满足临床要求。一些项目的 LoQ 对临床疾病诊疗具有重要意义，实验室宜对其进行验证，如 FⅧ活性 1%是区分重度和中度血友病 A 的临界值，若其检测限无法达到 1%，则无法对二者进行区分。对于 PT 和 APTT 等检测结果以时间表达的项目，由于并无具体的待测物，其检测限的确定和验证较为困难；因为很难找到血浆基质的"0"值样本，LoB 验证通常需要使用人工制备的"0"值标本或用缓冲液代替。

（6）干扰：明确分析方法的干扰因素对于极端异常结果的分析非常重要，尤其是出现极端异常结果但干扰因素难以发现时。完整的干扰因素的确认研究较为复杂，实验室常常很难做到。充分掌握和了解来自文献报道和厂家提供的干扰信息十分重要。出凝血检测项目的干扰因素除了血红蛋白、胆红素、甘油三酯外，还可能包括磷脂、类风湿因子、异嗜性抗体和多种药物。

（7）试剂的上机稳定性：通常试剂厂商会提供其试剂的上机稳定时间，必要时实验室应对其予以验证。验证方法是[2]：试剂上机后检测至少 2 个水平（包含正常和异常）新配制的质控品 3 次，以均值作为基线，在间隔一定时间后再次同法检测新配制的质控品，计算各时间点检测均值与基线的差异。根据确定的允许范围（如±10%，±2s 等）判断试剂的稳定期限。

（8）参考区间：实验室在引用外部参考区间前应对其适用性进行验证，定期对所采用的参考区间进行评审。对于某些检测结果受试剂的敏感度影响较大的项目（如 PT、APTT），实验室更换新批号试剂时，如试剂敏感度差异明显，应重新验证参考区间；若试剂敏感度接近，则可使用 5 份健康人标本进行结果比对，以确认参考区间的适用性。具体内容见本章第三节。

（9）PT 和 APTT 试剂性能验证的特殊要求：

1）PT 和 APTT 试剂对凝血因子缺乏的敏感性：对于 PT 和 APTT 试验，掌握所用试剂对各种凝血因子缺乏的敏感性非常重要。敏感性差的试剂常常难以检测出轻度的凝血因子缺陷。实验室可从厂家和发表的文献资料获得相关信息，当难以获得信息或产生质疑时，实验室应设计实验予以验证。CLSI H47-A2 文件中介绍的凝血因子敏感性验证方法如下[5]：

a. 将正常混合血浆与乏因子血浆按不同比例混合配制成系列浓度样本（通常配制 5~6 个浓度水平）。

b. 每份样本重复检测相应凝血因子、PT（确认外源途径凝血因子敏感性）或 APTT（确认内源途径凝血因子敏感性）2 次。

c. 分别以凝血因子活性检测结果和 PT 或 APTT 检测结果为 X 轴和 Y 轴进行回归分析，绘制关系曲线。

d. PT 和 APTT 检测结果超出参考区间时的因子浓度水平，即为该试剂对该因子缺乏的敏感性。

通常认为，APTT 试剂的凝血因子敏感性在 30%~45%较好。敏感性过高（大于 50%）可导致健康个体的 PT 和 APTT 结果出现异常；敏感性过低（小于 30%）则难以筛查出凝血因子轻度异常的患者。近年来有研究显示，PT 和 APTT 试剂凝血因子敏感性的验证试验结果与所用的乏因子血浆种类密切相关，该验证方法并不十分可靠[17]，这为凝血因子敏感性验证带来了挑战。

2）APTT 试剂对 LA 的敏感性：APTT 试剂对 LA 的敏感性存在差异，实验室更换试剂种类或批号时，应使用 LA 阳性标本（包括弱阳性）对其敏感性进行确认。这些阳性标本可来自日常检测剩余的患者标本，需要在标本检测当天分装冻存。

3）APTT 试剂对肝素的敏感性：使用 APTT 进行肝素治疗监测时，实验室应对其所用 APTT 试剂对肝素的敏感性进行确认，方法是与抗 Xa 检测方法进行结果比对[4,8]。目前仅少数实验室能够做到。

（10）实验室内部结果的可比性验证：出凝血检测试验的原理多是在体外模拟体内的止血酶促

反应，不同来源甚至不同批号试剂的敏感度存在差异，常导致不同检测系统的检测结果不可比，故同一机构内使用多个检测系统时，推荐尽可能选用同一品牌的检测系统。

实验室使用同一品牌的多个检测系统时，应定期进行结果比对（至少每半年1次）。至少使用20份临床标本（正常和异常标本各10份），每份标本分别使用实验室内部规范操作检测系统（使用配套试剂、用配套校准物定期进行校准、检测系统性能良好、规范地开展室内质量控制、参加室间质量评价成绩合格、检测程序规范、人员经过良好培训的检测系统）和被评价检测系统进行检测，以内部规范操作系统的检测结果为标准计算百分偏差，偏差符合允许范围的结果比例应≥80%。若临时需要进行结果比对，可按照行业标准医疗机构内定量检验结果的可比性验证指南（WS/T 407-2012）[2]推荐的方法进行。

此外，CLSI H57-A2 指南对于 PT/INR 和 APTT 的可比性验证提出了具体要求[4]：

1）PT/INR 的可比性验证：选择至少40份接受 VKA 治疗的患者标本，其检测结果应覆盖整个可报告范围，包括30份 INR 在2.0~4.5之间，5份 INR<2.0，5份 INR>4.5。只有 INR 在1.5~4.5之间才有效。理论上，INR 值大于4.5的结果精密度和准确度未知，但实际工作中临床医生以其作为干预的依据。当比对方法检测结果在 VKA 治疗范围内（国外通常以 INR 检测结果2~4为判断依据，国内是否适用需进一步研究）的标本中，两种方法 INR 检测结果的偏差在±0.5内的标本比例达到85%以上时，可认为两种方法的可比性可被接受。

如有可能，应使用校准血浆对试剂厂家提供的 ISI 值进行验证，方法可参考 CLSI H54-A 文件[18]。若发现存在差异，应使用与被评估仪器所用终点检测方法相似的比对方法进行确认。

2）APTT 的可比性验证：标本应包括正常、普通肝素治疗的患者、含 LA 的患者及凝血因子缺乏的患者标本。若实验室用 APTT 监测普通肝素治疗，则需要至少20份接受肝素治疗的患者标本（检测结果覆盖肝素治疗范围）。不能使用在体外添加肝素的正常标本代替肝素治疗患者的标本。检测结果与使用抗Ⅹa 活性测定结果确定的肝素治疗范围进行（如0.3~0.7IU/ml）比较。建立合适的 APTT 肝素治疗范围的方法可参见 CLSI H47-A2 文件[5]。

性能验证内容较多、过程复杂，需要全面考虑和统筹策划。实验室在开始性能验证前应制订完整的书面计划和详细的方案，且能够保证获得充足的试剂耗材和人力支持。一些有用的辅助工具（如核查表、记录表格、统计软件）能够帮助实验室避免遗漏重要的问题，同时也能记录验证结果，是实验室管理者决定是否能够向临床提供某项检测服务的重要依据，也可作为实验室评审或认可的证明材料[8]。

第三节 参考区间建立与验证

参考区间是临床医生分析检验结果和做出医疗决策的重要依据，使用正确的参考区间或临床决定限对于血栓与止血检验结果的解释和疾病的诊断非常关键。参考区间的建立涉及参考人群的选择、参考个体的筛选、参考个体标本的采集和检测、检测结果的统计分析、参考区间的计算和验证等环节，不仅需要科学的方案设计、严格的质量控制措施，还需要强有力的组织实施和充分的人力物力保证。虽然近年来国际上对于参考区间建立方案已达成共识，有指南和文献可供参考，但对于单个实验室而言，各自建立参考区间仍然十分困难。对于大多数实验室而言，进行验证后引用外部参考区间更为实际。此外，实验室还需定期对参考区间的适用性进行评审。

一、参考区间的建立

建立血栓与止血检验项目的参考区间尤为困难。首先是排除影响因素、正确选择合适的参考个体较为困难。影响出凝血参数的因素有许多，如年龄、性别、血型、运动、激素治疗、抗凝药物治疗和妊娠等。同时，参数之间联系密切、容易相互影响，如运动、激素治疗和妊娠会引起Ⅷ因子水平升高，导致 APTT 缩短。其次，许多项目的标准化程度不高，检测结果与检测方法原理、所用检测仪器的性能和试剂的敏感度密切相关，不同检测系统间的结果存在较大差异，一些检验项目的质量控制存在困难。因此，目前血栓与止血检验项目的参考区间建立工作多由厂家完成，国内尚无通过多中心研究建立的参考区间。

规范地进行参考区间建立的方法可参考 CLSI C28-A3 文件[6]，其主要步骤包括：①参考个体的选择:选择男女数量相等的一组参考个体,年龄分布较为均匀。所选择的参考个体应具有足够的代表性。参考个体数量越大,得到的结果越接近真正的参考值。某些检验项目,如D-二聚体的浓度水平与年龄、性别、妊娠等因素有关,vWF的浓度水平与血型有关,宜对特定健康人群(如老年人、孕妇和围产期妇女、O型血人群)分别设定参考区间。儿童的参考区间与成人不同,也应单独设定[6]。CLSI建议分组后每组至少需要120例可供分析的参考个体的检测结果来统计参考区间。在实际过程中,往往需要更多的参考个体才能确保最终可用的检测结果数量达到要求。有时很难获得大量的合格人群,此时数据统计和参考区间的确定需要更加谨慎。②排除标准:有出血或凝血病史、全身性炎症情况、妊娠、使用激素和急性疾病等。多种获得性因素(包括各种处方和非处方药物)会影响凝血检测结果,因此,明确排除标准非常关键。通过问卷调查排除不适合的人群(如有出血性或血栓性疾病史、患有全身炎症反应性疾病、妊娠、使用激素避孕药等)对于参考区间的建立十分重要。③参考个体标本的采集和检测:应规范进行标本采集,标本的采集、处理和贮存方式都应与患者检测时相同,绝对不能用不同的方法、方案、厂家和试剂批次确定参考区间。④参考区间计算:绘制散点图,排除离群值(如1/3规则),进行正态性检验以确定参考区间的计算方式,结合生物学变异和临床意义并进行组间差异比较(如*Z*检验、方差分析等)以确定是否分组;计算均值、中位数和标准差等。⑤参考区间的表达:对于符合正态性分布的数据,通常以"均值±2s"定义参考区间上下限(代表95%人群);对于非正态分布的数据,通过百分位数法计算第2.5百分位数和第97.5百分位数的值作为参考区间下限和上限。另外,需要根据检测项目的临床意义,确定最终的参考区间的表达方式。

二、参考区间的验证

对于大多数实验室而言,进行验证后引用外部参考区间更为实际。常用出凝血检验项目参考区间的引用来源有《全国临床检验操作规程》、指南文件、发表的文献、试剂生产厂家的说明书等,实验室在引用外部参考区间前,应对其适用性进行验证。

首先要确认实验室使用的分析系统与引用参考区间的分析系统相同,检验项目所针对的人群相同,检验前过程和分析检测程序一致;然后在保证分析系统的分析性能满足要求的前提下,每组至少选择20份健康人标本通过检测进行验证。

参考区间验证的具体方法[6]:①至少选择20名健康个体(男女各半),按所在实验室的标准操作程序采集静脉血标本进行检测。②检测结果的离群值检验:首先将检测结果按大小排序并计算极差R,然后分别计算最大和最小值与其相邻数值之差D;若D/R≥1/3,则将最大值或最小值视为离群值予以剔除,并将余下数据重复上述方法进行离群值检验,直至无离群值为止。因出现离群值而造成检测结果不足20个时,应重新选择符合要求的健康个体进行补充,以保证20个检测结果不含离群值。③将检测结果与待验证参考区间进行比较。若20个结果超出参考区间的数值不超过10%(2个数据),验证结果符合要求;否则应重新选择20名健康个体再次进行验证,确认验证结果符合要求后,可使用参考区间,否则应查找原因。

实验室应定期对所采用的参考区间进行评审。对于某些检测结果受试剂的敏感度影响较大的项目(如PT、APTT),实验室更换新批号试剂时,如试剂敏感度差异明显,应重新验证参考区间;若试剂敏感度接近,则可使用5份健康人标本进行结果比对,以确认参考区间的适用性[19]。

(周文宾 彭明婷)

参考文献

1. 卫生部临床检验标准专业委员会.临床血液学检验常规项目分析质量要求:WS/T 406-2012[S].北京:中国标准出版社,2012.
2. 卫生部临床检验标准专业委员会.医疗机构内定量检测结果的可比性验证指南:WS/T 407-2012 [S].北京:中国标准出版社,2012.
3. 国家卫生标准委员会临床检验标准专业委员会.D-二聚体定量检测:WS/T 477-2015[S].北京:中国标准出版社,2015.
4. CLSI. Protocol for the Evaluation, Validation, and Implementation of Coagulometers; Approved Guideline-second edition: H57-A [S]. Wayne, PA: Clinical and Laboratory Standards Institute, 2008.
5. CLSI. One-stage Prothrombin Time(PT) Test and Activated Partial Thromboplastin Time (APTT) Test; Approved Guideline-second edition: H47-A2 [S]. Wayne, PA:

Clinical and Laboratory Standards Institute, 2008.

6. CLSI. Defining, Establishing, and Verifying Reference Intervals in the Clinical Laboratory; Approved Guideline-Third edition: C28-A3[S]. Wayne, PA: Clinical and Laboratory Standards Institute, 2012.

7. Marlar RA. Hemostasis test validation, performance, and reference intervals: international recommendations and guidelines [M]//. Kitchen S, Olson JD, Preston FE. Quality in Laboratory Hemostasis and Thrombosis: 2nd Revised editionOxford: Wiley-Blackwell, 2013.

8. Bennett ST. Validation of Coagulation Assays, Instruments and Reagents [M]//Bennett ST, Lehman CM, Rodgers GM. Laboratory Hemostasis: A Practical Guide for Pathologists B. NewYork: Springer, 2007.

9. 中华人民共和国卫生部. 医疗机构临床实验室管理办法 [OL]. [2006-02-27]. [2016-07-05]. http://www.moh.gov.cn/mohyzs/s3577/200804/18468.shtml.

10. 中国合格评定国家认可委员会. 医学实验室质量和能力认可准则: CNAS-CL02: 2012[OL]. [2013-11-22]. [2016-12-16]. https://www.cnas.org.cn/rkgf/sysrk/jbzz/2013/12/750592.shtml.

11. CLSI. Collection, Transport, and Processing of Blood Specimens for Testing Plasma-Based Coagulation Assays and Molecular Hemostasis Assay, Approved Guideline-fifth edition: H21-A5[S]. Wayne, PA: Clinical and Laboratory Standards Institute, 2008.

12. 卫生部临床检验标准专业委员会. 血浆凝固实验血液标本的采集及处理指南: WS/T 359-2011[S]. 北京: 中国标准出版社, 2011.

13. CLSI. User Verification of Precision and Estimation of Bias, Approved Guideline-Third edition: EP15-A3[S]. Wayne, PA: Clinical and Laboratory Standards Institute, 2014.

14. CLSI. Evaluation of the Linearity of Quantitative Measurement Procedures, Approved Guideline: EP6-A[S]. Wayne, PA: Clinical and Laboratory Standards Institute, 2003.

15. Ratzinger F, Schmetterer KG, Haslacher H, et al. Evaluation of the automated coagulation analyzer CS-5100 and its utility in high throughput laboratories[J]. Clin Chem Lab Med, 2014, 52(8): 1193-202.

16. CLSI. Protocols for Determination of Limits of Detection and Limits of Quantitation; Approved Guideline-Second Edition: EP17-A2[S]. Wayne, PA: Clinical and Laboratory Standards Institute, 2012.

17. Martinuzzo M, Barrera L, Rodriguez M, et al. Do PT and APTT sensitivities to factors' deficiencies calculated by the H47-A2 2008 CLSI guideline reflect the deficiencies found in plasmas from patients? [J]. Int J Lab Hematol, 2015, 37(6): 853-860.

18. CLSI. Procedures for Validation of INR and Local Calibration of PT/INR Systems; Approved Guideline: H54-A [S]. Wayne, PA: Clinical and Laboratory Standards Institute, 2005.

19. 中国合格评定国家认可委员会. 医学实验室质量和能力认可准则在临床血液体液学检验领域的应用说明: CNAS-CL43: 2012[OL]. [2012-09-13]. [2016-09-05] https://www.cnas.org.cn/rkgf/sysrk/rkyyzz/2015/06/869025.shtml

第七章

常用凝血筛查试验

凝血系统的检查首先是筛查试验，主要由反映外源凝血途径的凝血酶原时间（prothrombin time，PT）和反映内源凝血途径的活化部分凝血活酶时间（activated partial thromboplastin time，APTT）组成，此外PT和APTT也可反映凝血共同途径中凝血因子的功能。筛查试验不但可为凝血因子缺乏性疾病的诊断提供线索，还可为临床抗凝治疗监测提供实验室依据。在此基础上，直接进行纤维蛋白原活性或功能的测定，可以作为上述试验的补充，对诊断低/无纤维蛋白原血症异常及异常纤维蛋白原血症具有重要意义。凝血酶时间（thrombin time，TT）可以直接反映抗凝治疗的效果以及纤维蛋白原的状态，对溶栓治疗的监测有重要意义。出血时间（bleeding time，BT）测定，是一期止血缺陷的筛选试验，可以检出血管壁与血小板缺陷所导致的出血问题[1-3]。

第一节　凝血酶原时间检测

凝血酶原时间最早由Quick于1935年提出，直至目前仍是评估患者是否患有出血性疾病的重要筛查指标，也是大、中型医疗机构检验科普遍开展的常规凝血检测项目。PT最初被认为是凝血酶原（即凝血因子Ⅱ）的特异性一期法检测项目，但后来研究发现其对外源凝血途径及共同途径中所涉及的其他凝血因子（凝血因子Ⅴ、Ⅶ、Ⅹ以及纤维蛋白原）质或量的异常、以及针对这些凝血因子的抑制物的存在都十分敏感。此外，PT还可以反映中、重度肝病和慢性肝病时的肝细胞损害程度，同时也是应用维生素K拮抗剂时的重要监测试验[4,5]。

一、检测指征

临床有出血症状，怀疑存在凝血功能缺陷；外科手术前或侵入性诊疗过程前的出血风险筛查；口服香豆素类抗凝剂的监测；肝脏疾病预后的判断；维生素K治疗的疗效检测。

二、试验原理与方法

在待检血浆中加入过量的组织凝血活酶（兔脑、人脑、基因重组等来源）浸出液和Ca^{2+}，使凝血酶原转变为凝血酶，后者使纤维蛋白原转变为纤维蛋白。目前，国内医院的实验室基本上采用血液凝固仪进行检测，也可以采用倾斜试管法进行手工检测，结果以秒（s）表示。

三、参考区间

1. PT值

（1）手工法：男性为11秒～13.7秒，女性为11～14.3秒，男女平均为（12±1）秒；测定值较正常对照值延长超过3秒以上有临床意义。不同实验室间参考区间可略有差异，建议各实验室自行进行参考区间的设定。

（2）仪器法：不同品牌仪器及试剂间结果差异较大，建议每个实验室制定自己的参考区间或对制造商提供的参考区间进行充分验证。

2. 凝血酶原时间比值（prothrombin time ratio，PTR）

PTR＝患者PT（秒）/正常参比血浆PT（秒），PTR的参考区间通常为0.82～1.15（1.00±0.05）。

3. 国际标准化比值（international normalized ratio，INR）

$INR = PTR^{ISI}$，其中ISI为国际敏感度指数（international sensitivity index，ISI）。INR的参考区间依ISI不同而异，一般在0.8～1.2。

四、临床意义[6]

1. PT 延长或 PTR 增加

见于先天性凝血因子Ⅱ、Ⅴ、Ⅶ、Ⅹ缺乏症或低(无)纤维蛋白原血症;获得性缺陷见于 DIC、原发性纤溶症、维生素 K 缺乏症、血循环中有抗凝物质如口服抗凝剂、肝素和 FDP。

2. PT 缩短或 PTR 降低

见于先天性因子Ⅴ增多症、口服避孕药、高凝状态和血栓性疾病等。

3. 监测口服抗凝剂

中国人群的 INR 以 1.8~2.5 为宜,一般不超过 3.0。

五、结果分析及影响因素

1. 分析前影响因素[7,8]

抽血要顺利,抗凝要充分,血液凝块会影响凝血酶原时间的准确性。采血后宜尽快完成检测,血浆置 4℃冰箱保存不应超过 4 小时,-20℃下可放置 2 周,-70℃下可放置 6 个月。当血细胞比容(Hct)>55%时,抗凝剂与血液的比例须按以下式 2-7-1 调整:

$$抗凝剂(ml)=(100-Hct)\times 血液(ml)\times 0.00185 \qquad 式 2\text{-}7\text{-}1$$

标本中出现溶血、黄疸、脂血和血液凝块都将影响测定结果。标本溶血时,破坏的红细胞内的成分具有促凝血作用,会造成凝血时间的假性缩短。通过中央静脉导管采集的血样因含高渗溶液,可使 PT 延长。高渗盐水也可使 PT 延长。

2. 检测试剂对结果的影响

PT 检测中的关键试剂凝血活酶可由多种方法制备,如组织提取、组织培养、分子生物学(基因)技术等。不同来源、不同制备过程、不同浓度以及不同组成成分的商品化凝血活酶试剂对凝血因子水平降低的反应能力各不相同,导致 PT 结果的不同。敏感性高的 PT 试剂,患者的 PT 延长;而敏感性低的 PT 试剂,患者的 PT 延长不明显。不同敏感度的试剂,检测的参考区间不同。有必要使用正常对照值,以便对异常结果作出判读。

3. 检测仪器对结果的影响

市场上很多仪器能检测 PT,所应用的 PT 终点法检测技术也各不相同,如基于光学原理的检测或基于机械性凝块原理的检测。因此,PT 检测结果可能也受所使用凝血仪器的检测原理和品牌的影响。

4. PT 检测的标准化

凝血活酶试剂以及凝血仪器的多样性导致 PT 结果无法标准化。WHO 提出以人脑凝血活酶 67/40 批号作为标准品,并以国际敏感指数 ISI 表示各种制剂与 67/40 之间相互关系。67/40 为原始参考品,定 ISI 为 1.0。ISI 值越大,则其敏感性越低。由于凝血活酶来源有人、兔、牛、猴等脑或其他组织,其敏感度相差很多,造成结果的可比性很差,显著影响判断抗凝治疗效果。因此各种制剂须标以 ISI 值并将 PT 结果换算为 INR,以便使所得结果具有可比性。

5. 其他

PT 对于高凝状态的检出不敏感。青霉素可使 PT 缩短,尤其对于儿童,此特点尤为重要。

第二节 活化部分凝血活酶时间检测

活化部分凝血活酶时间对内源凝血途径和共同途径中的凝血因子质或量的异常非常敏感。在检验科所开展的止凝血检测试验中,APTT 的标本数量仅次于 PT。

一、检测指征

临床有出血表现,疑有内源凝血途径(凝血因子Ⅷ、Ⅸ、Ⅺ、Ⅻ)凝血因子缺乏;普通肝素抗凝治疗监测;凝血因子替代治疗监测;病理性抗凝物质监测等。

二、试验原理与方法

在 37℃条件下以激活剂(白陶土、鞣花酸或硅土)激活凝血因子Ⅻ和Ⅺ,以脑磷脂(部分凝血活酶)代替血小板提供凝血的催化表面,在 Ca^{2+} 参与下,观察乏血小板血浆凝固所需时间。目前,国内医院的实验室基本上采用血液凝固仪进行检测,也可以采用倾斜试管法进行手工检测,结果以秒(s)表示。

三、参考区间

1. 手工法

男性约为 31.5 秒~43.5 秒;女性约为 32 秒~43 秒。测定值较正常对照值延长超过 10 秒以上有临床意义；不同实验室间参考区间可略有差异，建议各实验室自行进行参考区间的设定。

2. 仪器法

不同品牌仪器及试剂间结果差异较大，建议每个实验室制定自己的参考区间或对制造商提供的参考区间进行充分验证。

四、临床意义

1. APTT

（1）延长见于：①凝血因子Ⅷ、Ⅸ、Ⅺ和Ⅻ血浆水平减低，如血友病A、B及凝血因子Ⅺ、Ⅻ缺乏症；凝血因子Ⅷ减少还见于部分血管性血友病（von Willebrand disease，vWD）患者；②严重的凝血酶原、凝血因子Ⅴ、Ⅹ和纤维蛋白原缺乏，如严重肝脏疾病、阻塞性黄疸、新生儿出血病、口服抗凝剂以及纤维蛋白原缺乏血症等；③纤溶活性增强，如继发性纤维蛋白溶解症、原发性纤维蛋白溶解症后期及循环血液中有纤维蛋白（原）降解产物（FDP/DD）；④血循环中有抗凝物质，如抗凝血因子Ⅷ或Ⅸ抗体（抑制物）、狼疮抗凝物（lupus anticoagulant，LA）等；⑤在中等剂量普通肝素（unfractionated heparin，UFH）治疗监测时，APTT延长至正常对照值的1.5~2.5倍较为安全有效。

（2）缩短见于：①高凝状态，如弥散性血管内凝血的高凝血期、促凝物质进入血流以及凝血因子的活性增强等；②血栓性疾病，如心肌梗死、不稳定性心绞痛、脑血管病变、糖尿病伴血管病变、肺栓塞、深静脉血栓形成、妊娠高血压综合征和肾病综合征以及严重灼伤等。

2. APTT混合试验的结果与意义

APTT混合试验可分析APTT延长的原因，区分APTT延长是由于凝血因子缺乏引起，还是由于血浆中存在抗体所引起（如LA和凝血因子特异性抗体），其对检测凝血因子抑制物（尤其是凝血因子Ⅷ抗体）具有重要价值。在分析APTT延长的原因之前，应首先排除由于分析前因素、肝素污染、使用香豆素类药物治疗、凝血酶抑制剂或其他溶栓药物导致的APTT延长。APTT混合试验即将患者血浆和正常人混合血浆（normal pooled plasma，NPP）等体积1∶1混合后检测APTT。NPP需要至少20份正常人的血浆进行混合，后者的APTT值应接近参考区间的均值。混合后立即检测APTT值，同时NPP和患者的血浆也需检测APTT值。若混合后的APTT值不能纠正或部分纠正，则提示有抑制物的存在，需要进行进一步的检测以明确抑制物的类型（如LA检测）。若APTT值能纠正，则提示凝血因子缺乏。但是，由于FⅧ抑制物和部分LA（~15%）呈现时间依赖性，因此即刻法显示APTT值能纠正并不能完全排除此类抑制物的存在，在这种情况下，还需将混合管孵育一定时间后再进行APTT检测。将混合管、患者血浆和NPP分别在37℃孵育2小时。孵育结束后将患者血浆和NPP等体积1∶1混合作为对照管。由于在孵育过程中FⅤ和FⅧ的活性下降，可能导致对照管的APTT值有所延长（并非抑制物所导致）。分别对混合管和对照管进行APTT检测。若混合管与对照管的APTT基本相同，则提示为凝血因子缺乏；若混合管的APTT值较对照管明显延长，则提示存在时间依赖性抑制物。此时可结合患者的病史进行进一步检测，明确抑制物的类型（图2-7-1）。“纠正”的定义有很多种，如APTT值在参考区间内（不超过2~3个标准差）、NPP值（混合管≤NPP结果+5秒）或者使用Rosner指数。Rosner指数代表纠正指数，其基本的计算公式为指数=（B−C）/A×100%。A代表患者血浆的APTT值，B代表与NPP混合一定时间后的APTT值，C代表NPP的APTT值。指数越高提示存在抑制物，指数越低提示凝血因子缺乏。但指数的临界值需要每个实验室确立自己的标准。

五、结果分析及影响因素

APTT是目前最常用的内源凝血系统的筛查试验，但由于激活剂的成分不同，其检测的参考区间差异较大，临床上应该使用正常对照值以辅助对异常结果的判断[9]。APTT的检测试剂由磷脂和接触激活剂组成。磷脂可以是人、动物或植物来源，磷脂来源、浓度、缓冲液的种类及添加剂的有无均影响APTT测定。激活剂的选择也十分广泛，如硅土、高岭土、鞣花酸或其他合适的带有负电荷的物质等。对肝素、狼疮抗凝物和凝血因子缺乏症检测所选用的APTT试剂应该有所区别。检测凝血因子缺乏时，建议使用鞣花酸为激活剂的APTT试剂盒；监测普通肝素治疗时，建议使用对普通肝素有足够敏感性的APTT试剂/仪器系统，每个实验室应根据推荐的肝素浓度范围建立肝素治疗的APTT参考区间。若APTT试剂的品牌或批次发生变化，则需要在使用前重新建立或验证参考区间。低分子肝素及小分子类肝素物质

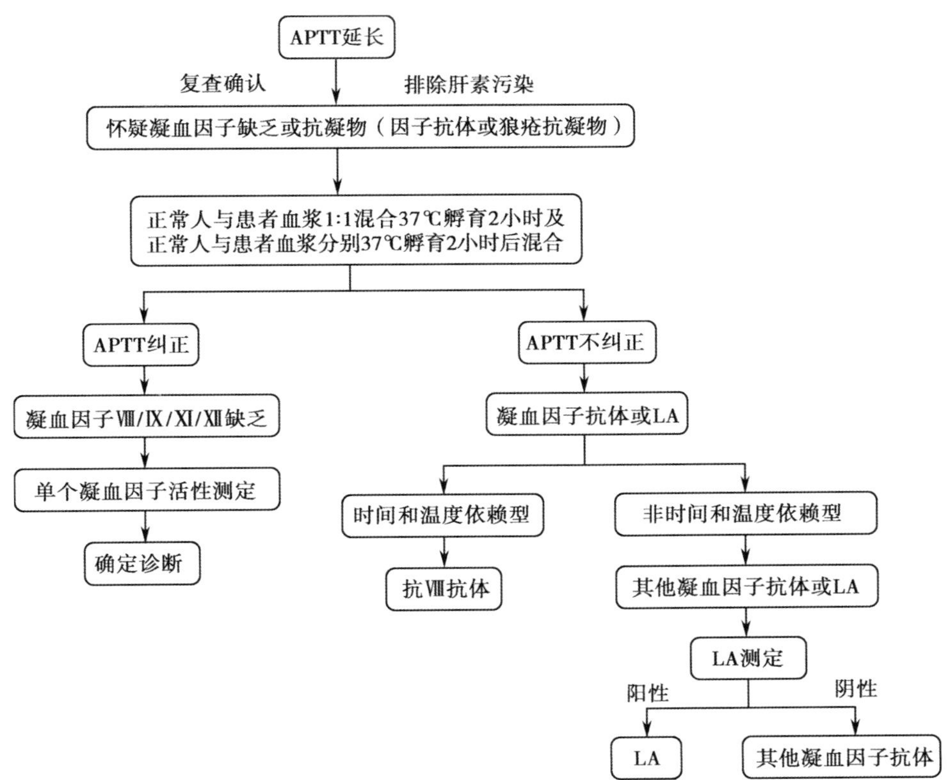

图 2-7-1　APTT 混合试验及结果分析

注:LA:狼疮抗凝物

不会以剂量依赖的方式导致 APTT 延长,因此 APTT 不适用于此类药物治疗监测。在理想状态下,当凝血因子水平低于 0.3U/ml(因子活性为 30%)时,APTT 值就会延长。但是一些研究表明,不同的 APTT 试剂对轻度或中度凝血因子缺乏的反应性存在差异,有些 APTT 试剂对于轻度 FⅨ缺陷的敏感性要低于轻度 FⅧ和 FⅪ缺陷。同样,不同的商品化 APTT 试剂对于狼疮抗凝物质以及肝素的敏感性也存在差异。

APTT 混合试验,操作简便,无需特殊试剂,对凝血因子缺乏、凝血因子抑制物以及狼疮抗凝物质的鉴别诊断有重要意义。APTT 对高凝状态的检出不敏感。

第三节　纤维蛋白原检测

在创伤处通过将血浆中的纤维蛋白原(fibrinogen,Fbg)转变成纤维蛋白(fibrin),进而形成纤维蛋白网状结构,阻止伤口出血是凝血系统重要的生理功能。在正常的凝血过程中,Fbg 转变为纤维蛋白需要两步:首先,凝血酶裂解 Fbg,使其释放纤维蛋白原肽 A(FPA)和纤维蛋白原肽 B(FPB),转变为纤维蛋白单体;其次,这些单体(在浓度足够的情况下)可自发聚集形成纤维蛋白束或纤维蛋白多聚体。这一步也是实验室 Fbg 水平检测的观察终点。在正常血浆中,纤维蛋白多聚体在凝血酶激活的凝血因子ⅩⅢa 作用下迅速交联,形成不溶性的纤维蛋白凝块,但这个反应并不在 Fbg 水平检测中体现。

一、检测指征

疑有纤维蛋白原含量、结构异常导致的出血或血栓形成;溶栓、降纤药治疗的监测;纤溶亢进症的诊断;肝细胞重度损伤及接受 L-天冬酰胺酶和丙戊酸钠治疗后的监测等。

二、试验原理与方法

根据 Fbg 与凝血酶作用最终形成纤维蛋白的原理。以国际标准品为参比血浆制作标准曲线,用凝血酶来测定血浆凝固时间,所得凝固时间与血浆中 Fbg 浓度呈负相关,从而得到 Fbg 的含量。

三、参考区间

通常为 2g/L~4g/L。不同品牌仪器及试剂间结果可能存在差异,建议每个实验室制定自己的参考区间或对制造商提供的参考区间进行充分验证。

四、临床意义

1. Fbg 增高

Fbg 是急性时相反应蛋白,在生理性刺激下可导致血浆中纤维蛋白原水平上升,如怀孕、免疫反应或使用雌激素。Fbg 还见于糖尿病和糖尿病酸中毒、动脉血栓栓塞(急性心肌梗死发作期)、急性传染病、结缔组织病、急性肾炎和尿毒症、放射治疗后、灼伤、骨髓瘤、休克、老年人外科大手术后、妊娠晚期和妊高征、轻型肝炎、败血症、急性感染和恶性肿瘤等。Fbg 水平过高与心血管疾病和血栓密切相关,持续性的高水平 Fbg 可增加静脉或动脉血栓发生的风险(血栓前状态或高凝状态)。同时,高水平的 Fbg 也可能是静脉或动脉血栓并发症产生的风险因素。因此 Fbg 可作为评估血栓并发症发生风险的指标。

2. Fbg 降低

见于遗传性无/低纤维蛋白原血症、弥散性血管内凝血和原发性纤溶症、重症肝炎和肝硬化等;也见于降纤药治疗(如抗栓酶、去纤酶)和溶血栓治疗(UK,t-PA),因此是上述药物治疗时的监测指标。

五、结果分析及影响因素

1. 血浆 Fbg 浓度假性降低

(1)血浆中副蛋白水平高:高浓度的副蛋白影响纤维蛋白单体的聚集,造成 Fbg 的假性降低。

(2)牛凝血酶抗体的存在:临床上使用牛凝血酶可导致凝血酶抗体的产生,这些抗体引起凝血酶生成速率的假性降低,进而导致 Fbg 的假性减少。

(3)纤维蛋白原/纤维蛋白降解产物(fibrinogen/fibrin degradation product,FDP)水平高:高浓度的 FDP 可干扰纤维蛋白单体的聚合。当 Fbg 浓度低于 150mg/dl(1.5g/L)时,FDP 浓度若高于 75mg/L,则会降低纤维蛋白聚集的速率,造成 Fbg 浓度的假性降低。

(4)肝素:肝素与抗凝血酶结合,能不可逆地抑制具有凝血活性的丝氨酸蛋白酶,包括凝血酶,进而干扰血液凝固时间,引起 Fbg 浓度的假性降低。产生这种抑制干扰所需要的肝素浓度较高(>5.0U/ml),尽管临床上肝素的使用剂量很少达到这样的浓度,但若是抽血时误用肝素抗凝管或通过肝素管道抽血(局部高浓度),以及在进行心肺旁路手术或血透的患者中,可能会发生上述情况。

(5)异常纤维蛋白原血症:遗传性或获得性纤维蛋白原结构异常可抑制凝血酶对纤维蛋白原的活化和(或)纤维蛋白聚集(如异常纤维蛋白原血症),导致纤维蛋白原含量假性降低。对这类患者可进一步进行纤维蛋白原的抗原检测,以明确诊断。

2. 检测方法对结果的影响

Fbg 检测的方法学较多,有双缩脲法、免疫比浊法和 PT 衍生法等。各种方法的检测特性不同。综合各种因素,Clauss 法精密度较高,在 Fbg 高、中、低值时准确性良好,最低检测值为 0.1g/L,是目前首选的检测方法。Clauss 法的检测原理与凝血酶时间相同,但其使用凝血酶的浓度是 TT 的 25 倍,待检样本进行了 10 倍稀释,肝素(<0.6U/ml)和 FDP(<100μg/dl)不影响检测的结果。Fbg 检测应采用市售商品化的试剂并进行质量控制,若质控品的检测值不在相应范围内,应对所有的试剂、质控血浆以及仪器进行检查,并记录下失控的原因以及所采取的纠正措施,随后才能进行样本的检测。若采用自制试剂检测 Fbg,需要对凝血酶含量进行严格的标定。Fbg 检测中的凝血酶试剂容易氧化失活,应严格按照说明书推荐的条件进行试剂保存,一旦配制要尽早使用。凝血酶原时间衍生法精密度较差,在 PT 检测值异常以及 Fbg 异常等情况下并不适用。

第四节 凝血酶时间检测

凝血酶时间是指在血浆中加入标准化的凝血酶溶液后,测定开始出现纤维蛋白丝所需的时间,它是检测凝血、抗凝及纤维蛋白溶解系统功能的筛查试验。

一、检测指征

疑有 Fbg 减低或结构异常;临床应用肝素,或在肝病、肾病及系统性红斑狼疮时的肝素样抗凝物质增多;纤溶亢进。

二、试验原理与方法

在凝血酶作用下，待检血浆中 Fbg 转变为纤维蛋白。当待检血浆中抗凝物质增多时，凝血酶时间延长。目前，国内医院实验室基本上采用血液凝固仪进行检测，也可以采用倾斜试管法进行手工检测。结果以秒(s)表示。

三、参考区间

1. 手工法

通常为 16 秒~18 秒，超过正常对照 3 秒以上者为异常。不同实验室间参考区间可略有差异，建议各实验室自行进行参考区间的设定。

2. 仪器法

不同品牌仪器及试剂间结果差异较大，建议每个实验室制定自己的参考区间或对仪器试剂制造商提供的参考区间进行充分验证。

四、临床意义

凝血酶时间延长见于肝素增多/类肝素抗凝物质存在，FDP 和 D-二聚体增多以及低(无)纤维蛋白原血症或异常纤维蛋白原血症等。

凝血酶时间缩短较为少见，若纤维蛋白原浓度异常升高，可能出现凝血酶时间缩短。

五、结果分析及影响因素

1. 纤溶酶活性和抗凝物质对检测结果的影响

当血浆中纤溶酶活性增高，导致 FDP 增加时，可使 TT 明显延长，故 TT 是一项常用的纤溶活性筛选试验。然而，TT 的长短与血浆中 Fbg 的浓度和结构、凝血酶抑制物等抗凝血酶的物质存在密切相关，因此 TT 还可用于低/异常纤维蛋白原血症和类肝素物质增多的筛查。

2. 凝血酶试剂对检测结果的影响

TT 测定时，所加入血浆的凝血酶试剂的浓度对其结果影响极大，将对照血浆的 TT 值调在 16 秒~18 秒，再测标本较为合适。

第五节　出血时间检测

测定皮肤受特定条件外伤后，出血自然停止所需要的时间，即出血时间(bleeding time，BT)。此过程反映了皮肤毛细血管与血小板相互作用，包括血小板黏附、活化、释放及聚集等反应。当与这些反应相关的血管和血液因素，例如前列环素(prostaglandin 2，PGI_2)与血栓素 A_2(thromboxane A_2，TXA_2)之间的平衡和血管性血友病因子(vWF)等血浆黏附蛋白有缺陷时，出血时间可出现异常。

一、检测指征

疑为一期止血缺陷导致的出血。

二、试验原理与方法

皮肤损伤后(固定深度和长度的切口)，血小板和血管性血友病因子、纤维蛋白原等相互作用可以使出血停止。目前，一般推荐采用模板法出血时间测定器进行检测。具体检测步骤可参考卫生行业标准《出血时间测定要求》(WS/T344-2011)[10]。

三、参考区间

大约为(6.9±2.1)分钟。BT 检测结果易受检测方法、环境温度和受试者多种生理因素影响，每个实验室应建立各自的参考区间，儿科患者的参考区间应单独建立。如出血时间低于 2 分钟提示操作有误。

四、临床意义

1. BT 延长

血小板数量减少、血管性血友病、血小板功能不全、Bernard-Soulier 综合征、血小板贮存池疾病和其他血小板疾病的患者会出现出血时间延长；血管性疾病(如遗传性毛细血管扩张症)患者出血时间也会延长；纤维蛋白原或凝血因子Ⅴ缺乏的患者出血时间可延长；出血时间延长也发生于一些肾脏疾病、蛋白异常血症和血管疾病的患者中[11]。

2. BT 缩短

见于某些严重的高凝状态和血栓形成时。

五、结果分析及影响因素[10]

1. 切口方向

选择切口的方向与肘窝关节皮肤皱褶平行还是垂直由实验室决定，但选定其中一种方式并确定实验程序后应固定实施，不宜随意变更。平行切口(切口与肘窝关节皮肤皱褶平行)的出血时间较垂直切口(切口与肘窝关节皮肤皱褶垂直)的出血时间长一些。垂直切口产生的疤痕较小，两种切口测得出血时间结果的复现性相近，平行切口对阿司匹林的作用更敏感。

2. 切口深度

出血时间测定器通过固定切口的长度和深度来控制出血时间的复现性。然而，切口的深度在一定程度上仍取决于操作者和患者，因为不同个体的皮肤柔韧性不同，操作者使用的压力不同会使刀片切入皮肤的深度发生变化。

3. 环境温度

环境温度对出血时间的测定结果有影响，进行出血时间测定时要求环境温度在22~25℃。

4. 维持压力的水平

为了确保试验结果的复现性，要求对成人进行出血时间测定时，将压力维持在40mmHg，新生儿和儿科患者维持在20mmHg。

5. 年龄和性别

随着年龄的增长，出血时间会缩短。不同性别人群出血时间测定结果的差异不大。老年患者和其他皮肤皱缩患者的出血时间测定结果较难解释，临床意义可能不大。对这类患者，是否要进行出血时间测定要慎重考虑。

6. 药物

很多药物通过影响血小板功能使出血时间延长。如阿司匹林、非类固醇抗炎药物及其他抗血小板药物、抗生素（如青霉素和头孢菌素类药物）。阿司匹林对出血时间产生影响的持续时间可达4~5天，所以试验前1周内不能服用抗血小板药物，以免影响测定结果。通常情况下，治疗剂量的肝素和香豆素类抗凝药物对出血时间不会有影响。

7. 血细胞比容

中度和重度贫血（如血细胞比容<30%）的患者出血时间会延长。这些患者在输入红细胞制品或使用促红细胞生成素后仅在血细胞比容超过30%的情况下，出血时间会比治疗前缩短。

8. 血小板减少症

循环血液中的血小板数减少，对出血时间的结果有影响。血小板计数为10×10^9/L~100×10^9/L时，用出血时间测定器测得的出血时间与血小板计数测定结果呈负相关，当血小板计数与延长的出血时间不成比例时表明可能伴随血小板功能缺陷。当血小板计数≤100×10^9/L时，出血时间测定在临床上的应用价值缺乏足够的试验依据。

9. 其他影响因素

患者前臂若有静脉导管、进行静脉输液、有浮肿、溃疡或出血时应视其为进行出血时间测定的禁忌证。若双臂均存在上述禁忌证则应考虑在小腿无禁忌的情况下（如无外周血管病）进行出血时间测定，测定部位为小腿中部，即膝关节下6cm~8cm处。测定时患者平卧，将血压计的袖带（标准袖带宽度约为20cm）置于大腿中部，操作程序与在前臂作出血时间测定的过程相同。每个实验室应为此程序建立单独的参考区间。

出血时间测定受到众多因素的影响，每次监测的一致性较差。当怀疑有一期止血功能缺陷但未能获得阳性结果时，建议进行重复测定。

（王学锋　门剑龙）

参考文献

1. 王鸿利，丛玉隆，王建祥．临床血液实验学[M]．第1版．上海：上海科学技术出版社，2013.
2. Kaushansky K, Lichtmen M, Beutler E, et al. Williams Hematology[M].8th ed. New York: MaGraw-Hill campanies, 2011.
3. Levy JH, Szlam F, Wolberg AS, et al. Clinical use of the activated partial thromboplastin time and prothrombin time for screening: a review of the literature and current guidelines for testing[J]. Clin Lab Med, 2014, 34(3): 453-77.
4. Chee YL, Crawford JC, Watson HG, et al. Guidelines on the assessment of bleeding risk prior to surgery or invasive procedures[J]. Br J Haematol, 2008, 140(5): 496-504.
5. Jonnavithula N, Durga P, Pochiraju R, et al. Routine preoperative coagulation screening detects a rare bleeding disorder[J]. Anesth Analg, 2009, 108(1): 76-8.
6. Meeks SL, Abshire TC. Abnormalities of prothrombin: a review of the pathophysiology, diagnosis, and treatment[J]. Haemophilia, 2008, 14(6): 1159-63.
7. Salvagno GL, Lippi G, Montagnana M, et al. Influence of temperature and time before centrifugation of specimens for routine coagulation testing[J]. Int J Lab Hematol, 2009, 31(4): 462-7.
8. 卫生部临床检验标准专业委员会．临床血液学检验常规项目分析质量要求：WS/T 406-2012[S]．北京：中国标准出版社，2012.
9. Milos M, Herak DC, Zadro R. Discrepancies between APTT results determined with different evaluation modes on automated coagulation analyzers[J]. Int J Lab Hematol, 2010, 32: 33-9.

10. 卫生部临床检验标准专业委员会. 出血时间测定要求:WS/T 344-2011[S]. 北京:中国标准出版社,2011.
11. Kamal AH, Tefferi A, Pruthi RK. How to interpret and pursue an abnormal prothrombin time, activated partial thromboplastin time, and bleeding time in adults[J]. Mayo Clin Proc, 2007, 82(7):864-73.

第八章

血小板检测

血小板由骨髓巨核细胞膜延伸而裂解生成并释放入血，健康成人以每日 40×10^9/L 的速度更新，寿命为 7～11 天，浓度水平约为（125～350）$\times10^9$/L。血小板主要参与人体止血、炎症和免疫反应等多种生理病理过程，其生成受到血小板生成素、生长因子、炎性因子等因素调控，衰老的血小板主要在脾脏和肝脏网状内皮系统被破坏。在一期止血过程中，血小板通过其表面糖蛋白Ⅰb/Ⅸ/Ⅴ（GPⅠb/Ⅸ/Ⅴ）复合物与血管性血友病因子（von willebrand factor，vWF）结合，介导高剪切力下血小板黏附到受损的血管内皮下结构；而 GPⅡb/Ⅲa 则通过与纤维蛋白原或 vWF 结合实现血小板聚集，同时血小板还通过脱颗粒释放胞内促凝物质放大活化效应[1]。血小板质量和数量的异常均可导致出血性或血栓性疾病，因此血小板数量和功能的检测对临床出血性疾病诊断以及评估临床抗血小板治疗的效果具有重要的临床价值[2,3]。然而由于血小板相关检测复杂且费时费力，到目前为止仍没有统一的检测标准及结果解释。

血小板减少是临床常见的出血性疾病的病因，根据减少的机制可分为血小板生成不足和血小板破坏增加两类。血小板计数是目前最常采用且最简单的检测方法，主要采用自动化血细胞计数仪，对于难以解释的血小板减少症患者应采用显微镜直接计数法，并进行外周血涂片观察血小板形态及大小，以排除操作不当或先天性血小板病引起的血小板减少。为明确血小板减少的病因，通过骨髓检查明确血小板生成减少性疾病及排除血小板破坏增加性疾病；网织血小板比例测定可辅助诊断血小板破坏增加引起的血小板减少；血小板相关抗体及血小板特异性抗体的检测对免疫性血小板减少症的诊断有重要的辅助价值。

出血时间（Duke 法）是最早采用的评价血小板功能的方法，该法简单易行，但试验结果易受到操作者主观影响及受试者状况的影响且具有创伤性，已不推荐使用。目前在临床及研究领域中应用最多的检测方法是上世纪 60 年代起开始的比浊法检测血小板聚集功能，是血小板聚集功能分析的“金标准”，但由于耗时、技术要求较高等缺点限制了其在临床的广泛应用，主要在经验丰富的实验室开展。20 世纪 80 年代发展的全血检测血小板功能法（电阻抗法）能简单且快速地用于血小板功能筛查，但并没有被广泛应用。采用全血检测的 PFA-100 能模拟人体内的高剪切力状态并具有需血量小等优点，在血小板功能的筛查方面已得到了认可。流式细胞仪用于检测血小板膜糖蛋白质量缺陷具有无可比拟的优势。血小板释放功能检测最常用的指标是三磷酸腺苷（adenosine triphosphate，ATP），亦可采用酶标法检测血小板内其他内容物[3,4]。本章主要介绍常用几种血小板检测方法在出血性及血栓性疾病中的应用及临床意义。

第一节　血小板计数

血小板计数（platelet count，Plt）是指计量单位体积血液中血小板的数量。正常情况下，循环血液中血小板的数量相对稳定。但在某些生理或病理情况下，血小板数目可增多或减少，因此血小板计数是反映血小板生成与消耗（破坏）之间平衡的试验。由于血小板体积小，容易发生黏附、聚集和变性破坏，常对计数的准确性产生影响，目前血小板计数的主要方法包括：血细胞分析仪法和目视显微镜计数法[2,3]。

一、试验原理与方法

血细胞分析仪法和显微镜直接计数法的原理与方法详见第一篇第三章和《全国临床检验操作规程》(第4版)。

血细胞分析仪可直接检测血小板数目并提供血小板直方图来反应血小板体积大小的分布情况。仪器法检测血小板数目具有高精密度的优势,但不能完全将血小板与其他体积类似的物质(如细胞碎片或杂质)区别开来,尤其血小板直方图异常时仍需采用显微镜计数加以校正,因此显微镜计数(特别是相差显微镜)仍然是公认的参考方法。

二、参考区间

仪器法中国汉族人群成人 Plt 的参考区间为(125~350)$\times 10^9$/L[5]。由于 Plt 结果受到地域、人群、年龄、标本类型和检测方法等多方面因素的影响,各实验室引用参考区间时应进行验证,必要时建立本实验室的参考区间。

三、临床意义

(一)生理变异

健康人的血小板数比较稳定,在一日之间没有大的波动,亦无性别与年龄的明显差别。应激状态下,血小板数量可短暂增高。

(二)血小板减少

常见于血小板破坏过多,如免疫性血小板减少症(immune thrombocyte penia,ITP)、脾功能亢进及体外循环等;血小板消耗过多如弥散性血管内凝血(disseminated inravascular coagulation,DIC)、血栓性血小板减少性紫癜(thrombotic thrombocytopenic purpura,TTP)、溶血性尿毒症综合征(hemolytic uremic syndrome,HUS)、败血症及粟粒性结核等;血小板生成障碍,如白血病、再生障碍性贫血、溶血性贫血、骨髓增生异常综合征、骨髓纤维化等;亦可见于遗传性血小板减少症,如湿疹血小板减少伴免疫缺陷综合征(Wiskott-Aldich syndrome,WAS)、MYH9 相关性血小板减少症、灰色血小板综合征(gray platelet syndrome,GPS)、巨血小板综合征(Bernard-Soulier syndrome,BSS)、地中海血小板减少症、植物固醇血症及先天性无巨核细胞血小板减少症(congenital amegakaryocytic thrombocytopenia,CAMT)等。

(三)血小板显著增多

主要见于骨髓增殖能力增强,如原发性血小板增多症、真性红细胞增多症、慢性粒细胞白血病以及肿瘤骨髓转移(有溶骨性变化时)等。在脾切除术后,血小板也能呈现一过性增多。反应性血小板增多症,常见于急慢性炎症、缺铁性贫血、癌症、缺氧及创伤后,尤其儿童急性感染后常见。原发病经治疗情况改善后,血小板数量会很快下降至正常水平。

四、结果分析及影响因素

1. 采血方面的影响

必须一针见血,标本采集后与抗凝剂迅速混匀。末梢血采集时针刺深度至少2毫米,使血液自然流出,不要过度挤压。

2. 放置时间的影响

静脉血在放置24小时后,血小板多发生黏附聚集并形成较大聚集团块,可造成血细胞分析仪计数误差,数量假性降低,因此应尽量缩短运输和储存的时间。

3. 血小板形态异常

血小板体积过大或过小均会影响检测结果。形态异常可使血小板直方图有不规则峰型出现,体积分布低而宽,部分图形尾巴上翘,此时应采用显微镜直接计数法检测。

4. EDTA 诱导的血小板减少现象

乙二胺四乙酸(EDTA)可使一些血标本中的血小板发生聚集,造成"假性血小板减少"现象,可采用血涂片观察并使用其他抗凝剂(枸橼酸钠)进行鉴别。

5. 其他干扰因素

某些溶血性疾病时发生血管内溶血,血液标本中出现红细胞碎片,这些碎片易被血细胞分析仪误识别为血小板。慢性粒细胞性白血病经过治疗后,血液中出现大量白细胞碎片,可干扰血小板计数。严重缺铁性贫血患者,如血小板平均体积(meam platelet volume,MPV)小于60fl 时,一些完整的小型红细胞体积可小于30fl,也会影响血小板计数的准确性。

第二节 网织血小板检测

网织血小板(reticulated platelets,RP)是从骨髓中释放入血的新生血小板,与成熟血小板相比，网织血小板体积更大，RNA 含量多，蛋白质合成能力强。随着血小板的成熟，胞浆内 mRNA 逐渐消失，体积逐渐变小。网织血小板可以比较精确地反映骨髓内血小板生成情况。目前主要通过流式细胞仪和血细胞分析仪两种方法进行测定。

一、试验原理与方法

网织血小板中含有丰富的 RNA，荧光染料噻唑橙（thiazole orange，TO）具有透过活细胞膜特异性结合 DNA/RNA 的特性，当其与 DNA 或 RNA 结合后，发射荧光的能力可增大 3000 倍。采用荧光标记的血小板膜糖蛋白单克隆抗体标记血小板，通过流式细胞仪检测 TO 阳性血小板的百分率和荧光强度。荧光强度可反映血小板内部的 RNA 含量，即网织血小板成熟情况。

全自动血细胞分析仪检测网织血小板是在流式分析的基础上，通过设门构建网织红细胞和网织血小板的检测通道，并利用分析软件对网织血小板进行识别和计量，从而得到网织血小板的比例和绝对值，并在散点图上标以不同颜色以便区分。

二、参考区间

采用血细胞全自动分析仪 Sysmex XE-2100 建立的网织血小板参考区间为：①网织血小板百分比：男性为 1.07%～6.90%，女性为 0.58%～6.00%；②网织血小板绝对值：男性为（2.60～13.00）$\times10^9$/L，女性为（1.55～11.85）$\times10^9$/L[6]。不同检测系统间存在差异，建议每个实验室制定自己的健康人参考区间或对制造商提供的参考区间进行充分验证。采用流式细胞术检测，因影响因素较多，每个实验室需建立各自的参考区间。

三、临床意义

网织血小板增高见于免疫性血小板减少症、血栓性血小板减少性紫癜和溶血性尿毒症综合征等血小板破坏与消耗增加类的疾病；网织血小板降低见于再生障碍性贫血、骨髓增生异常综合征和白血病等血小板生成减少类疾病[7,8]。

1. 鉴别血小板减少症

在血小板破坏增多或生成不足所致的疾病中，网织血小板的比例会有显著变化，并可与其他血小板生成不足性疾病（如脾功能亢进等）相鉴别。研究发现 ITP 患者血小板破坏增加，骨髓生成血小板加快，外周血中新生血小板增多，使网织血小板比例升高，而在有些患者中可高达 50%～60%，在临床上可作为 ITP 诊断的重要指标。脾功能亢进虽有血小板减少，但网织血小板比例接近正常。

2. 反映骨髓抑制后血小板生成能力的恢复

再生障碍性贫血、白血病及肿瘤浸润等患者由于骨髓增殖受抑，血小板总数减少，而网织血小板比例基本正常。化疗后，在血小板数量上升前 4～5 天，网织血小板比例即开始明显增高。因此网织血小板比血小板计数能更敏感地反映血小板再生情况。

3. 原发性血小板增多症（primary thrombocytosis，PT）

PT 未并发血栓形成时，网织血小板比例与健康人水平相当；PT 并发血栓形成时，网织血小板比例显著高于健康人，可能是与网织血小板对凝血酶原受体激动肽等多种活化诱导剂的刺激有较强反应性有关。

四、结果分析及影响因素

标本放置时间不宜过长，应尽量使用新鲜标本进行检测。利用流式细胞仪进行检测时，在孵育过程中，网织血小板随 TO 浓度的增加和（或）孵育时间的增加呈非饱和性增加，其原因可能与 TO 的亲脂性有关，各个实验室应该建立自己的标准操作流程及参考区间，以达到对临床的辅助诊断目的。

第三节 血小板形态学检查

血小板的形态与功能密切相关，通过血小板形态检查，有助于对疾病进行鉴别以及发病机制的研究。血液分析仪作为一种筛查手段，当细胞数量、比例、分布参数或直方图等发生异常或为临床疑似血液系统疾病时，有必要进行血涂片检查。在某些病理情况下，分析软件不能拟合血小板分布状态时，亦须通过血涂片和人工显微镜血小板计数以明确诊断。

一、试验原理与方法

试验原理与方法详见第一篇第三章。正常血

小板体积小，呈圆、椭圆或不规则形，直径 1.5～3.0μm，胞质呈灰蓝或粉红色，内含较多紫红色颗粒，中心有颗粒区，周围透明的胞质称透明区，无细胞核。血小板可散在，亦可呈聚集状态，聚集的血小板数量不等。在血涂片中血小板由于被激活，使颗粒易集中在胞体中央并可见伪足伸出，活化的血小板则呈不规则形，表面有大量星芒状突起，彼此间常发生黏附和聚集。

二、临床意义

（一）大小的变化

病理情况下，血小板可出现明显体积变化，大血小板直径可大于 3.3μm，主要见于 MYH9 相关性血小板减少症、灰色血小板综合征、巨血小板综合征、地中海血小板减少症、植物固醇血症。在 ITP、慢性粒细胞白血病及某些反应性骨髓增生旺盛的疾病可偶见畸形且偏大的血小板。小血小板常见于 Wiskott-Aldich 综合征。

（二）形态的变化

正常人外周血中的血小板多为成熟型，也可见少量形态不规则或畸形血小板，但所占比值一般较低。当骨髓巨核细胞增生旺盛时，尤其是重症 ITP 或慢性粒细胞白血病时，可以见到大量蓝色的、巨大的血小板。巨血小板综合征患者的血小板数常轻度减少，伴巨大血小板，直径可达 8μm，其嗜天青颗粒集中在血小板中央，形成假核状或淋巴细胞样，为本病的形态学特征。急性 ITP 患者血小板形态大致正常，慢性患者可见异形、巨大血小板等改变。血栓性血小板减少性紫癜患者血小板数减少，亦可见大血小板，并可见较多的红细胞碎片，呈盔形、新月形、小球形等。植物固醇血症患者血小板数常轻度减少，同时伴偏大至巨大血小板，血小板内容物被周边一圈空泡包围，且口型及靶型红细胞也多见。灰色血小板综合征患者可见血小板内颗粒缺乏、呈苍白状。

（三）血小板分布情况

功能正常的血小板在外周血涂片上可聚集成小团或成簇。原发性血小板增多症，血小板聚集成团甚至占满整个油镜视野，其中可见小型、大型、巨型及畸形血小板，偶见巨核细胞碎片。再生障碍性贫血时，涂片中血小板明显减少。EDTA 诱导的血小板减少可见 EDTA 抗凝静脉血涂片中血小板聚集成团，而指尖血涂片血小板分布正常。血小板无力症患者血涂片中的血小板形态与数量未见异常，但血小板散在分布，几乎见不到聚集的血小板。

三、结果分析及影响因素

详见第一篇第三章。

第四节 血小板功能检测

体外血小板功能检测包括血小板黏附功能、血小板聚集功能、血小板释放功能试验等。在抗凝血标本中加入血小板聚集诱导剂，如胶原（collagen，C）、二磷酸腺苷（adenosine diphosphate，ADP）等，模拟体内环境以间接判断体内血小板功能状态。由于试验结果受到取血、操作、设备、试剂等多种因素影响，各项血小板功能试验结果在室内和室间均存在较大差异，国内尚未建立完善的标准操作规范。因而在解释试验结果时需注意排除相关干扰因素，各实验室需建立自己的操作流程和参考区间。多种整体反应血小板功能状态的试验方法已逐步应用于临床，在出血性疾病筛查和抗血小板治疗监测中得到推广[9,10]。

一、血小板聚集试验

血小板聚集试验是被广泛应用的血小板功能检测方法，有比浊法、阻抗法（全血法）、光散射法等，目前仍以比浊法最常用。血小板聚集诱导剂主要包括 ADP、胶原、花生四烯酸（arachidonic acid，AA）和瑞斯托霉素（ristocetin，R）等。虽然比浊法简便易行且应用更广泛，但易受患者采血前状态、血液采集过程、富血小板血浆（platelet rich plasma，PRP）制备过程、检测和分析过程等多种因素的影响，至今仍未标准化。2013 年，国际血栓与止血学会公布了比浊法检测血小板聚集功能操作指南[11]。

（一）试验原理与方法

1. 试验原理

PRP 在连续搅拌条件下，加入血小板聚集诱导剂，诱导剂与血小板膜上相应的受体结合，使血小板活化并导致血小板发生聚集，PRP 悬液的浊度减低、透光度增加。光电系统将光浊度的变化转换为电讯号的变化，在记录仪上予以记录，根据描记曲线计算出血小板聚集的速率。由于在血小板聚集过程中需要血小板膜糖蛋白、纤维蛋白原与 Ca^{2+} 的参与，因而血小板聚集率可反映血小板数量和功能状态、血浆纤维蛋白原含量和 vWF 水平等。

2. 检测方法

(1)标本采集：从肘静脉顺利取血 4.5ml，注入含 0.5ml 枸橼酸钠(0.129mol/L)的硅化或塑料试管中。

(2)标本处理及检测

1)以 200g 离心 10 分钟，取出上层血浆即为 PRP，将剩余血液以 1500g 离心 15 分钟，上层较为透明的液体即为乏血小板血浆(platelet pool plasma，PPP)。

2)将 PRP 及 PPP 分别加入到两支比浊管内，以 PPP 管调零，并加搅拌磁棒(1000 转/分钟)，在 37℃预热 3 分钟。

3)将小于 1/10 体积的诱导剂加入到 PRP 中，同时开始搅拌(1000 转/分钟)，记录至少 5 分钟聚集波型。

4)最大聚集率(maximum agglutination rate，MAR)：测量最大聚集距 PRP 基线的的高度(h_1)及 PPP 基线之间的高度(h_0)，通过公式 $MAR = h_1/h_0 \times 100\%$ 获得最大血小板聚集率。

(3)诱导剂的选择：不同的诱导剂检测不同种类的血小板异常，初始检测时不必使用全部的诱导剂，可应用常规诱导剂在标准剂量下检测血小板聚集情况，有异常时再进一步检测(表 2-8-1)。一般情况下，如果低浓度的诱导剂不聚集，再进行高浓度的诱导剂检测；而对于怀疑 2B 型或血小板型血管性血友病(von Willebrand disease，vWD)的患者在常规 1.2mg/ml 瑞斯托霉素聚集正常时，需进行低浓度(0.5~0.7mg/ml)瑞斯托霉素检测；如果花生四烯酸聚集降低，需采用血栓素 A_2 的稳类似物 U46619 来区分阿司匹林样缺陷还是血栓烷受体缺陷。

(二) 参考区间

使用不同种类、不同浓度的血小板聚集诱导剂，最大血小板聚集率的参考区间有显著差别，多在 50%~100%，各实验室需建立自己的健康人参考区间。

(三) 临床意义

1. 血小板聚集率减低

见于血小板无力症、巨大血小板综合征、贮藏池病、低(无)纤维蛋白原血症、尿毒症、肝硬化、维生素 B_{12} 缺乏症和服用血小板抑制药等(表 2-8-2)。

2. 血小板聚集率增高

见于高凝状态和血栓性疾病，如急性心肌梗死、心绞痛、糖尿病、脑血管疾病、深静脉血栓形成、先天性心脏病、高 β 脂蛋白血症、抗原-抗体复合物反应、人工瓣膜、口服避孕药和吸烟等。

(四) 结果分析及影响因素

血小板聚集试验最易受到采血及制备过程等多种因素的影响，在结果分析时需注意排除各种影响因素，必要时重新采集标本重复测定。

1. 药物的影响

阿司匹林、氯吡格雷、替罗非班、替格瑞洛、双嘧达莫、肝素和部分口服抗凝剂均可抑制血小板聚集。各种药物间的机制、半衰期均存在差异，因此监测时间也不同，如 100mg 阿司匹林作用可持续 1 周，停药 7 天以上，血小板聚集试验才可能恢复至正常水平。

2. 标本采集的影响

采血过程应顺利，避免反复穿刺而将组织液混入血液或混入气泡。前 3~4ml 血液不能用于聚集实验，采集血标本应放入塑料试管或硅化的玻璃管中避免血小板活化。标本应在室温下静置 15 分钟，且采血后 4 小时内完成试验，时间过长会降低血小板的聚集强度和速度。采血后，标本应放在 15~25℃室温下为宜，低温会致使血小板激活。

3. 标本 pH 值的影响

血浆标本 pH 值处于 6.8~8.5 时可获得最佳聚集效果。

4. 标本制备的影响

PRP 在制备过程中不应采用带制动的离心机，对于巨大血小板患者可采用自然沉降法获取 PRP。PRP 中如混有红细胞或标本溶血以及血脂过高等因素均可降低透光度，影响血小板聚集率，应在报告中注明。血小板数目过低亦可影响血小板聚集，应在报告中注明。

5. 诱导剂影响

诱导剂应妥善保存，ADP 配制成溶液后宜在 -20℃冰箱贮藏，一般半年内不会降低活性；肾上腺素的存储和使用过程应避光。

表 2-8-1 比浊法检测血小板聚集时诱导剂浓度

诱导剂	起始浓度	浓度范围	靶点
筛选检测			
ADP	2~2.5μM	0.5~20μM	$P2Y_1$ 和 $P2Y_{12}$
肾上腺素	5μM	0.5~10μM	肾上腺素受体
Ⅰ型胶原	1~2μg/L	1.0~5.0μg/L	GPⅥ和 $α_2β_1$
花生四烯酸	1mM	0.5~2.0mM	TXA_2 合成
瑞斯托霉素	1.2mg/ml	1.0~1.5mg/ml	vWF/GPⅠb
	0.5mg/ml	0.5~0.7mg/ml	
特殊检测			
U46619	1μM	1~5μM	TXA_2 受体
TRAP	10μM	10~100μM	PAR-1
CRP	10ng/ml	10~1000ng/ml	GPⅥ
A23187	1μM	1~10μM	钙动员

注：TXA_2：血栓烷 A_2；TRAP：凝血酶受体激活肽；CRP：胶原相关肽；PAR-1：蛋白酶激活受体-1。

表 2-8-2 血小板功能异常对不同诱导剂的反应

疾病	聚集反应	其他检测
Bernard-Soulier syndrome	瑞斯托霉素聚集降低或不聚集	巨大血小板 排除 vWD 流式检测血小板膜表面 GPⅠb/Ⅸ
2B 型 vWD 和血小板型 vWD	低浓度瑞斯托霉素聚集增加	巨大血小板及存在血小板团块 相关 vWD 检测
血小板无力症	除瑞斯托霉素外所有的诱导剂均不聚集	流式检测血小板膜表面 GPⅡb/Ⅲa
阿司匹林样缺陷	花生四烯酸不聚集，但 U46619 聚集正常，ADP 及低浓度胶原反应降低	服用环氧酶-1（COX-1）抑制物类药物
分泌缺陷和 δ 颗粒缺乏	ADP、胶原及肾上腺素等多种诱导剂反应降低	ATP 释放及电镜检测 δ 颗粒
ADP 受体缺陷	ADP 不聚集或聚集降低	ADP 受体抑制剂用药史 流式检测血小板膜表面 $P2Y_{12}$
灰色血小板综合征	凝血酶和（或）胶原反应降低	血涂片示巨大苍白血小板

二、血小板三磷酸腺苷释放功能检测

（一）试验原理与方法

1. 试验原理

血小板中多数腺嘌呤核苷酸储存在致密颗粒中，其中 ATP 的储存率为 40%，ADP 的储存率为 60%。血小板受诱导剂刺激活化时，致密颗粒中 ATP、ADP 被释放至细胞外，诱导剂刺激后血小板细胞外液中 ATP 含量变化可反映血小板的释放功能。荧光素-荧光素酶和 ATP 同时存在情况下会发射荧光，光强度与 ATP 浓度平行。血小板释放反应中产生的 ADP 在磷酸烯醇丙酮酸作用下转变为ATP,通过荧光强度的测定可计算出血小板释放的ATP和ADP总量。

2. 检测方法

以Chrono-log血小板聚集仪为例,利用荧光法与血小板聚集同步测定。

(1)标本采集与处理:以0.129mol/L枸橼酸钠抗凝全血制备PRP。

(2)绘制标准曲线:在调零后,反应杯中加入不同浓度的ATP标准品,检测并将测定结果绘制成反应曲线。

(3)样本检测:在基底液调零后,加入相应的诱导剂(如ADP),进行检测并保存检测结果,软件记录释放曲线,根据峰值与ATP标准品曲线计算ATP释放量。

(二)参考区间

每个实验室需建立各自的参考区间,以ADP(浓度为3.6μmol/L)作为诱导剂时,ATP释放量为(1.8±0.8)μmol/10^{11}个血小板。

(三)临床意义

常规检测时,需同时测定正常人血小板ATP释放量作为参照。血小板ATP释放量减少见于骨髓增生异常综合征、ITP、多发性骨髓瘤、霍奇金病以及服用抗血小板药物。贮存池病时,ATP释放减少,血小板聚集二相波消失,为贮存池病最为突出的特征。

(四)结果分析及影响因素

采血及制备PRP的过程是否规范化、对照样本的选择、环境因素刺激血小板活化等均可干扰检测结果。

三、血小板功能分析仪

PFA-100型血小板功能分析仪可用于快速和准确评估血小板功能[12,13]。该检测仪可模拟体内初期止血过程,敏感反映高剪切力下血小板的止血功能,既可用于检测与血小板黏附、聚集、血小板栓子形成相关的初期止血障碍疾病(如vWD和血小板病的筛选),也可用于评估抗血小板药物疗效(如抗血小板药物治疗监测和外科手术前初期止血功能的评价)。而对于凝血因子缺乏性疾病如血友病A、血友病B及无纤维蛋白原血症,PFA-100测定结果正常。该试验用血量少,耗时短(3~5分钟),可代替出血时间测定作为筛选试验。由于仍属于功能筛选试验,且PFA-100的仪器与配套试剂较贵,该试验提供的信息有限。

(一)试验原理与方法

1. 试验原理

该装置使抗凝全血按一定速率通过涂有胶原和肾上腺素或ADP的小孔,使血小板暴露在剪切力及相关诱导剂环境下,血小板发生聚集逐步填充并堵塞小孔,血流停止。中央小孔完全被血小板栓子阻塞所需要的时间即为闭合时间(closure time,CT)。

2. 检测方法

取枸橼酸钠抗凝血0.8ml加到装有一次性试管的槽内(要求采集4小时内的血样),预温至37℃,然后利用真空吸力使血样通过直径200μm的不锈钢毛细管和直径为150μm的硝酸纤维膜微孔,膜上包被胶原蛋白和肾上腺素或ADP。在5000~6000/s的高切变和诱导剂的作用下,血小板产生聚集,形成栓子,阻碍血流。检测堵塞微孔所需的时间。

(二)参考区间

每个实验室应该用健康人血标本建立自己的参考区间。

(三)临床意义

1. 血小板数目及vWF含量的异常

CT与血小板数目呈负相关,当血小板小于50×10^9/L时,CT通常延长,当血小板小于10×10^9/L时,CT明显延长甚至不闭合。CT与血浆vWF的水平呈负相关,O型血人群由于血中vWF含量较其他血型低,因此CT延长10%~20%。

2. 血小板质量异常

胶原/肾上腺素(C/EPI)和胶原/二磷酸腺苷(C/ADP)诱导的CT均延长,除血小板减少的因素外,遗传性血小板病(如血小板无力症、Bernard-Soulier综合征、灰色血小板综合征)、血管性血友病也是常见原因。C/EPI的CT延长也见于其他遗传性血小板病(如WAS、MYH9相关疾病)。

3. 抗血小板药物的影响

拮抗血小板膜糖蛋白αⅡbβ3类药物,如阿昔单抗、依替巴肽、替罗非班,该类药物应用后C/EPI和C/ADP的CT明显延长,与血小板无力症相似。阿昔单抗停药12小时后,依替巴肽停药4~6小时后,CT方可恢复正常。应用抑制COX-1活性类的非甾体抗炎药(阿司匹林等),95%的健康人应用后C/EPI的CT延长,而C/ADP的CT无变化。而冠脉及外周动脉病变的患者服药后,只有20%~50%患者表现为

C/EPI 的 CT 延长。阿司匹林停药 6 天后，CT 才能恢复正常，布洛芬停药 24 小时即可恢复正常。

4. 监测 DDAVP 的疗效

1 型 vWD 患者应用 DDAVP 治疗后可明显缩短 C/ADP 和 C/EPI 的 CT，且随血浆 vWF 水平的升高而缩短，因此可用于监测 1 型 vWD 患者对 DDAVP 的反应。

5. 其他

CT 反映血小板及其他参与止血过程的成分的整体功能状态，因此当测定结果高于参考区间时，需要作进一步实验室检查以明确原因，同时结合病史、用药史、临床表现和其他实验室检查。

（四）结果分析及影响因素

分析前多种因素会影响检测结果，应注意控制和排除，如：①多种药物可影响血小板功能，因此应询问患者用药史。②食物中脂肪或脂肪酸可能抑制血小板功能，检测前提醒患者清淡饮食。③标本溶血会降低红细胞比容，释放 ADP，影响闭合时间。检测过程中的注意事项包括：①血沉较快的患者可能会发生血细胞分层，需充分混匀抗凝全血或需多次重复。②在检测过程中应注意是否有微血栓或气泡混入，微血栓和气泡会对检测结果产生影响。

第五节 血小板膜糖蛋白检测

血小板膜糖蛋白分为质膜糖蛋白和颗粒膜糖蛋白，前者主要包括 GPⅠb/Ⅸ/Ⅴ、GPⅡb/Ⅲa、GPⅠa/Ⅱa 等，后者主要包括 CD62p 和 CD63。CD62p 又称 P-选择素或 GMP140，仅表达于未活化的血小板颗粒膜上；血小板活化后，CD62p 分子在质膜呈高表达。CD63 在静止血小板仅分布于溶酶体膜，血小板活化后随颗粒脱落而表达在血小板膜表面。因此 CD62P 和 CD63 在质膜上高表达被视为血小板活化的分子标志物。过去常采用放射免疫法及 SDS-聚丙烯酰胺凝胶电泳法测定，费时费力。目前多使用流式细胞术测定血小板膜糖蛋白表达情况，操作简单方便，对诊断遗传性血小板病有较高价值[14]。

一、试验原理与方法

（一）试验原理

采用荧光素标记的抗血小板膜糖蛋白特异性单克隆抗体作为探针，与血小板膜糖蛋白特异性结合，结合的量与血小板膜糖蛋白含量呈正比。

（二）检测方法

1. 采集 EDTA 或枸橼酸钠抗凝的全血，准备荧光素标记的血小板 CD62p、CD63、CD42、CD41 和 CD61 等待测指标的抗体。

2. 加样步骤

（1）向样本管 1 中依次加入 10μl 荧光素标记的抗体（具体见抗体说明）、100μl 磷酸盐缓冲液（phosphate buffer solution，PBS）和 5μl 待测全血；

（2）向样本管 2 中依次加入 10μl 荧光素标记的抗体、100μl PBS 和 5μl 正常人全血；

（3）向对照管中依次加入 10μl 荧光素标记的同型对照抗体、100μlPBS 和 5μl 待测全血。

（4）轻轻混匀，室温避光孵育 15 分钟。

3. 加入 1ml PBS（含 1.0%多聚甲醛）终止反应，用流式细胞仪进行分析。

4. 根据前向角散射（FS-LOG）与侧向角散射（SS-LOG）圈定血小板。以对照管设定阳性阈值，测定 5000~10000 个血小板的荧光阳性百分率及平均荧光强度（mean flourscence indensity，MFI）。

二、参考区间

设定健康人标本平行对照，不同检测体系血小板荧光表达率及 MFI 不同，每个实验室需建立各自的标准。

三、临床意义

1. 血小板功能缺陷

GPⅠb 缺乏，见于巨大血小板综合征；GPⅡb/Ⅲa 缺乏，见于血小板无力症；活化后 CD62p 表达减低或缺乏，见于血小板贮存池缺陷病。

2. 血栓前或血栓性疾病

CD62p、CD63 表达增加是血小板活化的特异性标志。急性冠脉综合征、急性脑卒中、糖尿病、高血压、外周动脉血管病均可见血小板活化显著增加。

四、结果分析及影响因素

血液标本采集与样本处理过程中可能导致血小板的体外激活，引起糖蛋白表达增高，出现假阳性结果。

第六节 血小板自身抗体检测

血小板自身抗体是机体免疫系统所产生的针对血小板膜糖蛋白GPⅠb/Ⅸ、GPⅡb、GPⅢa和GPⅠa/Ⅱa等抗原的自身抗体，这些抗体与血小板膜上的相应抗原结合后使血小板被单核巨噬系统大量破坏，表现为血小板数量减少和皮肤黏膜出血。目前血小板自身抗体检测主要包括血小板相关抗体检测及血小板特异性自身抗体检测[15,16]，前者敏感性可达90%，但特异性较差，不能区分真正的抗血小板抗体与血小板表面非特异性吸附的抗体。血小板抗原单克隆抗体固相化法（monoclonal antibody immobilization of platelet antigen assay，MAIPA）与改良抗原捕获ELISA法可特异性检测抗血小板自身抗体，但其灵敏度较低，操作复杂繁琐，限制了其在临床的普及应用。

一、血小板相关抗体检测

（一）试验原理与方法

1. 试验原理

血小板相关抗体大多数为IgG，荧光素标记的抗人IgG能够与血小板相关抗体特异性结合，血小板表面IgG越多，结合的荧光标记抗体越多，通过检测荧光强度能够定量检测血小板相关抗体。

2. 检测方法

（1）血小板样本的制备：取正常人EDTA抗凝静脉血，180×g离心5分钟，取PRP，用血小板洗涤液TEN洗涤3次，调整血小板浓度至1×10^8/ml备用。取待测血浆50μl，加入洗涤血小板50μl，室温孵育60分钟，用TEN洗涤3次。

（2）血小板相关抗体标记测定：向上述制备的样本中加入10μl FITC标记的羊抗人IgG工作液，在室温下避光孵育15分钟，加入800μl PBS进行流式检测。选择波长488nm氩离子激发光，以FSC-SSC调整前向角和侧向角电压，选出血小板群。调整仪器处于正常状态，以荧光强度反映血小板表面IgG含量，测定荧光标记阳性血小板的百分率。

（二）参考区间

不同实验室应建立各自血小板表面IgG百分率及荧光强度的参考区间。

（三）临床意义

1. 血小板相关抗体增加见于各种原因的免疫性血小板减少症，对疾病的诊断、疗效及预后有一定价值。本法虽较敏感，但特异性差，对区分原发性或继发性免疫性血小板减少症无意义。

2. 血小板生成减少的患者（如再生障碍性贫血）该指标不增高。皮质类固醇可影响结果，在停药2周后检测更具有准确性。

二、血小板特异性自身抗体检测（MAIPA法）

（一）试验原理与方法

1. 试验原理

洗涤过的正常人血小板与患者血浆孵育，患者自身抗体与正常人血小板糖蛋白结合。裂解血小板，将上清液加入预先包被抗鼠IgG和被捕获的相应特异性抗体的高吸附板上，用过氧化物酶标记的抗人IgG检测结合在糖蛋白上的自身抗体，用显色剂显色[17,18]。

2. 检测方法

（1）试验用酶标板制备：用碳酸盐缓冲液稀释羊抗鼠IgG，包被酶标板100μl/孔，4℃过夜。次日用含2%牛血清白蛋白的PBS封闭，4℃过夜。第三天取出甩干后放置冰箱，待用。将不同的鼠源抗血小板膜糖蛋白单克隆抗体分别加入上述已准备的酶标板中，每孔50μl，置于37℃条件下孵育60分钟，用洗涤液（含0.01mol/L Tween-20的PBS）洗板3次。

（2）标本检测：收集O型正常人洗涤血小板，调整血小板浓度为1×10^9/ml，每管加入约1×10^8个血小板及110μl ITP患者血浆，混匀后，置于室温条件下孵育60分钟。用含0.5%乙二胺四乙酸钙二钠（$EDTA\text{-}Na_2$）的PBS洗涤血小板3次，加入血小板裂解液110μl/管，震荡混匀，置于4℃条件下孵育30分钟。10000转/分钟，离心30分钟，取上清稀释，加入已制备酶标板中，置于37℃条件下孵育60分钟，用洗涤液洗板3次。每孔加入辣根过氧化物酶（horse radish peroxidase，HRP）标记的抗人酶标二抗100μl，置于37℃条件下孵育60分钟后，用洗涤液洗涤6次。加入四甲基联苯胺（tetramethyl benzidine，TMB）显色，用3mol/L H_2SO_4终止，在490nm波长条件下测定吸光度。

（二）参考区间

每次检测需设立4例健康人血浆作为正常对照，并计算其检测结果（OD值）的均值和标准差，以均值+3倍标准差为参考区间上限，OD值大于上限者为阳性。

（三）临床意义

1. ITP辅助诊断

正常人抗血小板自身抗体检测阴性，ITP患者常呈阳性，且为针对单个或多个血小板膜糖蛋白自身抗体阳性。该方法虽特异性较高，但敏感性不足，是诊断ITP的主要参考指标。

2. ITP患者的疗效与预后判断

如ITP患者抗GPⅠb/Ⅸ自身抗体阳性，则疗效相对较差或易复发。发病半年内抗血小板自身抗体不能转阴者，多数易转为慢性ITP。

3. 血小板同种抗体的辅助诊断

血小板同种抗原PLA、Yuk及Bak系统均位于GPⅡb/Ⅲa上，故此法亦适用于血小板同种抗体的检测，是诊断新生儿同种免疫性血小板减少症与输血后紫癜的主要指标。

（曹丽娟　余自强）

第七节　阿司匹林抵抗与尿11-脱氢血栓烷B_2检测

阿司匹林是广泛应用于心脑血管疾病的抗血小板药物，可有效降低患者急性事件的发生率和死亡率。阿司匹林通过乙酰化作用不可逆地抑制血小板环氧化酶活性进而影响血小板功能，由于血小板蛋白合成能力较差，因此较大剂量的阿司匹林服用1周可显著抑制血小板血栓素的产生。阿司匹林还可以通过乙酰化凝血酶原、纤维蛋白原影响凝血和纤维蛋白溶解。阿司匹林主要适用于心肌梗死的一、二级预防、脑梗死、短暂性脑缺血（transient ischemic attack，TIA）和TIA后的二级预防等。近期抗栓试验协作组（Antithrombotic Trialist Collabaration，ATC）的资料显示，阿司匹林可使心肌梗死、脑卒中高危患者的血栓事件减少四分之一，血管性死亡减少六分之一[19]。回顾性研究也显示，阿司匹林预防心肌梗死和脑卒中患者血栓事件的有效率是他汀类药物的2倍。在欧洲及北美，75%的50岁以上人群每天服用阿司匹林，以预防急性心脏血栓性疾病的发生。国内的多中心回顾性分析显示，阿司匹林在临床上预防与治疗心血管疾病中的应用逐年增加。然而并非所有服用阿司匹林的患者均能产生积极的效果，部分患者服用治疗剂量阿司匹林后仍然出现血栓性事件[20]。Quick在1966年就发现疼痛及发热患者口服阿司匹林后，可使出血时间（bleeding time，BT）延长，但也发现部分患者BT并不延长，当时把服用阿司匹林后BT不延长的这种现象命名为阿司匹林抵抗（aspirin resistance，AR）。

一、阿司匹林抵抗

阿司匹林抵抗是指规律性服用适当剂量的阿司匹林仍不能免除缺血性事件的发生，包括：①服用治疗量的阿司匹林不能保护患者免于血栓性并发症；②不能使出血时间延长；③不能在体内或体外抑制血小板聚集或不能抑制血小板血栓烷A_2（thromboxane A_2，TXA_2）的形成；④不能降低TXA_2的代谢产物（尿11-脱氢血栓烷B_2）的水平。AR可能在开始服用阿司匹林时即出现，也可能在用药一段时间后才出现。在高龄、女性及冠状动脉搭桥手术的患者中，AR的发生率较高，该现象不仅造成阿司匹林疗效的减弱，而且此类患者死于心梗及缺血性卒中的风险率显著高于其他患者。有研究表明，AR患者急性心、脑血管事件的发生率高于阿司匹林敏感患者2~4倍。近年来，针对亚洲人群的大规模临床调查研究同样证实了AR现象的广泛存在。造成AR的原因有很多，包括个体基因差异、环境因素、服用剂量以及患者是否遵医嘱等。

二、尿11-脱氢血栓烷B_2的形成机制

TXA_2是由花生四烯酸（arachidonic acid，AA）通过环氧酶-1（cyclooxygenase-1，COX-1）、血栓素合成酶（thromboxane synthase）转化而来的。活化状态的血小板会分泌强效的能使血管收缩以及血小板聚集的TXA_2。TXA_2在血浆中半衰期短，会被快速水解成血栓烷B_2（thromboxane B_2，TXB_2），并通过11-脱氢酶（11-dehydrogenase）被转化成不易降解的11-脱氢血栓烷B_2（11-dehydro-thromboxane B_2，11-DH-TXB_2），最终通过肾脏排泄。因此，尿中的11-脱氢血栓烷B_2可以作为反映体内血栓素生成以及血小板活化的指标。

三、尿 11-脱氢血栓烷 B_2 检测

（一）试验原理与方法

游离的 11-DH-TXB_2 与标记 11-DH-TXB_2（已与乙酰胆碱酯酶分子结合）的特异性兔抗人 11-DH-TXB_2 血清竞争性结合。11-DH-TXB_2 标记物的浓度恒定，而游离的 11-DH-TXB_2（标准品或样品）浓度则会有变化，故能与兔抗血清结合的 11-DH-TXB_2 标记物的量与测定孔中游离的 11-DH-TXB_2 量成反比。采用鼠抗兔单克隆抗体包被固相载体，将兔抗血清 11-DH-TXB_2（游离的或标记物）复合物再与测定孔中包被的鼠抗兔单克隆抗体（IgG）结合，清洗测试板孔去除未结合的试剂，然后加入 Ellman 试剂，酶反应产物呈黄色，并在 410nm 处有强吸收峰，反应颜色深浅与 11-DH-TXB_2 标记物结合的量成正比，与游离的 11-DH-TXB_2 量成正比。

（二）参考区间

该试验以每毫克肌酐浓缩尿中的 11-DH-TXB_2"皮克"量作为报告方式，试验结果的判断以异常、临界和正常进行报告。

（三）临床意义

1. 适用人群

该试验适用于长期服用阿司匹林的人群，包括服用阿司匹林预防心、脑血管疾病的人群；冠状动脉旁路移植术、血管成形术、经皮冠状动脉介入治疗的阿司匹林抗凝治疗的患者。

2. 评估阿司匹林疗效

利用尿 11-DH-TXB_2 试验来监测阿司匹林的治疗效果，是量化评估患者对阿司匹林反应的有效手段。当出现异常结果时，需对药物进行调整，同时进行血小板聚集率测定，并在 2～3 个月后重新测定尿 11-DH-TXB_2，以评估药物调整的效果。

3. 指导阿司匹林剂量调整

该试验还是证实患者存在 AR 的敏感方法，有助于临床调整阿司匹林治疗剂量或重新选择抗血小板药物，达到个体化治疗的目的。

（刘 丽）

参考文献

1. 王振义，李家增，阮长耿．血栓与止血基础理论与临床[M]．第 2 版．上海：上海科学技术出版社，1996.
2. 王鸿利，丛玉隆，王建祥．临床血液实验学[M]．第 1 版．上海：上海科学技术出版社，2013.
3. 王鸿利，尚红，王兰兰．实验诊断学[M]．第 2 版．北京：人民卫生出版社，2010.
4. 李家增，王鸿利，韩忠朝．血液实验学[M]．第 1 版．上海：上海科学技术出版社，1997.
5. 卫生部临床检验标准专业委员会．血细胞分析参考区间：WS/T 405-2012[S]．北京：中国标准出版社，2012.
6. 任春云，金明超，包丹妮，等．Sysmex XE-2100 血液分析仪定量检测成人网织血小板的方法学评价及参考区间建立[J].实验与检验医学，2010，28（5）459-462.
7. Hoffmann JJ. Reticulated platelets：analytical aspects and clinical utility [J]. Clin Chem Lab Med, 2014, 52 (8): 1107-1117.
8. Dusse LM, Freitas LG. Clinical applicability of reticulated platelets[J].Clin Chim Acta, 2015, 15: 143-147.
9. Harrison P, Mackie I, Mumford A, et al. Guidelines for the laboratory investigation of heritable disorders of platelet function[J].Br J Haematol, 2011, 155(1): 30-44.
10. Israels SJ. Laboratory testing for platelet function disorders [J].Int J Lab Hematol, 2015, 37(Suppl 1): 18-24.
11. Cattaneo M, Cerletti C, Harrison P, et al. Recommendations for the Standardization of Light Transmission Aggregometry: A Consensus of the Working Party from the Platelet Physiology Subcommittee of SSC/ISTH [J]. J Thromb Haemost, 2013, 11: 1183-1189.
12. Podda GM, Bucciarelli P, Lussana F, et al. Usefulness of PFA-100 testing in the diagnostic screening of patients with suspected abnormalities of hemostasis: comparison with the bleeding time [J]. J Thromb Haemost, 2007, 5 (12): 2393-2398.
13. Kratzer MA. Platelet function analyzer(PFA)-100 closure time in the evaluation of platelet disorders and platelet function[J].J Thromb Haemost, 2006, 4(8): 1845-1846.
14. Lazarus AH, Wright JF, Blanchette V, et al. Analysis of platelets by flow cytometry [J]. Transfus Sci, 1995, 16 (4): 353-361.
15. Porges A, Bussel J, Kimberly R, et al. Elevation of platelet associated antibody levels in patients with chronic idiopathic thrombocytopenic purpura expressing the B8 and/or DR3 allotypes [J]. Tissue Antigens, 1985, 26 (2): 132-137.
16. Grimaldi D, Canou-Poitrine F, Croisille L, et al. Antiplatelet antibodies detected by the MAIPA assay in newly diagnosed immune thrombocytopenia are associated with chronic outcome and higher risk of bleeding[J]. Ann Hematol, 2014, 93(2): 309-315.
17. Kaplan C, Freedman J, Foxcroft Z, et al, Monoclonal platelet antigen capture assays (MAIPA) and reagents: a statement[J].Vox Sang, 2007, 93(4): 298-299.

18. Qi AP, Zhou H, Zhou ZP. Simplification of modified monoclonal antibody immobilization of platelet antigen assay (MAIPA) and its clinical significance[J]. Zhong hua Xue Ye Xue Za Zhi, 2011, 32(3): 206-207.

19. Gao Y, Masoudi FA, Hu S, et al. China PEACE Collaborative Group Trends in early aspirin use among patients with acute myocardial infarction in China, 2001-2011: the China PEACE-Retrospective AMI study[J]. J Am Heart Assoc, 2014, 3(5): e001250.

20. Li J, Song M, Jian Z, et al. Laboratory aspirin resistance and the risk of major adverse cardiovascular events in patients with coronary heart disease on confirmed aspirin adherence[J]. J Atheroscler Thromb, 2014, 21(3): 239-247.

第九章

抗凝蛋白检测

对抗凝蛋白研究的历史比凝血因子更为悠久，早在20世纪初，研究者们就已经开始了对凝血酶生成抑制的观察，直至目前，关于抗凝蛋白及其作用机制仍在不断深入探索之中。在各种病生理因素的影响下，抗凝血系统通过多种抗凝途径实现对凝血因子的灭活和抑制，以有效防止血栓形成。当抗凝血系统出现先天性或获得性抗凝蛋白缺陷时，可导致血栓风险或静、动脉血栓形成。抗凝血系统的组成成份包括抗凝血酶(antithrombin，AT)、蛋白C(protein C，PC)、蛋白S(protein S，PS)、蛋白C抑制物、凝血酶调节蛋白(thrombomodulin，TM)、组织因子途径抑制物(tissue factor pathway inhibitor，TFPI)、内皮细胞蛋白C受体(endothelial protein C receptor，EPCR)、蛋白Z和依赖蛋白Z的蛋白酶抑制剂、肝素和肝素辅因子Ⅱ、α_1-抗胰蛋白酶、α_2-巨球蛋白、C_1酯酶抑制物和蛋白酶连接素Ⅰ等。近年来，抗凝血系统在抗炎、抗凋亡、细胞保护和免疫调节等领域的研究逐步深入，对抗凝蛋白的认知已经从基础的病理生理机制逐渐拓展至新型药物的研发，因此预期未来相关的实验室检测将在多种慢性疾病的病情监测和疗效评估中产生积极意义[1]。

第一节　抗凝血酶检测

1905年，P. Morawitz最早提出"抗凝血酶"可能与血液凝固后凝血酶活性逐渐丧失有关。1916年，Gasser提出了接近现代理念的凝血酶生成曲线，并将凝血酶快速生成后缓慢的指数性衰减的原因归结为凝血酶-抗凝血酶复合物的形成。在同一时期，J. McLean在研究中意外地发现了天然肝脏组织提取物能显著延缓血液凝固过程，这种活性成分后来被称为肝素(heperin)。1938年，A. J. Quick的研究发现血液中的"进行性抗凝血酶"(progressive antithrombin)与凝血酶之间存在缓慢的相互作用，并认为肝素可加速这一作用。当时的一些研究者认为抗凝血酶属于肝素辅因子，而另一些研究者认为抗凝血酶和肝素辅因子是两种具有不同活性的蛋白质。1954年，W. Seegers在其研究分类中，将吸附着凝血酶的纤维蛋白归类为"抗凝血酶Ⅰ"，将肝素辅因子归类为"抗凝血酶Ⅱ"，将"进行性抗凝血酶"归类为"抗凝血酶Ⅲ"。几十年后，"进行性抗凝血酶"和"抗凝血酶Ⅲ"被最终命名为更简洁的"抗凝血酶(antithrombin，AT)"，成为被普遍接受的主流名称，同时也是这个分类体系中仅存的名称。1963年，A. Hensen和E. A. Loeliger建立了可用于临床标本检测的标准抗凝血酶分析方法。他们发现AT水平在肝硬化患者的标本中降低，而在急性静脉血栓栓塞症(venous thromboembolism，VTE)和心肌梗死的患者中呈正常水平，于是这些研究者们认为在血栓性疾病诊断中，检测AT没有临床意义。直至此时，AT缺陷的患者还没有被发现，AT的纯化还没有成功，人们对于AT仍然知之甚少。1965年，Olav Egeberg发现了一个有AT缺陷的家族，其中部分家族成员发生VTE，随后的大量研究最终证实了AT缺陷与血栓风险之间的密切关系。

AT是血浆中重要的生理性抗凝蛋白质，主要由肝脏合成，在血管内皮细胞、巨核细胞以及其他脏器(如心、脑、脾、肺、肾和肠)也可少量生成。AT不但是凝血酶的主要抑制物，还可以中和凝血途径中的其他丝氨酸蛋白酶，如凝血因子Ⅸa、Ⅹa、Ⅺa和Ⅻa等。AT的抗凝机制是其活性位点(精氨酸393-丝氨酸394)被丝氨酸蛋白酶裂解，使AT构象发生改变并与丝氨酸蛋白酶以共价结合形式形成不可逆的1∶1复合物。肝素可与AT

的赖氨酸残基结合，改变其蛋白质构象，使其更易与凝血因子结合。肝素-抗凝血酶复合物对 FⅦa 有缓慢的抑制作用，而对 FⅦa-Ca^{2+}-TF 复合物的抑制速度则显著加快。

一、检测指征

AT 检测主要用于获得性或遗传性缺陷的诊断、早期 DIC 的监测、静脉血栓高风险人群的筛查、抗凝血酶替代疗法的监测、肝素类药物和磺达肝癸钠等耐药原因的确认、感染性和过敏性炎症的病情监测。

二、试验原理与方法

AT 检测应采用 0.105mol/L 枸橼酸钠抗凝的血浆标本（1:9），血清标本在血凝块形成的过程中可使 AT 降低约 30%。

（一）抗凝血酶活性检测（AT:A，发色底物法）

1. 方法 1

在待检血浆中加入过量的凝血酶，凝血酶与血浆中的 AT 形成 1:1 的复合物，剩余的凝血酶（或 FⅩa）作用于发色底物显色肽 S2238，裂解出显色基团对硝基苯胺（paranitroaniline，pNA），显色程度与剩余凝血酶的量呈正相关，而与血浆 AT:A 呈负相关。

2. 方法 2

在有过量肝素的条件下，将 FⅩa 试剂与待测血浆混合孵育。剩余 FⅩa 作用于发色底物，裂解出显色基团 pNA，在 405nm 波长下检测，显色程度与血浆 AT:A 呈负相关。

（二）抗凝血酶抗原含量检测（AT:Ag，ELISA 法）

将抗 AT 抗体包被在固相板上，标本中的 AT 与固相的抗 AT 抗体特异性结合，再加入酶标记的抗 AT 抗体，形成抗体-抗原-酶标记抗体复合物，加入显色基质后，根据显色深浅判断标本中 AT 的含量，显色强度与标本中的 AT 含量呈正相关。

三、参考区间

健康人 AT:A 参考区间在不同检测系统间存在差异，多为 80%～128%[2,3]。新生儿和小于 1 岁的幼儿的 AT:A 低于成人，16 岁前可略高于成人。近年来国内的相关研究显示，AT:A 在女性人群随年龄增长而逐步增加，在 50 岁后男性人群明显下降[4]。目前临床上主要的检测系统均提供健康人群参考区间，但由于人体止凝血功能受到地域、人群、年龄和饮食结构等多方面因素的影响，因此建议每个实验室制定自己的健康人参考区间或对制造商提供的参考区间进行充分验证。

四、临床意义

（一）遗传性抗凝血酶缺乏症

Lane 等在 1997 年将遗传性抗凝血酶缺乏症分为两个类型，其中Ⅰ型特征为 AT 抗原含量（AT:Ag）和 AT 蛋白功能平行下降，Ⅱ型特征为 AT:Ag 正常，但 AT 蛋白功能异常。根据蛋白功能异常的不同特点，Ⅱ型缺乏症又进一步分为 RS、HBS 和 PE 等三个亚型（表 2-9-1）。

遗传性 AT 缺陷患者常在手术、创伤、感染、妊娠期或产褥期发生或反复发生静脉血栓。临床表现主要为静脉血栓形成，部位多在下肢深部静脉，其次为髂静脉、肠系膜静脉，其中约有半数患者发生肺栓塞，少数患者发生缺血性脑卒中，偶见其他类型动脉血栓（如腹主动脉血栓）。明确诊断需要进行实验室检测，一般在尚未进行抗凝、溶栓治疗或在抗凝治疗停止后半个月检查适宜。

（二）获得性抗凝血酶缺乏症

1. 合成减少

由于肝脏是合成 AT 的主要器官，因此肝硬化、重症肝炎、肝癌晚期、急性肝衰竭及营养不良时，抗凝血酶活性与含量均减低，其异常程度通常与疾病严重程度相关，可在伴有或不伴有其他风险因素的情况下诱发静、动脉血栓形成。

表 2-9-1　遗传性抗凝血酶缺乏症分型

类型	凝血酶灭活活性	肝素结合活性	AT 抗原含量	交叉免疫电泳
Ⅰ	↓	↓	↓	正常
Ⅱ-RS	↓	↓	正常	正常
Ⅱ-HBS	正常	↓	正常	异常
Ⅱ-PE	↓	↓	正常	异常

2. 消耗性减少

高凝状态和血栓性疾病时，凝血系统的过度活化可大量消耗血浆中的AT，常见于脓毒症、弥散性血管内凝血（disseminated intravascular coagulation，DIC）、急性静脉血栓形成、恶性肿瘤、普外科手术和骨科大手术后、重度子痫前期、产后和口服避孕药时。脓毒症合并DIC患者的血浆中AT：A持续处于低水平提示不良预后，AT：A越低，死亡率越高。采用抗凝血酶替代治疗，可缓解患者AT持续下降的状态，也能降低脓毒症和中毒性休克患者的死亡率，但同时出血风险会有不同程度的增加。

3. 丢失过多

肾病综合征时，由于AT的分子量较小（58kDa），易从尿液中随白蛋白流失，患者尿中白蛋白排出量越大，血浆中AT丢失越多，故可成为促进肾静脉和深静脉血栓形成的重要风险。渗出性胃肠疾病、高血压所致慢性肾功能不全、大面积烧伤和多发性创伤失血等原因也会造成血浆中AT经由不同途径的大量丢失，进而导致严重的高凝状态或血栓形成。

4. 生理性减低

在出生后的最初几天，AT：A会出现生理性下降，约为正常水平的30%。早产儿肝脏合成AT能力不足，降低更为显著。

5. 药物引发的减少

门冬酰胺酶、肝素类药物和磺达肝癸钠、口服避孕药和雌激素、部分抗肿瘤药物（如环磷酰胺、甲氨蝶呤、丝裂霉素、贝伐单抗、沙利度胺和来那度胺）等均可因不同机制降低血浆AT：A水平。

6. 肝素耐药

肝素是AT的辅因子，可提高AT灭活凝血酶速率1000~2000倍，当体内AT：A降低时，中等剂量肝素治疗的效果将受到明显影响，并且APTT的监测效果也会随之变差。因此在普通肝素抗凝治疗过程中出现疑似“肝素抵抗”现象时应进行AT：A的检测。当AT：A>80%，肝素可发挥正常的抗凝功能，APTT可实现有效监测；当血浆AT：A为50%~60%时，肝素抗凝效果减低，APTT与肝素用量之间的相关性显著降低；AT：A<30%时，肝素无法发挥抗凝效果，APTT与肝素用量之间几乎无相关性。此外，由于低分子肝素、磺达肝癸钠选择性结合于AT，增强AT对凝血因子Xa的灭活作用，因此其抗凝效果也会受到AT缺陷的影响。

（三）AT：A增高

在过敏性哮喘[5]、血友病A、血友病B、胆汁淤积和使用黄体酮类药物时，可见AT：A增高。

五、结果分析及影响因素

（一）AT缺陷与止凝血失衡

AT：A处于50%~70%的水平，就可以引起凝血-抗凝血平衡一定程度的失调，血栓形成风险增加。由于AT的消耗比生成更快，所以AT的消耗性减低或凝血酶-抗凝血酶复合物浓度的增高是凝血异常活化的标志。更重要的是，AT缺陷不仅导致血栓风险增加，还可对病程发展产生重要影响。

（二）AT与DIC

DIC多继发于脓毒症、创伤或产科合并症，常出现AT显著减低或快速进行性下降的现象，其机制包括抗凝血酶消耗过度、被弹性蛋白酶水解、合成减少、血管壁漏出和肾脏丢失等。在DIC时，AT：A持续处于低水平提示病情未得到有效控制。由于AT：A水平与脓毒症患者死亡率明显相关，因此被认为是预测脓毒症患者临床结局的独立评价指标。此外，大面积烧伤患者血浆AT：A显著减低是提示28天内死亡风险增加的重要指标。

（三）AT检测的影响因素

AT：A检测可受到获得性因素的影响，如某些生理性因素或急性炎症（感染性炎症或过敏性炎症）等，出现一过性减低或增高。因此不应仅凭一次检测结果作为AT缺陷的诊断依据。在静脉血栓事件的急性期，血浆AT：A可因消耗出现短暂降低，此时的检测结果不宜作为鉴别遗传性AT缺陷的依据。肝素类药物抗凝治疗可能会干扰AT：A的检测结果，建议停用肝素类药物至少24小时后进行检测。

第二节 蛋白C检测

Stenflo在1976年从牛血浆中分离出了一种维生素K依赖的蛋白质，由于属于离子交换层析中的第三洗脱峰，故称为蛋白C（protein C，PC）。PC是一种由肝脏合成的血浆糖蛋白，以双链无活性的酶原形式存在于血浆中。在Ca^{2+}存在的情况下，凝血酶-凝血酶调节蛋白复合物在微血管和小血管的内皮细胞表面，将重链氨基末端裂解一段小肽,使 PC 快速激活。在大血管的内皮细胞表面,内皮细胞蛋白 C 受体(endothelial protein C receptor,EPCR)在 Ca^{2+} 和 G1a 区的参与下,使 PC 的活化得到加强。由于 EPCR 主要在大血管表面高水平表达,而在毛细血管上低表达甚至缺如,因此大血管中 PC 的活化更大程度上与 EPCR 有关。活化蛋白 C(activated protein C,APC)具有 3 种主要抗血栓功能,包括对 FⅤa 和 FⅧa 产生水解作用,通过灭活血小板表面 FⅤa 进而抑制 FⅩa 的凝血酶原活化作用,刺激组织型纤溶酶原激活物(tissue plasminogen activator,t-PA)的释放以及中和纤溶酶原活化抑制物(plasminogen activator inhibitor,PAI)。PC 缺陷合并其他血栓风险因素时,可使静脉血栓栓塞风险明显增加。此外,APC 还被认为具有独立于抗凝血机制的细胞保护和抗炎功能[6]。临床上,血浆 PC 活性降低可见于多种慢性疾病中(如 2 型糖尿病、动脉粥样硬化、心肌梗死、慢性肠道炎性疾病、慢性肾病和尿毒症等),目前许多研究正在探索基因重组 APC 对慢性疾病进行治疗,由于前期研究中 APC 引发的出血风险较高,因此如何将 APC 的抗凝特性与细胞保护功能进行剥离已经成为亟待解决的问题[1]。

一、检测指征

PC 检测主要用于获得性或遗传性缺陷的诊断、静脉血栓高风险人群的筛查、口服香豆素类抗凝剂引起的皮肤坏死原因确认、雌激素替代治疗和口服避孕药时血栓风险的监测、PC 替代治疗的监测、感染性和过敏性炎症的监测。

二、试验原理与方法

(一)蛋白 C 活性检测(PC:A)

1. 发色底物法

从蝮蛇毒液中提取的 Protac 为 PC 特异性的激活剂。将血浆与激活剂进行混合孵育,激活后的 PC(APC)作用于特异性发色底物 Chromozym-PCA,释放出对硝基苯胺(pNA)而显色,405nm 波长下进行动态检测,颜色深浅与 PC:A 呈线性正相关。

2. 凝固法

为基于 APTT 的试验方法,主要是测定 PC 对 FⅤa 和 FⅧa 的灭活能力。由于 FⅤ和 FⅧ的激活可被 APC 抑制,因此 PC 的抗凝活性能使 APTT 延长。为避免干扰,标本需要稀释并与缺乏 PC 的血浆混合,加入 APTT 试剂后,再加入一种来源自铜头蝮蛇毒素的提取酶进行孵育以激活 PC,测定凝固时间,从抗凝时间标准曲线上读取结果。

(二)蛋白 C 抗原含量检测(PC:Ag)

1. ELISA 法

将抗 PC 抗体包被在固相板上,标本中的 PC 与固相的抗 PC 抗体特异性结合,再加入酶标记的抗 PC 抗体,形成抗体-抗原-酶标记抗体复合物,加入显色基质后,显色强度与标本中的 PC:Ag 呈正相关。

2. 免疫火箭电泳法

将待检血浆在含有抗人 PC 抗体的琼脂糖凝胶中电泳,血浆中的 PC 抗原与相应的抗体形成特异性的火箭电泳样免疫沉淀峰,该峰与血浆中 PC:Ag 浓度成正比。

三、参考区间

健康人 PC:A 参考区间在不同检测系统间存在差异,多为 70%~140%[2,3]。新生儿和小于 1 岁幼儿的 PC:A 低于成人,青少年阶段达到成人水平。近年来国内的相关研究显示,女性血浆 PC:A 低于男性,在不同性别人群均随年龄增长而增加,在 50 岁后男性人群呈下降趋势[4]。目前临床上主要的检测系统均提供健康人群参考区间,但由于人体止凝血功能受到地域、人群、年龄和饮食结构等多方面因素的影响,因此建议每个实验室制定自己的健康人参考区间或对制造商提供的参考区间进行充分验证。

四、临床意义

(一)遗传性蛋白 C 缺乏症

根据 PC 的功能和水平的异常特征,遗传性蛋白 C 缺乏症可分为两个类型,其中Ⅰ型的特征为血浆 PC 活性与含量平行下降;Ⅱ型特征为 PC:Ag 正常,但 PC:A 异常。根据不同活性检测方法,Ⅱ型缺乏症又进一步分为Ⅱa 和Ⅱb 两个亚型(表 2-9-2)。

表 2-9-2 遗传性蛋白 C 缺乏症分型

类型	PC 抗原含量	PC 活性	
		凝固法	发色底物法
Ⅰ	↓	↓	↓
Ⅱa	正常	↓	正常
Ⅱb	正常	↓	↓

遗传性蛋白C缺乏症与静脉血栓发生和再发生密切相关。遗传性蛋白C缺陷合并其他血栓风险诱因(如恶性肿瘤、大手术、妊娠晚期、口服避孕药、肝病、炎性肠病或甲状腺功能亢进等)或年龄增加时,患者血栓形成风险显著增加。

(二) 获得性蛋白C缺乏症

各类型肝脏疾病时,PC合成减少。DIC时由于微循环中凝血活性增强以及血管内皮损伤,PC:A显著降低。由脓毒症或肿瘤引起的急性呼吸窘迫综合征时,PC活性和浓度降低。口服华法林可引起不同程度的PC缺陷,导致患者发生皮肤坏死。

(三) PC:A增高

可见于过敏性哮喘以及慢性疾病时的代偿性增加[1,5]。

五、结果分析及影响因素

(一) PC的其他生物功能

除抗凝机制外,APC还具有抗炎、抗凋亡和稳定内皮屏障的作用[7,8]。近年来的研究显示,PC系统的功能状态与过敏性哮喘病生理发展过程相关。轻度过敏性哮喘患者支气管肺泡表面的APC水平在支气管过敏发作4小时后显著低于健康对照组[9]。在气道表面APC减低的同时,哮喘患者血浆中PC的活性反而显著增高,该现象被推测可能是机体的代偿反应,有助于减轻患者气道的过敏性炎症[10]。国内近期的研究发现,不同病情阶段哮喘患者血浆中的PC活性普遍增高,其变化趋势与疾病控制水平相关[11]。

(二) PC检测的影响因素

PC:A检测可受到获得性因素的影响,如某些生理性因素或急性炎症(感染性炎症或过敏性炎症)等,出现一过性减低或增高。因此不应仅凭一次检测结果作为PC缺陷的诊断依据。在静脉血栓事件的急性期,血浆PC:A可因消耗出现短暂降低,此时的检测结果不宜作为鉴别遗传性PC缺陷的依据。口服华法林抗凝治疗可导致血浆PC活性水平降低,如需要了解患者PC:A的真实水平,应在停药至少2周后进行检测。

第三节 蛋白S检测

蛋白S(protein S,PS)是1977年在美国西雅图(Seattle)被研究人员发现并成功分离的,故以该城市名称的第一个字母“S”命名。PS是由肝细胞和血管内皮细胞合成的依赖维生素K的蛋白质,是PC的辅因子。男性血浆含量高于女性10%~15%。PS是经过一系列转译修饰后的复杂蛋白质分子,抗凝血功能是其生物学作用的核心。PS本身不能灭活FⅤa和FⅧa,但可加速APC对FⅤa和FⅧa的灭活作用。PS也可以与FⅤa和FⅩa可逆性结合,从而直接抑制凝血酶原激活物的活性。在凝血因子Ⅴa的三个剪切位点(Arg306、Arg506和Arg679)中,APC对Arg306的作用更依赖于蛋白S的存在。在血浆中,60%的PS与C_4结合蛋白(C_4bp)结合并失去了APC辅因子活性,其余40%为游离型蛋白S(free protein S,FPS),具备APC辅因子功能。蛋白S缺陷与静脉血栓栓塞密切相关,在亚洲人群中,遗传性PS缺陷是发病率较高的易栓症类型[12]。除抗凝血功能外,PS还参与损伤应答过程的调节,包括凋亡细胞吞噬的调节、细胞保护和激活先天免疫[13]。由于PS兼具抗凝和抗炎两种功能,目前正被作为独立于APC抗凝机制的新型药物进行深入研发,且颇具临床应用前景[14]。

一、检测指征

PS检测主要用于获得性或遗传性缺陷的检测、口服香豆素类抗凝剂引起的皮肤坏死原因的确认、雌激素替代治疗和口服避孕药时血栓风险的监测。

二、试验原理与方法

(一) 蛋白S活性检测(PS:A,凝固法)

采用血浆中FPS增强外源性APC抗凝作用的原理,通过延长APTT、PT或Russell蝰蛇毒时间反映FPS的功能活性。标本需稀释并与缺乏PS的血浆混合。测定加入凝血激活物和APC后的血浆凝固时间。

(二) 蛋白S抗原含量检测(PS:Ag,免疫火箭电泳法)

血浆中总PS包括FPS和与C_4bp结合的PS(C_4bp-PS)。在待检血浆中加入一定量的聚乙二醇6000,将C_4bp-PS沉淀下来,上清液中含FPS。免疫火箭电泳法在琼脂糖凝胶板上可同时检测总PS和FPS。

(三) 游离型蛋白S抗原含量检测(FPS:Ag,乳胶免疫分析)

FPS:Ag的测定基于对两种乳胶试剂聚集所

产生的混浊度进行分析。其中一种是 C_4bp 包被的乳胶试剂，在 Ca^{2+} 存在的条件下，与待检血浆中的 FPS 有高度的亲和反应；与 C_4bp 包被乳胶试剂结合的 FPS 再次与包被了直接抗人 FPS 单克隆抗体的乳胶试剂发生聚集，聚集程度与样本中的 FPS:Ag 直接相关。

三、参考区间

健康人参考区间在不同检测系统间存在差异，性别和年龄对 PS 有显著影响。女性的总 PS 和 FPS 水平低于男性，女性 PS:A 多为 60%～140%，男性多为 75%～150%；女性 FPS:Ag 多为 95.0%±15.4%，男性多为 111.0%±19.4%[15]。近年来国内的相关研究显示，血浆 PS:A 在 50 岁前的人群中随年龄变化不明显；50 岁后男性呈下降趋势，女性呈上升趋势，男女性之间 PS:A 水平逐步接近[4]。因此在制定参考区间时应注意年龄和性别差异。建议每个实验室制定自己的健康人参考区间或对制造商提供的参考区间进行充分验证。

四、临床意义

（一）遗传性蛋白 S 缺乏症

遗传性蛋白 S 缺乏症的病因是由 FPS 含量和活性降低所致。根据血浆中总 PS 含量、FPS 含量和活性的不同异常特征，本症可分为三个类型（表 2-9-3）。

表 2-9-3 遗传性蛋白 S 缺乏症分型（Bertina 分型）

类型	PS 抗原含量		FPS 活性
	总 PS	FPS	
Ⅰ	↓	↓	↓
Ⅱ	正常	正常	↓
Ⅲ	正常	↓	↓

遗传性蛋白 S 缺乏症可导致静脉血栓发生，在<40 岁的年轻患者群中，也常见动脉血栓形成，如心肌梗死、脑梗死和肠系膜动脉血栓等，严重缺陷患者可同时并发多部位动、静脉血栓。

（二）获得性蛋白 S 缺乏症

1. 合成减少

肝脏疾病、肠梗阻可引起 PS 降低。

2. 消耗性减少

DIC 时 PS 可降低或正常。急性呼吸窘迫综合征时 FPS 降低。消耗性 PS 缺陷亦可见于自身免疫性疾病或 HIV 感染。

3. 丢失过多

PS 缺陷还被发现与肾病综合征相关，与 C_4bp 结合的 PS 不能从肾小球滤过，而 FPS 可从尿中大量丢失，导致血浆中具有活化功能的 PS 水平显著降低，使肾病综合征患者血栓风险显著增加。

4. 生理性减低

新生儿的 PS 处于低水平。在妊娠期，血浆 PS:A 和 FPS:Ag 降低，妊娠晚期时甚至接近遗传性 PS 缺陷患者的水平[16]。

5. 药物引发的减少

由于 PS 也是维生素 K 依赖性蛋白质，所以口服双香豆素类抗凝药物时，可见 PS 不同程度的降低。应用雌激素可使 PS 释放减少；口服避孕药可引起 PS 活性显著降低；绝经前妇女有生理性降低。

五、结果分析及影响因素

（一）PS 与 C_4bp

PS 与 C_4bp 相互间作用具有非常高的亲和力，FPS 相当于 PS 超过 $C_4bp\beta+$的剩余摩尔浓度，PS 与 C_4bp 结合后将丧失作为 APC 辅因子的活性，因此建议对特定患者 PS 的分析，应同时进行 FPS:Ag 的检测。

（二）PS 与哮喘

病情未控制的过敏性哮喘患者的 PS:A 增高，其病理机制与患者气道的过敏性炎症相关，与血浆抗凝血功能无关[5]。

（三）PS 检测的影响因素

PS:A 和 FPS:Ag 测定可受到获得性因素的影响，如某些生理性因素或急性炎症（感染性炎症或过敏性炎症）等，出现一过性减低或增高。因此不应仅凭一次检测结果作为 PS 缺陷的诊断依据。在静脉血栓事件的急性期，血浆 PS:A 和 FPS:Ag 可因消耗出现短暂降低，此时的检测结果不宜作为鉴别遗传性 PS 缺陷的依据。口服华法林抗凝治疗可导致血浆 PS:A 水平降低，如需要检测患者 PS:A，应在停药至少 2 周后进行。血小板可引起 PS:A 假性降低，因此检测时应采用乏血小板血浆。此外，体内雌激素水平可对 PS:A 产生影响。

第四节 组织因子途径抑制物检测

组织因子途径抑制物(tissue factor pathway inhibitor,TFPI)是体内控制凝血启动阶段的一种天然抗凝蛋白质,它对组织因子途径(即外源性凝血途径)具有特异性抑制作用,由于血浆中大部分TFPI存在于脂蛋白组份中,故早期曾称为外源途径抑制物(extrinsic pathway inhibitor,EPI)或脂蛋白相关的凝血抑制物(lipoprotein associated coagulation inhibitor,LACI)。TFPI主要由血管内皮细胞合成,平滑肌细胞和巨核细胞亦可少量合成。大多数的TFPI(50%~80%)结合在内皮细胞表面,在肝素化后释放入血循环中。TFPI在血浆中有两种形式,其中80%为脂蛋白结合TFPI,20%为游离TFPI,只有游离TFPI与抗凝活性相关。TFPI也被发现存在于血小板(占总TFPI的5%~10%),在血小板活化过程中释放。成熟的TFPI有氨基末端酸性区域、3个Kunitz结构域以及一个羧基末端碱性区域。TFPI通过截短形式的Kunitz1和3结构域与FⅩa、FⅦa和TF在Ca^{2+}的参与下形成四联复合物以抑制外源性凝血途径的活性[17]。尽管FⅩa不是必须的,但如无FⅩa的参与,TFPI对FⅦa-TF的抑制则需要更大的浓度。此外TFPI可直接抑制FⅩa,对凝血酶原酶复合物中的FⅩa作用更强。

一、检测指征

TFPI检测主要用于大手术或创伤后的血栓风险评估、妊娠晚期血栓风险评估、先兆子痫病情监测[16]、脓毒症合并DIC风险监测和预后评估。

二、试验原理与方法

(一) TFPI活性检测(发色底物法)

血浆标本与定量TF-FⅦa和FⅩa进行孵育,剩余TF-FⅦa-FⅩa作用于高特异性的发色底物,裂解出发色基团对硝基苯胺(pNA),在405nm波长下进行吸光度测定,并与TFPI活性标准曲线比较。

(二) 总TFPI抗原检测(ELISA)

将抗人TFPI单克隆抗体作为捕获抗体包被于微孔内壁,将血浆标本和过氧化物酶标记的抗总TFPI单克隆抗体加入包被的微孔中。被测血浆中总TFPI在被包被于微孔的单克隆抗体捕获的同时,也与标记过氧化物酶的单克隆抗体结合,在一步反应中形成夹心复合物。过氧化物酶与底物邻苯二胺结合,在规定时间内显示过氧化尿素的存在。用强酸终止反应,产生的颜色强度与血浆标本中总TFPI浓度呈正相关。

(三) 游离TFPI抗原检测(ELISA)

将抗人TFPI单克隆抗体作为捕获抗体包被于微孔内壁,将血浆标本和过氧化物酶标记的抗游离TFPI单克隆抗体加入包被的微孔中。被测血浆中游离TFPI在被包被微孔的单克隆抗体捕获的同时,也与标记过氧化物酶的单克隆抗体结合,在一步反应中形成夹心复合物。过氧化物酶与底物邻苯二胺结合,在规定时间内显示过氧化尿素的存在。用强酸终止反应,产生的颜色强度与血浆标本中游离TFPI浓度呈正相关。

(四) TFPI截短形式抗原检测

将稀释的血浆标本加入包被有捕获抗体(抗Kunitz 1结构域单克隆抗体)的微孔中进行孵育,加入抗Kunitz 1或3结构域多克隆抗体,与各种形式的TFPI进行反应。以辣根过氧化物酶标记抗体催化底物四甲基联苯胺反应,溶液最初呈蓝色,加入0.5mol/L硫酸增加灵敏度,反应液最终呈黄色。在450nm波长下进行吸光度测定,根据全长形式TFPI标准曲线求得标本中TFPI浓度。

三、参考区间

男性血浆TFPI水平高于女性,游离TFPI的差异更为显著。在正常血浆中,截短形式TFPI约为总TFPI的40%。女性总TFPI为(76.0±25.0)ng/ml,男性为(86.0±31.6)ng/ml,平均为(81.2±30.4)ng/ml。女性游离TFPI为(8.0±3.8)ng/ml;男性为(11.4±4.2)ng/ml;平均为(10.0±4.8)ng/ml。年龄增加对血浆TFPI含量有影响(水平增高),因此老年人群需制定相应的参考区间和医学决定水平。由于TFPI水平受到地域、人群、年龄、代谢和饮食结构等多方面因素的影响,因此建议每个实验室制定自己的健康人参考区间或对制造商提供的参考区间进行充分验证。

四、临床意义

遗传性的TFPI缺陷可导致血栓风险增加。创伤、手术或脓毒症合并DIC时,血浆TFPI含量减低,但其水平的突发性上升与死亡率增加相关。慢性肾衰竭时,血浆TFPI水平增高。恶性实体肿瘤患者应用普通肝素或低分子肝素后，血浆 TPFI 含量与活性增高[18]。

五、结果分析及影响因素

TFPI 是血液凝固初始阶段重要的天然抗凝蛋白，而 PS 可作为 TFPI 的辅酶，使 TFPI 介导的 FXa 抑制率提高 10 倍；此外由于 PS 与带负电荷的磷脂有高亲和力，可增加 TFPI 与活化血小板表面的亲和力，提高 TFPI 的局部浓度，因此有助于将形成的血栓凝块局限于血管损伤部位[19]。TFPI 水平与总胆固醇和 LDL 胆固醇水平密切相关，近 80%的 TFPI 与 LDL 呈结合状态。他汀类药物已被发现可以降低高脂血症和冠状动脉疾病患者总 TFPI 水平（并不降低游离 TFPI），但总体数据显示，这种影响是相对轻微的[20]。

（门剑龙）

参考文献

1. Bock F, Shahzad K, Vergnolle N, et al. Activated protein C based therapeutic strategies in chronic diseases[J]. Thromb Haemost, 2014, 111(4):610-617.
2. Kottke-Marchant K, Duncan A. Antithrombin deficiency: issues in laboratory diagnosis[J]. Arch Pathol Lab Med, 2002, 126(11):1326-1336.
3. Conard J, Horellou MH, Samama MM. Screening for inherited thrombotic disorders[J]. Ric Clin Lab, 1989, 19(4): 391-402.
4. 朱铁楠，赵永强，丁秋兰，等. 汉族人群蛋白 C、蛋白 S 和抗凝血酶活性水平及活性缺乏发生率的研究[J]. 中华血液学杂志，2012，33(2):127-130.
5. de Boer JD, Majoor CJ, van't Veer C, et al. Asthma and coagulation[J]. Blood, 2012, 119(14):3236-3244.
6. Wildhagen KC, Lutgens E, Loubele ST, et al. The structure-function relationship of activated protein C. Lessons from natural and engineered mutations[J]. Thromb Haemost, 2011, 106(6):1034-1045.
7. Danese S, Vetrano S, Zhang L, et al. The protein C pathway in tissue inflammation and injury: pathogenic role and therapeutic implications[J]. Blood, 2010, 115(6):1121-1130.
8. Martí-Carvajal AJ, Solà I, Gluud C, et al. Human recombinant protein C for severe sepsis and septic shock in adult and paediatric patients[J]. Cochrane Database Syst Rev, 2012, 12:CD004388.
9. Schouten M, Van de Pol MA, Levi M, et al. Earlyactivation of coagulation after allergen challenge in patients with allergic asthma[J]. J ThrombHaemost, 2009, 7(9):1592-1594.
10. Undas A, Potaczek DP, Nishiyama C, et al. Non-severe allergic asthma is associated with elevated plasma protein C and protein S[J]. Thromb Haemost, 2012, 107(5): 1000-1002.
11. 门剑龙，陈宏，刘瑞玲，等. 血浆蛋白 C 活性测定对支气管哮喘患者病情和预后的评估[J]. 中华检验医学杂志，2014，37(5):352-356.
12. Angchaisuksiri P. Venous thromboembolism in Asia--an unrecognised and under-treated problem[J]. Thromb Haemost, 2011, 106(4):585-590.
13. García de Frutos P. Protein S: an anticoagulant in its own right[J]. Thromb Haemost, 2012, 107(4):601.
14. Heeb MJ, Marzec U, Gruber A, et al. Antithrombotic activity of protein S infused without activated protein C in a baboon thrombosis model[J]. Thromb Haemost, 2012, 107(4):690-698.
15. Liberti G, Bertina RM, Rosendaal FR. Hormonal State rather than Age Influences Cut-off Values of Protein S: Revaluation of the Thrombotic Risk Associated with Protein S Deficiency[J]. Thromb Haemost, 1999, 82(3): 1093-1096.
16. Tchaikovski SN, Thomassen MC, Costa SD, et al. Role of protein S and tissue factor pathway inhibitor in the development of activated protein C resistance early in pregnancy in women with a history of preeclampsia[J]. Thromb Haemost, 2011, 106(5):914-921.
17. Morrissey JH. The many domains of TFPI[J]. Thromb Haemost, 2012, 108(2):206.
18. Mousa SA, Petersen LJ. Anti-cancer properties of low-molecular-weight heparin: preclinical evidence[J]. Thromb Haemost, 2009, 102(2):258-267.
19. Esmon CT. Targeting factor Xa and thrombin: impact on coagulation and beyond[J]. Thromb Haemost, 2014, 111(4):625-633.
20. Undas A, Brummel-Ziedins KE, Mann KG. Anticoagulant effects of statins and their clinical implications[J]. Thromb Haemost, 2014, 111(3):392-400.

第十章

纤维蛋白溶解功能检测

纤维蛋白溶解系统(fibrinolytic system)简称纤溶系统,是指纤溶酶原(plasminogen,PLG)在纤溶酶原激活物(plasminogen activator,PA)作用下转变为纤溶酶(plasmin,PL),进而降解纤维蛋白(原)及其他蛋白的系统[1],也是维持人体正常生理功能的保护性系统。纤溶活性亢进易发生出血,减低则可导致血栓形成。因此,了解纤溶系统的调节机制对相关疾病诊疗与研究具有重要的临床意义和科研价值[2,3]。

第一节 纤溶系统的组成和特性

纤溶系统成分由纤溶蛋白和纤溶抑制蛋白构成,在特定情况下,纤溶酶原激活形成纤溶酶并发挥纤维蛋白溶解活性。纤溶系统的功能可受到各种病生理因素的影响,有多种激活和抑制因子参与对纤溶系统的状态的调节。

一、纤溶系统的组成

纤溶酶原是构成纤溶系统的核心成分,可在内、外源激活物的作用下转变为纤溶酶,对机体病理生理过程产生影响。此外,纤溶系统激活物的抑制物以及灭活纤溶酶的成分也是维持纤溶系统正常功能的重要成分[4]。纤溶系统中促纤溶的成分包括纤溶酶、组织型纤溶酶原激活物(tissue plasminogen activator,t-PA)、尿激酶型纤溶酶原激活物(urokinase-type plasminogen activator,u-PA)、链激酶(streptokinase,SK)、尿激酶(urokinase,UK)、高分子量激肽原(high molecular weight kininogen,HMWK)、玻璃连接蛋白(vitronectin,VN);抗纤溶成分有α_2-抗纤溶酶(α_2-antiplasmin,α_2-AP)、α_2-巨球蛋白(α_2-macroglobulin,α_2-MG)、纤溶酶原激活物抑制物(plasminogen activator inhibitor,PAI)、补体C1抑制物(C1 inhibitor,C1-INH)、富含组氨酸糖蛋白(histidine rich glycoprotein,HRG)、蛋白酶连接素(protease nexin,PN)等[5]。

二、纤维蛋白溶解机制

与凝血系统相似,纤溶系统也包括从酶原到酶的激活、酶活性的反馈性加强和抑制,以及通过抑制物维持平衡状态等功能调节过程。

(一)纤溶系统的激活

在纤溶过程中,纤溶酶原及其活化型(纤溶酶)起关键作用。整个纤溶过程也是一系列酶促连锁反应过程,一般分为两个阶段,纤溶酶原在激活物作用下转变为纤溶酶,纤溶酶水解纤维蛋白(原)及其他蛋白质如因子Ⅴ和Ⅷ等。

纤溶系统的激活主要包括三条途径[6],即内激活途径(intrinsic activation pathway)、外激活途径(extrinsic activation pathway)和外源激活途径(exogenous activation pathway)[7]。此外,现有研究还发现了由弹性蛋白酶介导的纤维蛋白降解(elastase mediated fibrin degradation)机制。在这一机制中,涉及到中性粒细胞释放的弹性蛋白酶(elastase)和组织蛋白酶G(cathepsin G),这些酶可参与血管外纤维蛋白降解(extravascular fibrin degradation),而且弹性蛋白酶还可降解纤维蛋白原并释放特异性纤维蛋白肽(fibrinopeptide)$A_{\alpha 1\text{-}21}$。

1. 内激活途径

主要由内源凝血系统的有关因子启动。因子Ⅻa、Ⅺa、HMWK、激肽释放酶(kallikrein)参与了这一激活过程,该途径构成了继发性纤溶的理论基础。

2. 外激活途径

主要是t-PA和u-PA使纤溶酶原变为纤溶酶的过程,二者又受PAI的三个亚型(PAI-1、PAI-2

和 PAI-3）的抑制，其间的相互作用过程是调节纤溶活性的主要机制，具有重要的病理生理意义，并构成了原发性纤溶的理论基础。

3. 外源激活途径

是指向体内注入纤溶激活物如 SK、UK、重组 t-PA（recombinant tissue type plasminogen activator，rt-PA），激活纤溶系统以实现溶栓的目的。该途径构成了溶栓治疗的理论基础。

（二）纤维蛋白的降解

纤溶酶原通过上述途径被激活形成纤溶酶后，不仅能降解纤维蛋白凝块，而且也可降解天然的纤维蛋白原[8]。

纤溶酶作用于纤维蛋白原后的早期分解产物为 X 碎片（X fragment），随后 X 碎片被纤溶酶继续作用，降解为 Y 碎片和 D 碎片，由于 Y 碎片又含有一个 D 碎片和一个 E 碎片，最终被纤溶酶进一步降解为 D 碎片和 E 碎片。纤溶酶作用于交联的纤维蛋白（cross-linked fibrin）凝块时，最终降解产物则是包含着 D、E、X 和（或）Y 碎片的一系列复合物，其中包括最具有标志性的纤维蛋白降解产物 D-二聚体。D-二聚体由两个 D 碎片和一个 E 碎片结合而成，其他纤维蛋白降解最终产物还包括 YD/DY、YY/DXD 碎片[8]。

（三）纤溶系统的抑制

在正常人体内，除 PAI-1、PAI-2 和 PAI-3 外，还有 PN 等拮抗纤溶酶原激活物的物质。此外，HRG 可竞争性抑制纤溶酶原，而已形成的纤溶酶又可被 α_2-AP、α_2-MG、C1 抑制物所抑制。这些纤溶抑制途径是调节纤溶系统的活性、保持纤溶平衡的重要机制[9]。就像凝血酶能很快被抗凝血酶中和一样，游离于循环血液中的纤溶酶很容易被 α_2-AP 所中和，从而使纤溶过程仅局限于血凝块区域。活化的纤溶酶在血浆中半衰期非常短，被 α_2-抗纤溶酶结合，形成纤溶酶-抗纤溶酶复合物（plasmin-antiplasmin，PAP）。同样，活化的 t-PA 可以被纤溶酶原激活物抑制物 1（plasminogen activator inhibitor 1，PAI-1）1∶1 抑制，形成组织型纤溶酶原激活物-纤溶酶原激活物抑制物 1 复合物（tissue type plasminogen activator-plasminogen activatorinhibitor-1 complex，t-PAI·C），其抑制机制见图 2-10-1。

当因子ⅩⅢ缺乏时，纤维蛋白交联减少，对纤溶酶敏感性增高，并使抗纤溶酶不能与纤维蛋白凝块交联，从而纤溶过度和出血。在血友病或 α_2-AP 缺乏等凝血障碍发生时，机体本身的生理性纤溶过程也会加重出血。在这些情况下，使用纤维蛋白溶解抑制剂可有助于止血。

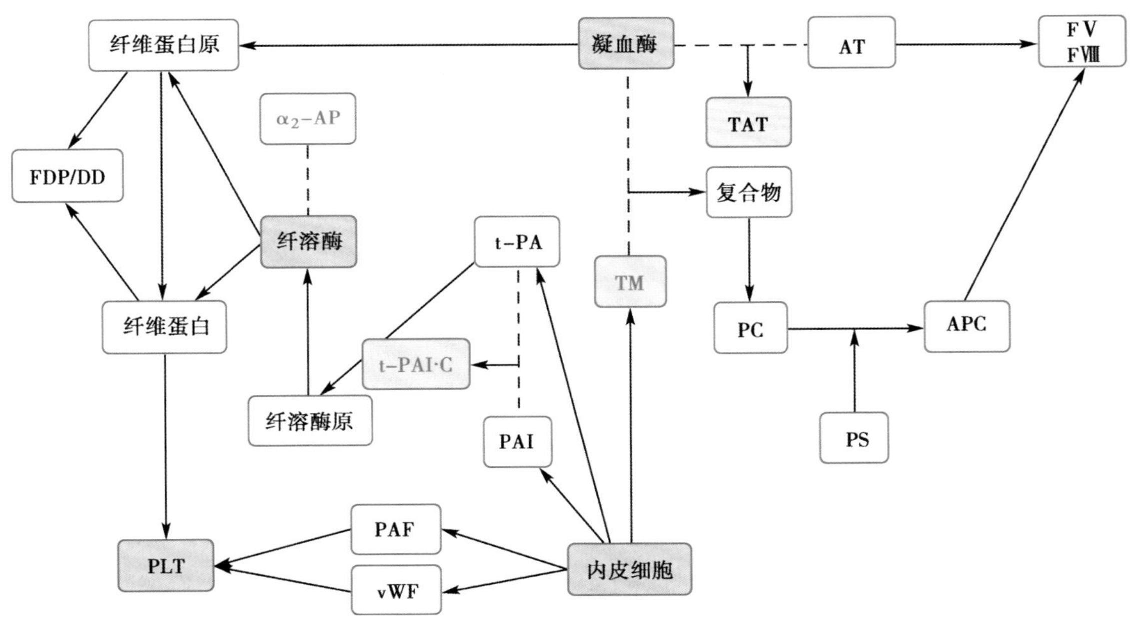

图 2-10-1　凝血和纤溶系统活化与抑制机制示意图

注：α_2-AP：α_2-抗纤溶酶；APC：活化的蛋白 C；AT：抗凝血酶；DD：D-二聚体；FDP：纤维蛋白（原）降解产物；FⅤ：凝血因子Ⅴ；FⅧ：凝血因子Ⅷ；PLT：血小板；t-PA：组织型纤溶酶原激活物；PAF：血小板活化因子；PAI：纤溶酶原激活物抑制物；PAP：纤溶酶-抗纤溶酶复合物；TAT：凝血酶-抗凝血酶复合物；TM：凝血酶调节蛋白；t-PAI·C：组织型纤溶酶原激活物-纤溶酶原激活物抑制物 1 复合物；PC：蛋白 C；PS：蛋白 S；vWF：血管性血友病因子

有研究发现了一种对纤溶有调节作用的内源性纤溶抑制物，称为凝血酶激活的纤溶抑制物(thrombin activatable fibrinolysis inhibitor，TAFI)，也称为羧基肽酶B前体(procarboxy peptidase B)。TAFI由肝脏合成，以纤溶酶原结合酶原(plasminogen bound zymogen)的形式存在于血浆中。TAFI可被凝血酶激活，激活后所生成的活性产物的分子量分别为14kDa、25kDa和35kDa。凝血酶调节蛋白(thrombomodulin，TM)可使激活加速。TAFI通过从纤溶酶原的蛋白表面去掉赖氨酸残基，以减少纤溶酶原结合到纤维蛋白上的量，从而抑制纤溶酶原的激活[10]。

第二节 纤溶酶原检测

纤溶酶原是一种存在于血浆中的单链糖蛋白，在肝脏合成。PLG的主要功能是在各种纤溶酶原激活剂的激活下，在精氨酸、缬氨酸处裂解形成具有活性的纤溶酶，纤溶酶的底物是纤维蛋白原及纤维蛋白。降解后形成纤维蛋白(原)降解产物(fibrinogen/fibrin degragation products，FDP)，FDP中具有交联的D碎片二聚体的部分称为D-二聚体。

纤溶酶的主要功能包括：降解纤维蛋白和纤维蛋白原、水解多种凝血因子(Ⅱ、Ⅴ、Ⅶ、Ⅷ、Ⅹ和Ⅺ)以及水解补体等。

一、检测指征

主要用于疑似原发纤溶或继发纤溶亢进(如：有出血表现和(或)FDP、D-二聚体、Fbg减低)的鉴别和诊断。

二、试验原理与方法

(一)纤溶酶原活性检测(PLG:A，发色底物法)

纤溶酶原在过量的链激酶作用下转变为纤溶酶，纤溶酶作用于发色底物S2251的酰胺键，使发色底物释放出对硝基苯胺(paranitroaniline，pNA)而显色，在405nm波长处有吸收峰，显色深浅与PLG:A呈正相关，以百分比(%)报告活性。

(二)纤溶酶原抗原检测(PLG:Ag，ELISA法)

根据双抗体夹心原理，将纯化的PLG单克隆抗体包被在固相载体上，然后加含有抗原的标本。标本中的PLG抗原与固相载体上的抗体形成复合物。此复合物与辣根过氧化物酶标记的PLG单克隆抗体发生反应，形成双抗体夹心免疫复合物，其中辣根过氧化物酶可使邻苯二胺底物液呈棕色反应，在492nm波长处测得吸光度值，其颜色深浅与标本中的PLG含量呈正比关系，以mg/L报告抗原含量。

三、参考区间

不同检测系统参考区间有差异，纤溶酶原活性的参考区间通常为75%~140%(发色底物法)，纤溶酶原抗原含量的参考区间通常为180~250mg/L(ELISA)[1]。各实验室引用参考区间时应进行验证，必要时建立本实验室的参考区间。

四、临床意义

1. 纤溶酶原抗原或活性降低

可见于纤溶酶原过度消耗或缺乏，包括：

(1)原发性纤溶疾病：如先天性纤溶酶原缺乏症；

(2)继发性纤溶疾病：如DIC、前置胎盘、胎盘早剥、羊水栓塞、恶性肿瘤、白血病、肝硬化、重症肝炎、门静脉高压和肝叶切除手术等。

2. 纤溶酶原升高

见于纤溶激活能力不足，如血栓前状态和血栓性疾病。

五、结果分析及影响因素

抗原检测方法是利用PLG抗血清进行检测，可能包括了不具有纤溶活性的富组氨酸糖蛋白结合位，因此与功能活性检测结果比较可能会高估纤溶酶原水平。当两者出现差异时，可进一步借助交叉免疫电泳进行纤溶酶原变异分析。

第三节 组织型纤溶酶原激活物检测

组织型纤溶酶原激活物是一种糖蛋白，属于丝氨酸蛋白酶类，是人体纤溶系统的生理性激动剂，在纤溶和凝血的平衡调节中发挥关键性作用。近年来，随着血栓性疾病发病率的上升，基因重组的rt-PA作为一种新型的血栓溶解药物在溶栓治疗中的价值日益凸显，临床需求量也逐年增加。目前关于溶栓药物的各项研究正成为热点，其中又以对t-PA及其突变体、嵌合体的研究最多[11]。

一、检测指征

主要用于鉴别可能存在的纤溶活性异常（增强或减低）和检测溶栓治疗效果。

二、试验原理与方法

（一）t-PA 活性检测（t-PA:A，发色底物法）

1. 方法1

血浆优球蛋白部分含有 t-PA 和全部凝血因子（但不含 PAI）。加入过量的纤溶酶原与纤维蛋白的共价物，样品中 t-PA 易吸附于纤维蛋白，并将纤溶酶原转化为纤溶酶，后者使发色底物显色，血浆 t-PA 与显色深浅成正相关。以 U/ml 报告活性。

2. 方法2

在 t-PA 及加速剂作用下，纤溶酶原转化为纤溶酶，后者使发色底物 S-2390 释放出发色基团 pNA，pNA 显色的深浅与纤溶酶原和 t-PA 成正相关。以 U/ml 报告活性。

（二）t-PA 抗原检测（t-PA:Ag，ELISA 法）

根据双抗体夹心原理，将纯化的 t-PA 单克隆抗体包被在固相载体上，然后加含有抗原的标本。标本中的 t-PA 抗原与固相载体上的抗体形成复合物。此复合物与辣根过氧化物酶标记的 t-PA 单克隆抗体发生反应，形成双抗体夹心免疫复合物，其中辣根过氧化物酶可使邻苯二胺底物液呈棕色反应，在 492nm 波长处测得吸光度值，其颜色深浅与标本中的 t-PA 含量呈正比关系。以 ng/ml 报告抗原含量。

三、参考区间

不同检测系统参考区间有差异，t-PA:A 的参考区间通常为 0.3～2.6U/ml（发色底物法），t-PA:Ag的参考区间通常为 1～12ng/ml[3]。各实验室引用参考区间时应进行验证，必要时建立本实验室的参考区间。

四、临床意义

（一）获得性因素

1. t-PA:A 增高表明纤溶活性亢进，见于原发性纤溶亢进（如某些泌尿生殖系统外科术后）及继发性纤溶症（如急性早幼粒细胞白血病、DIC 后期）等。t-PA:A 减低表明纤溶活性减弱，见于高凝状态和血栓性疾病（如 DIC 早期、冠心病、缺血性卒中）。

2. 肝细胞坏死常伴有纤溶活性的异常，血浆 t-PA:A 可因由于肝脏清除障碍导致水平增高。

3. t-PA:Ag 随年龄、剧烈运动和应激反应而增高。

4. 静脉留置针致 t-PA:Ag 增加。

5. 高血脂、肥胖症和口服避孕药时，t-PA:Ag 减低。

（二）先天性因素

1. 先天性 t-PA:A 增强已有报道，为常染色体隐性遗传，可无出血表现，或手术及拔牙后出血。

2. 遗传性 t-PA:A 缺乏为常染色体显性遗传。患者可表现为多发性静脉血栓形成。

五、结果分析及影响因素

1. 血浆中肝素浓度超过 1.5IU/ml 对本试验有影响。

2. 采血时最好不用止血带，加压后会引起 t-PA:A 过度释放入血。

3. 为了避免 PAI 的影响，根据试剂说明书的要求，必要时对样本进行酸化处理。

第四节 纤溶酶原激活物抑制物-1 检测

纤溶酶原激活物抑制物-1 是丝氨酸蛋白酶抑制家族成员，是一种分子量为 52kDa 的单链糖蛋白。生理情况下，PAI-1 是循环血液中 t-PA 和其他纤溶酶原激活物的主要抑制剂。PAI-1 主要是由内皮细胞产生，脂肪组织也可合成。PAI-1 水平升高显示与动脉粥样硬化的风险因素相关。在胰岛素抵抗患者中，由于脂肪组织产生 PAI-1，可观察到血浆 PAI-1 水平升高。此外，胰岛素和前胰岛素均可促进 PAI-1 的合成与表达，代谢综合征和 2 型糖尿病患者有 PAI-1 水平增高的倾向，而减肥和降低甘油三酯和（或）胆固醇水平也可降低血浆 PAI-1 的水平[12]。

一、检测指征

主要用于评估可能存在的纤溶活性异常、代谢性疾病、高凝状态或血栓风险。

二、试验原理与方法

（一）PAI-1 活性检测（PAI-1:A，发色底物法）

将定量 t-PA 加入待测血浆中，与血浆中 PAI-

1作用，形成无活性的复合物。剩余的t-PA作用于纤溶酶原，使其转化为纤溶酶，后者水解产色底物S2251，释放出发色基团pNA，pNA在波长405nm处有强吸收峰，颜色深浅与t-PA活性呈正相关，而间接与PAI-1呈负相关。以U/ml报告活性。

（二）PAI-1抗原检测（PAI-1:Ag，ELISA法）

根据双抗体夹心原理，将纯化的PAI-1单克隆抗体包被在固相载体上，然后加含有抗原的标本。标本中的PAI-1抗原与固相载体上的抗体形成复合物。此复合物与酶标记的抗体形成双抗体夹心免疫复合物，复合物的标记酶与特异性产色底物作用呈显色反应，在492nm波长处测得吸光度值，其颜色深浅与标本中的PAI-1含量呈正比关系。以ng/ml报告抗原含量。

三、参考区间

不同检测系统参考区间有差异，PAI-1:A的参考区间通常为0.1～1.0U/ml（发色底物法），PAI-1:Ag的参考区间通常为4～34ng/ml[3]（ELISA）。各实验室引用参考区间时应进行验证，必要时建立本实验室的参考区间。

四、临床意义

PAI-1活性增高多见于高凝状态和血栓性疾病，PAI-1活性降低多见于原发性或继发性纤溶症，但单独检测PAI-1:A和（或）PAI-1:Ag的临床意义有局限性，应与t-PA同时检测，通过观察PAI-1与t-PA之间的比例可以了解体内纤溶系统调节的状态和能力。

五、结果分析及影响因素

采血过程最好不使用止血带，因为血管阻塞引发的血流瘀滞可刺激内皮细胞对PAI的释放，影响检测结果。

第五节 凝血酶激活的纤溶抑制物检测

凝血酶激活的纤溶抑制物是近年来发现的一种新的凝血和纤溶调控因子，具有下调纤溶系统功能的作用，活化的TAFI能通过使纤溶酶失去与纤维蛋白的作用位点，发挥纤溶抑制作用，从而促进血栓形成[13,14]。1995年，Bajzar等发现凝血酶的抗纤溶作用源于激活了一种酶原，这种酶原在凝血和纤溶之间起调节作用，称之为“凝血酶激活的纤溶抑制物”。TAFI是肝脏合成的单链糖蛋白，与血浆羧肽酶原B、羧肽酶原U、羧肽酶原R为同一类物质，属于金属锌羧基肽酶家族。最近发现血小板α颗粒中也存在TAFI，表明TAFI不仅在肝脏合成，也可能在巨核细胞中合成[15]。

一、检测指征

主要用于监测纤溶系统异常。

二、试验原理与方法

1. TAFI活性检测（TAFI:A，发色底物法）

患者血浆与特异性TAFI的发色底物作用，显色强度与TAFI浓度相关。以百分比（%）报告活性。

2. TAFI抗原检测（TAFI:Ag，ELISA法）

采用双抗体夹心ELISA法进行检测，以鼠抗人TAFI单克隆抗体包被酶标板，加入标准品或样品后，加入辣根过氧化物酶标记的抗人TAFI抗体，充分作用后加入邻苯二胺使之显色，颜色深浅与样本TAFI含量成正比。以μg/ml报告抗原含量。

三、参考区间

血浆浓度报道不一，各报道差别较大，大约4～15μg/ml，或是41%～259%，或是73～275nmol/L。上海瑞金医院报道的数据是：TAFI:A为77%（21%～133%）（n=34）；TAFI:Ag为14～34μg/L（n=34）[1]。

四、临床意义

1. TAFI:Ag和TAFI:A增高，会降低纤溶活性，增加血栓形成的风险。TAFI:Ag和TAFI:A减低，导致纤溶活性增强，容易导致出血性风险。

2. 下肢深静脉血栓形成患者的TAFI:Ag水平升高，纤溶活性减低。

3. 冠心病患者TAFI:Ag和TAFI:A均高于对照组，表明患者纤溶活性减低。

4. DIC患者TAFI:Ag和TAFI:A明显低于对照组时表明纤溶活性明显增高。

5. TAFI水平升高还可见于感染、炎症及凝血因子减少（如血友病A、血友病B和FⅪ缺乏症）。

6. 急性早幼粒细胞性白血病患者血浆TAFI的抗原水平正常，但TAFI的活性减低。

五、结果分析及影响因素

抽血后标本应及时检测，避免凝血酶活化，另外抗凝治疗使结果减低。

第六节 优球蛋白溶解时间检测

在各类型纤溶系统试验中，能够判断总纤溶活性的实验较少，优球蛋白溶解时间（euglobulin lysis time，ELT）不是监测具体某个纤溶因子的浓度，而是通过纤维蛋白溶解功能监测判断总纤溶活性。

一、检测指征

主要用于在止凝血情况复杂时，总体纤维蛋白溶解活性的评估。

二、试验原理与方法

血浆优球蛋白组分中含纤维蛋白原、纤溶酶原和纤溶酶原激活剂等，可在酸化（醋酸）条件下沉淀析出，离心去除纤溶抑制物，并用缓冲液重悬，加入凝血酶使优球蛋白组分中的纤维蛋白原转化为纤维蛋白而凝固，同时形成的纤维蛋白辅助其中的纤溶酶原激活剂以激活纤溶酶原，促进凝块的快速溶解。

报告凝块完全溶解的时间。若凝块在1小时内未完全溶解，可报告为“≥60分钟”，也可报告具体时间。阳性质控品的结果应≤35分钟，正常人血浆结果应≥60分钟。

三、参考区间

血浆优球蛋白溶解时间参考区间通常为88~336分钟[3]。各实验室引用参考区间时应进行验证，必要时建立本实验室的参考区间。

四、临床意义

ELT缩短（<60分钟）提示纤溶活性增强，见于原发性和继发性纤溶亢进。ELT延长，提示纤溶活性减低，见于血栓前状态或/和血栓性疾病，对于高凝状态有一定的提示价值，但由于敏感性和特异性均不高，因此在临床上较少应用。

五、结果分析及影响因素

使用不同的缓冲体系，检测结果有所不同，各实验室应建立自己的参考区间。当血浆纤维蛋白原低于0.8g/L时，优球蛋白凝块较小，ELT假性缩短，因此待测血浆应使用正常血浆倍比稀释后再进行检测。纤维蛋白原浓度大于6.0g/L时，优球蛋白凝块较大，ELT假性延长。血浆中血小板因具有一定抗纤溶活性而对检测结果有一定影响，因此在吸取血浆时要注意吸样尖不要太靠近红细胞层上端的白色絮状带。当患者的纤溶酶原含量过低时，ELT明显延长，其纤溶活性亦很难检测。因子XⅢ缺乏时，优球蛋白凝块不稳定，ELT假性缩短。妊娠期纤溶活性增强，ELT缩短。

第七节 纤维蛋白（原）降解产物检测

纤溶酶原活化并转变为纤溶酶，降解纤维蛋白原及交联的纤维蛋白，形成不同长度片段的混合物。根据切割纤维蛋白（原）位点的不同，可以形成长度不等的DD片段、DDE片段和DED片段，这些片段的混合物称为纤维蛋白（原）降解产物，代表总体纤溶产物；FDP中含DD片段的部分为D-二聚体，代表交联的纤维蛋白的降解产物。

一、检测指征

主要用于判断纤溶系统功能状态，包括原发性及继发性纤溶亢进。

二、试验原理与方法

1. 乳胶凝集法

以FDP特异性抗体标记乳胶颗粒，后者与待测标本（血清、血浆或尿液）混合后。当FDP含量大于一定浓度（血清或尿液标本FDP浓度大于2μg/ml，血浆标本FDP浓度大于2.5μg/ml）时，标记的乳胶颗粒则发生凝集，呈现阳性反应。根据凝集程度，可以进行半定量检测。

2. 乳胶比浊法

使用乳胶颗粒，在自动凝血分析仪上进行比浊法检测，可以定量检测。

3. 酶联免疫吸附法

包被于固相的抗FDP抗体与待测标本中的FDP结合，加入酶标抗体后形成夹心复合物，复合物中的标记酶与其特异性底物作用呈显色反应。492nm波长处测得的吸光度值与待测血清FDP含量呈正相关。

三、参考区间

1. 定性试验

(1)阴性:相当于血清 FDP 含量<10μg/ml,尿液 FDP 含量<2μg/ml,血浆 FDP 含量<5μg/ml。

(2)阳性:相当于血清 FDP 含量≥10μg/ml,尿液 FDP 含量≥2μg/ml,血浆 FDP 含量≥5μg/ml。

2. 定量试验

血清 FDP 含量<10μg/ml(阴性);尿液 FDP 含量<2μg/ml(阴性);血浆 FDP 含量<5μg/ml(阴性)[3]。各实验室宜建立本实验室的参考区间。

四、临床意义

1. 血清或血浆 FDP 含量升高

FDP 升高是 DIC 诊断的重要标志。此外,VTE、休克、恶性肿瘤、白血病以及各种类型的原(继)发性纤溶亢进等疾病时,FDP 均可显著升高。

2. 尿液 FDP 含量升高

可见于肾病、糖尿病、烧伤及高血压等疾病。

五、结果分析及影响因素

血清检测应采用 FDP 检测专用管收集标本并尽快分离。乏血小板血浆标本可用 EDTA-Na_2、枸橼酸钠或肝素抗凝。待测标本应于 48 小时内完成检测。检测环境温度应高于 20℃,低温环境下进行定性试验应延长 1~2 分钟观察结果。试剂盒应置于 2~8℃保存,切勿冻结。血清与尿液标本共用一种试剂盒,而不能用于血浆标本的检测。

第八节 纤维蛋白肽 $B_{\beta1\text{-}15}$ 和 $B_{\beta15\text{-}42}$ 检测

纤维蛋白原结构由 Aα,Bβ 和 γ 链交联而成,形成 D、E、D 三个区。在纤溶酶的作用下,可以生成多种 D、E、D 分子组合肽和纤维蛋白肽 $B_{\beta1\text{-}15}$。而交联及非交联的纤维蛋白也可以被纤溶酶降解,形成 D、E、D 分子组合肽和纤维蛋白肽 $B_{\beta15\text{-}42}$。

一、检测指征

主要用于判断纤溶活性水平,鉴别原发性纤溶和继发性纤溶。

二、试验原理与方法

1. 高效液相色谱法

分子量大小不同的蛋白质或多肽在层析过程中进行有机相和无机相洗脱和分配后发生分离。通过与标准品对照,可以确定待测多肽的位置和含量。若将待测物用荧光物质衍生,则可大大提高检测的敏感性。根据这一原理,以高效液相色谱仪对预处理后的血浆中的不同纤维蛋白多肽进行分离,并与标准品比较,从而实现定量检测。

2. ELISA 法

双抗体夹心法检测抗原含量,检测结果转换为 nmol/L 浓度进行报告。

三、参考区间

$B_{\beta1\text{-}15}$:0.74 ~ 2.24nmol/L,$B_{\beta15\text{-}42}$:0.36 ~ 2.76nmol/L,(华中科技大学协和医院报告)各实验室宜建立本实验室的参考区间。

四、临床意义

含量增高见于纤溶亢进、高凝状态、血栓性疾病等。$B_{\beta1\text{-}15}$ 增高反映纤溶酶对纤维蛋白原的降解,见于原发性纤溶;$B_{\beta15\text{-}42}$ 升高反映纤溶酶对纤维蛋白的降解,见于继发性纤溶。因此,二者可用于鉴别原发性和继发性纤溶。

五、结果分析及影响因素

血浆检测应采用专用抗纤溶管收集标本并尽快分离。待测标本应于 48 小时内完成检测。患者使用抗纤溶药物可对结果产生影响。

第九节 纤溶酶-抗纤溶酶复合物检测

纤溶酶是纤溶系统的关键因子,其本身不被激活,在血液中半衰期又极短,故不能被直接检测。肝脏产生的 α_2-抗纤溶酶是纤溶酶最重要的抑制因子,也称为 α_2-纤溶酶抑制物(α_2-plasmin inhibitor,α_2-PI)。α_2-AP 与血液中存在的纤溶酶以 1∶1 迅速结合,形成纤溶酶-抗纤溶酶复合物(plasmin-antiplasmin,PAP)实现对纤溶系统的抑制。因此,PAP 是客观反映纤溶状态的分子标志物,可评价机体内纤溶激活的程度。PAP 在血液中的半衰期较长(6 小时),可被直接检测。

一、检测指征

主要用于检测可能存在的纤溶活性异常、代谢性疾病、高凝状态、血栓风险或 DIC 基础疾病等。

二、试验原理与方法

PAP 抗原检测(高敏免疫化学发光法)采用两步夹心法原理,生物素化抗纤溶酶原单克隆抗体与被检样本中的 PAP 发生特异性反应,再与链霉亲和素磁微粒结合,去除未反应物质后,添加碱性磷酸酶(alkaline phosphatase,ALP)标记的抗 α_2 纤溶酶抑制剂单克隆抗体,再次去除未反应物质后,添加缓冲液和发光底物 CDP-Star,经磁微粒上的 ALP 分解并发光,检测其发光强度。发光强度随被检样本中 PAP 浓度的增加而增加。事先检测已知浓度的 PAP 校准品,制作标准曲线,可求出被检样本中 PAP 的浓度,以 μg/ml 报告抗原含量。

三、参考区间

不同检测系统参考区间有差异,PAP 的参考区间通常<0. 8μg/ml,各实验室引用参考区间时应进行验证,必要时建立本实验室的参考区间。

四、临床意义

PAP 升高见于 DIC 和 DIC 前状态;深静脉血栓症、肺栓塞等血栓性疾病的早期诊断。还用于心肌梗死等患者的血栓再发生的监测、进行纤溶治疗(t-PA、尿激酶)时的疗效监测等。

五、结果分析及影响因素

1. 空腹时静脉采血,防止气泡、泡沫、溶血以及组织凝血活酶混入样本中。

2. 使用新鲜的枸橼酸钠血浆作为样本,避免反复冻融。

第十节　组织型纤溶酶原激活物-纤溶酶原激活物抑制物-1 复合物检测

组织型纤溶酶原激活物-纤溶酶原激活物抑制物-1 复合物是由血管内皮细胞释放到血液中的 t-PA,与生理性抑制因子 PAI-1 迅速以 1∶1 结合而形成的。血液中 PAI-1 浓度为 t-PA 浓度的 5 倍,远远高于 t-PA,可认为释放到血液中的 t-PA 几乎都与 PAI-1 形成了复合物,因此 tPAI · C 可作为反映纤溶系统调节能力的分子标志物;血管内皮细胞受到损害时,t-PA 和 PAI-1 都被释放,故而 tPAI · C 也是反映血管内皮细胞指标的分子标志物。

一、检测指征

主要用于检测可能存在的纤溶活性异常、代谢性疾病、高凝状态、血栓风险或 DIC 基础疾病。

二、试验原理与方法

tPAI · C 抗原检测(高敏化学发光法)采用一步夹心法原理,ALP 标记的 t-PA 单克隆抗体与被检样本中的 tPAI · C 发生特异性反应;再加入生物素化 PAI-1 单克隆抗体,与链霉亲和素磁微粒结合。去除未反应物质后,添加缓冲液和发光底物 CDP-Star,经磁微粒上的 ALP 分解并发光,检测其发光强度。发光强度随被检样本中 tPAI · C 浓度的增加而增加。事先检测已知浓度的 tPAI · C 校准品,制作标准曲线,可求出被检样本中 tPAI · C 的浓度,以 ng/ml 报告抗原含量。

三、参考区间

不同检测系统参考区间有差异,tPAI · C 的参考区间通常为男性<17ng/ml,女性<10. 5ng/ml,各实验室引用参考区间时应进行验证,必要时建立本实验室的参考区间。

四、临床意义

tPAI · C 升高见于 DIC、各种静、动脉血栓症(特别是深静脉血栓形成和急性心肌梗死等),因此可作为评估是静脉血栓栓塞以及心肌梗死风险的指标。血管内皮细胞损伤,tPAI · C 也可升高。

五、结果分析及影响因素

1. tPAI · C 有晨 8 时左右呈最高值、下午至傍晚呈低值的倾向,因此采血时间要固定。

2. 冷冻血浆融化可造成检测结果出现变异,建议尽可能避免冻融。

第十一节　凝血酶-抗凝血酶复合物检测

凝血酶作用于纤维蛋白原并使之转变成纤维

蛋白，其中凝血酶的产生量与凝血激活的程度密切相关。由于凝血酶在血液中的半衰期极短（几秒钟），很快会被抗凝物质中和，故直接检测凝血酶非常困难，而检测凝血酶和抗凝血酶以 1:1 结合的凝血酶-抗凝血酶复合物（thrombin-antithrombin complex，TAT）则成为了有效的替代方法。由于 TAT 的产生直接证实了凝血系统的启动，凝血系统的激活和抗凝系统的消耗又往往是血栓形成的早期变化，因此 TAT 检测可对预测血栓的形成和复发具有一定临床价值。

一、检测指征

主要用于检测可能存在的凝血系统异常、代谢性疾病、高凝状态、血栓风险或 DIC 基础疾病。

二、试验原理与方法

TAT 抗原检测（高敏免疫化学发光法）采用两步夹心法原理，生物素化凝血酶单克隆抗体与被检样本中的 TAT 发生特异性反应，再与链霉亲和素磁微粒结合。去除未反应物质后，添加 ALP 标记的抗凝血酶Ⅲ单克隆抗体，其与磁微粒上的 TAT 发生特异性反应。再次去除未反应物质后，添加缓冲液和发光底物 CDP-Star，经磁微粒上的 ALP 分解并发光，检测其发光强度。发光强度随被检样本中 TAT 浓度的增加而增加。事先检测已知浓度的 TAT 校准品，制作标准曲线，可求出被检样本中 TAT 的浓度，以 ng/ml 来报告抗原含量。

三、参考区间

不同检测系统参考区间有差异，TAT 的参考区间通常为<4. 0ng/ml，各实验室引用参考区间时应进行验证，必要时建立本实验室的参考区间。

四、临床意义

TAT 升高提示血栓风险，见于 DIC 和 DIC 前状态；深静脉血栓形成、肺栓塞、部分房颤、二尖瓣狭窄症合并房颤、其他凝血激活状态等。用华法林进行抗凝治疗时，TAT 有时会降至参考区间下限。

有大量胸水及大量腹水潴留的患者，FDP 及 D-二聚体增高，有时难以判定是否是 DIC。此时如患者血浆 TAT 水平正常，可考虑排除 DIC。

五、结果分析及影响因素

1. 采血极为困难的患者、采血花费时间长的标本，有时出现 TAT 水平的假性增高。

2. 使用新鲜的枸橼酸钠血浆作为样本，避免反复冻融。

第十二节　凝血酶调节蛋白检测

凝血酶调节蛋白（thrombomodulin，TM）是主要存在于血管内皮细胞上的高亲和性凝血酶受体，当血管内皮细胞受到损害时，TM 从内皮细胞游离出来并产生各种生物学效能。一方面，TM 可通过捕获凝血酶发挥抗凝血作用，而被 TM 捕获的凝血酶会丧失凝血活性（如将纤维蛋白原转化为纤维蛋白的作用、激活血小板的作用等）；另一方面，这种凝血酶-凝血酶调节蛋白复合物能激活蛋白 C 并使其转化为活化的蛋白 C，从而灭活活化的Ⅴ因子（FⅤa）及Ⅷ因子（FⅧa）。因此，TM 不仅是反映内皮细胞损伤的分子标志物，同时还能发挥重要的抗凝血作用。

一、检测指征

主要用于检测可能存在的血管内皮系统损伤（合并血管炎的胶原病）、代谢性疾病（合并呼吸衰竭）、血栓风险、肾功能损伤或 DIC 基础疾病等。

二、试验原理与方法

TM 抗原检测（高敏免疫化学发光法）采用两步夹心法原理，生物素化抗 TM 单克隆抗体与被检样本中的 TM 发生特异性反应，再与链霉亲和素磁微粒结合。去除未反应物质后，添加 ALP 标记的抗 TM 单克隆抗体，其与磁微粒上的 TM 发生特异性反应。再次去除未反应物质后，添加缓冲液和发光底物 CDP-Star，经磁微粒上的 ALP 分解并发光，检测其发光强度。发光强度随被检样本中 TM 浓度的增加而增加。事先检测已知浓度的 TM 校准品，制作标准曲线，可求出被检样本中 TM 的浓度，以 TU/ml 报告其抗原含量。

三、参考区间

不同检测系统参考区间有差异，TM 的参考区间通常为 3. 8～13. 3TU/ml，各实验室引用参考区间时应进行验证，必要时建立本实验室的参考区间。

四、临床意义

TM升高见于自身免疫疾病，如系统性红斑狼疮、DIC、急性呼吸窘迫综合征等。TM升高不仅能反映血管内皮损伤，当肾功能低下时也会增高。

TM分布在全身脏器的血管，而脑部血管的TM含量较低，这一生物学特点可能与脑出血和脑卒中间的风险差异有某种关联。

五、结果分析及影响因素

1. 应空腹静脉采血，防止气泡、泡沫、溶血以及组织凝血活酶混入样本中。

2. 使用新鲜的枸橼酸钠血浆作为样本，避免反复冻融。

（吴 俊）

参考文献

1. 王振义，李家增，阮长耿，等．纤维蛋白溶解系统[M]//王振义．血栓与止血基础理论与临床：第三版．上海：上海科学技术出版社，2004：125-154，919-926.
2. Rein-Smith CM, Church FC. Emerging pathophysiological roles for fibrinolysis[J].Curr Opin Hematol,2014,21(5):438-44.
3. 彭黎明，邓承祺．纤溶系统[M]//彭黎明，邓承祺．现代血栓与止血的实验室检测及其应用．北京：人民卫生出版社，2004.
4. LijnenHR. Pathophysiology of the plasminogen/plasmin system[J].Int J Clin Lab Res,1996,26(1):1-6.
5. Cesarman-Maus G, Hajjar KA. Molecular mechanisms of fibrinolysis[J].Br J Haematol,2005,129(3):307-21.
6. Okafor ON, Gorog DA. Endogenous Fibrinolysis: An Important Mediator of Thrombus Formation and Cardiovascular Risk[J]. J Am Coll Cardiol,2015,65(16):1683-1699.
7. Declerck PJ, Juhan-Vague I, Felez J, et al. Pathophysiology of fibrinolysis[J].J Intern Med,1994,236(4):425-32.
8. Wyseure T, Declerck PJ. Novel or expanding current targets in fibrinolysis[J]. Drug Discov Today, 2014, 19(9):1476-82.
9. Medcalf RL. Fibrinolysis, inflammation, and regulation of the plasminogen activating system[J].J Thromb Haemost, 2007,5(Suppl 1):132-42.
10. Vercauteren E, Gils A, Declerck PJ. Thrombin activatable fibrinolysis inhibitor: a putative target to enhance fibrinolysis[J].Semin Thromb Hemost,2013,39(4):365-72.
11. Gurman P, Miranda OR, Nathan A, et al. Recombinant tissue plasminogen activators (rtPA): a review[J]. Clin Pharmacol Ther,2015,97(3):274-85.
12. Dan T, Ichimura A, Pelisch N, et al. Plasminogen activator inhibitor-1(PAI-1) molecule: new physiological roles and clinical applications[J]. Rinsho Ketsueki, 2014, 55(4):396-404.
13. Foley JH, Kim PY, Mutch NJ, et al. Insights into thrombin activatable fibrinolysis inhibitor function and regulation[J].J Thromb Haemost,2013,11(Suppl 1):306-15.
14. Miljic P, Heylen E, Willemse J, et al. Thrombin activatable fibrinolysis inhibitor(TAFI): a molecular link between coagulation and fibrinolysis[J]. Srp Arh Celok Lek, 2010, 138(Suppl 1):74-8.
15. Declerck PJ. Thrombin activatable fibrinolysis inhibitor[J].Hamostaseologie,2011,31(3):165-6,168-73.

第十一章

D-二聚体检测与临床应用

D-二聚体是反映机体高凝状态和继发性纤溶的标志物，在血栓性疾病的早期排除性诊断、弥散性血管内凝血（disseminated intravascular coagulation，DIC）的诊断与监测、溶栓治疗监测与疗效评价、恶性肿瘤等疾病的预后判断等方面具有重要的临床价值。本章主要依据国外指南和文献对D-二聚体检测的方法与原理、临床意义进行介绍，对国内D-二聚体检测现状与问题进行分析，就卫生行业标准《D-二聚体定量检测》（WS/T 477-2015）的质量控制和规范化要求进行解读。此外，本章还介绍了D-二聚体在日本的临床应用进展。

第一节　D-二聚体检测

在凝血级联反应过程的后期，可溶性纤维蛋白多聚体经凝血因子XⅢa交联后形成不溶性纤维蛋白凝块，进而触发纤维蛋白溶解过程，产生一系列降解片段，其中D-二聚体是交联纤维蛋白的特异性降解产物。1975年Gaffney等首先提出D-二聚体可作为凝血活化和纤维蛋白降解的标志物；1983年Rylatt等利用单克隆抗体测定D-二聚体，随后乳胶凝集法定性检测开始应用于临床；20世纪90年代，敏感度更高的乳胶增强免疫分析技术和酶联免疫吸附试验（enzyme linked immunosorbent assay，ELISA）在诊断中的优势逐渐显现并最终成为目前被临床接受的主流检测方法。作为静脉血栓栓塞症（venous thromboembolism，VTE）排除诊断的重要依据，血浆D-二聚体检测与临床风险评估、静脉加压超声和全下肢超声检查共同构成了深静脉血栓的标准诊断流程[1]，广泛应用于国内外临床实践中。此外由于血浆D-二聚体水平与凝血活化的规模[2]、血栓数量和纤维蛋白负荷密切相关，因此对该指标的动态监测，有助于评估血栓风险人群高凝状态变化趋势[3]、判断血栓再发生风险[4]以及监测抗凝溶栓治疗的效果[5]。

一、检测指征

VTE的排除诊断；动、静脉血栓和微血栓风险的动态监测；抗凝治疗和溶栓疗效监测；DIC的实验室诊断。

二、试验方法与原理

（一）酶联免疫吸附试验

包被于固相载体的抗D-二聚体单克隆抗体与待检血浆中的D-二聚体结合，加入酶标抗体后形成夹心复合物，复合物中的标记酶与其特异性底物发生作用，颜色深浅与标本中D-二聚体浓度呈正比。

（二）酶联免疫荧光试验（enzyme-linked fluorescent assay，ELFA）

采用酶联免疫分析夹心两步法和最后的荧光检测相结合的分析方法测定纤维蛋白降解产物（fibrin degradation product，FbDP）。利用包被抗FbDP单克隆抗体的固相管（SPR®）将样品吸出，抗原与包被在SPR®上的抗FbDP抗体结合为复合物，随后将此复合物加入有碱性磷酸酶标记的抗FbDP单克隆抗体共轭物的微孔中进一步反应，形成“夹心”结构。底物（磷酸4-甲基伞形烷）循环进出SPR。共轭物酶催化水解底物为荧光产物（4-甲基伞形酮），在450nm处测量其荧光强度。荧光强度与标本中抗原的浓度成正比。

（三）微粒凝集定量检测法

D-二聚体乳胶试剂是包被着特异性抗D-二聚体单克隆抗体的聚苯乙烯乳胶微粒，微粒体积均匀，处于悬浮状态。血浆、乳胶试剂和缓冲液混合后，包被抗体的乳胶微粒发生聚集，聚集程度与标本中 D-二聚体浓度呈正比。在 405nm 波长处进行比浊测定。

（四）微粒凝集定性检测法

用抗 D-二聚体特异性抗体包被的乳胶微粒与血浆混合，包被抗体的乳胶微粒与 D-二聚体形成肉眼可见的凝集物。

（五）胶体金法

基于固相载体夹心免疫分析方法。将血浆标本加入检测卡微孔内，血浆中 D-二聚体分子与包被在薄膜中的 D-二聚体特异性单克隆抗体结合。加入 D-二聚体单克隆抗体与胶体金的偶联液，膜中 D-二聚体与偶联液中的金标 D-二聚体单克隆抗体形成夹心式反应，剩余偶联液用洗涤液冲走。标本中存在 0.1mg/L 以上的 D-二聚体时，检测膜显色，颜色深浅与标本中 D-二聚体浓度成正比。

（六）化学发光法

采用两步法免疫测定，使用磁性微粒作为固相和化学发光检测系统来定量测定枸橼酸盐抗凝血浆中的 D-二聚体。首先，标本、包被磁性微粒的抗 D-二聚体抗体、反应缓冲液相互混合，标本中存在的 D-二聚体片段可与包被磁性微粒的抗 D-二聚体抗体结合，然后进行磁性微粒分离和洗涤，再加入异氨基苯二酰肼标记的抗 XDP 抗体。第二步，进行孵育，然后进行新的磁性分离和洗涤后，加入两个触发剂并引发化学发光反应，光学系统会检测光能量，光能量与标本中的 D-二聚体浓度呈正比。

三、参考区间和医学决定水平

由于 D-二聚体检测方法尚未实现标准化，其检测结果的定义并不一致，常见类型包括纤维蛋白原等量单位（fibrinogen equivalent units，FEU）和 D-二聚体单位（D-dimer units，DDU），前者在临床上更为常用。FEU 是用降解前纤维蛋白原分子的量来反映 D-二聚体的量，FEU 是 DDU 反映 D-二聚体量的 2 倍左右。D-二聚体报告方式多采用 ng/ml、μg/ml 和 mg/L 等形式，实验室通常直接采用仪器制造商提供的计量单位，由于方法间无统一标准，不应进行不同方法原理或不同品牌检测系统间检测结果、报告单位的相互换算和检测数据的横向比对。

（一）参考区间

既往多数研究资料显示，D-二聚体数据属于偏态分布，其健康人参考区间的制定通常采用百分位数法，以增高为异常，计算上侧界值（90%或95%），制定参考区间所要求的样本数量多于正态分布数据（≥120 例）。目前临床上主要的检测系统的制造商均提供参考区间（表 2-11-1），但由于人体止凝血功能受到地域、人群、年龄和饮食结构等多方面因素的影响，因此建议每个实验室制定自己的参考区间或对制造商提供的参考区间进行充分验证。

（二）医学决定水平

1. VTE 排除诊断

血浆 D-二聚体排除诊断 VTE 的医学决定水平多采用 0.50mg/L（FEU 报告方式的检测系统）或 230ng/ml（DDU 报告方式的检测系统），对 VTE 低度和中度可能性患者群具有良好的阴性预测效果。在老年人群中，年龄相关的血栓风险因素使血浆 D-二聚体水平随年龄渐进性增高，部分

表 2-11-1　不同 D-二聚体检测系统的参考区间

检测仪器	试剂	检测例数	参考区间	单位
VIDAS \ miniVIDAS \ VIDAS3	VIDAS® D-Dimer Exclusion Ⅱ™（DEX2）	215	<500[6]	ng/ml（FEU）
ACL TOP Family	HemosIL D-Dimer	231	<232[7,8]	ng/ml（DDU）
ACL TOP Family	HemosIL D-Dimer HS 500	138	<500[7-9]	ng/ml（FEU）
ACL TOP Family	HemosIL D-Dimer HS	234	<243[10]	ng/ml（FEU）
ACL AcuStar	HemosIL AcuStar D-Dimer	180	<630[11]	ng/ml（FEU）
SYSMEX 系列	Siemens INNOVANCE D-Dimer	150	<0.55[12]	mg/L（FEU）
STAGO 系列	STA-LIATEST® D-DI	516	<0.50[13]	μg/ml（FEU）

注：FEU：纤维蛋白原等量单位；DDU：D-二聚体单位

健康老年人的血浆D-二聚体水平甚至高于VTE排除诊断水平[14]。医生们发现D-二聚体在高龄患者中排除诊断疑似VTE的特异性减低，且该现象随年龄增长而愈加凸显。2010年，Douma等[15]报道了通过“年龄×10”的方式对D-二聚体的医学决定水平进行调整，以提高其对50岁以上的低度临床风险患者的VTE排除诊断效果，随后的研究进一步验证了经该公式调整的医学决定水平，在保持高度敏感性的同时，也增高了诊断特异性[16]。Righini等[17]在2014年发表的一份有3346例患者的多中心前瞻性队列研究报告中提出，血浆D-二聚体检测结果经年龄调整后为“正常”的疑似VTE患者不必再进行CT肺动脉造影和相关治疗，在随访中未发现任何假阴性。目前，通过调整老年患者的血浆D-二聚体医学决定水平以提高VTE排除诊断效果的有效性已经在临床成为共识[18]。

2. VTE排除诊断的特殊问题

在急性VTE的诊断治疗过程中有着一些特殊问题，其中D-二聚体检测在妊娠期患者和癌症患者中的应用价值就存在着争议。

尽管正常的血浆D-二聚体水平对于妊娠期妇女VTE排除诊断具有与其他非妊娠患者同样的价值[19]，但在临床上，由于D-二聚体水平生理性增高的趋势贯穿整个妊娠期（直至产后第6周），因此通常的医学决定水平（0.50mg/L）几乎没有实际应用价值。2010年，Chan等[20]尝试在IL、Stago、Innovance、Asserachrome和Vidas等5个不同D-二聚体检测系统上建立更高浓度的医学决定水平（分别增加1.14~3.78倍），以提高排除诊断妊娠晚期孕妇VTE的特异性（同时没有降低诊断敏感性），但目前没有数据说明这种方式可以减少接受影像学检查患者的数量。目前，临床医生开始尝试将临床可能性评估（如LEFt规则，专用于评估妊娠期患者下肢深静脉血栓临床可能性的评分规则）与D-二聚体和超声检查联合应用，以提高对妊娠期下肢静脉血栓的诊断效果[21]。

同样的情况也存在于癌症患者的VTE诊断中，正常的血浆D-二聚体水平对于癌症患者VTE排除诊断具有与其他非癌症患者同样的价值[19]，但由于病理性高凝状态持续存在于癌症患者的病程发展过程中，使D-二聚体排除诊断VTE的有效性降低。Douma等[22]在研究中将D-二聚体的医学决定水平增加至0.7mg/L，发现可使癌症患者肺栓塞的排除诊断率从8.4%提升至13.0%。在同一研究中，利用年龄调整后的医学决定水平也可将排除诊断率提升至12.0%，同时假阴性率并没有显著提高，该研究的有效性尚待更多数据验证。

3. VTE的风险评估

目前临床上对于血浆D-二聚体检测的另一个认识误区是，许多医生将用于VTE排除诊断的D-二聚体医学决定水平（0.5mg/L）视为高凝状态或血栓风险的“阳性”标准，并以此作为对患者进行预防性药物干预的依据，常常导致出现过度诊断和过度治疗的问题。事实上，这是混淆了VTE排除诊断标准与高凝状态［和（或）血栓风险］的诊断标准。临床上的许多疾病都可导致严重的高凝状态和动、静脉血栓风险，此时的患者尚没有血栓形成，所以医生的关注点在于判断血栓发生的风险程度，以便采用适合的预防措施防止血栓事件的发生。D-二聚体因可以敏感反映高凝状态的变化趋势，多年来一直作为监测手段被普遍用于临床。但由于各类型疾病引发凝血紊乱的机制不同，凝血系统活化规模以及血栓栓子构成特点亦存在显著差异，就造成了不同疾病间血浆D-二聚体增高的幅度相差巨大，所以临床需要针对不同疾病类型或病情阶段进行D-二聚体动态监测，并制定相应的医学决定水平，以判断患者高凝状［和（或）血栓风险］的发展趋势和预后评估。例如维也纳癌症与血栓研究（Vienna Cancer and Thrombosis Study，CATS）将血浆D-二聚体≥1.44mg/L作为癌症患者的VTE风险因素[23]，门剑龙等[24]采用同样的研究标准对中国人群进行了研究，结果显示D-二聚体水平≥1.484mg/L时，癌症患者在3个月内发生VTE的风险显著高于D-二聚体水平<1.484mg/L的患者（Log-rank $x^2=42.045$，$P<0.001$），是癌症患者VTE发生的独立风险因素。

四、临床意义

（一）VTE的排除诊断

VTE的排除诊断需要结合临床可能性（Wells评分或Geneva评分），依据具有VTE排除诊断功能的D-二聚体试剂的检测结果进行判断。

1. 初发下肢深静脉血栓（deep venous thrombosis，DVT）低度和中度临床可能性的患者，推荐首先进行D-二聚体检测，如阳性，可进行近端静脉加压超声检查（compression venous ultrasonogra-

phy,CUS)。如阴性,不推荐继续进一步检查。

2. 近端 CUS 首次检查结果为阴性的中度临床可疑 DVT 患者,推荐 1 周内复查 CUS 和(或)进行 D-二聚体检查。

3. 不推荐 D-二聚体用于临床高度怀疑 DVT 患者的排除诊断。如临床高度可疑患者首次近端 CUS 检查为阴性,推荐立即进行 D-二聚体检测,阳性患者进行全下肢超声检查。

4. 对于怀疑复发性下肢 DVT 患者,首先推荐进行 D-二聚体或近端 CUS 检查以评估情况。如阴性,不推荐进一步检查。

5. 在没有合并高血压和中风的患者群中,血浆 D-二聚体测定联合临床可能性评估可以排除约 30%的疑似 PE 的急诊患者。但在临床高度怀疑 PE 的急诊患者中,D-二聚体由于阴性预测值较低而不推荐首先使用[19]。

(二) 血栓后综合征预测

D-二聚体水平增高与血栓后综合征(post thrombotic syndrome,PTS)关系密切。接受抗凝治疗的 VTE 患者停用口服抗凝药后,血浆 D-二聚体水平的增高提示 VTE 再发生的风险显著增加,而且上调医学决定水平可提高 D-二聚体对 VTE 风险的预测性能[25]。

(三) 高凝状态与静脉血栓风险

外科手术、创伤、慢性心力衰竭、恶性肿瘤、脓毒症、肾脏疾病、2 型糖尿病、口服避孕药、遗传性抗凝系统缺陷、妊娠晚期和病理妊娠等均可导致高凝状态、附血管壁或血浆中游离纤维蛋白的形成。血浆 D-二聚体水平增高程度与纤维蛋白栓子大小、栓子数量和凝血系统活化动员的规模密切相关。

有充分的证据显示,男性 VTE 患者抗凝治疗后,血栓复发的风险是女性的 1.75 倍,D-二聚体阳性的患者 VTE 复发风险是阴性患者的 2 倍,同时具备男性和 D-二聚体增高这两种因素的患者风险更高。女性 VTE 患者治疗后 D-二聚体检查呈阴性时,近端 DVT 或 PE 风险较低,因此可作为确定是否延长抗凝治疗的重要依据。存在争议的是,治疗后 D-二聚体检查呈阴性的男性患者,近端 DVT 或 PE 复发风险并未显著减低,D-二聚体水平变化对男性患者治疗方案的选择并不能产生明显影响。

(四) 动脉血栓

动脉粥样硬化疾病患者血浆 D-二聚体增高与急性心肌梗死和缺血性卒中风险显著相关。周围动脉闭塞患者出现高水平 D-二聚体时,提示短期内(90 天内)心血管不良事件风险增加。急性冠脉综合征发生后,血浆 D-二聚体水平可迅速增高,其中 ST 段抬高型心肌梗死患者最为显著,而且 D-二聚体持续处于高水平常提示预后不良。此外,在心、脑血管事件发生后,血浆 D-二聚体水平与 t-PA 抗原含量呈负相关,华法林抗凝治疗有效时,可以降低血浆 D-二聚体的水平[26-28]。

(五) 弥散性血管内凝血(disseminated intravascular coagulation,DIC)

D-二聚体水平是反映 DIC 时继发性纤溶亢进的敏感指标,恶性实体肿瘤、白血病、脓毒症、创伤、子痫前期和大面积烧伤等均可导致 DIC 发生。由于凝血系统显著活化和继发性纤溶功能亢进,D-二聚体水平可持续性增高,并与病情发展和严重程度密切相关,其敏感性和特异性高于血小板计数、纤维蛋白原和 FDP 等筛选试验,因此已成为 DIC 实验室诊断的重要指标,并被纳入《弥散性血管内凝血诊断与治疗中国专家共识(2012 年版)》的诊断标准中。

(六) 鉴别纤溶亢进类型

原发性纤溶亢进时由于纤溶酶降解纤维蛋白原,引起 FDP 增高,一般不会引起 D-二聚体水平的增高,因此 D-二聚体与 FDP 联合使用,可鉴别原发性和继发性纤溶亢进。

(七) 溶栓治疗的实验室监测

溶栓治疗时,纤维蛋白降解速度及规模均显著增加,血浆 D-二聚体水平通常在溶栓治疗 48 小时后升高 2 倍以上,治疗失败者无明显增高现象。

(八) 陈旧性血栓

无论血栓负荷大小,血管内如无新形成的纤维蛋白,血浆 D-二聚体水平不会发生明显变化。

五、结果分析及影响因素

(一) 急性静脉血栓形成时发生凝血和纤溶系统活化,血浆 D-二聚体水平显著增高,由于该试验具有很高的阴性预测值,因此可以帮助临床排除不典型的急性 VTE。另一方面,纤维蛋白可在多种病理情况下大量生成,如癌症、感染、出血、创伤、外科术后和坏疽等,导致患者血浆 D-二聚体的阳性预测值降低,在此类患者群中,D-二聚体的排除诊断效果降低,需要调整医学决定水平以改善诊断的敏感性和特异性。

（二）建议针对不同患者群和诊断目的（排除诊断或风险评估）制定相应的医学决定水平。除D-二聚体排除诊断VTE的医学决定水平与其参考区间基本重叠外，D-二聚体针对不同临床目的和人群可有多个医学决定水平，大多数情况下，这些医学决定水平显著高于参考区间。实验室特别要提示临床医生关于参考区间与医学决定水平之间的概念差异。

（三）引起血浆D-二聚体水平增高的纤维蛋白类型包括，血管内形成较大的血栓栓子、较小的附血管壁纤维蛋白凝块和游离于血浆中的纤维蛋白网状结构。除病理因素外，一过性应激反应、焦虑症和某些药物可能会促进血管内纤维蛋白形成。

（四）D-二聚体的半寿期为6～8小时，每24小时清除速率为6%。

（五）不同D-二聚体测定方法间尚未实现标准化，检测数据不具可比性，如需对患者进行连续监测，建议采用来自同一实验室及相同检测系统的数据。

（门剑龙）

参考文献

1. Kearon C, Akl EA, Comerota AJ, et al. Antithrombotic therapy for VTE disease: Antithrombotic Therapy and Prevention of Thrombosis, 9th ed: American College of Chest Physicians Evidence-Based Clinical Practice Guidelines [S]. Chest, 2012, 141(2 Suppl): e419S-e494S.
2. Turpie AG, Esmon C. Venous and arterial thrombosis pathogenesis and the rationale for anticoagulation [J]. Thromb Haemost, 2011, 105(4): 586-596.
3. Cosmi B, Legnani C, Cini M, et al. D-dimer and residual vein obstruction as risk factors for recurrence during and after anticoagulation withdrawal in patients with a first episode of provoked deep-vein thrombosis [J]. Thromb Haemost, 2011, 105(5): 837-845.
4. Poli D, Cenci C, Antonucci E, et al. Risk of recurrence in patients with pulmonary embolism: predictive role of D-dimer and of residual perfusion defects on lung scintigraphy [J]. Thromb Haemost, 2013, 109(2): 181-186.
5. Barrett YC, Wang J, Knabb R, et al. Apixaban decreases coagulation activity in patients with acute deep-vein thrombosis [J]. Thromb Haemost, 2011, 105(1): 181-189.
6. Di Nisio M, Squizzato A, Rutjes AW, et al. Diagnostic accuracy of D-dimer test for exclusion of venous thromboembolism: a systematic review [J]. J Thromb Haemost, 2007, 5(2): 296-304.
7. Hart DJ, Hutchman G, Cuthbert RJG. Evaluation of an automated latex D-Dimer immunoassay in the clinical assessment of suspected venous thromboembolism [J]. Clin Lab Haem, 2002, 24: 171-174.
8. Villa P, Fernando F, Serra J, et al. Quantification of D-dimer using a new fully automated assay: its application for the diagnosis of deep veinthrombosis [J]. Haematologica, 2000, 85(5): 520-524.
9. Bounameaux H. Should the D-Dimer Cut-off Value Be increased in Elderly Patients Suspected of Pulmonary Embolism? [J]. Thromb Haemost, 2001, 85(4): 744.
10. DE Moerloose P, Vanrusselt M, Reber G, et al. Performances of the HemosIL D-dimer HS assay for the exclusion of venous thromboembolism [J]. J Thromb Haemost, 2005, 3(10): 2361-2363.
11. DE Moerloose P, Reber G, Arnout J. Evaluation of a new quantitative highly sensitive D-dimer assay for exclusion of venous thromboembolism [J]. J Thromb Haemost, 2009, 7(9): 1590-1591.
12. CoenHerak D, Milos M, Zadro R. Evaluation of the Innovance D-DIMER analytical performance [J]. Clin Chem Lab Med, 2009, 47(8): 945-951.
13. Giansante C, Fiotti N, Cattin L, et al. Fibrinogen, D-dimer and thrombin-antithrombin complexes in a random population sample: relationships with other cardiovascular risk factors [J]. Thromb Haemost, 1994, 71(5): 581-586.
14. Schouten HJ, Koek HL, Oudega R, et al. Validation of two age dependent D-dimer cut-off values for exclusion of deep vein thrombosis in suspected elderly patients in primary care: retrospective, cross sectional, diagnostic analysis [J]. BMJ, 2012, 344: e2985.
15. Douma RA, le Gal G, Söhne M, et al. Potential of an age adjusted D-dimer cut-off value to improve the exclusion of pulmonary embolism in older patients: a retrospective analysis of three large cohorts [J]. BMJ, 2010, 340: c1475.
16. Schouten HJ, Geersing GJ, Koek HL, et al. Diagnostic accuracy of conventional or age adjusted D-dimer cut-off values in older patients with suspected venous thromboembolism: systematic review and meta-analysis [J]. BMJ, 2013, 346: f2492.
17. Righini M, Van Es J, den Exter PL, et al. Age-adjusted D-dimer cutoff levels to rule out pulmonary embolism: the ADJUST-PE study [J]. JAMA, 2014, 311(11): 1117-1124.
18. Penaloza A, Roy PM, Kline J, et al. Performance of age-adjusted D-dimer cut-off to rule out pulmonary embolism [J]. J Thromb Haemost, 2012, 10(7): 1291-1296.

19. Konstantinides SV, Torbicki A, Agnelli G, et al. 2014 ESC Guidelines on the diagnosis and management of acute pulmonary embolism: The Task Force for the Diagnosis and Management of Acute Pulmonary Embolism of the European Society of Cardiology (ESC) Endorsed by the European Respiratory Society (ERS) [S]. Eur Heart J, 2014, 35(43): 3033-3073.
20. Chan WS, Lee A, Spencer FA, et al. D-dimer testing in pregnant patients: towards determining the next 'level' in the diagnosis of deep vein thrombosis [J]. J Thromb Haemost, 2010, 8(5): 1004-1011.
21. Righini M, Le Gal G, Bounameaux H. Venous thromboembolism diagnosis: unresolved issues [J]. Thromb Haemost, 2015, 113(6): 1184-1192.
22. Douma RA, van Sluis GL, Kamphuisen PW, et al. Clinical decision rule and D-dimer have lower clinical utility toexclude pulmonary embolism in cancer patients. Explanations and potential ameliorations [J]. Thromb Haemost, 2010, 104(4): 831-836.
23. Khorana AA. Cancer and thrombosis: implications of published guidelines for clinical practice [J]. Ann Oncol, 2009, 20(10): 1619-1630.
24. 门剑龙，钟殿胜，任静. 血栓标志物评估恶性肿瘤患者静脉血栓风险[J]. 中华肿瘤杂志, 2015, 37(4): 283-289.
25. Rabinovich A, Cohen JM, Kahn SR. The predictive value of markers of fibrinolysis and endothelial dysfunction in the post thrombotic syndrome. A systematic review [J]. Thromb Haemost, 2014, 111(6): 1031-1040.
26. Kleinegris MC, ten Cate H, ten Cate-Hoek AJ. D-dimer as a marker for cardiovascular and arterial thrombotic events in patients with peripheral arterial disease: A systematic review [J]. Thromb Haemost, 2013, 110(2): 233-243.
27. Lowe G, Rumley A. The relevance of coagulation in cardiovascular disease: what do the biomarkers tell us? [J]. Thromb Haemost, 2014, 112(5): 860-867.
28. Ghanavatian S, Stein RA, Atar D, et al. The course of D-dimer, high-sensitivity C-reactive protein and pro-B-type natriuretic peptide in patients with non-ST-elevation myocardial infarction [J]. Clin Lab, 2011, 57(9-10): 771-776.

第二节　D-二聚体检测现状与规范化

随着D-二聚体检测在临床的广泛应用，D-二聚体检测的规范化和结果的可靠性引起临床医生的高度关注。2001年中华医学会呼吸病学分会发表《肺血栓栓塞症的诊断与治疗指南（草案）》[1]，2010年中华医学会心血管病学分会肺血管病学组和中国医师协会心血管内科医师分会联合发表《急性肺血栓栓塞症诊断治疗中国专家共识》[2]，2013年“D-二聚体检测”急诊临床应用专家共识组发表了《“D-二聚体检测”急诊临床应用专家共识》[3]，临床医生强烈要求实验室能提供满足临床需要的准确、可比的检测数据。由于缺乏检测指南和标准，国内学术组织发表的专家共识对于实验室检测的要求规定不够明确，临床实验室的质量改进遇到较多困难。为此，2013年～2015年期间卫生部临床检验中心（National Center for Clinical Laboratories, NCCL）在参考国外标准[4,5]、查阅文献、开展问卷调查和实物检测调查[6]的基础上，通过国家卫生计生委的行业标准立项研究，提出了临床实验室D-二聚体检测的基本要求，制订了《D-二聚体定量检测》（WS/T 477-2015）行业标准[7]。本节就D-二聚体的检测现状和实验室检测规范化的要求进行介绍和讨论。

一、D-二聚体检测现状与分析

2013年NCCL对国内172家参加全国室间质评的实验室（使用193个检测系统）进行了问卷调查，对检测系统的种类和性能验证情况、室内质量控制与校准、检测结果的可比性、参考区间与临界值的设定、结果报告等信息进行收集和分析；同时对2016年参加全国EQA的902家实验室的检测现状进行分析。

1. 检测系统及其性能验证

调查结果显示，D-二聚体检测系统种类较多，以定量检测系统为主，占96.9%（187/193）；半定量和定性检测系统占3.1%（6/193）。该比例与2004年美国临床病理家学会（College of American Pathologists, CAP）对1506家实验室进行调查的结论十分接近（其定量检测系统的使用比例为97%）[8]。使用进口试剂的定量检测系统占90.4%（169/187），有19.3%（36/187）定量检测系统的试剂与仪器不配套，基层医院及标本量少的实验室使用非配套试剂较多。33.2%（62/187）定量检测系统的检测试剂不具备对VTE的排除功能。49.7%（93/187）的定量检测系统未进行性能验证，50.3%（94/187）的定量检测系统进行了性能验证，但验证方法不够规范。2016年EQA结果显示，884家回报质评物检测结果的实验室使用的仪器有血液凝固分析仪(771 台)、生化分析仪(39 台)、酶联荧光免疫分析仪(30 台)和其他仪器(如 POCT,44 台)等,涵盖 23 个品牌和 37 种型号;所用试剂超过 40 个品牌和 45 个种类;不同仪器和试剂组合形成的检测系统多达 125 种以上,其中 668 家实验室(75.6%)使用配套系统,193 家实验室(21.8%)使用非配套系统;根据试剂来源分析,703 家实验室(79.5%)使用进口试剂,140 家实验室(15.8%)使用国产试剂。

2. 室内质控和校准

开展室内质控是保证检测结果准确可靠的基本要求,调查数据显示,70.6%(132/187)的定量检测系统开展了室内质控。使用 2 个浓度水平质控品的检测系统居多,占 74.2%(98/132);使用 1 个浓度水平和 3 个浓度水平质控品的检测系统分别占 22%(29/132)和 3.8%(5/132)。29.9%(56/187)的检测系统未进行结果校准;实施校准的实验室均采用厂商提供的校准物,校准频率为 1 次/每试剂批号的检测系统占 59.4%(111/187),频率高于 1 次/每试剂批号的检测系统占 10.7%(20/187)。

3. 检测结果的可比性

2016 年全国室间质评结果显示,不同系统间检测结果差异较大。FEU 报告单位不同试剂组间检测结果(组内中位数)最大相差 1.9 倍,DDU 报告单位不同试剂组间检测结果最大相差 14.5 倍。2005 年 Spannagl 等[9]对 400 多家实验室的调查结果显示,20 种检测系统对同一标本检测结果最大相差达 15 倍以上。导致不同检测系统间结果差异较大的主要原因一方面是 D-二聚体作为纤维蛋白降解产物具有显著的异质性,不同试剂生产厂商所用的抗体所检测的抗原决定簇存在差异[5,10],另一方面是目前缺乏国际公认参考物质,不同厂家使用各自的校准物进行仪器校准[5]。

4. 参考区间与临界值

由于方法学及检测试剂抗体特异性的差异,不同检测系统的参考区间有差异,即使是相同检测系统,不同实验室所用参考区间的来源和数值也有不同。80.7%(151/187)的实验室直接使用厂商提供的参考区间,7.0%(13/187)的实验室引用文献及教科书,8.0%(15/187)的实验室采用自己的研究结果,8 家实验室的参考区间来源信息不详。

设定合理的临界值对于 PE 和 DVT 的排除诊断十分重要,NCCL 对 172 家实验室的调查结果显示,使用具备 VTE 排除诊断功能试剂的 110 家实验室中仅有 18 家设定并向临床报告临界值(占 16.4%);18 家实验室所用的临界值主要来源于厂商的试剂说明书;实验室也未依据年龄调整适用的临界值。2016 年参加 D-二聚体检测全国室间质评的实验室中使用具备 VTE 排除功能试剂的实验室有 588 家(66.5%)。2006 年 CAP 对 4112 家机构的调查结果显示[8],有 2430 家机构使用 D-二聚体检测作为 VTE 排除诊断的指标并向临床报告临界值(占 59.1%),其中 1322 家机构报告的临界值来源于试剂厂商。2004 年 CAP 对 1506 家机构的调查结果显示[8],588 家机构报告的临界值高于厂家推荐的临界值(占 39.0%),其中部分机构是依据文献报道或自己的评估结果,部分机构的依据不详。使用非厂家推荐的临界值,如未经合理的研究和评估可能导致假阴性结果的出现。

5. 结果报告

NCCL 的问卷调查结果显示,55.3%的检测系统使用 FEU 单位,44.7%的检测系统使用 DDU 单位,而报告单位量级以 mg/L(占 37.7%)和 ng/ml(占 21.6%)为主。美国 CAP 的调查结果[8]显示,59.1%(802/1357)的实验室使用 FEU 单位,40.9%(555/1357)的实验室使用 DDU 单位,报告单位量级以 ng/ml 为主(50.3%)。2015 年 Lippi 等[11]对全球来自 23 个国家的 409 家机构的调查结果显示,有 246 家(占 60.1%)使用 FEU 单位,其余使用 DDU 单位;单位量级以 ng/ml(占 34%)和 mg/L(占 33%)为主。美国临床和实验室标准协会(Clinical and Laboratory Standards Institute,CLSI)的指南明确指出不能将两种报告单位进行换算[5]。不同的单位量级也增加了结果报告的复杂性,若不注意结果报告单位而直接进行数值比较,容易出现结果的误读和误判。

二、实验室检测规范化的基本要求

(一)方法定位和检测系统的选择

1. 检测方法的定位[5,12,13]

D-二聚体检测方法主要有 ELISA 法、微粒凝集定量检测法、微粒凝集半定量检测法和胶体金法等。ELISA 法检测 D-二聚体的原理是双抗体免疫测定,其检测结果敏感性高且可靠,但检测速度慢、手工操作影响因素多,该方法可作为评价其他常规检测方法的比对标准，主要用于确认其他常规方法结果的可靠性。微粒凝集定量检测方法通过透射/散射比浊原理进行D-二聚体定量检测，是血液凝固分析仪主要采用的检测方法，该方法操作简便快速，可满足常规和急诊标本的检测要求。少数实验室使用微粒凝集半定量法检测D-二聚体，检测速度快，适用于高浓度水平D-二聚体检测（如弥散性血管内凝血、溶栓治疗等），但不适用于VTE的排除诊断。胶体金法的检测结果应与可靠的检测方法进行比对，一般不适用于VTE的排除性诊断。2015年，CLSI发布D-二聚体用于VTE排除的指南文件（CLSI H59-A），对用于VTE排除的D-二聚体检测方法的性能提出了具体要求[5]：临界值水平检测结果的日间精密度应≤7.5%，敏感度应≥97%，阴性预测值≥98%，阴性预测值95%可信区间的下限≥95%。在美国，能够用于VTE排除的试剂均需经过FDA认证并获得相应的证书（510K文件）。

2. 检测系统的选择

D-二聚体的检测系统种类较多，实验室使用的单克隆抗体有20多种[10]。多种检测系统应用于临床存在的突出问题是检测结果的可比性较差。临床实验室宜选择配套的、相同品牌的检测系统（医院内部需要多个检测系统时），用于VTE排除的试剂应有临界值标示并经产品注册审批部门审核批准。在选择D-二聚体检测系统时，应考虑的因素至少包括：试剂的预期用途为排除性诊断、辅助性诊断还是治疗监测；检测方法要求定量还是定性；用于排除诊断的临界值是否可靠以及临界值浓度水平检测结果的精密度是否符合要求；结果报告时间是否可满足临床需要；有多个检测系统的实验室需要考虑结果报告单位的一致性。

（二）检测系统的性能验证[4,5,7]

依照《医疗机构临床实验室管理办法》、卫生行业标准《D-二聚体定量检测》（WS/T 477-2015）以及CLSI H59和CLSI H57指南文件的要求，检测系统用于临床发报告前，应进行性能验证（包括精密度、线性和正确度验证等）和校准。

1. 性能验证

仪器使用过程中，每年应对仪器性能进行评审，评审不合格或结果有疑问时应通过检测再次验证其性能。批内精密度以连续检测结果的变异系数（*CV*）为评价指标，批内精密度应达到试剂生产厂商说明书的要求，同时至少应符合如下要求[14]：正常水平质控品或血浆标本检测结果的*CV*≤15%，异常水平质控品或血浆标本检测结果*CV*≤10%。日间精密度以室内质控结果的变异系数为评价指标，日间精密度应达到试剂生产厂商说明书的要求，同时至少应符合如下要求：*CV*≤15%。当D-二聚体用于VTE排除诊断时，临界值水平检测结果的日间精密度应≤7.5%。线性评估的回归方程斜率要求在（1±0.05）范围内，相关系数*r*≥0.975；标本经稀释后实际检测值与理论值的百分偏差≤15%，在试剂生产厂商说明书规定的线性范围内应满足上述要求。

2. 校准

应依照厂商说明书规定的程序进行校准，可选择厂商提供的配套校准物或标准物质进行检测结果的校准，也可使用预定标模式进行校准。一些检测系统（特别是非配套检测系统）的生产厂商未明确规定性能验证的方法和指标，实验室可依照行业标准规定的方法和指标验证检测系统的性能。校准的实施条件（不限于以下内容）：检测系统用于临床检测前；更新不同批号试剂后；室内质控结果显示趋势变化时；仪器关键部件更换或维修后（必要时）；临床反馈检测结果与症状/体征不相符（必要时）。

（三）室内质量控制

推荐使用配套质控品，也可使用冰冻血浆，选用非配套质控品和冰冻血浆前应与配套质控品同步检测，以评价其适用性。至少使用2个浓度水平（正常和异常水平）的质控品。据实验室检测标本的数量确定质控品检测频率，检测当天至少1次。质控均值的确定：质控品检测10天以上，至少使用20个检测结果计算均值；更换不同批号试剂或仪器进行关键部件维修后，应重新确定质控品的均值；每个批号质控品在使用前，应由实验室通过检测确定均值，制造商规定的“标准值”只能作为参考。质控规则：至少使用1_{3s}和2_{2s}规则。

（四）评价同一医院内部结果可比性[7]与医院之间结果可比性

1. 医院内部多个检测系统的可比性评价

同一家医院内使用多个检测系统时，宜尽可能选用相同的检测系统，检测系统间定期进行结果比对（至少半年1次）。至少使用20份临床标本（正常和异常标本各10份），每份标本分别使用临床实验室内部规范操作检测系统和被评价检测系统进行检测，以内部规范操作检测系统的结果为标准计算相对偏差，高浓度水平标本的比对偏差应≤10%，低浓度水平标本的比对偏差应≤20%[7]。当临时需要比对时，可按照行业标准《医疗结构内定量检测结果的可比性验证指南》（WS/T 407-2012）介绍的方法进行[14]。

2. 参加室间质量评价确认医院之间结果的可比性

实验室应参加室间质量评价机构组织的室间质量评价活动，以监控、改进医院间检测结果的可比性。美国 CAP 和英国国家室间质量评价机构（National External Quality Assessment Service，NEQAS）等多个国外室间质评组织机构均开展了 D-二聚体检测室间质量评价活动，每年评价 2~6 次，每次 1~2 支冻干质评物[15,16]。国内 NCCL 于 2014 年正式建立该项目的全国性室间质评计划，每年开展 2 次，每次检测 2 支冻干质评物。2016 年全国已有 902 家实验室报名参加质评，检测结果依据报告单位和使用试剂的种类分组进行评价。2016 年全国质评数据显示，不同试剂组间检测结果的变异系数差别较大，检测低浓度水平质评物时，FEU 单位不同试剂组（不含试剂混杂组）的 *CV* 分布范围为 10.8%~24.6%，DDU 单位不同试剂组的 *CV* 分布范围为 8.2%~56.9%；检测高浓度水平质评物时，FEU 单位不同试剂组的 *CV* 分布范围为 4.6%~16.9%，DDU 单位不同试剂组的 *CV* 分布范围为 5.8%~28.4%。检测系统配套与否对检测结果的离散度影响显著，如 Nanopia D-Dimer 试剂与 Coapresta 2000 全自动血凝仪组成的配套检测系统两个批号质评物检测结果的 *CV* 分别为 8.2%和 8.0%，而 Nanopia D-Dimer 试剂与多种仪器组成的非配套检测系统检测结果的 *CV* 分别为 56.9%和 28.4%，两组 *CV* 差别显著，提示实验室应尽可能使用配套检测系统开展检测。

（五）参考区间与临界值

1. 参考区间

通常健康人群 D-二聚体检测结果呈偏态分布，参考区间通常取上限的第 90 或 95 百分位数。特定健康人群的 D-二聚体结果偏高（如老年人、妊娠期妇女），宜对特定人群的参考区间进行验证，参考区间验证方法可参考第二篇第六章第三节。

2. 临界值

是指具有医学决定意义的值，也称为 cut-off 值，主要用于疾病的诊断、排除诊断、分级、分类或对预后作出估计。用于 VTE 排除诊断的 D-二聚体试剂，生产商应提供多中心研究得出的排除诊断临界值，且该临界值经产品注册审批部门批准适用于相应检测系统，实验室使用临界值前宜进行审核。建立 VTE 排除诊断临界值时，被检测 D-二聚体的疑似 VTE 患者应同时使用影像学检查明确或排除诊断，对于排除 VTE 的患者，应至少在 3 个月内对其进行跟踪随访，以确认检测结果确实为阴性[5]。2010 年 Douma 等[17]对 3 个大型队列研究的回顾性分析结果显示，使用依据年龄调整后的临界值能够提高老年患者安全排除肺栓塞的比例，该观点已引起广泛关注并被写入相关指南[18,19]。

（六）结果报告

1. D-二聚体检测结果用于 VTE 排除诊断[5,7]

医生需要评估患者验前概率（pretest probability，PTP）决定是否可用 D-二聚体检测作为排除 VTE 的指标[18]：依据患者临床症状和体征，临床医生应通过标准化的临床评分规则（如 Wells 和 Geneva 评分规则），以 PTP 确定患者发生 VTE 的可能性。对于低度或中度 PTP 的患者，D-二聚体检测结果阴性可用于排除 VTE；当患者 PTP 较高时，需直接进行影像学检查以明确或排除诊断，若影像学检查未见异常，应继续以 D-二聚体检测进行跟踪随访。

2. 结果报告的特殊性[5,7]

实验室宜使用生产厂家推荐的报告单位，不宜进行不同报告单位的转换。更换不同种类的试剂后，应注意报告单位、参考区间、排除诊断临界值等变化，并及时与临床进行沟通。VTE 排除诊断临界值可能与参考区间的上限值不同，当 D-二聚体的检测目的为排除 VTE 时，若 VTE 排除诊断临界值与参考区间上限值不同，宜报告临界值，且在报告单中注明“此结果用于 VTE 排除诊断时，仅适用于验前概率低度和中度评分的患者”；检测目的不明确时，建议同时报告参考区间及临界值。

（彭明婷　周文宾）

参考文献

1. 中华医学会呼吸病学分会.肺血栓栓塞症的诊断与治疗指南（草案）[J].中华结核和呼吸杂志，2001，24（5）：259-264.

2. 中华医学会心血管病学分会肺血管病学组,中国医师协会心血管内科医师分会.急性肺血栓栓塞症诊断治疗中国专家共识[J].中华内科杂志,2010,49(1):74-81.
3. "D-二聚体检测"急诊临床应用专家共识组."D-二聚体检测"急诊临床应用专家共识[J].中华急诊医学杂志,2013,22(8):827-836.
4. CLSI. Protocol for the Evaluation, Validation, and Implementation of Coagulometers; Approved Guideline: H57-A [S]. Wayne, PA: Clinical and Laboratory Standards Institute, 2008.
5. CLSI. Quantitative D-dimer for the Exclusion of Venous Thromboembolic Disease; Proposed Guideline: H59-A[S]. Wayne, PA: Clinical and Laboratory Standards Institute, 2010.
6. 彭明婷,周文宾,李臣宾,等.D-二聚体实验室检测现状与规范化[J].中华医学杂志.2015,95(34):2740-2743.
7. 国家卫生标准委员会临床检验标准专业委员会.D-二聚体定量检测:WS/T 477-2015[S].北京:中国标准出版社,2015.
8. Olson JD, Cynningham MT, Higgins RA, etal. D-dimer: simple test, tough problems[J]. Arch Pathol Lab Med, 2013,137(8):1030-1038.
9. Spannagl M, Haverkate F, Reinauer H, etal. The performance of quantitative D-dimer assays in laboratory routine[J]. Blood Coagul Fibrinolysis, 2005, 16(6):439-43.
10. Rosler AE, Orth M. Update of D-dimer testing[J]. J Lab Med, 2012, 36(2):1-9.
11. Lippi G, Tripodi A, Simundic AM, et al. International survey on D-dimer test reporting: a call for standardization[J]. Semin Thromb Hemost, 2015, 41(3):287-93.
12. Righini M, Perrier A, De Moerloose P, etal. D-Dimer for venous thromboembolism diagnosis: 20 years later[J]. J Thromb Haemost, 2008, 6(7):1059-71.
13. Di Nisio M, Squizzato A, Rutjes AW, etal. Diagnostic accuracy of D-dimer test for exclusion of venous thromboembolism: a systematic review[J]. J Thromb Haemost, 2007, 5(2):296-304.
14. 卫生部临床检验标准专业委员会.医疗机构内定量检测结果的可比性验证指南:WS/T 407-2012 [S].北京:中国标准出版社,2012.
15. College of American Pathologists. 2015 Surveys and Anatomic Pathology Education Programs [EB/OL]. CAP, 2015[2015-06-29]. http://www.cap.org/web/home/lab/catalogs-ordering-shipping.
16. United Kingdom National External Quality Assessment Service. U.K. NEQAS for Blood Coagulation Main Scheme [EB/OL]. UK NEQAS, 2015 [2015-06-29]. http://www.ukneqas.org.uk/content/PageServer.asp.
17. Douma RA, le Gal G, Söhne M, et al. Potential of an age adjusted D-dimer cut-off value to improve the exclusion of pulmonary embolism in older patients: a retrospective analysis of three large cohorts[J]. BMJ, 2010, 340: c1475.
18. Lippi G, Cervellin G, Casagranda I, et al. D-dimer testing for suspected venous thrombo embolism in the emergency department. Consensus document of AcEMC, CISMEL, SIBioC, and SIMeL[J]. Clin Chem Lab Med, 2014, 52(5):621-8.
19. Konstantinides SV, Torbicki A, Agnelli G, et al. 2014 ESC guidelines on the diagnosis and management of acute pulmonary embolism[S]. Eur Heart J, 2014, 35(43): 3033-69.

附:

D-二聚体检测在日本的临床应用进展

D-二聚体、纤维蛋白(原)降解产物(fibrinogen/fibrin degradation product, FDP)和可溶性纤维蛋白(soluble fibrin, SF)等纤维蛋白相关标志物(fibrin related markers, FRMs)[1,2]在DIC和VTE等血栓性疾病的诊断和辅助诊断中具有广泛的应用价值。

一、纤维蛋白相关标志物的形成机制

当凝血级联反应启动后,凝血酶原在活化的凝血因子X(FXa)的作用下释放出凝血酶原片段1+2(F_{1+2}),生成凝血酶。所生成的少量凝血酶迅速与抗凝血酶(antithrombin, AT)结合,变成凝血酶-抗凝血酶复合物(thrombin-antithrombin complex, TAT)而失去活性,过量的凝血酶可与纤维蛋白原发生反应。在凝血酶的作用下,纤维蛋白原的E碎片被激活,变成易与D碎片结合的纤维蛋白单体(fibrin monomer, FM)。2个分子的纤维蛋白原与1个分子的FM迅速结合,形成SF[3]。如果凝血酶继续对SF发生作用,就会发生纤维蛋白的聚合化(形成纤维蛋白聚合体),最后形成血栓。对于DIC而言,外源性凝血途径显著活性化,SF、TAT、FDP和D-二聚体明显增加(图2-11-1)。凝血酶与SF的共存对血栓的形成很重要,SF增加的病理状态被看作是血栓前状态。由于FXⅢ的作用,纤维蛋白聚合体趋于稳定,若在纤溶酶的作用下发生分解,则形成D-二聚体。D-二聚体本身并不具备血栓形成能力,D-二聚体的增加反映的是血栓形成和血栓溶解的结果。若纤维蛋白原在纤溶酶的作用下直接分解，则不会形成 D-二聚体，仅 FDP(X、Y、D、E)增加(图 2-11-1)。FDP 同时含有反映继发性纤溶的纤维蛋白降解产物(D-二聚体)和反映原发性纤溶的纤维蛋白原降解产物(图 2-11-2)。凝血酶的生成引起 SF 增加，只有同时发生凝血酶生成和纤溶亢进，FDP 和 D-二聚体的水平才会显著增加。只要有血栓形成，血浆 F_{1+2}、SF 和 TAT 即会增加，但只有形成一定程度大小的血栓，FDP 和 D-二聚体才会明显增加。另一方面，凝血酶生成后，虽然 TAT、SF 和 F_{1+2}增加，但由于继发性纤溶受到抑制，FDP 和 D-二聚体的增加程度受限。

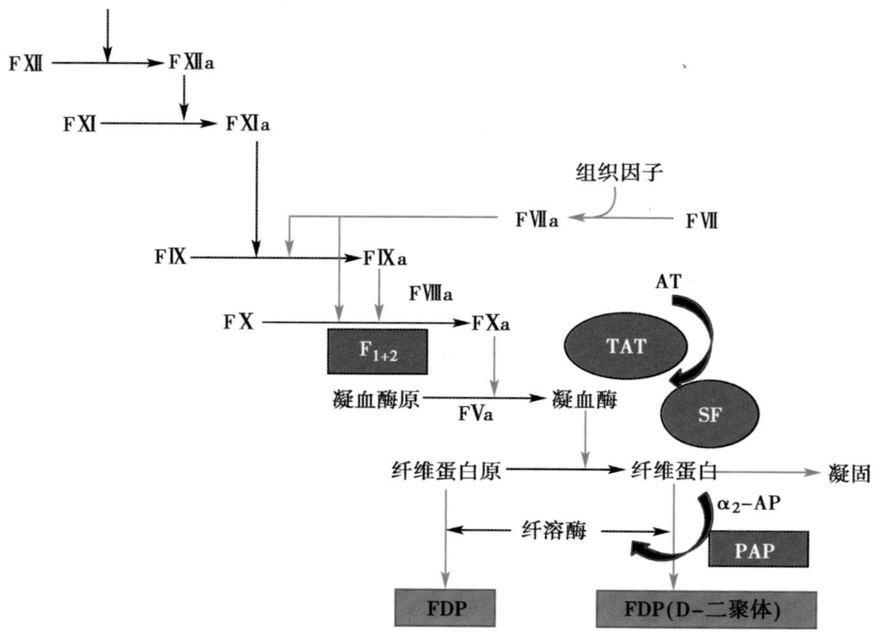

图 2-11-1　凝血激活诱发 DIC 的过程

注：α_2-AP：α_2-抗纤溶酶；AT：抗凝血酶；F_{1+2}：凝血酶原片段$_{1+2}$；TAT：凝血酶抗凝血酶复合物；SF：可溶性纤维蛋白；PAP：纤溶酶-抗纤溶酶复合物；FDP：纤维蛋白(原)降解产物

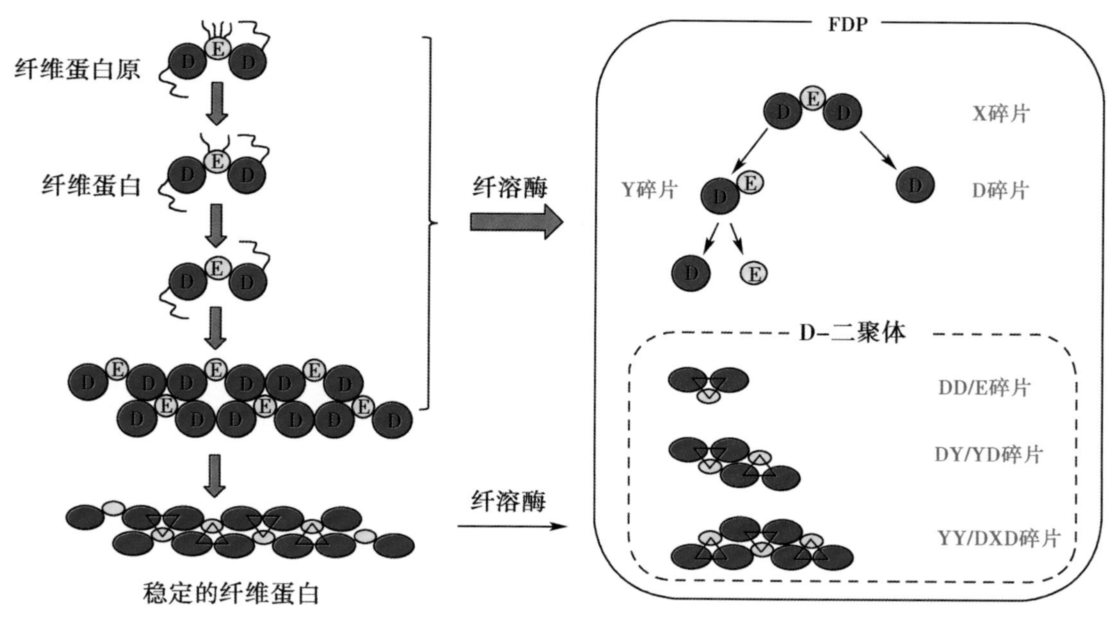

图 2-11-2　纤维蛋白(原)降解产物的形成过程

注：FDP：纤维蛋白(原)降解产物

二、纤维蛋白相关标志物在血栓性疾病诊断中的价值

以784例血栓性疾病疑似患者为研究对象，日本三重大学就SF和D-二聚体对血栓性疾病的诊断价值进行了前瞻性研究[4]。784例疑似患者中，572例被诊断为非血栓性疾病，144例被诊断为血栓性疾病，其中87例被诊断为DVT、14例被诊断为脑血管意外（cerebral vascular accident，CVA）、6例被诊断为急性心肌梗死（acute myocardial infarction，AMI）、3例被诊断为闭塞性动脉硬化（arteriosclerosis obliterans，ASO）（图2-11-3）。与非血栓性疾病组比，DIC患者和DVT患者组血浆D-二聚体水平呈升高且有显著性差异，尽管D-二聚体在术后和肝移植患者中也会升高（图2-11-4）。在排除术后和肝移植患者后，对非血栓性疾病组和血栓性疾病组进行分析，D-二聚体值≥3.0mg/L或SF值≥6.0mg/L时，血栓性疾病的发病率在50%以上（图2-11-5）。

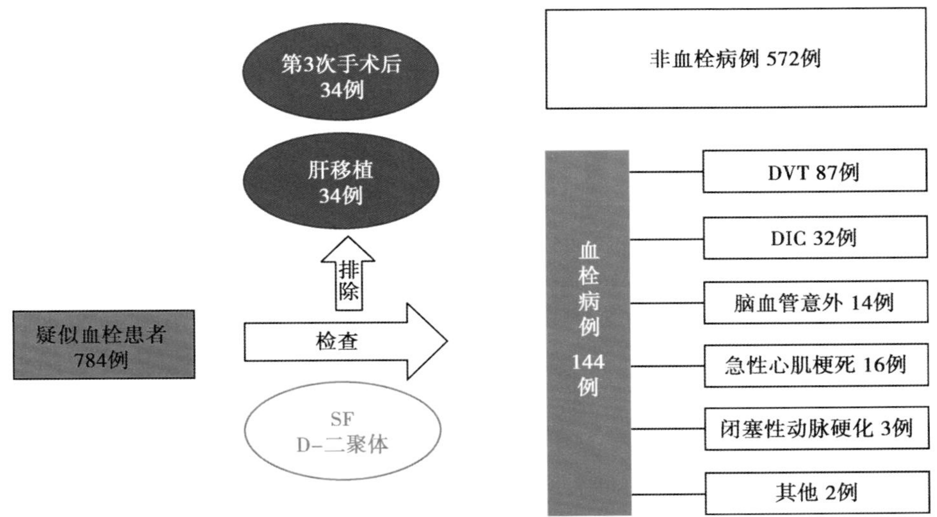

图2-11-3 疑似血栓病例

注：DVT：深静脉血栓；DIC：弥散性血管内凝血；SF：可溶性纤维蛋白

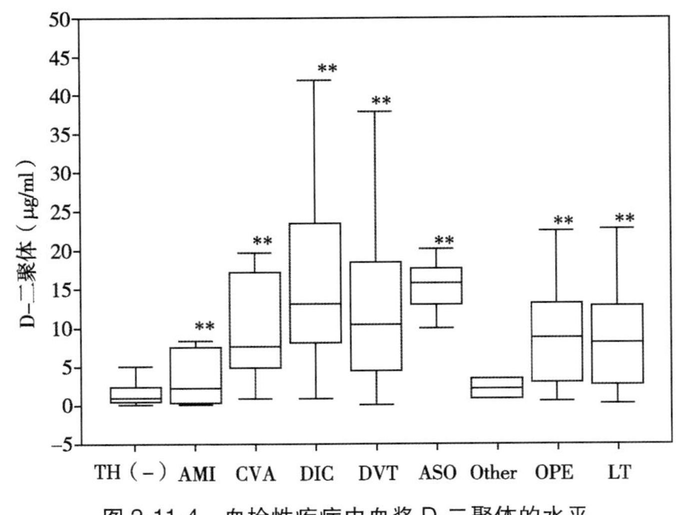

图2-11-4 血栓性疾病中血浆D-二聚体的水平

注：TH：血栓病；AMI：急性心肌梗死；CVA：脑血管意外；DVT：深静脉血栓；ASO：闭塞性动脉硬化；OPE：术后；LT：肝移植；**：$P<0.01$

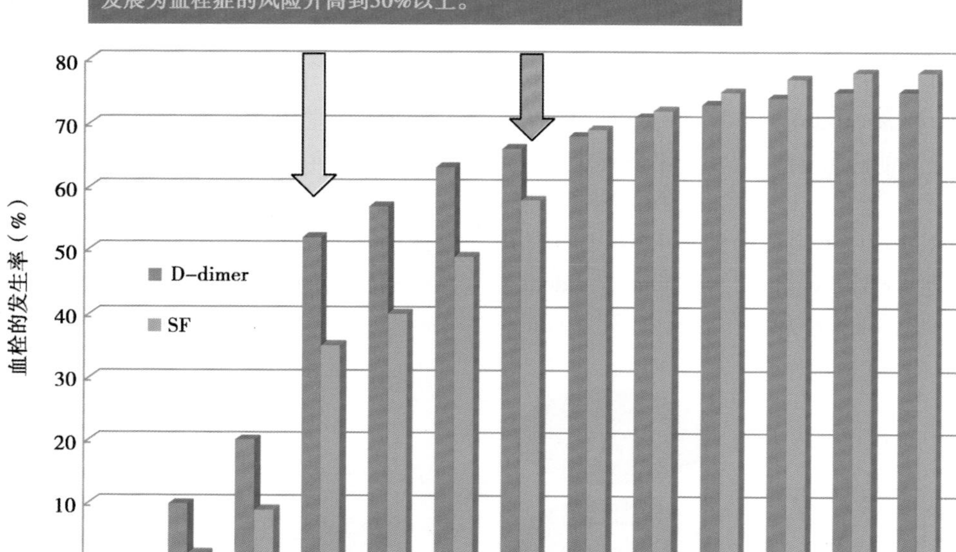

图 2-11-5　D-二聚体和可溶性纤维蛋白水平与血栓的发生率

注：SF：可溶性纤维蛋白

当 D-二聚体或者 SF≥8. 0mg/L 时，血栓性疾病的发病率将上升至 70%以上。炎症、癌症、代谢性疾病等各种状态会并发血栓性疾病，而且血栓形成是这类患者的主要死因，所以诊断出血栓前状态（高凝状态）是非常重要的。根据上述结果，我们把 D-二聚体≥3. 0mg/L 或者 SF≥ 6. 0mg/L 的状态称之为高凝状态。确诊为高凝状态时，需考虑进行血栓相关检测和预防性抗凝治疗（图 2-11-6）。目前有多家公司在市场上销售 D-二聚体和 SF 的检测试剂盒，所以必须实施标准化。另外，不同生产厂家 D-二聚体校准品的浓度有两种表示方法：以纯化 D-二聚体量为单位，称为 D-二聚体单位（D-dimerunit，DDU），或将 D-二聚体量转换为纤维蛋白原量的单位，称为纤维蛋白原等量单位（fibrinogen equivalent unit，FEU），所以采用的单位不同，检测结果不同。欧美国家多采用 FEU 单位，日本多采用 DDU 单位。欧美国家将 D-二聚体用于肺栓塞（pulmonary embolism，PE）的排除诊断[5]，临界值取 0. 5mg/L，在使用日本生产厂家生产的试剂盒进行的评估中，DVT 的排除诊断临界值取 1. 2mg/L[6]。

三、止血分子标志物在血栓性疾病诊断中的作用

血小板计数、纤维蛋白原浓度、凝血酶原时间测定等整体性凝血试验在 DIC 以外的血栓性疾病一般不会表现出有意义的波动，而 SF、D-二聚体、TAT 以及纤溶酶-纤溶酶原抑制物复合物（plasmin-plasmin inhibitor complex，PIC）等止血分子标志物的水平在血栓性疾病患者中较健康人群升高。在 DIC、血栓性血小板减少性紫癜（thrombotic thrombocytopenic purpura，TTP）等微血栓形成和 PE、DVT 等可出现体积较大静脉血栓的疾病中，止血分子标志物常呈现显著升高，而在急性心肌梗死等动脉血栓性疾病中仅轻度升高（表 2-11-2）。另外，在 DIC 等继发性纤溶亢进的情况下 PIC 会显著增加。由于表 2-11-2 中所列 DVT/PE 疾病中急性期的病例数较少，D-二聚体的增加并不十分显著，在急性期的 DVT/PE 患者中，D-二聚体显著增加（与在 DIC 中的表现一样）。如果无大血栓形成或广泛性微血栓存在，D-二聚体和 FDP 通常不会显著增加，但即使在高凝状态下，SF 也会显著增加。血液透析患者的凝血系统被激活，SF 值也增大。与 SF 和 TAT 一样，F_{1+2} 也用于高凝状态的诊断。另外，由于 D-二聚体的半衰期长，所以对门诊患者 DVT 的诊断有价值，而 TAT 的半衰期短，不适用于门诊患者的 DVT 诊断。

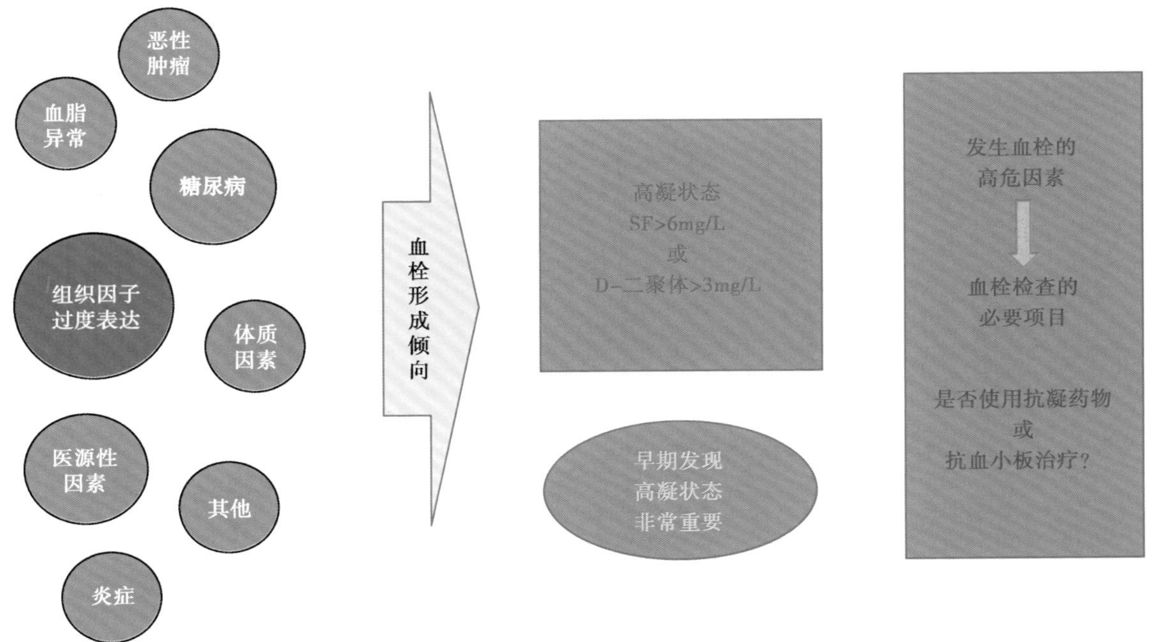

图 2-11-6　各种凝血功能亢进状态的早期发现

表 2-11-2　不同疾病中止血分子标志物的浓度水平比较

疾病	TAT(ng/ml)	PIC(μg/ml)	D-dimer(mg/L)	SF(mg/L)
DIC	49.8±4.7	4.32±0.59	16.50±1.60	474.0±51.0
TTP	20.6±11.9	1.43±1.12	3.55±1.56	12.8±6.4
AMI	12.7±4.7	0.85±0.33	1.99±0.84	35.4±17.6
PE	13.0±9.9	1.82±1.00	2.94±1.56	32.7±28.3
DVT	7.8±3.2	1.44±1.04	1.78±0.62	26.2±13.7
HD	6.8±5.2	1.09±0.62	1.79±1.65	28.1±58.0
HV	1.7±0.4	0.34±0.16	0.46±0.27	1.4±2.7

注:HD:心脏病;HV:健康志愿者

四、弥散性血管内凝血

DIC[7,8]会呈现出止血异常,病情加重时伴随各种出血和血栓症状,甚至出现脏器损伤症状,是一种预后不良的疾病。因此,国际血栓与止血学会(ISTH)于 2013 年公开发表了 DIC 的诊疗指南[9]。在我们所进行的追溯性评估中[10],对 494 例 DIC 疑似病例进行了分析,其中当时已被诊断为 DIC 的有 218 例,1 周以内被诊断为 DIC 的有 177 例(DIC 前期),全病程未诊断为 DIC 的有 99 例(非 DIC)(图 2-11-7)。在 DIC 前期即进行治疗的患者组,DIC 恶化率低于 10%,改善率约为 80%。DIC 治疗的开始时间越晚,恶化率越高,改善率越低。这些结果表明,治疗 DIC 如同救火,治疗得越早预后越好。近年来,有报道指出针对伴有感染的 DIC 的早期治疗会有相反的效果,早期治疗反而使感染病情恶化[8,11]。

表 2-11-3 显示了 DIC、DIC 前期和非 DIC 人群常规出凝血检测和分子标志物检测的结果。DIC 组的 APTT、PT-INR、FDP、Fbg 和 Plt 等整体性试验结果与非 DIC 组比具有显著性差异,而在非 DIC 组与 DIC 前期组之间未发现显著性差异。对于 TAT、PIC、SF、D-二聚体和 PAI-I 等分子标志物检测结果,DIC 组与非 DIC 组比较具有显著性差异,TAT、SF 和 PAI-I 等检测结果 DIC 前期组与非 DIC 组比较也具有显著意义。这些结果表明,止血分子标志物对 DIC 前期的诊断具有重要意义。

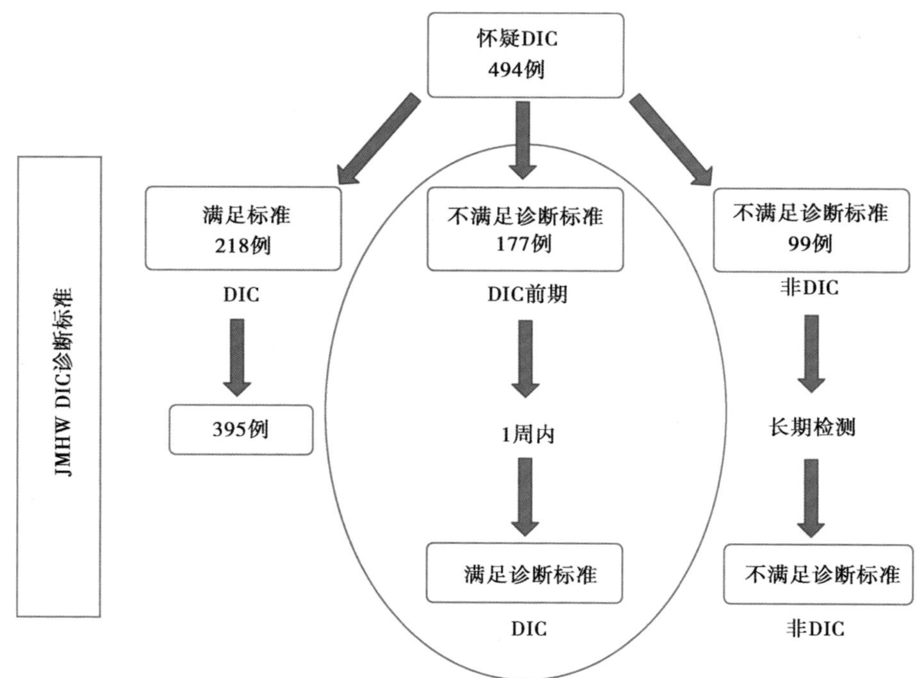

图 2-11-7 鉴别 DIC、DIC 前期和非 DIC 的前瞻性试验

表 2-11-3 不同检验项目对 DIC 和 DIC 前期的诊断作用

检验项目			DIC	DIC 前期	非 DIC
常规项目	APTT	s	45. 3±11. 1**	40. 9±1. 1	39. 8±1. 6
	PT-INR		1. 51±0. 03**	1. 20±0. 02	1. 20±0. 03
	Fbg	g/L	2. 09±0. 07**	2. 93±0. 12	3. 01±0. 16
	FDP	μg/ml	47. 6±2. 3**	21. 9±2. 0	23. 6±2. 6
	Plt	$\times10^9$/L	6. 7±0. 4**	13. 7±0. 8	12. 3±1. 1
分子标志物检测	TAT	ng/ml	50. 1±4. 6**	27. 9±3. 5**	13. 0±1. 1
	PIC	μg/ml	4. 12±0. 13**	2. 55±0. 33	0. 65±0. 26
	SF	mg/L	485±51**	196±31**	56±8
	D-二聚体	mg/L	16. 6±1. 6**	10. 6±2. 3	5. 0±0. 8
	PAI-1	ng/ml	79. 8±12. 7**	29. 1±5. 1**	3. 5±2. 2

注：**：与非 DIC 组相比，具有显著性差异（$P<0.01$）

主要的 DIC 诊断标准有：日本厚生省的 DIC 诊断标准[12]、ISTH 的显性 DIC（overt-DIC）诊断标准[2]以及日本危重病协会的急性期 DIC 诊断标准[13]。这些诊断标准根据血小板数、FRMs、纤维蛋白原和凝血酶原时间等整体功能性试验进行评分，能够获得客观的 DIC 诊断结果。包含 D-二聚体的 FRMs 的评分最高（表 2-11-4）。日本厚生省的 DIC 诊断标准把重点放在 DIC 的基础疾病上，表 2-11-5 中列出了一些容易引发 DIC 的基础疾病。右侧是 DIC 发病频度较高的基础疾病，其中包括急性早幼粒细胞白血病（acute promyelocytic leukemia，APL）等在内的急性白血病和产科疾病等。左侧是 DIC 发病的病例数较多的基础疾病，感染和实体肿瘤等较多。另外，一项对 692 例 DIC 疑似患者的前瞻性研究[14]结果显示，243 例被诊断为 DIC，34 例被诊断为 DIC 前期。在并发 DIC 的基础疾病中，以造血系统疾病、感染性疾病和实体肿瘤等最为常见（表 2-11-6）。

表 2-11-4 DIC 诊断标准的比较(MHW,ISTH,JAAM)

	ISTH 标准	JMHW 标准	JAAM 标准
易患 DIC 的基础病			
临床情况	必有	1 分	必有
临床症状	未采用	出血=1 分 器官衰竭=1 分	SIRS 评分≥3=1 分
血小板计数(×10^9/L)	50~100=1 分 <50=2 分	80~120=1 分 50~80=2 分 <50=3 分	80~120 或减少>30%=1 分 <80 或减少>50%=2 分
纤维蛋白相关指标	中度增加=2 分 显著增加=3 分	FDP 10~20μg/ml=1 分 FDP 20~40μg/ml=2 分 FDP>40μg/ml=3 分	FDP 10~25μg/ml=1 分 FDP>25μg/ml=3 分
纤维蛋白原(g/L)	<1=1 分	1~1.5=1 分 <1=2 分	未采用
凝血酶原时间(秒)	延长>3~6=1 分 延长>6=2 分	PT 比率 1.25~1.67=1 分 PT 比率>1.67=2 分	PT 比率≥1.2=1 分
DIC 诊断	≥5 分	≥7 分	≥4 分

注:JMHW:日本卫生福利部;JAAM:日本危重病协会

表 2-11-5 DIC 的基础疾病

基础疾病与触发 DIC 的病例数				触发 DIC 的高危基础疾病			
基础疾病	DIC 患者数量	基础疾病患者数量	DIC 发生率(%)	基础疾病	DIC 患者数量	基础疾病患者数量	DIC 发生率(%)
1. 败血症	303	969	31.3	1. 急性早幼粒细胞白血病	73	100	73.0
2. 休克	222	945	23.5	2. 暴发性肝炎	48	95	50.5
3. 非霍奇金淋巴瘤(NHL)	161	847	19.0	3. 前置胎盘	7	17	41.2
4. 呼吸道感染	144	2568	5.6	4. 胎盘早剥	24	65	36.9
5. 肝癌	142	4480	3.2	5. 急性髓性白血病	104	312	33.3
6. 肝硬化	123	3807	3.2	6. 败血症	303	969	31.3
7. 急性髓性白血病	104	312	33.3	7. 急性淋巴细胞白血病	76	247	30.8
8. 肺癌	99	2316	4.3	8. 慢性粒细胞白血病	27	92	29.3
9. 胃癌	93	3456	2.7	9. 急性粒-单细胞白血病	13	47	27.7
10. 急性淋巴细胞白血病	76	247	30.8	10. 休克	222	945	23.5
11. 急性早幼粒细胞白血病	73	100	73.0	11. 急性单核细胞白血病	7	30	23.3

续表

基础疾病与触发 DIC 的病例数				触发 DIC 的高危基础疾病			
基础疾病	DIC 患者数量	基础疾病患者数量	DIC 发生率(%)	基础疾病	DIC 患者数量	基础疾病患者数量	DIC 发生率(%)
12. 大动脉瘤	69	1183	5.8	12. 急性呼吸窘迫综合征	53	251	21.1
13. 结肠癌	65	2767	2.3	13. 其他肝脏疾病	31	149	20.8
14. 胆道感染	55	831	6.6	14. 非霍奇金淋巴瘤(NHL)	161	847	19.0
15. 急性呼吸窘迫综合征	53	251	21.1	15. 霍奇金淋巴瘤	14	79	17.7

表 2-11-6 DIC、DIC 前期和非 DIC 患者的基础疾病类型

基础疾病	DIC	DIC 前期	非 DIC	合计
感染性疾病	70	6	166	242
实体肿瘤	50	11	82	43
造血系统肿瘤	72	12	64	148
动脉瘤	16	2	18	36
产科疾病	6	0	3	9
创伤	8	2	22	32
心血管疾病	5	0	14	19
消化系统疾病	5	0	16	21
胶原病	1	0	9	10
其他疾病	9	1	22	32
合计	243	34	415	692

显性 DIC 患者各种止血标志物会增高，特别是 D-二聚体。显性 DIC 患者组的 D-二聚体中位值(20.6μg/ml)与 DIC 前期患者组的 D-二聚体中位值(8.9μg/ml)相比，具有显著性差异。但是由于两组人群的 D-二聚体水平存在较大的交叉，难以单独使用 D-二聚体进行 DIC 诊断(图 2-11-8)。

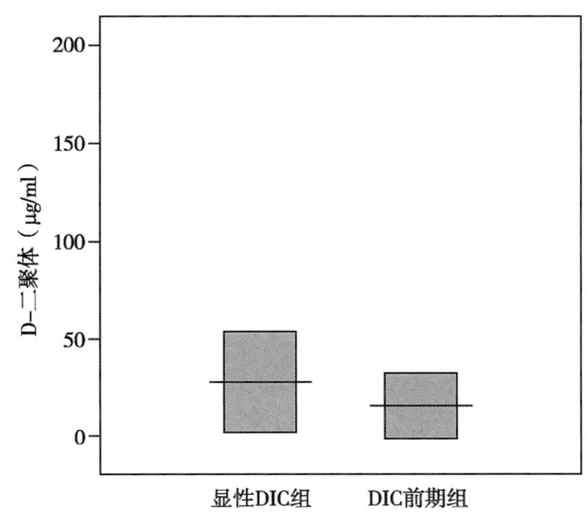

图 2-11-8 显性 DIC 和 DIC 前期患者的 D-二聚体水平比较

注：显性 DIC 组：中位数 20.6μg/ml，95% *CI*(3.1~100.3μg/ml)，25%~75%(10.5~41.9μg/ml)

DIC 前期组：中位数 8.9μg/ml，95% *CI*(0.7~50.3μg/ml)，25%~75%(4.5~20.9μg/ml)

今后有可能在 ISTH 的显性 DIC 诊断标准[2]中补充含有止血标志物的 DIC 前期诊断指标[2,14]。

（和田英夫）

参考文献

1. Arnason T, Wells PS, Forster AJ. Appropriateness of diagnostic strategies for evaluating suspected venous thromboembolism[J]. Thromb Haemost, 2007, 97: 195-201.
2. Taylor FB Jr, Toh CH, Hoots WK, et al. Scientific Subcommittee on Disseminated Intravascular Coagulation (DIC) of the International Society on Thrombosis and Haemostasis (ISTH). Towards definition, clinical and laboratory criteria, and a scoring system for disseminated intravascular coagulation[J]. Thromb Haemost, 2001, 86: 1327-30.
3. Soe G, Kohno I, Inuzuka K, et al. A monoclonal antibody that recognizes a neo-antigen exposed in the E domain of fibrin monomer complexed with fibrinogen or its derivatives: its application to the measurement of soluble fibrin in plasma[J]. Blood, 1996, 88: 2109-17.
4. Wada H, Kobayashi T, Abe Y, et al. Elevated levels of soluble fibrin or D-dimer indicate high risk of thrombosis [J]. J Thromb Haemost, 2006, 4: 1253-8.
5. Wells PS, Anderson DR, Rodger M, et al. Evaluation of D-dimer in the diagnosis of suspected deep-vein thrombosis [J]. N Engl J Med, 2003, 349: 1227-1235.
6. Nomura H, Wada H, Mizuno T, et al. Negative predictive value of D-dimer for diagnosis of venous thromboembolism [J]. Int J Hematol, 2008, 87: 250-255.
7. Wada H. Disseminated intravascular coagulation[J]. Clin Chim Acta, 2004, 344(1): 13-21.
8. Wada H, Matsumoto T, Yamashita Y, et al. Disseminated Intravascular Coagulation: Testing and Diagnosis [J]. Clin Chim Acta, 2014, 436C: 130-134.
9. Wada H, Thachil J, Di Nisio M, et al. The Scientific Standardization Committee on DIC of the International Society on Thrombosis Haemostasis: Guidance for diagnosis and treatment of DIC from harmonization of the recommendations from three guidelines[J]. J Thromb Haemost, 2013, 11: 761-767.
10. Wada H, Wakita Y, Nakase T, et al. Outcome of disseminated intravascular coagulation in relation to the score when treatment was begun[J]. Thromb Haemost, 1995, 74: 848-852.
11. Wada H, Matsumoto T, Yamashita Y, et al. Is early treatment of DIC beneficial in septic patients? [J]. Crit Care, 2014, 18: 447.
12. Kobayashi N, Maegawa T, Takada M, et al. Criteria for diagnosis of DIC based on the analysis of clinical and laboratory findings in 345 DIC patients collected by the Research Committee on DIC in Japan[J]. Bibl Haemotol, 1983, 49: 265-75.
13. Gando S, Iba T, Eguchi Y, et al. Japanese Association for Acute Medicine Disseminated Intravascular Coagulation (JAAM DIC) Study Group. A multicenter, prospective validation of disseminated intravascular coagulation diagnostic criteria for critically ill patients: comparing current criteria [J]. Crit Care Med, 2006, 34: 625-31.
14. Wada H, Hatada T, Okamoto K, et al. Japanese Society of Thrombosis Hemostasis/DIC subcommittee. Modified non-overt DIC diagnostic criteria predict the early phase of overt-DIC[J]. Am J Hematol, 2010, 85: 691-694.

第十二章

凝血因子检测

血液凝固是由多种凝血因子参与的一系列酶促反应，最终生成凝血酶，使纤维蛋白原转变为纤维蛋白。根据凝血反应启动的方式不同，凝血系统可分为外源凝血系统和内源凝血系统，其中外源凝血系统由组织因子启动，目前被认为是凝血启动的主要途径，内源凝血系统在凝血的放大过程中起重要作用。

凝血因子检测在出血性疾病的诊断与鉴别诊断、疗效和预后判断中发挥重要作用。凝血因子检测分为活性检测和抗原检测。活性检测是对某一凝血因子的促凝活性进行测定，分别利用内、外源凝血系统的原理进行。外源凝血系统利用凝血酶原时间的检测原理，主要包括凝血因子Ⅱ、Ⅴ、Ⅶ和Ⅹ的检测；内源凝血系统利用活化部分凝血活酶时间的检测原理，主要包括凝血因子Ⅺ、Ⅻ、Ⅷ和Ⅸ的检测。抗原检测则是对凝血因子的总量进行测定，其中包含了没有活性的那部分凝血因子的量。目前较为常用的是活性检测，根据原理的不同，检测方法又可分为一期法、二期法和发色底物法，在我国最常用的是一期法。抗原含量检测主要用于研究目的，临床常规检测中较少应用。

第一节　一期法凝血因子活性检测

1953年，Dr. Langdell首次使用基于活化部分凝血活酶时间（activated partial thromboplastin time，APTT）检测的一期法实现对FⅧ活性的定量检测。随后该方法被用于因子Ⅸ和其他内源性凝血因子的检测，只要更换不同的乏因子血浆，即可实现对相应凝血因子活性的定量检测[1]。根据同样原理建立的基于凝血酶原时间（prothrombin time，PT）检测的一期法，可对不同外源性凝血因子活性进行定量检测。一期法是目前凝血因子活性检测最常用的方法。

一、凝血因子Ⅷ、Ⅸ、Ⅺ和Ⅻ活性检测

（一）检测指征

当患者的常规凝血试验检测结果显示APTT延长，并伴有相应的出血症状时，疑为遗传性或获得性凝血因子缺陷症的诊断；部分亚临床型或轻型凝血因子缺陷症的诊断；血友病患者使用浓缩因子制剂时的监测。

（二）试验原理与方法

1. 试验原理

经过稀释的待检血浆或正常人血浆分别与相应的乏因子基质血浆（缺乏因子Ⅷ、Ⅸ、Ⅺ或Ⅻ）混合，进行APTT检测。将待检血浆检测结果与正常人血浆检测结果进行比较，分别计算出待检血浆中所含因子Ⅷ∶C、Ⅸ∶C、Ⅺ∶C、Ⅻ∶C相当于正常人的百分率。

2. 检测方法

（1）检测系统选择：根据各实验室的实际情况选择合适的血液凝固检测系统，并经过系统验证后使用。

（2）标准曲线设定：取商品化定标血浆或自行制备的正常人混合血浆（具体制备方法见相关指南，该血浆中相应凝血因子的活性已知）作为定标品，在全自动血液凝固分析仪上设定相应参数（如稀释倍数等）进行标准曲线检测。若采用半自动血凝仪进行检测，则以凝固时间的对数和浓度（1∶10作为100%）的对数计算出回归方程或以稀释液（或活性）为横坐标，凝固时间为纵坐标，在半对数曲线纸上绘制标准曲线。根据实验目的分别设定正常标准曲线和低值标准曲线。

（3）待检标本检测：待检血浆用枸橼酸钠抗凝，分离后立即进行检测或置于4℃放置4小时

内完成检测。全自动血液凝固仪可直接得出标本的待测因子活性，半自动血液凝固仪的检测结果需要查询标准曲线，得出各因子活性再乘以相应稀释倍数。若凝固时间过长，应减少稀释倍数，使凝固时间处于标准曲线的线性范围内，或使用低值标准曲线重新进行检测。

(4)结果报告：以“%”为单位，报告相应凝血因子的活性百分率。

(三) 参考区间和医学决定水平

1. 参考区间

参考区间受地域、人群等因素影响有限，不同检测系统的参考区间有差异，通常为：因子Ⅷ:C (103±25.7)%，因子Ⅸ:C(98.1±30.4)%，因子Ⅺ:C(100±18.4)%，因子Ⅻ:C(92.4±20.7)%。各实验室引用参考区间时应进行验证，必要时应建立本实验室的参考区间。

2. 医学决定水平

不同的凝血因子缺陷症的患者，临床上是否产生出血症状，与多种因素相关。就最常见的遗传性出血病血友病A来说，若FⅧ:C<1%，比较容易发生轻微损伤出血或自发性出血症状，但也有的患者虽然FⅧ:C<1%，但较少有出血。因此，确定一个是否出血的凝血因子的医学决定水平是比较困难的。

(四) 临床意义

1. 血浆中凝血因子Ⅷ:C、Ⅸ:C、Ⅺ:C和Ⅻ:C减低

(1)血浆中凝血因子Ⅷ:C减低见于：①血友病A，按减低程度分为重型(<1%)、中型(1%~5%)、轻型(5%~40%)；②vWD和DIC；③抗Ⅷ:C抗体所致获得性血友病较为少见。

(2)因子Ⅸ:C减低见于：①血友病B，临床上按减低程度分型与血友病A相同；②肝脏疾病、维生素K缺乏症、DIC、口服抗凝剂；③抗FⅨ抗体存在等。

(3)因子Ⅺ:C减低见于因子Ⅺ缺乏症、肝脏疾病、DIC和抗FⅪ抗体存在等。

(4)因子Ⅻ:C减低见于先天性因子Ⅻ缺乏症、DIC、肝脏疾病以及部分血栓病患者。

2. 血浆中凝血因子Ⅷ:C、Ⅸ:C、Ⅺ:C增高

主要见于高凝状态和血栓病，尤其是静脉血栓形成、肾病综合征、子痫前期、恶性肿瘤等。当肝实质损伤较严重时，肝脏合成的所有凝血因子都减少，但由于FⅧ可由肝脏间质组织等单核-巨噬系统细胞合成，FⅧ:C可明显增高。

3. 浓缩因子制剂治疗的监测

血友病、血管性血友病和其他遗传性凝血因子严重缺乏，获得性止血缺陷(如严重肝脏疾病)常常需要浓缩因子制剂治疗，治疗过程中可进行所输入因子的凝血活性监测。发生严重出血的血友病A患者输入FⅧ浓缩制剂后，FⅧ:C>5%时，一般不会有自发性出血，但外伤和手术时仍会出血。患者需要进行大的外科手术治疗时，相应的因子活性应维持在60%以上；而较小的一些手术，则相应的因子活性应维持在35%以上。

(五) 结果分析及影响因素

一期法的因子活性检测结果存在较大的变异性，易受到多种因素的影响，包括标本的采集与处理、乏因子血浆的质量、APTT试剂特性、标准曲线的制备和检测的规范化操作等。在建立因子活性检测方法时应规范本实验室的活性检测流程，制定SOP，尽量减少下述影响因素对检测结果的影响。

1. 标本的采集与处理

血液标本采集不当(如采血不顺利，组织液混入血等)，保存不当(如低温保存时引起的冷激活等)，可使凝血因子活性呈现假性增高。待检标本采集后应立即测定或将分离血浆置-40℃~-20℃冰箱内待测，但不能超过2个月，同时避免反复冻融。

2. 乏因子血浆的质量

缺乏某因子的基质血浆(乏因子血浆)的因子水平应小于1%，而其他因子的水平必须正常。目前该基质血浆均为商品化试剂，可根据说明书要求进行正确保存和溶解使用。实验室应对该基质血浆进行质量验证。

3. APTT试剂

APTT试剂由于激活剂的不同可导致对凝血因子活性检测的敏感性存在差异。检测凝血因子缺乏时，宜选用对凝血因子缺乏敏感性高的APTT试剂(可检出凝血因子活性<30%的样本，包括凝血因子Ⅷ、Ⅸ和Ⅺ等)。针对怀疑存在狼疮抗凝物的标本，宜使用对磷脂不敏感的APTT试剂盒。实验室在更换APTT试剂批号时，应进行新旧试剂间检测结果的比对：不同批号的APTT试剂分别至少检测20份正常样本，并取其均值进行比对。

4. 标准曲线的制备

每次测定都应制备标准曲线，有时还需制备

低浓度水平标准曲线。可选用商品化的质控品或实验室自制正常人新鲜混合血浆样本，正常人新鲜混合血浆要求至少25人份以上。分装冻存可在-40℃～-20℃以下保存2～3个月。

5. 其他影响因素

在因子Ⅷ:C、Ⅸ:C、Ⅺ:C和Ⅻ:C检测中，由于待测血浆均进行了一定比例的稀释，可以避免一些异常抗凝物的干扰。但是高浓度的肝素、纤维蛋白/纤维蛋白原降解产物、自身抗体（如因子抑制物）等，仍有可能引起因子活性的假性减低。某些药物（如丙戊酸）偶尔可使因子Ⅸ:C或因子Ⅷ:C减低。

二、凝血因子Ⅱ、Ⅴ、Ⅶ和Ⅹ活性检测

（一）检测指征

当患者的常规凝血试验检测结果显示PT延长，并伴有相应的出血症状时；怀疑维生素K依赖凝血因子缺乏症；疑为遗传性或获得性凝血因子缺陷症的诊断。

（二）试验原理与方法

1. 试验原理

稀释的受检者血浆与正常人血浆分别与缺乏因子Ⅱ:C、Ⅴ:C、Ⅶ:C、Ⅹ:C的基质血浆混合，做PT测定。将受检者血浆测定的结果与正常血浆作比较，分别计算受检血浆中所含因子Ⅱ:C、Ⅴ:C、Ⅶ:C、Ⅹ:C相当正常人的百分率。

2. 检测方法

（1）检测系统选择：根据各实验室的实际情况选择合适的血液凝固检测系统，并经过系统验证后使用。

（2）标准曲线设定：取商品化定标血浆或自行制备的正常人混合血浆（具体制备方法见相关指南，该血浆中相应凝血因子的活性已知）作为定标品，在全自动血液凝固分析仪上设定相应参数（如稀释倍数等）进行标准曲线检测，若采用半自动血凝仪进行检测，则以凝固时间的对数和浓度（1:10作为100%）的对数计算出回归方程或以稀释液（或活性）为横坐标，凝固时间为纵坐标，在半对数曲线纸上绘制标准曲线。根据实验目的分别设定正常标准曲线和低值标准曲线。

（3）待测标本的检测：待检血浆用枸橼酸钠抗凝，分离后立即进行检测或置于4℃放置4小时内完成测定。全自动血液凝固仪可直接得出标本的待测因子活性，半自动血液凝固仪的检测结果需要查询标准曲线，得出各因子活性再乘以相应稀释倍数。若凝固时间过长，应减少稀释倍数，使凝固时间处于标准曲线的线性范围内，或使用低值标准曲线重新进行检测。

（4）结果报告：以“%”为单位，报告相应凝血因子的活性百分率。

（三）参考区间和医学决定水平

1. 参考区间

参考区间受地域、人群等因素影响有限，不同检测系统的参考区间有差异，通常为：因子Ⅱ:C（97.7±16.7）%，因子Ⅴ:C（102.4±30.9）%，因子Ⅶ:C（103±17.3）%，因子Ⅹ:C（103±19.0）%。各实验室引用参考区间时应进行验证，必要时应建立本实验室的参考区间。

2. 医学决定水平

目前，无法确定某一因子缺乏导致出血的医学决定水平。

（四）临床意义

1. 血浆中因子Ⅱ:C、Ⅴ:C、Ⅶ:C、Ⅹ:C增高

同因子Ⅷ:C、Ⅸ:C、Ⅺ:C和Ⅻ:C测定，但肝脏疾病除外。

2. 血浆中因子Ⅱ:C、Ⅴ:C、Ⅶ:C、Ⅹ:C减低

见于先天性因子Ⅱ、Ⅴ、Ⅶ、Ⅹ缺乏症，但较少见。获得性减低者见于维生素K缺乏病、肝脏疾病（最多和最先减少的是因子Ⅶ，其次和中度减少的是因子Ⅱ和Ⅹ，最后和最少减少的是因子Ⅴ）、DIC和口服香豆素类抗凝剂等。在血循环中有上述凝血因子的抑制物时，这些因子的血浆水平也减低。

3. 药物影响

天冬酰胺酶治疗后可致FⅨ、FⅩ缺陷；某些头孢类抗生素可产生类似香豆素类药物对维生素K代谢的影响，使FⅡ、FⅦ、FⅨ、FⅩ减少。

（五）结果分析及影响因素

1. 同血浆凝血酶原时间及因子Ⅷ:C、Ⅸ:C、Ⅺ:C和Ⅻ:C检测。

2. 血液标本采集不当（如采血不顺利，组织液混入血等）、保存不当（如低温保存时引起凝血因子的冷激活等）均可使凝血因子活性呈假性增高。若输血后检测凝血因子正常，不能排除无因子缺陷症，一般应在输血后7天再行检测。

第二节　二期法和发色底物法凝血因子活性检测

针对个别凝血因子的活性检测，还可以采用二期法和发色底物法进行检测。1955 年，牛津大学 Rosemary 及其同事在研究无组织因子条件下凝血酶原激活机制时发现，因子Ⅷ与因子Ⅸa、磷脂和 Ca^{2+}结合能够形成“内源性凝血活酶”，使因子X活化、凝血酶原转变成凝血酶，并据此发明了二期法 FⅧ活性检测的方法[1]。与一期法相比，二期法影响因素较少，检测结果的精密度更好，但操作较为复杂，难以实现自动化。在二期法的基础上，通过使用发色底物对因子Xa进行定量，可实现对 FⅧ活性的自动化检测，即发色底物法。目前，二期法和发色底物法主要用于凝血因子Ⅷ活性检测；仅少数生产试剂厂家能够生产因子Ⅸ活性检测发色底物法的试剂，临床实验室使用较少，其他因子的发色底物法试剂多尚处于研发中。

一、二 期 法

（一）检测指征

同一期法。

（二）试验原理与方法

以二期法检测 FⅧ活性为例：基于检测因子Ⅷ作为辅因子与因子Ⅸa 形成复合物活化因子X的能力，通过检测生成的因子Xa 的量可计算 FⅧ的活性。该实验分为两步进行，第一步待测样本与含有磷脂、钙离子、因子Ⅸa 以及因子X的试剂溶液进行孵育后生成因子Xa；第二步再加入过量的凝血酶原和纤维蛋白原，检测凝块形成的时间。该方法的血浆凝固时间依赖于待测样本中 FⅧ的最初含量。

（三）参考区间

由于二期法检测的特殊性，目前还没有推荐的参考区间，各实验室可根据具体情况建立适合本实验室的参考区间。

（四）临床意义

二期法检测主要是对因子Ⅷ激活因子X的过程进行测定，对于血浆样本中存在的已活化因子Ⅷ不敏感，故而二期法检测的因子Ⅷ:C 结果较一期法检测结果低。目前，国际血栓与止血委员会（international society on thrombosis and haemostasis，ISTH）推荐使用因子Ⅷ浓缩制剂治疗的患者可以采用二期法进行因子Ⅷ:C 的测定。

（五）结果分析与影响因素

同发色底物法。

二、发色底物法

（一）检测指征

同一期法。

（二）试验原理与方法

以发色底物法检测因子Ⅷ活性为例，该方法是二期法检测的改进方法，第一步：待测样本与含有磷脂、钙离子、因子Ⅸa 以及因子X的试剂溶液进行孵育后生成因子Xa，在这个过程中因子Ⅷ的活性是重要的限速因素；第二步确定所生成的因子Xa 的量，通过加入发色底物进行检测，因子Xa可作用在发色底物 S2765，使其释放对硝基苯胺（paranitroaniline，pNA），后者可在 405nm 波长条件下通过读取吸光度值计算该物质的生成量，进一步通过计算转换为凝血因子的活性。

（三）参考区间

同二期法。

（四）临床意义

同二期法。

（五）结果分析与影响因素

在发色底物法中，第一步的试剂含有纯化的各种适宜浓度的凝血因子，而不需要依赖外源或内源性途径对Ⅷ因子进行激活，确保了实验条件的一致性，提高了检测的可靠性。

第三节　凝血因子活性检测的共性问题

由于凝血因子活性检测不同于常规的凝血系统筛查试验，检测过程中的多种因素可对其检测结果造成影响。卫生部临床检验中心的调查结果显示，国内临床实验室凝血因子活性检测仍有较多问题，一些质量控制关键环节的要求有待明确和实施，部分实验室检测结果的重复性和可比性较差[2]。2015 年重新修订的卫生行业标准《凝血因子活性测定技术要求》即将批准发布，可作为临床实验室凝血因子活性检测质量改进的依据。本节就凝血因子活性检测关键环节的共性问题和要求进行讨论。

一、检测系统

一期法由于操作简便、便于自动化等特点，目前凝血因子活性检测一般均采用全自动或半自动血凝仪作为检测系统，仪器采用统计程序制备标准曲线与受检血浆曲线，计算受检血浆凝血因子活性和分析曲线线性的可接受性。一些程序可以通过修正曲线，测定落在标准曲线线性范围以外的受检稀释血浆。实验室在选择检测系统时，应考虑每天的样本数量，选择在检测速度上满足临床需要的检测系统。此外，对于检测中经常遇到的存在干扰因素（如溶血、黄疸、脂浊等）的样本，需要采用物理学检测原理的检测系统或具备足够抗干扰能力的光学检测原理的检测系统进行检测。

二、检测方法的选择

因子Ⅷ活性检测可使用一期法、二期法和发色底物法[3]，由于方法特性的不同，部分人群（如轻型血友病患者）样本不同方法间的检测结果可能存在差异，其主要原因在于因子Ⅷ基因突变的位点不同导致（图 2-12-1）。有很大一部分轻型或中型的 HA 患者，其一期法和二期法（包括发色底物法）检测的结果存在系统性差异[4]。1976 年有文献报道了这种差异的存在，报道指出二期法的结果低于一期法检测，而出血症状和二期法的结果相吻合；而到了 2002 年，又有文献报道了一期法的结果低于二期法或发色底物法的检测结果。不同方法的检测结果存在差异的现象在重型血友病患者中并不存在。

图 2-12-1 中 A 图所列的突变位点，其因子Ⅷ活性采用一期法检测，结果高于二期法和发色底物法，其突变位点多集中在 A1/A2/A3 区域，此部位的突变影响了活化 FⅧ蛋白的空间结构和 A2 区域的解离，这些变化并不会影响一期法的检测；但二期法检测中有孵育活化的过程，该过程可由于 FⅧ蛋白的不稳定性从而对结果产生影响。图 2-12-1 中 B 图中所列的突变位点，其因子Ⅷ活性采用二期法或发色底物法进行检测时的结果高于一期法检测，此类的突变位点多位于凝血酶剪切位点以及与活因子Ⅸa 结合的区域，从而影响因子Ⅷ被凝血酶活化以及与因子Ⅸa 结合的过程。与一期法相比，在二期法检测中由于试剂中加入了过量的凝血酶和活化的Ⅸ因子，可减少突变对这一过程的影响，从而使得二期法的结果比一期法高。因此当患者在临床上被高度怀疑为血友病，但一期法检测结果与临床表现不符时，该标本可选择二期法或发色底物法进行检测。而对于部分一期法检测结果异常，但患者无个人和家族出血史也无需进行因子替代治疗的标本，应使用二期法或发色底物法进行检测以帮助明确诊断[5]。

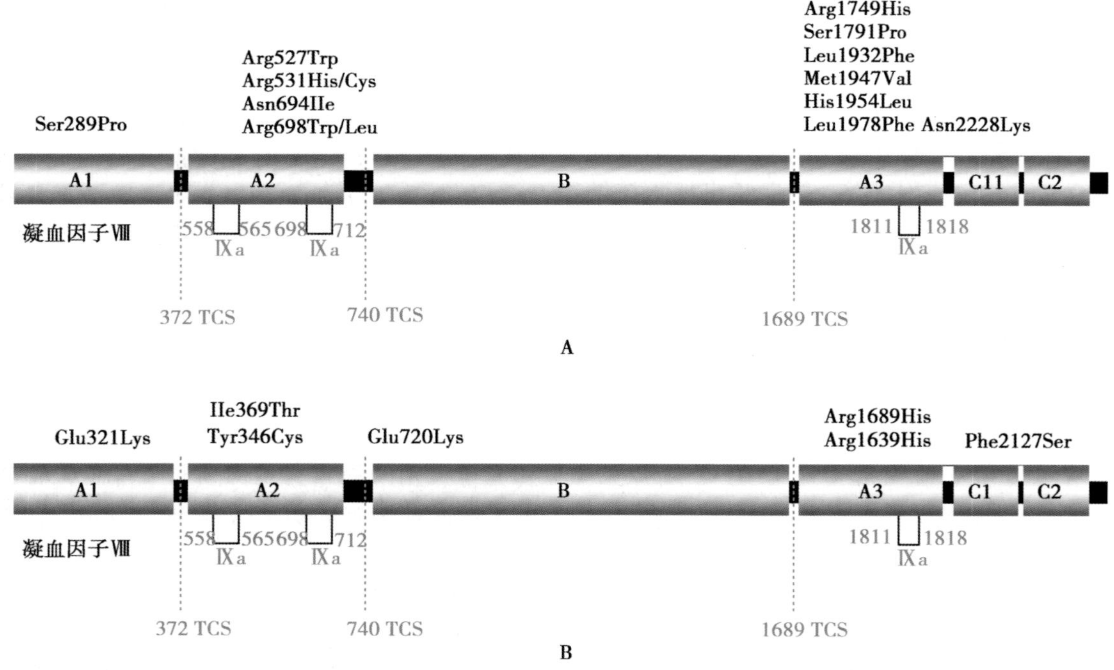

图 2-12-1 可能影响不同方法 FⅧ检测结果的 FⅧ基因突变位点

狼疮抗凝物质的存在也会影响一期法凝血因子活性检测，可表现为因子Ⅷ:C减低或类似因子Ⅷ抑制物存在，但不影响发色底物法的检测结果。究其原因可能是由于后者方法对于磷脂的依赖程度较低、样本的稀释比例较高以及检测原理中存在接触激活旁路途径从而避免了狼疮抗凝物对其结果的影响。

随着基因重组凝血因子Ⅷ制剂在临床上的逐步应用，对于患者治疗期间凝血因子活性的检测也面临了很多的问题，一期法中标准品的选择可对检测结果产生很大的差异，目前WHO分别有血浆来源的标准品和基因重组的标准品，实验室可根据自己的实际情况，遵循“类似（like versus like）”的原则来选择合适的标准品[6]。目前临床常用的几种重组凝血因子Ⅷ制剂分为全长FⅧ制剂和B区缺失FⅧ制剂，对于前者多选用一期法进行活性检测，若患者接受后者制剂的治疗，则建议用发色底物法进行因子活性的测定。

三、室间质评

由于各实验室采用不同的方法、不同的仪器以及不同的试剂进行凝血因子活性检测，结果之间存在较大的差异，导致目前血友病的诊断水平参差不齐。因此，有必要通过室间质评项目对实验室的结果进行比对，规范检测过程。为了提高凝血因子活性检测的质量，多个组织均发表了相关的操作程序以及质量控制流程，这些操作程序均要求在采用一期法进行凝血因子活性检测时需对检测样本进行三个浓度的稀释从而提高精确性和准确度，有些指南要求每次进行活性检测时需同时进行新的定标。目前世界上主要采用的凝血因子活性检测方法为凝固法（一期法），也有部分实验室两种方法均采用（凝固法和发色底物法），且多用于FⅧ因子活性检测；因子Ⅸ活性检测以凝固法为主，只有11%的实验室同时还采用了发色底物法（二期法）。

通过室间质评活动对各实验室的使用方法进行调查[6]，结果显示，用于活性检测的APTT试剂存在千差万别，用于一期法检测的APTT试剂据报道有29种，但其中1/3的试剂只在少于7%的实验室使用；仪器的选择也存在很大的差异，但绝大部分的实验室都使用和仪器配套的试剂以确保检测的稳定性。标准曲线的定标频率从调查结果来看也存在一定的差异，有54%的实验室每次进行凝血因子活性测定时都进行新的定标，但有46%的实验室使用储存的标准曲线进行活性测定，但这些使用储存标准曲线的实验室会在每周或每个月进行一次重复定标[3]；绝大部分实验室（85%）均选择商品化的标准品，但也有少数实验室选择自制标准品[7]。

四、参考区间

对于每一个凝血因子，实验室可参照相关文献资料的参考区间。若不适用，应根据所用仪器、试剂、采血方法、主要患者人群（成人或儿童）及所用抗凝剂建立适用于本室的参考区间。参考区间以相同的单位显示在每一份报告单上。

五、性能验证

新的检测系统用于临床检测前，应进行性能验证和校准，包括批内精密度、日间精密度、正确度和可报告范围等，可按照厂家说明书的要求进行。仪器使用过程中，每年均应对仪器进行性能评估。性能验证的具体方法和要求可参考卫生行业标准《凝血因子活性测定技术要求》。

六、制备因子分析曲线步骤

凝血因子检测的基本方法是APTT或PT，其标本是稀释的受检者血浆与乏因子血浆的混合物。检测体系应制备两种标准曲线：即正常标准曲线及低值标准曲线。正常标准曲线是为实验室的特殊分析系统建立线性范围，应该在建立凝血因子分析程序之前制备，并在试剂批号、标准血浆及仪器改变时重建；低值标准曲线则适用于凝血因子活性检测结果超出正常标准曲线线性范围的受检标本。

（一）正常标准曲线的制备

采用全自动血液凝固分析仪进行凝血因子活性检测时，可按照仪器生产厂家的要求预先设定标准血浆的稀释比例并使用配套标准血浆制定标准曲线，标准血浆应至少设定5个稀释点。采用对倍的稀释方法，其最低稀释倍数是1∶2.5或1∶5。根据测定结果与对应的稀释度在对数-线性或双对数坐标纸上作图，图应形成“S”型曲线，两端扁平，中间呈线性（图2-12-2、图2-12-3）。标准曲线的线性范围内的r值应≥0.99、斜率应在0.9~1.1范围内。

（二）低值标准曲线的制备

针对低值样本（凝血因子活性水平<5%），应建立低值标准曲线，标准血浆按照1/5、1/10、

1/20……的比例进行稀释，其他要求同正常标准曲线的制备。

（三）受检血浆的稀释要求

应根据检测的凝血因子设定相应的血浆稀释倍数，其目的是为了得到一个具有可接受斜率的曲线（图 2-12-4）。因子Ⅷ和Ⅸ活性检测的血浆样本应按照 1/10、1/20、1/40 进行 3 个稀释度的稀释后进行检测，对于低值样本可减低稀释倍数。

当使用自动化分析系统测定凝血因子时，仪器采用统计程序制备标准曲线与受检血浆曲线、计算受检血浆凝血因子浓度和分析曲线线性的可接受性。

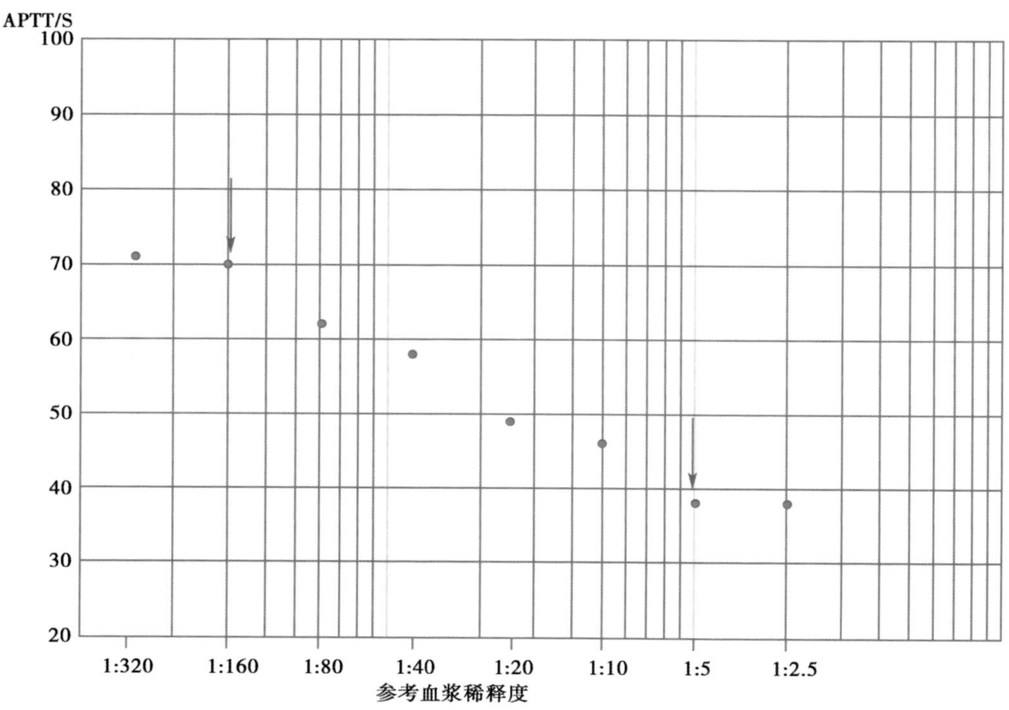

图 2-12-2 凝血因子分析标准曲线（对数-线性关系）

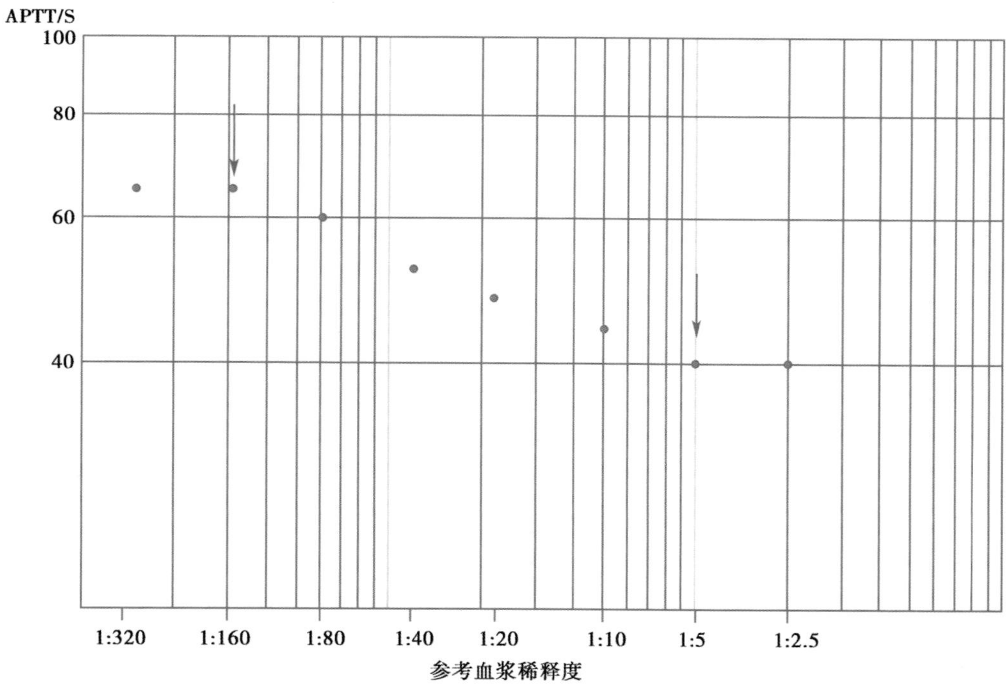

图 2-12-3 凝血因子分析标准曲线（双对数关系）

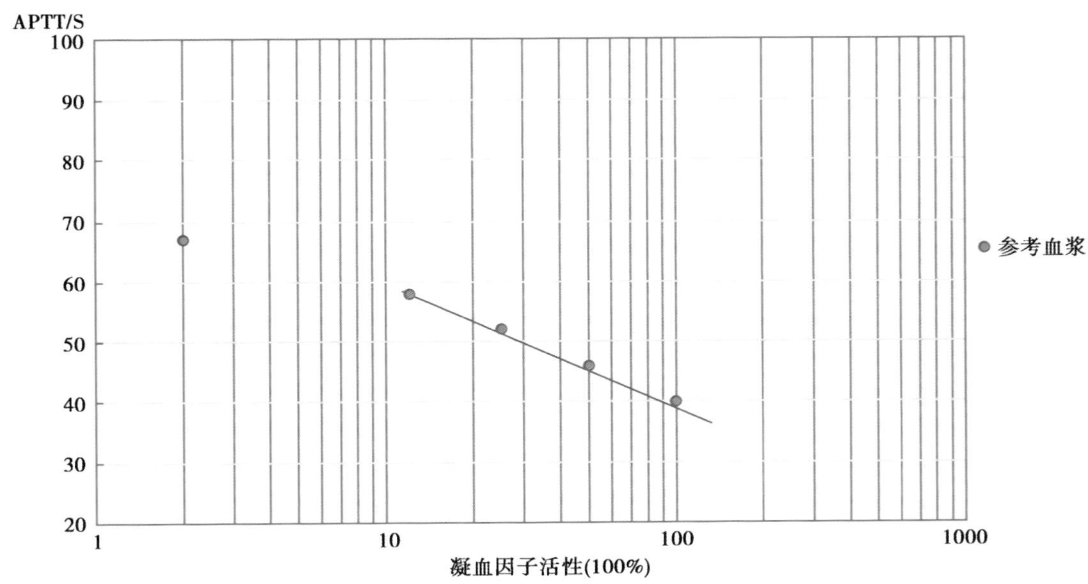

图 2-12-4　凝血因子分析工作曲线(对数-线性关系)

七、结果分析

(一) 标准曲线与患者血浆曲线

应该检查整个曲线的形状、平行状况及线性，整个曲线至少有三个点落在已确立的线性范围内。标准曲线应有良好的线性，曲线的斜率应该足够敏感，即连续对倍稀释后作 APTT 测定时，管间凝固时间平均差别应该至少有 3 秒，PT 至少有 2.5 秒。标准曲线的两个端点应能包括受检血浆的凝固时间，以便能通过查对标准曲线而获得实验结果。必要时，可以进一步稀释标准血浆或患者血浆，使曲线得以延伸，使其在可读范围内得出试验结果。

落在标准曲线内的多个试验结果应当形成一条与标准曲线平行的直线[6,8]。至少一个试验结果应当落在标准曲线以内，它与邻近的点(即使在可读范围之外)所形成的直线应当平行于标准曲线。

若以上的情况不存在，应该考虑以下可能性：

1. 若两个或更多邻近点形成一条平行于标准曲线的直线，但没有试验结果落在可读范围之内，进一步稀释标准血浆或受检血浆则可能产生可读结果(图 2-12-5)；

2. 若仅一个试验结果落在可读范围，同时与邻近点形成的直线不平行于标准曲线，则应稀释受检血浆，以便获得可读结果；

3. 若受检血浆与标准血浆曲线不呈平行，而一个以上的结果落在已知的线性范围内，则应当怀疑血中有抑制物存在(图 2-12-6)。在报告结果时，以最高稀释度报告，同时应说明由于样本中疑有抑制物，结果可能不可靠。

4. 若所有的试验结果均落在线性范围之外，同时出现类似的试验结果(不考虑稀释所造成的影响)，这个现象提示所有的试验结果均位于“S”曲线的平台区。这是典型的严重凝血因子缺乏状态(图 2-12-6)。这种情况，应采用低值标准曲线再进行测定。若这个患者血浆凝固时间更延长，则患者结果可以低于这个凝血因子检测最低限。

(二) 结果报告

若受检血浆检测结果满足线性、平行和可读性，则可以查对标准曲线得到因子活性水平。

报告前，应乘以稀释倍数，以测定值的平均值报告。超出标准曲线值以外的结果亦可以“大于或小于相应的可读值”的形式报告，但应与临床表现相符合。标准曲线的斜率和截距均可以通过直线回归分析计算出来，然后用来计算受检血浆的凝血因子活性。

八、质量控制

凝血因子活性检测方法需要进行室内质量控制和室间质量评价，应根据检测要求开展合理的室内质量控制，并参加室间质量评价，对于没有室间质量评价的检测项目则应进行实验室间的结果比对，以保证本实验室的检测结果可靠性和准确性。

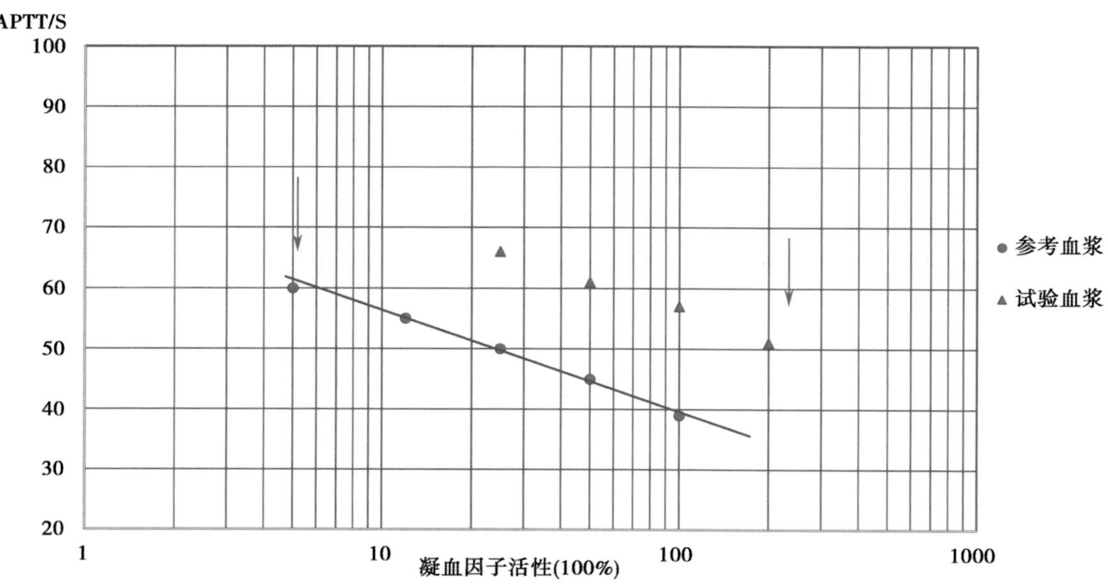

图 2-12-5 凝血因子分析举例

注:试验血浆各点平行于标准曲线,但超出可读范围;
稀释标准血浆或受检血浆使测定值落在可读范围

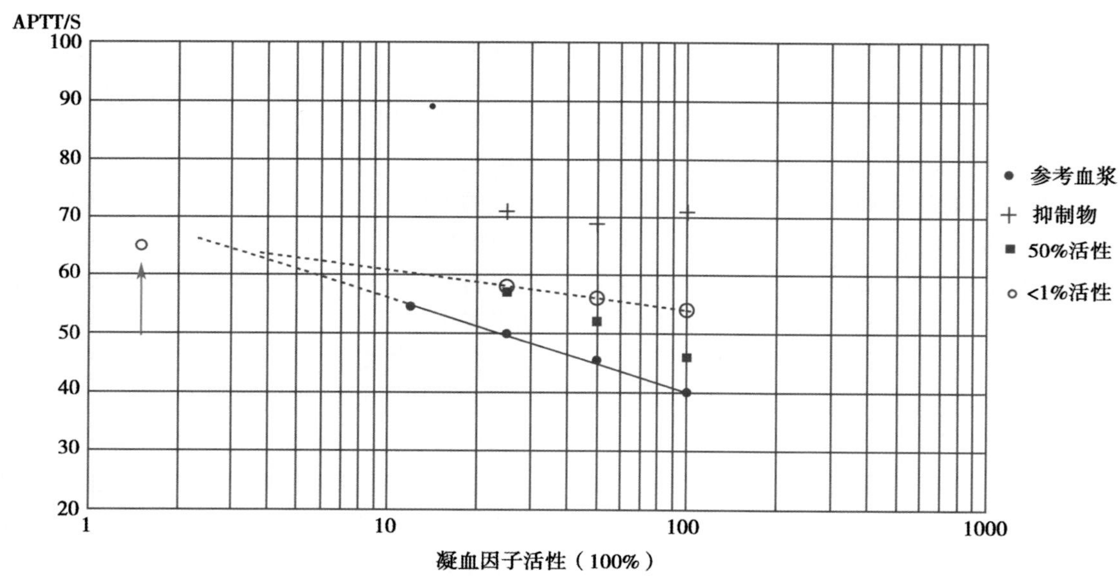

图 2-12-6 凝血因子分析举例（对数-线性关系）

注:箭头所指的点表示进一步的稀释,用来评价超出试验线性的测定值;
超出该点的所有测定值表示<1.5%活性

九、误差来源

凝血因子活性检测受到分析前、分析中、分析后的误差所影响,包括:

1. 标本采集采血量不当(超出标示量±10%)。

2. 使用非规定的抗凝剂(如 EDTA 盐或草酸盐)、抗凝剂的浓度、用量不准确。

3. 标本有凝块、溶血、黄疸、脂血或混浊。

4. 标本混匀不当,混匀不充分或剧烈混匀而产生气泡等。

5. 采血器或贮血管不洁或受到污染;使用非规定、不适当的样本采集管。

6. 血细胞比容低于 20%或高于 55%可使血浆的抗凝水平不合适。

7. 急性炎症反应、纤维蛋白原升高或纤维蛋白原异常可使采用 PT 测定的凝血因子活性不准确。

8. 延迟检测或使用不标准的方法处理、运送及贮存测试标本。

9. 试剂已被污染。

10. 配制的试剂未采用Ⅰ级水或厂家指定用水、复溶时使用非规定的稀释液、复溶时稀释液加量不准。

11. 在运输或贮存过程中,因处置不当(如温度等因素)而导致试剂变质。

12. 所用试剂超过了有效期或复溶后的稳定期。

13. 定标时错误输入标准血浆数值。

14. 使用曲线的平台区解释结果。

15. 不正确的孵育或活化时间。

16. 仪器操作方法不正确。

17. 仪器故障:如光源不稳定、温度波动、试剂溅出、试剂加入不准(量少)及电子干扰等。

18. 稀释不正确。

19. 冰冻血浆在-70℃条件下贮存超过一年或者不适当的贮存环境。

20. 乏因子基质血浆含有大于0.01单位/ml(1%)的凝血活性,或含有凝血因子抑制物,或者一个或更多的凝血因子活性小于50%。

21. 未辨认出两条曲线缺乏平行。

22. 未辨认出两条曲线缺乏线性。

23. 采用推断的方法得到标准曲线范围之外的数据。

(戴 菁　王学锋)

参考文献

1. Barrowcliffe TW. Laboratory testing and standardisation[J]. Haemophilia, 2013, 19(6): 799-804.

2. 成斐,王学锋,周文宾,等.凝血因子Ⅷ和Ⅸ实验室检测现状调查与分析[J].中华检验医学杂志,2014,37(3): 203-206.

3. Kitchen S, Signer-Romero K, Key NS. Current laboratory practices in the diagnosis and management of haemophilia: a global assessment [J]. Haemophilia, 2015, 21 (4): 550-557.

4. Carcao MD. The Diagnosis and Management of Congenital hemophilia[J]. Semin Thromb Hemost, 2012, 38 (7): 727-734.

5. Potgieter JJ, Damgaard M, Hillarp A. One-stage vs. chromogenic assays in haemophilia A[J]. Euro J Haematol, 2015, 94(suppl77): 38-44.

6. Kitchen S, Olson JD, Preston FE. Quality in Laboratory Hemostasis and Thrombosis [M]. West Sussex: Wiley-Blackwell, 2008.

7. Jennings I, Kitchen DP, Woods TA, et al. Laboratory performance in the World Federation of Hemophilia EQA programme, 2003-2008 [J]. Haemophilia, 2009, 15 (2): 571-577.

8. Kitchen S, McCraw A, Echenagucia M, on behalf of the WFH Laboratory Sciences Committee. Diagnosis of Hemophilia and Other Bleeding Disorders: A Laboratory Manual Second Edition[M/OL]. Montréal: World Federation of Hemophilia, 2010 [2015-12-28]. http://www.wfh.org/en/page.aspx? pid=877.

第十三章 凝血因子抑制物检测

凝血因子抑制物系血液中产生直接抑制某一特异性凝血因子，或针对多种凝血因子及其不同凝血阶段和途径的抗凝物质（抗体），分为特异性凝血因子抑制物（如FⅧ、FⅨ、FⅪ、Fbg、FⅤ、FⅦ和vWF抑制物等）和非特异性抗凝物质（如狼疮抗凝物、类肝素样物质）。特异性凝血因子抑制物包括：遗传性凝血因子缺乏症患者输注血制品后出现的相应抗体（同种免疫抗体，allo-antibodies）和非遗传性凝血因子缺乏的患者自发产生的抗体（自身免疫抗体，auto-antibodies）。特异性凝血因子抑制物通过中和或灭活凝血因子，导致相应的凝血因子减少而使原有出血性疾病的临床出血表现加重，或使无出血史的患者突然发生严重、甚至威胁生命的出血。非特异性抗凝物质由于有抑制凝血与抗凝过程中磷脂和磷脂-蛋白的双重作用，呈现出在体外表现为依赖磷脂的凝血时间延长，而在体内多引起血栓的矛盾现象[1-3]。由于临床上对这些疾病认识不足，相关指标的检测也尚未广泛开展，往往造成漏诊或误诊，延误患者治疗。本文将简述上述疾病的发病机制、抑制物的检测和相关研究进展，并对国内外相关的诊疗指南加以介绍。

第一节　凝血因子Ⅷ抑制物的检测

凝血因子Ⅷ抑制物是体内产生的特异性抑制或灭活FⅧ促凝活性，引起FⅧ水平和活性降低的抗FⅧ抗体（中和抗体），包括两大类：血友病A患者输注FⅧ制品替代治疗后产生的中和并完全灭活FⅧ活性的同种免疫抗体、非血友病A患者体内自发性产生的中和或灭活FⅧ活性的自身免疫性抗体。非血友病A患者因体内产生这种抗体而引起FⅧ水平降低，导致临床严重的、甚至威胁生命的出血并发症，被称为获得性血友病A（acquired hemophilia A，AHA）[1-3]。

血友病A（Hemophilia A，HA）患者输注FⅧ制品治疗后产生抑制物是血友病最严重的并发症之一，发生率约15%～30%。王鸿利和王学锋教授报告的发生率（2007-2008年诺和基金项目）为3.9%（56/435），其中重型HA患者抑制物发生率为4.2%（48/1108），这可能与我国血友病患者的治疗水平有关。

抑制物产生机制尚未完全明确，涉及遗传、种族、患者年龄、疾病严重程度、细胞表面分子的遗传易感性、细胞因子和免疫调节细胞等多种因素。目前已明确大片段的基因缺失、多个突变、无义突变、内含子倒位、基因重组等属高危因素；而与暴露时间、治疗强度、治疗时是否感染或创伤、输注方式、制剂类型等也可能有一定关系。

血友病A患者将FⅧ制品识别为异体抗原产生特异性抑制FⅧ活性的抗体是依赖T细胞的过程，通过抗原呈递细胞提呈给免疫系统，诱导免疫系统中由B细胞分化的浆细胞产生多克隆自身抗体；T细胞和B细胞等多种细胞存在相互作用；而细胞表面分子的遗传易感性是抗体产生与否的主要影响因素。FⅧ抗体主要为IgG型，并以IgG4亚型为主，抗体直接针对一个或多个FⅧ抗原决定簇，部分或完全抑制其促凝活性。FⅧ抑制物灭活FⅧ的动力学呈时间与温度依赖性[1-6]。

一、存在抑制物的临床表现

血友病A患者出血症状突然加重、出血频率增加、对以往的治疗反应差或疗效不佳。轻型患者有类似于重型血友病A患者的表现，可发生严重的自发关节和肌肉出血。全身多部位皮肤淤斑，皮下或肌肉血肿，关节肿胀、畸形，活动受限[1-3]。

二、抑制物的检测

（一）筛查试验

凝血酶原时间(prothrombin time,PT)、凝血酶时间(thrombin time,TT)正常,活化部分凝血活酶时间(activated partial thromboplastin time,APTT)延长。

（二）纠正试验

纠正试验证实有时间依赖性的抑制物存在,延长的APTT不能被正常混合血浆纠正。多数血友病患者替代治疗后产生抑制物会显示出特征性模式,即患者血浆与正常混合血浆按1∶1比例混合后的即刻APTT结果介于两种标本APTT结果之间,但当37℃混合温育1~2小时后检测APTT,混合血浆的APTT结果进一步延长。

（三）确诊试验

FⅧ:C减少,且随孵育时间呈进行性下降。

（四）抑制物定量测定(Bethesda方法;Nijmegen改良法)

1. Bethesda法(1975年,Kasper)

(1)试验原理:血友病A患者产生的FⅧ抑制物呈时间依赖性。在含抑制物的血浆中加入人源或猪源FⅧ,37℃混合温育,随孵育时间延长,FⅧ被抑制物逐渐中和。如将加入FⅧ的量和孵育时间标准化,则可根据FⅧ被中和的量,以Bethesda单位(Bethesda unit,BU)的方式确定抑制物滴度。

(2)试验方法:将患者血浆与正常混合血浆按一定比例混合,37℃温育2小时后,测定该混合物中剩余的FⅧ:C水平。1BU的定义是,能使血浆中FⅧ:C降低50%的抑制物活性为1个BU。患者血浆稀释倍数的倒数为患者血浆抗体滴度的BU值(图2-13-1)。

(3)操作步骤:①将患者血浆用OVB缓冲液按一定比例倍比稀释,一般做多个稀释倍数,样本一直置于冰上保存。如果有抑制物检测的历史结果,则可作为参照选择适当的样本稀释倍数。②将正常混合血浆(FⅧ浓度已经过标准化检测)等量加入每份待测的稀释血浆样本中,FⅧ浓度通常为100IU/dl,因此每份混合物的FⅧ起始浓度大约为50IU/dl。③37℃孵育2小时后进行FⅧ:C检测,采用正常混合血浆和乏FⅧ血浆的混合物作为标准品进行定标,并以该标准曲线来计算其他混合物的FⅧ活性。本检测中,此混合物的FⅧ:C为100%。④根据残余FⅧ与抑制物单位的关系图计算抑制物的浓度。采用假定100%残余FⅧ=0BU/ml,50%残余FⅧ=1BU/ml(国际上认可的抑制物活性转换方式)而建立的残余FⅧ和抑制物之间的相互转换的双对数曲线,将残余FⅧ转换为抑制物单位。

(4)结果解释:Bethesda试验结果解释见表2-13-1。

表2-13-1　Bethesda试验的结果解释[7,8]

滴度(BU/ml)	结果解释
<0.5	不显著
0.5~5	存在低浓度抑制物 ——可以被过量的FⅧ纠正 ——可能是低反应型
>5	存在高浓度抑制物 ——FⅧ不起作用 ——免疫记忆反应,产生更多抑制物(高反应型)

2. Nijmegen改良法(NA)

(1)试验原理:在正常混合血浆中加入0.1mol/L咪唑缓冲液(pH 7.4)。由于使用了缓冲体系,使反应中pH值更加稳定,提高试验准确性与敏感性,适合低滴度抗体的检测,本试验是世界血友病联盟(World Federation of Hemophilia,WFH)推荐的方法。

(2)试验方法:将患者血浆与含缓冲液的正常混合血浆于37℃共同温育2小时,以保证体系pH稳定。以正常混合血浆与乏FⅧ血浆组成的对照混合物(和患者血浆混合物在同样条件下温育)为标准品制备标准曲线,其余样本按照该标准曲线检测残余FⅧ水平。当残余FⅧ活性<25%,必须稀释后重新检测患者血浆,以免低估抑制物的滴度。

(3)操作步骤:使用咪唑缓冲液作为稀释液,将患者血浆进行倍比稀释,建议从原倍开始,1/2、1/4…….以此类推,每管总体积为0.2ml。如果患者之前接受过抑制物检测,其检测结果可作为稀释度的大致指南。如果患者最近接受过FⅧ治疗,则抑制物水平有可能偏高或偏低。其余步骤同Bethasda法。

(4)结果解释:通常选择残余FⅧ含量接近50%的稀释度,也可选择残余FⅧ在30%~60%范围内的待测血浆稀释倍数用于抑制物的计算,只

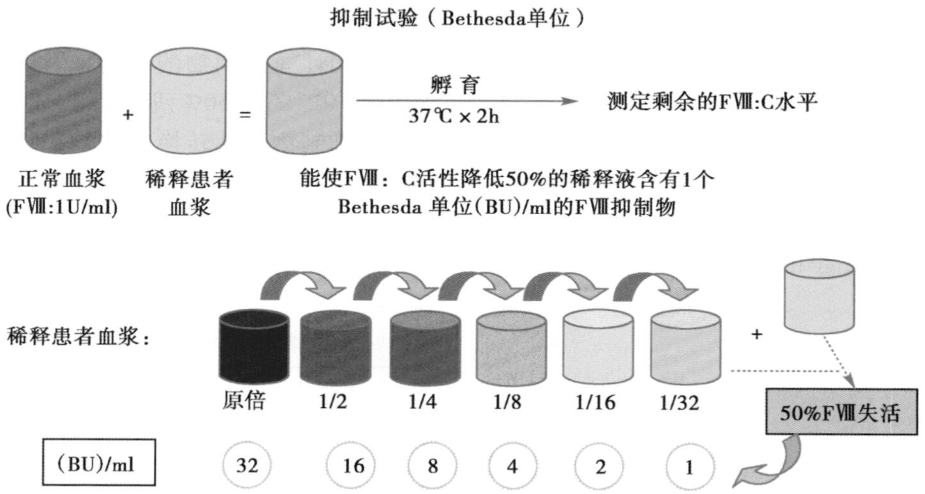

抑制试验（Bethesda单位）

正常血浆（FⅧ:1U/ml） + 稀释患者血浆 = 孵育 37℃×2h → 测定剩余的FⅧ:C水平

能使FⅧ：C活性降低50%的稀释液含有1个Bethesda 单位(BU)/ml的FⅧ抑制物

稀释患者血浆：原倍 1/2 1/4 1/8 1/16 1/32 + → 50%FⅧ失活

(BU)/ml 32 16 8 4 2 1

图 2-13-1 抑制物检测(Bethesda 法)

需计算每份稀释度的结果，取平均值即可。根据抑制物单位的定义，以残余 FⅧ%-抑制物单位在双对数曲线上绘制标准曲线。

读取每份待测混合样本中残余 FⅧ相应的抑制物水平，并以稀释倍数进行校正。例如：(1/4 稀释+正常混合血浆)残余 FⅧ = 50%，抑制物单位 1 BU，乘以稀释倍数(4 倍稀释)= 4BU

抑制物的诊断通常需要至少 2 次抑制物滴度检测结果为阳性，同时考虑患者过去对治疗的反应及患者平时的药代动力学(pharmacokinetics，PK)情况[9]。

（五）抑制物的分类

2001 年国际血栓与止血学会(International Society on Thrombosis and Haemostasis，ISTH)根据抑制物的滴度和输注 FⅧ后的抑制物滴度变化对抑制物进行了分类，抑制物滴度>5BU 为高滴度，抑制物滴度≤5BU 为低滴度，输注 FⅧ后抑制物滴度升高 5BU 以上的为高反应型，输注 FⅧ后抑制物滴度仍小于 5BU 的为低反应型[7,8]。

（六）其他因子抑制物

FⅨ抑制物是体内产生的特异性抑制或灭活 FⅨ促凝活性，引起 FⅨ水平降低的抗 FⅨ抗体，包括血友病 B 患者输注 FⅨ制品替代治疗后产生灭活 FⅨ活性的同种异体抗体、非血友病 B 患者自发产生的自身免疫性抗 FⅨ抗体引起出血并发症(亦称获得性血友病 B)。血友病 B 伴 FⅨ抑制物发生率为 1%~3%。

与抗 FⅧ抗体不同的是抗 FⅨ抗体在体外活性为即刻免疫反应(超敏反应)，不依赖时间与温度。由于抗原/抗体呈快速反应，FⅨ抑制物与 FⅧ抑制物显示出不同的酶动力曲线，相关生物学特点见表 2-13-2。

表 2-13-2 FⅧ抑制物与 FⅨ抑制物不同生物学特点

FⅧ抑制物	FⅨ抑制物
IgG：IgG4 亚型	IgG：IgG4 为主
无免疫复合物病	45% FⅨ过敏反应
某些 FⅧ抗体具有蛋白水解特性	反复、大量输注 FⅨ可发生肾病综合征
体外活性：依赖温度与时间	体外活性：即刻(非温度与时间依赖)

血友病 B 伴 FⅨ抑制物的实验室检查结果特点是 FⅨ：C 减少，FⅨ抑制物呈即刻灭活 FⅨ：C 特点(不呈时间和温度依赖性)。FⅨ抑制物定量(Bethesda 法)测定的方法与 FⅧ抑制物检测大致相同。具体方法：患者血浆中加入等量外源性FⅨ(正常混合血浆)，37℃孵育 10 分钟后进行 FⅨ：C 检测。1 个单位 FⅨ抑制物的定义为：在 37℃条件下，10 分钟内灭活 50% FⅨ活性的抑制物的量[10]。

凝血因子Ⅺ、Ⅻ、Ⅴ、Ⅹ、Ⅱ、Ⅶ和 Fbg 抑制物罕见，其诊断可参照 FⅧ抑制物检测[7,8]。

三、检测方法的特性

（一）抑制物检测的误区和局限性

1. 抑制物检测的误区

(1)当残余 FⅧ活性<25%时，易低估抑制物的滴度，必须稀释后重新检测患者血浆。

(2)如患者最近接受过 FⅧ治疗，则抑制物水平有可能偏高或偏低。

（3）残余 FⅧ<25%或>75%的其他任何稀释度均不得用于计算抑制物的含量。

（4）重型血友病 A 患者进行抑制物定量检测时，其样本 FⅧ含量很低或不能测出。如待测血浆中含有 5IU/dl 以上的 FⅧ，则在计算抑制物滴度时必须予以考虑。可采用以下三种方法：

1）在对照混合样本中加入比待测混合样本更多的因子，以补偿待测混合样本中的 FⅧ。如待测血浆中含 20IU/dl FⅧ，则对照混合样本则由 120μl 正常混合血浆和 80μl 乏 FⅧ血浆制成（在孵育开始时，待测和对照混合样本中均含有大约 60IU/dl 的 FⅧ）。

2）分析前于 58℃将待测血浆加热灭活 90 分钟，破坏所有凝血因子，包括 FⅧ。由于免疫球蛋白具有耐热性，因此，抑制物的滴度不受这种处理方式的影响。

3）在对照混合样本中使用的乏 FⅧ血浆非常重要。应包含正常水平的 vWF，已证实如果乏 FⅧ血浆不含 vWF，则抑制物滴度可降低 30%～50%。

2. 抑制物检测的局限性

（1）一期法检测局限性

1）狼疮抗凝物（lupus anticoagulant，LA）的干扰：如果存在狼疮抗凝物，可对一期法抑制物检测结果产生干扰。

2）不同检测方法的结果存在差异：一期法检测为正常的 FⅧ：C 结果不能排除轻型血友病 A，20%以上的轻型血友病 A 患者与此差异相关。一期法的结果往往比二期法或发色底物法的结果高 2 倍，甚至 5 倍。少数患者一期法结果在正常值范围内，但二期法或发色底物法结果降低。这些患者临床出血表型与二期法或发色底物法测得的低 FⅧ：C 一致。

约 5%～10%轻型血友病 A 患者一期法 FⅧ：C 正常，但基因分析确认为轻型血友病 A，需采用二期法或发色底物法检测，即使 APTT 和一期法检测结果正常。有些轻型血友病 A 一期法检测 FⅧ：C 下降，但是二期法或发色底物法测得结果正常，患者也没有个人或家族出血病史，无需 FⅧ：C 替代治疗，其临床表型与发色底物法或二期法检测 FⅧ：C 一致。经基因确认为轻型血友病 A 患者。

（2）Bethesda 方法（BA）的局限性

1）非特异性：Bethesda 方法的假阳性高达 32%，假阴性约为 5%。改良的 Nijmegen 方法（NA）通过缓冲正常混合血浆（buffered normal pool plasma，BNPP）和乏 FⅧ血浆代替咪唑缓冲液作为参照样品可提高敏感性和特异性。此外建议试验中加热去除剩余 FⅧ、选用标准的 FⅧ参照血浆、应用 4M 咪唑溶液以及剩余 FⅧ与发色底物的作用，可进一步提高该方法的敏感性及特异性。

2）实验室检测结果的变异性大：各种室间质量评价团队证实实验室内部检测结果的变异系数高达（有时超过）50%。变异性大是由于检测变异性可发生在检测的任何阶段，包括检测试剂的选择和来源、缓冲液以及 BNPP 等。虽然 NA 法的变异性比 BA 法低，但不同实验室间 NA 法有与 BA 法相近的高变异性。实验室内部差异可通过统一试验方法和试剂，进行试验方法的标准化，应可以得到可接受的实验室内部变异系数。

3. 检测结果的偏差

可发生在诊断过程中的任何阶段，包括分析前阶段（检验前准备、标本采集、运送）、分析阶段和分析后阶段（实验结果解释和报告、医师的解释和处理）。

（1）分析前阶段：检测前准备步骤的准确性（以确保检测正确实施）；核对和注意血液标本（准确的抗凝剂，适当填充等）可避免误差及假阳性或假阴性结果。

（2）分析阶段：了解检测的局限性如低抑制物敏感度；采用最优方法及已经验证的改良法（有助于保证准确性）；进行适当的内部质量控制并参加室间质评（以确保准确性）；必要时重复检测（确保准确性以避免假阴性或假阳性）。

（3）分析后阶段：当检验结果与预期值不匹配时须用新样本重复检测；向临床医生提供咨询以协助检测结果的解释。

4. 抑制物检测的敏感性和特异性有待进一步提高

BA 和 NA 均对低抑制物活性缺乏敏感性。即使对于提高了特异性的 NA 来说，检测临界值可能会更低，国际上公认的检测临界值为 0.6BU，但两种检测方法可能都无法检测出低滴度的抑制物。需注意的是，这些低滴度（检测不到）的抑制物可能有重要的临床意义，可在免疫耐受诱导（immune tolerance induction，ITI）后期出现，导致替代治疗疗效欠佳，出血并发症以及增加 FⅧ制剂剂量。因此，近期已有更低临界值（0.03BU）的低滴度 FⅧ

抑制物检测(low titer assay,LTA)方法被研发出来,正尝试用于临床。其原理与NA相同,除了采用浓缩血浆而非原始血浆,在该试验混合物中浓缩血浆与BNPP比例为3∶1,以及检测剩余FⅧ时采用显色底物。通过校正血浆中的凝血因子和替代率的分析数据,检测结果以BU表示。

应用LTA发现的低滴度抑制物仍会存在于ITI治疗后的早期,虽然NA或BA为阴性结果,由于LTA反映输注的FⅧ半衰期,因此可能成为ITI后具有重要临床意义的、较为敏感的检测残余FⅧ活性的方法[8,11,12]。

(二)检测抑制物的其他方法

由于抑制物本质上为抗体,因此可通过功能抑制和刺激其形成蛋白的检测来证实。NA是直接针对FⅧ抑制物检测的金标准,但以凝血为基础的检测存在很多不足,包括可能受其他抗体的影响,如被狼疮抗凝物、非特异性凝血抑制物、静脉通路中的肝素钠所影响,且方法相对不敏感。因此,可采用发色底物法、酶联免疫吸附分析(enzyme-linked immunosorbent assay,ELISA)、荧光技术分析(fluorescence immunoassay,FLI)等技术提高基于凝血检测的敏感性及特异性。

1. 抗FⅧ抗体检测(ELISA法)

检测自身和同种抗FⅧ抗体可采用该法,敏感度是Bethesda法的10倍。用rFⅧ包被,4℃过夜,鱼胶封闭非特异位点,加入稀释后的患者血浆;置于37℃孵育,加入辣根过氧化物酶标记的兔抗人Ig,终止反应,450nm处检测吸光度(A)。ELISA法具有较高的敏感性,所用的试剂盒已商业化。但由于所检测的抗体包括抑制性及非抑制性(即"非中和")抗体,故其特异性低于基于凝血原理的方法。ELISA法筛选抑制物阳性时,必须结合凝血原理的检测加以证实和定量。

2. 免疫沉淀(immunoprecipitation,IP)试验(同ELISA)

稀释患者血浆与^{125}I标记的FⅧ A1. A2. C2和轻链共同温育,加入蛋白G-Sepharose结合的磁珠,使用r计数仪检测结合的放射活性,以免疫沉淀单位/ml表示结果。

3. 荧光技术分析(FLI)

能同时检测出抑制性及非抑制性抗体。新FLI方法可将抗体与黏附于聚苯乙烯微球体上的重组FⅧ结合。

4. 改良Nijmegen-Bethesda法(MNBA)

在标准NA的基础上增加加热去除FⅧ的步骤,应用FⅧ:C发色底物显色的Nijmegen-Bethesda法(chromogenic Nijmegen-Bethesda assay,CBA)。CBA在883例MNBA阴性的样本中的阴性率为99.7%,在42例MNBA法检测结果抑制物活性≥2 Nijmegen-Bethesda单位(NBU)的样本中阳性率为100%(r=0.98)。

因子抑制物检测方法的广泛应用受高变异性、高假阳性和假阴性的困扰。实验室应参加室间质量评价或进行实验室间结果比对,在严谨评估实验室的结果的基础上对结果进行合理解释,必要时通过重复测试确认结果,并尽可能使用推荐的方法[8,12]。

(三)鉴别诊断

1. 获得性凝血因子Ⅷ抑制物(获得性血友病A,AHA)

AHA可由于自身免疫性疾病、病理或医学干预引起免疫耐受破坏。AHA多成年发病,很少有关节畸型,既往无出血史,无阳性家族史,男女患病率均等,死亡率达22%。

APTT延长可被完全纠正。Bethesda试验对AHA不甚敏感,尤其抗体滴度低时,建议采用ELISA法检测抗FⅧ抗体。

AHA诊断要点是,既往无出血史或家族出血史的非血友病A患者突然发生自发性出血,实验室检查显示FⅧ:C减少,且血浆中存在时间依赖性FⅧ抑制物[13-15]。

2. 狼疮抗凝物

LA并不针对特定的凝血因子,但可造成体外依赖磷脂的凝血试验的延长,故需进行排除诊断。LA存在时,延长的APTT不能被正常血浆纠正,而补充外源磷脂能缩短或纠正,并通过各种依赖磷脂的试验如狼疮敏感的APTT(LA-APTT)试验及稀释的蝰蛇毒时间(dilute Russell viper venom time,dRVVT)试验等加以证实。LA阳性的患者,FⅧ多大于10%,PT可延长,易发生血栓。

3. 抗FⅧ自身抗体和LA并存

如怀疑LA引起FⅧ:C减低可采用二期法FⅧ:C测定(发色法FⅧ试验)区别。FⅧ:C正常或增加,FⅧ:C多大于10%;FⅧ自身抗体用ELISA方法。选用对LA不敏感的APTT,排除其对于凝血的影响。

第二节　抗磷脂抗体的检测

抗磷脂抗体（antiphospholipid antibodies，aPLs）是一组能与多种含磷脂的抗原（靶蛋白）发生免疫反应的自身抗体，主要包括抗心磷脂抗体（anticardiolipin antibody，aCL）、狼疮抗凝物（lupus anticoagulant，LA）、抗 β_2-糖蛋白Ⅰ（β_2-glycoprotein Ⅰ，β_2-GPⅠ）抗体。其共同的生物学特点是通过识别不同的靶蛋白（辅因子），与磷脂或磷脂-蛋白复合物结合，干扰各种依赖磷脂的凝血与抗凝因子。aPLs 的辅因子包括 β_2-GPⅠ、凝血酶原（prothrombin）、膜联蛋白-Ⅴ（AnnexinⅤ）、蛋白 S（protein S）和蛋白 C（protein C）等。抗磷脂综合征（antiphospholipid syndrome，APS）是由 aPLs 抗体引起的一组以动脉或静脉血栓及/或妊娠并发症为主要临床表现，且患者血浆中存在抗磷脂-蛋白自身抗体的一种自身免疫性疾病[16]。

已证实 aPLs 可引起血栓或流产。aPLs 持续阳性者 30%发生血栓栓塞，40%可诊断为 APS。血栓患者 60%以上 aPLs 阳性。aPLs 引起血栓的确切机制尚未完全清楚，涉及血管内皮损伤、血小板激活、凝血与抗凝、纤溶与抗纤溶之间的失衡等多个病理环节。其共同特点为在血管内皮免疫损伤基础上，aPLs 与依赖磷脂的抗凝蛋白（如 β_2-GPⅠ、AnnexinⅤ）等结合从而使其抗凝活性减低，促进血栓形成。5%～38%习惯性流产者 aPLs 阳性，但 0.5%～2%的正常妊娠妇女可出现 aPLs 阳性。持续性 LA、高滴度 aCL 阳性与流产有明确的关系。AnnexinⅤ是具有很强抗凝活性的磷脂结合蛋白，与阴离子磷脂有高度亲和性，在暴露的磷脂表面聚集，形成保护屏障，阻止细胞膜磷脂表面的凝血反应。aPLs 干扰 AnnexinⅤ在磷脂表面的聚集，使其无法发挥抗凝作用，引起胎盘微小血栓、胎盘梗塞、功能不全，造成反复流产、胎儿宫内发育不全、早产、死胎等病理妊娠。aPLs 阳性流产者胎盘合胞体滋养层膜表面 AnnexinⅤ明显减少[16-18]。

一、狼疮抗凝物

1952 年，Conley/Hartmann 等发现在系统性红斑狼疮（systemic lupus erythematosus，SLE）患者血清中存在延长依赖磷脂的凝血试验的免疫球蛋白，将其称为狼疮抗凝物。LA 也可见于其他免疫性疾病、肿瘤、淋巴增生性疾病、感染、药物、甚至健康人，故也称为“狼疮样抗凝物”。LA 通过结合蛋白-磷脂复合物及抑制磷脂表面发生凝血反应干扰依赖磷脂的凝血过程，从而发挥抗凝作用。由于凝血与抗凝过程均依赖磷脂参与，LA 在体外产生抗凝效应；在体内则抑制抗凝血过程从而促进血栓的形成。

（一）检测方法和流程

目前可用于 LA 检测的试验方法有很多，所有试验均基于血浆凝固反应。由于引起血浆凝固时间延长的因素众多以及狼疮抗凝物质的高度异质性，目前尚没有哪一种试验可以筛选出所有的 LA。使用基于不同检测原理的试验方法，在进行筛查试验、混合纠正试验和确诊试验的同时，并在排除其他因素的影响（如抗凝药物、特异性凝血因子抗体）后判断 LA 的最终结果已成为目前进行 LA 检测的基本共识。以 2009 年 ISTH 发布的 LA 检测指南文件为例进行介绍，其诊断流程见图 2-13-2。

1. 筛查试验

LA 筛查试验包括 APTT、基于 APTT 反应的硅土凝固时间（silica clot time，SCT）、dRVVT、稀释的凝血活酶时间（diluted prothrombin time，dPT）、高岭土凝固时间（kaolin clot time，KCT）等。ISTH 推荐同时采用两种不同检测原理的试验进行 LA 筛查检测，以提高诊断的可靠性。通常采用 SCT 和 dRVVT 作为优选组合，其中 dRVVT 方法对确定抗磷脂抗体的存在更具特异性。

2. 纠正试验

患者血浆和正常混合血浆按照 1∶1 比例混合后重复进行筛查试验检测。若检测结果不能被纠正，提示有抑制物存在。

3. 确诊试验

通过确诊试验可确认该抑制物具有依赖磷脂的特征性，即加磷脂可纠正。LA 确诊试验包括血小板中和试验（platelet neutralization procedure，PNP）、六角形磷脂确诊试验（hexagonal phase phospholipid neutralization test）、稀释的蝰蛇毒时间确诊试验（dRVVT confirm test）和硅土凝固时间确诊试验（SCT confirm test）。ISTH 指南推荐当筛查试验结果阳性时，应使用相同原理的确诊试验进行确认，故推荐使用的确诊试验是 dRVVT 确诊试验和 SCT 确诊试验。

4. 鉴别试验

排除其他凝血因子特异性抑制物（如 FⅧ抗体和 FⅨ抗体等）。

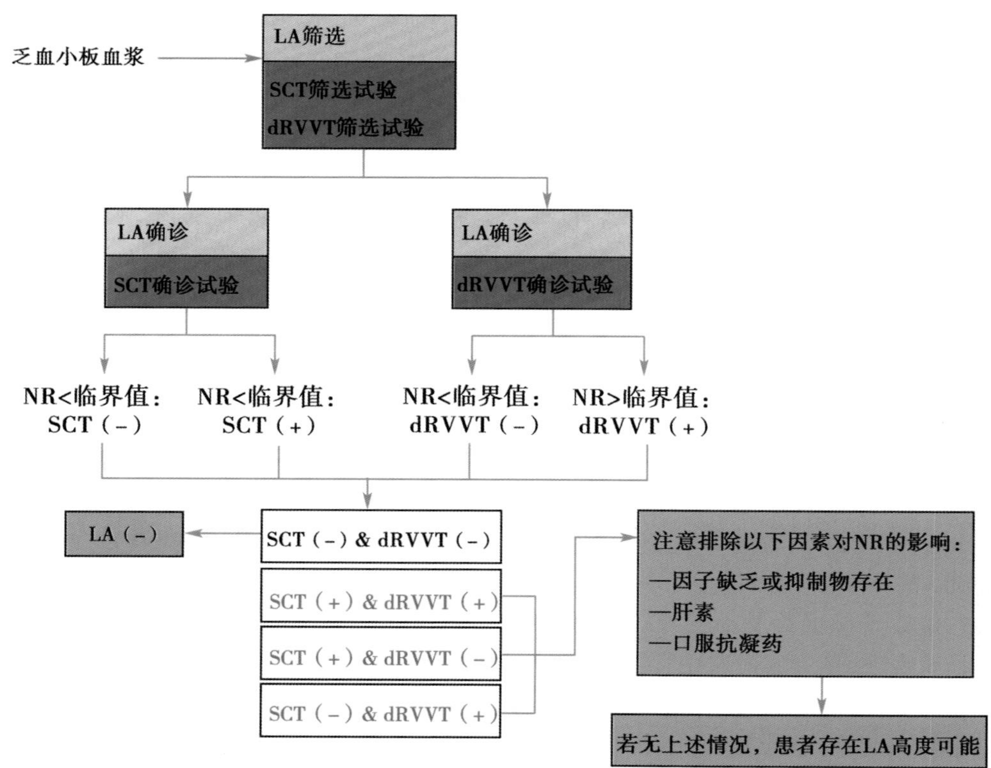

图 2-13-2 狼疮抗凝物诊断流程(ISTH,2009)
注:LA:狼疮抗凝物;SCT:硅土凝固时间;dRVVT:稀释的蝰蛇毒试验;NR:正常化比值

目前主要的 LA 检测实验室操作指南包括 ISTH 指南(2009 年版)、英国血液学标准委员会(British committee for Standards in Heamatology,BCSH)指南(2012 年版)和美国临床和实验室标准协会(Clinical and Laboratory Standards Institute,CLSI)指南(2014 年版),这些指南有共同之处,但对于部分规则的设定也存在差异,其中用于 LA 检测的不同试验的排序是目前国际上各项指南争论的热点。传统观点认为检测的顺序应按照筛查试验-混合试验-确诊试验进行,但由于混合试验在体外可能存在稀释临床相关 aPL 的效应,如果筛查试验及确诊试验阳性,即使混合试验阴性,也可认为该样本呈 LA 阳性。因此 CLSI 指南(2014 年版)推荐将顺序调整为筛查试验-确诊试验-混合试验。这种诊断模式也可用于诊断不明的凝血因子缺陷[8,19-21]。

(二)检测方法的性能

dRVVT 和 LA-APTT 是最常用的两种 LA 检测方法,dRVVT 具有高度特异性,对凝血因子缺乏(FⅧ、FⅫ、FⅨ、FⅪ)、FⅧ抑制物和治疗范围内的抗凝药物均不敏感,是上述三项指南均推荐的 LA 检测方法。LA-APTT 结合 dRVVT 可使得 LA 的检出敏感性大大提高。ISTH 指南认为采用 dRVVT 和 LA-APTT 组合可达到理想的诊断效率;CLSI 指南推荐 dRVVT 和 LA-APTT 组合作为一线筛选实验,但不排除其他原理的检测试验;BCSH 指南推荐 dRVVT 可作为 LA 筛查试验的一种,其他如 LA-APTT、改良的 APTT 试验以及 dPT 也可作为筛查试验。由于 PT 试验中的凝血活酶试剂存在显著的多样性,因此 ISTH 并不推荐将 dPT 作为筛查试验。

(三)结果解释

检测结果以 dRVVT 比值的形式表达,即计算患者血浆 dRVVT 结果与正常混合血浆 dRVVT 之比。应使用健康志愿者的混合血浆建立本地 dRVVT 比值的参考区间,通常为 0.90~1.10,而不同指南对设定结果解释的临界值的推荐存在差异。ISTH 指南推荐通过试剂和仪器匹配使用后得出参考区间的 99 百分位数作为 LA 筛查试验的临界值;CLSI 指南推荐采用均数±2SD 作为参考区间,这样得出的阳性临界值通常大于 97.5 百分位数。BCSH 指南则认为无论选择何种临界值,若用于建立参考区间的样本数未达到足够的数量,均会导致参考区间的偏离,故在 2012 年版指南中提供了临界值确认的实用性建议，即采用20~60例正常受试者血浆样本对试剂生产商或仪器说明书提供的临界值进行验证。dRVVT比值延长表明可能有抗磷脂抗体的存在，但也可能由于因子Ⅱ、Ⅴ、Ⅹ或纤维蛋白原缺乏引起，需要进行鉴别诊断。

ISTH和BCSH分别在各自的指南中建议采用正常混合血浆（normal pooled plasma，NPP）值将筛查及确诊试验检测得到的凝固时间转换成标准化比值，这一做法可提高LA试验的正确性，减少试验操作者和（或）分析仪、试剂质量、稳定性及试验内部的差异，而CLSI指南中提出一个相反的观点，主张针对正常参考区间的平均凝血时间而不是NPP值进行标准化。使用经洗涤的冷冻/解冻裂解血小板替代磷脂，所得待测血浆和正常混合血浆的dRVVT比值为血小板中和试验（PNP）比值。dRVVT比值延长但PNP比值下降或被纠正则表明有抗磷脂抗体。应注意相关凝血因子的缺乏可能使磷脂dRVVT和PNP的比值均延长，样本中存在肝素可导致与存在抗磷脂抗体相类似的结果。

三项指南均认为确诊试验应与筛查实验基于同一检测原理。确诊试验的报告可采用公式2-13-1：

$$\text{校正百分率}=[(\text{筛查试验阳性率}-\text{确诊试验阳性率})/(\text{筛查验验阳性率})]\times 100 \quad \text{式 2-13-1}$$

对于阳性结果的判断，各指南有不同的推荐：BCSH指南推荐校正百分率大于或等于10%可判断为LA阳性。CLSI指南则推荐三角评估法。

Staclot® LA敏感性与特异性接近100%，对LA检测敏感、特异，可诊断低滴度LA，排除假阳性，且对肝素不敏感，故可直接检测肝素治疗的患者；此外，由于对因子缺乏不敏感，可用于接受华法林治疗、凝血因子缺乏或抑制物阳性患者LA的检测[8,19-21]。

（四）结果分析和影响因素

1. 标本处理

血浆中残余血小板含有磷脂，尤其是冻存血浆，可影响依赖磷脂的试验结果，因此应尽量去除血小板。推荐血浆离心两次，第1次2000g离心15分钟，吸取上清的乏血小板血浆（platelet poor plasma，PPP）放入第2个洁净试管中，同样条件进行第2次离心，小心吸取血浆，避免混入底层沉淀。曾经也有采用0.22μm滤器过滤血浆样本中的血小板以避免血小板污染的方法，但这种方法可能导致vWF和其他凝血因子含量的降低，从而导致APTT试验的人为性延长，且价格昂贵，现已不推荐使用；采用高速离心（>5000g）的方法容易产生微颗粒，也不推荐使用。患者样本经过两次离心后，其血浆中残留的血小板应低于10×10^9/L，检测LA之前应置于深低温条件下保存血浆样本，避免血浆样本反复冻融。

2. 影响因素

抗凝治疗（VKA、华法林等）可导致LA假阳性，三种指南均对口服抗凝剂患者的LA检测进行了规定，使用VKA进行治疗时不应进行LA检测，但并不是检测的绝对禁忌证。BCSH指南认为当LA检测作为决定患者是否需要长期服用抗凝剂时，可短暂中止VKA治疗。若患者正在使用VKA治疗且必须进行LA检测时，各指南的推荐意见不一。ISTH指南推荐使用未被稀释的血浆进行dRVVT及APTT试验，APTT试剂选用二氧化硅，不建议采用鞣花酸（鞣花酸对LA不敏感），并降低磷脂的浓度以提高实验敏感性；BCSH以及CLSI指南则推荐按照1∶1比例将患者血浆和NPP混合血浆进行筛查及确诊试验。所有指南均推荐对于采用VKA治疗的患者可选择大班蛇毒酶时间法作为二线筛查试验，同时采用Ecarin时间（ecarin time，ET）或PNP作为确诊试验。接受普通肝素治疗的患者也不建议进行LA检测，CLSI指南介绍了一种去除肝素干扰的LA检测方法，低分子肝素则对LA影响较小（特别是对dRVVT试剂的影响很小）。其他的影响因素还有感染、药物可导致aPLs一过性增高；老年人可产生低滴度抗体。不建议在疾病急性期进行LA的检测，因为这时凝血因子Ⅷ或C反应蛋白水平会反应性增高，前者将影响LA筛查试验导致假阴性的结果，而后者将导致假阳性的筛查结果。因此，新标准强调反复检测的重要性，并规定抗体滴度[8,19-21]。

（五）鉴别诊断

1. 血友病A伴FⅧ抑制物

FⅧ抗体和LA可能同时出现，需用ELISA检测排除LA/aPLs引起FⅧ-IgG假阳性可能。固相ELISA对13%LA阳性、10%抗β_2-糖蛋白阳性和18% aCL阳性的标本出现FⅧ-IgG假阳性。区分LA和抗FⅧ中和抗体具有重要的临床和治疗意义，因为FⅧ抑制物与出血相关，而LA可能与血栓形成和产科并发症相联系，需要进一步检测确定FⅧ抑制活性并加以鉴别。FⅧ活性用一期凝固法测定，如发现LA干扰时采用FⅧ发色底物法，如均未发现FⅧ活性降低，进一步用Nijmegen/Bethesda法验证。当FⅧ水平低且一期法检测出狼疮物质，可以通过采用对LA不敏感的APTT试剂或发色底物法以减少强LA对FⅧ水平检测的干扰。

LA针对磷脂结合凝血因子，可能在靶向FⅧ C2结构域的磷脂结合位点上有交叉反应，因此，FⅧ抗体和LA/aPLs抗体均可作用于FⅧ C2结构域上相似的抗原位点。在患者体内形成的FⅧ抑制物可能有多抗原靶点，然而LA/aPLs只结合FⅧ上的磷脂结合位点（C2），特异性干扰FⅧ磷脂抗原表位，并没有影响FⅧ活性。

基于ELISA法的FⅧ抑制物假阳性，通过正常的FⅧ活性水平和无临床出血症状，可以很容易与"真正"的FⅧ抑制物相鉴别[11]。

2. 获得性FⅧ抑制物

临床多表现出血；FⅧ多<10%，不能使PT或dRVVT延长。LA阳性时FⅧ多>10%，易引起血栓，PT或dRVVT延长[14,15]。

二、抗心磷脂抗体（anticardiolipin antibody，aCL）

Harris/Coworkers于1983年在无梅毒感染患者血清中发现有与磷脂起反应的抗体引起的假阳性反应。后来研究者们发现这种被称为抗心磷脂抗体的物质不仅见于狼疮患者，也存在于非狼疮患者中，且伴动脉或静脉血栓栓塞、反复流产及血小板减少，并将此类疾病命名为"抗磷脂综合征"。aCL主要作用于磷脂酰丝氨酸（phosphatidylserine，PS）和磷脂酰乙醇胺（phosphatidyl ethanolamine，PE），见于50%的系统性红斑狼疮患者和约5%～40%的其他系统性自身免疫性疾病患者中。高滴度aCL患者血栓发生约为80%。自发性流产、死胎和早产患者也可检出aCL。aCL分IgA、IgG和IgM亚型，诊断价值最高的是高滴度IgG。

（一）试验原理与方法

采用人血清或血浆中aCL-IgA/IgG/IgM体外定量或半定量检测（ELISA法）。稀释待测样本与包被微孔板上aCL结合，由于aCL识别抗原需β_2-糖蛋白Ⅰ作为辅助因子，故反应体系中含β_2-糖蛋白。如待测样本阳性，则特异性IgA/IgG/IgM与抗原结合。为检测结合的抗体，加入可发生颜色反应的酶标抗人IgA/IgG/IgM抗体（酶结合物），然后加入酶底物，发生颜色改变。

（二）结果判断

ELISA的结果以IgG磷脂（IgG phospholipids，GPL）和IgM磷脂（IgM phospholipids，MPL）单位表达，一个GPL或MPL单位是指1μg/ml纯化的多克隆IgG或IgM型aCL抗体与心磷脂结合的能力。血浆或血清aCL-IgG和（或）IgM>40 GPL（或MPL）或>第99百分位数且必须检测2次以上阳性，且间隔时间为12周以上才具有诊断意义。

（三）检测方法的性能

抗心磷脂抗体可有IgA、IgG或IgM亚型，诊断价值最高的是高浓度的IgG抗体，但很多患者血清中可检出IgA和IgM型抗心磷脂抗体。此外，有证据表明高浓度的抗心磷脂IgG型抗体与血小板减少症高度相关，而高浓度的抗心磷脂IgM型抗体和溶血性贫血高度相关[17-21]。

三、抗β_2-糖蛋白Ⅰ抗体

1961年，β_2-糖蛋白Ⅰ（β_2-glycoprotein Ⅰ，β_2-GPⅠ）或称载脂蛋白H被首次确认为是一种血浆蛋白；1984年，β_2-GPⅠ的分子生物学特性被明确为亲磷脂糖蛋白，其功能是作为抗aCL和aCL结合的辅助因子，通过与带有负电荷的磷脂结合、抑制依赖磷脂的凝血过程，起抗凝作用。APA与β_2-GPⅠ结合后，致使后者抗凝功能障碍，进而促进高凝状态。在体外，β_2-GPⅠⅤ区的281～288位半胱氨酸区中带正电荷的精氨酸与带负电荷的磷脂结合后发生构象改变，暴露与磷脂结合位点，形成β_2-GPⅠ-FXa-Va-Ca^{++}-磷脂复合物，抑制依赖磷脂的凝血酶原的激活，抑制血小板聚集，同时使抗凝活性显著减低，最终整体趋势为促进血栓形成。

APS患者抗β_2-GPⅠIgG型抗体和（或）IgM型抗体的阳性发生率为30%～60%，但也可在无症状患者中出现。抗体滴度与静脉血栓密切相关，而抗β_2-GPⅠIgM型抗体与动脉血栓密切相关。未发现APS相关性流产与抗β_2-GPⅠ抗体滴度相关。由于检测APS患者血清中抗β_2-GPⅠ抗体可显著提高血栓并发症预测率，因而具有很高的诊断价值，目前已被纳入APS新的实验室诊断标准[17,18]。

（一）试验原理与方法

采用人血清或血浆抗β_2-GPⅠIgG/IgA/IgM型抗体定量或半定量检测（ELISA法）。稀释待测

标本与包被微孔板上β_2-GP Ⅰ结合。如果标本阳性，特异性IgA（也包括IgG和IgM）与抗原结合。为了检测结合的抗体，加入可发生颜色反应的酶标抗人IgA抗体（酶结合物），然后加入酶底物，发生显色反应。

（二）结果判断

血浆或血清抗β_2-GP Ⅰ IgG和（或）IgM型抗体>第99百分位数，检测2次以上。APS新诊断指标强调抗体滴度；检测间隔时间延长到12周具有诊断意义，以减少一过性抗体增高或低滴度抗体对诊断结果的影响[19-21]。

（三）检测方法的性能

抗β_2-GP Ⅰ抗体仅出现在自身免疫性疾病中，而aCL可出现在APS以及感染性疾病中（梅毒、疏螺旋体病、AIDS、肝炎、肺结核）。抗β_2-GP Ⅰ抗体可作为自身免疫性血栓的标志物，为区分自身免疫性疾病和感染性疾病提供血清学的证据。抗β_2-GP Ⅰ抗体往往和抗aCL同时出现，且两种抗体的滴度有很好的相关性。抗β_2-GP Ⅰ抗体对于APS的特异性高达98%，而aCL特异性仅为75%。但抗β_2-GP Ⅰ的灵敏度为54%，低于aCL（表2-13-3）。抗β_2-GP Ⅰ抗体与临床相关性约为72%，较LA和aCL相关性更为密切[17-21]。

四、临床意义

与多个aPLs项目阳性（尤其是三项阳性）相比，单一指标阳性提示血栓和异常妊娠并发症的概率较低；单一的中或高滴度aCL与血栓无关；单一的抗β_2-GP Ⅰ抗体阳性与血栓和异常妊娠无明显相关。WAPS（warfarin in the antiphospholipid syndrome）研究组结果显示：β_2-GP Ⅰ和LA同时阳性可导致总血栓风险增加（OR = 4.1，95% *CI*：1.3～13.5）；三项阳性患者血栓和异常妊娠风险均增高，其中血栓发生风险的OR为5～33。因此建议至少开展两项、有条件的实验室同时开展三项aPLs检测，以提高诊断率[8,19-21]。

五、抗磷脂综合征

1985年，Harris将一组以反复动、静脉血栓或习惯性流产（及/或血小板减少）为主要临床表现，伴抗磷脂抗体阳性的疾病称为抗磷脂综合征（antiphospholipid syndrome，APS），亦称抗心磷脂抗体综合征。目前认为APS是一种非炎症性自身免疫性疾病，患者多伴有持续性aPLs或抗β_2-GP Ⅰ抗体阳性，是获得性血栓的主要原因。APS的发病率尚无准确统计。约1%～5%健康人有aPLs，30%～40% aPLs阳性者出现APS；SLE患者中约30%～40%产生aPLs，10%～15%合并APS。APS患者血栓总发生率约30%～50%，如合并其他危险因素，初发血栓可达50%[16]。

（一）临床表现

临床症状取决于受累血管种类、部位、大小及血栓形成的急性过程。

1. 血栓栓塞

反复发生的下肢深静脉血栓（deep venous thrombosis，DVT）是最常见的临床表现，发生率约25%～59%；肺栓塞（pulmonary embolism，PE）占50%，多引起肺动脉高压、成人呼吸窘迫综合征，并可累及肾脏、肝脏（布-加综合征）；视网膜静脉血栓常引起视力减退、失明；腹腔、盆腔、胸腔等血栓多引起腹痛、胸痛等。

动脉血栓较静脉血栓少见，其中脑血管事件约占50%，包括脑卒中和短暂性缺血（transient ischemic attack，TIA），冠状动脉约占23%（心肌缺血或心肌梗死）；此外，少数患者可发生肾衰竭、缺血性坏疽等。

表2-13-3　抗磷脂抗体检测的诊断性能与临床意义

抗体	敏感性（%）	特异性（%）	临床意义
LA	6～34（SAPS）	79（SAPS）	APS诊断、分类
	20～60（SLE）	77.3（SLE）	SLE分类、SLE与APS关系
aCL	21～63（SAPS）	86（SAPS）	筛选APS
	20～60（SLE）	94.8（SLE）	SLE分类、SLE与APS相关
β_2-GP Ⅰ	90～100（SAPS）	80（SAPS）	APS分类，与血栓相关
	20～40（SLE）	75（SLE）	

注：SAPS：继发性抗磷脂综合征；SLE：系统性红斑狼疮

2. 产科病变

妊娠早期习惯性流产、胎儿宫内发育迟缓、早产、死胎、先兆子痫和 HELLP 综合征(hemolysis elevated liver enzymes low platelets syndrome, HELLP)等。

3. 其他临床表现

(1)心脏瓣膜疾病:二尖瓣和主动脉瓣非细菌性疣赘性心内膜炎形成血栓,血栓脱落可引起肺或脑部栓塞。

(2)血小板减少:多呈周期性,常急性发作。约 40%~50% 的患者可见血小板减少,少数患者发生自身免疫性溶血性贫血和白细胞减少。

(3)神经系统:表现为痴呆、偏头痛、舞蹈症、癫痫、周围神经炎和重症肌无力等。

(4)皮肤表现:真皮下小血管血栓形成网状青斑、皮肤坏死性血管炎、皮肤缺血、下肢溃疡、坏疽、发绀、疼痛性皮下结节和肢端可触性红斑。

(5)其他少见临床表现:少数患者表现为恶性或称灾难性血管阻塞综合征,短期内全身小血管广泛的血栓形成,主要累及心、肺、肾、肝、脑和肾上腺等;也可表现为 DIC、多器官衰竭、血栓性血小板减少性紫癜(thrombotic thrombocytopenic purpura, TTP)、溶血性尿毒症综合征(hemolytic uremic syndrome, HUS),病程进展迅速,如不及时治疗,死亡率极高[17,18]。

(二)诊断与分型

1999 年,首次 APS 国际诊断标准首次制定,2006 年在原标准基础上进行了修正,成为目前公认的 APS 诊断与分型标准(ISTH,2006)。新标准规定需具备至少下列一种临床表现及一项实验室检测异常。

1. 临床标准

(1)血管血栓:任何组织或器官的动、静脉或小血管发生一次或多次的血栓,血栓需经影像学证实。

(2)妊娠病变

1)妊娠 10 周以上、发生至少 1 次不能解释的形态学正常的死胎;

2)妊娠 34 周以上、由于重度子痫、先兆子痫或胎盘功能不全导致的至少 1 次形态学正常的早产儿;

3)妊娠 10 周以上、发生至少 3 次连续的不能解释的自发性流产,伴有母体激素异常以及父母双方染色体异常导致的流产。

2. 实验室诊断标准(ISTH,2006)

(1)LA(依赖磷脂的凝血试验):按照 ISTH 指南进行检测,血浆或血清 LA 检测 2 次以上阳性,间隔 12 周,至少两种依赖磷脂的凝血试验呈阳性反应。和(或):

(2)aCL 滴度(ELISA 法):血浆或血清 aCL-IgG 和(或)IgM 滴度处于中、高水平(如> 40 GPL [或 MPL]或大于第 99 百分位数)。检测 2 次以上,间隔 12 周。和(或):

(3)抗 β_2-GP Ⅰ抗体滴度(ELISA):血浆或血清中存在抗 β_2-GP Ⅰ IgG 和(或)IgM 型抗体(滴度 > 第 99 百分位数),检测 2 次以上,间隔 12 周[17,18]。

当患者发生不明原因的血栓时,笔者建议进行 APS 检测。如果患者有血小板减少,自身免疫性溶血性贫血,网状青斑或无其他原因可解释的心脏杂音等次要的临床标准之一,诊断 APS 的可能性更高。值得注意的是与老年男性患者相比,伴有中风和(或)心肌梗死的绝经前期女性患者的 LA 或抗 β_2-GP Ⅰ 阳性率明显升高。吸烟及口服避孕药是 LA 阳性的协同危险因素。

(戴 菁 刘 欣 吴竞生)

参考文献

1. 王振义,李家增,阮长耿,等. 血栓与止血基础理论与临床[M]. 第 3 版. 上海:上海科学技术出版社,2004:397-416.
2. 林果为,欧阳仁荣,陈姗姗,等. 现代临床血液病学[M].第 1 版. 上海:复旦大学出版社,2013:1549-1567.
3. 杨林花. 出血性及凝血性疾病诊疗临床实践[M]. 第 1 版. 北京:科学技术文献出版社,2013:162-185.
4. Lillicrap D, Fijnvandraat K, Santagostino E. Inhibitors-genetic and environmental factors[J]. Haemophilia, 2014, 20(Suppl 4):87-93.
5. Srivastava A, Brewer AK, Mauser-Bunschoten EP, et al. Guidelines for the management of hemophilia [J]. Haemophilia, 2013, 19(1):1-17.
6. 杨仁池,王鸿利. 血友病 [M]. 第 1 版. 上海:上海科学技术出版社,2007:117-122.
7. Kitchen S, McCraw A, Echenagucia M, On behalf of the WFH Laboratory Sciences Committee. Diagnosis of Hemophilia and Other Bleeding Disorders: A Laboratory Manual Second Edition [M/OL]. Montréal: World Federation of Hemophilia, 2010 [2015-12-28]. http://www.wfh.org/en/page.aspx? pid=877.
8. Kasper CK. Measurement of factor VIII inhibitors[J]. Prog

Clin Biol Res, 1984, 150: 87-98.

9. Verbruggen B, Novakova I, Wessels H, et al. The Nijmegen modification of the Bethesda Assay for factor VIII: C inhibitors: Improved specificity and reliability[J]. Thromb Haemost, 1995, 73(2): 247-51.

10. Chitlur M, Warrier I, Raipurkar M, et al. Inhibitors in factor IX deficiency: a report of the ISTH-SSC international FIX inhibitor registry (1997-2006)[J]. Haemophilia, 2009, 15(5): 1027-31.

11. Favaloro EJ, Verbruggen B, Mliller CH. Laboratory testing for factor inhibitors [J]. Haemophilia, 2014, 20 (Suppl. 4): 94-98.

12. Huth-Kuhne A, Baudo F, Collins P, et al. International recommendations on the diagnosis and treatment of patients with acquired hemophilia A[J]. Haematologica, 2009, 94(4): 566-75.

13. 中华医学会血液学分会血栓与止血学组, 中国血友病协作组. 血友病诊断与治疗中国专家共识[J]. 中华血液学杂志, 2013, 34(5): 461-463.

14. Coppola A, Favaloro EJ, Tufano A, et al. Acquired Inhibitors of Coagulation Factors: Part I-Acquired Hemophilia A [J]. Semin Thromb Hemost, 2012, 38 (5): 433-446.

15. 中华医学会血液学分会血栓与止血学组, 中国血友病协作组. 获得性血友病 A 诊断与治疗中国专家共识[J]. 中华血液学杂志, 2014, 35(6): 575-576.

16. de Groot PG, Derksen RH. Pathophysiology of antiphospholipid antibodies [J]. Neth J Med, 2004, 62 (8): 267-272.

17. Miyakis S, Lockshin MD, Atsumi T, et al. International consensus statement on an update of the classification criteria for definite antiphospholipid syndrome (APS)[J]. J Thromb Haemost, 2006, 4(2): 295-306.

18. Keeling D, Mackie I, Moore GM, et al. Guidelines on the investigation and management of antiphospholipid syndrome[J]. Br J Haematol, 2012, 157(1): 47-58.

19. CLSI. Laboratory testing for the Lupus anticoagulant; Approved Guideline: H60-A [S]. Wayne, PA: Clinical and Laboratory Standards Institute, 2014.

20. Moore GW. Recent guidelines and recommendations for laboratory detection of lupus anticoagulants[J]. Semin Thromb Hemost, 2014, 40(2): 163-71.

21. Krilis SA, Giannakopoulos B, et al. Laboratory methods to detect antiphospholipid antibodies[J]. Hematology Am Soc Hematol Educ Program, 2014, 2014(1): 321-8.

第十四章

血友病的实验诊断

血友病A(hemophilia A,HA)和血友病B(hemophilia B,HB)是临床上较为常见的遗传性出血性疾病,分别为凝血因子Ⅷ(factor Ⅷ,FⅧ)和凝血因子Ⅸ(factor Ⅸ,FⅨ)基因突变所导致。临床上表现为严重程度不等的关节、肌肉和内脏器官出血倾向。完善的实验室表型检测是疾病诊断的关键,而基因诊断则为患者的确诊和优生优育提供可靠的保障。1999年,邵宗鸿等报道血友病的发病率为2.27~2.84/10万人口。据国家血友病信息中心的统计,截至2015年12月,各地共报告血友病A患者11991(87.2%)例,血友病B患者1760例(12.8%)。世界卫生组织(WHO)和世界血友病联盟(World Federation of Hemophilia,WFH)的资料显示,血友病A的发病率约为1/10000,其中重型血友病A的发生率为1/60000,全球重型及中型血友病患者共有350000人(WFH数据)。血友病A或血友病B的发生率没有地域、种族与人群的区别。近年来,随着生活水平的提高、诊治能力的增强以及患者寿命的延长,血友病的发病率有所上升。

第一节　血友病A的实验诊断

血友病A患者的临床出血表现较为严重,由于缺乏足够治疗和长期的血浆衍生制品的输注,患者骨关节畸形和输血导致传染病的发生率很高。

一、分子遗传学基础

(一)FⅧ的基因与蛋白结构

FⅧ是血浆中的大分子糖蛋白,分子量为330 000道尔顿(dalton,Da),现有的研究结果提示合成的部位可能在肝脏、肾脏及脾脏,血浆含量为0.1mg/L,是所有凝血因子中含量最低的。分析*F8*基因组克隆和cDNA克隆揭示,*F8*基因位于X染色体长臂末端(Xq28),为186Kb的大基因,含有26个外显子和25个内含子,*F8*的mRNA长度是9029bp。*F8*基因编码合成一条含2351个氨基酸的单链前体,其含有19个氨基酸的信号肽,在内质网中进行加工修饰,包括去除信号肽以及特定的氨基酸残基(谷氨酰胺)加寡糖链等,其后合成的分子被输送到高尔基体。2332个氨基酸的肽链组成三种不同的结构区,以A1-A2-B-A3-C1-C2的方式排列,分子的B区被裂解为重链和轻链,分子被再次修饰,这一过程包括丝氨酸和苏氨酸残基的糖基化、特定的酪氨酸残基硫酸化等。最后,在血管性血友病因子(von Willebrand factor,vWF)的促使下,FⅧ的重链与轻链彼此相连,组装成成熟的FⅧ并分泌入血。FⅧ在循环中与vWF以复合物的形式存在,后者起载体作用,能防止FⅧ被过早降解。在血浆中,FⅧ与vWF的结合是非共价性的,每个vWF单体与一分子FⅧ结合。FⅧ分子中与vWF结合的部位在轻链氨基酸的第1670~1684位氨基酸残基段,该段富含酸性氨基酸,其中第1680位酪氨酸的硫酸化对维持FⅧ与vWF的高亲和力是极其重要的。vWF分子中与FⅧ的特定结合部位是在其亚单位氨基酸的第1~272氨基酸残基段。

(二)基因缺陷

随着分子生物学和分子遗传学的发展,对*F8*基因结构异常的遗传机制有了更深入的了解。研究表明血友病A的发病机制实质上是由于*F8*基因缺陷所致,其分子缺陷的类型主要表现在以下几个方面。

1. 内含子22倒位

1993年,来自美国和英国的两个研究组分别发现了约半数左右的重型血友病 A 患者找不到基因突变，他们都推测可能存在一种基因重组，最终此观点通过 mRNA 分析得以证实。研究发现，内含子 22 中的一个 FⅧ相关基因 A（FⅧ associated gene A，FⅧA）与其上游 500bp 处的 2 个具有高度同源性的 FⅧA 中的一个发生了染色体内的同源重组，即所谓内含子 22 倒位，导致 *F8* 基因断裂，DNA 的转录受阻，FⅧ的蛋白质不能合成（图 2-14-1）。这是迄今为止发现的导致血友病 A 的一个重要发病机制。

内含子 22 倒位可用于血友病 A 基因诊断（图 2-14-2）。本家系无血友病 A 家族史，患者（Ⅲ-2）自幼有异常出血史，膝关节异常出血严重并伴关节畸形。实验室检测显示其 APTT 延长，PT 正常，FⅧ:C<1%，其他凝血因子及 vWF:Ag 及 vWF 活性均在参考区间内，临床诊断为重型血友病 A。血友病 A 基因诊断发现，该患者 *F8* 内含子 22 倒位检测结果为阳性，而其母亲（Ⅱ-3）及姐姐（Ⅲ-1）均为 *F8* 内含子 22 倒位阳性携带者。

2. 内含子 1 倒位

F8 基因内含子 1 倒位是另一热点突变[1,2]，约 2%~5%的重型血友病 A 是由该突变所致。*F8* 基因内含子 1 倒位是 *F8* 基因的内含子 1 中的 Int1h-1 序列与基因外的 Int1h-2 发生染色体内的同源重组，导致外显子 1 与 2~26 间发生断裂，Int1h-2 在基因 C6.1A 和 VBP1 之间，与 Int1h-1 序列仅存在一个核苷酸的差别，转录方向相反（图 2-14-3）。内含子 1 倒位用于血友病 A 基因诊断的示例如下（图 2-14-4）。本家系中患者Ⅲ-1 自幼关节出血异常，临床诊断为重型血友病 A。对Ⅲ-1进行 *F8* 基因分析，显示其 *F8* 内含子 22 倒位检测结果阴性，而 *F8* 内含子 1 倒位检测结果为阳性。进一步对其母亲（Ⅱ-3）及外婆（Ⅰ-2）检测发现两者均为 *F8* 内含子 1 倒位携带者，而姨妈（Ⅱ-1）*F8* 内含子 1 倒位结果为阴性。

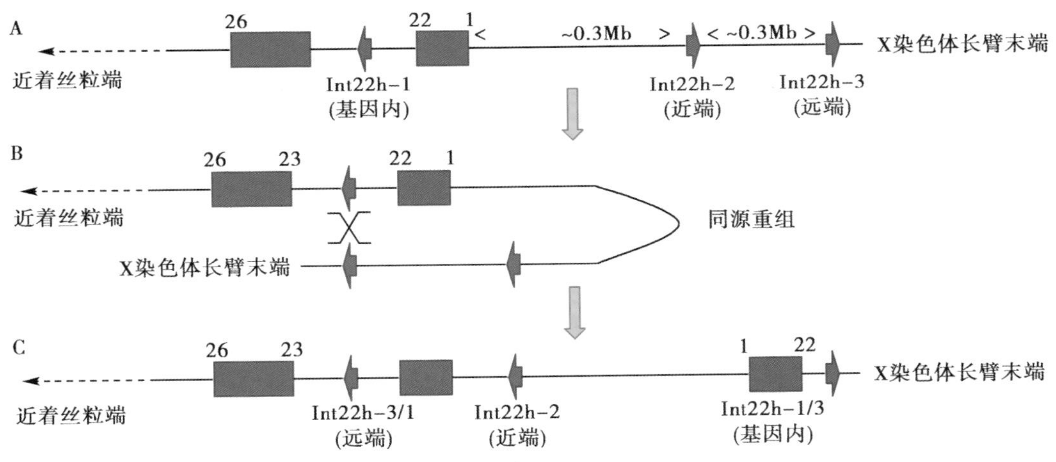

图 2-14-1 内含子 22 倒位导致的 *F8* 基因突变

注：A. 正常情况下 22 号内含子与其同源序列在染色体上的排列；B. 远端或近端（此处显示为远端）的同源序列发生同源重组；C. 同源重组后导致 1-22 号外显子的方向颠倒，与正常方向相反

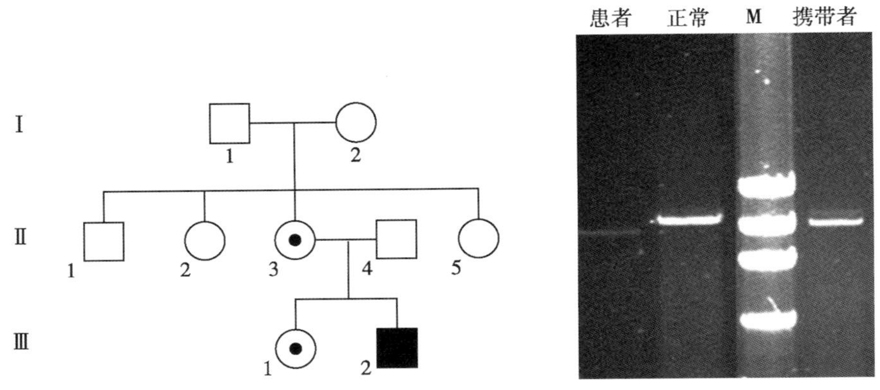

图 2-14-2 内含子 22 倒位用于血友病 A 家系的基因诊断

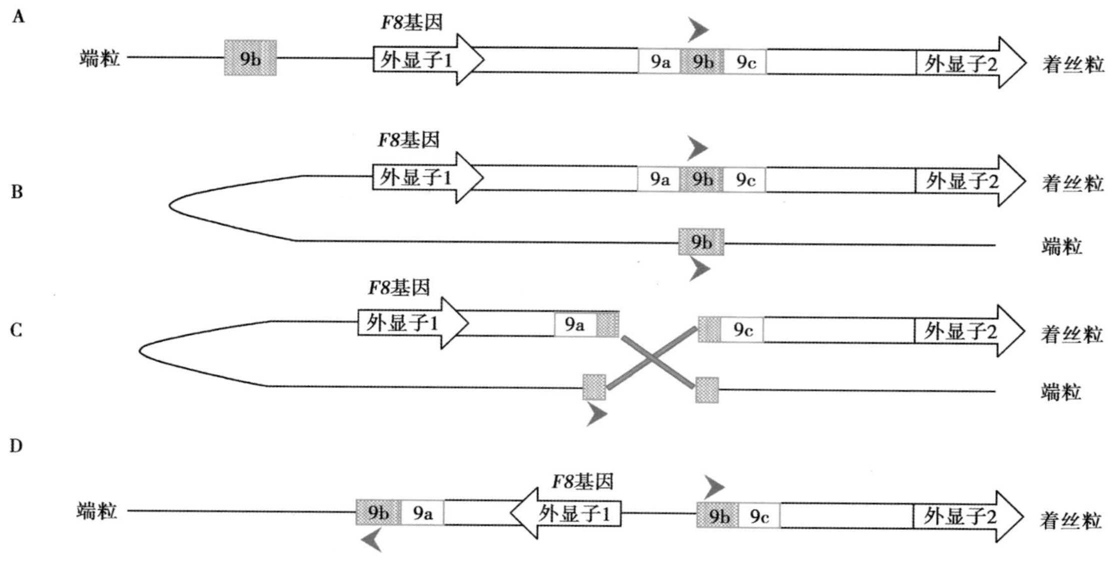

图 2-14-3 内含子 1 倒位导致的 *F8* 基因突变

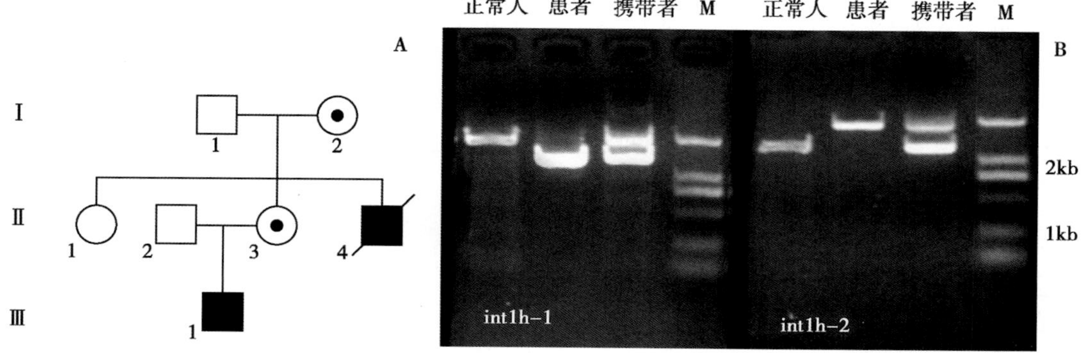

图 2-14-4 内含子 1 倒位用于血友病 A 家系的基因诊断

3. *F8* 基因点突变(point mutation)

点突变又称碱基置换,即 DNA 序列中一种碱基为另一种碱基所取代,迄今检测到的点突变可位于 *F8* 基因各外显子。

(1)无义突变:点突变中 25% 为无义突变。终止密码子的无义突变可引起 RNA 的加工异常,其中含有突变基因的外显子被遗漏。如外显子 19 中的谷氨酸密码子突变为终止密码子后,加工后的 RNA 序列中即无此外显子。

(2)错义突变:如 C-T 转换发生在 DNA 反义链上,则使有义链发生 G-A 转换。这样 FⅧ正常结构被置换,使 FⅧ功能降低或丧失,或通过增加合成代谢但减低代谢产物的效率使 FⅧ功能降低。据目前的基因研究发现,除外显子 14 外,错义突变被发现广泛存在于 FⅧ核苷酸序列上。错义突变可影响凝血酶对 FⅧ的作用,可削弱 FⅧ与磷脂的结合,对 FⅧ、FⅨ、FⅩ等的结合均有影响。错义突变常导致含量正常但缺乏功能活性的或活性降低的 FⅧ蛋白出现,即所谓交叉反应物质阳性(CRM+)和交叉反应物质阴性(CRM-)。

基因突变检测用于血友病 A 诊断的示例见图 2-14-5。该家系患者(Ⅱ-3)自幼有异常出血史,临床诊断为中型血友病 A。患者 *F8* 内含子 22 倒位及 1 倒位均为阴性。进一步对其 *F8* 基因各外显子及其侧翼序列进行直接测序分析,发现该患者 *F8* 第 19 号外显子第 123713 位碱基 T 突变成 G,导致 1996 位氨基酸 W>G。患者母亲(I-2)及姐姐(Ⅱ-2)基因分析显示该位点均为杂合突变,即两者均为血友病 A 携带者。胎儿羊水 DNA 检测提示该位点亦为杂合突变,即Ⅲ-1 为女性血友病 A 致病基因携带者。

4. *F8* 基因缺失(deletions)

由于基因部分缺失改变了两个限制性位点之间的长度,使位点的多态性发生了变化。若缺失

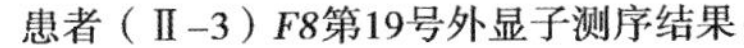

患者（Ⅱ-3）F8第19号外显子测序结果：

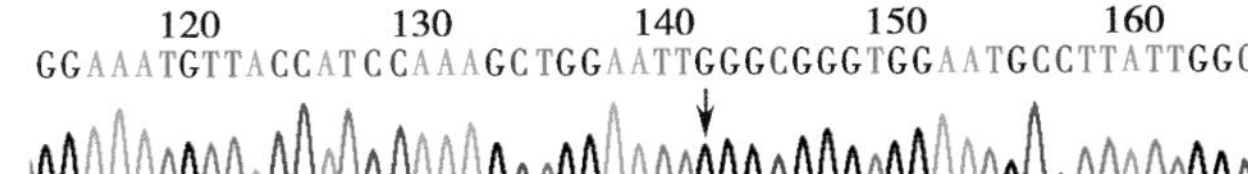

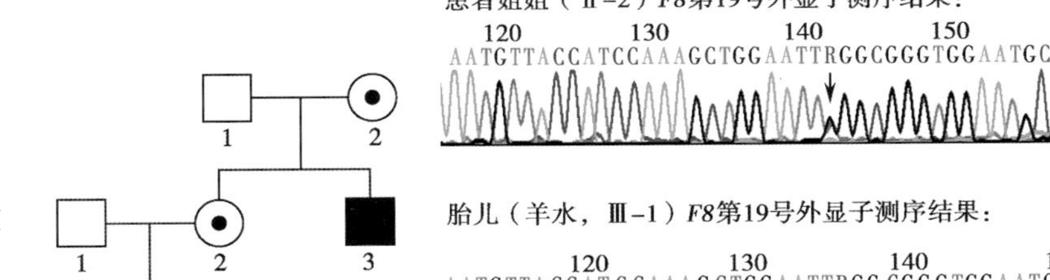

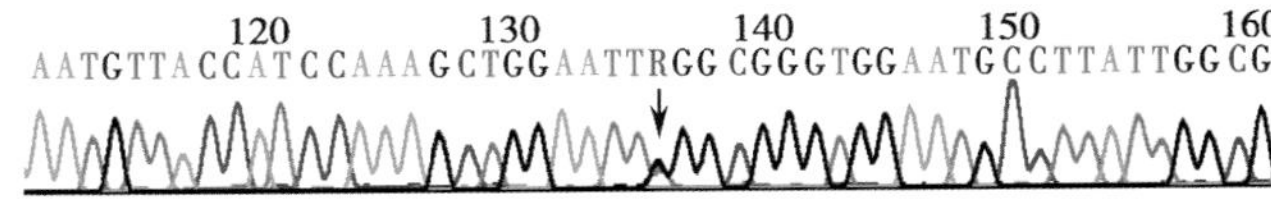

图 2-14-5 基因突变检测用于血友病 A 的诊断

发生在移码处，会导致翻译无法进行，结果产生无活性的蛋白；若缺失发生在翻译的阅读框架内，则仅仅是缺失部分不被翻译，最后产生活性减低的异常蛋白。FⅧ基因缺失所导致的血友病 A 几乎均为重型。

5. 异常基因的插入（insertion）

LINE 序列是人类特异的 DNA 片段，约占人类基因组的 5%，长约 6.5Kb，可有 105 拷贝，但对于人类基因组，这些拷贝均只是部分的，并不完整。外来的 LINE 成分有两个开放的阅读框架，其中之一能编码产生具有反转录活性的同类蛋白，可将 LINE 序列中的某一部分插入人类基因组，引起突变。已发现一例重型血友病 A 患者，其 FⅧ外显子 14 中插入了 LINE 序列的 3.8Kb 部分；另一例在外显子 14 的不同部位插入了 LINE 序列的 2.1Kb 部分，也引起了重型血友病 A[3]。

6. 基因片段重排（duplications）

两条染色单体的不等交换可导致基因重排。由于不能产生正常的 mRNA，使合成的 FⅧ蛋白无活性。由于外显子水平重复，可产生无效剪切使正常的翻译水平下降或产生不稳定的 FⅧ蛋白。发生在外显子 23～25 间的重排则引起外显子 23～25 间的丢失。

7. 影响 mRNA 剪接的突变（mutations affecting mRNA splicing）

某些 *F8* 基因中碱基置换的结果可能影响 mRNA 的正确剪接，一般可将异常剪接分三种情况：在供体和受体剪接结合部的 GT 和 AG 二核苷酸发生突变，可致重型血友病 A；供体和受体剪接结合部的延伸，保守序列发生突变；由于突变而产生新的供体和受体剪接位点，可致轻型血友病 A[4]。

截止到 2014 年 11 月，国际互联网血友病网站对 5480 例血友病 A 患者的统计，除内含子 22 倒位及内含子 1 倒位外，共发现 2015 种突变，其中点突变 1341 种，缺失 468 种，重复 97 种，插入 34 种，插入缺失（indel）28 种，多态性 46 种及复合型突变 1 种。

上海交通大学医学院瑞金医院通过对 940 个血友病 A 家系的基因诊断[5]，发现内含子 22 倒位占 31.9%，内含子 1 倒位 2.7%，错义突变 27.4%，无义突变 9.6%，剪接位点突变 3.1%，大缺失或插入 8.5%，小片段缺失或插入 15.1%（polyA 区插入/缺失突变占 4.7%，其他区域 10.4%），未找到突变 1.7%。

（三）遗传特点

1. 遗传方式

血友病 A 是一种性联隐性遗传性疾病，其遗传基因位于 X 染色体上（Xq28）。男性患者具有一条含突变基因的 X 染色体，不能控制 FⅧ促凝活性（FⅧ:C）的正常合成，导致 FⅧ分子结构缺陷或含量减少，临床表现为严重程度不同的出血症状；女性如含有一条含突变基因的 X 染色体，因其尚有另一条正常的 X 染色体，故其本身多无出血的临床表现，但其所携带的致病基因可传给下一代，即为女性携带者（Carrier）。若以 X^0 表示血友病 A 染色体，X^0Y 表示血友病 A 患者，XY 表示正常男性染色体，XX 表示正常女性染色体，

X^0X 表示女性携带者的染色体，X^0X^0 表示女性血友病 A 患者的染色体。血友病 A 遗传方式理论上有以下四种可能(图 2-14-6)。

(1)血友病 A 患者与正常女性结婚，其儿女中无血友病 A 患者，但其女儿 100%为血友病 A 基因携带者。

(2)正常男子与血友病 A 基因携带者结婚，其儿子中发生血友病 A 的可能性为 50%，其女儿携带血友病 A 基因的可能性也有 50%。

(3)血友病 A 男性患者与携带血友病 A 基因的女子结婚，则其子女中可能有血友病 A 男性患者、血友病 A 女性患者、携带血友病 A 基因的女儿及正常儿子，但这种可能性只有 1/100 万。

(4)血友病 A 男患者与血友病 A 女患者结婚，其子女均为血友病 A 患者，这种可能性更少。

一般说来，女性发生血友病的概率极低。血友病家系中的近亲婚配；双亲中一方是血友病家系成员，另一方的生殖细胞发生突变；极端的 Lyon 化作用等均可以使子代中出现女性血友病患者。上海交通大学医学院附属瑞金医院通过表型和基因诊断[6,7]，发现 3 例女性血友病 A 患者。1 例是在携带父亲致病 X 染色体的基础上，另外一条 X 染色体 *F8* 发生新突变；另外 2 例患者分别是在内含子 22 和内含子 1 倒位的基础上发生了 X 染色体的非随机灭活而导致。

2. 血友病 A 基因携带者的三种情况

(1)肯定携带者：血友病患者的女儿；本人是 2 个或更多血友病患者的母亲；本人有 1 例血友病患儿，在母系亲属中还有 1 例以上血友病患儿。

(2)可能携带者：在母系方面有血友病亲属，但本人还没有患儿，包括有血友病患者的姐妹和他们的女儿，肯定的或可能性很大的携带者的姐妹和他们的女儿。

(3)很可能为携带者：本人已育有一名血友病 A 患者，但家系中无其他血友病 A 患者。由于遗传基因可能呈隐匿状态，携带者下一代的男性少，故未表现出来。因此偶见一例血友病 A，呈散发性。文献报道，约有 30%的血友病 A 患者的发病是由自发性基因突变所导致。

二、FⅧ的生理功能

FⅧ的功能是作为 FⅨ的辅因子参与 FⅨ对 FⅩ的激活。但血浆中的 FⅧ异二聚体形式无内在活性，它要经过凝血酶或 FⅩa 酶解激活后才能转化为活性的辅因子形式(FⅧa)，凝血酶是该过程中的主要激活物。在钙离子存在的条件下，FⅧa 与 FⅨa 在磷脂表面形成复合物，从而能使 FⅨa 对 FⅩ激活的速率大大提高。FⅧa 很不稳定，容易被多种因子所灭活，FⅧa 灭活的分子基础是 A2 亚单位从 A1/A3-C1-C2 二聚体上解离。FⅧa 轻链的第 2009~2018 位氨基酸残基是活化蛋白 C (APC)的结合部位，APC 一旦与之结合，即能裂解 FⅧa 重链的多个位点，包括 A1-A2 连接处的第 336 位、A2 区内的第 562 位点及 A2-B 连接处的

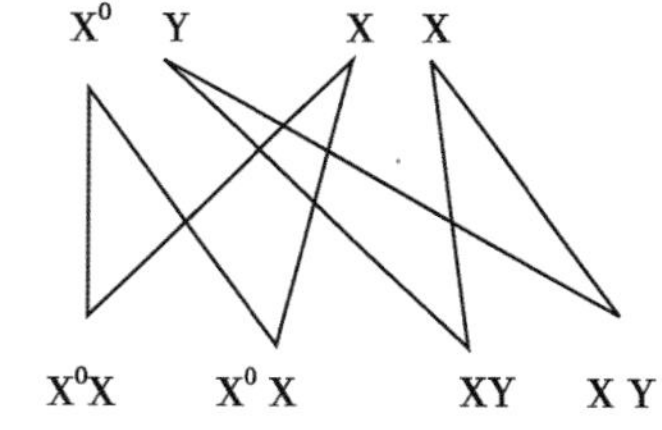

(1)血友病A患者与正常女性结婚

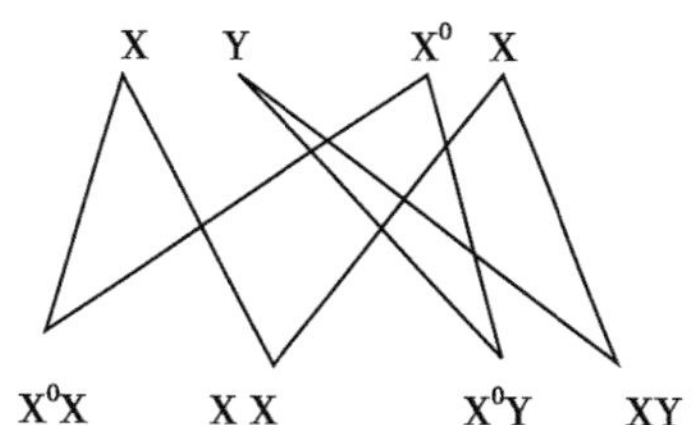

(2)正常男子与女性血友病A携带者结婚

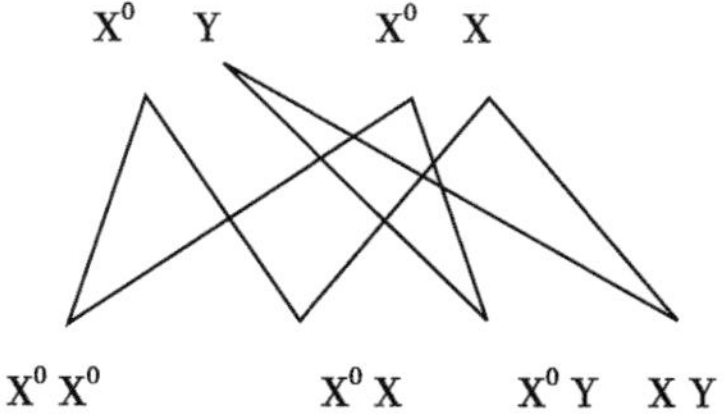

(3)血友病A男患者与携带血友病A的女子结婚

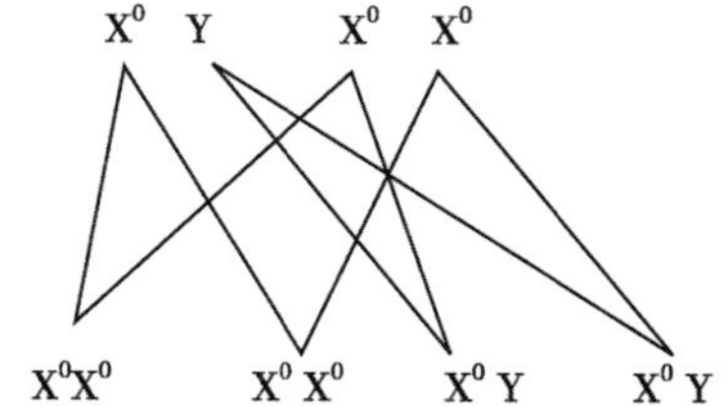

(4)血友病A男患者与血友病A女患者结婚

图 2-14-6 血友病 A 的遗传方式

740位精氨酸位点，从而使FⅧa灭活。FⅧa生成后可因与FⅨa与磷脂结合而变得稳定，FⅨa可以保护FⅧa免受APC灭活。但另一方面，FⅨa又可裂解FⅧa A1亚单位中第336位精氨酸而使FⅧa灭活，此外FⅩa也能通过裂解这一位点而灭活FⅧa。前已述及血浆中的vWF与FⅧ结合成复合物对后者也有明显的保护作用。

FⅧ的促凝活性（FⅧ:C）缺乏是血友病A的发病基础。FⅧ:C只占FⅧ复合物中的1%，其主要功能是形成内源性凝血活酶。血浆中的含量约为50μg/L。FⅧ:C的正常血浆水平为50%～150%，劳动、剧烈运动、注入肾上腺素和应急状态均能使FⅧ:C水平升高。FⅧ:C不稳定，4℃条件下贮存24小时后，其血浆水平可以下降20%。FⅧ:C输入体内，其半寿期仅12小时。由于FⅧ含量低及其活性易受破坏，纯化较为困难。

FⅧ:CAg是FⅧ:C的抗原部分，同时存在于血浆及血清中，血清中的含量约为血浆的60%～80%，其血浆浓度为15μg/L，分子量为150 000道尔顿，在37℃时稳定。上海瑞金医院在国内首先用免疫扩散法测定17例血友病A患者的FⅧ:CAg，发现其含量与FⅧ:C呈一致的变化。未发现FⅧ:C降低而FⅧ:CAg正常的交叉反应物质阳性（CRM+）病例。

三、凝血因子Ⅷ抑制物

大约20%～30%的重型血友病A患者和20%～30%中型或轻型血友病A患者会产生凝血因子Ⅷ抑制物，即中和FⅧ的IgG抗体。在发达国家，重型血友病A患者产生抑制物的年龄中位数是3岁或以下，中型/轻型血友病A患者的年龄中位数接近30岁，常见于手术时大量长期使用FⅧ的情况下。在重型血友病患者中，抑制物不改变出血部位、频率或严重程度；在中型/轻型血友病患者中，抑制物会中和患者自身合成的FⅧ，使患者的出血表现转变为重型。在中型/轻型血友病患者中，出血表现类似于获得性血友病A（由于存在对FⅧ的自身抗体）的表现，出血部位更多发生在黏膜与皮肤、泌尿生殖器官和胃肠道。因此，这些患者因出血引起的严重并发症甚至死亡的风险很大[8]。低反应性抑制物是指抑制物水平持续<5BU/ml，抑制物水平≥5 BU/ml即为高反应性抑制物。高反应性抑制物趋于持续存在，如很长时间没有接受凝血因子治疗，滴度水平可能回落甚至检测不到，当再次输注特殊因子时，3～5日内可出现反复记忆性反应。

四、血友病A的临床表现

出血症状是本病的主要临床表现，患者终身有自发的、轻微损伤或手术后长时间的出血倾向，重型可在出生后即发病，轻者发病轻晚。临床上一般血友病A的出血表现要较血友病B严重，同是重型患者，血友病B表现的临床出血次数及出血严重程度也较轻。

（一）皮肤、黏膜出血

由于皮下组织、齿龈、舌和口腔黏膜等部位易于受伤，故为出血多发部位。幼儿多见于额部碰撞后出血和（或）血肿，但皮肤、黏膜出血并非是本病的特点。

（二）关节腔积血

关节腔积血是血友病患者常见的临床表现，常发生在创伤、行走过久或运动后引起滑膜出血，多见于膝关节，其次为踝、髋、肘、肩或腕关节等处，关节出血可以分为三期。

1. 急性期关节腔内及关节周围组织出血，导致关节局部发热、红肿、疼痛，继之肌肉痉挛、活动受限，关节多处于屈曲位置。

2. 全关节炎期多数病例因反复出血，以致血液不能完全被吸收，白细胞释放的酶以及血液中其他成分刺激关节组织，形成慢性炎症，滑膜增厚。

3. 后期关节纤维化及关节强硬、畸形、肌肉萎缩、骨质破坏、关节挛缩导致功能丧失。膝关节反复出血，常引起膝关节屈曲、外翻、腓骨半脱位，形成特征性的血友病步伐。

（三）肌肉间隙出血和血肿

肌肉间隙出血在重型血友病常有发生，多在创伤或肌肉活动过久后发生，多见于用力的肌群，如腰大肌、腹膜后肌群、大腿肌群、臀部肌群、腓肠肌和前臂肌群等。深部肌肉出血时可形成血肿，导致局部肿痛、活动受限；肢体肌肉血肿可引起局部缺血性损伤、纤维变性；在小腿可引起跟腱缩短，在前臂可引起手挛缩，腰肌痉挛可引起下腹部疼痛。

（四）血尿

重型血友病患者可出现镜下血尿或肉眼血尿，多无疼痛感，亦无外伤史。但若有输尿管血块形成则有肾绞痛的症状。

（五）假肿瘤（血友病性血囊肿）

囊肿可发生在任何部位，多见于大腿、骨盆、小腿、足、手臂与手，也有时发生于眼部。

（六）创伤或外科手术后出血

各种不同程度的创伤、小手术如拔牙、扁桃体摘除、脓肿切开、针灸或肌肉注射等都可以引起持久而缓慢的渗血或出血，甚至形成血肿。

（七）其他部位的出血

消化道出血可表现为呕血、黑便、血便或腹痛，多数患者存在原发病灶如胃、十二指肠球部溃疡；咯血多与肺结核、支气管扩张等原发病灶有关；鼻出血、舌下血肿通常是血友病患者口腔内损伤所致；舌下血肿可致舌移位，若血肿向颈部发展，常致呼吸困难；颅内出血多为自发性或在颅脑损伤后发生，是最常见的血友病患者致死原因。

（八）由出血引起的压迫症状及其并发症

血肿压迫神经，可导致受压神经支配区域麻木、感觉丧失、剧痛、肌肉萎缩等；舌、口腔底部、扁桃体、咽后壁、前颈部出血，可引起上呼吸道梗阻，导致呼吸困难，甚至窒息死亡；局部血管受压迫，可引起组织坏死。

五、血友病 A 的实验室检测进展

（一）表型诊断

是在筛查试验 APTT 延长、PT 正常的基础上，实施凝血因子Ⅷ活性检测（FⅧ:C）。多年来，国内外检测 FⅧ:C 最常用的方法是一期法：即根据稀释的患者血浆加入检测体系后是否能纠正或缩短缺乏 FⅧ血浆导致的凝固时间延长来判断受检者 FⅧ:C 是否缺乏。但是，一期法检测显示 FⅧ:C 在参考区间内，并不能完全排除存在轻型血友病的可能性。

有研究报道，在用不同方法对轻型血友病 A 患者进行检测时，发现部分患者的检测结果存在差异[9]，见表 2-14-1。在 3/4 轻型血友病 A 患者中，两种方法的检测结果都是低于参考区间下限，所以这些患者无论采取何种方法进行检测，其得出的诊断结果都是可信的。但有少数患者一期法的检测结果在参考区间内，而二期法的结果低于参考区间下限[10]。这部分患者有出血史，多数患者都检测到 FⅧ基因缺陷。由于 FⅧ:C 一期法检测是基于 APTT 检测，这些一期法检测结果在参考区间内的轻型血友病 A 患者，其 APTT 检测结果亦正常。该现象提示，有临床症状的血友病 A 患者，若其 APTT 及一期法检测结果均在参考区间内，须再进行二期法检测。

表 2-14-1 基因诊断确诊的轻型血友病 A 患者中不同方法 FⅧ:C 检测结果

病例	一期法（IU/dl）	二期法（IU/dl）	发色底物法（IU/dl）
A	101	34	13
B	88	15	28
C	63	30	40
D	55	24	40
E	58	21	33
F	72	21	36
G	84	19	45

有些轻型血友病 A 患者，其一期法检测结果降低而二期法检测结果却在参考区间内。这些患者，其临床表型也是与二期法检测结果密切相关，患者本人及家庭成员均无出血历史，无需进行FⅧ替代治疗。英国谢菲尔德的研究人员发现，约 5% 的轻型血友病 A 患者的 FⅧ:C 二期法或发色底物法结果大于一期法，且这一现象与 Tyr346Cys 突变相关[11]。这些患者，有半数以上是因为术前检查发现 APTT 延长而进行 FⅧ:C 检测，其中又只有约 20% 的患者可能有过出血史。另有一些研究人员发现，有些出血症状持续存在的轻型血友病 A 患者，其 FⅧ:C 二期法/发色底物法检测结果在参考区间内，而一期法检测结果却降低。轻型血友病 A 患者是否会发生出血，可能取决于该患者的基因缺陷及 FⅧ功能[12]。

（二）抑制物的检测

若出现治疗效果不如既往，需要考虑患者产生抑制物的可能性，可进行凝血因子抑制物滴度测定。在条件允许的情况下，患者应该在开始接受凝血因子治疗后的最初 50 个暴露日内定期检测凝血因子抑制物。此外，患者接受手术前必须检测抑制物。

1. 抑制物筛查

采用 APTT 纠正试验，即正常血浆和患者血浆按 1∶1 混合，即刻及在 37℃孵育 2 小时后分别测定 APTT，并与正常人和患者本身的 APTT 进行比较，若不能纠正至正常应考虑可能存在抑制物。

2. 抑制物的滴度

确诊抑制物必须测定抑制物的滴度。将不同

稀释度的患者血浆与正常血浆等量混合，孵育 2 小时，测定残余 FⅧ活性。能使正常血浆 FⅧ:C 减少 50%时，则定义为 FⅧ抑制物的含量为 1 个 Bethesda 单位（Bethesda unit，BU），此时患者血浆稀释度的倒数即为抑制物的滴度，以 BU/毫升血浆（BU/ml）表示。

（三）基因检测

血友病 A 患者的基因检测，可以鉴别患者家系中具有生育可能的女性是否是致病基因的携带者。若非致病基因携带者，可以正常结婚生育；若为致病基因携带者，在妊娠中期可以通过羊水脱落细胞进行 FⅧ相关基因缺陷检测，排除或确定胎儿是否是血友病 A 患者或致病基因的携带者。若是前者，则可以及时终止妊娠，避免胎儿的出生。具体的诊断策略包括直接基因缺陷诊断和间接基因缺陷诊断[13]。

1. 直接基因诊断

对于血友病 A 的基因诊断，Oldenburg 等建立了通用流程。针对重型血友病 A 患者，首先采用长链 PCR（long distance PCR，LD-PCR）进行内含子 22 倒位检测；若结果为阴性，再采用双重 PCR 法进行内含子 1 倒位检测；若为阴性，则需进行 FⅧ基因所有外显子及 5'和 3'非翻译区序列 PCR 扩增并直接测序分析。对少数未能发现突变的先证者，需采用多重连接依赖性探针扩增技术（multiplex ligation-dependent probe amplification，MLPA）或 AccuCopy 技术检测 *F8* 基因的拷贝数变异（copy numbervariations，CNVs）及检测大缺失、插入或重复突变。通过上述检测，约 97%的血友病患者可以得到明确的基因诊断。如果上述检测结果未发现 *F8* 基因的致病突变，则要进一步明确血友病 A 的临床诊断，排除 FⅧ和 FⅤ联合缺陷症及血管性血友病 2N 型。在此基础上，分析是否有 *F8* 基因的重组或深部内含子突变[14]。对于复杂的涉及 *F8* 基因或其外序列的重组，可以采用比较基因组杂交（comparative genome hybridization，CGH）及 MLPA 的方法进行分析，同时结合 LD-PCR 及反向 PCR（inverse-PCR，I-PCR）寻找断裂点分析重组方式。经典的剪接位点突变可以通过直接测序的方法检测，发生在深部内含子的突变可以通过折叠分段的 *F8* 基因 cDNA 分析，对异常剪接相应的内含子处进行深度测序，检测可能影响剪接的内含子部位突变。通过这种通用的基因诊断流程，可以使基因诊断率由常规方法的 85%提高至近 100%。下面介绍几种 *F8* 基因缺陷的检测技术。

（1）MLPA 技术检测拷贝数变异：MLPA 的最大特色在于它针对靶序列设计了一对探针，一条化学合成的短探针及一条由 M13 噬菌体制备的长探针，扩增仅针对完成连接的探针而非样本靶序列。其反应可分为三个步骤，两条特异性探针分别与靶序列结合；两条探针相互连接形成一条单链；单链结合 PCR 引物开始循环扩增。只有当特异性探针与靶序列完全互补时，两条探针才能被连接酶连接进而形成单链扩增，而每一对探针的扩增产物的长度都是不同的，借助毛细电泳可以对扩增产物进行分离鉴别，确保了该方法具有很高的特异性（图 2-14-7）。其参考区间为：2.0±0.2（常染色体基因），1.0±0.2（性染色体，男性），2.0±0.2（性染色体，女性）。

（2）AccuCopy 技术检测拷贝数变异：AccuCopy 是一种基于竞争性荧光 PCR 技术的新型检测方法。其扩增模板除待测靶序列之外还包括额外加入的合成片段，即竞争 DNA 片段，该片段与相应的待测序列极其相似，仅有极微小的差别，通常为几个碱基长度上的差异。这一方法的基本原理是将一定量的竞争 DNA 片段与合适量的样本 DNA 混合，作为随后多重荧光竞争性 PCR 扩增的模板，同时选择数种已知二倍体模板及其类似合成片段作为参考物（管家基因，分布在不同的染色体上）；扩增后的多重 PCR 产物经毛细管电泳后对不同基因位点扩增产物以及同一位点的不同模板（样本 DNA 与竞争 DNA）扩增产物根据其长度差异进行分离；通过对荧光峰面积进行分析，将样本 DNA 荧光峰（S）与竞争 DNA 荧光峰（C）相比较，获得 S/C 值后同标准二倍体参考物的 S/C 值进行校正后获取目标基因的准确拷贝数（图 2-14-8）。

（3）甲基化检测分析 X 染色体非随机灭活：该检测的原理为，采用甲基化酶首先对待检的 DNA 进行酶切，然后对该片段进行 PCR 扩增，只有未甲基化的片段才能被扩增出来（图 2-14-9）。采用甲基化检测，瑞金医院发现 2 例女性血友病 A 的一条染色体分别携带 22 号或 1 号内含子倒位（inv22，inv1），另一条染色体发生非随机灭活，该方法目前是女性血友病患者首选的基因诊断试验。

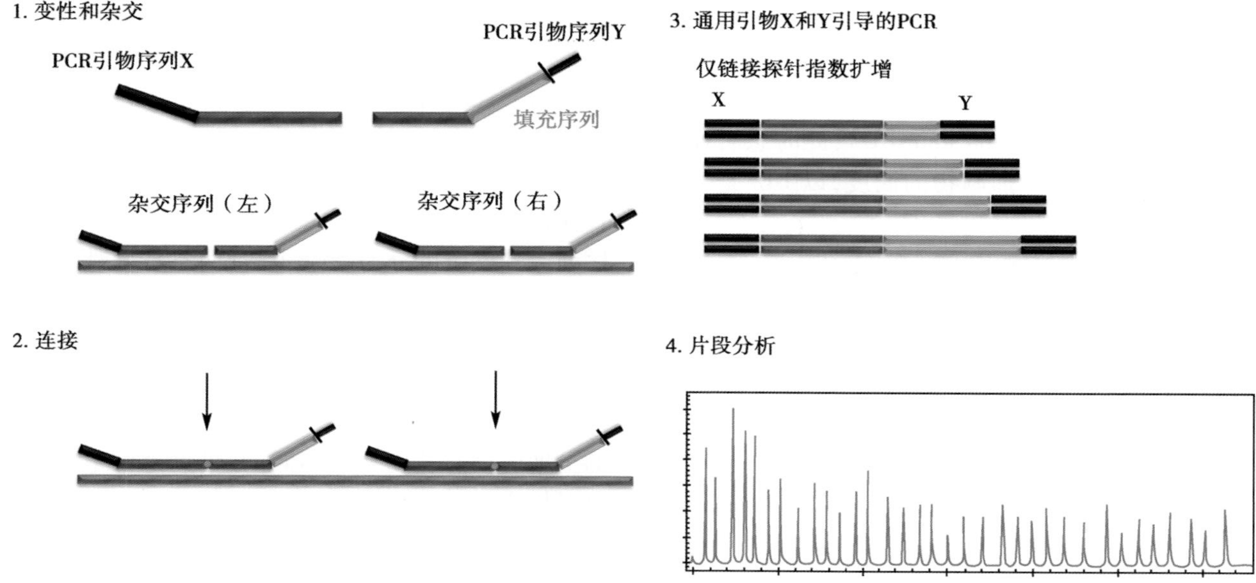

图 2-14-7 多重连接依赖性探针扩增技术（MLPA）检测原理

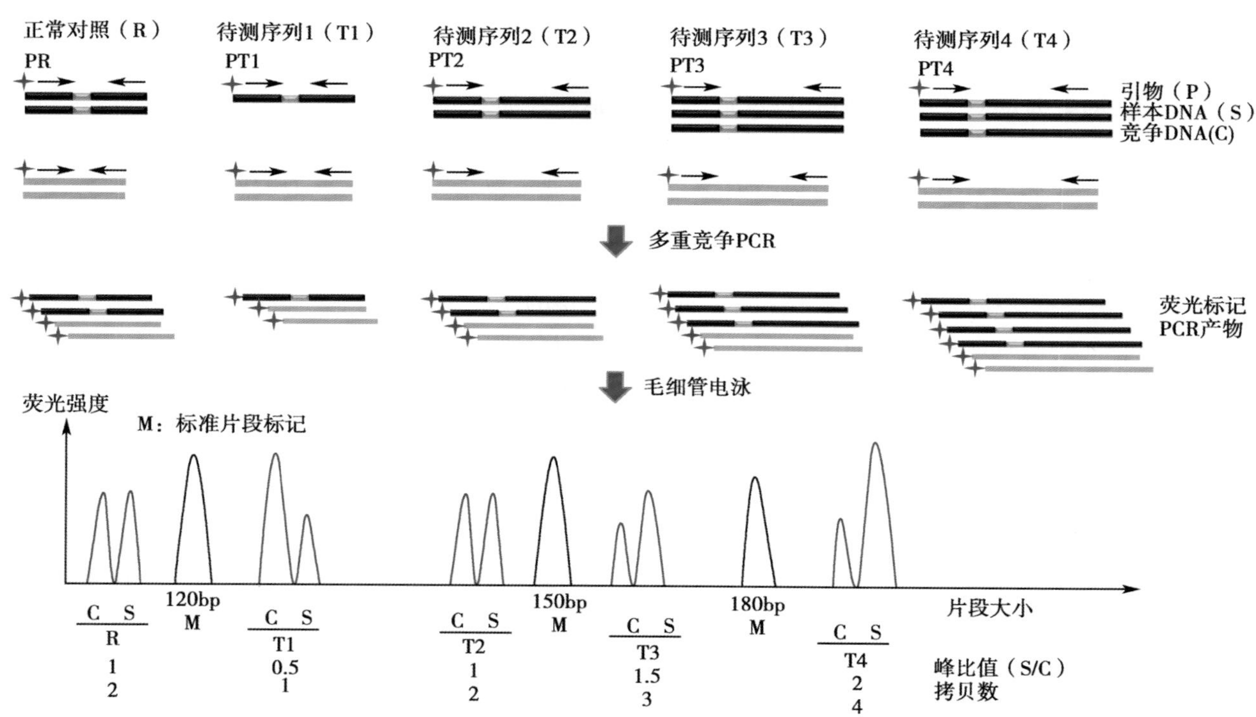

图 2-14-8 基因拷贝数变异（CNVs）检测原理及拷贝数计算方法

2. 间接基因诊断

选择 *F8* 基因内外系列多态性位点进行 PCR 扩增，然后进行遗传连锁分析，判断携带致病基因的染色体有无遗传给被检者。自 2000 年来，瑞金医院先后应用了三代短串联重复序列（short tandem repeat，STR）位点的诊断率及特点（表 2-14-2）[15]。其中第 3 代 STR 位点具有重组率低，在中国人中的信息量大的特点，在 169 个家系的应用中发现其诊断率为 98.8%，无重组发生（图 2-14-10）[16]。

六、血友病 A 的诊断

（一）主要依据

内脏和肌肉出血是常见的症状，可以伴有皮肤和黏膜的出血症状，重型患者出生后即可发病。实

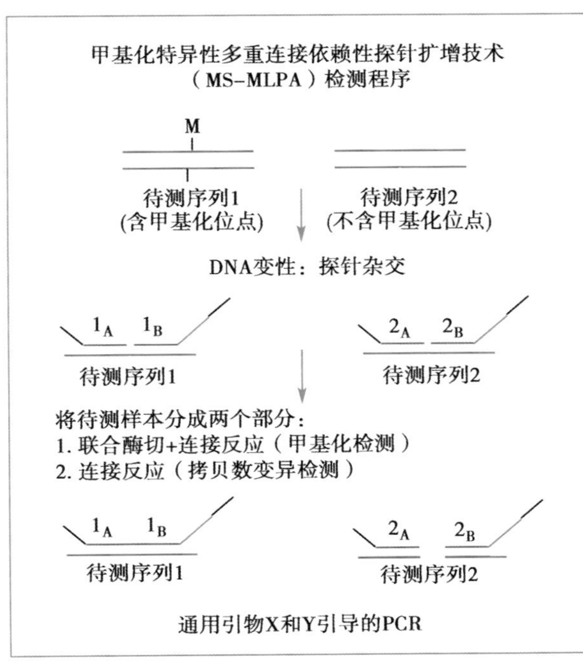

图 2-14-9　甲基化检测原理及诊断示意图

表 2-14-2　三代 STR 位点及特点

代数	位点	诊断率	特点
第一代	*F8* 基因内：*Bcl1*、*CA13* 及 *CA22* *F8* 基因外：St14	西方人中诊断率约为 80%，中国人中信息量低，诊断率仅为 27%	参照国外报道
第二代	*F8* 基因内：*F8Int13* *F8* 基因外：*DXS15*、*DXS9901*、*G6PD*、*DXS1073* 和 *DXS1108*	信息量大（99.6%），重组率约 2%	已报道的 STR 首次应用
第三代	*F8* 基因内：*F8Int13*、*F8Int25* *F8* 基因外：*F8Up226*、*F8Up146*、*F8Down48* 和 *DXS1073*	信息量大（99%），重组率低（0.2%）	自行研发，适合中国人

验室检查显示，血小板计数正常，APTT 延长而 PT 正常，FⅧ:C 明显降低，其他凝血因子活性正常；APTT 延长可以被等量正常血浆所纠正，FⅧ:C 抑制物检测阴性。

（二）鉴别诊断

血友病 A 需与血友病 B、血管性血友病、FⅪ缺乏症和获得性 FⅧ缺乏相鉴别。

1. 血友病 B

血友病 B 的遗传特征、临床表现、筛查试验与血友病 A 相同，但它由 FⅨ缺乏引起，故 FⅨ:C 低下而 FⅧ:C 正常可作鉴别。

2. 血管性血友病

血管性血友病为常染色体显性或隐性遗传，一般为杂合子，两性均可发病，出血以鼻、齿龈、子宫、胃肠道及泌尿道等部位多见，很少累及关节及肌肉。患者出血时间延长，阿司匹林耐量试验阳性，血浆中 FⅧ:C 和 FⅧ:Ag 含量降低或正常，FⅧ:C/FⅧ:Ag 的比例增高或正常，vWF:Ag 降低，vWF 瑞斯托霉素辅因子活性（vWF:RCo）降低，血浆和血小板 vWF 多聚体结构缺失或正常，瑞斯托霉素诱导的血小板聚集试验减低。而血友病 A 除 FⅧ:C 减低、FⅧ:Ag 减低或正常、FⅧ:C/FⅧ:Ag 的比例降低外，其他检查均正常，可以与 vWD 相鉴别。但不典型男性 vWD 患者与轻型血友病 A 有时较难鉴别。2N 型 vWD 只有通过 FⅧ:vWF 结合试验才能鉴别[17]。

3. FⅪ缺乏症

FⅪ缺乏症为常染色体隐性遗传，两性均可发病，杂合子可无出血倾向，自发性出血少见，实验室检查为 FⅪ:C 降低。

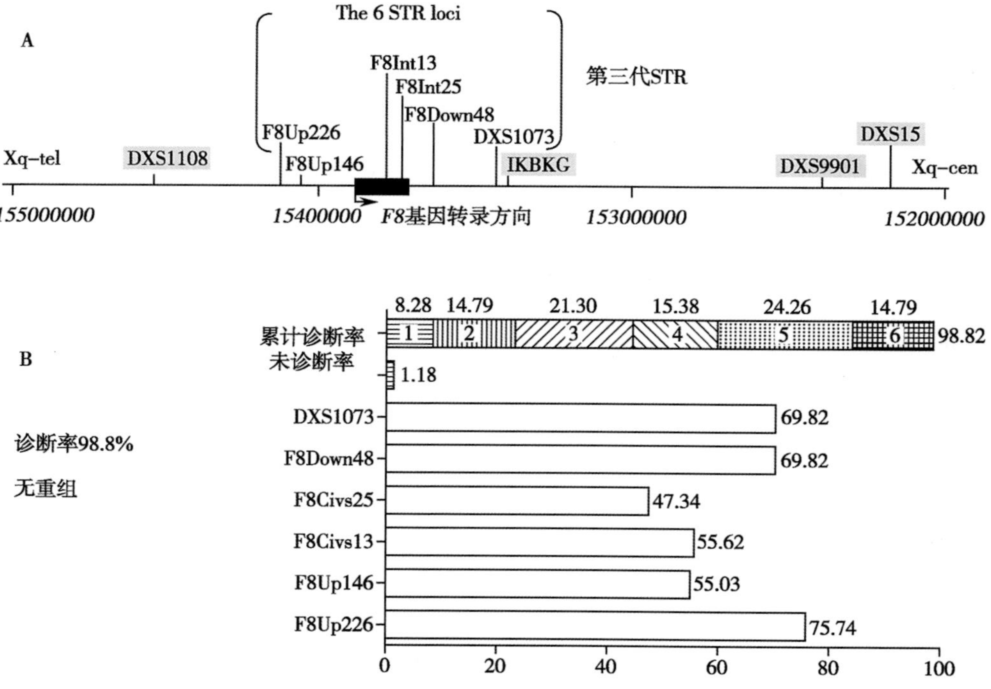

图 2-14-10 第三代血友病 A 遗传连锁分析 STR 位点及其应用

4. 获得性 FⅧ缺乏

获得性 FⅧ缺乏患者可为身体健康的老年男性，亦可为其他免疫性疾病所致，其出血的临床表现与血友病 A 基本相同，但出血程度常较重，且多为软组织出血。复钙交叉试验和 APTT 交叉试验可以作为获得性 FⅧ缺乏的筛查试验，FⅧ:C 抗体滴度增高。

七、现状与问题

（一）表型检测

目前，国内凝血因子缺乏的筛查试验已经广泛开展，但是国家登记的血友病患者不到预计发病人数的 1/10。其中重要的原因就是绝大多数单位由于各种原因尚未开展凝血因子的检测工作。在已经开展凝血因子检测的单位中，部分未按照规定的步骤进行检测。少数单位还在使用纠正试验诊断血友病 A。国内开展的 FⅧ:C 检测均采用一期法，由于方法学的局限，实际上会产生结果的偏差。对一些临床出血与实验室结果明显不符合的结果，建议开展二期法或发色底物法检测；尤其是轻型血友病 A 患者，不管是否存在家族史，如 APTT 和一期法检测结果均在参考区间内，必须再进行二期法或发色底物法检测。

凝血因子抑制物的检测，技术要求稍高，开展的单位较少。但作为筛查试验的 APTT 纠正试验无须特殊条件，一般单位均可开展。故当怀疑有抑制物产生时，应该首先进行 APTT 纠正试验，以初步判定抑制物的有无。FⅧ:C 的抑制物具有时间和温度依赖特性，若 APTT 纠正试验为该类表现，则应该进一步进行 FⅧ:C 抑制物的滴度检测。

（二）基因检测

1. 适宜人群

家族中有血友病 A 患者的育龄且有生育希望的女性。

2. 检测时机

怀孕前明确是否携带致病基因。若携带致病基因，可以在妊娠中期检测羊水脱落细胞，以明确胎儿的性别及致病基因携带状况。

3. 检测目的

进行基因检测是为在血友病家系中检出致病基因的携带者，后者若怀孕，可以在孕中期抽取羊水，通过检测脱落细胞的 *F8* 缺陷，确定或排除血友病 A 致病基因携带者或患者的诊断，以利优生优育。由于该检测有一定的技术难度，又不能避免存在一定的结果误判风险，国内常规进行血友病基因检测的单位极少，仅有很少的实验室开展致病基因携带者检测，而未能开展产前诊断，使基因诊断的优势无法彻底体现出来。血友病 A 间接诊断时，由于 *F8* 个别位点在中国人有较高的信息量，但这些位点位于 *F8* 基因外，基因重组的风险较大，部分单位单纯使用这些位点进行基因诊断，出错机率较大。笔者的经验是，只要严格按照分子诊断的要求进行检测，直接基因诊断与间接基因诊断的结果互为参照，二者结果一致时签发报告；若出现直接诊断与间接诊断的结果不一致，一定需要寻找原因，发现并解决问题后才可以签发报告。对极少数直接与间接基因诊断均无阳性发现的家系，可疑携带者妊娠中晚期可以通过脐带血 FⅧ:C 的检测来获得信息，但仅限于男胎。

第二节　血友病 B 的实验诊断

血友病 B 的发病率不到血友病 A 的 1/5，国内的资料为 0.32～0.44/10 万人口，其遗传方式与血友病 A 完全相同，均系 X 伴性隐性遗传。

一、分子遗传学基础

（一）FⅨ的基因与蛋白结构

F9 基因位于 Xq26.3-27.2，全长 34kb，由 8 个外显子和 7 个内含子以及侧翼顺序中调控区域构成。内含子占整个基因的 95%，存在 4 个 Alu 重复序列，大小由 188bp 至 9473bp 不等，其 5′端和 3′端均为 5′-GT…AG-3′结构，符合 Chanbo 规律。8 个外显子长度从 25bp 至 1935bp 不等，其中包括以下 6 个主要结构域，信号肽和前肽区、γ-羧基谷氨酸结构区、两个类表皮生长因子区、活化肽区和催化区。

*F9*mRNA 全长 2.8kb，具有合成信号肽、前导肽和成熟 FIX 的全部密码，其中编码区长度 1383bp（30～1412bp）。*F9* mRNA 编码的 FIX 多肽前体（461 个氨基酸），经信号肽酶和蛋白酶切除信号肽和原肽后，并经过糖基化、二硫键形成、N 端 12 个氨基酸羧基化及第 1 类表皮生长因子区第 64 位天冬氨酸 β 羟化等一系列化学修饰形成成熟 FIX（415 个氨基酸）。

FⅨ在肝脏合成，是一种维生素 K 依赖的凝血因子，由 415 个氨基酸组成，分子量 56 000 道尔顿，含糖量约为 17%。成熟的 FⅨ可以分为 4 个区，自氨基末端起的 Gla 区、两个 EGF 区和一个催化区。Gla 区由 45 个氨基酸残基组成，其中包括 12 个 Gla 残基，分别位于第 7、8、15、17、20、21、26、27、30、33、36 和 40 位；两个 EGF 区（EGF1 和 EGF2）各有约 40 个氨基酸残基，包括 6 个半胱氨酸残基，形成 3 个二硫键。EGF1 区，天冬氨酸 64 部分被 β 羟基化成 β 羟基天冬氨酸，该区内有一个不含 Gla 的 Ca^{2+} 高亲合力结合部位，这一结合部位的出现可能与 β 羟基天冬氨酸的存在有关。近年的研究证实 EGF1 区是 FⅨ发挥功能所必须的，在 FⅨ被 FⅦ-组织因子复合物激活以及 FⅨ与 FⅧa 形成复合物激活 FⅩ等方面起重要作用；催化区由 FⅨ的羧基端部分组成，它含有一个激活肽和胰蛋白酶样区，在 FⅨ被激活时，激活肽从 FⅨ分子中裂解而形成一独立的短肽，胰蛋白酶样区的结构与其他丝氨酸蛋白酶相似，其活性中心是该区的丝氨酸 365 残基。FⅨ的作用是在凝血过程中酶解激活 FⅩ使其成为 FⅩa。在正常人血浆中，FⅨ是以酶原形式存在，只有在被 FⅪa 或 FⅦa-组织因子复合物激活后，在 Ca^{2+} 存在的条件下，才能有效地激活 FⅩ。

（二）基因缺陷

1. *F9* 基因缺陷

目前所有血友病 B 的病例中均可在 *F9* 基因结构中找到异常，证实了血友病 B 为编码 FⅨ蛋白的基因结构发生异常而导致血液中 FⅨ含量、结构和生物学特性改变。可以通过多个网站包括 *F9* 基因突变数据库、人类突变数据库（human gene mutation database，HGMD）及全球蛋白数据库（universal protein，UniProt）等对 *F9* 基因突变类型及位点进行查询。其基因缺陷包括缺失、插入和点突变。Rallapalli PM 等对 *F9* 基因突变类型进行了分析（图 2-14-11）[18]，共有 1113 种突变，类型多种多样，但最常见的是点突变，突变位点所在部位以外显子为主。

（1）点突变：根据已检测到的突变发生范围，得出血友病 B 点突变可发生在除了 polyA 位点外所有部位。甚至发生双重突变或三重突变，导致突变构成情况的复杂性。点突变分为无义突变和错义突变，前者生成终止密码提前终止翻译，导致严重的血友病，后者为翻译加工缺陷，根据部位可分为启动子突变（Leyden 突变）、信号肽区域突变、前肽区域突变、羧基谷氨酸区域突变、第一、二类表皮生长因子突变、活化区域突变和催化区域突变。点突变类型中错义突变占 68%，无义突变占 14%，其他突变为 18%。突变发生部位多位于 *F9* 相对重要的结构区域，其中催化区域为 *F9* 基

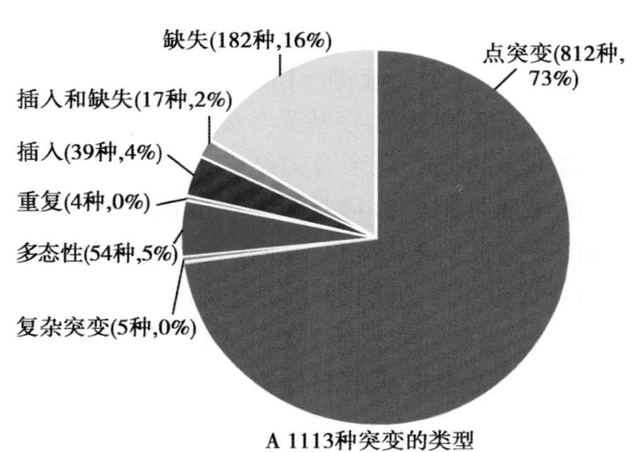

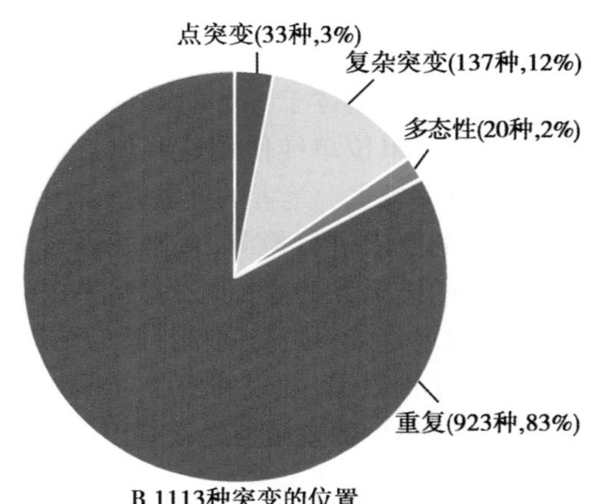

图 2-14-11 血友病 B 基因突变的类型和位置

因中最大的区域,占编码区 45%,也是突变发生率最高区域,最常见为 Val(181)和 Val(182)和接近活性位点 Ser(365)的重链末端突变。

(2)缺失:大小可由 1bp 至整个基因,包括全部缺失、部分缺失和小缺失。全部缺失在 30kb 以上,若同时累及一端或两端侧翼顺序,缺失片段可达到 250kb。小缺失指缺失碱基在 50bp 以下,部分缺失碱基长度在两者之间。血友病 B 以小缺失为主。对 FⅨ突变库进行分析,已报道有 182 种小片段缺失类型,其中 8 种同时存在小片段插入,另外有 29 例为部分缺失或全部缺失。临床上无论哪种缺失类型,均表现为重型血友病。

(3)插入:插入片段长度上有很大差别,Ludwin 曾报道 *F9*wonrbory 突变中第 11、764 位后面插入了 1 个 C,造成移码突变。Chen 等报道了在 FⅨ第 4 内含子中插入一段 6kb 片段,两者均引起严重血友病 B。

2. 高 GC 含量区域

近年发现 GC 是血友病 B 突变热点。25%的突变发生在 GC 碱基对上。在 FⅨ突变库中 1061 例重复类型中,许多涉及 GC 二核苷酸,其中以 31008 位点重复次数最高,其次为 6365、30864 和 31311 位点。我国学者对 574 例血友病 B 患者进行基因突变检测,发现 278 例为特别突变型,其余 296 例为重复突变型。在重复突变型中 50%涉及 GC 二核苷酸,主要是 C→T 或 A,30 例血友病 B 在 31008 位 C 发生这种突变。GC 为突变热点其机制可能为 CpG 顺序中脱氧胞嘧啶在甲基化酶作用下,大部分被转化为 5-甲基化胞嘧啶(20%~90%),由于 5-甲基化胞嘧啶很不稳定,在脱氨酶作用下,易转变为 T,GC 碱基可能发生 6 次无义突变和 14 次错义突变,如果突变改变了进化上的保守氨基酸,将发生血友病 B。

(三)遗传特点

血友病 B 同样为 X 伴性隐性遗传,遗传方式与血友病 A 相同。

二、血友病 B 的临床表现

血友病 B 患者的出血表现特点与血友病 A 类似,但症状明显较轻,同样是重型患者,血友病 B 患者的出血频率、严重程度均要明显轻于血友病 A。

三、凝血因子Ⅸ抑制物

抑制物的产生虽然较少发生,占所有血友病 B 患者的 1.5%~3%,占重型血友病 B 患者的 9%~23%,其后果严重,常常使应用于急性出血的医疗措施变得无效。瑞金医院研究中国血友病 B 患者的 *F9* 基因突变类型和免疫应答基因多态性与抑制物产生的相关性,共有 11 个凝血因子Ⅸ抑制物阳性的血友病 B 患者和 41 个抑制物阴性的血友病 B 患者入组。通过直接测序,*F9* 基因拷贝数的检测以及片段长度多态性的检测确定 *F9* 基因的突变以及免疫应答基因上的 15 个多态性位点。共有 7 位患者体内有高滴度抗体(>5 BU),其中 5 位曾经因按需治疗持续至少 5 天输注 FⅨ制剂。3 位患者在抑制物检出之前发生针对凝血酶原复合物(PCC)的过敏反应。在抑制物阳性的患者中共发现 5 个无义突变(E54X, R75X, Q185X, R298X 和 R379X),两个大片段缺失(E1~6del 和 E1~8del)和一个点突变(S411G)。点突变对于抑制物产生而言 OR 值较低,为 0.078

(P=0.02),而无义突变OR值较高,为8.500(P=0.0044)。*CD44*95102(A/T)位点等位基因T在抑制物阴性患者中出现频率明显高于抑制物阳性患者,OR值为0.324(P=0.04)。因此,在中国血友病B患者中,无义突变是抑制物产生的高风险因素,而*CD44*95102(A/T)位点等位基因T在抑制物产生中可能起保护作用。

四、血友病B的检测进展

(一)血友病B的表型诊断

筛查试验APTT延长,PT正常,延长的APTT可以被等量的正常血浆所纠正。FⅨ:C的测定,可以有助于疾病严重程度的分型。

(二)抑制物检测

FⅨ的抑制物检测原理同FⅧ抑制物测定。

(三)基因诊断

导致血友病B的基因缺陷类型十分繁多,与血友病A类似,血友病B的基因诊断可以通过直接诊断或间接诊断来进行。

1. 直接基因诊断

由于母亲或祖辈X染色体变异,部分血友病B患者无明确家族史,加之*F9*基因较小,因此在携带者或产前诊断时可对突变类型进行直接检测。瑞金医院目前对血友病B采用*F9* DNA测序进行血友病B的直接基因诊断[19],截至2014年底,共对183例血友病B先证者进行了基因分析,均找到了相应的突变位点。

2. 间接基因诊断

由于血友病B的基因缺陷具有明显异质性,几乎每一个血友病B的家系都存在其独自的缺陷类型。且三分之二患者有明确家族史,而临床只需进行携带者诊断,无需确定突变性质。因而利用基因连锁分析间接诊断仍是目前血友病B最行之有效的方法。随着基因诊断技术的不断发展,DNA标志的增多,杂合性增强,诊断率明显上升。

(1)限制性片段长度多态性(restriction fragment length polymorphism,RFLP):目前PCR-RFLP仍是国内外对血友病B携带者进行诊断的主要方法。国内已有多篇报道,利用XmnI/EcorI、VⅢ/TaqI位点的RFLP正确诊断血友病B的携带者及进行产前诊断。

(2)可变数目串联重复序列(variable number of tandem repeat,VNTR):中国人已报道了两种VNTR,分别是int13和DXS52(st14)。DXS52在用做血友病A的基因诊断的同时,也可作为血友病B的遗传标志。

(3)短串联重复序列(short tandem repeat,STR):1998年复旦大学遗传研究所利用扩增片段长度多态性(Amp-RFLP)对DXS102座位进行鉴定。发现DXS102位点为二核苷酸(AC)n并与人*F9*紧密连锁(连锁度13.6,θ=0.002),经证实中国人DXS102座位有8个等位片段,经PCR产物直接克隆测序后,证明其长度在145~161bp之间与欧洲人群分布有明显种族差异。DXS102位点核心单位是AC二核苷酸,重复次数13~21,频率分布在0.013~0.156,杂合度0.87,多态信息量(polymorphism information content,PIC)0.80。2001年,上海瑞金医院联合应用距*F9*基因2cM以内的6个STR位点(DXS1192、DXS1211、DXS8094、DXS8013、DXS1227、DXS102),对12个血友病B家系进行携带者及产前基因诊断,全部获得成功。虽然这些位点都位于*F9*基因外,存在重组的危险,但是多个STR位点联合诊断明显的提高基因诊断的准确性及可诊断率,将诊断重组率减低至十万分之一以下,而6个STR位点累积识别能力即刻诊断率可达到99.99%。

(4)单核苷酸多态性标记(single nucleotide polymorphism,SNP):SNP是1996年美国麻省理工大学人类基因组研究中心提出的第三代遗传标志图谱,通过基因组内特定核苷酸位置上存在两种不同的碱基,确定基因组的多态性。SNP是二态遗传变异,尽管在变异程度上不如微卫星和小卫星DNA,但SNP在基因组中数量极大,估计人类基因组中至少存在300万SNP位点,明显高于STR,故就整体而言是一种具有更加普遍多态性的遗传标志[20,21]。

由于DNA芯片、微阵列分析和高效液相层析等技术的发展,使得SNP的快速检测成为可能。3~4个相邻的SNP构成的染色体单体型可以有8~16种,相当于一个微卫星标记的多态性,更多数量SNP构成的等位片段的数目信息含量更高,这将为遗传性疾病的定位、诊断起突破性作用。

SNP可广泛应用于血友病B的基因诊断,作为一种碱基替换,大多数为转换,且主要发生在GC序列上,多是C→T,这与血友病B突变热点一致。SNP检测将为血友病B携带者及产前诊断提供广阔前景。

(王学锋)

参考文献

1. Lu YeLing, Wang XF, Ding QL, et al. Prevalence of the factor 8 gene intron 1 inversion in Chinese haemophiliacs and its application to carrier detection and prenatal diagnosis in haemophilia A families [J]. Haemophilia, 2011,17:541-2.
2. You Guoling, Chi K, Lu Y, et al. Identification and characterisation of a novel aberrant pattern of intron 1 inversion with concomitant large insertion and deletion within the F8 gene[J]. Thromb Haemost, 2014, 112:264-70.
3. You GuoLing, Ding QL, Lu YL, et al. Characterization of large deletions in the F8 gene using multiple competitive amplification and the genome walking technique [J]. J Thromb Haemost, 2013, 11:1103-10.
4. Liang Qian, Xiang M, Lu Y, et al. Characterisation and quantification of F8 transcripts of ten putative splice site mutations[J]. Thromb Haemost, 2015, 113:585-92.
5. Dai Jin, Lu Y, Ding Q, et al. The status of carrier and prenatal diagnosis of haemophilia in China [J]. Haemophilia, 2012, 18:235-40.
6. Cai XiaoHong, Wang XF, Dai J, et al. Female hemophilia A heterozygous for a de novo frameshift and a novel missense mutation of factor VIII[J]. J Thromb Haemost, 2006, 4: 1969-74.
7. Wang XueFeng, Lu Y, Ding Q, et al. Haemophilia A in two unrelated females due to F8 gene inversions combined with skewed inactivation of X chromosome [J]. Thromb Haemost, 2009, 101:775-8.
8. Wang XueFeng, Zhao YQ, Yang RC, et al. The prevalence of factor VIII inhibitors and genetic aspects of inhibitor development in Chinese patients with haemophilia A [J]. Haemophilia, 2010, 16:632-9.
9. Bowyer AE, Kitchen S, Van Veen J, et al. Factor VIII:C assay discrepancy may lead to failure to diagnose haemophilia A[J]. Haemophilia, 2006, 12(Suppl.2):22.
10. Rodgers SE, Duncan EM, Sobieraj-Teague M, et al. Evaluation of 3 automated chromogenic FVIII kits in the diagnosis of mild discrepant haemophilia A[J]. Int J Lab Haem, 2009, 31:180-8.
11. Mumford AD, Laffan M, O_Donnell J, et al. A Tyr346Cys substitution in the interdomain acidic regiona1 of FVIII in an individual with FVIII:C assay discrepancy [J]. Br J Haematol, 2002, 118:589-94.
12. Poulsen al, Pedersen LH, Hvas AM, et al. Assay discrepancy in mild haemophilia A:entire population study in a National Haemophilia centre[J]. Haemophilia, 2009, 15(1):285-9.
13. Pezeshkpoor B, Pavlova A, Oldenburg J, et al. F8 genetic analysis strategies when standard approaches fail [J]. Hamostaseologie, 2014, 34(2):167-73.
14. Pezeshkpoor B, Zimmer N, Marquardt N, et al. Deep intronic'mutations' cause hemophilia A: application of next generation sequencing in patients without detectable mutation in F8 cDNA[J]. J Thromb Haemost, 2013, 11(9): 1679-87.
15. Fang Yi, Wang XF, Dai J, et al. A rapid multifluorescent polymerase chain reaction for genetic counselling in Chinese haemophilia A families[J]. Haemophilia, 2006, 12:62-7.
16. Ding QiuLan, Lu YL, Dai J, et al. Characterisation and validation of a novel panel of the six short tandem repeats for genetic counselling in Chinese haemophilia A pedigrees [J]. Haemophilia, 2012, 18:621-5.
17. Qin HuanHuan, Xing ZF, Wang XF, et al. Similarity in joint and mucous bleeding syndromes in type 2N von Willebrand disease and severe hemophilia A coexisting with type 1 von Willebrand disease in two Chinese pedigrees [J]. Blood Cells, Molecules, and Diseases, 2014, 52: 181-185.
18. Rallapalli PM, Kemball-Cook G, Tuddenham EG, et al. An interactive mutation database for human coagulation factor IX provides novel insights into the phenotypes and genetics of hemophilia B[J]. J Thromb Haemost, 2013, 11(7):1329-40.
19. Yu TingTing, Dai J, Liu H, et al. Spectrum of F9 mutations in Chinese haemophilia B patients: identification of 20 novel mutations[J]. Pathology, 2012, 44:342-7.
20. Goodeve AC. Hemophilia B: Molecular Pathogenesis and Mutation Analysis[J]. J Thromb Haemost, 2015, [Epub ahead of print].
21. Lu YeLing, Wang X, Ding Q, et al. Recombination in a Chinese haemophilia A family[J]. Pathology, 2008, 40: 635-8.

第十五章

肝素诱导的血小板减少症的实验诊断

肝素诱导的血小板减少症(heparin induced thrombocytopenia,HIT)是一种严重的、由抗体介导的肝素副作用,表现为在患者应用肝素后的一段时间内发生血小板显著减少和(或)合并严重的静、动脉血栓形成,因此及时识别 HIT 对于临床进行有效干预,避免不良临床结局具有重要意义。关于 HIT 最早的临床描述可以追溯到 1957 年的一位纽约患者,1964 年研究人员观察到 HIT 的抗原抗体反应,1973 年 HIT 的 IgG 抗体被发现,直到 20 世纪 90 年代,HIT 的抗原性质才得以明确,目前,临床上已经可以通过临床评估和实验室检查对 HIT 进行明确诊断。

第一节 肝素诱导的血小板减少症的发病机制

HIT 的病理过程符合自身免疫性疾病的规律,其与原发性血小板减少性紫癜的区别仅在于导致血小板减少的免疫原不同。目前认为,肝素刺激血小板活化,导致血小板内容物 α 颗粒和血小板第 4 因子(platelet factor 4,PF_4)的持续释放是 HIT 的病理基础(图 2-15-1)[1]。PF_4 通常存在于血小板 α 颗粒内,在活化的血小板脱颗粒时释放入血,并与肝素结合形成 PF_4-肝素(PF_4-H)复合物

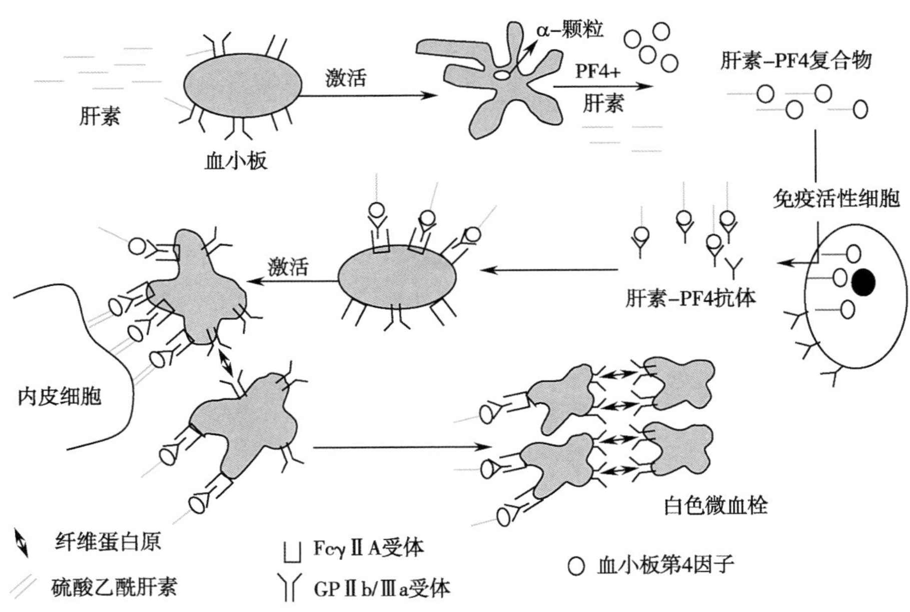

图 2-15-1 肝素诱导的血小板减少症的发生机制

注:PF_4:血小板第 4 因子

使肝素失去活性。肝素和 PF_4 本身均不具有抗原活性，但二者形成复合物后发生构象改变，PF_4 结构变得松散并暴露出多个抗原表位。血液循环中的免疫活性细胞吞噬 PF_4-H 复合物并产生免疫球蛋白（主要为 IgG，有少量 IgA 和 IgM）[2]，进而与 PF_4-H 复合物结合形成更为稳定的 IgG-PF_4-H 大分子复合物。IgG-PF_4-H 复合物结合于血小板表面的特异性 IgG 受体（FcγⅡA）上，使血小板进一步活化，导致黏附聚集过程持续增强，最终形成微小的白色血栓，并使血小板数量消耗性减少。血小板活化过程同时激活凝血系统，使凝血酶大量生成，加重血栓形成趋势。血管内皮细胞表面的硫酸乙酰肝素与游离 PF_4 结合形成的复合物也被 IgG 所中和，IgG 与内皮细胞结合的同时又与血小板表面的 FcγⅡA 受体结合，进而将大量血小板固定于内皮细胞上，导致附壁血栓形成[3]。

第二节 肝素诱导的血小板减少症的临床诊断

HIT 的临床诊断主要基于对高危人群用药史的准确了解和对 4Ts 评分的合理使用，并按照经典诊断流程得以明确。HIT 临床诊断的最初步骤（临床可能性评估）非常关键，其结论与患者是否使用替代药物治疗以及是否进行实验室检查密切相关。

一、HIT 的分型及高危人群

根据病理机制和临床表现，HIT 分为Ⅰ型和Ⅱ型。Ⅰ型较常见，发生率为 10%～20%，多见于肝素应用后第 1～4 天，血小板计数轻度减少，原因与肝素直接激活血小板有关（非抗体介导），通常不会引发严重出血或血栓等临床后果，此类型患者明确诊断后可以继续使用肝素。Ⅱ型，即临床通常所说的 HIT，发病率低（<3%）[4]，但病情凶险，常发生于肝素用药后的第 5～14 天内，亦偶见 24 小时内（速发型）和肝素停药后（迟发型）发病，血小板计数可显著减低，原因与抗体介导的血小板活化及大量消耗有关，常引起肺栓塞、皮肤坏死、肢体缺血坏死或截肢、急性心肌梗死或缺血性脑卒中。心脏外科手术、心脏介入治疗、骨科大手术和创伤患者为 HIT 高发人群[5]，这些患者自身多已罹患危及生命的严重疾病，因此一旦合并 HIT 常导致出现严重的临床结局。

二、4Ts 评分和 HIT 诊断流程

HIT 的临床表现复杂，又容易与其他病理性或药物所致的血小板减少现象相混淆，常导致误诊或漏诊。目前，被广泛接受的 HIT 诊断模式是，当临床医生面对疑似 HIT 患者时，建议在获得实验室证据前，可首先通过 4Ts 评分法对患者的 HIT 风险程度进行预测（表 2-15-1）。4Ts 临床评分系统总分值为 8 分，根据分值将 HIT 风险度分为三级，其中 6～8 分为 HIT 高危，发生 HIT 的可能性为 30%～80%；4～5 分为 HIT 中危，发生 HIT 的可能性为 10%～30%；0～3 分为 HIT 低危，发生 HIT 的可能性很小（<5%）。

在 2006 年，Arepally 等在发表于《新英格兰医学杂志》的一篇文章中提出，将临床风险评估和实验室检查相结合以诊断 HIT，文中所介绍的 HIT 诊断基本流程（图 2-15-2）直至目前仍在临床实践中被广泛借鉴[6]。

表 2-15-1 4Ts 临床评分系统[5]

	2分	1分	0分
血小板减少症的特征（characteristics of thrombocytopenia）	血小板计数比基线值减少超过 50% 或最低值 ≥20×10^9/L	血小板计数比基线值减少 30%～50% 或最低值介于（10～19）×10^9/L	血小板计数比基线值减少不超过 30% 或最低值<10×10^9/L
血小板减少的时机（timing of platelet count fall）	应用肝素的第 5～10 天；或再次接触肝素 ≤1 天（在过去 30 天内曾接触肝素）	血小板减少时机不确定或应用肝素 10 天后；或血小板计数减少 ≤1 天（在过去 30～100 天曾接触肝素）	血小板计数减少 ≤4 天（近期未接触肝素）
血栓形成或其他后遗症（thrombosis or other sequelae）	新形成的动静脉血栓；皮肤坏死；肝素负荷剂量后的急性全身性反应	进展性或再发生的血栓形成，皮肤红斑；尚未证明的疑似血栓形成	无

续表

	2分	1分	0分
其他导致血小板减少症的原因 (Other cause for thrombocytopenia not evident)	没有其他原因	可能有其他原因	确定有其他原因

注:肝素接触的第1天为0天,血小板计数开始减少的时间可被认为是血小板减少症发生的时间;4Ts评分不适用于ICU和心外科手术患者

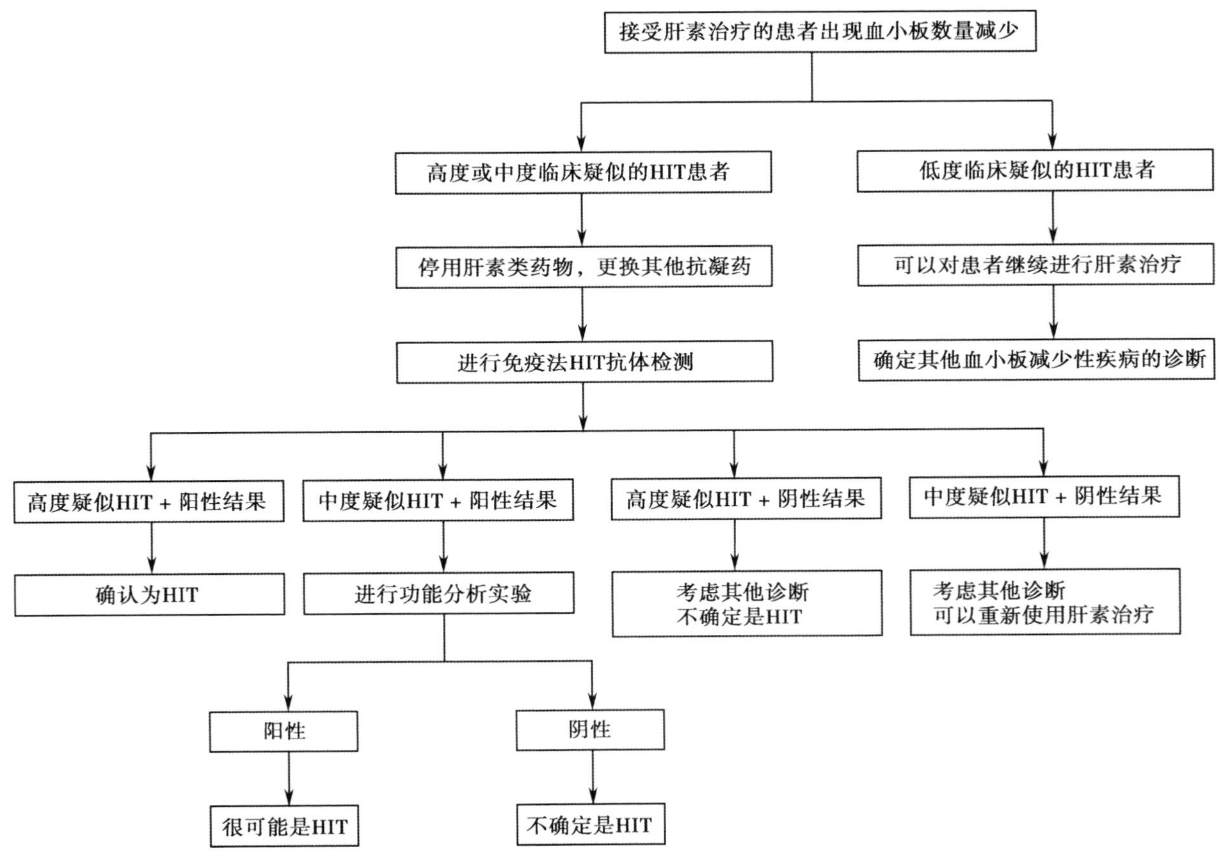

图2-15-2　肝素诱导的血小板减少症的诊断基本流程

第三节　肝素诱导的血小板减少症的实验诊断

HIT的实验室检查包括功能分析试验和HIT抗体检测,前者虽然具有较高的特异性,但由于步骤繁琐复杂、费用昂贵或者敏感性低等因素,实验室很难做到常规检测;基于ELISA和免疫法的HIT抗体检测是目前较为成熟的试验手段,可在普通实验室进行,具有良好的诊断性能,其临床实践效果有足够的循证依据支撑,是目前国际主要血栓治疗指南推荐的检测方法。

一、血小板活性分析(功能分析试验)

(一)5-羟色胺释放试验(serotonin release assay,SRA)

利用洗涤过的正常血小板与经放射性同位素如^{14}C标记的5-羟色胺共同孵育,5-羟色胺可与代谢旺盛的血小板结合并储存于血小板内的致密颗粒中。将该血小板悬液与患者的血清或血浆一起孵育一段时间后,测量上清液中的放射量,计算释放量和血小板放射总量之百分比。以放射释放量在治疗前<20%,给予治疗剂量肝素治疗后>20%为阳性;这种释放可被更高浓度的肝素所抑制,如

在较低肝素浓度时>20%，且较高肝素浓度时<20%，为阳性结果。SRA试验原理见图2-15-3。

（二）肝素诱导的血小板活化试验（heparin induced platelet activation assay，HIPA）

由三个健康志愿者捐赠的富血小板血浆（platelet rich plasma，PRP）与患者血清或血浆以及肝素一起孵育，阳性血清和缓冲液分别作为阳性和阴性对照组，并以磁珠进行搅拌混匀，根据一定时间后反应杯中的液体透明度变化判断结果。反应杯中的液体透明度分为4级，阳性对照为1级，如果含有0.2 U/ml肝素，反应杯中的液体呈现透明为阳性结果。

（三）血小板聚集试验

1. 血浆透射光聚集试验（light transmission aggregometry，LTA）

将患者血清或血浆标本、不同浓度的肝素以及健康志愿者捐赠的PRP一起孵育，根据血小板聚集引起的透光度的变化判断结果。该方法与SRA比较，敏感度较低，但特异性较高。因检测系统、肝素浓度以及健康捐赠者的血小板活性不同，实验室应制定各自的参考区间。

2. 全血电阻抗聚集试验（whole blood impedance aggregometry assay，WBIA）

采用水蛭素抗凝试管（而非枸橼酸钠抗凝管）对血样进行抗凝。向一定量的水蛭素抗凝全血中添加等量的肝素和患者枸橼酸钠乏血小板血浆（platelet poor plasma，PPP），以热灭活血清（56℃孵育45分钟，然后以10000g离心3分钟）为对照。采用多电极血小板聚集分析仪（Multiplate® analyzer）记录15分钟时间内的电阻抗变化，全部检测重复2次。

（四）HIT抗体相关的血小板黏附试验（platelet adhesion assay，PADA-HIT）

将特殊的渗透性多聚体微颗粒（直径6.5μm）加入患者的枸橼酸钠抗凝血和肝素抗凝全血以及对照样本中，这些微粒被血标本中的纤维蛋白原自动包被。通过混匀器晃动标本产生剪切应力，使活化的血小板结合到纤维蛋白包被的微粒表面。通过血细胞计数仪测定各标本中游离血小板的数量（图2-15-4），并计算黏附指数（adhesion index，AI）[1]。该试验以通过FcγⅡA受体结合到血小板表面的方式提示IgG型HIT抗体的存在。在肝素治疗时，当疑似HIT患者的肝素抗凝全血的黏附指数（AI_{hep}）接近甚至低于枸橼酸钠抗凝全血的黏附指数（AI_{citr}）时，就可以确定发生了HIT抗体反应。结果判定标准为，$AI_{hep}>AI_{citr}$为HIT抗体阴性，$AI_{hep}\leq AI_{citr}$为HIT抗体阳性。

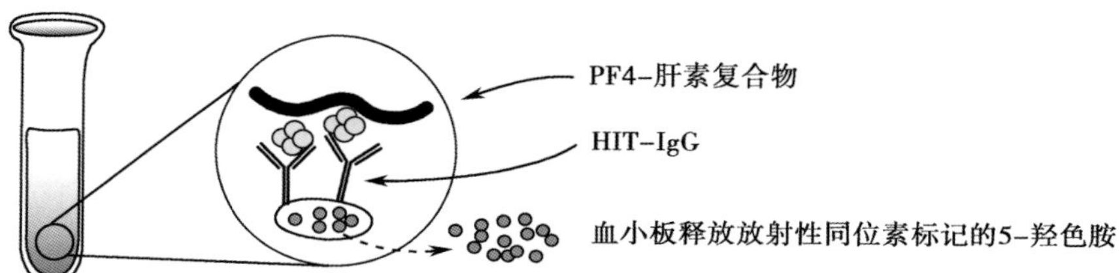

图2-15-3 5-羟色胺释放试验的原理[4]

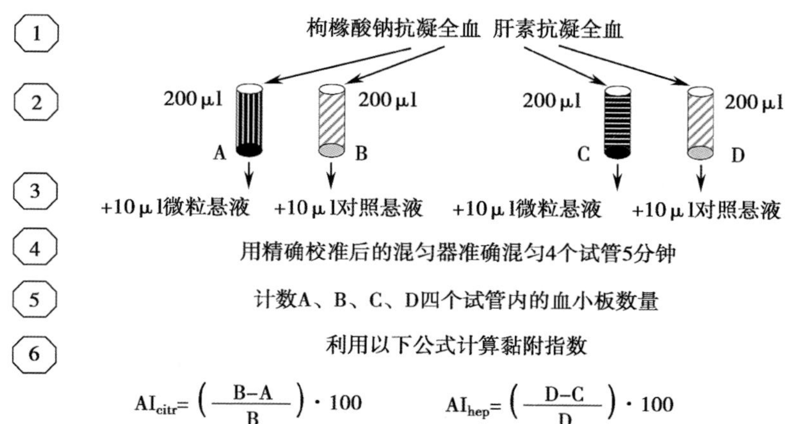

图2-15-4 肝素诱导的血小板减少症抗体相关的血小板黏附试验的原理

（五）流式细胞术

采用流式细胞术检测抗 PF_4-H 抗体、肝素依赖的血小板活化或肝素依赖的血小板微颗粒形成。此外，流式检测技术还可通过测定阴离子磷脂和 P-选择素判断 HIT 的临床可能性，并结合临床表现评估 HIT 患者血栓栓塞发生的风险。

二、利用特定抗原测定 HIT 抗体

（一）酶联免疫吸附试验（ELISA）

根据双抗体夹心原理，将 PF_4-H 或 PF_4-聚乙烯磺酸钠（PF_4-PVS）等不同类型的聚阴离子复合物包被于微孔板上，与患者血清或血浆一起进行孵育和洗涤，再加入标记有碱性磷酸酶或辣根过氧化物酶标记的单克隆抗体，HIT 抗体与 PF_4-H 或 PF_4-PVS 以及第二抗体形成双抗体夹心免疫复合物，碱性磷酸酶或辣根过氧化物酶可使随后加入的对硝基苯磷酸或四甲基联苯胺底物显色，用酶标仪在 405 或 450nm 波长下测得吸光度值，其颜色深浅与标本中的 HIT 抗体含量呈正比关系。实验室应制定各自的参考区间和 OD 值的医学决定水平。

（二）凝胶微粒免疫法（particle gel immunoassay，PGIA）

采用包被 PF_4-H 复合物的微粒作为固相载体，与患者血清或血浆中抗 PF_4-H 抗体结合，通过观察颜色变化对结果进行定性分析。

（三）免疫比浊法

包被有抗 PF_4-H 单克隆抗体的乳胶颗粒悬液与患者血清或血浆和含有人 PF_4-PVS 的试剂发生竞争性凝集反应，凝集引发的透光度变化与抗体含量相关，阳性标本光密度低于阴性标本。健康人群 HemosIL HIT-Ab 的参考区间为 0～0.6 U/ml（血浆样本来自 131 例健康志愿者）。51 例接受肝素（普通肝素和低分子肝素）治疗的非临床疑似 HIT 患者的治疗范围为 0～1.2 U/ml。66 例临床疑似 HIT 患者的血浆经 SRA 测定后，31 例呈阳性，35 例呈阴性，与同步进行的免疫比浊法测定结果比较，ROC 结果显示，当医学决定水平为 1.0 U/ml 时，曲线下面积为 0.924（95% *CI*：0.832～975），有最佳的诊断性能，即 HemosIL HIT-Ab≥1.0 U/ml 时，提示 HIT 抗体的存在。

（四）侧流免疫分析（lateral flow immunoassay，LFI）

LFI 的常见方法为胶体金免疫层析试纸条检测，是利用抗原-抗体特异性结合反应对特定抗原或抗体进行检测的方法[7]。HIT 抗体阴性时，反应试纸仅显示对照线；HIT 抗体阳性时，反应试纸同时出现对照线和检测线[8]。结果判读有人工视觉判读（visually）和扫描器判读（scanner）两种方法。

三、血小板计数[9]

患者接受肝素治疗时，不同 HIT 危险程度决定了血小板计数监测的频率。对于接受肝素治疗但临床医生预测其 HIT 风险大于 1.0%的患者，建议在用药 4～14 天内，至少每隔 2～3 天进行血小板数量监测。对接受肝素治疗而临床医生预测其 HIT 风险小于 1.0%的患者，不建议进行多次血小板数量监测。

对于接受肝素治疗的患者或者此前 2 周内已经接受了肝素治疗的患者，当其血小板数量降低至基线值的 50%或更低时为疑似 HIT 患者；心脏外科手术后患者的血小板数量降低至基线值的 50%或更低时或（和）血栓形成事件发生、手术后 5～14 天（心脏外科手术当天为 0 天），均应考虑并进行 HIT 抗体的检测。

四、检测方法的特性

（一）SRA 与 HIPA

SRA 具有高度灵敏性和特异性，是目前公认的参考标准（金标准）。其缺点是检测过程复杂，具有一定放射性，试验成本高，耗时长，因此仅有极少数实验室能够进行检测。HIPA 有与 SRA 相近的敏感性和特异性，但同样存在成本高和耗时长（4～8 小时）的缺点，而且对检测结果的判断依赖技术人员的主观视觉观察，使结论可靠性降低。SRA 和 HIPA 适合检测可能存在的微量抗体。

（二）LTA 与 WBIA

由于敏感性低，大多数研究和临床诊疗指南不推荐血小板聚集试验（主要指 LTA）。但近年来的一些研究显示，检测全血标本的 WBIA 表现出与 SRA 相近似的敏感性，且高剂量肝素对试验结果造成的变异度较小（优于 SRA），可减少假阴性结果[10]，同时还具有样本量小、试验步骤简单快速的优点。

（三）PADA-HIT

PADA-HIT 是反映新鲜全血中 IgG 与 FcγⅡA 受体相互作用的血小板功能性试验，也是目前

唯一能够检测结合于血小板表面HIT抗体的试验方法。血小板表面IgG型自身抗体的检出，提示患者已经从轻度免疫反应发展为由PF_4-H诱导的病理性自身免疫反应。该试验具有快速检测的优势，仅需要简单的试验设备（包括经过校准的混匀器和血细胞计数仪）即可完成。需要注意的是，尽管PADA-HIT检测血小板表面IgG的敏感度较高，但单独使用该试验并不能确诊HIT，需与临床表现和4Ts评分联合应用才能实现有效诊断。

（四）ELISA

利用高灵敏度的抗原测定HIT抗体的ELISA试验方法（图2-15-5）可在普通实验室使用，多数情况下仅需测定IgG即可满足临床排除诊断的需要[1]。检测结果为阴性时，可基本排除患者发生HIT的风险。如将检测结果中的OD值与医学决定水平有效结合，可进一步提高对HIT风险的评价效果。

（五）PGIA

PGIA的检测速度快，但敏感性和特异性较低，该试验的阴性结果与4Ts评分联合使用时，具有一定排除诊断的效果。

（六）免疫比浊法

免疫比浊法可在凝血仪上进行，可检测抗PF_4-H的全部免疫球蛋白（IgG、IgA和IgM），敏感性高，特异性中度，可作为有效的排除诊断试验。HIT抗体定量试验的敏感性和特异性取决于医学决定水平的设定，因此应进行充分的临床验证，以避免漏诊或过度诊断。

（七）LFI

LFI检测周期短（<15分钟），可进行POCT测定，有利于患者个体化的检测要求，可为医生初步临床决策提供实时依据，有一定排除诊断的价值[12]。但目前研究也显示，近半数LFI呈阳性结果的患者并不是HIT，阳性预测性能一般（表2-15-2），易导致过度诊断。

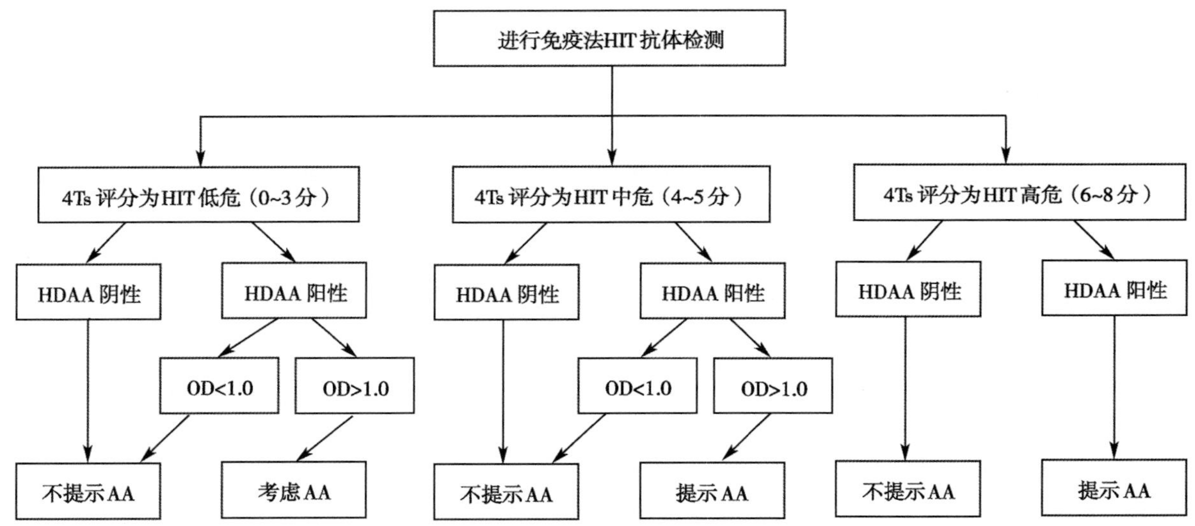

图2-15-5 ELISA法检测HIT抗体的诊断流程

注：HDAA：肝素依赖的抗体分析（heparin-dependent antibody assay）；AA：替代抗凝药物（alternative anticoagulant）；OD：光密度

表2-15-2 不同LFI方法的诊断性能[8]

检测方法	读取方式	阳性结果		阴性结果		特异性	敏感性	阴性预期值	阳性预期值
		真阳性	假阳性	真阴性	假阴性				
LFI-HIT	人工视觉判读	34	39	389	0	0.93	1	1	0.54
LFI-HIT	扫描器判读，100mV	33	30	388	1	0.928	0.971	0.997	0.524
LFI-HIT	扫描器判读，137mV	33	22	396	1	0.947	0.97	0.997	0.6

（八）综合评估

临床对于 HIT 风险的有效判断，应是建立在 4Ts 评分、实验室方法类型、检测结果以及肝素使用等信息基础上的综合评价。目前在国内外临床上对应用肝素患者是否存在 HIT 风险通常采用 4Ts 评分，根据风险程度再确定是否需要进一步的实验室检查[9]。4Ts 评分为高 HIT 风险的患者，在调整药物的同时应进行实验室检查；对于临床疑似 HIT 患者，SRA、HIPA 或 HIT 抗体检测为阴性结果时可排除 HIT。需要注意的是，约有 25%的 HIT 患者在肝素治疗期间发生血栓事件的时间点早于 HIT 相关的血小板数量降低[3]。

五、国内外现状与问题

21 世纪的最初十年，在欧美国家关于 HIT 的医疗培训和相关著作都是旨在提高临床医生对 HIT 的早期发现，包括“识别 HIT”和“不漏诊 HIT”，鼓励医生及时诊断和治疗。令人意外的是，当进入了第 2 个十年时，临床医生面临的主要问题却不再是对 HIT 识别不足，而是“过度诊断”和“过度治疗”。

研究者们发现，过度诊断多发生在 ICU 患者和心脏手术后患者群中，从而导致替代抗凝药物的应用频率显著高于 HIT 的实际发生率。在 2010 年，宾夕法尼亚大学的一项关于利用直接凝血酶抑制剂（direct thrombin inhibitor，DTI）进行 HIT 治疗的队列研究发现，有 41%的患者尽管已被评估为 HIT 低度临床可能性，但仍接受了相关治疗。在随后的数据统计中发现，91%接受 DTI 治疗的患者，最终 SRA 结果为阴性。

HIT 过度诊断之所以普遍发生，其主要原因在于 4Ts 评分和 POCT 实验室检查方法虽然敏感性高，但特异性不足。ELISA 和免疫比浊法测定抗 PF_4-H 抗体虽然比 4Ts 评分略有优势，可作为较好的排除诊断的方法，但非致病性抗体或抗磷脂抗体均可导致这些试验的结果呈假阳性。其他的功能性分析和 HIT 抗体检测方法目前仍缺乏足够的数据说明其诊断的有效性，而特异性高的功能性检查（如 SRA）只能在极少数参考实验室内进行。此外，许多临床医生由于无法获得实验室的帮助，往往凭借临床经验进行用药。

在我国，由于临床对 HIT 的认知尚属初级阶段，而且 LMWH 在临床上比普通肝素应用更为普遍，HIT 也似乎不常见，因此短期内还没有足够的关于 HIT 的高质量临床试验数据发表。直至目前在中国人群的 HIT 发生率、诊断流程和治疗方式等方面仍处于探索和数据积累阶段，临床医生在面对疑似和确诊 HIT 患者时，仍主要借鉴国外相关指南指导诊疗过程。

我们期待未来新一代的 HIT 检测方法在具有高敏感度的同时也具有良好的特异性，能够有效区分病理性的 HIT 抗体和非病理性的类似抗体。在此之前，临床医生进行 HIT 诊断时应保持谨慎的态度，不但要避免漏诊，同时也要避免过度诊断和过度治疗，避免没有 HIT 风险的患者面临不必要的替代抗凝治疗、出血风险和担负额外的治疗成本。

（门剑龙）

参考文献

1. Nowak G. Heparin-induced thrombocytopenia (HIT Ⅱ)-a drug-associated autoimmune disease[J].Thromb Haemost, 2009,102(5):887-891.
2. Greinacher A, Juhl D, Strobel U, et al. Heparin-induced thrombocytopenia: a prospective study on the incidence, platelet-activating capacity and clinical significance of platelet factor 4/heparin antibodies of the IgG, IgM, and IgA classes [J]. J Thromb Haemost, 2007, 5 (8): 1666-1673.
3. Blank M, Shoenfeld Y, Tavor S, et al. Anti-platelet factor 4/heparin antibodies from patients with heparin-induced thrombocytopenia provoke direct activation of microvascular endothelial cells[J]. Int Immunol, 2002, 14 (2):121-129.
4. Warkentin TE. New Approaches to the Diagnosis of Heparin-Induced Thrombocytopenia[J]. Chest, 2005, 127 (2 suppl):35S-45S.
5. Watson H, Davidson S, Keeling D; Haemostasis and Thrombosis Task Force of the British Committee for Standards in Haematology. Guidelines on the diagnosis and management of heparin-induced thrombocytopenia: second edition[J]. Br J Haematol, 2012, 159(5):528-540.
6. Arepally GM, Ortel TL. Clinical practice. Heparin-induced thrombo cytopenia [J]. N Engl J Med, 2006, 355 (8): 809-817.
7. Houghton RL, Reed DE, Hubbard MA, et al. Development of a prototype lateral flow immunoassay(LFI) for the rapid diagnosis of melioidosis[J]. PLoS Negl Trop Dis, 2014, 8 (3):e2727.
8. Sachs UJ, von Hesberg J, Santoso S, et al. Evaluation of a

new nanoparticle-based lateral-flow immunoassay for the exclusion of heparin-induced thrombocytopenia(HIT)[J]. Thromb Haemost,2011,106(6):1197-1202.

9. Linkins LA, Dans AL, Moores LK, et al; American College of Chest Physicians. Treatment and prevention of heparin-induced thrombocytopenia: Antithrombotic Therapy and Prevention of Thrombosis, 9th ed: American College of Chest Physicians Evidence-Based Clinical Practice Guidelines[J]. Chest, 2012, 141(2 Suppl): e495S-e530S.

10. Morel-Kopp MC, Tan CW, Brighton TA, et al; ASTH Clinical Trials Group. Validation of whole blood impedance aggregometry as a new diagnostic tool for HIT: results of a large Australian study[J]. Thromb Haemost, 2012, 107(3):575-583.

11. Ruf KM, Bensadoun ES, Davis GA, et al. A clinical-laboratory algorithm incorporating optical density value to predict heparin-induced thrombocytopenia[J]. Thromb Haemost, 2011, 105(3):553-559.

12. Kolde HJ, Habrecht U, von Hesberg J, et al. Multicentric validation of a rapid assay for heparin-induced thrombocytopenia with different specimen types[J]. Blood Coagul Fibrinolysis, 2014, 25(1):6-9.

第十六章

血管性血友病的实验诊断

血管性血友病(von Willebrand disease, vWD)是最常见的遗传性出血性疾病,以反复皮肤、黏膜出血为主要临床表现。根据 vWD 分子发病机制及临床表现特征,国际血栓与止血协会(International Society on Thrombosis and Haemostasis, ISTH)将 vWD 分为三型:1 型、2 型和 3 型;其中 1 型和 3 型 vWD 是血管性血友病因子(von Willebrand factor, vWF)数量减少或缺乏,而 2 型 vWD 是 vWF 质的异常,根据病理特征又分为 2A、2B、2M 和 2N 四种亚型[1]。vWD 诊断主要依赖临床表现特征和全面的实验室检查。vWD 的治疗目的是预防和控制出血发作,治疗方法主要为替代治疗,并辅以精氨酸加压素(desamino-D-arginine vasopressin, DDAVP)促进 vWF 释放及其他辅助止血治疗,基因治疗尚处于临床前阶段[2,3]。

第一节　血管性血友病概述

随着医学研究的发展,vWF 基因定位和生物学功能得以明确。vWF 基因突变是 vWD 主要发病机制。我国也已建立 vWD 诊疗专家共识,规范了 vWD 临床诊治过程。

一、vWF 与 vWD

自 1926 年 Eric von Willebrand 首次报道了一个特殊出血性疾病家系,该家系 66 名成员中有 24 名患者,所有性别均可累及,患者出血时间明显延长,但血小板数及血块收缩时间(clot retraction time, CRT)正常,因该病具有明显的类似于血友病的遗传基础,曾称此病为“假性血友病”。1971 年通过单克隆抗体首次证实 vWF 与因子Ⅷ紧密相连形成复合物。直至 1984 应用 cDNA 技术,最终证实 vWF 和因子Ⅷ为不同基因编码的两个独立蛋白质。目前对这一疾病的认识已有了长足的进步。现已明确 vWD 是 vWF 基因突变所致,呈现常染色体显性或隐性遗传规律,男女均可发病。据调查,有症状的 vWD 患病率为 1/1000 人口[4],在某些特殊人群中 vWD 的检出率较高,Chen 等调查了中国台湾地区因月经增多伴缺铁性贫血女性的 vWD 发病率,结果被诊断为 vWD 的患者占 16.1%,以 1 型 vWD 为主[5]。目前已确定,作为 vWD 发病的病理基础,vWF 的主要生理功能是在初期止血过程中介导血流中的血小板黏附至受损血管内皮下组织,启动血小板黏附反应;与凝血因子Ⅷ(FⅧ)以非共价键形式形成 vWF-FⅧ复合物,起到稳定 FⅧ及延长其半衰期的作用。

vWF 由血管内皮细胞和巨核细胞合成。vWF 基因定位于 12 号染色体的短臂末端(12p13.3),vWF 基因全长 178kb,包含有 52 个外显子;vWF mRNA 长度约为 9.0kb,编码 2813 个氨基酸前体蛋白,包括 22 个氨基酸组成的信号肽,741 个氨基酸的前体多肽,2050 个氨基酸的成熟亚单位。vWF 的前体蛋白含有 ABCD 四种结构域。vWF 翻译后的二聚化和多聚化加工对 vWF 的功能发挥极为重要,其多聚化程度越高功能越强。在体内,vWF 的功能主要受到其特异性的裂解酶-ADAMTS13 调节。ADAMTS13 主要由肝脏合成分泌,能裂解 vWF 多聚体 A2 区 1605 酪氨酸-1606 蛋氨酸间的肽键,将大分子 vWF 多聚体降解为不同程度的中小分子多聚物,发挥止血平衡的调节作用。vWF 主要由体内的网状内皮系统清除,巨噬细胞表面低密度脂蛋白受体相关蛋白 1(low density lipoprotein receptor-related protein1, LRP1)参与 vWF 的清除过程,但尚不明确是否存在特异性受体参与 vWF 的清除过程[6]。

vWD患者的基因突变多发生在vWF基因内，vWF基因突变类型有点突变、缺失、插入等；影响到vWF的合成、加工、释放和清除等多个环节，最终引起血浆vWF数量降低、缺如，或vWF质量异常如多聚体分布异常、与血小板膜糖蛋白Ⅰb（glycoprotein Ⅰb，GPⅠb）结合异常降低或异常增高等。同时也由于vWF在细胞内的生物合成和加工处理十分复杂，参与这些过程的其他蛋白分子基因突变也可引起疾病发生。

二、vWD临床诊治现状

由于本病在临床表现上有较大的异质性，在诊断上依赖某些特殊实验室检查，因而易造成漏诊或误诊。参照国际上有关vWD指南和循证医学资料[7-9]，中华医学会血液学分会血栓与止血学组制定了“血管性血友病诊断与治疗中国专家共识（2012版）”，规范了国内vWD的诊断步骤和治疗方法[10]。在临床表现上共识建议按出血评分方法定量评估出血严重程度，如男性积分≥3分，女性积分≥5分提示存在出血过多，需进行相应的实验室检查。共识推荐vWD实验室检查按筛查试验、诊断试验和分型试验三个步骤进行。本共识推荐的诊断试验各指标的阈值为血浆vWF：Ag<30%、vWF：RCo<30%、FⅧ：C<30%。这不仅可以减少正常人群血浆vWF水平变异对诊断的影响，也尽可能提高对vWD的诊断效率。特别需要强调的是对于有异常出血表现的患者及时按步骤进行实验室检查，能够及早明确诊断。由于受试验方法繁杂和检测条件的限制，国内关于vWD的临床诊治仍处于起步阶段。仅有极少数单位可以开展vWF抗原含量和功能检测及vWF多聚体分析，严重制约了临床诊治工作的开展和普及，部分患者被误诊为血友病，未能得到更精确的治疗。国内尚未开展vWD患病率流行病学调查，国内多个血友病中心登记的vWD患者不足千人，与预计的患者人数相差甚远。因而要在国内进一步做好vWD临床诊治工作，一方面要加强对医护人员诊治技能培训和对患者的普及教育，另一方面亟需开发一些简便、快速的vWF抗原含量和功能检测方法并推广应用[11,12]。

第二节 血管性血友病的临床表现与分型

目前根据临床表现及其发病机制的不同，将vWD分为3种类型，涉及到vWF数量和质量的改变。vWD最突出的临床表现是皮肤黏膜反复出血。常自幼出现，为自发性或轻微外伤或手术后出血难止。常见的出血表现为鼻衄、皮肤瘀斑、牙龈出血、月经增多，部分患者可发生消化道出血、颅内出血等内脏出血，关节出血和肌肉血肿仅见于3型患者。值得注意的是vWD患者的出血表现在个体间存在较大的异质性，不同类型vWD、不同个体间或同一个体不同年龄或不同时期的出血表现范围和程度也不相同，即使是有相同vWF基因缺陷的家系个体的出血表现也不尽相同。ISTH推荐使用出血积分量表以综合评判患者出血程度，有利于疾病的诊断。

一、1型血管性血友病

1型vWD为vWF数量部分缺陷，是vWD最常见类型，约占总病例的75%左右，呈常染色体显性遗传。临床表现为轻度或中度的皮肤、黏膜出血，女性月经增多（在女性患者中最突出，尤其是在月经初潮时）；可为自发性或外伤后出血增多。约60%易发生鼻衄，40%容易出现青紫和血肿，35%有月经过多，35%有牙龈出血，约10%的患者会发生胃肠道出血。关节、肌肉出血在此型vWD中非常少见。此型vWD患者出血表现差异大，并且在出血表现上与vWF水平正常的健康人有部分重叠。因而对1型vWD患者要根据既往出血史和家族史，结合实验室检查结果仔细甄别[13]。

二、2型血管性血友病

2型vWD是指vWF质的异常，占总病例的20%～30%。根据遗传特点及分子病理机制的不同，又分为2A、2B、2M和2N四种亚型。

（一）2A型vWD

呈常染色体显性遗传，大约占所有血管性血友病病例的10%～15%，为2型vWD中最常见类型。临床表现多为中等程度出血，且个体差异较大；主要表现为皮肤、黏膜出血形式。其病理特征是血浆中缺乏大、中分子量的vWF多聚体，可能因vWF基因突变导致vWF二聚化或多聚化障碍，或导致vWF对ADAMTS13敏感性增加、vWF降解加速。

（二）2B型vWD

一般呈常染色体显性遗传，以血小板减少和大分子vWF多聚体缺失为特征。临床呈现轻中度的皮肤、黏膜出血。2B 型 vWD 患者系因 vWF A1 区基因突变,使得 vWF 分子与血小板 GPⅠb 的亲和力显著增高,产生自发性结合,导致消耗性血小板减少和大分子 vWF 缺乏。结合于血小板上的 vWF 分子由于构象改变,而易于被 ADAMTS13 剪切清除。因这种自发性的 vWF-GPⅠb 结合并不引起血小板活化,不引起血管内血栓发生,因而 2B 型 vWD 患者主要表现为出血和血小板减少。

(三) 2M 型 vWD

该型患者少见,一般呈常染色体显性遗传。轻度或中度的皮肤、黏膜出血。此型 vWD 是因 vWF 基因突变导致 vWF 分子与血小板 GPⅠb 的亲和力降低,而 vWF 多聚体结构正常。

(四) 2N 型 vWD

呈常染色体隐性遗传。出血症状与血友病相似,可表现关节、肌肉血肿,常易被误诊为血友病 A。2N 型 vWD 是因 vWF 基因突变,引起 vWF 与 FⅧ结合明显下降,失去保护的因子Ⅷ易在血浆中降解导致活性降低;vWF 多聚物分布正常。临床上需特别注意与轻中型血友病甲鉴别。

三、3 型血管性血友病

本型占总病例的 5%左右,呈常染色体隐性遗传。3 型 vWD 患者临床出血症状较重,有自幼皮肤、黏膜出血史,部分患者可出现关节积血和肌肉血肿,严重的内脏出血常危及生命。vWF 基因中的无义突变或大片段缺失等,导致 vWF 分子翻译过程提前终止或 vWF 转运、分泌受阻,血浆中缺乏 vWF 分子,严重影响初期止血过程,患者出血表现明显。由于伴有因子Ⅷ活性的显著降低,临床上也需注意与血友病甲鉴别。

第三节　血管性血友病的实验诊断方法与流程

由于 vWD 发病机制的复杂性,以及 vWD 患者在临床表现上的异质性,vWD 诊断在很大程度上依赖完整、准确的实验室检查。对临床有明显出血表现或疑似 vWD 患者应及时进行相关检查,明确诊断并除外其他出血病因。根据我国 vWD 诊疗专家共识,vWD 的实验诊断按以下三个阶段分步实施,即出血筛查试验、vWD 诊断试验和 vWD 分型诊断试验。

一、出血筛查试验

出血筛查试验包括:①全血细胞计数;②活化部分凝血活酶时间(activated partial thromboplastin time,APTT)和凝血酶原时间(prothrombin time,PT);③血浆纤维蛋白原检测。

(一) 全血细胞计数

目前使用 EDTA 抗凝血,在血细胞分析仪上进行全血细胞计数,全面评估血细胞数量上的变化。由于血小板减少是最常见的出血病因,该项检查有助于鉴别血小板减少所致的出血。绝大多数 vWD 患者血小板计数正常。但 2B 型 vWD 患者因存在血小板消耗增加,可出现轻中度血小板减少。

(二) APTT 和 PT

APTT 和 PT 分别是内源性凝血系统和外源性凝血系统常用的功能筛查试验(具体见第二篇第七章)。vWD 患者因 vWF 数量和质量的改变,一定程度上影响血浆因子Ⅷ活性,可出现 APTT 延长。在 2N 型和 3 型 vWD 患者,APTT 显著延长;而 1 型 vWD 患者 APTT 可正常。由于 APTT 延长系凝血因子活性降低所致,所以延长的 APTT 可以被正常血浆所纠正,有助于鉴别内源性途径抑制物所造成的 APTT 延长。vWD 患者 PT 时间正常。

(三) 血浆纤维蛋白原检测

目前采用 Clauss 法检测,即在受检血浆中加入足量凝血酶,使标本中纤维蛋白原转变为纤维蛋白,根据血浆凝固速率计算纤维蛋白原水平,该项试验反映了血浆纤维蛋白原数量与质量。vWD 患者血浆纤维蛋白原水平正常。该项试验可以鉴别凝血消耗或纤溶亢进所引起的出血。

根据筛查试验的结果可以鉴别血小板数量减少、凝血异常(如血友病)、纤维蛋白原水平降低所致的出血。在临床实践中,对有临床出血表现而出血筛查试验结果正常或仅有 APTT 延长且可被正常血浆纠正患者,应警惕 vWD 可能,需进行下列 vWD 诊断试验。

二、血管性血友病诊断试验

血管性血友病的诊断试验包括:①血浆血管性血友病因子抗原含量(vWF:Ag)检测;②血浆血管性血友病因子瑞斯托霉素辅因子活性(vWF:RCo)检测,③血浆凝血因子Ⅷ活性(FⅧ:C)

检测。

（一）血管性血友病因子抗原含量检测

1. 试验原理与方法

常采用免疫比浊法或固相酶联免疫吸附法（ELISA）进行血浆 vWF:Ag 检测。目前自动凝血分析仪采用免疫比浊法测定 vWF:Ag 水平，其基本原理是包被有抗 vWF 抗体的乳胶颗粒与血浆中 vWF 发生凝集反应，浊度降低；以正常人混合血浆为参比，可以推算出血浆 vWF:Ag 水平，以百分数表示。ELISA 测定采用双抗体夹心法原理，利用两者抗 vWF 单克隆抗体 SZ-29 和酶标记的 SZ-34。免疫比浊法可上机检测，结果报告快；但该方法需特殊设备，且易受血浆溶血、黄疸、乳糜等因素干扰。而 ELISA 法检测准确度高，重复性好，批量测定有优势；但检测耗时较长，适合研究使用。

2. 参考区间及影响因素

血浆 vWF:Ag 正常水平有较大的变异范围，参考区间通常为 50%～150%。不同检测系统的参考区间有差异，各实验室引用参考区间时应进行验证，必要时建立本实验室的参考区间。除因检测方法的差异所致之外，这种血浆 vWF:Ag 水平差异更多地是受到多种生理因素的影响，如遗传因素、年龄、ABO 血型、肾上腺素等激素水平、炎症因子等。vWF 基因启动子序列多态性的变化可以影响基因表达的水平；年龄愈大，vWF 水平愈高；炎症和应激时，血浆 vWF 水平升高；怀孕妇女的血浆 vWF 水平比未孕妇女高 3～5 倍。最为特殊的是，红细胞 ABO 血型对血浆 vWF 浓度的影响最为明显，ABO 血型几乎不影响 vWF 的合成，但在 O 血型中 vWF 的半衰期较其他血型短，O 血型者血浆 vWF 水平（平均 75IU/dl）较其他 ABO 血型（平均 110IU/dl）约低 25%，其原因可能是由于 vWF 糖基化的差异影响到 vWF 分子的清除速率。其他如生理性应激、炎症反应等均可影响 vWF 水平。因而在判断血浆 vWF 水平时，应考虑到上述因素的干扰。不能仅根据血浆 vWF:Ag 水平的轻度降低而诊断 vWD；1 型 vWD 患者也可能在应激、妊娠、药物等因素影响下出现血浆 vWF:Ag 水平的波动。所以对可疑病例应进行多次血浆 vWF:Ag 浓度检测。

3. 临床意义

血浆 vWF:Ag 降低见于遗传性血管性血友病和获得性血管性血友病。目前将 vWF:Ag 低于 30%作为诊断 vWF 的阈值；vWF:Ag 水平在30%～50%诊断为低 vWF 状态。vWF:Ag 水平增高见于应激、剧烈活动、各种血栓性疾病和炎症性疾病中，如心肌梗死、脑血栓形成、糖尿病、肾小球疾病、大手术后等。

（二）血管性血友病因子瑞斯托霉素辅因子活性检测

1. 试验原理与方法

该试验反映了 vWF A1 区与血小板膜糖蛋白 GPⅠb 结合的功能，是 vWF 主要的功能试验之一。vWF:RCo 活性检测方法在不断改进中，向着简便、准确、重复性好的方向发展。经典的试验方法使用正常人新鲜洗涤并固定的血小板，加入待测血浆标本（含 vWF），加入瑞斯托霉素（终浓度 1.25mg/ml），用血小板聚集仪观察血小板凝聚程度。以正常人混合血浆制备标准曲线，根据待测标本的凝聚强度计算出其 vWF:RCo 活性。但该方法步骤繁琐，易受多种因素影响，重复性较差。

近年来利用重组 GPⅠbα 片段及其相应的单克隆抗体，开发了利用 ELISA 技术测定 vWF 与重组 GPⅠbα 片段结合能力的技术，其意义等同于 vWF:RCo 活性。即使用抗 GPⅠbα 胞外区单抗包被酶标板，洗涤封闭后加入重组 GPⅠbα 片段，洗涤后加入待测标本（含 vWF）和瑞斯托霉素，经温育洗涤后加入酶标的抗 vWF 抗体并显色，其吸光度与 vWF:RCo 活性呈正相关。同样使用正常人混合血浆制备标准曲线，计算待测标本 vWF:RCo 活性水平。该方法重复性好，检测敏感性高；国内也已开发出类似技术，值得推广应用。

也有利用抗 vWF 单克隆抗体包被的乳胶微粒进行上机检测，该单克隆抗体可以特异识别 vWF 分子上与血小板的结合区域，与标本中 vWF 结合后出现浊度增加、透光度下降，以正常混合血浆为参照，计算出 vWF 活性。该方法简便、快速，与经典 vWF:RCo 活性测定方法有良好的相关性，但需要配置相应的检测仪器[14-16]。

2. 参考区间及影响因素

参考区间约为 50%～150%。与 vWF:Ag 测定一样，vWF:RCo 活性检测结果也受到上述生理因素的影响。建议每个实验室制定自己的健康人参考区间或对制造商提供的参考区间进行充分验证。

3. 临床意义

血浆 vWF:RCo 降低见于遗传性血管性血友

病和获得性血管性血友病。目前将 vWF:RCo 低于 30%作为诊断 vWF 的阈值。vWF:RCo 水平增高见于应激、剧烈活动、各种血栓性疾病和炎症性疾病等。

在获得 vWF:Ag 和 vWF:RCo 结果后,需计算 vWF:RCo/vWF:Ag 比值,该比值是反映 vWF 功能的重要参考指标,也是鉴别 2 型 vWD 的主要依据之一。1 型 vWD 为血浆 vWF 数量减少,vWF:RCo 和 vWF:Ag 水平多为成比例降低,其 vWF:RCo/vWF:Ag 比值>0.6。除 2N 型 vWD 外,其他涉及 vWF 功能异常的 2 型 vWD 患者其 vWF:RCo/vWF:Ag 比值<0.6。以往 vWF:RCo/vWF:Ag 比例的阈值为 0.5~0.7。2014 年英国血液学标准化委员会(British Committee for Standards in Haematology,BCSH)推荐以 vWF:RCo/vWF:Ag 比例阈值为 0.6,以区分 vWF 质量异常。

(三)血浆 FⅧ:C 活性检测

采用一期法检测,即使用乏因子Ⅷ血浆与待测血浆混合,检测白陶土部分凝血活酶时间。以正常混合血浆制作标准曲线,根据待测血浆凝固时间计算血浆 FⅧ:C 活性,以百分数表示。FⅧ:C 活性的参考区间通常为 50%~150%,目前多使用自动凝血分析仪测定。不同检测系统的参考区间有差异,各实验室引用参考区间时应进行验证,必要时建立本实验室的参考区间。尽管使用了配套市售试剂,但仍需做好室内质控,每次测定均需制作标准曲线;待测样本应及时送检及时检测,以免影响样本中因子活性。vWD 患者血浆 FⅧ:C 活性正常或出现不同程度减低,在 2N 型和 3 型 vWD 中降低最为显著。对单独血浆 FⅧ:C 活性降低者需与血友病 A 仔细鉴别。

三、血管性血友病分型诊断试验

血管性血友病的分型诊断试验包括:①血浆血管性血友病因子多聚体分析;②瑞斯托霉素诱导的血小板聚集(ristocetin induced platelet aggregation,RIPA);③血浆血管性血友病因子Ⅷ因子结合活性(vWF:FⅧB)检测。这些试验对 2 型 vWD 的分型诊断有重要价值。

(一)血管性血友病因子多聚体分析

血浆中 vWF 是以不同聚合度的形式存在,聚合度的高低与其活性密切相关。对血浆 vWF 多聚体的分析主要用于 2 型 vWD 的鉴别。vWF 多聚体分析采用 SDS-琼脂糖凝胶电泳方法,制备 1.5%琼脂糖凝胶,待测血浆样本用非还原样品缓冲液处理后在凝胶上点样,15mA 条件下电泳 6~8 小时并转移至硝酸纤维膜上。封闭后与酶标抗 vWF 抗体温育、洗涤后显色。显色后可以观察到大、中、小分子量的 vWF 多聚体。与正常人相比,1 型 vWD 患者 vWF 多聚体分布正常;2A 型者缺乏大、中分子 vWF 多聚体;2B 型者缺乏大分子 vWF 多聚体;2M 和 2N 型者 vWF 多聚体分布正常;3 型 vWD 患者 vWF 多聚体缺如。

vWF 多聚体分析方法繁琐,需要一定的设备和熟练的技术人员,但该项检测在鉴别 2 型 vWD 上仍是十分重要的,尚无其他检测项目可以替代。在操作时,应选择优级的琼脂糖制备分离胶;电泳时最好使用有降温装置的电泳仪,避免电泳时胶面升温、开裂,影响凝胶电泳效果;由于 vWF 分子量很大,在进行常规转膜过程中有可能导致大分子 vWF 多聚体转移效率低,此时可以直接干胶后与酶标 vWF 抗体反应、显色。

(二)瑞斯托霉素诱导的血小板聚集

瑞斯托霉素可以介导 vWF 分子在静息状态下与血小板糖蛋白 GPⅠbα 的结合,发生血小板聚集。瑞斯托霉素浓度、血小板 GPⅠbα 和血浆 vWF 的功能状态都影响血小板聚集程度。本项试验是用新鲜枸橼酸盐抗凝血制备富含血小板血浆(platelet rich plasma,PRP),将瑞斯托霉素加入 PRP 中,使得瑞斯托霉素终浓度分别为 1.5mg/ml、0.75mg/ml 和 0.5mg/ml,在血小板聚集仪上观察血小板聚集程度。大多数 vWD 患者由于 vWF 异常,RIPA 常常减低或缺如,但 2B 型 vWD 和血小板型 vWD 者由于 vWF 和 GPⅠbα 的结合能力异常增强,RIPA 增高,尤其是低浓度的瑞斯托霉素也可引起显著的血小板聚集,而此浓度下不能诱导正常的血小板聚集。这一特征性改变对诊断 2B 型 vWD 有重要价值。

本项试验要求空腹取血,尽量避免黄疸、溶血、乳糜对实验的干扰,取血后样本室温下保存,3 小时内完成检测。同时选取健康人血样本作为正常对照。为鉴别 2B 型 vWD 和血小板型 vWD,可进行交叉试验,即分别制备正常和待测洗涤血小板和血浆,如低浓度瑞斯托霉素能诱导待测血浆和正常洗涤血小板的聚集则提示为 2B 型 vWD;而低浓度瑞斯托霉素能诱导正常血浆与待测血小板的显著聚集则提示是血小板型 vWD。

（三）血管性血友病因子Ⅷ因子结合活性检测

vWF 通过其氨基末端的 D'D3 功能区与凝血因子Ⅷ形成共价键结合。2N 型 vWD 系该区域的突变将导致因子Ⅷ结合率低下，但 vWF 的其他功能均无明显异常，所以 vWF：FⅧB 试验是诊断本型疾病的确诊试验。vWF：FⅧB 采用免疫固相检测方法，将兔抗人 vWF 多克隆抗体稀释后包被酶标板，经洗涤、封闭后加入待测血浆，温育、洗涤后加入氯化钙去除内源性因子Ⅷ，洗涤后加入重组凝血因子Ⅷ，温育洗涤后加入酶标抗因子Ⅷ单克隆抗体、显色。以正常人混合血浆制备标准曲线，计算 vWF：FⅧB 活性。

2N 型 vWD 患者血浆 vWF：FⅧB 活性显著降低且与血浆 vWF：Ag 水平不成比例，FⅧB/vWF：Ag <0.6 最具特征性。3 型 vWD 患者 vWF：FⅧB 活性缺失；1 型及其他 2 型 vWD 者 vWF：FⅧB 活性正常或降低，但与血浆 vWF：Ag 水平成比例。该实验方法较为繁琐，实验过程需仔细摸索，尤其要去除待测样本及正常混合血浆中内源性因子Ⅷ，氯化钙洗涤程序可重复 2~3 次，实验时需要选取健康人做好参照。vWF：FⅧB/vWF：Ag 对判断结果很重要，不能单独根据 vWF：FⅧB 结果做出诊断。

四、血管性血友病诊断与产前诊断

（一）血管性血友病表型诊断与分子诊断

通常根据患者的临床出血表现、遗传特征和实验室检查就可以做出 vWD 的表型诊断。根据 2012 年发布的 vWD 诊疗专家共识，vWD 诊断根据以下要点即可做出诊断：①有或无家族史，有家族史者符合常染色体显性或隐性遗传规律；②有自发性出血或外伤、手术后出血增多史，并符合 vWD 临床表现特征；③血浆 vWF：Ag<30%和(或) vWF：RCo<30%；FⅧ：C<30%见于 2N 型和 3 型 vWD；④排除血友病、获得性 vWD、血小板型 vWD、遗传性血小板病等[10]。

近年来，随着分子诊断技术的提高，血管性血友病分子诊断尤其是对 2 型 vWD 患者的分子诊断已在部分单位开展，这有助于对疾病发病机制和遗传规律的认识，也有助于 vWD 产前诊断的开展[17,18]。vWD 分子诊断常采用 vWF 外显子基因扩增结合直接测序法，经与基因库 vWF 序列比对，在排除基因多态性后可以明确基因突变位点。如前所述，vWF 基因定位于 12 号染色体(12p13.3)，vWF 基因全长 178kb，包含有 52 个外显子。此外，在 22 染色体长臂区(22q11.2)存在一个 vWF 假基因，DNA 全长 25kb，包含正常 vWF 基因中的 23~34 号外显子区及邻近内含子部分同源序列，通过仔细设计特异的 PCR 扩增引物，可以避免假基因的干扰。

vWD 患者的基因突变多发生在 vWF 基因内，突变类型与其他基因突变相关疾病相似，包括大片段缺失、缺失或插入引起的框移、剪切位点突变、无义突变、错义突变等。目前在 vWF 基因中已发现数百种突变类型，散布于基因各个区域，无明显热点突变；但基因突变位置与 2 型 vWD 之间有良好的相关性，如 2A 型 vWD 突变主要在氨基端或羧基端，与 vWF 二聚体或多聚体形成有关，2N 型 vWD 突变主要位于 D'D3 区，2B 型和 2M 型 vWD 突变集中在 A1 区，涉及 vWF 与血小板 GPIbα 的结合能力。ISTH 建立的在线数据库罗列了各种 vWF 基因突变位点、类型和多态性位点，可供参阅。

与 2 型 vWD 不同，1 型 vWD 患者的分子诊断遇到较多困难。欧洲 1 型 vWD 诊断和管理分子与临床标志物(Molecular and Clinical Markers for the Diagnosis and Management of type 1 von Willebrand disease，MCMDM-1vWD)研究组、加拿大和英国研究小组对 1 型 vWD 的大规模分子诊断研究发现：1 型 vWD 患者 vWF 基因突变发生率约为 53%~63%，突变位点涵盖整个 vWF 基因的编码区、启动子区和剪切位点；vWF 基因突变涉及到各个外显子，并无明显热点区，甚至在内含子 1 中也发现了 5 种 vWF 基因突变。这提示对 1 型 vWD 患者分子诊断存在一定的难度，发病机制较为复杂，不推荐常规开展。

（二）产前诊断

对遗传性疾病进行产前诊断有助于减少病患。由于 vWD 在病因及临床表现上的异质性，其产前诊断的价值与血友病不同，目前国际上对血管性血友病产前诊断的应用开展尚未有明确推荐。其原因在于多方面考虑，一是 vWD 遗传规律差异显著，虽常见的 1 型 vWD 属于常染色体显性遗传，但多数患者并不出现威胁生命的出血，而 3 型和部分 2 型 vWD 虽出血症状较重，但是属于常染色体隐性遗传，患者子代可携带致病基因但并无症状。二是考虑到 vWD 产前诊断依赖于 vWF 基因检测，但目前并非能够在所有 vWD 患者中找到 vWF 基因突变,这使得 vWD 产前诊断效率低。三是考虑到 vWD 患者的病情程度,除 3 型 vWD 外,多数患者为轻中度出血,多不危及生命也无肢体功能障碍等后遗症,且随着年龄增长 vWD 临床症状有逐渐减轻之势;此外,目前 vWD 替代治疗和非替代治疗手段较多。所有这些使得 vWD 产前诊断不是那么迫切需要实施。

对 3 型 vWD 患者,如其父母再次妊娠建议及时进行产前诊断,减少患儿出生。可在孕 12 周前后进行绒毛膜取样或羊水穿刺获取胎儿样本,通过突变分析或连锁分析确定胎儿突变基因携带状态。

第四节　血管性血友病实验诊断的质量控制

与其他试验项目一样,做好实验室质量控制十分重要,这不仅是因为 vWF 多项功能检测缺乏国际和国内标准,而且 vWF 检测结果受到多种生理和病理因素的影响。因而,在解释实验结果时要考虑上述因素的影响,并做好实验室与临床间的沟通。

一、做好室内质控

由于多项 vWF 功能试验为手工操作,尚无成套试剂,因而各实验室必须建立标准样本处理程序和操作流程,对所有试剂要确保效期、效价和检测浓度,要建立适合本实验室的健康人群参考区间。此外,目前 vWF 检测结果均以正常人混合血浆为参照以百分数形式表示,所以混合血浆的制备十分关键,由于 vWF 水平与年龄、血型等生理性变异有关,因而在选取正常对照时必须考虑到这些因素,各年龄段、各血型人员数目基本匹配。混合血浆需冻干或低温冷冻保存,避免反复冻融;冷冻的血浆应置于 37℃水浴中复温,避免形成冷沉淀物。

二、样本处理对实验结果的影响

由于各种应激、运动、儿童哭闹、妊娠、激素水平以及炎症反应等均可升高血浆 vWF 水平,因而取样时机应排除上述因素影响,取血时要缩短止血带结扎时间。另外,抗凝剂浓度选择、红细胞压积、溶血等因素也影响检测结果。另外由于血小板内含有 vWF,在制备乏血小板血浆(platelet poor plasma,PPP)时应保证良好的离心条件,减少血小板对结果的影响。

三、做好与临床的有效沟通

由于多项 vWF 检测存在较大的室内和室间变异(用变异系数 *CV* 表示),对异常的检测结果或不能解释病情时需要与临床保持良好沟通,了解患者临床表现、取样情况等,建议对异常结果的患者复测,必要时择日重新取样测定,以避免检测变异因素对诊断的干扰。

四、其他检测方法

虽然上述 vWF 检测项目存在复杂、变异大等不足之处,但目前这些项目仍是 vWF 诊断、分型所必须的,没有其他检测方法能够有效替代。出血时间(BT)延长非 vWD 特异,且对轻型患者有较大的个体差异,临床使用受限。血小板功能分析仪(如 PFA-100)的检测结果在多数患者中可出现异常,在 3 型 vWD 中尤为明显,但在 1 型 vWD 和 2N 型 vWD 中该检测结果可以正常,因此 PFA-100 检测也不能作为 vWD 的筛查试验。

(余自强)

参考文献

1. Sadler JE, Budde U, Eikenboom JC, et al. Update on the pathophysiology and classification of von Willebrand disease: A report of the Subcommittee on von Willebrand Factor[J].J Thromb Haemost,2006,4(10):2103-14.
2. Bolton-Maggs PHB, Lillicrap D, Goudemand J, et al. von Willebrand disease update: diagnosis and treatment dilemmas [J].Haemophilia,2008,14(suppl. 3):56-61.
3. Mannucci PM, Federici AB, James AH, et al. von Willebrand disease in the 21st century: currrent approaches and new challenges [J]. Haemophilia, 2009, 15(5): 1154-1158.
4. Bowman M, Hopman WM, Rapson D, et al. The prevalence of symptomatic von Willebrand disease in primary care practice[J].J Thromb Haemost,2010,8(1):213-216.
5. Chen YC, Chao TY, Cheng SN et al. Prevalence of von Willebrand disease in women with iron deficiecy anaemia and menorrhagia in Taiwan [J]. Haemophilia, 2008, 14(4): 768-774.
6. Rastegarlari G, Pegon JN, Casari C, et al. Macrophage LRP1 contributes to the clearance of von Willebrand factor[J]. Blood,2012,119(9):2126-2134.
7. Laffan M, Brown SA, Collins PW, et al. The diagnosis of von Willebrand disease: a guideline from the UK Haemophilia

centre doctors' organization [J]. Haemophilia, 2004, 10(3):199-217.

8. Nichols WL, Hultin MB, James AH, et al. von Willebrand disease(vWD): evidence-based diagnosis and management guidelines, the National Heart, Lung, and Blood Institute (NHLBI) Expert Panel report (USA) [J]. Haemophilia, 2008, 14(2):171-232.
9. Laffan MA, Lester W, O'Donnell JS, et al. The diagnosis and management of von Willebrand disease: a United Kingdom haemophilia centre doctors organization guideline approved by the British Committee for standards in haematology [J]. Br. J Haematol, 2014, 167:453-465.
10. 中华医学会血液学分会血栓与止血学组. 血管性血友病诊断与治疗中国专家共识(2012年版)[J]. 中华血液学杂志, 2012, 33:980-981.
11. Costa-Pinto J, Perez-Rodriguez A, Gomez-Del-Castillo M, et al. Diagnosis of inherited von Willebrand disease: comparison of two methodologies and analysis of the discrepancies[J]. Haemophilia, 2014, 20(4):559-567.
12. Favaloro EJ. Diagnising von Willebrand disease: a short history of laboratory milestones and innovations, plus current status, challenges, and solutions [J]. Semin Thromb Hemost, 2014, 40(5):551-570.
13. Peake I, Goodeve A. Type 1 von Willebrand diesase[J]. J Thromb Haemost, 2007, 5(Suppl. 1):7-11.
14. Castaman G, Montgomery RR, Meschengieser SS, et al. von Willebrand's disease diagnosis and laboratory issues[J]. Haemophilia, 2010, 16(suppl. 5):67-73.
15. Lawrie AS, Mackie IJ, Machin SJ, et al. Evaluation of an automated platelet-based assay of ristocetin cofactor activity[J]. Haemophilia, 2011, 17(2):252-256.
16. Lee CA, Hubbard A, Sabin CA, et al. Laboratory diagnosis of von Willebrand disease: results from a prospective and blind study in 32 laboratories worldwide using lyophilized plasma [J]. J Thromb Haemost, 2011, 9(1):220-222.
17. Keeney S, Bowen D, Cumming AS, et al. The molecular analysis of von Willebrand disease: a guideline from the UK Haemophilia centre doctors' organization haemophilia genetics laboratory network[J]. Haemophilia, 2008, 14(5):1099-1111.
18. Castaman G, Hillarp A, Goodeve A. Laboratory aspects of von Willebrand disease: test repertoire and options for activity assays and genetic analysis[J]. Haemophilia, 2014, 20(suppl. 4):65-7.

附：

血管性血友病诊断与治疗中国专家共识解读

血管性血友病(von Willebrand disease, vWD)是最常见的遗传性出血性疾病，以反复皮肤、黏膜出血为主要临床表现。由于vWD在临床表现上有较大的异质性，在诊断上依赖特殊实验检查，易被忽视或误诊。结合以往国内vWD诊疗指南和国际vWD研究成果，中华医学会血液学分会血栓与止血学组制定了《血管性血友病诊断与治疗中国专家共识(2012年版)》，规范了国内vWD的诊断步骤和治疗方法。以下对其主要内容进行简单解读。

一、关于vWD的诊断

vWD患者以皮肤黏膜出血为主要特征，但在临床表现上有较大的异质性。轻型患者可无自发性出血，仅在外伤后出现出血难止；而重症者除自发性皮肤黏膜出血外，可发生关节、肌肉出血或内脏出血。在临床实践中，需注意与其他原因所致的出血相鉴别。由于在健康人群中也存在不同程度的出血症状，ISTH建议采用评分法定量评估患者的出血严重程度，如男性积分≥3分，女性积分≥5分提示存在出血过多，需进行相应的实验室检查。

vWD诊断依赖全面的实验室检查。本共识推荐vWD实验室检查分三个步骤进行。筛选试验可鉴别血小板数量异常、凝血功能异常等其他病因引起的出血；vWD诊断试验推荐进行血浆vWF抗原(vWF:Ag)、血浆vWF瑞斯托霉素辅因子活性(vWF:RCo)、血浆因子Ⅷ凝血活性(FⅧ:C)测定；对疑诊2型vWD患者需进行分型诊断试验以鉴别亚型。共识推荐的诊断阈值为血浆vWF:Ag<30%、vWF:RCo<30%。这不仅可以减少正常人群血浆vWF水平变异对诊断的影响，也尽可能提高对vWD的诊断效率。由于vWD基因突变的复杂性，目前在vWD的诊断中不常规进行vWF基因突变检测。鉴于vWF:Ag和vWF:RCo检测的变异系数较大，因而在临床实际工作中进行重复检测常常很有必要，诊断或排除vWD不应该只根据单次实验室的检测值，除非大大低于正常值的下限。在临床实践中，按上述标准诊断3型和2型vWD多无困难，但1型vWD的诊断有时较为麻烦，尤其是当血浆vWF水平持续低于正常水平低限时。尽管血浆vWF水平受到血型、激素、年龄及应急等多种因素影响，如患者血浆vWF水平<30%、有明显的出血症状及阳性家族史者，可诊断

为 1 型 vWD。

vWD 需与血小板型 vWD、获得性 vWD、血友病等相鉴别。血小板型 vWD 因血小板膜糖蛋白 GPIbα 链突变导致与 vWF 结合能力增强所致，患者血小板与正常血浆混合后，也能被低浓度的瑞斯托霉素诱导血小板聚集，借此可以与 2B 型 vWD 鉴别。获得性 vWD 常继发于良性或恶性 B 细胞疾病、自身免疫性疾病、甲状腺功能减退症、恶性肿瘤、药物（如丙戊酸钠、环丙沙星）等，患者循环中抗 vWF 抗体诱发 vWF 清除加速。3 型 vWD 和 2N 型 vWD 患者血浆因子Ⅷ活性显著降低，在临床表现和实验室检查等方面与血友病相似，需注意鉴别。建议将血浆 vWF 水平检测作为血友病筛查项目之一，排除 vWD 可能。

二、关于 vWD 的治疗

vWD 的治疗目的是预防和控制出血。治疗策略包括非替代治疗（如 DDAVP、抗纤溶药物）和使用含 vWF 组分的浓缩物进行替代治疗。vWD 治疗方案的选择取决于 vWD 类型及其严重程度。建议对初诊的 vWD 患者进行 DDAVP 诊断性治疗，以判断对 DDAVP 的反应情况，并为今后的治疗选择提供依据。抗纤溶药物能够稳定血栓，可以作为重要的 vWD 辅助治疗措施，主要用于皮肤黏膜出血和月经出血过多患者。vWD 替代治疗首选中纯度因子Ⅷ浓缩物，使用剂量和时间主要依据出血发生的部位和严重程度，使用剂量和监测以因子Ⅷ活性单位数和血浆因子Ⅷ活性水平作为参照。

（余自强）

第十七章

易栓症的实验诊断

易栓症(thrombophilia)是指因一种或多种遗传缺陷和/或获得性危险因素如创伤、长期制动、炎症、妊娠、口服避孕药、恶性肿瘤、骨髓增殖性疾病和自身免疫性疾病导致的易发生血栓形成的一种状态。易栓症常被称为高凝状态或血栓前状态,根据病因,其分为遗传性易栓症和获得性易栓症(表 2-17-1)。易栓症的实验检查可明确多数易栓症的病因。对这类疾病的正确诊断将直接影响到患者的治疗,如:是否需要预防性抗血栓药物、抗凝治疗的持续时间以及对妊娠、口服避孕药或雌激素替代疗法等风险的医学咨询。本章将对易栓症实验诊断方法及原理和正确选择各种实验室检测方法和时机进行阐述。

第一节　易栓症的临床表现和实验室筛查

一、易栓症临床表现

易栓症临床表现以静脉血栓形成或血栓栓塞症最为多见,也可表现为内脏或脑动静脉血栓形成、妊娠中后期流产和重度子痫。临床上确诊动/静脉血栓主要依赖临床症状和影像学诊断以及特异性的生物标志物如:肌钙蛋白 T 等。D-二聚体定量检测结合影像学检查对深静脉血栓形成和肺栓塞的排除诊断具有重要意义[1,2]。其常见的危险因素见表 2-17-1。

二、易栓症的筛查

开展广泛易栓症筛查可对疾病的治疗和预防产生重要影响。如果检测出某一种易栓症因素或者多种易栓症因素的存在,临床上必定会延长抗凝治疗时间,并对直系亲属进行检查以确定是否受累。对于无症状的受累亲属在合并其他高危因素时也要考虑采取预防措施,因为他们有相对较高的静脉血栓风险。对于已经发生过静脉血栓的家属,应重新评估抗凝治疗,因为他们有更高的静脉血栓复发的风险。

根据多个国际指南推荐建议、《易栓症诊断中国专家共识(2012 年版)》及我们的经验,易栓症筛查项目可针对不同的种族人群进行调整。在我国人群中,天然抗凝蛋白缺乏在静脉血栓形成人群的比例高达 25%~60%[3],与西方人群有显著差异。中国人群中与易栓症密切相关的 3 种常见基因变异,*PROC* p. Arg 189Trp、*PROC* p. Lys192del 和 *THBD* c. -151G>T,在中国正常人群中的比例分别约为 0.9%、2.4%和 1.0%,杂合子个体发生静脉血栓形成的风险分别增加 6.4、2.8 和 2.5 倍[3-8]。而西方人群中主要的原因包括因子Ⅴ Leiden 突变、凝血酶原 *G20210A* 突变,在西方健康人群中杂合子发生率分别为 4.8%和 2.7%[9]。有报道发现在瑞典南部和阿拉伯人中因子ⅤLeiden 杂合子发生率高达 11%~14%[10-12]。相反蛋白 C、蛋白 S 和抗凝血酶缺乏的发生率较低,分别为 0.2%、0.16% 和 0.02%[11,12]。因此,针对中国人群首先对抗凝蛋白的水平进行检查,而西方人群应首先对活化蛋白 C 抵抗、因子Ⅴ Leiden 和凝血酶原 *G20210A* 进行检查。

目前存在争议的问题是:哪些人应该进行检查,应该进行哪些项目的检查?比较合理的解决方法是:第一,对发生频率相对较高的易栓症指标进行初筛。如:抗核抗体、狼疮抗凝物、抗心磷脂抗体、抗 β_2-糖蛋白Ⅰ抗体和同型半胱氨酸浓度检测。第二,如发现易栓症因素,评估复发的风险。第三,评估异常的结果对患者及家属的影响,如:是否会导致焦虑,是否需要改变患者和家属的健康行为。临床上应与患者进行沟通,与医生共同决定是否应开展易栓症因素的检查。

表 2-17-1　易栓症的分类

遗传性易栓症	获得性易栓症
(一)天然抗凝蛋白缺乏	(一)易栓疾病
1. 遗传性抗凝血酶缺陷症	1. 抗磷脂综合征
2. 遗传性蛋白 C 缺陷症	2. 恶性肿瘤(含隐匿性肿瘤)
3. 遗传性蛋白 S 缺陷症	3. 获得性凝血因子水平升高
4. 遗传性肝素辅因子-Ⅱ缺陷症	4. 获得性抗凝蛋白缺乏
(二) 凝血因子缺陷	5. 糖尿病
1. 遗传性抗活化的蛋白 C 症:因子ⅤLeiden 等	6. 骨髓增殖性肿瘤
2. 凝血酶原 *G20210A* 基因突变	7. 肾病综合征
3. 异常纤维蛋白原血症	8. 阵发性睡眠性血红蛋白尿症
4. 凝血因子Ⅻ缺陷症	9. 急性内科疾病(充血性心力衰竭、严重呼吸疾病等)
(三) 纤溶蛋白缺陷	10. 炎性肠病
1. 异常纤溶酶原血症	(二) 易栓状态
2. 组织型纤溶酶原活化物(tPA)缺乏	1. 年龄增加
3. 纤溶酶原活化抑制物-1(PAI-1)增多	2. 血栓形成既往史
(四) 代谢缺陷	3. 长时间制动
1. 高同型半胱氨酸血症	4. 创伤及围手术期
2. 富组氨酸糖蛋白增多症	5. 妊娠和产褥期
3. 高脂蛋白 a 血症	6. 口服避孕药及激素替代疗法
(五) 血型	7. D-二聚体水平升高
非 O 血型	8. 肿瘤放、化疗
	9. 中心静脉插管
	10. 造血生长因子治疗

下列人群需要进行易栓症因素的筛查:无明显诱因的深静脉血栓形成;血栓事件的反复发作;年龄小于 50 岁有明显诱因的静脉血栓患者;由于妊娠、口服避孕药或激素替代疗法诱发的静脉血栓患者;有家族史的静脉血栓患者;少见部位(如下腔静脉、肠系膜静脉、脑、肝、肾静脉等)的静脉血栓患者;复发性病理妊娠(流产、胎儿发育停滞、死胎等)。然而,对于受伤后或术后发生远端静脉血栓患者以及因肿瘤、血管内器械植入发生血栓的患者不必进行易栓症筛查。

在静脉血栓患者中,对常见的易栓症因素进行筛查如:蛋白 C、蛋白 S、抗凝血酶活性和抗原、纤维蛋白原、血同型半胱氨酸水平、血浆凝血因子活性、狼疮抗凝物、抗磷脂抗体等检测,约 30%的患者至少存在一种易栓症的因素[10,13],而在选择的静脉血栓患者中,高达 70%以上的患者存在易栓症因素[14,15]。

易栓症的筛查极易被误诊,选择检测的时机也至关重要。多种获得性因素可导致检测结果的异常,如:口服抗凝药会导致狼疮抗凝物检测出现假阳性[16-18];华法林的使用会导致蛋白 C、蛋白 S 水平下降[19,20];在血栓急性期会导致凝血Ⅷ水平增高。对于大部分患者来说,最佳时间是血栓事件发生后的 6 个月[21],此时需要决定是否继续治疗。如果较早进行检查,结果将会引起误导。在第 6 个月的时候,患者仍在口服抗凝药,应根据口服抗凝药物类型制定检测方案。患者可改用低分子肝素两周后可检测蛋白 C 活性、游离蛋白 S 抗原水平。

对于年龄小于 50 岁,患有动脉血栓而没有动脉粥样硬化的高危因素或动脉粥样硬化证据的患者,建议进行以下检查:狼疮抗凝物、抗心磷脂抗体、抗 β_2-糖蛋白Ⅰ抗体、蛋白 C、蛋白 S 及抗凝血酶检测。

第二节　遗传性易栓症的实验诊断

遗传性易栓症首次发现于 1965 年,Egeberg 报道了因抗凝血酶基因突变导致其活性水平降低而引起的易栓症,患有该基因突变的家族成员反复发生静脉血栓,并呈常染色体显性遗传规律。同年,由于遗传性异常纤维蛋白原血症导致的易栓症也相继被报道。1981 年 Griffin 等首次报道了杂合性蛋白 C 缺乏导致易栓症的年轻患者。随后蛋白 S 缺乏导致易栓症的家系相继被发现。同时在 1993 年,Dahlback 等发现较多的静脉血栓的患者出现活化蛋白 C 抵抗(active protein C resistance,APCR)。经过进一步研究发现,大多数 APCR 都由凝血因子Ⅴ第 506 位氨基酸精氨酸突变为谷氨酰胺所导致,该突变被命名为因子Ⅴ Leiden 突变。1969 年,研究发现,同型半胱氨酸水平升高会导致动脉血管疾病。随后的研究证实轻中度高同型半胱氨酸血症也是静脉血栓的危险因素。1996 年,Poort 等证实凝血酶原基因非编码区 *G20210A* 单核苷酸多态性也与静脉血栓形成相关。同时,血浆凝血因子Ⅷ水平升高也被认为是静脉血栓形成的危险因素。

一、蛋白 C 缺乏

(一)蛋白 C 缺乏概述

生理上,新生儿和儿童血浆蛋白 C 水平明显低于成人。因此实验室应该为不同人群建立不同的参考区间。在排除因口服抗凝剂、弥散性血管内凝血、肝炎等获得性因素引起蛋白 C 缺乏后,蛋白 C 缺乏分Ⅰ型和Ⅱ型(见第二篇第九章),两种类型临床表现并无本质的区别,一般临床上不加以区分。

(二)蛋白 C 活性检测临床应用及局限性

目前,蛋白 C 活性检测有发色底物法和凝固法两种方法,其原理和参考区间见第二篇第九章。

发色底物法临床应用及局限性:发色底物法仅针对酶活性中心区域的突变,该方法无法检测出其他部位(如酶结合部位)的异常。在临床中存在发色底物法检测蛋白 C 活性水平正常,而凝固法检测蛋白 C 活性减低的情况。血浆中如存在抑肽酶会使蛋白 C 检测结果偏低。

凝固法原理临床应用及局限性:由于凝固法检测蛋白 C 活性不仅涉及蛋白 C 催化活性,而且涉及其酶结合活性,较为全面。因此能检测到比发色底物法更多的蛋白 C 缺乏的患者。该检测容易受到活化的因子Ⅴ或活化的因子Ⅷ量的影响。因此如果患者因子Ⅴ和因子Ⅷ水平低,则会造成蛋白 C 活性假性偏高。相反,因子Ⅷ水平高会造成结果假性偏低。如果患者存在因子Ⅴ Leiden 突变,则会造成蛋白 C 水平偏低。需要注意的是,当患者存在狼疮抗凝物或者口服直接凝血酶抑制剂时,结果是不可信的。

(三)蛋白 C 抗原含量检测临床应用及局限性

蛋白 C 抗原含量检测基于 ELISA 法,这种方法稳定可靠,不受凝血因子、蛋白 S、口服抗凝药等的影响。然而,这种方法仅检测抗原含量,不能反映蛋白 C 活性或者功能是否正常,主要用于区分Ⅰ型缺陷和Ⅱ型缺陷。

二、蛋白 S 缺乏

(一)蛋白 S 缺乏概述

蛋白 S 是维生素 K 依赖蛋白,但不含有丝氨酸蛋白酶区域。蛋白 S 的主要生理功能为增强活化蛋白 C 的抗凝活性。蛋白 S 主要在肝脏合成,其他脏器如内皮、肾、睾丸和脑也是蛋白 S 合成的重要部位。在血浆中,蛋白 S 与血浆补体因子 C_4 结合蛋白(C_4bp)可逆性结合。60%蛋白 S 以该结合形式存在,其余 40%呈游离状态(见第二篇第九章)。只有游离型蛋白 S 才可以发挥活化蛋白 C 辅助抗凝功能。游离型蛋白 S 水平降低可下调凝血酶生成,导致高凝状态。

女性的总蛋白 S 和游离蛋白 S 水平低于男性。然而,女性会因为激素水平的不同而产生变化。因此,每个实验室应根据检测人群的不同建立自己的参考区间。怀孕期间,游离蛋白 S 水平降低。新生儿蛋白 S 功能与成人接近,但总蛋白 S 和游离蛋白 S 水平降低。

排除获得性因素如:肝病、肾病综合征、口服抗凝剂、避孕药等导致的蛋白 S 缺乏后,蛋白 S 缺乏分三种类型:Ⅰ型、Ⅱ型和Ⅲ型(见第二篇第九章)

(二)蛋白 S 活性检测临床应用及局限性

过高的肝素水平可能会导致蛋白 S 活性偏高。Ⅷ因子活性过高,也会造成蛋白 S 活性偏高。狼疮抗凝物和/或抗磷脂抗体的存在可能对蛋白 S 有干扰。假如出现不能解释的蛋白 S 异常,结合临床表现,必须进行狼疮抗凝物和抗磷脂抗体检测,以及游离蛋白 S 抗原水平。凝血酶抑制剂如:水蛭素、阿加曲班、达比加群等会导致蛋白 S 水平被高估。

(三)游离蛋白 S 抗原含量检测临床应用及局限性

在正常人中,血浆游离蛋白 S 抗原与蛋白 S

活性之间有确切的一致性；Ⅱ型蛋白S缺乏较为少见，所以使用游离蛋白S抗原指标筛查患者在临床上是合理的。女性游离蛋白S正常下限低于男性，且对雌激素水平状态很敏感。口服避孕药或激素替代治疗可降低蛋白S水平。游离蛋白S降低在妊娠时仅为正常的20%~30%。口服抗凝剂、DIC、肝病、肾病综合征、血栓急性期均会造成游离蛋白S水平降低。因此在诊断遗传性蛋白S缺乏时，需要注意排除获得性因素，且需多次重复检测，必要时借助家系调查有助于诊断。

(四) 总蛋白S抗原含量检测临床应用及局限性

总蛋白S抗原检测一般采用ELISA法，目前一般用于蛋白S缺乏的分型诊断，而游离蛋白S和蛋白S活性检测常作为筛选遗传性蛋白S缺乏的实验指标。总蛋白S抗原和游离蛋白S抗原检测一样，口服避孕药、雌激素替代治疗、口服抗凝剂、DIC、肝病、肾病综合征、血栓急性期均会造成总蛋白S水平降低。因此也需要多次重复，排除获得性因素的影响。

三、抗凝血酶缺乏

(一) 抗凝血酶概述

抗凝血酶属于丝氨酸蛋白酶抑制物大家族之一，系统命名为SERPINC1。血浆蛋白酶抑制剂，通过与灭活底物形成不可逆地1∶1复合物灭活凝血酶、因子Ⅹa、Ⅸa和Ⅺa，阻断活性位点。内皮细胞表面的肝素或硫酸乙酰肝素可加速这个过程。作为凝血酶的抑制剂，抗凝血酶的活性可通过肝素显著地提高（见第二篇第九章）。成人的抗凝血酶正常水平通常为80%~120%，但各实验室应确定自己的参考区间。绝经期前的女性抗凝血酶水平较男性稍低，妊娠期显著降低。6个月以下儿童抗凝血酶通常低于成人，之后才达到成人水平。抗凝血酶缺乏分型见第二篇第九章。

(二) 抗凝血酶活性检测临床应用及局限性

凡能抑制凝血酶活性的物质如：水蛭素、阿加曲班、达比加群等均可造成抗凝血酶活性被高估。此检测不受治疗剂量肝素的影响，因此对肝素治疗的患者也可进行抗凝血酶活性检测。

四、高同型半胱氨酸血症

(一) 同型半胱氨酸生理功能

同型半胱氨酸是一种含硫元素的氨基酸代谢的中间产物，参与多种代谢途径。同型半胱氨酸经甲基化形成蛋氨酸需要亚甲基四氢叶酸还原酶（methylenetetrahydrofolate reductase，MTHFR）的参与。同型半胱氨酸也可通过转硫过程合成半胱氨酸。当血浆同型半胱氨酸水平超出参考区间即称为高同型半胱氨酸血症。严重的高同型半胱氨酸血症也被称为同型半胱氨酸尿症，患病率较低，约为1/20万人，呈常染色体隐性遗传，主要由参与同型半胱氨酸合成半胱氨酸的关键酶——胱硫醚合成酶基因突变导致。轻型高同型半胱氨酸血症最常见的病因为*MTHFR*基因多态性（如C677T）引起的该酶活性降低。体内叶酸、维生素B_6、维生素B_{12}缺乏或者肾衰、甲状腺功能减退、自身免疫性疾病和炎症性肠病也可引起同型半胱氨酸血症。

通过回顾性病例-对照研究发现高同型半胱氨酸血症与静脉血栓具有相关性，其OR值为2.5~3.0[22-24]，在一项病例对照研究中，纳入了121例患者和242例对照，高同型半胱氨酸血症危险度高达19.5[25]。然而，目前高同型半胱氨酸血症引起血栓的确切机制还不明确，可能与硫酸乙酰肝素合成受抑、血管内皮受损和血栓调节蛋白合成下调等有关。

(二) 血浆同型半胱氨酸浓度检测

目前，绝大部分实验室采用高效液相色谱或免疫学方法检测血浆同型半胱氨酸浓度。一般在空腹状态下进行采血，血样需立即离心处理并低温保存。检测结果反映近4周的同型半胱氨酸的平均水平。

(三) *MTHFR* 基因多态性检测

通过对*MTHFR*基因进行测序后，可发现如C677T，A1298G，677TT纯合子等多种基因异常，但目前这些异常与血栓的相关性研究报道结果并不一致。一项包含8364例静脉血栓病例和12468例对照的Meta分析发现，C677TT纯合子多态性对静脉血栓的危险度为1.2；另一项包含4375病例和4856例对照的静脉血栓遗传与环境危险因素评价研究发现，*MTHFR*基因C677TT与静脉血栓危险无关[26]。此外，该类*MTHFR*多态性患者多数并无高同型半胱氨酸血症。因此，目前多数实验室已停止开展这些检测。

五、因子Ⅷ水平升高

导致因子Ⅷ水平升高的因素非常多，如：炎

症、老年、体重指数高、妊娠、外科手术等。基于Leiden人群的静脉血栓的病例对照研究发现，因子Ⅷ活性和抗原水平升高是易栓症独立的危险因素。其他研究也支持这一结论，静脉血栓患者因子Ⅷ活性升高，并持续较长时间。深静脉血栓患者家系中也存在因子Ⅷ水平增高，并有家族聚集现象，提示可能存在遗传因素，但目前还未找到相关基因改变。因子Ⅷ水平升高会导致易栓症机制尚不清楚，被多数人接受的观点是因子Ⅷ水平干扰了活化蛋白C的抗凝效果，造成获得性活化蛋白C抵抗，从而增加了静脉血栓的风险。深静脉血栓危险度与因子Ⅷ水平增加幅度一致。当因子Ⅷ水平较正常水平升高25%，静脉血栓风险将增加2.3倍；当因子水平较正常水平高50%以上，则风险会增加到4.8倍。因子Ⅷ水平升高在健康人群中非常常见，在Leiden研究中，因子Ⅷ超出参考区间上限的1.5倍在健康对照中占10%，而在首次静脉血栓患者中占25%。这提示因子Ⅷ水平升高是静脉血栓最常见的危险因素之一。

目前实验室普遍采用一期法进行因子Ⅷ活性检测。临床应用须注意不要在血栓发作的急性期进行因子Ⅷ活性检测，建议多次检测以确定因子Ⅷ活性水平是否增高。

六、其他遗传性易栓性疾病

在西方人群中，比较常见的易栓症基因改变是因子ⅤLeiden突变和凝血酶原*G20210A*突变，有趣的是这两种基因突变在亚洲人群中极其罕见[3]。90%的APCR患者都存在因子ⅤLeiden突变。该突变导致了APC不能灭活因子Ⅴa，导致因子ⅤLeiden杂合子患者发生深静脉或浅静脉血栓形成的相对危险度增加了4～8倍。该类型易栓症可以通过APCR试验和DNA测序确诊。

凝血酶原基因3'端非翻译区20210位核苷酸G被A替代可增强凝血酶原mRNA的翻译和稳定性[27]，这会导致肝脏凝血酶原合成增加。杂合型患者血浆凝血酶原浓度为正常水平的132%，通过增加凝血酶生成，直接导致血栓形成危险增加。在首次VTE发作的西方患者中，凝血酶原*G20210A*携带者血栓形成危险度增加2～5.5倍。这种突变也见于少见部位的血栓形成患者中。采用DNA测序法可证实是否存在该突变，不推荐对血浆凝血酶原水平检测，因为其升高并不能敏感而特异地反映是否存在此类突变。

有研究表明，除了因子Ⅷ水平升高外，其他凝血因子水平升高也与静脉血栓危险性增高有关。多数研究支持，因子Ⅸ水平增高是静脉血栓的独立危险因素，而且因子水平越高，危险性就越大。同样，也有研究表明因子Ⅺ水平升高与静脉血栓也相关。

遗传性异常纤维蛋白原血症是纤维蛋白原分子的质量异常，是由于编码基因发生突变所致。其临床表现具有很大的异质性：55%患者无症状，20%患者出现血栓形成（伴或不伴出血），25%患者有出血倾向。通过爬虫酶时间延长且不能被甲苯胺蓝或鱼精蛋白纠正；生化法测得的纤维蛋白含量低于免疫法可以诊断。

纤溶酶原和纤溶酶原激活剂抑制物的基因突变或多态性与静脉血栓的关联循证医学证据还不充分。在静脉血栓患者中已发现有低纤溶酶原血症的病例，但不能证实单独纤溶酶原缺乏是静脉血栓的危险因素。有研究表明纤溶酶原激活剂抑制物水平增高与静脉血栓危险性增高有关，但一项包含308例静脉血栓病例和640例对照的前瞻性研究并不能证实两者之间有明显相关性。

除此之外，研究表明：血栓调节蛋白、组织因子途径抑制物、蛋白C抑制物等的遗传改变均与静脉血栓相关，但证据还不确凿。

第三节 获得性易栓症的实验诊断

获得性易栓症是指因存在获得性血栓形成危险因素或获得性抗凝蛋白、凝血因子等异常导致容易发生血栓的一种状态。表2-17-1列举了常见的获得性因素，这些获得性因素经常与遗传性易栓症并存，导致易栓症更易发生。这些获得性因素大部分通过病史询问即可得知，需要借助实验诊断的常见的获得性因素主要为抗磷脂综合征（antiphospholipid syndrome，APS）的实验检测。因此下文主要介绍APS的实验诊断。

抗磷脂综合征是常见的获得性易栓症，患者表现为血管内血栓形成和/或胎盘功能发育不良导致的病态妊娠，同时实验室可检测出抗磷脂抗体。1985年由Hughes首次报道，当时这种综合征被认为是一种独立的疾病“抗心磷脂抗体综合征”，随后被重命名为抗磷脂综合征。有研究表明，10%的静脉血栓疾病患者，20%不明原因的早期流产及1%中晚期胚胎停育与此病相关。

抗磷脂综合征患者在循环系统的任何部位均

可发生血栓，但下肢深静脉血栓常见。患者还可合并其他自身免疫性疾病，如系统性红斑狼疮、免疫性血小板减少、获得性血小板功能性异常、低凝血酶原、获得性凝血因子抑制物、网状青斑、心瓣膜异常等症状，极少数患者还可发生灾难性抗磷脂综合征（catastrophic APS，CAPS），表现为感染或手术后大小血管弥漫性血栓形成，导致多器官的缺血坏死。

抗磷脂抗体包含多种抗体，常见：识别蛋白磷脂复合物的抗体如辅因子依赖性的抗心磷脂抗体（anticardiolipin，aCL）；直接识别蛋白的抗 β_2-糖蛋白Ⅰ（β_2-glycoprotein Ⅰ，β_2-GP Ⅰ）抗体；抗磷脂丝氨酸/凝血酶原复合物（phosphatidylserine/prothrombin complex，PS/PT）抗体；抗磷脂丝氨酸抗体。并不是所有的抗磷脂抗体均会导致血栓形成风险增高。引起血栓形成的抗磷脂抗体作用靶点不是磷脂，而是结合在磷脂上的蛋白，其中最重要的是 β_2-GP Ⅰ。此类抗体可抑制磷脂依赖性凝血反应。然而其他许多因素如：梅毒、莱姆病、酒精肝、丙肝、HIV 感染以及多发性硬化时抗磷脂抗体的浓度会升高，但不会形成血栓，并且此类抗体是直接针对带负电荷的磷脂而不是辅因子本身。

目前抗磷脂综合征的诊断大多数的研究标准共识与国际血栓与止血协会/科学标准化委员会推荐的试验是 aCL（IgG 和 IgM）、抗 β_2-GP Ⅰ抗体（IgG 和 IgM）和狼疮抗凝物（lupus anticoagulant，LA）检测。APS 实验室诊断经常遇到各种问题，其局限性在于 aCL 的 IgG 和 IgM 检测最敏感，但特异性较差，而抗 β_2-GP Ⅰ抗体 IgG 和 IgM 检测的特异性高，但敏感性差。LA 一般采用 LA 敏感的 APTT 和稀释的蝰蛇毒时间（dRVVT）试验进行检测。目前已经制定了 APS 患者诊断的国际标准（表 2-17-2）。至今没有一种单一的测定方法可以针对本病。因此在怀疑有 APS 时应做全套实验，即：aCL-IgG 和 IgM、抗 β_2-GP Ⅰ抗体 IgG 和 IgM 以及 LA 试验，阳性结果要在至少间隔 12 周进行一次复查或多次复查证实。

表 2-17-2 抗磷脂综合征诊断标准
（2006 年悉尼国际诊断标准）

APS 诊断标准
临床标准
血管内血栓（1 次或多次动脉、静脉及小静脉血栓事件）；组织病理学排除血管炎症
胎盘功能不全造成的病态妊娠，包括：孕 10 周前 3 次或 3 次以上无诱因的自发性流产；孕 10 周后，一次或多次未明原因的流产、死产、子痫前期、未足月产等
实验室标准
2 次或 2 次以上至少间隔 12 周以上，ELISA 法检测存在抗磷脂抗体或抗 β_2-GP Ⅰ抗体
2 次或 2 次以上至少间隔 12 周以上，通过国际血栓与止血协会狼疮抗凝物或相关磷脂依赖性凝血试验标准检测到血浆中存在磷脂抗凝物
至少满足 1 个临床标准和 1 个实验室标准才能诊断

一、抗心磷脂抗体检测

aCL 可分 IgG、IgM 和 IgA 三种亚型，目前一般采用 ELISA 法进行检测。由于尚缺乏 IgA 型 aCL 导致 APS 的证据，所以目前的诊断标准并没有将其纳入。该项实验灵敏度高，但特异性差。在无症状健康人群中阳性率约为 3%～10%。在一项对 2132 例西班牙静脉血栓栓塞患者的研究中，阳性率为 4.1%，但在一组健康的年轻女性中，aCL 抗体升高者高达 18.2%。很多时候，感染会引起 aCL 抗体水平升高，但与血栓并不相关。梅毒、莱姆病与其他感染的患者在并发血栓性疾病时，可能被误诊为 APS。此外，约 20%服用普鲁卡因胺的患者会产生中到高度水平的 aCL 抗体；氯丙嗪治疗也常常伴有 aCL 抗体的产生。因此对存在感染等易引起假阳性的因素时，结果解释应慎重。

多数研究表明 aCL 与血栓形成存在明显的相关性，尤其是高滴度 aCL 抗体。无论滴度的高低，aCL 抗体水平的升高与心肌梗死和脑卒中明显相关。只有高滴度的 aCL 抗体才能显著增加深静脉血栓形成的危险性。在高水平的 aCL 抗体患者，约 50%的患者无 APS 临床表现。有研究表明，aCL IgG 或 IgM 抗体大于 20 单位或 LA 阳性的妇女发展为 APS 的风险较高；反复流产妇女如 aCL IgG 升高，特别是伴有 LA 时，更有可能发展 APS。

二、抗 β_2-糖蛋白Ⅰ抗体检测

与 aCL 一样，抗 β_2-糖蛋白Ⅰ（β_2-GP Ⅰ）抗体也包含 IgG、IgM 和 IgA 三种亚型，一般也采用

ELISA 检测法。由于尚缺乏 IgA 型抗 β_2-GP Ⅰ 抗体导致 APS 的证据，所以目前的诊断标准并没有将其纳入。尽管有回顾性研究表明，存在该类型抗体的患者，血栓事件危险度为 1.77[28]。由于不同实验室使用的抗体不同、缺乏标准化等原因，造成了实验室间的变异较大。研究表明，抗 β_2-GP Ⅰ 抗体比 aCL 对 APS 诊断更特异（约为 98%），但敏感性较差（约 40%~50%），因此不能单独作为 APS 的诊断指标[28,29]。通过 Meta 分析，多数研究表明抗 β_2-GP Ⅰ 抗体与血栓形成显著相关，但仍缺乏前瞻性研究[29]。通过多变量回归分析发现，抗 β_2-GP Ⅰ 抗体是静脉血栓形成的独立危险因素，其与静脉血栓形成相关比动脉血栓形成更常见。针对功能区 Ⅰ 的抗 β_2-GP Ⅰ 抗体对 APS 诊断及预后具有较高的预测价值。最近对 198 例不同自身免疫性疾病的标本研究表明：仅识别功能区 Ⅰ 的患者 LA 阳性，同时血栓风险显著高于所有功能区反应的患者。

三、抗 PS/PT 抗体检测

据报道，ELISA 法检测，抗磷脂丝氨酸/凝血酶原复合物抗体与 LA 阳性和 APS 显著相关，且对 APS 具有较高的特异性和一定的敏感性，建议将其纳入到 APS 诊断的实验室标准之中。然而，由于缺乏足够的循证医学证据，抗 PS/PT 抗体没有被作为国际通用标准而接受。

四、其他抗磷脂抗体检测

通过 ELISA 法检测，APS 患者还存在其他类型的抗磷脂抗体，如抗凝血酶原抗体、抗磷脂丝氨酸抗体等，但不同的研究有不同的看法。

五、狼疮抗凝物检测

检测狼疮抗凝物的方法有稀释的蝰蛇毒时间（dilute Russell viper venom time，dRVVT）试验、高岭土凝血时间、对 LA 敏感及 LA 不敏感试剂修正的 APTT。这些检测原理都类似，即比较低浓度和高浓度的磷脂分别介导的血液凝固时间，评估磷脂依赖的血液凝固反应的抑制情况（见第二篇第十三章）。

目前 LA 试验的结果变异性较大，即使专门实验室的 LA 结果也有不一致的情况。例如，英国的三个调查显示虽然绝大多数实验室对强阳性 LA 的血浆检测结果是一致的，但对弱阳性 LA 血浆而言，则会出现结果不一致。无论这些局限性如何，阳性 LA 的出现可能对将来血栓的形成是最强的预测诊断试验。在伴有抗磷脂抗体而无基础的自身免疫性疾病或既往无血栓形成的患者中，高滴度的 aCL 抗体和 LA 相关的静脉血栓危险性危险度分别为 3.2 和 11.0[30]。回顾性研究表明，LA 与血栓形成显著相关，相同程度地增加动脉与静脉血栓的危险性。LA 与 aCL 同时阳性，而不单单是 aCL 阳性，能较好提示首次血栓患者的血栓复发的高危险性，在无自身免疫性疾病但反复流产的妇女中，LA 比 aCL 更具预测性和更特异。

（一）稀释的蝰蛇毒时间

dRVVT 试验被认为是最敏感的 LA 试验之一。由于 dRVVT 直接激活因子Ⅹ，所以该检测不受内源性凝血因子Ⅷ、Ⅸ、Ⅺ和Ⅻ的影响。该实验容易受到血小板磷脂的干扰，因此使用血浆检测时应通过两次离心确保除去残留的血小板。同时建议标本不要冻存，避免残留的血小板在解冻的过程中释放出磷脂，干扰实验结果。

该方法存在局限性，下列情况容易导致结果出现假阳性，造成结果解释困难。

1. 因子Ⅴ缺乏或者存在因子Ⅴ抗体会使 dRVVT 延长，并且不能被高浓度磷脂纠正。

2. 肝素可能引起 dRVVT 延长，但同时也可延长 TT，这在 APS 中非常少见。如果 dRVVT 和 TT 同时延长，则应该考虑到是否存在肝素污染，可通过中和肝素后再进行检测。

3. 口服华法林会导致 dRVVT 结果不可信。可将患者血浆与正常混合血浆 1∶1 混合后再进行 LA 检测，来消除华法林引起的凝血因子减低的影响，但这会降低 dRVVT 的灵敏度[31]。

（二）APTT 纠正试验

凝血常规使用的 APTT 试剂检测 APTT 延长能检测 LA，健康人群中 APTT 延长，常常是 LA 导致的[32]。常规的商业化的 APTT 试剂对 LA 的敏感性有很大的差异。因此，了解所用的 APTT 试剂的特性是很重要的。当血浆 APTT 延长，不能被正常混合血浆即刻纠正，即使 37℃孵育 1~2 小时也不能纠正，但加磷脂可以纠正，且患者无出血症状，应高度怀疑 LA 的存在。LA 需与凝血因子抑制物及肝素等抗凝药物相鉴别。如果 APTT 纠正试验的结果是 APTT 即刻被纠正，但在 37℃孵育 1~2 小时测定 APTT 明显延长，则很可能为因子Ⅷ抑制物。通过这些可鉴别 LA 和因子Ⅷ抑制物。在进行凝血因子活性和凝血因子抑制物检测时,如果患者标本中存在 LA,则会造成凝血因子活性假性减低或者凝血因子抑制物假阳性。这些问题可以通过血浆标本系列稀释的方法重复进行检测,常常能全部或部分纠正凝血因子的水平。

(三) 硅土凝固时间

硅土凝固时间(silica clot time,SCT)在本质上将硅土代替高岭土作为激活物来检测 APTT。目前多数商业 SCT 试剂中因为加了肝素中和剂——聚凝胺,因此该试验受肝素影响较小。值得一提的是该检测对口服抗凝药不敏感,对那些肝病或者凝血异常的患者结果依然可信。然而,该检测不能很好地区分 LA 和因子Ⅷ抑制物的存在。如果检测 LA 阳性,建议 12 周以后再次复查。由于 SCT 并不能检测所有的 LA,所以 SCT 检测结果为阴性患者又可疑 LA 存在时,可同时采用其他方法检测 LA 的存在。如果 LA 阳性的患者,应该积极查找 LA 的病因,如:抗核抗体检测、药物、病毒感染等。

(四) 其他检测 LA 方法

Textarin/Ecarin 试验是基于 Textarin 和 Ecarin 两种蛇毒触发凝血机制对磷脂依赖程度的差别,即:Textarin 通过磷脂依赖的途径活化凝血酶原,而 Ecarin 不需要磷脂可直接活化凝血酶原。与 dRVVT 不同,该试验不受凝血因子Ⅱ、Ⅴ、Ⅶ和Ⅹ的影响。

(胡 豫 邓 君)

参考文献

1. Hendriksen JM, Geersing GJ, Moons KG, et al. Diagnostic and prognostic prediction models[J]. J Thromb Haemost, 2013, 11(Suppl 1):129-41.
2. Rodger MA, Le Gal G, Wells P, et al. Clinical decision rules and D-Dimer in venous thromboembolism: current controversies and future research priorities[J]. Thromb Res, 2014, 134(4):763-8.
3. Tang L, Wang HF, Lu X, et al. Common genetic risk factors for venous thrombosis in the Chinese population[J]. Am J Hum Genet, 2013, 92(2):177-87.
4. Lu X, Tang L, Xu K, et al. Novel association of a PROC variant with ischemic stroke in a Chinese Han population[J]. Hum Genet, 2013, 132(1):69-77.
5. Tang L, Guo T, Yang R, et al. Genetic background analysis of protein C deficiency demonstrates a recurrent mutation associated with venous thrombosis in Chinese population[J]. PLoS One, 2012, 7(4):e35773.
6. Tang L, Jian XR, Hamasaki N, et al. Molecular basis of protein S deficiency in China[J]. Am J Hematol, 2013, 88(10):899-905.
7. Tang L, Lu X, Yu JM, et al. PROC c.574_576del polymorphism: a common genetic risk factor for venous thrombosis in the Chinese population[J]. J Thromb Haemost, 2012, 10(10):2019-26.
8. Zeng W, Tang L, Jian XR, et al. Genetic analysis should be included in clinical practice when screening for antithrombin deficiency[J]. Thromb Haemost, 2015, 113(2):262-71.
9. Seligsohn U, Lubetsky A. Genetic susceptibility to venous thrombosis[J]. N Engl J Med, 2001, 344(16):1222-31.
10. Seligsohn U, Zivelin A. Thrombophilia as a multigenic disorder[J]. Thromb Haemost, 1997, 78(1):297-301.
11. De Stefano V, Rossi E. Testing for inherited thrombophilia and consequences for antithrombotic prophylaxis in patients with venous thromboembolism and their relatives. A review of the Guidelines from Scientific Societies and Working Groups[J]. Thromb Haemost, 2013, 110(4):697-705.
12. Debeij J, van Zaane B, Dekkers OM, et al. High levels of procoagulant factors mediate the association between free thyroxine and the risk of venous thrombosis: the MEGA study[J]. J Thromb Haemost, 2014, 12(6):839-46.
13. Zivelin A, Griffin JH, Xu X, et al. A single genetic origin for a common Caucasian risk factor for venous thrombosis[J]. Blood, 1997, 89(2):397-402.
14. Salomon O, Steinberg DM, Zivelin A, et al. Single and combined prothrombotic factors in patients with idiopathic venous thromboembolism: prevalence and risk assessment[J]. Arterioscler Thromb Vasc Biol, 1999, 19(3):511-8.
15. Steinvil A, Raz R, Berliner S, et al. Association of common thrombophilias and antiphospholipid antibodies with success rate of in vitro fertilisation[J]. Thromb Haemost, 2012, 108(6):1192-7.
16. Adcock DM, Favaloro EJ. Pearls and pitfalls in factor inhibitor assays[J]. Int J Lab Hematol, 2015, 37(Suppl 1):52-60.
17. Bonar R, Favaloro EJ, Mohammed S, et al. The effect of dabigatran on haemostasis tests: a comprehensive assessment using in vitro and ex vivo samples[J]. Pathology, 2015, 47(4):355-64.
18. Goralczyk T, Iwaniec T, Wypasek E, et al. False-positive lupus anticoagulant in patients receiving rivaroxaban: 24 h since the last dose are needed to exclude antiphospholipid syndrome[J]. Blood Coagul Fibrinolysis, 2015, 26(4):

473-5.

19. Monis G, Ferrell C, Reyes M. Lupus anticoagulant increases activated partial thromboplastin time (APTT) prolongation in incubated 1:1 mix[J]. Clin Lab Sci, 2012,25(3):165-9.

20. Devreese KM, de Laat B. Mixing studies in lupus anticoagulant testing are required at least in some type of samples[J]. J Thromb Haemost, 2015, 13(8):1475-8.

21. Ruinemans-Koerts J, Ahmed-Ousenkova YM, Kaasjager HA, et al. When to screen for lupus anticoagulant? Influence of testing during acute phase and consequences for clinical practise[J]. Lupus, 2015, 24(11):1233-5.

22. Ray JG. Meta-analysis of hyperhomocysteinemia as a risk factor for venous thromboembolic disease[J]. Arch Intern Med, 1998, 158(19):2101-6.

23. Den Heijer M, Lewington S, Clarke R. Homocysteine, MTHFR and risk of venous thrombosis: a meta-analysis of published epidemiological studies[J]. J Thromb Haemost, 2005, 3(2):292-9.

24. den Heijer M, Rosendaal FR, Blom HJ, et al. Hyperhomocysteinemia and venous thrombosis: a meta-analysis[J]. Thromb Haemost, 1998, 80(6):874-7.

25. Martinelli I, Battaglioli T, Pedotti P, et al. Hyperhomocysteinemia in cerebral vein thrombosis[J]. Blood, 2003, 102(4):1363-6.

26. Bezemer ID, Doggen CJ, Vos HL, et al. No association between the common MTHFR 677C->T polymorphism and venous thrombosis: results from the MEGA study[J]. Arch Intern Med, 2007, 167(5):497-501.

27. Poort SR, Rosendaal FR, Reitsma PH, et al. A common genetic variation in the 3′-untranslated region of the prothrombin gene is associated with elevated plasma prothrombin levels and an increase in venous thrombosis[J]. Blood, 1996, 88(10):3698-703.

28. Amengual O, Atsumi T, Khamashta MA, et al. Specificity of ELISA for antibody to beta 2-glycoprotein I in patients with antiphospholipid syndrome[J]. Br J Rheumatol, 1996, 35(12):1239-43.

29. Galli M, Luciani D, Bertolini G, et al. Anti-beta 2-glycoprotein I, antiprothrombin antibodies, and the risk of thrombosis in the antiphospholipid syndrome[J]. Blood, 2003, 102(8):2717-23.

30. Nojima J, Suehisa E, Akita N, et al. Risk of arterial thrombosis in patients with anticardiolipin antibodies and lupus anticoagulant[J]. Br J Haematol, 1997, 96(3):447-50.

31. Tripodi A. To mix or not to mix in lupus anticoagulant testing? That is the question[J]. Semin Thromb Hemost, 2012, 38(4):385-9.

32. Chun WH, Bang D, Lee SK. Antiphospholipid syndrome associated with progressive systemic sclerosis[J]. J Dermatol, 1996, 23(5):347-51.

第十八章

弥散性血管内凝血的实验诊断

弥散性血管内凝血(disseminated intravascular coagulation,DIC)是在许多疾病基础上,致病因素损伤微血管体系,导致凝血活化,全身微血管血栓形成、凝血因子与血小板大量消耗,并继发纤溶亢进,引起以全身出血及微循环衰竭、甚至多脏器衰竭为特征的临床综合征[1]。DIC 不是一个独立的疾病,而是众多疾病复杂病理过程中的中间环节,是多种疾病的严重并发症,以血管内凝血激活和失代偿为特征,其主要基础疾病与诱因包括严重感染、恶性肿瘤、病理产科、手术及外伤等[2]。我国于 1986 年首次提出规范的 DIC 诊疗标准;2001 年在第八届全国血栓与止血大会上对该标准进行修订,强调肝病、白血病在 DIC 诊断中的特殊性[3];2012 年中华医学会血液学分会血栓与止血组再次对该标准进行修订,制定了与欧美和日本指南同步的中国专家共识,该共识结合了国际上关于 DIC 诊治的最新观念和我国临床诊疗及检测现状,本文拟就最新专家共识相关内容进行介绍与解读。

第一节 弥散性血管内凝血的发病机制

体内凝血酶的生成起核心作用;各种刺激因素和持久、过度的凝血酶产生促进 DIC 进展;微血管内皮的损伤;免疫和炎症系统的活化,进一步加重血管内皮损伤和凝血的激活[4]。

一、血管内皮损伤

常由于感染、内毒素、自身免疫性疾病、缺氧、酸中毒等原因,导致血管内皮损伤,激活血小板[5],组织因子(tissue factor,TF)大量释放至血液启动凝血系统。

二、血小板激活

在上述病因作用下,血小板发生黏附、聚集、释放反应,参与血栓形成。血小板释放的血小板第 4 因子(platelet factor 4,PF_4)、β 血小板球蛋白(β-thrombo globulin,β-TG)和血栓烷 A_2(thromboxane A_2,TXA_2)等活性物质进一步促进血栓形成;同时血小板还提供凝血表面,参与凝血过程。

三、凝血系统激活

TF 在 DIC 发病中的主导作用。病理情况下,如肿瘤、白血病、病理妊娠时,人体多种组织、细胞异常表达 TF,TF 通过外源凝血途径激活凝血过程,导致持续的大量凝血酶产生,纤维蛋白形成,沉积在微血管内形成微血栓,引起广泛血管内凝血[6]。小血管血栓引起相应器官衰竭。同时消耗凝血因子与血小板,引起出血。

四、抗凝蛋白减少

由于广泛血管内微血栓形成,消耗各种抗凝蛋白(抗凝血酶、蛋白 C 和蛋白 S,尤其是抗凝血酶),以及抗凝蛋白合成减少,进一步促进血栓形成。

五、纤溶系统异常

DIC 早期凝血酶大量生成,纤溶功能受抑制,有利于血栓形成。DIC 晚期,继发性纤溶亢进,降解纤维蛋白(原),其降解产物 FDP 和 D-二聚体具有抗凝、抗血小板功能作用,进一步加重出血倾向。

六、炎症因子加重凝血异常

组织坏死因子 α(tissue necrosis factor,TNF-α)、白介素 6(interleukin-6,IL-6)等可显著上调 TF 的

表达，下调血栓调节蛋白（thrombomodulin，TM），抑制蛋白C激活，抑制纤溶系统；白介素1（interleukin-1，IL-1）、抗炎因子白介素10（interleukin-10，IL-10）等则可明显下调TF。此外，微血管内皮的作用、炎症系统的活化等是导致DIC由局部的凝血与抗凝代偿到失代偿过程。

第二节 弥散性血管内凝血的临床表现

除原发疾病临床表现外，尚有DIC各期的临床特点，故复杂且差异很大。DIC早期高凝状态期，可能无临床症状或轻微症状，也可表现血栓栓塞、休克；消耗性低凝期以广泛多部位出血为主要临床表现；继发性纤溶亢进期：出血更加广泛且严重，难以控制的内脏出血；脏器衰竭期可表现肝肾衰竭，呼吸循环衰竭往往是导致患者的死亡原因。DIC典型的临床表现如下。

一、出 血

自发性、多部位（皮肤、黏膜、伤口及穿刺部位）出血，严重者危及生命的出血。

二、休克或微循环衰竭

休克不能用原发病解释，顽固不易纠正，早期即出现肾、肺、大脑等器官功能不全。

三、微血管栓塞

浅层皮肤、消化道黏膜、内脏，器官的微血管血栓栓塞，临床表现各异：顽固性休克、呼衰、意识障碍、颅高压、多器官衰竭。

四、微血管病性溶血

较少发生，进行性贫血，贫血程度与出血量不成比例，偶见皮肤、巩膜黄染。

第三节 弥散性血管内凝血的实验室检查

由于DIC是微血管体系内凝血活化导致全身微血管血栓形成，凝血因子大量消耗并继发纤溶亢进，因此必须同时具备反映凝血因子与血小板消耗以及反映纤溶系统活化的证据才能完善DIC的实验室诊断。

一、反映凝血因子与血小板消耗的证据

包括凝血酶原时间（prothrombin time，PT）、活化部分凝血活酶时间（activated partial thromboplastin time，APTT）、纤维蛋白原（fibrinogen，Fbg）浓度和血小板计数。

（一）血小板计数

血小板计数减少或进行性下降是诊断DIC敏感但非特异的指标。血小板减少是由于凝血酶诱导血小板聚集消耗所致。但仅凭一次血小板计数对诊断帮助不大，因为DIC早期其可能在参考区间内，甚至高于参考区间上限或发病前（如感染、失血等原因引起一过性或反应性增高）；而血小板计数进行性下降对诊断DIC更有价值，提示体内血小板被大量消耗，往往见于DIC低凝期。因此，当患者存在引起DIC基础病因且具有DIC临床表现，临床医生怀疑DIC时，必需反复、多次检测血小板计数，随DIC病程进展会逐渐减少。如患者发病前血小板高于参考区间，随DIC进展减低至发病前50%以下也具有重要的诊断意义。此外，要谨慎区别血小板计数减少是否继发于其他引起血小板生成减少的疾病，如败血症、急性白血病、再生障碍性贫血；或破坏增加：血栓性血小板减少性紫癜、药物（如肝素）；或分布异常：巨脾、脾功能亢进等原因。

（二）凝血酶原时间和活化部分凝血活酶时间检测

DIC时由于全身广泛微血管血栓形成，大量凝血因子消耗；同时合成减少（肝功能异常、VitK缺乏），引起PT和APTT延长，多出现在DIC消耗性低凝期、脏器衰竭期。也可出现PT和APTT正常或缩短，尤其在DIC早期高凝状态时，主要由于活化的凝血因子（如凝血酶或因子Ⅹa）所致。因此，PT缩短3秒或APTT缩短10秒，结合临床有无DIC病因和临床表现，对于DIC早期诊断仍具有重要意义，且必须进行动态监测。

（三）纤维蛋白原检测

Fbg属急性期反应蛋白，DIC时由于微血栓形成，尽管持续性消耗，但在血浆中的水平仍可维持在参考区间，Fbg测定对DIC的诊断特异性较差[7]，低Fbg血症多发生在严重消耗性低凝期或继发性纤溶亢进期。DIC早期患者Fbg可升高，当大于4g/L时，结合临床也应考虑DIC诊断。

Fbg 正常也不能排除 DIC，对于凡是存在病因或临床表现怀疑 DIC 的患者均需要动态观察与监测。

二、反映纤溶系统活化的证据

DIC 是在全身微血管血栓形成的基础上，继发纤溶亢进的病理过程，因此其实验室诊断必须包含纤溶亢进的指标：纤维蛋白（原）降解产物（fibrinogen/fibrin degradation product，FDP）、D-二聚体或 3P 试验。

（一）纤维蛋白（原）降解产物检测

FDP 包括纤维蛋原降解产物（fibrinogen degradation product，FgDP）和纤维蛋白降解产物（fibrin degradation product，FbDP），统称纤维蛋白（原）降解产物，具有抗血小板聚集和抗凝作用。FDP 包括碎片 X（X'）：与 Fbg、FM 结构相似，竞争凝血酶；碎片 Y（Y'）：抑制纤维蛋白单体聚合/形成不可溶性纤维蛋白；碎片 D：抑制纤维蛋白单体聚合；碎片 E（E'）：竞争凝血酶起抗凝作用。FDP 是纤维蛋白原和交联纤维蛋白单体的降解产物，主要反映原发性纤溶亢进。D-二聚体为交联纤维蛋白被纤溶酶降解的特异性降解产物，反映凝血与纤溶标志物，DIC 继发性纤溶亢进，故对诊断 DIC 更有特异性。

由于感染、肿瘤、外伤、近期手术、妊高征或静脉血栓栓塞等疾病时 FDP 和 D-二聚体均会升高；因此这两项指标不宜作为单独诊断 DIC 的标准，必须结合血小板计数与凝血时间的改变才能作出正确判断。国内 DIC 诊断指南中规定血浆 FDP>20mg/L；而 D-二聚体阳性或增高即可诊断。今后还需对 D-二聚体进行量化。

（二）血浆鱼精蛋白副凝固试验（3P 试验）

3P 试验是反映血浆内可溶性纤维蛋白复合体的一种试验。当血管内凝血时，FDP 与纤维蛋白单体结合形成可溶性复合物，不能被凝血酶凝固。鱼精蛋白可使复合物分离，重新析出纤维蛋白单体，发生聚合，形成肉眼可见的絮状沉淀，称为副凝固试验。3P 试验虽简单易行，但假阳性或假阴性率较高，建议仅在无条件进行 FDP 和 D-二聚体检测时采用。

任何单一的常规实验诊断指标用于诊断 DIC 的价值十分有限。因此，联合应用多个实验指标提高 DIC 的诊断率。常用 DIC 诊断方法的敏感性及特异性（表 2-18-1）。

表 2-18-1　常用 DIC 诊断方法的敏感性及特异性

检测指标	敏感度（%）	特异度（%）	诊断效率（%）
Plt	97	48	67
PT	91	27	57
APTT	91	42	57
TT	83	60	70
Fbg	22	100	65
AT	91	40	70
FDP	100	67	87
D-二聚体	91	68	80
PT+APTT+TT	83	11	51
PT+APTT+Fbg	22	100	65
PT+APTT+FDP	91	71	86
FDP+D-二聚体	91	94	95

第四节　弥散性血管内凝血的诊断

DIC 必须存在基础疾病，结合临床表现和实验室检查才能作出正确诊断。DIC 是一个复杂和动态的病理变化过程，不能仅依靠单一的实验室检测指标及一次检查结果作出结论，需强调综合分析和动态监测[8]。

一、临床表现

1. 存在易引起 DIC 的基础疾病。

2. 有下列一项以上临床表现：①多发性出血倾向；②不易用原发病解释的微循环衰竭或休克；③多发性微血管栓塞的症状、体征。

二、实验室检查

实验检查同时具有下列三项以上异常：

1. 血小板<100×10^9/L 或进行性下降。

2. 血浆 Fbg<1.5g/L 或进行性下降，或 Fbg>4g/L。

3. 血浆 FDP>20mg/L，或 D-二聚体水平升高或阳性，或 3P 试验阳性。

4. PT 缩短或延长 3 秒以上，或 APTT 缩短或延长 10 秒以上。

第五节 弥散性血管内凝血的鉴别诊断

DIC 的诊断还需要与血栓性血小板减少性紫癜(thrombotic thrombocytopenic purpura,TTP)、溶血性尿毒症综合征(hemolytic uremic syndrome,HUS)以及原发性纤溶亢进等疾病或病理状态进行鉴别诊断。

一、血栓性血小板减少性紫癜[9]

TTP 为一组微血管血栓出血综合征,以血小板血栓为主,其主要临床特征包括微血管病性溶血性贫血、血小板减少、神经精神症状、发热和肾脏受累等。TTP 的主要发病机制涉及 vWF 裂解酶 ADAMTS13 活性缺乏、血管内皮细胞 vWF 异常释放、血小板异常活化等方面。

遗传性 TTP 系 *ADAMTS13* 基因突变导致酶活性降低或缺乏所致;特发性 TTP 因患者体内存在抗 ADAMTS13 自身抗体(抑制物),导致 ADAMTS13 活性降低或缺乏;继发性 TTP 系因感染、药物、肿瘤、自身免疫性疾病等因素引发。

(一)临床表现

微血管病性溶血性贫血、血小板减少、神经精神症状"三联症",或同时具备急性肾衰竭和发热症状为"五联症"。

(二)实验室检查

贫血、血小板显著降低,外周血涂片中红细胞碎片明显增高(大于 2%);血清游离血红蛋白增高,Coombs 试验阴性,血清乳酸脱氢酶明显升高。凝血功能检查基本正常。血浆 ADAMTS13 活性显著降低,特发性 TTP 者 ADAMTS13 抑制物阳性。

综合临床表现和实验室检查结果,并排除 HUS、DIC、HELLP 综合征、Evans 综合征和子痫等疾病。

二、溶血性尿毒症综合征[9]

HUS 是以微血管内溶血性贫血、血小板减少和急性肾衰竭为特征的综合征,病理基础与 TTP 相似,统称为血栓性微血管病(thrombotic microangiopathy,TMA)。

HUS 与 TTP 病因及临床表现相似,成人患者治疗也相似,近年有学者提出成人 HUS/TTP 综合征。感染、败血症、药物反应、病理产科、移植后排斥反应、自身免疫性病和肿瘤是 TTP/HUS 主要病因。HUS 主要由于肠道细菌感染引起。病变主要局限于肾脏,主要病理改变为肾脏毛细血管内微血栓形成,少尿、无尿等尿毒症表现更为突出,多见于儿童与婴儿,少有发热与神经系统症状,预后较好。HUS 分为流行性(多数有血性腹泻的前驱症状);散发性(常无腹泻)和继发性。George 等将 HUS 分为儿童流行型和成人 TTP/HUS 型(特发性;继发性)。HUS 实验室检查尿中大量蛋白、红细胞、白细胞、管型、血红蛋白尿、含铁血黄素及尿胆素,肾功能损害严重;HUS 时血小板一般正常,血涂片破碎红细胞较少,血浆 ADAMTS13 活性无降低。

三、原发性纤溶亢进

胰腺、前列腺、卵巢手术,产科意外或过度挤压等使纤溶酶原激活物(t-PA,u-PA)活性增高;严重肝病,恶性肿瘤,感染、中暑、冻伤引起纤溶酶原激活物抑制物(plasminogen activator inhibitor,PAI)活性减低,导致纤溶活性亢进,纤溶酶降解 Fbg,Fbg 减少,其降解产物 FDP 明显增加,引起临床广泛、严重出血,但无血栓栓塞和微循环衰竭表现。原发性纤溶亢进时无血管内凝血存在,没有血小板消耗与激活,因此,血小板正常;由于不是继发性纤溶亢进,故 D-Dimer 正常或轻度增高。与 DIC 鉴别见表 2-18-2。

表 2-18-2 原发性与继发性纤溶亢进鉴别

	DIC	原发性纤溶亢进
血小板计数	↓	正常
APTT	↑/正常	↑
PT	↑	↑
TT	↑/正常	↑
Fbg	↓/正常	↓↓
FDP	↑/±	↑↑↑
D-二聚体	↑↑	↑
ELT	↓/±	↓↓
t-PA/u-PA		↑
PAI		↓
3P		正常

注:ELT:优球蛋白溶解时间;±:阳性或者阴性

第六节　弥散性血管内凝血的诊断积分系统

2001 年国际血栓与止血协会（International Society on Thrombosis and Haemostasis，ISTH）的 DIC 专业委员会根据体内稳定调节功能紊乱情况，将 DIC 分为两个阶段：非显性弥散性血管内凝血（Non-Overt DIC），指止血机制处于代偿状态 DIC，即 pre-DIC；显性弥散性血管内凝血（Overt DIC），指止血机制处于失代偿状态的 DIC，即临床典型 DIC。ISTH 制定了 DIC 和 pre-DIC 积分诊断标准[10,11]（表 2-18-3）。

由于 DIC 死亡率高，国际血栓与止血协会科学和标准化委员会（International Society on Thrombosis and Haemostasis-Scientific and Standardization Committee，ISTH-SSC）提出 DIC 的早期诊断与治疗[12]（表 2-18-4）。新的重点是认识非显性阶段的凝血功能异常，而不是明显的、失代偿的 DIC，因此时对抢救与治疗都已为时过晚。

虽然目前国内还没有制定 DIC 和 pre-DIC 的积分诊断标准，但正在开展相关探索。估计近年内将会有符合中国国情的 DIC 和 pre-DIC 的积分诊断标准，因为这无论是对于 DIC 的动态观察，还是疑难 DIC 诊断率的提高都具有重要的临床意义，有助于 DIC 的早期诊断与及时治疗。

表 2-18-3　DIC 和 pre-DIC 的积分诊断标准

	失代偿性（显性）	积分	代偿性（非显性）	积分
原发疾病				
存在		2		2
不存在		0		0
Plt（$\times10^9$/L）	>100	0	>100	
	<100	1	<100	1
	<50	2	动态检测：上升为 1 分，稳定为 0 分，进行性下降为 1 分	
FRMs（eg：D-	未增高	0	未增高	0
二聚体/FDP）	中度增高	2	增高	1
	重度增高	3	动态检测：降低为 1 分，稳定为 0 分，进行性增高为 1 分	
PT（s）	未延长或延长<3	0	未延长或延长<3	0
	延长 3~6	1	延长>3	1
	延长>6	2	动态检测：缩短为-1 分，稳定为 0 分，进行性延长为 1 分	
Fbg（g/L）	≥1.0	0	特殊检查：AT：正常-1，降低 1	
	<1.0	1	PC：正常-1，降低 1	
			TAT：正常-1，降低 1	
			PAP：正常-1，降低 1	
			TFPI：正常-1，降低 1	
判断标准	累计积分≥5 分符合显性 DIC，每天重复检测积分，以观察动态变化		累计积分<5 分（一般应≥2 分）为非显性 DIC，定期重复积分，了解病情变化	

注：FRMs：纤维蛋白相关标志物；TAT：凝血酶-抗凝血酶复合物；PAP：纤溶酶-抗纤溶酶复合物；TFPI：组织因子途径抑制物

表 2-18-4 目前国际诊断 DIC 的标准

	ISTH 标准	JMHW 标准	JAAM 标准
易患 DIC 的基础病			
临床情况	必有	1 分	必有
临床症状	未采用	出血=1 分	SIRS 评分≥3=1 分
		器官衰竭=1 分	
Plt(×10^9/L)	50~100=1 分	80~120=1 分	80~120 或减少>30%=1 分
	<50=2 分	50~80=2 分	<80 或减少>50%=2 分
		<50=3 分	
纤维蛋白相关指标	中度增加=2 分	FDP 10~20μg/ml=1 分	FDP 10~25μg/ml=1 分
	显著增加=3 分	FDP 20~40μg/ml=2 分	FDP>25μg/ml=3 分
		FDP>40μg/ml=3 分	
Fbg(g/L)	<1=1 分	1~1.5=1 分	未采用
		<1=2 分	
PT(秒)	延长>3~6=1 分	PT 比率 1.25~1.67=1 分	PT 比率≥1.2=1 分
	延长>6=2 分	PT 比率>1.67=2 分	
DIC 诊断	≥5 分	≥7 分	≥4 分

注:JMHW:日本卫生福利部;JAAM:日本危重病协会

(梅 恒 吴竞生 胡 豫)

参考文献

1. Toh CH, Alhamdi Y. Current consideration and mangemeng of disseminad intravascular coagulation[J]. Hematology Am Soc Hematol Educ Program, 2013, 2013: 286-291.
2. Levi M, van der Poll T. Disseminated intravascular coagulation: a review for the internist[J]. Intern Emerg Med, 2013, 8(1): 23-32.
3. 宋善俊,王鸿利,李家增.弥散性血管内凝血[M].第2版.上海:上海科学技术出版社,2001:61-91.
4. Wagner DD, Frenette PS. The vessel wall and its interactions[J]. Blood, 2008, 111(11): 5271-5281.
5. Cox D, Kerrigan SW, Watson SP. Platelets and the innate immune system: mechanisms of acterial-induced platelet activation[J]. J Thromb Haemost, 2011, 9(6): 1097-1107.
6. Mann KG, Krudysz-Amblo J, Butenas S. Tissue factor controversies[J]. Thromb Res, 2012, 129(Suppl 2): S5-S7.
7. Kim HK, Lee DS, Kang SH, et al. Utility of the Fibrinogen/C-Reactive Protein Ratio for the Diagnosis of Disseminated Intravascular Coagulation[J]. Acta Haematol, 2007, 117(1): 34-39.
8. 中华医学会血液学分会血栓与止血学组.弥散性血管内凝血诊断与治疗中国专家共识(2012年版)[J].中华血液学杂志,2012,33(1):979.
9. 刘泽霖,贺石林,李家增.血栓性疾病的诊断与治疗[M].第2版.北京:人民卫生出版社,2006:135.
10. Taylor FB Jr, Toh CH, Hoots WK, et al. Towards definition, clinical and laboratory criteria, and a scoring system for disseminated intravascular coagulation. On behalf of the scientific subcommittee on disseminated intravascular coagulation(DIC) of the international society on thrombosis and haemostasis(ISTH)[J]. Thromb Haemost, 2001, 86(5): 1327-30.
11. Toh CH, Hoots WK, SSC on Disseminated Intravascular Coagulation of the ISTH. The scoring system of the Scientific and Standardisation Committee on Disseminated Intravascular Coagulation of the International Society on Thrombosis and Haemostasis: a 5-year overview[J]. J Thromb Haemost, 2007, 5(3): 604-606.
12. Wada H, Thachil J, Di Nisio M, et al. Guidance for diagnosis and treatment of DIC from harmonization of the recommendations from three guidelines[J]. J Thromb Haemost, 2013, 10.1111/jth.12155.

附：

弥散性血管内凝血诊疗中国专家共识解读

弥散性血管内凝血是在许多疾病基础上，由特定因素引起以出血及微循环衰竭为特征的临床综合征。它不是一个独立的疾病，而是众多疾病复杂病理过程的中间环节，若不及时诊治，常危及患者生命。我国于1986年首次提出规范的DIC诊疗标准；2001年在第八届全国血栓与止血大会上对该标准进行修订，强调肝病、白血病在DIC诊断中的特殊性[1]；2012年中华医学会血液学分会血栓与止血组再次对该标准进行修订，制定了与欧美和日本指南同步的中国专家共识，该共识结合了国际上关于DIC诊治的最新观念和我国临床诊疗及检测现状，本文拟就最新专家共识相关内容进行解读。

一、DIC的定义

2001年，由国际血栓与止血协会（ISTH）提出的DIC定义为：不同病因导致局部损害而出现以血管内凝血为特征的一种继发性综合征，它既可由微血管体系受损而致，又可导致微血管体系损伤，严重损伤可导致多器官衰竭[2]。据此，本共识在国内原有定义基础上，融入了“微血管体系损伤”的概念，将其定义为：DIC是在许多疾病基础上，致病因素损伤微血管体系，导致凝血活化，全身微血管血栓形成、凝血因子大量消耗并继发纤溶亢进，引起以出血及微循环衰竭为特征的临床综合征[3]。

该定义强调了微血管体系损伤在DIC发生中的地位；重申了DIC不是一个独立的疾病，而是众多疾病复杂病理过程中的中间环节；阐述了DIC的终末损害多为微循环障碍导致的器官衰竭；同时还指出DIC的始动因素仍是凝血系统的异常活化，从而引发凝血因子的消耗以及纤溶系统活化等一系列病理生理过程。

二、DIC的临床表现

DIC的临床表现呈现多样性，但与DIC病理生理过程相关的临床表现包括：出血、微循环障碍、微血管栓塞和微血管病性溶血。这四个临床表现有其各自突出特点，共识中分别给予了重点概述。

需要强调的是，DIC原发病的复杂性决定了其临床表现多种多样，特别是在患者有严重基础疾病情况下，临床医生在诊治专科基础疾病时，易忽视DIC早期表现，错失DIC抢救的黄金时机，因而临床医生应在下列症状出现时提高警惕：不明原因的呼吸浅快、低氧血症；少尿、无尿；不明原因的心率增快；皮肤黏膜坏死；注射、穿刺部位大片瘀斑或出血不止；产科倾倒性大出血等。

三、DIC的实验室检查

在原发病和临床表现存在的前提下，实验室检查对于DIC诊断有重要的支撑作用。由于DIC为复杂的病理过程，目前尚无单一指标能圆满解决患者的诊断，但不论国内外DIC实验室诊断标准中包含怎样的检测项目，均包括以下几方面的证据：①凝血因子消耗的证据，包括PT、APTT、血小板计数、血浆纤维蛋白原含量等。②纤溶亢进表现的证据，包括D-二聚体、纤维蛋白（原）降解产物、3P试验等。因此，在共识中也选择这些指标为主要检测项目。

需要注意的是，DIC的诊断不能依靠单一的实验室指标，需密切观察临床表现，结合实验室检测结果加以综合判断。DIC是一个动态的过程，检测结果只反映这一过程的某一瞬间，而且临床状况会影响检测结果，因此密切结合临床及检测指标的动态观察有助于DIC的诊断。

四、DIC的诊断

新的专家共识中依旧强调了基础疾病和临床表现的重要性，但鉴于目前国际上对于抗凝治疗尚存争论，因此删除了临床表现中“抗凝治疗有效”这一条目；而且，通过临床实践和总结，对于存在基础疾病的患者，只要出现多部位自发出血、难以纠正的微循环障碍、多发微血管栓塞这三种特征性的临床表现之一，即可以高度怀疑DIC可能。因此将标准中“满足两项以上临床表现”修改为“满足一项以上”。另外，诊断标准中部分实验室检查指标（如AT、FⅧ：C以及凝血、纤溶、血小板活化分子标记物等）在我国有些医院不能得到有效开展，而且诊断的敏感性和特异性有限，因此进行了删除；保留了经过循证医学验证、简单易行的检测项目（包括血小板计数、PT或APTT、纤维蛋白原浓度、纤溶系统活化的相关指标)。

有关DIC的诊断标准一直都是诊疗指南每轮修订的重点,第八届全国血栓与止血学大会(2001年,武汉)修订的标准是国内临床医生普遍接受并应用时间最长的诊断标准,它兼顾了科学性和实用性,又强调了肝病与白血病在DIC诊断中的特殊性,不失为一个较好的诊断标准,对于DIC的诊断,特别是典型的,急性DIC,多可及时确诊,但对于非典型、慢性、早期的DIC(DIC前期与代偿期)诊断问题上仍然存在一定难度。同时由于DIC病因繁多,病情变化快,许多检测指标在发病过程中呈动态变化,而且其中部分检测指标在我国有些医院不能得到有效开展,极易漏诊、误诊,因此给治疗带来极大困难。我国针对DIC的实验室检查繁多但大多缺乏特异性且诊断指标主要是针对DIC中、晚期检测的结果,不利于其临床诊治。而在国际上沿用的是ISTH标准,但由于其并未与临床疾病相联系,在诊断上缺乏针对性。日本的DIC诊断体系又由于其过于繁琐,很难在临床上大量推广。制定一套既能早期诊断,又兼顾敏感性、特异性与准确性的,能在我国多数医院开展实施的简单易行的DIC诊断系统便成为目前迫切需要解决的问题。经过多年循证医学研究,2015年由华中科技大学同济医学院附属协和医院牵头制定了中国第一个弥散性血管内凝血诊断积分系统(CDICS)[4],它"重视基础疾病和临床表现,强化动态监测,突出简单易行、易于推广应用"。该系统目前正在全国21家中心进行临床应用检测,明确其诊断效能,有望成为下一代国内DIC诊断的指南。

五、DIC的治疗

目前观点认为,原发病的治疗是终止DIC病理过程的最为关键和根本的治疗措施。在某些情况下,凡是病因能迅速去除或控制的DIC患者,凝血功能紊乱往往能自行纠正。但多数情况下,相应的支持治疗,特别是纠正凝血功能紊乱的治疗是缓解疾病的重要措施[3]。因此,共识将DIC的主要治疗措施高度概括为:去除诱因、抗凝治疗、替代治疗和其他治疗。

(一)治疗原发病、消除诱因

大量证据表明,凡是病因能迅速去除或者控制的DIC患者,其治疗较易获得疗效。譬如感染,特别是细菌感染导致的败血症,是DIC最常见病因,重症感染诱发的DIC患者,主张"重锤出击"的抗感染策略,抗生素应用宜早期、广谱、足量,经验性用药则应采取"降阶梯"原则,尽早减轻感染对微血管系统损害;又如在胎盘早剥等病理产科导致DIC发生的患者,终止妊娠往往能有效扭转病情。相反,如原发病不予去除或难以控制者,则DIC虽经积极治疗,仍难控制其病情发展或易于复发。感染、休克、酸中毒及缺氧状态等是导致或促发DIC的重要因素,积极消除这些诱发因素,可以预防或阻止DIC发生、发展,为人体正常凝血-抗凝血平衡恢复创造条件。

(二)抗凝治疗

基于机体凝血系统广泛活化为DIC的始动环节,理论上讲抗凝治疗是一种合理的治疗手段。抗凝治疗的目的是阻止凝血过度活化、重建凝血-抗凝平衡、中断DIC病理过程。共识中推荐的抗凝药物为:普通肝素和低分子量肝素。普通肝素剂量既往强调"足量",近年来随着对其作用认识的深入、制剂的改进和综合性治疗措施的应用,已趋向于小剂量用药。低分子量肝素由于其具有某些药物学优势,近年已广泛应用于临床。普通肝素给药方式既往多采取静脉注射或持续静脉滴注方法,近年多为皮下注射所替代,其原因在于皮下注射可持续稳定的吸收,有助于普通肝素发挥恒定抗凝作用。共识还强调两种肝素的使用疗程应根据病情决定,并明确使用的适应证和禁忌证。关于既往文献中提及的其他抗凝药物,如丹参和低分子右旋糖酐等,由于缺乏足够的循证医学证据,因此被删除。而如活化的蛋白C、抗凝血酶、组织因子途径抑制物和重组的活化因子Ⅶ(recombinant activated factor Ⅶ,rFⅦa)等治疗手段对于DIC的疗效[5],目前国际上尚存在较大争议,故本共识中亦未提及。

(三)替代治疗

共识强调替代治疗并非单纯建立在实验室检测结果的基础上,而是主要根据临床有无活动性出血的症状来决定,并且需要在已进行原发病和抗凝治疗的基础上应用。

(四)其他治疗

鉴于抗纤溶制剂作为止血药物已在临床上广泛使用,因此有必要强调,对于有出血倾向而没有排除DIC,或怀疑为DIC所致患者,不宜将抗纤溶制剂作为首选止血药物单独予以使用,以免诱发或加重DIC发展。因此共识中降低了纤溶抑制剂在 DIC 治疗中的地位，将其归至其他治疗中并指出该治疗仅适用于 DIC 的基础病因及诱发因素已经去除或控制，并有明显纤溶亢进的临床及实验证据、继发性纤溶亢进已成为迟发性出血主要或唯一原因的患者。

（梅 恒　吴竞生　胡 豫）

参考文献

1. Levi M, van der Poll T. Disseminated intravascular coagulation: a review for the internist [J]. Intern Emerg Med, 2013, 8(1): 23-32.
2. Kim HK, Lee DS, Kang SH, et al. Utility of the Fibrinogen/C-Reactive Protein Ratio for the Diagnosis of Disseminated Intravascular Coagulation [J]. Acta Haematol, 2007, 117(1): 34-39.
3. 中华医学会血液学分会血栓与止血学组. 弥散性血管内凝血诊断与治疗中国专家共识(2012 年版)[J]. 中华血液学杂志, 2012, 33(1): 979.
4. Wang M, Kou H, Mei H, et al. Retrospective Evaluation of New Chinese Diagnostic Scoring System for Disseminated Intravascular Coagulation [J]. PLoS One, 2015, 10(6): e0129170.
5. Di Nisio M, Baudo F, Cosmi B, et al. Diagnosis and treatment of disseminated intravascular coagulation: Guidelines of the Italian Society for Haemostasis and Thrombosis (SISET) [J]. Thromb Res, 2012, 129(5): e177-e184.

第十九章

肝脏疾病患者止凝血紊乱的实验诊断

正常的肝脏功能是维持机体止凝血系统平衡的核心，凝血、抗凝血和纤溶系统的蛋白质多数在肝脏合成，并且肝脏还具有很强的清除活化凝血因子和纤溶蛋白的能力。肝病患者凝血状态与健康人显著不同，由于各系统间平衡关系偏离了正常的凝血级联反应方向[1]，因此其常规凝血试验结果往往不能准确反映患者止凝血系统的功能状态。肝脏发生病变时，止凝血试验结果表现复杂而又瞬息变化，如凝血时间延长伴随抗凝血蛋白活性减低，纤溶酶原活性减低伴随纤维蛋白（原）降解产物水平增高等[2]，其中肝硬化、肝癌和急性肝炎患者表现尤为明显。长期以来，由于实验室凝血试验显示的低凝特征，临床普遍认为肝病患者存在的出血倾向本身就可以避免血栓形成。但这种假设目前已被证明是错误的，肝病患者事实上是处于一种脆弱的“止血再平衡”状态[3]。与健康人相比，肝病患者再平衡后的止血系统状态可波动范围更窄[4]，在各种病理因素影响下非常容易诱发出血或血栓[3]。没有证据表明给肝病患者预防性输注血浆有助于减轻术后出血[1,3]，反而肝病患者在肾功不全或感染的情况下进行侵入性检查前需要进行详细的血栓风险评估。近年来，临床医生开始认识到，血栓预防措施已不是肝病（特别是肝硬化和急性肝衰竭）患者的禁忌，对这些患者发生血栓事件的可能性应有足够的警惕。

第一节　肝脏疾病患者的止凝血紊乱

肝脏疾病患者的止凝血紊乱包括各种原因导致的出血和血栓问题，二者既可单独出现，也可同时存在；既可存在于同一原发疾病的不同病理阶段，也可互为因果。对于这种肝脏疾病所特有的止凝血紊乱现象，应通过对患者病理机制的深入分析，并结合实验室和影像学检查进行综合风险评估。

一、出　血

（一）轻度出血

在肝硬化失代偿期，由于脾功能亢进时血小板大量破坏和凝血障碍（凝血因子合成障碍和消耗增多、原发性纤溶亢进）的原因，患者可有出血倾向，常出现牙龈和鼻腔出血，皮肤黏膜有瘀斑、瘀点和新鲜出血点，女性常有月经过多。

（二）急性出血

急性出血主要是胃底食管静脉破裂出血，患者多发生呕血和黑便，是肝硬化和肝癌的严重并发症和重要死亡原因。此外，肝癌患者合并门静脉或肝静脉癌栓时常因门静脉高压导致出血。

（三）合并症出血

肝癌组织坏死液化可造成结节破裂出血，使腹腔积液呈血性外观，严重者可致出血性休克或死亡。上消化道也可因胃肠道黏膜糜烂合并凝血功能障碍等原因发生出血。

（四）其他

急性病毒性肝炎、药物中毒性肝炎、暴发性肝炎多出现血小板数量和凝血时间（PT 和 APTT）的异常，但较少发生出血现象。尽管部分患者还可出现出血时间延长、血小板聚集功能减低和血小板超微结构的改变，但这些变化均不足以引发严重临床出血，且可随肝功能的好转而逐渐恢复正常。

二、血　栓

（一）弥散性血管内凝血（disseminated intravascular coagulation，DIC）

在肝硬化失代偿期，由于损伤的肝细胞释放

促凝物质、活化的凝血因子因无法清除而蓄积、脾肿大引发血流淤滞导致血小板激活、内毒素接触性活化凝血因子Ⅻ等原因,导致弥散性血管内凝血。

(二) 门静脉血栓(portal vein thrombosis, PVT)

PVT多继发于慢性肝病、恶性肿瘤等。最常见的局部危险因素包括肝硬化及邻近门静脉的恶性肿瘤。腹腔内恶性肿瘤不但可以直接侵袭或压迫门静脉系统,肿瘤发展过程中引发的高凝状态也可对PVT产生促进作用。此外,全身炎症反应和骨髓增生性疾病是引发PVT的常见全身性因素。

PVT形成时,如过程缓慢(慢性PVT),阻塞的门静脉段被新生的网状匍行血管取代,连接近端与远端门静脉系统,形成侧支循环,通常临床症状不明显。如门静脉系统(包括肠系膜静脉和脾静脉)发生急性完全性栓塞(急性PVT),患者多出现剧烈腹痛、腹胀、便血和休克,脾脏迅速肿大伴腹腔内积液快速增多。

(三) 肝窦阻塞综合征(sinusoidal obstruction syndrome, SOS)

终末期肝静脉内膜下硬化,继发血栓形成,静脉周围及肝窦纤维化,同时可伴有小叶中央肝细胞坏死,是造血干细胞移植前化疗的常见并发症,其他致病因素还包括长期使用免疫抑制剂等。患者临床表现变化较大,轻症者可自愈,重症者可在短时间内死亡。

(四) 布-加综合征(Budd-Chiari Syndrome, BCS)

肝静脉流出道梗阻,使肝脏出现淤血、出血、坏死、纤维化,导致窦后性门静脉高压(包括门静脉血栓形成)的一组临床综合征,分为原发性和继发性。

第二节　肝脏疾病患者止凝血紊乱的实验诊断

肝脏疾病患者止凝血系统的实验室检查结果可表现为不同类型的复杂情况,许多参数常因变化趋势相互矛盾而难以分析。由于这些变化与疾病发生机制密切相关,因此对于肝病患者止凝血试验结果的解读,需要结合临床资料进行综合评估和判断,应避免在脱离临床背景的情况下,仅根据实验室指标对患者做出"血栓风险"或"出血风险"的结论。根据目前国内外的临床经验,对于肝病患者的止凝血实验室检查,多项指标的联合评估优于单一指标,结合临床资料的综合分析优于依赖单一手段。

一、凝血酶原时间检测

凝血酶原时间(prothrombin time, PT)与肝细胞损害的程度及预后密切相关,其评价性能优于胆红素、谷丙转氨酶和白蛋白等指标。急性肝炎、肝硬化和肝癌时PT显著延长,其中肝细胞合成凝血因子障碍、纤溶亢进是PT延长的原因。PT虽然可以敏感反映急、慢性肝病时蛋白质合成紊乱的严重程度以及疾病预后趋势,但对出血风险的评估能力不足。最近的研究发现,PT不能确定严重肝功能障碍患者的低凝或高凝状态,也不能预测患者的出血风险。值得注意的是,肝功能障碍患者PT延长并不意味着存在"自身抗凝"效果[5],肝病患者的PT延长并不能阻止住院患者VTE的发生[6]。

二、凝血酶时间检测

凝血酶时间(thrombin time, TT)延长提示可能存在低纤维蛋白原血症或血浆中有类肝素样抗凝物质等,还应考虑到异常纤维蛋白原血症,此时纤维蛋白原水平可正常(至少>1g/L)。肝癌时,血浆纤维蛋白原浓度可增高,但质量异常,亦可导致TT延长。

三、凝血因子和血管性血友病因子检测

肝脏合成凝血蛋白质能力减低对维生素K依赖凝血因子(FⅡ、FⅦ、FⅨ和FⅩ)的影响尤为显著(如肝硬化)。FⅦ的半衰期短,其降低先于FⅡ和FⅩ。此外,FⅤ由于几乎全部由肝细胞合成,其水平进行性或严重降低提示预后不良。在急性肝脏疾病时,纤维蛋白原浓度正常或增加,显著减低可见于肝衰竭。

肝病时,导致出血因素的包括FⅡ、FⅤ、FⅦ、FⅨ、FⅩ、FⅪ减少,纤维蛋白原量和质的异常,维生素K缺乏、纤溶抑制物减低;导致血栓形成的因素包括FⅧ和vWF水平增高,纤维蛋白原质量异常[7]。

四、抗凝蛋白检测

抗凝血酶、蛋白C和蛋白S等多在肝脏合成，在急性肝炎、肝硬化和肝癌时，患者血浆抗凝血酶[2]和蛋白C[2,7]活性及水平均显著减低；总蛋白S(total protein S,TPS)和游离蛋白S(free protein S,FPS)水平的显著减低可见于各个类型的肝脏疾病。在肝脏疾病的早、中期，TPS和FPS是肝细胞功能损害最敏感的指标，其血浆水平的异常变化早于生化指标和常规止凝血试验[2]。如PVT患者的血浆凝血因子和蛋白C、蛋白S水平均降低，应考虑为肝脏合成功能障碍所致，如患者的一级亲属中也存在蛋白C和蛋白S缺乏症，则应首先确认是否存在遗传性抗凝血蛋白缺陷的风险。

五、纤溶系统标志物检测

急性肝病患者纤溶酶原和α_2-抗纤溶酶水平减低，优球蛋白溶解时间缩短，纤维蛋白(原)降解产物(fibrin/fibrinogen degradation products,FDP)增加。肝硬化失代偿期，由于肝脏清除组织型纤溶酶原激活物(tissue-type plasminogen activator,t-PA)能力减低，t-PA因蓄积而浓度增高，但纤溶酶原活化抑制物(plasminogen activator inhibitor,PAI)并未增加，同时α_2-抗纤溶酶合成减少，最终使纤溶酶活性增加，纤维蛋白原溶解加速，纤溶亢进导致血浆FDP浓度显著增高；有静脉血栓形成或DIC发生时，血浆D-二聚体浓度增高。

六、爬虫酶时间检测

爬虫酶时间(reptilase time,RT)延长可见于各种类型肝病患者(除乙肝携带者外)。爬虫酶时间可敏感反映肝细胞的功能障碍[2]，其血浆水平的异常变化早于多数生化指标和止凝血试验。

七、血小板计数

导致血小板减少的原因主要包括肝病所导致的脾肿大、血小板生成减少、免疫介导的血小板破坏增多和凝血酶介导的血小板消耗增加等。但如出现重度血小板减少，则应考虑肝炎病毒诱发再生障碍性贫血的可能。

门静脉高压、毒性或炎性因素引起的单核吞噬细胞增生和纤维变性均可导致脾肿大，晚期脾肿大伴脾功亢进导致血小板数量减少和血小板功能受损[8]。血小板在脾脏滞留过多也是血小板减少的原因。肝硬化伴随充血性脾肿大时，大部分血小板被滞留于脾脏，使外周血中血小板减少。

肝病时血小板寿命缩短，肝脏合成血小板生成素减少。酒精性肝病时的叶酸摄入不足和代谢减低、酒精对巨核细胞增生的直接毒性作用均可使血小板减少。部分慢性肝病患者的血小板数量可正常或轻度减低，出血时间轻度或重度延长(与血小板聚集功能异常也有一定关系)。

八、检测方法的特性

(一) 综合评估

在肝脏疾病时，由于止凝血各系统指标表现得纷繁混乱，如脱离患者临床背景，仅针对某一项或几项实验室指标进行分析，很难准确判断患者出血和(或)血栓风险[9]。因此有效的评估模式应是建立在对患者病理类型、疾病发展阶段、临床治疗和实验室检查等资料进行综合分析基础上的整体评估。

(二) 肝病合并弥散性血管内凝血

肝病时发生DIC的机制远比其他疾病时更为复杂，不但受到肝脏本身合成和清除功能异常的影响，脾功亢进和内毒素血症对凝血因子和血小板的影响也非常显著。困扰临床的是，DIC实验室诊断标准中每一项指标的变化在肝病时都可以有不同的解释，比如FDP增高既可能是继发性纤溶亢进，也可能是原发性纤溶亢进；纤维蛋白原减少既可能是消耗过度，也可能是合成减少；血小板数量减少既可能是消耗增加，也可能因脾脏扣留所致。因此对肝病患者进行DIC诊断时，更强调结合临床表现和实验室检查的综合分析和动态监测。此外，肝病合并DIC的实验室标准也不同于其他疾病合并的DIC，见表2-19-1。

九、国内外现状与问题

有关肝病患者止凝血异常机制的研究仍在被深入探讨，肝病时凝血、纤溶异常与临床出血与血栓之间的关系正在被重新定义[12,13]，近年来“止血再平衡”的概念在国际肝病研究领域已被广泛接受，医生们也不再仅仅关注肝病患者的出血风险。肝病时临床常见的凝血紊乱既包括食管静脉曲张出血、侵入性和经皮检查过程中的出血，还有门静脉血栓、下肢静脉血栓栓塞和DIC等。目前的困难是，实验室常规检查尚不能帮助临床对患

表 2-19-1 肝病合并 DIC 的实验诊断标准

	DIC[10]	肝病合并 DIC[11]
血小板计数	<100×10⁹/L,或进行性下降	<50×10⁹/L,或进行性下降
血浆纤维蛋白原	<1.5g/L,或进行性下降,或>4g/L	<1.0g/L,或进行性下降
血浆 FDP 含量	>20mg/L	>60mg/L
血浆 D-二聚体含量	增高	增高
抗凝血酶活性	<60%[11]	不适用
3P 试验	阳性	阳性
凝血酶原时间	缩短或延迟 3 秒以上	延迟 5 秒以上

者出血或血栓风险作出准确评估[14-16]。如体外试验显示肝硬化患者存在显著的纤溶亢进和低凝状态,临床上长期以来也认为这些变化可促进出血事件的发生,但实际上肝硬化患者自发性出血的发生率远低于预期[17],说明慢性肝病患者虽然在一期和二期止血系统均存在缺陷[18],却仍可保持脆弱的止凝血平衡。

越来越多的证据显示,慢性肝病也可以导致促凝因素逐渐增强,患者自身存在的原发性纤溶和低凝因素并不能阻止血栓并发症的发生[19-21]。如肝硬化患者虽然多有凝血时间延长,但临床观察显示这些患者同时还有显著的血栓形成风险,其原因是抑制凝血的因素也在减少,而这些因素并不能从常规凝血试验结果中得到体现。此外,多种病理因素均可破坏肝病时机体脆弱的止血平衡[15],如内毒素血症可在肝衰竭患者凝血系统激活过程中起关键作用,不但可导致门静脉血栓形成和纤溶亢进,最终还可引发消化道出血[13]。值得注意的是,对发生静脉血栓的肝硬化患者常规应用肝素或维生素 K 拮抗剂进行抗凝治疗的方案也远未达成共识,而且肝病患者发生出血的原因并非都与血液学因素有关[4,21]。近年研究发现,一部分存在显著出血风险的肝病患者也发生了严重的血栓事件,原因是医生通过预防性输注新鲜冰冻血浆和血小板等血液制品纠正延长的凝血时间,试图改善肝病患者止凝血功能,事实证明这种做法对于许多肝病患者是不适当、甚至可能是非常有害的[22]。

(门剑龙 刘 丽)

参考文献

1. Muciño-Bermejo J, Carrillo-Esper R, Uribe M, et al. Coagulation abnormalities in the cirrhotic patient [J]. Ann Hepatol, 2013, 12(5):713-724.
2. Al Ghumlas AK, Abdel Gader AG, Al Faleh FZ. Haemostatic abnormalities in liver disease: could some haemostatic tests be useful as liver function tests? [J]. Blood Coagul Fibrinolysis, 2005, 16(5):329-335.
3. Weeder PD, Porte RJ, Lisman T. Hemostasis in liver disease: implications of new concepts for perioperative management [J]. Transfus Med Rev, 2014, 28(3):107-113.
4. van der Werf J, Porte RJ, et al. Hemostasis in patients with liver disease [J]. Acta Gastroenterol Belg, 2009, 72(4):433-440.
5. Schaden E, Saner FH, Goerlinger K. Coagulation pattern in critical liver dysfunction [J]. Curr Opin Crit Care, 2013, 19(2):142-148.
6. Dabbagh O, Oza A, Prakash S, et al. Coagulopathy does not protect against venous thromboembolism in hospitalized patients with chronic liver disease [J]. Chest, 2010, 137(5):1145-1149.
7. Tripodi A, Primignani M, Chantarangkul V, et al. An imbalance of pro-vs anti-coagulation factors in plasma from patients with cirrhosis [J]. Gastroenterology, 2009, 137(6):2105-2111.
8. Prelipcean CC, Fierbinteanu-Braticevici C, Drug VL, et al. Liver cirrhosis-procoagulant stasis [J]. Rev Med Chir Soc Med Nat Iasi, 2011, 115(3):678-685.
9. Wicklund BM. Bleeding and clotting disorders in pediatric liver disease [J]. Hematology Am Soc Hematol Educ Program, 2011, 2011:170-177.
10. 中华医学会血液学分会血栓与止血学组. 弥散性血管内凝血诊断与治疗中国专家共识(2012 版)[J]. 中华血液学杂志, 2012, 33(11):978-979.
11. 第七届全国血栓与止血学术会议. 第七届全国血栓与止血学术会议制定的几项诊断参考标准[J]. 中华血液学杂志, 2000, 21(3):165-168.

12. Tripodi A. The coagulopathy of chronic liver disease: is there a causal relationship with bleeding? No [J]. Eur J Intern Med, 2010, 21(2): 65-69.

13. Basili S, Raparelli V, Violi F. The coagulopathy of chronic liver disease: is there a causal relationship with bleeding? Yes[J]. Eur J Intern Med, 2010, 21(2): 62-64.

14. Northup PG, Caldwell SH. Coagulation in liver disease: a guide for the clinician[J]. Clin Gastroenterol Hepatol, 2013, 11(9): 1064-1074.

15. Tripodi A. Tests of coagulation in liver disease[J]. Clin Liver Dis, 2009, 13(1): 55-61.

16. Tripodi A, Primignani M, Mannucci PM. Abnormalities of hemostasis and bleeding in chronic liver disease: the paradigm is challenged[J]. Intern Emerg Med, 2010, 5(1): 7-12.

17. Violi F, Ferro D. Clotting activation and hyperfibrinolysis in cirrhosis: implication for bleeding and thrombosis[J]. Semin Thromb Hemost, 2013, 39(4): 426-433.

18. Roberts LN, Patel RK, Arya R. Haemostasis and thrombosis in liver disease[J]. Br J Haematol, 2010, 148(4): 507-521.

19. Monroe DM, Hoffman M. The coagulation cascade in cirrhosis[J]. Clin Liver Dis, 2009, 13(1): 1-9.

20. Lippi G, Targher G, Favaloro EJ, et al. Venous thromboembolism in chronic liver disease[J]. Semin Thromb Hemost, 2011, 37(1): 66-76.

21. Lisman T, Caldwell SH, Burroughs AK, et al; Coagulation in Liver Disease Study Group. Hemostasis and thrombosis in patients with liver disease: the ups and downs[J]. J Hepatol, 2010, 53(2): 362-371.

22. Ditisheim S, Goossens N, Spahr L, et al. Coagulation and cirrhosis: new insight [J]. Rev Med Suisse, 2012, 8(352): 1652-1656.

第二十章

恶性肿瘤患者止凝血紊乱的实验诊断

在19世纪早期，Bouillaud就对恶性肿瘤与静脉血管内血栓栓子间的某些关联进行了详细描述。1865年，Armand Trousseau首次报道了以游走性血栓性静脉炎为癌症首发表现的临床病例，并明确提出了肿瘤与血栓的关系，后被称为特鲁索综合征（Trousseau's syndrome）。1878年，Theodor Billroth发现了存在于血栓凝块中的癌细胞，推测可能与癌症转移有关，但直到大约100年后的20世纪70年代，人们才对血栓与癌症之间的关系有了大体上的了解。1983年国际血栓与止血学会（ISTH）成立了一个新的附属委员会专项研究恶性肿瘤与止血障碍。近几十年的研究发现，恶性肿瘤不但可以显著增加静脉血栓栓塞（VTE）的风险，而且持续存在的止凝血功能紊乱对肿瘤病理发展也产生重要影响。目前关于肿瘤细胞在分子水平上促凝活性的机制研究主要集中于两个方面，首先是恶性肿瘤的代谢产物及其引起的组织、血管损伤对凝血和血小板系统功能的影响；其二是组织因子信号传导通路和凝血活性的显著表达在肿瘤组织血管生成和转移机制中的作用。在临床上，对不明原因VTE可能是隐匿性癌症预警性征兆的认知已经成为共识，医生们也越来越关注对癌症患者血栓风险的评估和抗凝干预时机的选择。尽管如此，仍有许多问题需要解决，首先是在癌症患者第一次血栓栓塞事件后如何预防血栓再发生；其次，对于高危患者如何选择适合的抗凝治疗强度；第三是如何降低抗凝治疗过程伴随的出血风险。因此通过实验室手段对癌症患者进行风险评估、治疗监测和预后评价日益被重视。包括维也纳癌症与血栓研究（Vienna Cancer and Thrombosis Study，CATS）在内的多个机构在近年来已经对D-二聚体、凝血因子Ⅷ、凝血酶原片段1+2、血小板、P-选择素等生物标记物进行了大量临床研究，还将实验室指标纳入血栓风险评估模型（risk assessment models，RAMs），并获得了积极的结果[1]。

第一节　恶性肿瘤患者的止凝血紊乱

VTE作为癌症的主要并发症是导致患者死亡的重要原因[2,3]，其总体发生率约为1/200[1]，但包括尸检在内的大量研究显示，由于许多癌症患者的VTE事件是无症状的或未被发现[3]，其实际发生率被明显低估[4,5]。另一方面，约有20%的初诊VTE病例最终诊断为癌症。癌症患者发生VTE后可产生严重的临床后果，包括死亡风险、抗凝药物使用后的合并出血、VTE再发生和延迟抗癌治疗等[6]。癌症患者VTE再发生的风险是非癌症患者的4倍，癌症患者每年VTE再发生率约为21%，显著高于非癌症患者的7%，而且VTE发生后给予抗凝治疗导致严重出血的癌症患者是非癌症患者的2倍。

许多种因素可以导致癌症患者血栓风险增加，如住院患者、肿瘤切除、接受积极抗肿瘤治疗以及转移癌患者中VTE发生率显著增高[7]。其他包括高龄、种族、性别、癌症类型、疾病阶段以及高凝状态等也均是导致癌症患者VTE风险增高的影响因素。肿瘤的转移与VTE显著相关，尽管不同类型癌症间VTE发生率存在差异，但转移癌患者的VTE总体发病率高达56%，而未并发VTE的患者中有21%发生癌症转移。在癌症确诊时已发生转移的患者比局部肿瘤没发生转移的患者血栓形成风险高1.4~21.5倍[8]。

肿瘤的发展一直伴随着止血与凝血功能的紊乱，但除胰腺癌外，几乎所有类型癌症在确诊后第

1年的血栓栓塞发生率高于第2年[8]。Alcalay等[9]在对局灶性结肠癌进行研究时发现,VTE的2年累积发病率为3.1%,患者随发病后时间的推移,VTE发病率显著下降:从第1~6个月的5%降至第7~12个月的1.4%;在第2年,VTE发病率进一步下降至0.6%。在一项非霍奇金淋巴瘤的研究中,在初诊时37%的患者存在各种类型的血栓形成,22%的患者在化疗的第1个周期内发生VTE,82%的患者在化疗最初3个周期内发生VTE[10]。

癌症病变的位置与VTE发生率相关,发生率较高的部位有胰腺(8.1%)、肾脏(5.6%)、卵巢(5.6%)、肺(5.1%)和胃(4.9%),膀胱癌发生率最低(1%)[11];Khorana等[12]报道,住院癌症患者VTE发生率最高的部位分别为胰腺(12.1%)、脑(9.5%)、子宫或子宫颈(9%),这些患者的死亡率通常高于未发生血栓栓塞的患者;在恶性血液系统疾病中,以多发性骨髓瘤、非霍奇金淋巴瘤和霍奇金病的VTE发生率最高。

第二节 恶性肿瘤患者止凝血功能紊乱的实验诊断

对于恶性肿瘤患者止凝血系统的实验室检查主要为解决两方面的问题,其一是用于肿瘤患者静脉血栓栓塞的排除诊断,其二是评估患者血栓风险,就临床价值和实践效果而言,后者的应用更受关注。有效的血栓风险评估和分层,可使临床医生及时了解恶性肿瘤患者是否存在血栓风险以及严重程度,并通过有效干预和疗效评估,降低患者血栓发生率和相关死亡率。

一、D-二聚体检测

由于凝血活化持续存在于癌症患者病程发展的各阶段,因此患者血浆D-二聚体水平普遍增高,但不同部位肿瘤的D-二聚体水平存在显著差异,其中胰腺癌时的血浆D-二聚体水平普遍高于其他部位肿瘤[13]。进一步研究发现,高水平D-二聚体多出现于有VTE高危风险的肿瘤类型中,其血浆浓度与其VTE风险程度和预后密切相关[14]。目前的研究表明,D-二聚体是预测癌症患者VTE发生的独立风险因素[15-17],并有助于临床准确识别VTE高危患者以及制定预防性用药策略[13]。需要注意的是,选择适合的医学决定水平对于评估癌症患者VTE风险是非常重要的。Ay等[13]的研究发现,以≥1.44μg/ml作为临界值时,D-二聚体评估癌症患者的VTE风险的有效性显著增加。在后来的研究中,该临界值被纳入Khorana评分,经多中心验证研究证实,纳入了D-二聚体的Khorana评分显著提升了对癌症患者VTE的预测效果,具有良好的阴性预测值,而且评分为高危的患者明显获益于预防性的抗栓治疗[1]。

研究显示,D-二聚体水平升高与癌症患者总体生存期缩短显著相关。在单变量Cox回归分析中,D-二聚体水平每增加1倍,患者死亡的风险比则增加1.5倍,这些研究认为,D-二聚体水平升高可作为脑瘤、淋巴瘤、乳腺癌、肺癌、胃癌、结肠癌、胰腺癌和前列腺癌患者死亡风险增加的预后评估指标。进一步的多元分析在调整了年龄、性别和不同肿瘤组别后,该相关性仍然非常显著[13-16]。

二、血小板计数

Plt>350×10^9/L是导致癌症患者VTE发生的独立风险因素,此临界值可以用于评价化疗前的癌症患者VTE风险。当Plt>443×10^9/L时,癌症患者VTE风险增加3~5倍,而且Plt高于此水平的患者在短期和长期内的VTE累积风险均显著增加[18,19]。关于Plt评价VTE风险的医学决定水平存在不同观点[16],目前认为尽管Plt>443×10^9/L有更好的预测效果,但提高Plt的医学决定水平也会降低阴性预测值,因此Khorana评估模型仍将Plt>350×10^9/L作为风险因素用于癌症患者VTE的预测。此外,Plt增高与癌症患者不良预后间的关联也逐渐被关注[20],已有多个研究显示,Plt是影响晚期非小细胞肺癌患者预后的独立风险因素,高水平Plt(治疗前)与患者总体生存率降低密切相关[21,22],而这种现象是否在不同类型癌症中具有普遍性尚需更多临床观察证实。

三、P-选择素检测

可溶性P-选择素(soluble P-selectin)是选择素家族成员中的粘附分子,可由活化的血小板α颗粒和内皮细胞的Weibel-Palade小体释放,在促进高凝状态和血栓形成过程中起重要作用。病理情况下,血浆可溶性P-选择素的浓度变化与VTE风险相关,其高水平状态常见于急性VTE患者。此外P-选择素可介导血小板和白细胞黏附到癌细胞表面[23]，有研究发现，结肠癌患者血浆可溶性P-选择素浓度显著增高，并与血小板数量呈正相关[24]。一项前瞻性研究通过对687例癌症患者（包括乳腺癌、肺癌、胃肠道肿瘤、胰腺癌、肾癌、前列腺癌、脑部肿瘤和血液系统肿瘤等）进行221～722天的随访，结果显示，在排除了年龄、性别、手术、化疗和放疗等不同因素后，高水平的血浆可溶性P-选择素仍是癌症患者独立的VTE预测指标，患者在随后6个月内的VTE累积风险（11.9%）高于可溶性P-选择水平正常的患者（3.7%），而且远期风险也显著增加[25]。目前，可溶性P-选择素已经被普遍接受为评估癌症患者VTE风险的有效标志物[26]，通过连续监测有助于识别VTE高危患者。该指标已作为风险要素被Khorana血栓风险评估模型所采用[27]。

四、凝血因子检测

血浆纤维蛋白原（fibrinogen，Fbg）水平增高是动、静脉血栓形成的危险因素。虽然CATS的早期研究并未发现癌症患者的Fbg存在显著的水平变化，也未发现Fbg多态性与VTE之间存在关联，但该研究显示了癌症患者如合并高水平Fbg可能会对慢性DIC和VTE有促进作用[28]。近期的系列研究结果显示，高水平血浆Fbg与肝癌[29]、非小细胞肺癌[21]、恶性妇科肿瘤[30]、尿道上皮癌[31]和胸膜癌[32]等多种癌症的病程发展和总体生存率降低密切相关。此外，妇科恶性肿瘤患者血浆Fbg水平常伴血管内皮生长因子（vascular endothelial growth factor，VEGF）增高，而对此类患者应用抗血管生成药物治疗可降低血浆Fbg的水平[30]。

凝血因子Ⅷ水平增高是VTE的风险因素，即使在非癌症患者群中，血浆中高浓度的FⅧ也是VTE再发生的重要风险[33]。人们早已发现许多种类型癌症都有血浆FⅧ水平及活性增高的现象。CATS研究证实FⅧ与VTE间存在显著关联，特别是发生VTE的癌症患者的血浆FⅧ活性高于未发生VTE的患者，而且FⅧ活性与年龄和血型间的相关性具有统计学意义。多元Cox分析显示，血浆FⅧ活性是血栓形成的独立风险因素。在40～60岁患者中，血浆FⅧ活性每增加20%，VTE风险增加1.9倍（HR＝1.9，95%*CI*：1.4～2.5），而在60岁以上患者中，VTE风险的增幅有所减低（HR＝1.4，95%*CI*：1.2～1.6）[34]。目前多数研究者形成的共识是血浆FⅧ活性不但是癌症患者VTE风险的有效预测指标，也与死亡率存在显著关联[35]。

此外，还有研究发现癌症发展可对血浆FXⅢ活性产生影响，晚期患者的FXⅢ活性显著高于健康人群和早期患者[36]。

五、凝血酶生成试验

凝血酶生成试验（thrombin generation test，TGT）对患者整体血栓风险趋势的评估效果正被逐渐验证[37]。在CATS采用TGT对1033例初诊和病情稳定的患者进行的一项前瞻性研究中（包括乳腺癌、肺癌、胃肠道恶性肿瘤、胰腺癌、肾癌、前列腺癌、颅内肿瘤、淋巴瘤和多发性骨髓瘤等），凝血酶生成峰值增高的患者，VTE风险增加，其在6个月内发展为VTE的累积风险显著高于峰值较低的患者。该研究结论认为，TGT可以帮助临床有效识别癌症患者VTE的高危风险[38]。

六、凝血酶原片段1+2检测

凝血酶原片段1+2（Prothrombin fragment 1+2，F_{1+2}）是FⅩa剪切凝血酶原为凝血酶过程中产生的片段。血浆F_{1+2}水平的增高提示VTE风险增加至少2倍，许多存在血栓高危倾向的癌症患者往往表现为血浆D-二聚体与F_{1+2}水平同时增高，相应地这些患者在6个月内VTE累积发生率高于上述指标正常的患者。虽然F_{1+2}可反映癌症患者高凝状态，但现有证据显示，联合其他生物标志物进行评估更有利于对VTE高危患者的识别。

七、组织因子检测

组织因子（tissue factor，TF）是一种由263个氨基酸残基组成的跨膜糖蛋白，广泛分布于机体各种组织细胞中。在脑、肺和胎盘中的浓度较高，损伤和各种刺激可促使内皮细胞、平滑肌细胞、单核/巨噬细胞、血小板和粥样斑块表达TF[39]。现代凝血理论已经明确TF是生理性凝血级联反应的主要启动因子，通过与FⅦa形成复合物活化FⅨ和FⅩ，促进凝血酶原激活物的生成[40]，进而使Fbg变为纤维蛋白栓子。此外，TF可以作为FⅦ/Ⅶa的细胞信号受体参与调节细胞内Ca^{2+}水平，并对某些参与生长、转录的基因进行调控[41]，其中TF-FⅦa复合物直接通过活化蛋白酶激活受体-2(protease-activated receptor-2,PAR-2)实现信号传递,而TF-FⅦa-Ⅹa复合物还可利用PAR-1作为传导信号通路[42],而这些特性在肿瘤生长过程中具有非常重要的意义。生理情况下,血液循环中TF的水平极低,在血管壁中的水平远高于血液循环,由TF启动的血管壁生理性止血过程是有限的,不会显著影响血管内的血液流动。在病理情况下,如组织损伤、内毒素血症、恶性肿瘤、组织纤维化、吸烟、高脂血症、肥胖、糖尿病和动脉粥样硬化等均可诱导血管内皮细胞和单核细胞高度表达TF[43],使循环中TF水平显著增高,引发血栓形成,进而严重影响血液流动甚至导致血管的完全阻塞。

目前的研究表明,各种类型的癌细胞在不需要任何诱导因素的情况下即可表达TF,其表达水平与肿瘤分期呈正相关。TF-FⅦa复合物的蛋白水解酶活性和信号传导机制不但促进肿瘤组织内部血管生成,而且对肿瘤生长和转移产生重要影响。此外,肿瘤高表达TF比低表达有更高的血栓发生率[44]。早期研究发现,癌细胞脱落微粒具有促凝活性,并参与癌症患者的凝血活化,近期研究表明,乳腺癌和胰腺癌患者血液循环中肿瘤源性TF阳性微粒与VTE的发病率密切关系[45],而且微粒中TF活性增高的患者存活率更低。

TF在肿瘤转移过程中的作用已被越来越多的研究证据支持。组织型TF高度表达是结肠癌、非小细胞肺癌和人类黑色素瘤等多种恶性肿瘤的重要特征。血浆中高水平的TF通常与肿瘤细胞转移能力密切相关。TF对肿瘤转移过程的影响是复杂的,TF的胞内结构区的磷酸化和胞外结构区与FⅦa形成复合物是支持癌细胞转移的重要环节[46]。此外,组织因子途径抑制物(tissue factor pathway inhibitor,TFPI)以及其他抗TF抗体通过抑制TF以减少肿瘤转移也支持和证明了TF在癌细胞血行转移时的关键作用。

越来越多的证据表明,癌症患者血栓前状态与血管生成之间存在密切联系。TF不但活化凝血系统,还与过量生成的凝血酶和纤维蛋白参与调节肿瘤的血管生成。TF-FⅦa复合物通过剪切PARs形成的信号传导通路诱导VEGF和其他促血管生成因子、细胞因子和生长因子的表达,促进肿瘤组织内部的血管生成和瘤体的生长[47]。采用特异性抑制剂阻断信号通路,则可减少血管生成,延缓肿瘤的发展[48],而通过TF基因敲除可导致有显著缺陷的血管生成和小鼠胚胎的卵黄囊血管胚胎死亡,均提示TF在血管生成中的作用。在肿瘤血管生成过程中,VEGF和TF是由肿瘤细胞和肿瘤浸润的宿主细胞(如成纤维细胞、单核细胞/巨噬细胞和内皮细胞等)表达。研究发现,人类前列腺癌、非小细胞肺癌、乳腺癌、肺癌和黑色素瘤组织的血管生成与TF表达水平呈正相关。大量生成的VEGF反馈性诱导的TF表达上调,再进一步刺激肿瘤间质细胞对VEGF的合成,从而形成促凝/血管生成回路[46]。

八、微粒检测

细胞微粒(microparticles,MPs)亦称为微囊泡,是细胞在应激状态下,从细胞浆膜上脱落而释放的一些膜性小囊泡,在炎症、出血、血管生成和活化过程中承担实现活化效应的作用,其水平可在多种病理生理情况下明显增高。血浆中的MPs主要源自血小板、红细胞、单核细胞、白细胞和平滑肌细胞,而肿瘤患者血浆中MPs可来自癌细胞[49]。CATS的研究显示,癌症患者血浆中具有促凝活性的MPs水平显著增高,但并未发现其与VTE发生率之间存在显著关联[50]。而此前的研究则显示,乳腺癌和胰腺癌患者的MPs相关TF(MP-TF)活性水平显著高于对照组[45],并可能在癌症患者VTE发生发展过程中具有重要作用[51]。Zwicker等[52]采用流式细胞仪对癌症患者的血浆MP-TF进行检测,在为期2年的随访中发现,阳性患者的VTE发生率显著高于阴性患者。在近年来CATS的一项前瞻性研究中,发生VTE的癌症患者即使在化疗后,其MP-TF活性水平仍处于高水平;随访后的结果显示,MP-TF活性与颅内肿瘤、结直肠癌和胃癌患者VTE发生率间无显著关联,与胰腺癌有较弱的关联性,值得注意的是,胰腺癌患者血浆MP-TF活性增强与其死亡率增加明显相关[53]。进一步研究显示,高水平活性的MP-TF仅出现于未进行手术切除的低分化胰腺癌转移患者中[54]。目前研究认为,低分化肿瘤患者的高水平MP-TF更容易进入胰腺周围血管中。尽管目前许多研究结果表明MPs或MP-TF在癌症患者血浆中显著增高,但是否可以作为癌症患者VTE的风险标志物尚需临床验证。

九、癌促凝物质检测

癌促凝物质(cancer procoagulant,CP)是能够

直接激活凝血因子X的半胱氨酸蛋白酶，最早在小鼠模型和人类黑色素瘤等不同类型的癌细胞中发现[47]，其活性特征在实验室检测中与TF有明显区别，后者需要依赖FⅦ对凝血实现活化，而CP则直接激活凝血级联反应中游离的FX，在某种程度上承担了FⅦ的作用。CP也被发现是急性早幼粒细胞白血病（acute promyelocytic leukemia，APL）细胞释放的重要促凝物质。APL细胞释放的CP的促凝能力与疾病活动性密切相关，并且是能够敏感反映化疗和全反式维A酸（all trans-retinoic acid，ATRA）治疗效果的新型标志物。既往研究表明，急性白血病（如APL）的血管内凝血活化综合征更有可能是由于早幼粒细胞在化疗开始后细胞破坏崩解，细胞内颗粒释放促凝物质所致。在单独给予ATRA或联合化疗时，伴随对白血病细胞中CP的抑制，多数APL患者的出血表现和实验室指标能获得迅速改善。在临床上，各类型癌细胞的CP促凝血活性与实体瘤之间相关性已经被证明，而应用ATRA对APL的治疗效果直接提供了肿瘤细胞促进血管内凝血活化的证据，并可能以此解释实体瘤凝血活化的机制。在近30年间，CP尽管已经被认识到是重要的促凝物和恶性肿瘤标志物，但由于实验诊断技术的局限性，其完整的分子结构和遗传特性仍不完全明晰。

十、检测方法的特性

D-二聚体、血小板计数和可溶性P-选择素测定是评价血栓风险非常有效的指标，也是独立的VTE影响因素[55]，有助于对癌症患者进行准确的风险分层。其中D-二聚体是确定癌症患者VTE风险颇具前景的预测指标，并且能够对临床的血栓预防提供帮助。需要解决的问题是，由于高凝状态几乎贯穿癌症病程始终，患者普遍存在血浆D-二聚体浓度增高的现象，使得应用于随机人群VTE排除诊断的医学决定水平并不适合肿瘤人群，因此需要有针对性的适用于癌症患者群的医学决定水平，目前Douma等[56]发现将D-二聚体的医学决定水平调整至700ng/ml时可提高对癌症患者肺栓塞的排除诊断率，但这种方式的有效性尚需更多的临床观察加以验证。D-二聚体还被广泛应用于对VTE复发的预测[57]，是目前与临床指标（如肿瘤位置、肥胖等）联合评价效果良好的生物标志物。此外，D-二聚体还可与其他常规指标（如血小板、白细胞或血红蛋白）联合应用，可以简易便捷的为临床提供VTE风险预测依据。

F_{1+2}尽管已经被发现对于癌症患者VTE发生具有预测能力，但另一些研究并未发现该试验的诊断性能优于D-二聚体检测，由于缺乏广泛临床应用和循证证据，其诊断价值尚需验证，因此F_{1+2}并不是临床常规检查的最佳选择。TGT也存在类似未解决的问题，尽管CATS相关研究显示其预测VTE的效果甚至可能优于D-二聚体，但TGT在临床验证和可获得性方面的问题仍未解决。

MPs和MP-TF的相关检测方法尚未实现标准化，使不同方法间诊断性能差异巨大，而且不同类型肿瘤的研究结论间存在明显差异，一些小型研究获得肯定的结果，但大型研究目前仅发现其在胰腺癌患者中具有临床价值，而在恶性胶质瘤和消化道肿瘤患者中没有发现任何相关性。未来可能需要采用更为敏感的试验方法、进行更大样本的观察，以获得此类试验临床意义的高质量数据。

十一、国内外现状与问题

在利用D-二聚体预测癌症患者VTE风险方面，国内已有研究采用CATS的研究标准对癌症患者进行了观察，结果显示癌症患者血浆D-二聚体水平≥1.484μg/ml时，其在3个月内发生VTE的风险显著增加[58]，该医学决定水平与此前CATS的资料非常接近。另一方面，高水平的D-二聚体、血小板计数和TF阳性MPs[14,59-60]已被证明与癌症的预后显著相关，特别是肿瘤侵袭性与VTE风险增加之间的关联性已通过这些指标得到了充分验证。但同时这些生物标志物都存在一定局限性，首先其水平变化受到包括肿瘤在内的多种因素影响，如感染性炎症、手术引发的凝血活化或其他侵入性操作；其次，利用单一生物标志物进行评价时的特异性较低。因此将临床指标与生物标志物联合对风险进行量化评分可使诊断特异性明显改善。

癌症患者一旦发生VTE，可干扰其化疗方案的实施并降低患者的生活质量，导致比非癌症的VTE患者消耗更多的医疗资源。有效的血栓预防将不仅降低VTE的发生率，而且降低死亡率。因此，癌症患者需要密切监测、迅速治疗以及合理的VTE预防策略。目前，运用包括临床指标和生物标志物的RAMs对癌症患者进行血栓风险分层已成为被积极推广的手段，并取得了一定成效。尽管如此，准确评价癌症患者血栓风险的严重程度，并使患者从早期血栓预防中获益，对临床及实验室仍是一项长期的挑战。

（刘 丽 门剑龙）

参考文献

1. Thaler J, Ay C, Pabinger I. Venous thromboembolism in cancer patients-risk scores and recent randomised controlled trials [J]. Thromb Haemost, 2012, 108 (6): 1042-1048.
2. Mousa SA, Petersen LJ. Anti-cancer properties of low-molecular-weight heparin: preclinical evidence [J]. Thromb Haemost, 2009, 102(2): 258-267.
3. Lyman GH, Khorana AA. Cancer, clots and consensus: new understanding of an old problem[J]. J Clin Oncol, 2009, 27(29): 4821-4826.
4. Rollins KE, Peters CJ, Safranek PM, et al. Venous thromboembolism in oesophago-gastric carcinoma: incidence of symptomatic and asymptomatic events following chemotherapy and surgery[J]. Eur J Surg Oncol, 2011, 37(12): 1072-1077.
5. Lyman GH. Venous thromboembolism in the patient with cancer: focus on burden of disease and benefits of thromboprophylaxis[J]. Cancer, 2011, 117(7): 1334-1349.
6. Khorana AA. Cancer and thrombosis: implications of published guidelines for clinical practice [J]. Ann Oncol, 2009, 20(10): 1619-1630.
7. Behranwala KA, Williamson RC. Cancer-associated venous thrombosis in the surgical setting[J]. Ann Surg, 2009, 249 (3): 366-375.
8. Chew HK, Wun T, Harvey D, et al. Incidence of venous thromboembolism and its effect on survival among patients with common cancers [J]. Arch Intern Med, 2006, 166 (4): 458-464.
9. Alcalay A, Wun T, Khatri V, et al. Venous thromboembolism in patients with colorectal cancer: incidence and effect on survival[J]. J Clin Oncol, 2006, 24(7): 1112-1118.
10. Komrokji RS, Uppal NP, Khorana AA, et al. Venous thromboembolism in patients with diffuse large B-cell lymphoma [J]. Leuk Lymphoma, 2006, 47(6): 1029-1033.
11. Stein PD, Beemath A, Meyers FA, et al. Incidence of venous thromboembolism in patients hospitalized with cancer[J]. Am J Med, 2006, 119(1): 60-68.
12. Khorana AA, Rao MV. Approaches to risk-stratifying cancer patients for venous thromboembolism [J]. Thromb Res, 2007, 120(suppl 2): S41-S50.
13. Ay C, Vormittag R, Dunkler D, et al. D-dimer and prothrombin fragment 1 + 2 predict venous thromboembolism in patients with cancer: results from the Vienna Cancer and Thrombosis Study[J]. J Clin Oncol, 2009, 27(25): 4124-4129.
14. Ay C, Dunkler D, Pirker R, et al. High D-dimer levels are associated with poor prognosis in cancer patients [J]. Haematologica, 2012, 97(8): 1158-1164.
15. Kodama J, Seki N, Masahiro S, et al. D-dimer level as a risk factor for postoperative venous thromboembolism in Japanese women with gynecologic cancer[J]. Ann Oncol, 2010, 21(8): 1651-1656.
16. Pabinger I, Thaler J, Ay C. Biomarkers for prediction of venous thromboembolism in cancer[J]. Blood, 2013, 122 (12): 2011-2018.
17. Ferroni P, Martini F, Portarena I, et al. Novel high-sensitive D-dimer determination predicts chemotherapy-associated venous thromboembolism in intermediate risk lung cancer patients[J]. Clin Lung Cancer, 2012, 13(6): 482-487.
18. Simanek R, Vormittag R, Ay C, et al. High platelet count associated with venous thromboembolism in cancer patients: results from the Vienna Cancer and Thrombosis Study(CATS) [J]. J Thromb Haemost, 2010, 8 (1): 114-120.
19. Mandal̀a M, Barni S, Prins M, et al. Acquired and inherited risk factors for developing venous thromboembolism in cancer patients receiving adjuvant chemotherapy: a prospective trial[J]. Ann Oncol, 2010, 21(4): 871-876.
20. Riedl J, Pabinger I, Ay C. Platelets in cancer and thrombosis[J]. Hamostaseologie, 2014, 34(1): 54-62.
21. Kim KH, Park TY, Lee JY, et al. Prognostic significance of initial platelet counts and fibrinogen level in advanced non-small cell lung cancer[J]. J Korean Med Sci, 2014, 29(4): 507-511.
22. Inagaki N, Kibata K, Tamaki T, et al. Prognostic impact of the mean platelet volume/platelet count ratio in terms of survival in advanced non-small cell lung cancer[J]. Lung Cancer, 2014, 83(1): 97-101.
23. Gremmel T, Ay C, Seidinger D, et al. Soluble p-selectin, D-dimer, and high-sensitivity C-reactive proteinafter acute deep vein thrombosis of the lowerlimb[J]. J VascSurg, 2011, 54(Suppl6): 48S-55S.
24. Dymicka-Piekarska V, Matowicka-Karna J, Osada J, et al. Changes in platelet CD 62P expression and soluble P-selectin concentration in surgically treated colorectal carcinoma[J]. Adv Med Sci, 2006, 51: 304-308.
25. Ay C, Simanek R, Vormittag R, et al. High plasma levels of soluble P-selectin are predictive of venous thromboembolism

in cancer patients: results from the Vienna Cancer and Thrombosis Study (CATS) [J]. Blood, 2008, 112 (7): 2703-2708.

26. Königsbrügge O, Pabinger I, Ay C. Risk factors for venous thromboembolism in cancer: novel findings from the Vienna Cancer and Thrombosis Study (CATS) [J]. Thromb Res, 2014, 133(Suppl 2): S39-S43.

27. Gomes M, Khorana AA. Risk assessment for thrombosis in cancer[J]. Semin Thromb Hemost, 2014, 40(3): 319-324.

28. Tiedje V, Dunkler D, Ay C, et al. The role of fibrinogen plasma levels, the-455G.A fibrinogen and the factor XIII A subunit(FXIII-A) Val34Leu polymorphism in cancer-associated venous thrombosis[J]. Thromb Haemost, 2011, 106(5): 908-913.

29. Kinoshita A, Onoda H, Imai N, et al. Elevated plasma fibrinogen levels are associated with a poor prognosis in patients with hepatocellular carcinoma[J]. Oncology, 2013, 85(5): 269-277.

30. Palatyńska-Ulatowska A, Michalska M, Łazarenkow A, et al. Fibrinogen, bFGF and VEGF levels during antibiotic therapy in gynecologic cancer: a preliminary report[J]. Indian J Biochem Biophys, 2014, 51(3): 230-236.

31. Pichler M, Dalpiaz O, Ehrlich GC, et al. Validation of the preoperative plasma fibrinogen level as a prognostic factor in a European cohort of patients with localized upper tract urothelial carcinoma[J]. J Urol, 2014, 191(4): 920-925.

32. Ghanim B, Hoda MA, Klikovits T, et al. Circulating fibrinogen is a prognostic and predictive biomarker in malignant pleural mesothelioma[J]. Br J Cancer, 2014, 110(4): 984-990.

33. Cosmi B, Legnani C, Cini M, et al. D-dimer and factor VIII areindependent risk factors for recurrence after anticoagulation withdrawal for a first idiopathic deep vein thrombosis[J]. Thromb Res, 2008, 122(5): 610-617.

34. Vormittag R, Simanek R, Ay C, et al. High factor VIII levels independently predict venous thromboembolism in cancer patients: the cancerand thrombosis study[J]. Arterioscler Thromb Vasc Biol, 2009, 29(12): 2176-2181.

35. Hanna DL, White RH, Wun T. Biomolecular markers of cancer-associated thromboembolism[J]. Crit Rev Oncol Hematol, 2013, 88(1): 19-29.

36. Lee SH, Suh IB, Lee EJ, et al. Relationships of coagulation factor XIII activity with cell-type and stage of non-small cell lung cancer [J]. Yonsei Med J, 2013, 54 (6): 1394-1399.

37. Pabinger I, Ay C. Biomarkers and venous thromboembolism [J]. Arterioscler Thromb Vasc Biol, 2009, 29(3): 332-336.

38. Ay C, Dunkler D, Simanek R, et al. Prediction of venous thromboembolism in patients with cancer by measuring thrombin generation: results from the Vienna Cancer and Thrombosis Study [J]. J Clin Oncol, 2011, 29 (15): 2099-2103.

39. Breitenstein A, Tanner FC, Lüscher TF. Tissue factor and cardiovascular disease[J]. Circ J, 2010, 74(1): 3-12.

40. Owens AP, Mackman N. Tissue factor and thrombosis: The clot starts here [J]. Thromb Haemost, 2010, 104 (3): 432-439.

41. Abe R, Yamashita N, Rochier A, et al. Varying effects of hemodynamic forces on tissue factor RNA expression in human endothelial cells[J]. J Surg Res, 2011, 170(1): 150-156.

42. Banfi C, Brioschi M, Lento S, et al. Statins prevent tissue factor induction by protease-activated receptors 1 and 2 in human umbilical vein endothelial cells in vitro [J]. J Thromb Haemost, 2011, 9(8): 1608-1619.

43. Mitroulis I, Kambas K, Anyfanti P, et al. The multivalent activity of the tissue factor-thrombin pathway in thrombotic and non-thrombotic disorders as a target for therapeutic intervention [J]. Expert Opin Ther Targets, 2011, 15(1): 75-89.

44. Kasthuri RS, Taubman MB, Mackman N. Role of tissue factor in cancer[J]. J Clin Oncol, 2009, 27: 4834-4838.

45. Tesselaar ME, Romijn FP, Van Der Linden IK, et al. Microparticle-associated tissue factor activity: a link between cancer and thrombosis? [J]. J Thromb Haemost, 2007, 5 (3): 520-527.

46. Donati MB, Lorenzet R. Overview on tumor angiogenesis [M]//Markland FS, Swenson S, Minea R, editors. Tumor Angiogenesis. From Molecular Mechanisms to Targeted Therapy. Weinheim: Wiley-Blackwell, 2010, p3-14.

47. Donati MB, Lorenzet R. Thrombosis and cancer: 40 years of research[J]. Thromb Res, 2012, 129(3): 348-352.

48. Ruf W, Disse J, Carneiro-Lobo TC, et al. Tissue factor and cell signalling in cancer progression and thrombosis[J]. J Thromb Haemost, 2011, 9(Suppl.1): 306-315.

49. Zahra S, Anderson JA, Stirling D, et al. Microparticles, malignancy and thrombosis [J]. Br J Haematol, 2011, 152 (6): 688-700.

50. Thaler J, Ay C, Weinstabl H, et al. Circulating procoagulant microparticles in cancer patients[J]. Ann Hematol, 2011, 90(4): 447-453.

51. Manly DA, Wang J, Glover SL, et al. Increased microparticle tissue factor activity in cancer patients with Venous Thromboembolism[J]. Thromb Res, 2010, 125 (6): 511-512.

52. Zwicker JI, Liebman HA, Neuberg D, et al. Tumor-derived

tissue factor-bearing microparticles are associated with venous thromboembolic eventsin malignancy [J]. Clin Cancer Res,2009,15(22):6830-6840.

53. Thaler J,Ay C,Mackman N,et al.Microparticle associated tissue factor activity, venous thromboembolism and mortality in pancreatic, gastric, colorectal and brain cancer patients[J].J Thromb Haemost, 2012, 10(7): 1363-1370.

54. Thaler J,Ay C,Mackman N,et al.Microparticle associated tissue factor activity in patients with pancreatic cancer: correlation with clinicopathological features[J].Eur J Clin Invest,2013,43(3):277-285.

55. Ahlbrecht J,Dickmann B,Ay C,et al.Tumor grade is associated with venous thromboembolism in patients with cancer:result sfrom the Vienna Cancer and Thrombosis Study[J].J Clin Oncol,2012,30(31):3870-3875.

56. Douma RA,van Sluis GL,Kamphuisen PW,et al.Clinical decision rule and D-dimer have lower clinical utility to exclude pulmonary embolism in cancer patients.Explanations and potential ameliorations[J].Thromb Haemost, 2010,104(4):831-836.

57. Tosetto A,Iorio A,Marcucci M,et al.Predicting disease recurrence in patients with previous unprovoked venous-thromboembolism: a proposed predictionscore (DASH) [J].J Thromb Haemost,2012,10(6):1019-1025.

58. 门剑龙,钟殿胜,任静.血栓标志物评估恶性肿瘤患者静脉血栓风险[J].中华肿瘤杂志,2015,37(4): 283-289.

59. Stricker H.Venous thromboembolism and cancer: pathophysiology and incidence [J]. Vasa, 2014, 43 (4): 239-243.

60. Han X,Guo B,Li Y,et al.Tissue factor in tumor microenvironment: a systematic review [J]. J Hematol Oncol, 2014,7:54.

第二十一章 抗血栓治疗的监测

血栓形成涉及各临床科室，动脉血栓性疾病多存在较强的血小板活化，所以抗血小板治疗常作为重要的临床干预手段，并称之为“抗血小板治疗”；静脉血栓性疾病多存在凝血系统活化，临床干预以抗凝手段为主，因此称之为“抗凝治疗”。“抗血小板治疗”和“抗凝治疗”合称“抗血栓治疗”。抗血栓治疗是预防和治疗血栓形成的主要方法。根据患者的病情和治疗的需要，临床可采用联合用药的方式，如双联或三联抗血小板用药、抗凝与抗血小板联合用药等，联合用药降低血栓负荷，减低血液凝固性，但同时患者的出血风险也会增加。

抗凝血及抗血小板药物类型繁多，临床常用抗凝药物包括双香豆素类药物、肝素、低分子肝素、戊糖、新型口服抗凝药物（new oral anticoagulants，NOACs）等；主要抗血小板药物包括阿司匹林、氯吡格雷、替格瑞洛及替罗非班等。

根据作用机制，抗凝药物可分为维生素 K 拮抗剂（华法林）、间接凝血酶抑制剂（普通肝素、低分子肝素）、直接凝血酶抑制剂（水蛭素、比伐卢定、阿加曲班、达比加群）、直接 FⅩa 抑制剂（利伐沙班、阿哌沙班）、间接 FⅩa 抑制剂（低分子肝素、磺达肝癸钠）和基因重组抗凝剂（抗凝血酶、肝素辅因子Ⅱ、FⅨa 抑制剂、FⅦa/TF 抑制物和活化蛋白 C）。应用抗凝药物的目的包括降低继发性血栓发生和复发的风险、易栓症患者的预防、治疗已形成的血栓、改善循环血流灌注。未抗凝或抗凝不足可引发反复血栓甚至危及生命；另一方面，抗凝过度可导致出血，严重时也可危及生命。因此，抗凝治疗监测的目的是通过准确评价治疗效果，尽量减少出血风险，确保治疗的有效性。

根据作用位点不同，抗血小板药物可分为环氧化酶通路阻断剂（阿司匹林）、$P2Y_{12}$拮抗剂（氯吡格雷、替格瑞洛）、GP Ⅱb/Ⅲa 阻断剂（替罗非班）等。抗血小板药物通常用于心脑血管疾病动脉血栓形成的一级预防；联合抗凝药物进行动脉血栓的系统化治疗。抗血小板药物应用不规范，不能防止血栓事件发生；而用药过度则可能引发严重的出血风险，因此实验室监测方法的有效性尽管存有争议，但仍是目前评价治疗效果的主要手段。

第一节 华法林治疗监测

华法林（warfarin）属于香豆素类化合物，是临床上广泛应用的口服维生素 K 拮抗剂。该药在口服后迅速且几乎完全由胃肠道吸收，通过降低凝血因子（因子Ⅱ、Ⅶ、Ⅸ和Ⅹ）活性实现抗凝效果。由于华法林的剂量与反应之间的关系在个体间的差异巨大，且受药物、饮食等多种因素的影响，因此应定期进行监测以及时调整用药，避免过量或剂量不足。

一、药物作用

1. 阻断维生素 K 依赖的羧基化酶的活性，抑制维生素 K 依赖的凝血因子Ⅱ、Ⅶ、Ⅸ、Ⅹ的活化而发挥抗凝作用。

2. 抑制维生素 K 的循环利用。

3. 阻断维生素 K 依赖的抗凝血蛋白质（蛋白 C、蛋白 S）的活化。

4. 对已合成的凝血因子没有作用。

5. 华法林药物作用的出现和消失均需一定时间，故用于急性期抗凝，一般先用 3～5 天肝素，并进行重叠桥接治疗；择期手术患者，需在手术前 5～7 天停药。

二、适应证

1. 静脉血栓形成的预防。常用于骨、外科和妇产科术后，如腹部、盆腔、髋关节、下肢、骨折手术，尤其是术后需要长期卧床或术前已有血栓风险的患者[1]。

2. 心脏瓣膜修复术（尤其是机械瓣膜置换术）后血栓栓塞的预防[2]。

3. 房颤抗凝治疗，预防脑卒中的发生[3,4]。

4. 预防复发性血栓栓塞性疾病，可作常规维持治疗。

5. 用于肺栓塞（pulmonary embolism，PE）及下肢深静脉血栓形成（deep venous thrombosis，DVT）急性期的治疗，需维持治疗3~6个月，预防复发。

三、副作用

1. 出血

常表现为皮肤黏膜出血，如尿血、牙龈出血、消化道出血、皮肤瘀斑等，严重时可发生颅内出血。因此，已有出血性疾病或有潜在出血危险者如十二指肠球部溃疡，肺结核伴空洞、严重高血压、手术前和创伤后等应慎用或禁用。

2. 胎儿畸形

华法林可通过胎盘致胎儿畸形，妊娠期禁用。

3. 皮肤出血坏死

皮肤出血性坏死多见于女性，可发生在腿部、乳房、外生殖器等部位，可伴疼痛，常发生在用药的第一周内。病理机制是蛋白C和蛋白S的半衰期短，在服用华法林早期因其合成抑制早于凝血因子，因此形成短暂的高凝状态，导致局部小血管血栓栓塞、皮肤坏死，故在用药初期应至少重叠使用肝素或低分子肝素5天。

四、实验室监测

1. 凝血酶原时间（prothrombin time，PT）和国际标准化比值（international normalized ratio，INR）

华法林给药应使用PT/INR监测（见第二篇第七章），由于PT试剂不同，ISI值不同，导致PT秒数不一致，需要用INR监测，实现实验室间数据的可比性。

美国胸科医师学会（American College of Chest Physicians）第9版《基于循证医学的抗栓治疗与血栓预防临床实践指南》中对维生素K拮抗剂抗凝治疗时的INR治疗范围的推荐[5,6]：浅表静脉血栓2.0~3.0，目标值2.5；深静脉血栓栓塞2.0~3.0，目标值2.5；深静脉血栓栓塞常规治疗3个月后，如缺乏连续INR监测的情况下，再进行低强度治疗（INR范围1.5~1.9）[7]；房颤2.0~3.0，目标值2.5[8]；儿童深静脉血栓栓塞2.0~3.0，目标值2.5；儿童中心静脉置管（central venous lines，CVL）所致深静脉血栓，在常规治疗3个月后，采用预防剂量治疗（INR范围1.5~1.9）[9]；髋关节骨折手术2.0~3.0，目标值2.5；髋关节置换术2.0~3.0，目标值2.5；膝关节置换术2.0~3.0，目标值2.5[10]。瓣膜病根据情况可在2.5~3.5。

2. 其他指标

可选用D-二聚体和凝血酶原片段1+2（F_{1+2}）观察抗凝治疗的效果，在有效抗凝的情况下，凝血活化显著减少，血浆D-二聚体和F_{1+2}水平显著减少。

第二节 普通肝素治疗监测

普通肝素（unfraction heparin，UFH）是一种从动物中得到的硫酸化多糖，存在于哺乳动物肥大细胞分泌的颗粒中，治疗用肝素常提取自猪小肠黏膜和猪肺，由不同大小的片段构成，平均分子量12kDa。

肝素的抗凝作用需要抗凝血酶和肝素辅因子Ⅱ的参与，通过抑制凝血因子Ⅱ和Ⅹ产生抗凝作用。

一、药物作用

1. 加速抗凝血酶和肝素辅因子Ⅱ（HC-Ⅱ）对凝血酶的灭活作用，可提高其灭活作用数百倍到1000倍。

2. 增强抗凝血酶对其他活化凝血因子的中和作用，如因子Ⅹa、因子Ⅸa、和因子Ⅺa等。

3. 促进内皮细胞释放t-PA，增强纤溶活性。

4. 抑制血小板活性，诱导血小板减少。

二、适应证

1. 用于静脉血栓形成、动脉血栓、各种原因引起的DIC等的综合治疗[11]。

2. 预防外科大手术后的血栓形成，如腹部、盆腔、骨科手术后，术后长期卧床者或术前已有血栓前状态者。

3. 预防血栓再发生。

4. 作为心脏外科、血管外科手术、断肢/断指再植等手术术中抗凝的首选药物。

三、副作用

1. 出血

肝素的主要副作用为出血,其发生率约7%~10%,严重出血后果严重,可危及生命。因此,在以下情况禁用或慎用:活动性消化性溃疡、脑血管意外、脑外科手术、恶性高血压、视网膜血管病变、活动性肺结核伴咯血及有其他器官损害性出血风险的疾病、出血性疾病或有出血倾向者、严重心、肝、肾功能不全者等。

2. 肝素诱导的血小板减少症

为肝素诱导血小板免疫性活化,伴有严重的急性动、静脉血栓形成[12](见第二篇第十五章)。

3. 骨质疏松

可能与长期较大剂量使用有关。

4. 过敏反应

比较少见,与动物来源有关。

四、实验室监测

1. 血小板计数

用药前及用药后每周1~2次,若低于50×10^9/L时需进行肝素诱导的血小板减少症临床风险评估(见第二篇第十五章)。

2. 活化部分凝血活酶时间(activated partial thromboplastin time,APTT)

通常在应用肝素6小时后监测APTT。低剂量肝素(5000~7000 IU,bid)不需监测,治疗剂量一般将APTT延长至基线水平的1.5~2.0倍,肝素化的患者(血浆肝素浓度>1U/ml),应用全血凝固时间(clotting time, CT)或活化凝血时间(activated clotting time,ACT)进行监测。

3. 全血凝固时间

肝素给药前测定CT,给药后定期复查,如给药后CT延长小于给药前2倍,提示肝素用量不足;若达到2倍,提示肝素用量已达标准;若超过2~3倍,提示肝素过量,应调整剂量或停药。

4. 活化凝血时间(activated clotting time,ACT)

监测体外循环时,转流期肝素化后,ACT维持在450~600秒为宜,肝素中和后ACT应小于130秒。经皮冠脉介入术,若单独使用肝素,ACT应在250~300秒,若合用Ⅱb/Ⅲa受体拮抗剂,ACT应在200秒。

5. 抗凝血酶(antithrombin,AT)

主要用于大剂量肝素、持续应用肝素时以及肝素抗凝效果不佳时的监测。由于应用肝素会消耗AT,在AT没有恢复时停用肝素,不能有效控制血栓形成的风险(见本篇第九章)。AT<70%时肝素抗凝作用减低,AT<50%时抗凝作用明显减低,AT<30%时抗凝药物无效。

第三节 低分子肝素治疗监测

低分子肝素(low molecular weight heparin, LMWH)是从普通肝素中提取的,平均分子量6.5kDa。相对于普通肝素,LMWH链短,能够促进因子Ⅹa的灭活,从而减弱凝血酶的抑制。LMWH具有良好的剂量效应关系,生物利用度高,较少发生血小板减少症。LMWH疗效确切,使用方便,目前得到临床广泛应用。磺达肝癸钠为比低分子肝素更小的戊糖分子,其作用机制及监测方法与低分子肝素类似。

一、药物作用

低分子肝素是普通肝素裂解出的一组低分子量片段,其主要作用与普通肝素相似,但具有更安全和副作用更少的特点。

1. 抗因子Ⅹa的作用增强,一般认为抗因子Ⅹa作用与药物抗凝及抗血栓形成能力具有更为密切的关系。

2. LMWH由于去除了部分血小板结合点,故用药后诱发血小板减少及功能异常的风险降低。

3. 皮下注射吸收高(约为90%,普通肝素不足50%),半衰期长(抗因子Ⅹa作用持续24小时,普通肝素仅为0.6小时)。

4. 具有更强的促纤溶活性的能力。

二、适应证

同普通肝素。尽管临床上多数情况不需要监测,但以下情况需要监测,如多种抗栓药物联合使用、肝肾功能不全、妊娠/产褥期、创伤/手术前需要及时清除药物、更换抗栓药物、用药剂量大/对药物有抵抗、高龄(>75岁)/低龄(婴幼儿)、消瘦(<50kg)/肥胖(>70kg)、有出血的慢性病史、抗栓治疗中发生血栓/血栓扩展。

三、副 作 用

由于 LMWH 大部分需要从肾脏清除,如肾损害严重,会造成 LMWH 在体内的蓄积,引发出血风险。因此应用 LMWH 时需要了解患者肾脏功能,当肌酐清除率<30%时,需减量或停用。此外,治疗剂量 LMWH 导致 HIT 的风险较普通肝素低,尚未见发生骨质疏松的报道。

四、实验室监测

1. 血小板计数

用药前及用药后每周 1~2 次,若低于 50×10^9/L 需停药。LMWH 导致 HIT 的风险显著低于普通肝素。

2. APTT、ACT 和 AT

应用常规治疗剂量的 LMWH 无需监测 APTT、ACT 和 AT。但对以下人群须监测:孕妇、儿童及高龄患者(>75 岁,血栓形成及出血风险同时增加)、肝肾功能不全、具有较大出血风险的患者(消化道溃疡、空洞性结核)、术前需要及时停止抗凝的患者和已经存在出血或有出血倾向的患者等。

3. 抗因子Ⅹa 活性测定

用于较大剂量的 LMWH 的监测。注意抗Ⅹa 活性,是监测低分子肝素浓度的实验,应避免与凝血因子Ⅹ活性试验混肴,后者是用于检测因子Ⅹ缺陷的试验。在皮下注射 3~4 小时后采集血样检测,一般维持血浆浓度在 0.2~0.6 IU/ml 抗Ⅹa 活性。在急性静脉血栓形成需维持水平在 0.5~1.5IU/ml 抗Ⅹa 活性。

第四节 直接凝血酶抑制剂治疗监测

直接凝血酶抑制剂(direct thrombin inhibitor, DTI)来源于水蛭素及其类似物,通过灭活凝血酶本身或减少其生成而抑制凝血。DTI 直接结合在凝血酶上,阻碍酶和底物的结合,防止纤维蛋白形成和凝血酶介导的 FⅤ、FⅧ、FⅪ和 FⅫ的活化,以及凝血酶引起的血小板聚集。它不仅灭活液态凝血酶,也灭活和纤维蛋白结合的凝血酶。不与细胞膜结合,不被 PF_4 及 vWF 结合,因此抗凝效果确切,能更有效地抗血栓形成。

一、药物作用

水蛭素是迄今为止所发现的最强有力的凝血酶抑制剂,该物质能以极高的亲和力与凝血酶 1∶1结合形成不可逆复合物,是一种高特异性的凝血酶抑制剂。起效不依赖于 AT,也不会影响血小板数量和功能。

二、适 应 证

临床常用的多为水蛭素类似物,用于抗血栓形成,如急性心肌梗死、不稳定心绞痛、血管外科和 HIT 的紧急治疗等。

三、副 作 用

过量给药可使出血风险增加。

四、实验室监测

目前尚没有相关评价,可用凝血酶时间(thrombin clotting time,TT)监测。

第五节 新型口服抗凝药物治疗监测

新型口服抗凝药物(new oral anticoagulants, NOACs)包括抗Ⅱa 药物(达比加群)和抗Ⅹa 药物(利伐沙班、阿哌沙班和依度沙班等)[13],临床试验证实,NOACs 和传统抗凝药物比较(如华法林),具有更好的有效性和安全性,且在多数情况下不需要实验室监测[14]。

尽管 NOACs 在常规剂量时通常是安全的,但在部分患者中仍存在出血风险,临床需要测定药效的情况包括:同时存在出血和血栓风险,且使用剂量较大时;大手术前需要确认残余药量;致命性出血,需要及时逆转抗凝效应;肾功能不全(肾脏肌酐清除率显著减低);肝功能不全(影响需要在肝脏转化的药物);加用增强或减弱 NOACs 抗凝效果的其他药物(CYP-3A4、P-gp 增强剂和抑制剂);高龄患者(血栓、出血风险都大)。

实验室监测 NOACs 药物,主要是观察患者是否处于有效抗凝状态,以辅助临床抗凝决策(如抗凝持续时间等)。此外,在联合用药导致出血风险增大时,也需要监测抗凝效果。

目前关于 NOACs 的实验室监测尚未形成明确共识,以凝血酶为靶点的药物,可以监测抗Ⅱa

活性；以凝血因子Ⅹa为靶点的药物，可以监测抗Ⅹa活性。同时，一些传统监测试验如PT、APTT、dRVVT、TCT等在口服NOACs后也会延长[15]。对于需要开展监测NOACs试验的实验室，应考虑到以下因素，首先是试验方法在各类医院较容易开展；其次，试验和药物剂量呈线性反应；再次，试验对药物剂量具有良好反应性，一般提高2~3倍幅度为宜；最后，试验方法能够标准化，如INR对于华法林的重要性一样，不同实验室间需要标准化的、具有可比性的结果。

一、药物作用

NOACs在生物利用度、半衰期、达到血药峰值时间、清除途径等方面存在一定差异，其药物间的特点比较见表2-21-1。

二、适应证

临床需要抗凝治疗的患者，如骨科手术后静脉血栓预防用药、房颤抗凝治疗、DVT、PE的治疗和预防用药等。

三、副作用

出血副作用明显少于传统抗凝药物。

四、实验室监测

（一）达比加群

1. 抗Ⅱa活性

由于达比加群的靶点是Ⅱa，所以抗Ⅱa活性可直接监测达比加群的效果。但是该实验尚未标准化，很少有医院开展，且剂量线性关系不明确。

2. PT

PT试验可呈剂量依赖反应，但反应强度不足，200μg/L血药（血浆浓度对应于150mg达比加群bid）浓度可把PT从基线延长1.2倍，此外，PT试剂的标准化问题也会影响监测效果。

3. APTT

APTT对达比加群有剂量反应曲线，但与药物浓度不呈线性关系。有足够的反应强度，200μg/L血药浓度可把APTT从基线延长2.5倍，但试剂存在标准化的问题。

4. 蛇静脉酶凝结时间

蛇静脉酶凝结时间（ecarin clotting time，ECT）反映凝血级联反应过程在Ⅱ因子以下的阶段。ecarin是一种蛇毒，来源于锯鳞蝰蛇（echis carinatus）。ecarin转化Ⅱ因子成meizothrombin，可以使特异性底物显色。ECT试验可在凝血仪上开展，其结果呈线性并剂量依赖于达比加群的浓度，反应强度足够，200μg/L血药浓度可把ECT从基线延长3倍。基于以上几点，ECT是监测达比加群的较好试验。

5. 凝血酶凝固时间

凝血酶凝固时间（thrombin clotting time，TCT）在中国常为TT，TCT监测凝血过程的最后一步，即纤维蛋白原转化成纤维蛋白。TCT对于达比加群是线性反应且存在剂量反应关系，但对于药物反应过度，200μg/L血药浓度可把TCT从基线延长15倍，稀释样本可以使TCT延长达3倍。

基于各项试验的特点，用ECT和TCT作为达比加群的监测试验可能较为理想，但仍需更多的临床实验数据支持。

表2-21-1　NOACs特征比较

药物	Dabigatran	Rivaroxaban	Apixaban	Edoxaban
中文名	达比加群酯	立伐沙班	阿哌沙班	依度沙班
作用靶点	凝血酶	Ⅹa	Ⅹa	Ⅹa
前体药物	是	否	否	否
生物利用度	6.5%	80%	~66%	50%
血药峰值时间	1~2h	2.5~4h	3h	1~3h
半衰期	9~13h	7~11h	8~15h	9~11h
常规凝血监测	否	否	否	否
清除途径	80%肾脏	67%肾脏 33%粪便	25%肾脏 75%粪便	35%肾脏 65%粪便

（二）利伐沙班

1. 抗Xa活性

因子Xa是利伐沙班的靶点，故而监测抗Xa活性应作为该药物监测的首选。在血浆中加入过量的Xa，药物中和以后剩余的Xa将会使底物显色。

2. PT

PT是常规试验，PT对于利伐沙班的反应呈线性，且为剂量依赖，反应强度充分。200μg/L的血药浓度（对应10mg qd的剂量）可使PT比基线延长1.5倍。不同厂家的凝血活酶对利伐沙班的反应性是不同的，所以存在标准化的问题。

3. APTT

APTT对利伐沙班呈剂量依赖性和线性反应，反应强度足够，200μg/L的血药浓度可延长基线1.5倍。但是不同品牌的商业试剂对药物的敏感性不同。

4. Heptest和dRVVT

对药物存在剂量反应，但不是线性，200μg/L的血药浓度分别延长Heptest和dRVVT 3倍和2.5倍。但标准化存在问题。

基于以上特点，对于利伐沙班的监测，抗Xa活性和PT是较好的选择。

（三）阿哌沙班

关于阿哌沙班的数据很少，由于同样是抗Xa药物，其监测可以参考利伐沙班。

五、实验监测时间和实验标准化

由于NOACs药物快速起效和快速清除的特点，为反映体内凝血的情况，必须考虑监测的时间点。一般而言，NOACs在服药后2小时达到血药峰值（C_{max}），在12小时到达低点（C_{trough}）。但不同药物间仍存在差异，如PT在利伐沙班给药12小时后无法监测到抗凝效果，而达比加群在12小时后仍有抗凝效果。因此在临床监测时应考虑时间节点。此外，由于不同制造商的试剂对药物的敏感性不同，所以应该进行标准化。比如参考华法林监测引用的$INR_{Warfarin}$的方法，使不同制造商的产品具有一致性。同样建议也采用$INR_{rivaroxaban}$的方法，使得不同制造商的产品具有一致性。

六、NOACs对常见凝血检测的干扰

使用NOACs的患者可能会出现AT、蛋白C、蛋白S、活化蛋白C抵抗（APC-R）、纤维蛋白原、狼疮抗凝物（lupus anticoagulant，LA）等试验结果的异常，NOACs可对这些试验产生各种影响。由于NOACs的作用，AT活性可被高估。Clauss法试验中使用的凝血酶可被达比加群所抑制，引起纤维蛋白原被低估。APC-R试验由于基于APTT比值换算，在使用利伐沙班和达比加群后，比值将会增加。LA是基于dRVVT和APTT的试验，由于两项试验均可被NOACs影响，往往导致LA检测结果不正确。从理论上讲，凡是凝固法的试验，都会受到影响，如果这些试验是必要的，应在停药1周后进行。

第六节 抗血小板药物治疗监测

血小板功能监测的方法有很多，如血小板聚集试验、血栓弹力图、尿11-脱氢血栓素B_2、VASP、Multiplate、VerifyNow、Sonoclot和PFA100/200等血小板功能分析方法等，都可作为监测抗血小板药物治疗效果和对临床预后进行评估的指标。此外，药物代谢基因的监测，包括阿司匹林代谢*COX-1*基因，氯吡格雷代谢*CYP2C19*、*CYP3A4*基因等也从遗传学的角度为临床药物的选择和应用提供证据。

一、阿司匹林

（aspirin，acetylsalicylic acid，ASA）

（一）药物作用

阿司匹林属于环氧化酶通路抑制剂，通过其乙酰化作用不可逆地抑制血小板环氧化酶活性[16]，阻止花生四烯酸生成血栓烷A_2（thromboxane A_2，TXA_2），从而抑制血小板的活化、聚集和释放反应。

（二）适应证

1. 心、脑血管疾病的一级预防，具有血栓形成潜在危险因素的患者，如冠状动脉性心脏病、肥胖、高血压、高血脂、短暂性脑血管缺血性发作（transient cerebral ischemia attack，TIA）和心脏外科手术。

2. 心、脑血管疾病的二级预防，防止血栓复发，如心肌梗死、脑血栓形成TIA。

3. 作为动脉血栓性疾病抗栓治疗的联合用药。

（三）副作用

副作用较少，但长期服用可出现消化道反应，

如恶心、食欲减退、严重的有消化道出血。故消化性溃疡患者应慎用；长期服药的患者在外伤和手术时容易出血。

(四) 实验室监测

1. 出血时间(bleeding time, BT)

采用Ivy法或出血时间测定器法，维持BT延长到治疗前的2.0~2.5倍为宜。

2. 血小板聚集功能试验

应选择花生四烯酸作为诱导剂，监测血小板聚集功能，100mg ASA用药7天后，5分钟最大聚集率降到参考区间的20%~30%为宜。

3. 尿11-脱氢TXB_2

该试验主要应用于评估ASA疗效，判断是否存在阿司匹林抵抗现象(见第二篇第八章)。

二、潘生丁 (dipyridamole, DPM)

(一) 药物作用

潘生丁的主要作用机制是可逆性抑制血小板磷酸二酯酶，使血小板中的环磷酸腺苷(cyclic adenosine monophosphate, cAMP)不易因分解而增多，导致血小板聚集功能及释放反应受抑制。

(二) 适应证

1. 用于预防和治疗各种动脉血栓栓塞性疾病。

2. 与阿司匹林联合应用，可降低缺血性脑卒中的发生率和死亡率。

3. 可用于微小血管病变和静脉血栓的防治。

(三) 副作用

副作用轻微，偶有头疼、眩晕、轻度胃肠反应等，很少有出血发生。

(四) 实验室监测

1. BT

采用Ivy法或出血时间测定器法，在与阿司匹林联合用药时，维持BT延长到治疗前的2.0~2.5倍为宜。

2. 血小板聚集试验

选择ADP作为诱导剂，监测血小板聚集功能，常规用药一段时间后，5分钟最大聚集率降至参考区间的20%~30%为宜。

三、氯吡格雷(clopidogrel)

(一) 药物作用

氯吡格雷是一种血小板聚集抑制剂，选择性地抑制二磷酸腺苷(adenosine diphosphate, ADP)与它的血小板受体($P2Y_{12}$)结合及继发的ADP介导的糖蛋白GPⅡb/Ⅲa复合物的活化，进而可抑制血小板聚集。氯吡格雷为前体药物，必须经生物转化才能产生抑制血小板聚集的效应。氯吡格雷还能阻断其他激动剂通过释放ADP引起的血小板聚集。氯吡格雷对血小板ADP受体的作用是不可逆的，因此暴露于氯吡格雷的血小板的整个生命周期都受到影响，血小板正常功能的恢复速率同血小板的更新速度一致。

(二) 适应证

用于预防和治疗心、脑血管疾病及动脉系统的循环障碍疾病。

(三) 副作用

偶见胃肠道反应(如腹痛、消化不良、便秘或腹泻)、皮疹、皮肤黏膜出血，罕见白细胞减少或白细胞正常而粒细胞缺乏。

(四) 实验室监测

1. 出血时间

采用Ivy或出血时间测定器法。与阿司匹林联合用药时，调整BT延长到治疗前的2.0~2.5倍为宜。

2. 血小板聚集试验

应选择ADP为诱导剂，75mg氯吡格雷用药7天后，5分钟最大聚集率降到参考区间的20%~30%为宜。除评估治疗效果外，使用氯吡格雷的患者也可见“药物抵抗”现象，多与肝脏功能异常有关，血小板聚集试验的意义在于发现此类患者，及时调整药物。

目前还有两种新型$P2Y_{12}$抑制剂，普拉格雷为不可逆$P2Y_{12}$抑制剂，替格瑞洛为可逆性$P2Y_{12}$抑制剂。不同于阿司匹林主要经肾脏代谢、尿液排出，氯吡格雷经肝脏代谢、粪便排出。普拉格雷和替格瑞洛为肝肾双通路代谢，由于它们也是作用于ADP受体，故监测方法同氯吡格雷，用血小板聚集试验。

第七节　溶血栓药物治疗监测

溶栓治疗是使用药物将已形成的血栓溶解，实现血管再通。主要用于血栓栓塞性疾病。临床常用的溶栓药物有：链激酶、尿激酶和组织型纤溶酶原激活剂等。这些药物通过激活纤溶酶原，活化纤溶系统，溶解血栓中的纤维蛋白来清除血栓[17]。实验室监测的主要目标是纤维蛋白原、纤维蛋白(原)降解产物。本节主要介绍尿激酶和组织型纤溶酶原激活剂。

一、尿激酶(urokinase，UK)

(一) 药物作用

临床所用的尿激酶属于双链尿激酶型纤溶酶原激活物(double chain urokinase type plasminogen activator，dcu-PA)，可使纤溶酶原转化成纤溶酶而产生溶栓效应。进入循环的 u-PA 很快被纤溶酶原活化抑制物(plasminogen activator inhibitor，PAI)所灭活，生成的纤溶酶也被 α_2-抗纤溶酶(α_2-antiplasmin，α_2-AP)灭活。故临床使用大剂量 UK，使血浆中 PAI 和 α_2-AP 耗尽才能发挥作用。

(二) 适应证

急性心肌梗死、脑血栓形成、视网膜中央静脉血栓、DVT、PE 以及肝、肾、肠系膜静脉血栓形成等疾病的治疗。

(三) 副作用

因 UK 无抗原性，故无过敏反应。由于该药物可导致血浆纤维蛋白原水平过低，使血液处于低凝状态，因此主要副作用为出血。溶栓患者应避免各种损伤，如穿刺、导管插入、过度运动和关节肌肉扭伤等。

(四) 实验室监测

一般于第一剂 6 小时后进行监测。

1. 纤维蛋白原测定

Clauss 法检测，参考区间通常为 2～4g/L。溶栓后一般应在 1.0～1.2g/L，较为适宜，极限不低于 1.0g/L，否则出血危险增加。

2. TT

溶栓治疗范围一般认为应维持在正常对照的 1.5～2.5 倍。

3. FDP

正常 FDP 含量<10mg/L，一般认为溶栓治疗维持范围在 300～400mg/L 为宜。

二、组织型纤溶酶原激活剂(tissue-type plasminogen activator，t-PA)

(一) 药物作用

临床使用的组织型纤溶酶原激活剂是采用基因工程技术制备的重组单链 t-PA，即 rt-PA。rt-PA 通过其结构中的 K 结构，特异地与纤维蛋白结合，并选择性激活其临近的纤溶酶原，达到有效地局部溶栓作用，且全身性纤溶激活作用较小。

(二) 适应证

深静脉血栓形成、肺栓塞、急性心肌梗死、脑血栓形成、视网膜中央静脉血栓以及肝、肾、肠系膜静脉血栓形成等。

(三) 副作用

由于 rt-PA 对于含有纤维蛋白血凝块的血栓选择性溶解，全身性作用较小，故从理论上推断，rt-PA 的出血副作用小。

(四) 实验室监测

在第一剂药物给药后 6 小时监测，监测指标同 UK。应注意 TT 值易受肝素影响，故应在停用肝素后监测。rt-PA 属于纤维蛋白选择性溶解的药物，故还可以采用纤维蛋白降解指标监测，如 D-二聚体和纤维蛋白肽 $B_{\beta15\text{-}42}$ 等。

(吴 俊)

参考文献

1. Anderson FA Jr，Huang W，Friedman RJ，et al. Prevention of venous thromboembolism after hip or knee arthroplasty：findings from a 2008 survey of US orthopedic surgeons[J]. J Arthroplasty，2012，27(5)：659-66. e5.
2. Ezekowitz MD. Anticoagulation management of valve replacement patients[J]. J Heart Valve Dis，2002，11(Suppl 1)：S56-60.
3. Lee BH，Park JS，Park JH，et al. The effect and safety of the antithrombotic therapies in patients with atrial fibrillation and CHADS score 1[J]. J Cardiovasc Electrophysiol，2010，21(5)：501-7.
4. Lip GY. Recommendations for thromboprophylaxis in the 2012 focused update of the ESC guidelines on atrial fibrillation：a commentary[J]. J Thromb Haemost，2013，11(4)：615-26.
5. Ageno W，Gallus AS，Wittkowsky A，et al. Oral anticoagulant therapy：Antithrombotic Therapy and Prevention of Thrombosis，9th ed：American College of Chest Physicians Evidence-Based Clinical Practice Guidelines[J]. Chest，2012，141(2 Suppl)：e44S-88S.
6. Holbrook A，Schulman S，Witt DM，et al. Evidence-based management of anticoagulant therapy：Antithrombotic Therapy and Prevention of Thrombosis，9th ed：American College of Chest Physicians Evidence-Based Clinical Practice Guidelines[J]. Chest，2012，141(2 Suppl)：

e152S-84S.

7. Gould MK, Garcia DA, Wren SM, et al. Prevention of VTE in nonorthopedic surgical patients: Antithrombotic Therapy and Prevention of Thrombosis, 9th ed: American College of Chest Physicians Evidence-Based Clinical Practice Guidelines[J]. Chest, 2012, 141(2 Suppl): e227S-77S.
8. You JJ, Singer DE, Howard PA, et al. Antithrombotic therapy for atrial fibrillation: Antithrombotic Therapy and Prevention of Thrombosis, 9th ed: American College of Chest Physicians Evidence-Based Clinical Practice Guidelines[J]. Chest, 2012, 141(2 Suppl): e531S-75S.
9. Monagle P, Chan AK, Goldenberg NA, et al. Antithrombotic therapy in neonates and children: Antithrombotic Therapy and Prevention of Thrombosis, 9th ed: American College of Chest Physicians Evidence-Based Clinical Practice Guidelines[J]. Chest, 2012. 141(2 Suppl): e737S-801S.
10. Falck-Ytter Y, Francis CW, Johanson NA, et al. Prevention of VTE in orthopedic surgery patients: Antithrombotic Therapy and Prevention of Thrombosis, 9th ed: American College of Chest Physicians Evidence-Based Clinical Practice Guidelines[J]. Chest, 2012, 141(2 Suppl): e278S-325S.
11. Garcia DA, Baglin TP, Weitz JI, et al. Parenteral anticoagulants: Antithrombotic Therapy and Prevention of Thrombosis, 9th ed: American College of Chest Physicians Evidence-Based Clinical Practice Guidelines[J]. Chest, 2012. 141(2 Suppl): e24S-43S.
12. Warkentin TE, Greinacher A, Koster A, et al. Treatment and prevention of heparin-induced thrombocytopenia: American College of Chest Physicians Evidence-Based Clinical Practice Guidelines (8th Edition)[J]. Chest, 2008, 133(6 Suppl): 340S-380S.
13. Baglin T. Clinical use of new oral anticoagulant drugs: dabigatran and rivaroxaban[J]. Br J Haematol, 2013, 163(2): 160-7.
14. Schulman S. New oral anticoagulant agents-general features and outcomes in subsets of patients[J]. Thromb Haemost, 2014, 111(4): 575-82.
15. Tripodi A. The laboratory and the direct oral anticoagulants[J]. Blood, 2013, 121(20): 4032-5.
16. Eikelboom JW, Hirsh J, Spencer FA, et al. Antiplatelet drugs: Antithrombotic Therapy and Prevention of Thrombosis, 9th ed: American College of Chest Physicians Evidence-Based Clinical Practice Guidelines[J]. Chest, 2012, 141(2 Suppl): e89S-119S.
17. Collen D. Molecular mechanisms of fibrinolysis and their application to fibrin-specific thrombolytic therapy[J]. J Cell Biochem, 1987, 33(2): 77-86.

附1：

对欧洲心脏病学会发布的《心脏疾病抗凝药物应用意见书》中关于传统抗凝药物治疗实验监测观点的解读

通过抗凝药物治疗对凝血系统进行有效干预是心血管疾病治疗的重要基石，并被广泛应用于多种类型心脏疾病的治疗领域。在临床上，传统的抗凝药物仍是医生们制定用药策略时的主要选择，如普通肝素(unfractionated heparin，UFH)、低分子肝素(low-molecular-weight heparins，LMWH)和维生素K拮抗剂(vitamin K antagonists，VKAs)等，并在多年的应用中积累了大量循证医学证据，其有效性已被充分肯定，直至目前仍在欧洲及美国的相关血栓治疗指南中获得了高级别推荐。在另一方面，这些药物都存在着一些缺点(特别是安全性)，可引发严重的副作用，因此大多需要进行有效的实验室监测以指导医生调整药物剂量，实现治疗获益和出血风险之间的平衡。近年来，临床上对于抗凝治疗过程中的出血问题日益关注，而新型口服抗凝药物(new oral anticoagulants，NOACs)的出现使临床抗凝治疗的理念发生了显著的改变，这些NOACs不但安全性更高，而且起效快，受环境因素影响相对更小，对多数患者进行规范治疗和预防用药时不需要进行常规实验室监测。当然NOACs也存在着一些需要解决的问题，除了价格较为昂贵以外，其他如联合抗栓治疗时的出血风险增加、与其他药物的相互作用、肝肾功能不全患者的剂量调整以及特殊人群的合理用药等也都需要在临床实践中进一步积累经验和数据。关于这些问题的循证研究和队列研究正在进行，其前期成果已经开始逐渐被纳入相关指南中。欧洲心脏病学会(European Society of Cardiology，ESC)是欧洲重要的医学学术组织，其宗旨是通过提供和更新临床实践指南、调查数据、课程教育、组织学术会议等多种方式减轻欧洲心血管疾病的负担。ESC下设3个委员会、5个协会以及近20个工作组，并承担出版7种国际心脏病期刊。2013年，由ESC指定的临床心脏病专家组成的血栓工作组对心脏病时可以使用的各种类型抗凝药物进行了系统性回顾性评价[1-3]，并以《心脏疾病抗凝药物应用意见书》（简称《意见书》）的形式发布，主要内容包括：第Ⅰ部分，介绍凝血机制和抗凝药物的靶点；第Ⅱ部分，介绍胃肠外抗凝药物在心脏疾病中应用的现状和未来展望；第Ⅲ部分，介绍维生素K拮抗剂的抗凝机制、监测和治疗推荐；第Ⅳ部分，介绍NOACs在急性冠脉综合征（acute coronary syndrome，ACS）中的应用；第Ⅴ部分，抗凝治疗中的特殊情况。《意见书》针对传统药物和NOACs在临床应用过程中的实验室监测问题做了详细的阐述，其中许多成熟的理念已被国内临床和实验室所熟知，而另有一些观点对于我们而言尚属首次接触。本章就其中关于应用传统抗凝药物的实验监测内容做简单介绍和解读。

一、普通肝素的剂量监测

（一）普通肝素的抗凝特性

1.《意见书》观点

UFH是由高度硫酸化多糖链构成，分子量范围为3000～30000道尔顿（Dalton，Da），大约包括45个糖单位，其中只有1/3的肝素糖链具有特殊的戊糖序列，该序列对AT具有高度亲和力，是肝素分子中最具抗凝血活性的部分。由于肝素分子上的戊糖序列较少，在给予通常预防和治疗剂量时，UFH的抗凝活性局限于戊糖序列的数量；当给予更高剂量时，无论肝素糖链中是否有戊糖序列，UFH都可以激活肝素辅因子Ⅱ，进而产生抗凝效应。

2. 解读

UFH属于间接凝血酶抑制剂，需要在患者血浆中AT活性>80%的情况下充分实现抗凝血的作用。肝素分子上的戊糖序列与AT的赖氨酸结合，使AT的精氨酸反应中心发生构象改变，并进一步通过电荷依赖的模式与凝血酶形成三联复合物，加速催化凝血酶和其他凝血因子（FⅦa、FⅨ、FⅩ、FⅪ和FⅫ）丝氨酸活化中心的抑制，因此戊糖序列是肝素分子抑制凝血酶的主要结构，但由于这种戊糖序列在肝素分子上随机分布且相对缺乏，使小剂量肝素的抗凝活性较弱。需要注意的是，当给予大剂量肝素时，含有24个糖单位的肝素可以不依赖AT而直接通过结合并激活肝素辅因子Ⅱ实现对凝血酶的抑制，与AT的抗凝效应不同的是，肝素辅因子Ⅱ几乎仅能抑制凝血酶。

当AT与凝血酶以共价键结合后，UFH可以从复合物中游离出来再利用，激活更多的AT分子。只有当肝素有18个或更多的糖单位（分子量约5400 Da），才有足够的糖链长度通过抗凝血酶与凝血酶结合。而糖单位<18个的肝素分子则难以同时结合AT和凝血酶，但其戊糖序列可以通过与AT结合，使其反应中心发生构象变化，直接实现对FⅩa的抑制。UFH还诱导组织因子途径抑制物（tissue factor pathway inhibitor，TFPI）的释放，促进对FⅦa-组织因子复合物的抑制。此外，通过抗凝血酶依赖的模式，UFH也抑制其他的凝血因子，但所产生抗凝效果的临床相关性尚不确定。需注意的是，UFH不能灭活已与纤维蛋白和细胞外基质结合的凝血酶，也对与血小板和凝血酶原复合物结合的FⅩa不起作用，因此当UFH停药或血药浓度降低后，可能出现凝血活化状态的再次增强现象，进而促进血栓再发生。

肝素对凝血酶（Ⅱa）和Ⅹa的抑制效果与肝素分子量密切相关，高分子量肝素抗Ⅱa和Ⅹa活性的比值约为1∶1，LMWH抗Ⅱa和Ⅹa活性的比值约为1∶2～4，而且不同类型LMWH间因分子量的差异导致其抗Ⅹa活性也存在一定不同，从而导致治疗效果也存在差异，所以在ESC指南中直接推荐有高质量循证证据的依诺肝素（Enoxaparin）应用于非ST段抬高的急性冠脉综合征（non-ST-elevation acute coronary syndromes，NSTE-ACS）患者的抗凝治疗，而非笼统地推荐LMWH[4]。

（二）普通肝素在动脉血栓治疗时的剂量

1.《意见书》观点

UFH在静脉血栓栓塞（venous thromboembolism，VTE）治疗中的疗效严格依赖药物剂量，因此临床在使用UFH时常采用固定剂量或通过体重进行剂量调整。在心血管疾病的抗凝治疗中，由于在动脉血栓形成时的血栓凝块负荷低于静脉血栓，因此UFH在ACS治疗中的推荐剂量低于标准的VTE治疗剂量。在对NSTE-ACS患者进行治疗时，在给予12～15 IU/（kg·h）（最大剂量1000 IU/h）UFH后，再给予60～70 IU/kg（最大剂量5000 IU）。在联合纤溶药物治疗ST段抬高型心肌梗死（ST-segment elevation myocardial infarction，STEMI）时，推荐的UFH剂量更低，此时UFH的剂量约为60 IU/kg（最大剂量4000 IU），12 IU/（kg·h）（最大剂量1000 IU输注。由于患者在UFH治疗时的抗凝效果存在显著的个体差异，因此采用UFH治疗需要进行密切的实验监测，并根据检测结果调整药物剂量。

2. 解读

这是ESC文件中首次提到了不同血栓类型与UFH使用剂量相关的概念。由于动、静脉血栓形成的环境和机制显著不同，导致动脉血栓形成时凝血系统激活与动员的规模相对低于静脉血栓，特别是引起动脉血栓的血管损伤、凝血活化和血流动力学异常基本局限于血管病变部位，而引起静脉血栓形成的基础往往是全身性的高凝状态，这种病理机制的差异导致两种类型血栓在纤维蛋白凝块负荷量上显著不同，也是临床使用UFH治疗剂量不同主要原因。

UFH分子的异质性较大，使不同类型肝素在抗凝活性和药代动力学等方面也差别明显，除了对Ⅱa和Ⅹa活性的抑制程度不同外，高分子量肝素可被更快清除。此外，UFH进入血液后可与多种血浆蛋白质（多为急性时相反应蛋白）、内皮细胞和巨噬细胞表面的受体结合并被灭活，这就导致中等剂量以下的UFH在不同个体或疾病阶段时的生物利用度差异显著，甚至无法达到预期的抗凝效果，应用相同剂量UFH的个体间的APTT也存在显著差异。在大剂量UFH给药时，细胞外基质（皮下注射时）、血浆蛋白质或相关受体的结合能力达到饱和，UFH的半衰期随剂量的增加而延长，并最终达到稳定。另一个容易被忽视的问题是，患者血浆中AT的活性及水平是否存在缺陷也是肝素类药物能否产生预期抗凝效应的重要影响因素。上述这些因素往往导致患者在UFH治疗时的抗凝效果存在显著的个体差异，常表现为血浆肝素浓度与APTT之间的关联性较差。

（三）APTT对UFH的监测

1.《意见书》观点

APTT是被临床普遍应用于监测UFH治疗的常规凝血试验，但UFH剂量过高会导致APTT的结果变得不可靠，因此临床常采用活化凝血时间（activated clotting time，ACT）在更大剂量UFH给药时（如经皮冠状动脉介入治疗或心肺旁路手术）进行监测。在许多年前，关于UFH监测的前瞻性研究就已经提出，将活化部分凝血活酶时间比率（APTT ratio，APTT-R）维持在1.5~2.5，可以降低VTE再发生的风险[5]。基于此项研究，将APTT-R维持在1.5~2.5被普遍接受为UFH的治疗范围。然而，这种治疗范围的临床实用性越来越不确定，因为近年来，APTT试剂和血液凝固仪不断更新，而这个标准却未再被前瞻性研究验证。根据目前在临床上应用的APTT试剂和血液凝固仪的情况，更为可靠的UFH治疗水平的相应APTT-R应为2.0~3.0[6]。ESC工作组赞同ACCP（American College of Chest Physicians）的观点，即UFH的治疗范围应与本地医学实验室所使用的APTT检测系统相关。因此ESC工作组不推荐使用固定的APTT秒数作为靶值指导UFH的治疗。

2. 解读

低剂量UFH在临床上使用颇为广泛，而且由于出血风险较小，基本不需进行APTT监测；UFH剂量过高时，APTT明显延长（>200秒）甚至无法测出凝固时间，数据有效性显著减低；在临床上进行APTT监测的多为中等剂量的UFH抗凝治疗。由于来自于不同制造商的APTT试剂在成分和活性方面存在显著差异，检测设备的差别也非常明显，使实验室之间的APTT结果差异悬殊，从而无法建立统一的APTT的治疗目标值，这就使APTT-R成为相对可靠的办法。尽管APTT在方法学和检测的灵敏度上存在一定局限性，但仍是目前最具可行性的监测手段。国内临床目前通常将APTT-R 1.5~2.5作为应用中等剂量UFH抗凝（血浆中肝素相应浓度约为0.2~0.5U/ml）的治疗水平，但其应用效果缺乏循证数据的支持。

二、低分子肝素的剂量监测

作为小分子肝素片段，LMWH制剂的平均分子量大约是肝素的1/3（约2300~ 5000 Da），相当于约8~15个糖单位。与普通肝素相类似，LMWH也具有一定的异质性。应用于临床的各种LMWH制剂由于采用不同方法进行解聚制备，因此都有各自独特的分子量特点，并在药代动力学和药效学（抗凝）性能上存在一定程度的差异。此外，目前还没有LMWH的国际标准，每个生产者都宣布自己的制剂单位，导致每一种LMWH的剂量都不相同，而且在同一种疾病的治疗中，各种类型LMWH间不能相互替代。LMWH的短链能保持对FⅩa的抑制能力，但由于缺乏18个糖单位因而很难与AT和FⅡa同时结合，因此LMWH抑制FⅩa的能力强于对凝血酶的抑制；依据分子量的不同，LMWH抗FⅩa与抗FⅡa活性比约为（2~4）：1。由于不同LMWH间的抗FⅩa与抗FⅡa活性比都有差异，所以其有效性和安全性也明显不同。临床对LMWH的选择，需要依据高质量的循证证据，证明某类型LMWH在特定疾病治疗中具有足够的有效性和安全性。此外，LMWH已被证明能够抑制血管性血友病因子（von willebrand factor，vWF）的释放，后者是预测NSTE-ACS和STEMI临床结局的标志物。与UFH一样，LMWH还可诱导TFPI的释放，抑制FⅦa-组织因子复合物。

1.《意见书》观点

LMWH给药通常采用固定剂量或根据体重调节剂量，基本不需要进行实验室监测。但在肥胖、肾功能不全以及妊娠期应用治疗剂量LMWH的患者则可能需要进行监测。对LMWH的监测手段是抗FⅩa活性测定，需要注意的是，由于LMWH有多个种类，因此在针对不同的LMWH监测时，要对检测系统的抗FⅩa活性曲线进行校准。LMWH可造成APTT一定程度的延长，但敏感性不如UFH，因此APTT不能用于对LMWH的监测。一些研究建议，对于肥胖患者可以基于体重进行剂量调节，在一项有921例BMI>30的患者的荟萃分析中，利用这种方式进行LMWH给药的患者，没有发现严重出血风险的增加[7]。此外，肾功能不全患者的肌酐清除率与抗FⅩa活性水平间呈负相关，LMWH发生出血合并症的风险在肾功能损害的患者中明显增高，但合适的LMWH剂量尚不确定，因此在严重肾功能不全的患者中，UFH在大多数情况下是比LMWH更好的选择。

2. 解读

由于LMWH糖链更短，其与血浆蛋白质亲和力低于UFH，皮下注射损失小，因此抗凝效应更可预测，同时LMWH比UFH的半衰期更长（约2~4倍），且与剂量无关（此现象也与LMWH结合细胞外基质、内皮细胞受体的能力较弱有关）。各种LMWH的平均糖链长度不同，半衰期也存在一定差异，糖链较长的LMWH一般比糖链较短的LMWH半衰期更短，因此不易蓄积。但LMWH需经由肾脏清除，肾功能受损可导致LMWH在患者血浆中蓄积，增加出血风险，严重肾功能不全（肌酐清除率<30ml/min）的患者，需要适当减量或避免使用LMWH。

LMWH可以根据体重调节剂量，每日皮下注射1~2次，通常不需要监测。在治疗范围内，LMWH的药代动力学与体重相关，超重或肥胖患者需按照体重调节给药剂量方案，部分患者调整后的剂量可能超出推荐剂量范围。低体重患者（男性<57kg，女性<45kg）出血风险增加，因此上述患者在用药时需要密切的实验室监测。

3.《意见书》观点

与其他抗凝药物一样，LMWH治疗的主要副作用是出血。LMWH治疗导致的HIT发生率明显低于UFH。其原因是与UFH相比，LMWH对血小板的影响明显轻微，引起血小板第4因子（platelet factor 4，PF_4）的释放更少。此外，即使PF_4释放，LMWH与PF_4的相互作用也不强烈，作为HIT抗体目标的肝素-PF_4复合物的形成很少，因此在临床上LMWH引发的HIT非常罕见。但在极少情况下，LMWH仍有可能与PF_4形成复合物，并进一步与HIT抗体结合，其原因与LMWH在应用于HIT患者或HIT抗体阳性患者时产生的交叉反应有关。

4. 解读

一旦HIT抗体形成，LMWH的交叉反应发生率是100%，由于LMWH不能避免HIT致敏，因此不能用于HIT的治疗，更不能作为疑似或确认的HIT患者UFH替代药物选项。此外，LMWH导致骨质疏松的风险低于UFH，有小型的临床试验显示，LMWH在预防或治疗剂量时没有减低骨密度[8]，这可能与LMWH与骨细胞亲和力更低有关。

三、维生素K拮抗剂的剂量监测

维生素K拮抗剂（vitamin K antagonists，VKAs）是通过阻碍维生素K和它的2，3-环氧化酶（维生素K环氧化酶）实现抗凝效果的，这一抑制过程最终导致维生素K依赖的凝血因子水平缺陷（FⅡ、Ⅶ、Ⅸ和Ⅹ）。华法林是一种香豆素类化合物，是国际上应用最广的口服抗凝药，多年来已有大量的高质量临床试验证实了其有效性，该药是目前临床上唯一用于动脉血栓、静脉血栓栓塞和人工瓣膜及房颤患者的一级和二级预防的口服抗凝药物。华法林在口服后迅速且几乎是完全由胃肠道吸收，其安全性和有效性与抗凝药物所使用的剂量密切相关。另一方面，由于华法林的剂量-效应关系在个体间存在很大差异，并容易受到遗传和环境因素的影响，进而改变药代动力学和药效学，因此对于患者个体的应用剂量必须进行严密的实验监测以避免用药过量或剂量不足。

（一）干扰VKAs药理学效应的环境因素

1.《意见书》观点

一些与患者相关的环境因素可以改变VKAs

的药代动力学和药效学，主要包括膳食中摄入维生素 K 量以及其他药物的使用。这些因素会影响 VKAs 的吸收、肝脏代谢、与血浆蛋白的结合或影响维生素 K 依赖凝血因子的合成。虽然饮食摄入的维生素 K 量与 VKAs 剂量之间的相关性不强，但有研究发现一些患者减少维生素 K 的摄入后出现了 INR 值不稳定的现象，该研究认为这一现象就解释了对于此类患者每日小剂量维生素 K 的给药可以稳定 INR 水平的原因[9]。因此建议口服 VKAs 患者应注重保持饮食中稳定的维生素 K 摄入，而不是禁止食用含维生素 K 的食物。

其他药物与 VKAs 间的相互作用可分为药代动力学和药效学。药代动力学的影响在大多数情况下可以通过剂量调整实现预期治疗效果。值得关注的是，药效学的相互作用（如与抗血小板药物联合使用时）可能会在不影响 INR 值的情况下，增加患者的出血风险。此类可能引发风险的药物可概括为“8 个 A”，包括抗生素（antibiotics）、抗真菌（antifungals agents）、抗抑郁药（antidepressants）、抗血小板药物（antiplatelet agents）、胺碘酮（amiodarone）、抗炎药（anti-inflammatory drugs）、对乙酰氨基酚（acetaminophen）和替代疗法（alternative remedies）[10]。常用的他汀类药物（如辛伐他汀和瑞舒伐他汀）已发现可提高华法林的抗凝效应[11]，其中对 *CYP2C9 * 3* 等位基因携带者尤为明显[12]。接受 VKAs 治疗的患者往往同时还使用许多其他处方药、非处方药和膳食补充剂。许多复方药物可能干扰 VKAs 剂量调整的可靠性，并增加不良事件发生的风险[13]。因此，建议当添加或停用任何药物或膳食补充剂时，均需密切监测 INR 水平。

2. 解读

药物、食物以及某些病理因素都可以改变华法林的药代动力学和药效学，但直至目前对各种影响因素的类型及其效应尚不完全明确，因此，在增加或停用任何药物、改变饮食结构时都应密切监测 INR 值的水平变化。

长期口服华法林治疗的患者往往对于食用多叶绿色蔬菜引起的维生素 K 水平变化比较敏感。食物中的维生素 K 的增加可以不同程度地降低华法林的抗凝血效应，另一方面，由于各种原因造成维生素 K 摄入的减少会增强华法林的抗凝血效应（增加出血风险）。

许多药物能够通过抑制血小板功能以增加华法林相关的出血风险，包括阿司匹林、非甾体类抗炎药物和大剂量青霉素等，其中阿司匹林由于抗血小板效应持续时间长，可显著延长止血时间，且由于该药在临床上应用广泛，最需要关注。此外，阿司匹林和非甾体类抗炎药物对胃黏膜有损害，可以增加上消化道严重出血的风险。氯贝丁酯可抑制血小板聚集和损伤血小板功能，故与华法林联合使用时，能增强其抗凝血作用。

其他许多药物对华法林的出血风险有潜在的影响。所以已经口服 VKAs 进行抗凝治疗的患者采用任何新药物进行治疗时，均应在第 2 天或者在联合用药的初始阶段进行 INR 监测，在必要的情况下进行剂量调整（表 2-21-2）。

表 2-21-2　药物对 VKAs 抗凝血效应的影响

类型	机制	对 VKAs 的影响	药物
竞争性与血浆蛋白结合的药物	使血浆中游离的双香豆乙酯增多	增强	水合氯醛、氯贝丁酯、磺胺类药
S-异构体代谢抑制剂	减低 S-华法林异构体的代谢速率	增强	保泰松、甲硝唑、磺吡酮
细胞色素 P450 抑制剂	减缓华法林的代谢和清除	增强	胺碘酮、大环内酯类抗生素、水杨酸盐、乙酰氨基酚、三环类抗抑郁药（丙咪嗪、氯丙咪嗪）、甲硝唑、西咪替丁、氯霉素、单胺氧化酶抑制剂（苯乙肼、苯丙胺）、别嘌呤
减少维生素 K 合成的药物	抑制肠道细菌，使维生素 K 合成减少	增强	广谱抗生素（头孢哌酮、头孢噻吩）、考来烯胺
甲状腺素	促进凝血因子代谢	增强	甲状腺素和三碘甲状腺原氨酸
细胞色素 P450 诱导剂	加速华法林的代谢和清除	减弱	苯巴比妥、格鲁米特、苯妥英钠、卡马西平、利福平

（二）VKAs 的实验室监测及标准化

1.《意见书》观点

凝血酶原时间（prothrombin time，PT）检测对 VKAs 治疗引起的维生素 K 依赖凝血因子的减少具有足够敏感性，多年来一直被临床广泛用于对 VKAs 治疗有效性和出血风险的评估。ESC 工作组再次强调，采用 PT 监测 VKAs 时，简单地用患者血浆凝固的"秒数"或与健康对照者血浆换算后的"比值"来表示实验结果是不标准的。目前，华法林作为国际上广泛使用的 VKAs，其应用剂量在各个地区间存在显著差异，其中一些地区的临床医生习惯应用更高剂量的华法林，导致出血风险明显增高，这就使对华法林的实验室监测变得非常关键。存在的问题是，不同 PT 试剂中的凝血活酶反映血浆中维生素 K 依赖凝血因子水平减低的敏感性不一。敏感度低的凝血活酶在检测维生素 K 依赖凝血因子减少的血浆标本时，往往不能使血浆凝固时间相应地明显延长。在北美，由于普遍使用敏感度不足的、源于兔脑的凝血活酶试剂，使得临床应用华法林的剂量更高。形成明显对照的是，由于欧洲广泛使用的是更为敏感的、源于人脑的凝血活酶试剂，这里的临床医生应用华法林的剂量更低。正是由于两个地区应用华法林剂量的明显差异，进而导致了北美地区报道的因华法林造成的出血事件发生率显著高于欧洲。

在 1983 年，世界卫生组织（WHO）开始介绍推广基于 INR 的 PT 标准化计划。该计划首次确定了凝血活酶试剂对维生素 K 依赖的凝血因子水平降低的反应性，设立了相关敏感标准，并命名为国际敏感指数（international sensitivity index，ISI）。多年来，高敏感性的凝血活酶试剂（ISI 接近 1.0）逐渐在临床应用并开始普及，这些试剂既可从组织中获取（如胎盘），也可通过合成技术获得重组的人类组织因子。PT 测定结果通过公式 2-21-1 或公式 2-21-2 进行换算获得 INR。

$$INR = (患者\ PT/对照平均\ PT)^{ISI} \quad 式\ 2\text{-}21\text{-}1$$

或 $$\log INR = ISI(\log 患者\ PT\ 比率) \quad 式\ 2\text{-}21\text{-}2$$

本地实验室利用制造商在 PT 试剂上标注的组织凝血活酶的 ISI 对 PT 测定结果进行换算，获得 INR 值（表 2-21-3）。

2. 解读

PT 能够敏感反映 4 个维生素 K 依赖凝血因子中的 3 个（FⅡ、FⅦ和 FⅩ）的水平减低，由于这些凝血因子的半衰期显著不同，在应用华法林后其在一定时间内降低的比率也存在明显差异。在口服华法林的最初 1~2 天，PT 主要反映 FⅦ的减低（半衰期仅为 6 小时），随后的时间里，PT 的延长也与 FⅡ和 FⅩ的减低密切相关。

由于不同来源、不同制备方法的试剂（组织凝血活酶）对试验结果影响较大，使各实验室间、实验室内的数据无法进行比对，对口服华法林治疗效果的监测产生不利影响。为了解决这一问题，世界卫生组织（WHO）提出以人脑凝血活酶 67/40 批号作为标准品，并以 ISI 表示各类试剂与 67/40 之间的关系。67/40 为原始参考品，ISI 为 1.0，任何制造商生产的凝血酶原试剂均必须能溯源到 WHO 的标准品。由于商品化的试剂在敏感性上

表 2-21-3 用于 VKAs 监测的检测试剂定义和系统命名[14]

中文名称	英文名称	定义
定值血浆	Certified plasma	以 PT"秒"或 INR 赋值的血浆
国际敏感指数校准	International sensitivity index (ISI) calibration	依据 1999 年 WHO 指南的 ISI 计算方法
依据 1999 年 WHO 指南的平均正常凝血酶原时间（MNPT）	Mean normal prothrombin time (MNPT) according to 1999 WHO Guidelines	健康成人的 MNPT：检测至少 20 份健康人（男、女各半）的新鲜标本，计算 PT 的平均值，获得接近 MNPT 的可靠结果
检测系统	Test system	用于 PT 检测的凝血活酶和设备的总称
本地检测系统 ISI 校准	Local test system ISI calibration	使用"定值血浆"确定本地检测系统的 ISI
直接"INR"确定	"Direct" INR determination	利用定值血浆（而非 ISI 和 MNPT）确定 INR 的方法

与 WHO 的参考值不同，因此制造商会为他们的每批产品确定 ISI 值，并尽可能与 1.0 接近。INR 的应用使 PT 结果可以在时间顺序上和较大空间范围内实现可比性，特别有利于抗凝药物疗效与出血风险的监测，但仍推荐在连续监测时尽可能采用来源于同一实验室或相同检测系统的数据。

3.《意见书》观点

PT 的 INR 标准化系统最初是基于手工 PT 试验，并设想为每一批凝血活酶试剂都赋予单独的 ISI。但许多研究显示，凝血活酶试剂的 ISI 值可因检测系统的不同而存在显著差异。尽管一些制造商提出"设备专用 ISI"的概念，但并不能完全解决上述问题，因为世界各个地区出现了多种"设备-试剂的组合"，同时每一种特定的凝血活酶的 ISI 值在同样类型设备上也存在各自的特征。因此，使用本地实验室的 PT 检测系统对 ISI 进行校准，对确保"凝血活酶-血液凝固仪组合"的适用性是必要的。理想情况下，ISI 校准应采用 WHO 推荐的程序进行，但事实上这种程序很难在常规医学实验室中频繁进行，因为校准过程需要手工 PT 检测，这在大多数实验室不容易实现，而且符合 WHO 参考标准的凝血活酶也很难获得。此外，WHO 标准程序要求至少 60 例使用稳定剂量 VKAs 患者的新鲜血浆和 20 例健康个体标本，这样的标本是不容易收集的。最终，本地 ISI 还需要利用正交回归分析（orthogonal regression analysis）进行计算。由于整个过程的复杂性，INR 的校准在各地区的实验室变得越来越难以实施和不受欢迎。

4. 解读

手工 PT 检测面临一系列困难导致人们倾向于选择使用已明确 INR 值的冻干血浆来逆向确定本地 ISI，以便报告可靠的 INR 值。问题是，这样的校准计划尽管已经被 FDA 批准用于本地 ISI 的校准，但此程序还是很少被实验室使用，因为该方法对于多数实验室仍然过于复杂，而且校准过程所必须的 20 份异常血浆和 7 份冻干定值血浆也难以获得。为了避免违规，许多实验室使用由制造商或参考实验室提供的定值血浆进行本地检测系统的校准。近期，国际血栓与止血学会（International Society of Thrombosis and Haemostasis，ISTH）下属的 SSC 工作组已经针对制造商和用户就前期准备、定值和定值血浆的使用发布了指南。

5.《意见书》观点

近年来，曾经报道了一个被称作 PT/INR 线性分析的简易方法，该方法是 Houbouyan 和 Goguel 的所谓"直接 INR"（direct INR）方法的拓展[15]。此项研究作为国际多中心计算机辅助剂量随机研究的一个组成部分，用于评估剂量的合理性。在为期五年的研究中，28 个分中心的 INR 测定被作为对临床剂量调整进行外部质量控制的主要手段[16]。图 2-21-1 的横坐标是定值 INR 的自然对数，纵坐标是 5 个欧洲抗凝协作活动（European Concerted Action on Anticoagulation，ECAA）提供的校准血浆在本地实验室的 PT 测定值的自然对数（natural logarithm，ln）。由于 PT 与 INR 之间存在的线性关系适合线性回归分析，因此可用于修正后的 INR 设定。例如，定值血浆测定结果为 25 秒，图中折线为 ln(25 秒) = 3.22，进而通过 PT 线性分析直接得到 INR（$e^{0.93}$ = 2.53）。截止目前，相关研究结果显示，简化的方法可以给出较为可靠的 INR 值，不再需要特殊类型的凝血活酶。

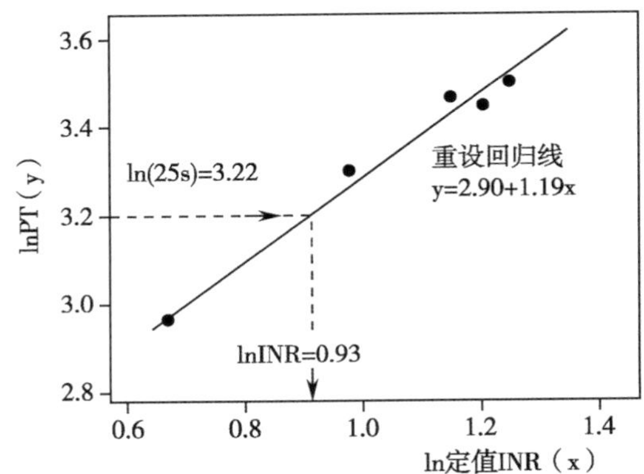

图 2-21-1　使用 PT/INR 线性关系进行 INR 测定的试剂校准

6. 解读

一些实验室已经开始尝试应用这种方法，但在华法林相关的重要临床试验中，还没有高质量循证证据证明该方法的可靠性。尽管一些研究报道了利用此方法获得的本地 INR 值，并在 3 个比较 NOACs 和华法林疗效的关键试验中获得了应用，但事实上研究中提到的这些数据并不是来源于正式实验室报告，而仅仅被作为非正式的"口头 INR 值"使用[17-20]。

（三）VKAs 应用的实践原则

1.《意见书》观点

大多数患者进行 VKAs 治疗时，从开始阶段的维持剂量，并依据 INR 值调整每天的剂量，全过程大约需要5~7天。负荷剂量的VKAs会导致维生素K依赖的抗凝血蛋白(特别是蛋白C和蛋白S)水平比凝血因子更为快速的降低。当VKAs处于最初的维持剂量时,蛋白C水平与FⅦ水平基本以同样速率降低。VKAs有很长的半衰期(如华法林和苯丙香豆醇),通常在给药后第5~7天达到预期的抗凝效果。此时,VKAs的剂量需要根据用药后的2~3天的INR值进行调整。由于VKAs抗凝效果延迟出现(FⅡ和FⅩ水平的降低需要更长时间),同时抗凝血蛋白显著减低,因此需要对血栓患者或血栓事件高危患者的治疗最初阶段快速给予胃肠外抗凝药物(如普通肝素、LMWH或磺达肝癸钠)与VKAs重叠使用,当INR值达到治疗范围后,再停止应用胃肠外抗凝药物,VKAs治疗继续应用维持量(稳定阶段)。患者需要接受定期的凝血试验检查以确保维持INR目标值。治疗3~4周后,对于INR稳定的患者,实验室检查的间隔可以增加至每4~6周或更久,期间患者需要与医生定期接触。如INR值不在治疗范围内,应在调整药物剂量3~7天后,重新进行药物疗效的评估,以决定是否需要进一步的剂量变化。

2. 解读

大多数患者进行VKAs治疗时,INR在口服VKAs的初期,其变化往往不明显,原因是VKAs起效较慢,一般在口服24~72小时后开始显效。通常在用药2天时,FⅦ和FⅨ水平减低,但影响较弱;在第3~6天,FⅡ和FⅩ水平明显下降,对PT延长的影响显著。由于蛋白C和蛋白S也是维生素K依赖的凝血因子,其半衰期短,在用药后,蛋白C水平比多数凝血因子降低得更早,导致患者口服华法林后,在整体凝血系统功能降低之前,先出现了凝血-抗凝血失衡的现象,可导致微静脉血栓和皮下脂肪内的毛细血管栓塞,造成皮肤坏死甚至较大的血栓栓子形成。因此在VKAs给药的初期,患者需要同时应用胃肠外抗凝药物与VKAs重叠使用,直至INR延长至有效治疗范围,此外,FⅡ半衰期为60~72小时,所以重叠至少4天是必要的。

近年来,一种简易临床评分(SAMe-TT_2R_2)开始被尝试用于房颤患者VKAs初始治疗时的INR水平控制评估(表2-21-4),该评分易于使用,评估结果与疗效相关性较强[21],初步实践效果是较为肯定的。SAMe-TT_2R_2评分能够帮助医生为房颤患者选择最佳的VKAs治疗策略,又避免盲目地使用NOACs。SAMe-TT_2R_2分值=0~1时,常规剂量VKAs就基本可以实现预期抗凝效果;如SAMe-TT_2R_2分值≥2时,则需要更多的干预手段以实现VKAs的预期抗凝效果或采用NOACs。但直至目前,该评分系统的有效性尚在评估中。

表2-21-4 在治疗阶段指导临床预测患者VKAs用药效果的SAMe-TT_2R_2评分

字母缩写	定义	分值
S	性别(女性)	1
A	年龄(<60岁)	1
Me	病史*	1
T	治疗(与处方药间的相互影响,如用于控制心率的胺碘酮)	1
T	2年内的吸烟史	2
R	人种(非高加索人种)	2
最高分值		8

注:*为患者存在以下至少2项疾病:高血压、糖尿病、心肌梗死、外周动脉疾病、充血性心力衰竭、既往中风、肺部疾病、肝或肾脏疾病

(四)VKAs的POCT监测

1.《意见书》观点

VKAs的监测目前已经出现了利用POCT对全血标本进行INR检测的方法。尽管目前的共识是POCT比传统方法更为简易,但其校准和质量控制体系必须实施,以确保获得自POCT监测仪的INR值有高度的可靠性,因为VKAs治疗的安全性和有效性依赖于将INR维持在治疗范围内。当POCT方法的INR值低于2.0时,血栓事件有不对称性增加;当INR值高于4.5时,出血合并症风险显著增加。

2. 解读

近年来,家庭型的INR监测仪开始变得越来越能够符合WHO的标准,并且已经有了较为可靠的质量评价程序,还发布了可行性评估研究的结果。在家中和当地社区诊所进行INR的POCT检测既方便了患者,又节省了时间,但费用高于实验室方法。预期未来利用POCT监测INR的小型设备只要进行适当的校准,在质量控制方面遵守WHO有关INR检测的标准,应该可以成为临床VKAs管理的重要补充。

(门剑龙)

参考文献

1. De Caterina R, Husted S, Wallentin L, et al. General mechanisms of coagulation and targets of anticoagulants (Section Ⅰ). Position Paper of the ESC Working Group on Thrombosis--Task Force on Anticoagulants in Heart Disease[J]. Thromb Haemost, 2013, 109(4): 569-579.
2. De Caterina R, Husted S, Wallentin L, et al. Parenteral anticoagulants in heart disease: current status and perspectives (Section Ⅱ). Position paper of the ESC Working Group on Thrombosis-Task Force on Anticoagulants in Heart Disease[J]. Thromb Haemost, 2013, 109(5): 769-786.
3. De Caterina R, Husted S, Wallentin L, et al. Vitamin K antagonists in heart disease: current status and perspectives (Section Ⅲ). Position paper of the ESC Working Group on Thrombosis--Task Force on Anticoagulants in Heart Disease[J]. Thromb Haemost, 2013, 110(6): 1087-1107.
4. Authors/Task Force Members, Roffi M, Patrono C, Collet JP, et al. 2015 ESC Guidelines for the management of acute coronary syndromes in patients presenting without persistent ST-segment elevation: Task Force for the Management of Acute Coronary Syndromes in Patients Presenting without Persistent ST-Segment Elevation of the European Society of Cardiology (ESC)[J]. Eur Heart J, 2015 Aug 29, pii: ehv320.
5. Basu D, Gallus A, Hirsh J, et al. A prospective study of the value of monitoring heparin treatment with the activated partial thromboplastin time[J]. N Engl J Med, 1972, 287(7): 324-327.
6. Bates SM, Weitz JI, Johnston M, et al. Use of a fixed activated partial thromboplastin time ratio to establish a therapeutic range for unfractionated heparin[J]. Arch Intern Med, 2001, 161(3): 385-391.
7. Spinler SA, Inverso SM, Cohen M, et al. Safety and efficacy of unfractionated heparin versus enoxaparin in patients who are obese and patients with severe renal impairment: analysis from the ESSENCE and TIMI 11B studies[J]. Am Heart J, 2003, 146(1): 33-41.
8. Wawrzyńska L, Tomkowski WZ, Przedlacki J, et al. Changes in bone density during long-term administration of low-molecular-weight heparins or acenocoumarol for secondary prophylaxis of venous thromboembolism Pathophysiol[J]. Haemost Thromb, 2003, 33(2): 64-67.
9. Lurie Y, et al. Warfarin and vitamin K intake in the era of pharmacogenetics[J]. Br J Clin Pharmacol, 2010, 70(2): 164-170.
10. Juurlink DN. Drug interactions with warfarin: what clinicians need to know[J]. CMAJ, 2007, 177(4): 369-371.
11. Simonson SG, Martin PD, Mitchell PD, et al. Effect of rosuvastatin on warfarin pharmacodynamics and pharmacokinetics[J]. J Clin Pharmacol, 2005, 45(8): 927-934.
12. Andersson ML, Eliasson E, Lindh JD. A clinically significant interaction between warfarin and simvastatin is unique to carriers of the CYP2C9* 3 allele[J]. Pharmacogenomics, 2012, 13(7): 757-762.
13. Skov J, Bladbjerg EM, Sidelmann J, et al. Plenty of pills: polypharmacy prevails in patients of a Danish anticoagulant clinic[J]. Eur J Clin Pharmacol, 2011, 67(11): 1169-1174.
14. van den Besselaar AMHP, Barrowcliffe TW, Houbouyan-Réveillard LL, et al. Guidelines on preparation, certification, and use of certified plasmas for ISI calibration and INR determination[J]. J Thromb Haemost, 2004, 2(11): 1946-1953.
15. Houbouyan LL, Goguel AF. Long-term French experience in INR standardization by a procedure using plasma calibrants[J]. Am J Clin Pathol, 1997, 108(1): 83-89.
16. Poller L, Keown M, Ibrahim S, et al. An international multicenter randomized study of computer-assisted oral anticoagulant dosage vs. medical staff dosage[J]. J Thromb Haemost, 2008, 6(5): 935-943.
17. Connolly SJ, Ezekowitz MD, Phil D, et al. Dabigatran versus warfarin in patients with atrial fibrillation[J]. N Engl J Med, 2009, 361(12): 1139-1151.
18. Granger CB, Alexander JH, McMurray JJ, et al. Apixaban versus Warfarin in Patients with Atrial Fibrillation[J]. N Engl J Med, 2011, 365: 981-992.
19. Patel MR, Mahaffey KW, Garg J, et al. Rivaroxaban versus warfarin in nonvalvular atrial fibrillation[J]. N Engl J Med, 2011, 365(11): 883-889.
20. Poller L, Jespersen J, Ibrahim S, et al. Phase III studies on novel oral anticoagulants for stroke prevention in atrial fibrillation: a look beyond the excellent results: a rebuttal[J]. J Thromb Haemost, 2013, 11(6): 1203-1205.
21. Apostolakis S, Sullivan RM, Olshansky B, et al. Factors affecting quality of anticoagulation control among patients with atrial fibrillation on warfarin: the SAMe-TT_2R_2 score[J]. Chest, 2013, 144(5): 1555-1563.

附 2:

从循证医学角度了解抗血小板治疗监测的进展

用血小板功能试验监测抗血小板药物疗效一直以来是临床研究的热点,目前已对两类常用抗血小板药物(阿司匹林和 $P2Y_{12}$受体拮抗剂)形成初步共识。ESC 在 2015 年 9 月发布的《非 ST 段抬高型急性冠脉综合征患者管理指南》中明确提出,不推荐接受阿司匹林治疗的 NSTEMI 患者进行常规的疗效监测,但同时该指南对使用 $P2Y_{12}$受体拮抗剂治疗时的实验监测则表现出积极的态度[1]。随着近年来氯吡格雷、普拉格雷、替格瑞洛和坎格雷洛等 $P2Y_{12}$受体拮抗剂(表 2-21-5)在临床的大量使用,对此类药物治疗后血小板残留高反应性(high platelet reactivity,HPR)的研究已引起普遍重视,大规模队列研究发现,通过血小板功能试验监测患者血小板抑制率,用以指导临床抗血小板治疗,确实可以有效改善患者的临床结局[2]。

血小板功能检测包括实验室监测和 POCT 两类模式(表 2-21-6),前者包括血小板光散射法聚集试验(light transmission aggregometry,LTA)、电阻抗法血小板聚集试验(impedance aggregometry)、血管舒张剂刺激磷蛋白(vasodilator-stimulated phosphoprotein,VASP)、血浆血栓烷 B_2(thromboxane B_2,TXB_2)和尿 11-脱氢血栓烷 B_2 检测(11-dehydro-thromboxane B_2,11-DH-TXB_2),而血栓弹力图(thrombelastogram,TEG)、血小板功能分析(Platelet Function Assay-100®,PFA-100®)和 VerifyNow® 属于后者,这些方法均有商品化的检测系统,并在实践中积累了丰富的临床经验。本章基于相关循证研究资料对上述试验在抗血小板治疗监测中的临床意义、应用效果和特点进行介绍。

表 2-21-5 $P2Y_{12}$受体拮抗剂[1]

	氯吡格雷	普拉格雷	替格瑞洛	坎格雷洛
英文名称	Clopidogrel	Prasugrel	Ticagrelor	Cangrelor
给药方式	口服	口服	口服	静脉注射
eGFR 30~59mL/min/1.73m²	不需要调整	不需要调整	不需要调整	不需要调整
eGFR 15~29mL/min/1.73m²	不需要调整	不需要调整	不需要调整	不需要调整
eGFR<15mL/min/1.73m²	仅用于符合适应证的患者(如预防支架内血栓形成)	不需要调整	不需要调整	不需要调整
药物结合可逆性	不可逆	不可逆	可逆	可逆
药物活性	前体药物	前体药物	药物本身及其代谢产物均有活性	药物本身有活性
负荷量起效时间	2~6 小时	30 分钟	30 分钟	2 分钟
药物疗效持续时间	3~10 天	7~10 天	3~5 天	1~2 小时
外科术前停药	5 天	7 天	5 天	1 小时
血浆半衰期	30~60 分钟	30~60 分钟	6~12 小时	5~10 分钟
抑制红细胞再摄取腺苷	否	否	是	是

表 2-21-6　临床常用的血小板功能分析试验

检测项目	原理	监测药物	优点	缺点
比浊分析	血小板聚集	阿司匹林 $P2Y_{12}$拮抗剂	是血小板功能分析的传统参考方法	试验所需的标本量较大,标本预处理程序复杂
电阻抗分析	血小板聚集	阿司匹林 $P2Y_{12}$拮抗剂	采用全血分析模式	试验所需的标本量较大,标本预处理程序复杂
VASP	$P2Y_{12}$活化依赖信号	$P2Y_{12}$拮抗剂	采用全血分析模式,试验所需的标本量小,可特异性评估 $P2Y_{12}$受体活性	标本预处理程序复杂,需要流式细胞仪和有经验的技术人员
血浆血栓烷 B_2 尿 11-DH-TXB_2	测定血栓烷代谢产物	阿司匹林	评估 COX-1 抑制,最具体地评估阿司匹林的作用	评估抗血小板疗效的循证数据较少。尿中 11-DH-TXB_2 可有其他来源
血栓弹力图	血小板与血凝块强度相关	阿司匹林 $P2Y_{12}$拮抗剂	采用全血分析模式,整体评估止血功能状态(血凝块形成和纤溶)	评估抗血小板疗效的循证数据较少
PFA-100	血小板栓子堵塞微孔,阻断高切条件下的血液流动	$P2Y_{12}$拮抗剂	采用全血分析模式,所需标本量小,操作简易快速,不需标本预处理	反应过程依赖 vWF 浓度和红细胞压积。评估抗血小板疗效的循证数据较少
VerifyNow®	血小板聚集	阿司匹林 $P2Y_{12}$拮抗剂 GPⅡb/Ⅲa 拮抗剂	采用全血分析模式,所需标本量小,操作简易快速,不需标本预处理	红细胞压积和血小板数量可影响试验结果,设备不能进行校准

一、实验室监测

(一) LTA 和电阻抗法血小板聚集试验

传统的 LTA 采用富含血小板血浆(platelet rich plasma,PRP)作为标本,以光散射法检测血小板在诱导剂刺激下发生活化聚集的过程,是观察血小板功能的经典方法。临床医生根据给药类型选择相应的诱导剂,其中花生四烯酸用于监测阿司匹林疗效,ADP 用于观察 $P2Y_{12}$受体拮抗剂疗效。诱导剂的浓度对试验结果的影响非常显著,在方法学设计时,实验室应谨慎控制诱导剂的浓度,既要避免浓度过高造成的对药物抵抗现象的过度诊断[3](可导致药物剂量的上调或使用替代药物),也要避免浓度过低造成的血小板抑制假象(可导致患者治疗剂量不足或在外科术前停药时间延长)。LTA 使用标本量较大,试验预处理过程复杂(制备 PPP 和 PRP),试验结果易受操作流程和各种环境因素等多种变量的影响,耗时较长,因此需要在高度专业实验室内完成。近年来的研究表明,LTA 可以敏感反映氯吡格雷和普拉格雷药物剂量变化引起的 HPR 的波动,以及两类药物治疗后 HPR 的差异[4]。进一步的循证研究证据显示,LTA 能够敏感反映不同类型 $P2Y_{12}$受体拮抗剂对 PCI 后血小板抑制程度的差异,并与急性冠脉综合征和 PCI 后的临床结局相关[5],因此该试验目前仍是抗血小板疗效评估的重要监测方法(试验方法见本篇第九章)。

目前,电阻抗法血小板聚集试验(Impedance aggregometry)在一些氯吡格雷监测研究中应用,该试验虽然使用全血标本,但存在与 LTA 类似的技术缺陷,包括样本量大、耗时长以及影响测定结果的变量类型较多等。近年来的研究显示,该试验能够识别有主要不良心脏事件(major adverse cardiac events,MACE)风险和出血风险的患者[6]。

(二) 血管舒张剂刺激磷蛋白

用流式法测定血小板 VASP,仅需少量全血标本即可监测抗血小板治疗后的血小板活化情况。去磷酸化和磷酸化 VASP 比值可特异性反映

$P2Y_{12}$受体活性，测定结果以"血小板反应指数"(platelet reactivity index，PRI)表达。该试验能够高度特异性地反映噻吩并吡啶类药物(氯吡格雷和普拉格雷)和其他药物对血小板$P2Y_{12}$受体的抑制效果，有效抑制时，PRI值处于低水平[7]；研究显示，应用氯吡格雷和普拉格雷患者的PRI处于高水平时，MACE风险增加[8]。需要注意的是，不同试验方法对VASP数据可靠性有一定影响，流式法VASP监测$P2Y_{12}$受体抑制效果与ADP诱导的LTA之间有很好的相关性[9]，而ELISA法VASP与LTA和VerifyNow®间的相关性均不佳[10]。此外，VASP对轻度受体异常不敏感[11]。

(三) 血浆血栓烷B_2检测和尿11-脱氢血栓烷B_2检测

血浆TXB_2是一种性质稳定的代谢产物，反映血小板合成血栓素A_2的总量。在应用阿司匹林治疗后，如血浆TXB_2残余水平高，提示患者对药物有抵抗性。既往的研究发现，该试验能够从患者和健康人群中识别出对阿司匹林低反应的个体，但其中绝大多数是由于剂量过小或服药依从性差等原因所致，仅有1例健康人表现出真正意义的阿司匹林抵抗[12]。随后有研究尝试确定血浆TXB_2检测的医学决定水平(<3.1 ng/ml)并建立与MACE风险的相关性[13]，其临床价值尚需明确证据。

尿液中11-DH-TXB_2是反映体内TXA_2生物合成状态的指标，大部分来源于血小板，约有30%为其他来源，炎性疾病等病理情况会增加尿液中其他来源11-DH-TXB_2的比例。动脉粥样硬化的慢性炎性病变过程导致的尿中11-DH-TXB_2水平增高可能会干扰对阿司匹林反应性的判断[14](试验方法见第二篇第八章)。

二、床旁监测

(一) 血栓弹力图

TEG是一种分析血液凝固过程、动态观测血凝块生成、凝块强度和纤维蛋白溶解的试验方法，此过程受血小板功能、凝血因子、凝血抑制因子和纤溶系统蛋白质功能的影响。仪器通过探针感知全血凝块形成过程中发生的粘弹性变化，并描记出图形以显示血液凝固轨迹和换算出衍生参数。目前，TEG已被明确是评估创伤、心脏手术和肝脏手术患者出血风险的有效工具[15]。近年来有研究显示，TEG有助于对抗血小板治疗后残留血小板高反应性的监测[16](见第二篇第二十二章)。

(二) 血小板功能分析(PFA-100®)

早期研究证据显示，PFA-100®不能有效反映阿司匹林和$P2Y_{12}$受体拮抗剂的治疗效果[17]，其测定结果与氯吡格雷治疗相关性差，也不能对血小板整体反应进行准确评估。近年来出现的专用型检测试剂提高了该试验对$P2Y_{12}$受体拮抗剂的敏感性[18]，已有研究证据显示，该试验有助于对心脑血管疾病患者抗血小板治疗后的残留高反应性进行评估[19]，能够帮助临床预测这些患者血管事件复发的风险，提高对短暂性脑缺血发作(transient ischemic attack，TIA)或缺血性中风后二级预防的有效性。但直至目前，关于支持PFA-100®在抗血小板治疗监测中适用性的高质量证据尚少，其临床价值仍存争议[20]。

(三) VerifyNow®

VerifyNow®最初的应用是观察血小板糖蛋白Ⅱb/Ⅲa(GPⅡ/bⅢa)拮抗剂的抗血小板治疗效果，试验方法经改进后，其敏感性和特异性均显著提高并被广泛应用于阿司匹林和$P2Y_{12}$受体拮抗剂治疗监测领域，特别是对氯吡格雷的监测效果更优。VerifyNow®监测氯吡格雷的试验结果以$P2Y_{12}$反应单位($P2Y_{12}$ reaction units，PRU)的形式报告，测定值增高提示存在血小板高反应性[21]，已有许多研究证据显示，PRU水平与MACE相关[22]，但关于预测MACE的医学决定水平尚存争议[23]。目前VerifyNow®已被明确作为评估氯吡格雷安全性和有效性的试验方法[22,24]，但成本过高可能是影响其临床普及应用的主要障碍。

(门剑龙　刘　丽)

参考文献

1. Roffi M，Patrono C，Collet JP，et al.2015 ESC Guidelines for the management of acute coronary syndromes in patients presenting without persistent ST-segment elevation：Task Force for the Management of Acute Coronary Syndromes in Patients Presenting without Persistent ST-Segment Elevation of the European Society of Cardiology(ESC)[J]. Eur Heart J，2015，14，37(3)：267-315.
2. Mayer K，Schulz S，Bernlochner I，et al.A comparative cohort study on personalised antiplatelet therapy in PCI-treated patients with high on-clopidogrel platelet reactivity.Results of the ISAR-HPR registry[J]. Thromb Haemost，2014，112(2)：342-351.
3. Cattaneo M. Resistance to antiplatelet drugs：molecular

mechanisms and laboratory detection[J].J Thromb Haemost,2007,5(Suppl 1):230-237.

4. Bernlochner I,Mayer K,Morath T,et al.Antiplatelet efficacy of prasugrel in patients with high on-clopidogrel treatment platelet reactivity and a history of coronary stenting[J]. Thromb Haemost,2013,109(3):517-524.

5. Parodi G,Marcucci R,Valenti R,et al.High residual platelet reactivity after clopidogrel loading and long-term cardiovascular events among patients with acute coronary syndromes undergoing PCI[J].JAMA,2011,306(11):1215-1223.

6. Siller-Matula JM,Delle-Karth G,Lang IM,et al.Phenotyping Versus Genotyping for Prediction of Clopidogrel Efficacy and Safety: the PEGASUS-PCI Study [J]. J Thromb Haemost,2012,10(4):529-542.

7. Cattaneo M.High on-treatment platelet reactivity--definition and measurement[J].Thromb Haemost, 2013, 109(5): 792-798.

8. Bonello L,Pansieri M,Mancini J,et al.High on-treatment platelet reactivity after prasugrel loading dose and cardiovascular events after percutaneous coronary intervention in acute coronary syndromes[J].J Am Coll Cardiol,2011,58(5):467-473.

9. Tomizawa A,Ohno K,Jakubowski JA,et al.Comparison of antiplatelet effects of prasugrel and ticagrelor in cynomolgus monkeys by an ELISA-based VASP phosphorylation assay and platelet aggregation. Thromb Haemost, 2013,110(4):769-776.

10. Abtan J,Silvain J,Kerneis M,et al.Identification of poor response to P2Y12 inhibitors in ACS patients with a new ELISA-based vasodilator-associated stimulated phosphoprotein(VASP)phosphorylation assay[J].Thromb Haemost,2013,110(5):1055-1064.

11. Zighetti ML,Carpani G,Sinigaglia E,et al.Usefulness of a flow cytometric analysis of intraplatelet vasodilator-stimulated phosphoprotein phosphorylation for the detection of patients with genetic defects of the platelet P2Y(12) receptor for ADP[J].J Thromb Haemost, 2010, 8(10): 2332-2334.

12. Fontana P,Nolli S,Reber G,et al.Biological effects of aspirin and clopidogrel in a randomized cross-over study in 96 healthy volunteers[J].J Thromb Haemost, 2006, 4(4):813-819.

13. Frelinger AL 3rd,Li Y,Linden MD,et al.Association of cyclooxygenase-1-dependent and-independent platelet function assays with adverse clinical outcomes in aspirin-treated patients presenting for cardiac catheterization[J]. Circulation,2009,120(25):2586-2596.

14. Cattaneo M.Letter by Cattaneo regarding article," incomplete inhibition of thromboxane biosynthesis by acetylsalicylic Acid: determinants and effect on cardiovascular risk"[J].Circulation,2009,119(24):e594.

15. Martin DS, Pate JS, Vercueil A, et al. Caudwell Xtreme Everest Research Group.Reduced coagulation at high altitude identified by thromboelastography[J].Thromb Haemost,2012,107(6):1066-1071.

16. Sambu N, Radhakrishnan A, Dent H, et al. Personalisedantiplatelet therapy in stent thrombosis: observation from the Clopidogrel Resistance in Stent Thrombosis(CREST) registry[J].Heart,2012,98(9):706-711.

17. Jilma B. Platelet function analyzer(PFA-100): a tool to quantify congenital or acquired platelet dysfunction[J].J Lab Clin Med,2001,138(3):152-163.

18. Hayward CP, Harrison P, Cattaneo M, et al. Platelet function analyzer (PFA)-100 closure time in the evaluation of platelet disorders and platelet function[J].J Thromb Haemost,2006,4(2):312-319.

19. Lim ST, Coughlan CA, Murphy SJ, et al. Platelet function testing in transient ischaemic attack and ischaemic stroke: A comprehensive systematic review of the literature[J].Platelets,2015,26(5):402-412.

20. Bartels A, Sarpong Y, Coberly J, et al. Failure of the Platelet Function Assay(PFA)-100 to detect antiplatelet agents[J].Surgery,2015,158(4):1012-1019.

21. Saucedo JF, Angiolillo DJ, DeRaad R, et al. Decrease in high on-treatment platelet reactivity(HPR) prevalence on switching from clopidogrel to prasugrel: insights from the switching anti-platelet (SWAP) study [J]. Thromb Haemost,2013,109(2):347-355.

22. Price MJ,Berger PB,Teirstein PS,et al.Standard-vs high-dose clopidogrel based on platelet function testing after percutaneous coronary intervention: the GRAVITAS randomized trial[J].J Am Med Assoc, 2011, 305(11): 1097-1105.

23. Cattaneo M.Response variability to clopidogrel: is tailored treatment, based on laboratory testing, the right solution? [J].J Thromb Haemost,2012,10(3):327-336.

24. Trenk D,Stone GW,Gawaz M,et al.A randomized trial of prasugrel versus clopidogrel in patients with high platelet reactivity on clopidogrel after elective percutaneous coronary intervention with implantation of drug-eluting stents: results of the TRIGGER-PCI(Testing Platelet Reactivity In Patients Undergoing Elective Stent Placement on Clopidogrel to Guide Alternative Therapy With Prasugrel) study[J].J Am Coll Cardiol,2012,59(24):2159-2164.

第二十二章

血栓与止血床旁检验

国内对 Point-of-care testing(POCT)有多种译法,如床旁检验、即时检验等,均指在患者旁边实施的临床检测。在20世纪70年代,重症监护医学的发展促进了临床对床旁快速检验的需求,但直至20世纪90年代,"POCT"的概念才被正式提出。该种检测方式不仅可由检验师执行操作,经过培训的护士、医生甚至是患者本人也能够进行自我采样和现场即刻分析。POCT 的主要特点是不需要固定的检测场所,仪器往往是便携式的,并且可即时检验。得益于当今高新技术的发展和医学科学的进步,实现了小型化、操作简单、即时结果报告的 POCT 设备越来越受到了人们的青睐。近年来,POCT 设备逐渐在血栓与止血检测中得到了越来越广泛的应用,由于省去了实验室检验的标本处理程序,并可以在采血现场快速得到检测报告,因此很大程度上满足了临床医生对检验结果快速便捷的需求。POCT 方式和实验室检验在凝血试验的标本处理和准备方式是有明显差别的,这种差异表现为即使在标准化实验室,标本的平均周转时间(turnaround time, TAT)也要比 POCT 长大约1.5小时,因此紧急救治情况下(特别是急诊抢救、胸痛快速鉴别诊断或术中出血时),临床上更倾向于能够快速提供治疗依据的 POCT。此外,POCT 方式不需要血样送检,无需等待报告,可以迅速为医生调整用药剂量提供依据。POCT 节省的时间还可以产生更多的衍生价值,特别是在监护室和手术室中,就手术时间、处置方式、判断输注血液成分的必要性而言,节省时间往往意味着降低就医成本,为患者带来明显的利益[1]。随着 POCT 的价值在疾病诊断和用药管理等领域逐渐显现,人们开始认识到 POCT 方式正在成为一种常态化需求。在对术中出血监测和总体凝血机能评估过程中,由于 POCT 具有将临床程序流畅快捷地连贯下来的优势,从而成为专科医生乐于接受的检查方法。需要注意的是,基于对方法敏感性和稳定性的忧虑,血液学专家往往倾向于依赖传统指标,不将 POCT 视为准确评估止血状态的有效工具;另一些检验领域的学者也对 POCT 在临床科室使用时的标准化问题存在疑虑。预期在未来的一段时间内,POCT 的快速发展和广泛应用仍需要克服一些技术和管理的问题,如质量控制、信息化、操作者的培训、组织管理以及检验费用等方面尚需不断完善。

第一节 凝血系统筛查床旁检测

目前,采用 POCT 方式进行的凝血系统筛查试验包括凝血酶原时间(prothrombin time, PT)、活化部分凝血活酶时间(activated partial thromboplastin time, APTT)和活化凝血时间(activated clotting time, ACT)等,不但可筛选内源性、外源性凝血系统因子异常,还可进行抗凝药物疗效监测[2,3]。

一、检测指征

用于快速筛查凝血系统缺陷;用于临床对接受抗凝治疗患者进行快速床旁监测;用于患者对抗凝药物疗效的自我监测。

二、试验原理与方法

(一)光学法

每个反应槽中含有特定检测所需要的所有试剂。将全血标本加入到反应槽中,仪器自动检测所需要的标本量,并将其吸至反应槽的检测通道中,使其与试剂混合。标本以预先设定的速度在检测通道中前后移动。检测通道在检测过程中始终保持(37±1)℃。在检测通道两侧有一系列的LED光学检测器,监测标本的移动速率。当血液凝固时,血样在检测通道中的流动会受阻,使其在光学检测器之间的流速减低。当流速下降至预设值之下时,则提示血凝块已形成,此时仪器发出提示音。仪器内部的计时器记录检测开始至凝块形成所需要的时间即凝固时间,用"秒"表示。其中APTT和APTT-枸橼酸钠结果以血浆对应值表示,PT和PT-枸橼酸钠结果以国际标准化比值(international normalized ratio,INR)和血浆对应值表示,ACT+和ACT-LR结果以硅藻土ACT相应值表示。

(二)磁珠法

仪器可插入特定的凝血检测反应管,反应管中含有用于检测特定项目的所有试剂和一个位于精确位置的磁珠。标本加入后,反应管会自动以特定的速度旋转,并以(37±1)℃孵育。当纤维蛋白凝块开始形成时,可引起反应管中的磁珠移位。位于检测孔中的两个磁力检测器不断地监测磁珠的精确位置。当磁珠的位置发生了特定改变时,记录检测开始至凝块终点所需的时间即为凝血时间,用"秒"表示。

三、参考区间

参见相关检测系统说明书。

四、临床意义

(一)凝血酶原时间

作为POCT的检测项目,目前PT主要用于口服香豆素类抗凝剂(如华法林)的疗效评估,不但可对抗血栓疗效进行评价,还可判断药物浓度过高导致的出血风险。与常规凝血实验室的报告方式相同,POCT-PT结果可报告"秒"数和INR,不但减少了患者等待报告的时间,也确保了药物剂量调整的可靠性和及时性。在获得有效质量控制的前提下,经过简单培训的患者甚至可以在家中实施自我检测,提高了用药的安全性,具有明显的社会效益。Curtis A. Franke的报道显示,使用POCT的INR辅助临床医生进行药物剂量调整,使华法林用药后INR的达标率由之前的32.1%上升到45.9%。Drescher对服用华法林患者用POCT方法与常规检测方法获得的INR结果进行了比较,发现两者有极其良好的相关性,尽管POCT-INR较常规实验室测定值高约0.3,但此差异对临床处置没有显著影响。在该研究中,作者将1.7作为POCT-INR提示治疗的判断标准,小于该值的患者可以实施溶栓治疗(采用rht-PA);POCT-INR在1.7~2.4,标本需送到常规实验室进行检测,POCT-INR超过2.4,则无法实施rht-PA的溶栓治疗。R. R. Johi等在心脏搭桥术中同时使用POCT-PT与常规PT测定,发现两种方法在体外循环前后高度一致(图2-22-1)。

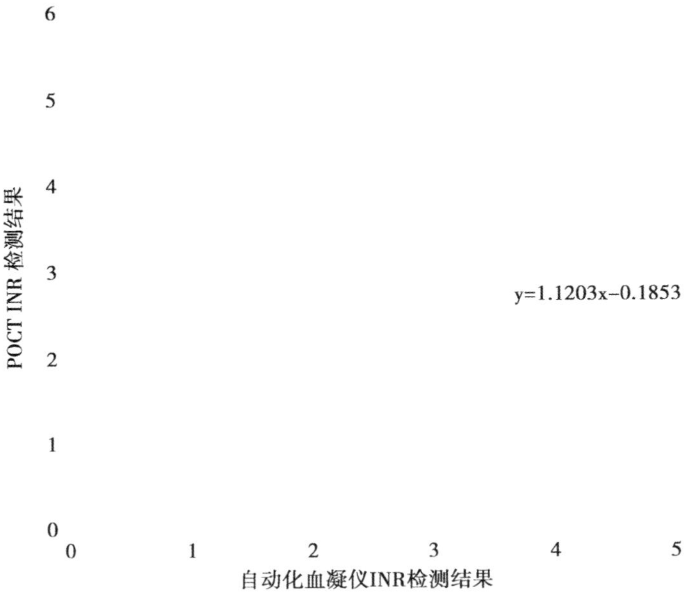

图2-22-1　POCT与自动化血凝仪INR检测结果的线性回归

（二）活化部分凝血活酶时间

与PT不同，APTT虽然也是POCT项目，但其测定结果与常规实验室方法间差异较大。R. R. Johi等在心脏搭桥术中同时使用POCT和常规方法进行APTT测定，发现在体外循环之前，两种方法的测定值已出现明显的不一致，体外循环后两者的一致性进一步变差。APTT试剂间的差异对试验结果影响非常显著，即使在相同的检测系统上，不同类型的APTT试剂测定同一血浆的结果也有明显区别，某些肝素治疗患者测定值的差异甚至可高达200%。由于采用POCT的APTT检测技术与自动化血凝仪在方法学特点上存在显著不同，导致即使在质控检测结果有相关性的情况下，临床标本检测结果之间的差异也难以忽略，因此在分析结果时应该充分考虑上述问题。此外，APTT还会受到很多因素的影响，包括肝素、鱼精蛋白、获得性凝血因子缺陷、DIC和原发性纤溶等，各种方法学对这些影响因素的反应也明显不同。从应用效果看，POCT与常规方法之间的APTT结果的一致性远不如PT。目前，POCT方式的APTT在临床上仅用于肝素治疗监测，不推荐用于遗传性或获得性凝血系统疾病的筛检。另外，与常规APTT检测方法一样，POCT方式的APTT因试剂和设备各异，对肝素、凝血因子和狼疮抗凝物的灵敏度也有明显差异。

（三）活化凝血时间

ACT是内源凝血系统最为敏感的筛选试验。作为一个使用较久的POCT项目，临床主要用于心脏内科、心胸外科和重症监护室。ACT检测常用于监测大剂量肝素治疗。ACT检测通常在全血标本中加入凝血激活剂，如硅藻土、硅石、高岭土或玻璃颗粒，随后检测血块形成所需要的时间。不同的凝血激活剂可影响血块形成所需要的时间。ACT对抑酞酶的灵敏度与所用POCT仪器有关，硅藻土由于其强大的激活特性，通常作为检测高水平肝素的标准ACT试剂。需要注意的是，丝氨酸蛋白酶抑制剂，如可能用于特定患者减少术后输血的抑肽酶，可延长硅藻土激活的ACT。因此，对于应用了抑肽酶的患者，应使用高岭土激活的ACT反应杯进行检测。该试验报告快速及时，被临床医生普遍认可。

五、影响因素及现状问题

采用PCOT方式的INR目前已渐渐被临床所接受，正逐步成为床旁快速检测评估疗效和患者进行家庭自我用药管理的重要手段；APTT由于方法学间差异问题一直未得到解决，因此尚没有被普遍认可的POCT方法进入临床应用领域，但预期未来可能会进行APTT比率（APTT-R）的尝试；ACT已经成为临床重要的床旁监测手段，医生们也积累了足够的经验，该试验将长期应用于心脏旁路移植术和PCI的抗凝监测中。

第二节 血栓弹力图试验

血栓弹力图（thrombelastography，TEG）试验对凝血系统检测的特点是“总体评价”，这类设备通常记录了血液从凝固到纤溶的全过程，比较全面地提供了关于患者凝血机能各方面的基本信息。

一、检测指征

用于出血风险评估和指导成分输血；用于出血性疾病的筛查。

二、试验原理与方法

TEG主要检测部件包括一个恒温槽和一根连接传感器的金属探针。当反应杯放入槽中加载标本后，恒温槽以4°45′的角度旋转，每一周转动持续10秒。杯盖有一个圆柱体向下伸出，杯盖上方插在金属探针上，金属探针由螺旋丝悬挂着浸泡在血样中，用来监测凝固状态；如果探针因受到血块凝固产生的力量影响而发生运动，切割磁力线产生相应电流，被传感器转换为电信号并以2毫米/分钟的速率记录在配套程序上，形成相应的图形（图2-22-2）。反应杯旋转时，如杯内血液未凝固，探针与血液无任何旋转剪切应力产生，杯的运动不影响到针，图形为直线；血液开始出现凝固或血凝块开始形成时，由纤维蛋白和血小板构成的凝块将反应杯和探针耦联，反应杯旋转产生的旋转剪切应力增大并且传递至血样中的金属探针，从而形成凝固曲线。纤维蛋白-血小板复合物的强度能影响探针运动的幅度，牢固的血凝块使探针运动与反应杯同步进行。因此，探针的运动幅度与已形成的血凝块强度有直接关系。探针与血液之间的剪切应力随血凝块形成速率和强度的增大而增大，因恒温槽往复旋转，故使凝固曲线为音叉形。当血凝块溶解时，针与血凝块的剪切应力逐渐减少，音叉形曲线逐渐收拢。所以说，TEG的凝固曲线可以用来检测血凝块形成、溶解的整个动态过程。

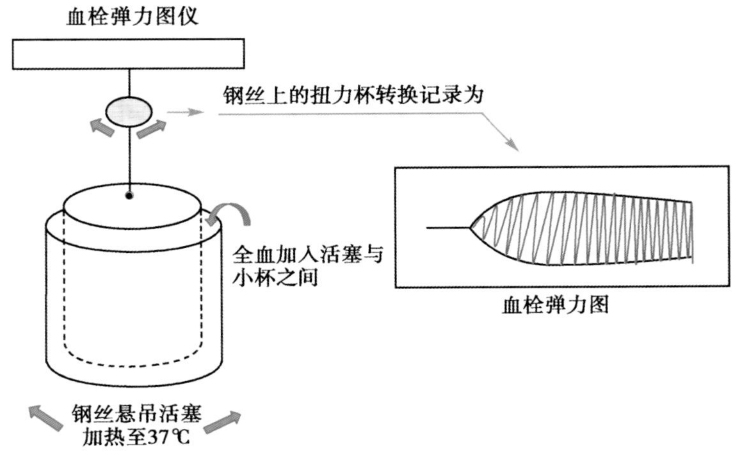

图 2-22-2　血栓弹力图检测原理示意图

三、报告参数和参考区间

总体上讲，血栓弹力图能够反映患者血液系统的低凝、高凝状态和正常凝血功能，如果检测时间充裕，还能反映纤溶功能（图 2-22-3）；其表达方式包括定性（简明提示）或定量分析。在 14 项定量参数中临床上常用的为以下 4 项：

R 值，主要反映凝血因子功能和肝素类药物疗效。

K 值，主要反映纤维蛋白原转化为纤维蛋白的能力。

α 角：反映纤维蛋白原活化的加速情况，在极度低凝时比 K 值更直观。

MA（最大振幅）：直接反映纤维蛋白原和血小板的最大凝集力，其中血小板作用较大，约占 80%，血小板的数量及功能异常都会影响 MA 值。

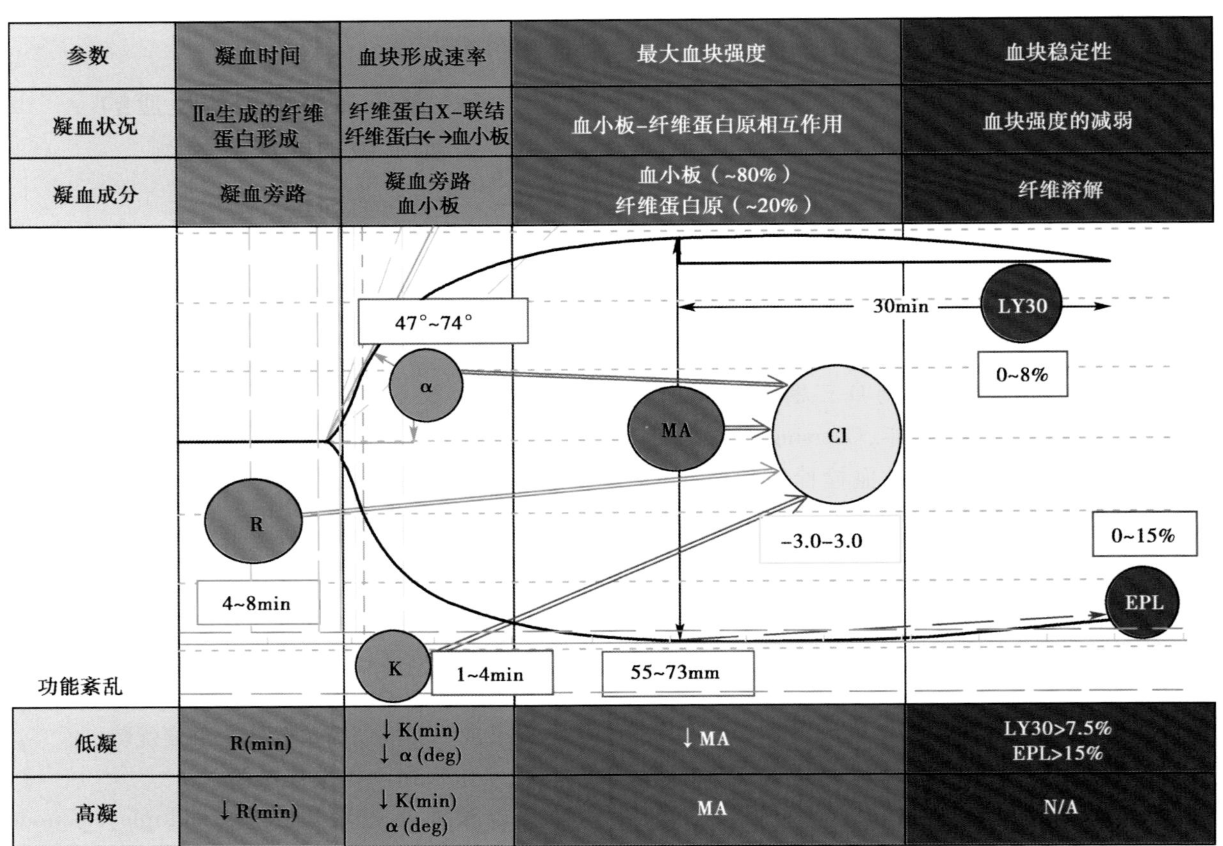

图 2-22-3　血栓弹力图结果示意图

四、临床意义

为了解凝血障碍是否是由血浆中肝素造成，TEG 增加了肝素酶杯用于血栓弹力图检测，其原理是通过比较使用肝素酶杯检测前后 R 值的改变，观察肝素对凝血系统的影响。若使用肝素酶杯后，R 值较前明显缩短，往往提示体内存在肝素或类肝素物质导致的凝血缺陷。

近来推出的快速血栓弹力图（Rapid TEG）检测有了较大改进，可以预测严重创伤患者对大量输血的需求。TEG 在心脏外科手术、肝移植、外伤和产科中均有广泛应用。传统凝血试验可以精确定位止凝血系统的具体缺陷，而 TEG 作为筛选检测手段能比常规凝血指标更好地反映了凝固和纤溶的全过程，试验环境更接近体内凝血的实际情况，其提示的出血倾向往往比单一凝血因子缺陷或凝血时间延长更具临床价值。经过 60 年的发展完善，TEG 已在围手术期指导成分输血的应用中日臻成熟。

五、影响因素及现状问题

目前已经有大量的高质量循证证据和指南支持 TEG 用于出血风险评估和指导成分输血，此外 TEG 对出血性疾病的筛查也具有良好的辅助价值。近年来，有一些研究显示 TEG 对抗凝疗效具有明确的监测价值，其循证证据尚在积累中。

第三节 D-二聚体床旁检测

目前，以 POCT 方式检测 D-二聚体多采用免疫渗滤胶体金技术。2009 年，Geersing 等对 D-二聚体床旁检测方法排除静脉血栓栓塞症（venous thrombo embolism，VTE）的文献进行了荟萃分析，其研究结果显示床旁检测方法的敏感度波动范围为 0.85～0.96，而特异性波动在 0.48～0.74，研究结果提示定性或定量的 D-二聚体床旁检测方法只适用于低危险度静脉血栓栓塞症人群的排除诊断。POCT 法对深静脉血栓形成的诊断灵敏度各异，而且某些 POCT 设备灵敏度明显低于实验室常规检测方法。目前美国食品药品监督管理局尚未批准使用 POCT 方式的 D-二聚体试验用于排除诊断 VTE。

第四节 血小板功能床旁检测

与传统实验室的各种血小板功能分析设备不同，POCT 方式检测血小板功能多在床旁甚至患者家中进行，由于不需要进行分离血小板的操作，使其体外活化的可能性明显降低，此外反应条件和检测过程受人为干扰少，也进一步保证了结果的重现性，使 POCT 方式的血小板功能分析相对传统实验室技术更容易实现标准化。虽然在检测原理上差异较大，但 POCT 方式的血小板功能分析技术多采用全血标本，最大限度地反映了生理条件下多种因素共同参与、彼此交互影响的真实过程。值得一提的是，由于部分方法采用了连续检测的理念，全面记录了血液凝固过程，实现了体外动态监测，从而容易发现凝血系统与血小板反应之间的缺陷环节，为临床或基础研究提供了直观的视角。此外，采用终点法判读结果具有简单明了、易被临床医生接受的优势。POCT 数据采集程序的升级也使检测结果更为严谨和可靠，多年来的硬件改良逐渐克服了传统方法的缺点和局限性，方法更趋于标准化，基本具备性能稳定、重复性好的优势[4]。

一、基于血小板聚集反应的血小板功能床旁检测

（一）主要试验方法

1. 电阻抗法血小板聚集试验

全血电阻抗聚集试验（whole blood impedance aggregometry assay，WBIA）是指采用电阻抗技术测定未经任何预处理的抗凝全血标本的血小板聚集率，其原理是血小板表面受体被人为激活，聚集的血小板覆盖在全血标本中的两个电极表面，引起电极间电流减弱和电阻增加，电阻增加的幅度以欧姆（Ohms）记录。使用全血标本进行血小板聚集分析，可观察到在更接近生理状态下，血液中其他成分对血小板功能的影响；另一方面，由于血小板聚集发生在电极表面，从而还可以观察到血小板实际黏附聚集到固体表面的能力。此外，该方法还包括标本需求量小和操作简单等两个重要优势。

2. 多电极血小板聚集试验

多电极血小板聚集试验（multiple electrode aggregometry，MEA）也是采用全血标本进行血小板聚集检测的 POCT 方法，并已应用于临床（罗氏

Dynabyte 血小板功能分析仪）。该设备有 5 个通道，并配有一次性的比色杯、2 个独立传感器单元和 1 个自动吸样装置，可进行快速的血小板整体功能评估。通过诱导剂刺激血小板聚集，每个传感器单元分别进行二次测量，并自动计算曲线下面积（area under curve，AUC）。MEA 与血浆透射光聚集试验（light transmission aggregometry，LTA）具有相近的临床价值，使用与 LTA 同样类型的诱导剂，适合诊断出血性疾病和监测抗血小板治疗效果，并可识别治疗后残留高血小板反应性[5-9]。MEA 目前已被用于研究发生重度主动脉瓣狭窄的血管性血友病患者和由于 HIT 引发的血栓风险[10-11]。此外，MEA 不但能够监测心血管病患者抗血小板药物的反应性和主要不良心脏事件（major adverse cardiac events，MACE）风险，还被用于鉴别血小板功能过度抑制和出血风险[12-14]。

3. VerifyNow 系统

VerifyNow 系统是通过特异性血小板诱导剂激活全血标本中的血小板，并通过检测血小板聚集来分析血小板活性。该系统主要用于评价抗血小板药物治疗效果，是适用于实验室和床旁快速检验的 POCT 方法。VerifyNow 系统被认为可以用于识别 MACE 高危风险的患者和对阿司匹林与噻氯吡啶类药物无反应的患者，具有一定敏感性和特异性。

4. Plateletworks 系统

Plateletworks 系统是一个基于计数血小板在聚集前后数量变化的全血标本检测方法。该系统包括由 EDTA 管和枸橼酸管组成的试剂盒、ADP 和 AA 诱导剂和血液成分计数器。以 EDTA 管为对照管，以加入诱导剂的枸橼酸管为试验管，通过计数两个试管中血小板数量并进行计算，评估血小板的功能。枸橼酸管中的血小板由于发生活化聚集而数量下降，血小板数量下降的幅度与血小板功能状态相关。Plateletworks 系统不需要对全血标本进行任何预处理，仅需几分钟即可获得结果，可应用于心脏外科手术领域的监测，但其与临床不良事件的相关性尚无明确结论。

（二）VerifyNow 系统介绍

VerifyNow 系统由主机、一次性检测试剂卡、样品采集管和质控物构成。

1. 检测指征

主要用于抗血小板药物疗效监测。

2. 试验原理与方法

（1）试验原理：将采血管与一次性检测试剂卡接合后，通过微处理器驱动钢珠运动，带动血液与血小板诱导剂和纤维蛋白原包被的聚苯乙烯微粒混匀 70 秒；激活的血小板和包被纤维蛋白原的颗粒之间发生凝集并沉降至底部，引起标本透光率的增加。通过检测某一时间段内血小板聚集所致透光率的改变，即可了解血小板活性的变化（图 2-22-4）。抗血小板药物有效时，血小板功能被抑制，表现为透光率下降；药物无效时，表现为透光率增加。

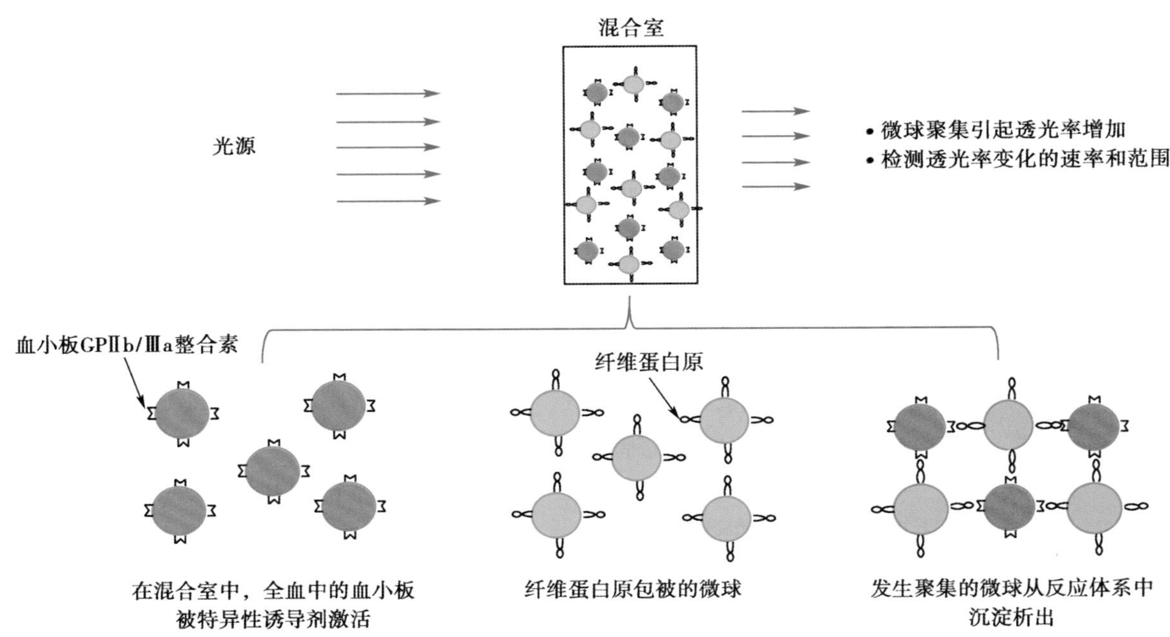

图 2-22-4　VerifyNow 检测原理示意图

(2)方法:将血标本采集至专用的真空采血管中,试管轻轻颠倒混匀5次,室温下4小时内测定(因检测项目而异)。将试剂卡插入机器,再次轻轻颠倒混匀5次标本采集管,将其置于检测试剂卡上。仪器自动从真空采血管中吸取标本至试剂卡上,进行标本分析。2~5分钟显示检测结果。

3. 报告参数和参考区间

(1)阿司匹林反应单位:在使用阿司匹林时,用阿司匹林反应单位(aspirin reaction unit,ARU)表示药物的有效性。如ARU在350~550,表示药物有效;若ARU在550~700,表示药物无效。

(2)$P2Y_{12}$反应单位:目前广泛使用的氯吡格雷、普拉格雷、替格瑞洛等$P2Y_{12}$受体拮抗剂,用$P2Y_{12}$反应单位($P2Y_{12}$ reaction unit,PRU)表示药物的有效性。如PRU在100~200,表示药物有效;若PRU在200~350,表示药物无效。

(3)参考区间:参考区间和医学决定水平需在参照仪器说明书基础上进行验证。

4. 临床意义

VerifyNow系统与光学法血小板聚集有良好相关性,其评估抗血小板药物疗效的敏感性和特异性也很高,分别达92%和85%。许多研究显示,对PCI手术或出院前的患者实施VerifyNow检测,有助于判断临床抗血小板策略是否合理有效、判断心外科手术前的抗血小板药物效果、了解不同类型抗血小板药物的疗效以适时作出调整。

5. 影响因素及现状问题

(1)血小板膜糖蛋白Ⅱb/Ⅲa拮抗剂对试验结果的影响:血小板膜糖蛋白Ⅱb/Ⅲa拮抗剂(GPⅡb/Ⅲa拮抗剂),如阿昔单抗(ReoPro)、埃替非巴肽(Integrilin)和替罗非班(Aggraetat)会干扰VerifyNow系统的阿司匹林和$P2Y_{12}$试验。使用GPⅡb/Ⅲa拮抗剂的患者在血小板功能恢复前不建议使用VerifyNow系统。通常,阿昔单抗(ReoPro)停用14天后,埃替非巴肽(Integrilin)和替罗非班(Aggraetat®)停用48小时后,血小板功能基本恢复。

(2)个体差异:患者间的血小板功能个体化差异显著,肾功能障碍的患者停药后需要更长时间恢复血小板功能,这些患者血小板功能恢复之前进行检测可导致结果不可靠。

二、基于切应力下血小板黏附聚集反应的血小板功能床旁检测

(一)主要试验方法

1. 血小板功能分析仪(PFA-100/PFA-200)

血小板功能分析仪PFA-200的前身是PFA-100,是临床应用较早的用全血标本快速测定血小板功能的仪器,除了检测血小板功能以外,该设备对一期止血缺陷如血管性血友病有重要诊断价值。

2. 利用图形分析的血小板黏附锥板技术

锥板法血小板分析仪(Cone and Plate[Let] Analyzer)是基于图像监测的血小板黏附锥板技术(image analysis monitoring platelet adhesion cone and plate technology,IMPACT),该试验通过自动化和微机化系统整体评估血小板功能,是一种创新性的监测血小板功能的POCT方法。仪器包括反应装置、自动染色装置和图像分析软件。

锥板法血小板分析仪使用枸橼酸抗凝全血标本,锥板旋转产生的剪切力对血小板产生影响,使血小板活化黏附于覆盖着聚苯乙烯底物的标准板上。在自动染色后,在标准板表面上的血小板聚集体的覆盖比例代表血小板黏附能力,血小板聚集体的平均大小代表聚集能力。该方法高度依赖血浆环境,主要用于诊断血小板缺陷,在添加血小板诱导剂(如AA或ADP)后,也可用于对双联抗血小板治疗的效果进行监测和评估。也有研究显示,该试验还可对遗传性或获得性血小板功能障碍进行评估和诊断。

(二)血小板功能分析仪(PFA-100/PFA-200)介绍

1. 检测指征

用于抗血小板治疗后疗效监测;用于长期应用抗血小板药物患者外科术前停药时间的评估;用于出血风险监测和疗效评估;用于出血性疾病的鉴别诊断。

2. 试验原理与方法、报告参数、参考区间和临床意义

见本篇第八章相关内容。参考区间和医学决定水平需在参照仪器说明书基础上进行验证。

3. 影响因素及现状问题

目前手术前出血风险的相关试验主要包括APTT、PT和血小板计数等项目,这些试验有可能

遗漏一些出血性疾病，如轻型血管性血友病和血小板功能缺陷性疾病(先天性或获得性)，而PFA检测有可能弥补这一缺陷。PFA Col/ADP闭合时间延长的患者大多数都能被证明存在一期止血异常，而这些异常会造成术中出血的风险。在对5649名患者进行出血史调查的临床研究中，通过PFA系统证明有止血功能受损的有256名，在这些人中，有250人(97.7%)是由PFA Col/EPI检测出来。另外，PFA Col/EPI还是使用去氨加压素进行术前预防出血治疗的有效评估手段，一些临床研究表明，接受去氨加压素输入后，PFA Col/EPI和Col/ADP的闭合时间变短，较短的闭合时间说明血小板功能的恢复，也可能说明出血症状减轻和输血需求的减弱。

PFA能够检测阿司匹林抑制血小板及防止血栓形成的能力。同样，PFA也能够在一定程度上反映$P2Y_{12}$受体拮抗剂的治疗效果。

PFA能够筛查出轻型血管性血友病，准确检测成人和儿童血管内高剪切力下vWF依赖的血小板功能障碍，无需为儿科患者制定专用的参考区间。研究表明，Ⅰ型血管性血友病女性患者常见症状是月经过多，PFA可灵敏检测月经过多的女性可能存在的血管性血友病或其他潜在的出血性疾病。

三、基于血块形成过程中黏弹性变化的血小板功能床旁检测

血栓弹力描记法和血栓弹力测定法均是整体评估止血过程的方法。这些分析技术主要是观察血凝块形成过程，以及在此过程中血液黏弹性在各种剪切力作用下的改变。上述方法产生的观察指标与血小板数量、功能以及凝血和纤溶活化状态相关，可以反映血小板在止血过程中的作用、凝血酶的生成、血凝块形成、血块收缩和溶解。目前有基于三种原理的分析系统可以应用于临床，包括血栓弹力图(thrombelastogram，TEG)、ROTEM和Sonoclot血小板分析系统。上述试验的基本过程相近，均是向全血标本中加入相关试剂和激活剂，使止血系统活化并引发血液黏弹性改变，整个凝血形成过程被记录并显示出凝血曲线。其中TEG和ROTEM的基本原理都是通过悬丝和探针对旋转系统内全血标本的凝固过程进行检测，人工加入的激活剂和旋转系统产生的剪切力使血凝块中的探针出现位移，通过记录相关过程评估栓子的强度和凝块溶解等变化；而Sonoclot系统则是依赖超声技术监测探针的上下移动进行分析。试验所产生的参数分别说明止血过程的各个环节，如K值(K，TEG)和血凝块形成时间(CFT，ROTEM)能识别血小板功能，α角均是反映纤维蛋白的形成速率，最大振幅(MA，TEG)和最大凝块强度(MCF，ROTEM)则是显示血小板对血栓形成的影响。此外，在不同抗血小板治疗的情况下，利用血小板诱导剂选择性激活外源性途径(仅依赖纤维蛋白构成的凝块)，可对血小板影响血凝块形成的程度进行评估。由于这些设备能够快速提供血凝块形成和纤溶过程的图形，因此常用于不同的临床部门，如心脏手术、肝移植、产科急救以及创伤中心等。直至目前，此类技术仍主要用于对术后出血风险进行预测评估和指导血液制品的使用。此外，也有研究开始关注通过这些检测系统来解释接受抗血小板治疗患者的出血风险和疗效。

(一)主要试验方法

1. 血栓弹力图-血小板图检测

血栓弹力图-血小板图(TEG-血小板图)是在血栓弹力图基础上增加了抗血小板药物疗效监测的试验方法。TEG-血小板图将抗血小板药物按照作用机制分为阿司匹林和非阿司匹林两大类。通过加入激活剂产生纤维蛋白网络，反映血小板参与下的整体止血状态。当加入血小板诱导剂(AA或ADP)后，观察应用各类型抗血小板药物后未被抑制的血小板的激活情况，根据计算总体的血小板聚集水平和药物抑制后残留的血小板激活水平的差值，得到相关药物对血小板的抑制率。临床可根据抑制率的不同判断患者对相关药物的敏感性。TEG-血小板图可以指导医生识别药物抵抗的患者，及时调整治疗策略，降低心脑血管血栓事件发生的风险。

2. ROTEM血小板检测

与TEG-血小板图相近似，ROTEM血小板检测也是在ROTEM检测系统中增加一个新的全血血小板聚集功能模块，从而实现在对凝血监测的同时对一期止血过程的深入分析，其原理是基于电阻抗原理对全血中的血小板聚功能变化进行观察。

3. Sonoclot凝血与血小板功能分析仪

Sonoclot凝血与血小板功能分析仪也是一种

基于检测血块形成过程中黏弹性变化的仪器，与TEG和ROTEM不同的是，Sonoclot不使用弹性悬丝传感器，而是通过超声传感器来测定体外凝血及血小板功能状态。在心血管外科、肝移植手术、重症监护以及出凝血疾病研究中有应用价值。

（二）TEG-血小板图检测介绍

1. 检测指征

用于评估抗血小板治疗后血小板残留反应性；评估长期应用抗血小板药物患者择期外科术前血小板功能恢复情况。

2. 试验原理与方法

TEG-血小板图检测系统是传统TEG的改良方法，可用于监测抗血小板治疗。第一步采用高岭土活性检测评价最大程度止血活性，第二步利用爬虫酶和因子XⅢa产生交联纤维蛋白凝块。再加入ADP或AA刺激血小板相关受体促进血凝块形成。通过比较TEG高岭土活化曲线和AA或ADP活化曲线，用以下公式2-22-1计算评估阿司匹林和噻吩吡啶类药物对血小板的抑制效果。

$$血小板抑制率(\%)=[1-(MA_{ADP或AA}-MA_{纤维蛋白原})/(MA_{凝血酶}-MA_{纤维蛋白原})]\times100\% \quad 式2\text{-}22\text{-}1$$

3. 报告参数和参考区间

（1）花生四烯酸诱导抑制率≥50%为阿司匹林治疗有效

（2）ADP诱导抑制率≥30%为$P2Y_{12}$受体拮抗剂治疗有效。

（3）参考区间和医学决定水平需在参照仪器说明书基础上进行验证。

4. 临床意义

花生四烯酸诱导抑制率或ADP诱导抑制率达到有效标准提示阿司匹林和噻吩吡啶类药物治疗有效。择期外科术前停用抗血小板药患者的血小板抑制率与术中出血风险相关。

5. 影响因素及现状问题

尽管已有研究数据显示TEG-血小板图能够对抗血小板治疗后残留反应性进行监测与评估，但由于目前循证证据尚少，因此该试验在临床应用中的价值尚待进一步验证。

（三）Sonoclot凝血与血小板功能分析仪介绍

1. 检测指征

评估外科术后患者出血风险。

2. 试验原理与方法

用管形探针悬插入血液标本中，并以低于1mm的振幅、200Hz的频率做垂直运动。测量时血液标本保温在37℃；当血液凝固时，血液黏滞度发生变化，探针垂直运动的阻力增大；这种变化被检测电路（超声传感器）探知，经处理后最终转变为输出信号，并在配套程序中或记录纸上反映出来。

3. 报告参数和参考区间

（1）激活凝血时间（SonAct）：指从加入血液标本到纤维蛋白开始形成的时间，主要与凝血因子有关，反映内源凝血途径的状态。近年来又推出玻璃珠诱导的活化凝血时间（glass bead ACT，gbACT），其检测灵敏度更高，适于低浓度肝素的监测。

（2）凝血速率（clot rate，CR）：凝集曲线的第一个上升部分，反映纤维蛋白形成的速率，间接反映纤维蛋白原的水平。

（3）血小板功能（platelet function，PF）：是凝集曲线的第二个上升部分，反映纤维蛋白交联后，血小板牵拉引起的血块收缩。

（4）达峰时间（time to peak，TP）：从反应开始到凝血曲线达到高峰所需的时间，该高峰由纤维蛋白与血小板相互作用而成，可反映纤维蛋白原水平及血小板的量及功能。

（5）参考区间：需参照仪器说明书并进行验证。

4. 临床意义

有研究显示，Sonoclot分析仪用于预测术后凝血功能障碍的灵敏度和准确性优于常规凝血功能试验，还有数据显示Sonoclot测定的达峰时间与胶原诱导的血小板聚集性、血小板计数和纤维蛋白原水平呈多元线性相关（$r=0.742$）。基于现有资料，Sonoclot分析仪有可能成为床旁快速检测凝血和血小板功能的技术手段。

5. 影响因素及现状问题

尽管已有研究数据显示Sonoclot凝血与血小板功能分析仪能够对凝血和血小板系统功能状态进行有效的整体评估，但由于目前循证证据尚少，因此该试验在临床应用中价值尚待高质量研究证实。

第五节 床旁检验的管理

通常，同一医疗机构的不同部门往往使用一种或几种不同类型的POCT仪器。在有些国家，要求医疗机构成立 POCT 委员会，包括血液学家、质量管理员、药物管理员、医生、护士和检验科人员来管理医疗机构内部的 POCT 设备，如在英国就有关于血液学 POCT 服务建立和管理的指南。

本节介绍的是如何选择 POCT 仪器应用于临床，相应的选择原则、如何管理结果质量以及分析前、中、后的质控措施[15]。

一、选择使用 POCT 的原则

选择 POCT 进行临床应用之前，应判断快速得到检测结果的临床价值，即延迟获得检测结果是否可能对医疗护理水平和患者安全产生重大影响。采用 POCT 的方式可能会给临床诊治过程带来有利或不利的影响，这应该是选择 POCT 时首先考虑的因素。采用或接受 POCT 应与提高患者的医疗护理水平相关联，与医疗结果持续改进相关联，与医疗费用水平总体控制相关联。选择时不应仅考虑速度快，更应考虑所在医疗机构的实际需求，是否适合临床实践应用。由于采用 POCT 会给临床医疗行为带来一定的影响，因此选择 POCT 应考虑使用时的医疗流程的改变和优化。由于 POCT 缩短 TAT 毕竟是伴随着检测成本和检测费用的增高，若不能明显改善患者临床诊治的实际效果，应该谨慎考虑 POCT 的应用。

二、POCT 的质量保证

POCT 检测结果的准确性越来越受到重视，检测质量保证要考虑到分析前、中、后 3 个阶段中的多个因素。

（一）分析前质量保证

标本采集前患者准备的不适当会影响检测结果的准确性。影响检测的患者因素包括营养状况、情绪状态、体力活动、吸烟、服用某些药物（或营养品、添加剂）等。POCT 仪器应有适当标注，提醒使用者注意避免影响检测结果的干扰因素。另外，不恰当的标本采集方式也会影响检测结果，如 POCT 用于 INR 监测时，必须采用手指血标本，即检测时刺破手指后应立即将血滴在检测纸条上。若采用抗凝全血，结果将产生较大偏倚。

（二）分析中质量保证

包括完善的操作程序、对检测人员进行培训、合适的质量控制方式等。使用 POCT 仪器应制定具有可操作性的标准操作规程，包括标本采集要求、适用的标本类型、标本储存要求、仪器检测前的准备、质量控制要求和措施、检测的具体操作步骤和检测后废弃物的处置等。操作规程应符合仪器制造商和管理部门相关规定的要求。POCT 仪器制造商应保证如果严格遵从其认可的操作规程就可以得到准确可靠的检测结果。由于不准确的检测结果会对临床诊治造成严重影响，因此校准和定期维护对保证 POCT 检测结果的准确性至关重要（尤其是操作者为非检验专业人员时）。校准和维护需要一定的专业知识，应严格按照仪器制造商规定的要求和操作程序进行，有疑问时应请检验专业人员协助解决。由于 POCT 的标准化还存在一些技术上的困难，使不同检测方法学之间存在差异，如 POCT 与实验室检测结果之间往往不具备可比性。临床应用时，POCT 仪器检测结果应定期与实验室进行比对，以保持医疗单位内检测结果的一致性。

（三）分析后质量保证

应尽快让相关临床医务人员获得 POCT 检测结果的信息（基于信息化建设），以便及时采取适当的医疗措施。对患者生命安全有重要意义的 POCT 项目的危急值应有警示标志，提醒使用者出现这类情况时应立即进行适当处理。检测结果应有适当的管理和保存方式。

（王学锋　门剑龙）

参考文献

1. Curtis CM, Kost GJ, Louie RF, et al. Point-of-care hematology and coagulation testing in primary, rural emergency, and disaster care scenarios[J]. Point Care, 2012, 11(2): 140-145.
2. Weber CF, Zacharowski K. Perioperative point of care coagulation testing[J]. Dtsch Arztebl Int, 2012, 109(20): 369-375.
3. Macario A. What does one minute of operating room time cost?[J]. J Clin Anesth, 2010, 22(4): 233-236.
4. Gurbel PA, Becker RC, Mann KG, et al. Platelet function monitoring in patients with coronary artery disease[J]. J Am Coll Cardiol, 2007, 50(19): 1822-1834.
5. Sibbing D, Morath T, Braun S, et al. Clopidogrel response status assessed with Multiplate point-of-care analysis and the incidence and timing of stent thrombosis over six months following coronary stenting[J]. Thromb Haemost, 2010, 103(1): 151-159.
6. Beynon C, Sakowitz OW, Unterberg AW. Multiple electrode aggregometry in antiplatelet-related intracerebral haemorrhage[J]. J Clin Neurosci, 2013, 20(12): 1805-1806.
7. Würtz M, Hvas AM, Christensen KH, et al. Rapid evaluation

of platelet function using the Multiplate Analyzer[J].Platelets,2014,25(8):628-633.

8. Park Y,Jeong YH,Kim IS,et al.The concordance and correlation of measurements by multiple electrode and light transmittance aggregometries based on the pre-defined cutoffs of high and low on-treatment platelet reactivity[J]. Platelets,2012,23(4):290-298.

9. Kong R,Trimmings A,Hutchinson N,et al.Consensus recommendations for using the Multiplate for platelet function monitoring before cardiac surgery[J].Int J Lab Hematol, 2015,37(2):143-147.

10. Bolliger D,Dell-Kuster S,Seeberger MD,et al.Impact of loss of high-molecular-weight von Willebrand factor multimers on blood loss after aortic valve replacement[J].Br J Anaesth,2012,108(5):754-762.

11. Morel-Kopp MC,Aboud M,Tan CW,et al.Whole blood impedance aggregometry detects heparin-induced thrombocytopenia antibodies[J].Thromb Res,2010,125(5): e234-239.

12. Sibbing D,Schulz S,Braun S,et al.Antiplatelet effects of clopidogrel and bleeding in patients undergoing coronary stent placement[J].J Thromb Haemost,2010,8(2): 250-256.

13. Solomon C,Hartmann J,Osthaus A,et al.Platelet concentrates transfusion in cardiac surgery in relation to preoperative point-of-care assessment of platelet adhesion and aggregation[J].Platelets,2010,21(3):221-228.

14. Tantry US, Bonello L, Aradi D, et al. Consensus and update on the definition of on-treatment platelet reactivity to adenosine diphosphate associated with ischemia and bleeding[J]. J Am Coll Cardiol, 2013, 62(24): 2261-2273.

15. Drescher MJ,Spence A,Rockwell D,et al.Point-of-care testing for coagulation studies in a stroke protocol:a time-saving innovation[J].Am J Emerg Med,2011,29(1): 82-85.

第二十三章

儿童血栓与止血检验

儿童并非缩小的成人，从出生到成人的儿童期是一个动态的、生长发育的过程：随着身体各个器官的发育、各项指标也在不断变化。疾病在儿童期没有得到正确、恰当治疗，疾病及其并发症将对儿童造成不可逆损害，这些损害势必伴随患者进入成年期、对其整个人生造成严重影响。

在儿童的血栓与止血类疾病中，先天性疾病较成人多见，而由于缺乏根治方法，疾病从出生一刻就伴随终生；而获得性疾病在发病、临床表现以及治疗上也与成人有所不同。不仅儿童期患者的诊断、治疗和管理与成人不同，且在不同年龄时期各具特色。

下面分别就儿童血栓与止血检验的有关内容进行叙述。

第一节 随着发育不断变化的止血功能

出凝血系统是一个贯穿整个儿童期的动态发展的系统：所有凝血因子在胎儿期开始合成，并随着孕周的增加而增加；胎儿出生后，凝血因子在新生儿期不断成熟、浓度水平随日龄增大而提高并且这种改变在进入幼儿和儿童期后仍然没有停止。因此，相应的凝血筛查试验与成人有所不同。

首先，凝血因子中维生素 K 依赖因子和接触因子在出生时仅是正常成人水平的 30%～50%，之后逐步增加，至 6 月龄接近正常成人水平。出生后血管性血友病因子（von Willebrand Factor，vWF）和 vWF 高分子多聚体、vWF 胶原结合力增加，在 2～6 个月下降至接近成人水平，而凝血因子Ⅷ及纤维蛋白原在出生时即达到成人水平[1]。

抗凝系统中的抗凝血酶（antithrombin，AT）浓度出生时是成人水平的 50%，3～6 个月龄逐步达到正常成人水平，蛋白 C（protein C，PC）和蛋白 S（protein S，PS）出生时较成人低，并在儿童期持续偏低。α_2-巨球蛋白（α_2-macroglobulin，α_2-MG）在出生后水平升高，并在整个儿童期持续增高，部分代偿了其他抗凝因子的下降[2]。

因此，儿童期由于凝血因子的减少，凝血酶产生能力减低，造成了新生儿期生理性凝血酶原时间（prothrombin time，PT）和活化部分凝血活酶时间（activated partial thromboplastin time，APTT）的延长；虽然部分抗凝因子下降，但由于 α_2-MG 在整个儿童期保持较高水平，代偿了其他抗凝因子的减少，使得儿童期抗凝作用并未减弱。

整个儿童期凝血和抗凝平衡中，儿童期表现为凝血因子水平的下降（4 个维生素依赖因子 FⅡ/FⅦ/FⅨ/FⅩ、4 个接触因子 FⅫ/FⅪ/PK/HMWK），抗凝因子水平下降（AT/HCⅡ/PC/PS），幼儿期达成人水平的 50%，而纤维蛋白原、FⅧ、FⅤ和 FⅩⅢ在正常水平，以 α_2-MG 为代表的抗凝系统在整个儿童期明显上升。儿童期凝血处于生理性的低凝状态，减少了儿童血栓事件的发生[3]。

出生时，纤溶系统中纤溶酶原（plasminogen，PLG）在出生后仅有成人水平的 50%，而纤溶抑制剂 α_2-AP 并没有明显减少，为成人的 80%，并在 6 月龄时达到成人水平。纤溶酶原的激活剂组织纤溶酶原激活剂（tissue plasminogen activator，t-PA）出生后明显上升，数日后迅速下降至成人的 50%；而抑制因子纤溶酶原激活物抑制剂-1（plasminogen activator inhibitor-1，PAI-1）则在出生后上升，之后稍有下降，仍保持高于成人水平 50%，两者维持整个儿童期直至青春期恢复到正常成人水平。因此，整个儿童期纤维蛋白溶解的能力下降，处于低纤溶状态，在生理状态下避免了低凝造成的出血[1,2]。

凝血系统生理性的“不成熟”虽然保护了儿

童,使他们比成人更少地发生血栓事件,但同样使得儿童在特定的病理状态下更加容易出血,比如易发生维生素 K 缺乏(vitamin K deficiency,VKD)和弥散性血管内凝血(disseminated inravascular coagulation,DIC)[3,4]。

第二节 儿童参考区间的差异与挑战

随着机体发育,不同年龄段儿童体内的凝血因子水平会发生变化,其相应的凝血筛查试验(如PT、APTT)的参考区间也存在差异。国外在1993年即进行了不同胎龄和不同年龄段儿童常用血栓与止血检验项目参考区间研究工作,之后也报告了使用不同仪器获得的数值存在差异的参考区间[5-7]。表 2-23-1～表 2-23-3 提供了加拿大多伦多 Sickkids 儿童医院 2012 年 12 月公布的参考区间[8],而国内尚无相关数据。

出血性疾病在临床中非常常见,约占儿童血液病患者的 1/3,在临床各科也时有发生。引起出血的最主要原因为血小板异常、凝血因子数量或质量异常、先天性或获得性血管异常、纤溶亢进以及循环中的抗凝物质增多等因素。

患者的病史和临床表现常可提示出血原因,如患儿有家族史,应考虑有无常染色体显性或X伴性隐性遗传性疾病,如父母为近亲婚配,则提示常染色体遗传性疾病可能;如皮肤与黏膜的瘀点以及月经过多常提示血小板质或量的异常、血管性血友病与其他血管病变。深部组织与关节出血多见于血友病。但这些临床特点仅有相对的意义,大多数出血性疾病都需要经过实验室检查才能确定诊断。新生儿出血性疾病的诊断步骤见图 2-23-1。

表 2-23-1 Sickkids 儿童医院实验室儿童出凝血疾病相关常用检查参考区间

检验项目	参考区间
INR	
<3 个月	0.90～1.60
3 个月～21 岁	0.8～1.20
APTT(s)	
<3 个月	25～45
3 个月～21 岁	24～36
纤维蛋白原(g/L)	
<3 个月	1.6～4.0
3 个月～21 岁	1.9～4.4
D-二聚体(μg/ml FEU)	
<3 天	<2.50
4 天～21 岁	<0.50
Ⅱ因子(IU/ml)	
<3 天	0.41～0.73
4 天～21 岁	0.83～1.47
Ⅴ因子(IU/ml)	
<3 天	0.64～1.54
4 天～21 岁	0.71～1.68
Ⅷ因子活性(IU/ml)	
<3 天	0.83～3.29
4 天～21 岁	0.56～1.72
Ⅸ因子活性(IU/ml)	
<3 天	0.35～0.97
4 天～21 岁	0.74～1.66
Ⅹ因子(IU/ml)	
<3 天	0.46～0.75
4 天～21 岁	0.69～1.54

续表

检验项目	参考区间
Ⅺ因子活性(IU/ml)	
<3 天	0.07~0.79
4 天~21 岁	0.63~1.52
Ⅻ因子(IU/ml)	
<3 天	0.13~0.97
4 天~21 岁	0.40~1.49
vWF:Ag(IU/ml)	
血型 O 型患者	0.47~1.39
血型非 O 患者	0.84~1.92
vWF:RCo(IU/ml)	
>3 个月,血型 O 型	0.38~1.22
>3 个月,血型非 O 型	0.73~1.81
蛋白 C 活性(IU/ml)	
1~3 天	0.24~0.51
4 天~1 岁	0.28~1.24
1 岁~21 岁	0.64~1.77
蛋白 S 抗体(IU/ml)	
1~3 天	0.28~0.67
4 天~1 岁	0.29~1.62
1 岁~21 岁	0.67~1.94
AT(IU/ml)	0.80~1.30
爬虫酶时间(s)	<20
凝血酶时间(s)	<21
蛋白 C 抵抗	>2.4
抗磷脂抗体筛选	包括:狼疮敏感 APTT,dRVVT(稀释的蝰蛇毒试验)筛选和确证试验,六角相磷脂试验 ELISA 法测定抗心磷脂抗体
抗心磷脂抗体(IgG)(U/ml)	
阴性	<10
可疑	10~15
阳性	>15
脂蛋白(a)(mg/dl)	
男	<36
女	<35
同型半胱氨酸(μmol/L)	
<5 岁	0.5~11.0
6~12 岁	5.0~12.0
13~59 岁	5.0~15.0
>60 岁	5.0~20.0

表 2-23-2 不同年龄婴儿、儿童及成人的凝血试验参考区间比较

	1天	5天	30天	90天	180天	1~5岁	6~10岁	11~16岁	成人(>16岁)
PT(s)	10.1~15.9	10.0~15.3	10.0~14.3	10.0~14.2	10.7~13.9	10.6~11.4	10.1~12.1	10.2~12	11.0~14.0
APTT(s)	**31.3~54.5**	**25.4~59.8**	**32.0~55.2**	29.0~50.1	28.1~42.9	24~36	26~36	26~37	27~40
FⅡ(IU/ml)	**0.26~0.70**	**0.33~0.93**	**0.34~1.02**	**0.45~1.05**	**0.60~1.16**	**0.71~1.16**	**0.67~1.07**	**0.61~1.04**	0.70~1.46
FⅤ(IU/ml)	**0.34~1.08**	**0.45~1.45**	**0.62~1.34**	**0.48~1.32**	**0.55~1.27**	0.79~1.27	**0.63~1.16**	**0.55~0.99**	0.62~1.50
FⅦ(IU/ml)	**0.28~1.04**	**0.35~1.43**	**0.42~1.38**	**0.39~1.43**	**0.47~1.27**	**0.55~1.16**	**0.52~1.20**	**0.58~1.15**	0.67~1.43
FⅧ(IU/ml)	0.61~1.39	0.55~1.21	0.58~1.24	0.56~1.02	0.55~0.91	0.59~1.42	0.58~1.32	0.53~1.31	0.50~1.49
vWF:Ag(IU/ml)	**0.50~2.87**	**0.50~2.54**	**0.50~2.46**	**0.50~2.06**	**0.50~1.97**	0.60~1.20	0.44~1.44	0.46~1.53	0.50~1.58
FⅨ(IU/ml)	**0.15~0.91**	**0.15~0.91**	**0.21~0.81**	**0.21~1.13**	**0.36~1.36**	**0.47~1.04**	**0.63~0.89**	**0.59~1.22**	0.55~1.63
FⅩ(IU/ml)	**0.12~0.68**	**0.19~0.79**	**0.31~0.87**	**0.35~1.07**	**0.38~1.18**	**0.58~1.16**	**0.55~1.01**	**0.50~1.17**	0.70~1.52
FⅪ(IU/ml)	**0.10~0.66**	**0.23~0.87**	**0.27~0.79**	**0.41~0.97**	**0.49~1.34**	0.56~1.50	0.52~1.20	**0.50~0.97**	0.67~1.27
FⅫ(IU/ml)	**0.13~0.93**	**0.11~0.83**	**0.17~0.81**	**0.25~1.09**	**0.39~1.15**	0.64~1.29	0.60~1.40	**0.34~1.37**	0.52~1.64
PK(IU/ml)	**0.18~0.69**	**0.20~0.76**	**0.23~0.91**	**0.41~1.05**	**0.56~1.16**	0.65~1.30	0.66~1.31	0.53~1.45	0.62~1.62
HMWK(IU/ml)	**0.06~1.02**	**0.16~1.32**	**0.33~1.21**	0.30~1.46	0.36~1.28	0.64~1.32	0.60~1.30	0.63~1.19	0.50~1.36
FXⅢ$_a$(IU/ml)	**0.27~1.31**	0.44~1.44	0.39~1.47	0.36~1.72	0.46~1.62	**0.72~1.43**	**0.65~1.51**	0.57~1.40	0.55~1.55
FXⅢ$_b$(IU/ml)	**0.30~1.22**	0.32~1.80	0.39~1.73	0.48~1.84	0.50~1.70	**0.69~1.56**	**0.77~1.54**	0.60~1.43	0.57~1.37

注:粗体显示的表示与成人参考区间进行比较存在显著差异

表 2-23-3 健康婴儿、儿童及成人的凝血抑制物参考区间比较

	1天	5天	30天	90天	180天	1~5岁	6~10岁	11~16岁	成人(>16岁)
AT(IU/ml)	**0.39~0.87**	**0.41~0.93**	**0.48~1.08**	0.73~1.21	0.84~1.24	0.82~1.39	0.90~1.31	0.77~1.32	0.77~1.30
PC(IU/ml)	**0.17~0.53**	**0.20~0.64**	**0.21~0.65**	**0.28~0.80**	**0.37~0.81**	**0.40~0.92**	**0.45~0.93**	**0.55~1.11**	0.70~1.80
PS(IU/ml)	**0.12~0.60**	**0.22~0.78**	**0.33~0.93**	0.54~1.18	0.55~1.19	0.21~0.69	0.22~0.62	0.26~0.55	0.24~0.62

注:粗体显示的表示与成人参考区间进行比较存在显著差异

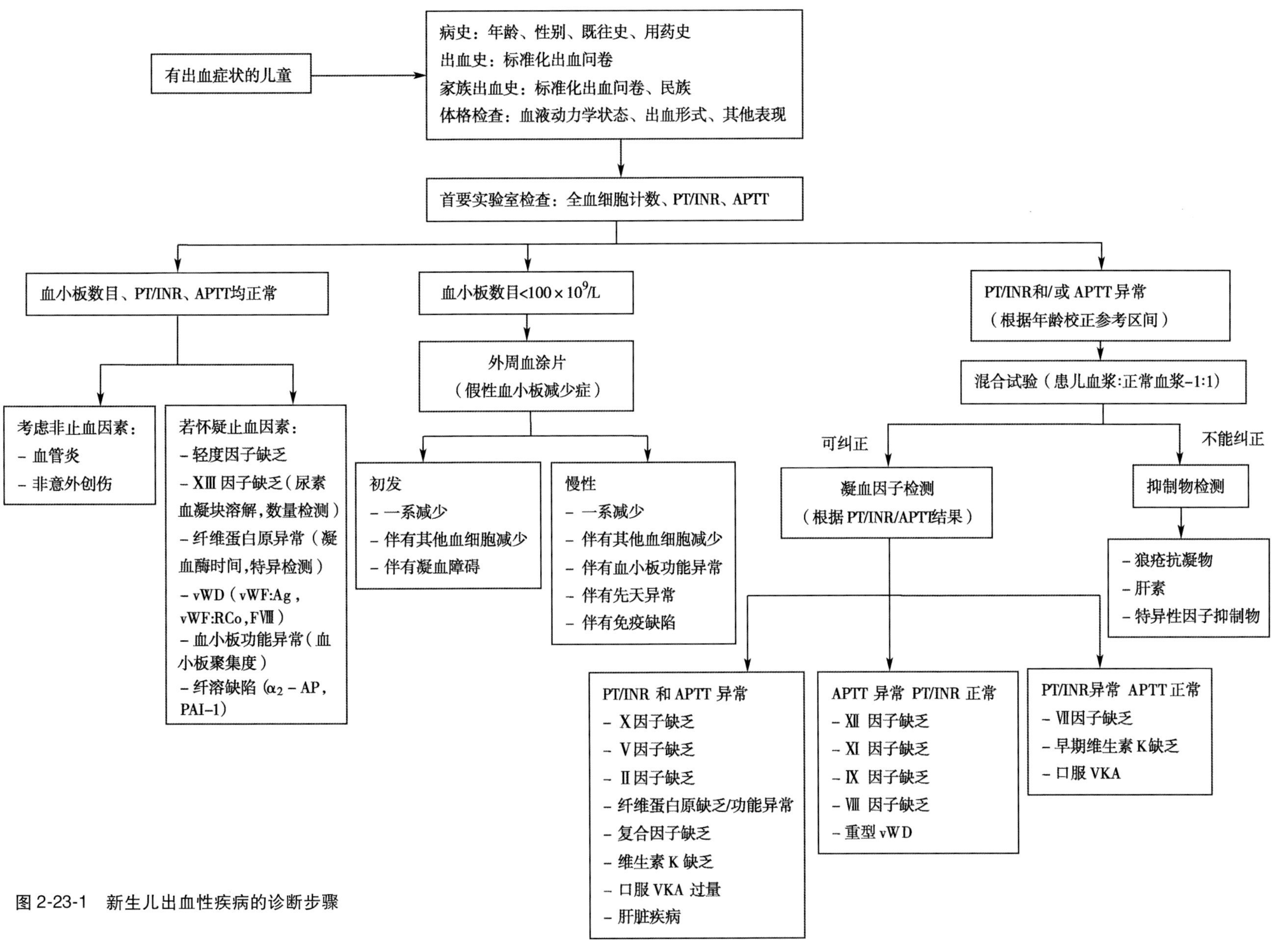

图 2-23-1　新生儿出血性疾病的诊断步骤

第三节 检测方法的影响

本质上,儿童和成人的出凝血实验检测并没有根本的区别。除了实验仪器和试剂对检测结果存在影响外,儿童的独特之处在于与其年龄相关的不同参考区间。了解这些有助于正确判断儿童出凝血检测的结果。

不同检测系统(试剂、仪器和分析系统)间的凝血实验检测结果差异显著,Monagle 等曾经将其实验结果与 Andrew 等发表的实验结果进行比较,发现两者的参考区间存在明显的差异,而且这些差异主要是由于试剂和检测仪器的不同导致的(表 2-23-4);另一方面,由于目前国内的实验室参考区间多仅采用成人数据而无儿童标准,因此在评估患儿检测结果变化趋势时应谨慎解读。如有实验室计划采用已公布的儿童参考区间,则须首先确认本实验室使用的试验方法是否与该文献中的方法相同。即使采用了儿童的参考区间,在出现异常检测结果时亦需重复验证,如需要明确此异常是遗传性还是获得性的,必要时可进一步对患儿父母进行相关检测。对于缺乏儿童参考区间的项目,在无法证实该检测结果临床相关性的情况下,则应尽可能与其他相关试验结果进行综合判断,如疑似凝血因子缺陷的患者,在确认无抗磷脂抗体或凝血因子抑制物的前提下,患者的 PT-INR 或者 APTT 出现明显延长,则可能为异常结果[5-7,9,10]。

表 2-23-4 加拿大两个实验室的抗凝蛋白参考区间比较

检测项目(%)		1 天	1 月~1 岁	1~5 岁	6~10 岁	11~16 岁	成人
抗凝血酶	Monagle 等	76[a]	109[a]	116[a]	114[a]	111[a]	96
		(58~90)	(72~134)	(101~131)	(95~134)	(96~126)	(66~124)
	Andrew 等	63[b]	104	111	111	105	100
		(51~75)	(82~124)	(82~139)	(90~131)	(77~132)	(74~126)
蛋白 C	Monagle 等	36[a]	71[a]	96[a]	100	94[a]	104
(发色底物法)		(24~44)	(31~112)	(65~127)	(71~129)	(66~118)	(74~164)
	Andrew 等	35[b]	59[b]	66[b]	69[b]	83[b]	96
		(26~44)	(37~81)	(40~92)	(45~93)	(55~111)	(64~128)
蛋白 C	Monagle 等	32[b]	77[a]	94[a]	94[a]	88[a]	103
(凝固法)		(26~44)	(28~124)	(50~134)	(64~125)	(59~112)	(54~166)
	Andrew 等	-	-	-	-	-	-

注:引自《Quality in Laboratory Hemostasis and Thrombosis》(第二版),表中 a 表示与成人参考区间相比有显著的统计学差异 $P<0.05$;b 表示与 Andrew 报道的成人参考区间相比有显著的统计学差异

第四节 检测全过程的特殊性

针对儿童或新生儿的出凝血检测,存在着诸多与成人不同的地方,如不同年龄段的参考区间不同,标本采集的相对困难,标本量相对较少,可能造成标本相应凝血因子的异常活化,影响检测结果的准确性。针对儿童或新生儿标本对检测过程进行适当的优化和调整,才能为这部分患儿提供准确的出凝血检测结果。

一、本地实验室参考区间的建立

建议所有的实验室都建立自己的参考区间,包括从新生儿到儿童等不同的年龄范围的每一项凝血筛查试验、蛋白水平检测。如采用文献的参考区间,应在检测报告中注明,并明确告知临床医生。由于方法学差异可能导致参考区间的不同,因此当检测结果超出文献参考区间的上限或下限时,并非绝对存在异常。

二、样本检测全过程的影响因素

对儿童患者群进行检测有许多特有的影响因素，并且检测质量受分析前、中、后过程的影响。

（一）分析前影响因素

在实验室接收和处理标本前，许多因素都可能造成凝血因子和（或）血小板活性或水平的假性升高、降低甚至激活。样本质量对提供精确的实验室检测结果是至关重要的。

新生儿和婴儿血容量低，采集大量的血液不仅会造成对患儿的危险，而且也难以实现。采集血量多时会需要更长的时间，可能会导致采集量不够或血液发生凝固，如果情况允许，利用小容量的采血管可解决上述问题。许多检测需要较多的血量（如血小板聚集功能测定）或者额外的血样（如狼疮抗凝物确认试验）。做这些检测时，通常先用注射器采血，再分装到商用试管或者其他由实验室制备的试管中。另外，儿童的血管较细，推荐应用小的穿刺针，如 21~25 号蝴蝶型采血针。

采集儿童患者合格的凝血试验标本非常具有挑战性。儿童通常不会很好地配合采血穿刺过程，当患儿出现哭闹、压抑、沮丧甚至暴力反抗等应激反应时，可造成凝血系统的激活、血凝块的形成或者样本采集量不够和（或）假性急性时相反应蛋白升高。如引起 vWF 和 FⅧ的假性升高，就可能造成 vWD 和血友病 A 的漏诊。

新生儿和婴儿比年长儿和成人的红细胞压积高，当患者红细胞压积大于 55%时，试管中需要的抗凝剂应减少。所以应根据患者红细胞压积的水平不同对抗凝剂的量进行调整[10-12]。

（二）分析中影响因素

检测时的注意事项同成人，标本采集后应该及时进行检测。因为儿童的标本仅为出凝血试验标本的小部分，许多仪器并没有专门针对儿童标本进行特殊的设置或调整，因此标本分析前最好离心两次，以尽量去除标本中的血小板对检测结果的影响。

（三）分析后影响因素

每次检测时都要有有效的质控，所有的儿童或新生儿检测结果都需要和相应年龄段的参考区间进行比较。无论检测结果是正常、轻度增高、下降或是临界值，都依赖于相应的参考区间。因目前国内的实验室参考区间多仅采用成人数据而无儿童标准，因此在进行结果判读时，需要尽可能精确的推算其参考区间，避免造成漏诊或者误诊。

第五节　儿童易栓症的实验诊断

易栓症（thrombophilia）是指由遗传性或获得性原因导致机体容易发生血栓的一种病理生理过程，即由于抗凝血蛋白质、凝血因子、纤溶蛋白等遗传性或获得性缺陷，或者存在获得性危险因素而引起的具有血栓栓塞倾向的疾病状态。易栓症患者大多在青春期及新生儿期发生血栓，在婴儿及儿童也有发现[13-15]。儿童易栓症是否应该进行实验室诊断一直存有争议，但相关实验室检查对特发性静脉血栓栓塞症、血栓再发及中风具有一定的意义[16,17]。

一、易栓症实验室诊断指标

儿童易栓症的实验室诊断指标与成人相似，主要包括抗凝蛋白缺陷（抗凝血酶、蛋白 C、蛋白 S 活性减低），活化蛋白 C 抵抗、凝血酶原基因突变、凝血因子活性增高及狼疮抗凝物及抗磷脂抗体阳性等，但在某些方面儿童仍有其自己的特点[17-20]。

（一）天然抗凝因子减低

天然抗凝蛋白缺陷（包括蛋白 C、蛋白 S 和抗凝血酶）尽管在儿童中并不常见，但仍是明确的血栓风险因素。这三种蛋白缺陷为常染色体显性遗传，其血浆中水平具有年龄特异性，且受并发症的影响。对儿童样本的抗凝蛋白的检测，检测结果的判读还要考虑年龄、分析系统、参考区间等因素。需要强调的是，仅凭一次实验室检测结果低于参考区间不足以诊断遗传性缺陷，相关诊断还需要结合临床表现、家族史、可重复的异常实验室结果进行综合评估。

（二）活化蛋白 C 抵抗与 FⅤLeiden 突变

FⅤ基因的点突变（FⅤG1691 A），也称为FⅤ Leiden 突变，是欧美人群中最常见的成人及儿童血栓相关的基因异常，在高加索人种中约有 5%患者携带该突变。该突变导致 FⅤ抵抗活化蛋白 C 的灭活作用。这种杂合子突变与儿童低到中度 VTE 风险、缺血性卒中风险有关。纯合突变的患者较杂合突变患者的血栓风险显著增加。

（三）狼疮抗凝物

狼疮抗凝物（lupus anticoagulant，LA）测定应在抗凝治疗开始前进行，因为抗凝治疗开始后会影响LA筛查的结果。

（四）抗心磷脂抗体和抗β_2-糖蛋白Ⅰ抗体

抗磷脂抗体（anti-phospholipid antibodies，aPLs）包括LA、抗心磷脂抗体（anti cardiolipin antibody，aCL）和抗β_2-GPⅠ抗体。出现血栓或习惯性流产（妊娠12周内，2次以上）伴有持续aPLs存在，可确定有抗磷脂综合征（antiphospholipid syndrome，APS）。APS是一种与儿童期无明显诱因VTE和（或）动脉血栓栓塞症（arterial thromboembolism，ATE）相关的获得性血栓风险。其他aPLs引发的疾病包括血小板减少症、溶血性贫血和肾衰竭（微血管血栓）。aPLs可能在急性感染、炎症、恶性肿瘤、使用药物时出现。此外，可能在母亲有APS病史的新生儿中出现，APS较少见于新生儿血栓栓塞。

发生无明显诱因血栓的患儿应该检查是否存在aPLs，在首次检查阳性后的12周内复查。持续存在aPLs的儿童血栓复发风险高，应考虑长期预防性抗凝治疗。

（五）同型半胱氨酸

纯合型亚甲基四氢叶酸还原酶（methylenetetrahydrofolate reductase，MTHFR）基因突变是高同型半胱氨酸血症的常见原因。高同型半胱氨酸血症可造成内皮结构损伤、功能异常，刺激血管平滑肌细胞增生，破坏机体凝血和纤溶系统的平衡，使机体处于高凝状态，容易形成血栓。同型半胱氨酸升高与儿童VTE、自发ATE和动脉缺血性卒中（arterial ischemic stroke，AIS）风险增高有关。但目前尚缺乏控制高同型半胱氨酸血症和通过治疗降低同型半胱氨酸水平预防儿童血栓复发的数据。

（六）凝血酶原G20210A突变

位于凝血酶原非编码区上的点突变（核苷酸G20210A）促使凝血酶原水平升高，增加血栓风险。

（七）凝血因子Ⅷ水平升高

儿童和成人一样，FⅧ活性及抗原的增高与血栓形成密切相关。持续的FⅧ水平升高可以反映潜在的遗传学特征，较急性期反应性FⅧ水平升高更能作为VTE的相关危险因素。因此推荐在炎症指标评估提示血栓急性期过后再进行FⅧ活性的检测（通常在3~6个月后进行）。而且，患儿父母的FⅧ活性检测有助于患儿的确诊。

二、儿童易栓症筛查

（一）易栓症筛查对象的选择

关于儿童易栓症的筛查试验一直存在着争议。2002年，国际血栓与止血学会（International Society of Thrombosis and Haemostasis，ISTH）科学规范委员会围产期和儿童血栓分会推荐所有儿童血栓患者应该进行全面的遗传性易栓症检测。推荐原则是儿童患者常常同时合并遗传性和获得性高危因素，因此，即使仅发现一些获得性高危因素存在，也应该进行遗传性易栓症的相关检测。但由于每个患者的临床特征不同，对所有患者进行单一的筛查方案并不是最佳的选择。一般认为，如目标人群异常的可能性不大，则不必进行易栓症筛查[17]。

基于现有证据，建议对三类患者进行易栓症筛查：青少年自发血栓、新生儿非导管相关的深静脉血栓/卒中（CSVT/AIS）、参与血栓研究的新生儿/儿童（表2-23-5）。

（二）具有血栓家族史无症状儿童的检测

在无症状儿童应避免全面的易栓症检测。如果尚有罹患血栓的家族成员，应该首先对其进行易栓症检测；如果确诊为遗传性易栓症，则在决定对孩子进行检测前先对其父母进行相关检测。进行易栓症检测的决定应该以个体为基础，且需和其家人阐明关于易栓症筛查试验的优点及局限性并征得同意。内科医师应该具有儿童血栓疾病的处理经验。

（三）具有高危因素家族史无症状儿童的筛查

目前尚无资料支持筛查具有高危因素的无症状儿童，比如急性淋巴细胞白血病患者化疗前，或者中心静脉导管（central venous line，CVL）置入前。在青少年女性人群和年轻妇女口服避孕药之前也不推荐进行常规的易栓症筛查。

三、易栓症的实验室检查

最常见的易栓症实验室检查与成人相同（表2-23-6）。Ⅰ级检测，包括易栓症状态，在儿童中最常用。如果Ⅰ级水平测试正常，而又强烈怀疑为易栓症疾病，则应进行Ⅱ级检测。

表 2-23-5　儿童易栓症筛查建议表

适应者	推荐	原因,依据	评价
青少年伴有自发血栓 (如无明确的获得性危险因素)	强烈推荐	明确合并缺陷 探讨再发危险 检测家庭成员	遗传性易栓症的高发人群
新生儿/儿童非导管相关的深静脉血栓/卒中	强烈推荐	明确合并缺陷 探讨再发危险 检测家庭成员	—
新生儿/儿童有症状的导管相关的血栓	没有足够的证据支持推荐	易栓症在导管相关血栓作用的研究结果变动	—
无症状儿童伴阳性家族史	取决于个人,且仅在协商讨论后决定	探讨青少年女性口服避孕药的风险 高危状态的血栓预防	警惕假阴性 首先检测父母, 儿童长大后鼓励检测
具有高危因素的无症状的儿童 (白血病化疗、中心静脉置管、口服避孕药)	不推荐	无成本效益 大多数具有危险因素的患者不会发生血栓 无效预防	—
参加血栓研究的新生儿/儿童	推荐	需要更多长期的数据资料以确定遗传性易栓症的作用和最佳处理	—

表 2-23-6　常规的易栓症筛查试验

易栓症		实验室检测方法
Ⅰ级检测	蛋白 C 缺陷症	发色底物法或凝固法
	蛋白 S 缺陷症	凝固法或总 PS 和 FPS 抗原免疫分析
	抗凝血酶缺陷症	发色底物法或凝固法
	因子Ⅴ Leiden 突变	PCR 或凝固法筛查
	凝血酶原 *G20210A* 突变	PCR
	高同型半胱氨酸血症	快速半胱氨酸水平检测
	脂蛋白 a 增高	ELISA
	抗磷脂抗体	应用外源性磷脂进行基于磷脂的凝固法分析(APTT, dRVVT, Staclot LA),ELISA 分析 IgM 和 IgG, aCL 和 β_2-GP Ⅰ抗体
	凝血因子Ⅷ水平增高	一期法,发色底物法
Ⅱ级检测	异常纤维蛋白原血症	凝血酶时间,凝固法;免疫分析
	凝血因子Ⅸ和Ⅺ增高	一期法

注:引自参考文献 Raffini L. Thrombophilia in children.

四、进行实验室检查的时机

蛋白C、蛋白S和抗凝血酶可因急性血栓形成的消耗而短暂降低。同样，FⅧ和aPLs在炎症状态下会升高。因此，急性期检测到的上述指标异常都应在随后一段时间内进行复查，通常是在患者恢复且停止抗凝治疗后进行。蛋白C、蛋白S或抗凝血酶活性水平减低的儿童，在进行遗传性缺陷的诊断之前应首先对其父母进行检测。急性期可进行分子诊断如用PCR检测基因突变，此项检查是可靠的且不需要再重复检测[17,21]。

五、儿童易栓症诊断的临床关注点

由于儿童时期持续的生理性低凝状态，儿童血栓与成人相比相对少见。其中，新生儿和年长儿是儿童血栓的两个高发年龄段。尤其是小于1岁的婴儿是发生血栓的最高危人群。大多数儿童血栓的发生都有潜在的疾病状态，而且儿童血栓的死亡率为1.5%～2.2%，常伴有明显的并发症如血栓后综合征、影响了受累肢体的发育、造成器官衰竭及神经系统发育异常。

对血栓的诊断需要密切联系患儿的个人史、家族史及仔细查体，并探寻潜在疾病，在中心血管放置导管是发生血栓的首要危险因素。当儿童患者存在获得性易栓风险因素时，血栓常作为原发疾病的并发症表现出来。超声等影像检查为血栓的诊断提供有必要的帮助，虽然目前尚无特异性的血栓诊断实验室指标，但进行凝血、全血细胞计数、肝肾功能检查也非常必要。表2-23-7描述了在儿童与血栓有关的临床状态[22,23]。

当儿科患者发生了血栓而没有明确诱因时，需要注意查找潜在高凝状态的原因。如在新生儿期，常有分娩时母体、新生儿本身的致病因素。但当发生暴发性紫癜时，需要注意先天性PC/PS的缺乏。新生儿期的血栓可以累及肾静脉、门静脉等特殊部位；儿童期血栓发生较少见，常有中心静脉置管、血液系统恶性肿瘤、先天性心脏病及自身免疫性疾病的潜在因素（表2-23-8）；青少年发生血栓比较常见，自发性的血栓需要注意避孕药的使用及是否伴有潜在先天性易栓症可能。与成人一样，在急性期非常难下诊断，常需要在急性期后3～6个月复查进行确认，当怀疑到先天性PC/PS/AT缺乏时，建议同时进行父母的相关检查。

由于凝血系统在儿童期正处于生理性成熟过程，此期的抗血栓治疗面临挑战。困难还在于缺乏有效的循证的剂量和检测数据，常需要小剂量给药以及取血困难造成的监测困难。

儿童实验室易栓症检查开展时机：曾患有静脉及动脉血栓的新生儿、儿童及青少年应进行的实验室易栓症检查建议见表2-23-9；对于没有血栓病史的儿童、青少年的实验室易栓症检查建议见表2-23-10。

易栓症检查，根据临床医师倾向和（或）建议，可能包括以下检查：蛋白C活性，蛋白S游离抗原水平，抗凝血酶活性，活化蛋白C抵抗，凝血因子Ⅷ活性，凝血酶基因突变和凝血因子Ⅴ Leiden基因突变分析，狼疮抗凝物检测，抗心磷脂IgM及IgG抗体，抗β_2-GPⅠ-IgM和IgG抗体，空腹同型半胱氨酸水平及血浆脂蛋白a水平。

六、病例分析示例

1. 现病史

2岁女性小幼儿，入院前1年4个月（即患儿3月龄时），体检发现“三尖瓣赘生物”，无发热、皮疹、瘀点、瘀斑、抽搐、呼吸困难等，于当地医院住院治疗，住院期间血培养提示耐甲氧西林葡萄球菌，心脏超声提示三尖瓣强回声团附着（考虑赘生物?），心功能异常，血常规大致正常，ASO阴性，CRP、PCT及ESR正常，考虑诊断“败血症、感染性心内膜炎”，予万古霉素静点等治疗，共治疗1个月出院。出院后间断复查心脏彩超，提示三尖瓣赘生物逐渐增大。入院前半年（即患儿1岁1月龄时），患儿因“三尖瓣赘生物”于当地医院行“三尖瓣赘生物摘除术”，术中肝素化后ACT偏低，考虑AT异常可能，予新鲜血浆后ACT正常，术后11天复查心脏彩超见“上腔静脉入右房处见16mm×7mm稍强回声团块附着”，予淡肝素及万古霉素治疗，后复查心脏赘生物消失，共治疗5周左右，患儿病情好转出院。入院前3个月，患儿复查心脏彩超提示三尖瓣赘生物，凝血功能提示Fbg为1.57g/L，AT为11%，未予特殊处理。随后间断复查心脏彩超提示赘生物逐渐缩小，患儿无发热、皮疹、胸痛、抽搐、呼吸困难等不适。入院前1天为求进一步诊疗就诊于门诊，以“先天性易栓症，并发三尖瓣赘生物”收入院。

表 2-23-7　儿童与血栓相关的临床状态

类别	临床状态
年龄	• 新生儿>婴儿/儿童<青少年 新生儿相关危险因素 母亲状态:糖尿病,动脉高血压 抗磷脂综合征 围产期/新生儿期危险因素:早产、窒息(包括胎粪吸入)、脓毒症、先天性心脏病、先天性膈疝、红细胞增多症
癌症	• 肿瘤相关(如高白细胞血症、压迫) • 药物相关(如类固醇、左旋门冬酰胺酶) • CVC 相关
中心静脉/动脉导管	
心脏情况	• 先天性心脏病 • 分流(如 BT),手术操作(如 Fontan 手术) • 心肌病继发心衰,心肌炎和(或)心律失常 • 机械瓣膜 • 血管内支架 • 体外装置(如 ECMO)
药物	• 口服避孕药或激素替代治疗 • 左旋门冬酰胺酶 • 皮质激素
血液系统疾病	• 高黏滞综合征(如真性红细胞增多症) • 血红蛋白病(如镰状红细胞病、地中海贫血) • 特发性血小板增多症 • 阵发性睡眠性血红蛋白尿症
感染	• 系统性(如脓毒症、HIV、水痘) • 局部(如头颈部感染-Lemierre 综合征、血栓性静脉炎)
炎性疾病	• 自身免疫性异常(如系统性红斑狼疮、幼年性类风湿性关节炎) • 血管炎(如川崎病) • 抗磷脂综合征 • 炎性肠病(溃疡性结肠炎、克罗恩病)
长期制动	• 手术 • 外伤 • 神经系统疾病
蛋白质损失情况	• 肾炎综合征 • 肠病 • 乳糜胸
解剖性血栓形成倾向	• Paget-Schroetter 综合征 • May-Thumer 综合征
其他	• 肥胖 • 既往血栓事件

注:CVC:central venous catheter,中心静脉置管;BT:Blalocka-Taussig,布来洛克—陶西格分流术;ECMO:extracorporeal membrane oxygenation,体外膜肺氧合

表 2-23-8 儿童血栓患者实验室诊断易栓症的发病率和影响

易栓症	发病率	首次静脉血栓 OR(95%*CI*)	复发静脉血栓 OR(95%*CI*)	首次静脉窦血栓 OR(95%*CI*)	首次缺血性脑卒中 OR(95%*CI*)
蛋白 C 缺乏[1]	~1:500	7.7(4.4~13.4)	2.4(1.2~4.4)	6.3(1.6~25.4)	11.0(1.7~4.1)
蛋白 S 缺乏[1]	~1:5000	5.8(3.0~11)	3.1(1.5~6.5)	5.3(1.5~18.2)	1.5(0.3~6.9)(R)
抗凝血酶缺乏[1]	~1:50000	9.4(3.3~26.7)	3.0(1.4~6.3)	18.4(3.3~104.3)	3.3(0.7~15.5)
FⅤ Leiden G1691A[1]	~1:20	3.8(3~4.8)	0.6(0.4~1.2)	2.7(1.7~4.3)	3.7(2.8~4.9)
凝血酶原 G20210A[1]	~1:50	2.6(1.6~4.4)	1.9(1.0~3.5)	2.0(0.9~4.1)	2.6(1.7~4.1)
脂蛋白 a[1]	NA	4.5(3.3~6.2)	0.8(0.5~1.4)	NA	6.5(4.5~9.6)
≥2 种基因特征[2]	NA	9.5(4.9~18.4)	4.5(2.9~6.9)	6.1(0.9~43.1)	18.8(6.5~54.1)
LAC/APLA	多变	4.9(2.2~10.9)	NA	NA	7.0(3.7~13.1)
FⅧ:A	NA	5.5(2.0~15.1)	NA	NA	NA
FⅧ:Ag	NA	4.3(1.5~12.1)	NA	NA	NA

注:[20] FⅧ:A,FⅧ活性(>90 百分位);FⅧ:Ag,FⅧ抗原(>90 百分位);NA:不适用;R:随机效应模型。[1] 杂合子性状;[2] 包括 FⅤLeiden,凝血酶原 G20210A 突变,脂蛋白 a(>30mg/dl),抗凝血酶缺乏,蛋白 C 和(或)蛋白 S 缺乏;LAC:狼疮抗凝物;APLA:抗磷脂抗体

表 2-23-9 静/动脉血栓的新生儿、儿童及青少年应进行的实验室易栓症检查

临床场景	时间	检查	检查内容	方案
突发紫癜或非脓毒症性 DIC	发病时立即	推荐	蛋白 C、蛋白 S、抗凝血酶	蛋白 S、蛋白 C 的缺乏或抗凝血酶置换治疗
新生儿/儿童/青少年无诱因静脉血栓	随访中	推荐	易栓症检查	可能帮助确定复发风险 确诊杂合子或复合缺陷 可能进行家族成员筛查(若为阳性)
儿童/青少年(非导管相关性)反复静脉血栓	随访中	推荐	易栓症检查	可能帮助确定复发风险 确诊杂合子或复合缺陷 可能进行家族成员筛查(若为阳性)
儿童/青少年(非导管相关性)突发静脉血栓	随访中	建议与患者/家属探讨实用性	易栓症检查	没有足够证据支持或反对
新生儿/儿童/青少年(非导管相关性)突发、非突发的或复发的非脑血管动脉血栓	随访中	不建议	-	对治疗方案无影响

表 2-23-10　无血栓病史的儿童、青少年的实验室易栓症检查建议

临床场景	检查	检查内容	方案
具有血栓家族史的儿童/青少年，有已知或（目前）未知的易栓症特征	某些患者可能需要进行： -对于高危患者进行血栓预防治疗 -同时处于其他血栓易患状态（如口服避孕药、急性白血病治疗中 CVC 置管、大型手术） -用于研究目的	蛋白 C 及蛋白 S，抗凝血酶；凝血酶基因及 F V Leiden 基因或针对家族易栓症的特征检查 如果家族特征尚不明确，可先考虑先检测患血栓的家族成员	目前的数据提示一项或多项结果阳性会提高患有血栓的风险 检查结果要根据不同家庭成员的具体情况解读
无血栓家族史和（或）易栓症特征的，有或具有潜在的获得性易栓状态的儿童/青少年	不建议	-	没有临床实验证明血栓预防治疗具有风险及益处，无成本效益

2. 既往史

生后 1 天，患儿因“黄疸、皮肤出血点”于当地医院住院治疗，诊断“新生儿败血症、新生儿血小板减少、新生儿颅内出血”，予丙种球蛋白、止血、抗感染等治疗，病情好转出院。

3. 个人史

智体力发育比同年龄儿童晚 1～2 个月。头孢类、青霉素过敏。

4. 查体

体温 36.4℃，呼吸 30 次/分，心率 120 次/分，血压 85/60mmHg，神志清、精神反应好，呼吸平稳，全身未见皮疹、瘀斑，无鼻扇及吸气性三凹征，无口周青紫、面色紫绀，咽无充血，双侧扁桃体无肿大，双肺呼吸音粗，未闻及干湿啰音。心音有力，律齐，三尖瓣听诊区可闻及收缩期隆隆样杂音。腹平软，无压痛、反跳痛及肌紧张，肝脾肋下未及，肠鸣音 4 次/分。神经系统查体未见异常。四肢末梢暖，CRT 为 2 秒，双下肢不肿。

5. 辅助检查

（1）血沉检测结果正常；

（2）降钙素原（procalcitonin，PCT）检测结果正常；

（3）链球菌溶血素 O 试验（antistreptolysin O test，ASO）结果正常；

（4）凝血功能检测结果显示 Fbg 为 1.57g/L，AT 活性为 11%，其余正常。

（5）心电图显示窦性心律；

（6）首次心脏彩超（2014.10.27 术前）显示：三尖瓣强回声团块附着（考虑赘生物?），心功能正常。三尖瓣赘生物术后心脏彩超（2014.11.24）显示：上腔静脉右房开口处稍强回声团块（考虑赘生物可能）。第 3 次心脏彩超（2015.1.22）显示：右心房内可见一中强回声欠均匀团块，长约 1.06cm，宽约 0.62cm；印象：为三尖瓣赘生物可能。第 4 次心脏彩超（2015.4.9）显示：三尖瓣前叶瓣尖增厚，右房面探及强回声团块，大小约 5mm×4mm，三尖瓣关闭不佳；印象：三尖瓣赘生物形成不除外，三尖瓣少量返流。

（7）三尖瓣赘生物病理诊断：嗜酸性粒细胞性心内膜炎。

6. 诊断

先天性 AT 缺乏症并发三尖瓣赘生物。

7. 治疗

住院期间予以血浆 10ml/kg 输注纠正凝血功能，出院后持续给予华法林口服抗凝治疗。

8. 预后

随诊血栓较前缩小。

七、总　结

儿童血栓常是多因素所致疾病，伴随的获得性危险因素包括中心静脉导管的置入和某些潜在的医疗处理措施等，可能比遗传性易栓症的影响更为明显。发现一项易栓症因素并不能排除其他风险因素的存在。除非新生儿和年长儿怀疑严重（纯合子/杂合子）的蛋白 C/蛋白 S 或抗凝血酶缺陷，否则急性期处理很少受遗传性易栓症确诊的影响，因为新鲜冰冻血浆（fresh frozen plasma，FFP）/因子浓缩物的替代治疗在急性期处理中起决定性作用。因此了解易栓症筛查的依据和局限性非常重要。

第六节 儿童抗血栓治疗的监测

目前比较常用的是来自成人的治疗方案及每个医生的经验性治疗。目前的权威的治疗指南来自第 9 版的美国 ACCP 指南[24]。

下面分别就治疗血栓的常用药物应用和监测的儿童特点进行叙述。

1. 普通肝素(unfractionated heparin,UFH)

在需要快速抗凝治疗或肾透析或体外循环时考虑使用。应用剂量包括负荷剂量和维持剂量,需要根据患儿的年龄和临床具体情况决定,如果有出血风险,需要考虑减少剂量。

常用剂量为:负荷剂量:75 IU/kg,缓慢静脉给药(给药时间不少于 10 分钟);初始维持剂量:<1 岁,28 IU/(kg·h);>1 岁,20 IU/(kg·h)。

在应用后 6 小时、每次调整使用后 4 小时及获得治疗水平后至少每 24 小时一次,应该取血监测。剂量调整见表 2-23-11。

值得注意的是对于小于 6 个月龄的婴儿,存在由于生理性抗凝血酶下降而相对性"肝素抵抗"状态;而肾病综合征、蛋白丢失性肠病、应用左旋门冬酰胺酶化疗等也可以出现获得性"肝素抵抗",这时建议进行抗凝血酶替代治疗。而肝素相关性血小板减少、肝素诱导的血小板减少及应用肝素后的骨质疏松,在儿童少见。

需要停药时,停用普通肝素后可在 2~4 小时内达到撤药目的,但若遇到大出血而需要迅速撤药,则需要缓慢静注鱼精蛋白中和近 2 小时内输注的普通肝素(每 100IU 肝素需要鱼精蛋白 1mg),鱼精蛋白的最大使用剂量为 50mg。

2. 低分子肝素(low molecular weight heparin, LMWH)

适用于病情相对稳定,出血风险相对低、抗凝治疗不超过 3 个月的患儿,也可以应用于因进食困难、多种药物服用而不能应用维生素 K 拮抗剂的患儿。监测同成人,应用抗Ⅹa 活性进行监测,推荐目标值为皮下注射 4~6 小时后达 0.5~1.0 IU/ml,而 2~6 小时为 0.5~0.8 IU/ml。剂量调整见表 2-23-12。

LMWH 可蓄积引起肾功能损害,因此对有明显肾功能损害的成人患者,减少 50% 的使用剂量并且增加监测次数。在儿童尚缺乏相关指标。LMWH 每日的皮下注射在一些孩子还是比较难以接受,注射部位常发生瘀斑、皮下血肿形成和皮肤感染。

停用亭扎肝素(Tinzaparin)后 18~24 小时、停用依诺肝素(Enoxaparin)后 8~12 小时,抗凝作用消失。如果需要快速作用,可以使用鱼精蛋白中和 8 小时内使用的 LMWH,8 小时前的 LMWH 可以应用 50% 量的鱼精蛋白中和。鱼精蛋白最大剂量不超过 50mg。

3. 口服维生素 K 抑制剂

应用于需要接受长期抗凝治疗的患儿,如心脏病需要长期口服抗凝剂、发生静脉血栓并且复发风险持续存在时,华法林是最常用的药物。该类双香豆素类药物的不同年龄使用剂量为:2 个月~1 岁 0.2mg/kg,1~5 岁 0.09mg/kg,6~10 岁为 0.07mg/kg,11~18 岁为 0.06mg/kg。根据 INR 调节范围见表 2-23-13。

表 2-23-11 根据 APTT、APTTR 和抗Ⅹa 水平调整肝素用量

APTT(s)	APTTR	抗Ⅹa 水平(IU/ml)	一次性注射(IU/kg)	持续时间(min)	改变比率(%)
<50	<1.2	<0.1	50	-	↑120
50~59	1.2~1.4	0.1~0.34	-	-	↑10
60~85	1.5~2.5	0.35~0.70	-	-	无改变
86~95	2.6~3.0	0.71~0.89	-	-	↓10
96~120	3.1~3.5	0.9~1.2	-	30	↓10
>120	>3.5	>1.2	-	60	↓15

注:假定 APTT 范围为 60~85s,对应抗Ⅹa 范围为 0.35~0.70IU/ml;APTT 范围和对应的抗Ⅹa 范围与实验室使用试剂及仪器有关;APTTR:活化部分凝血活酶时间比值

表 2-23-12　根据年龄调整的依诺肝素、亭扎肝素、达肝素的治疗和预防剂量

药物	年龄	治疗剂量	预防剂量
依诺肝素	≤2 个月	1.5mg/kg s.c. bid	1.5mg/kg s.c. bid
	>2 个月	1mg/kg s.c. bid	1mg/kg s.c. bid
亭扎肝素	≤2 个月	275IU/kg s.c. qd	75IU/kg s.c. qd
	2~12 个月	250IU/kg s.c. qd	75IU/kg s.c. qd
	1~5 岁	240IU/kg s.c. qd	75IU/kg s.c. qd
	5~10 岁	200IU/kg s.c. qd	75IU/kg s.c. qd
	10~16 岁	175IU/kg s.c. qd	50IU/kg s.c. qd
达肝素	≤2 个月	150IU/kg s.c. bid	150IU/kg s.c. qd
	>2 个月	100IU/kg s.c. bid	100IU/kg s.c. qd

注：s.c.：皮下注射；bid：每日 2 次；qd：每日 1 次

表 2-23-13　治疗起始及维持期根据 INR 调整华法林剂量

	INR	指导
起始		
第 1 天	1.0~1.3	口服 0.2mg/kg（最大剂量 10mg）
第 2~4 天	1.1~1.3	重复起始负荷剂量
	1.4~1.9	50%起始负荷剂量
	2.0~3.0	50%起始负荷剂量
	3.1~3.5	25%起始负荷剂量
	>3.5	停服直至 INR<3.5 后重新予以 50%起始负荷剂量
维持	1.1~1.4	增量 20%
	1.5~1.9	增量 20%
	2.0~3.0	剂量不变
	3.1~3.5	减量 10%
	>3.5	停服直至 INR<3.5 后重新予以前次剂量减量 20%

该药应在 UFH 或 LMWH 应用基础上使用，而 UFH 或 LMWH 在应用维生素 K 拮抗剂后连续获得两次达标的 INR 后停用。对于儿童患者，INR 常受到腹泻、发热、肝脏疾病、营养状态和合并用药的影响。INR 的监测在儿童易受到原发疾病状态、多种内在病毒感染及饮食的影响；在婴儿还易受到维生素 K 依赖性凝血因子生理性下降、不同哺乳方式（配方奶含有维生素 K 多、母乳含量少）的影响；在年长儿还可能受饮酒的影响。上述问题都造成了儿童患者维持有效 INR 的困难。有部分报道显示儿童长期服用该类药物有引起骨质疏松的风险。

在需要停用该类药物时，可以根据情况给与以下方法：①停服药物 3~5 天即可达到停药目的；②使用维生素 K：口服维生素 K 24 小时达效、静脉注射 4~6 小时起效、剂量为 30μg/kg，静脉给药，常推荐 1~2mg，治疗不满意 24 小时后可重复给药。还可以使用新鲜冰冻血浆 15mg/kg 及凝血酶原复合物 25~50mg/kg，可以立即起效。当大出血时，建议迅速停药、静脉应用维生素 K 制剂及凝血酶原复合物；小量出血建议可以减停药物、静脉或口服维生素 K；仅有 INR 延长，而没有明显的

出血，减药即可。

4. 抗血小板药物

包括阿司匹林、潘生丁和氯吡格雷，用于治疗和预防动脉血栓，在儿童常用于预防缺血性卒中再发、血管内支架血栓形成及治疗川崎病。使用剂量：阿司匹林 1～5mg/kg、潘生丁 2～5mg/kg 和氯吡格雷 0.2mg/kg，每日单剂给药。可以应用血小板聚集及血栓弹力图进行监测，但具体监测方法尚无定论。在需要时停用阿司匹林 5～7 天、潘生丁 24 小时、氯吡格雷 7～14 天可达到停药目的；如有严重出血，可以输注血小板或重组人凝血因子Ⅶ帮助止血。

5. 溶栓治疗

目前常应用重组组织型纤溶酶原激活剂（rt-PA）作为治疗药物，其半衰期仅 5 分钟，因此可以迅速起效。该药应用于逆转严重的动、静脉血栓，改善预后，尤其是在有生命威胁、肢体或器官丧失功能的危急状态下使用，但在有活动性出血或有出血风险时需要谨慎使用。

（1）系统性血栓：应用 rt-PA 按 0.5mg/（kg · h）持续静脉滴注 6 小时，同时应用低剂量的 UFH 输注［10IU/（kg · h）］，预防血栓的继续形成。如果患儿已经接受足量的 UFH，则需要在开始溶栓前半小时减少 UFH 的剂量，在 6 小时的 rt-PA 结束后 30 分钟再增加剂量。在应用 6 小时后，应通过影像学检查进行疗效评估。由于婴儿存在生理性纤溶酶原的缺乏，可以应用新鲜冰冻血浆 15ml/kg 输注。

（2）导管相关性血栓：可以进行局部溶栓，应用 rt-PA 按 0.01～0.05mg/（kg · h），如果无效可以增加剂量。建议儿童患者的溶栓治疗在儿童重症监护病房（pediatric intensive care unit，PICU）进行，溶栓开始后注意避免动脉穿刺、置管、肌注、理疗、伸拉等操作，避免服用阿司匹林或非甾体类抗炎药。48 小时开始检测常规指标，应该出现纤维蛋白原下降和 D-二聚体上升表现，并需要保持血小板数目超过 50×10^9/L。在溶栓中有 10%～30% 的出血情况发生，需要根据出血的程度进行治疗。方法有：①立即停用 rt-PA，改用 UFH 治疗；②应用局部压迫、填塞；③输注冷沉淀，中和 rt-PA 的作用；输注鱼精蛋白，中和 UFH 的作用；④严重出血时应用 rhFⅦ。

（吴润晖　陈振萍）

参考文献

1. Andrew M. Thromboembolic Complications during Infancy and Childhood[M].Canada:B.C.Decker Inc,2000.
2. Pernod G, Biron-Andreani C, Morange PE, et al. Recommendation on testing for thrombophilia in venous thromboembolic disease:a French consensus guideline[J].Journal des Maladies Vascularies,2009,34:156-203.
3. Monagle P,Chalmers E,Chan A,et al.Antithrombotic therapy in neonates and children. American College of chest physicians evidence-based clinical practice guildlines: 8th edition[J].Chest,2008,133:887s-968s.
4. Nigel S Key,Raj S Kasthuri.DVT:a new era in anticoagulant therapy:Current treatment of venous thromboembolism[J]. Arterioscler Thromb Vasc Biol,2010,30:372-375.
5. Andrew M, Paes B, Milner R. Development of the human coagulation system in the full-term infant[J].Blood,1987, 70(1):165-172.
6. Andrew M,Paes B,Milner R,et al.Development of the human coagulation system in the healthy premature infant [J].Blood,1988,72(5):1651-1657.
7. Monagle P,Ignjatovic V,Savoia H.Hemostasis in neonates and children:pitfalls and dilemmas[J].Blood Rev,2011, 24(2):63-68.
8. Blanchette VS,Breakey VR,Vilk SR.Sickkids handbook of Pediatric Thrombosis and Hemostasis [M/OL]. 2013. [2015-12-25]. DOI: 10.1159/isbn. 978-3-318-02198-1. http://www.sickkids.ca/healthcareprofesionals and students/recommended-reading.html.
9. Monagle P, Barnes C, Ignjatovic V, et al. Developmental haemostasis, Impact for clinical haemostasis laboratories [J].Thromb Haemost,2006,95(2):362-272.
10. Steve Kitchen, John D. Olson, F. Eric Preston. Quality in laboratory hemostasis and thrombosis.second edition[M] Oxford:John Wiley & Sons,Ltd,2013:80-83.
11. CLSI.Collection,Transport and processing of Blood Specimens for Testing Plasma-Based Coagulation Assays and Molecular Hemostasis Assys: Approved Guideline-fifth edtion:H21-A5 [S].Wayne,PA:Clinical and Laboratory Standards Institute,2008.
12. Bauman ME,Belletrutti M,Bauman ML,et al.Central venous catheter sampling of low molecular heparin levels:an approach to increasing result reliability[J]. Pediatr Crit Care Med,2012,13(1):1-5.
13. 赵永强.遗传性易栓症研究概况[J].临床血液学杂志,2013,26(1):1-3.
14. 周富荣，王鸿利.易栓症的实验室诊断[J].诊断学理论与实践,2008,7(5):574-578.

15. Yang JY, Chan AK. Pediatric Thrombophilia[J]. Pediatr Clin N Am, 2013, 60(6): 1443-1462.
16. Heleen van Ommen C, Middeldorp S. Thrombophilia in Childhood: To Test or Not to Test[J]. Semin Thromb Hemost, 2011, 37(7): 794-801.
17. Manco-Johnson MJ, Grabowski EF, Hellgreen M, et al. Laboratory testing for Thrombophilia in Pediatric Patients. On behalf of the Subcommittee for Perinatal and Pediatric Thrombosis of the Scientific and Standardization Committee of the International Society of Thrombosis and Haemostasis(ISTH)[J]. Thromb Haemost, 2002; 88(1): 155-156.
18. De Veber G, Andrew M, Adams C, et al. Canadian Pediatric Ischemic Stroke Study Group: Cerebral sinovenous thrombosis in children[J]. N Engl J Med, 2001, 345(6): 417-23.
19. Formstone CJ, Hallam PJ, Tuddenham EG, et al. Severe perinatal thrombosis in double and triple heterozygous offspring of a family segregating two independent protein S mutations and a protein C mutation[J]. Blood, 1996, 87: 3731-7.
20. Young G, Albisetti M, Bonduel M, et al. Impact of inherited thrombophilia on venous thromboembolism in children: a systematic review and meta-analysis of observational studies [J]. Circulation, 2008, 118 (13): 1373-1382.
21. Raffini L. Thrombophilia in children: who to test, how, when and why? [J]. Hematology Am Soc Hematol Educ Program, 2008, 228-35.
22. Wu O, Robertson L, Twaddle S, et al. Screening for thrombophilia in high-risk situations: systematic review and cost-effectiveness analysis. The Thrombosis: Risk and Economic Assessment of Thrombophilia Screening (TREATS) study[J]. Health Technol Assess, 2006, 10 (11): 1-110.
23. Rosendaal FR, Helmerhorst FM, Vandenbroucke JP. Oral contraceptives, hormone replacement therapy and thrombosis[J]. Thromb Haemost, 2001, 86(1): 112-23.
24. Monagle P, Chan AK, Goldenberg NA, et al. Antithrombotic therapy in neonates and Children: Antithrombotic therapy and prevention of thrombosis, ed 9: American College of Chest Physicians Evidence-Based Clinical Practice Guidelines[J]. Chest, 2012, 141: e737s-e801s.

第三篇

尿液与体液检验

第一章

尿液检验进展

尿液是血液流经肾脏后，经肾小球滤过、肾小管重吸收与分泌作用而成。肾小球滤液必须经肾小球毛细血管壁滤过。毛细血管壁由有孔的内皮细胞、肾小球基底膜（glomerular basement membrane，GBM）和足细胞构成。正常成人，每分钟约有1200ml血液灌注肾脏，约占心输出量的25%，每个肾脏约有100万个肾单位，由入球小动脉接受血液灌注，血液通过肾小球后血浆被滤过进入鲍曼氏囊，形成“原尿”。滤液通过肾小管和集合管重吸收和分泌，其中99%以上水和电解质等多种物质被肾小管重吸收，最终原来约180L的肾小球滤液24小时可减少至约1~2L。由肾脏生成的尿液经由集合管、肾盂、输尿管进入膀胱，通过尿道排出体外，正常成人每日（24小时）排尿量约1500ml。原尿是否含有大分子蛋白质取决于肾小球滤过膜的孔径屏障及电荷屏障，其孔径屏障指肾小球滤过膜（毛细血管内皮细胞、基底膜与肾小囊脏层上皮细胞），正常情况只允许分子量小于1.5万小分子物质自由通过，1.5万~7万物质部分通过，大于7万物质不能通过；电荷屏障指肾小球滤膜内皮和脏层上皮层表面的涎酸蛋白、基膜表面硫酸肝素类带负电荷物质，与血浆蛋白质因负电荷相斥而阻止其滤过。任何引起肾小球滤过膜孔径及电荷屏障改变原因，都会引起原尿成分变化，并在终尿中显现。

肾脏参与机体许多调节功能，如通过肾小球滤过和肾小管排泌的大量废物，包括蛋白质分解代谢含氮物质、有机和无机酸、碱等从体内排除。水，电解质（包括钠、钾、钙、镁），酸碱平衡调节也由肾脏调节。此外，肾脏具有重要的内分泌功能[1]，能合成、调节和分泌多种激素，参与血流动力学调节、红细胞及骨代谢。如分泌促红细胞生成素（erythropoietin，EPO）可与红系干细胞表面的促红细胞生成素受体结合，刺激红系干细胞，促进红系干细胞增殖、分化和成熟，使红细胞数增多，血红蛋白含量增加；当动脉血压降低，循环血量减少、缺氧等刺激肾小球旁感受器促进球旁细胞分泌肾素（renin），也被称为血管紧张素原酶，是肾素-血管紧张素系统的组成部分。肾素催化血管紧张素原水解产生血管紧张素Ⅰ，经血管紧张素转化酶（angiotensin converting enzyme，ACE）作用形成血管紧张素Ⅱ，后者具有高效收缩血管作用，使血压升高，也能刺激肾上腺皮质分泌醛固酮，促进肾脏对水和钠离子的重吸收，增加体液容量，升高血压。同时，维生素D可在肾脏活化，参与机体钙、磷代谢。因此，尿液成分及其含量改变不仅受泌尿生殖系统的影响，而且与血循环、内分泌、代谢、呼吸等系统生理或病理变化有关。通过检测尿液中与疾病特异的代谢物就可获得大量重要的疾病信息。此外，对使用可致肾损害药物治疗的监测，接触重金属（如铅、汞等）引起的职业病的辅助诊断及健康评估等也有非常重要意义。因此，实验室尿液检测将继续在临床医学中扮演重要角色，尿液检查也是一项重要辅助诊断项目。

第一节 尿液干化学分析进展

尿液干化学分析是尿液基本检查中的重要部分，主要涉及试带法检测尿中隐血、白细胞酯酶、蛋白质、糖及其他物质。试带可人工或自动判读。

一、尿液分析发展简史

尿液分析（urinalysis）主要包括尿液的常规检验和特殊检验。早在远古时期，人们就了解到尿液的颜色、浊度和尿量变化与疾病有关。古代医生通过观察尿液能否招来蚂蚁判断尿中是否含糖，这可能是最早的尿糖测定方法。直到20世纪，尿液分析才成为临床实验室的一种常规操作。1911年，美国Benedict首创了一种稳定、实用、方便的检测尿糖的碱性硫酸铜溶液，后被称为班氏溶液（Benedicts solution）[2]。同期美国Myers、Emerson等学者分别致力于尿液分析，逐步建立了尿液分析基础技术。到上世纪30年代，尿液检查已成为医院常规检查项目之一。1937年，奥地利Feigl利用"蛋白质误差"（protein error）法发明了测定尿蛋白的一种简单颜色反应[3]。同年，又发明了测定尿隐血的液滴反应（a drop reaction），这些技术发明不仅取代了历史上长期使用的沉淀法测定尿蛋白，也为发展浸入即读（dip-and-read）试剂带打下了基础。

进入20世纪40年代，美国Bayer（拜耳）公司Compton基于班氏试剂中铜还原的原理，研制出新一代尿糖试剂Clinitest。该试剂减少了原班氏法加热程序，使用含有柠檬酸、氢氧化钠、碳酸氢钠和硫酸铜的混合物，将其加入到尿液和蒸馏水混合的试管内，试剂利用自身所含的强碱和酸产生大量的热量，使硫酸铜的铜离子和尿液中某些物质发生还原反应，形成黄色的氢氧化亚铜和红色的氧化亚铜混合物。依据尿中含葡萄糖浓度不同，反应呈现不同颜色，如绿色、黄色和棕色，如果尿中无葡萄糖，颜色则无变化。随后，拜耳公司不断研发出一些尿液检查试剂。1950年，研制出测定血清、尿液酮体的试剂Acetest；1955年，研制出测定尿隐血和尿胆红素的试剂Oecultest和Ictotest。1957年，利用"蛋白质误差"原理推出测定尿蛋白的试带Albustix。1958年，推出测定尿葡萄糖和尿蛋白的二联试带Uristix，次年又推出测定尿葡萄糖、尿蛋白和尿pH三联试带。20世纪60年代，世界上许多公司也开始研制生产尿干化学试带，如德国Boehringer Mannheim（宝灵曼）公司1964年推出eCombur-Test试带。

1970年，自动化程度不断提高，半自动尿液分析仪问世，可替代肉眼观察结果，减少人为误差，提高检测敏感性和特异性。1980年，许多公司将层析和免疫技术用于试带中，制造了具有极高敏感性和特异性的单克隆抗体试带，如宝灵曼公司测定尿微量白蛋白的试带Micral-Test等。

在以后几十年中，日本、美国、德国、韩国等先后制造出了尿液分析仪。1993年，宝灵曼公司推出10项Supertron全自动尿液分析仪。这些仪器可读取试纸的波长反射比测定尿液的物理和化学组成，并通过折射率计算比重。有的还可以测定颜色和透明度，因此可以自动完成完整尿样分析测定。不再需要肉眼进行测定，不仅极大地解放了劳动力，也减少了肉眼结果判断的主观因素。值得注意的是重复尿干化学试带检测并非确认实验，必要时需使用更敏感、更特异的不同反应或不同方法学对尿中同类物质进行确认检测[4]。

我国尿干化学试剂带的研制始于20世纪60年代。1966年，北京协和医院检验科和上海医学化验所开始研制尿液试剂带。1988年，广西桂林医疗电子仪器厂在对引进日本京都第一株式会社尿液分析仪和专用试剂带的生产技术及设备进行了消化、吸收，逐步实现了国产化。至90年代国内也出现了尿10项分析仪及专用试剂带。此后，诸如长春迪瑞、桂林优利特等国产尿液干式化学分析仪等设备相继出现，逐步满足了国内不同等级医院的各种需求。

二、尿液干化学分析仪可报告参数和主要性能特点

干化学分析用试带是尿液化学检验的主要方法。虽然使用简便，却代表了多个复杂化学反应和工艺。目前，大多数尿液干化学分析仪可报告参数约8~12项，包括胆红素、尿胆原、酮体、葡萄糖、蛋白质、隐血、亚硝酸盐、pH、白细胞酯酶、抗坏血酸、比重、颜色和透明度等，极大满足了临床需要。基本工作原理为：采用3~6段波长反射和折射法等光学分析技术，对尿液进行全项检测，包括物理、化学特性的多项指标。其主要性能特点如下。

1. 全自动尿干化学分析仪

通过读取试带的波长反射比测定尿液物理和化学组成，并通过折射率计算比重。同时，还可测定颜色和透明度，因此，可自动完成完整尿样分析测定，无需肉眼进行测定。

目前使用的大多数全自动尿干化学分析仪均拥有条形码读取器可用于识别标本、对照物和校准物质。还有电机驱动系统机械部分及流体系统从标本管中吸取样品。此外，还可连接到实验室信息系统（laboratory information system，LIS）。

试带供纸质模块负责分配试带，将试带正面向上放置到传送器系统。进样针负责混合标本，然后从样品管中吸取一定量尿液，再将样品放置

各个试剂模块上。试带试剂模块和尿中各种成分发生反应,而使试带变色,颜色变化由仪器进行读取。用过的试纸被送到废物容器。

仪器利用摄像机对试带反应全程进行自动图像捕获,有的试带还具备最低检出限及维生素 C 测试原理,从而提醒使用时与主要化学成分反应产生的潜在干扰,以避免假阴性结果。仪器内置高气密性自动送纸机,可自动排列试带并进行自动输送,无需手动排列,最大批量标本数为 60 个,甚至可多达 200 余个,并可自动读取条形码,真正实现了离机操作。

2. 仪器检测项目灵敏度和测量范围

尿干化学分析仪检测项目灵敏度和测量范围随不同厂家和不同型号略有不同,可参考欧洲尿液分析指南的要求[5],见第三篇第八章。建议实验室在新购进尿干化学分析仪时可按照其推荐的比较方法确认该设备多项指标的检测限和确定限。

3. 质量保证

所有干化学尿液分析仪应有原厂配套质控品,只有在质控通过的状态下,仪器才能正常检测标本,以确保仪器对于结果的准确判读。

三、尿液干化学分析临床适用范围[6,7]

1. 尿液酸碱度(pH)

人体肾脏和肺正常工作可维持人体的酸碱平衡。肺呼出二氧化碳,而肾脏则回收和产生碳酸氢根和铵离子。尿液的酸碱改变受许多因素的影响,如疾病、用药和饮食。pH 约 6.5,在 4.5~8.0 波动。尿液 pH 参考区间较宽与饮食关系较大,肉类蛋白质和一些水果可形成酸性尿 pH(pH<6);素食为主者尿 pH 增高(pH>6)。因此,通过尿 pH 检测可初步判断机体酸碱平衡状况,是一项有用的临床应用指标。

2. 蛋白尿

尿中仅有微量蛋白质是由于肾小管对蛋白质有极高的重吸收率,所以检测尿中蛋白质含量异常是肾病重要指标。正常的肾小球滤过膜只允许分子量<50~60kDa 蛋白质顺利通过,因此,肾小球滤过的原尿中主要为小分子蛋白(如溶菌酶、β_2-微球蛋白、视黄醇、轻链等),正常情况下由近端小管重吸收;而中分子量的白蛋白(66kDa)仅有极少量滤过;大分子(>90kDa)球蛋白不能通过。近曲肾小管能将原尿中 95%小分子蛋白重吸收,故正常尿液中蛋白含量极微(<150mg/24h),定性试验一般不能测出,当定性试验阳性或定量超过 0.1g/L 称为蛋白尿(proteinuria)。干化学法测定尿蛋白阳性时应引起足够重视。

3. 尿糖与酮体尿

在某些生理或病理情况下尿中可出现各种糖类,如葡萄糖、果糖、戊糖、半乳糖、乳糖、麦芽糖和蔗糖,其中葡萄糖最常见。

(1)尿糖:健康人尿液中几乎不含葡萄糖或微量(<2.0mmol/L)。当血糖浓度超过肾糖阈(一般为 8.88mmol/L)或血糖浓度虽未升高但肾糖阈降低,会导致过多葡萄糖从肾小球滤出,尿中出现葡萄糖,尿糖定性试验呈阳性(>2~5mmol/L)时称为葡萄糖尿(glucosuria),是诊断糖尿病的重要线索。尿糖阳性常提示血糖超过肾糖阈,因而尿糖阴性不能排除糖尿病。当肾功能减退,肾小管对葡萄糖重吸收能力减低,肾糖阈下降时,尽管血糖浓度正常仍可出现糖尿。进食大量糖类饮食、饮料、静脉输注大量葡萄糖、颅脑外伤、脑血管意外、急性心肌梗死等,亦可出现暂时性血糖升高而致糖尿。

(2)酮体:酮体(ketone bodies)是脂肪代谢的中间产物,包括丙酮(2%)、乙酰乙酸(20%)和 β-羟丁酸(78%),均属酸性物质。健康人血中酮体含量极微,定性试验阴性,定量检验(以丙酮计算)为 0.34~0.85mmol/24h(20~50mg/24h)。干化学法测定尿酮体仅测定乙酰乙酸和丙酮,试带与 β-羟丁酸不反应,当检测结果与临床症状不符时应引起注意。

4. 尿胆红素与尿胆原

(1)胆红素:是血红蛋白的代谢产物,主要在脾脏、肝脏、骨髓网状内皮细胞中形成。胆红素分为与葡萄糖醛酸结合的结合胆红素和未结合胆红素两种。后者为非水溶性胆红素,不能通过肾小球屏障。前者能溶于水,部分可从尿中排出为尿胆红素(urine bilirubin),但含量极少(≤2mg/L),定性试验阴性。干化学法测定尿胆红素常以半定量形式报告结果。当肝病、胆道阻塞时,血中结合胆红素浓度增高,出现胆红素尿。

(2)尿胆原:结合胆红素排入肠道转化为尿胆原(urobilinogen),从粪便排出为粪胆原,大部分尿胆原被肠黏膜重吸收经肝转化为结合胆红素再排入肠道,小部分尿胆原从肾小球滤过和肾小管排出。正常人尿液中尿胆原为0～20μmol/L，定性试验呈阴性或弱阳性。干化学法测定尿胆原常以半定量形式报告。溶血性疾病、肝病等可见尿胆原排泄增多。胆红素和尿胆原实验室检查有助于黄疸类型的鉴别诊断。

5. 亚硝酸盐

大肠埃希氏菌等革兰阴性菌能还原尿中硝酸盐为亚硝酸盐，亚硝酸盐阳性提示有泌尿系统感染，见于40%～80%大肠埃希菌感染；而克雷伯杆菌、肠球菌、变形杆菌、葡萄球菌、假单胞菌属不能将硝酸盐转化为亚硝酸盐。亚硝酸盐试验阳性反应需要4个基本条件：①尿中有适量硝酸盐存在；②尿液在膀胱中停留4小时以上；③尿中致病菌含硝酸盐还原酶；④尿液必须新鲜，使用抗生素48小时内可干扰该试验。阴性结果不能排除泌尿系感染，可能是非硝酸盐消耗菌、尿频、尿稀释等所致。

6. 尿隐血与红细胞

(1)尿隐血(occult blood，OB)与红细胞的干化学检测：正常人尿液中无游离血红蛋白。阳性提示尿液中存在红细胞(erythrocyte，ERY)或血红蛋白(hemoglobin，Hb)和(或)肌红蛋白(myoglobin，Mb)。血尿常见，血红蛋白尿少见，肌红蛋白尿罕见。当尿中ERY为5～10个/μl时，Hb>150μg/L，OB试验呈阳性，常提示血尿、血红蛋白尿或两者同时存在。OB试验具有较高灵敏度，临床上常用于尿隐血与红细胞、肌红蛋白尿筛查。

(2)显微镜检验尿中红细胞(red blood cell，RBC)：尿试带法OB阳性标本，离心后显微镜观察可出现如下结果：①镜下血尿或肉眼血尿；②RBC和Hb混合尿肉眼观察尿液为红色，离心后尿沉渣和上清尿均为红色，高倍视野中有大量红细胞，此种标本较为常见；③Hb尿；④假阳性，主要原因可能是热不稳定过氧化物酶干扰。研究发现，尿液OB试验阳性标本约一半镜检无红细胞。因此，OB试验阳性标本应进行离心后显微镜检查，红细胞数量以镜检为准，必要时用特异性强的单克隆抗体法确证是否为Hb尿。

7. 白细胞尿

尿液中白细胞(leukocyte，LEU)包括中性粒细胞、淋巴细胞、单核细胞和嗜酸性粒细胞。尿沉渣中白细胞数>5个/HP(high power field，HP)，称为镜下白细胞尿；若尿中含大量白细胞，使尿呈乳白色，甚至有脓丝或凝块，称为肉眼脓尿(pyuria)。

试带法检测尿液中白细胞是通过检测粒细胞胞质中酯酶水解吲哚酚酯和有机酸并进一步与重氮盐生成重氮色素的原理，而间接推算出每微升尿中白细胞数量。常以半定量形式报告结果。对泌尿系统感染有筛查价值，但不能检测尿中单核细胞和淋巴细胞，故不适于免疫性肾病、泌尿系结核和肾移植后排斥反应等淋巴细胞增多性疾病的检验。

8. 比密(specific gravity，SG)

是4℃条件下尿液与同体积纯水的重量之比。SG高低与尿量、尿中可溶性物质量及性质有关，可粗略反映肾小管浓缩与稀释功能。在病理状况下，SG还受尿中蛋白质、糖及细胞等成分影响。连续监测尿液SG变化比一次测定更有意义。正常成人在水摄入充足时24小时期间尿比密应为1.016～1.022，但正常肾脏可将其控制在1.003～1.030范围。

干化学法测定尿比密是一种间接测量方法，其方法不受高糖，蛋白质或造影剂的影响。SG是判断肾小管浓缩稀释功能的良好指标，也对临床输液和休克扩容治疗有良好的指导作用。上述指标的检测原理和临床意义详见第三篇第四章。

四、尿液干化学分析临床应用评注

1. 尿液多联试带干化学法检验的优势与局限性

(1)优点：具有简便、快速、可定性或半定量等优点，目前临床上广泛使用。尿液在浸入不同检测项目的试纸条后，根据设计反应原理不同，呈现不同反应颜色。根据反应颜色变化进行定性或半定量检验。可用于患者家中监测。

(2)局限性：①是一种筛查试验，由于多联试带各项试验原理不同，尿中干扰因素多，检验结果有一定假阳性或假阴性，不能代替传统化学检测"湿化学法"后者可准确定量，且干扰因素少。②有关细胞筛查项目，如白细胞、红细胞检查，也不能取代尿有形成分显微镜检验。③亚硝酸盐试验阳性或阴性也不能取代尿液细菌培养等检验。

(3)尿试带法与尿沉渣检验应联合应用：无论试带法结果如何，都应做显微镜检验，应制定并验证尿液有形成分分析的显微镜复检标准。因此，临床上的尿常规检验应该包括理学、干化学和尿沉渣镜检三部分内容。

2. 影响尿液干化学检验结果的一些因素

（1）比密：尿 pH 值对试带法测定尿比密有很大影响，当尿液 pH≥7.0 时，尿必然存在氢氧根离子（OH^-），OH^-中和了氢离子（H^+），导致 H^+不与试带中酸碱指示剂反应，使测定结果偏低，故应在测定值上增加 0.005 作为补偿。试带法测定尿比密是测定尿液离子浓度，而比重计法和折射仪法都是测定尿中固体物浓度，所以结果存在一定差异。如尿中非离子型化合物增多，如葡萄糖，造影剂等，可导致折射仪法和比重计法测定结果高于试带法。尿蛋白浓度增高时，对比重计法和折射仪法有影响，其原因是由于蛋白质是两性电解质，本身既带电荷又有固体量。此外，干化学法不适用于测定新生儿尿液，可能是由于新生儿尿比密太低（比密在 1.002~1.004）。

（2）pH 值：检测时尿液必须新鲜，容器应装满尿以减少死腔量，盖紧。装入标本后最好冷藏，但不能冻结，否则 pH 值会上升。因放置过久 CO_2丢失和细菌分解尿素等成分使其 pH 改变，如变形杆菌分解尿素产氨，尿液变碱。测定时，如试带浸入尿时间过长，尿 pH 呈减低趋势。某些食物、药物、生理活动和肾功能异常都会影响尿液 pH，在分析结果时应考虑上述因素。

（3）蛋白质：目前，试带法大多使用指示剂蛋白误差原理测定尿蛋白，会受到来自尿液 pH、蛋白质种类及其他一些干扰物质如药物等影响。因此，尿液一定要新鲜。当尿液偏酸（pH<4.5）或偏碱（pH>9.0）可致假阴性或假阳性，应将尿液 pH 调至 5~7 再行检测。试带法主要对白蛋白敏感，对球蛋白的敏感度只有白蛋白的 1/100~1/50，当 5.5g/L 球蛋白时仅为弱阳性反应，因而对肾病晚期出现高球蛋白尿（非选择性蛋白尿）时可呈假阴性。此外，当使用大剂量青霉素时，可出现假阴性。

用“湿化学法”可克服试带法部分缺陷。常用的方法有磺基水杨酸法和加热醋酸法，对尿蛋白检测的灵敏度分别为 0.05~0.10g/L 和 0.15g/L。磺基水杨酸法灵敏度高，对白蛋白、球蛋白、本-周蛋白均可反应，但影响因素也不少。加热醋酸法的准确性高，是尿蛋白定性的参考方法。当遇干化学法受干扰、高球蛋白尿时，宜选用这两种方法测定。由于临床蛋白定性试验多采用随机尿，易受尿液浓缩和稀释的影响，难以准确反映尿蛋白的排出总量，一般应以 24 小时尿蛋白定量为准。

（4）尿糖：试带法是基于葡萄糖氧化酶的酶促反应，特异性强，敏感度高。与班氏法不同的是，不与其他还原性糖（如果糖、半乳糖、甘露糖等）及所有还原性物质［如维生素 C（vitamin C，VitC）等］反应。尿中大量 VitC 可竞争抑制低浓度葡萄糖（<14mmol/L），使试带法出现假阴性结果。此外，尿量对其结果亦有影响，尿少时尿糖阳性强，尿量多时阳性可减弱。临床可见糖尿病治疗后血糖下降但尿糖阳性不减弱，可能是患者喝水减少引起尿量减少所致。

（5）酮体：尿酮体中丙酮和乙酰乙酸都具有挥发性，后者更易受热分解为丙酮，尿液被细菌污染后，酮体会消失，使阳性反应强度减弱或假阴性，因此标本一定要求新鲜。试带法与尿液中酮体不同成分的敏感度不同，对乙酰乙酸最敏感（50~100mg/L），丙酮次之（400~700mg/L）、不与β-羟丁酸反应，因此，不同病程酮体成分的变化会给检测结果带来影响。如糖尿病酮症酸中毒早期酮体成分以β-羟丁酸为主，乙酰乙酸很少或缺乏可出现假阴性结果，导致对总酮体量估计不足；而在糖尿病酮症酸中毒逐步缓解之后，乙酰乙酸量反而增高，可能会影响对患者的病情分析。

（6）尿胆红素与尿胆原：其检测原理要求尿液必须新鲜并避光，否则可致胆红素氧化降解成胆绿素，使阳性结果减弱或转为阴性，尿胆原可转变为尿胆素。尿中存在高浓度 VitC 和亚硝酸盐时，可致尿胆红素呈假阴性；大量氯丙嗪、盐酸苯偶氮吡啶可致其假阴性。此外，正常人尿胆原排出量每天波动较大，午后 2~4 时达高峰，上午和夜间较少，同时其排泄率还与尿 pH 相关。

（7）亚硝酸盐：鉴于亚硝酸盐的检测原理，当尿液标本放置时间过久被细菌污染或尿液中色素含量高时可呈假阳性；如粪链球菌等非利用硝酸盐细菌感染、尿液在膀胱中停留时间过短、使用利尿剂、高比密尿、大量 VitC 干扰、食物中缺乏硝酸盐等可致假阴性。

（8）隐血/红细胞：试带法是基于血红蛋白中亚铁血红素具有过氧化物酶样活性的检测原理，因此当尿液中含有肌红蛋白、热不稳定酶或菌尿时，可导致其假阳性；泌尿系统感染时，某些细菌产生的过氧化物酶也可出现假阳性反应；试带法与显微镜法检测尿中完整红细胞具有一定的相关性，但当肾病、糖尿病患者红细胞在泌尿道已遭到破坏时，则可使试带法与镜检法结果出现差异，此时要结合临床综合分析，必要时动态观察。此外，高浓度蛋白尿、高比密尿、尿 pH<5.0、尿中存在高浓度 VitC 或其他还原物质时可造成假阴性。

(9)白细胞：试带法检测白细胞阳性时，应作显微镜检验，但两种结果常存在差异。如试带法阳性而镜检阴性，可能是尿中粒细胞溶解释放出酯酶于尿中所致；当尿液中存在高浓度胆红素，服用呋喃坦啶等药物，试带法可出现假阳性结果；高比密尿、大量蛋白尿(>5g/L)、尿糖浓度过高、大剂量使用先锋霉素Ⅳ、庆大霉素后、尿中 VitC 浓度增高和高浓度草酸均可致试带法结果假阴性。肾移植患者观察排异反应时不适合采用试带法检测白细胞(淋巴细胞)，因此法只测定粒细胞。

(10)VitC：一般采用还原法测定，灵敏度约为 50~100mg/L。尿中 VitC 浓度增高，可抑制隐血/红细胞、胆红素、葡萄糖、亚硝酸盐与试剂的反应而呈假阴性，抑制的程度随 VitC 浓度增加而加大。因此，VitC 测定不作为尿中 VitC 定量用，主要是依据其浓度提示上述几项检测结果的准确性，避免出现假阴性结果。

第二节 尿液有形成分自动化检查进展

随着科技不断进步，人们健康意识日趋增强，尿液检测量大幅攀升，尿有形成分人工显微镜检查凸显不足，自动化尿有形成分分析仪应运而生。目前，国内、外已较普遍使用能对尿有形成分进行自动分析的仪器，迄今为止，这些设备主要分为两大类：一类是采用显微镜数码成像分析技术原理，另一类采用流式细胞术，均可直接检测不离心新鲜尿液标本，快速定量计数尿中各种有形成分，其结果重复性较人工镜检方法有显著提高[4]。同时能与实验室信息系统接口，便于检索和结果报告，已逐步成为常规尿有形成分筛查试验，全自动尿液有形成分分析仪的临床应用大大提升了尿液检测效率，仪器结果阴性样本可不必进行人工镜检。由于有形成分分析仪不能像人工镜检那样准确识别各种有形成分，对其筛查出的异常标本必要时应由检验人员使用显微镜进一步确认[4]。

一、尿液有形成分自动化分析仪发展史

尿液成分显微镜检查可以追溯到 17 世纪上半叶，但在 20 世纪 80 年代之前，在临床实验室中，尿液有形成分的检测基本上都是采用光学显微镜的人工镜检方法。尿液有形成分的自动化进程一般认为始于 1983 年，美国国际遥控影像集团公司(International Remote Imaging System, Inc., IRIS)推出了世界上第一台尿液有形成分分析工作站“YellowIris”，该仪器主要检测原理以电视摄像模式获取尿中有形成分图像[8]，并采用智能化自动显微镜技术(automated intelligent microscopy, AIM)，根据所拍摄细胞大小来进行有形成分计数和分类[3]，从而改变了尿液有形成分分析技术的历史。由于该工作站的细胞鉴别还是以人工方式，实际自动化程度不高，较难在实验室普及使用。

1990 年日本希森美康公司(Sysmex)的前身日本东亚公司(TOA)与美国国际遥控影像系统有限公司(IRIS)合作，对其生产的 Yellow IRIS 进行改进，研制生产出了以流式细胞术结合照相技术的尿有形成分自动分析系统 UA-1000，检测速度为 70 个样本/小时。在 1993 年，TOA 公司在 UA-1000 基础上，生产出了尿液有形成分自动分析系统 UA-2000。两款仪器主要由平面流动池和 CCD 摄影相机、影像信息处理机和荧光显示屏等构成。

鉴于当时数字照相技术和计算机分析技术的局限性，该分析仪对图像分析和鉴别能力较差，生产成本颇高，导致未能在临床实验室普及应用。随着流式细胞术与数字流动摄像分析术合作失败，Sysmex 与 IRIS 开始研发各自不同优势的尿液有形成分分析技术，形成了目前市场上的两大技术流派，即尿液有形成分流式细胞术和数字图像分析技术。

二、两种尿有形成分分析系统的优势与局限性

1. 数字图像分析技术的尿有形成分分析系统

以美国 IRIS 公司 iQ200 系列尿液有形成分分析仪最具代表性。经多年技术改进和发展，该产品为适应不同用户需求生产出不同速度和型号仪器。目前，iQ200 系列仪器可与 iChem Velocity 尿液干化学分析仪器一起组合成 iRICELL 系列-

全自动尿液分析流水线系统。可将显微镜镜检结果和干化学检测结果合并在一起，可在同一个电脑屏幕中进行查阅和分析，并发出检验报告。

该系统测定原理主要由三大技术构成：①系统采用平面流式细胞技术，鞘流液包裹着样本，使细胞相对独立地分布在一个平面空间内，避免发生重叠；②显微镜数码成像，鞘液层压中的标本被输送至与CCD像机连接显微镜镜头前，并被数字相机拍照；③APR（auto particle recognize）图像形态学分析软件，计算机系统通过神经网络对颗粒进行自动识别和分类，可直接显示有形成分形态用于人工审核检测结果。

iQ200可报告参数39项，包括12项自动分类和27项需人工确认进一步分类参数，并有两个水平原厂质控品，仪器能对质控数据进行汇总，并自动生成L-J曲线，对其检验质量提供保证（详见第三篇第五章）。

由于：①尿中有形成分复杂，在不同尿液环境中会出现不同变化；②流动池中有形成分随着拍照角度不同会呈现不同形态，拍摄图片与镜下观察有一定区别；③检测标本无染色，生成的是黑白图像，尿中某些有形成分需染色确认，如确定标本中脂肪滴，需苏丹红（黑）染色；④标本中存在大量不规则结晶时，设备可能会将其误认为红细胞、出芽酵母菌等；⑤尿中管型成分复杂，图片不能完全呈现完整细节；⑥图像是静止的，不能观察到毛滴虫类鞭毛运动。鉴于上述情况，此类设备存在局限性是必然的。因此，当上述情况出现时，仍需人工识别和判断。实验室需根据各自临床不同情况，建立并验证本实验室人工显微镜复检规则。使用该设备的检验人员需要不断地进行专业培训，熟练掌握图像识别和确认技巧。

2. 流式细胞分析技术的尿有形成分分析系统

目前，以流式细胞术为原理的尿有形成分分析仪仅为日本希森美康公司所有，从1995年的UF-100到2006年的UF-1000i，2012年的UF-1000i/AX4030尿液分析工作站，即将尿有形成分分析和尿干化学分析同时发出报告。

该检测系统的核心技术是以半导体激光作为激发光源，用核酸荧光染料对尿中各有形成分进行染色，以流式细胞术作为有形成分计数和分类手段，并以强大计算机软件系统作为有形成分分析平台，创立尿有形成分分析自动化的新方法，并逐渐成为临床实验室尿液检测的常规设备，很大程度满足了临床日益增大尿检数量需求，特别是该系统建立并标配尿有形成分人工镜检筛查规则的LABOMAN复检软件，为临床实验室复检奠定了基础（详见第三篇第五章）。

UF-1000i可报告参数有白细胞、红细胞、上皮细胞、管型和细菌（BACT）。另外，还可提供8个定量的研究参数，如结晶、酵母菌、小圆上皮细胞、病理管型、精子、黏液丝和电导率。同时可将尿中红细胞形态信息（RBC-info）、尿路感染信息（UTI）和电导率（conductivity）参数进行分级报告。设备配有2个浓度质控品，每日质控后可自动生成L-J质控图进行质控分析与管理。UF-1000i系列仪器能以报警信号方式提供红细胞“Dysmorphic?”（非均一性?）、“Isomorphic?”（均一性?）和“Mixed?”（未分类?）信息，提示其可能来源于肾小球或非肾小球，也能通过核酸荧光试剂对尿中细菌染色，并在特殊通道对其计数和识别，为尿路感染诊断间接提供快捷证据。

鉴于UF-1000i系列有形成分分析系统检测原理的局限性也显而易见。流式细胞术对有形成分的识别是建立在对颗粒体积大小、颗粒内部成分复杂程度、不同颗粒核物质的多少，以及与荧光染料不同亲和力来判断，而不是对形态直接辨认。因此，有将相似形态不同有形成分混淆的可能，特别在检测标本不新鲜情况下更为明显。此外，数字成像系统分析仪也存在上述④~⑥项描述的缺陷，故以流式细胞术为原理的尿有形成分分析仪亦属筛查类检验设备，必须建立并验证人工显微镜检查可疑尿有形成分复检规则，为临床提供可信的实验室诊断相关资料（详见第三篇第五章）。

第三节 尿液有形成分显微镜检查进展

尿液虽经尿干化学试带法和自动化尿有形成分分析仪筛检，但均不能替代人工显微镜对尿沉渣中病理成分的确认[4]。尿液显微镜检查与尿干化学分析相结合有助于发现和检测肾脏及泌尿道的疾病过程。用显微镜检测尿中干化学法无法检测到细胞和非细胞等有形成分。显微镜检查能作为干化学法检测红细胞、白细胞及细菌确证实验。在常规实验室，尿沉渣检查标本最好保留，对干化学试带异常结果复检非常有用[7]。在实施显微镜检查前,检验人员必须掌握尿液有形成分形态学基本知识,如病原微生物、血细胞、上皮细胞、管型、结晶等。同时,检验人员也应知晓尿中出现有形成分的临床意义,并能结合干化学检测的异常结果做出相应解释。特别注意的是,在承担发布尿异常报告职责前,检验人员必须由经验丰富的专业人员进行尿有形成分形态学严格培训和考核后才能上岗[9]。

尿中包含所有不溶性物质,这些物质均由经肾小球滤过流经肾小管和下尿路后累积下来。细胞成分有两个来源:①脱落于肾及下尿道的上皮细胞;②血细胞,如白细胞和红细胞。尿中还可见在肾小管和集合管形成的细胞或非细胞性管型和许多具有临床病理学意义的各类结晶体。此外,包括微生物(细菌、真菌、病毒包涵体和寄生虫等)以及肿瘤细胞[7]。当检测到后者需做进一步检查。

显微镜检查通常使用离心尿。也有研究认为非离心尿液是定量计数尿红、白细胞更理想的方法[10,11],但尿沉渣镜检更重要的目的是为了发现有临床意义的病理成分,如管型、病理性结晶及肿瘤细胞等含量较少的有形成分。因此,规范化离心后尿有形成分人工镜检仍然十分必要,有条件的实验室应对全部标本进行人工镜检。如因标本量太多不能全部镜检时,实验室应建立尿液检验复检规则,并予以验证确认。

尿有形成分参考区间不同实验室有所不同,其原因是:①随机尿标本中有形成分浓度随尿量改变而变化;②使用不同离心沉淀方法浓缩尿沉渣,未使用特定的标准程序。所以,实验室应与肾脏科医师和病理医师沟通后建立自己的参考区间[5]。

一、检查尿沉渣的方法

一般情况下,收集随机尿标本进行显微镜检查是满意的,但建议尿标本必须新鲜,特别是不添加防腐剂。通常,细胞和管型在标本收集 2 小时内就开始溶解,在低温 2~8℃时有助于防止病理成分溶解,但却可能会增加各种非晶型和晶型结晶体沉淀[7]。建议收集中段尿,女性应注意避免阴道分泌物污染。通常可用以下几种显微镜。

1. 明场显微镜

尽管明场显微镜可在一定范围内用于检测未染色尿标本,但在鉴定白细胞、巨噬细胞、上皮细胞和细胞管型上还具有困难。柔和光线虽能有效鉴别尿中透明结构,如透明管型、结晶、黏液丝,但尿液各种有形成分鉴别还需染色后进行,如结晶紫番红染色常可用于鉴定尿有形成分。

2. 相差显微镜

相差显微镜有利于检测尿沉渣中更透明的有形成分,特别是透明管型可能用普通明场显微镜检测不到,而相差显微镜甚至对最透明的透明管型亦能清楚地检出。使得检测简单,观察时间减少,而检出增加。几款显微镜已被设计为允许操作员执行明场或相位对比检查,这取决于检测目标或冷凝器使用。

3. 偏光显微镜

偏光显微镜用来区分尿中结晶、纤维状细胞或蛋白管型。在偏振光下,脂肪滴含胆固醇酯显示各向异性,出现明亮与黑暗相间区域,形成马耳他十字交叉极化。脂肪酸和甘油三酯不形成液体球晶和不显示各向异性,但在 Fabry 病可在尿中出现双折射糖鞘脂类。

二、显微镜下尿沉渣成分检测鉴别及应用评注

1. 细胞

(1)红细胞:显微镜下红细胞形态详见本篇第六章。有时,尿红细胞可能与油滴或酵母细胞混淆。但油滴大小不一,高度折光,可用油红 O 或苏丹Ⅲ染色予以鉴别;酵母菌通常可显示萌芽状亦可鉴别。如果鉴别仍有困难时,可加一滴冰乙酸使红细胞溶解。

正常尿中红细胞含量极少,一般≤3 个/HP,>3 个/HP 即为异常。尿中红细胞数量增加表明泌尿系统可能存在各种病变,包括①肾病:肾小球肾炎、狼疮性肾炎、与药物反应有关的间质性肾炎、结石、肿瘤、急性感染、结核、梗塞、肾静脉血栓形成、创伤(包括肾活检)、肾积水、多囊肾、偶发急性肾小管坏死和恶性肾硬化等;②下尿路疾病:急性和慢性感染、结石、肿瘤、狭窄、环磷酰胺治疗后出血性膀胱炎;③肾外疾病:急性阑尾炎、输卵管炎、憩室炎、急性发热、疟疾、亚急性细菌性心内膜炎、结节性多动脉炎、恶性高血压、血液病、坏血病以及结、直肠、骨盆肿瘤;④药物引发的毒性反应:如磺胺、水杨酸盐、乌洛托品、抗凝治疗;⑤生理原因,包括运动。当尿中出现大量红细胞并伴

有红细胞管型时被认为可能是肾源出血。

畸(变)形红细胞(dysmorphic erythrocytes):许多研究发现,尿红细胞形态变化与血尿来源定位有关。一些学者认为尿中出现细胞突起、碎片、炸圈饼形状、棘状红细胞称为畸形RBC,与肾小球出血密切相关。值得注意的是,正常人尿中也可出现扭曲的和正常红细胞混合存在,因此,应关注畸形红细胞在尿中出现的数量和比例。也有研究显示,对尿红细胞进行Tamm-Horsfall蛋白免疫组化染色鉴别肾性血尿比用尿红细胞形态学鉴别更为可靠[7]。

(2)白细胞:中性多形核粒细胞是尿中主要类型白细胞。当白细胞开始变性时,核的细节可能会模糊或丢失,导致其镜下与肾小管上皮细胞难于区别,稀乙酸可使核细节更清楚。过氧化物酶细胞化学反应可使中性粒细胞与肾小管细胞鉴别开来。在低渗尿中,中性粒细胞肿胀,细胞质中颗粒表现出布朗运动,由于颗粒运动折射缘故,此时中性粒细胞被称为"闪光细胞"。在低渗或碱性尿中白细胞可迅速溶解,室温下放置2~3小时约50%左右白细胞丢失,尿标本收集后必须及时检测[7]。

通常,正常尿中可见<5个白细胞/HP,女性略多[1]。尿中白细胞数升高(主要为中性粒细胞)表明尿路存在感染。但应注意的是,尿中出现白细胞并非尿路感染的可靠指标,需用革兰染色检查细菌或新鲜中段尿行细菌培养。当伴有白细胞管型或混合白细胞-上皮细胞管型,尿白细胞增高被认为是肾源性。

尿中通常不会出现嗜酸性粒细胞,如若尿中嗜酸性粒细胞增高大于白细胞总数1%时认为有临床意义。为正确评估尿嗜酸性粒细胞数量,尿液浓缩染色十分必要。通常离心制备尿沉渣,行瑞氏、巴氏和Diff-Quik染色,有研究认为Hansel氏染色识别嗜酸性粒细胞效果更佳。经适当染色,尿中出现嗜酸性粒细胞可能与患者对药物,如青霉素类药物过敏的肾小管间质疾病相关,过敏性间质性肾炎出现典型的细胞模式还包括许多红细胞和肾小管上皮细胞。

(3)上皮细胞:正常尿中会出现少量上皮细胞,如鳞状上皮细胞属于尿路上皮细胞正常脱落,无临床意义。但如大量成团或成片出现移行上皮细胞,需用巴氏细胞学染色与移行细胞癌相鉴别;血红蛋白尿或肌红蛋白尿,血红素色素吸收进细胞转化为含铁血黄素,尿中含铁的脱落细胞在普鲁士蓝染色下,细胞浆中出现棕黄色铁颗粒可予鉴别;尿中出现肾小管上皮细胞最具重要意义,正常尿中有极少量衰老肾小管上皮细胞,大量出现表明急性肾小管坏死、药物或重金属中毒。巴氏染色可将其与其他单个核细胞有效区分。

此外,泌尿及其他系统病变时尿中还会出现淋巴细胞、单核细胞、浆细胞和异型淋巴细胞以及各种不同类型的上皮细胞及其临床应用详见第三篇第六章。

2. 管型

管型是唯一明确肾源性物质。Tamm-Horsfall蛋白属于糖蛋白,是由髓襻升支部分(可能是远端小管)分泌,构成了正常人尿总蛋白1/3。Tamm-Horsfall蛋白是形成所有管型的基质,该蛋白质形成纤维网出现在肾小管滤液中所有成分,包括细胞、细胞碎片和各种颗粒状物聚集物。

管型表面、体积大小、形状及稳定性均变化颇大,这也是在一些实验室管型检测精密度低的原因之一[7]。管型宽度取决于肾小管大小,宽管型形成在小管扩张处或集合管中,细管型常形成于被肾间质组织肿胀挤压的肾小管中。管型可粗而短,亦可长而卷曲,典型管型是两边平行两端钝圆,随长期滞留会崩解,尖而不规则。

正常人尿中罕见管型。肾病可见大量形状不一管型,其数量增多与肾脏病变涉及的肾单位相关。健康人在剧烈运动后也会出现数量不等的管型并伴有蛋白尿[6],各类管型的临床意义详见本篇第六章。

3. 结晶

各类结晶性状见表3-1-1,其临床意义和评价详见第三篇第六章。

4. 异常细胞和其他有形成分

(1)肿瘤细胞(tumor cells):尿中可见从肾盂,输尿管,膀胱和尿道壁脱落恶性肿瘤细胞,最好运用细胞学技术鉴定。骨髓瘤细胞也可在尿中发现,但后者并无明显的肾损害。

(2)病毒融合细胞(viral inclusion cells):尿中可见各种病毒感染累及尿道含包涵体的上皮细胞;在疱疹感染患者尿中可见合胞体细胞含有嗜酸性核内包涵体;儿童或使用免疫抑制剂患者巨细胞病毒感染时,感染细胞胞体增大,含嗜碱性核内包涵体和(或)胞质内包涵体;多瘤病毒感染细胞则含有致密均匀、嗜碱性核内包涵体,核常完全被填满。用细胞学染色技术检测上述病毒的细胞病变效果更佳[7]。

(3)血小板(platelets):已有许多研究证明尿中存在血小板。特别在溶血性尿毒综合征患者尿中已通过相差显微镜和电子显微镜确认其尿中可存在高达30000个/μl血小板。

(4)病原微生物(pathogenic microorganism):①细菌:是否需要忽视尿液中检测到的细菌取决于尿液收集的方法和尿标本采集后放置时间。如新鲜非离心尿标本中用油镜检测到革兰染色细菌表明尿中存在超过100000个细菌/ml,认为是有临床意义的菌尿(bacteriuria)。泌尿系统感染最常见的细菌是肠道革兰阴性杆菌,白细胞常会伴随出现。尿沉渣中亦可见致病性抗酸杆菌,多通过培养和聚合酶链反应检测方法证实;②真菌:最常见念珠菌,属条件致病菌。在糖尿病患者或长期使用抗生素患者可能是尿路感染的病原体。显微镜检查时可能会与红细胞混淆,念珠菌出芽有助于辨识;③寄生虫:尿中亦可见寄生虫或寄生虫卵,大多是由粪便污染而来。因此,重复检测时必须采用新鲜清洁的尿标本。

5. 不同疾病时尿液异常改变

不同泌尿系统疾病时尿液异常改变各有不同,其一般性状和显微镜分析详见表3-1-2[7]。

表3-1-1 尿液中结晶体和非晶体沉淀物的特征[7]

物质	描述	尿液的pH值			溶解性特点及注解
		酸性	中性	碱性	
氨苄西林	不常见-高剂量;无色;长棱镜形团或束	+	−	−	
胆红素	红棕色;非针形晶状体;菱形盘状,或者立方体状;可能同尿酸晶体颜色相同	+	−	−	可溶于碱液,酸液,丙酮,氯仿
胆固醇	罕见;无色;扁平圆盘状,在一侧有凹陷;伴随脂肪管型和脂肪体	+	+	−	极易溶于氯仿,乙醚和热酒精
碳酸钙	无色;多成两对,四对的细小颗粒,且成球形聚集,极少数成细针样排列	−	+	+	溶于沸腾醋酸
草酸钙	二水化合物较常见,无色,小的可透光的八面体; 一水化合物非常常见,哑铃状	+	+	−	溶于稀盐酸
胱氨酸	无色;六边形,常分层;被细菌迅速破坏;可能与尿酸混淆,但胱氨酸可溶于稀盐酸	+	−	−	溶于碱液(除氨水)和稀盐酸,不能溶于沸腾的水,醋酸和酒精,应用氰化物-硝普盐反应
血红蛋白	小,双凹圆盘状,含血红素	+	−	−	
含铁血黄素	金棕色;颗粒在细胞和管型中成块状出现	+	+	−	用普鲁士蓝染色成蓝色
马尿酸	少见;无色,菱形或四边形棱镜样;应与磷酸盐区分	+	+	+	溶于加热的水和碱液,不溶于醋酸
靛蓝	少见;蓝色;无定型或小结晶	+	+	+	极易溶于氯仿;可溶于乙醚;不溶于丙酮

续表

物质	描述	尿液的pH值			溶解性特点及注解
		酸性	中性	碱性	
磷酸盐类					
未结晶磷酸盐(镁、钙)	无色;澄清;有颗粒沉淀	−	+	+	加热可溶;溶于醋酸,稀盐酸
磷酸氢钙	不常见;无色;星状,或细长棱镜或针样;或形如花环	±	+	±	微溶于稀醋酸;溶于稀盐酸
三元磷酸盐(铵、镁)	常见形式:三至六面棱镜样;"棺材"样 非常见形式:扁平叶片或鳞片样	−	+	+	溶于稀醋酸
X线造影剂(泛影葡胺)	静脉注射:无色;细小菱形样;有时有凹陷,类似于胆固醇结晶;瘦长晶体样	+	−	−	溶于10%的氢氧化钠;不溶于氯仿和乙醚
磺胺类药					
乙酰磺胺嘧啶	小麦束样;伴异常的黏度	+	−	−	
醋磺胺甲噁唑	褐色;密集的球体聚集或异常的开裂球体	+	−	−	
磺胺嘧啶	褐色;密集的小珠样	+	−	−	溶于丙酮
酪氨酸	少见;无色或黄色,中心出现黑色;针样或花环样	+	−	−	溶于碱液,稀无机酸;不溶于乙醇,乙醚
尿酸盐					
未结晶盐(钙、镁、钠、钾)	常见;无色或黄棕色;有颗粒沉淀	+	+	−	溶于稀碱液;在60℃或以下可溶;在盐或醋酸中可改变为尿酸结晶
单钠尿酸	无色;针尖样或无定型	+	−	−	
尿酸盐(钠、钾、铵)	棕色,小球体	±	+	−	在60℃时可溶;在冰醋酸中可转变为尿酸
重尿酸铵盐	常见于时间长的尿;深黄或棕色;球形或"曼陀罗"样	−	+	+	在60℃时溶于醋酸;溶于强碱;在盐酸或醋酸中转变为尿酸
尿酸	常见;黄色,红褐色,褐色;多样性-菱形,四边形,花环形,"磨石"样;偶见无色六边形	+	−	−	溶于碱液:溶于乙醇和酸液
黄嘌呤	偶见;无色,小,菱形	+	+	−	溶于碱液;加热可溶解,不溶于醋酸

表 3-1-2 各种泌尿系统疾病相应的尿液异常改变

疾病名称	肉眼观察分析	显微镜分析
急性肾小球肾炎	肉眼血尿；“烟雾状”浑浊的蛋白尿	红细胞管型和血液管型，上皮细胞管型，透明管型和颗粒管型，蜡样管型，中性粒细胞，红细胞
慢性肾小球肾炎	血尿；蛋白尿	颗粒管型和蜡样管型，偶见血液管型，红细胞，白细胞，上皮细胞管型，脂肪微滴
急性肾盂肾炎	浑浊；偶有气味；偶见蛋白尿	大量中性粒细胞（多数聚集成块），少量淋巴细胞和组织细胞，白细胞管型，肾源性上皮细胞，红细胞，颗粒管型和蜡样管型，细菌
慢性肾盂肾炎	偶见蛋白尿	白细胞，宽大的蜡样管型，颗粒管型和上皮细胞管型，偶见白细胞管型，细菌，红细胞
肾病综合征	蛋白尿；脂肪微粒	脂肪管型和蜡样管型，细胞管型和颗粒管型，卵圆脂肪小体和（或）有空泡的肾脏上皮细胞或细胞团
急性肾小管坏死	血尿；偶见蛋白尿	坏死或退化的肾脏上皮细胞，中性粒细胞和红细胞，颗粒管型和上皮细胞管型，蜡样管型，宽大管型，上皮组织碎片
膀胱炎	血尿	大量白细胞，红细胞，单独出现的移行上皮细胞或碎片，组织细胞和巨细胞，细菌，无管型出现
排尿困难-脓尿综合征（尿路感染）	轻微浑浊	大量白细胞和细菌，红细胞，无管型
急性肾移植排斥	血尿；偶见蛋白尿	肾脏上皮细胞，淋巴细胞和浆细胞，中性粒细胞，肾脏上皮细胞管型，肾脏上皮细胞碎片，颗粒管型，血液管型和蜡样管型
尿路肿瘤	血尿	非典型性单核细胞伴细胞核增大或非正常核，有时可见明显的单个核仁出现，中性粒细胞，红细胞，移行上皮细胞
病毒感染	血尿；偶见蛋白尿	增大的单核细胞和（或）多核细胞显示出明显的核内和细胞内容物，中性粒细胞，淋巴细胞和浆细胞，红细胞

第四节 尿液微量蛋白检测进展

早期肾损伤（early renal injury）是指由于多种原因导致的肾实质改变或功能异常，但尿液常规检验及常用肾功能试验无明显异常，且缺乏有关症状与体征。早期肾损伤可被肾脏强大的代偿功能所掩盖而不易发现[1]。近年来，糖尿病等全身性疾病并发早期肾损伤患者日渐增多，成为慢性肾衰竭主要原因。因此，早期发现和诊断早期肾损伤，及时采取预防和干预治疗，避免肾损伤发展至不可逆的肾衰竭有重要的临床意义。目前，已建立了一些检测尿液微量蛋白的试验方法用于早期肾损伤诊断，如尿微量白蛋白、转铁蛋白定量可诊断早期肾小球损伤；尿中部分小分子量蛋白（如 β_2-微球蛋白、α_1-微球蛋白）和尿酶定量对早期肾小管损伤诊断有重要价值。

一、尿微量白蛋白

生理状况下，带负电荷、分子量为 69kDa 的白蛋白几乎不能通过肾小球滤过屏障，即使少量的滤入原尿，也可被肾小管重吸收。当肾小球受损，即使早期轻微受损，白蛋白在尿中漏出量也可增加，出现微量白蛋白尿（albuminuria）。1982 年，Viberti 等在研究糖尿病肾病时提出微量白蛋白尿（microalbuminuria，MAU）的概念，开始了对糖尿病早期肾损伤的研究。微量白蛋白尿是指在无尿路感染和心衰情况下，尿中有少量白蛋白存在，浓度通常为常规定性试验不易测出（<100mg/L），或定量在 20~200μg/min 或 30~300mg/24h 亚临床范围，称为微量白蛋白尿，提示患者已有早期肾损伤存在。

1. 临床适用范围

（1）糖尿病肾病早期诊断与监测：微量白蛋白尿是糖尿病患者发生肾小球微血管病变最早期的指标之一，糖尿病患者尿白蛋白排泄率处于参考区间内或间歇性出现微量白蛋白尿，此时，肾小球毛细血管基底膜仅出现增厚改变，尚处于极早期病变阶段；当持续出现微量白蛋白尿时，尿白蛋白为<300mg/24h，患者处于糖尿病肾病的早期，及时治疗并控制血糖水平可使病变逆转；当尿白蛋白排泄量持续>300mg/24h 后，患者发展为临床糖尿病肾病。

（2）高血压肾病：微量白蛋白尿是高血压病患者并发肾脏损伤指征之一，有报道约 1/4 原发性高血压患者出现微量白蛋白尿，当血压得到控制后微量白蛋白尿程度可减轻。妊娠诱发高血压可出现微量白蛋白尿，持续性微量白蛋白尿常预测妊娠后期易发生子痫。

（3）其他疾病：如狼疮性肾病、泌尿系统感染、心力衰竭、隐匿型肾炎等也可出现微量白蛋白尿。

2. 临床应用注意事项

尿液中白蛋白排泄量变动很大，特别是随机尿尿白蛋白参考区间相差更大，所以单次微量白蛋白排泄量增高，可能并无临床意义，连续观察 2~3 次均超过参考区间才有意义。可采用 24 小时尿、定时尿或随机尿。定时尿可计算每分钟白蛋白排泄率（albumin excretion rate，AER）；随机尿标本需同时测定尿液肌酐（urine creatinine，Ucr）含量，以每毫克白蛋白与每毫摩尔肌酐比值（albumin/creatinine ratio，ACR）表示结果，避免受尿量影响。当随机尿标本微量白蛋白含量男性 ACR≥2.0mg/mmol，女性 ACR≥2.8mg/mmol 可诊断微量白蛋白尿。此外，剧烈运动后尿中白蛋白排量可增加，故标本采集应在清晨、安静状态下为宜。

二、尿转铁蛋白

转铁蛋白（transferrin，TRF）是由 679 个氨基酸构成糖蛋白，分子量为 76.5kDa，分子量接近白蛋白，属于中分子蛋白质。在生理情况下不易通过肾小球滤过膜，但由于转铁蛋白所带负电荷比白蛋白少，当肾小球滤过膜上电荷屏障发生轻度损伤时，转铁蛋白比白蛋白更易漏出。

1. 临床适用范围

研究表明，肾脏早期损伤时，TRF 在尿中增加早于白蛋白，对早期发现和诊断糖尿病肾病等早期肾小球损伤比微量白蛋白更敏感，当尿中发现 Tf 而未检出大量大分子蛋白时，提示为选择性蛋白尿可能，对判断肾小球疾病损伤程度有一定参考价值。

2. 临床应用注意事项

虽然尿 TRF 比微量白蛋白诊断早期肾损伤更敏感，但也有不足之处，主要是尿中含量比白蛋白更低，在 pH≤4 时易降解，使检测难度增大，精密度不如尿白蛋白测定。所积累临床应用资料尚少，需进一步研究。

三、β_2-微球蛋白

β_2-微球蛋白（β_2-microglobulin，β_2-MG）是一种分子量仅为 11.8kDa 的小分子蛋白质，主要由淋巴细胞产生，肿瘤细胞也具有较强合成能力，广泛存在于有核细胞表面，健康人每天合成约 150~200mg。β_2-MG 在生理情况下可自由通过肾小球滤过屏障，约 99.9%被近曲小管重吸收，故尿中含量很低。当尿中含量增加时反映肾小管重吸收功能减低，是诊断肾小管损伤指标之一。

1. 临床适用范围

（1）尿 β_2-MG 增高：肾小管重吸收 β_2-MG 阈值为 5mg/L，当血中浓度超过阈值时，可出现肾小管非重吸收功能受损的 β_2-MG 尿。当血 β_2-MG<5mg/L，尿 β_2-MG 增高时，表明肾小管重吸收功能受损，见于肾小管炎症、肾小管-间质性肾病、烧伤诱发急性肾小管坏死、先天性肾小管疾病。特别在使用了肾毒性抗生素或重金属导致的肾中毒，药物主要集中在近端小管，尿 β_2-MG 增高往往早于血肌酐；

（2）鉴别上、下尿路感染：在急、慢性肾盂肾炎可累及肾小管，尿 β_2-MG 可增高，而下尿路感染则无肾小管损伤，如单纯性膀胱炎时 β_2-MG 不升高。

2. 临床应用评价

（1）尿 pH 值对测定的影响：尿 pH≤5.5 时，尿中酸性蛋白酶可迅速降解 β_2-MG，在 25℃、24

小时内尿中 β_2-MG 浓度可下降 80%。因此，标本采集后应及时送检，不宜长期保存；

（2）年龄对血清 β_2-MG 有影响，随年龄增长而增高。

四、α_1-微球蛋白

α_1-微球蛋白（α_1-microglobulin，α_1-MG）为肝细胞和淋巴细胞产生的一种糖蛋白，分子量仅为 30kDa，由 167 个氨基酸组成，属于小分子蛋白。α_1-MG 在血浆中有游离或与白蛋白、IgA 结合。游离 α_1-MG 可以自由通过肾小球滤过膜，99% 被近曲小管重吸收，尿中排量较低。在酸性尿液中比较稳定，尿中浓度也远高于其他小分子蛋白。

1. 临床适用范围

肾小管重吸收功能损伤时，尿 α_1-MG 升高；不论是否同时存在微量白蛋白尿，若 α_1-MG 明显增加，可诊断为肾小管损伤。由于在尿中 α_1-MG 含量相对较高，在酸性尿液中稳定，且不受恶性肿瘤的影响，测定的重复性较好，因此，与 β_2-MG 相比，α_1-MG 在早期和鉴别肾功能方面更具有临床价值。尿 α_1-MG 可用来替代 β_2-MG 作为肾小管功能不全指标。

2. 临床应用评价

（1）影响 α_1-MG 的肾前性因素较少，在酸性尿中不被降解，对近曲小管和肾小球滤过功能的早期损伤诊断的灵敏度比 β_2-MG 高。

（2）随年龄增高，尿中 α_1-MG 有上升趋势。运动后尿中排出量可增加，尿液检测应以安静状态为宜。

五、尿 N-乙酰-β-D-氨基葡萄糖苷酶

N-乙酰-β-D-氨基葡萄糖苷酶（N-acetyl-β-D-glucosaminidase，NAG）广泛分布于各种组织的溶酶体中，是一种高分子量（140kDa）的溶酶体酶。在近端肾小管上皮细胞中含量最丰富，远高于输尿管和下尿道。由于溶酶体对各种毒素、化学物质、自由基和免疫反应敏感，即使在肾小管轻微损伤时，尿 NAG 活性也会增高。因此，尿中 NAG 活性是肾小管功能损害最敏感指标之一。

1. 临床适用范围

（1）肾小管毒性损伤：氨基糖苷类抗生素、顺铂等抗癌药物、重金属（镉、汞等）引起肾小管毒性损伤，尿 NAG 活性显著升高，早于尿蛋白和管型出现，甚至早于肾功能改变；

（2）糖尿病肾病、高血压肾病：近年研究发现，糖尿病、高血压患者出现肾病的早期即可有肾小管损伤，尿 NAG、α_1-MG 等肾小管损伤标志物的变化甚至早于微量白蛋白尿出现，三者联合检验对早期发现糖尿病、原发性高血压、妊娠诱发高血压并发肾病有意义；

（3）泌尿系感染：泌尿系感染引起肾小管-间质性肾病时，尿 NAG 活性显著增高。上尿路感染高于下尿路感染，有助于感染定位诊断；

（4）肾移植的监测：肾移植存活者，尿 NAG 不增加。肾移植后出现排异反应时，尿 NAG 活性增高常早于内生肌酐清除率（creatinine clearance，Ccr）、蛋白尿、管型尿或血尿。

2. 临床应用评价

尿 NAG 活性增高主要用于早期肾毒性损伤，尿 α_1-MG 与 β_2-MG 增高主要见于肾小管重吸收功能损伤，彼此不能替代，联合运用更有价值。

六、尿（血）中性粒细胞明胶酶相关脂质运载蛋白

急性肾损伤（acute kidney injury，AKI）可靠的生物学标志物是缺乏的，目前，血肌酐仍作为 AKI 早期诊断指标，其敏感性差[12]。近来，在急、慢性肾损伤患者中性粒细胞明胶酶相关载脂蛋白（neutrophil gelatinase-associated lipocalin，NGAL）表达增高的研究日趋增多。NGAL，也称为 Lipocalin-2（脂质运载蛋白-2）和癌基因 *24p3* 是载脂蛋白家族的一个成员，认为是肾功能损伤的早期标志物[13]。正常情况下，尿中只有痕量 NGAL 蛋白存在，当近端肾小管细胞损伤早期尿中通常会排泄出大量 NGAL（uNGAL）[14]，而血清胱抑素 C（cystatinC）和肌酐等指标出现异常时间更晚。研究认为[12]，uNGAL 是移植肾功能延迟恢复（delayed graft function，DGF）患者移植物损伤的早期标志物。一项单中心前瞻性研究表明[15]，109 例接受肾替代治疗（renal replacement therapy，RRT）死亡的 AKI 患者血清 NGAL 显著升高，且 NGAL 升高水平与 AKI 严重程度正相关，认为 NGAL 增高是一个预测 28 天死亡率的独立因子。但在另一项研究[16]中，NGAL 水平在连续性肾脏替代治疗（continuous renal replacement therapy，CRRT）过程中并未表现出任何变化。

上述研究表明，NGAL 是一种新的用于早期

诊断和判断肾损伤预后的检测标志物。

第五节 尿液检验的风险评估与管理

目前世界上超过 5 亿人患有不同的肾脏疾病，每年超过百万人死于与慢性肾脏病相关联的疾病。慢性肾脏病已成为继心脑血管病、肿瘤、糖尿病之后又一个威胁人类健康的重要疾病，成为全球性公共卫生问题。中国的慢性肾脏病患者(校正后的患病率为 10.8%，相当于 1.195 亿人)远远超过被认为是慢性肾脏病患病率最高的美国(2630 万)。在中国大多数慢性肾脏病患者是因蛋白尿而被诊断，校正后的患病率 9.4%，少数是因估计肾小球滤过率(estimated glomerular filtration rate，eGFR) < 60mL/(min · 1.73 m^2)(1.7%，1.5 ~ 1.9)而被诊断[17]。早期慢性肾病往往没有明显症状和体征。因此，肾病相关实验室诊断指标检验准确性对于肾病发现、预后判断和监测显得越来越重要，特别是尿液相关检验项目，如尿蛋白和肌酐。而尿液检验影响因素颇多，所以，实验室对肾脏疾病检测项目及流程进行风险评估(risk analysis)，找出需要掌控和改善的风险点(risk point)加以优化和改善十分必要。

风险管理的核心是风险评估，取决于识别潜在风险错误的原因，并通过其发生概率，估计风险严重程度、质控的检出能力以及风险可接受性[18]。理想情况下实验室通常采用前瞻性风险评估模式(prospective risk analysis，PRA)，包括：分析前、分析中和分析后全过程风险管理。失效模式与效应分析(failure mode and effects analysis，FMEA)是通用的风险管理工具。是指分析系统中每一检测项目可能产生的错误模式及对整个分析系统造成的可能影响，并按错误产生严重程度、发现该错误难易程度以及错误发生频度予以分类的一种归纳分析方法。即识别错误模式、检查其后果、审核质控是否能预防或检出这些错误[18,19]。基本方法是 CPDR[20]，即结果(consequence)：表示风险造成结果的严重程度，由低至高，严重程度递增；发生频率(probability)：表示风险发生的可能性，由低至高，可能性变大；监测(detection)：表示监测到造成危害的风险可能性程度，由高至低，可能性变大；风险程度(R = P×C，risk score)：风险程度评分，是风险发生频率与风险造成结果严重程度的乘积，结合监测到风险的难易程度 D，用于判断风险的可接受程度，见表3-1-3 ~ 表 3-1-6。风险管理对医学实验室是一个新概念，但在其他行业及体外诊断制造商具有悠久历史和广泛应用。

表 3-1-3 结果严重程度 10 级示例

结果严重程度等级	标准描述
0	没有问题
1	基本没有问题
2	基本没有问题(程度大于 1)
3	可以被员工解决的小问题
4	有的地方不太方便
5	不方便
6	感到不适
7	感到严重的不适
8	患者或其他人员出现受伤
9	严重的受伤
10	造成永久或危及生命的伤害

表 3-1-4　发生概率 10 级示例

可能性	标准描述
0	基本未发生过
1	平均发生每年少于一次
2	每年发生一次
3	每年发生几次
4	每月发生一次
5	每月发生几次
6	每周发生一次
7	每周发生几次
8	每日发生一次
9	每日发生几次
10	每日发生很多次

表 3-1-5　监测难易度 3 级示例

监测度	标准描述
1	有低可能性探测到潜在失效原因/机理和引发的失效模式
2	有中等的可能性探测到潜在失效原因/机理和引发的失效模式
3	有高的可能性探测到潜在失效原因/机理和引发的失效模式

表 3-1-6　风险接受程度判断标准

风险接受描述	图类	R=P×C
不可接受风险		R＞30，低监测度 D R＞40，中监测度 D R＞50，高监测度 D
需采取措施降低风险		R5–30，低监测度 D R15–40，中监测度 D R25–50，高监测度 D
可忽略的风险		R＞5，低监测度 D R＞15，中监测度 D R＞25，高监测度 D

根据 CPDR 方法可分别对尿液分析前、中、后流程风险、尿液各种检测项目等进行风险评估。以尿液分析流程风险评估为例：

首先对尿检验流程进行了详细划分，分别将检验前、中、后进行风险评估，根据“FMEA”方法打分、评价，评估出检验流程中重要风险点。

（1）为尿液分析前、中、后流程环节进行唯一性编码[21]，其意义是对流程干预或修改时能快速给予准确识别和定位。编码规则：将尿液分析整个流程所有环节按工作性质不同分层，如分析前检验申请环节根据不同节点分为 PrA01＊；标本采集前患者准备环节分为 PrA02＊；采集前准备环节为 PrA03＊；采集环节分为 PrA04＊；标本运送环节分为 PrA05＊；实验室签收环节为 PrA06＊；实验室内转运、分送为 PrA07＊。分析中和分析后以此类推。分析前（Pre-analytical）用 PrA 表示，分析中（analytical）用 A 表示，分析后（Post-analytical）用 PoA 表示。对流程节点进行风险分析，如图 3-1-1～图 3-1-3。

（2）按照表 3-1-3～表 3-1-6 方式对流程中每一环节进行评估打分，见表 3-1-7（分析中、后环节同分析前，不再一一列举）。

（3）利用品质管理圈等质量管理手段，对风险点进行分析和相应对策控制，并对效果进行确认。如利用鱼骨图对风险点进行根因分析（root cause analysis，RCA）（图 3-1-4），针对要因采取相应有效解决措施对不可接受风险进行处理，并对处理措施有效性进行效果确认。

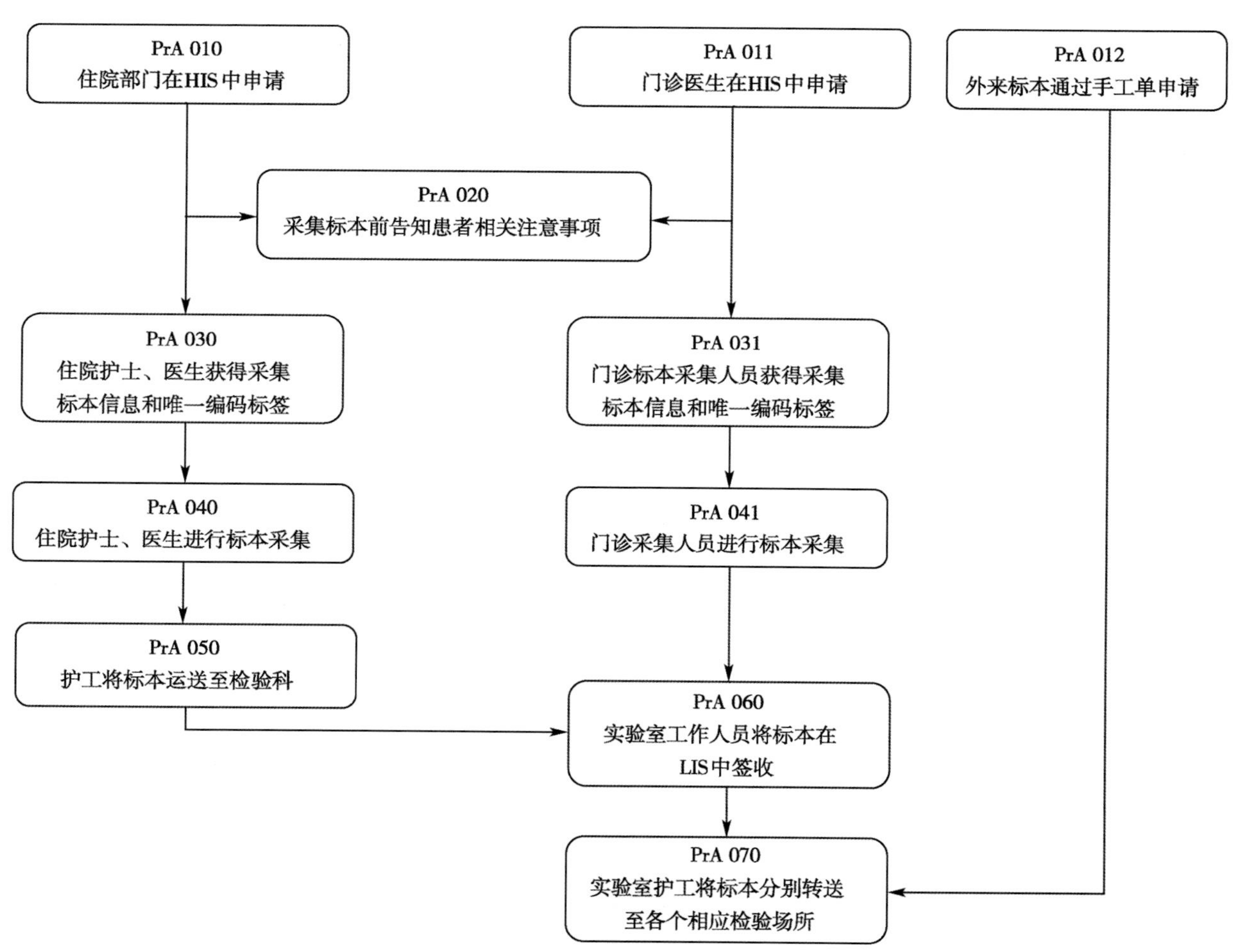

图 3-1-1 尿液分析前流程环节唯一性编码

注：PrA：分析前

A010
实验室人员将标本在 LIS内入库并给予实验流水号
A020
实验室人员将标本进行前处理（如离心等）并储存待检
A030
进行手工分析项目
A031
进行外送分析项目
A032
进行自动分析项目
A040
获得结果、判断、确认

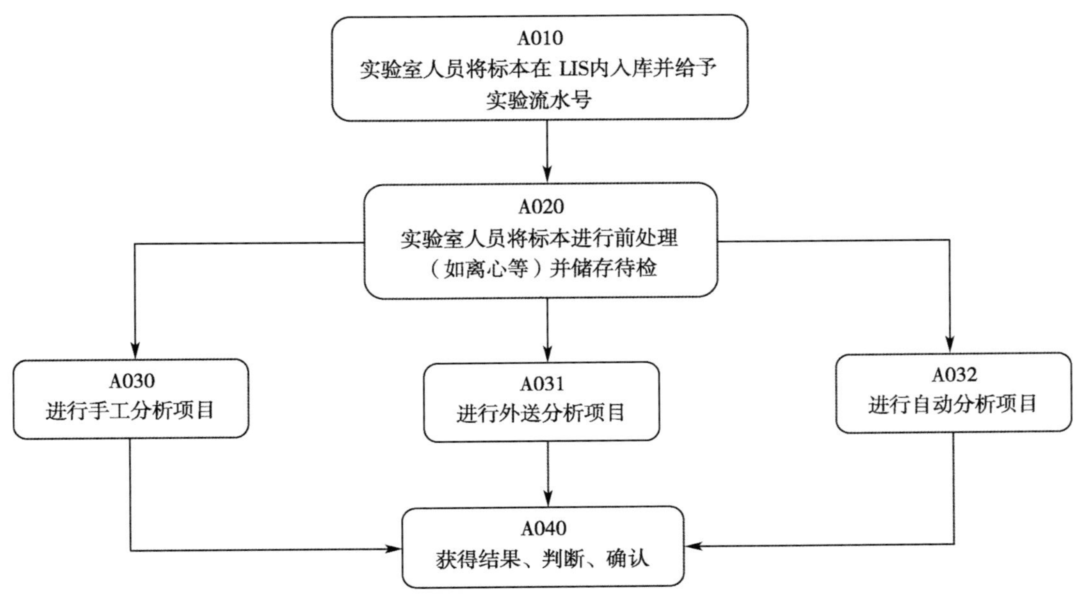

图 3-1-2　尿液分析中流程环节唯一性编码

注：A：分析中

PoA 010
将手工、外送项目结果手工输入至LIS内
PoA 011
自动分析结果自动转入至LIS内
PoA 020
在LIS内进行报告的审核和发布
PoA 030
住院医生在HIS中进行报告结果查看
PoA 031
发现异常值，检验人员进行复检
PoA 032
将危急值电话通报相关医生
PoA 040
确认报告结果
PoA 050
打印报告
PoA 060
标本储存、销毁

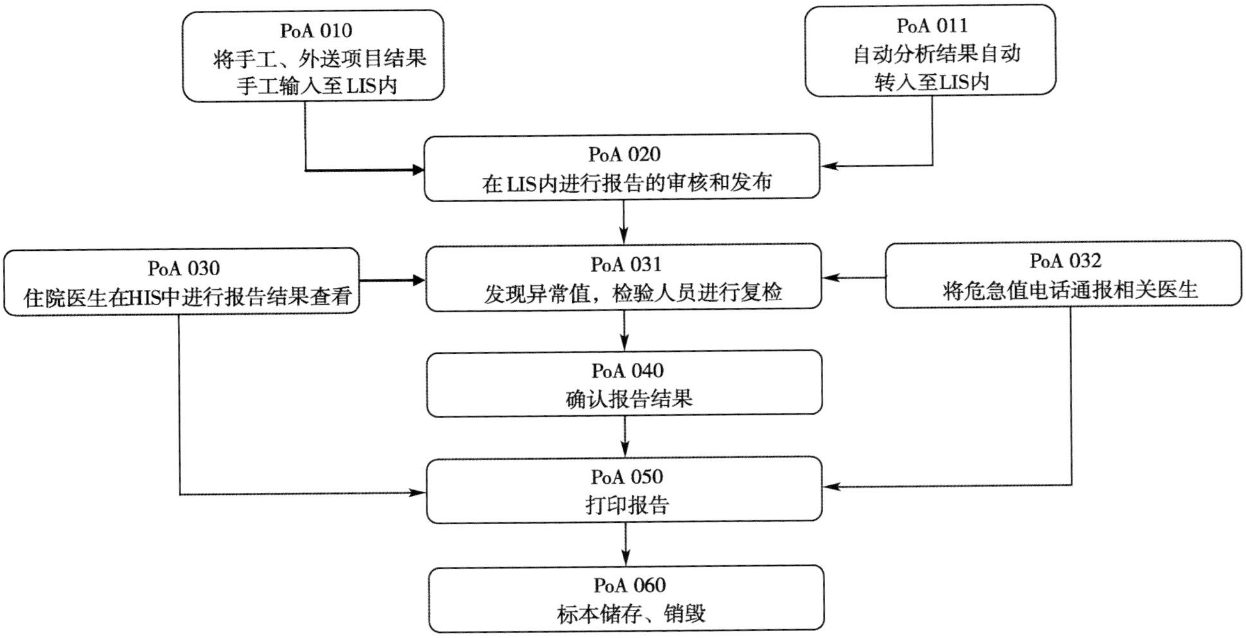

图 3-1-3　尿液分析后流程环节唯一性编码

注：A：分析中；PoA：分析后

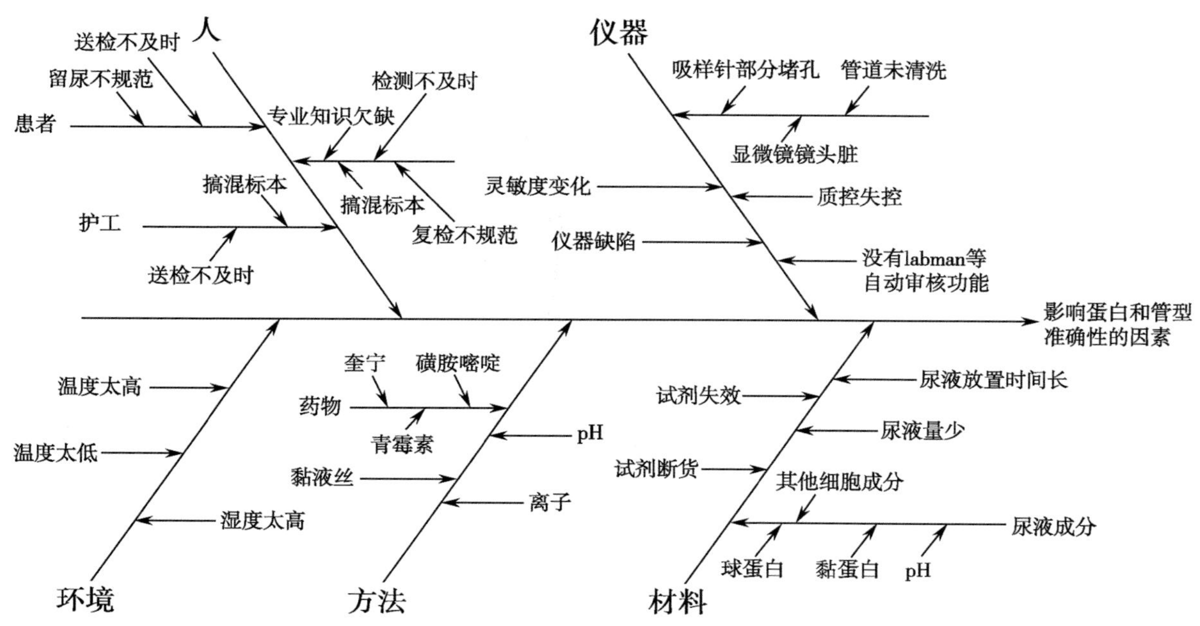

图 3-1-4 鱼骨图对相关风险点进行根因分析

表 3-1-7 分析前环节风险评估打分表

流程编号	描述	标本类型错误				标本容器错误				标本量错误				抗凝标本不合格				分析前周转时间延长			
		P	C	R	D	P	C	R	D	P	C	R	D	P	C	R	D	P	C	R	D
PrA 010	住院部门在HIS申请	N	N	N	N	N	N	N	N	N	N	N	N	N	N	N	N	N	N	N	N
PrA 011	门诊医生在HIS申请	N	N	N	N	N	N	N	N	N	N	N	N	N	N	N	N	N	N	N	N
PrA 012	外来标本通过手工单申请	3	3	9	2	3	5	15	2	N	N	N	N	N	N	N	N	3	4	12	2
PrA 020	采集标本前告知患者相关注意事项	N	N	N	N	N	N	N	N	N	N	N	N	N	N	N	N	N	N	N	N
PrA 030	住院护士、医生获得待采集标本信息和唯一编码标签	N	N	N	N	N	N	N	N	N	N	N	N	N	N	N	N	N	N	N	N
PrA 031	门诊标本采集人员获得待采集标本信息和唯一编码标签	N	N	N	N	N	N	N	N	N	N	N	N	N	N	N	N	N	N	N	N
PrA 040	住院护士、医生进行标本采集	5	6	30	3	5	6	30	3	5	6	30	3	9	7	63	3	3	5	15	3
PrA 041	门诊采集人员进行标本采集	N	N	N	N	N	N	N	N	N	N	N	N	N	N	N	N	7	3	21	2
PrA 050	医院护工将采集好的标本运送至检验科	N	N	N	N	N	N	N	N	N	N	N	N	N	N	N	N	7	7	49	2
PrA 060	实验室工作人员将标本在LIS内检验	N	N	N	N	N	N	N	N	N	N	N	N	N	N	N	N	7	3	21	1
PrA 070	实验室护工将标本分别转运至各个检验场所	N	N	N	N	N	N	N	N	N	N	N	N	N	N	N	N	9	3	27	2

注：P＝0～10；C＝0～10；D＝1～3；N：not available

总之，伴随肾脏疾病不断增多的趋势，尿液检验日益受到重视，利用不同有效质量管理工具，如FMEA方法应用于尿液检验全过程风险识别，并对其风险点采取有效措施进行优化和改造，最大限度预防错误、降低检验风险，提高检验结果准确率。

（李 智）

参考文献

1. 葛均波，徐永健.内科学[M].第8版.北京：人民卫生出版社，2013.
2. Simoni R D, Hill RL, Vaughan M. Benedict's Solution, a Reagent for Measuring Reducing Sugars: the Clinical Chemistry of Stanley R. Benedict [J]. J Biol Chem, 2002, 277(16): e5-e6.
3. Esponola A. Fritz Feigl (1891-1971) The Centennial of a Researcher [J]. Bull Hist Chem, 1995, 17/18: 31-39.
4. CLSI. Urinalysis; Approved Guideline-Third Edition: GP16-A3 [S]. Wayne, PA: Clinical and Laboratory Standards Institute, 2009.
5. European Confederation of Laboratory Medicine. European Urinalysis Guideline [J]. Scand Clin Lab Invest suppl. 2000, 231: 1-86.
6. 王建中.实验诊断学[M].第3版.北京：北京大学出版社，2014.
7. McPherson R A, Pincus M R. Henry's Clinical Diagnosis and Management by Laboratory Methods [M]. 22th ed. Philadelphia: W.B.Saunders Company, 2011.
8. 丛玉隆，马俊龙，张时民.实用尿液分析技术与临床[M].北京：人民卫生出版社，2013.
9. 中国合格评定国家认可委员会.医学实验室质量和能力认可准则在体液学检验领域的应用说明：CNAS CL41-2014 [OL]. [2012-09-13]. [2016-07-18]. https://www.cnas.org.cn/rkgf/sysrk/rkyyz z/2015/06/869029.shtml
10. 彭玉莲，张成，冯妙芙，等.离心力和离心时间对尿沉渣中红细胞和白细胞成分的影响[J].国际检验医学杂志，2011，32(8)：869-870.
11. 马骏龙，陆玉静，黎晓辉，等.尿液红、白细胞定量不同方法的探讨[J].临床检验杂志，2006，5：348-350.
12. Fonseca I, Oliveira JC, Almeida M, et al. Neutrophil gelatinase-associated lipocalin in kidney transplantation is an early marker of graft dysfunction and is associated with one-year renal function [J]. J Transplan, 2013, 12: 123-135.
13. Chakraborty S, Kaur S, Guha S, et al. The multifaceted roles of neutrophil gelatinase associated lipocalin(NGAL) ininflammation and cancer [J]. Biochim Biophys Acta, 2012, 1826(1): 129-169.
14. Bolignano D, Coppolino G, Lacquaniti A, et al. From kidney to cardiovascular diseases: NGAL as a biomarker beyond the confines of nephrology [J]. Eur J Clin Invest, 2010, 40(3): 273-276.
15. Kümpers P, Hafer C, Lukasz A, et al. Serum neutrophil gelatinase-associated lipocalin at inception of renal replacement therapy predicts survival in critically ill patients with acute kidney injury [J]. Crit Care, 2010, 14(1): R9.
16. de Geus HR, Betjes MG, Bakker J. Neutrophil gelatinase-associated lipocalin clearance during veno-venous continuous renal replacement therapy in critically ill patients [J]. Intensive Care Med, 2010, 36(12): 2156-2157.
17. Zhang L, Wang F, Wang L, et al. Prevalence of chronic kidney disease in China: a cross-sectional survey [J]. Lancet, 2012, 379: 815-822.
18. CLSI. Laboratory Quality Control Based on Risk Management; Approved Guideline: EP23-A [S]. Wayne, PA: Clinical and Laboratory Standards Institute, 2011.
19. Westgard J O. Perspectives on Quality Control, Risk Management, and Analytical Quality Management [J]. Clin Lab Med, 2013, 33: 1-14.
20. CLSI. Risk Management Techniques to Identify and Control Laboratory Error Sources; Approved Guideline-Second Edition: EP18-A2 [S]. Wayne, PA: Clinical and Laboratory Standards Institute, 2009.
21. Janssens P M. Practical, transparent prospective risk analysis for the clinical laboratory [J]. Ann Clin Biochem, 2014, 51(6): 695-704.

第二章

尿液分析前的质量控制

尿液是血液通过肾小球滤过、肾小管和集合管重吸收及分泌产生的终末代谢产物,尿液成分的变化可以反映泌尿系统及其他组织器官的生理、病理变化,其结果准确性可直接关系到疾病的诊断与治疗。正确地进行标本收集和处理,是尿液分析结果准确的前提、基础和保证,也是质量要求的主要内容。

第一节　尿液标本种类

根据检测要求、采集时间、采集方式等,尿液标本可分为多个种类。

一、晨　尿

1. 首次晨尿

清晨起床后,在未进早餐和做其他运动之前排出的尿液,也称为清晨尿。住院患者最适宜收集此类标本。要求收集尿液日的前天晚上,患者睡觉前须排尿。首次晨尿已经在膀胱中存留了6~8小时,各种成分较为浓缩,对于需要一定浓度(如蛋白)或是需要孵育后检测(如亚硝酸盐)的物质,是比较理想的尿标本[1]。有形成分如白细胞、红细胞、管型等,在这种浓缩的酸性尿液中是稳定的。若是高渗量的首次晨尿,会更加清晰的看到细胞和管型形态。首次晨尿也可用于肾脏浓缩能力评价、绒毛膜促性腺激素(human chorionic gonadotropin,hCG)测定。

2. 二次晨尿

二次晨尿是首次晨尿排泄2~4小时内的尿液标本。与首次晨尿不同,二次晨尿的成分容易受摄入食物、水果以及运动的影响,相比住院患者,门诊患者受到的影响可能更多。

二、随机尿

指患者任意时间排出的尿液。尿液的收集可在任何时间(白天或晚上),患者并没有经过事先的准备或处理[1]。标本新鲜、易得,适用于门诊及急诊筛检,但可能会受饮食、运动、药物的影响,低浓度或病理性临界值浓度的物质或有形成分可能漏检。

三、计时尿

是在一个特定的时间段内收集的尿液标本。患者在收集前先排弃尿液,然后收集随后所有的尿液。在这个时间段的最后,要收集包括最后一次排出的尿液[1]。这种方法主要用于定量尿液检测。有2种计时尿的收集方式,一种是预先决定时间段的收集,如2小时、12小时、24小时;另一种是一天中特定时间点的收集,如下午2时至4时。最常用的是12小时或24小时尿液收集。计时尿常用于定量测定、肌酐清除率试验和细胞学检查。

1. 2小时餐后尿

餐后某特定2小时时间段内的尿液,通常特指午餐后2~4时内的尿液。进餐后,胃肠道的负载加重,减低了尿糖、尿蛋白的肾阈值;同时,进餐后肝分泌活动增强,促进胆色素的“肠肝循环”;加之餐后机体出现的“碱潮”状态,有利于尿胆原的排出,换言之,这段时间有比较多的尿胆原排泌。

2. 糖耐量检测尿

WHO推荐75g葡萄糖标准糖耐量试验。收集糖耐量试验同样时间节点的尿液标本,即在抽取空腹血和口服葡萄糖30分钟、1小时、2小时、3小时血液标本后留取的尿液标本,用以检测尿糖。

3. 24 小时尿

是一种预先决定时间段的尿液标本收集方式,如当日某时间点开始,至次日此时间点截止,收集其间 24 小时全部的尿液。主要用于总蛋白质、尿糖定量、电解质、肌酐、肌酐清除率试验、儿茶酚胺、17-羟皮质类固醇(17-羟)、17-酮类固醇(17-酮)、结核杆菌检查等。24 小时检测中,最常遇到的错误,均与标本收集或处理过程相关,如标本收集不全(遗漏了某次尿液),时间段内包含两次首次晨尿,不准确的尿量测量,运输错误,防腐剂剂量不足等。

四、特殊类型尿

1. 清洁中段尿

是全面清洁了男性外生殖器或女性尿道后,在不间断排尿情况下,弃去前、后时段尿液,以无菌容器收集的中间时段尿液标本[1]。常用于细菌学培养。

2. 导管尿

采用导尿术获取的尿液。使用无菌导管(柔软细管)经过尿道,插入到膀胱中获得的尿标本。尿液由于重力直接由膀胱流出,并收集到塑料的保存袋中[1]。

3. 耻骨上膀胱穿刺尿

采用耻骨上穿刺术获取的膀胱内尿液。通过使用无菌针或注射器穿刺腹壁从膀胱处收集到的尿液标本。这种穿刺的尿标本主要是用于婴幼儿的细菌培养,偶尔用于成人[1]。

4. 婴幼儿尿

通过专用尿袋收集的婴、幼儿尿液[1]。对于儿童和新生儿,收集合适的尿标本是一个挑战。这些患者无法自主小便,只能使用防皮肤过敏的具有黏合剂的专用塑料尿液收集袋。需在清洁会阴区域、皮肤干燥后再放置标本袋。尽管使用无菌袋和无菌技术,但尿袋收集的尿液标本不能保证没有外来细菌污染,所以只能用于常规筛选和定量测定,而用于细菌培养的尿液,则尽可能通过导管或耻骨上穿刺得到。

5. 尿三杯试验尿

患者一次连续排尿,按特别规定,将前段、中段、末段的尿液,收集于 3 个尿杯中的尿液标本。对泌尿系统出血性疾病出血点定位的初步判断、尿道炎诊断等,有一定临床价值。

第二节 尿液分析前的质量控制要求

临床医生对检测的需求和目的,决定了采集标本的种类,不同种类的标本,有不同的采集方法、采集时间和具体规定。

一、患者准备

1. 患者告知

临床医生通过口头方式或书面形式,向患者告知拟申请尿液检查的目的、检测项目、标本类型、留尿方法、留尿容器、转运方式、是否冷藏、注意事项等,并进行相应指导。

要求受检者处于安静、放松状态,保持常态生活饮食习惯。已公认运动、性生活、月经、过度空腹、饮食、饮酒等因素可影响尿液某些检查的结果。受检者应在采集尿液前清洁尿道口及其周围皮肤。女性受检者应避免阴道分泌物或经血可能引起的尿液污染,这种污染常常会被忽视。

2. 标本标识

患者姓名、性别、年龄、患者唯一号、科别、床号、留尿时间、尿量、标本种类、标本唯一号等信息,应准确标记在容器和检验申请单上,或者以条形码的形式粘贴于标本容器上。

二、采集指导

1. 采集者

经指导后,合作、医从意识强的患者:可采集随机尿、晨尿、计时尿,采集过程中无需督察。中段尿、微生物培养尿的采集,除了一般性指导,还应有相应的实验室培训或适当的督察。

接受过专业培训的医师、护士等专业人员:主动参与或协助,主要采集导管尿、耻骨上膀胱穿刺尿、婴儿尿。

2. 基本原则

尿液标本采集时尽可能避免阴道分泌物、阴垢、阴毛、油滴、洗剂和其他外源性物质,不能从尿布回收尿液标本。

3. 基本要点

通过口头、书面、发放插图指导卡、张贴上墙宣传画等形式,指导正确的采集方法。主要有:①采集标本前应清洗双手,并对尿道口周边皮肤进行一般性清洁。②检查容器标签是否合格,受检者应仔细核对标签上的姓名正确性。③采集时，使尿流直接进入容器。采集后应盖紧标本容器以防漏。④容器内部、上缘、容器盖，尤其来自实验室已清洗消毒的玻璃容器，均不能与手指接触，同时避免容器接触到皮肤或者衣物。

4. 基本方法

(1)男性患者：①采集前，用肥皂或清洁湿纸巾清洗双手。然后退下包皮从尿道口开始清洁龟头。清洗应该使用花洒、无菌清洁湿纸巾、或者用温水润湿的其他合适材料，如棉块。每个棉块只能使用一次，且这样的清洗需要重复几次，最后用干燥的棉块来擦拭。②排弃最先排出的尿，收集中段尿，排弃剩余尿。③如果患者需要他人帮助，提供帮助者亦需清洗双手，必要时戴消毒手套施助。

(2)女性患者：①首先用来自花洒或坐浴器的温水清洗双手和外阴。用无菌擦拭湿巾清洁尿道口和周围区域。特别注意，既不能用肥皂也不能用消毒剂擦拭，必要时，可通过插入卫生棉条来防止白带和月经血的污染。阴唇和尿道口都应用花洒、润湿的棉块或其他合适材料从前擦到后。棉块不能反复使用，而只能使用一次。同样，这样的清洗需要重复多次，最后用干燥棉块擦拭。②指导正确的蹲位姿势，排弃最先排出的尿，收集中段尿，排弃剩余尿。

三、器材准备

1. 采集容器

(1)材料：容器应由不与尿液成分发生反应的惰性材料制成，防漏、防渗、透明，一次性使用。计时尿容器要求避光。检测对光敏感的成分如胆红素和尿胆原，应采用避光容器。

(2)规格：容积50~100ml，圆形开口、直径4.0~5.0cm，宽底座能直立以防止倾覆。易于启闭，有良好的安全、密封效果。计时尿容器(如24小时)，容积至少2~3L。儿童尿液标本采集，可用较小容器，但满足肉眼和镜检最少尿量为12ml，因此建议容量为50ml。

(3)清洁度：容器和盖均要求洁净、干燥、无污染、无干扰物质，菌落计数<10^4CFB/L。对于无菌容器，应先满足微生物培养检查，再进行一般尿液分析；对于必须保存2小时以上的标本，建议使用无菌容器。

(4)标识：有足够空白处标记患者全名、唯一识别号、采集日期和时间、所用保存剂名称等，可使用条形码。确认标识粘贴于容器外壁上，而非容器盖上，且牢固、防潮，能用于冷藏或冷冻。

2. 防腐剂

尿液防腐剂被用来保证收集过程中需要检测的化学物质的稳定性。尿液碱性、低相对密度和低渗透压可加速其中有形成分的分解，当加入稳定剂后，可防止尿液中物质的代谢变化和细菌生长。但防腐剂可能会影响一些化学成分，改变颗粒形状。通常对于收集后2小时之内无法进行检测，或分析成分不稳定的标本，才加入特定的化学防腐剂。

特定的食物或药物可能会影响某些化学物质在尿液中的排泄。如果这种影响很显著时，患者就需要正确的指导来避免摄入这些物质。书面指导手册应当包括检测的名称、适宜的防腐剂和其他特殊的说明或预防措施。常用化学防腐剂的种类及作用见表3-2-1。

四、采集方法[3-5]

1. 晨尿

(1)首次晨尿：遵循采集指导的基本原则、基本要点和基本方法。为收集首次晨尿，患者应在入睡前排尿，然后起床后立即收集尿液。受检者将尿液收集于标识清楚的合格容器内。特别注意，最好在休息6~8小时后留取，最低要求在膀胱中存留时间不少于4小时(即使在夜间前膀胱已排空)。若标本将用于泌尿道感染检查或基础临床相关分析，则应完全禁食8小时后收集，即禁食晨尿。门诊患者的禁食晨尿可以在家中收集，但应尽可能保证尿液在储存和转送中能保持低温(冷藏箱)，并尽量缩短转运时间。通常要求晨尿标本内成分能达到一定浓度，以尿比密为衡量标准，至少要达1.025。

(2)二次晨尿：收集首次晨尿排泄后2~4小时内的尿液标本。为改善二次晨尿的质量，要求受检者在前夜22点后至标本收集前，只能饮水200ml，且首次和二次晨尿的间隔时间不能超过4小时。其目的是提高细菌培养和颗粒成分计数的检出率。如果出现检测体位性蛋白尿的诊断性问题，那么就需要进一步留取首次晨尿。如果没有遵循标准的收集方法，二次晨尿就只能归为随机尿标本。

表 3-2-1　常用化学防腐剂和种类及作用

防腐剂	作用	用量	意义	备注
甲醛(40%)	固定作用(细胞、管型)	5~10ml/L	有形成分检查	具有还原性,不适于尿糖检查
甲苯	于尿面形成薄膜,阻止尿液与空气的接触	5ml/L	尿糖、尿蛋白等化学成分的定性或定量分析	对微生物无作用
麝香草酚	抑制细菌生长,保护有形成分	1g/L	有形成分及结核杆菌检验	过量可使尿蛋白定性呈假阳性,干扰胆色素检出
浓盐酸	保护激素类成分	10ml/L	17-羟皮质类固醇、17-酮类固醇、儿茶酚胺、肾上腺素、Ca^{2+}等定量	极强腐蚀性,常温易挥发,不能用于常规筛检
氟化钠	阻止尿糖酵解	1%	适于尿糖测定	不能用于常规筛检
硼酸	抑制细菌生长繁殖	10g/L	适用于尿蛋白、尿酸、5-羟吲哚乙酸、羟脯氨酸、皮质醇、雌激素、类固醇等检测	干扰尿液酸碱度
碳酸钠	碱化尿液	4g/24h	稳定卟啉类化合物,用于卟啉、尿胆原检查	不能用于常规筛检
冰乙酸	保护激素类成分	5~10ml/24h	尿 5-羟色胺、醛固酮、儿茶酚胺、雌激素等定量	

2. 随机尿

遵循采集指导的基本原则、基本要点和基本方法,受检者在任意时间收集尿液于标识清楚的合格容器内。由于过量液体的摄入和锻炼能够直接的影响尿液的组成,因此这些尿标本不能准确的反映患者的状况。不过,对于某些患者,为了增强对于异常或者疾病的检测,即提高阳性检出率,需要增加尿液中检查细胞数目,一种可行的方法就是让患者在标本收集前蹦蹦跳跳锻炼 5 分钟。

3. 计时尿

计时尿有 3 小时尿、12 小时尿、24 小时尿、餐后 2 小时尿等。收集要点在于正确计时。选择某个时间点,排空膀胱,尿液弃之,开始计时;收集时间段内全部尿液,包括结束时间点膀胱内尿液。

(1)24 小时尿标本收集:①告知患者标本采集的具体步骤,并提供书面指导和容器,如果需要提供防腐剂。②起始时间(当日晨 7 点),嘱患者排空膀胱中尿液,弃之,计时开始。将随后 24 小时内的每次排出尿液全部收集于盛尿容器内,如果需加防腐剂,则自第二次排尿后在容器内加入。③结束时间(次日晨 7 点),患者收集膀胱中最后一滴尿液,此次尿液需加入盛尿容器。④送往实验室,充分混匀后,准确计量并记录总尿量。⑤取出一定量尿液用于实验(约 50ml),弃去剩余尿液。

(2)糖耐量检测尿标本收集:与葡萄糖耐量试验采血时间点相对应,即在抽取空腹血和口服葡萄糖 30 分钟、1 小时、2 小时、3 小时血液标本后留取的尿液标本,共收集 5 次尿液。若患者只做 0 小时、2 小时血糖,则也可只收集 2 次尿液。

4. 清洁中段尿

中段尿一般用于细菌培养。男、女性前段尿液均有可能被尿道口共生菌污染。因此,为了消减共生菌对中段尿的污染,采集标本前先清洗外阴(女性清洗尿道旁的阴道口,男性清洗龟头),再用 0.1%清洁液(如新洁尔灭等)消毒尿道口后,在不间断排尿情况下,弃去前、后时段的尿液,以无菌容器收集,此为清洁中段尿。这样的清洗至少可以减少 20%的假阳性,同时,为避免清洗物对细菌的生存力的影响,不赞成使用抗生素和肥皂等类似物品。患者手或会阴部不能接触容器的内部。

采集步骤:①物品准备,无菌容器、清水、清洗液、纸巾和纱布。②如果需要护士协助采样,护士需洁净双手,戴上手套和防护衣。③男士需要将包皮拉下缩回。④在不间断排尿情况下,弃去前、后时段的尿液，收集约30~50ml的中段尿在无菌容器中（如果容器口径太小，可以使用漏斗）。⑤收集完尿样后，患者需要清洁双手。⑥标本需要立刻粘贴上含有患者信息的标签，尽快送检。如若保存，则应置于专用冰箱或加入防腐剂。⑦做好记录，如标本采集日期、时间、标本类型等。

若是用于衣原体、支原体培养，应取前段尿，且应憋尿3小时以上。

这种清洁中段尿的留取方法，之所以弃去前段尿液，是因为前段尿液中可能包含了尿道冲洗物或远端尿道的正常菌群，而保证收集到的尿液真正来自膀胱、输尿管和肾脏。

5. 导管尿

当患者发生尿潴留或排尿困难时，在征得患者或其家属同意后，由接受过专业培训的医师、护士等专业人员以无菌术采集。谨慎用于2岁以下小儿。

采集步骤：①物品准备，20ml无菌针管，无菌带盖容器，酒精棉，锐器盒。②个人防护，采集者需着防护衣，洁净双手并戴上手套。③准备穿刺的导管部分必须充分暴露于视野中，并用酒精擦拭，放置30秒等待干燥。如果该段导管内没有尿液，需要钳夹挤压导管使收集到足够标本。④将无菌针头刺入消毒后的导管部分，收集10~20ml尿液于容器，并将使用过的针头弃置于锐器盒。⑤标本需要立刻粘贴上含有患者信息的标签。⑥尽快送检。如若保存，则应置于专用冰箱或加入防腐剂。⑦做好记录，如标本采集日期、时间、标本类型等。

6. 耻骨上膀胱穿刺尿

当患者发生尿潴留或排尿困难、或期望得到数量极少的微生物、或收集的尿液不可靠时，在征得患者或其家属的同意后，由接受过专业培训的医师经腹壁无菌技术采集。谨慎用于2岁以下小儿。对泌尿道感染患者的细菌培养，膀胱穿刺标本优于其他标本类型。在进行穿刺收取标本时，膀胱中必须存储了一定量的尿液。

采集步骤：①物品准备，无菌容器、无菌器械（镊子）、无菌手套、清洗液（0.5%洗必泰）、穿刺针、注射器等。②施行穿刺术的医生必须穿防护衣，洁净双手，穿戴无菌手套。使用无菌器械和物品，对腹部皮肤足够大的面积进行清洁和皮肤消毒。助手用手术巾覆盖患者。③医师进行穿刺，尿标本装于无菌容器或试管内。④术后，穿刺点用无菌纱布覆盖。⑤标本需要立刻粘贴上含有患者信息的标签，尽快送检。如若保存，则应置于专用冰箱或加入防腐剂。⑥做好记录，如标本采集日期、时间、标本类型等。

7. 婴幼儿尿

由临床人员实施采集。采集步骤：①分开患儿两腿，用温水认真清洗生殖器。女孩外阴和男孩包皮都应认真清洗和干燥，确认阴部和会阴处干净，无黏液。②患儿皮肤上不要使用粉剂、油剂和洗剂。③应用尿液采集袋。根据患儿大小选择尿袋尺寸。女孩：尿袋紧紧黏贴于外生殖器周围，将女孩尿道口包裹，避免肛门污染。男孩：尿袋黏贴于阴茎上，将下垂褶页紧贴会阴确认黏贴无皱褶。④定期（每15分钟）检查尿袋。⑤尿袋进行标识。用无污染法将尿液移入或倒入尿杯。例如，用无菌剪刀在尿袋较低部位剪洞，把尿袋中的尿液转移到标本容器中。培养用尿液，转移至无菌容器中。⑥标识后转运。

8. 尿三杯试验尿

患者一次小便分前段、中段、末段收集，要求留取第一、第三杯各留尿10ml左右，其余大部分留于第二杯。由于患者在连续排尿过程中对尿量控制的难度不易掌握，因此对每杯尿量只是个大致要求。

五、标本评估

尿液标本在送达实验室进行任何检查之前，需对其合格性进行评估。评估包括是否有适当的标记，是否符合检测项目对标本的要求，是否正确使用防腐剂，是否有污染迹象，是否有运送延误而可能导致的明显变质等。实验室应制定标本接收、拒收标准和指南，并认真执行。正确的标本标识最好包括患者姓名、性别、年龄、患者唯一号、科别、床号、留尿时间、尿量、标本种类、标本唯一号等信息，必须要有患者姓名、收集日期和收集时间，这三点是标记的最低要求。

首次晨尿最为浓缩，阳性检出率相对最高，因此最适于尿液分析。在尿液收集正确前提下，如果同一份标本需做多项检测，应先做细菌学检查。婴幼儿患者和急性肾衰竭患者，可能只能获得少量的尿液，则首先检测与诊断价值和关系最大的检测项目。对于定量测定，推荐收集计时尿（12小时或24小时尿），而不是随机尿。

有时，有必要验证尿杯中的液体是否是尿液，这对某些特定的实验室尤其重要。如检测尿液中非法药物(如安非他明、可卡因、四氢大麻酚、类固醇),如果尿液收集未在监督下进行,则个人可能有机会将其他物质添加到尿液标本中(掺假样品),或者容器内的液体根本就不是尿液。那么比密、pH 值和温度能帮助识别尿液标本中是否被添加了其他物质或液体。新鲜尿液 pH 值 4.0~8.0,比密 1.002~1.035,离体温度 32.5~37.5℃。如果超出此范围,温度较低或较高,应该考虑:尿液是否以某种方式被改变。当然,需注意,如果患者近期被注射了射线造影剂(X 射线染料),则尿比密可超过 1.035。

当进行羊膜穿刺术时,会关注所收集的液体是羊水,还是从膀胱里导出的尿液。①最简便、实用、可靠的方法,是尿液中具有单一、独特的高浓度肌酐(约是血浆的 50 倍)。②尿液中的尿素、钠和氯离子的浓度都显著高于其他体液。③健康个体的尿液中通常没有蛋白质或葡萄糖,而其他体液,如羊水或血浆渗出物等,其中都含有较高的葡萄糖和蛋白质。

六、尿液标本的影响因素

患者状态、饮食、用药,尿液标本放置和保存的温度和时间等,均可对尿液检验结果产生影响。只有充分考虑和排除标本诸多影响因素,才能合理解释和评价检验结果的准确性、合理性。

(一)患者生理状态的影响

1. 年龄

不同年龄阶段新陈代谢状态不同,其尿液成分存在明显的差异。如 50 岁以上的人,内生肌酐清除率会随肌肉量的减少而减低。应调查和建立不同年龄段的参考区间,以消除年龄因素对结果的影响。

2. 性别

尿液有形成分参考区间男女不一,女性尿白细胞参考区间就比男性高。

3. 月经

月经周期是正常成熟女性的特殊生理过程,经期内尿红细胞检查结果将受到干扰和影响。

4. 妊娠

妊娠期间 hCG 含量不断变化,7 天内难以检出,之后开始升高,并伴随妊娠期变化。妊娠后期,由于产道微生物代谢物污染,尿白细胞定性检查结果常出现假阳性。

(二)患者生活状态的影响

1. 饮食

高肉类、高蛋白膳食(含硫、磷)可使血尿素、尿酸增高,使尿液呈现酸性改变。高核酸食物(如内脏)可导致尿酸明显增加。多食香蕉、菠萝、蕃茄、凤梨可增加尿 5-羟吲哚乙酸的排泄,某些情况餐后尿糖会增高。多食蔬菜、水果(含钾、钠),使尿液呈碱性改变。食用大量胡萝卜、木瓜等,可使尿液呈深黄色,食用芦荟则可使尿液呈红色。

2. 饮酒

长期饮啤酒者尿尿酸会增高。饮酒过多还会使尿液出现特殊气味。

3. 饥饿

长期饥饿可以使尿酸上升,酮体增加。

4. 运动

人体各生理机能在运动与静止时处于完全不同的状态,因此运动会导致体内许多项检测指标发生特别的改变。如长途跋涉尿肌红蛋白会升高。运动时,由于出汗多,尿量减少,尿液颜色会加深。

5. 情绪

精神紧张和情绪激动可以影响神经内分泌系统,可使尿儿茶酚胺升高,严重的甚至出现生理性蛋白尿。

(三)药物因素的影响

1. 药物对尿液颜色的影响

多种药物均可引起尿液颜色的改变,详见表 3-2-2。

2. 维生素 C 对尿液分析的影响

维生素 C(Vitamin C,VitC)具有强还原性,对氧化还原反应有抑制作用。因此,但凡以氧化还原反应为检测原理的项目,如葡萄糖、潜血(红细胞)、胆红素、亚硝酸盐和尿 pH 等,都能受到 VitC 的影响,使其检测结果可信度降低。①大量摄入 VitC,可使尿隐血、尿糖、尿酮体以及亚硝酸盐等项目出现假阴性结果。②尿酮体检测可因 VitC 的干扰作用而出现假阳性。③尿液中高浓度的 VitC 可使尿液偏酸,导致 pH 值降低;因尿液呈酸性,可导致草酸盐结石。④尿液中 VitC 浓度的增高可导致尿液比密增高。⑤尿液中蛋白质、白细胞检测虽受 VitC 的一定干扰作用(常使其检测值偏低),但其干扰作用无明显规律。详见干化学分析章节。

表 3-2-2 多种药物引起的尿液颜色改变[1,2]

药物	颜色
乙醇,乙酯	无色或淡黄色
米帕林(阿的平)	黄色
荧光素钠	黄色
核黄素(复合维生素)	淡黄色
黄连素,牛黄,吖啶黄	黄色、深黄色
苯茚二酮	碱性尿橙色;酸化后颜色消失
柳氮磺吡啶(苯妥英钠),茴茚二酮(甲氧苯二酮)	碱性尿橙黄色
番泻叶,山道年,非尼汀	橙色,橙黄色
非那吡啶(马洛芬)与磺胺药(偶氮磺胺异噁唑)复合剂	橙黄色,酸性 pH
蒽醌类泻药(塞纳,卡斯卡拉)	碱性尿红色;酸性尿黄褐色
氯唑沙宗(肌肉松弛剂)	橙色至紫红色
甲磺酸去铁胺(去铁胺)	红色
盐酸依托沙嗪(硒),氨基比林,新托平,偶氮磺胺,氨基苯染料,苯酚磺酞	橙色,红色
大黄蒽醌	碱性尿暗红色;酸性尿黄褐色
利福平(结核治疗)	亮橙红色
苯酚磺酸酞	碱性尿粉红色
苯妥英钠,米浪丁,二羟基蒽酮,碱性尿中大黄素,吩噻嗪(盐酸氯丙嗪)	粉红色,红色至红褐色
酚酞	碱性尿紫红色
酚红(磺溴酚)	碱性尿粉红色
左旋多巴	碱性尿红褐色
铁山梨糖醇(山梨醇铁)	放置后棕色
痢特灵(呋喃唑酮)	棕色
酚类药物(苯酚,甲酚),苯肼,卟啉;黑色素	深褐色
煤酚皂溶液中毒,黑色素,高龙胆酸,药鼠李,大黄	黑褐色
美索巴莫(肌肉松弛剂)	绿褐色
甲基多巴(布洛芬)	变暗,如存在氧化物质呈红色至棕色
亚甲蓝	蓝色,蓝绿色
甲硝唑(灭滴灵)	变暗,棕红色
呋喃妥因	黄褐色
酚中毒	褐色,氧化为醌(绿色)
柳氮磺胺吡啶	碱性尿橙黄色
胆绿素和其他胆色素,靛胭脂红,石炭酸,愈创木酚,蛔蒿素	绿色
氨苯蝶啶	灰蓝色荧光
亚甲蓝,靛蓝	蓝色
托洛铵(甲苯胺蓝),阿米替林	蓝绿色
阿米替林	蓝绿色

为排除 VitC 对尿液成分分析的干扰作用，必要时要求患者在停止服用 VitC 3～4 天后再送尿液检查，而且最好留取首次晨尿标本。另外，为明确检验结果是否受到 VitC 影响，某些仪器已能在检验报告单中，注明尿液中 VitC 的含量，这个数值能帮助医生判断其他项目的结果是否准确。

3. 抗生素对尿液分析的影响

抗生素可抑制肠道菌群，从而减少胆红素还原为尿胆原，因此口服大量抗生素时，可能出现尿胆原假阴性。

干化学法尿蛋白定性时，氨苄青霉素、羧苄青霉素、氯霉素、头孢菌素等会使尿蛋白出现（+）以上的假阳性，而当苯唑青霉素达 50mg/ml 时，会导致试纸块的呈色完全受抑制，引起假阴性。磺胺二甲基异噁唑易引起浑浊，导致尿蛋白假阳性。

抗生素对班氏法糖的定性和定量测定结果都有一定的影响，而对干化学法的测试结果无影响。抗生素的存在，使得尿液有一定抗细菌分解能力，存放时间偏长的尿液其尿糖浓度降低不甚明显。

4. 阿司匹林对尿液分析的影响

阿司匹林可抑制葡萄糖氧化酶反应，引起假阴性。阿司匹林对尿酸代谢影响与其剂量有关。大剂量阿司匹林（>3g/d）可明显抑制肾小管对尿酸的重吸收作用，使尿酸排泄量显著增多；中等剂量阿司匹林（1～2g/d）则以抑制肾小管排泄尿酸为主，可导致高尿酸血症；小剂量阿司匹林（<0.5g/d）仍能影响肾脏排泄尿酸，使血尿酸水平轻度增高，多发生在低蛋白血症和应用利尿剂患者。

（四）其他因素的影响

1. 尿液标本的经时性变化

尿液中有形成分会随着时间流逝而逐渐不同。红细胞、白细胞、管型呈现不同程度的裂解和破坏，而上皮细胞将变为裸核，在数量上均逐渐减少，而结晶、细菌会逐渐增加。红细胞容易溶于低渗和碱性尿液中。当尿液在室温中存放时，细菌的繁殖使得尿液呈碱性，使析出某些晶体颗粒，并可加速红细胞的溶解。如果尿液的酸碱度不同，即使刚排泄时的尿液内成分结构一致，经放置一定时间后，其内的有形成分也会大不相同。因此应使用新鲜尿液标本进行分析。

2. 温度对尿液标本的影响

温度的改变，也会使尿液中有形成分出现变化，表 3-2-3 为温度对尿液有形成分稳定性的影响[6]。欧洲尿液分析指南[7]推荐室温 1 小时或冷藏 4 小时以内进行检测。

冷藏是保存尿液标本最简单的方法，但需加盖避光，可用于除胆红素和尿胆原检测之外的项目。如果尿液标本分装到了抑菌防腐剂转运试管，则无需冷藏。冷藏在 24 小时内可抑制细菌生长，明显减低尿培养污染率。值得注意的是：当冷藏时，随着溶解度降低，可以观察到结晶的析出。尿酸盐或磷酸盐沉淀因干扰镜检使视野模糊不清，将影响显微镜检查结果。所有冷藏标本均应恢复至室温再进行检查分析。

3. 转运对尿液标本的影响

转运过程中，不管是人工转送、轨道传送或气压管道运送方式，均易产生气泡，而过多气泡可引起细胞溶解，从而影响检验结果准确性。因此，应尽量快速转运，缩短转运时间，且尽可能做到专人、专业，并在制度上加以保障，以避免标本转运过程中的主客观因素对检验结果造成影响。

表 3-2-3　温度对尿液有形成分稳定性的影响[6]

有形成分	-20℃	4～8℃	20～25℃
红细胞	NA	1～4h	1～24h［>300mOsm/（kg·H_2O）］
白细胞	NA	1～4h	1h（pH>7.5）～24h（pH<6.5）
棘形红细胞	NA	2d	1d［>300mOsm/（kg·H_2O）］
管型	不允许	NA	2d
细菌	NA	24h	1～2h
上皮细胞	NA	NA	3h

注：NA 表示目前无参考数据

（粟　军　张春莹）

参考文献

1. Brunzel N A.Fundamentals of Urine and Body Fluid Analysis [M]. 3th ed. Philadelphia: W. B. Saunders Company,2012.
2. McPherson R A,Pincus M R.Henry's Clinical Diagnosis and Management by Laboratory Methods [M]. 22th ed. Philadelphia:W.B.Saunders Company,2011.
3. CLSI.Urinalysis;Approved Guideline-Third Edition:GP16-A3 [S].Wayne,PA:Clinical and Laboratory Standards Institute,2009.
4. 卫生部临床检验标准专业委员会.尿液标本的收集及处理指南:WS/T 348-2011[S].北京:中国标准出版社,2011.
5. Wells M.Urinalysis Guidelines[M].6.7th ed.Devon Provider Services,2010,5:1-31.
6. Delanghe J, Speeckaert M. Preanalytical requirements of urinalysis[J].Biochem Med,2014,24(1):89-104.
7. European Confederation of Laboratory Medicine. European Urinalysis Guidelines [J]. Scand Clin Lab Invest suppl, 2000,231:1-86.

第三章

尿液理学检查

理学检查通常是指感观和物理性状检查，包括颜色、透明度、尿量、气味、尿比密和渗透压，是尿液检查的第一步，对临床有重要意义。

第一节 颜 色

通过肉眼对色泽的分辨能力来区分和判断尿液基本状况。某些仪器基于光学原理，运用光学元件也能分辨出不同的色泽。尿液颜色是评价肾脏浓缩和稀释功能的可靠指标之一。

一、正常尿液颜色

正常人尿液呈深浅不一的黄色，颜色深浅主要取决于尿液中的尿色素含量，其次也受尿胆素、尿胆原及卟啉等影响。尿色素是一种内源性代谢产物，为脂溶性物质，存在于血浆，从尿液排出。它的排泄与代谢率呈正比，饮食、饮水、运动、药物及疾病等诸多因素均能改变尿液颜色。尿色素的产生和分泌是恒定的，因此黄色深浅可以粗略提示尿液浓度和机体的水合状态。浓缩尿液为深黄色，稀释尿液为淡黄色或无色。与其他脂溶性物质一样，尿色素在光照条件下颜色变深，常见于贮存不当的尿液标本。虽然尿胆素（橙棕色）和尿红素（粉红色）是正常尿液成分，但仅仅是少量都可以对尿液颜色产生影响。比如，当尿红素沉积于尿酸结晶时，就可产生明显的沉淀，而这沉淀被称为砖粉。

二、异常尿液颜色

尿液颜色除了深浅不同的黄色，也可以从无色到琥珀色再到橘色，或者红色、绿色、蓝色、棕色，甚至黑色。这些颜色变化提示疾病进程、代谢异常，或摄入的食物与药物。不过，颜色变化也容易受过度体力或压力的影响而改变。值得注意的是，尿液颜色改变常常是患者就诊、寻求医疗服务的最初或唯一原因。当然，能反映病理进程的异常尿液可能并不出现异常颜色，而正常黄色的尿液也可能包含重要的病理因素。例如，一份含有大量葡萄糖或卟啉的尿液呈现出正常黄色，而另一份红色尿液出现的原因竟然是因为摄入了甜菜。所以，尿液颜色在尿液标本初步评估中有重要的作用和价值。表 3-3-1 列出了导致不同尿液颜色的常见原因。

对于尿液颜色的评估，建议：①标本应充分混匀；②透过透明容器观察，如玻璃或塑料容器；③在白色背景下观察；④观察的标本具有一致性的深度和体积；⑤室内光线充足。

1. 红色

最常见的尿液异常颜色，可为红色或红褐色。

（1）血尿：健康人离心尿红细胞≤3 个/高倍视野（high power field，HP）。当每升尿液含血量达到或者超过 1ml 时，尿液呈淡红色、洗肉水样等浑浊外观，甚至鲜红色、稀血样或混有血凝块，称为肉眼血尿。若尿液中含血量很少，目视颜色无变化，经离心沉淀镜检时发现红细胞数>3 个/HP，称为镜下血尿。女性应首先排除是否月经血污染。

引起血尿的常见的原因有：泌尿生殖系统疾病，如肾或尿路结石、结核、肿瘤等，肾小球肾炎、肾盂肾炎、多囊肾等，肾下垂、肾血管畸形或病变等，以及生殖系统炎症、肿瘤、出血等。尿三杯试验，可初步估计尿路的出血部位，如血尿以第一杯为主，多为尿道出血；以第三杯为主，多为膀胱出血；如三杯均有血尿，多见于肾脏或输尿管出血。尿沉渣中红细胞形态检查有助于进一步明确病变部位。

表 3-3-1 尿液颜色和常见原因

颜色	常见原因	物质	说明及临床关系
无色至淡黄色		稀释尿	摄入液体;糖尿病或尿崩症引起多尿
黄色		正常尿液	正常,尿色素、尿胆红素和尿胆素
深黄色至琥珀色		浓缩尿,过量尿胆素	摄入水分少,脱水;强烈运动;晨尿;发热;随时间变化过多尿胆原转化为尿胆素
		胆红素	若振荡,泡沫为黄色
深黄绿色		胆绿素	因放置或储存不当胆红素氧化为胆绿素
橙色	食物	胡萝卜素	摄入含胡萝卜素高的蔬菜和水果
	药物	非那吡啶(马洛芬)	尿路镇痛剂;酸性 pH 时色泽鲜艳
		华法林(抗凝血剂)	抗凝血剂
		利福平	治疗结核病
鲜黄色	食物	核黄素	多种维生素,复合维生素 B
黄褐色	药物	呋喃妥英	抗生素
粉红色	血液	血红蛋白,红细胞	来自尿道血液或污染血液,如月经血
	遗传	卟吩胆色素	氧化胆色素原(无色);尿标本运送和储存不当;与急性间歇性卟啉病有关(一种罕见遗传性疾病)
红色	血液	红细胞	镜下观察到完整红细胞;尿液云雾状
		血红蛋白	如无完整红细胞存在,尿清亮(如血管内溶血);血浆/血清中明显溶血
	食物	摄入甜菜	有遗传倾向性个体酸性尿;碱性尿为黄色
	药物	番泻叶	非处方药(如泻药)
紫红色	遗传	卟啉	无色卟啉原和胆色素原过度氧化为有色化合物(罕见);标本运送和储存不当引起
棕色		肌红蛋白	横纹肌溶解-尿液清亮;血浆/血清呈正常黄色
	血液	高铁血红蛋白	血红蛋白被氧化
	药物	甲硝唑	治疗滴虫、贾氏鞭毛虫、阿米巴;尿色加深
深棕色至黑色		黑色素	黑素原(无色)被氧化;放置后出现,与黑色素瘤有关
	遗传	尿黑酸	碱性尿放置后;尿黑酸尿症(一种遗传代谢性疾病)
蓝色或绿色	感染	假单胞菌	尿路感染假单胞菌
		糖苷	小肠感染
	染料	含亚甲蓝(染料)	尿镇痛剂(如尿蓝母);过量使用漱口水
		含叶绿素	呼吸除臭剂;过量使用漱口水
	药物	阿米替林	抗抑郁药
		吲哚美辛(消炎镇痛片)	

(2)血红蛋白尿:尿液游离的血红蛋白(hemoglobin,Hb)量超过0.3mg/L时,可引起尿隐血试验阳性,被称为血红蛋白尿。健康人血浆中游离血红蛋白很少,且多与结合珠蛋白结合,分子量较大,不易通过肾滤过膜。当血浆中游离血红蛋白因红细胞被破坏而大量释放,超过结合珠蛋白的结合能力,则游离的血红蛋白可能因超过肾阈值(约1.3g/L)和肾小管重吸收能力而出现在尿液中,形成血红蛋白尿。尿液呈红色、棕红色,甚至棕黑色、酱油样外观,尿蛋白与隐血试验均呈阳性。血红蛋白尿多见于血型不合的输血反应、阵发性睡眠性血红蛋白尿症、蚕豆病、溶血性疾病等。

血红蛋白尿应与血尿、假性血尿鉴别:离心沉淀后,血红蛋白尿的尿上清液仍为红色、隐血试验强阳性、尿蛋白定性阳性,而血尿的尿上清红色消退、隐血试验阴性或弱阳性、尿蛋白定性阴性或弱阳性;血红蛋白尿沉淀物镜检无红细胞或仅见红细胞碎片,而血尿沉淀物可见大量完整的红细胞。

(3)肌红蛋白尿:肌红蛋白(myoglobin,Mb)主要存在于心肌和骨骼肌组织中,可通过肾小球滤过膜。健康人血浆中Mb含量很低,尿中含量甚微,故不能从尿中检出。当机体心肌或骨骼肌组织发生严重损伤时,血浆Mb增高,经肾脏排泄,使尿液Mb检查呈阳性,称为肌红蛋白尿。常见于原发性皮肌炎、多发性肌炎、进行性肌萎缩、遗传性肌营养不良等肌肉疾病,恶性高热、肌糖原累积症等代谢性疾病,以及心肌梗死、创伤、缺血性肌损伤等。

由于肌肉损伤也常伴有红细胞破坏,故肌红蛋白尿常同时伴有血红蛋白尿。最简单的区别方法:Mb能溶于80%饱和度的硫酸铵溶液中,而Hb则不溶。

(4)卟啉尿:外观呈红葡萄酒色,多见于先天性卟啉代谢异常。对于卟啉症患者,尿液颜色变化可以多样。先天性卟啉病和迟发性皮肤卟啉病,尿液通常为红色,而铅卟啉病,尿液颜色一般正常。急性间歇性肝卟啉病,尿色一般正常,但在放置后可以加深。

(5)药物影响:红色尿液有时与使用某些药物或诊断染料有关。如碱性尿液中存在的酚红、番泻叶、芦荟等物质或酸性尿液中存在氨基匹林、磺胺等药物时,均会显示不同程度的红色。又如一个不稳定血红蛋白尿患者产生红褐色尿液,但血红蛋白或尿胆红素均阴性,那么尿液红色就要考虑可能是药物联吡咯或胆褐素因素。另外,摄食多量甜菜也可能出现并无临床意义的红色尿液,多见于遗传易感性人群。

2. 黄褐色或棕绿色尿液

通常与胆汁色素,尤其尿胆红素有关。胆红素是是血红蛋白代谢副产物并使尿液呈现黄色。当尿液或血浆中存在足量的胆红素时,会呈现出明显的琥珀色。如果放置或储存不当,胆红素在光照条件下易发生光化学反应,被氧化为胆绿素,使尿液呈现绿色。

有些物质是无色的,通常不会对尿液颜色产生影响。但若放置或储存不当,则可转化成为有色成分。如尿胆素原(尿液中正常成分)为无色,但其氧化后产生的尿胆素就为橙褐色。

胆红素尿可见于阻塞性黄疸或肝细胞性黄疸,含有大量的结合胆红素。新鲜排出的胆红素尿,外观呈深黄色,与空气接触后易被氧化为胆绿素而变色,久置后更是呈现棕绿色或深绿色,振荡尿液会出现黄色泡沫。借此振荡观察泡沫颜色,可粗略区分胆红素尿(黄色泡沫)与正常尿、浓缩尿、药物致深黄色尿(均为白色泡沫)。

服用某些药物,如呋喃唑酮、呋喃坦叮、熊胆粉、核黄素、牛黄类等药物后,尿液可呈黄色至深黄色,但振荡后泡沫呈乳白色且胆红素定性试验阴性。

3. 深棕色或黑色

含血红蛋白的酸性尿液由于形成高铁血红蛋白,久置后颜色会加深,见于重症血尿、变性血红蛋白尿。深棕色(可乐色)尿可能见于横纹肌溶解,以及某些服用左旋多巴的患者。黑色尿的罕见原因可能是尿黑酸尿和黑色素瘤,也可见于酪氨酸病、酚中毒等,含尿黑酸的尿液在碱性条件下尿色会更迅速变暗。

4. 白色

乳糜尿、脓尿和某些碱性的结晶尿均可使尿液呈现乳白色。

5. 无色

可见于短时间内过多的饮水摄入,也可见于尿崩症患者(尿液无色比密低)、糖尿病患者(尿液无色伴尿比密增高)。

6. 蓝色

主要见于尿布蓝染综合征,主要是尿液中过多的尿蓝母衍生物靛蓝所致,也可见于尿蓝母、靛青生成过多的某些胃肠疾病。

7. 淡绿色

见于铜绿假单胞菌感染。

许多物质可以改变尿液颜色，相同物质也可以使尿液产生不同颜色，这与尿液 pH、物质含量、结构形式因时间变化而变化有关。最典型的例子是红细胞。在新鲜酸性尿液中，红细胞可存在于明显黄色尿液中，或者尿液可能出现粉红色或红色。此时，尿液颜色随红细胞数量而变化。如果红细胞分解，血红蛋白释放并氧化为高铁血红蛋白，则导致尿液颜色变为棕色甚至黑色。含红细胞的碱性尿液通常为红棕色，此时，碱性 pH 可以促进细胞成分分解，加速血红蛋白氧化。当肾脏发生肾小球或肾小管损伤时，血液进入尿道，血红蛋白在进入膀胱前已开始氧化。因此，尿液出现棕色而不是出现与血液描述相关的典型红色。

因摄入物质而引起的颜色改变是多样的，一般无临床意义。进食高色素食物新鲜甜菜、呼吸含叶绿素的清香剂、摄入含染料的糖果，以及服用某些药物（如维生素 A、维生素 B）等，均可使尿液出现不同的颜色。非那吡啶为一种镇痛剂，它使尿液浓稠并呈现黄橙色（类似橙汁），这种颜色可以干扰化学试带法对结果的判读，而必须使用其他替代化学检测方法。

第二节 透明度

正常尿液是清晰透明的，当出现了颗粒状物质时，悬浮颗粒就产生了浊度，清晰度随之改变，即透明度。

一、报告方式

透明度通过肉眼即可判断，某些尿液分析仪也给出判断，一般以浑浊度表示，分清晰透明、轻微浑浊、浑浊、明显浑浊 4 个等级，若有沉淀、凝块等，需用文字特别描述和注明。

1. 清晰透明

指无肉眼可见的颗粒物质。

2. 轻微浑浊（雾状）

指有少数可见的颗粒物质，但透过尿液试管能看清报纸上的字。

3. 浑浊（云雾状）

指有可见的颗粒物质，透过尿液试管，纸上字迹模糊。

4. 明显浑浊

指透过尿液试管不能看见报纸上的字迹。

二、浑浊尿液形成原因和临床意义

尿液浑浊度除了与某些盐类结晶、尿液酸碱度、温度改变有关外，还与含有的混悬物质种类和数量多少有关。即使是正常尿液，由于含少量上皮细胞、核蛋白和黏蛋白等物质，当其放置后也可见微量絮状沉淀。表 3-3-2 和表 3-3-3 详细列出了影响尿液透明度的可能原因与成分分类。

表 3-3-2 不同尿液透明度与可能原因[1]

透明度	可能原因
清晰透明	所有溶质均为可溶性。注意：不排除可能存在异常溶质如葡萄糖，蛋白质（白蛋白、血红蛋白、肌红蛋白）或胆红素
轻微浑浊（雾状）	清晰度随存在的物质及数量而变化：血细胞（红细胞、白细胞）
浑浊（云雾状）	正常或异常溶质的结晶；上皮细胞；脂肪（脂质，乳糜）；微生物：细菌、假丝酵母菌、滴虫
明显浑浊	黏液，黏蛋白，脓液 造影剂；精液，精子，前列腺液；污染物：粪便、粉末、滑石粉、乳膏剂、洗洁剂

表 3-3-3 影响尿液透明度的物质分类[1]

病理性	非病理性
红细胞	正常可溶性结晶（如尿酸盐，磷酸盐，草酸钙）
白细胞	鳞状上皮细胞
细菌（新鲜尿液）	黏液，黏蛋白
真菌	造影剂
滴虫	精液，精子，前列腺液
肾上皮细胞	污染物：粪便，粉状物质，滑石粉，乳膏剂，洗洁剂
脂肪（磷脂，乳糜）	
异常结晶	
精液，精子，前列腺液	
粪便（瘘）	
结石	
脓液	

1. 结晶尿

健康人尿中可因食物代谢产生的钙、磷、镁、尿酸等结晶,使新鲜尿液即可出现外观可见的白色或淡粉红色颗粒状浑浊,尤其是在气温寒冷时。磷酸盐、尿酸胺盐及碳酸盐可在碱性尿液中沉淀,当加入乙酸时沉淀会溶解。在酸性尿液中尿酸和尿酸盐可导致白色、粉红色或橙色云雾状,加热到60℃时即可溶解。因此,这类浑浊尿可通过加热、加酸、加碱等操作进行鉴别。第 1 步,将浑浊尿液加热,浑浊消失的是尿酸盐,混浊增加的是磷酸盐、碳酸盐;第 2 步,在浑浊增加的尿液中加入乙酸,变清并产生气泡的是碳酸盐尿,变清无气泡的是磷酸盐或草酸盐尿。需要注意的是,酸性尿液中如果有蛋白质存在,则加热后浑浊会加重。

如果患者长期排出盐类结晶尿,则易导致感染或结石,应提示临床尽早干预。

2. 乳糜尿

乳糜液或淋巴液进入尿液中,使之呈乳白色浑浊称为乳糜尿。

脂肪在肠道吸收后皂化形成乳糜液,进入肠道淋巴管,参与淋巴循环。乳糜液的主要成分是脂肪微粒、卵磷脂、胆固醇、甘油三脂、少量纤维蛋白原和清蛋白等。当深部淋巴管阻塞或泌尿系淋巴管破裂使得乳糜液进入泌尿系统淋巴管,致使肾盂、输尿管等处的淋巴管内压不断增高而破裂,则淋巴液进入尿液中,形成乳糜尿。乳糜尿若同时混有血液称为乳糜血尿。尿中出现脂肪小滴则为脂肪尿,乳糜液若合并泌尿道感染,则可出现乳糜脓尿。

尿液外观因淋巴液的出现和含量不同而变化,从清晰到混浊、乳色、乳白色、乳状浑浊或凝块等,且具有光泽感。班氏丝虫感染是最常见的病因,也见于腹部淋巴结肿大和肿瘤,少数病例为腹膜结核、肿瘤、先天性淋巴管畸形等。

乳糜尿易于凝集呈白色透明胶状凝块。严重的乳糜尿静置后分为三层:上层为比重最轻的脂肪层(乳糜微粒层),中层为乳白色或色泽较清晰的液体,常有小凝块混悬于其中,底层为红色或粉红色沉淀物,包括纤维蛋白、红细胞、白细胞或微丝蚴等。

乳糜微粒镜检时并不明显,除非混合形成了微球蛋白。鉴别时,在尿中加入等量乙醚或氯仿,提取乳糜中脂肪,用苏丹Ⅲ染色,可呈阳性。作为对照,尿磷酸盐使用乙醚或氯仿提取的方法并不能使尿液浑浊变得清晰。临床上使用石蜡样阴道乳膏治疗念珠菌感染,可能出现假性乳糜尿。另外,乳糜尿还应注意与脓尿及菌尿鉴别:乳糜尿以脂肪颗粒为主,少见血细胞、脓细胞、细菌。

尿液中出现脂肪小滴称之为脂肪尿,常见于肾病综合征,也可见于长骨或骨盆骨折的患者。除了中性脂肪、甘油三酯和胆固醇这些内源性脂类外,油性污染物如石蜡也可能漂浮在尿液表面,可用苏丹Ⅲ或油红 O 染色,经显微镜镜检来区分。

3. 脓尿与菌尿

浑浊尿液可以是因多种细胞成分存在而引起。白细胞可形成白色云雾状,与磷酸盐导致的白色云雾状相似,但酸化后这种白色云雾无变化。如果大量白细胞、脓细胞等炎症性渗出物,使新鲜尿液呈黄白色、乳酪状,常含有脓丝状悬浮物,放置后还可呈现云絮状沉淀,被称为脓尿。

若尿内含有大量细菌,可引起均匀乳白色,多呈云雾状,但静置后絮块不会下沉,即使酸化或过滤均无法改变,称之为菌尿。

脓尿和菌尿常见于泌尿生殖系统感染性疾病。通过尿三杯试验,可初步了解炎症部位,协助男性泌尿道炎症定位诊断。镜检时脓尿可见大量白细胞及成堆的脓细胞,而菌尿则是以细菌为主。脓尿、菌尿蛋白定性均为阳性,且不论加热或加酸,其浑浊度均不消失。

4. 有形成分

引起尿液浑浊呈云雾状改变的因素,也可以是红细胞、白细胞、上皮细胞、精液或前列腺液等,还包括来自下尿道或生殖道的黏液、血凝块、月经血以及其他颗粒成分,如组织、小结石碎片,甚至混入的粪便。尿液中出现粪便可能与结肠或直肠膀胱瘘有关。另外,尿液被粉末或防腐剂污染也可引起浑浊的尿液。

第三节 尿 量

尿量(urine volume)是指 24 小时内排出体外的尿液总量。尿量的多少主要取决于肾脏生成尿液的能力和肾脏的稀释与浓缩功能。尿量的变化还受机体的内分泌功能、精神因素、年龄、环境(湿度和温度等)、活动量、饮食、药物等多种因素的影响。故即使是健康人 24 小时尿量的变化也较大。通常情况下,成人 0.8L/24h~1.8L/24h(1L/24h~

2L/24h),即约 1ml/(h·kg);儿童按体重计算尿量,大约比成年人多 3~4 倍。成人夜尿应少于 400ml,若超过 500ml,称为夜尿症,与慢性进行性肾衰竭相关。慢性进行性肾衰竭患者,肾脏丧失浓缩尿液的能力,尿液比密恒定不变,且与初始血浆超滤液相同(1.010)。

1. 多尿(polyuria)

多尿是指 24 小时尿量超过 2.5L。

(1)生理性多尿:当肾脏功能正常时,因外源性或生理性因素影响所致的多尿,可见于食用水果等含水分高的食物过多或饮水过多、静脉输注液体过多、精神紧张或癔症、服用咖啡因、脱水剂、噻嗪类和咖啡等有利尿作用药物等。

(2)病理性多尿:①肾脏疾病:因肾小管受损致使肾浓缩功能减退,可引起多尿。常见于慢性肾炎、慢性肾盂肾炎、肾小管酸中毒I型、失钾性肾病、急性肾衰多尿期、慢性肾衰早期等。肾性多尿患者夜尿量增多,即昼夜尿量比小于 2∶1。②内分泌疾病:如尿崩症,当抗利尿激素(antidiuretic hormone,ADH)严重分泌不足或缺乏(中枢性尿崩症),或肾脏对 ADH 不敏感或灵敏度减低(肾源性尿崩症)时,肾小管及集合管重吸收水分的能力明显减少,出现多尿。24 小时尿量可大于 5L,尿渗量在 50~200mOsm/(kg·H_2O),尿比密常小于 1.005。多尿还见于原发性醛固酮增多症、甲状腺功能亢进等。③代谢性疾病:如糖尿病,因渗透性利尿作用引起的多尿,尿比密和尿渗透压均增高。

2. 少尿(oliguria)

少尿指每小时尿量持续小于 17ml(儿童小于 0.8ml/kg)或 24 小时尿量少于 0.4L。生理性少尿多见于出汗过多或缺水。病理性少尿常见于:

(1)肾前性少尿(prerenal oliguria):因肾缺血、血容量减低、血液浓缩或应激状态等造成肾血流量不足,肾小球滤过率减低所致的疾病。如休克、过敏、失血过多、心衰、肾血管病变、肾动脉栓塞、肿瘤压迫;重症肝病、全身性水肿;严重腹泻、呕吐、大面积烧伤、高热;严重创伤、感染(如败血症)等。

(2)肾性少尿(renal parenchymal oliguria):因肾实质病变导致肾小球和肾小管功能损伤所致。常见于急性肾小球肾炎、急性肾盂肾炎、急性间质性肾炎、慢性肾炎急性发作等肾血管性疾病,此时尿渗量大于 600mOsm/(kg·H_2O),尿比重大于 1.018。也见于慢性疾病如高血压性和糖尿病性肾血管硬化、慢性肾小球肾炎、多囊肾等导致肾衰时,因肾小球滤过率极度减低,此时尿渗量为 300~500mOsm/(kg·H_2O),尿比密小于 1.015;还可见于产生肌红蛋白尿的肌肉损伤、产生血红蛋白尿的溶血,发生急性排斥反应的肾移植。

(3)肾后性少尿(postrenal oliguria):因各种原因所致的尿路梗阻引起的疾病,见于肾或输尿管损伤、结石、凝块或药物结晶(如磺胺类药)、肿瘤、尿路先天性畸形、单侧性或双侧性上尿路梗阻、前列腺肥大症、膀胱功能障碍、前列腺癌等疾病。

3. 无尿(anuria)

12 小时无尿或 24 小时小于 100ml 为无尿;无尿发展至排不出尿称尿闭。任何情况或疾病,无论慢性或急性,只要破坏了正常肾脏组织都可导致无尿。因其减少了肾脏的血液供应,可出现低血压、出血、休克和心衰等临床症状。有毒化学品和肾毒性抗生素可诱发急性肾小管坏死,导致功能性肾单位丢失和无尿(或少尿)。另外,溶血性输血反应和尿路阻塞也可导致无尿。临床上若不立即对无尿患者进行处理,因体内代谢产生的毒物累积,将会导致生命危险。

各种与尿量有关的临床术语定义及发生原因见表 3-3-4。

表 3-3-4 尿量相关定义与原因[1]

术语	定义	原因
多尿	尿排泄增加(>2500ml/d)	溶质的排泄:糖尿病-糖;药物-利尿剂,锂,咖啡因,酒精;肾脏疾病;水的排泄:过量水的摄入-静脉注射,强制的水的摄入;尿崩症:丢失了能够保留的水
多尿症	尿液超过 3L/d	与上面的多尿一样
少尿	尿液排泄少于 400ml/d	肾脏血流下降:脱水、休克、高血压;肾病:泌尿道阻塞、肾小管功能障碍、肾脏病晚期、肾病综合征;水肿
无尿	尿液排泄少于 100ml/d	急性肾衰:缺血性休克;心衰;肾毒性药物、毒物;泌尿道阻塞;溶血输血反应

第四节 气 味

正常尿液气味是由尿液中酯类和挥发酸共同产生的，刚排出的新鲜尿液具有特殊的、淡淡的芳香气味。除非气味特别强烈或异常，通常已在常规尿液分析中进行检查和描述。一般情况下，尿道中的尿液是无菌的，但在其通过尿道排出时，容易被皮肤表面正常菌群污染。因此，尿液搁置过久，被污染的细菌就可能过度繁殖和生长，使尿素分解，可转化出有特殊恶臭的氨味。但在尿路感染患者，细菌在尿道中代谢而排出氨味尿液，是标本陈旧还是尿路感染所致的氨臭气味，区别就在于，后者即使是新鲜留取的尿液标本，仍然有明显的氨味，有时甚至是强烈的刺激性气味或恶臭味。尿液气味也受食物和某些药物的影响，在进食芦笋、葱、大蒜、韭菜、咖喱、过多饮酒，服用二巯基丙醇、艾类药物或接受了含酚类衍生物的静脉注射药物等，均可出现各自相应的特殊气味，比如摄入过多芦笋可有似硫磺燃烧的独特气味。

多种代谢性疾病可能会导致尿液出现异常气味。例如，在脂肪代谢增加伴随芳香酮形成和分泌的情况下，机体会产生甜味或果香味尿液，最常见于糖尿病。表 3-3-5 列出了多种氨基酸代谢异常引起的尿液出现明显特殊气味。

如果尿液标本有强烈的漂白剂或清洗剂气味，可能是有意添加而用于干扰检测，尤其是收集标本用于处方药物或违禁药物的检测。但若是使用家用容器来收集标本，则可能会因为不小心被清洗剂污染。不管何种原因，污染的标本不能用于尿液分析。需注意的是，急性肾衰竭患者的尿液无气味提示急性肾小管坏死而不是肾前性损伤。

比较有特点的异常尿液气味与疾病关系见表 3-3-5：

表 3-3-5 尿液气味及原因[1]

气味	原因
芳香味，轻微	正常尿液
氨味	陈旧尿液，储存不当
刺激性，恶臭	尿路感染
甜味，水果味	产生酮体：糖尿病，饥饿，节食，营养不良；剧烈运动；呕吐，腹泻
异常气味	与氨基酸代谢疾病有关
鼠尿味	苯丙酮尿症
枫糖味	枫糖尿病
腐臭味	酪氨酸血症
臭鱼味	三甲胺尿症
卷心菜，槐花气味	蛋氨酸吸收不良
脚臭味	异戊酸血症和戊二酸血症
特殊气味	机体消化物质：芦笋、大蒜、洋葱
似薄荷醇味	含酚类的药物
漂白剂气味	掺假的标本或容器污染

第五节 尿比密和尿渗透压

尿比密、尿渗透压,均为评价肾脏浓缩和稀释功能的可靠指标。

一、尿 比 密

(一) 定义

尿比密(specific gravity,SG)是指在4℃时尿液与同体积纯水重量之比,是衡量尿液中所含溶质浓度的指标。尿中可溶性固体物质有尿素(20%)、氯化钠(25%)、肌酐等,其比密的高低因尿液中水分、盐类及有机物的含量与溶解度而异,与尿液中溶质(氯化钠等盐类、尿素)的浓度成正比,同时受年龄、饮食和尿量影响。从生理上来讲,机体不可能排出纯水(1.000)般尿液,尿比密最低为1.002。反之,尿比密最高可与高渗性肾髓质液的比密相同,接近1.040。如果一个随机尿标本的比密在1.023以上,浓缩能力被认为正常。在病理情况下,将受尿蛋白、尿糖及细胞成分、管型等病理成分的影响。

临床参考区间:健康成人随机尿:1.003~1.030,晨尿小于1.020;新生儿:1.002~1.004。

(二) 测定方法

尿比密检测方法可分为直接法和间接法。直接法包括尿比密计法和谐波震荡密度测定法。间接法主要有折射计法和干化学法,利用数学或经验关系式估计比密值。直接法会受到尿液中溶质分子大小的影响,而间接法不受影响,这是两种方法的重要区别[2]。目前临床上常用间接方法如干化学法来测定。

直接法检测的是尿液真实密度,即检测的是尿液中所有的溶质,而不管这溶质是正常尿液成分尿素和电解质,还是因疾病而存在的某些物质(葡萄糖、蛋白质),或是医源性产生的物质(造影剂)。值得注意的是,造影剂等出现于尿液中高分子量溶质并不能反映肾脏浓缩功能,因其是由其他异常过程所引起,与肾脏浓缩功能无关。这就是为什么当使用直接法检测SG时,若确定尿液中存在葡萄糖或蛋白质时,需要进行校正来消除其对SG检测结果的影响。造影剂的影响不能被校正,不过,一定时间后造影剂会完全消失,这时需要重新留取标本检测。显然,如果不排除高分子量溶质的影响,不管使用直接方法还是间接方法,都可能得出关于尿浓缩功能的错误结论。

另外,温度会影响尿液密度,因此使用直接法检测SG时(比密计法、谐波震荡密度测定法),需控制尿液温度,或者当尿液温度偏离预定值时(尿比密计法),应使用相关系数进行校正。

1. 干化学试带法

试带法检测SG原理是多聚电解质的解离,基于对尿中离子或带电荷溶质(Na^+、Cl^-、K^+、$NH4^+$)间接进行比色的方法,不能检测非离子溶质。肾脏具有选择性重吸收和分泌离子溶质及水分的能力,从而决定了尿液的浓度(比密)。非离子型溶质尿素、葡萄糖、蛋白质或造影剂均不能反映肾功能的状态。尿液中出现葡萄糖通常提示代谢性疾病(糖尿病),出现蛋白质提示肾脏状况如肾小球滤过屏障改变(肾小球肾炎,肾病综合征)。目前还没有其他方法能够消除非离子型大分子量溶质对SG结果的影响。因此,当尿中含葡萄糖或蛋白质时,试带法或许不能得出准确的结果(尿液实际比密),但却能够反映肾脏的浓缩功能,显示其在评估肾脏处理水和离子溶质能力时独特的价值。不过,应特别注意试带受尿液pH的影响,当pH为7.0~7.5时,SG结果最为准确。详细内容请参见尿液干化学章节。

2. 折射计法

折射计法是一种间接方法,利用光线折射率与溶液中总固体量相关性进行测定。

(1)原理:入射角为90°的光线进入另一介质时,光束的方向发生折射,并且速度降低,被折射的角度称为临界角,光在两种不同介质中的折射比值称为折射率。在终端观察时依折射临界角的大小,可见明暗视物的改变。进而求出相对折射率。折射率与溶液的密度有关,密度越高则折射率越高,也与光的波长及温度有关。折射计将单色光束从多色光束的白光中分离出来,在折射计内,通过棱镜、液体补偿器及腔室盖将单波长的光映射到刻度上。通过折射率、比密和总固体量的公式计算,将数字列成图刻在目镜系列地适当位置中,测量时直接读数。

(2)影响因素:折射率与溶液比密有直接相关性,影响来自3个方面,即光的波长、溶液温度和溶液浓度。波长不同折射率值不同,常用波长589nm。随着温度的变化或溶液中溶质量的变化,比密发生改变,折射率改变。折射计法可检测溶液中所有的溶质,包括葡萄糖和蛋白质。因此,尿蛋白每增高 10g/L,需将结果减去 0.003;尿葡萄糖每增高 10g/L,需将结果减去 0.004。尿酸盐浑浊需要预先加热去除,尿中有形成分过多时应离心除去。

(3)方法评价:具有易于标准化、标本用量少(1 滴尿)、自动对 15~38℃的标本进行温度校正、明暗视场边缘清晰、易于从刻度上读取数值等优点。

3. 尿比密计法

尿比密计法为 SG 的直接测定方法。用特制的比重计测定 4℃时尿液与同体积纯水的密度(重量)之比。SG 与所含溶质量成正比,溶质越多,对浮标的浮力就越大,浸入尿液中的比重计部分就越少,读数越大,则比密越高;相反浸入部分越多,读数越小,比密越低。

尿比密计法除受分子大小和(或)离子电荷影响,还受操作频繁、所需尿量多、比密计不精确、测量温度、读数困难等因素影响,而致结果难以准确,现已很少使用。

4. 谐波震荡密度测定法

谐波震荡密度测定法为尿比密的直接测定方法,使用声波来测定尿液密度。在检测中,部分尿液标本被注入 U 形玻璃管,玻璃管一端有电极线圈,另外一端有运动检测器。电流施加到线圈产生一定频率的声波。超声震荡透过标本发射出去,同时检测频率的衰减。观察到的频率与样品密度成正比,微处理器将频率转换为相应的比密值。因为温度影响密度,热敏电阻监测试管内样本温度,必要时向微处理器提供需要校正的温度信息。虽然谐波震荡密度测定法最初用于半自动尿液分析工作站,检测的准确性较高,且精确度线性可达 1.080,但现在已很少使用。

(三)临床应用

SG 测定是临床上估计肾脏浓缩稀释功能常用的指标。

1. 高比密尿

尿量少而比密增高,见于急性肾炎、高热、心功能不全、脱水或大量排汗等;尿量增多同时比密增加,常见于糖尿病、急性肾小球肾炎或使用放射造影剂等。

2. 低比密尿

尿比密<1.015 时,称为低比密尿或低张尿(hyposthenuria)。见于慢性肾小球肾炎、肾功能不全、间质性肾炎、肾衰竭影响尿液浓缩功能、尿崩症等。当多次测量尿比密固定在 1.010±0.003(与肾小球滤过液比密接近)者,称为等渗尿或等张尿(isosthenuria),提示肾脏浓缩稀释功能严重损害。可见于急性肾衰多尿期、肾小管间质疾病、慢性肾衰竭、急性肾小管坏死等。尿崩症时,常呈严重的低比密尿(SG<1.003),可低至 1.001。

尿比密易受年龄、饮水量、出汗过多等因素影响,而且,各种测定方法都无法克服蛋白质、葡萄糖等大分子物质对测定结果的影响。因此,连续测定尿比密比一次测定更有价值。

二、尿渗透压

(一)定义

某些小分子物质如水、电解质、尿素等可自由透过细胞膜和其他人工半透膜,由此在膜两侧形成一定的渗透压,水份可从渗透压低的一侧进入渗透压高的一侧。通常以渗透浓度反映溶液的渗透压。尿渗透浓度也称尿渗透压,简称尿渗量或尿渗透量(urine osmolality,Uosm),是指经肾排到尿液中具有渗透活性全部溶质微粒的总数量,与尿液中溶质颗粒数量、电荷有关,而与颗粒大小无关。

1 摩尔渗透压被定义为在溶液中解离产生 1 摩尔粒子物质的量。例如,180 克葡萄糖(1mol)溶于 1 千克水中,虽然相对分子质量大,但在溶液中不解离,那么只具有 1Osm/(kg·H_2O)的渗透量。相反,58.5 克氯化钠(1mol)溶于 1 千克水中,能解离成 Na^+ 和 Cl^- 两个粒子,具有 2Osm/(kg·H_2O)的渗透量,是葡萄糖的两倍。由此可知,相对分子量大小并不影响渗透压的大小。

尿渗透量的表示方法有两种:一是质量渗透量,即在 1 千克溶剂中含有完全离解各种溶质的粒子总摩尔浓度,用 Osm/(kg·H_2O)表示;另一种为体积渗量,即在 1 升溶剂中含有能离解各种溶质的粒子总摩尔浓度,用 Osm/L。Osm/(kg·H_2O)表示法以质量计,不受温度影响,是惯用单位。同时,因生物体液如尿液或血清的渗透压浓度很低,临床上常选择质量毫摩尔浓度单位 mOsm/(kg·H_2O)表示。

在尿液中,溶剂是水,溶质则是①能通过肾小球滤过屏障且不被肾小管重吸收的物质。②经过肾单位并通过肾小管分泌进入超滤液的物质。正常血清渗透压的范围从 275mOsm/(kg·H_2O)至 300mOsm/(kg·H_2O),而尿渗透压值为其 1~3 倍,在 275mOsm/(kg·H_2O)至 900mOsm/(kg·

H_2O)以上。由此,尿渗透压可以有很大变化,这取决于饮食、摄入液体、健康和身体活动,而血清渗透压保持相对恒定。尿渗量能较好地反映肾脏对溶质和水的相对排出速度,被认为是评价肾脏浓缩功能较好的指标,并用于监测肾脏疾病、监测体液和电解质平衡和诊断多尿原因。尤其对含X射线造影剂和血浆扩容剂的标本,其评价结果可信度高。

(二)测定方法

尿液渗量测定的方法有冰点下降法、沸点增高法、蒸气压降法、渗透压半透膜法、蒸气压渗透压计法等,以冰点下降法最为常用。收集晚餐后禁饮水的次晨尿,检测尿渗量。

1. 冰点下降法原理

根据溶液冰点下降溶液结冰曲线计算出液体渗量的方法,叫冰点下降法。冰点是指溶液的固态和液态处于平衡状态时的温度。1个Osm浓度可使1千克水的冰点下降1.858℃。

冰点渗透压测定仪的工作原理以"过冷现象"为基础。对于不含有杂质和异物的纯净水,当受到低温冷却从液态向固态变化的过程中,可以出现温度虽已达到冰点甚至低于冰点而不结冰的现象,称为"过冷现象"或"过冷状态"。这种现象是水在冷却过程中,其内部热量尚未完全释放而以"潜热"的形式保留水中的缘故。处于"过冷状态"下的液态极不稳定,从外部给予瞬间剧烈的扰动,便可"触发"其立刻结冰而呈固态。由液态变成固态,分子能量突然由高能态转变为低能态,多余的能量就会以热的形式释放出来,称之为"晶化热"。由于晶化热的存在,将使过冷溶液在结冰形成的瞬间产生温度回升,并且被插入溶液中的热敏仪探针准确测定。晶化热与冰点下降相关,冰点下降值再被转换成渗透量。

2. 冰点渗透压计

由制冷装置、扰动装置、测温传感器、计算机系统和显示装置组成。扰动装置又分搅拌和振动结构两种形式。搅拌结构形式通常是一根不锈钢针,在被测溶液温度达到冰点时,以上下运动的方式,一次或者几次瞬间插入形成剧烈的扰动。振动结构形式通常是一个钢制推杆,在被测溶液温度达到结冰点时,以左右运动的方式,一次或者几次瞬间击打承装被测溶液的样品管形成剧烈的扰动。

结果可以直接从仪器中读出。仪器必须使用已知渗透压浓度的NaCl标准溶液进行校准。NaCl溶液可以市售或自配,其浓度范围应为50~1500毫渗透摩尔。所需的标本量的多少,取决于所使用渗透压计的要求。实验中可能会遇到过早凝固的问题,可能因样品中存在阻碍正常冷却的颗粒物质所引起,只能通过重复测定来解决。

(三)临床意义

溶液浓度是指一定体积溶剂中溶质物质的含量。衡量尿液浓度有3个指标,颜色、比密和尿渗透压。颜色通过肉眼就能观察,很快很直观,但很粗略。如稀释的尿液含溶质少,颜色浅呈淡黄色甚至无色。浓缩的尿液含溶质多,颜色深黄。尿比密和尿渗量都能反映尿液中溶质的含量,在健康人,两者具有良好的一致性。而对某些疾病患者,两者结果就没有一致的相关性。尿比密测定比尿渗量测定操作简便、快速、成本低,常被用来快速衡量尿液浓度,但尿比密测定易受溶质性质的影响,如蛋白质、葡萄糖等大分子物质及体细胞等增多,尿比密也增高。而尿渗量主要与溶质的颗粒数量有关,受蛋白质、葡萄糖等大分子物质的影响较小,在评价肾脏浓缩和稀释功能上,更优于尿比密。一般还同时采集静脉血,肝素抗凝(不用EDTA盐、草酸钾等晶体抗凝剂)分离血浆,同时检测血浆渗透压(plasma osmolality,Posm)。

1. 评价肾脏浓缩稀释功能

尿渗量及尿渗量/血浆渗量比值(Uosm/Posm)是反映浓缩稀释功能可靠的实验室指标,Uosm/Posm还在一定程度上校正因糖尿病、高或低钠(钾)血症所致的非肾病性尿渗量改变。①若Uosm及Uosm/Posm正常,提示浓缩稀释功能正常。②若Uosm及Uosm/Posm下降,提示浓缩功能受损。③若Uosm/Posm等于或接近1,称等渗尿,提示肾浓缩功能近乎丧失。可见于慢性肾小球肾炎、阻塞性肾病、慢性肾盂肾炎、多囊肾等。④若Uosm<200mOsm/(kg·H_2O)或Uosm/Posm<1,称低渗尿,提示浓缩功能丧失但稀释功能仍存在,如尿崩症[3]。

2. 鉴别肾前性和肾性少尿

肾前性少尿(休克、脱水等)、单纯肾小球性少尿(急性肾小球肾炎早期)患者,肾小球滤过率降低而肾小管浓缩功能正常,因此尿量少但Uosm、Uosm/Posm正常或增高。肾小管坏死所致少尿,则尿量少同时Uosm低,接近等渗尿。

3. 计算渗透溶质清除率和自由水清除率

渗透清除率(Osmolar clearance in mL plasma

clear/min，Cosm）计算公式为：Cosm = Uosm · V/Posm（ml/min），式中 V 为每分钟尿量。

自由水清除率（free water clearance，C_{H_2O}），计算公式为：C_{H_2O} = V－Cosm，C_{H_2O}表示尿液中无渗透溶质水，它将尿量分做渗透溶质清除率和无溶质水两部分，故比尿比密和尿渗量更能准确反映肾浓缩稀释功能。C_{H_2O}负值表示肾脏浓缩稀释能力正常；C_{H_2O}等于或接近于 0，表示浓缩功能完全丧失，是肾脏功能严重损害的表现；C_{H_2O}正值，表示浓缩功能丧失但稀释功能尚存在。

连续监测 C_{H_2O}，有助于急性肾衰竭的早期诊断及预后判断。当 C_{H_2O}趋于 0 或维持 0，提示急性肾衰竭，而 C_{H_2O}回复到负值，则表明进入恢复期。这一变化先于临床症状出现前 2～3 天。此外，C_{H_2O}还可作为观察严重创伤、大手术后低血压、少尿、休克患者肾髓质功能损害程度的指标。

（栗　军　张春莹）

参考文献

1. Brunzel N A. Fundamentals of Urine and Body Fluid Analysis [M]. 3th ed. Philadelphia: W. B. Saunders Company, 2012.
2. CLSI. Urinalysis; Approved Guideline-Third Edition: GP16-A3[S]. Wayne, PA: Clinical and Laboratory Standards Institute, 2009.
3. McPherson R A, Pincus M R. Henry's Clinical Diagnosis and Management by Laboratory Methods [M]. Philadelphia: W. B. Saunders Company, 2011.

第四章

尿液干化学分析

尿液干化学分析是用尿试带检测尿液相应成分的一种快捷分析方法,即在同一试带上可完成多项目检测。在尿干化学试带分析仪问世之前,实验室操作人员对于尿液干化学分析结果采用目测读取的方式,尿液干化学分析仪的试带自动检测法则大大简化和加速了干化学分析的读取速度及临床常见尿液化学成分检测步骤、缩短了标本周转时间。尿液干化学分析试带,从单项到8项、9项、10项、11项及更多项组合,尿干化学分析仪从半自动到全自动,并可与尿液有形成分分析仪等相连,将尿液分析推入了现代化和自动化新时代。

第一节　尿液干化学分析检测系统

目前,在绝大多数实验室中,检测人员所采用的尿液干化学分析均为尿液干化学分析仪法,基本上已替代目测法,尿液干化学分析项目与分析仪已整合为尿液干化学分析检测系统。在方法学上,除某些全自动尿液干化学分析仪上的比密测定法为折射仪实测法之外,其余检测项目均为定性或半定量测定项目,故尿液干化学分析系统一般归为定性分析检测系统。尿液干化学分析检测系统包括尿液干化学分析仪、尿干化学分析试带、校准物、质控品、质控程序、操作程序及仪器维护保养程序。

在当今临床医学,以患者安全为中心的模式下,尿液干化学分析操作者如能进一步主动了解尿液干化学分析结果在循证(检验)医学中的应用,则更能合理地解释尿液干化学分析项目的临床诊断性能和意义。

一、尿液干化学分析仪

(一)仪器类型

目前,尿液干化学分析仪有半自动和全自动之分,两者区别见表3-4-1。

1. 半自动尿液干化学分析仪

半自动尿液分析仪需在分析前,将试带浸入混匀后的尿液,使试带上所有试剂块与尿液充分接触后取出,用滤纸去除多余尿液,并在固定时间内将试带放入仪器正确位置,仪器开始检测。试带进入检测部,并在规定时间内反应完成后读取结果。

2. 全自动尿液干化学分析仪

全自动尿液分析仪采用全自动进样模式,将尿液标本放在进样架后,仪器自动混匀并吸取尿液加至试带上,并在规定时间内完成反应和检测。

因反应时间是尿液干化学分析的关键环节,其长短直接影响检测结果判读。全自动仪器能从试剂块接触尿液起对整个反应时间加以控制,检测结果的可靠性明显优于半自动仪器,但缺点是采用进样针自动吸取尿液标本,在吸取高浓度尿液标本后可能对下一个尿液标本存在携带污染,故应评估全自动仪器的携带污染率,而半自动仪器则不存在这种情况。

(二)仪器组成

尿液干化学分析仪主要包括机械系统、光学系统、电路系统。

1. 机械系统

主要功能是传输试带。机械系统将浸渍了尿液的待检尿试带传输到固定位置,检测后排入废物盒。传输方式有胶带传输、齿轮传输等。

表 3-4-1 半自动和全自动尿液干化学分析仪特点比较[1]

	半自动	全自动
速度	手工进样,50~60 标本/h	自动进样,200~300 标本/h
操作	界面简单,操作简单	界面略复杂,功能众多
应用特点	机动灵活,随时测定单份标本、快速	可成批测定标本,适于工作量大的医疗机构
比密测定	干化学法	可干化学法;折射法(有校正程序)
空白或质控	有或无	有
标本混匀	手工	可自动
条码	一般无自动条码扫描,需选配	可自动扫描试管条码或试管架条码
标本传送	无专用试管架,在尿杯中直接浸入尿试带,不可直接连接其他仪器	须将尿标本置于配套尿试管内;有轨道和通用试管架,有的可与尿有形成分分析仪连接
点样和试剂块间污染	点样量和时间控制精度差,反应时间准确度差,手工浸入试带,试剂块区颜色过深、尿量过多可污染邻近试剂块	点样量、点样时间、反应时间准确,加样方式、加样量准确,不会污染邻近试剂块
环境影响	手工浸入试带,易污染操作者和实验台等,环境中有尿标本气味	自动进样,进样安全、不易污染操作者和环境;可减少环境中尿气味
尿量	可用少量尿,如新生儿	尿液须达一定量
价格	仪器和试带价格低廉	仪器和专用试带价格略高
体积	较小,便于携带和放置	较大,需稳定和足够的工作台面
耗电量	较小,有的仪器可用干电池	较大,需稳定的电源和电压

2. 光学系统

主要包括光源、单色处理、光电转换三部分。光源照射到试带反应区表面可产生反射光,其强度与各试剂块的化学反应呈色成比例。反射光经光电转换器转换为电信号。光源可采用两种形式:一种为多色光源,与一系列分光滤片组合;另一种为一系列单色光,如:发光二极管(LED)。

3. 电路系统

由光电转换器传输来的电信号,经转换器转换为数字信号,传入计算机处理后打印出检测结果,最后以定性或半定量方式自动输出结果。

(三)仪器检测原理

多联尿试带上各检测试剂块与尿中相应成分发生化学反应而产生颜色。当光源发出的光经单色处理(或单色光)照射到试带反应块上,一部分光被吸收,其余的光被散射或反射。入射光常采用一种或多种波长,接收器只接收单一或特定波长信号。试带呈色深浅与光吸收和光反射相关,且与被检测尿液相应成分浓度成正比。吸收光值越大,反射光值越小,反应被测成分浓度越高。因尿液本底颜色会干扰试剂块呈色,通常试带上试剂块比检测项目多一个空白块,以排除尿液本底颜色干扰。

为消除背景光和其他杂散光影响,常采用测定波长和参考波长双波长检测试剂块的颜色变化。测定波长是各被测定试剂块灵敏的特征性波长,如比密、蛋白质、葡萄糖、酸碱度(pH)、维生素C、隐血的测定波长为620nm;胆红素、尿胆原、亚硝酸盐、酮体的测定波长为557nm。各试剂块参考波长为720nm。不同仪器厂家的检测波长略有差异。

检测试剂块反射率、空白试剂块反射率和总反射率分别由下列公式得出:

$$R_{试剂}(\%)=\frac{Tm_{(试剂)}}{Ts_{(试剂)}}\times 100\% \qquad 式 3\text{-}4\text{-}1$$

$$R_{空白}(\%)=\frac{Cm_{(空白)}}{Cs_{(空白)}}\times 100\% \qquad 式 3\text{-}4\text{-}2$$

$$R_{总}(\%)=\frac{R_{试剂}}{R_{空白}}=\frac{Tm\cdot Cs}{Ts\cdot Cm}\times 100\% \qquad 式 3\text{-}4\text{-}3$$

式中:R 为反射率,Tm 为试剂块对测量波长反射强度,Ts 为试剂块对参考波长反射强度,Cm 为标准块对测定波长反射强度,Cs 为标准块对参考波长反射强度。厂商按一定规则将各检测项目反射率进行划分,并对应不同等级,最终以等级方式替代反射率表示检测结果。此外,在尿干化学分析仪评价方案中,可采用仪器反射率评价仪器检测的重复性和稳定性。

(四) 仪器基本保养

按仪器说明书要求完成日保养和周保养。日保养为清空废物盒,清洁仪器运送带等。周保养为清洁仪器表面等。按需保养则包括清洁光学和检测系统等。

(五) 检测前标本采集

尿液标本的采集对于检测结果的可靠起决定性作用。尿液标本应按行业规定采集,尿液标本的检测操作应完全按照生产厂商说明书上推荐要求操作。具体采集方法见其他章节。

二、尿干化学分析试带

建议选用尿液干化学分析仪配套尿试带检测尿标本。

(一) 基本结构

单项尿试带的基本结构组成:①塑料底层:不浸润尿液的塑料片,起支撑作用;②吸水层:可使尿液均匀快速地浸入,并能抑制尿液流到相邻反应区;③试剂层:含与尿液中所测定物质发生化学反应试剂成分;④碘酸盐层:可破坏维生素 C 等干扰物质;⑤尼龙膜:防止大分子物质对反应污染,有保护作用。多联尿试带加空白块可用于消除尿液底色干扰。

(二) 保存和使用要点

试带与尿液反应颜色及其检测结果密切相关,应注意以下几点:

1. 保存要点

(1)使用前储存:因试带化学成分易受空气中氧气、水分、温度、酸碱物等物质影响而变质,故应严格按厂商说明书所示内容储存。

(2)使用后储存:试带装载后,剩余试带应立即加盖密闭。尚未使用的试带,储存环境应避免紫外线或阳光直射、温度应低于 30℃。

(3)有效期限:试带应在其标注有效期内使用,无论新开瓶或开瓶时间较长的试带均应用适当的质控品进行定期检测核对。

(4)试带仓中的试带:全自动尿液分析仪内有试带储存仓,可将试带打开后一并倒入储存仓中,装好试带后,应立即加盖密闭。储存仓中试带如储存时间较长,应确认其有效性。

2. 使用要点

(1)标本温度和混匀:尿液应在采集后 2 小时内、室温下完成检测。冷藏保存尿标本应恢复至室温后再检测。检测前须充分混匀尿标本。

(2)试带浸入尿液时间:半自动仪器需注意在计时器启动同时迅速将试带浸入尿液中,使每个试剂块均充分接触尿液,并严格控制浸入时间,时间一到,应立即沿容器边缘取出试带以去除多余尿液,或用滤纸吸掉多余尿液,防止试带间“溢出”现象,导致检测结果错误。

(3)结果报告方式:不同仪器略有不同,检测结果浓度等级也有差异。

(4)尿液含还原性成分:如维生素 C 可影响检测结果,有些品牌的试带具有抗维生素 C 干扰的能力,即使尿液中存在一定浓度的维生素 C 也不影响检测结果。有些品牌的试带上包含维生素 C 这一检测项目,提示检测结果可能不可靠。

三、校准试带和质控品

质量控制的目的是监测检验结果,使管理者能发现并识别是否因仪器设备故障、试剂原因、人员操作失误等导致检验结果差错。

1. 校准试带

尿液干化学分析试带常配有相应校准试带,应定期(每周 1 次)采用配套校准试带校准仪器。校准试带由厂商提供,一般为两种校准试带:白色模块校准试带和灰度模块校准试带,也有厂商仅提供一种校准试带。校准试带的主要目的是检测仪器对反射信号的接收能力。通常,在仪器上按“校准”键,即进入校准模式。将校准试带放入检测区域,仪器自动读取试带反射率。白色模块反射率接近 100%,灰色模块反射率小于 100%。所有模块反射率应位于厂商规定允许范围内,如超出此范围,则校准失败,仪器提示“重新校准”,校准试带和允许范围举例如下表 3-4-2。

在校准试带验证未通过情况下进行尿液标本检测,仪器会在打印报告中提示校准“未通过”。此时,不可使用该仪器报告检验结果。

2. 质控品

尿液干化学分析仪质量控制分为室内质控和室间质评。室内质控用于监控日常尿液分析的重复性,室间质评用于评价尿液分析的准确性。

表 3-4-2 校准试带的允许范围

波长	430nm	500nm	565nm	635nm	760nm
白色校准试带允许范围	90%~110%	90%~110%	90%~110%	90%~110%	90%~110%
灰度校准试带允许范围	33%~41%	32%~40%	29%~37%	28%~36%	27%~35%

通常,尿液干化学分析试带配有相应质控品。质控品有液体、冻干和条带型等。一般有阴性和阳性两个水平。厂商应提供适合各自仪器和试带的相应质控品,并给出检测范围;也可用第三方的商品质控品,不建议使用实验室自配质控品。实验室应根据实际情况选择合适的质控品、确定质控检测频率和质控规则,应与尿液干化学分析仪的工作量相适应,并符合厂商推荐要求及行业规定要求等。

尿干化学分析试带室内质控的基本要求:阳性质控所含检测物的浓度要求应高于检出限,但浓度不宜过高,过高的浓度不利于判断干化学分析的检出率。质控规则为阴性质控不可出现阳性结果;阳性质控不可出现阴性结果;阳性质控测定值应为标定值上下一个浓度级差。实验室应做好室内质控,并参加国家及地区开展的室间质评活动,并按反馈结果控制检验质量。

四、检测系统性能评估

合格的仪器性能是检测结果可靠性的重要保证,新仪器在投入使用前(或必要时)需对仪器性能进行验证。国内外在尿液干化学分析项目及分析仪的执行标准略有不同,主要依据的标准为中国行业标准和欧洲和美国尿液分析导则。在中国,目前颁布的相关标准有两个:①干化学尿液分析仪(YY/T 0475-2011),②尿液分析试纸条(YY/T 0478-2011)的医药行业标准,各仪器生产厂商在申请医疗器械注册证及投放市场之前,必须对尿液干化学分析仪进行性能验证和评价。欧洲及美国颁布尿液分析相关标准为:欧洲检验医学联合会(European Confederation of Laboratory Medicine,ECLM)颁布的《欧洲尿液分析指南》[2];美国临床和实验室标准协会(Clinical and Laboratory Standards Institute,CLSI)颁布的《尿液分析》(GP16-A3)[3]。依据美国临床实验室改进法案修正案(American Clinical Laboratory Improvement Amendments,CLIA)对仪器及项目的分类要求,尿液干化学分析项目属于"waived test",即"免检试验"。美国食品药品监督管理局(U. S. Food and Drug Administration,FDA)网站上列出 2000 年 1 月至今所有免检试验的目录。即仪器生产厂商应对其仪器进行一整套评估以符合 CLIA 的要求,获得进入美国市场的准入证明。各尿液分析仪器生产厂商按检测系统进行申报,并可在此目录中查询到符合要求的各仪器生产厂商。达到这一要求需要满足两方面的条件:一方面,生产厂商应对尿液干化学分析仪进行完整的性能评估,特别是评估各项目的阴性和阳性检出能力,并依据检测数据证实其本身性能可靠,符合"免检试验"的各项要求。另一方面,操作者必须经过培训后上岗操作,操作者应熟悉尿液干化学分析系统检测原理、检测性能和质量保证(包括室内质控、室间质评以及排除影响检验结果的各种干扰因素)、检测环境符合生产厂商的推荐要求,即按照生产厂商的建议完成各项操作,以保证为临床提供准确的、可靠的分析结果。其主要内容见表 3-4-3。

表 3-4-3 中国、美国和欧洲尿液分析行业规范的主要内容

	中国		美国		欧洲
颁布机构	国家食品药品监督管理局FDA		临床实验室改进修正案 CLIA	临床实验室标准协会 CLSI	欧洲检验医学联合会 ECLM
主要针对用户	生产厂商		生产厂商	临床实验室	临床实验室
标准号	YY/T0475-2011(分析仪)	YY/T0478-2011(试带)	CLIA 对于免检试验的要求	GP16-A3	尿液分析导则

续表

	中国		美国		欧洲
评估项目	重复性 准确度 稳定性 携带污染率	重复性 准确度 检出限 分析特异性 批间差 稳定性	人员因素 标本因素 试剂因素 硬件、软件和电力 校准稳定和内部控制 环境因素 准确度体现在(临床研究的数量、定性项目的临床研究) 质量控制	分析前活动 检测物和设备 外观/理学分析 化学分析 显微镜分析 自动分析仪 (精密度、准确度、分析灵敏度、特异度、干扰、分析检测范围) 质量保证	患者准备 标本采集处理 化学检测 颗粒物检测 微生物检测 尿液分析策略 质量保证(检测真值、假阳性率和假阴性率、相关性、精密度) 定量检测
标本选择	配制溶液	配制溶液/干扰物/阳性标本	患者标本/混合的患者标本	患者标本	患者标本
关注角度	仪器本身性能	试带本身性能	准确度试验为完整设计的临床研究性试验,得出总的分析误差	临床检测 实际操作	临床检测能力
参照依据	行业标准/ 厂商标准	行业标准/ 厂商标准	与参考方法比较,得出阳性和阴性检出率	操作规范	与参考方法比较
主要用途	生产厂商申请注册证	生产厂商申请注册证	生产厂商申请许可证	临床实验室 实际操作	临床实验室 实际操作

由上表可见,涵盖内容最多的标准为欧洲尿液分析导则,其次为美国CLIA对于免检试验的要求和CLSI GP16。

中国标准与欧美标准最为主要的区别在于:

1. 评价标本来源的区别

欧洲和美国标准必须采用临床标本作为分析对象,所有评价的结果是从临床实验研究中得出,而中国标准则倾向于采用化学实验得出结果。

2. 准确度的区别

中国临床检验标准委员会推荐的参考方法是:尿比密是折射仪法,pH是全自动酸度计法,尿隐血、白细胞酯酶是规范化尿有形成分计数法,尿蛋白、葡萄糖和胆红素是室内质控和室间质评结果合格的生化仪检测结果,尿酮体、尿胆原和亚硝酸盐是直接称量法。尿试带检测项目结果与相应参考液标示值相差同向不超过1个量级,符合率>80%,阳性结果不能为阴性,阴性结果不能为阳性。

欧洲标准将被评价仪器或试带与参比方法相比较,得出可靠的分析物含量检测,并通过统计方法得出检出限和确认限,在两个浓度水平对检测系统进行性能评价。检出限即检测结果开始出现阳性的浓度水平,确认限即所有检测结果都应该是阳性的浓度水平。

采集尿液2小时内送检,将尿试带检测结果与参比方法结果比较,共用450个尿液标本参与评价,参比方法按一定规则划分为3个等级(阴性、灰区和阳性),并列出待检方法与参考方法统计表,横向数据为参比方法的等级,纵向数据表示试带读取结果,分为阴性和阳性两个等级。计算此项目在检出限、灰区和确认限的浓度水平,计算假阳性率和假阴性率的比值,并按表3-4-4中标准进行评价。

表 3-4-4　尿试带准确度分析质量标准评估表

浓度水平	检测限	灰区	确认限
最佳标准	<10%	<30%	<5%
合格标准	<20%	<50%	<10%

美国 CLIA 对于免检试验的准确度要求方法学比较试验，要求选择 3 个检测点，由 1～3 个不同的检测人员完成检测，且至少包括 9 个检测人员。将患者标本大致等量的发给检测人员。标本应选取大致一段时间的连续患者标本(为期大致为 1 个月)。至少需要 120 份参比方法阳性和 120 份参比方法阴性，总标本数量应大于 240 份。待评估方法与参比方法间的一致性应为 95%或更高。在所有标本中位于双侧 95%置信区间的下限应≥91%。

3. 精密度及相关试验的区别

行业标准对于尿液分析仪的精密度的要求以重复测定反射率表示。试带的重复性以检测同一阳性标本，得到阳性结果的百分比表示。

欧洲标准以二项分布置信区间为依据，采用检测项目各等级、重复多次测定所占分数(百分数)进行评估；如分数(百分数)落在置信区间内，视为精密度符合要求。建议采用与被测分类等级原始概率极近似(近 100%)的标本进行精密度测定，因置信区间较窄，只有标本准备及检测操作精确，检测结果才可能落于此置信区间中。尽管检测患者标本的结果以等级形式报告，而仪器不间断的有效信号(如反射率值)也可用于计算检测限。对快速检测方法而言，弱阳性等级(1+)范围比强阳性等级(3+)范围更为重要。判断标准依据二项分布的 95%置信区间，见表 3-4-5。二项分布置信区间不仅用于患者标本结果等级评价，也可用于室内质控复现性评价。

美国标准除了要求与参比方法进行比较之外，还需要进行分析物浓度接近 cut-off 值的性能评价。准备弱阳性和弱阴性标本各 60 份(将混合尿液标本分装至 60 份)，分发至 3 个检测点，选择 1～3 个不同的检测人员完成检测，且至少包括 9 个检测人员。试验设计采用盲法，即检测人员不知检测标本阴、阳性。60 个标本的检测结果为阳性，弱阳性标本应接近 95%，即 60 个标本中 57 个标本落在阳性区域。弱阴性标本检测为阴性也应接近 95%。3 个检测点弱阳性标本与弱阴性标本之间应无显著差异($\alpha \geq 0.05$)，以评估检测环境和人员操作的因素对于最终结果的影响。

4. 试验复杂性区别

欧洲和美国的评估试验较为复杂，例如：CLIA 一般要求生产厂商在将产品投放市场之前，完成对整个临床研究性试验的评估，而非某一临床实验室。事实上，由单一的实验室独立完成评估存在难度。

五、尿液干化学分析的补充试验

尿液干化学法问世之前，实验室普遍采用尿液湿化学分析法检测尿液中的各项成分。随着尿液干化学分析仪和试带的广泛应用，以及分析技术的不断发展，除尿液干化学分析之外的检测方法，也由原来的手工化学分析法，发展为生化分析仪法、免疫分析仪法、气相色谱-质谱法、飞行质谱法和聚合酶链式反应法等多种方法，大大提高分析能力，采用尿液作为标本来源的检测项目也大

表 3-4-5　二项分布 95%置信区间表

	检测结果落于相同浓度等级的可能性(%)①							
结果个数②	50	60	70	75	80	85	90	95
20	27～73	36～81	46～88	51～91	56～94	62～97	68～99	75～100
50	36～65	45～74	55～82	62～87	66～90	73～94	78～97	86～99
100	40～60	50～70	60～79	65～83	71～91	77～91	82～95	89～98
1000	47～53	57～63	67～73	72～78	78～83	83～87	88～92	94～96

注：①先评估质控品浓度水平，以分类等级频数最多为准，获得结果百分比；②结果个数源于患者或质控品检测结果

为增加。尿液化学检测法的检测目的发生变化，由原来的日常试验转变为复核试验。此类方法的特点是操作简便、准确度较高、检测成本低，作为干化学法的补充。但由于检测方法为手工法，影响因素众多。因此，应根据每个实验室的实际情况编写手工尿液化学分析的操作规程，并按要求进行操作。

目前实验室中保留手工法的检测项目有：蛋白质、葡萄糖、酮体、胆红素和尿胆原等。更多的尿液化学分析项目，已逐步过渡到定量检测，即采用生化分析仪和免疫分析仪进行尿液标本的分析。尿液化学分析项目包括：尿蛋白、淀粉酶、胆红素、钙、钠、钾、磷、尿酸、氨基酸、尿素氮、肌酐、葡萄糖、酮体、亮氨酸氨基肽酶等。采用免疫分析仪分析项目包括：多种激素类、药物、毒品和重金属项目，监测此类物质在尿液中的排泄情况，例如：肾上腺素、皮质醇、高香草酸、尿卟啉、香草扁桃酸、硫酸软骨素 B、安非他命、甲基苯丙胺、巴比妥、乙醇、可卡因、砷、铜等。质谱分析技术和 PCR 也已运用于临床实验室中，大大提高小分子的物质如药物、毒品，以及微生物的检测能力。因此，某些顶级的实验室，如 Mayo Clinic 的尿液标本可开展的检测项目达到上百项，尿液分析进入一个崭新的时代。

本节讨论的内容为尿液化学检测法，故不包含免疫检测法和气相色谱-质谱法的内容。由于尿液化学检测法的检测项目与血液中的某些项目在检测方法、原理上大致相同，因此在各章中介绍。

第二节 尿液干化学分析项目和临床应用评价

尿液干化学分析检测项目数，随尿试带检测模块组成而异。目前，多使用“尿十联”试带，包括检测酸碱度（acidity and alkalinity; potential of hydrogen, pH）、蛋白质（protein, PRO）、葡萄糖（glucose, GLU）、酮体（ketone body, KET）、隐血（红细胞，erythrocyte, ERY）、胆红素（bilirubin, BIL）、尿胆原（urobilinogen, URO）、亚硝酸盐（nitrite, NIT）、白细胞酯酶（leukocyte estrease, LEU）、比密（special gravity, SG）和维生素 C（vitamin, Vit C），其中 VitC 用以判断其他有关尿试带项目检测结果是否受尿中 VitC 干扰。除“十联”之外的试带有：各项目单独试带（如：葡萄糖试带、亚硝酸盐试带、白细胞酯酶试带等），以及尿液微量白蛋白和肌酐试带。

各厂商的尿试带检测原理多相似，但也不尽相同，特别是试带检测灵敏度和特异度，故应特别注意[3,4]。此外，试带检测结果，除患者临床疾病改变尿液的质和量外，还受非疾病因素干扰，包括分析前干扰因素，如患者饮食、用药等，故必须综合判断尿试带检测结果，才能做出正确报告。

一、尿干化学分析试带反应原理

不同厂商尿干化学分析试带反应原理见表 3-4-6。

表 3-4-6 尿试带反应原理

检测项目	原理
比密	尿液为离子溶液，含质子，游离质子使 pH 降低，使指示剂颜色从蓝绿色变为黄绿色，以电解质浓度换算成比密。所采用聚合电解质为乙二醇双四乙酸或聚甲基乙烯基醚/马来酸等
pH	双指示剂系统。指示剂为甲基红和溴百里酚蓝，pH 5.0~9.0 对应的指示剂颜色从橘色至绿色至蓝色
隐血（红细胞）	血红素部分具有类过氧化物酶活性。尿中血红蛋白或肌红蛋白与色素原发生氧化反应，释放过氧化氢使色素原氧化发生显色反应，从黄色变为绿色
白细胞酯酶	白细胞酯酶活化裂解酯类形成芳香族化合物，在试剂块上与芳香族氨基酸发生偶氮反应生成重氮盐。此反应产生的含氮染料使试剂块从米色变为紫色。常用芳香族氨基酸有碳化吲哚酸酯、吡咯氨基酸酯衍生物等
亚硝酸盐	重氮反应，含氮氨基酸与亚硝酸盐生成重氮盐，在试剂块上与含氮化合物发生偶氮反应。此反应产生的含氮染料使试剂块从白色变为粉红色。所用胺类有磺胺或 p-对氨基苯胂酸等，所用含氮化合物有四氢苯基喹啉醇或萘基乙二胺等

续表

检测项目	原理
蛋白质	指示剂蛋白质误差。缓冲液使 pH 值保持在 3.0 水平，尿液中有蛋白质时，指示剂释放 H^+ 离子，颜色从黄色至蓝绿色。所用指示剂有四溴苯酚兰衍生物等
葡萄糖	双酶连续反应。试剂块葡萄糖氧化酶催化葡萄糖氧化形成过氧化氢。过氧化氢形成后首先氧化试剂块上色素原，然后被试剂块上过氧化物催化。各厂家采用色素原不同，显色反应有差异，如四甲基联苯胺、吲哚钾、盐酸联甲苯胺等
酮体	Legal 试验：硝普钠反应。在碱性介质中，乙酰乙酸与亚硝基铁氰化钠反应，试剂块从米色变为紫色。某些品牌试带上还包含甘氨酸，能检测丙酮
胆红素	在酸性介质中胆红素与重氮盐起偶合反应。颜色由米色变为驼色或浅粉红色。常用重氮盐有 2,6-二氯苯四氟硼酸重氮盐、2,4-二氯苯胺重氮盐或 2,4-二氯苯四氟硼酸重氮盐等
尿胆原	在酸性介质中尿胆原和重氮盐发生偶合反应形成偶氮染料。颜色从浅粉红色变为深粉红色。常用重氮盐有 4-甲氧基苯-重氮-氟硼酸盐或 3,2-二硝基-4-重氮-二苯胺四氟硼酸盐。或采用改良 Ehrlich 反应，尿胆原与 Ehrlich 试剂反应形成红色化合物，颜色从浅橘色-粉色变为深粉红色
维生素 C	维生素 C 存在时，减少色素原注入试剂块，颜色从蓝色变为橘色。采用色素原为 2,6-二氯酚吲哚酚钠
尿微量白蛋白	免疫化学法（白蛋白与包被蓝色胶乳颗粒的抗体结合形成饱和或非饱和白蛋白抗体复合物，两者在试带上迁移从而区分；白蛋白与金标抗体结合形成复合物）；染料染色法（在 pH 一定环境中，白蛋白导致磺酞染料饱和转变颜色）
肌酐	肌酐与铜离子形成复合物具有过氧化物酶活性，过氧化物酶释放使四甲基联苯氧化显色

二、尿干化学分析试带灵敏度和特异度

不同厂商干化学尿液试带的灵敏度（表 3-4-7）和特异度存在差异。

表 3-4-7　尿试带的灵敏度

检测项目	灵敏度
pH	检测范围 5.0~9.0，每个等级间隔 0.5 或 1.0
蛋白质	60~300mg/L
葡萄糖	400~1250mg/L
酮体	50~100mg/L 乙酰乙酸和 500~700mg/L 丙酮
隐血（红细胞）	0.2~0.6mg/L Hb 或 5~20RBC/μl
胆红素	4~8mg/L 结合胆红素
尿胆原	2~10mg/L 尿胆原
亚硝酸盐	1×10^5 菌落
白细胞酯酶	约 10~25WBC/μl 或 5~15WBC/HP
比密	检测范围 1.000~1.030，每个等级间隔 0.005 或 0.001
维生素 C	200mg/L
微量白蛋白	12~20mg/L（免疫化学法）；20~40mg/L（染料法）
肌酐	100mg/L

三、尿干化学分析试带的干扰因素

1. 酸碱度

干扰因素：①假阳性：见于陈旧尿。②假阴性：见于尿试带浸入标本时间过长使尿蛋白质模块被缓冲液污染；尿标本保存不当使产尿素类细菌大量繁殖；患者服用碱性物质，如大剂量药物治疗使尿液碱化。

2. 蛋白质

干扰因素：①假阳性：见于陈旧尿，试带浸入尿液时间过长使反应颜色变深，尿 pH>9，生殖道分泌物污染，高色素尿（如摄入甜菜），药物如奎宁、奎尼丁、嘧啶等，或尿中含聚乙烯、吡咯酮、洗必泰、磷酸盐、季胺盐消毒剂等。②假阴性：见于尿中含免疫球蛋白、免疫球蛋白轻链、Tamm-Horsfall 蛋白、Bence-Jones 蛋白、血红蛋白、肌红蛋白和黏蛋白，尿 pH<3，高色素尿，药物如大剂量青霉素、庆大霉素、磺胺、含碘造影剂（尿比密常>1.040），试带浸入尿液时间过短使反应不完全。

因试带法检测球蛋白灵敏度仅为清蛋白的1/100~1/50，不适于观察肾病患者疾病进展，可改用磺基水杨酸法（或加热乙酸法）定性，或用邻苯三酚红钼法定量检测，用特定蛋白仪定量检测尿蛋白，可明确尿液各种蛋白成分，且方法灵敏度高。

3. 葡萄糖

干扰因素：①假阳性：见于低比密尿，尿维生素 C（≥500mg/L）与试剂产生竞争抑制反应，通过煮沸尿液数分钟破坏维生素 C 再检测尿葡萄糖。静脉滴注维生素 C 后 5 小时内不应检测尿葡萄糖。②假阴性：见于留尿容器残留强氧化物（漂白粉、次氯酸等）或过氧化物污染，高比密尿，低温，标本陈旧，葡萄糖分解或尿酮体浓度过高（>0.4g/L），饥饿，药物如大量左旋多巴、水杨酸盐等。

4. 酮体

干扰因素：①假阳性：见于大量肌酐、肌酸、酞、苯丙酮酸和药物如含游离巯基药物 2-巯基乙烷磺酸钠［美司那，2-Mercaptoethanesulphonic acid，sodium salt（MESNA），抗肿瘤药］、甲巯丙脯酸（抗高血压药）、N-乙酰半胱氨酸、血管紧张素转换酶抑制剂、D-青霉胺、胱氨酸和 L-多巴代谢物，高色素尿。一般试带不与尿中 β-羟丁酸反应，在糖尿病酮症酸中毒不同进展期，尿酮体成分不同，如早期酮体成分是 β-羟丁酸，极少量乙酰乙酸，而试带不与 β-羟丁酸起反应，故此时尿试带检测酮体低于总酮体量，疾病缓解后乙酰乙酸增高，尿酮体检测阳性可增强，易对病情估计过重，故在分析结果时应密切结合此病的临床进展。②假阴性：见于标本陈旧，标本室温保存使丙酮和乙酰乙酸挥发浓度降低，细菌污染（使酮体消失），强酸性尿，试带对湿度、温度或光线灵敏而失效。

5. 隐血（红细胞）

干扰因素：①假阳性：见于尿中含不耐热触酶，强氧化剂，产过氧化物酶细菌所致尿路感染，盐酸和月经污染。②假阴性：见于尿中含大量维生素 C（>100mg/L）或还原性物质，甲醛（0.5g/L），亚硝酸盐（>100mg/L 反应延迟），高比密尿和药物，如卡托普利。

（1）尿隐血试带法检测和显微镜检查关系：试带法检测阳性、镜检无红细胞，见于溶血所致血红蛋白尿，挤压综合征所致肌红蛋白尿等。

（2）尿标本蛋白和比密高：红细胞在高蛋白、高比密尿中不溶解，此时，检测结果只反映尿血红蛋白量。

6. 胆红素

干扰因素：①假阳性：见于药物引起颜色变化，如苯基偶氮吡啶二胺、糖苷吲哚硫酸盐、吩噻嗪类、氯丙嗪代谢产物增多。②假阴性：见于维生素 C（≥250mg/L），高亚硝酸盐，标本贮存不当，胆红素遇光氧化或水解为非活性胆绿素和游离胆红素，尿蓝母产生橘红色或红色干扰尿胆红素检测，药物如重氮类、对氨基水杨酸等。

7. 尿胆原

干扰因素：①假阳性：见于内源性物质如胆色素原、吲哚、胆红素等，药物如吩噻嗪类、维生素 K、磺胺、p-氨基苯甲酸和 p-氨基水杨酸等。②假阴性：见于曝光、亚硝酸盐、甲醛（2g/L）、贮存不当和氧化为尿胆素。

8. 亚硝酸盐

干扰因素：①假阳性：见于尿标本久置细菌繁殖。②假阴性：见于粪链球菌属感染，尿液在膀胱中停留时间不足，高比密尿，陈旧尿，偶氮剂污染尿，药物如利尿剂、维生素 C（≥250mg/L 可直接影响重氮盐显色）、硝基呋喃、非那吡啶及抗生素等。

9. 白细胞酯酶

干扰因素：①假阳性：见于高色素尿液如摄入甜菜，贮存不当细菌繁殖，阴道分泌物污染，甲醛，高浓度胆红素，药物如苯基偶氮吡啶二胺、非那吡啶、呋喃妥因、叠氮钠和食物等。②假阴性：见于尿白细胞<10～25 个/μl，尿淋巴细胞增高，尿单核细胞增高，尿明显稀释，尿蛋白≥5g/L，尿葡萄糖≥30g/L，高比密尿，黏液丝和药物如先锋霉素Ⅳ、庆大霉素、头孢菌素等强氧化剂，高维生素 C（250mg/L），胰蛋白酶抑制剂，汞盐，草酸，硼酸。

10. 尿比密

干扰因素：①假阳性：见于尿蛋白增高（>1g/L），强酸性尿。②假阴性：见于尿葡萄糖、尿素，药物如氨基糖苷类、锂、甲氧氟烷液。尿 pH≥7.0，试带法测定结果应加上 0.005（因尿中强碱物质解离出 OH^-，中和电解质共聚体释出的 H^+）。尿比密变化的其他可能原因见表 3-4-8。

11. 维生素 C（VitC）

干扰因素：①假阴性：见于含氧化剂如高锰酸盐、次氯酸盐等可减低 VitC 检测灵敏度。②假阳性：见于硫代硫酸钠、内源性酚、游离巯基药物（如 MESNA、卡托普利、N-乙酰胆碱）。

12. 微量白蛋白（microalbumin）

免疫化学法的干扰因素：①假阴性：尿液标本温度小于 10℃。②假阳性：四环素、强氧化剂。染色法的干扰因素：假阳性：血红蛋白或肌红蛋白（≥50mg/L）、高色素物质、强氧化剂、甲氰咪胺。

四、尿干化学分析试带检测补充试验

尿液干化学试带的补充试验，主要采用手工方法，部分试验是在试管中完成检测的，故又称"湿化学法"。但此种试验操作繁琐、检测步骤多，某些尿液试带生产厂商推出另一种将所有反应物配合在一起，做成药片的替代方法，简化操作，检测结果同试管法一致。

1. 蛋白质

磺基水杨酸法（sulfosalicylic acid，SSA）为尿液蛋白质检测的传统方法，将配制的磺基水杨酸溶液（7%）滴加入试管中，试管中的尿液量应达到 11ml，SSA 的终浓度为 0.015g/mL。观察液体的浑浊程度。尿液中蛋白质含量与液体的浑浊程度呈正比。SSA 法的检测灵敏度为蛋白质含量为 50 至 100mg/L，对于尿液中存在的蛋白质均有反应。

主要干扰因素包括：尿液中的细胞或颗粒成分、造影剂、药物（如青霉素）、结晶等。当 SSA 反应结果呈晶体状，试带法获得的尿蛋白阳性结果可以确认。而 SSA 反应的沉淀物呈无定形时，SSA 与试带法之间的差异则高度提示尿液中有白蛋白之外的其他蛋白质存在（如：球蛋白，本周氏蛋白），并且需要做进一步检查（如蛋白电泳）。

SSA 法出现假阴性的情况较少发生，但当尿液为极度碱性（pH>9.0）或具有较强的缓冲能力时，SSA 法蛋白反应结果可能降低或出现假阴性。这是由于碱性环境下，发生中和反应，故导致错误结果。正常生理情况下，人体排出的尿液 pH 值不可能超过 8.0，造成这种极度碱性尿液的主要原因可能是尿液污染或贮存不当，尿液标本不应采用。然而，实验前酸化尿液大致至 pH 5.0 后再进行 SSA 检测，则能得到正确的蛋白反应结果，即极度碱性尿液可采用酸化尿液的方法进行纠正。

值得注意的是 SSA 法不能作为蛋白质检测的确认实验，主要原因在于此方法的特异度不高，对于不同蛋白质的灵敏度也存在差异。

表 3-4-8　尿比密变化其他可能原因

尿比密	可能原因
1.000	生理上不可能（似纯水），疑尿标本掺假
1.001～1.009	稀释尿；水分摄入增多；利尿物（如利尿剂、抗利尿激素分泌不足或活性不足）
1.010～1.025	正常尿溶质、水分摄入和排泄均衡
1.025～1.035（最大 1.040）	尿液浓缩；与脱水、限制摄入量、大量出汗、渗透性利尿有关
>1.040	生理上不可能，使用放射造影剂、甘露醇

2. 葡萄糖

葡萄糖检测的经典方法为铜离子还原法,又称为班氏试验。多种还原性糖类均能发生此反应,如:葡萄糖、果糖、半乳糖、乳糖、麦芽糖和戊糖等。传统的方法是采用班氏溶液法,而药片法的班氏试验,操作更为便捷。药片包含反应所需的所有试剂:无水硫酸铜、氢氧化钠、柠檬酸和碳酸氢钠。此反应的方程式为 $CuSO_4$ + 还原物质 $\xrightarrow{\text{加热和碱性}}$ CuOH+Cu_2O+氧化物质+H_2O,尿液中所含还原性糖类的浓度较低时,溶液呈蓝绿色;随糖类浓度增高,溶液颜色由蓝绿色向红棕色转变。主要干扰因素包括:维生素 C,造影剂等使检测结果出现假阴性。

在国外,此试验还用于 2 岁以内儿童尿液中非葡萄糖的其他糖类的筛选,以排除半乳糖血症。

3. 酮体

酮体检测的经典方法为亚硝基铁氰化钠法。除了液体化学反应之外,酮体检测也可采用药片法,对于尿液中乙酰乙酸的检出限为 50mg/L。纸片包含甘氨酸作为反应的增色剂,能与丙酮和乳糖反应。这种纸片对于尿液、血清、血浆或全血标本均能适用。纸片呈紫色为阳性结果。主要干扰因素与尿干化学法相同。

4. 胆红素

胆红素检测的经典方法为重氮盐法。基于胆红素重氮盐偶氮结合法药片反应原理与试带法类似,但可使胆红素的检出浓度可低至 0.5~1.0mg/L,大大提高检出的灵敏度。药片呈蓝色或紫色为阳性结果。主要干扰因素与尿干化学相同。

5. 尿胆原

尿胆原检测的经典方法为 Ehrlich 反应。反应原理是:尿胆原在酸性(如盐酸)溶液中与对二甲氨基苯甲醛生成樱红色的化合物。此反应的试管法由于试验费时费力,检测结果非特异,已经很少采用。

五、尿干化学分析试带检测与显微镜检查关系

尿干化学分析试带法检测结果可与显微镜有形成分的检查结果互相印证,两者结合,更可确证尿液检查的阳性结果(表 3-4-9)。

六、尿干化学分析试带检测与尿有形成分分析仪检测关系

按 CLSI GP16-A3 文件叙述,尿液干化学分析试带结果有疑问时,应做确证检验,建议采用相同或更高灵敏度或特异度的相同或不同方法来检测同一物质,但采用相同尿干化学试带重复检测不能作为确证试验。传统确证试验,如磺基水杨酸法测定蛋白质,试纸法测定酮体和胆红素,目前已建议不再使用。

表 3-4-9 尿干化学分析试带检测结果与显微镜有形成分检查的发现[5]

尿试带法检测结果	显微镜检查可能的发现
尿比密>1.040	疑尿液排出高分子量物质:X 线造影剂(pH 酸性)或其他非常规结晶
尿 pH<7.0	正常结晶:草酸钙、无定形尿酸盐、尿酸盐(pH≤5.5)。病理结晶(pH≤6.5):胆红素、胆固醇、胱氨酸、含铁血红素、亮氨酸、酪氨酸、药物(氨苄西林,磺胺异噁唑、阿昔洛韦)、X 线造影剂
尿 pH=7.0	草酸钙、尿酸盐和大多数碱性结晶
尿 pH>7.0	草酸钙、无定形磷酸盐、磷酸钙、三联磷酸盐、碳酸钙、重尿酸铵结晶
尿隐血阳性(尿浑浊)	红细胞、红细胞管型、血液管型、含铁血黄素(肌红蛋白)
尿隐血阳性(尿清晰透明)	血红蛋白(红细胞溶血)、肌红蛋白
尿白细胞阳性	完整或溶解白细胞、白细胞管型
尿亚硝酸盐阳性	不同数量细菌
尿蛋白质阳性	尿管型增加、小球状脂肪滴、游离漂浮物、卵圆脂肪小体(蛋白质≥3g/L 或 3+)、精子(精液污染)

试带法红细胞、白细胞酯酶和亚硝酸盐阳性时，应采用手工或自动湿片显微镜法来确证。试带法白细胞酯酶和亚硝酸盐阳性时，应采用病原微生物检查来排除尿路感染，采用湿片显微镜法来确证菌尿或白细胞尿。当湿片显微镜检查提示存在异常上皮细胞时，应做细胞病理学检查，以排除炎症、感染或肿瘤性疾病。疑为膀胱移行上皮细胞癌时，应采用 Feulgen 染色在影像流式细胞仪上做 DNA 分析或采用新近的核酸分子生物学技术来确证。

七、尿试带临床应用评价

尿液干化学分析检测方式和结果报告等级，可归为床旁检验(point of care testing，POCT)项目。2006 年，美国临床生化学院(National Academy of Clinical Biochemistry，NACB)发布的实验室医学实践指南(laboratory medicine practice guidelines，LMPG)对尿干化学试带分析部分项目给出了循证(检验)医学的评价。指南将当时已有的证据(evidence)，从高到低分为 3 个等级(表 3-4-10)，并将共识性推荐强度分为 4 个等级(表 3-4-11)[6]。

最近，Krogsbøll[7] 发表了一份关于调查已有临床尿试带筛查应用指南的系统综述。旨在了解现有指南如何评价对健康体检和入院患者进行尿试带筛查的利弊。作者通过互联网检索确定了 9 个国家的卫生当局和有关的专业学会及其他组织，经电子网站及电子邮件检索了有关组织对健康体检或入院者尿试带筛查的建议。在涉及的 67 个专业组织中，未发现支持或反对进行尿试带组合筛查的建议；对于尿液检查临床价值相关的疾病主要集中在尿路感染(urinary tract infection，UTI)、肾病(原发性肾病及高血压和糖尿病引起的肾病)等，检测项目主要集中在蛋白质、微量蛋白质、白细胞酯酶、亚硝酸盐、白细胞、红细胞、蛋白质/肌酐比值。有的指南不推荐对非妊娠妇女进行菌尿筛查；有些则不推荐对所有怀疑尿路感染的患者进行尿液培养。除此之外，试带法检测项目指南不多，且建议常不甚明确。因此，临床执业医师主要由自己决定是否对患者进行尿试带筛查。作者认为，造成这种检测结果临床价值不明确的原因有很多，主要是由于尿液干化学分析是一个半定量项目；尿液内各种成分受干扰因素较多；不同品牌的尿试带反应的灵敏度和特异度存在较大差异；尿液分析性能评价标准也存在差异；尿液检查较难标准化等。此外，还需考虑检查费用支出与产出比。

按美国卫生保健研究与质量中心(Agency for Healthcare Research and Quality，AHRQ)要求，循证医学指南须基于证据，且须证实其科学性；接受 POCT 者，其健康结局应优于未接受 POCT 者，且所获益处应远大于风险。采用 POCT 的主要目的：减少患者等候时间、缩短治疗时间，减少不良事件，降低住院、急诊或门诊患者的留院时间。循证检验医学评价内容不但包括每项试验的方法学灵敏度、特异度等指标，而且还包括检测费用、检测时间和受试者留院时间等。

表 3-4-10 证据水平分级[6]

证据等级	说明
Ⅰ	证据来自对目标人群进行的设计良好、实施严格、结果一致的研究
Ⅱ	证据虽足以确立研究效果，但证据强度受到研究个体的数量、质量或一致性，常规实践普遍性或证据的间接性限制
Ⅲ	证据不足以评估健康结局的效应，原因包括：研究例数或强度有限、研究设计或实施有缺陷、证据链出现空白或信息缺如

表 3-4-11 推荐强度[6]

推荐强度	说明
A	强烈推荐；有充分证据表明改善了重要的健康结局、且受益远大于危害
B	推荐；至少有合理证据表明改善了重要的健康结局、且受益远大于危害
C	不推荐；有研究证据表明无效或危害大于受益
I	证据不足，不能做出建议；证据缺乏有效性、质量较差或有冲突，不能确定利弊

（一）酸碱度

1. 临床意义

检测尿 pH 是诊断呼吸性（或代谢性）酸中毒或碱中毒的重要指标；并可用于调节结石病患者饮食状态，以便帮助机体解毒、促进药物排泄。

（1）生理性变化：尿 pH 受食物、生理活动和药物影响。进餐后，胃酸分泌增多，经神经体液调节使肾小管分泌 H^+ 作用减低和重吸收 Cl^- 作用增强，尿液 pH 值呈一过性增高，即为碱潮。

（2）病理性变化：常见影响尿 pH 的因素见表 3-4-12。

（3）尿 pH 与结晶形成：酸性尿能阻止碱性结晶形成（如碳酸钙结晶、磷酸钙结晶），碱性尿能阻止酸性结晶形成（如草酸钙结晶、尿酸结晶和胱氨酸结晶）。

2. 应用评价

NACB 循证指南关于尿 pH 试带法检测指出[6]：

（1）与中心实验室 pH 检测相比，使用尿 pH 试带检测，是否可早期筛检肾功能不全的、减少不良事件发生或缩短患者留院时间？依据现有证据，无法推荐是否支持或反对常规使用或不使用尿 pH 试带检测用于肾功能不全的筛检（推荐强度/共识等级：I）。

（2）与中心实验室 pH 检测相比，使用尿 pH 试带检测，是否可早期诊断门诊或 ICU 新生儿患者的代谢性疾病、减少不良事件发生和更快开始治疗？依据现有证据，无法推荐是否支持或反对常规使用或不使用尿 pH 试带检测用于代谢性疾病的筛检（推荐强度/共识等级：I）。

（3）与中心实验室 pH 检测相比，使用尿 pH 试带检测预测患者肾结石复发，是否可减少门诊、住院、急诊患者的等候时间、治疗时间、不良反应和留院时间？依据现有证据，无法推荐是否常规使用或不使用尿 pH 试带用于预测肾结石复发（推荐强度/共识等级：I）。

（二）蛋白质

1. 临床意义

正常人尿蛋白<150mg/24h。尿蛋白>150mg/24h，或尿蛋白/肌酐>200mg/g，或尿蛋白定性试验阳性为病理性蛋白尿。蛋白尿是肾病最早出现的指标；对于大多数患者，蛋白尿多为清蛋白。检测尿蛋白有助于临床早期诊断、治疗肾脏疾病。产生蛋白尿有许多原因，可分为：

（1）生理性蛋白尿：一般无器质性病变，常为功能性蛋白尿或体位性蛋白尿。

1）功能性蛋白尿：包括轻度肾小球蛋白尿或混合性蛋白尿但不伴肾脏疾病，见于剧烈运动、发热、暴露于极度寒冷环境、情绪困扰、充血性心力衰竭、脱水等，蛋白量通常<1g/24h。此类蛋白尿一般持续时间短，且随时间和适当治疗，得到改善。

2）体位性蛋白尿：常见于青春期，于体位直立、脊柱前凸时出现，而于卧位时消失。晨尿蛋白量正常，而整日采集尿液蛋白质量增加。此蛋白尿虽为良性，但仍发现部分患者有肾小球异常。对疑似体位性蛋白尿者，应留取 2 份尿标本：第 1 份为晨尿，第 2 份为直立数小时后尿；如第 1 份标本尿蛋白阴性，第 2 份标本尿蛋白阳性，可诊断体位性蛋白尿；患者应每 6 个月随访再次评估。

（2）溢出性蛋白尿：如多发性骨髓瘤免疫球蛋白轻链即本周（Bence-Jones）蛋白、败血症时急性时相反应蛋白、溶血时游离血红蛋白、肌肉损伤时的肌红蛋白。

表 3-4-12 尿液 pH 值与临床相关因素

pH	可能原因举例
<4.5	疑尿液标本掺假
4.5~6.9	酸性尿。原因：饮食（食用蔓越莓，高蛋白类食品）；代谢性酸中毒（酮症酸中毒，饥饿，严重糖尿病，尿毒症，中毒-乙二醇、甲醇）；呼吸性酸中毒（肺气肿，慢性肺部疾病）；泌尿系统疾病［尿路感染伴产酸类细菌（大肠杆菌），慢性肾衰竭，尿毒症］；药物（氯化铵，抗坏血酸，蛋氨酸，扁桃酸）
7.0~7.9	碱性尿。原因：饮食（素食，柑橘类水果，低碳水化合物）；代谢性碱中毒（呕吐，洗胃）；呼吸性碱中毒（换气过度）；泌尿系统疾病［尿路感染伴产尿素类细菌（变形杆菌，绿脓杆菌，肾小管酸中毒］；药物（碳酸氢钠，枸橼酸钾，乙酰唑胺）
>8.0	碱性尿。原因：治疗因素（如碱化尿液）；尿标本保存不当；尿标本含碱性物质，（防腐剂）

（3）妊娠期蛋白尿：正常妊娠，尿蛋白仅微量，最多300mg/24h，且多为暂时性。有时尿蛋白则与分娩、毒血症或肾脏感染关联；子痫前毒血症时尿蛋白近3g/24h。

（4）肾性蛋白尿：可为肾小球性蛋白尿，肾小管性蛋白尿和混合性蛋白尿。

1）肾小球性蛋白尿：原发于肾小球疾病或其他紊乱导致的肾小球受损。此类肾性蛋白尿最常见，可发展为临床表现期（肾病综合征），每日尿蛋白>3.5g。糖尿病患者尿蛋白每日可增至30～300mg，如在疾病早期严格治疗可逆转，故检测低浓度尿清蛋白有重要意义。

2）肾小管性蛋白尿：如肾小管重吸收功能改变或者受损时，可发生肾小管性蛋白尿。因尿试条以检测尿清蛋白为主，故检测尿非清蛋白能力有限。当疑似肾小管性蛋白尿时，应做尿总蛋白定量检测，或用对各型蛋白质均灵敏的蛋白质沉淀法（如磺基水杨酸沉淀法）进行筛检。肾小管性蛋白尿可单独发生，也可伴发于肾小球性蛋白尿，如慢性肾脏疾病或肾脏衰竭。肾小管蛋白尿还可见于范可尼综合征（一种特殊的近端肾小管功能障碍疾病，重金属中毒及遗传性胱氨酸疾病是其主要原因）。

3）混合性蛋白尿：肾小球和肾小管同时或相继受损所产生的蛋白尿。

肾性蛋白尿一般特征见表3-4-13。

（5）肾后性蛋白尿　尿路炎症及尿道或外生殖器损伤、出血，阴道分泌物、精液、前列腺液所致蛋白尿。蛋白尿类型、种类、所含蛋白质及原因见表3-4-14。

表3-4-13　肾性蛋白尿一般特征

	正常	肾小球疾病	肾小管疾病
总蛋白（g/24h）	<0.15	>2.5	<2.5
清蛋白（mg/24h）	50	>500	<500
β_2-微球蛋白（mg/24h）	0.150	0.150	20
肾小管重吸收率（%）	95	3	50

表3-4-14　蛋白尿类型、种类、所含蛋白质及原因

类型	种类	所含蛋白质	原因
肾前性	溢出性	正常：球蛋白、血红蛋白、急性时相反应蛋白、免疫球蛋白轻链	肌肉损伤、血管内溶血、感染、炎症、多发性骨髓瘤
肾性	肾小球性	选择性：清蛋白和中分子量血浆蛋白增加 非选择性：所有蛋白质均增加	原发性肾小球疾病：肾小球肾炎、肾小球硬化症、微小病变性肾病。肾小球损伤：链球菌感染后肾小球肾炎、糖尿病、红斑狼疮、淀粉样变性、镰形贫血、移植排异、感染（疟原虫、乙肝、细菌性心内膜炎）、先兆子痫、癌症（白血病、淋巴瘤）、药物（青霉素、锂）和毒素（重金属）。暂时性肾小球改变：大强度运动、发热、脱水、高血压、体位性蛋白尿、产后、暴露于极度寒冷环境
	肾小管性	低分子量增加，包括清蛋白	急性/慢性肾盂肾炎、间质性肾炎、肾小管酸中毒、肾结核、范可尼综合征、系统性疾病（肉瘤病、红斑狼疮、胱氨酸贮积症、半乳糖血症、Wilson病）、血红蛋白尿（溶血紊乱）、肌红蛋白尿（肌肉受损）、药物（氨基糖苷类、磺胺类、青霉素类、头孢菌素类）、毒素和毒药（重金属）、移植排异、大强度运动
肾后性	尿路产生或污染	脓液、月经和痔疮出血；阴道分泌物、精液、前列腺液	炎症、肿瘤、损伤/创伤、排尿污染

2. 应用评价

NACB 循证指南关于尿蛋白试带法检测指出[6]：

(1)与中心实验室检测结果相比，尚无使用尿(清)蛋白试带检测正式解决筛检糖尿病肾病患者早期征象、改善临床结局的研究。但有明确证据证明，尿清蛋白增加与早期糖尿病肾病相关。有些指南主张，定期检查糖尿病患者尿清蛋白(推荐强度/共识等级：Ⅰ；证据等级：Ⅲ)。

(2)与中心实验室检测结果相比，有研究表明，联合尿微量清蛋白试带法检测和中心实验室确认检测，远比单一检测方法昂贵(即未能改善经济效益；此处仅考虑到尿蛋白检测的边际成本)(推荐强度/共识等级：Ⅰ；证据等级：Ⅱ)。

(3)与中心实验室检测结果相比，因缺乏在一级医疗机构中，患者自测微量清蛋白、改善临床结局的数据，故尚无可支持或反对自测尿清蛋白做法的基础(推荐强度/共识性等级：Ⅰ)。

(4)尿清蛋白最佳检测频率：是否尿清蛋白检测频率越高，糖尿病患者诊疗结局就越好？因缺乏尿微量清蛋白试带法检测频率数据，故不能对此做出任何推荐和指导；建议应从已发表的有关糖尿病患者尿微量清蛋白检测指南中寻求指导(推荐强度/共识等级：Ⅰ；证据等级：Ⅲ)。

(5)与中心实验室筛检尿蛋白相比，使用尿蛋白试带检测来评估肾功能，是否减少住院、急诊或门诊就诊患者等候时间、治疗时间、不良反应和留院时间？有充分证据表明，试带法筛查尿蛋白对改善患者治疗结局无效，故不推荐用尿试带法常规筛查尿蛋白(推荐强度/共识等级：C；证据等级：Ⅱ)。

(6)与中心实验室检测方法相比，用尿蛋白试带法检测评估妊娠高血压或先兆子痫，是否减少急诊、门诊或分娩患者等候时间、治疗时间、不良事件和留院时间？不推荐常规使用尿蛋白试带法检测用于产前评估妊娠高血压或先兆子痫；有充分证据表明，尿蛋白试带法检测多半无效(推荐强度/共识等级：C；证据等级：Ⅱ)。

(7)与中心实验室检测方法相比，用尿微量清蛋白试带法测定评估非糖尿病肾病，是否减少住院、急诊或门诊患者等候时间、治疗时间、不良事件和留院时间？无法推荐用尿微量清蛋白试带法检测评估非糖尿病肾病(推荐强度/共识等级：I)。

(三)葡萄糖

1. 临床意义

当血葡萄糖浓度超出肾糖阈(8.8~10.0mmol/L)、肾超滤液中葡萄糖浓度超过肾小管重吸收能力时，就可出现尿葡萄糖。发生尿葡萄糖主要因素是：肾前因素(高血糖症)和肾性因素(肾小管重吸收障碍，而血葡萄糖正常)(表 3-4-15)。

(1)糖尿病：是引起高血糖症和葡萄糖尿最常见疾病。此疾病因胰岛素分泌不足或胰岛功能异常，使葡萄糖无效利用。多数糖尿病患者在常规尿液或血液检查中检出葡萄糖浓度升高。尿葡萄糖监测对疾病的筛检、诊断和治疗有重要意义。

(2)肾动脉硬化症、低心输出量综合征：均可出现血葡萄糖而无尿葡萄糖情况。此因疾病累及肾滤过屏障而肾小管重吸收正常所致。

(3)其他疾病：各种激素异常，肝、胰腺疾病，中枢神经系统受损及药物等，可出现尿葡萄糖，故应同时检测血、尿葡萄糖，以确定疾病进程。

2. 应用评价

NACB 循证指南关于尿葡萄糖试带法检测指出[6]：

不推荐尿葡萄糖试带法检测用于糖尿病患者常规护理(推荐等级：B，低强度)。半定量尿葡萄糖检测，曾经是家庭糖尿病护理标志，现已被血糖自我监测(self-monitoring of blood glucose，SMBG)取代。尿葡萄糖试带法检测应仅为那些不能、或拒绝进行血糖自我监测的患者所用。虽然，尿葡萄糖试带法检测不能准确反映血葡萄糖浓度，但是，国际糖尿病联合会仍支持在不能获得或负担不起血葡萄糖监测的情形下，特别是资源贫乏地区，使用尿试带法检测尿葡萄糖。

表 3-4-15 尿葡萄糖及疾病[3]

因素	疾病
肾前因素	糖尿病、内分泌障碍(甲状腺激素增高：甲状腺功能亢进症；生长激素增高：肢端肥大症)、肾上腺素和糖皮质激素增高(压力、焦虑、Cushing 病)、肝病、胰腺疾病、卒中、药物(噻嗪类、皮质激素、口服避孕药)、妊娠
肾性因素	范可尼综合征、早期肾病、胱氨酸病、重金属中毒、遗传性疾病、妊娠

（四）酮体

1. 临床意义

（1）血酮体和尿酮体：约 78% 为 β-羟丁酸、20%为乙酰乙酸、2%为丙酮。当血液酮体浓度>肾阈值（700mg/L）时，血酮体排入尿液，形成酮尿。酮体也能经肺排出，故酮尿症患者呼气中有特殊酮味或水果气味。

（2）尿酮体阳性：如糖尿病酮症酸中毒（1 型糖尿病最常见，2 型糖尿病罕见）、酒精性酮症酸中毒（尿酮体阳性，但通常无血葡萄糖增高）、30%有或无糖尿病的妊娠妇女晨尿、饥饿和低血糖后。

2. 应用评价

NACB 循证指南关于尿酮体试带法检测指出[8]：

在美国临床生物化学国家研究院"糖尿病诊断和治疗实验室分析指南和建议"（2011 年）中，将推荐等级分为 A（强烈推荐）、B（推荐）、C（缺乏信息量，不足以推荐）、GPP（规范实践要点；在指南规定的证据质量"高、中、低、极低、专家共识最佳实践"分级中居最后）4 个等级。关于尿酮体检测的评价是：在家庭和诊所/医院环境中，应由糖尿病患者检测尿液或血液酮体，仅作为糖尿病酮症酸中毒辅助诊断。尿酮体测定不应用于诊断或监测糖尿病酮症酸中毒［推荐等级：GPP（规范实践要点），证据质量为"专家共识最佳实践"］。

（五）红细胞

1. 临床意义

（1）血管内溶血诊断与疾病状态判断：尿液出现血红蛋白是血管内溶血证据之一。故尿试带隐血检测有助于血管内溶血性疾病诊断（表 3-4-16）。

用浓缩后尿沉渣做普鲁士蓝反应，可检出尿含铁血黄素，帮助判断血管内溶血程度。因尿液含铁血黄素呈间歇性，故不能仅依据此检测确认溶血状态。表 3-4-17 显示尿液和血浆一些成分的浓度变化，有助于监测慢性和急性溶血状况。

（2）血红蛋白尿和肌红蛋白尿鉴别：鉴别尿血红蛋白和尿肌红蛋白可用于疾病诊断、预测患者急性肾衰竭危险程度及疾病治疗（表 3-4-18）。

表 3-4-16　常见血管内溶血与疾病

尿液	疾病
血尿	肾脏和泌尿系统疾病：肾小球肾炎、肾盂肾炎、膀胱炎、肾结石、肿瘤；外伤；高血压；高强度运动、正常锻炼、吸烟；药物（环磷酰胺，抗凝药）和化学中毒
血红蛋白尿	血管内溶血：输血反应、溶血性贫血、阵发性睡眠性血红蛋白尿；严重烧伤；疟疾、产气荚膜梭菌、梅毒、支原体病；铜、亚硝酸盐、硝酸盐中毒；行军性血红蛋白尿、空手道、长跑
肌红蛋白尿	肌肉外伤：挤压性损伤、手术、冲撞运动（橄榄球）；肌肉局部缺血：一氧化碳中毒、酒精诱导、非法使用药物；肌肉感染（肌炎）：病毒性、细菌性；药物性肌肉疾病；癫痫发作；蛇毒毒液、蜘蛛叮咬

表 3-4-17　中、重度溶血性贫血尿液和血液有关检验成分变化比较

标本来源	检验成分	参考区间	血管内溶血	
			中度（慢性）	重度（急性）
尿液	结合胆红素	无	无	无
	未结合胆红素	无	无	无
	尿胆原	≤10mg/L	正常或增加	增加
	隐血（血红蛋白）	无	无	有
	含铁血黄素	无	无	有
血浆	结合胆红素	≤2mg/L	正常	正常
	未结合胆红素	8～10mg/L	增加	增加
	结合珠蛋白	830～2670mg/L	减少	无
	游离血红蛋白	10～50mg/L	正常	增加

表 3-4-18 血红蛋白尿与肌红蛋白尿鉴别

	血红蛋白尿	肌红蛋白尿
尿颜色	粉红色、红色、棕色	粉红色或暗红色
尿试带隐血反应	阳性	阳性
血清颜色	粉红~红色(溶血)	浅黄色(正常)
血清结合珠蛋白	减少~无	正常
血清肌红蛋白	正常	增加
血清游离血红蛋白	增加	正常
血清肌酐激酶	增加(<10 倍参考上限)	增加(>10 倍参考上限)

2. 应用评价

NACB 循证指南关于尿红细胞(隐血)试带法检测指出[6]:

(1)与中心实验室尿液分析评价血尿相比,用尿红细胞(隐血)试带法检测评价肾小球功能障碍,是否减少住院、急诊或门诊患者等候时间、治疗时间、不良事件和留院时间?无法推荐是否支持或反对用尿红细胞(隐血)试带法检测评价肾小球功能障碍的程度(推荐强度/共识等级:I)。

(2)与中心实验室尿液分析评价血尿相比,用尿红细胞(隐血)试带法检测检出腹腔内损伤,是否减少急诊患者的等候时间、治疗时间、不良事件和留院时间?无法推荐是否支持或反对用尿红细胞(隐血)试带法检测检出腹腔内损伤(推荐强度/共识等级:I)。

(六)胆红素

1. 临床意义

尿试带胆红素检查主要用于黄疸诊断和鉴别诊断(表 3-4-19)。

2. 应用评价

Kanegaye 等[9]对“试带法尿胆红素测定假阳性率很高”的现象做了回顾性研究。在患者出现尿胆红素阳性结果前 2 周进行肝功能检查,如肝功能异常,则尿胆红素阳性结果为预期阳性,否者尿胆红素阳性结果为非预期阳性。结果表明:在分析 20 个月内的 241929 次试带法尿胆红素检测中,有 831 次(0.3%)为阳性结果。在这些阳性结果中,有 60%为肝功能异常患者,其余 40%尿胆红素阳性结果为非预期阳性结果,后者的 80%于 2 周内做肝功能试验,其异常结果率为 85%,即在非预期的尿胆红素阳性结果的患者中,85%有肝功能异常。然而,这些阳性结果仅占全部尿胆红素试验的 0.13%,因此认为,试带法尿胆红素检测对大多数患者并不增加有临床意义的诊断信息。

(七)尿胆原

1. 临床意义

正常人尿胆原≤10mg/L。检测尿胆原有助于不同类型黄疸的诊断与鉴别诊断(表 3-4-20)。

表 3-4-19 尿液和粪便检查与黄疸诊断和鉴别诊断

黄疸分类	条件	尿液	粪便颜色
肝前因素(血红素降解增加)	溶血:输血反应、镰状红细胞、遗传性球形红细胞增多症、新生儿溶血症;红细胞无效增殖:地中海贫血、恶性贫血	胆红素:阴性;尿胆原:增高~阳性	正常
肝性因素(肝细胞功能紊乱)	肝炎、肝硬化、基因紊乱	胆红素:阳性;尿胆原:阴性~阳性	正常
肝后因素(阻塞性)	胆石、肿瘤、纤维化	胆红素:阳性;尿胆原:减少~阴性	灰白色(无胆汁)

表 3-4-20 尿胆原检测与黄疸诊断和鉴别诊断

检测项目		健康人	溶血性黄疸	肝细胞性黄疸	阻塞性黄疸
血清	总胆红素	正常	增高	增高	增高
	非结合胆红素	正常	增高	增高	正常/增高
	结合胆红素	正常	增高/正常	增高	增高
尿液	颜色	浅黄	深黄	深黄	深黄
	尿胆原	阴性或弱阳性	强阳性	阳性	阴性
	尿胆素	阴性	阳性	阳性	阴性
	胆红素	阴性	阴性	阳性	阳性
粪便	颜色	黄褐	深色	黄褐或变浅	变浅或白陶土色
	粪胆素	正常	增高	减低/正常	减低/消失

2. 应用评价

2015 年,El-Guindi 等用改良埃利希法检测婴儿尿胆原,以鉴别早期胆道闭锁(biliary atresia,BA)与新生儿胆汁淤积等其他非 BA 胆汁淤积性疾病[10]。结果显示:BA 组尿胆原明显低于非 BA 胆汁淤积和健康对照组;在尿胆原临界值≤3.2mg/L,鉴别 BA 与其他非 BA 胆汁淤积性疾病的灵敏度为 88%,特异性为 72%;尿胆原结合 γ-谷氨酰转肽酶(γ-GT,临界值≥363U/L)检测,鉴别诊断的灵敏度为 80%,特异性为 100%;但试带法尿胆原检测不能区分 BA 和非 BA 胆汁淤积性疾病(P=0.396)。

(八) 亚硝酸盐

1. 临床意义

结合尿白细胞试带法检测,可用于尿路感染的快速筛检;阳性提示尿路感染可能,包括膀胱炎、肾性盆腔炎和(或)肾小管炎(肾盂肾炎)。尿路感染途径有二:①细菌由泌尿道逆行至膀胱(逆行感染,较多见);②细菌经血流至肾脏和泌尿道。尿路感染:最常见细菌为大肠埃希菌,其次为变形杆菌属,肠球菌属和克雷伯杆菌属;也可因尿路阻塞(如肿瘤)、膀胱机能障碍或尿液停滞所致。此外,尿亚硝酸盐检测可判断抗生素治疗是否有效,是否存在可利用亚硝酸盐的细菌。

还必须关注尿亚硝酸盐检测的干扰因素,尿路感染可无症状,而检测尿亚硝酸盐(及尿白细胞)可早期检出尿路感染疾病。尿亚硝酸盐:检测结果阳性,常提示存在细菌,但阳性程度不与细菌数量成正比,也不能完全肯定为泌尿系统感染;检测结果阴性,不能排除菌尿可能。因此,解释结果时,须与尿白细胞试带法检测、尿有形成分显微镜检查的结果一起综合分析。必须指出,尿路感染的确诊试验是尿液细菌培养。

2. 应用评价

Mori 等[11]系统评估和荟萃分析了婴儿与年长儿童尿路感染尿试带法检测与显微镜检查的多项研究。结果显示:尿试带检测性能在年幼儿童明显低于年长儿童(P<0.01)。亚硝酸盐和白细胞两者诊断尿路感染,在年长儿童的阳性似然比为 38.54(95%CI 为 22.49~65.31),阴性似然比为 0.13(95%CI 为 0.07~0.25);在年幼婴儿的阳性似然比为 7.62(95%CI 为 0.95~51.85),阴性似然比为 0.34(95%CI 为 0.15~0.66)。用细菌培养菌落计数法比较了显微镜检查和尿试带检测结果,显示两种方法无显著性差异。因此,尿试带法亚硝酸盐检测对诊断>2 岁儿童尿路感染比年幼儿童有效。

Najeeb 等[12]以尿液细菌培养为金标准,用试带法检测亚硝酸盐和白细胞酯酶诊断尿路感染,灵敏度为 75.74%、特异性为 68.90%、阳性预测值为 66.66%,阴性预测值为 77.40%。试带法能可靠的用于检测尿路感染。Kanegaye 等[9]前瞻性研究了用尿试带法、自动化尿液分析和尿培养诊断急诊科的发热患儿(<48 个月)的尿路感染。结果显示:受试者工作特征(ROC)曲线下的面积分别为:自动白细胞计数为 0.97,自动细菌计数为 0.998,试带法白细胞酯酶为 0.94 和亚硝酸盐为 0.76;灵敏度和特异性:自动白细胞计数(≥100/μl 时)分别为 86%和 98%,细菌计数(≥250/μl 时)分别为 98%和 98%,试带法白细胞酯酶(≥1+时)

或亚硝酸盐阳性时分别为95%和98%。因此,在急诊科诊断发热患儿泌尿道感染,虽然自动尿白细胞计数和细菌计数性能良好,但尿试带法检测对于需要快速做出决策的临床而言是一种可接受的替代方法。

(九) 白细胞酯酶

1. 临床意义

正常尿液白细胞0~8个/HP(10个/μl)。检测尿白细胞主要用于诊断泌尿系统感染及炎症如急性间质性肾炎、创伤等。尿白细胞>20个/μl,可提示疾病。一般,尿路感染多见于女性,故尿白细胞试带法检测阳性的概率大于男性;再者,阴道分泌物可污染尿液,易于出现试带法检测假阳性结果。尿白细胞增多时常伴菌尿,尿亚硝酸盐试带法检测可阳性。

2. 应用评价

欧洲尿液分析指南综合了试带法白细胞酯酶或亚硝酸盐检测对菌尿诊断的价值,见表3-4-21。

有资料指出在常规项目中,除白细胞酯酶或白细胞、红细胞检测结果阳性的患者之外,不需要对所有患者均进行细菌培养[13]。其主要原因有以下几点:①细菌培养检测时间长;②尿液标本采集易受污染;③白细胞、红细胞和细菌联合检测其检出的灵敏度与细菌培养接近;④细菌培养医疗费用支出高。一般情况下,临界值白细胞为5 WBC/HP,红细胞为3 RBC/HP。细菌培养临界值以患者群体不同分别为10^3CFU/ml或10^5CFU/ml[9]。

(十) 比密

1. 临床意义

尿比密试带法测定可粗略反映肾脏的浓缩与稀释功能。因影响尿比密因素较多,故评估肾功能时,在24小时内连续多次测定尿比密比单次测定更有价值。

(1)高比密尿:如尿量少,见于休克、高热、脱水或大量排汗、急性肾炎、心力衰竭等;如尿量多,见于糖尿病、使用放射造影剂、右旋糖酐、蔗糖等。

(2)低比密尿:主要见于慢性肾小球肾炎、肾盂肾炎等肾小管浓缩功能减退的疾病。尿比密固定在1.010±0.003,为等渗尿,可见于急性肾衰竭多尿期、慢性肾衰竭、肾小管间质疾病、急性肾小管坏死等。严重低比密尿(<1.003,可至1.001)见于尿崩症。

2. 应用评价

NACB循证指南关于尿比密试带法检测指出[6]:

(1)与中心实验室尿比密测定相比,尿比密试带法检测评估肾功能,是否减少了住院、急诊或门诊就诊患者的等候时间、治疗时间、不良反应和留院时间?无法推荐是否支持或反对常规尿比密试带法检测来评估肾功能(推荐强度/共识等级:I)。

(2)急诊室、医生诊所实验室、工作场所药物检测环境可能存在不合格的尿液标本,用尿比密试带法检测评估标本的完整性,是否可减少患者的复诊次数?无法推荐是否支持或反对常规尿比密试带法检测来评估尿液标本的完整性(推荐强度/共识等级:I)。

(十一) 维生素C

1. 临床意义

维生素C是一种水溶性维生素,通常可从食物中获得。机体内维生素C超出正常水平,则立即排入尿液或代谢为草酸。尿维生素C水平与机

表3-4-21 试带法在菌尿诊断中的价值[4]

患者群体(菌尿发生率)	标本	临界值	诊断灵敏度(%)	诊断特异度(%)
荟萃分析(未提供)	非特定	10^5CFU/ml①	80~90	60~80
混合住院患者(26%)	晨尿	10^5CFU/ml	85	80
混合住院患者(20%)	非特定	>10^2CFU/ml	84	83
混合住院患者(24%)	晨尿	>10^2CFU/ml	85	50
急诊有症状成人(38%)	未定时	>10^2CFU/ml	65	98
有症状儿童(10%)	未定时	5×10^4CFU/ml	88	75
有症状1~24个月儿童(5%)	未定时,清洁尿	5×10^4CFU/ml	79	98
无症状妊娠妇女(2%~5%)	非特定	10^5CFU/ml	40~50	95

注:①CFU:clonal formation unit,菌落形成单位

表 3-4-22 维生素 C 对尿干化学检测项目的干扰

尿试带项目	维生素 C 发生干扰时浓度(mg/L)	反应物
隐血/血红蛋白	≥90	试剂膜块浸渍的过氧化氢
胆红素	≥250	试剂膜块浸渍的重氮盐
亚硝酸盐	≥250	反应过程产生的重氮盐
葡萄糖	≥500	反应过程产生的过氧化氢

体摄入量有极大相关性。正常情况下,如无维生素 C 补充,尿平均维生素 C<50mg/L;但仍有 22.8%常规尿标本可检出维生素 C(浓度 71~3395mg/L,均值 372mg/L)。

高浓度尿维生素 C 可严重干扰尿试带对隐血、胆红素、葡萄糖、亚硝酸盐的检测(表 3-4-22),故尿试带维生素 C 检测主要用于判断其他尿干化学分析项目的检测结果是否准确可靠。有些尿试带红细胞(隐血/血红蛋白)反应膜块可抗高浓度维生素 C,如尿维生素 C 浓度达 700mg/L 时,仍可使血红蛋白仅为 6mg/L 的尿液出现阳性结果。

2. 应用评价

Ko 等[14]评估了带有维生素 C 的多联尿试带的效用。高浓度维生素 C 可见于各种食品,而维生素 C 是强还原剂,可干扰多联尿试带多项试验的检测结果。研究结果表明:不同浓度的尿中维生素 C 可使尿试带多个项目检测结果出现假阴性。因此,使用带维生素 C 的多联尿试带对减少疾病状态下尿试带检测错误结果的风险很有价值。

(十二) 尿微量白蛋白和肌酐

1. 临床意义

尿白蛋白的标准检测方法为免疫比浊法,有资料表明尿液白蛋白排出量的临界值为 30mg/24h,当清蛋白>30mg/24h 尿或>100mg/24h 尿时,试带法检测尿微量白蛋白/肌酐比值(albumin-to-creatinine ratio,ACR)的阴性似然比分别<0.05 和<0.01,可用以慢性肾病排除诊断[15]。

2. 应用评价

最近的一项荟萃分析表明,将随机尿白蛋白浓度(urine albumin concentration,UAC)与尿 ACR 在筛查糖尿病患者微量白蛋白尿的诊断性能进行比较,结果显示两者的总诊断灵敏度分别为 0.85 和 0.87,总特异性则均为 0.88,表明两者之间无差异[16]。从经济角度分析,此种 POCT 的检测项目费用支出较低,且检测效率高。对于肾病的早期发现,糖尿病及高血压所引起的肾脏损伤程度监测具有重要价值,但还需进一步积累临床资料。

(熊立凡 宋 颖 李劲榆 杨红英)

参考文献

1. Penders J,Fiers T,Delanghe J R.Quantitative Evaluation of Urinalysis Test Strips [J]. Clin Chem, 2002, 48 (12): 2236-2241.
2. European Confederation of Laboratory Medicine. European Urinalysis Guidelines [J]. Scand J Clin Invest suppl, 2000,60:1-86.
3. CLSI. Urinalysis; Approved Guideline-Third Edition: GP16-A3[S].Wayne, PA: Clinical and Laboratory Standards Institute, 2009.
4. Brunzel N A. Fundamentals of urine & body fluid analys [M].3rd ed.St.Louis: Elservier Saunders, 2013.
5. 丛玉隆,马骏龙.尿液有形成分镜检与自动化检测方法学利弊和互补分析[J].中华检验医学杂志,2009,32(6):609-611.
6. James H.Laboratory Medicine Practice Guidelines Evidence-Based Practice for Point-of-CareTesting [OL]. WashingtonAACC, Inc, 2007, 126-134. 2007[2016-1-22].https://www. aacc. org/~/media/practice-guidelines/point-of-care-testing/poct-entire-lmpg.pdf? la=en
7. Krogsbøll LT.Guidelines for screening with urinary dipsticks differ substantially-a systematic review [J]. Dan Med J, 2014,61(2):A4781.
8. Sacks D B, Mark A, Bakris G L, et al.Guidelines and Recommendations for Laboratory Analysis in the Diagnosis and Management of Diabetes Mellitus[OL].The National Academy of Clinical Biochemistry. AACC, Inc and the American Diabetes Association. 2011: XIII. 2011[2016-1-19].https://www.aacc.org/science-and-research/practice-guidelines/diabetes-mellitus
9. Kanegaye JT, Jacob JM, Malicki D. Automated urinalysis and urine dipstick in the emergency evaluation of young febrile children [J].Pediatrics, 2014, 134(3):523-529.
10. El-Guindi MA, El-Said HH, Hussein MH, et al. Urinary urobilinogen in biliary atresia: A missed, simple and

cheap diagnostic test [J]. Hepatol Res, 2016, 46(2): 174-82.
11. Mori R, Yonemoto N, Fitzgerald A, et al. Diagnostic performance of urine dipstick testing in children with suspected UTI: a systematic review of relationship with age and comparison with microscopy [J]. Acta Paediatr, 2010, 99(4): 581-584.
12. Najeeb S, Munir T, Rehman S, et al. Comparison of urine dipstick test with conventional urine culture in diagnosis of urinary tract infection[J]. J Coll Physicians Surg Pak, 2015, 25(2): 108-110.
13. MemiSOğUlları R, Yüksel H, Yıldırım HA, et al. Performance characteristics of dipstick and microscopic urinalysis for diagnosis of urinary tract infection [J]. Eur J Gen Med, 2010, 7(2): 174-178.
14. Ko DH, Jeong TD, Kim S, et al. Influence of Vitamin C on Urine Dipstick Test Results [J]. Ann Clin Lab Sci, 2015, 45(4): 391-395.
15. Guy M, Newall R, Borzomato J, et al. Diagnostic accuracy of the urinary albumin: creatinine ratio determined by the CLINITEK Microalbumin and DCA 2000+ for the rule-out of albuminuria in chronic kidney disease [J]. Clin Chim Acta, 2009, 399(1-2): 54-58.
16. Wu HY, Peng YS, Chiang CK, et al. Diagnostic Performance of Random Urine Samples Using Albumin Concentration vs Ratio of Albumin to Creatinine for Microalbuminuria Screening in Patients With Diabetes Mellitus A Systematic Review and Meta-analysis[J]. JAMA Intern Med, 2014, 174(7): 1108-1115.

第五章

尿液有形成分自动化检查

采用自动显微成像技术和流式细胞技术分析尿液有形成分较血细胞自动化分析技术约晚20年,大约始于1990年代。随着半自动及全自动化尿液有形成分分析仪在临床上广泛使用,不仅可加快尿液检验速度,优化检验流程,规范人工尿液分析的某些方面[1],而且还可与实验室信息系统(laboratory information systems, LIS)连接,便于检索和结果报告。目前已经形成了两大类尿液有形成分自动化分析技术。一类是以半导体激光技术、核酸荧光技术结合流式细胞术为主要手段的尿液有形成分流式分析技术,另一类是以自动摄像结合计算机分析技术为主要手段的尿液有形成分自动成像分析技术。其发展历史详见第三篇第一章。

这些新技术有机会替代尿液中基础水平沉渣的检测,即通过辨认一些管型、小上皮细胞和小红细胞等有形成分能部分提示肾损害。因此,自动化仪器与光学镜检联合检测尿有形成分结合尿化学和细菌学分析在新的尿液检测工作流程中显得十分重要[2]。

第一节 尿液有形成分流式分析技术

目前,临床实验室使用尿液有形成分流式分析技术的仪器较多,本节以UF系列尿液有形成分流式技术分析仪为例,介绍该类仪器的主要技术特征、性能验证方案、室内质控、常见干扰因素及解决方案等。

一、主要技术特征和报告参数

1. 尿液有形成分流式分析技术特征

以气体或半导体激光作为激发光源,使用核酸荧光等染料对细胞进行染色,以流式细胞技术作为细胞计数和分类手段,以计算机作为细胞分析平台的尿液有形成分自动化分析技术。分别设置沉渣检测通道和细菌检测通道。可报告参数有白细胞、红细胞、上皮细胞、管型和细菌(BACT)、结晶、酵母菌、小圆上皮细胞、病理管型、精子、黏液丝和电导率。同时,提供尿液红细胞形态学(RBC-info)和尿路感染(urinary tract infection, UTI)信息,作为临床血尿来源和尿路感染判断提示。

随实验室质量管理要求的提高,尿自动化分析流程的建立与优化成为临床实验室质量管理目标的重要内容,近年来,尿有形成分分析通过轨道和控制软件,可将尿干化学分析仪和尿液有形成分析连接成尿液分析工作站,进一步减少人工操作环节,提高工作效率。

2. 尿液有形成分检测通道

尿液有形成分流式分析仪对尿有形成分检测通道通常分为尿液一般成分检测通道和细菌检测通道。

(1)尿液一般成分检测通道:采用核酸荧光试剂,主要成分为聚次甲基荧光染料,能对尿液标本中颗粒进行染色;另一主要成分是乙烯乙二醇溶媒(辅助色素),能对精子进行特异性染色。稀释液为中性等渗缓冲液,主要用于颗粒计数时标本稀释,并含溶血抑制成分,具有防止溶血和维持红细胞形态完整的作用;内含EDTA-K_3能通过形成螯合物方式去除非晶形磷酸盐结晶。

(2)尿液细菌检测通道:细菌检测通道亦采用核酸荧光试剂,主要成分为聚次甲基荧光染料,能对尿液中细菌进行染色;另含乙烯乙二醇溶媒(辅助色素),能排除细胞碎片、杂质颗粒对细菌检测的干扰。采用含阳离子表面活性剂的酸性高渗缓冲液，增强对细菌核酸染色功能，同时破坏所有细胞。并含去除亚硝酸物质，能去除所有含亚硝酸残留物对细菌染色的干扰。

3. 尿液有形成分分析仪散点图与直方图

与一般流式细胞仪相似，尿液有形成分分析仪也是根据尿中有形成分颗粒体积大小和经激光照射后被染色的荧光强度不同将其分成不同的颗粒群。以 Sysmex 公司 UF1000i 为例：

(1)S1 散点图：纵坐标为 S_FSC，即沉渣通道散射光强度；横坐标为 S_FLH，即沉渣通道高灵敏度荧光强度。以散点图形式出现，主要用于检测红细胞(red blood cell，RBC)，同时可以直方图和数据等形式提供结晶(X'TAL)、酵母菌(YLC)、精子(sperm)等定量信息。

(2)S2 散点图：纵坐标为 S_FSC，即沉渣通道的散射光强度；横坐标为 S_FLL，即沉渣通道的低灵敏度荧光强度。主要显示白细胞(white blood cell，WBC)和小而圆上皮细胞(small and round cell，SRC)散点图的位置分布，以直方图等形式提供其定量信息。

(3)S3 散点图：纵坐标为 S_FLLW2，即沉渣通道前向散射光脉冲宽度 2(低灵敏度)，反映被检颗粒内涵物的有无；横坐标为 S_FLLW，即沉渣通道的低灵敏度荧光宽度，反映被检颗粒染色部分长度。该通道主要用于检测管型(CAST)和上皮细胞(epithelial cell，EC)，同时提供黏液丝(MUCUS)的定量信息。

二、尿液有形成分分析仪性能验证方案

尿液有形成分分析仪在常规应用前，应由实验室对未加修改而使用的已确认的检验程序进行独立验证。实验室应从制造商或方法开发者获得相关信息，以确定检验程序的性能特征[3]。可参照 CLSI GP16-A3[2] 设定性能指标，一般对尿液 WBC、RBC、EC、CAST 和 BACT 5 项报告参数进行本底、携带污染率、精密度、准确性、线性范围和参考区间等性能指标验证。也可按《医学实验室质量和能力认可准则在体液学检验领域的应用说明》[3]对尿液有形成分分析仪性能验证的内容至少应包括精密度、携带污染率和可报告范围。流式法尿液有形成分分析仪不同类型仪器验证指标会有所差异，一般包括以下内容：

(一) 实验前准备

1. 设备

尿液有形成分分析仪一台或多台；普通光学显微镜或相差显微镜；定量计数板。由于仪器对 WBC、RBC、EC、CAST 和 BACT 5 项报告参数的结果报告是以定量方式给出，因此，镜检报告也最好以定量方式。

2. 试剂

最好使用相关的配套试剂。

3. 质控品

使用配套质控或第三方质控品，包括高、低二个浓度水平质控品。

4. 参考方法

按 ISLH[4] 推荐《尿中有形成分颗粒计数方法》和 JCCLS[5] 制定《关于尿液标本制备以及显微镜检查操作》指南作为尿液有形成分计数参考方法。

5. 标本准备

所有分析标本必须在采集后 30 分钟内完成 UF-1000i 检测，在 2 小时内完成参考方法检测。

(二) 性能验证方案

1. 携带污染率(carry-over)

(1)实验方法：按 CLSI EP10-A3[6] 文件推荐方法，以生理盐水为低值计数标本，选择 RBC、WBC、BACT 浓度分别在(1000~5000)/μl、(1000~5000)/μl 和(5000~10000)/μl 标本[7]作为 3 个参数高值标本。先将高值标本检测 3 次，再检测低值标本 3 次。

(2)计算公式：携带污染率(%)=[(B1−B3)/(S3−B3)]×100(%)。其中，B1 为第 1 次分析生理盐水得到的数值；B3 为第 3 次分析生理盐水得到的数值；S3 为第 3 次分析高值标本得到的数值。

(3)判断标准：RBC 和 WBC 携带污染率<0.10%，BACT 携带污染率<0.05%。

2. 精密度

(1)实验方法：按 CLSI EP5-A2[8] 推荐方法。每个报告参数采用 2 个浓度的标本进行重复性验证，所选浓度水平要在该项目可测量范围内。如有 2 个以上浓度应选择接近“医学决定水平”浓度标本。将每个标本上机检测 10 次，计算该参数均值(X)，标准差(standard deviation，SD)和变异系数(coefficient of variation，*CV*)。

(2)结果判断：所有参数批内精密度的变异系数必须符合厂商要求。如 Sysmex UF1000i 要求如下，见表 3-5-1。

表 3-5-1　UF-1000i 报告参数精密度要求

参数	RBC	WBC	EC	CAST	BACT(精密模式)	BACT(常规模式)
变异系数(CV)	≤10.0%	≤10.0%	≤30.0%	≤40.0%	20.0%	≤40.0%

3. 可报告范围(reportable range)

(1)实验方法:按 CLSI EP6-A[9] 文件推荐方法。选择患者新鲜尿标本,细胞浓度要达到以下要求,RBC > 5000/μl,WBC > 5000/μl,BACT > 10000/μl,EC>200/μl。对高浓度值尿液标本进行系列稀释,每个稀释浓度标本在 UF 上测试 3 次,取 3 次检测结果均值为该稀释度检测值。各参数稀释比例及浓度要求见表 3-5-2 到表 3-5-4。

(2)结果统计:按式 3-5-1、式 3-5-2 计算每个检测项目的均值,以及每个浓度检测值与理论值间偏差百分比。

平均值($X_{平均}$)=(X1+X2+X3)/3　　式 3-5-1

偏差(%)=($X_{平均}$-理论值)/理论值×100　式 3-5-2

(3)结果判断:如各检测项目各个稀释浓度的检测结果 3 次均值与理论浓度间偏差百分比小于各项目设定的允许偏差百分比,见表 3-5-5 到表 3-5-7,则该验证通过。反之则是失败,需要调整仪器状态后重新实验。

表 3-5-2　RBC、WBC 的稀释比例

稀释比例(生理盐水:标本)	浓度(/μl)
0:1	5000.0
0.8:0.2	1000.0
0.9:0.1	500.0
0.95:0.05	100.0
0.99:0.01	50.0
0.995:0.005	10.0
0.999:0.001	5.0
0.9999:0.0001	1.0

表 3-5-3　CAST 的稀释比例

稀释比例(生理盐水:标本)	浓度(/μl)
0:1	10000.0
0.9:0.1	1000.0
0.99:0.01	100.0
0.999:0.001	10.0
0.9995:0.0005	5.0

表 3-5-4　EC 的稀释比例

稀释比率(盐水:标本)	浓度(/μl)
0:1	200.0
0.5:0.5	100.0
0.75:0.25	50.0
0.95:0.05	10.0
0.99:0.005	1.0

表 3-5-5　RBC、WBC 各浓度允许偏差

理论浓度(/μl)	允许偏差百分比
5000.0	±10%
1000.0	±10%
500.0	±10%
100.0	±10%
50.0	±20%
10.0	±35%
5.0	±35%
1.0	±35%

表 3-5-6　BACT 各浓度允许偏差

理论浓度(/μl)	允许偏差百分比
10000.0	±20%
1000.0	±20%
100.0	±35%
10.0	±35%
5.0	±35%

表 3-5-7　EC 各浓度允许偏差

理论浓度(/μl)	允许偏差百分比
200.0	±30%
100.0	±30%
50.0	±30%
10.0	±35%
1.0	±35%

4. 参考区间(reference interval)

应至少使用20份健康人尿样品验证尿液有形成分分析仪检验项目的生物参考区间[7]。

(1)实验方案:按CLSI C28-A2[10]文件推荐方法。每个临床实验室可采用制造商或行业标准或教科书等报告参考区间,但应按不同性别、年龄进行分组验证,每组验证筛选合格参考个体不少于20名。应选择排除原发性肾脏疾病和继发性肾脏疾病如糖尿病、高血压及可影响肾脏功能的全身性疾病如发热、感染,特别是泌尿生殖系统感染人群。按适当方法检查并剔除离群值(若有,应另选参考个体补足)。

(2)以UF-1000i对5个报告参数参考区间建立与验证为例:日本大东文化大学伊藤机一等[11]采用门诊患者尿液试带葡萄糖、隐血、蛋白质和白细胞酯酶阴性标本测定5个参数参考区间。其中,男性标本336份,女性标本179份。采用正态分布法(最大比率法)统计计算数据,建立了UF-1000i参考区间见表3-5-8。

(3)验证结果判断:被选择检测20个符合条件的参考个体结果无离群值,且95%检测结果在参考区间范围内,即为验证通过。若发现有离群值致验证未通过,应重新选择参考个体、增加标本数补足后再进行检测和统计。

5. 报警信息灵敏度验证方法(厂家标准)

(1)RBC Info(红细胞报警提示)敏感度和特异性验证

1)"ISOMORPHIC"(均一性红细胞):提示红细胞可能为非肾小球来源。①首先通过相差显微镜镜检辨认选择非肾小球来源的血尿组和其他组标本,2组标本数量相同(n>50);②使用UF检测,记录UF给出ISOMORPHIC报警和没给出报警的标本以镜检结果为标准分别计算其灵敏度和特异性。详见第三篇第七章第四节。

2)"MIXED?":通过相差显微镜镜检判断分出,分为混合型血尿组和其他组,2组标本数相同(n>50)。以镜检结果为标准分别计算其灵敏度和特异性。

3)"DYSMORPHIC?":通过相差显微镜镜检判断分出,分为肾小球来源的血尿组(详见第六章第三节)和其他组,2组标本数相同(n>50)。以镜检结果为标准分别计算其灵敏度和特异性。

(2)UTI(尿路感染信息提示):选择尿路感染患者和非尿路感染患者2组,人数相同(n>50)。评估方法如上。

(3)BACT Info(Rod或Cocci):选择细菌培养或镜检中发现球菌或杆菌标本组与其他标本组,标本数相同(n>50)。评估方法如上。

以上评估标本数量尽可能大,统计误差越小。

6. 广泛使用的尿液有形成分标准化分析基本是对尿液沉渣(颗粒)的定序分析

虽然可用计数板或分析仪对未离心尿中有形成分计数进行准确性控制,但在实际工作中,无论实验室标准化程序如何规定,由于排尿后检测不及时、离心后上清液中悬浮细胞的丢失、全部盖片区检测计数不完全等均是导致结果不准确的因素[12]。《医学实验室质量和能力认可准则在体液学检验领域的应用说明》规定:使用自动化仪器做有形成分筛检,实验室应制定尿液有形成分分析的显微镜复检程序,并进行确认:①明确显微镜复检程序制定的依据和方法;②规定验证方法及标准,对复检程序进行验证,假阴性率应≤5%[3]。由于尿液有形成分复检均由人工显微镜镜检确认,人工镜检的质量十分重要。尿镜检最大允许假阴性率详见第三篇第八章。具体验证方法与步骤可参照第三篇第七章第三节。随着常规沉渣分析设备不断改进,将来假阴性率等指标要求会更加精确。

三、室内质控与室间质评或实验室间比对

尿液有形成分分析仪分析红细胞、白细胞计数检验项目,可参照国家标准《临床实验室定量测定室内质量控制指南》(GB/T 20468-2006,2016年已立项进行修订)进行室内质量控制。应至少使用2个浓度水平(正常和异常水平)的质控品,每检测日至少检测1次,应至少使用1_{3s}、2_{2s}失控规则[3]。

表3-5-8 UF-1000i报告参数的参考区间

	RBC(个/μl)	WBC(个/μl)	EC(个/μl)	CAST(个/μl)	BACT(个/μl)
男性	0~13.0	0~9.2	0~5.7	0~2.25	0~11.4
女性	0~30.7	0~39.0	0~45.6	0~2.40	0~385.8

1. 使用2个浓度配套室内质控品或第三方质控品

质控品定值参数最好包括多个报告参数如RBC、WBC、EC、CAST和BACT等。UF1000i的高浓度质控品的定值参数除上述5个可报告参数外,还包括研究参数电导率;另外还提供包括一些光学信号参数,用于工程师对仪器调整。

2. 室内质控方法

检测患者标本前,将质控品从冰箱中取出,室温放置20~30分钟平衡温度后,再按《临床实验室定量测定室内质量控制指南》进行操作。采用Levey-Jennings质控图进行室内质控分析,如质控结果不被接受,需分析失控原因、采取纠正措施,并验证纠正措施有效后才能进行患者标本检测。

3. 室间质评或实验室间比对

截至目前,国内还没有对尿液有形成分分析的室间质评组织机构。国内有些实验室参加了美国病理学家学会(College of American Pathologists, CAP)组织的室间质量评价计划。因此,实验室宜通过与其他实验室(如已获认可的实验室或其他使用相同检测方法的同级别或高级别实验室)比对的方式确定检验结果的可接受性时,应满足如下要求[3]:①规定比对实验室的选择原则;②样品数量:至少5份,包括正常和异常水平;③频率:至少每年2次;④判定标准:应有≥80%的结果符合要求。

四、尿液有形成分流式细胞分析技术常见干扰因素及解决方案

自动化尿液有形成分分析仪在尿液有形成分较少时,由于计数了更多的颗粒数而显示出更好的精密度。但由于流式细胞技术分析尿液不同有形成分是根据尿有形成分体积大小、染色后被激光照射后的荧光强度及有形成分的复杂程度进行分辨。因此,其局限性也显而易见。

(一)干扰因素

1. 尿液出现酵母菌、结晶等物质过多时,可能会干扰红细胞计数,需要人工显微镜镜检确认。

2. 当尿液中存在过量的小上皮细胞、鳞状上皮细胞等体积和荧光强度与白细胞相似的细胞时,可能会干扰白细胞计数,需要镜检确认。

3. 当尿液中出现黏液丝、上皮细胞增多等情况时,可能会干扰管型计数,需要镜检确认。

4. 当尿液中出现某些药物结晶或者荧光物质,则会影响尿结晶、白细胞、上皮细胞等检测,需要镜检确认。

5. 当尿液中细菌大量繁殖,也会影响到红细胞计数,需要镜检确认或建议重新留取尿液。

(二)解决方案

1. 指导患者正确留取尿液标本,告知患者尽量留取中段尿送检(详见第三篇第二章);可最大程度减少黏液丝、上皮细胞等因素影响。

2. 如使用自动化仪器做有形成分筛检,实验室应制定尿液有形成分分析的显微镜复检程序,并进行确认[3]。采用尿液干化学分析技术与尿液有形成分流式细胞分析技术联合检测,根据两种不同检测方法对尿液红细胞、白细胞、管型等有形成分检测时受其技术干扰因素的差异而设计。不同临床实验室必须根据本科室使用仪器的检测原理、检测性能特点、患者病种分布特点等建立并验证复检规则。对触发镜检规则的标本必须参照《全国临床检验操作规程》[13]规定的方法进行镜检确认。

总而言之,尿液有形成分分析仪的出现,虽然加快了尿液检测的速度,提高了筛选效率和检测精度,但其仍然是初筛仪器,必要时需要进行复检。尿液复检流程详见第三篇第七章。

第二节 尿液有形成分显微数码成像分析技术

尿液有形成分显微数码成像分析技术是另外一大类自动化尿有形成分分析仪,以美国国际遥控影像集团公司(International Remote Imaging System, IRIS)iQ200为典型代表。我国长春迪瑞医疗科技股份有限公司生产的FUS系列全自动尿有形成分分析仪、湖南长沙爱威科技股份有限公司生产的AVE系列全自动尿有形成分分析仪等均为类似技术。

一、主要技术特征

1. 尿液有形成分显微数码成像分析仪是结合平面流式、数码拍摄和图像形态分析软件为主要特征的分析仪。闪光灯为图像拍摄提供光源支持;平行光管具有隔热和聚焦作用;显微镜物镜可将被拍摄尿中颗粒放大。尿液标本在鞘液包围下

通过仪器流式细胞池,数字照相机对聚焦于镜头后面的呈平面流过的标本拍照,再将拍到照片传至电脑中进行分析处理。

2. 尿液有形成分显微数码成像分析仪每小时可分析 60~101 个标本,可与尿干化学分析仪组合成系列-全自动尿液分析流水线系统。将显微镜镜检结果和干化学检测结果合并,在同一个电脑屏幕中进行查阅和分析,并发出检验报告。该系统属于尿液有形成分分析的自动化仪器。

3. 显微镜数码成像

尿标本在鞘液包裹下进入流式细胞池成为"三明治"模样,仪器把鞘液层压中的标本输送至与 CCD 相机连接的显微镜镜头前面并被数字相机拍照。仪器设置对每个标本拍摄并捕获 500 张照片,以期获得足够的颗粒数量,提高检测精度。

4. APR(auto particle recognize) 图像形态学分析软件可根据尿有形成分颗粒大小、形状、质地、对比度等特征分析每个分隔开的颗粒,计算机对每个颗粒特征通过一系列规则算法转换成数值(每种特性由 80 多种换算方法得到),将这些数据与数据库里面的颗粒特征数据(每种颗粒超过 26000 个数据)比对,仪器的计算机系统可通过神经网络对颗粒进行自动识别和分类。目前可以将颗粒自动划分为 12 个类别,并可进一步扩展分为 27 个亚分类。

对含异常/病理有形成分的标本,由经培训的操作人员在屏幕上根据有形成分显示的形态学特征进行确认或再识别。

该法为操作员复查提供足够的图像,经过训练的操作员识别粒子图像很容易。在需要人工复查时,所有粒子图像经过排序并显示在自动分类的不同类别中,可大大提高验证过程的效率。此类设备虽然可通过计算机辅助进行粒子分类,但某些情况下仍需进行人工核查、辨认及判断。按照 GP16-A3 文件规定[2],该数字图像流式细胞术系统(digital imaging flow cytometry)也属于筛查检验设备,必要时应由检验人员重新进行镜检确认。

二、可报告参数

尿有形成分显微数码成像分析仪可报告参数有 39 项,包括 12 项自动分类,见表 3-5-9,27 项需人工进一步确认分类的参数,详见表 3-5-10。

三、性能验证方案

1. 携带污染

根据 EP10-A3 文件要求[6]将高值质控、中值质控(将高值质控品用低值质控品稀释一倍)和低值质控品倒入相应 7 支试管(表 3-5-11),在仪器上连续检测 5 次,弃去第 1 管高值。计算得到携带污染率应符合相应要求。

携带污染率=[((L1 均值+L2 均值)/2)-L3 均值]/[(H2 均值+H3 均值+H4 均值)/3]×100%　　式 3-5-3

举例如下:

携带污染率=[((9+9)/2)-9]/[(998+1002+999)/3]×100%=0/999.67×100%=0.0%

详见表 3-5-12。

表 3-5-9　12 项自动分类参数

参数名称	缩写	参数名称	缩写
红细胞	RBC	未分类管型	UNCC
白细胞	WBC	细菌	BACT
白细胞团	WBCC	精子	SPERM
鳞状上皮细胞	SQEP	黏液	MUCS
非鳞状上皮细胞	NSE	结晶	UNCX
透明管型	HYAL	酵母菌	BYST

表 3-5-10　27 项需进一步分类参数

物质分类	参数名称	缩写	参数名称	缩写
未分类结晶体	草酸钙结晶	CAOX	三联磷酸盐(磷酸铵镁)结晶	TP04
	磷酸钙结晶	CAPH	亮氨酸结晶	LEUC
	碳酸钙结晶	CACB	胱氨酸结晶	CYST
	尿酸结晶	URIC	酪氨酸结晶	TYRO
	无定形盐类结晶	AMOR		
未分类管型	红细胞管型	RBCT	白细胞管型	WBCT
	细胞管型	CELL	颗粒管型	GRAN
	脂肪管型	FATC	蜡样管型	WAXY
	上皮细胞管型	EPIC	宽管型	BROAD
上皮细胞	肾上皮细胞	REEP	移行上皮细胞	TREP
酵母	假菌丝	HYST	芽殖酵母	BYST
其他	毛滴虫	TRCH	脂肪滴	FAT
	椭圆形脂肪小体	OVFB	红细胞凝块	RBCC
未分类	异形红细胞	DRBC		

表 3-5-11　7 支试管次序

1	2	3	4	5	6	7
高值(H)1	高值(H)2	低值(L)1	低值(L)2	低值(L)3	高值(H)3	高值(H)4

表 3-5-12　携带污染验证结果举例

	靶值	第一次结果	第二次结果	第三次结果	第四次结果	第五次结果	平均值
H1	1007	1000	1005	1015	990	990	--
H2	1007	1000	995	1012	991	990	998
L1	0	10	8	8	9	10	9
L2	0	8	8	11	8	8	9
L3	0	8	9	9	10	8	9
H3	1007	1000	1010	1020	980	999	1002
H4	1007	1000	1005	1008	982	1001	999
--		携带污染率	--	--	--	--	--
结果		0.0%	--	--	--	--	--
评价标准		0.5%	--	--	--	--	--
是否通过		通过	--	--	--	--	--

2. 精密度

根据 EP10-A3 文件要求[6]至少采用 2 个浓度水平质控品进行精密度验证。以高值质控品为例,将 4 个高值质控品倒入试管,在仪器上连续运行 5 次。计算得到精密度应符合相应的要求。

批内精密度=每次结果的方差(除去 1 号管)均值的平方根/2、3、4 号管所有结果均值×100% 式 3-5-4

操作如下:

例:2-4 号管所有结果的均值=[(1000+995+1012+991+990+1000+1010+1020+980+999+1000+1005+1008+982+1001)/15]=1000

批内精密度=$\sqrt{(0+58+37+34+34)/5}$/1000=$\sqrt{32.6}$/1000×100%=0.6%

总精密度:若①-②/3>0,①=每一次结果均值(除 1 号管)的方差;②=每一次结果方差的均值,则

总精密度=③的平方根/2、3、4 号管所有结果的均值×100% 式 3-5-5

③=④+⑤-⑥:④=每次结果的方差(除 1 号管)的均值;⑤=每一次结果均值(除 1 号管)的方差;⑥=④/3,

否则,总精密度=②的平方根/2、3、4 号管所有结果的均值×100% 式 3-5-6

例:2、3、4 号管所有结果的均值=[(1000+995+1012+991+990+1000+1010+1020+980+999+1000+1005+1008+982+1001)/15]=1000

④=(0+58+37+34+34)/5=32.6,⑤=(stdev(1000,1003,1013,984,997))^2=110.30

⑥=[(0+58+37+34+34)/5]/3=10.87,③=32.6+110.30+10.87=153.77

总精密度=$\sqrt{153.77}$/1000×100%=1.2%。详见表 3-5-13。

3. 线性

按照 EP6-A 的要求,用自动化设备配套或第三方低值质控品将高值质控品依次稀释成 5 种不同浓度值(表 3-5-14),在仪器上测定两次。将 5 个点的稀释比例和测定结果用最小二乘法拟合成一直线,并求出线性回归方程,将稀释比例代入回归方程计算出理论值,用理论值与测定值求出其相对偏差,即为线性误差。线性分析见表 3-5-15 和图 3-5-1。

表 3-5-13 精密度验证结果举例

批号	153-08	质控靶值	1007	定标因子	1.990
试管号	第一次结果	第二次结果	第三次结果	第四次结果	第五次结果
1	1000	1005	1015	990	990
2	1000	995	1012	991	990
3	1000	1010	1020	980	999
4	1000	1005	1008	982	1001
均值	1000	1003	1013	984	997
方差	0	58	37	34	34
精密度	0.0%	0.8%	0.6%	0.6%	0.6%
--	批内精密度	总精密度	--	--	--
结果	0.6%	1.2%	--	--	--
标准(CV)	5.0%	5.0%	--	--	--
是否通过	通过	通过	--	--	--

表 3-5-14　5 种不同浓度液体的配制方法

方案	溶液制备	
	阴性质控	阳性质控
低水平	4ml	0ml
水平 1	3ml	1ml
水平 2	2ml	2ml
水平 3	1ml	3ml
高水平	0ml	4ml
总用量	10ml	10ml

表 3-5-15　线性分析结果举例

顺序	质控品	稀释比例	1μl 标本	2μl 标本	平均值(μl)	差异(%)	一致性(%)
0	低水平	0	1	1	1		
1	水平 1	25%	225	220	223	2.2%	0.5%
2	水平 2	50%	441	435	438	1.3%	2.2%
3	水平 3	75%	680	693	687	1.9%	2.2%
4	高水平	100%	907	893	900	1.6%	0.5%
			斜率	截距	线性误差	截点符合率	R^2
结果			1.01	-3	1.0%	1.0%	0.9995
标准					10.0%	10.0%	
是否通过					通过	通过	

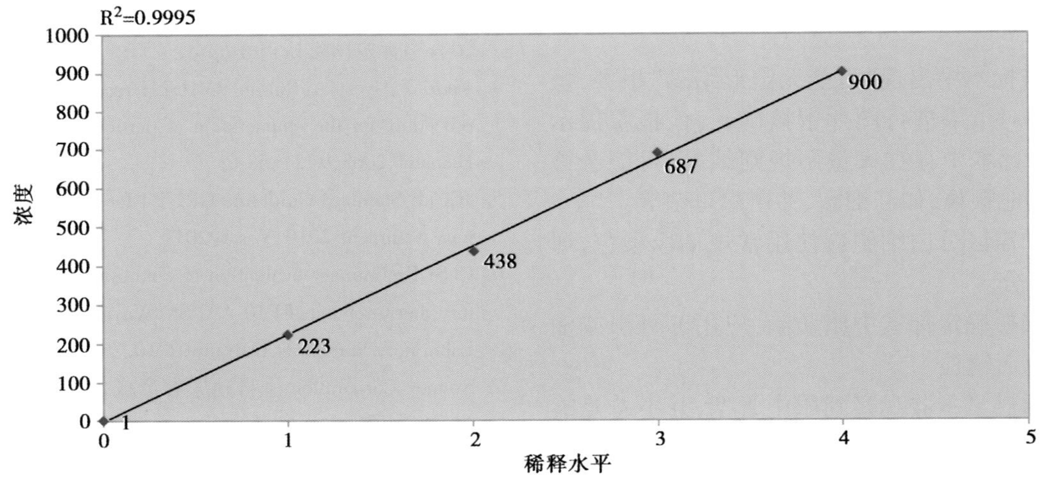

图 3-5-1　线性回归方程验证

四、质量保证

1. 室内质量控制

尿液有形成分显微数码成像分析仪属定量计数设备，可参照国家标准《临床实验室定量测定室内质量控制指南》（GB/T 20468-2006，2016 年已立项进行修订）进行室内质控。即采用高值、低值 2 个浓度水平原厂配套质控品，亦可使用专业的第三方质控品，配合专用质控架进行日常室内质控，仪器会自动保存质控结果，同时将质控品批号、质控时间、质控值进行汇总，自动生成 L-J 曲线图。如仪器质控结果未通过，说明仪器细胞计数出现问题，操作人员需按文件要求分析失控原因，重新质控，必要时，需重新校准仪器直到质控通过才可正常操作患者标本。

2. 室间质量评价

国内还没有任何组织开展尿有形成分分析仪室间质评或能力比对（PT）活动，必要时实验室应通过与其他实验室（如已获认可实验室或其他使用相同检测方法的同级别或高级别实验室）比对的方式确定检验结果的可接受性[3]。

五、尿液有形成分显微数码成像分析技术常见干扰因素及解决方案

虽此类仪器已采用平面流式细胞原理结合显微镜数码成像技术，因尿中颗粒成分复杂，且在不同环境下会发生各种不同变化，所以仪器仍存在一定局限性，如遇以下情况需人工干预进行确认报告。

1. 若标本中出现“可能无定形结晶”报警，操作人员应对结果进行图片审核确认，该报警提示检验人员标本中存在大量不规则结晶，可能会被误认为其他颗粒，如红细胞、芽殖酵母菌等。

2. 如需区分白细胞应使用常规瑞氏染色，通过镜检区分。

3. 如要确定标本中脂肪滴，应用苏丹黑或油红 O 染色后镜检。

4. 通过显示器观察到尿中管型，并不总是能呈现完整结构，而完全区分管型种类。有时，低浓度透明管型可能因对比度不够，而无法捕获图像。需要结合尿干化学蛋白结果和尿液离心后人工镜检确认。

5. 使用显微数码成像类尿液有形成分分析仪无法确定微生物运动。可能影响尿中鞭毛虫识别。如白细胞浓度异常，且出现下列情况时，无法确定微生物是否存在：①不典型酵母菌；②不明显细菌；③亚硝酸盐检测阴性；④无法确定是否存在鞭毛虫类。此时，应通过常规镜检，必要时染色镜检以确定微生物是否存在。

6. 当标本中某一有形成分浓度特别高时，浓度较低颗粒可能被掩盖而检测不出，需作进一步处理。

虽然自动化尿液有形成分分析仪在规范尿液检测工作流程中非常有用，它可以降低繁重的工作强度，减少临床常规实验室所需的人工尿沉渣检测，但自动化尿液有形成分分析仪不能用于肾脏疾病高发病率人群[12]。因此，迄今为止不同类型的自动化有形成分分析仪仍属于对尿液检查的筛选设备，必要时对有形成分的识别和确认必须通过人工显微镜镜检，有时还需对尿液有形成分标准离心、染色后人工镜检。

（李 智 凌 励 李 覃 潘 辉）

参考文献

1. McPhersonR A，PincusM R.Henry's Clinical Diagnosis and Management by Laboratory Methods[M].22th ed.Philadelphia：W.B.Saunders Company，2011.
2. CLSI.Urinalysis；Approved Guideline-Third Edition：GP16-A3[S].Wayne，PA：Clinical and Laboratory Standards Institute，2009.
3. 中国合格评定国家认可委员会.医学实验室质量和能力认可准则在体液学检验领域的应用说明：CNAS-CL41：2012.[OL].[2013-09-13].[2016-9-20].北京：中国合格评定国家认可委员会.
4. Kouri T，Gyory A，Rowan RM.ISLH recommended reference procedure for the enumeration of particles in urine[J].Lab Hematol，2003，9(2)：58-63.
5. JCCLS Standard Guideline GP1-P4 for Examination of Urinary Sediment 2010，Ver.1：2011.
6. CLSI.Preliminary evaluation of quantitative clinical laboratory measurement：EP10-A3[S].Wayne，PA：Clinical and Laboratory Standards Institute，2010.
7. Sysmex Corporation.全自动尿有形成份分析仪 UF-1000i 操作手册[M]. Kobe：Sysmex Corporation，2009，10(1)：10.
8. CLSI.Evaluation of Precision Performance of Quantitative Measurement Methods：EP5-A2. Wayne，PA：Clinical and Laboratory Standards Institute，2004.
9. CLSI.Evaluation of the Linearity of Quantitative Measure-

ment Procedures: EP6-A. Wayne, PA: Clinical and Laboratory Standards Institute, 2003.

10. CLSI.How to Define and Determine Reference Intervals in the Clinical Laboratory: C28-A2. Wayne, PA: Clinical and Laboratory Standards Institute, 2000.
11. 伊藤机一. UF-1000i 临床病例集[M]. Kobe: Sysmex Corporation, 2007.
12. European Confederation of Laboratory Medicine. European Urinalysis Guideline [J]. Scand Clin Lab Invest suppl, 2000, 60: 1-86.
13. 尚红, 王毓三, 申子瑜, 等. 全国临床检验操作规程[M]. 第4版. 北京: 人民卫生出版社, 2015.

第六章

尿液有形成分显微镜检查

尿液有形成分(urine formed element)是指来自泌尿道,并以可见形式渗出、排出、脱落和结晶所形成的物质,也被称为尿沉渣(urine sediment)。有形成分的种类和形态的变化因疾病和病程的不同而多种多样。在显微镜检查法中,尿中细胞、管型、结晶等成分的分类和认定是进行肾脏和泌尿系统炎症、肿瘤等疾病的定位诊断、鉴别诊断和预后判断的重要依据。

第一节　尿液有形成分样品准备

目前,显微镜检查仍被认为是尿液有形成分形态学检验的金标准,是从事临床检验技术人员应该掌握的基本技能。而高质量尿液标本是有形成分检出和形态学识别的重要条件。每个实验室应制定规范操作文件,使所有检验人员能以同样方法和操作步骤进行尿沉渣镜检,保证结果的准确性和重复性。

一、标本要求

第一次晨尿为最佳,应注意在低渗和碱性尿中细胞容易溶解;急诊可用随机尿。非冷藏条件下放置时间不超过2小时。

二、尿　量

检测的尿量必须标准化(10ml、12ml、15ml是常用量),如用更小量(如儿科、新生儿),在最终报告中应注明[1]。

三、离　心[2]

(一)离心试管

1. 试管可采用塑料或玻璃材质。
2. 试管必须带容积刻度,刻度精确到0.1ml。
3. 试管容积必须大于12ml,小于15ml。
4. 试管应密闭带盖,防止液体溅出及气溶胶形成。
5. 试管应具有锥形或缩窄的底部,便于浓缩沉渣。
6. 建议使用一次性离心试管。

(二)离心机

1. 水平式离心机,应有盖,离心时能自动锁盖。
2. 离心时机内温度应在15~25℃。
3. 离心机相对离心力可稳定在400g,离心时间5分钟。
4. 应定期对离心机进行校准。

四、涂片制备

400g离心5分钟,待离心机自然停稳后,取出离心管,倾弃上清液,留沉渣0.2ml,混匀后取20μl于载玻片上,用18mm×18mm盖玻片覆盖后镜检;亦可使用商品化一次性尿液沉渣定量计数板;也可使用细胞离心涂片机进行标准化涂片[3]。

第二节　尿液有形成分显微镜检查方法

高质量的显微镜是实验室对有形成分进行识别不可缺少的重要设备。从普通光学显微镜到多种不同类型的显微镜用于尿液镜检,极大提高了有形成分的检出率。

一、常用显微镜类型及用途

(一)普通光学显微镜[1]

普通光学显微镜是临床实验室最古老、最常

用的显微镜。实验室在观察尿液有形成分时应该使用现代化、高质量的显微镜，同时具备以下几个条件：①应使用具有内置光源的双目显微镜；②具有能移动玻片的载物台；③具有10倍和40倍的物镜，10倍或12.5倍目镜；50倍或100倍的油镜用于观察更细微的结构；④同一实验室如果有多台显微镜，则物镜及目镜的放大倍数最好一致。

（二）相差显微镜（phase-contrast microscopy）

相差显微镜是荷兰科学家Zernike于1935年发明的，适合用于观察未染色的尿沉渣标本。未染色细胞的细微结构折射率和厚度不同，光波通过时，波长和振幅不发生变化，仅相位发生变化（振幅差），这种振幅变化肉眼无法观察，而相差显微镜利用光的衍射和干涉现象，把相差变为振幅差可使尿液标本中未染色活细胞结构更为清晰，从而提高尿有形成分的识别率，特别是透明管型和黏液丝的鉴别、尿红细胞形态分析[3]。成像清晰，形态立体感明显，对红细胞形态改变非常易于观察和判断，敏感性较高。因脱水，碱性尿等因素导致红细胞内出现血红蛋白颗粒状沉积现象更易于观察。相差显微镜对管型的发现、类别判定及其内容物的观察很有价值。染色后的管型在相差显微镜下边缘清晰呈现，其内的颗粒、细胞或细胞碎片等易于识别。

（三）偏光显微镜（polarizing microscopy）

偏光显微镜是利用光的偏振特性对具有双折射性物质进行鉴定，在尿液分析实验室常用于确认脂肪的存在，特别是胆固醇结晶。胆固醇结晶具有双折射性，在尿中以游离形式存在时，通过偏振光显微镜可观察到马耳他十字形状[3]。偏光显微镜还能对尿中形态相似的有形成分进行鉴别。例如：红细胞与草酸钙结晶，管型与黏液丝或纤维丝，细菌与非晶型尿酸盐结晶等。染色后红细胞具有厚实立体感，而草酸钙折光性较强且不被染色；染色后管型边缘清晰可见，而黏液丝与纤维丝无此结构；染色后的尿有形成分用偏光显微镜更易于观察和判断。

（四）干涉显微镜（interference contrast microscopy）

干涉显微镜能形成三维图像有极高的对比和分辨率，可将较厚的生物样品形成光学切面的立体浮雕状，因此是观察细胞分裂、变形运动和鞭毛运动等活细胞运动和结构的最适宜仪器，但临床实验室极少使用。

二、尿液有形成分染色镜检

尿液中存在某些形态相似的有形成分，如果未经染色使用普通光学显微镜很难识别。例如：透明管型与黏液丝，白细胞与肾小管上皮细胞，红细胞与草酸钙结晶等。使用染色方法或相差显微镜观察能够提高识别能力防止漏检或误检。

（一）活体染色法

尿有形成分活体染色法主要包括Sternheimer-Malbin染色法（S-M染色法）和Sternheimer染色法（S染色法）。通过染色能提高有形成分的识别，更清晰、细致的观察细胞内部结构，特别是白细胞、上皮细胞和管型。其他有形成分例如：红细胞、黏液丝染色后更典型更易识别。S-M、S染色液可使用商品化的产品，缺点是在强碱性尿中会产生沉淀物影响细胞形态观察[4]。另外，还有一种活体染色可用0.5%甲苯胺蓝，该物质是一种异染性离子染料，能染细胞的不同成分，方法简便、背景清晰，能明显的区分细胞核和细胞质[3]。

（二）苏丹Ⅲ、油红O染色法

本法是根据苏丹Ⅲ在有机溶剂乙醇中更易溶入脂肪的性质而建立的染色技术，常用于确认尿液沉渣中怀疑存在中性脂肪或甘油三酯。它可以液滴状或球状游离形式存在；也可以球形或椭圆形脂肪体状存在于肾小管上皮细胞、巨噬细胞、管型内。中性脂肪或甘油三酯被染成橙色或红色，而胆固醇和胆固醇酯不被染色，需通过偏振光显微镜确认[3]。应注意：①细胞及脂肪管型中的脂肪颗粒或脂肪滴均染红-橙红色；②中性脂肪和甘油三酯均可着色，胆固醇不着色；③混入尿中的脂肪成分也可被染色，因此必要时可重新留取新鲜标本。

（三）瑞氏或瑞-姬氏复合染色法

用此种染色法可制备永久性尿沉渣标本。其有形成分清晰可见，尤以血细胞及血小板更易于观察。对各类上皮细胞和肿瘤细胞的识别均较非染色标本、活体染色标本有更多优点。

（四）Hansel染色

Hansel染色主要用于检测尿液中嗜酸性粒细胞。由于使用抗生素类药物引起的药物过敏性间质性肾炎，患者尿中嗜酸性粒细胞数量增加，虽然瑞氏染色或姬姆萨染色也能鉴别嗜酸粒细胞，但Hansel染色是最优选择。

（五）普鲁士蓝反应

普鲁士蓝反应又称为含铁血黄素染色，当红细胞被巨噬细胞吞噬后，在溶酶体酶作用下，血红蛋白被分解为不含铁的橙色血质和含铁的含铁血黄素。经过亚铁氰化钾和稀酸处理后可以产生蓝色，常见于吞噬细胞内或间质内，主要显示三价铁盐。该方法主要用于鉴别存在含铁血黄素颗粒的吞噬细胞或血红蛋白管型。

（六）革兰氏染色

识别和分类革兰氏阴性或革兰氏阳性细菌。

（七）干扰因素

1. 标本采集与贮存

应使用一次性容器采集新鲜尿液标本，标本量不少于 10ml 且立即送检，实验室在留取后 2 小时内完成检测。时间延长会导致尿 pH 值偏高，使尿中的细胞、管型成分发生破坏、溶解、变形等改变。因此正确留取尿液标本是保证结果准确性的重要步骤。

2. 标准化操作方法

检查过程应尽量规范化和标准化，严格执行操作程序。使用推荐的离心方法和尿沉渣标本制作方法。正确使用显微镜，镜检光线强弱要适宜，避免因光线太强而漏掉红细胞和透明管型，管型须在高倍镜下进行鉴定。

3. 标本染色注意事项

（1）尿液必须新鲜，否则染色欠佳；不同比密的尿液，染色效果可出现不同变化，低比重尿有形成分不易着色，影响鉴别，因此要求患者检验前尽量少饮水。

（2）染液在 pH 6.0 时染色性能最佳。应置于阴暗处保存，如有颗粒沉淀出现，不宜再用。

（3）pH 8.0 以上强碱性尿可呈过度蓝染，甚至产生沉淀。胆红素尿时可因尿液本身的颜色，使标本中细胞被染成黄色，掩盖了其真实颜色。

（4）尿沉渣与应用染色液以 4∶1 或 5∶1 混合为好，应于 10 分钟内观察。

（5）本法因尿沉渣和染色液的新旧、pH、加入量、作用时间等条件不同，各种有形成分的受染程度和颜色也有差异，应积累经验，灵活应用。

4. 脓尿、肉眼血尿和盐类结晶较多的混浊标本不适宜离心镜检，可采用直接镜检的方式，但结果中需要注明“直接镜检法”。该方法重复性差，易导致漏检，仅适用于此类标本。

5. 药物因素

注意某些药物，特别是磺胺类、解热镇痛类等药物可能出现的结晶。

（八）结果报告

实验室所有人员进行结果报告时，应采用相同术语、格式和参考区间。

1. 定性报告

各类细胞应在高倍镜（40×10）下观察至少 10 个视野，以每高倍视野（high power field，HP）观察到的最低和最高值的范围报告；管型为低倍镜（10×10）视野全片至少 20 个视野所见的平均值报告；尿结晶、细菌、真菌等，以每高倍镜视野所见数换算为半定量的“-、±、1+、2+、3+”等级报告（表 3-6-1）。

2. 定量报告

实验室使用透明的一次性专用尿沉渣计数板，以每单位体积有形成分数量报告结果，用 XX 细胞（或管型）/μl 的报告方式[1,2]。

若临床实验室不使用尿沉渣板，而使用载玻片+盖玻片的方法。美国临床和实验室标准协会（Clinical and Laboratory Standards Institute，CLSI）出版的 GP16-A3《尿液分析指南》和欧洲 ECLM 出版的《欧洲尿液分析指南》都举例说明了如何将有形成分计数结果换算成定量结果的方法。例如：GP16-A3 计算方法为：有形成分数量/ml＝计数值/HP×4000；EUG 计算方法为：有形成分数量/L＝计数值/HP×5.8。建议使用前最好进行验证。

表 3-6-1 尿结晶、细菌、真菌、寄生虫等报告方式[5]

	报告等级				
	-	±	1+	2+	3+
结晶	0		1~4 个/HP	5~9 个/HP	>10 个/HP
原虫、寄生虫卵	0		1 个/全片~4 个/HP	5~9 个/HP	>10 个/HP
细菌、真菌	0	数个视野散在可见	各视野均可见	量多、团状聚集	无数
盐类	无	罕见	少量	中等量	多量

第三节　尿液有形成分分类与形态特点

根据尿液有形成分不同特点，将其分为以下几大类别：细胞类、管型类、结晶类、细菌类等。

一、红细胞

1. 正常红细胞

尿液中典型的正常红细胞形状为淡黄色双凹圆盘状，直径大约 8μm。

2. 异形红细胞

异形红细胞包括：①环形红细胞：呈面包圈样，因血红蛋白大量脱失或胞浆向四周聚集而成；②棘状或瘤状红细胞：胞质常向一侧或多侧伸出其形态似乎是在环行红细胞基础上，同时伴有胞质囊泡状突起，有人描述为葫芦状突起，米老鼠耳朵样胞浆向一侧或多侧伸展，膜呈棘状或瘤状突起如生芽样；③影形红细胞：大小不一的无色圆圈样；低渗尿中多见；④皱缩红细胞：因红细胞脱水皱缩表面呈锯齿样或星芒状；多见于高渗尿中；⑤大红细胞：红细胞体积明显肿胀，直径>8μm，见于输液后或饮水过量；⑥小红细胞：指红细胞变小，直径<8μm，包括出现皱缩、环形、影形等形态改变的小红细胞；⑦靶形红细胞：由于血红蛋白不完全脱出，形成靶形样改变的红细胞；⑧破碎红细胞：即红细胞碎片，可见新月形、三角形、星形等，亦可见膜棘状或瘤状突起后红细胞脱落的圆形或椭圆形碎片。

尿沉渣中见到的红细胞，因受尿渗透压、pH 值等各种理化因素的影响，可有多样的形体变化。因此，在识别尿红细胞形态时，还应注意以下几个方面：

（1）碱性（pH>9.0）尿中，红细胞脂质外层面积增加，出现锯齿形红细胞或完全被破坏呈褐色颗粒状。

（2）酸性（pH<4.0）尿中，红细胞脂质内层面积增加，出现可逆口型红细胞或红细胞肿胀、溶解。

（3）渗透压较低时（<400mOsm/kg·H_2O），可出现面包圈样、戒指形红细胞且易溶血。

（4）高渗透压（>900mOsm/kg·H_2O）且 pH 增加时，则形成锯齿形红细胞。

（5）红细胞溶血发生率在滤液流速慢时比流速快时低。并且圆盘形、锯齿形、口形红细胞在数毫秒之间即可发生互变。

（6）尿沉渣中的红细胞，有时会与尿中的酵母样真菌孢子、淀粉颗粒、脂肪球、草酸钙结晶、尿酸盐等混淆。其鉴别要点见表 3-6-2 所示。

二、白细胞

尿中白细胞主要为中性粒细胞，偶尔可见淋巴和单核细胞。由于尿标本的白细胞形态多变，结构不清。有时与同大或略大的细胞成分不易区分，特别要注意与临床意义不同的肾小管上皮细胞、底层移形上皮细胞的鉴别。

1. 中性粒细胞

新鲜尿液中完整白细胞的形态与外周血中的白细胞结构基本一致，呈圆形，直径 10~14μm，胞核清楚，浆内颗粒清晰可见。在低渗及碱性尿中，白细胞常胀大，约半数可在 2 小时内溶解。在高渗及酸性尿中，白细胞常萎缩。陈旧尿中的白细胞，胞浆可因均质化而呈明胶样。

表 3-6-2　尿沉渣中红细胞与类似有形成分的鉴别

名称	形态	折光性	加 20%冰醋酸[a]	化学实验
红细胞	淡黄色双凹圆盘状	较弱	溶解	隐血试验阳性
酵母样真菌孢子	无色圆或椭圆形，大小不等，出芽，有时可成串排列	较强	不溶解	
淀粉颗粒	无色类圆形、椭圆形，大小不等	弱	不溶解	碘液染色成蓝紫色
脂肪球	无色、发亮圆形，大小不等	强	不溶解	苏丹Ⅲ染成桔红色
草酸钙结晶	无色圆形或椭圆形，边缘明晰，有坚硬感	强	不溶解	10%的盐酸可溶解
尿酸盐	无色或淡褐色小球状，外形明晰	较弱	不溶解	加热至 60℃可溶解

注：[a] 因部分尿中影形红细胞不溶解于 10%冰醋酸试剂，故建议采用 20%的冰醋酸做破碎试验

2. 脓细胞

指炎症时白细胞变性、死亡，外形不整，结构模糊，浆内核不清楚，充满粗大颗粒。细胞常粘连成团，胞界不清。

3. 淋巴细胞

虽然淋巴细胞也在正常尿液中出现，但因为白细胞数量少而不被认知，使用瑞氏或巴氏法进行尿液细胞染色，淋巴细胞很容易被鉴定[3]。尿中最常见直径 6~9μm 小淋巴细胞，具有一个近卵圆形核，少而清楚的胞浆常位于细胞一侧。尿中淋巴细胞增多常见于急性肾盂肾炎；尿中淋巴细胞为主时，常见于肾脏移植排斥反应的患者。淋巴细胞不含有中性粒细胞酯酶，不呈现阳性的 LE 测试结果。

4. 单核细胞和巨噬细胞(组织细胞)

单核细胞的直径大小为 20~40μm，有一个大、近卵圆形且常边缘不齐的核，胞浆丰富，内含嗜天青颗粒，胞内时常可见液泡、碎片、微生物。巨噬细胞直径平均 30~40μm，但也可小到 10μm 或大到 100μm。小巨噬细胞，卵圆形的核和嗜天青颗粒很难与中性粒细胞区分。巨噬细胞具有吞噬功能，因此胞浆常有空泡，由于其大小悬殊，形态多样，在非染色尿沉渣中难以鉴定。单核细胞巨噬细胞常用尿沉渣细胞活体染色鉴定，如瑞氏染色。单核细胞和巨噬细胞含嗜天青颗粒，如有足够量，可用中性粒细胞脂酶法筛查。在不染色的尿沉渣显微镜检查中，单核细胞常被误认为肾小管上皮细胞，因为它们都只有一个核且大小相近。单核细胞和巨噬细胞在尿中都呈现球形，然而肾小管上皮细胞有致密的核和呈现扁平多边形。当单核细胞和巨噬细胞摄取脂蛋白或脂肪，这些球形的内容物具有明显的折光性，被称为圆形脂肪体，这些细胞很难与摄入脂肪的肾小管细胞区别开来，使用偏振光光学显微镜或脂肪染色可以区分这些脂肪物[3]。

5. 影响尿中白细胞形态的因素

(1)尿 pH 增高，白细胞容易破坏，pH 8.4 时，白细胞可于数分钟内破坏。

(2)尿液稀释或尿渗透压降低，可使尿中白细胞溶解，并且在室温 2~3 小时内溶解速度达到 50%[3]。

(3)尿标本置于温度高的环境或放置时间过长，也能引起白细胞破坏。

三、上皮细胞

尿沉渣中上皮细胞是指来自外尿道口及其附近覆盖的扁平上皮细胞和来自肾盂、输尿管、膀胱、尿道内膜的移形上皮细胞。在肾损伤患者尿中可见来自肾小管的立方上皮细胞。采用常规非染色或染色法通过普通光学显微镜下的细胞形态确定其组织来源较为困难。此时可采用特殊染色如组织化学染色、单抗过氧化物酶染色、FCM 等方法鉴别确认。

1. 复层鳞状上皮细胞

来源于输尿管下部、膀胱、尿道和阴道表层，生理情况下可少量出现。此类细胞可分为表层、中层和底层。

(1)表层细胞胞体较大，扁平似鱼鳞，形态不规则，边缘常卷曲，胞核较小呈圆形或卵圆形。

(2)中层细胞相对较小呈圆形、多边形、菱形，细胞核较表层细胞大，核浆比为 1∶2~3。

(3)底层细胞胞体较小约为白细胞的 1~2 倍，多呈圆形，核居中或偏位，呈圆形或椭圆形，核浆比为 1∶0.5~1。

2. 移行上皮细胞

由肾盂、输尿管、膀胱和尿道近膀胱段等处的移行上皮组织脱落而来。由于细胞所处部位和脱落时器官涨缩状态不同，故形态多变。通常分为 3 层。

(1)表层移行上皮细胞：胞体较大，类似扁平上皮细胞，多呈圆形和多角形，含有一个或两个甚至多个圆形或椭圆形的核，整个细胞像张开的伞，故有人称为伞形细胞。

(2)中层移行上皮细胞：亦称尾形上皮细胞，体积大小不一，一般为白细胞的 2~3 倍，常呈尾形、纺锤形、梨形。此细胞多来自肾盂，又称肾盂上皮细胞。有时也可来自输尿管和膀胱颈部。上述部位有炎症时，可见这类细胞成片脱落。

(3)底层移行上皮细胞：圆形，体积较小，曾把此种细胞和肾小管上皮细胞统称为小圆上皮细胞。底层移行上皮细胞体积虽小，但较肾小管上皮细胞为大。核虽较大，但又较肾小管上皮细胞的为小，需注意两者的鉴别。底层移行细胞较少出现于尿中，重症炎症时可增多。

3. 肾小管上皮细胞

来自肾小管立方上皮。在尿中容易变形，形态往往不规则，常为圆形或多边形，又称多边形细胞。其形态与白细胞相似，是白细胞的 1.5~2 倍，含一个大而明显的核，突出易见，浆中有一些不规则颗粒、小空泡或脂肪小滴。此细胞发生脂肪变性(慢性肾脏疾病)时,浆内可见较多脂肪颗粒,称脂肪细胞,若变性的脂肪颗粒充满整个胞浆和核上则称为复粒细胞。肾移植后一周内,尿中可见较多肾小管上皮细胞,随后可逐渐减少;排异反应时,尿中可再度出现成片此类细胞。肾小管上皮细胞与底层移行上皮细胞形态相似,其鉴别要点见表 3-6-3 所示。

4. 柱状上皮细胞

一般来自尿道中段、前列腺、精囊、尿道腺、子宫颈及子宫体等部分。此细胞多数呈圆柱形,有时上宽下窄,核稍偏于一侧,位于中下或近底部。尿中出现较多此细胞时,提示慢性尿道炎或慢性膀胱炎的可能。

5. 多核巨细胞

来源于尿道移形上皮细胞。比扁平上皮细胞大,呈多角形或椭圆形,有数个椭圆形核,有时可见嗜酸性包涵体。见于麻疹、水痘、腮腺炎、流行性出血热等病毒性感染患者尿中,也可见于泌尿系统炎症、放射治疗后患者的尿中。应注意与移行细胞癌的癌细胞鉴别。

6. 异形细胞

尿沉渣中异形细胞是指与通常所见正常细胞形态有明显差异的细胞。异形细胞形态学改变,包括以下几点:①胞体增大,尤其是核增大;②核浆比增加;③染色质增加及分布异常,核质不匀,颗粒密度增加;④核膜不整及增厚;⑤核增多及核形异常;⑥核仁增大、增多;⑦在细胞群中,细胞及细胞核大小和形态有明显差异;⑧细胞排列不规则,有立体感;常见核分裂细胞。

四、管　型

1. 透明管型

主要由 T-H 糖蛋白构成,也有清蛋白及氯化钠,在碱性尿液中或稀释时,可溶解消失。无色半透明,一般呈规则圆柱体状,但大小、长短很不一致;通常两边平行,两端钝圆(但有时一端可稍尖细),平直或略弯曲,甚至扭曲,质地菲薄,偶含少数颗粒或少量细胞,折光性较差,显微镜应在暗视野观察,否则易漏检,必要时应用 S 染色辨别。

2. 颗粒管型

管型中颗粒含量占管型面积 1/3 以上。颗粒来自崩解变性的细胞残渣、血浆蛋白及其他物质,这些物质直接聚集于 T-H 糖蛋白基质。颗粒管型常较透明管型短而宽大,按颗粒粗细可分为粗颗粒管型和细颗粒管型。前者外形较宽,易折断,可有不规则断端;后者含许多微细颗粒,不透明。

3. 细胞管型

(1)红细胞管型:管型中的红细胞常互相粘连无明显细胞界限,有的甚至残缺不全。有时红细胞形态完整、清晰,接近正常,易于识别,有时因溶血仅见红细胞残影。

(2)白细胞管型:管型中含由退化变性坏死的白细胞,一般多为中性粒细胞,细胞呈球形,有时呈团性重合。在普通显微镜下,非染色标本,白细胞难与上皮细胞区别,染色标本可仔细观察核及胞质形态特点。

(3)上皮细胞管型:管型内含肾小管上皮细胞。可分为两大类:一类管型是由脱落肾小管上皮细胞与 T-H 糖蛋白组成,成片上皮细胞与基底膜分离,脱落细胞粘在一起;另一类为急性肾小管坏死时,胞体较大,形态多变,典型的上皮细胞呈瓦片状排列,可充满管型,细胞大小不定,核型模糊,可用染色法与白细胞管型识别。

4. 蜡样管型

由细颗粒管型或细胞管型进一步衍化而来,也可来自淀粉样变性的上皮细胞溶解后逐渐形成的管型,或者是透明管型在肾小管内停留时间较长演变而成。其外形似透明管型,但体积较大,外观呈蜡样,质地厚,折光性强,易折断,边缘常有深浅、大小不一的切迹,两端不整,有时有分节或扭曲。在低渗溶液、水和不同的 pH 介质内均不溶解。

表 3-6-3 尿沉渣中肾小管上皮细胞、底层移形上皮细胞的鉴别

形态	肾小管上皮细胞	底层移形上皮细胞
大小	14~18μm(直径)	比肾小管上皮细胞略大
形态	多边形或不规则形	圆形或卵圆形
胞核	核大而圆,结构细致,染色后明显	圆形稍大,结构细致,染色后明显
胞浆颗粒	浆很少(核径>浆幅),可含不规则颗粒、脂肪滴等	浆稍多(核径<浆幅),一般无颗粒

5. 脂肪管型

由肾小管上皮细胞脂肪变性、崩解、大量的脂肪滴进入管型内形成。所含脂肪滴占管型面积1/2以上，大小不等，圆形，折光性强，用苏丹Ⅲ染色染成橙红色或红色。

6. 宽幅管型

来自破损扩张的肾小管、集合管或乳头管，多数由颗粒管型和蜡样管型演变而来，宽度为一般管型2~6倍，形似蜡样管型，不规则，易折断，质地较薄。

7. 细菌管型和真菌管型

分别指管型透明基质中含有大量细菌或大量真菌，在普通光学显微镜下呈颗粒管状，易与颗粒管型混淆，可用染色法鉴别。

8. 结晶管型

指透明管型基质中含尿酸盐、草酸盐类、药物等化学物结晶。此类管型形成与尿 pH、温度、结晶饱和度、胶状物质浓度等因素有关，出现结晶管型的临床意义类似相应的结晶尿。

9. 混合管型

指管型内同时含有不同细胞及其他成分。管型内细胞数不及单一细胞管型多，外形与颗粒管型相似，用S染色法有助于识别。

10. 其他管型

(1)血液管型：指血液进入肾小管后，红细胞崩解破坏，其各种成分所形成的管型。如形成的管型呈颗粒纤维状，则称颗粒纤维状血液管型，其意义同红细胞管型。

(2)血红蛋白管型：血液管型或红细胞管型中红细胞溶解，血红蛋白均质化或溶血性输血反应及自身原因引起血管内溶血时，过多的血红蛋白进入肾小管而形成。

(3)血小板管型：主要见于弥漫性血管内凝血。

(4)肌红蛋白管型：由于肌肉组织损伤、大面积烧伤，产生大量的肌红蛋白进入肾小管形成的管型。

(5)胆红素管型：管型中充满金黄色的非晶体形胆红素颗粒，见于严重的阻塞性黄疸患者，尿胆红素试验常强阳性，同时可伴有亮氨酸和酪氨酸结晶。

11. 假管型和管型相似物

(1)黏液丝：长线条形，边缘不清，末端尖细卷曲，大小不等，常见暗淡纹，如大量存在常表示尿道受刺激或有炎症反应。

(2)假管型：为磷酸盐或尿酸盐等形成的圆柱体，其外形与管型相似，但无管型的基质，边缘不整齐、两端破碎、其颗粒粗细不均、加温或加酸后即消失，而真管型不变。

(3)圆柱体：又称类管型，其形态与透明管型相似，但一端尖细，有时有扭曲，如螺旋状，常伴透明管型同时出现。

五、结 晶

尿中结晶通常是由摄取的食物或体内盐类代谢而从尿中排出，与尿中该物质浓度、饱和度及尿酸碱度和温度有关。一般来说，大部分盐类结晶多无临床意义，所以人们在临床检验实践中常不注意识别各类结晶，但是当没有病理意义的盐类结晶达到一定数量时，机体也会产生病理改变。

1. 尿中常见盐类结晶

(1)非晶形尿酸盐结晶：常出现于酸性尿中，为淡黄、褐色非晶形颗粒状，加热或加酸、碱可溶解。尿浓缩或天冷时更易出现，量大时还可呈砖红色沉淀。

(2)尿酸结晶：常出现于酸性尿中，为无色、淡黄色或褐色；形状多样，可呈磨刀石形、菱形、花瓣形、斜方形、板状形。易溶于10%氢氧化钾，强酸性尿中更易出现。

(3)尿酸钠结晶：常出现于酸性尿中，为无色或黄色；可呈束针状、束柱状或菊花状。溶于氢氧化钾，加热可部分溶解，尿浓缩或天冷时易出现。

(4)草酸钙结晶：可出现于酸性、中性或碱性尿中，为无色，有较强的折光性；可呈八面体形、哑铃形、椭圆形或小圆形。溶于盐酸，溶解度低，易在尿中析出。

(5)磷酸盐结晶：可出现于弱酸性、中性及碱性尿中，为灰白色非晶形颗粒状，溶于乙酸和盐酸。

(6)磷酸钙结晶：可出现于弱酸性、中性及碱性尿中，为无色或灰白色，可呈楔状、柱状、不定形片状或排列成束状、花瓣状。溶于乙酸和盐酸，常浮于尿液表面。

(7)磷酸铵镁盐结晶：可出现于弱酸性、中性及碱性尿中，为无色，有较强折光性；可呈屋顶状、信封状、羽毛状或长板状。溶于乙酸和盐酸，碱性尿中可大量出现。

(8)碳酸钙结晶：常出现于碱性及中性尿中，

无色；可呈哑铃形、小球形或非晶形颗粒。溶于乙酸和盐酸并产生气体，常与磷酸盐同时出现。

（9）尿酸铵结晶：常出现于碱性及中性尿中，褐色；可呈球状、有棘的小球状、树根状。该结晶为尿酸与久置尿液中游离氨的结合产物，加热或加酸、碱都可溶解，常见于陈旧性尿液中。如新鲜尿中出现，则提示膀胱中有细菌感染。

（10）马尿酸结晶：可出现于酸性、中性及碱性尿中，无色；可呈针状、菱形或板状。可溶于盐酸和氢氧化钾，加热亦可溶，尿中少见此结晶。

2. 尿中常见病理性结晶

（1）胆固醇结晶：可出现于酸性或碱性尿中，为无色缺角方形或长方形薄片状结晶，可单层或重叠成多层。易溶于热乙醇、乙醚和氯仿，常浮于尿液表面薄膜处，常见于乳糜尿、脓尿、类脂性肾炎等。

（2）胆红素结晶：常出现于酸性尿中，为黄色或黄褐色；可呈束状排列的小针状或成团排列、非晶形颗粒状。溶于氢氧化钾和氯仿，加硝酸可使结晶呈蓝绿色，见于黄疸、重症肝病、磷中毒等。

（3）胱氨酸结晶：常出现于酸性尿中，为无色六角形的薄片状结晶，边缘清晰，折光性强，溶于盐酸和氢氧化钾，能在氨水中快速溶解，再加醋酸后结晶可以重新析出。

（4）酪氨酸结晶：常出现于酸性尿中，为无色或略带黑色的细针状结晶，成束状或团状排列，溶于盐酸和氢氧化钾。

（5）亮氨酸结晶：常出现于酸性尿中，为黄色或褐色小球形似油滴状，有同心圆或密集辐射纹，折光性强，溶于乙酸和氢氧化钾，多与酪氨酸同在。

（6）含铁血黄素结晶：可出现于酸性或中性尿中，为黄色颗粒凝聚物，普鲁士蓝反应阳性。

3. 药物性结晶

尿中还有一些难以判断的结晶，主要是药物结晶。常见的主要来自磺胺类、解热镇痛剂类和放射造影剂类。

（1）磺胺类结晶：磺胺类药物种类很多，其结晶也各不相同。常用的磺胺嘧啶和磺胺甲基异噁唑的乙酰化率较高，易在酸性尿中析出结晶，前者为淡黄褐色不对称的麦秆束状或球状结晶；后者为无色透明、长方形或正方形六面体结晶，似厚玻璃块，有立体感，散在或集束成十字或花瓣形排列。除可用显微镜检查外，还可用以下化学方法加以证实：

1）磺胺结晶可溶于丙酮。

2）醛试验：尿离心沉淀后弃上清液，用酸性冷蒸馏水（水中加少量乙酸）将结晶洗涤 2～3 次，至洗液中加入 Erhlich 醛试剂（尿胆原试剂）不显色为止，在结晶沉淀内加蒸馏水 1ml，再加入 10% 氢氧化钠 2～3 滴使结晶溶解，再加入醛试剂 3～4 滴，显黄色则证明为磺胺结晶。

3）新闻纸试验：在新闻报纸空白处，滴加 1 滴尿沉渣使之湿润，再滴加 1 滴 25% 盐酸，如显橙黄色即为阳性。

尿中磺胺结晶的出现，与用药过量、饮水较少、尿液偏酸及磺胺在人体内乙酰化程度有关。特别是当新鲜尿中有大量磺胺结晶，同时伴有红细胞或（及）管型的存在时，则表示肾脏已受到损害，应立即采取措施。

（2）解热镇痛剂类结晶：服用阿司匹林等含水杨酸盐类的药物时，可在尿中出现角柱形结晶，加入 10% 氯化高铁溶液，可使结晶溶解而结晶染紫色。

（3）放射造影剂类结晶：使用放射造影剂后，尿中可出现束状、球状等多形状结晶，同时尿液比重明显升高，可大于 1.050。结晶可溶于氢氧化钠，但不溶于乙醚、氯仿等有机溶剂。

4. 病原体

（1）细菌：泌尿系统感染的患者尿中可出现；粪尿及受污染的尿中亦可出现。

（2）真菌：酵母样真菌多见于糖尿病患者、女性尿及碱性尿中。通常无色，椭圆形或出芽孢子形，如为念珠菌还可见到假菌丝，有时也可由于标本受污染或混入空气中的真菌而出现。

（3）寄生虫：如阴道毛滴虫，多见于女性阴道分泌物的混入，其形态比白细胞略大，结构模糊。运动时容易发现，并能看见运动的鞭毛。如不运动时易与变形或变性的白细胞混淆。一般不染色标本在普通光镜下对外形、胞膜、内部结构进行对比识别外，可用瑞氏染色法进行确认及形态学的虫种鉴定。典型的阴道毛滴虫滋养体呈梨形或椭圆形，宽 10～15μm，长可达 30μm，胞质均匀、透明、有折光性。虫体柔软多变，活动力强，从毛基体发出 4 根前鞭毛和 1 根后鞭毛。后鞭毛向后延伸与波动膜外缘相连，后鞭毛不游离。核位于虫体前 1/3，为椭圆形泡状核，核附近有副基纤维。轴柱从虫体前端向后延伸纵贯虫体从后端伸出，胞质内有许多深染的氢化酶体沿轴柱和肋分布，肋的存在和轴柱旁氢化酶体的排列是鉴别阴道毛滴虫与其他滴虫的主要依据。临床表现疑为滴虫性阴道炎或其他部位滴虫性感染时，除常规的形态学检查外，还可进行免疫学方法、分子生物学技术的检测。

5. 其他

尿液中其他物质主要有精子、卵磷脂小体、粪便、花粉、淀粉颗粒、螨类、鳞毛、纱布、脱脂棉的纤维。

（1）精子：精子形似蝌蚪，分头尾两部分，多见于男性遗精后尿中及性交后两性尿中。

（2）卵磷脂小体：部分患者因按摩后仍得不到前列腺液标本，可采用按摩后的尿液进行离心镜检，有时还可见到淀粉样小体、颗粒细胞等。

（3）粪尿：留取标本时混入粪便，于尿沉渣中找到食物残渣即可判断。粪尿中可查到植物表面细胞和导管、肌纤维、淀粉颗粒、脂肪小滴，有时也可见到常见的虫卵。

（4）花粉：植物的花粉混入，多见于住院患者，形态依种类不同而有异。

（5）淀粉颗粒：无色类圆形或椭圆形，多因使用外用药剂或医用手套而混入，也可见于粪尿标本，鉴别时可加入碘液使其呈深蓝色。

（6）螨类：多来自食品、医药品、皮肤和植物叶片等，因混入采尿器皿而偶见。

（7）鳞片：多来自于采尿器皿、检验仪器的污染，形态多种，但易识别。

（8）纤维：来自于纱布、纸、内衣、脱脂棉等。

第四节 尿液有形成分检查与疾病诊断

尿液有形成分检查是一项非常重要的常规检验项目，它和尿液理学、化学检查共同构成尿液常规分析的全部内容，对辅助泌尿系统疾病的诊断、鉴别诊断、预后有非常明显的应用价值。在尿液物理或化学试验中不能发现的异常变化，常可通过尿液有形成分发现，因此尿液有形成分检查也被称为“肾的体外活检”。

一、红细胞

正常人尿中的红细胞数量不超过 3 个/HP，大于 3 个就称为镜下血尿[5]。98%的血尿是由泌尿系统疾病引起，2%的血尿是由全身性疾病或泌尿系统邻近器官病变所致。新鲜尿中红细胞的形态对于鉴别肾小球性血尿和非肾小球性血尿有重要价值。实验室应用相差显微镜观察尿中红细胞形态，可将血尿分为三种：①均一性血尿（非肾小球性）：红细胞外形及大小正常，形态较一致，畸形红细胞类型不超过两种以上，提示为泌尿系统疾病，例如：膀胱炎、膀胱结石、膀胱癌、尿道狭窄、前列腺病变等。②非均一性血尿（肾小球性）：尿中畸形红细胞类型在两种以上，出现棘形红细胞或 G1 形红细胞，是肾性出血的明确表现，也是肾小球性血尿特有的改变。有许多研究证实，当此类细胞≥5%时，据日本学者 Chu YD 等报道以该标准用于诊断肾小球性血尿的敏感性为 83.3%，特异性为 100%；Kohler H 等用于诊断肾小球性肾炎的敏感性为 52%，特异性为 98%[6]；还有学者 Crop MJ 等报道，血尿患者中肾小球疾病异形红细胞比率比非肾小球疾病高，并且异形红细胞对肾小球疾病诊断的敏感性为 77.9%[7]。③混合性血尿：尿液中出现均一性和非均一性两种红细胞时称为混合性血尿。

尿中红细胞还可用于某些疾病的鉴别诊断，如尿中红细胞少蛋白质多（>2+），提示肾脏疾患；尿中均一性红细胞多，蛋白质少（<1+）提示泌尿系统感染；尿中有红细胞同时伴有肾小管上皮细胞及管型，或有红细胞同时伴有红细胞管型，提示肾脏疾病；尿中有均一性红细胞无肾小管上皮细胞和管型一般提示为肾外系统疾病[8]。

抗凝药物和弱毒性的药物，如磺胺类药物，也能导致尿中红细胞数量增加。同时应注意标本容器中阴道分泌物和痔疮出血都会产生假性血尿。

二、白细胞

正常人尿中的白细胞数量为 0~5/HP，泌尿系统炎症和几乎所有肾脏疾病，尿中白细胞数量都会增加，特别是中性粒细胞。

1. 中性粒细胞

数量增加应注意细菌性和非细菌性的炎症。细菌性感染包括：细菌性肾盂肾炎、膀胱炎、尿道炎和前列腺炎；非细菌性感染包括：衣原体、支原体、毛滴虫、真菌感染。滴虫和真菌常见于女性阴道分泌物的污染，尽管它们能导致生殖道感染，但并不多见。反之，如果出现在男性尿液中则提示感染[3]。

2. 嗜酸性粒细胞

非染色尿沉渣样本不能区分中性粒细胞和嗜

酸性粒细胞。鉴别嗜酸性粒细胞,尿液标本可采用 Hansel 染色,该方法优于瑞氏染色。嗜酸性粒细胞增多见于急性间质性肾炎(acute interstitial nephritis,AIN)或偶见于慢性尿路感染(urinary tract infection,UTI),嗜酸性粒细胞管型可作为急性间质性肾炎的诊断依据。急性间质性肾炎常见于青霉素及其衍生物的药物过敏,早期诊断治疗后肾脏功能可恢复。急性移植排斥反应时,肾脏活体组织标本中出现大量嗜酸性粒细胞提示预后不良。

3. 淋巴细胞

正常尿液中偶见淋巴细胞,使用瑞氏染液进行尿液细胞染色,淋巴细胞容易被识别。尿中淋巴细胞过多常见于急性肾盂肾炎,肾脏移植的排斥反应的患者。

4. 单核细胞和巨噬细胞(组织细胞)

单核细胞和巨噬细胞可在正常尿液中偶有见到,其功能可能与吞噬病理细胞、细菌、病毒、抗原抗体复合物、红细胞及有机或无机物质(如脂肪、含铁血黄素)发挥免疫作用有关。

三、上皮细胞

1. 鳞状上皮细胞

来自尿道前段,正常人尿中可见少量鳞状上皮细胞,如有明显增多或成堆出现并伴有白细胞增多时,则提示该处患有炎症。(注意:成年女性尿中混有阴道分泌物时鳞状上皮细胞和白细胞也会增多,可建议清洗外阴后重留取中段尿复查。)

2. 柱状上皮细胞

来自尿道中段、前列腺、精囊、尿道腺等处,正常人尿中几乎不见柱状上皮细胞,如大量出现,提示慢性尿道炎或慢性前列腺炎、慢性膀胱炎。

3. 移形上皮细胞

被覆于肾盂、输尿管、膀胱和近膀胱段等处的上皮细胞,其形态随腔内尿量的增减而变化。来自基底层的细胞在正常尿中不易见到,在肾盂、输尿管或膀胱颈部有炎症时可大量出现,并伴有白细胞和红细胞增多。

4. 肾小管上皮细胞

来自肾小管,正常尿中少见,出现或增多表示肾小管有病变,多见于急性肾小球肾炎,若成堆出现,常提示有肾小管坏死。在慢性肾病中,肾小管上皮细胞可发生脂肪变性,可见到复粒细胞;在肾慢性出血、梗死或血红蛋白尿时,在肾小管上皮细胞内出现微褐色的含铁血黄素颗粒,经普鲁士蓝染色后显示蓝色颗粒。肾移植患者 1 周后,尿中可见较多的肾小管上皮细胞,随后逐渐减少,当发生排斥反应时,尿中可再度出现成片的肾小管上皮细胞。当在正常人尿中少量出现时可能是由于老化细胞的脱落;新生儿相对儿童或成年人有时会出现少量的肾小管上皮细胞[3]。

5. 吞噬细胞

尿液中的吞噬细胞一般指大吞噬细胞,来自组织细胞。在泌尿道急性炎症,如急性肾盂肾炎、膀胱炎及尿道炎时出现,同时伴有白细胞及细菌,吞噬细胞出现的多少,取决于炎症程度。

6. 多核巨细胞

一般认为来自移形上皮细胞,在麻疹、水痘、腮腺炎、流行性出血热等病毒感染者尿中多见,亦可见于泌尿系统炎症、肿瘤、放射治疗患者尿中。

7. 肿瘤细胞

泌尿系统肿瘤细胞脱落可随尿排出,尿液有形成分脱落细胞检查对发现肾、输尿管、膀胱的病变有重要意义。

四、管　型

管型是尿液中重要的病理成分,肾实质病变时,肾小球基底膜通透性增大,使肾小管内蛋白质和/或细胞含量增高,远端小管曲部炎症或受其他因素刺激时,T-H 糖蛋白分泌增多,细胞浸润。T-H 糖蛋白与血浆蛋白和/或细胞结合,并在远端小管曲部高度浓缩和酸化,溶胶逐渐变成凝胶经足够的停滞时间后使蛋白质和/或细胞得以浓缩、沉析、凝聚成管型。

1. 透明管型

正常人晨尿偶见透明管型,剧烈运动、体力劳动、发热亦可见透明管型。剧烈运动后(例如马拉松比赛、足球、篮球比赛及拳击运动等),正常人尿中管型数量会增加,甚至有些会在每低倍镜下看到 30~50 个透明管型、少量细颗粒管型或偶见到一个红细胞管型,但 24 或 48 小时之后蛋白质和管型会消失[9]。长期发热,心功能不全,麻醉或服用利尿剂后,可见少量透明管型。老年人尿中可见增多。当肾实质病变时管型的数量增加,数量多少和类型与疾病严重程度有关,如急性或慢性肾小球肾炎、肾病综合征、急性肾盂肾炎及恶性高血压时明显增多。

2. 细胞管型

细胞管型包括:①红细胞管型:表示肾单位出血,是由于肾小球滤过屏障受损或肾小管出血所致,如急性肾小球肾炎、慢性肾小球肾炎急性发作、肾出血及肾移植后的急性排斥反应。亦见于狼疮性肾炎、肾梗死、肾静脉血栓形成、亚急性细菌性心内膜炎及恶性高血压等;②白细胞管型:常提示肾实质细菌感染,此管型的出现表示有化脓性炎症,起源于肾小球还是肾小管很难区分,如果是肾小球性(如肾小球肾炎),红细胞管型存在并且数量超过白细胞管型;如果是肾小管性(如肾盂肾炎),白细胞管型通常还会伴有菌尿、不同浓度的蛋白尿、血尿。亦可见于非感染性炎症,如狼疮性肾炎,肾病综合征和肾小球肾炎等;③上皮细胞管型:见于急性肾小管坏死、肾淀粉样变性、重金属或化学药物中毒,管型基质中嵌有大量肾小管上皮细胞而成。正常人尿中不会出现上皮细胞管型,此管型出现提示肾小管病变,肾小管上皮细胞变性脱落。常见于急性肾小管坏死、急性肾炎、肾淀粉样变性、间质性肾炎及重金属或药物中毒等。亦可见于阻塞性黄疸、肾移植后排斥反应等。

3. 颗粒管型

此管型增多提示肾脏有实质性损害,尤其是肾小管有器质性病变,多见于急性或慢性肾小球肾炎、肾盂肾炎、肾小管硬化症、慢性铅中毒及肾移植的急性排斥反应等。

4. 脂肪管型

管型中脂肪滴含量占管型面积的1/3以上,提示肾小管损伤,肾小管上皮细胞发生脂肪变性。同时很多的肾脏疾病都会出现该管型,多见于肾病综合征、亚急性肾小球肾炎、慢性肾小球肾炎、肾小管中毒及类脂性肾病等,特别是肾病综合征。此外,严重挤压伤机体脂肪破损也可导致出现脂肪管型。

5. 蜡样管型

管型出现提示局部肾单位有长期阻塞,有少尿或无尿现象,说明肾病变严重,多见于慢性肾衰竭,提示肾脏疾病的慢性化和严重化,被称为"肾衰竭管型",在急性肾小球肾炎、肾病综合征、恶性高血压及肾移植排斥反应中也可见到。

6. 宽幅管型

在肾衰竭时,肾小管上皮细胞碎屑在明显扩大的集合管内凝集,形成的宽而长、不规则、易折断的宽幅管型,见于重症肾病、肾衰竭,急性肾衰竭的多尿期可大量出现。在慢性肾炎的晚期出现,则提示预后不良。

7. 其他管型

除上述常见管型外,还可偶见以下管型:①血红蛋白管型:血管内溶血时,大量血红蛋白进入肾小管而形成,见于急性血管内溶血;②血小板管型:见于DIC;③肌红蛋白管型:见于急性肌肉损伤引起的肌红蛋白尿症和急性肾衰竭等;④血红蛋白管型:可见于急性肾小球肾炎、肾出血、急性肾小管坏死、肾移植排斥反应、肾静脉血栓形成、恶性高血压,亦见于狼疮性肾炎、IgA肾病、亚急性心内膜炎;⑤胆红素管型:管型中充满金黄色的非晶形胆红素颗粒,见于重症黄疸患者尿中;⑥细菌管型:管型中充满细菌表示肾实质受细菌感染,常见于肾脓毒性疾病;⑦真菌管型:管型中含有多量的真菌孢子及菌丝,表示肾脏存在真菌感染;⑧结晶管型:多见于代谢性疾病、中毒或药物所致的肾小管内结晶沉积伴急性肾衰、隐匿性肾小球肾炎、肾病综合征。

五、结　晶

绝大多数的盐类结晶无临床意义,但若新鲜尿中经常出现草酸钙结晶,并伴有较多红细胞,提示尿结石可能。一些化学物质或药物形成的结晶则具有诊断和治疗价值,如磺胺类药物结晶的检出对临床用药监护有极其重要意义,如有病理价值的结晶有:胱氨酸结晶、亮氨酸结晶、酪氨酸结晶、胆红素结晶、胆固醇结晶等。胱氨酸结晶大量出现可引起结石,在遗传性胱氨酸尿症、严重肝病、风湿或梅毒时也可出现。酪氨酸结晶出现则提示有大量组织坏死的疾病如急性肝坏死、急性磷中毒,在白血病、糖尿病昏迷或伤寒患者的尿液中因蛋白分解也可出现。含铁血黄素结晶见于阵发性睡眠性血红蛋白尿症。

第五节　尿液有形成分检查的质量控制

目前对于尿液有形成分检查的质控尚缺少公认的统一方法,各实验室需要首先建立尿液有形成分的显微镜检查的标准化方法,尿液有形成分显微镜检查结果的准确性依靠于实验室标准化程序的建立和实施[1]。《医学实验室质量和能力认可准则在体液学检验领域的应用说明》(CNAS-CL41)[9]可作为实验室规范体液学检验的依据之一,其要点如下。

一、人员要求

1. 有颜色视觉障碍的人员不应从事涉及辨色的体液检验。

2. 体液学检验实验室负责人应至少具有中级以上技术职称,从事体液学检验至少3年。

3. 形态学检验人员资格的要求是能正确识别显微镜下各类有形成分,因此应制定员工能力评审的内容和方法,每年评审员工的工作能力;对新进员工,尤其是从事体液学形态识别的人员,在最初2个月内应至少进行2次能力评审(间隔为30天),保存评审记录。当职责变更时,或离岗6个月后再上岗时,或政策、程序、技术有变更时,应对员工进行再培训和再评审。没有通过评审的人员应经再培训和再评审,合格后才可继续上岗,并记录。只有经过恰当培训的检验人员才有资格做显微镜检查。

二、实验室设备

1. 用于尿液有形成分分析的水平离心机应有盖;应能提供400g的相对离心力;应每12个月对离心机进行校准。

2. 应提供试剂和耗材检查、接收或拒收、贮存和使用的记录。商品试剂使用记录还应包括使用效期和启用日期。自配试剂记录应包括:试剂名称或成分;规格;储存条件;制备或复溶的日期;有效期;配制人。

三、检验程序

1. 尿液标本应全部进行显微镜有形成分检查;如使用自动化仪器做有形成分筛检,实验室应:

(1)制定尿液有形成分分析的显微镜复检标准;

(2)明确显微镜复检标准制定的依据、方法;

(3)规定验证方法及标准,对复检标准进行验证,假阴性率应小于5%;

(4)保存显微镜复检记录。

2. 每日做显微镜检查用质控品,可用商品化含RBC、WBC的质控品,管型、肾小管上皮细胞和其他有形成分的精密度核查可采用患者尿液标本的复测。

四、室间质量评价

应按照CNAS-RL02《能力验证规则》的要求参加相应的能力验证/室间质评。应由从事尿液常规检验工作的人员实施尿液显微镜形态室间质评图片的识别;应有禁止与其他实验室核对上报能力验证/室间质评结果的规定;应保留参加能力验证/室间质评活动的结果和证书。应对“不满意”和“不合格”的能力验证/室间质评进行分析并采取纠正措施,并记录。

五、检验报告

1. 检验报告中的形态学检验项目,应只报告筛查后的最终唯一结果,必要时可另附相关说明。

2. 所有检验人员应使用相同的术语和相同结果报告格式进行报告。

(牛 华 陈 玲)

参考文献

1. CLSI.Urinalysis;Approved Guideline-Third Edition:GP16-A3[S].Wayne,PA:Clinical and Laboratory Standards Institute,2009.
2. 中华人民共和国卫生部.尿液物理学、化学及沉渣分析:WS/T 229-2002 [S].北京:中国标准出版社,2002.
3. Brunzel N A.Fundamentals of urine and body fluid analysis [M].Philadelphia,PA:WB Saunders,2013.
4. 罗春丽.临床检验基础[M].北京:人民卫生出版社,2010:174-190.
5. 尚红,王毓三,申子瑜.全国临床检验操作规程 [M].第4版.北京:人民卫生出版社,2014.
6. Köhler H,Wandel E,Brunck B.Acanthocyturia:a characteristic marker for glomerular bleeding [J].Kidney Int,1991,40:115-120.
7. Crop MJ,de Rijke YB,Verhagen PC,et al.Diagnostic value of urinary dysmorphic erythrocytes in clinical practice [J].Nephron Clin Pract,2010,115(3):c203-c212.
8. 丛玉隆.实用检验医学 [M].北京:人民卫生出版社,2013:232-240.
9. 中国合格评定国家认可委员会.医学实验室质量和能力认可准则在体液学检验领域的应用说明:CNAS-CL41:2012[OL].[2012-09-13].[2016-06-24]https://www.cnas.org.cn/rkgf/sysrk/rkyyzz/2015/06/869029.shtml.

第七章

尿液检验流程与结果报告

尿一般检查(basic examination of urine),俗称"尿常规"分析(routine urinalysis),在临床上是不可忽视的一项初步检查,许多泌尿系统病变早期就可出现蛋白尿、血尿等。尿液一旦出现异常,常是肾脏或尿路疾病的重要指征,也是提供病理过程本质的重要线索[1]。对全身性疾病,如内分泌或代谢异常、黄疸等,亦可通过对排泄到尿中相关代谢产物检验进行筛查或协助诊断;对使用可致肾损害药物治疗监测,接触重金属(如铅、汞等)职业病辅助诊断及健康评估等也有非常重要意义。因此,实验室尿液检测仍在临床医学中扮演重要角色。影响尿液检查结果准确性因素颇多,贯穿分析前、中、后过程,如来自患者病情变化、治疗药物、饮食饮水状态、气候改变;亦可来自标本容器、标本采集、运送过程、放置时间;设备试剂情况、质控、检测流程、操作者责任心、情绪、经验和对有形成分认知程度以及结果报告方式等。本章就如何设计和优化符合不同实验室尿液检测的工作流程和正确解读尿液分析结果报告加以阐述。

第一节　尿液常规检查的现状与问题

自十七世纪法国科学家德·皮瑞斯(Claude de Peirese)显微镜下发现肾结石患者尿中的结晶,开启了尿液显微镜检查;十九世纪英国医生理查德·布莱特(Richard Bright)在肾脏病患者尿中发现了管型和加热法检测尿蛋白;二十世纪初美国十七岁大学生斯坦利·班尼迪特(Stanly Benedict)发明了著名的班氏溶液检测尿糖;二十世纪中期由苏格兰医师托马斯·艾迪斯(Thomas Addis)建立了尿有形成分计数等[2],许多方法一直沿用至今。直到上世纪 80 年代前尿常规检测方法还是手工化学法加显微镜镜检;80 年代中、后期多项联合试带问世,使尿液干化学成为尿常规检测的主要手段;90 年代开始,干化学方法加必要时显微镜镜检。继之,各种半自动、自动的、不同技术和原理的尿有形成分分析仪相继面世,特别是各种分析系统配套了强大灵活的信息系统,不仅极大丰富了临床尿液检查手段和检测项目,提高了尿液常规检查的工作效率,更能方便建立和掌握自动化尿液分析系统人工显微镜镜检复检规则,为减少不必要的漏诊和误诊发挥一定作用。

我国尿液常规分析也基本经历了上述不同阶段。由于地域辽阔,各地区经济发展不同,城乡医疗资源分布有异等现实情况,在尿液分析方面仍然存在不够规范状况。

1. 人员配备与培训

随着人们健康意识不断提高,各级医院检验科尿液检测标本量不断增长,许多实验室存在人员配备不足,疲于完成繁重的日常检验工作而忽视人员培训和继续教育,特别是尿液有形成分的规范化操作和形态学认知度存在不足。

2. 方法学问题

截至目前,各种不同尿检模式仍有存在。在这些模式中不同程度地存在一些与规范要求不符合的缺陷和问题。如一些基层卫生部门仍有使用班氏试剂检测尿糖,班氏溶液能与可溶性还原性糖在加热的条件下,生成砖红色的氧化亚铜沉淀,根据从红色到砖红色颜色深浅不同从而鉴定可溶性还原性糖的存在和多寡,但其检测除葡萄糖外还包括果糖和麦芽糖,故可误导临床不必要的治疗。

3. 流程管理方面

一些基层医院实验室由于规模较小和经济条

件有限，其常见的尿液分析方式是多项尿试带干化学检测，加或不加人工显微镜镜检，前者属于比较规范做法，而后者则可能导致漏诊。即使前者模式也存在潜在风险，如分析前未针对不同类型尿标本规定运送时间、采集方式、容器要求和特殊采集要求，如不能及时检测标本，未正确添加防腐剂，未对不合格标本做具体规定等。

4. 质量管理欠缺

如新购设备、试带等未进行性能验证就已使用；尿试带干化学检测未开展室内质控也未参加室间质评或室内质控不规范，如定量检测的有形成分分析仪采用定性方法做质控；尿沉渣检测不离心或离心不规范；设备维修后未按要求行质控验证和关注故障前可能对检测结果的影响；没有建立必要的复检规则等，检验质量不能得到保证。

上述现状的产生究其原因可能与：①国内用于尿液与体液检验标准化、规范化文件和行业标准较少；②自动化尿液分析仪用于临床检验后对室内质控重视程度不够，个别品牌尿液分析仪无配套质控品，又未能提供相应的第三方质控品；③有形成分分析仪至今国内尚无组织室间质评；④行业长期对常规检验项目重视程度不够，尿标本检验增长量迅速而工作人员并未按要求进行配备[3]等因素有关。鉴于此，加强尿液检验人员的专业培训，建立和优化尿液检验流程显得非常必要。

第二节　尿液分析流程设计与优化

临床实验室是一个集分析前、分析中和分析后三个不同检验阶段复杂的工作平台。整个检测过程相关的实验步骤称之为工作流程。好的工作流程是保证优质检测性能的基本前提[1]，因此，实验室应精心策划和清楚规定并描述检测过程的工作流程。包括分析前、分析中和分析后涉及的所有环节。分析前是指测试前所有发生的活动，如检验项目申请和样品采集和运送等；分析阶段包括实际产生结果报告的检验活动，如将标本放在自动分析仪上检测；分析后阶段包括患者检验报告和结果解释。

一、尿液分析流程设计原则

随着科学技术不断发展，临床实验室过去大量手工操作的试验已逐步被自动化、信息化替代，一些试验已从传统实验室走向门诊诊室、医生办公室、甚至非传统检验人员在家里进行。许多检验项目包括尿液分析在内其流程模式也发生了相应改变，但不同医疗机构的实验室工作流程并无统一规定、要求及专业标准和规范可循，以下几点在分析流程设计时可予以考虑。

1. 临床实验室应根据所在医疗机构承担的医疗任务、范围和规模及实验室功能设计相应的流程模式。如临床专科分布、相关疾病的患者来源、标本量、标本复杂程度，实验室面积及位置等。

2. 根据实验室核心技术，技术能力（医院等级、人员结构）等设计和优化实验室尿液检查流程。不考虑实验室检验技术的流程是不完整的[1]。实验室技术主要为三个功能区：检验设备（半自动或全自动尿液化学分析仪及尿液有形成分分析系统），分析前处理系统和信息技术（information technology，IT）。前两者为实验室所特有，而后者的设计和作用则是实验室外因素所决定的。

3. 在流程设计时还应考虑以下问题，详见表3-7-1。

医学实验室通常根据工作性质基本可分为两大任务：一为岗位（职责）管理，二为实验室技术。检验技术虽是医学实验室重要的组成部分，但它只是达到检验目的的工具，检验技术本身并不能提高检验性能和优化工作流程[1]。因此，一个高效的临床实验室其流程必然环环相扣不留缝隙。充分熟悉和了解实验室检测过程的每一个环节是建立和优化工作流程策略的基本条件。

实验室检测过程：根据检测步骤、各角色承担责任分量对实验室技术进行分类，如图3-7-1[1]阴影所示。实验室流程设计和优化时应将其各种因素考虑在内。

表 3-7-1 尿液流程设计时还应关注的细节问题

流程	细节内容
检验申请地点	在实验室,病房还是医生办公室?住院患者申请单与门诊患者有无不同?申请单为纸质或电子方式?
标本采集	由谁采集尿液标本---检验人员还是临床医生?采集时间:全天还是仅为早上?条形码在何处生成?在采集点还是实验室?条形码是预置还是后置方式?标签上是否涵盖标本检测需要的全部信息?
标本转运	标本运送方式?是通过人工运送或是自动转运系统,或是二者兼而有之?标本相关数据怎样处理?有哪些影响?在急诊和重症监护病房是否有明确标识?
标本接收	有无标本接收中心,不同检测项目的尿液标本如何在实验室中运送?为了有效、安全地运送标本是否优化实验室布局?特殊标本如何与常规标本区别?如何处理不合格标本?
标本处理	标本集中离心还是分散处理?标本是否需要分杯?如需要在哪里分杯?分杯的标本是否用在不同检测点?有形成分形态学检查的地点是否适宜?
检验过程	满足临床需求需要多少台相关设备?是否具备满足需要相应的检测能力?标本如何存储和检索?标本保存时间?何时及为何复检?是否建立并验证符合本实验室要求的复检标准?
结果报告	检验结果报告方式?纸质还是电子报告?能否远程打印报告?特殊项目和危急值如何报告?实验室每天接到多少询问报告的电话?相关 POCT 检验项目如何报告?

注:POCT:point of care testing,床边检验

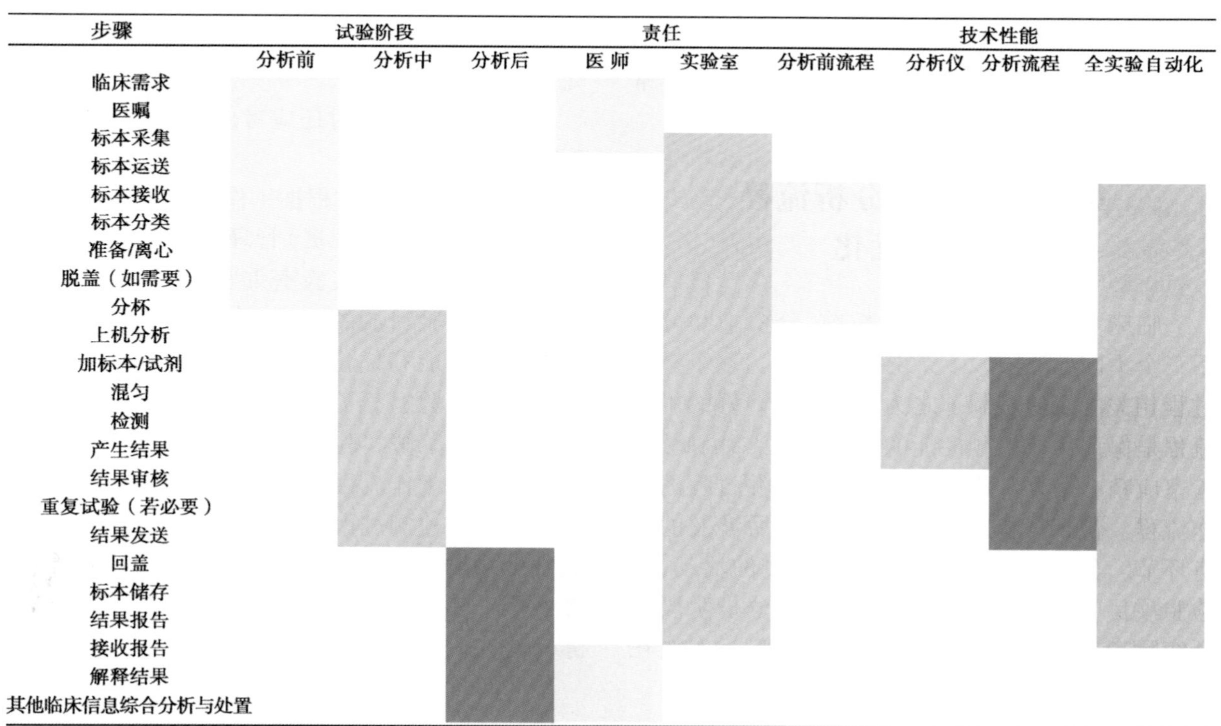

图 3-7-1 实验室检测过程

注:实验室检测过程根据试验阶段、角色责任或实验室技术将所有实验步骤分类,如阴影所示

二、尿液分析过程需关注的问题

实验室采用物理的、化学的、免疫的、分子的及细胞学等方法检测尿液中各种不同指标对临床疾病筛查、诊断、监测及其预后判断都具有重要意义，详见表 3-7-2。但是尿液检测影响因素颇多，从分析前、分析中到分析后的各个环节均存在不同程度的影响，需要给予关注和处理。

1. 分析前阶段

即检测“上游阶段”，是从医师检验申请检测准备开始，结束于标本上机前，整个过程包括许多关键步骤。正确标本必须从正确患者使用正确技术，以及正确标本处理方式确保标本完整性。相对于有自动化分析仪和分析过程质量控制检测阶段，分析前阶段在整个尿液检验过程中是复杂的，有很多影响因素。因此，在此阶段会发生大约 32%~75%的错误是不足为奇的[4]。虽由“上游”产生失误往往会在“下游”发现并加以处置使其对结果影响减小或消除，但如若不恰当的标本类型、错误的防腐剂、标本贴错标签等失误未被发现，不仅标本返工重做会带来检测成本不必要浪费还会对患者造成伤害[5]。血液标本分析前的改进由于其检测自动化和标准化水平不断提高已有很大进展，而中世纪就已开始的尿液收集[6]和处理主要还处于人工手动过程相对落后，随着尿液自动化分析不断增加，尿液检测分析前流程有很大的改善空间。在尿液检测分析前阶段可分为六个主要阶段，详见图 3-7-2[4]。

每一个阶段包含 2~5 个步骤，平均尿液检测前流程包括至少 22 个步骤。其中一些步骤，如标本采集，还可进一步细分为尿液分析前更复杂的活动。

标本采集是分析前差错的重要来源，尿液标本采集质量取决于所收集的标本的流程设置。不同地点、不同时间、不同方法、不同人员收集的标本会导致尿液标本质量很大差异甚至增加出错的可能性。如果选择正确，可减少标本污染和对医护人员职业暴露的风险。因此，开展尿液标本检测的临床实验室均应设立并实施符合要求的尿液标本收集和处理流程[7]。

对于住院患者申请尿液检测，大多由医务人员告知患者并提供合适的标本留取容器，并根据患者年龄和不同状态选择适当时间进行采集。一般成年患者尿液标本采集不需要医护人员帮助，只需为其提供标本容器告知留取标本要求（清洁手及会阴部后留中段尿）；对患者长期卧床或不能自主排尿，需医生插尿管入膀胱经尿道收集尿液标本；对于婴幼儿尿标本收集[6]可使用特殊收集尿袋，其尿袋附有对皮肤低过敏性胶条贴在尿道区域收集尿液，一旦收集完毕，将尿液直接倒入或直接转移到尿管。

收集好确认标有患者信息标签的尿液标本放入清洁密封运输容器中应尽快运送至实验室，理想的尿标本应在 1 小时内送至实验室进行分析[1]，其方式有人工运送、气动管道系统、集成传输装置或几种方式并存等，实验室应根据情况制定相应的尿液标本运送流程，确保其过程安全有效，避免或减少标本对医务人员、患者及环境潜在污染机会。

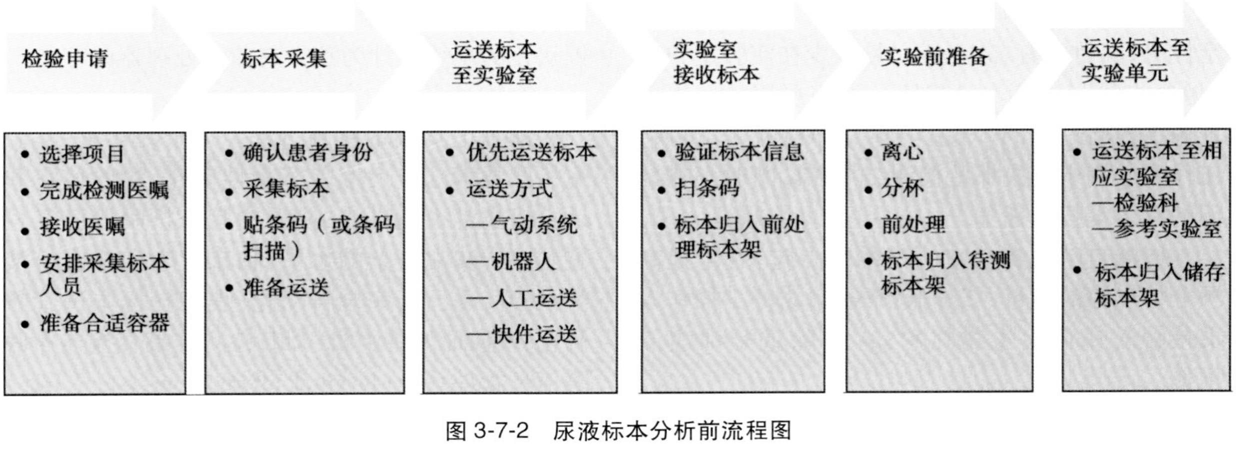

检验申请	标本采集	运送标本至实验室	实验室接收标本	实验前准备	运送标本至实验单元
• 选择项目 • 完成检测医嘱 • 接收医嘱 • 安排采集标本人员 • 准备合适容器	• 确认患者身份 • 采集标本 • 贴条码（或条码扫描） • 准备运送	• 优先运送标本 • 运送方式 —气动系统 —机器人 —人工运送 —快件运送	• 验证标本信息 • 扫条码 • 标本归入前处理标本架	• 离心 • 分杯 • 前处理 • 标本归入待测标本架	• 运送标本至相应实验室 —检验科 —参考实验室 • 标本归入储存标本架

图 3-7-2 尿液标本分析前流程图

表 3-7-2 尿液实验室检查的临床应用[1]

实验种类	指标	临床应用			
		筛查	诊断	监测	预后
尿液化学检验(试带法)	糖尿	+++	+	+	+
	蛋白尿				
	白细胞尿				
	感染				
湿化学尿液分析(常规)	糖尿病	++++	++	++	+
	蛋白尿				
	血尿				
	白细胞尿				
	感染				
	管型尿				
	结晶尿				
尿微生物学检查	细菌感染	++	++++	++	+
尿液细胞学(常规)	肿瘤	+	++	+	—
	炎症				
	病毒感染				
尿液细胞病理诊断	肾小球和肾小管疾病	+	++++	+++	++
	下尿路疾病				
	非细菌性感染				
	泌尿系统结石				
图像流式细胞术及基因分析	尿路上皮癌	—	++	+++	+++
流式细胞术	尿路上皮癌	—	+	+++	++

尿液标本自动化运送与处理较人工操作有一定优势,其目的有二[1]:①尽量减少在实验室中非“增值步骤”(如标本管排序);②将可用时间更多地用在检验过程的“增值步骤”,即检验人员可将工作重心用于解决那些检测结果在诊断时存在疑问的标本等技术任务。

尿液自动化实验室测试的优点包括:①提高预分析步骤的质量;②降低错误率;③减少操作人员接触潜在危险生物材料;④排除重复性应激损伤。

目前已商品化的几种分析前样品处理系统基本可改善与手工标本处理相关的所有缺陷。其系统设计涉及集成化样品处理或模块化处理。一些模块化的系统设计为独立的前端处理器的存在。

2. 分析阶段

即真正实验室检测过程。近十几年来,实验室检验技术已经发生了革命性变化,检验设备和计算机技术飞速进步,使得检验分析阶段已经发展到一个非常复杂的水平,临床化学和临床血液学检验几乎已经完全自动化,表现在标本试管条码化管理,原始管上机检测,检测结果直接连入医院信息管理系统(hospital information system,HIS)等,避免了不少人工操作环节中的差错。但是尿液检验无论在分析技术上还是在检验流程自动化方面都较之略有逊色。而尿液的实验室检验在临床疾病的筛查、诊断、监测及其预后都颇具意义，详见表 3-7-2。为了保证检测结果的准确性，优化尿液分析阶段流程，强化室内质控、室间质评的质量要求显得尤为重要。

常规尿液分析主要包括四部分内容：标本评估、一般性状/理学检查、化学检查和有形成分（沉渣）分析。

（1）标本评估：在进行任何检查之前必须对尿液标本其可接受性进行评估，特别要注意：标本标签是否适当，标本是否合适，需检查的内容是否清楚，防腐剂是否正确，有无肉眼可见的污染迹象以及运送是否延误可能已对标本造成显著影响[1]等，详见表 3-7-3。实验室对接受或拒绝标本条件应文件化[3]。为保证患者安全性，标本标签上至少使用 2 种患者标识符，并含有标本收集日期和时间，这三个要素是标签的最低要求，患者病房号码或床位号不作为标识符[8]。

（2）尿液一般性状/理学检查：标本由实验室接收后，首先人工用肉眼对每一标本进行外观或称为理学性状检查，包括：①尿液颜色：尿液的黄色主要是由尿色素的颜色而来，与尿色素的排泄率成正比。尿液颜色会由于服用药物、血液疾病及其他遗传性、代谢性疾病发生改变，换言之根据尿液颜色改变对疾病诊断也有一定提示和协助作用。②尿浊度：正常尿液是清亮透明状，当尿路感染或当尿液 pH 发生改变，盐类结晶增多时尿液会发生浑浊，所以尿液在不同酸碱度时结晶存在的状况对鉴别结晶种类和诊断疾病有一定意义。③脂肪尿和乳糜尿：脂肪尿最常见于肾病综合征，包括中性脂肪（甘油三酯和胆固醇），也见于骨折患者特别是长骨或骨盆骨折，脂质来源暴露的骨髓脂肪；后者较为罕见，主要是淋巴管阻塞、破裂，淋巴液进入肾盂，输尿管，膀胱，尿道所致。此外，尿液气味、尿量及尿比重也属于理学检查范畴，在不同疾病状态下亦会发生改变（详见第三篇第三章）。

（3）化学筛查：目前试带是用于尿液化学检查的主要方法。虽然使用简便，其实它们代表了多个复杂的化学反应[1]。传统试带反应的结果需要人工判读，现今早已被半自动以及全自动分析仪所替代，先进的尿干化学分析仪已能准确加样（尿标本），不仅使得检测结果重现性大大提高，判读精确度也显著高于人眼对反应颜色的分辨度，而且检测速度已大幅加快。尿试带化学检测项目也不断增加，对维生素 C 等一些药物抗干扰能力也不断增强。检测参数一般包括：pH、尿蛋白、尿糖

表 3-7-3 尿液延迟检测发生的变化

结果	变化原因
颜色改变	色素原分解或变化或尿其他成分改变（如血红蛋白、黑色素、尿黑酸、卟啉类化合物）
气味改变	细菌生长或降解
浊度增加	细菌繁殖、结晶形成、非晶型物质分解析出
假性低 pH	葡萄糖在细菌产生氨作用下转变为酸和醇、CO_2 丢失所致
假性 pH 升高	由细菌分解尿素产生氨所致
葡萄糖假阴性	细菌利用葡萄糖（糖酵解）
酮体假阴性	丙酮挥发，细菌分解乙酰乙酸
胆红素假阴性	被氧化成胆绿素
尿胆原假阴性	被光破坏
亚硝酸盐假阳性	细菌产生的亚硝酸盐，该标本应作废
亚硝酸盐假阴性	亚硝酸盐转化为氮，蒸发所致
细菌增加	细菌在分析前大量繁殖
细胞或管型降解	环境不稳定，特别在碱性尿、低渗尿或碱性低渗尿中

(葡萄糖和其他糖类)、尿酮体、隐血(血尿、血红蛋白尿、肌红蛋白尿)、尿胆红素、尿胆原、白细胞酯酶、抗坏血酸等。有关上述参数检验的意义及注意事项详见第三篇第四章。

尿液分析对于肾脏疾病的诊断、治疗意义重大,检测结果准确及时就显得特别重要,如何确保其结果稳定,尿干化学质量保证是尿液分析流程中重要一环。

尿干化学质量控制需遵循以下几点:①尿液分析用采集管必须符合检测项目要求,包括:容量足够、患者标识明确、要求使用有足够强度透明锥底塑料或玻璃刻度离心管,离心时不能破碎、所有用于尿液分析用材料必须无颗粒("particle-free");②尿液分析检测设备包括:显微镜、比重仪、离心机等,必须按照要求配备和规范使用[6,9](见第三篇第四章);③质量控制:干化学分析仪应使用包括所有检测参数的多参数质控品,含阳性和阴性两种类型;为保证分析仪敏感性应使用弱阳性质控品;质控频率由实验室根据检测量而定,如实验室每月仅消耗1筒试条可选择做周质控,而每天消耗几筒试条的实验室则需每筒做质控[9];质控偏差不超过1个等级,且阴性不可为阳性,阳性不可为阴性;对于尿液干化学出现异常结果的标本,实验室应制定相应的复检规则并予以验证。

(4)半自动和全自动尿液有形成分(沉渣)分析:自动化尿液有形成分分析系统为检验人员检测提供了很大便利,检验效率提升,规范了手工操作一些步骤,如消除了标本离心等准备环节,优化了工作流程。目前有两类有形成分分析系统:一类是以美国IRIS(International Remote imaging systems Co)公司iQ200系列尿液有形成分分析仪为代表,基于流式成相技术分析各种尿有形成分;另一类是Sysmex公司独有的UF-1000系列基于流式细胞分析技术,即使用特定染料对细胞DNA和细胞膜成分染色后分析尿中各种有形成分。两种技术均使用非离心尿液,简单、快速完成检测。

虽然,自动化尿有形成分分析仪在常规临床实验室能消除人工检查尿沉渣中一些弊端,对建立相对标准化尿液检验工作流程非常有用,但不适用于肾病高发人群,如肾内科,泌尿外科等。自动化尿沉渣分析仪可给出更多有形成分定量信息,对动态监测正在治疗的尿路感染患者可提供非常精确的细菌计数结果,而这些信息临床应用尚待确定,需要通过临床医师临床观察和与现在人工常用的半定量技术进一步评估和确认。

3. 分析后阶段

ISO 15189医学实验室认可准则中对分析后过程描述包括两方面内容:①结果复核,实验室应制定程序确保检验结果在被授权者发布前得到复核,适当时,应对照室内质控、可利用的临床信息及以前的检验结果进行评估;②临床样品的储存、保留和处置[10]。美国临床和实验室标准协会(Clinical and Laboratory Standards Institute,CLSI)描述为结果报告与归档和标本管理两项内容[9]。实验室还应注意分析后阶段误差发生的种类和频率可能对检验结果带来的风险[11](图3-7-3)。

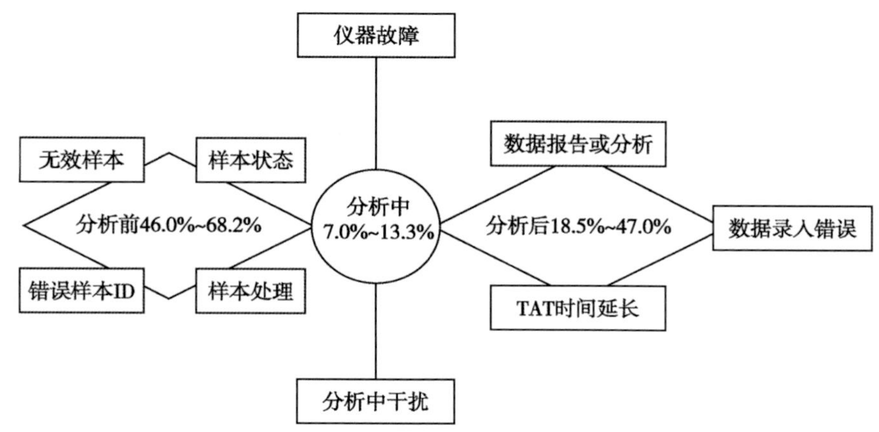

图3-7-3 在实验室分析前、中、后3个阶段误差发生类型和频率

理想的检验后过程应该对临床实验室产生的检测结果进行正确性和临床意义两方面进行评估。通常认为，这两个任务前者应由实验室负责确定分析的正确性；临床医师应负责评价结果的临床意义。两者之间有较大重叠与交叉，虽实验室应义不容辞地承担起使用诸如与以前检验结果比较（delta check）、可疑结果审核（flagging of questionable results），线性范围确定等技术对大多数实验室分析结果可靠性进行审查的责任，临床医生亦应结合患者临床情况审核检测结果，特别是一些异常分析结果可靠性问题[1]。另一方面，在分析实验室检测结果临床意义最重要因素之一是分析比较患者检测结果与参考区间差异。大多数参考区间主要由实验室确定，也会参考部分临床医务人员意见。因此，分析后决策是实验室和临床医师的共同责任，是检验与临床沟通，优化检验流程的重要环节。

三、尿液检验流程的常见模式

随着高科技术迅猛发展，尿液分析技术也有长足进步。常见尿液分析主要两种类型：①试纸测试尿液：属于筛查试验，可在医生办公室或患者家庭进行测试；②基本（常规）尿液分析，增加了尿试带（干化学）分析和沉渣显微镜检查，实验室需要使用相应设备，如干化学分析仪和显微镜。除了这些一线诊断技术，新技术包括免疫细胞化学、分子诊断、尿液细胞 DNA 倍体分析和细胞周期分析技术不断发展，诊断和预后信息不断走向临床。尿液微生物学的研究发展，也对尿路感染病原菌诊断非常有用。因此，选择合适的尿液实验室检测模式和流程十分必要。

我国地域辽阔，人口众多，经济发展不平衡。各级各类医疗机构实验室数量庞大，种类繁多，由于不同医疗机构关注的医疗对象各不相同，表现出不同实验室检验人员结构、学历层次差异，所致其在检验项目、数量、复杂程度上存在较大差别。规范的、较规范的、不规范的检测现状均有存在。因此，尿液检查方式、流程也存在不同模式，归纳起来大致有以下几种。

1. 尿液一般性状+干化学+复检（所有标本显微镜镜检）流程模式

即对每份标本都能做到仔细观察其一般性状，干化学设备在每个检测日都能完成多项参数质控品室内质控，并能参加省或部级临检中心组织的尿液室间质评，体现实验室尿液检测准确性能力。此种模式还属于较规范的流程模式，适合于患者病种较为简单、检验项目单一，尿液标本量不大，自动化和信息化程度不高，工作人员较为充足实验室。主要弊端在于人员之间对尿液有形成分的认知程度差别导致检验结果不一致性，可能对患者医疗活动存在潜在危险。工作效率比较低下也是其不足之处。

2. 尿液一般性状+干化学+复检（部分标本显微镜镜检）流程模式

这种模式适合许多基层医院，如标本量较大，限于经济条件等原因，实验室自动化和信息化程度有限，工作人员略显不足，实验室配备有1台或多台尿干化学分析仪，建立干化学检测复检规则并予以验证，确保假阴性率在合适范围（<5%）[3]。采用此模式还必须规范操作流程，如尿液检测前时间不超过规定；使用标准锥形离心管，按规定离心力和时间标准离心，留取 20μl 沉淀物注入标准计数板；严格执行并文件化质量管理要求，做好实验室内质控[11]，并按要求做好室间质评，以及仪器间一致性比对[3]；检验人员尿液有形成分形态学认知能力培养提高；检验结果的审核、确认与临床解释都是保证此项流程安全实施的前提。如果复检规则有缺陷或执行不严格可能存在漏诊风险，仪器间结果不一致性可能会引起临床医师困惑和抱怨。详见图 3-7-4。

3. 尿液一般性状+干化学+有形成分分析仪+自动复检+部分显微镜镜检流程模式

这种模式是目前大型综合性医院较多见流程模式。实验室尿液检测工作量大，项目多，内容复杂；实验室自动化、信息化程度高，具备尿液分析工作站、较完善质量管理体系和自动化复检规则审核软件系统；实验室已通过或正在准备申请国际化专业实验室质量和能力认可，如 ISO 15189 医学实验室质量与能力认可或美国病理学家学会（College of American Pathologists，CAP）。按此类流程运行，实验室虽避免了人工操作环节中一些缺陷，但实验室应制定尿液化学分析和显微镜镜检复检程序，并进行确认[3]：①应明确显微镜复检程序制定依据、方法；②规定验证方法及标准，对复检程序进行验证，使假阴性率控制在合适范围，避免病理成分漏检。实验室还需定期对尿液分析仪进行性能验证，尿液干化学分析仪性能验证内容至少应包括阴性和阳性符合率；尿液有形成分分析仪性能验证内容至少应包括精密度、携带污染率和可报告范围。为了保证检验结果质量，实验室应对自动化尿液有形成分分析仪红细胞、白细胞计数检验项目，参照国家标准《临床实验室定量测定室内质量控制指南》(GB/T 20468-2006,2016年已立项进行修订)进行室内质控。应至少使用2个浓度水平(正常和异常水平)质控品，每个检测日至少检测1次，应至少使用1_{3s}、2_{2s}失控规则[3]。尿液化学成分检测及尿有形成分形态学检测可参加省部级临检中心组织的室间质评，有条件的实验室还可参加尿有形成分分析仪国际认可组织的室间质评。具备多台或多套尿液分析系统的实验室必须关注仪器间检验结果一致性问题，负责尿液的检验技师应在有关参考区间设立及检验结果与临床不符合等问题和临床医师建立良好交流与沟通。实验室还应重视尿液常规分析结果与特殊尿液检查结果综合性分析报告整合问题，详见图3-7-5。此类流程对实验室环境、空间条件、设备配置、操作人员有较高要求，必要时应配备检验医师加强与临床医师就整合性初步诊断性报告相关问题协作、研究与探讨。

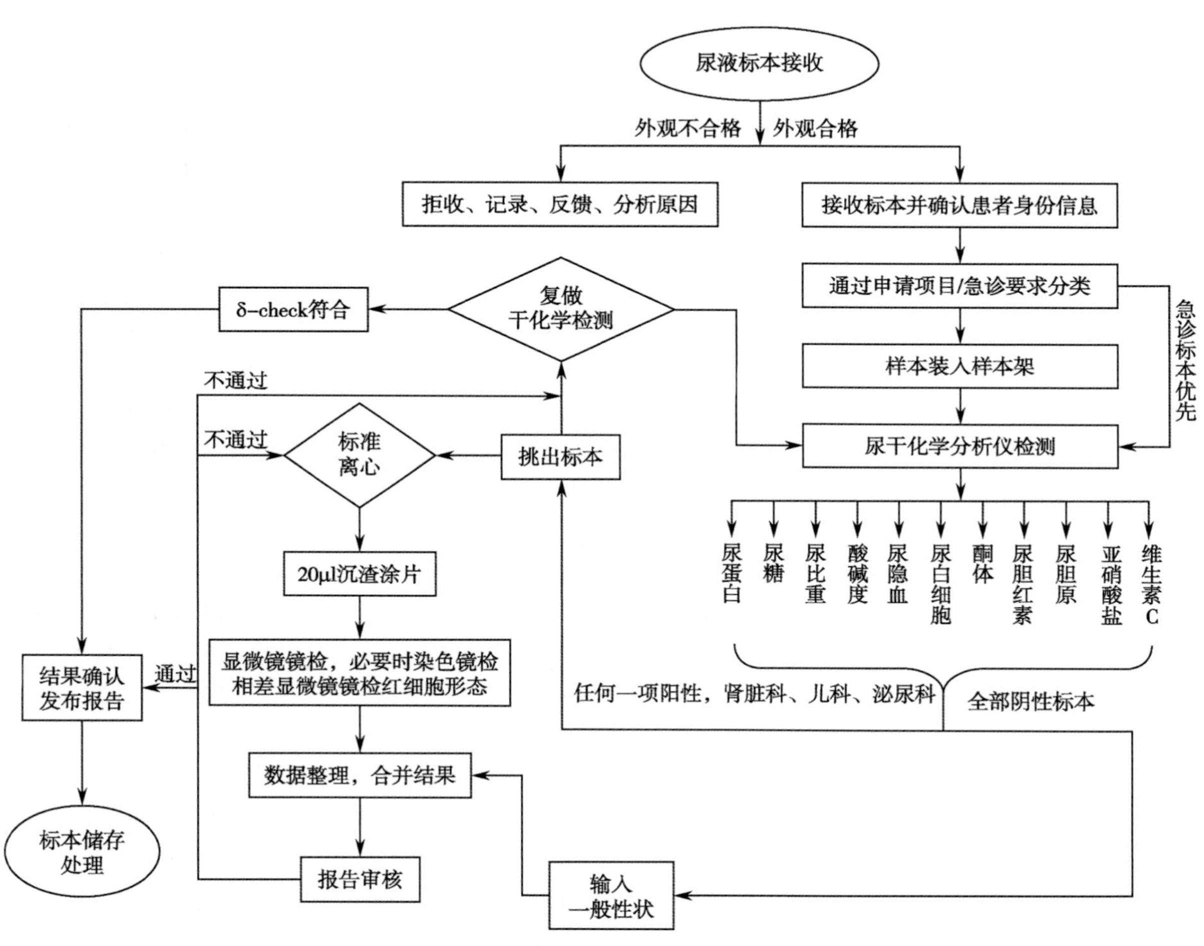

图3-7-4 尿液一般性状+干化学+复检(部分标本显微镜镜检)流程图

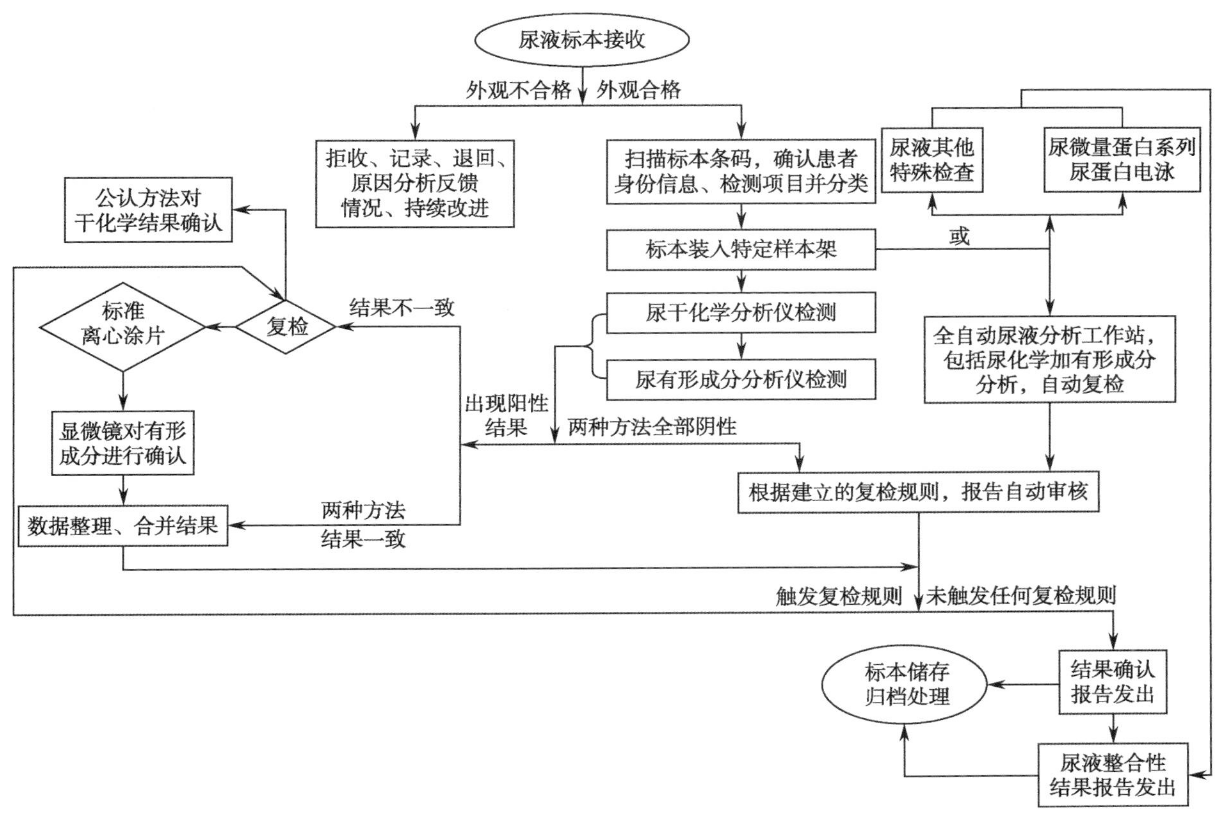

图 3-7-5 尿液一般性状+干化学+有形成分分析仪+自动复检+部分显微镜镜检流程图

第三节 尿液分析复检原则、方法与验证

实验室在检测结果报告发出前必须经过对结果正确性的两步分析审核确认符合方能发出：①差值核查法（delta-check）核查同一患者检测结果与以前相同项目结果是否有改变、改变的幅度是否有临床意义及检测结果是否超出线性范围等；②通过对检查项目应用的临界值、参考区间、验前和验后概率判断患者检测结果是否具有临床意义。因此检验后核查和复检十分必要。

常规尿液分析通常包括尿液一般性状/理学检测、尿液化学成分检测和尿有形成分（沉渣）分析三个部分。随着检验医学相关科学技术、信息技术及制造业的不断进步，尿液检验自动化程度不断提高，尿液化学成分和尿液有形成分分析仪普及率大幅增长，确实解决了不少手工检验技术的缺陷，对尿液检验规范化和标准化以及提高检验效率发挥了积极的作用。但即便是全自动尿液分析工作站目前仍不适用于肾病高发人群[1]，如肾脏内科，泌尿外科；尿沉渣分析仪虽可给出一些有形成分的定量信息，如对动态监测或正在治疗的尿路感染患者提供精确的细菌计数结果，但该项结果的临床应用效果尚待确定，需通过临床医师观察患者和检验技师在人工常用半定量技术进一步评估、确认。因为，目前临床使用的自动化尿有形成分分析仪均属筛选仪器，不能完全替代人工显微镜镜检[11]。虽然尿液化学分析仪及尿液有形成分分析仪都根据其技术原理对仪器产生的各个参数设置了一些必要的报警“flags”或异常信息提示，建议对检验结果进行复检等，但相对于复杂的临床流程组合，患者病种各异、检验人员对各类不同设备报警信息理解不同或技术能力差异、尿液干化学分析仪连接实验室信息系统（LIS）后报警信息在传输中损失或丢失，可能会导致应复检的标本漏检。设备制造商为防止漏诊一般会将报警信息设置条件范围较宽，导致假阳性率很高，增加了无效劳动，检验有效率不高。因此，需要充分利用尿有形成分分析结果结合尿液干化学检测结果找出最应该镜检确认的标本，从而提高工作效率的同时保证检验质量[12]。

一、尿液分析筛查原则与方法

尿液干化学或尿有形成分分析技术单独使用或联合用于检验患者标本,在检验报告发出之前必须对检测结果进行审核,判断结果正确与否。有条件的实验室对每一份尿液标本有形成分都应做显微镜镜检,而在实验室标本较多时,应探索建立并使用经验证的复检规则。尿液复检迄今并无标准可依,因此探索尿液复检原则和方式等也是近年来尿液研究的热点问题,通常可遵循以下原则。

1. 超出项目参考区间

患者首次尿液化学或有形成分分析检测结果超出项目参考区间应对其结果进行审核,根据患者初步诊断信息和其他相关检查结果是否相互对应,必要时联系主治医生询问病情符合性决定是否用仪器复做尿干化学或进行人工显微镜镜检确认。

2. 报警信号

许多自动化设备在检测临床标本时出现各种报警信号"flags",提示该项结果不可靠,如检测结果超出设备所设的各项阈值,如"超出线性范围"、"标本量不足"、出现"严重干扰"物质、设备本身问题报警等,凡遇这种情况实验室必须重新检测标本、标本适当稀释后重新检测、重新留取标本或与更精密的方法进行比对[13],必要时重新对线性范围进行验证或与临床医生讨论商定,分析判断是设备问题还是患者病情反应,以免发生误诊误治情况发生。

3. 差值核查法(delta-check)

即患者当前数据与之前相同项目结果比较。计算机技术的进步促进了患者大量数据的存储在实验室信息系统中,经过复杂的统计计算,使得使用患者的数据实时质量控制的目的有可能实现。大多数实验室在发送患者检测结果前均需进行"delta-check",故将其定义为:对同一患者标本将当前的实验室结果与以前的结果相比较观察其结果变化情况,一般来说选择用于"delta-check"比较的参数正常情况下不应有较大的个体变化。一些研究表明,检测结果多参数比较可以降低"delta-check"假阳性率[13]。有实验室对"delta-check"检查出的错误进行原因分析发现包括来自分析前的标本错误、分析中吸样针堵塞导致的吸样量不足等,实验室必须对"delta-check"检查出的"flags"标本制定相应文件,解决方案通常包括重复检测,对标本确认识别,并培训告知临床医护人员避免标本贴错标签的情况发生。

4. 逻辑分析符合性

尿液检查时有时会出现逻辑分析不合常理的地方,如红棕色尿液标本血红蛋白阴性;患者血糖浓度正常而尿糖阳性;糖尿病患者酮症酸中毒而尿酮体阴性或弱阳性;显微镜下未见红细胞而干化学隐血实验阳性等,对此类标本必须进行复检,查清原因,避免非患者因素造成的异常改变给患者带来的伤害。比如药物对检验结果的影响,标本放置时间导致检测延长对结果产生的影响(表3-7-3)。

5. 检查室内质控状况

当尿液检查结果出现偏差或倾向性趋势,实验室应核查分析当日或近期尿干化学和有形成分分析仪室内质控是否在控,质控品、干化学试带等是否失效。

二、对筛选规则的临床使用与验证

使用自动化仪器做有形成分筛检,实验室应制定尿液有形成分分析的显微镜复检程序,并进行确认[3]。因此复检规则建立后还需对其性能进行评价,通常以人工镜检结果为标准验证其规则的符合率、复检率、真阳性率、假阳性率、假阴性率,其中假阴性率更显重要,应对发生的假阴性标本进行分析确保没有重要病理信息的漏诊。此外,还需进一步验证所建立的复检规则临床使用的可操作性,使用自动复检规则审核系统既要保证检验过程的快速高效,即复检率不能过高;假阴性率又不能大于5%,即不能漏掉任何有价值的病理成分,因此需通过验证不断对所设立的规则进行调整直到符合实验室最佳状态。

全自动尿液分析工作站或尿液有形成分分析仪与尿液干化学联合使用复检规则的建立与验证,以尿干化学分析仪与流式细胞术有形成分分析仪联合使用的模式为例,建立复检规则的原则、验证方法确认及临床意义。

借用我国学者马骏龙等人研究结果[12]加以说明,研究者选择干化学(ERY、LEU、PRO)和尿流式有形成分分析仪(RBC、WBC、CAST)各3个检测项目的阴性、阳性两种检测结果为筛选规则表达方式。由于研究者采用的尿液分析模式为尿干化学和尿流式法有形成分分析技术联合检测，故在采用筛选规则时重点使用交叉互检的复检规则。采用6个筛选原则分别是：

1. 利用交叉互检原则建立镜检规则。当两仪器检测的红细胞、白细胞结果出现阳性与阴性差异或者定量与半定量结果级差相差2级以上时作为需要镜检的规则；

2. 由于干化学检测的蛋白与有形成分分析仪检测的管型结果没有必然的相关性，因此没有对这2个项目进行交叉互检，判断是否需要镜检的基本原则结合RBC与WBC的结果综合分析，但6项结果仅蛋白阳性时就设为需要镜检；

3. 在64条规则中本次试验出现概率为零的并不等于不会出现，只是这种情况出现的概率极低，如果出现很有可能是检测中存在干扰或分析误差，所以把它们作为需要镜检的条件；

4. 尿流式有形成分分析仪3项参数与干化学3项参数的结果完全相反时规定要镜检；

5. 尿流式有形成分分析仪3项参数与干化学3项参数的结果全部阳性时需要镜检，此时镜检需要确认的主要是管型，因管型需要镜检确认管型类型后报告；

6. 当尿流式有形成分分析仪3项参数全部为阴性时，干化学的3项参数中任何2项阳性均需要复检。

由此得到了64条镜检复检规则，见表3-7-4；其中37条需要复检的规则，见表3-7-5；及27条无需复检的规则，见表3-7-6。

表3-7-4 根据尿流式有形成分流水线6个检测项目的阴、阳性检测结果制定的64条镜检复检规则

序号	规则描述	标本数（份）	序号	规则描述	标本数（份）
1	WBC+RBC-CAST-LEU+ERY-PRO-	252	22	WBC-RBC-CAST+LEU-ERY+PRO-	4
2	WBC+RBC-CAST-LEU-ERY+PRO-	11	23	WBC-RBC-CAST+LEU+ERY+PRO+	0
3	WBC+RBC-CAST-LEU-ERY-PRO+	14	24	WBC-RBC-CAST+LEU-ERY-PRO-	57
4	WBC+RBC-CAST-LEU+ERY+PRO-	21	25	WBC+RBC+CAST-LEU+ERY-PRO-	62
5	WBC+RBC-CAST-LEU+ERY-PRO+	24	26	WBC+RBC+CAST-LEU-ERY+PRO-	26
6	WBC+RBC-CAST-LEU-ERY+PRO+	2	27	WBC+RBC+CAST-LEU-ERY-PRO+	8
7	WBC+RBC-CAST-LEU+ERY+PRO+	6	28	WBC+RBC+CAST-LEU+ERY+PRO-	55
8	WBC+RBC-CAST-LEU-ERY-PRO-	79	29	WBC+RBC+CAST-LEU+ERY-PRO+	12
9	WBC-RBC+CAST-LEU+ERY-PRO-	16	30	WBC+RBC+CAST-LEU-ERY+PRO+	41
10	WBC-RBC+CAST-LEU-ERY+PRO-	120	31	WBC+RBC+CAST-LEU+ERY+PRO+	49
11	WBC-RBC+CAST-LEU-ERY-PRO+	23	32	WBC+RBC+CAST-LEU-ERY-PRO-	33
12	WBC-RBC+CAST-LEU+ERY+PRO-	19	33	WBC+RBC-CAST+LEU+ERY-PRO-	49
13	WBC-RBC+CAST-LEU+ERY-PRO+	0	34	WBC+RBC-CAST+LEU-ERY+PRO-	0
14	WBC-RBC+CAST-LEU-ERY+PRO+	84	35	WBC+RBC-CAST+LEU-ERY-PRO+	21
15	WBC-RBC+CAST-LEU+ERY+PRO+	8	36	WBC+RBC-CAST+LEU+ERY+PRO-	2
16	WBC-RBC+CAST-LEU-ERY-PRO-	152	37	WBC+RBC-CAST+LEU+ERY-PRO+	18
17	WBC-RBC-CAST+LEU+ERY-PRO-	1	38	WBC+RBC-CAST+LEU-ERY+PRO+	2
18	WBC-RBC-CAST+LEU-ERY+PRO-	0	39	WBC+RBC-CAST+LEU+ERY+PRO+	5
19	WBC-RBC-CAST+LEU-ERY-PRO+	10	40	WBC+RBC-CAST+LEU-ERY-PRO-	35
20	WBC-RBC-CAST+LEU+ERY+PRO-	0	41	WBC-RBC+CAST+LEU+ERY-PRO-	3
21	WBC-RBC-CAST+LEU+ERY-PRO+	0	42	WBC-RBC+CAST+LEU-ERY+PRO-	3

续表

序号	规则描述	标本数（份）	序号	规则描述	标本数（份）
43	WBC−RBC+CAST+LEU−ERY−PRO+	13	54	WBC+RBC+CAST+LEU−ERY+PRO+	44
44	WBC−RBC+CAST+LEU+ERY+PRO−	0	55	WBC+RBC+CAST+LEU+ERY+PRO+	40
45	WBC−RBC+CAST+LEU+ERY−PRO+	0	56	WBC+RBC+CAST+LEU−ERY−PRO−	18
46	WBC−RBC+CAST+LEU−ERY+PRO+	10	57	WBC−RBC−CAST−LEU+ERY−PRO−	90
47	WBC−RBC+CAST+LEU+ERY+PRO+	0	58	WBC−RBC−CAST−LEU−ERY+PRO−	28
48	WBC−RBC+CAST+LEU−ERY−PRO−	13	59	WBC−RBC−CAST−LEU−ERY−PRO+	106
49	WBC+RBC+CAST+LEU+ERY−PRO−	20	60	WBC−RBC−CAST−LEU+ERY+PRO−	6
50	WBC+RBC+CAST+LEU−ERY+PRO−	5	61	WBC−RBC−CAST−LEU+ERY−PRO+	4
51	WBC+RBC+CAST+LEU−ERY−PRO+	17	62	WBC−RBC−CAST−LEU−ERY+PRO+	9
52	WBC+RBC+CAST+LEU+ERY+PRO−	10	63	WBC−RBC−CAST−LEU+ERY+PRO+	5
53	WBC+RBC+CAST+LEU+ERY−PRO+	13	64	WBC−RBC−CAST−LEU−ERY−PRO−	1061

注：+：阳性；−：阴性

表 3-7-5 尿流式尿液分析流水线自动化常规分析的 37 条需要复检的规则

序号	需要附件规则	标本数（份）	序号	需要附件规则	标本数（份）
6	WBC+RBC−CAST−LEU−ERY+PRO+	2	38	WBC+RBC−CAST+LEU−ERY+PRO+	2
7	WBC+RBC−CAST−LEU+ERY+PRO+	6	39	WBC+RBC−CAST+LEU+ERY+PRO+	5
9	WBC−RBC+CAST−LEU+ERY−PRO−	16	40	WBC+RBC−CAST+LEU−ERY−PRO−	35
11	WBC−RBC+CAST−LEU−ERY−PRO+	23	41	WBC−RBC+CAST+LEU+ERY−PRO−	3
13	WBC−RBC+CAST−LEU+ERY−PRO+	0	43	WBC−RBC+CAST+LEU−ERY−PRO+	13
15	WBC−RBC+CAST−LEU+ERY+PRO+	8	44	WBC−RBC+CAST+LEU+ERY+PRO−	0
17	WBC−RBC−CAST+LEU+ERY−PRO−	1	45	WBC−RBC+CAST+LEU+ERY−PRO+	0
18	WBC−RBC−CAST+LEU−ERY+PRO−	0	47	WBC−RBC+CAST+LEU+ERY+PRO+	0
19	WBC−RBC−CAST+LEU−ERY−PRO+	10	48	WBC−RBC+CAST+LEU−ERY−PRO−	13
20	WBC−RBC−CAST+LEU+ERY+PRO−	0	51	WBC+RBC+CAST+LEU−ERY−PRO+	17
21	WBC−RBC−CAST+LEU+ERY−PRO+	0	54	WBC+RBC+CAST+LEU−ERY+PRO+	44
22	WBC−RBC−CAST+LEU+ERY+PRO−	4	55	WBC+RBC+CAST+LEU+ERY+PRO+	40
23	WBC−RBC−CAST+LEU+ERY+PRO+	0	56	WBC+RBC+CAST+LEU−ERY−PRO−	18
26	WBC+RBC+CAST−LEU−ERY+PRO−	26	59	WBC−RBC−CAST−LEU−ERY−PRO+	106
27	WBC+RBC+CAST−LEU−ERY−PRO+	8	60	WBC−RBC−CAST−LEU+ERY+PRO−	6
30	WBC+RBC+CAST−LEU−ERY+PRO+	41	61	WBC−RBC−CAST−LEU+ERY−PRO+	4
32	WBC+RBC+CAST−LEU−ERY−PRO−	33	62	WBC−RBC−CAST−LEU−ERY+PRO+	9
34	WBC+RBC−CAST+LEU−ERY+PRO−	0	63	WBC−RBC−CAST−LEU+ERY+PRO+	5
35	WBC+RBC−CAST+LEU−ERY−PRO+	21			

注：+：阳性；−：阴性

表 3-7-6　全自动尿流式尿液分析流水线尿液常规分析的 27 条无需复检的规则

序号	无需复检规则	标本数（份）	序号	无需复检规则	标本数（份）
1	WBC+RBC-CAST-LEU+ERY-PRO-	252	31	WBC+RBC+CAST-LEU+ERY+PRO+	49
2	WBC+RBC-CAST-LEU-ERY+PRO-	11	33	WBC+RBC-CAST+LEU+ERY-PRO-	49
3	WBC+RBC-CAST-LEU-ERY-PRO+	14	36	WBC+RBC-CAST+LEU+ERY+PRO-	2
4	WBC+RBC-CAST-LEU+ERY+PRO-	21	37	WBC+RBC-CAST+LEU+ERY-PRO+	18
5	WBC+RBC-CAST-LEU+ERY-PRO+	24	42	WBC-RBC+CAST+LEU-ERY+PRO-	3
8	WBC+RBC-CAST-LEU-ERY-PRO-	79	46	WBC-RBC+CAST+LEU-ERY+PRO+	10
10	WBC-RBC+CAST-LEU-ERY+PRO-	120	49	WBC+RBC+CAST+LEU+ERY-PRO-	20
12	WBC-RBC+CAST-LEU+ERY+PRO-	19	50	WBC+RBC+CAST+LEU-ERY+PRO-	5
14	WBC-RBC+CAST-LEU-ERY+PRO+	84	52	WBC+RBC+CAST+LEU+ERY+PRO-	10
16	WBC-RBC+CAST-LEU-ERY-PRO-	152	53	WBC+RBC+CAST+LEU+ERY-PRO+	13
24	WBC-RBC-CAST+LEU-ERY-PRO-	57	57	WBC-RBC-CAST-LEU+ERY-PRO-	90
25	WBC+RBC+CAST-LEU+ERY-PRO-	62	58	WBC-RBC-CAST-LEU-ERY+PRO-	28
28	WBC+RBC+CAST-LEU+ERY+PRO-	55	64	WBC-RBC-CAST-LEU-ERY-PRO-	1061
29	WBC+RBC+CAST-LEU+ERY-PRO+	12			

注：+：阳性；-：阴性

第四节　尿液检查报告的结果可靠性验证与解释

临床实验室的任务就是为临床医生和其他健康相关工作者提供患者或相关人群实验室检测信息，这些信息可用于：①诊断疾病或判断疾病发展趋向；②确认或否定诊断；③预后判断；④引导患者自我管理；⑤监测疗效等。因此实验室发出的每一个检验报告都承载着检验人员沉甸甸的责任，确保检验结果准确、及时十分重要。

一、尿液检查结果的报告方式要求

完整、科学的医学检验报告是患者医疗文书中重要组成部份，也是具有法律效力的重要文件，报告单上每一个数据正确与否意义重大。

（一）ISO 15189 对检验报告的规定[3]

1. 总则

每一项检验结果均应准确、清晰、明确并依据检验程序的特定说明报告；实验室应规定报告的格式和介质（即电子或纸质）及其从实验室发出的方式；实验室应制定程序以保证检验结果正确转录；报告应包括解释检验结果所必需的信息；当检验延误可能影响患者医疗时，实验室应有通知检验申请者的方法。

2. 报告特性

实验室应确保下述报告特性能够有效表述检验结果并满足用户要求：①对可能影响检验结果的样品质量的评估；②按样品接受/拒收标准得出的样品适宜性的评估；③危急值（适用时）；④结果解释，适用时可包括最终报告中对自动选择和报告结果的解释的验证。

3. 报告内容

报告中应包括但不限于以下内容：①清晰明确的检验项目识别，适当时，还包括检验程序；②发布报告的实验室的识别；③所有由受委托实验室完成的检验的识别；④每页都有患者的识别和地点；⑤检验申请者姓名或其他唯一识别号和申请者的详细联系信息；⑥原始样品采集的日期，当可获得并与患者有关时，还应有采集时间；⑦原始样品类型；⑧测量程序（适当时）；⑨以 SI 单位或可溯源至 SI 单位，或其他适用单位报告的检验结果；⑩生物参考区间、临床决定值，或支持临床决定值的直方图/列线图（诺谟图）（适用时）（注：在某些情况下，将生物参考区间清单或表格在取报告处发给所有实验室服务用户可能是适当的)。⑪结果解释(适当时)(注:结果的完整解释需要临床背景信息,而这些信息实验室不一定可获取)。⑫其他警示性或解释性注释(例如:可能影响检验结果的原始样品的品质或量、受委托实验室的结果解释、使用研发中的程序);⑬作为研发计划的一部分而开展的,尚无明确的测量性能声明的检验项目识别;⑭复核结果和授权发布报告者的识别(如未包含在报告中,则在需要时随时可用);⑮报告及发布的日期和时间(如未包含在报告中,在需要时应可提供);⑯页数和总页数。

(二)欧洲尿液分析指南[14]对尿液检验报告有如下要求:

1. 标本标签和患者资料,见表3-7-7,临床应向实验室提供患者背景信息。

2. 尿液检验报告方式要求:①尿液检验报告单按检测内容顺序依次报告;报告单格式内容必须包括:检验日期、时间、检验方法/仪器及检验者身份(可溯源);②尿干化学试带结果:为了使医师对检查结果不困惑,推荐采用级差形式,即阴性(-)、阳性(1+)、阳性(2+)或阳性(3+);在实验室手工项目中推荐使用各自特定的浓度范围形式,以方便临床解释报告。检测项目的浓度范围优于单一的特定浓度,例如1+(0.2~1.0g/L)优于1+(0.3g/L),为避免进一步混淆,有效的方法是所有制造商应对相同类型的快速检测项目采用同样的浓度范围。至少,分析灵敏度的检测限应与该项目阳性检出的浓度相同;③有形成分分析结果报告:使用方法应在报告或实验室手册中描述(如标准沉淀法、标准计数池法,自动分析仪法)。

3. 各种有形成分形态学应在报告中详细描述,并对其单位和定量定义为每高倍视野(high power field,HP)下的粒子数(××个/HP)用于盖玻片法检测尿有形成分;而计数板方法单位定义为每升中粒子数量(××个/L),推荐使用××个粒子/L。粒子数一般为每容积体积内平均颗粒数(HP或L)而不是多个视野中的粒子范围。仅对肉眼方法无法计数的微生物和细胞团仍以级差形式报告,即从“-”到“3+”。

二、尿液检查结果的报告方式

检验报告是整个检验过程(包括检验前、中、后阶段)综合检验质量的集中体现,也是检验工作者辛勤工作和智慧结晶,应当给与足够重视和不断完善。按照尿液检查结果报告方式的相关要求,列出以下几种尿液检测报告实例供参考。

1. 尿液干化学和显微镜镜检报告方式,具体见图3-7-6。

2. 尿液干化学、尿有形成分分析和显微镜镜检整体报告方式,具体见图3-7-7。

3. 尿液干化学、尿有形成分分析、尿液微量蛋白系列及显微镜镜检综合报告方式,具体见图3-7-8。

表3-7-7 标本标签和患者资料

患者身份识别(ID)	标本详细信息
姓名 个人ID识别码(推荐使用) 年龄(如果ID中未包括) 病区(患者治疗地点) 返回地址(检验报告接收处) 主管医师/护士(如有问题负责沟通者) 正在抗生素使用情况(尿液培养时必须) 附患者临床信息(症状、体征、初步诊断)	标本识别码(如果使用条形码) 排尿日期和时间(最后排尿时间) 采集方法(中段尿,单导管,留置导管,耻骨上穿刺尿,尿袋尿,其他) 患者完成准备和采集时间(已扫条码) 标本质量及采集监测(如无采集时间,急诊,技术方面困难等;接收时进行分类) 快速检测结果(如使用POCT试条)

住院　　XXX医院尿液检验报告单　　样本号:　　尿液

姓　名:　性别:　年龄:　病区:　科别:
门诊/住院号:　卡号:　床号:　标本类型: 尿液
标本说明:　临床诊断:　送检医生:　条码号: 010001119699

晨尿 / 随机尿 / 中段尿 / 24小时尿

检验项目	结果	参考区间	检验项目	结果	参考区间
1 颜色			18 颗粒管型		/LP
2 透明度		透明	19 粘丝		阴性
3 尿糖		阴性			
4 尿胆红素		阴性			
5 醋酮		阴性			
6 比重		1.003～1.030			
7 尿隐血		阴性			
8 酸碱度		5.4～8.4			
9 尿蛋白		阴性			
10 尿胆原		阴性			
11 亚硝酸盐		阴性			
12 白细胞		阴性			
13 尿液镜检结果 :					
14 镜检红细胞		/HP			
15 镜检白细胞		0～3 /HP			
16 镜检上皮细胞		/HP			
17 透明管型		/LP			

备　注: 尿液细胞和有形成分如有方法学差异，请以显微镜检结果为准

申请时间:　接收时间:　检验者:
采集时间:　报告时间:　审核者:

※本报告仅对本份标本负责，供医生参考，如有疑义请尽快与检验科联系※

第 1 页　共 1 页

图 3-7-6　尿液干化学和显微镜镜检报告方式

住院　　XXX医院尿液检验报告单　　样本号:　　尿液

姓　名:　性别:　年龄:　病区:　科别:
门诊/住院号:　卡号:　床号:　标本类型: 尿液
标本说明:　临床诊断:　送检医生:　条码号: 01001119696

晨尿 / 随机尿 / 中段尿 / 24小时尿

检验项目	结果	参考区间	检验项目	结果	参考区间
1 颜色			18 上皮细胞计数		0～46 /ul
2 透明度		透明	19 小圆上皮细胞		阴性
3 尿糖		阴性	20 管型计数		0～2.40 /ul
4 尿胆红素		阴性	21 病理性管型		阴性
5 醋酮		阴性	22 细菌计数		0～3324.0 /ul
6 比重		1.003～1.030	23 酵母菌		阴性
7 尿隐血		阴性	24 结晶检查		阴性
8 酸碱度		5.4～8.4	25 红细胞信息		阴性
9 尿蛋白		阴性	26 尿液镜检结果 :		
10 尿胆原		阴性	27 镜检红细胞		/HP
11 亚硝酸盐		阴性	28 镜检白细胞		0～3 /HP
12 白细胞		阴性	29 镜检上皮细胞		/HP
13 尿液有形成分结果 :			30 透明管型		/LP
14 红细胞计数		0～18.0 /ul	31 颗粒管型		/LP
15 高倍视野红细胞		0～3.2 /HP	32 粘丝		阴性
16 白细胞计数		0～23.0 /ul			
17 高倍视野白细胞		0～4.1 /HP			

备　注: 尿液细胞和有形成分如有方法学差异，请以显微镜检结果为准

申请时间:　接收时间:　检验者:
采集时间:　报告时间:　审核者:

※本报告仅对本份标本负责，供医生参考，如有疑义请尽快与检验科联系※

第 1 页　共 1 页

图 3-7-7　尿液干化学、尿有形成分分析和显微镜镜检整体报告方式

住院　　XXX医院尿液检验报告单　　样本号:　　尿液

姓　名:　性别:　年龄:　病区:　科别:

门诊/住院号:　卡号:　床号:　标本类型: 尿液

标本说明:　临床诊断:　送检医生:　条码号: 01000113584

晨尿
随机尿
中段尿
24小时尿

检验项目	结　果	参考区间	检验项目	结　果	参考区间
1 颜色			23 酵母菌		阴性
2 透明度		透明	24 结晶检查		阴性
3 尿糖		阴性	25 红细胞信息		阴性
4 尿胆红素		阴性	26 尿液镜检结果:		
5 醋酮		阴性	27 镜检红细胞		/HP
6 比重		1.003～1.030	28 镜检白细胞		0～3 /HP
7 尿隐血		阴性	29 镜检上皮细胞		/HP
8 酸碱度		5.4～8.4	30 透明管型		/LP
9 尿蛋白		阴性	31 颗粒管型		/LP
10 尿胆原		阴性	32 粘丝		阴性
11 亚硝酸盐		阴性	33 尿液微量蛋白结果:		
12 白细胞		阴性	34 尿肌酐		μmol/L
13 尿液有形成分结果:			35 尿微量白蛋白		0～30.00 mg/l
14 红细胞计数		0～18.0 /ul	36 尿α1微球蛋白		0～12.00 mg/l
15 高倍视野红细胞		0～3.2 /HP	37 尿β2微球蛋白		0～0.20 mg/l
16 白细胞计数		0～23.0 /ul	38 尿免疫球蛋白G		0～8.50 mg/l
17 高倍视野白细胞		0～4.1 /HP	39 尿转铁蛋白		0～1.90 mg/l
18 上皮细胞计数		0～46 /ul	40 尿乙酰葡萄糖苷酶		0～24.40 u/l
19 小圆上皮细胞		阴性	41 尿视黄醇结合蛋白		0～0.70 mg/l
20 管型计数		0～2.40 /ul	42 MA/UCR		
21 病理性管型		阴性	43 α1MG/UCR		
22 细菌计数		0～3324.0 /ul			

备　注: 尿液细胞和有形成分如有方法学差异，请以显微镜检结果为准

初步印象: ………………………………………………

申请时间:　接收时间:　检 验 者:

采集时间:　报告时间:　审 核 者:

※本报告仅对本份标本负责，供医生参考，如有疑义请尽快与检验科联系※

第1 页 共1 页

图 3-7-8　尿液干化学、尿有形成分分析、尿液微量蛋白系列及显微镜镜检综合报告方式

三种不同报告方式基本满足尿液检测不同流程对检验结果报告的要求，特别在备注框中可以完成对检验结果解释所必需的信息，在综合报告方式中实验室检验医师可尝试根据尿液相关检验信息，必要时与临床沟通可给出患者实验室诊断的初步印象和进一步检查的建议。

三、尿液检查结果报告可靠性评价

尿液检验结果准确可靠对于临床诊断、治疗、预后判断都非常重要，因此，对检验结果是否正确的评估十分必要。

1. 分析结果正确性评价

（1）对出现“报警”或“旗标”结果的处理：①现代化临床实验室，目前常使用自动化尿液分析仪检测大量尿标本，为了避免大批量结果工作人员来不及审核就将错误结果发出，实验室大多采取信息系统将问题结果设置“报警”或“旗标”提示。例如尿液有形成分红细胞、白细胞或管型等出现阳性结果，需要采用人工镜检方法予以确认；如果尿液干化学检测尿蛋白阳性，则需要采用更敏感或更特异的检测方法进一步验证（参见第三篇第四章和第六章）。②检测结果超出线性范围也会出现“报警”或“旗标”。生产厂商一般会提供项目的线性范围，实验室在引进该项目时必须对其有效性进行验证。对大于线性范围的结果，分析仪会自动稀释或人工适当稀释后再行检测；如果结果低于线性范围，结果通常报告为“小于检测限”。

（2）delta-check：大多数实验室在发送患者检测结果前均需进行“delta-check”分析当前数据与之前相同项目结果出现较大差异的原因，判断确属患者病情变化所致或是分析系统及分析前标本出现问题（参见本章第三节）。

2. 检验结果临床意义的评价

（1）将实验室检测结果与参考区间比较判断其“正常”与否往往是制定医疗决策最重要方面之一：实验室应规定生物参考区间或临床决定值，将此规定依据文件化，并通知用户[10]。许多因素可以影响参考区间，不同实验室、不同方法的同一项目往往会产生显著不同的结果，因此，需要建立各自不同参考区间，也可以验证其他实验室或厂家提供的参考区间[15]。

（2）实验室结果变异性：个体之间检验结果存在变异，主要是个体生物学差异造成。分析变异是分析不精确的结果。一般用在验证新方法或验证设备性能，通过多次检测相同标本计算其变异系数（CV）。个体本身检测结果变异是由于检

测物水平随时间波动的生物学变化所致，比如尿液检测结果可随患者水分摄入、活动情况、气候温、湿度不同而发生变化。个体内变化小于个体间变化，即个体内 *CV* 小于个体间 *CV*。个体 *CV* 小(<0.6%)意味着该个人检测结果仅在参考区间内更狭窄范围内波动，在这种情况下，该患者检测结果的动态变化在反映疾病状况方面比参考区间更加有用[16]，因此，重视每一患者相关检验结果的基线值"baseline value"非常必要。

四、实验室结果解释通用原则

1. 诊断准确性

临床医生非常希望检验结果的参考区间是能直接把正常人和患者分开的一个值而不是一个范围，一个理想的诊断试验希望在确定疾病存在或不存在之间建立分界点，将患者与非患者人群完全独立分开，参见图 3-7-9。然而，几乎所有的试验都不完美，非患者人群在患者低值和高值之间均有重叠。

检验结果准确度是由该检验项目与检验"金标准"方法比较鉴别患者与非患者的诊断能力所决定。根据该试验与金标准比较，可将检测结果分为4组并列在2×2表中，参见表 3-7-8。患者被准确分到异常组称为"真阳性"(true positives, TPs)；非患者被分到正常组称为"真阴性"(true negatives, TNs)；由于目前方法学尚不能将患者与非患者的检测结果完全分开，高、低两侧与患者分布区部分重叠导致出现假性结果。若患者被错误地分类到正常人群称为"假阴性"(false negatives, FNs)；相反正常人被分类到患者组被称为"假阳性"(false positives, FPs)，参见图 3-7-10，如图所示若"cut-off"分界点改变，"真性"或"假性"结果数量会随之改变。因此，在判断检验结果准确性时需要对该项目检验方法进行"cut-off"验证。

2. 敏感度与特异度

敏感度与特异度是评价试验项目诊断准确性的指标，其表示在某一 cut-off 值时诊断患病和非患病的能力。因此敏感度和特异度并不是固定不变的，随着所选择不同"cut-off 从不同的 2×2 表格中计算出来。

3. 检验项目 cut-off 改变效能

当 cut-off 值改变时该试验敏感度和特异度均会发生改变，从图 3-7-10 可以看出 cut-off 值左移诊断患病敏感度升高，即所有患者都可被检出，由于重叠区增大正常者也被分类进入异常区，特异度明显减低，假阳性率明显增高；而 cut-off 值右移情形正好相反，非患者均检测不出，为特异度增高，而被分布于非患者区的患者人数也明显增加，即假阴性率(漏诊率)升高。参见图 3-7-11。因此选择何种敏感度和特异度检验方法应与检验预期用途相适应。一般认为用于筛查试验应敏感性更好些，以防重要检验信息漏检；而用于诊断或鉴别诊断等用途时则应选择"金标准"检测方法或特异性强的方法。

表 3-7-8 用于患者分类的真值表(2×2)

结果	患者	正常人	总计
阳性	真阳性	假阳性	真阳性+假阳性
阴性	假阴性	真阴性	真阴性+假阴性
总计	真阳性+假阴性	假阳性+真阴性	真阳性+假阳性+假阴性+真阴性

$$\text{敏感度}(\%)=100\times\left(\frac{\text{真阳性}}{\text{真阳性}+\text{假阴性}}\right)$$

$$\text{特异度}(\%)=100\times\left(\frac{\text{真阴性}}{\text{真阴性}+\text{假阳性}}\right)$$

$$\text{阳性预测值}(\%)=100\times\left(\frac{\text{真阳性}}{\text{真阳性}+\text{假阳性}}\right)$$

$$\text{阴性预测值}(\%)=100\times\left(\frac{\text{真阴性}}{\text{真阴性}+\text{假阴性}}\right)$$

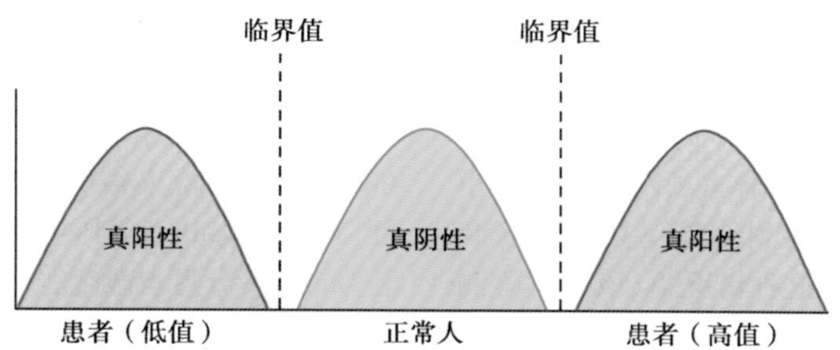

图 3-7-9 患者与非患者检验结果不重叠的理想分布图[1]

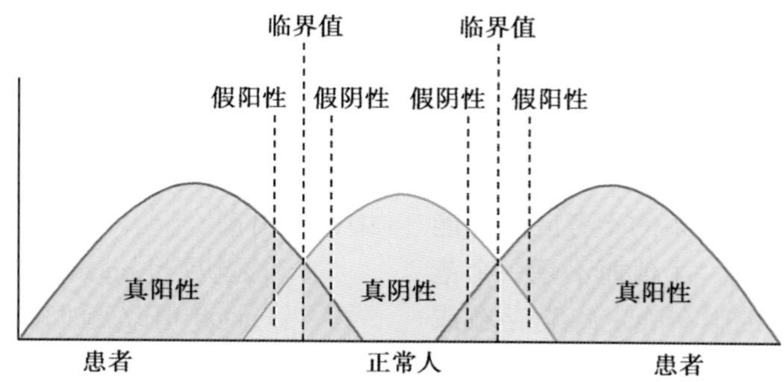

图 3-7-10 患者与非患者检验结果重叠分布图

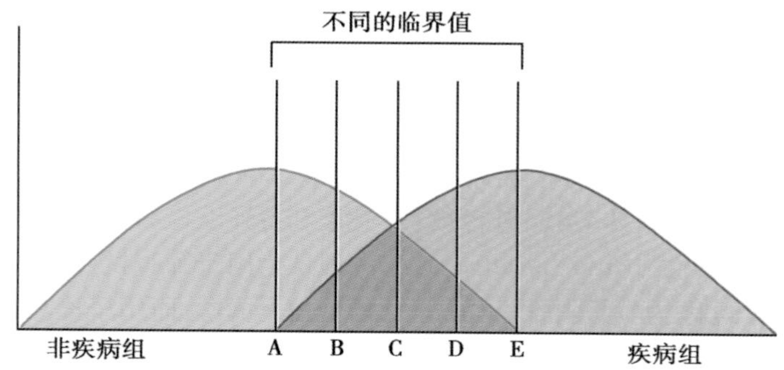

图 3-7-11 临界值变化对患者与非患者诊断的影响

尿液检测试验同样符合上述基本规则，由于尿液干化学检验和尿液有形成分分析仪的检测结果均属于筛查项试验，因此当其出现阳性结果时，相对尿液干化学来说需要更特异的方法验证（参见第三篇第四章表 3-4-3）；而尿液有形成分分析仪检测出病理成分需由人工显微镜法进行确认。

五、尿液结果产生假阴性和假阳性的可能原因和影响因素分析

影响尿液检验结果准确性因素颇多，这是由于尿液是血液流经肾脏后，经肾小球滤过、肾小管重吸收与分泌作用而形成，尿液成分及其含量的改变不仅受泌尿生殖系统的影响，而且与血液循环、内分泌、代谢、呼吸等系统的生理或病理变化有关。

1. 尿液检验分析前影响因素

（1）患者本身因素影响：如性别、胖瘦、进食饮水情况、妊娠、运动、药物对尿液颜色的影响（参见第三篇第三章表 3-3-1）、药物对尿干化学检测影响（参见第三篇第四章）、患者所处环境温度、湿度等都会对尿液检测结果产生影响。如患者朱某，男，29 岁，泌尿外科门诊就诊。主诉：间歇性出现“脓尿”。实验室检查，尿干化学：隐血±、pH 8.0、蛋白 3+；尿流式：RBC 67.8（0～18/μl）、WBC 2193.1（0～23/μl）、管型 14.34（0～2.4/μl）、精子 30623/μl。针对上述结果触及复检规则，人工镜检结果：RBC 3～5/HP（高倍镜）、WBC 10～15/HP、精子大量。临床经造影诊断为输精管开口异常。1895 年 Friedland 首次描述，指输精管末端开口于

输尿管、膀胱、后尿道、苗勒管囊肿、肾脏等异常位置，是一种罕见的先天性畸形。

(2)标本采集相关因素：标本容器、患者身份识别、标本采集方式、采集时间等出现差错，特别是目前存在问题颇为突出的尿液采集后未按规定时间[6,9]完成检测，放置时间过长对尿液各种成分包括化学成分和有形成分的影响非常显著(参见本章表3-7-3)。

2. 尿液检验分析中影响因素

包括：①半自动或全自动尿液化学分析仪及有形成分分析仪未进行规范的性能验证或确认[3]；②未做室内质控或室内质控不规范，可能导致出现系统误差而不被察觉；或对失控未做原因分析并采取相应措施、未对失控前样品结果影响进行判断，可能会导致将已受影响的检测结果发送临床；③未按要求配备符合要求的离心机或离心不规范，导致有形成分检测不准确；④设备维修后未按规定验证其性能是否符合要求；实验室未建立复检规则或引用其他实验室规则而未做适用性验证；⑤尿液形态学检验人员培训不完善，员工形态学识别能力不能满足要求，或能力参差不齐导致有意义病理性有形成分漏检或误判。

3. 检验后阶段对尿液检测结果影响

主要来自实验室信息系统结果传输错误或未传输、结果输入错误、复检核查遗漏、或由于临床信息不对等，未能结合患者病情对结果逻辑分析，可致不符合逻辑的错误结果发出；同时，患者标本状态、检验方法的局限性及检验中出现各种问题未能在检验报告中提示和及时反馈，都会影响临床医师对患者进行正确判断和处置。实验室必须从以上各环节着手不断完善和优化检测技术与流程，除了加强与临床解释与沟通外，还应注重和探索尿液检验结果综合分析和整体报告模式的应用与完善。

六、尿液检验结果释义与应用

临床上进行尿液检查有助于肾脏相关疾病的诊断、鉴别诊断、疾病管理与健康评估。因为尿常规检查仍属肾病早期检验指标之一，正确的检验结果对临床诊治意义颇为重要。但鉴于上述诸多影响因素，对尿液异常检验结果的分析与判断非常必要。实验室应该密切与主管临床医生沟通共同分析解释异常检验结果，最好由经验丰富的检验医师负责此类工作，特别对那些似乎彼此并不相关的实验结果，能够适时提出相关建议，通过补充或加做一些试验以协助那些可能存在特殊医疗问题患者的正确诊断。此外，检验医师通过对疑难疾病患者检验结果进行评估、分析，不仅可以避免偶发的实验室错误，也能协助临床从纷繁复杂的检验指标中选择适合、针对性更好的检验项目。

1. 检验结果解释遵循的基本原则

(1)不能仅凭单独一次超出参考区间的结果做出诊断，观察检验结果动态趋势至关重要：如一位女性患者尿液筛查结果为“血尿”，并不表明该患者就出现肾脏疾病。首先应综合分析这一异常结果是否真实？患者是否月经期标本留取不当、血液系统是否正常？当生理原因排除后仍然出现持续血尿时，则必须重视其他检测做出相应诊断和处理，参见图3-7-12。

(2)奥斯勒规则(Osler's rule)[1]：特别是指当患者年龄小于60岁，应尝试将所有异常检测结果归于单一原因；只有当所有异常结果不能用单一原因解释时应考虑多因素分析和诊断。

2. 血尿实验室诊断

血尿是肾脏疾病最常见的临床症状之一。泌尿系统(肾脏、膀胱或输尿管)出血，血液进入尿液导致尿红细胞增多，肾脏科和泌尿外科患者约40%~50%合并血尿；血尿也是恶性疾病、泌尿系统或全身系统性疾病的信号，因此血尿的检验有重要的临床意义。虽然自动化尿液分析仪能够给出患者尿隐血和尿中红细胞数量及形态学的提示，但尿红细胞形态只能作为血尿来源的辅助手段，不能做出病因诊断，必须经过一些其他手段进一步确诊。当患者尿液干化学或有形成分分析仪筛查出“血尿”时，检验医师应通过不同的手段鉴别其血尿的真伪及可能来源，参见图3-7-12镜下血尿检测流程图。

3. 蛋白尿实验室诊断

(1)尿蛋白的形成：正常的肾小球滤过膜只允许分子量<60kDa蛋白质顺利通过，因此肾小球滤过的原尿中主要为小分子蛋白，如溶菌酶、β_2-微球蛋白、视黄醇结合蛋白、免疫球蛋白轻链等，正常情况下由近端小管重吸收；而中分子白蛋白(60~90kDa)仅有极少量滤过；大分子(>90kDa)的球蛋白不能通过；Tamm-Horsfall蛋白(uromucoid，尿黏蛋白)是由远端肾小管和髓袢升支细胞分泌，约占尿中丢失总蛋白含量的1/3；IgA由泌尿道上皮细胞分泌，此外还有来自小管上皮细胞的

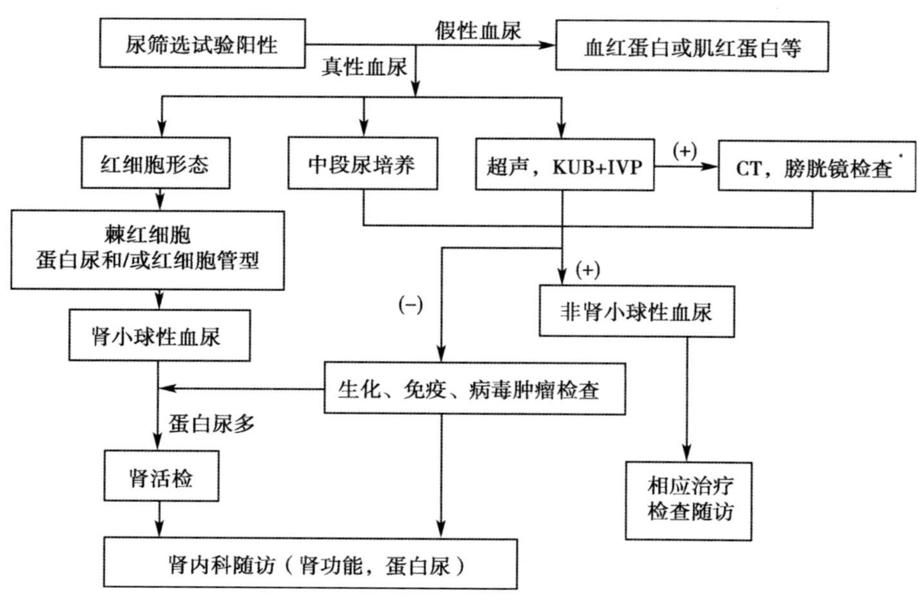

图 3-7-12 镜下血尿检测流程图

各种酶类、蛋白与其他脱落细胞等成分共同构成尿蛋白组分。近曲肾小管能将原尿中 95%的小分子蛋白重吸收，故正常尿液中蛋白含量极微量（<150mg/24h），所以尿中蛋白质含量及种类异常是肾脏疾病重要指标，也可依此初步判断病变部位。

正常成年人在正常尿量下尿中蛋白质常规定性试验不能测出，定量<0.1g/L。当定性试验阳性或定量超过 0.1g/L 称为蛋白尿（protein uria）。干化学试带法对白蛋白敏感对球蛋白不敏感；酸沉淀法可以检测出全部蛋白质，包括球蛋白和白蛋白。但是在稀释的随机尿中可能会出现假性低蛋白结果。由于尿蛋白质阳性结果有重要的临床意义，筛查试验蛋白阳性标本应采用确认方法重复检测验证其结果的准确性。根据患者病史及检查结果确证为尿蛋白升高时应对其同时进行肾功能的评价、尿有形成分检查及尿培养。

（2）尿蛋白与心血管风险评估：慢性肾脏疾病（chronic kidney disease，CKD）患者存在心血管疾病的高风险[17]，大约一半患者未到终末期肾脏疾病就死于心血管疾病[18]。肾小球滤过率（glomerular filtration rate，GFR）和白蛋白尿为定义 CKD 和对其进行分期的两个关键肾脏检测，与较大范围人群心血管疾病的高风险密切相关[19]。以往对 CKD 分期主要基于肾小球滤过率估计（estimated glomerular filtration rate，eGFR）；然而，研究者发现大量尿蛋白出现与全因死亡率、心肌梗死及肾衰竭的进展严重相关，且独立于常用的 eGFR[20]。另一项系统回顾和荟萃分析了 26 个队列，涉及 169949 个病例的研究，显示出尿蛋白与冠状动脉疾病的风险强烈、持续相关，研究者建议将尿蛋白检测作为心血管风险评估的常规项目[21]。还有研究结果证明在慢性肾脏病人群 eGFR 和微量白蛋白与肌酐比（albumin/creatinine ratio，ACR）同时评价有利于改善 CKD 患者心血管风险分期，支持目前的 CKD 指南。其研究结果也证明 eGFR 和 ACR 在一般人群中心血管风险评估的作用[22]。

美国糖尿病协会对糖尿病肾病实验室筛查的建议，对于病程 5 年以上的 1 型糖尿病患者及所有一经诊断的 2 型糖尿病患者确诊后应该立即开始筛查，筛查内容包括检 ACR 和血清肌酐，对于所有成人糖尿病患者，不管其尿白蛋白排泄率为多少，至少每年检测血清肌酐，并估算 eGFR。参见图 3-7-13。

（3）尿微量白蛋白与肌酐比：生理状况下，带负电荷、分子量为 60~90kDa 的白蛋白几乎不能通过肾小球滤过屏障，即使少量的滤入原尿，也可被肾小管重吸收。当肾小球受损，即使早期的轻微受损，白蛋白在尿中漏出量也会增加，出现微量白蛋白尿（microalbuminuria，MAU）。1982 年，Sacks Viberti 等在研究糖尿病肾病时提出微量白蛋白尿的概念，开始了对糖尿病早期肾损伤的研究。2002 年美国糖尿病协会（American Diabetes Association，ADA）将微量白蛋白尿定义为尿白蛋白排

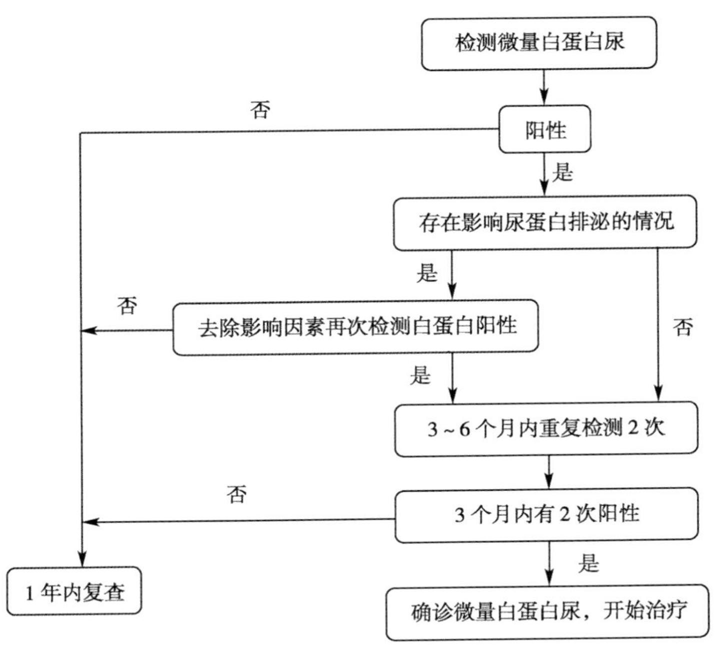

图 3-7-13　微量白蛋白尿诊断流程图

泄率(urinary albumin excretion, UAE) 30～299mg/24h 尿或 30～299μg/mg 肌酐或 20～199g/min(计时尿)[23]。该标准被许多导则沿用至今。ADA 在 2010 年发布的糖尿病临床治疗准则中仍将微量白蛋白尿定义为随机尿 UAE 30～299μg/mg 肌酐,并将低于此范围下限认为是正常,高于此范围上限认为是临床大量白蛋白尿[24]。

计时尿可计算每分钟 UAE;随机尿标本需同时测定尿液肌酐的含量,以 ACR 表示结果,采用尿肌酐可校正尿量(饮水量)对蛋白浓度的影响,更真实反映病情变化。

如何保证尿微量白蛋白检测的质量:①MAU 升高通常由筛查发现,尿常规检测无尿蛋白,往往缺乏临床症状。筛查对象为有慢性肾脏病高危因素的人群:如糖尿病(Diabetes mellitus, DM)、高血压、家族史、自身免疫病、肥胖、老年>60 岁、使用肾毒性药物等;②ACR 检测标本使用清晨第一次尿比较理想,随机尿也可以与尿肌酐比值校正可以避免脱水引起的尿液浓度变化,但缺点是女性、老年人尿肌酐排泄低,使结果偏高;③MAU 检测采用 24 小时尿或夜间 12 小时尿,排除日间活动对尿白蛋白排泄的影响;④目前尿白蛋白检测准确性和一致性参差不齐,ACR 在不同检测体系间存在较大分析差异,究其原因主要由于无论 MAU 或尿肌酐目前均无较好的参考检测程序和参考物质所致;⑤鉴于目前我国对于尿白蛋白的检测尚无统一指南,实验室在实施 ACR 用于临床检测前,建议首先对所用仪器和试剂(尽量采用配套试剂)进行性能验证,如线性范围,批内及日间精密度、准确性、稳定性及分析灵敏度等,必须符合生产商规定要求;做好每天至少 2 个浓度室内质控;并参加卫生部临检中心组织的尿白蛋白及尿肌酐室间质评;同时制定规范的尿液标本留取、检测方式、结果报告模式;建立或验证不同年龄、不同性别参考区间等更好地用于临床。

(李　智)

参考文献

1. McPherson R A, Pincus M R. Henry's Clinical Diagnosis and Management by Laboratory Methods[M]. 22th ed. Philadelphia: W.B.Saunders Company, 2011.
2. 丛玉隆,马俊龙,张时民.实用尿液分析技术与临床[M].北京:人民卫生出版社,2013.
3. 中国合格评定国家认可委员会.医学实验室质量和能力认可准则在体液学检验领域的应用说明: CNAS-CL41[OL].[2012-09-13][2016-12-07]. https://www.cnas.org.cn/rkgf/sysr k/rkyyzz/2015/06/869029.shtml.
4. Stankovic AK, DeLauro E.. Quality improvements in the preanalytical phase: Focus on urine specimen workflow[S].MLO Med Lab Obs, 2010, 28(3): 339-350.
5. Bonini P, Plebani M, Ceriotti F, et al. Errors in laboratory medicine[J]. Clin Chem, 2002, 48(5): 691-698.
6. Guder WG. History of the preanalytical phase: a personal

view[J].Biochem Med,2014,24(1):25-30.

7. 卫生部临床检验标准专业委员会.尿液标本的收集及处理指南:WS/T 348-2001[S].北京:中国标准出版社,2001.

8. National Patient Safety Goals(NPSGs)for the program. National Patient Safety Goals Effective.2015,1.

9. CLSI.Urinalysis;Approved Guideline-Third Edition:GP16-A3 [S].Wayne,PA:Clinical and Laboratory Standards Institute,2009.

10. 中国合格评定国家认可委员会.医学实验室质量和能力认可准则:CNAS-CL02[OL].[2013-11-22][2016-12-07].
https://www. cnas. org. cn/rkgf/sysrk/jbzz/2013/12/750592.sh tml.

11. Walz SE,Darcy TP.Patient Safety & Post-analytical error [J].Clin Lab Med,2013,33(1):183-194.

12. 马骏龙,丛玉隆,陆玉静.尿干化学与流式细胞术联合用于尿液有形成分镜检筛选研究与应用[J].中华检验医学杂志,2011,34(6):494-500.

13. Kazmierczak SC.Laboratory quality control:using patient data to assess analytical performance[J].Clin Chem Lab Med,2003,41(5):617-627.

14. European Confederation of Laboratory Medicine.European Urinalysis Guidline[J].Scand J Clin Lab Invest suppl, 2000,231:1-86.

15. CLSI. Defining, establishing, and verifying reference intervals in the clinical laboratory; approved guideline-Third Edition:C28-A3[S].Wayne,PA:Clinical and Laboratory Standards Institute,2008.

16. Lacher DA,Hughes JP,Carroll MD.Estimate of Biological Variation of Laboratory Analytes Based on the Third National Health and Nutrition Examination Survey[J].Clin Chem,2005,51(2):450-452.

17. Herzog CA,Asinger RW,Berger AK,et al.Cardiovascular disease in chronic kidney disease.A clinical update from Kidney Disease: Improving Global Outcomes (KDIGO) [J].Kidney Int,2011,80(6):572-586.

18. Stevens PE,O'Donoghue DJ,de Lusignan S,et al.Chronic kidney disease management in the United Kingdom:NEO-ERICA project results[J]. Kidney Int, 2007, 72(1): 92-99.

19. Chronic Kidney Disease Prognosis Consortium.Association of estimated glomerular filtration rate and albuminuria with all-cause and cardiovascular mortality in general population cohorts:a collaborative meta-analysis[J].Lancet,2010,375(9731):2073-2081.

20. Hemmelgarn BR,Manns BJ,Lloyd A,James MT,et al.Relation between kidney function, proteinuria, and adverse outcomes[J].JAMA,2010,303(5):423-429.

21. Jefferson JA,Shankland SJ,Pichler RH.Proteinuria in diabetic kidney disease:a mechanistic viewpoint[J].Kidney Int,2008,74(1):22-36.

22. Matsushita K,Coresh J,Sang Y,et al.Estimated glomerular filtration rate and albuminuria for prediction of cardiovascular outcomes:a collaborative meta-analysis of individual participant data[J]. Lancet Diabetes Endocrinol, 2015, 3 (7):514-525.

23. Sacks DB,Arnold M,Bakris GL,et al.Guidelines and recommendations for laboratory analysis in the diagnosis and management of diabetes mellitus [J].Clin Chem, 2002, 48(3):436-472.

24. American Diabetes Association.Standards of medical care in diabetes 2010 [J].diabetes Care,2010,33:S11-S61.

第八章

尿液分析的质量控制

由于标本易于获得,检测方法简便等特点,尿液检验自17世纪以来广泛应用于临床。尿液检验对于泌尿系统感染性和非感染性疾病的筛查、辅助诊断、病程和疗效监测,以及对其他系统疾病(如糖尿病、高血压、遗传性疾病、药物不良反应等)的筛查、疗效或并发症监测都有重要意义,特别是尿液中有形成分的出现,常提示对临床诊治有意义的重要信息[1]。

尿液检验影响因素多,检测环节多,结果不可靠易造成漏诊和误诊。临床实验室的质量改进需要指南,由中华医学会检验分会组织专家反复讨论后提出的《尿液沉渣检查标准化的建议》[2]和专家研究结果[3,4]对临床实验室的规范操作发挥了重要指导作用。经过数年的改进,临床实验室尿液检验的技术能力明显提高,检测过程的规范化也有明显改进,但仍存在一些不足之处。针对常规实验室的检测状况,本章依据《医疗机构临床实验室管理办法》实施细则、《全国临床检验操作规程》(第4版)和《医学实验室质量和能力认可准则在体液学检验领域的应用说明》[5]介绍尿液分析质量控制的基本要求;参考美国临床和实验室标准协会(Clinical and Laboratory Standards Institute,CLSI)发布的《尿液分析指南》GP16-A3[6]以及欧洲检验医学联合会(European Confederation of Laboratory Medicine,ECLM)发布的《欧洲尿液分析指南》[1],对尿液分析检测流程的建立、性能评价指标与方法、确认试验等关键技术环节的质量控制问题进行讨论。

第一节　尿液分析质量控制的基本要求

本节将对尿液分析质量控制在人员、设施和环境条件、实验室设备、试剂和耗材、检验前过程、检验过程、检验结果的质量保证、检验后过程和检验报告等质量管理要素方面的基本要求分别进行介绍。

(一) 人员

1. 人员资质

实验室负责人应具有中级及以上技术职称,从事本专业工作至少3年。有颜色视觉障碍的人员不能从事与辨色有关的尿液检验。

2. 实验室检验人员的配置宜满足如下要求

每日尿液检验标本在200份以下时,至少配备2人;每日标本量达到200~500份时,至少配备3~4人;若采用自动化仪器进行有形成分筛检,可适当减少人员数量。

3. 人员的能力评估与考核

每年应评估实验室人员的工作能力。对新进员工,尤其是从事尿液有形成分显微镜检查的人员,在最初6个月内至少应进行2次能力评估。当职责变更时,或离岗6个月后再上岗时,或政策、程序、技术有变更时,应对员工进行再培训和再评估,合格后才可继续上岗。人员的能力评估和考核应有记录。

(二) 设施和环境条件

1. 试剂和临床标本的保存条件

尿干化学试带的存放条件(如湿度)应符合产品说明书的要求。用于保存试剂和临床标本的设施应设置目标温度和允许范围,并有记录。温湿度失控时应有处理措施且进行记录。

2. 环境温度和湿度的监控

应依据所用检测设备和过程的要求,制定环境温湿度控制要求并记录。应有温湿度失控时的处理措施并记录。必要时,实验室可配置不间断电源(UPS)和/或双路电源以保证关键设备(如需要控制温度和连续监测的分析仪、冰箱等)的正常工作。

(三) 实验室设备、试剂和耗材

1. 设备校准

尿液干化学分析仪和尿液有形成分分析仪可按制造商校准程序的要求进行校准。用于尿液有形成分分析的水平离心机应有盖,能提供400g的相对离心力,至少每12个月对离心机进行校准1次。

2. 设备故障

应首先分析故障原因,如果设备故障可能影响了方法学性能,故障修复后,可通过以下合适的方式进行相关的检测、验证:

(1)对可校准的项目实施校准;

(2)比较故障修复前后质控品检测的结果;

(3)与其他仪器或方法的检测结果进行比对;

(4)对先前检测过的标本再次检测并比对结果。

3. 如使用多台显微镜,应选用相同倍数的物镜和目镜。

4. 监控并记录库存试剂的存量及失效期,以减少试剂不当消耗和过期的可能。

(四) 检验前过程

实验室可依据行业标准 WS/T 348-2011《尿液标本的收集及处理指南》[7]的要求,参考第三篇第二章的内容,结合医院和实验室的具体情况,制订适用于本单位的SOP文件。

(五) 检验过程

1. 检测系统的性能验证

实验室向临床提供检验报告前,需要对检测系统检出结果的精密度、准确性、分析灵敏度、特异性和可报告范围进行评估(方法详见第三篇第四章第一节和第五章)。尿液干化学分析仪性能验证的内容至少应包括阴性和阳性符合率;尿液有形成分分析仪性能验证的内容至少应包括精密度、携带污染率和可报告范围。

2. 显微镜复检的要求

标本量较少的实验室可对全部尿液标本进行显微镜检查。标本量多的实验室应制定尿液有形成分分析的显微镜复检程序,并进行确认:

(1)明确显微镜复检程序的制定依据和方法;

(2)规定验证方法及标准,对复检程序进行验证,假阴性率应≤5%。

3. 参考区间的验证

应至少使用20份健康人尿标本验证尿液干化学分析和有形成分分析的参考区间。

(六) 检验结果的质量保证

1. 室内质量控制

①尿液有形成分分析仪红细胞计数和白细胞计数检验项目,可参考 GB/T 20468-2006《临床实验室定量测定室内质量控制指南》(该行业标准已于2016年立项开始修订)的要求进行室内质控。至少使用2个浓度水平(正常和异常水平)的质控品,每工作日至少检测1次,至少使用1_{3s}、2_{2s}失控规则。②定性检验项目应至少使用阴性和阳性质控品(推荐使用弱阳性质控品)进行室内质控,每工作日至少检测1次,质控品的测定值应在实验室确定的限值范围内,检测结果允许上下波动一个等级,且阴性结果不可为阳性,阳性结果不可为阴性。③实施尿液显微镜检查的操作人员应遵循操作程序,建议每个工作日使用含有红细胞和白细胞的商品质控品进行室内质量控制,双份尿标本的检测可用于管型、细胞和其他有形成分的结果精密度监测。④实验室的室内质控频率应在满足基本要求的基础上,根据检测标本量以及厂家建议确定所在实验室适宜的室内质控频率。

2. 室间质量评价

用于评价实验室间检测结果的可比性。对于已开展室间质量评价的检验项目,实验室应参加省级以上临床检验中心组织的室间质量评价活动。卫生部临床检验中心分别于1999年和2001年开展了全国尿液干化学检测和显微镜尿沉渣检查的室间质量评价。2015年参加全国尿液干化学检测室间质量评价的实验室为1675家,一年开展两次活动,每次检测5个批号的质评物,按检测系统分组对结果进行评价。2015年参加全国显微镜尿沉渣检查室间质量评价的实验室有1233家,一年开展一次活动,发放15张图片,与参考答案进行对照以评价结果。由于选择适用于不同检测原理的质评物有困难,尿液有形成分自动化分析的室间质量评价尚未开展,仍处于研究阶段。

3. 与其他实验室(如使用相同检测方法的同级别或高级别实验室)的结果比对

未开展室间质量评价的检验项目,可通过与其他实验室进行结果比对的方式确认检验结果的可接受性,如尿液有形成分分析仪的结果比对,比对方法应满足如下要求：

（1）实验室应规定比对实验室的选择原则；

（2）至少比对5份标本，包括正常和异常水平；

（3）至少每年比对2次；

（4）应有≥80%的结果符合要求。

（5）当比对结果不符合要求时，应分析原因，并采取相应的措施。

4. 实验室内部结果比对应符合如下要求

（1）尿液干化学分析仪、尿液有形成分分析仪如品牌型号不同，则不宜进行比对，宜进行医疗风险的评估；仪器品牌型号相同时，检测同一项目的不同检测系统应至少6个月进行1次结果比对；尿液分析仪的比对应在确认分析系统的性能指标符合要求后，至少使用5份临床标本（含正常和异常水平）进行比对。定性检测偏差应不超过1个等级，且阴性结果不可为阳性，阳性结果不可为阴性；

（2）对于尿液中有形成分检查，尿液干化学分析仪、尿液有形成分分析仪、尿液沉渣显微镜检查之间不宜进行比对；

（3）保证不同人员显微镜检查结果的一致性至关重要，每个操作人员应使用同样的检查方法和判别标准。应定期（至少每6个月1次，每次至少5份临床标本）进行形态学检验人员的结果比对、考核并记录；

（4）比对记录应由实验室负责人审核并签字，并应保留至少2年。

5. 实验室应按照国家卫生计生委2015年发布文件（文件号：国卫办医函〔2015〕252号）的要求，对15项质量指标进行统计与分析，必要时与临床科室共同查找原因，采取相应措施持续改进检测质量。

（七）检验后过程

对于进行多项检测的尿液标本，应结合临床资料，必要时核查室内质量控制的结果。对尿液理化检验、尿液干化学分析、尿液有形成分的自动化分析以及尿液显微镜检查等多项结果进行综合分析，相互验证并排除影响因素，选择正确的结果报告临床。

（八）检验报告

检验报告中的形态学检验项目，应只报告筛查后的最终唯一结果，必要时可另附相关说明。尿液沉渣显微镜检查宜以每高/低倍视野中的形态数量报告结果。

第二节　尿液分析质量控制相关问题的讨论

本节将对尿液分析在检测流程的建立、性能评价指标与方法、标本放置时间、标本离心、沉渣染色、确认试验、结果报告及人员培训与协作沟通等关键技术环节中常见问题进行讨论与分析。

1. 依据临床需求建立并完善检测流程

检测流程的建立应与临床需求和患者的个体情况密切联系[1]。对于初诊的患者，需要结合临床仔细查找尿液标本出现阳性结果的原因，检测项目和环节比较多，除了尿液干化学分析、尿液有形成分的自动化分析以及显微镜检查外，必要时需进行尿培养、总蛋白定量、红细胞形态检查、甚至特殊蛋白检测和肿瘤细胞学检查等；对于临床已确诊的患者，检测结果主要起监测作用，一般情况下不需进行多种项目类型的检查；如何做到针对患者的实际情况，与医生密切配合，根据临床需要进行个体化的检测是临床实验室面临的挑战，也是检验医师的职责。检测流程的建立不仅包括显微镜筛查标准的制定和验证（方法详见第三篇第七章第二节），而且包括给临床医生的建议（含进一步开展其他检查项目的建议）。建立合理的检测流程对于提高检测效率、降低人力和经济成本、更有效地协助临床开展诊断或监测具有重要意义。

2. 性能评价指标与方法

实验室选择检测系统时，应充分考虑系统的分析性能、实用性、临床需求和经济条件[1]。确认检测系统的分析性能需要使用性能指标，了解国外指南的要求，对于完善国内尿液检测系统的性能评价或验证要求，减少漏检和误判有重要意义。对于尿液干化学分析系统的性能评价，《欧洲尿液分析指南》主张在检出限和确认限两个浓度水平对检测系统进行性能评价。检出限即检测结果开始出现阳性的浓度水平，确认限即所有检测结果都应该是阳性的浓度水平，其正确度的要求是：理想状态下，检出限浓度水平标本检测结果的假阳性率 $FP_D<10\%$，确认限浓度水平标本检测结果的假阴性率 $FN_P<5\%$；正确度至少应能达到 $FP_D<20\%$ 和 $FN_P<10\%$ 的要求，评价方法是与更准确的比对方法进行比较[1]。《欧洲尿液分析指南》提出尿液干化学分析的比对方法及检测限浓度要求见表3-8-1。

表 3-8-1 尿液干化学分析的比对方法和检测限浓度要求

检测项目	比对方法	检出限	确认限
WBC($\times10^6$/L)	计数板计数法[a]	20	100
RBC($\times10^6$/L)	计数板计数法[a]	10	50
PRO(g/L)	免疫化学法(测白蛋白)或 染料结合法(测总蛋白)	0.1(白蛋白) 0.2(总蛋白)	0.5(白蛋白) 1(总蛋白)
NIT(mg/L)	亚硝酸钠(干燥)重量法或 其他合适的比对方法	0.5	2.5
GLU(mmol/L)	葡萄糖脱氢酶或己糖激酶法	3	15
KET(mmol/L)	乙酰乙酸重量法	1	5
pH	pH 计法	±1 单位	不适用[b]
SG	折射仪	±0.005	不适用[b]
URO(μmol/L)	缺乏通用比对方法	20[c]	100[c]
BIL(μmol/L)	配制胆红素溶液进行测定	10	50

注:PRO:蛋白;NIT:亚硝酸盐;GLU:葡萄糖;KET:酮体(乙酰乙酸);SG:比重;URO:尿胆原;BIL:胆红素。[a] 使用未离心的新鲜尿液(采集时间不超过 2h);[b] 不适用于按档次划分结果的检测项目;[c] 生产厂家应标示其所用方法

对于尿液有形成分检测系统的性能评价,理想状态下有形成分分析的正确度要求为偏倚<30%;对于多数常规检测状况而言,偏倚在 50%~100%以下可被接受,特别是尿液中的有形成分浓度小于 3×10^6/L 时。经厂家确认并标示的计数池体积误差应小于 10%。《欧洲尿液分析指南》提出离心尿标本的显微镜检查可能由于有形成分的破坏或丢失,致使检查结果不准确,建议将不离心尿标本的计数板或仪器检测作为离心尿沉渣检查的比对方法,用于评价尿沉渣检查结果的假阴性率,暂定的尿沉渣显微镜检查结果假阴性率允许限见表 3-8-2(有形成分的浓度不同,其结果假阴性率的允许限也不同)。此观点与以往将离心尿沉渣显微镜检查作为尿有形成分检查"金标准"的认识存在差异,需要在临床实践中积累更多数据和经验予以进一步确认。

为了对不同的检测方法进行性能评价或验证,需要对检测方法进行分级,通过不同等级间方法的结果比对,确认方法的性能。《欧洲尿液分析指南》按检测结果的准确度,将检测方法分为 4 个等级。第一级方法:操作简便,可快速给出结果的检测方法,适合基层实验室和床旁检验,如尿液干化学分析、试带法尿人绒毛膜促性腺激素(human chorionic gonadotropin,HCG)检测和快速显微镜浏览均属此类方法,结果多以定性或半定量方式给出。第二级方法:实验室使用的常规或专用方法,需要有经验的专业人员进行操作,如常见致病菌的检测、多种尿蛋白的免疫化学定量、尿液有形成分的识别和定量等。第三级方法:是比第二级方法更精密、更准确的定量检测方法,但可能由于检测时间长、成本高而不适合常规应用。如用于其他方法评价的非离心尿计数板检查方法、尿液细菌培养、活体染色、相差显微镜检查、革兰染色法识别细菌和核酸扩增技术。第四级方法:是最准确可靠的方法,既能正确识别又能准确定量,如尚无第四级方法,可用第三级方法对前两级方法进行性能评价或验证。

表 3-8-2 尿沉渣显微镜检查结果假阴性率的允许限

有形成分	有形成分浓度($\times10^6$/L)	假阴性率的允许限(%)
红细胞	10	20
	100	5
白细胞	20	10
	200	5
细菌	10	20
	100	5
结晶	10	10
	50	5

3. 标本放置时间对检测结果的影响

按《医疗机构临床实验室管理办法》实施细则的要求，建议实验室在采集尿液标本后，尽可能在2小时内完成检测，但多数实验室反映实际操作有困难，基本没能做到。美国CLSI GP16-A3的建议如下：室温条件下放置的尿液标本建议在2小时内进行检测，否则一些化学成分开始发生变化，有形成分开始降解。胆红素和尿胆原不稳定，细菌繁殖会引起葡萄糖浓度和pH改变，尤其是在低渗(SG<1.010)和碱性尿(pH>7.0)中，管型、白细胞和红细胞更容易发生溶解。若检测时间延误，可将标本置冰箱保存，此种情况适合一些化学成分的检测(胆红素和尿胆原除外)，但会沉淀非晶形尿酸盐和磷酸盐，使显微镜视野模糊。若进行多项检测应将充分混匀的尿液分作几份，按用途作不同处理。冷藏时间也没有统一规定，依尿液检测项目而不同，冷藏标本于分析前需要在室温复温。对于一些含有感光成分(如胆红素)的标本需避光保存。尿标本若未能及时检测，应将延迟时间及保存温度标注于报告单。《欧洲尿液分析指南》规定进行尿液有形成分分析时，若不能在1小时内检测应将标本置于冷藏条件下，认为即使置于冷藏条件下，2~4小时后WBC检测结果也可能发生变化。考虑到标本放置时间对检测结果的影响较大，常规检测实验室应与临床科室和负责标本运送的部门积极沟通，合理制订标本采集、运送和检测流程，保证检测结果的可靠性。

4. 标本离心对检测结果的影响

常规进行的尿沉渣检查常使用低速离心浓缩后的标本，可提高某些含量较低但具有重要临床意义的成分(如管型、肾小管上皮细胞)的检出率，但离心会导致红细胞和白细胞不同程度地被破坏，有可能导致RBC和WBC结果降低20%~80%，标本离心对RBC和WBC计数结果的影响值得关注[1]。国内专家也认为离心尿能提高有形成分的检出率，但要使用离心力合乎要求的水平式离心机(可提供400g的相对离心力，实验室根据使用需要确定校准周期)，防止细胞破坏和丢失造成结果偏低。不离心尿能加快检查速度，但检查结果的离散程度较大，可能会降低结果的可信度[3]。依照《欧洲尿液分析指南》的要求，鉴于性能验证合格的自动化仪器进行细胞计数的检测精密度优于目测法，排除影响因素的前提下，实验室可直接报告有形成分分析仪的RBC和WBC计数结果，必要时在显微镜下进行浏览确认。

5. 染色方法有助于尿液有形成分的正确识别

大多数尿沉渣检查是用湿片和明视野显微镜检查，染色后明显有助于鉴定细胞和管型。通常活细胞染色使用湿片染色，常用方法有Sternheimer Malbin(S-M)染色和0.5%甲苯胺蓝染色。仅依靠S-M染色还不能鉴别尿沉渣的各种成分，用一种或多种特殊染色方法，可帮助鉴别或确认如下成分[6]：①脂肪：油红O染色(oil red O stain)和苏丹Ⅲ染色(Sudan Ⅲ stain)；②细菌：革兰染色和巴氏染色(Papanicolaou stain)；③嗜酸细胞尿和过敏性肾炎的检查：汉氏染色(Hansel stain)、瑞氏染色、姬姆萨染色、瑞-姬染色和巴氏染色；④含铁血黄素：普鲁氏蓝(Prussia blue)；⑤肾小管上皮细胞、异常尿路上皮、腺细胞和鳞状细胞的检查：巴氏染色。

使用特殊染色方法需要对操作人员进行培训，需要建立程序以决定何时需要进行染色检查，尽管使用浓缩沉渣涂片、压片或细胞离心甩片机制备的片子进行特殊染色有助于鉴定前述的有形成分，但目前多数常规实验室仍未开展染色方法的检查，建议有技术能力和条件的实验室开展此项检查，甚至承担所在地区疑难病患者标本有形成分的鉴别或确认。在标本染色的基础上，使用相差显微镜有助于有形成分的鉴别，使用偏振光显微镜有助于鉴别脂类和结晶。

6. 确认试验[6]

确认试验是指使用相同的或更敏感、更特异的方法检出相同的物质，或用不同的反应或方法学检出此物质，如用磺基水杨酸试验证实尿试纸条阳性的白蛋白尿，试剂片试验证实尿试纸条胆红素和酮体的测定结果，但这些传统的确认实验已很少在用，重复试纸条检测不属于确认实验。人工显微镜检查和自动湿片显微镜尿分析系统(automated wet microscopic urinalysis system)是干化学检测显示白细胞酯酶和亚硝酸盐阳性的确认实验；微生物学检查是尿道感染时干化学检测显示白细胞酯酶和亚硝酸盐阳性、显微镜检查显示菌尿和白细胞的确认实验；通常标本染色后的镜检方法是某些自动化分析和普通显微镜检查结果显示异常的确认实验，如Feulgen染色细胞分析是肾移行上皮癌细胞的确认实验。

7. 结果报告[1,6]

实验室人员应使用同样的术语并以标准格式

报告结果。尿干化学检测结果除了报告定性或半定量结果(如阴性、1+、2+、3+)外,还应标注其对应的浓度范围。有形成分检查应报告所使用的检查方法和单位,如加盖玻片的沉渣检查使用“x个/每高倍视野(HPF)”或“x个/每低倍视野(LPF)”为单位,计数板有形成分检测推荐按单位体积中的数量进行报告。有形成分显微镜计数的检查结果推荐用多个视野(计数视野数量与离心标本的浓缩倍数有关,一般不少于10个视野)计数结果的平均值报告,而不用范围(即不同视野计数结果的最低和最高值)报告。管型、肾小管上皮细胞等含量较低的成分在低倍镜下计数,其他成分在高倍镜下计数。美国CLSI文件推荐将尿液有形成分的检查结果以单位体积中的数量进行报告以便于实验室间的结果比对。对显微镜检查镜下有形成分的有无或数量存在分歧时,应重复检查,如有必要,应请有经验的主管解决问题。报告显微镜检查结果前,对理化检验结果进行重新审核是必不可少的,任何相互矛盾的结果都应在最终报告送交医生前解决。

8. 人员培训与协作沟通

推荐教科书、参考书、图谱和挂图等作为实验室人员的培训工具,现行使用的书籍和图谱应方便查询。技术人员应在原有基础上不断更新技术。讨论会、学术研讨会和自学计划都属于继续教育活动,实验室管理层应提倡和支持。操作人员的技术能力和资格审核应与试验的复杂程度相适应,如尿液有形成分显微镜检查的复杂程度较高,不同人员检查结果的比对和盲样检测可评价人员的技术能力且可验证报告结果的可靠程度。应建立各方的协作与沟通,包括患者、实验室和医生之间的协作和沟通。影响标本采集、运送和结果解释的所有因素及参考区间的改变都应通知所有相关人员。

(彭明婷 李臣宾 周文宾)

参考文献

1. European Confederation of Laboratory Medicine. European Urinalysis Guidelines [J]. Scand J Clin Invest suppl, 2000,231:1-86.
2. 中华医学会检验分会血液体液学组.尿液沉渣检查标准化的建议[J].中华检验医学杂志,2002,25(4):249-250.
3. 丛玉隆,顾可梁,金大鸣,等.关于常规尿液分析的几点共识[J].中华检验医学杂志,2012,35(9):790-792.
4. 丛玉隆.尿液有形成分检查及镜检筛选标准的制订[J].中华检验医学杂志,2011,34(6):481-484.
5. 中国合格评定国家认可委员会.医学实验室质量和能力认可准则在体液学检验领域的应用说明:CNAS-CL41 [OL].[2012-09-13].[2017-03-28] https://www.cnas.org.cn/rkgf/sysrk/rkyyzz/2015/06/869029.shtml
6. CLSI. Urinalysis; Approved Guideline-Third Edition: GP16-A3[S]. Wayne, PA: Clinical and Laboratory Standards Institute, 2009.
7. 卫生部临床检验标准专业委员会.尿液标本的收集及处理指南:WS/T 348-2011 [S].北京:中国标准出版社,2011.

第九章

肾脏疾病与尿液检验

肾脏是人体最重要的排泄器官。肾脏通过生成尿液，排泄机体大部分的代谢废物，并通过对尿液生成过程的调控，维持机体的内环境稳定。此外肾脏还具有部分内分泌功能。

肾脏疾病是临床常见病和多发病。肾脏疾病如果能够早期诊断，进行针对性治疗，可以延缓疾病进展，逆转疾病过程。但肾脏疾病早期常并无明显的、特异性的症状和体征，需要通过对肾脏微观结构和代谢功能的检测来判断肾脏疾病的类型和病变程度，因此实验室检查对于肾脏疾病的诊断、治疗和预后评估至关重要。

肾脏疾病的实验室检查主要包括病理检查、血液检测和尿液检测。肾脏病理检查对于诊断病变类型，明确病因和判断预后等具有重要的诊断价值，多种肾脏疾病的确诊、病因和分类诊断需要肾脏病理检查。但肾脏病理检查也有其局限性：因穿刺取材的局限性，不能评价全部肾脏，且作为有创性检查，很难作为常规检查项目。

经肾脏排泄的物质，在肾脏功能发生损害时，排泄障碍或排泄（分泌）过多，会引起其在血液中含量发生改变，通过血液检查可以检出。如临床常以检测血肌酐（serum creatinine，SCr）、血尿素氮（blood urea nitrogen，BUN）以及胱抑素 C（cystatin C，CysC）等来判断肾脏功能。此外，免疫性肾损害时，血液中相关免疫物质也会发生改变。血液检测是一种间接评价肾功能的方法，准确性较高，但敏感性不足，不利于肾脏疾病的早期诊断。

尿液是反映肾脏器官发生病理变化的窗口。肾脏疾病时，常在早期即出现尿液性质和成分的异常改变。而且不同肾脏结构的损伤，会导致不同的尿液改变。如肾小球损伤时，若只有滤过膜电荷屏障受损，可引起中分子蛋白如白蛋白、转铁蛋白滤过进入尿液，称为选择性蛋白尿。孔径屏障受损时，则大、中、小分子蛋白均可进入尿液，称为非选择性蛋白尿。基底膜断裂时红细胞也可以通过，形成肾小球性血尿，并可在尿液中出现红细胞和红细胞管型。肾小管损伤时，如近端小管损伤，则主要体现在重吸收功能障碍，引起小分子蛋白尿、糖尿、氨基酸尿及尿液碳酸氢根增多。髓袢和远端小管损伤则出现浓缩稀释功能障碍，出现低渗尿、多尿及夜尿增多，并可导致酸碱平衡紊乱。肾脏疾病导致肾小管受损严重时，可出现肾小管上皮细胞脱落，形成上皮细胞管型。

因此，尿液检查对肾脏疾病的早期诊断和病情监控都有着重要的意义，而且因其无创性、易获取的优点，更适合于动态、连续的监测疾病进程，为临床医师提供丰富的信息。尿液检测也有其局限性，由于尿液成分复杂多变，且受饮水量的影响，其诊断的特异性受到很大的影响，更适用于筛查检测。

多种肾脏疾病临床表现常具有一定共性，表现为一组综合征，临床常将肾脏疾病的临床表现归纳为急性肾炎综合征、急进性肾炎综合征、慢性肾炎综合征、肾病综合征等几组综合征。本章将在这几组综合征的基础上，针对常见的肾脏疾病，简要介绍其尿液中可能出现的异常及临床意义[1,2]。

第一节　原发性肾小球疾病

一、急性肾小球肾炎

临床上将急性发作的血尿、蛋白尿、水肿和高血压，可伴有一过性肾功能不全等表现的一组临床症候群称为急性肾炎综合征（acute nephritic syndrome）。各种原发性和继发性的急性肾小球损伤性疾病均可导致急性肾炎综合征，如急性肾小球肾炎、IgA 肾病、狼疮性肾炎等。其中，最为常见的是急性肾小球肾炎（acute glomerulonephritis，AGN）。

急性肾小球肾炎也称为急性感染后肾小球肾炎（acute post infectious glomerulonephritis，APIGN），多见于儿童，临床感染后急性起病，是以血尿、蛋白尿、高血压、水肿、少尿及氮质血症等为特点的一类肾小球性疾病。

急性肾小球肾炎最常见的致病菌为β溶血性链球菌，也见于葡萄球菌、肺炎球菌、伤寒杆菌、白喉杆菌及原虫类如疟原虫、血吸虫和病毒感染后。近年来，链球菌以外的其他病原体感染所导致的急性肾小球肾炎日渐增多。

急性肾小球肾炎通常于感染后 1～3 周发病，其确切发病机制尚不清楚，一般认为是机体对链球菌等病原体的某些抗原成分产生抗体，形成循环免疫复合物，随血流沉积于肾小球基底膜外侧，激活补体，造成肾小球局部免疫病理损伤而致病。临床表现为急性起病，血尿、蛋白尿、水肿和高血压，可伴一过性氮质血症（急性肾炎综合征）。急性肾小球肾炎具有自愈倾向，一般在 4～8 周内好转。

血尿和蛋白尿是急性肾小球肾炎最具有特征性的临床表现。当肾小球滤过屏障受损时，原本不能通过滤过屏障的血液成分，如红细胞、蛋白会因为屏障受损而进入尿液，从而出现血尿、蛋白尿。此外，由于肾小球滤过率下降，而肾小管重吸收功能基本正常，造成球-管失衡、水电解质紊乱，导致水钠潴留，临床可出现水肿，并伴有少尿。肾小球疾病常伴有高血压，常为容量依赖性高血压，也可伴有肾素依赖性高血压。

（一）一般实验室检查

1. 血常规及血沉检查

血红蛋白及红细胞计数常有轻度降低，白细胞变化不定，可正常或轻度增高。血沉增快，但与病情轻重无平行关系。

2. 血生化及肾功能检查

可有一过性氮质血症，血中尿素、肌酐一过性增高。肾小球滤过率有所降低，但一般不严重。肾小管功能相对良好。

3. 抗链球菌溶血素“O”抗体（anti-streptolysin O，ASO）

由于链球菌感染是急性肾小球肾炎最常见的病因，因此链球菌感染相关的免疫学标志对急性肾小球肾炎具有重要的辅助诊断价值。抗链球菌溶血素“O”抗体（简称抗“O”抗体，ASO）是判断链球菌感染最常用的血清免疫学指标之一。在急性肾小球肾炎中，ASO 阳性率可达 50%～80%。通常于感染后 2～3 周出现，3～5 周达高峰，75% 在 1 年内均可转阴。要注意的是，抗“O”的阳性或滴度的升高仅表示近期有过溶血链球菌感染，与急性肾小球肾炎的严重性无直接相关性。

4. 血清补体测定

发病 2 周，血清总补体及补体 C3 均明显下降，4 周后开始复升，6～8 周后大多恢复正常水平。这种规律性变化为本病的典型表现之一。补体下降持续 8 周以上时，应考虑有其他类型肾炎的可能。

5. 免疫复合物测定

多数病例急性期可测得免疫复合物阳性，对疾病具有一定的辅助诊断价值。

6. 肾脏病理检查

急性肾小球肾炎病理类型多为毛细血管内增生性肾小球肾炎，具有确诊价值。

（二）尿液检查

1. 尿液有形成分

正常尿液中不含有红细胞。在肾小球疾病时，由于肾小球基底膜孔径屏障损伤，红细胞从缝隙中挤出，进入尿液，形成血尿，称为肾小球性血尿。肾小球性血尿中，红细胞通过肾小球滤过屏障后，又经过肾小管各阶段不同渗透压影响，红细胞往往出现体积大小不一、形态畸变、破裂等结构性损害，并可形成红细胞管型。血尿常为急性肾小球肾炎起病时最早出现的肾病症状，几乎全部患者均可出现血尿。

急性肾小球肾炎患者尿液中，通过尿红细胞位相检查会发现变形红细胞，表现为大小不等、棘形（芽胞状）红细胞、环形红细胞（面包圈状）、新月状红细胞、红细胞碎片等肾小球性血尿特征。约 30%～40%可出现肉眼血尿。尿色呈均匀的棕色混浊或呈洗肉水样，但无血凝块，酸性尿中红细胞溶解破坏常使尿呈酱油样棕褐色。肉眼血尿常在尿量增多时消失，镜下血尿可持续较长时间。发病后数天至两周内血尿常消失，残余镜下血尿或少量蛋白尿可持续半年或更长。除红细胞外，尿液中还可见肾小管上皮细胞、白细胞、透明管型或颗粒管型等。

2. 尿蛋白

正常情况下肾小球基底膜上皮细胞为精细滤器，血浆蛋白质分子量小于 60kDa、半径小于 3.5nm 才能通过，因此小分子蛋白(60kDa 以下)可自由滤过，中分子(60～100kDa)和大分子蛋白(100kDa 以上)均不能通过。而小分子蛋白质在肾小管可以被完全重吸收，故正常时尿液中不含或仅含有微量的蛋白质。肾小球滤过膜的屏障功能，是由孔径屏障和电荷屏障共同组成的。肾小球疾病时，如肾小球滤过膜轻微受损，肾小球孔径屏障功能尚存，但肾小球滤过膜中带负电荷成分涎酸和硫酸肝素含量减少，电荷屏障受损使带负电荷的蛋白质易滤出，白蛋白、转铁蛋白等中分子蛋白，可进入原尿，超过肾小管上皮细胞的吸收阈，形成蛋白尿，此时大分子蛋白依然不能滤过，故称为选择性蛋白尿，其蛋白量可轻度到中度升高，有时也可重度升高。当滤过膜损伤严重，孔径屏障也受损时，大中小分子蛋白均可滤过，成为非选择性蛋白尿，一般为中到重度升高。

几乎全部急性肾小球肾炎患者尿蛋白定性均呈阳性，但蛋白尿一般不严重，定量多在 0.5～3.0g/d，仅约不到 20% 的肾病患者尿蛋白在 3.5g/d 以上，多为非选择性蛋白尿。部分肾病患者就诊时尿蛋白已转阴，或呈极微量，因而无尿蛋白阳性的记录。

(1)尿白蛋白(albumin，ALB)和尿转铁蛋白(transferrin，TRF)：白蛋白是血浆中含量最高的蛋白质，分子量为 66kDa。转铁蛋白是血液中参与铁转运的主要蛋白，分子量为 79kDa。两者均为中分子蛋白，主要受肾小球滤过膜电荷屏障阻滞。在急性肾小球肾炎中，由于肾小球滤过膜受损，尿白蛋白和转铁蛋白会明显升高。尿白蛋白和转铁蛋白作为肾小球疾病早期损害的重要指标已受到广泛重视，但急性肾小球肾炎的蛋白尿多为非选择性蛋白尿，且起病时，尿蛋白定性定量实验多数已可检出，故单独检测尿白蛋白和转铁蛋白的意义并不大，但可以与尿免疫球蛋白等大分子蛋白联合检测，计算选择性蛋白尿指数，以评估肾脏损伤的程度。

(2)尿免疫球蛋白：免疫球蛋白为高分子蛋白，IgG 分子量约为 150～170kDa，IgM 约为 800kDa，正常尿液中不存在 IgM，仅有极微量的 IgG 和 IgA。尿中出现免疫球蛋白，提示肾小球损伤严重，为非选择性蛋白尿，出现 IgM 者预后不良。

(3)选择性蛋白尿指数(selective proteinuria index，SPI)：尿液中蛋白的选择性，是评价肾小球滤过膜损伤程度的重要指标。临床通常用尿 IgG(79kDa)与尿 TRF(170kDa)的肾清除率计算比值得出 SPI。SPI 升高为非选择性蛋白尿，提示肾小球基底膜损伤严重。急性肾小球肾炎多为非选择性蛋白尿。

(4)纤维蛋白(原)降解产物(fibrin/fibrinogen degradation product，FDP)：是血液中的纤维蛋白或纤维蛋白原被纤溶酶降解所产生的各种降解产物的总称，是综合反映纤溶亢进的指标。尿中 FDP 测定反映肾小血管内凝血及纤溶作用。正常尿内 FDP<2mg/L(2μg/ml)，急性肾小球肾炎时，由于内皮细胞损伤，尿 FDP 值可增高。

3. 尿量与尿比密

由于病变肾脏肾小球滤过率减少，而肾小管对水、钠重吸收功能尚好(即球-管失衡)，引起水钠潴留；另外，肾脏缺血，肾素分泌增加，通过肾素-血管紧张素系统，亦可导致水钠潴留。故起病时尿量较平时减少，少数患者可出现少尿(每日尿量少于 400ml)，伴有水肿。由于尿液浓缩，导致尿比密升高，多在 1.020 以上，可随着病程的延续而逐渐改善，呈现自愈倾向。

4. 内生肌酐清除率(endogenous creatinine clearance，Ccr)

内生肌酐是人体肌肉中磷酸肌酸的代谢产物，是正常人体内肌酐的唯一来源。在严格控制饮食情况下，同一个体每天内生肌酐生成量与尿液排出量相等，且相对恒定。肌酐主要从肾小球滤过，不被肾小管重吸收，仅少量由近端小管排泌。Ccr 指肾脏在单位时间内(min)将肌酐从一定血浆中全部清除并由尿排出时被处理的血浆量(ml)。内生肌酐清除率试验，可反映肾小球滤过功能和粗略估计有效肾单位的数量，故为测定肾损害的定量试验。因其操作方法简便，干扰因素较少，敏感性较高，是临床常用的较好的肾功能试验之一。

内生肌酐清除率通过检测尿量、尿肌酐和血肌酐，通过计算公式内生肌酐清除率=(尿肌酐浓度×每分钟尿量)/血肌酐浓度计算获得。

肌酐清除率能较早反映肾功能的损伤，急性肾小球肾炎时，在血清肌酐和尿素两项指征尚在参考区间内时，Ccr 可低于参考区间的 80%以下。

5. 尿酶异常

多数肾小球肾炎可导致多种尿酶升高，如NAG、γ-GT、溶菌酶等，但变化幅度较小。

二、急进性肾小球肾炎（rapidly progressive glomerulonephritis，RPGN）

在急性肾炎综合征（血尿、蛋白尿、水肿和高血压）的基础上，短期内出现少尿、无尿，肾功能急骤下降时，临床称为急进性肾炎综合征，急进性肾小球肾炎是导致急进性肾炎综合征最常见的疾病。

急进性肾小球肾炎的病理特征为肾小球内新月体形成。新月体是在肾小球急性损伤过程中，肾小球囊壁层上皮细胞显著增生，堆积成层，纤维素渗出，并伴有免疫细胞浸润，在毛细血管丛周围形成新月状或环状结构。使肾小球失去滤过功能，进而短期内出现少尿、无尿。

本病有多种病因。目前发现，引起急进性肾炎的主要有以下因素：①原发性新月体肾炎Ⅰ型：IgG线性沉积（抗肾小球基底膜抗体介导）；Ⅱ型：IgG颗粒样沉积（免疫复合物介导）；Ⅲ型：少或无Ig的沉积，多为抗中性粒细胞胞浆抗体（antineutrophil cytoplasmic antibody，ANCA）相关小血管炎引起。②伴发于感染性疾病急性链球菌感染后肾小球肾炎、急性或亚急性感染性心内膜炎、化脓性病灶引起的慢性败血症及肾小球肾炎，其他感染，如分流性肾炎、乙型肝炎病毒相关性肾炎、HIV病毒感染等。③伴多系统疾病：系统性红斑狼疮、肺出血-肾炎综合征、过敏性紫癜、弥散性血管炎如坏死性肉芽肿、过敏性血管炎及其他类型混合性冷球蛋白血症、类风湿性关节炎伴血管炎、恶性肿瘤等。④药物青霉胺、肼苯哒嗪及利福平等。

临床上，急进性肾小球肾炎肾功能急剧进行性恶化（3个月内肾小球滤过率下降50%以上），并伴有贫血，早期出现少尿（尿量≤400ml/d）或无尿（尿量≤100ml/d）。未经治疗者常于数周或数月内发展至肾衰竭终末期。发病以青壮年男性为多，男女之比约为2∶1，发病率约占原发性肾小球疾病的3%～5%。

（一）一般实验室检查

1. 血肌酐、尿素

急进性肾小球肾炎时，血肌酐、尿素快速进行性升高，而肾小球滤过率快速进行性下降，常伴代谢性酸中毒，水、电解质平衡紊乱。

2. 血常规检查

由于肾功能损害导致的毒素物质使红细胞以及促红细胞生成素减少，大多数患者（78%～100%）出现贫血，随病情进展可至中度到重度，Ⅰ型和Ⅲ型有肺出血的患者尤为明显。有时可见白细胞及血小板增高。

3. 血清自身抗体和免疫复合物

依据病理分型的不同，血清中可出现抗肾小球基底膜抗体、ANCA阳性。值得注意的是，检测血清中抗肾小球基底膜抗体和ANCA往往可以在肾活检之前明确诊断，从而使患者及时得到积极治疗，对改善患者预后大有好处。

4. 病理诊断

本病病情危重、预后差，早期干预对疾病预后极为重要，故临床上怀疑急进性肾小球肾炎者，均应尽早行肾活检以明确诊断。新月体性肾小球肾炎是本病的典型特征。

（二）尿液检查

1. 尿液有形成分检测

急进性肾小球肾炎与急性肾小球肾炎类似，常见变形红细胞尿和红细胞管型。但急进性肾小球肾炎大部分可见肉眼血尿，镜下可见大量的红细胞，较急性肾小球肾炎更为严重，且持续恶化。白细胞也常增多，多为中性粒细胞、单核细胞。

2. 尿蛋白

一般均有蛋白尿，但与急性肾小球肾炎类似，在肾小管重吸收功能尚未受损时，主要呈少量至中量蛋白尿，偶可见肾病综合征范围的蛋白尿。一般为非选择性蛋白尿，白蛋白、转铁蛋白等中分子蛋白和免疫球蛋白、补体C3等高分子蛋白均可出现升高，SPI、尿FDP也可升高。与急性肾炎综合征不同的是，急进性肾小球肾炎无自愈倾向。

3. 尿量和尿比密

急进性肾小球肾炎可在数日至数周内肾功能急剧恶化，出现少尿或无尿。新月体形成所导致的肾小球硬化，可能是急进性肾小球肾炎肾功能急剧恶化的原因，也是其少尿或无尿的原因。采集24小时尿液，测定尿量，急进性肾小球肾炎早期即可出现少尿（尿量≤400ml/d）或无尿（尿量≤100ml/d）。由于常继发肾小管间质损害，尿比密多在1.020以下。

4. 内生肌酐清除率

急进性肾小球肾炎时，在血肌酐和尿素升高的同时，内生肌酐清除率可出现明显下降，并持续异常。

三、慢性肾小球肾炎
(chronic glomerulonephritis)

慢性肾炎综合征(chronic nephritic syndrome)一般是指以蛋白尿、血尿、高血压、水肿为基本临床表现,可有不同程度的肾功能减退,起病方式各有不同,病情迁延,病变缓慢进展,最终将发展为慢性肾衰竭的一组肾小球疾病。由于本组疾病的病理类型及病期不同,主要临床表现可呈多样化,其诊断不完全依赖于病史的长短。慢性肾炎综合征主要原因为慢性肾小球肾炎。本节主要介绍慢性肾小球肾炎[1]。

慢性肾小球肾炎的病因、发病机制和病理过程多种多样,但起因多为免疫性炎症。其病理类型可有:系膜增生性肾小球肾炎、膜增生性肾小球肾炎、膜性肾病、局灶节段性肾小球硬化等多种。但随着病情发展,均逐步进展为肾小球硬化、肾小管萎缩、肾间质纤维化,从而导致慢性和不可逆性的肾功能损害。该病起始时常存在一段较长的无症状期,早期表现可仅为微量白蛋白尿。其后逐渐出现轻到中度的蛋白尿和肾功能异常,以血尿、蛋白尿、高血压、水肿为其基本临床表现,病情迁延、反复,渐进性发展直至慢性肾衰竭。

慢性肾小球肾炎患者一旦出现典型的血尿、蛋白尿、高血压和水肿等慢性肾炎综合征表现,结合其慢性迁延性病程,慢性肾小球肾炎的诊断一般较为明确,但往往病程也已经不可逆转。故早期肾损伤的检测对于慢性肾小球肾炎具有重要价值。慢性肾小球肾炎早期即有小管间质的损害,因此慢性肾小球肾炎早期即可出现肾小管损害的相关表现[3],是诊断慢性肾小球肾炎等慢性肾脏病早期肾损害的重要指标。

(一)一般实验室检查

1. 血肌酐、尿素

随着病情的进展,血肌酐和尿素可轻度升高,慢性进行性进展,持续数年。晚期尿浓缩功能及排泄功能障碍,最终出现尿毒症。

2. 血常规检查

可出现轻度至中度贫血。

3. 血浆蛋白

严重蛋白尿持续较久的患者,可见白蛋白下降,白蛋白/球蛋白比例倒置、血脂增高。

4. 免疫功能检查

可见部分患者有 IgA 或 IgM 升高,IgG 降低,C3、CH50 降低等改变。

5. 病理学检查

病理学检查可以帮助确定慢性肾小球肾炎病理类型,如:系膜增生性肾小球肾炎、膜增生性肾小球肾炎、膜性肾病、局灶节段性肾小球硬化等,对诊断、指导治疗和估计预后有着积极意义。

(二)尿液检查

慢性肾小球肾炎早期可无症状,随着病情的进展,逐渐出现血尿、蛋白尿、各种管型等,但程度较轻,呈慢性持续性进展,后期可逐渐演变为肾衰竭。

1. 尿蛋白

慢性肾小球肾炎尿中最重要的临床表现是蛋白尿,慢性肾小球肾炎者几乎均存在蛋白尿,因病因和疾病进展程度不同,其严重程度轻重不一,一般 1~3g/d,亦可呈大量蛋白尿(>3.5g/d)。通常而言,患者尿蛋白越多、持续时间越长,肾脏预后越差;但在出现肾衰竭后,尿蛋白反而会减少。

慢性肾小球肾炎早期即有肾小管、肾间质损害,因此慢性肾小球肾炎的蛋白尿早期即可同时呈现肾小球滤过膜受损和肾小管损伤的改变,在慢性肾小球肾炎的早期诊断中具有重要价值。

(1)尿微量白蛋白(microalbumin,mAlb):白蛋白、转铁蛋白等中分子蛋白,在肾小球滤过时,主要受电荷屏障阻滞,当肾小球滤过膜损伤较轻时,电荷屏障受损,白蛋白和转铁蛋白可滤过进入原尿,超过肾小管的吸收阈值,形成蛋白尿。慢性肾小球肾炎等慢性肾损害早期,肾小球损伤数量和程度较轻时,尿液白蛋白的量可超过参考区间上限(20mg/L),但仍达不到常规方法的检测限(200mg/L),称为微量白蛋白尿。尿微量白蛋白检查是慢性肾小球肾炎等慢性肾脏病早期诊断较为敏感和可靠的指标。

(2)尿 TRF:如前急性肾小球肾炎中所述,转铁蛋白与白蛋白类似,是一种中分子蛋白,而且由于转铁蛋白的等电点(PI:5.6~6.6)比白蛋白(PI:4.7~5.5)高,故在滤过膜电荷屏障轻度受损时即可进入尿液,较白蛋白更为敏感。

(3)尿补体 C3:尿补体 C3 的出现是由于免疫复合物沉积于肾小球,激活补体,破坏肾小球基底膜,进而导致血液中补体漏出所致。以膜增生性肾小球肾炎及新月体肾炎的阳性率最高,可达90%以上,其次为局灶节段性肾小球硬化、膜性肾病、系膜增生性肾炎(包括 IgA 肾病)。以微小病变性及局灶节段性肾炎阳性率最低。尿补体等大分子蛋白出现，提示肾小球滤过屏障受损严重。

（4）β_2-微球蛋白（β_2-microglobulin，β_2-MG）：是一种分子量为11.8kDa的小分子蛋白，存在于除胎盘滋养层细胞以外的所有有核细胞，并以游离形式存在于血液中。由于其分子量小，可自由通过肾小球滤过膜，滤过的β_2-MG在近端肾小管几乎被全部重吸收，吸收率达99.92%。当肾小管功能受损时，β_2-MG重吸收和降解减弱，清除下降，只要肾小管重吸收减少1%，尿β_2-MG排出量即可增加30倍左右。故测定尿β_2-MG是判断肾小管病变敏感而特异的方法。在慢性肾小球肾炎等慢性肾脏病，早期可升高，提示肾小管损害。

（5）α_1-微球蛋白（α_1-Microglobulin，α_1-MG）：是一种分子量约26kDa的糖蛋白，α_1-MG作为一种低分子蛋白，与β_2-MG一样，反映肾小管损伤，在慢性肾小球肾炎等慢性肾脏病早期可明显增加，对肾功能早期损伤均有重要诊断意义。α_1-MG较β_2-MG的优点是不容易在酸性尿液中分解，且不容易受尿路感染的影响。

（6）视黄醇结合蛋白（retinol-binding protein，RBP）：是一种低分子量（22kDa）的亲脂载体蛋白，主要功能是将维生素A转运至视网膜。尿RBP临床价值与β_2-MG相似，但RBP在酸性和碱性环境下，稳定性较强，而且其诊断肾功能损伤特异性较高，敏感性也较高。

（7）N-乙酰-β-D-氨基葡萄糖苷酶（N-Acetyl-β-D-glucosaminidase，NAG）：是一种广泛存在于各种组织器官、体液、血细胞的溶酶体酶。在正常情况下，NAG不能通过肾小球滤过膜。而近端肾小管上皮细胞中，NAG含量特别丰富，是反映肾小管功能最敏感的指标之一。若慢性肾小球肾炎患者尿中升高，则反映肾小管上皮细胞损害[4]。

（8）尿蛋白-1（protein-1）：又称Clara细胞蛋白（CC16），是一种分子量约为16kDa、由位于呼吸道的Clara细胞分泌的蛋白质。其在呼吸道浓度较高，而血清浓度相对低且较恒定。与上述小分子蛋白相比，CC16的最大优点是敏感性高，当肾小管仅轻微损害时，尿中其他小分子蛋白浓度并未增高，CC16即已显著增高。因此CC16被认为是近曲小管早期和轻微损害的敏感指标。

（9）尿FDP：尿FDP在慢性肾小球肾炎可出现阳性，提示肾小球内凝血，其持续性增加提示病变进展，预后不良。

2. 尿液有形成分

慢性肾小球肾炎早期多数为镜下血尿，急性发作期可有明显的血尿，甚至肉眼血尿。尿中红细胞增多反映疾病处于活动期。尿红细胞位相显微镜检查以变形为主。可见红细胞管型、透明管型，当病变持续，肾小管严重受损时，可因肾小管上皮细胞崩解，出现颗粒管型。尿液有形成分检测中还常见白细胞、多数颗粒和透明管型。

3. 尿量与尿比密

无水肿时尿量可正常，水肿期间尿量减少，在1000ml/d以下。随病情的发展，尿量可由多尿、夜尿多到少尿，甚至尿闭，此时肾功能往往已极度衰竭。尿比密偏低，多在1.020以下，在疾病晚期常在1.010左右。

4. 内生肌酐清除率

早期可无明显改变，中晚期可逐渐降低，直至出现肾衰竭。

四、IgA肾病

IgA肾病是以肾小球系膜区IgA沉积为主要特征的原发性肾小球病，是最常见的原发性肾小球疾病，是肾小球性血尿最常见的病因，也是引起终末期肾衰竭的首要原因。IgA肾病在亚洲人种中非常常见，其确诊需要肾脏病理检查。

IgA肾病是通过免疫病理诊断的疾病，其临床表现多种多样（可表现为各种肾炎综合征和肾病综合征），可表现为反复发作性血尿，肉眼血尿或镜下血尿，可伴有蛋白尿，严重时可达到肾病综合征水平（3.5g/d），也可合并水肿、高血压和肾功能减退。部分患者疾病晚期出现肾衰竭、肾萎缩，影像学可有相应的改变。

其发病机制尚未完全明了，多数在上呼吸道等急性感染后1~3天出现反复发作的血尿。免疫病理检查可见多聚体IgA（PIgA）或IgA免疫复合物在肾小球沉积。进一步的研究显示，这些沉积的IgA为IgA1，患者血清中IgA1含量升高，且铰链区存在结构缺陷，不易与肝细胞相结合而清除，故在血清中堆积，可能由于感染引起的某种未知诱发机制，导致IgA1聚合或与清除该异常抗体的自身抗体形成免疫复合物，进而沉积在肾小球系膜区，导致肾小球滤过膜损害[5,6]。

其病理类型多种多样，主要为系膜增生性肾小球肾炎，此外局灶节段性病变、毛细血管内增生性病变、新月体病变及硬化性病变等多种类型均可出现[1,2,6]。

（一）一般实验室检查

1. 肾功能

可正常或有不同程度的肾功能减退，肌酐和尿素早期可正常，随疾病进展逐渐升高。极少数可发生急性肾损伤，出现血肌酐和尿素的急剧升高。部分患者在10~20年后出现肾衰竭。

2. 血尿酸

IgA肾病患者可出现血尿酸升高，即使是肾功能正常患者，也可以有血尿酸升高。在肾功能尚未有明显损害的早期患者，出现高尿酸血症，提示肾小管间质性病变[7]。

3. 血清免疫学标志物

30%~50%的患者可出现血清IgA升高。此外，还可出现血清IgA纤维连接蛋白聚合物升高，IgA免疫复合物也可升高。

4. 病理检查

尤其是免疫病理检查是确诊依据，IgA或以IgA为主的免疫球蛋白在肾小球系膜区沉积为该病的特征性诊断依据[1,2,6,8]。

（二）尿液检查

IgA肾病尿液检查异常多种多样，可包含几乎所有原发性肾小球疾病的表现，尿液检查缺乏特征性，IgA肾病的确诊依然依赖肾脏穿刺病理检查。IgA肾病是一种慢性进展性疾病，多数为不可逆性。

1. 尿液有形成分检查

60%~70%的IgA肾病常隐匿起病，主要表现为无症状镜下血尿，持续或间隔出现，也可间隔出现肉眼血尿。无水肿、高血压和肾功能减退等表现，这类症状临床常称为无症状性血尿。IgA肾病是无症状性血尿最常见的病理类型。也有部分患者以突发性肉眼血尿起病，常于急性感染后1~3天内迅速出现的肉眼血尿，持续数小时到数天后转为镜下血尿。肉眼血尿可反复发作，严重时可出现急性肾炎综合征的表现。

可见红细胞及红细胞管型，多为畸形红细胞，呈现典型肾小球源性血尿改变，但有时也可见混合性血尿。

2. 尿蛋白

IgA肾病患者出现血尿的同时，可伴发不同程度蛋白尿，可无水肿、高血压和肾功能异常等表现。尿β_2-MG、NAG等肾小管损伤标志物在IgA肾病中均可升高，提示肾小管损伤，并与预后相关[4,6,8,9]。中性粒细胞明胶酶相关载脂蛋白（neutrophil gelatinase associated lipocalin，NGAL）是IgA肾病早期肾小管间质损害的标志物之一[10]。

3. 细胞因子类标志物

（1）表皮生长因子（epidermal growth factor，EGF）：肾脏是产生EGF的主要器官，其作用广泛，主要是刺激细胞分裂和增殖，促进肾损伤的修复，是一种保护性细胞因子，在IgA肾病患者中，尿EGF水平降低，与肾小管损伤程度呈负相关[11]。

（2）白细胞介素-6（urinary interleukin-6，uIL-6）：IL-6是一个重要的炎症因子，正常人尿液中含量很低，但在IgA肾病患者，uIL-6可明显增高，且与血液IL-6水平不相关，提示uIL-6来源于肾脏。肾脏固有的肾小球系膜细胞、上皮细胞和肾小管上皮细胞以及浸润的淋巴细胞、单核细胞、成纤维细胞等细胞均可产生IL-6。uIL-6主要是作为炎症介质发挥作用。在IgA肾病中，uIL-6水平升高，指示肾小球损伤慢性化进展，并与近端肾小管损伤相关。高水平的uIL-6提示预后不良。由于uIL-6在尿路感染者也可明显升高，故应排除尿路感染。在评估预后方面uIL-6结合尿液EGF计算比值可更好的评估预后[12-14]。

（3）单核细胞趋化蛋白-1（monocyte chemoattractant protein-1，MCP-1）：MCP-1属于趋化因子超家族，单核/巨噬细胞、内皮细胞及肾小管上皮细胞等在炎症因子刺激下均可产生MCP-1，MCP-1的作用主要与肾脏炎症对炎症细胞的趋化作用相关。正常时可有少量表达，在多种肾小球疾病均可出现MCP-1升高，与肾小管损伤相关。在IgA肾病中，可作为诊断和病情监控指标，指示肾脏损伤，尤其是肾小管损伤。与间质纤维化相关。EGF/MCP-1比值可更好的评估IgA肾病的预后[11,15]。

（4）转化生长因子-β_1（transforming growth factor-beta 1，TGF-β_1）：TGF-β_1是一种重要的肾脏促纤维化因子，主要通过增加细胞外基质（extracellular matrix，ECM）的合成和抑制其降解，在肾小球硬化和肾间质纤维化中发挥作用。尿TGF-β_1反映了其在肾脏的产生情况，与肾脏纤维化密切相关，提示预后不良[16]。

此外，白细胞介素-18（interleukin-18，IL-18）、肾损伤标志物-1（kidney injury marker-1，KIM-1）等也可以出现升高。

4. 内生肌酐清除率

早期可无明显改变，中晚期可逐渐降低。

第二节 继发性肾脏疾病

继发性肾脏疾病是指由于其他全身性疾病所导致的肾脏损害。继发性肾脏疾病中,狼疮性肾炎、糖尿病肾病等常从肾小球损伤起病,但病变常不局限于肾小球,可包括肾小球、肾小管-间质性损伤以及肾血管损伤等。高血压肾损伤则常以肾小管损伤起病,进而累及肾小球。此外,多种免疫性疾病可导致继发性肾损伤,如过敏性紫癜、干燥综合征等。本节主要介绍临床较为常见的狼疮性肾炎、糖尿病肾病和高血压肾损伤。

一、狼疮性肾炎

系统性红斑狼疮(systemic lupus erythematosus, SLE)所导致的肾损害称为狼疮性肾炎(lupus nephritis,LN)。几乎所有 SLE 患者均有肾脏损害,半数以上有明显症状,肾衰竭是 SLE 患者死亡的常见原因。SLE 肾损害的主要机制是自身抗体形成的免疫复合物沉积于肾小球,或于肾小球原位形成免疫复合物,激活补体,导致肾脏损伤。

LN 肾脏损伤程度轻重不一,临床表现多样化,可为无症状蛋白尿和(或)血尿、高血压,也可表现为肾病综合征、急性肾炎综合征或急进性肾炎综合征等[1]。由于 LN 发生前,患者往往已经出现 SLE 的特征性症状和相关自身抗体的检测阳性,对 LN 的临床检测,更多关注对 LN 活动期的诊断和治疗效果的评估。

(一)一般实验室检查

1. 血液学检测

大多有不同程度贫血,部分人白细胞和血小板减少,90%以上患者血沉明显增快。

2. 血蛋白检测

尿蛋白损失较大者可出现血白蛋白降低伴球蛋白升高。

3. 血清免疫学检测

主要是针对 SLE 的诊断。

(1)自身抗体检查:抗核抗体(antinuclear antibody,ANA)、抗可提取核抗原(extractable nuclear antigens,ENA)抗体、ANCA、类风湿因子、抗心磷脂抗体等自身抗体检测可呈阳性,对 SLE 的诊断具有不同的敏感性和特异性。

(2)补体:C1q、C3、C4、CH50 在 SLE 活动期常降低。循环免疫复合物阳性。

4. 肾脏病理检查

系统性红斑狼疮的肾脏损害几近 100%,即使临床上没有出现肾脏异常,但肾脏活体组织检查也会发现异常。狼疮带试验可见表皮与真皮连接处有 IgG 和 C3 沉积的荧光带,80%活动期 SLE 患者呈阳性[1,2,17,18]。

(二)尿液检查

1. 尿蛋白检测

除轻微病变型狼疮性肾炎外,几乎所有的 LN 患者均可出现蛋白尿,程度轻重不一,大多为非选择性,与病情和病程相关。也可达到肾病综合征水平(>3.5g/d)。此外,肾小管损伤相关蛋白也可出现升高:

(1)尿 β_2-MG:SLE 患者活动期尿 β_2-MG 水平升高,且与肾脏受累密切相关[19]。

(2)尿 RBP:有研究指出,77%的 LN 活动期患者尿 RBP 水平升高(>400mg/L),在稳定期有 12%患者 RBP 升高,而在无肾脏损害的 SLE 中只有 5%的患者出现 RBP 水平升高。故尿 RBP 可作为鉴别 LN 活动期的诊断指标之一[20]。

(3)尿 NGAL:有研究指出,尿 NGAL 在 LN 中可升高,在诊断 LN 上的敏感度和特异度可达 73.6%和 78.1%,在诊断 LN 活动性上的敏感度和特异度可达 66.2%和 66.2%[21]。

(4)尿 NAG:尿 NAG 在 LN 中可出现升高,在泼尼松治疗后的患者,NAG 可出现下降,但晚于尿蛋白的下降和肾小球滤过率(glomerular filtration rate,GFR)的改善[22]。

2. 尿液有形成分检测

LN 患者多见镜下血尿(80%),少数(6.4%)可出现肉眼血尿,镜下可见红细胞呈现典型肾小球性血尿改变。出现肉眼血尿提示肾小球毛细血管袢坏死、新月体形成。血尿一般不会单独出现,均伴有蛋白尿。部分患者还可出现白细胞尿和管型尿。管型多数为颗粒管型,少数严重增生性狼疮性肾炎可见红细胞管型。血尿、白细胞尿和管型尿的多少一定程度上反映肾脏病变的活动性。

3. 尿液细胞因子

尿液 TGF-β_1、MCP-1 和 IL-17 对检测肾脏损伤具有一定参考意义,在 LN 中均可升高,并与肾损伤程度相关[23]。尿 MCP-1 在 LN 活动期中可升高,并与疾病程度相关,但不能作为独立预测 LN 活动性的标志物[24]。

二、糖尿病肾病

糖尿病肾病(diabetic nephropathy,DN)是糖尿病主要的微血管并发症之一。约30%~40%的糖尿病可并发肾损害,1型和2型糖尿病在肾脏损害方面基本类似。糖尿病肾病的发病机制尚未完全阐明,包括糖代谢异常所引起的肾脏糖代谢负荷加重,肾小球高压、高灌注、高滤过等肾脏血流灌注异常,氧化应激,肾脏纤维化以及细胞因子的作用等。

糖尿病肾病的病理损害在早期可见肾小球肥大、肾小球基底膜轻度增厚、系膜区轻度增宽,随着病情的发展,肾小球基底膜弥漫性增厚,基质增生,出现肾小球硬化症。临床可按照Mogensen的标准分为Ⅴ期,其中Ⅰ-Ⅲ期为早期,以肾血流改变和轻度蛋白尿为主要表现,Ⅳ期为临床肾病期或临床蛋白尿期,Ⅴ期为尿毒症期[1,2]。一般来说,糖尿病出现5~10年后,才会出现糖尿病肾病。进入临床肾病期后,往往已经无法控制,所以糖尿病肾病的早期诊断是临床检测关注的要点。

(一)一般实验室检查

1. 糖尿病相关检查

糖尿病确诊及监控相关检查,如血糖、口服葡萄糖耐量试验(oral glucose tolerance test,OGTT)、糖化血红蛋白、酮体、胰岛素、C肽等检查可出现异常。

2. 激素及代谢异常相关检查

病程中可由于肾脏损伤出现低肾素血症、低醛固酮血症,持续性高钾血症和轻微高血氯性代谢性酸中毒等。

3. 病理检查

肾小球病变是糖尿病肾病的主要病理特征,早期表现为基底膜增厚和系膜基质增多,可见Kimmelstiel-Wilson结节形成,晚期则呈硬化性改变,包括弥漫性肾小球硬化和结节性肾小球硬化。此外,尚可见肾小管间质及肾小动脉的病变。

(二)尿液检查

糖尿病肾病的尿液改变主要是缓慢而持续性加重的蛋白尿,极少出现血尿,如果出现血尿则意味着肾乳头区坏死,或合并其他疾病。对于糖尿病人群,进行肾脏损伤的早期筛查,对糖尿病肾病的早期诊断和早期干预至关重要。尿液检查因其无创性,是糖尿病肾病筛查的重要检查内容。

1. 糖尿病肾病肾脏早期损伤相关检测

(1)尿mAlb和尿TRF:尿mAlb检测是评价肾小球早期损伤的重要指标,是糖尿病人群发生早期肾功能损伤监测指标中应用最为成熟的指标。尿mAlb在GFR出现改变之前即可升高,并与糖尿病肾病的疾病严重程度密切相关。对于1型糖尿病超过5年,以及2型糖尿病确诊后,都应该至少每年检查一次尿mAlb,以利于早期发现肾损伤,早期干预[25]。

尿白蛋白肌酐比值(albumin-creatinine ratio,ACR)较尿微量白蛋白更为敏感和准确,美国协助肾脏疾病患者生存质量(kidney disease improving global outcomes,KDIGO)指南推荐以ACR替代尿微量白蛋白作为评价糖尿病肾病等慢性肾脏疾病的早期筛查指标[26-28]。

尿TRF与尿mAlb类似,且更敏感,可反映糖尿病患者早期肾损伤,也是糖尿病肾病应用较为成熟的早期诊断指标。

(2)尿小分子蛋白:糖尿病肾病肾脏损伤早期即可出现肾小管功能和结构的损伤,尿β_2-MG、α_1-MG、RBP等小分子蛋白,在肾小球完全滤过,在肾小管完全重吸收,肾脏损伤早期,肾小管功能损伤时,可在尿液中升高[29,30]。与此类似,尿CysC在糖尿病肾病出现微量白蛋白尿之前,即可出现升高[31]。

(3)尿NGAL:尿液中的NGAL是由中性粒细胞和某些上皮细胞如肾小管上皮细胞所表达的微量蛋白,是肾小管保护性因子之一,在肾小管受损时表达升高,其升高早于肾小管上皮结构损害。在糖尿病肾损伤中,尿NGAL的升高早于尿微量白蛋白的升高,可能是一个更为敏感的评价糖尿病肾损伤的尿液检测指标。其升高程度,与糖尿病肾病的严重程度相关,提示尿NGAL也可用于糖尿病肾病的病情监控[32]。需要注意的是,NGAL在多种肾脏疾病甚至肾外疾病时,也可升高。与之类似,肝型脂肪酸结合蛋白(liver fatty acid binding protein,L-FABP)也是一种肾小管损伤保护性因子,在糖尿病肾病早期也可升高[33,34]。

(4)尿NAG:尿NAG主要来自于近曲小管,在近曲小管损伤时释放入尿液。在糖尿病肾损伤早期,出现微量白蛋白尿而尚未出现GFR改变时,尿NAG即可出现异常,并与肾脏损伤程度相关[35,36]。有研究指出,在尚未出现微量白蛋白尿的患者中,34%也可出现尿NAG阳性,提示尿NAG可以作为糖尿病肾病早期损伤的一个补充指标[37]。此外，MCP-1、IV 型胶原（type IV collagen）、去氧肾上腺素（nephrin）、血管紧张素原（angiotensinogen）等在糖尿病肾病早期损伤中，也有一定诊断价值[38]。

2. 糖尿病肾病中晚期肾损伤相关检测

（1）尿蛋白：糖尿病肾病中晚期可出现临床蛋白尿，尿蛋白可持续升高，甚至达肾病综合征水平，即使在肾衰竭阶段，也可出现大量蛋白尿和低蛋白血症。

（2）内生肌酐清除率：Ccr 等反映 GFR 的指标在糖尿病肾病早期可正常，下降缓慢，需要注意的是 GFR 可在微量白蛋白尿出现之前降低，因此对于糖尿病患者，应早期检测 GFR 相关指标。糖尿病肾病后期，GFR 可显著下降。

三、高血压肾损伤

原发性高血压患者出现肾脏并发症的概率可达 42%。高血压对肾脏的损伤主要是小动脉性肾硬化，可分为良性小动脉性肾硬化和恶性小动脉性肾硬化。由于高血压防治工作的普及，后者已较为少见。本节主要介绍良性小动脉性肾硬化。

良性小动脉性肾硬化的发生率及严重程度与高血压的严重程度和持续时间呈正相关。其发病机制主要是高血压造成的肾脏细动脉反复痉挛，造成血管壁玻璃样变，以及肌型小动脉弹力纤维损伤、平滑肌增厚伴纤维化，造成小动脉壁增厚，管腔狭窄。这些病变最终可导致肾小球肾小管缺血性病变。原发性高血压引起的良性小动脉性肾硬化一般在高血压发病后 10~15 年出现，病程缓慢进展。良性小动脉性肾硬化并非仅见于高血压肾损伤，也可以见于糖尿病肾病等疾病。

（一）一般实验室检查

1. 高尿酸血症

由于尿酸主要经由肾小管排泄，肾小管缺血损伤时，尿酸排泄受阻，易出现高尿酸血症。在发生肾功能不全时高尿酸血症可加重。

2. 高脂血症

当本病发展累及肾小球，出现大量蛋白尿时，由于血浆蛋白丢失过多，肝脏代偿性合成脂蛋白增多，可出现高脂血症。

3. 血肌酐、尿素

当本病发展至后期，出现明显肾功能损伤时，血肌酐、尿素可升高，但不能作为早期诊断指标。

4. 病理检查

可检出肾小动脉硬化，程度与肾小球、肾小管和肾间质缺血纤维化病变程度一致。

（二）尿液检查

由于肾小管对缺血更敏感，高血压肾损伤（良性小动脉性肾硬化）疾病早期主要表现为肾小管缺血损伤的相关异常。随着疾病进展，逐渐出现肾小球损伤相关异常。

1. 肾小管结构功能障碍相关异常

（1）尿量、尿比密及尿渗透压：疾病早期，由于肾小管缺血，其浓缩稀释功能减退，造成夜尿增多、低比密尿和尿渗透压降低等异常改变。夜尿增多往往是本病最早出现的症状。此时测定尿渗透压、尿比密，已可出现异常。

（2）尿 β_2-MG、尿 NAG：尿 β_2-MG 和尿 NAG 等肾小管功能和结构损伤标志物在本病早期均可升高，提示肾小管损伤，是高血压肾损伤（良性小动脉性肾硬化）早期诊断的重要标志物。

2. 肾小球结构功能障碍相关异常

（1）蛋白尿：当病变累及肾小球时，尿常规可检出蛋白尿，一般为轻到中度蛋白尿，24 小时蛋白定量小于 2.0g，较少出现大量蛋白尿。

（2）尿液有形成分检测：当病变累及肾小球时，尿液中可出现红细胞、白细胞及管型，但一般较为少见。

第三节 肾病综合征

肾病综合征（nephrotic syndrome，NS）临床定义为大量蛋白尿（>3.5g/d）、低蛋白血症（<30g/L）、高度水肿、高脂血症（三高一低）的一组临床症候群。

各种原发性、继发性和遗传性肾小球疾病严重时，引起肾小球滤过膜严重受损，均可导致肾病综合征。约 2/3 的成人肾病综合征和大部分儿童的肾病综合征为原发性肾小球急病所致。按病理诊断主要包括：微小病变性肾病，膜性肾小球肾炎（膜性肾病），膜增生性肾小球肾炎和局灶节段性肾小球硬化。其中，儿童多为微小病变性肾病。

约 1/3 的成人肾病综合征和 1/10 的儿童肾病综合征可由继发性因素引起。继发性肾病综合征的原因为：感染、药物（汞、有机金、青霉胺和海洛因等）、毒素及过敏、肿瘤（肺、胃、结肠、乳腺实体瘤和淋巴瘤等）、系统性红斑狼疮、过敏性紫癜、淀粉样变及糖尿病等。极少数遗传性肾脏疾病如Alport综合征等也可导致肾病综合征。

肾病综合征的病理过程，主要是肾小球滤过膜的分子屏障和电荷屏障作用严重受损，导致原尿中蛋白含量明显增多，远远超过近曲小管的重吸收极限，导致大量蛋白尿。经肾脏丢失的蛋白超过肝脏代偿合成的极限时，即可出现低蛋白血症。此外，由于低蛋白血症造成的低渗透压，导致胃肠黏膜水肿，引起蛋白质摄入不足、吸收不良，也是加重低蛋白血症的原因。由于低蛋白血症，血浆胶体渗透压下降可导致水肿。此外，由于肾脏灌注不足，肾素-血管紧张素-醛固酮系统的激活，促进钠水潴留，可加重水肿。高脂血症的发生，可能与肝脏代偿性增加脂蛋白合成有关。病情缓解时可恢复正常。

对肾病综合征的诊断，主要依赖其典型"三高一低"症状，其中大量蛋白尿和低蛋白血症是诊断必须条件，即尿蛋白大于3.5g/d，血浆蛋白低于30g/L。

（一）一般实验室检查

1. 血清蛋白检测

血清蛋白检测可见特征性的低蛋白血症，血清电泳可见α_2-球蛋白和β-球蛋白增高。

2. 血脂检查

血脂检查可见高血脂，血清常呈乳糜样，胆固醇、三酰甘油、磷脂均增加，高密度脂蛋白不变或下降，低密度脂蛋白及极低密度脂蛋白都增高，当严重低蛋白血症时，前者可降低至正常，而极低密度脂蛋白仍持续增高。

3. 免疫相关蛋白检测

免疫球蛋白IgG常降低，可有IgA降低、IgM升高、IgE升高。单纯型肾病或微小病变性肾病血清补体C3一般正常，部分肾炎型肾病血清补体C3可持续降低。

4. 肾功能检测

肾功能指标如SCr一般正常，少尿时可有氮质血症。肾功能失代偿时，血肌酐和尿素出现升高。

5. 肾脏病理检查

对于确诊原发病和疾病的病理类型具有较大意义，诊断不明确时，应考虑病理检查。

6. 其他

血清钠、钾、钙常偏低。血常规可见小细胞性贫血，血小板可增多。凝血检查也常出现异常。

（二）尿液检查

1. 蛋白尿

大量蛋白尿是肾病综合征必备的首要特征，24小时尿蛋白定量超过3.5g。由于尿液蛋白含量过高，患者排尿时可呈现"泡沫尿"。微小病变性肾病时多为选择性蛋白尿，尿蛋白电泳呈现中分子蛋白尿，尿液中以白蛋白、转铁蛋白等中分子蛋白升高为主。其他原发性肾病中尿蛋白常为非选择性，除中分子蛋白外，尚有IgG、补体C3等大分子蛋白。如病变累及近端肾小管，则尿中β_2-MG小分子蛋白含量也可超过参考区间。存在肾小球内凝血时，尿FDP含量可超过正常。

2. 尿液有形成分检查

依据病理类型的不同，肾病综合征患者伴发血尿的发生率和程度也各不相同。微小病变性肾病一般无肉眼血尿，镜下血尿发生率也较低，约15%～20%。系膜增生性肾小球肾炎血尿发生率较高，肉眼血尿可达30%～60%，镜下血尿发生率70%～100%。系膜毛细血管性肾小球肾炎约20%有肉眼血尿，但几乎100%会出现镜下血尿。膜性肾病较少出现血尿，多为镜下血尿。可有各种管型，双屈光的脂肪颗粒和脂质小体，尿中红细胞可有可无，此与原发病类型有关。一般尿中白细胞很少。

3. 尿比密

大量蛋白尿可导致尿比密升高。

4. 内生肌酐清除率

在微小病变性肾病可保持正常，其他肾病的失代偿期可出现明显降低。

第四节　遗传性肾脏疾病

遗传性肾脏疾病是已经明确与遗传因素有关并主要累及肾脏的一组疾病，常伴其他器官异常。依据主要累及部位分为肾囊肿性疾病，肾小球疾病和肾小管性疾病。Alport综合征是最为常见的遗传性肾脏疾病之一，主要是由于肾小球基底膜Ⅳ型胶原缺乏引起，表现为血尿和肾功能损害，本节主要介绍Alport综合征。

Alport综合征

Alport综合征是一种遗传异质性疾病，主要是由于编码Ⅳ型胶原蛋白基因突变引起，以Ⅳ型胶原蛋白缺乏所导致的肾脏基底膜损害、感音神经性耳聋、眼部病变为主要临床表现的一组遗传性综合征。

由于基底膜Ⅳ型胶原缺乏,患者可在出生后即出现明显的血尿,随疾病的进展,还可以出现大量蛋白尿。预后差,多数患者 30 岁之前进展为肾衰竭,尚无有效治疗方法。

Alport 综合征感音神经性耳聋,主要病变发生于耳蜗部位。耳聋为进行性,两侧不完全对称。眼部病变,特征性病变包括前圆锥形晶状体、眼底黄斑周围点状和斑点状视网膜病变及视网膜赤道部视网膜病变。部分 Alport 综合征可伴有血液系统异常(称为 AMME 综合征),可出现椭圆形红细胞增多症。随年龄增加,高血压的发生率和严重性也增加,且多发生于男性患者[1]。

本病为 X 染色体连锁显性遗传或常染色体显性或隐性遗传,X 染色体连锁显性遗传男性患者预后差。

(一) 一般实验室检查

1. 血液检查

由于持续性血尿,可有贫血。

2. 肾功能检查

X 染色体连锁显性遗传型 Alport 综合征男性患者肾脏预后差,几乎全部发展至终末期肾病;部分 X 染色体连锁显性遗传型 Alport 综合征女性患者也会出现肾衰竭;许多常染色体隐性遗传型的患者于青春期出现肾衰竭,30 岁前所有患者几乎均出现肾衰竭。常染色体显性遗传型的患者临床表现相对较轻,在 50 岁后才进展到终末期肾病。

3. 肾脏病理检查

常规病理检查无特异性,电镜下可见肾小球基底膜(glomerular basement membrane, GBM)致密层厚薄不均,分层及断裂等特征性表现,有助于 Alport 综合征的诊断,免疫荧光Ⅳ型胶原的 α3、α4 和 α5 链染色缺失是诊断的"金标准",然而,早期病变时,电镜检查也可不出现上述特征性病理改变。疾病晚期病理检查可呈现局灶节段性硬化或弥漫系膜细胞增生。对于肾衰竭等不能耐受肾穿刺活检者,皮肤活检免疫病理检查也可辅助诊断。

4. 基因检测

Alport 综合征是由于编码Ⅳ型胶原蛋白 α3、α4 和 α5 链的 *COL4A3*, *COL4A4* 和 *COL4A5* 基因突变引起,目前已经发现 500 余种突变,基因检测是确诊 Alport 综合征的依据,且不容易漏诊[39,40]。

(二) 尿液检查

1. 血尿

血尿是 Alport 综合征最早、最常见和最典型的临床症状。绝大多数患者出生后即可出现,表现为持续性镜下血尿,随病情进展,多数可有反复发作的肉眼血尿,常与上呼吸道感染相关。

2. 蛋白尿

早期常无蛋白尿,随年龄增长或血尿出现可表现为持续蛋白尿,甚至出现肾病综合征范围的蛋白尿。

3. 其他

Michael Pohl 等研究发现,尿液中的去整合素-金属蛋白酶 8(a disintegrin and metalloprotease 8, ADAM8),纤连蛋白(fibronectin),血红素结合蛋白(hemopexin),肌球蛋白 9/10(myosin 9/10),足糖萼蛋白(podocalyxin)和足细胞裂孔隔膜蛋白分子(podocin)等对 Alport 综合征的诊断具有一定价值,其中,fibronectin、myosin 10 与基质金属蛋白酶-2(matrix metalloproteinase 2, MMP2)或基质金属蛋白酶-9(matrix metalloproteinase 9, MMP9)三者联合对 Alport 综合征与其他肾小球损伤的鉴别诊断具有一定价值。

第五节 间质性肾炎

间质性肾炎(interstitial nephritis)又称为肾小管间质性肾炎(tubulointerstitial nephritis, TIN),是一组由多种病因引起,以肾间质和肾小管损伤为主的疾病。依据病程可分为急性间质性肾炎和慢性间质性肾炎。急性间质性肾炎是急性起病,以肾间质水肿、炎症细胞浸润为基本特征的一组疾病。慢性间质性肾炎则是慢性起病,进展性肾功能损伤,以肾小管萎缩、肾间质纤维化为基本特征的一组疾病。两者的病理特征、治疗及预后都有较大差别。

一、急性间质性肾炎

急性间质性肾炎(acute interstitial nephritis, AIN)是以急性肾小管间质炎症为基本特征的一组肾脏疾病,是导致急性肾损伤的重要病因,约占 10%~20%,但通常无肾小球及肾血管受累或受累较轻。

急性间质性肾炎的病因多样,药物和感染是最常见的病因,无明确病因者称为特发性急性间质性肾炎。此外，系统性红斑狼疮、干燥综合征、移植排异、肿瘤、代谢性疾病、遗传及理化因素等也可引起本病。虽然急性间质性肾炎诱发肾小管和间质损伤的病因多种多样，但患者的临床表现却具有一定的共性，多有突发性的血肌酐水平升高、肾小管型蛋白尿、肾性糖尿（正常血糖下的尿糖增高）、尿量减少等相似的、非特异性的表现。临床表现的种类和程度与疾病损伤程度相关。多数急性间质性肾炎有明确病因，在去除病因后，预后较好，但也有部分急性间质性肾炎由于病因不明确，或病因处理不及时，导致不可逆性肾损伤。故及时诊断和早期治疗对于遏制急性间质性肾炎的进展十分重要[1,2]。

（一）一般实验室检查

1. 过敏反应相关检测

药物所致急性间质性肾炎患者和特发性急性间质性肾炎外周血嗜酸性粒细胞可升高，药物所致者可伴有血清 IgE 水平升高。

2. 感染相关检测

感染所致急性间质性肾炎患者，可有严重感染的相关表现，包括白细胞升高等，严重者可出现败血症的表现。

3. 肾功能相关检测

血肌酐和尿素可在疾病早期迅速升高。

4. 酸碱、电解质紊乱

由于肾小管损伤，肾脏浓缩稀释功能、离子代谢调节功能受损，可出现低钾血症、低钠血症、低磷血症和高氯性代谢性酸中毒等酸碱、电解质紊乱的表现。

5. 急性时相反应相关检查

特发性急性间质性肾炎在病变活动期可有血沉加快、C 反应蛋白阳性和蛋白电泳时 γ-球蛋白增高等异常。

6. 病理检查

肾活检病理是确诊依据，典型病变为肾间质水肿，弥漫性淋巴细胞及单核细胞浸润，可伴有数量不等的嗜酸性白细胞浸润，有时可见散在的上皮细胞性肉芽肿形成。肾小管上皮细胞呈退行性变，而肾小球及肾血管正常。免疫荧光检查一般均为阴性。肾小球病变不明显。

（二）尿液检查

急性间质性肾炎肾损害的主要临床表现是迅速而急剧的肾功能损害，常发展为急性肾衰竭，累及肾小管的部位及程度不同，可表现出不同的肾小管损伤表现。

1. 炎症细胞浸润相关异常

（1）白细胞：无菌性白细胞尿为药物所致急性间质性肾炎的特征性病变，感染所致急性间质性肾炎中，如为细菌性感染所致，可见白细胞尿，而病毒、支原体感染所致者尿中白细胞升高不明显。偶见白细胞管型。

（2）嗜酸性粒细胞：在药物所致急性间质性肾炎患者和特发性急性间质性肾炎患者尿液中可检出嗜酸性粒细胞（嗜酸粒细胞占白细胞的比例 >5%）。虽然尿液嗜酸性粒细胞升高也可见于急性肾小球肾炎、肾盂肾炎、尿道感染等多种疾病，但嗜酸粒细胞占白细胞的比例>5%基本仅见于急性间质性肾炎和慢性间质性肾炎。其阳性率并不高，可在约 1/3 患者中出现，但具有重要的诊断提示意义。

2. 肾小管功能障碍相关异常

（1）尿比密及尿渗透压：病变累及远端肾小管，导致远端肾小管浓缩稀释功能障碍，可出现尿液渗透压降低、低比密尿。

（2）尿蛋白：血液中的低分子蛋白可完全通过肾小球滤过膜，出现在原尿中。而原尿中的低分子蛋白正常时在肾小管几乎全部被重吸收（主要是近端肾小管）。肾小管功能障碍时，重吸收减低，可出现主要由 β_2-MG 等低分子蛋白构成的肾小管性蛋白尿。急性间质性肾炎所致蛋白尿一般为轻到中度的蛋白尿，多小于 1.0g/d，很少超过 2.0g/d。但非甾体类抗炎药引起的肾小球病变时，可以出现肾病综合征水平的蛋白尿。

尿 β_2-MG、α_1-MG、RBP 等低分子蛋白，在急性间质性肾炎中，由于肾小管重吸收功能障碍，在尿液中的含量升高。只要肾小管重吸收减少 1%，尿 β_2-MG 排出量即可增加 30 倍左右。故测定尿 β_2-MG 是判断肾小管病变敏感而特异的方法。α_1-MG 和 RBP 的临床价值与 β_2-MG 类似，α_1-MG 的优点是不容易在酸性尿液中分解，且不容易受尿路感染的影响，RBP 的优点是在酸性和碱性尿液中均较为稳定。此外，尿溶菌酶等低分子蛋白，也可出现升高，但需要排除可引起血液溶菌酶升高的疾病，如白血病等。

（3）肾性糖尿：近端小管损伤时可有肾性糖尿，即血糖正常而尿糖升高。是由于近端肾小管重吸收葡萄糖功能减低所引起的糖尿。

(4)肾小管性酸中毒:远端小管分泌的 H^+ 大部分与 NH3 结合成 $NH4^+$ 排出,另一部分以可滴定酸的形式排出,药物导致的急性间质性肾炎累及远端小管时,由于排 H^+ 障碍,可出现肾小管酸中毒(Ⅰ型),尿可滴定酸及 $NH4^+$ 排出减少,尿不能酸化,故尿 pH 常>5.5。近端小管损伤也可导致肾小管性酸中毒。

(5)范可尼(Fanconi)综合征:近端肾小管受损时,由于近端肾小管 HCO^{3-} 重吸收过程受阻,导致近端肾小管性酸中毒(Ⅱ型),常同时伴有肾性糖尿、低磷血症、低尿酸血症、高尿磷、高尿钙、高尿酸尿、葡萄糖尿、氨基酸尿、蛋白尿等 Fanconi 综合征表现[1]。

3. 肾小管损伤相关异常

(1)尿 NAG:在正常情况下,血液中的 NAG 不能通过肾小球滤过膜。而近端肾小管上皮细胞中,NAG 含量特别丰富,肾小管损伤时,释放入尿液,是肾小管损伤最敏感的指标之一,急性间质性肾炎患者,尿液中可出现 NAG 水平升高。

(2)Tamm-Horsfall 蛋白(T-H 蛋白):T-H 蛋白是由肾脏 Henles 袢升支粗段和远曲小管上皮细胞合成和分泌的糖蛋白,正常人尿 T-H 蛋白的排量相对稳定。远端肾小管受损时,由于 T-H 蛋白覆盖层破坏和刺激分泌增高,尿液中的 T-H 蛋白可升高,可指示远端肾小管损伤。但 T-H 蛋白在尿路结石等疾病时也可升高,特异性不高。

(3)尿量:少数患者可有少尿或无尿。

(4)血尿:可见镜下血尿、红细胞管型,肉眼血尿少见。

二、慢性间质性肾炎

慢性间质性肾炎(chronic interstitial nephritis, CIN)是一组以肾小管萎缩、肾间质纤维化和不同程度细胞浸润为主要病理特征的慢性肾脏病。本病常为隐匿、慢性或亚急性起病,临床上以肾小管功能损害为主要表现,疾病后期则可逐渐向慢性肾脏病尿毒症期演进。肾间质损害的机制可涉及免疫损伤、感染、中毒、代谢紊乱、尿流机械梗阻和遗传因素等多个方面。其中,慢性肾盂肾炎引起的慢性感染性间质性肾炎占 79%。此外,长期或间断小剂量服用肾毒性药物也是重要病因。

(一)一般实验室检查

1. 肾功能相关检查

血肌酐和尿素早期可正常或轻度升高,随着病情发展而进展,可出现明显异常。

2. 酸碱、电解质紊乱

由于肾小管损伤,肾脏浓缩稀释功能、离子代谢调节功能受损,常可有电解质紊乱,出现不明原因的低磷血症、高钾血症或低钾血症及代谢性酸中毒。

3. 贫血

晚期可出现肾性贫血。

4. 肾脏病理检查

可见不同程度的间质纤维化、肾小管萎缩、间质弥漫淋巴细胞和单核细胞浸润;部分患者肾小动脉内膜增厚、管腔狭窄及肾小球缺血性皱缩及硬化。

(二)尿液检查

本病常隐袭起病,进行性进展,初期常无明显异常。其尿液异常与病变累及部位及程度相关。疾病早期,主要累及肾小管,近端小管损伤主要表现在重吸收功能障碍,引起小分子蛋白尿、糖尿、氨基酸尿及碳酸氢根增多。远端小管损伤则出现浓缩稀释功能障碍,出现低渗尿、多尿及夜尿增多。疾病晚期,累及肾小球时,可出现大量蛋白尿、水肿及高血压。

1. 肾小管损伤及功能障碍相关异常

(1)尿比密与渗透压:部分累及远端肾小管时,可表现为低比密尿及低渗尿。

(2)尿量:远端小管功能受损,尿液浓缩功能障碍,可出现多尿及夜尿增多。

(3)蛋白尿:常表现为轻度蛋白尿,尿蛋白定量<1.5g/d,常<0.5g/d。一般为肾小管性蛋白尿。

与急性间质性肾炎类似,尿 β_2-MG、尿 RBP、溶菌酶等低分子蛋白,可因肾小管重吸收功能减退而在尿液中升高。NAG、T-H 蛋白可因肾小管损伤升高。

(4)肾性糖尿:近端肾小管损伤,对葡萄糖重吸收障碍,血糖正常的情况下,出现尿糖阳性。

(5)肾小管性酸中毒:近端小管碳酸氢根吸收障碍或远端肾小管出现尿酸化功能障碍,均可造成高氯血症性代谢性酸中毒,即肾小管酸中毒。尿液 pH 值升高。

(6)氨基酸尿:近端小管损伤,重吸收功能障碍,可出现氨基酸尿,少数患者可出现 Fanconi 综合征(糖尿、氨基酸尿、磷酸盐尿、尿酸尿等)。

(7)尿液有形成分检测:尿液有形成分检测

变化较少，常仅有少量细胞，一般无细胞管型。本病约有 30%可合并感染，感染急性发作时，尿中可见较多的白细胞及白细胞管型。

2. 肾小球损伤及功能障碍相关异常

疾病晚期累及肾小球时，可出现内生肌酐清除率(降低，如不经控制，可逐渐出现尿毒症相关改变。

（姜 傥　姜育燊）

第六节　泌尿系统结石

泌尿系统结石也称为尿石症（urolithiasisor urinary stone disease，USD），是最常见的泌尿系统疾病之一，根据发病部位的不同可分为上尿路结石及下尿路结石，上尿路结石包括肾结石及输尿管结石，下尿路结石包括膀胱结石及尿道结石。泌尿系结石是一种全球性疾病，患病率约 1%～5%。在我国，该病患病率约为 0.12%～6.02%[41]，平均每年复发率为 7%，有 50%患者治疗后 10 年内复发。近年，由于饮食结构变化，劳动强度降低，我国尿石症发病率上升幅度可能已超发达国家[42]。早诊治和早预防是临床医生所面临的一大难题，本章节主要描述泌尿系结石的尿液检查，希望通过相关检测能尽早发现尿液代谢改变和成分异常，及早干预及治疗泌尿系结石，预防复发。

一、病因及机理

人的自然环境和特定社会环境对泌尿系统结石的发生发展有一定影响，这些影响通过人体种族、遗传、疾病、代谢和饮食习惯而起作用。各种因素会造成溶解和沉淀之间的失衡，最终导致尿液成分发生改变，成石盐晶体过饱和，抑制物减少，结石形成的促进物增多，导致晶体成核、结晶，然后聚集、生长成团，滞留于泌尿系统而形成结石。如尿路上皮有损伤，有利于晶体附着，结石更易生长。

男性泌尿系结石发病率高于女性，一方面是由于男性尿钙、草酸和尿酸排泄比女性多，女性尿道较宽、较短，不易发生尿滞留；另一方面雌激素能增加尿中枸橼酸盐排泄，而枸橼酸盐与钙易形成可溶性络合物，增加钙盐溶解度，减少结石形成机会。该病男性发病高峰年龄为 30～35 岁，女性有两个发病高峰年龄，第 1 个为 25～40 岁，第 2 个约为 50～65 岁，出现第 2 个年龄高峰主要是由于绝经后雌激素减少，导致骨骼重吸收增加而引起尿钙增高，同时尿枸橼酸排泄减少[43]。

二、临床表现

泌尿系结石的临床表现个体差异很大，与结石部位、数目、大小、活动情况、有无并发症及并发症严重程度有关。最常见症状是疼痛和血尿。

1. 疼痛

疼痛可表现为钝痛或绞痛，多数为阵发性痉挛痛，亦可为持续性疼痛，常位于腰部和腹部，可放射至下腹部、腹股沟、股内侧、阴唇或阴茎。有时仅表现为腰部酸胀不适，活动或劳动可促使疼痛发作或加重。较小结石活动范围大，当小结石进入肾盂输尿管连接部或输尿管时，引起输尿管剧烈蠕动，以促使结石排出，于是出现疼痛，而较大结石可能长期存在而无症状。

2. 血尿

疼痛时，往往伴发肉眼血尿或镜下血尿，以后者居多，大量肉眼血尿并不多见，体力活动后血尿可加重[43]。肾绞痛伴血尿是上尿路结石的典型表现。

3. 排尿异常

（1）尿频、尿急：输尿管膀胱壁结石因结石刺激膀胱底部黏膜而引起尿频、尿急，排尿终末时疼痛加剧，可伴终末血尿。

（2）排尿困难：结石嵌于膀胱颈口，发生尿道结石时，出现明显排尿困难，排尿费力，排尿时常呈滴沥状，亦可尿流中断或发生急性尿潴留。排尿时有明显疼痛，且放射至阴茎头部[44]。

（3）无尿：双侧上尿路结石或肾结石完全梗阻时，可导致无尿，造成肾衰竭。

4. 全身症状

当继发急性肾盂肾炎或肾脓肿时，可有发热、畏寒、寒战等全身症状。

三、泌尿系结石的组成

泌尿系结石包含尿中多种溶解度很低的有机物和无机物，包括结石盐，还有少量含蛋白、多糖的基质，其中，结石盐成分主要为 6 种，按所占比例高低排列顺序为草酸钙、磷酸钙、磷酸镁铵、尿酸（尿酸盐）、胱氨酸及黄嘌呤结石[43]。多数结石混合 2 种或 2 种以上成分，只有少数结石只含有一种晶体成分。女性磷酸镁铵结石较多，男性尿酸、胱氨酸和混合性结石多于女性。

四、泌尿系统结石的尿液检查

泌尿系统结石形成机制非常复杂，常为多个危险因素联合作用，作为临床医生，面对患者尿液检查中异常，要善于发现关键问题和细节，合理诊断，争取做到未病先防和既病防变。

(一) 尿液常规及尿沉渣检查

1. 红细胞

85%泌尿系结石患者有血尿。尿沉渣显微镜检查若红细胞>3 个/HP，称为血尿。当血量少，尿色无异常，仅镜下红细胞数超过正常，称为镜下血尿；若出血量超过 1ml/L 时，尿色可呈淡红色、洗肉水样或混有血凝块，称为肉眼血尿。结石患者血尿以镜下血尿居多。

2. 白细胞

当出现感染时，尿内可含大量白细胞、细菌等炎性渗出物。

3. 尿蛋白

多数患者尿蛋白呈阴性或微量。

4. 结晶

有时尿中可见结石的特殊结晶和结晶团块。新鲜尿沉渣检查可见草酸钙、磷酸钙、尿酸或胱氨酸结晶。结晶类型提示结石组成（表 3-9-1）。①草酸钙结晶为无色方形发光八面体，有两条对角线互相交叉，有时呈菱形。不常见形态为哑铃形或饼形，应与红细胞鉴别。结晶溶于盐酸但不溶于乙酸。②尿酸结晶肉眼检查类似红砂细粒，常沉积在容器底部。镜下呈黄色或暗棕红色的菱形、三棱形、长方形、斜方形结晶体。③磷酸盐类结晶包括无定形磷酸盐、磷酸镁铵、磷酸钙等。常在碱性或近中性尿中见到，可在尿液表面形成薄膜。④三联磷酸盐结晶呈无色透明屋顶形或棱柱形，有时呈羊齿草叶形，加乙酸可溶解。⑤胱氨酸结晶为无色、六边形、边缘清晰、折光性强的薄片状，特点为不溶于乙酸而溶于盐酸，能迅速溶于氨水，加乙酸后结晶可重现[45]。

表 3-9-1 常见尿结石镜下形状[45]

化学成分	表现
一水合草酸钙	沙漏形
二水合草酸钙	信封状四面体
磷酸钙-磷灰石	非结晶形
磷酸氢钙	针形
磷酸铵镁(鸟粪石)	长方形棺盖状
胱氨酸	六角形
尿酸	非结晶形

(二) 尿细菌学检查

包括涂片、菌落计数及培养致病菌等。持续或反复尿路感染可引起感染性结石，含尿素分解酶细菌，如变形杆菌、某些克雷伯菌、沙雷菌、产气肠杆菌、大肠杆菌、某些真菌和支原体等能分解尿素产氨，使尿液 pH 升高，使磷酸镁铵和碳酸磷结石处于过饱和状态，导致感染性结石形成。感染性结石主要由六水合磷酸铵镁($MgNH_4PO_4 \cdot 6H_2O$)组成，另外含磷酸钙，以碳酸磷灰石($Ca_{10}[PO_4]_6 \cdot CO_3$)形式存在[46]。

(三) 尿微量蛋白测定

近年，研究显示尿 α_1-MG、尿 β_2-MG 的含量在草酸钙结石患者中偏高。

1976 年，α_1-MG 首次被纯化出，随后研究证明是一种结石基质，在草酸钙结石形成中可能起一定作用。2012 年，娄彦亭等研究发现草酸钙组患者尿 α_1-MG 和 β_2-MG 含量水平高于非草酸钙患者组及对照组[47]，提示微球蛋白在草酸钙结石形成过程中也可能起到一定促进作用。泌尿系结石形成过程中存在多种影响因素，包括肾小管氧化损伤和局部炎症反应。α_1-MG、β_2-MG 增高反映了肾小管损伤，肾小管损伤本身是泌尿系结石形成高危因素。α_1-MG、β_2-MG 在草酸钙结石形成中一方面起到结石基质作用，促进成石因子凝集成核，另一方面可能起到结石促进物作用，利于结石形成。

部分学者认为，早期结石对肾小球功能也有损伤[48]。彭又生等研究发现肾结石患者尿转铁蛋白、微量白蛋白、IgG 变化明显[49]，显示肾结石患者肾小球选择通透性功能有损伤。但这一论点尚需进一步证明及进一步探索。

(四) 空腹新鲜尿 pH 测定

需收集新鲜空腹尿，以消除饮食、饮水量、尿久置污染、尿中二氧化碳丢失等多种影响因素，较正确地反映体内代谢与肾对 pH 调控能力[50]。正常人在普通膳食条件下，尿液 pH 参考区间为

4.6~8.0（平均为6.0）。尿pH改变对结石形成有重要影响。

1. 尿pH降低（<5.5）有利于尿酸结石和胱氨酸结石形成。

2. 尿pH增高有利于磷酸钙结石（pH>6.6）和磷酸铵镁结石（pH>7.2）形成。1型（远端）肾小管酸中毒与结石形成密切相关。远端肾小管酸中毒患者由于氢泵质和量异常或因其他尚不清楚的机理，可滴定酸和氨排出均减少，而钠、钾、碳酸氢盐消耗增加，形成高血氯性酸中毒和低血钾。酸中毒使骨中钙、磷释出，肾枸橼酸排出减少导致高钙、高磷尿和尿中枸橼酸降低，易形成结石和肾钙化，肾盏多发结石不少见[44]。伴随远端肾小管酸中毒最常见结石类型是磷酸钙结石。

（五）24小时尿液成分分析

目前，常用24小时尿液分析作为检测尿液成石危险因素方法。当机体代谢出现紊乱时，尿液成分发生变化，导致低尿量、高钙尿、高草酸尿、高尿酸尿、低枸橼酸尿症等异常改变，尿液成分中抑制物和促进物比例会发生变化，造成盐类物质沉淀结晶，形成不同类型结石。了解24小时尿液成分与泌尿系结石相关性可为泌尿系结石预防、诊断和治疗提供依据[51]。

正确收集完整24小时尿样后，用于分析草酸、枸橼酸、磷酸的尿液必须先用盐酸酸化处理，目的是：①预防贮存的尿液析出草酸钙和磷酸钙沉淀；②消除维生素C对草酸盐的还原作用；③预防尿液中细菌生长。如需检查尿酸盐排泄，则须碱化尿液使尿酸盐沉淀溶解[52,53]。

1. 尿量

主要取决于肾小球滤过率、肾小管重吸收、浓缩与稀释功能。此外，尿量变化还与外界因素，如每日饮水量、食物种类、周围环境（气温、湿度）、排汗量、年龄、精神因素、活动量等相关。一般健康成人尿量为1000~2000ml/24h。昼夜尿量之比为3∶1~4∶1，小儿尿量个体差异较大，按体重计算较成人多3~4倍。对结石或易患结石者了解尿量多少是防治结石形成的重要依据。尿量少是形成结石因素之一，尿量减少，使盐类和有机物质浓度增高，易导致尿中晶体盐呈过饱和状态。

2. 尿草酸

高草酸尿症定义为尿中草酸高于40mg/24h。含钙结石患者中约1/3有高草酸尿。

草酸是形成结石最重要的成分，80%左右的结石含有草酸钙，在尿中形成草酸钙晶体的作用上，草酸的作用比钙大几十倍。因此，尿草酸盐增加是形成结石的首要危险因素。

高草酸尿多见于肠道草酸吸收异常，草酸在肠道内与钙结合，当有消化道疾病，尤其做过肠切除或肠吻合短路术后，不能充分和钙结合，或有胆酸和脂肪消化不良，产生的脂肪酸与草酸竞争和钙结合，导致草酸大量吸收，排于尿中，极易形成草酸钙结石，称为肠源性高草酸尿症，表现为尿草酸轻度、持续性升高。维生素C是体内内源性草酸主要来源，当大剂量服用（每天4g以上）时，尿草酸浓度上升，形成草酸结石可能性增大。原发性高草酸尿症是一种严重的常染色体隐性遗传病，表现为乙醛酸代谢异常，患者每日可排出草酸>100mg/24h，易形成结石[54]。

3. 尿钙

成人每日尿钙排量约2.5~7.5mmol/24h（0.1~0.3g/24h）。钙结石患者中高钙尿是最常见异常。

高钙尿定义标准有很多种，最严格定义为正常人每日限制钙400mg、钠100mg，持续此饮食一周后，24小时尿钙超过200mg即为高钙尿。国内高钙尿症诊断标准通常是在普通饮食情况下，24小时尿钙排泄量女性>6.25mmol（250mg）、男性>7.5mmol（300mg）或每日尿钙排泄>4mg/kg体重，尿Ca/Cr>0.21。因尿钙排出量受多种因素影响，如饮食中钙、钠、磷及蛋白质含量、维生素D摄入量等，有学者提出，可按以下公式计算尿钙排出量：尿Ca（mg/d）= 0.056×摄入Ca（mg）+2.19×体重（kg），如测尿钙值高于计算值15%以上，考虑为高钙尿症[53]。

1974年，Pak等根据病理生理异常将高钙尿分为三种亚型：

（1）吸收性高钙尿症：病因多为一些肠道疾病引起肠道对钙吸收亢进，引起血钙轻度增高而肾小球钙滤过负荷增加，并同时抑制甲状旁腺激素（parathyroid hormone，PTH）分泌，减少钙重吸收，最终导致高尿钙而血钙正常。

（2）肾性高钙尿症：由于肾小管尤其是近端小管功能异常导致重吸收钙减少。此类患者常发生继发性甲状旁腺功能亢进，PTH分泌增多，而1,25-(OH)$_2$D$_3$合成也增多，从而骨钙动员和肠钙吸收增加，患者血钙常正常。血钙降低刺激PTH分泌，以增加骨钙释出和肠道对钙吸收，以维持血钙正常水平。这些患者不论是在禁食、钙负荷试验,还是在限制饮食中钙都表现为高钙尿。禁食尿钙水平高同时血清钙正常是肾性高钙尿症特征。

(3)重吸收性高钙尿:由于骨骼去矿化增加所致,这是不常见异常,常与原发性甲状旁腺功能亢进有关[55]。这种疾病突出表现为在整个钙饮食阶段都存在持续性高尿钙。

另外,健康人有5%~10%为特发性高尿钙,半数伴钙肾结石,可能有家族性。饮食性高尿钙见于大量食用含钙食品,如牛奶和乳制品,我国饮食习惯这种情况不多,牧区少数名族或可见到。

4. 尿酸

高尿酸尿症定义为尿中尿酸男性超过800mg/24h,女性超过700mg/24h。尿酸结石形成有三个主要决定因素:

(1)尿pH值下降:持续性酸性尿是尿酸结石形成最重要因素。

(2)尿量减少:尿酸结石是所有结石中受气温和饮水量影响最大的结石。尿液浓缩一方面使尿酸浓度增加,形成过饱和;另一方面使尿pH下降,尿酸溶解度降低,使结石形成。

(3)尿酸量增加:尿酸生成过多或肾排泄尿酸增加均可导致高尿酸尿。尿酸含量增高所致酸性条件,不但为尿酸结石形成提供了必要条件,更利于草酸钙结石以尿酸或尿酸盐为核心在尿液中生成、沉淀和凝聚。当24小时尿排出尿酸量持续>1100mg时,尿酸结石发生率可达50%[56]。

5. 尿枸橼酸

正常人每日枸橼酸排泄量>320mg/d,低于此值为低枸橼酸尿,是泌尿系统结石形成危险因素。

枸橼酸根是尿液中最丰富阴离子,也是结石成分重要抑制因子。枸橼酸根与尿中钙络合形成溶解度高的枸橼酸-钙螯合物,从而降低尿中钙离子浓度,使尿液含钙结石饱和度降低,间接抑制了晶体形成。另外,碱性枸橼酸盐能提高尿液pH值,使尿酸和胱氨酸等酸性结石溶解度增加,增加尿枸橼酸排泄,从而降低尿液草酸钙和尿酸盐过饱和;其提供的阳离子增加了溶液中阳离子负荷,可减低枸橼酸盐肾小管重吸收和代谢作用,增加结晶聚集和生长抑制能力,有效减少含钙结石和尿酸结石复发。

低枸橼酸尿见于任何酸化状态,如肾小管酸中毒、慢性腹泻、胃切除术后、噻嗪类利尿剂引起低钾血症(细胞内酸中毒)、摄入过多动物蛋白,以及尿路感染(细菌分解枸橼酸)、原发性甲状旁腺机能亢进、尿路感染、远端肾小管性酸中毒、糖尿病和高脂蛋白代谢等疾病[57]。

6. 尿镁

正常尿镁参考区间为2.1~8.2mmol/24h(50~200mg/24h),低于正常者为低镁尿。尿镁低已被认为是含钙结石发生原因之一。

镁是含钙结石中一种小分子抑制物。早已证明,缺镁食物可造成大鼠的肾钙化和结石。尿镁能降低草酸钙吸收或与钙竞争结合草酸形成可溶性物质来降低草酸钙饱和浓度,从而抑制草酸钙结晶生长和集聚。同时,尿镁排泄减少使尿中枸橼酸与镁形成可溶性复合物减少,促进近曲小管对枸橼酸重吸收,使尿中枸橼酸浓度减少。

7. 尿磷

尿磷排出量参考区间为12.8~22.4mmol/24h(即400~700mg/24h),不超过700mg,尿中无机磷排泄增加,使磷酸盐易在尿内形成结晶,形成微小核心,导致草酸钙结石形成,成为钙性尿石成分。

研究显示,磷酸盐变化是人体尿液代谢异常和结石复发首要表现,特别对于首次患泌尿系结石患者[57]。

8. 尿钠

正常人尿液中排钠量约130~260mmol/24h(3~5g/24h)。尿中钠离子含量上调能降低泌尿系结石发生率。

尿钠可调节尿中钙盐结晶形成。首先,钠盐可降低尿pH,降低尿枸橼酸排泄;其次,尿钠与尿钙在近曲小管转运处于平衡关系,尿钙含量会随尿钠含量增加而增加。

9. 尿胱氨酸

胱氨酸尿是一种常染色体隐性遗传性疾病,系近端小管和空肠对胱氨酸、赖氨酸等转运障碍所致,导致尿过度排泄胱氨酸。胱氨酸在尿中溶解度很低,因此形成胱氨酸结石。正常人排出胱氨酸83~830μmol/24h(10~100mg/24h),胱氨酸尿时该值高于参考区间,杂合子胱氨酸尿患者每日排量<3320μmol/24h,而纯合子胱氨酸尿多>3320μmol/24h,甚至高达8300μmol/24h,比正常排出多10倍[58]。

研究显示,儿童和年轻人尿中胱氨酸分泌量

是相同的，由于年轻人尿量增加而降低其饱和度，使胱氨酸结石发生主要集中在儿童[59]。

10. 尿黄嘌呤

尿黄嘌呤>13mmol/24h 称为黄嘌呤尿，是一种罕见代谢性疾病，因缺乏黄嘌呤氧化酶，次黄嘌呤向黄嘌呤及黄嘌呤向尿酸转化受阻，导致尿黄嘌呤升高，而尿酸减少，提示黄嘌呤结石形成可能。

（六）尿T-H蛋白检测

尿T-H蛋白作为抑制物、促进物或无关物的作用仍有争论。目前，已成为泌尿系专家关注的另一项检测指标[60]。尿T-H蛋白是由肾小管髓袢升支粗段和远曲小管上皮细胞分泌的一种大分子糖蛋白。尿T-H蛋白为正常人尿中最丰富的糖蛋白和尿中透明管型主要成分，用酶联免疫法检测成人尿T-H蛋白参考区间为29.8~43.9mg/24h[52]，其排量相对稳定。研究显示，T-H蛋白单体可抑制草酸钙晶体的生长和集聚，其聚合物或自联物对草酸钙生成有很强促进作用[44]。

（周 蓉 蒋 茜）

第七节 金属中毒性肾病

随着人类工业社会的不断发展，人类与金属的接触日益密切，金属在给人类生活带来各种便利的同时，也存在着影响人类健康的隐患。由于金属在自然界的不可降解性，易在体内蓄积，侵害人体多种器官和系统。肾脏作为人体最主要的排泄器官，因此也是重金属损伤的主要靶器官。然而金属致肾损伤长期不为临床所重视，临床报道仍较少，相关机制尚不完全明确，故本章节主要参考王海燕的肾脏病学，匡兴亚的职业病诊治导则及《中华人民共和国职业病防治法》着重介绍一些较为常见的重金属肾损伤的毒性机理及临床表现和相关的实验室检查。

一、概 述

（一）定义

由重金属引起的肾脏结构及功能损害称为金属中毒性肾病（heavy metal nephropathy）[61]。

（二）发病机制

1. 直接损伤作用

与金属暴露时间和浓度有关。低剂量金属短期接触可能只引起肾脏固有细胞的功能障碍，而高剂量金属短期接触或低剂量金属长期接触则可能造成肾脏固有细胞的凋亡、坏死、固缩、肾脏纤维化等不可逆性结构改变[46,61]。细胞凋亡作为重金属肾损伤最主要的机制，近年研究发现泛素-蛋白酶体系损伤在细胞凋亡进展中也起到十分重要的作用，有文献报道镉能损伤泛素-蛋白酶体系，迅速提高近端肾小管上皮细胞内P53因子的含量及其磷酸化的水平，促进细胞凋亡[62]。

2. 间接损伤作用

金属作为人体体内微量元素参与正常生理功能运作，当摄入过多微量金属元素时，金属则会与细胞生物膜相结合，通过主动转运或被动转运进入细胞胞内，并与多种信号转导通路配体竞争结合，造成细胞功能和结构损伤，如线粒体肿胀、溶酶体激活、内质网功能缺失等。而人体尚缺乏有效地针对重金属解毒机制，巯基作为众多酶蛋白的组成部分，极易与重金属结合，因此过量重金属摄入则会导致众多酶蛋白失活。此外，氧自由基过量生成[63]、脂质过氧化[64]、炎症因子释放[65]、异常免疫反应[66]、细胞凋亡[67]、自噬[68]机制异常启动也是重金属致肾损伤的重要机理。重金属慢性损伤致肾小管细胞转分化和肾间质纤维化是目前研究热点。有研究发现铅能够通过TGF/Smad通路，促进肾间质纤维化的发生，加重肾脏慢性纤维化过程[69]。也有研究提示，金属致肾损伤可能与肾脏血流动力学异常相关，高浓度毒物刺激肾脏血管壁，导致血管痉挛，肾素-血管紧张素激活，球管反馈异常等病理机制启动。

（三）临床表现

1. 急性金属中毒性肾病（acute metal toxic nephropathy）

主要指达到毒性剂量的金属进入机体后，导致快速肾脏结构及功能的改变，若及时干预治疗，则预后较好，临床主要以急性肾小管或肾间质损伤为主[70,71]。

（1）急性肾小管坏死（acute tubular necrosis，ATN）：为金属的直接毒性作用引起，常有量效关系。以肾近曲小管为主要靶点，临床表现为低分子蛋白尿、尿比密降低，尿检可见红白细胞管型、尿沉渣镜检可见坏死的肾小管上皮细胞等。

（2）急性过敏性肾炎（acute allergic nephritis，AAN）：为化学物质致敏作用所引起，缺乏量效关系，主要表现为急性间质性肾炎，可有皮疹、发热，外周血嗜酸性粒细胞增多,可伴肉眼血尿,尿嗜酸性粒细胞增多等。

2. 慢性中毒性肾病(chronic toxic nephropathy)

指长期接触金属后肾脏结构和功能发生不可逆性改变[70,71]。

(1)肾小管功能障碍(renal tubular dysfunction, RTD):重金属肾损伤主要损伤近曲肾小管,主要临床表现为尿糖阳性、低分子蛋白尿(如 β_2-MG、α_1-MG、RBP 等)、尿酶水平升高、范科尼综合征等,若重金属致远曲小管受损,则以尿浓缩不良,尿液偏碱性,尿钾增多等临床表现为主。

(2)慢性间质性肾炎(chronic interstitial nephritis, CIN):发病隐匿,常无明显临床表现,仅尿液检查提示有肾小管功能障碍,尿白细胞增多的无菌性尿检异常。

(3)肾小球功能障碍(glomerular dysfunction, GD):主要因为肾小球滤膜对血浆蛋白"电荷屏障"减弱所致,而非真正肾小球结构损伤。多表现为轻度蛋白尿,病理光镜检测常无异常,电镜下可见轻度上皮细胞足突融合、系膜区和内皮下存在电子致密物与重金属离子结合形成的阳离子蛋白沉积。

(4)继发性肿瘤:主要由于重金属诱导肾固有细胞损伤后发生,多原发于肾近曲小管,单侧多见,肾脏的上端和下端好发。

(四)重金属肾损伤检测指标[61,71,72]

1. 尿液常规及尿沉渣检查

(1)尿 pH 值:正常尿液为弱酸性,pH 值约 6.0,波动范围 4.5~8.0,重金属中毒者,可伴有尿酸化功能异常,尿液偏碱性,严重者可伴有高氯性代谢性酸中毒。

(2)尿比密测定:用来评估肾脏浓缩功能,受年龄、饮水量等影响,需多次测定综合评价后才能反映肾脏浓缩功能,重金属中毒者,可出现低比密尿,尿比密<1.012。

(3)尿糖:可见肾性糖尿。

(4)尿白细胞:重金属肾损伤常见临床类型为慢性间质性肾炎,可有无菌性白细胞尿,尿中嗜酸性粒细胞比例可达 30%以上。

(5)尿红细胞:重金属中毒者尿常规可见大量红细胞。

(6)尿蛋白:多表现为轻度蛋白尿(<2g/24h),少数患者可表现为肾病综合征范围蛋白尿。

2. 尿渗透压

参考区间 60~1000 Osm/(kg·H_2O);是评价肾脏浓缩功能较理想的标志物,重金属肾损伤时尿渗透压可<310 Osm/(kg·H_2O)。

3. 尿钠浓度

重金属肾损伤时尿钠常>40mmol/L。

4. 尿低分子量蛋白及尿酶检测

(1)尿 β_2-MG:尿中参考区间为 0.03~0.37mg/L,在尿中极不稳定,尤其在 pH<5.2 的酸性环境中,易分解,需注意标本的保存和及时送检。是判断小管-间质性疾病的灵敏指标,在重金属中毒肾损伤的判断中起到重要提示作用。

(2)尿 α_1-MG:是反映肾小管损伤的敏感指标,pH 在 4~8,4℃保存一周,参考区间<14.6mg/L,有学者认为,尿 α_1-MG 较尿 β_2-MG、NAG 酶更能反映重金属所致的肾小管损伤。

(3)尿 RBP:是血液中维生素转运蛋白,能早期灵敏反映肾近端小管的功能异常,也是镉中毒肾损伤的诊断标准之一。参考区间男 36.0~56.0mg/L,女 26.7~57.9mg/L。

(4)尿 NAG:主要来源于肾小管,对早期肾小管损伤以及病程观察有非常重要的临床意义。参考区间男(4.02±2.02)U/gCr,女(4.96±1.47)U/gCr。

(5)尿-谷氨酰转肽酶:主要存在于肾近曲小管细胞刷状缘,能早期反映肾小管细胞膜通透性的改变。其在细胞上清液中的活力可反映细胞膜受损程度。

5. 其他肾损伤生物标志物

近期研究提示尿液中 KIM-1 是早期肾损伤标志物,目前认为该物质与毒物、重金属通过氧化应激途径导致肾损伤相关,有望成为检测重金属肾病的早期标志物[73]。

6. 肾功能检测

(1)血肌酐:在急、慢性重金属肾病中是判断肾脏功能的重要指标,在中重度重金属急性肾损伤及慢性重金属肾损伤中晚期血肌酐水平可见升高。

(2)血清胱抑素 C:是一种半胱氨酸蛋白酶抑制剂,检测稳定,特异性及敏感性均很高,较血肌酐更能及时反映肾功能的损害。

二、铅中毒性肾病

铅(Pb)为灰白色重金属,原子量 207.19,相对密度11.34，熔点327.5℃，不溶于水，可溶于热浓硝酸、硫酸等，加热至400℃时，即有大量铅蒸气逸出并迅速生成各种铅氧化物，常见的有氧化亚铅（黑粉）、氧化铅（黄丹和密陀僧），其中氧化铅具有较好水溶性，吸入呼吸道后，吸收率可达30%以上[71]。铅及其化合物主要以铅尘、铅烟或蒸气的形式经呼吸道进入人体。进入血液的铅90%以上与红细胞结合，红细胞内的铅50%与血红蛋白结合，其余则与血浆中的蛋白或细胞膜组分结合形成动态平衡，并通过血浆分布于各组织，初期以肝、肾含量最高，数周后，以磷酸铅的形式沉积于骨、毛发和牙等[61]。经消化道进入的铅大部分由粪便排出，少部分经呼吸道吸入的铅可由呼吸道纤毛运动排出。已吸收入体内的铅75%以上经肾由尿液排出体内，其余少部分铅可经汗腺、唾液、乳汁、月经等排出。铅因沉积部位不同，在体内半衰期不同。血铅的半衰期为19天，软组织铅为21天，而骨铅可达20年。铅在人体的主要毒性表现为卟啉代谢及血红蛋白合成障碍、增加红细胞脆性，引发贫血；同时铅也可显著影响肾脏功能和结构的改变。最早关于铅的肾损伤是由Lancerceaux于1862年所报告。

（一）铅致肾损伤的临床表现

1. 急性铅中毒性肾损伤

主要见于误服含铅化合物或毒物，吸入大量铅烟亦可引起。若血铅水平 > 1000μg/L（4.82μmol/L），引起急性肾小管损伤，临床为范可尼综合征（Fanconi syndrome）样表现，出现大量葡萄糖尿、氨基酸尿、尿酸化功能异常等[71]。及时停止铅接触，并经驱铅治疗后，急性铅中毒性肾损伤的预后多较好，大多能获得痊愈。

2. 慢性铅中毒性肾损伤

可因职业性长期接触含铅化合物所引起，亦可因生活环境受铅污染、长期服用含铅药物或食用含铅容器储放的酒类、饮料、食物等原因引起，主要表现为近曲小管功能障碍和慢性间质性肾炎。有低分子量蛋白尿等临床表现，并逐渐出现血肌酐升高、肾小球滤过率逐渐降低，最终发展至终末期肾脏病。

（二）用于诊断铅致肾损伤的实验室检查

1. 血铅（lead in blood，PbB）

反映近期铅接触指标，与其他指标相关性较好，且与中毒程度密切相关。血铅生物接触限值为≥1.9μmol/L（400μg/L），诊断值≥2.9μmol/L（600μg/L）。

2. 血红细胞游离原卟啉（free protoporphyrin，FEP）

为铅性贫血的敏感指标，也作为筛选铅中毒的首选指标之一。FEP诊断值为≥3.56μmol/L（2000μg/L）。

3. 红细胞锌原卟啉（zinc protoporphyrin，ZPP）

为铅性贫血的敏感指标，也作为筛选铅中毒的首选指标之一。ZPP诊断值≥2.91μmol/L（13μg/g Hb）。

4. 尿铅（lead in urine，PbU）

是反映长期铅接触水平的指标之一，也是观察驱铅效果的最好指标，但波动性较大，影响因素较多。铅密切接触者诊断限值为≥0.58μmol/L（120μg/L），诊断性驱铅试验，尿铅≥3.86μmol/L（800μg/L）或4.82μmol/24h（1000μg/24h）。

5. 尿-δ-氨基-γ-酮戊酸

敏感性相对较差，宜与其他指标合用，诊断值为≥61μmol/L（8000μg/L）。

6. 尿粪卟啉

敏感性和特异性较差，可出现假阳性，不宜早期诊断，目前较少使用。

7. 肾小管上皮细胞内铅包涵体

在尿脱落细胞镜检中，可见特征性铅包涵体。

三、汞中毒性肾病

汞（Hg）是常温下唯一呈液态金属，原子量为200.5，密度为13.54g/cm^3，其凝固点为－38.87℃，色银白，沸点为356.36℃，常温下即能蒸发，不溶于水、有机溶剂、稀盐酸、冷硫酸，溶于热硫酸、硝酸、脂类等，主要用途为氯碱工业电解食盐（汞电极）、电器仪表制造维修、提取或镏镀金属（汞齐法）、制造含汞化学品或药物等。金属汞及其化合物均有很强的肾脏毒性，金属汞几乎不为消化道和皮肤吸收，但其蒸气易经肺吸收，无机汞可经消化道和呼吸道吸收，吸收程度取决于其溶解度，有机汞则经由各种途径吸收入体内，分布于红细胞及血浆中，到达全身各器官，以肾脏含量较多，并可透过血脑屏障及胎盘。体内汞主要以Hg^{2+}形式转运、分布及发挥毒性，汞离子易与巯基结合，使巯基有关的细胞色素氧化酶、丙酮酸激酶等失去活性，还可与氨基、羧基等结合影响功能基团活性，阻碍细胞生物活性和正常代谢。汞还可以与体内蛋白结合成为半抗原引起变态反应，扰乱免疫功能。

（一）汞致肾损伤的临床表现

1. 急性汞中毒致肾损伤

主要与汞中毒途径相关，常由口服升汞等化合物引起，患者在服用后数分钟即可引起急性腐蚀性口腔炎和胃肠炎，随后出现周围循环衰竭和胃肠道穿孔。3～4 天后可能会出现急性肾衰竭表现。

2. 慢性汞中毒致肾损伤

主要与其生物特性相关，一般情况下，汞主要和细胞内的金属巯蛋白结合并进入肾小管细胞从而被胞内溶酶体吞噬解毒；若进入肾脏的汞的含量过大或速率过快，超过金属巯蛋白的结合能力，肾小管细胞内游离的 Hg^{2+} 则得以发挥其毒性作用，Hg^{2+} 会与血浆中的白蛋白结合并降低白蛋白的负电性，使其较易通过肾小球滤膜的“电荷屏障”进入尿中，或在系膜区和毛细血管内皮下沉积，引起类似 IgA 肾病样病理改变，同时 Hg^{2+} 也可引起近曲小管细胞释放过量的过氧化氢，通过氧化应激途径损害肾脏组织，出现低分子蛋白尿，也可通过影响肾素-血管紧张素系统，使小动脉痉挛，血压升高，加重肾损害。汞致肾损伤，除表现为近端小管受损外，也可表现为慢性肾炎、肾病综合征等[46]。

（二）用于诊断汞致肾损伤的实验室检查

1. 血汞

汞在血中半衰期为 2～4 天，两个半衰期后，约 90%的汞已从血中清除，一次摄入后 1 周左右，血中已很难检出。故血汞仅宜用作汞的早期接触指标，我国尚无国家标准，国外资料认为，正常人血汞水平不应高于 0.05μmol/L(10μg/L)。

2. 尿汞

进入人体内的汞早期主要经胃肠道排出，尿中排出量不大，故急性汞中毒早期，尿汞检出可能为阴性，此后，则主要经尿排出，尿汞一般在汞进入人体后 3～5 天才开始升高，1～3 个月达到峰值，停止接触后，尿汞增加仍可持续 6～8 个月，与接触水平和血汞水平均有较好相关，可一定程度上反映体内汞的吸收量，但常与汞中毒的临床症状和严重程度无平行关系[72,74]。生物接触限值为 ≥ 20μmol/molCr（35μg/gCr），诊断值 ≥ 28.6μmol/molCr(50μg/gCr)[71]。

四、镉中毒性肾病

镉(Cd)为银白色富有延展性金属，主要工业用途为电镀、制造镉电池、镉黄颜料，合金和焊条等，硬脂酸镉可用作塑料稳定剂。镉冶炼和生产应用镉化合物过程均有职业接触机会；含镉废水污染环境则为环境性镉中毒主要原因。

镉的烟尘可经消化道、呼吸道进入人体，在体内排泄缓慢。金属镉和硫化镉不溶于水，水溶性较强的氧化镉、氯化镉、硫酸镉等易为机体吸收而发挥毒性。吸入含镉烟雾可引起急性化学性呼吸道炎，化学性肺水肿，吸入量过大者尚可引起急性肾小管坏死、急性肾衰竭。食入镀镉容器储放的酸性食物、饮料、或误服含镉化合物，主要引起急性化学性胃肠炎，并可因中毒及脱水导致急性肾衰竭。因职业接触或环境污染而长期过量摄入镉，可引起慢性镉中毒。六十年前，日本曾报告因长期食用被镉污染的饮水和稻米而引起环境性慢性镉中毒，患者除肾小管功能障碍外，突出表现尚有全身性骨痛，故称为“痛痛病”，后者可能与镉导致肾小管细胞线粒体基因缺失有关。镉中毒尚无特效解毒药物，一般金属络合剂并无助于驱排肾内的蓄积镉，反而可能造成体内镉再次向肾内集聚而加重肾损伤。

（一）镉致肾损伤的临床表现

镉进入人体后可诱导生成金属硫蛋白，并与之结合生成镉-硫蛋白，当体内吸收镉较多而肾小管细胞内诱导生成的金属硫蛋白不足时，游离镉离子与细胞膜相互作用，产生脂质过氧化，一些含锌酶中的锌被镉替代，使酶的活性受到抑制，从而干扰肾脏对蛋白质的分解代谢和重吸收功能，也可通过活化黄嘌呤氧化酶、血红素氧化酶导致机体内活性氧产物的大量产生导致近端肾小管功能异常[75,76]。也有人认为，镉对肾小球有直接毒性作用[77]，造成肾小球通透性增高，故肾小球性蛋白尿亦可早期单独出现。晚期可导致慢性间质性肾炎，但进展缓慢，严重肾衰竭罕见。另有报道，在长期接触镉的劳动者中，肾结石患病率增高，可能与尿钙排泄增加有关[78]。

（二）用于诊断镉致肾损伤的实验室检查

1. 血镉

波动较大，可作为近期接触指标，主要反映近几个月内的镉接触情况，在慢性镉中毒诊断中的实用价值不如尿镉，可用于协助急性镉中毒的诊断，但目前尚无明确标准。文献提示吸烟者较非吸烟者血镉水平显著升高。

2. 尿镉

镉的排出甚慢，其生物半衰期长达15年以上，故使尿镉成为能反映体内和肾内镉负荷量较稳定的指标，可反映近期镉接触情况和体内镉负荷，特别是肾内镉水平，可提示长期接触镉后发生肾功能异常的可能性，在临床上可作为镉吸收和慢性中毒的诊断指标之一。尿镉参考区间上限5μmol/LCr(2μg/gCr)。

3. 尿 β_2-MG 测定

目前普遍应用的慢性镉中毒检查指标，当肾小管重吸收功能障碍导致尿 β_2-MG 增高达9.6μmol/molCr(1000μg/gCr)以上时，可考虑慢性中毒。需注意的是，当尿 pH<5.5 时会发生降解，可能存在假阴性。

4. 尿视黄醇结合蛋白测定

慢性镉中毒时，尿视黄醇结合蛋白明显增高，且结果不受尿 pH 值影响。诊断值为5.1μmol/molCr(1000μg/gCr)。

（周 蓉　徐雅虹）

第八节　急性肾损伤

急性肾损伤(acute kidney injury，AKI)是肾功能急剧降低的一组临床急性综合征，可以由多种原因引起，表现为发病急剧的少尿或无尿、肾小球滤过率下降、水电酸碱代谢失衡、代谢产物排泄障碍等肾功能损伤的表现。AKI 涵盖以往所谓急性肾衰竭(acute renal failure，ARF)的概念。

KIDGO 指南(2012)对于 AKI 的定义为，以下三种情况出现任意一种：a. 血肌酐(SCr)在48小时内升高达≥0.3mg/dl(>26.5μmol/l)；b. 血肌酐(SCr)在7天内升高达基础值的≥1.5倍；c. 尿量<0.5ml/(kg·h)，持续6小时。

依据病因，AKI 可分为血流灌注不足所导致的肾前性 AKI、尿路梗阻所导致的肾后性 AKI 和肾脏疾病所导致的肾性 AKI。肾性 AKI 多数是由急性肾小管坏死所致，其余为急性肾小球疾病、急性肾间质疾病等原因所致。此外，慢性肾脏病在某些诱因下，也可出现急性肾损伤。部分 AKI 可为混合性。

AKI 如能得到及时处理，早期去除病因，可以有较好的预后，肾脏损伤可以恢复。而不同病因所引起的 AKI，在治疗上有很大差异，而治疗措施正确与否，直接关系到患者的预后，治疗的及时性和正确性依赖于对 AKI 的诊断和病因诊断。故 AKI 的实验室检查也主要关注早期发现肾脏损害和病因诊断。

（一）一般实验室检查

1. 肾脏功能相关检查

血尿素、肌酐等急性进行性升高。累及肾小管时，可出现血清钾升高，碳酸氢根离子降低，代谢性酸中毒，血清钠正常或偏低。

2. 肾脏病理检查

在排除肾前性和肾后性原因后，肾活检对于肾性 AKI 不仅具有重要的确诊意义，还可以明确病因。

（二）尿液检查

传统的血肌酐、尿素等指标，很难早期发现肾脏损害，出现异常时，肾脏损害已经较为严重。近年来的研究发现了一系列尿液急性肾损伤早期标志物，对于急性肾损伤的筛查和控制具有良好的应用前景。对于病因诊断，尿比密、尿渗透压、尿钠、尿蛋白等指标，则可作为鉴别肾前性和肾性 AKI 的重要指标。对于肾后性 AKI，多依赖影像学诊断结果。尿量减少常作为 AKI 的诊断和分期依据，但对于病因检查意义不大。

1. 急性肾损伤早期诊断相关尿液标志物

（1）尿 NGAL：又称人脂质运载蛋白2(lipocalin 2，Ln2)或噬铁蛋白(siderocalin)，是脂质运载蛋白家族成员，相对分子质量仅为25kDa的分泌蛋白，近年来，NGAL 作为一种新的肾损伤标志物倍受关注。尿 NGAL 可在急性肾损伤后2小时升高，升高幅度在几十倍至数百倍，是急性肾损伤早期和敏感的损伤标志物之一，且其升高程度与肾功能损伤的严重程度相关。多项前瞻性研究显示：体外循环手术导致的急性肾损伤中，尿 NGAL 的升高均发生于血肌酐升高之前，对于 AKI 的诊断敏感度和特异度可在70%以上。需要注意的是，NGAL 在慢性肾脏病、间质性肾炎、IgA 肾病等多种肾脏疾病中均可升高，诊断特异性受到一定限制。

（2）KIM-1：KIM-1 属Ⅰ型跨膜糖蛋白，在正常肾脏不表达，在缺血性或肾毒性 AKI 的近端肾小管细胞中表达。其细胞外结构可在相关酶的作用下裂解为可溶性片段，进入尿液。KIM-1 是极为灵敏的AKI标志物,在动物实验中,肾脏急性缺血性损伤后第一天即可出现KIM-1较正常值升高5倍以上。KIM-1的表达量与肾脏损伤程度有一定的相关性,与血清肌酐呈正相关,与肌酐清除率呈负相关,与尿蛋白之间无相关性。除极微小改变的肾病外,KIM-1在所有肾脏疾病中均升高,在急性肾损伤与慢性肾脏病中均可升高,且无明显差别,特异性较差[79]。

(3)白介素18(IL-18):IL-18是一种多效性细胞因子,主要由激活的单核巨噬细胞分泌,是缺血再灌注肾损伤后释放的一种前炎症因子,可调节T细胞、B细胞、NK细胞诱导γ-干扰素产生。在肾小管受损时,IL-18表达增加,并释放入尿中,可作为肾小管损伤的生物标志物。

前瞻性研究提示IL-18的升高较血清肌酐升高提前约2天,是预测AKI的早期指标,且与AKI的严重程度及病死率密切相关。尿IL-18在泌尿系感染、肾病综合征、肾前性氮质血症及慢性肾功能不全患者中阴性,对诊断急性肾损伤意义较大。有相关荟萃分析显示,IL-18预测AKI的敏感度为58%,特异度为75%,对其应用造成一定的限制[80-82]。

(4)L-FABP:在急性肾损伤中,肾小管上皮细胞中游离脂肪酸等脂质成分可明显升高,可能是一种急性应激机制,L-FABP是游离脂肪酸转运的关键蛋白之一,可能作为一个有效的内源性抗氧化剂对缺血再灌注肾小管上皮细胞起到一定的保护作用,可反映肾小管损伤,尤其是近端肾小管损伤。可敏感的反映肾小管损伤。L-FABP在慢性肾脏病、糖尿病肾病中也可升高。

(5)肾脏3型钠氢交换蛋白(Na^+-H^+ exchangers,NHE-3):NHE-3是近端小管含量最丰富的顶端膜钠转运子,负责近端肾小管60%~70%钠和碳酸氢盐的重吸收。在健康人尿液中检测不到,当肾小管损伤时NHE-3可通过胞吐形式进入尿液中,可作为AKI的生物标志物。其优点是可以区分肾前性、肾性和肾后性AKI。肾前性AKI者尿NHE-3升高,肾性AKI,尤其是急性肾小管坏死者尿NHE-3明显升高,可达肾前性AKI的6倍以上,且与肾前性AKI无重叠,在肾后性AKI中则不升高。其缺点是受到许多生物因子的调节,且当前检测方法过于复杂。

(6)其他:肾小管损伤和功能障碍相关蛋白和酶如尿RBP、α_1-MG、β_2-MG、NAG等在药物、缺血再灌注和肾移植等急性肾损伤时均可在尿液中升高,指示肾小管损伤,但其特异性均较差,在某些没有AKI的病理状态下也可升高。NAG、β_2-MG的稳定性也存在一定问题,限制了其应用。急性肾损伤的尿液早期标志物是学术界的研究热点,多种标志物如IL-6、IL-8等也在评估中。

2. 急性肾损伤分期检测

尿量对于AKI的诊断和分期(分级)至关重要。KDIGO指南对于AKI的诊断描述中,尿量<0.5ml/(kg·h),持续6小时,即可诊断AKI。而对于AKI的分期(分级),除考虑氮质血症的程度外,也可依据尿量进行判断。即:尿量<0.5ml/(kg·h),持续>6小时,为1期,分级为危险(risk);尿量<0.5ml/(kg·h),持续>12小时,为2期,分级为损伤(injury);尿量<0.3ml/(kg·h),持续>24小时或无尿>12小时为3期,分级为衰竭(failure)。

相对于SCr检测,尿量检测的优势在于反应速度快,当AKI发生时,SCr的升高常需要在GFR急剧降低后数小时才能出现,但尿量减少可立即出现。应当注意,尽管尿量是肾脏可靠而敏感的功能指标,但是尿量与肾小球滤过率、肾小管损伤的关系较为复杂。例如,在肾小管功能未受损时,容量下降与低血压引起血管加压素分泌增强,调控远端肾小管与集合管对水的通透增加,重吸收增加,少尿更普遍。反之,肾小管损伤时,浓缩功能受损,尿量甚至可以正常。

KIDGO指南中,对于AKI的诊断建议为,尿量检查用于早期发现AKI,而AKI的诊断和分期,应当更多的可考虑以SCr的变化为准。

尿量的减少,无法对AKI进行病因学诊断。肾前性、肾性和肾后性AKI均可导致尿量急剧减少。

3. 病因分析相关检测

(1)尿比密与尿渗透压:肾小管损伤所引起的肾性AKI,肾脏浓缩功能障碍,尿比密多在1.015以下,尿渗透压多在350mOsm/L以下。而对于肾前性AKI,由于肾脏血流减少,而肾小管的浓缩功能尚存,可引起尿比密升高,多在1.020以上,尿渗透压升高,多在500mOsm/L以上。

(2)尿钠:与尿比密和尿渗透压类似,对于肾前性AKI,由于肾小管保钠排钾的功能尚存,尿钠一般<20mmol/L,尿钠排泄指数<1,而对于肾性AKI,则多>40mmol/L,尿钠排泄指数>1。

（3）尿蛋白：多为轻度升高，以小分子蛋白为主。肾前性 AKI 升高不明显。

（4）尿液有形成分：可对 AKI 病因提供较有价值的参考，一般肾前性 AKI，尿液有形成分检测仅可见透明管型；肾性 AKI 少尿则可见棕色颗粒管型、上皮细胞管型等。

肾前性 AKI 与肾性 AKI（主要为急性肾小管坏死，ATN）的尿液鉴别见下表 3-9-2。

表 3-9-2　肾前性 AKI 与肾性 AKI（ATN）的尿液鉴别

诊断指标	肾前性 AKI	肾性 AKI（ATN）
尿比密	>1.020	<1.010
尿渗透压（mOsm/L）	>500	<350
尿钠（mmol/L）	<20	>40
钠排泄指数	<1	>1
尿肌酐/血肌酐	>40	<20
肾衰指数	<1	>1

第九节　慢性肾脏病

各种原因引起的肾脏结构和功能障碍超过 3 个月，可定义为慢性肾脏病（chronic kidney disease，CKD）。KDIGO 指南将 CKD 依据 GFR 情况分为 5 期，分别对应 GFR 正常（1 期）、轻度降低（2 期）、中度降低（3 期）、重度降低（4 期）及肾衰竭（5 期）。

在我国，慢性肾小球肾炎、IgA 肾病是 CKD 最常见的原因，但随着生活水平的提高和生活方式的改变，糖尿病肾病、高血压肾损害所占的比例也在逐渐增加。

CKD 早期常无症状，或仅表现为轻微的夜尿增多、代谢性酸中毒和轻微的贫血，但病因得不到纠正，病情即逐步加重，逐步演进为肾衰竭，并有多系统受累。其临床表现缺乏特征性，可涵盖几乎所有肾脏疾病的表现，并持续性加重。故 CKD 的实验室检查，主要侧重于疾病的早期诊断和病情评估。在 CKD 早期，疾病尚有控制的可能，一旦进入 4~5 期，疾病往往已经不可逆转，故其早期诊断至关重要。然而 CKD 患者在出现明显的临床症状之前，存在较长的无症状期，因此需要通过筛查性检测，发现相对早期的 CKD 患者。CKD 疾病过程中，肾脏功能的判断，对于疾病治疗、用药选择、预后判断等至关重要。故如何准确判断 GFR，是病情监控最重要的内容之一。

（一）一般实验室检查

1. 肾功能评估

血肌酐（SCr）、尿素（BUN）、胱抑素 C（CysC）判断肾脏功能的常用指标。通过血肌酐，结合年龄、性别等指标，可计算估计肾小球滤过率（estimate GFR，eGFR），进而评估 GFR，以往计算 eGFR 常采用肾脏病饮食改良（modification of diet in renal disease，MDRD）公式，当前美国 KDIGO 指南认为慢性肾脏病流行病学合作（chronic kidney disease epidemiology collaboration，CKD-EPI）公式较 MDRD 公式更为准确，建议欧美人群采用 CKD-EPI 公式。在日本、韩国和国内也有研究得出类似结论，在儿童需要结合身高进行调整[28,83-85]。

血胱抑素 C（CysC）的检测对于评估肾脏功能的意义越来越受到重视，KDIGO 指南认为 CysC 结合 SCr 对评估 GFR 的准确性较单独 SCr 和单独检测 CysC 都更加准确，推荐有条件开展的实验室开展 CysC 检测，并通过 CKD-EPI cystatin C 和 CKD-EPIcreatinine-cystatin C 公式计算 eGFR[28]。有研究指出皮质类固醇类药物可以影响其血清水平，故应用时应予以考虑[86]。

2. 水、电解质和酸碱代谢紊乱

CKD 患者由于 GFR 的降低和肾小管功能受损，导致体内酸性代谢产物排泄受阻，以及碳酸氢根离子的丢失，故在疾病后期几乎不可避免地会发生代谢性酸中毒，出现血 pH 降低、高氯血症等酸碱平衡混乱相关表现。动脉血气分析碳酸氢根离子降低，二氧化碳分压基本正常。动脉血实际碳酸氢盐（actual bicarbonate，AB）、标准碳酸氢盐（standard bicarbonate，SB）和缓冲碱（buffer base，BB）降低，碱剩余（base excess，BE）负值增大。

CKD 患者由于肾小管重吸收和分泌功能受损，后期可出现低钠、高钾、低钙、高磷血症等电解质代谢紊乱。

3. 营养类物质

CKD 长期蛋白尿造成蛋白质丢失增加，而且由于 CKD 导致的内环境紊乱，会导致蛋白质分解增强，合成不足，可出现低蛋白血症。由于丢失蛋白质主要为白蛋白，肝脏脂蛋白合成代谢代偿性增高，可出现高脂血症等。

4. 血液学检查

CKD 患者后期由于促红细胞生成素(erythropoietin,EPO)缺乏,一般均有轻中度贫血。缺铁、营养不良等因素会加重贫血。

5. 肾脏病理检查

病理检查对于明确 CKD 病因具有重要价值,对于病因不明者,应积极进行病理检查确诊。肾脏萎缩属禁忌证。

(二) 尿液检查

慢性肾脏病的尿液异常呈现多样性,因原发病和疾病阶段的不同,可以有不同的表现。尿液检查因其无创性,在慢性肾脏病的早期筛查阶段具有较大的价值。在中晚期阶段,疾病往往已不可逆,尿液检查可呈现肾衰竭的表现。

1. 肾小球早期损伤相关异常

微量白蛋白尿(microalbuminuria)是慢性肾脏病早期诊断较为敏感和可靠的指标。近年来,KDIGO 指南提示以 ACR 以及尿蛋白肌酐比值(urine protein-to-creatinine ratio,PCR)取代微量白蛋白尿作为早期筛查指标,认为 ACR 和 PCR 可更好的反映 CKD 早期肾损伤。但目前国内仍有很多地区以微量白蛋白尿作为筛查指标。与白蛋白类似,尿 TRU 也可以评价肾小球滤过屏障早期受损,而且更为敏感。液相色谱技术可以分子量区分尿中的蛋白,将来可以把尿中分子蛋白作为一个整体进行检测,以更好的评估肾小球早期损伤。

2. 肾小管间质早期损伤相关异常

几乎所有的 CKD 均存在肾小管间质损伤,肾小管早期损伤标志物对于 CKD 的早期诊断具有重要价值。

(1)尿低分子蛋白:尿 β_2-MG、α_1-MG、RBP 等低分子蛋白,在慢性肾小球肾炎、糖尿病肾病、高血压肾损害等慢性肾脏病早期,由于肾小管重吸收功能受损,在尿液中的含量升高。是反映慢性肾脏病早期损害较为灵敏的指标(详见本章第一节"慢性肾小球肾炎")。CysC 水平与肾小管损伤也密切相关,其原理与其他低分子蛋白基本相同,尿 CysC 水平与肾小球损伤程度的相关性并不明确。

(2)L-FABP:肾小管损伤时,游离脂肪酸超负荷,引起氧化应激,L-FABP 作为抗氧化应激因子合成增加,并可分泌进入尿液,L-FABP 是肾小管上皮细胞的损伤应激因子,可以在肾小管上皮细胞出现结构损害之前即升高,是早期预测肾小管的损伤的敏感指标。需要注意的是,L-FABP 在急性肾损伤、间质性肾炎等多种肾脏疾病中均可升高[87]。

(3)尿 NAG:NAG 在近端肾小管上皮细胞含量丰富,在近端肾小管出现损伤时释放入尿液,是近端肾小管损伤最敏感的指标之一(详见本章第一节"慢性肾小球肾炎"部分)。

3. 肾脏损伤修复及纤维化相关细胞因子

慢性肾脏病过程中,存在着上皮细胞-间充质转分化(epithelial mesenchymal transition,EMT)过程,该过程与肾小管上皮细胞的损伤修复及肾脏纤维化密切相关,在这一过程中,Survivin、E-cadherin、MMP-2、MMP-9 和 TGF-β 等细胞标志和细胞因子在 EMT 的不同时相表达,在 CKD 患者尿中可检出,指示 EMT 过程,说明患者肾小管间质处于损伤修复及纤维化的动态过程当中[88]。

4. 肾功能严重受损相关异常

(1)尿量:可有夜尿增多。一般以夜间尿量>500ml,或者是夜间/白天尿量比>0.8 以上。主要是由于肾脏浓缩功能衰竭,白天活动时,由于其他脏器对血液的需求增大,肾脏血流减少,滤过尿液减少;夜间其他器官对血液的需求量减少,加之平卧位有利于肾动脉血流量增加,故尿量增加,形成夜尿量多于日尿量。但慢性肾脏病患者尿量改变并不具有明显的特征性。

(2)尿液渗透压、尿比密:尿比密降低至 1.018 以下,或固定在 1.010 左右,尿渗透压在 350mOsm/L 以下,提示肾脏失去浓缩功能,是肾衰竭的特征性表现。

(3)尿蛋白:慢性肾脏病后期可有持续性蛋白尿,逐渐加重,但晚期肾功能严重损害时,由于大部分肾小球硬化,肾间质纤维化,尿蛋白反见减少。

(4)尿液有形成分检测:镜检有不同程度的血尿、管型尿,粗大宽阔的蜡状管型对慢性肾衰有诊断价值,又称为肾衰管型。是由损坏的肾小管上皮细胞碎屑,在管腔粗大的集合管内凝集而形成。

(姜 傥 姜育燊)

参考文献

1. 中华医学会肾脏病学分会.临床诊疗指南(肾脏病学分

册)[M].北京:人民卫生出版社,2011.
2. 葛均波,徐永健.内科学[M].第八版.北京:人民卫生出版社,2013.
3. OkońK,Sułowicz W,Smoleński O,et al.Interstitial,tubular and vascular factors in progression of primary glomerulonephritis [J].Pol J Pathol,2007,58(2):73-78.
4. Bazzi C,Petrini C,Rizza V,et al.Urinary N-acetyl-beta-glucosaminidase excretion is a marker of tubular cell dysfunction and a predictor of outcome in primary glomerulonephritis [J].Nephrol Dial Transplant,2002,17(11):1890-1896.
5. Suzuki H,Fan R,Zhang Z,et al.Aberrantly glycosylated IgA1 in IgA nephropathy patients is recognized by IgG antibodies with restricted heterogeneity [J].J Clin Invest,2009,119(6):1668-1677.
6. Wyatt RJ,Julian BA.IgA nephropathy [J].N Engl J Med,2013,368(25):2402-2414.
7. Zhou J,Chen Y,Liu Y,et al.Plasma uric acid level indicates tubular interstitial leisions at early stage of IgA nephropathy [J].BMC Nephrol,2014,15:11.
8. Yu HH,Chiang BL.Diagnosis and classification of IgA nephropathy [J].Autoimmun Rev,2014,13(4-5):556-559.
9. Shin JR,Kim SM,Yoo JS,et al.Urinary excretion of β2-microglobulin as a prognostic marker in immunoglobulin A nephropathy [J].Korean J Intern Med,2014,29(3):334-340.
10. Ding H,He Y,Li K,et al.Urinary neutrophil gelatinase-associated lipocalin (NGAL) is an early biomarker for renal tubulointerstitial injury in IgA nephropathy [J].Clin Immunol,2007,123(2):227-234.
11. Stangou M,Alexopoulos E,Papagianni A,et al.Urinary levels of epidermal growth factor,interleukin-6 and monocyte chemoattractant protein-1 may act as predictor markers of renal function outcome in immunoglobulin A nephropathy [J].Nephrology (Carlton),2009,14(6):613-620.
12. Harada K,Akai Y,Kurumatani N,et al.Prognostic value of urinary interleukin 6 in patients with IgA nephropathy: an 8-year follow-up study [J].Nephron,2002,92(4):824-826.
13. Moresco RN,Speeckaert MM,Delanghe JR.Diagnosis and monitoring of IgA nephropathy:the role of biomarkers as an alternative to renal biopsy [J].Autoimmun Rev,2015,14(10):847-853.
14. Ranieri E,Gesualdo L,Petrarulo F,et al.Urinary IL-6/EGF ratio:a useful prognostic marker for the progression of renal damage in IgA nephropathy [J].Kidney Int,1996,50(6):1990-2001.
15. Torres DD,Rossini M,Manno C,et al.The ratio of epidermal growth factor to monocyte chemotactic peptide-1 in the urine predicts renal prognosis in IgA nephropathy [J].Kidney Int,2008,73(3):327-333.
16. Chihara Y,Ono H,Ishimitsu T,et al.Roles of TGF-beta1 and apoptosis in the progression of glomerulosclerosis in human IgA nephropathy [J].Clin Nephrol,2006,65(6):385-392.
17. Sterner RM,Hartono SP,Grande JP.The Pathogenesis of Lupus Nephritis [J].J Clin Cell Immunol,2014,5(2):pii:205.
18. Schwartz N,Goilav B,Putterman C.The pathogenesis,diagnosis and treatment of lupus nephritis [J].Curr Opin Rheumatol,2014,26(5):502-509.
19. Choe JY,Park SH,Kim SK.Urine β2-microglobulin is associated with clinical disease activity and renal involvement in female patients with systemic lupus erythematosus [J].Lupus,2014,23(14):1486-1493.
20. Sesso R,Rettori R,Nishida S,et al.Assessment of lupus nephritis activity using urinary retinol-binding protein [J].Nephrol Dial Transplant,1994,9(4):367-371.
21. Fang YG,Chen NN,Cheng YB,et al.Urinary neutrophil gelatinase-associated lipocalin for diagnosis and estimating activity in lupus nephritis: a meta-analysis [J].Lupus,2015,24(14):1529-1539.
22. Gluhovschi C,Velciov S,Kaycsa A,et al.The dynamics of urinary N-acetyl-beta-D-glucosaminidase (NAG), a marker of renal tubular dysfunction,in patients with lupus nephritis undergoing oral prednisone therapy [J].Immunopharmacol Immunotoxicol,2012,34(1):163-169.
23. Susianti H,Iriane VM,Dharmanata S,et al.Analysis of urinary TGF-beta1, MCP-1, NGAL, and IL-17 as biomarkers for lupus nephritis [J].Pathophysiology,2015,22(1):65-71.
24. Alharazy S,Kong NC,Mohd M,et al.Urine Monocyte Chemoattractant Protein-1 and Lupus Nephritis Disease Activity: Preliminary Report of a Prospective Longitudinal Study [J].Autoimmune Dis,2015,2015:962046.
25. Inker LA,Astor BC,Fox CH,et al.KDOQI US commentary on the 2012 KDIGO clinical practice guideline for the evaluation and management of CKD [J].Am J Kidney Dis,2014,63(5):713-735.
26. Newman DJ,Mattock MB,Dawnay AB,et al.Systematic review on urine albumin testing for early detection of diabetic complications [J].Health Technol Assess,2005,9(30):iii-vi,xiii-163.
27. Roshan B,Stanton RC.A story of microalbuminuria and diabetic nephropathy [J].J Nephropathol,2013,2(4):234-240.
28. KDIGO.KDIGO 2012 Clinical Practice Guideline for the

Evaluation and Management of Chronic Kidney Disease [J]. Kidney International Supplements, 2013, 3 (1): 1-150.

29. Titan SM, Vieira JM Jr, Dominguez WV, et al. Urinary MCP-1 and RBP: independent predictors of renal outcome in macroalbuminuric diabetic nephropathy [J].J Diabetes Complications, 2012, 26(6):546-553.
30. Hong CY, Hughes K, Chia KS, et al. Urinary alpha1-microglobulin as a marker of nephropathy in type 2 diabetic Asian subjects in Singapore [J]. Diabetes care, 2003, 26 (2):338-342.
31. Jeon YK, Kim MR, Huh JE, et al. Cystatin C as an early biomarker of nephropathy in patients with type 2 diabetes [J].J Korean Med Sci, 2011, 26(2):258-263.
32. Assal HS, Tawfeek S, Rasheed EA, et al. Serum cystatin C and tubular urinary enzymes as biomarkers of renal dysfunction in type 2 diabetes mellitus [J].Clin Med Insights Endocrinol Diabetes, 2013, 6:7-13.
33. Kamijo-Ikemori A, Sugaya T, Yasuda T, et al. Clinical significance of urinary liver-type fatty acid-binding protein in diabetic nephropathy of type 2 diabetic patients [J]. Diabetes care, 2011, 34(3):691-696.
34. Kamijo-Ikemori A, Sugaya T, Kimura K. Urinary fatty acid binding protein in renal disease [J]. Clin Chim Acta, 2006, 374(1-2):1-7.
35. Bouvet BR, Paparella CV, Arriaga SM, et al. Evaluation of urinary N-acetyl-beta-D-glucosaminidase as a marker of early renal damage in patients with type 2 diabetes mellitus [J]. Arq Bras Endocrinol Metabol, 2014, 58(8): 798-801.
36. Sheira G, Noreldin N, Tamer A, et al. Urinary biomarker N-acetyl-beta-D- glucosaminidase can predict severity of renal damage in diabetic nephropathy [J]. J Diabetes Metab Disord, 2015, 14:4.
37. Ambade V, Sing P, Somani BL, et al. Urinary N-acetyl beta glucosaminidase and gamma glutamyl transferase as early markers of diabetic nephropathy [J]. Indian J Clin Biochem, 2006, 21(2):142-148.
38. Fiseha T. Urinary biomarkers for early diabetic nephropathy in type 2 diabetic patients [J]. Biomark Res, 2015, 3:16.
39. Hertz JM. Alport syndrome. Molecular genetic aspects [J]. Dan Med Bull, 2009, 56(3):105-152.
40. Kruegel J, Rubel D, Gross O. Alport syndrome--insights from basic and clinical research [J]. Nat Rev Nephrol, 2013, 9(3):170-178.
41. 孙晓亮，张建军.泌尿系结石形成机制的研究进展[J].泌尿外科杂志(电子版)，2014，(3):1-6.
42. 叶章群.应重视尿石病的病因诊断和防治[J].中华泌尿外科杂志，2011，32(1):6.
43. 叶任高.临床肾脏病学[M].北京:人民卫生出版社，1997.
44. 吴阶平.吴阶平泌尿外科学[M].山东:山东科学技术出版社，2004.
45. 龚道元.临床基础检验学[M].北京:高等教育出版社，2007.
46. 陈灏珠.实用内科学[M].北京:人民卫生出版社，2009.
47. 娄彦亭，梁朝朝，张翼飞，等.尿α1 和β2-微球蛋白含量变化在草酸钙结石形成中的作用[J].中华泌尿外科杂志，2012，33(3):199-202.
48. 沈永坚，周少雄，黄泽棋，等.尿 mALB 和尿 NAG 酶的联合检测在肾结石中的临床价值[J].医学检验与临床，2011，21(6):38-39.
49. 彭又生，林绮平，李海涛，等.肾结石患者尿微量蛋白的变化及临床意义[J].国际检验医学杂志，2014，34(22):3086-3087.
50. Ilyas R, Chow K, Young JG. What is the best method to evaluate urine pH? A trial of three urinary pH measurement methods in a stone clinic [J]. J Endourol, 2015, 29(1):70-74.
51. McGuire BB, Bhanji Y, Sharma V, et al. Predicting Patients with Inadequate 24- or 48-Hour Urine Collections at Time of Metabolic Stone Evaluation [J]. J Endourol, 2014, 29(6):730-735.
52. 陈文彬.诊断学[M].第八版.北京:人民卫生出版社，2013.
53. 魏因.坎贝尔-沃尔什泌尿外科学[M].北京:北京大学医学出版社，2009.
54. Belostotsky R, Pitt JJ, Frishberg Y. Primary hyperoxaluria type III-a model for studying perturbations in glyoxylate metabolism [J]. J Mol Med (Berl), 2012, 90 (12): 1497-1504.
55. Vestergaard P. Primary hyperparathyroidism and nephrolithiasis [J]. Ann Endocrinol (Paris), 2015, 76 (2): 116-119.
56. Mehta TH, Goldfarb DS. Uric acid stones and hyperuricosuria [J]. Adv Chronic Kidney Dis, 2012, 19(6):413-418.
57. Ha YS, Tchey DU, Kang HW, et al. Phosphaturia as a promising predictor of recurrent stone formation in patients with urolithiasis [J]. Korean J Urol, 2010, 51 (1):54-59.
58. Saravakos P, Kokkinou V, Giannatos E. Cystinuria: current diagnosis and management [J]. Urology, 2014, 83 (4): 693-699.
59. Lambert EH, Asplin JR, Herrell SD, et al. Analysis of 24-hour urine parameters as it relates to age of onset of cystine stone formation [J]. J Endourol, 2010, 24 (7): 1179-1182.

60. Argade S, Chen T, Shaw T, et al. An evaluation of Tamm-Horsfall protein glycans in kidney stone formers using novel techniques [J]. Urolithiasis, 2015, 43(4): 303-312.
61. 王海燕. 肾脏病学[M]. 北京: 人民卫生出版社, 2008.
62. Tokumoto M, Fujiwara Y, Shimada A, et al. Cadmium toxicity is caused by accumulation of p53 through the down-regulation of Ube2d family genes in vitro and in vivo [J]. J Toxicol Sci, 2011, 36(2): 191-200.
63. Dua TK, Dewanjee S, Khanra R, et al. The effects of two common edible herbs, Ipomoea aquatica and Enhydra fluctuans, on cadmium-induced pathophysiology: a focus on oxidative defence and anti-apoptotic mechanism [J]. J Transl Med, 2015, 13(1): 245.
64. Praschberger M, Hermann M, Wanner J, et al. The uremic toxin indoxyl sulfate acts as a pro- or antioxidant on LDL oxidation [J]. Free Radic Res, 2014, 48(6): 641-648.
65. Coccini T, Barni S, Mustarelli P, et al. One-month persistence of inflammation and alteration of fibrotic marker and cytoskeletal proteins in rat kidney after Cd-doped silica nanoparticle instillation [J]. Toxicol Lett, 2015, 232(2): 449-457.
66. van Eijk LT, Heemskerk S, van der Pluijm RW, et al. The effect of iron loading and iron chelation on the innate immune response and subclinical organ injury during human endotoxemia: a randomized trial [J]. Haematologica, 2014, 99(3): 579-587.
67. Wang Y, Wu Y, Luo K, et al. The protective effects of selenium on cadmium-induced oxidative stress and apoptosis via mitochondria pathway in mice kidney [J]. Food Chem Toxicol, 2013, 58(6): 61-67.
68. Ding F, Li Y, Liu J, et al. Overendocytosis of gold nanoparticles increases autophagy and apoptosis in hypoxic human renal proximal tubular cells [J]. Int J Nanomedicine, 2014, 9(6): 4317-4330.
69. Han L, Zhou R, Kuang X, et al. Study on lead-induced activation of rat renal interstitial fibroblasts and the related mechanisms [J]. Toxicol Mech Methods, 2014, 24(9): 713-718.
70. 全国人大常委会法制工作委员会. 中华人民共和国职业病防治法[M]. 中华人民共和国全国人民代表大会常务委员会公报, 2012.
71. 匡兴亚. 职业病诊治导则[M]. 上海: 同济大学出版社, 2014.
72. Cárdenas A, Roels H, Bernard AM, et al. Markers of early renal changes induced by industrial pollutants. II. Application to workers exposed to lead [J]. Br J Ind Med, 1993, 50(1): 28-36.
73. Zhou Y, Vaidya VS, Brown RP, et al. Comparison of kidney injury molecule-1 and other nephrotoxicity biomarkers in urine and kidney following acute exposure to gentamicin, mercury, and chromium [J]. Toxicol Sci, 2008, 101(1): 159-170.
74. 卫生部食品安全综合协调与卫生监督局, 中国疾病预防控制中心职业卫生与中毒控制所. 职业中毒[M]. 北京: 化学工业出版社, 2010.
75. Johri N, Jacquillet G, Unwin R. Heavy metal poisoning: the effects of cadmium on the kidney [J]. Biometals, 2010, 23(5): 783-792.
76. 申云帅, 胡建安. 镉、铅、汞、砷和铬致肾损伤机制的研究进展[J]. 中国药理学与毒理学杂志, 2013, 27(4): 766-768.
77. Yang H, Shu Y. Cadmium transporters in the kidney and cadmium-induced nephrotoxicity [J]. Int J Mol Sci, 2015, 16(1): 1484-1494.
78. Kaewnate Y, Niyomtam S, Tangvarasittichai O, et al. Association of elevated urinary cadmium with urinary stone, hypercalciuria and renal tubular dysfunction in the population of cadmium-contaminated area [J]. Bull Environ Contam Toxicol, 2012, 89(6): 1120-1124.
79. Vaidya VS, Ramirez V, Ichimura T, et al. Urinary kidney injury molecule-1: a sensitive quantitative biomarker for early detection of kidney tubular injury [J]. Am J Physiol Renal Physiol, 2006, 290(2): F517-529.
80. Parikh CR, Abraham E, Ancukiewicz M, et al. Urine IL-18 is an early diagnostic marker for acute kidney injury and predicts mortality in the intensive care unit [J]. J Am Soc Nephrol, 2005, 16(10): 3046-3052.
81. Washburn KK, Zappitelli M, Arikan AA, et al. Urinary interleukin-18 is an acute kidney injury biomarker in critically ill children [J]. Nephrol Dial Transplant, 2008, 23(2): 566-572.
82. Liu Y, Guo W, Zhang J, et al. Urinary interleukin 18 for detection of acute kidney injury: a meta-analysis [J]. Am J Kidney Dis, 2013, 62(6): 1058-1067.
83. Horio M, Imai E, Yasuda Y, et al. Modification of the CKD epidemiology collaboration (CKD-EPI) equation for Japanese: accuracy and use for population estimates [J]. Am J Kidney Dis, 2010, 56(1): 32-38.
84. Jeong TD, Lee W, Chun S, et al. Comparison of the MDRD study and CKD-EPI equations for the estimation of the glomerular filtration rate in the Korean general population: the fifth Korea National Health and Nutrition Examination Survey (KNHANES V-1), 2010 [J]. Kidney Blood Press Res, 2013, 37(4-5): 443-450.
85. 苏超, 张桂霞, 王瑞峰, 等. CKD-EPI 方程估算中国慢性肾脏病患者肾小球滤过率的适用性评价[J]. 中华疾病控制杂志, 2013, 17(7): 621-624.
86. Bökenkamp A, Domanetzki M, Zinck R, et al. Cystatin C

serum concentrations underestimate glomerular filtration rate in renal transplant recipients [J]. Clin Chem, 1999, 45(10): 1866-1868.

87. Okazaki M, Oikawa T, Sugaya T. The biomarker for CKD: urinary L-FABP - from molecular function to clinical significance [J]. Nihon Yakurigaku Zasshi, 2015, 146(1): 27-32.

88. Musiał K, Bargenda A, Zwolińska D. Urine survivin, E-cadherin and matrix metalloproteinases as novel biomarkers in children with chronic kidney disease [J]. Biomarkers, 2015, 20(3): 177-182.

第十章

遗传代谢病与尿液检验

遗传代谢病[1]（inherited metabolic diseases，IMD），又称先天性代谢缺陷疾病（inborn errors of metabolism，IEM），是由于维持机体正常代谢所必需的酶、受体、载体及膜泵生物合成发生遗传缺陷引起的一类疾病，这些酶、受体、载体及膜泵由多肽和（或）蛋白组成，基因突变引起酶、受体、载体及膜泵功能缺陷，人体正常的生理功能发生紊乱或异常，严重的出现病理生理变化甚至死亡。IEM多数为常染色体隐性遗传病，少数为常染色体显性遗传或性染色体连锁伴性遗传及线粒体遗传等。

自1908年Garrod提出IEM概念以来，迄今发现的疾病已有上千种，随着诊断技术的增加和进步，疾病种类数量还在增加。IEM虽单一病种发生率较低，但群体患病率高。遗传代谢病的种类繁多，根据异常代谢物的分子大小，可将IEM分为小分子病（如氨基酸病、有机酸代谢异常）和细胞器病（如脂类代谢病、黏多糖病）。涉及各种生化物质在体内的合成、代谢、转运和储存等方面的先天缺陷，氨基酸、有机酸代谢异常引起的疾病发病急骤、病程可间歇反复、缺乏体检和病理学检查特征、特效治疗效果显著；而细胞器病多逐渐发病、呈进行性加重、常有相对特异的体检或病理学改变、对一般治疗反应差。

遗传代谢病的病变常累及全身多个器官，临床表现错综复杂，缺乏典型的症状和体征，临床诊断十分困难。所有细胞、组织、器官和机体的生存与功能维持必须依靠不断进行的物质代谢过程，这种过程的每一步骤必须有相应的酶或膜转运参与。酶缺陷导致代谢途径流向改变和（或）合成途径的反馈调节紊乱，代谢产物发生缺失或过多，中间产物堆积，或转变为毒性代谢物，结果导致血液、尿液和组织中的代谢产物水平异常，出现急性、间歇性或慢性多系统多器官功能异常和障碍等临床表现。因此，研究机体的代谢产物并找出相互之间的变化联系，观察代谢途径发生的变化，有助于理解疾病导致的病变过程及发病机制，辅助疾病诊断。人体生化指标异常往往会在临床症状出现前表现，或发病期间出现剧烈变化，包括血液，尿液，甚至脑脊液等性状发生的变化更敏感，在早期就可以提供非常重要的线索。尿液的物理和化学性状对生化代谢变化比较敏感，可以在临床症状出现之前被目测或借助仪器检验发现异常，常规的代谢检测方法灵敏度和特异度通常有限，但随着研究手段和技术的发展，尤其色谱分离和质谱技术的融合应用和推广，代谢组学日益受到关注和重视，液相色谱，气相色谱质谱联用，液相色谱质谱联用等技术已经在临床检测中得到广泛应用，目前血氨基酸和肉碱串联质谱筛查和尿液有机酸气相色谱质谱检测已成为遗传代谢疾病筛查和诊断最常用的两种手段。近来，核磁共振（nuclear magnetic resonance，NMR）技术被重新认识应用于代谢组学研究[2]，通过代谢组图谱同时反映代谢网络中成百上千个代谢物的波动，掌握不同的代谢途径之间的联系并协助建立疾病的代谢谱模型。随着人类疾病病种不断的被认识和增加，国际国内对于遗传代谢疾病的诊断指南及共识也在不断更新[3-7]。遗传代谢病发病机制复杂，受饮食，药物及个体差异等因素影响，对遗传代谢疾病的诊断往往需要通过多种技术联合应用，包括血液/尿液代谢产物分析（串联质谱技术/气相色谱质谱技术/氨基酸分析），血液/尿液常规生化分析，酶活性分析，甚至分子生物学诊断技术，结合临床病史仔细鉴别确诊。单纯的尿液检验往往不能起到直接诊断的作用，但是由于尿液生化检验极其敏感和特异，往往可以在第一时间提供临床参考，协助对遗传代谢病的诊治，是遗传代谢病的诊治利器之一[8]。

第一节 遗传代谢病的尿液检查

遗传代谢病的诊断有赖于各项实验室检查，尿液的检验可以根据临床特点和病史，依据不同代谢疾病的特异性生化变化特点，选择特殊尿液检验，为疾病的诊断提供确诊依据[4]。

一、常规理化检查

许多遗传代谢疾病检测中心不再常规使用一些简单的尿液测试，但对于基层单位的实验室来说，开展这些检测非常重要，尽管这些测试是非特异性的检验，但阳性结果可以提示指导下一步特异性的检验。如根据尿液的颜色、气味或简单的氧化还原反应可以对尿液中出现的特异性化合物做一些初步的判断，通过观察尿液颜色和闻气味，可以为临床提供一定的参考。下表收集了部分可能引起尿液颜色、气味改变等的特异性化合物或因素，有些代谢产物从尿液中大量排出，会使尿液呈现特殊的颜色和气味。如尿蓝母使尿呈蓝色，而尿黑酸呈蓝-棕色，卟啉则呈红色。有些化合物的存在会导致产生特殊的气味，苯丙酮尿症的霉臭气味是由尿、汗等排出苯乙酸引起，枫糖尿症的枫糖气味是由于支链 α-酮酸引起，异戊酸血症的汗脚气味是由异戊酸引起。

1. 颜色

见表 3-10-1。

2. 气味

见表 3-10-2。

表 3-10-1 尿液颜色和遗传性代谢性疾病

颜色	化合物	异常及来源
蓝色	尿蓝母	蓝尿布综合征，Hartnup 病
蓝-棕	尿黑酸	尿黑酸尿症
棕色	高铁血红蛋白	肌红蛋白尿症
红-棕色	血红蛋白/高铁血红蛋白	血红蛋白尿症
红色	红细胞	血尿
红色	卟啉	卟啉病
红色	吡唑酮	药物
红色	酚酞	化学品
淡红色	尿酸盐	生理性的，高尿酸尿症
红色	甜菜	营养性
黄色	核黄素	维生素

表 3-10-2 尿液气味和遗传性代谢性疾病

气味	化合物	异常及来源
霉臭味，鼠尿味	苯乙酸	苯丙酮尿症
咖喱味	2-酮异戊酸	枫糖尿症
枫糖浆味或焦糖味	2-酮己酸、2-酮-3-甲基戊酸	枫糖尿症
汗脚味	异戊酸	异戊酸尿症；3-羟-3-甲基戊二酸尿症；多种酰基辅酶 A 脱氢酶缺乏症（戊二酸尿症Ⅱ型）
猫尿味	3-羟基异戊酸	3-甲基巴豆酰甘氨酸尿症；多重羧化酶缺陷
卷心菜样味	2-羟基丁酸	蛋氨酸吸收不良；酪氨酸血症Ⅰ型
陈腐黄油味	2-酮-4-甲基丁酸	酪氨酸血症Ⅰ型
酸味	甲基丙二酸	甲基丙二酸血症
硫磺味	硫化氢	胱氨酸尿症
鱼腥恶臭味	三甲胺	鱼臭症

3. 尿三氯化铁试验

尿三氯化铁试验是通过在尿液中加入三氯化铁，让三氯化铁与尿液中的酮酸产生化合反应并呈现特定的颜色，以此判断酮酸的类型及可能的原因，主要用于检测尿液中的酮酸。如苯丙酮酸与三氯化铁反应可以生成蓝绿色的化合物。常见尿三氯化铁实验结果如表 3-10-3。

4. 尿还原物质试验

尿液还原物质试验是检测尿液中还原物质的方法，通过与尿液中的各种还原物质反应产生不同的颜色来提示尿液中可能存在哪些异常化合物。常见的尿液还原物质实验结果如表 3-10-4。

5. 二硝基苯肼试验（dinitrophenylhydrazine，DNPH）和尿酮体检测（acetest）

二硝基苯肼与 α-酮酸发生反应可以形成沉淀（肼），酮体试纸可检出酮体，见表 3-10-5。

6. 硝基普鲁士试验

硝基普鲁士试剂可以跟含硫的酸反应生成粉红色至紫色的化合物，通过这个原理可以提示不同的含硫化合物代谢产物可能，见表 3-10-6。

表 3-10-3　尿三氯化铁试验和遗传性代谢性疾病

颜色	化合物	异常及来源
蓝绿色	苯丙酮酸 咪唑丙酮酸 儿茶酚胺 磺脲酸	苯丙酮尿症 组氨酸血症 嗜铬细胞瘤 焦谷氨酸尿症
一过性的蓝绿色	尿黑酸	黑酸尿症
绿灰色	支链酮酸	枫糖尿症
绿色	对-羟基苯丙酮酸	酪氨酸血症Ⅰ型及Ⅱ型
灰黑色	黑色素	黑素瘤
深绿色	胆红素	高结合胆红素尿症
樱桃红色	乙酰乙酸	糖尿病酮症酸中毒；β-酮硫解酶缺乏症
紫红-棕色	2-酮丁酸	蛋氨酸吸收不良
紫色	酮体；水杨酸	β-酮硫解酶缺乏症

表 3-10-4　尿还原物质试验和遗传性代谢性疾病

尿液中的还原物	异常及来源
半乳糖	半乳糖血症；半乳糖激酶缺乏；继发于严重肝病的半乳糖不耐受
果糖	果糖不耐受；原发性果糖尿症
4-羟基苯丙酮酸	酪氨酸血症Ⅰ型及Ⅱ型
同型尿黑酸	黑酸尿症
木糖	戊醣尿症
葡萄糖	糖尿病；范可尼综合征
草酸	高草酸尿症
水杨酸盐	药物治疗
尿酸	高尿酸尿症
马尿酸	苯甲酸钠治疗
抗坏血酸	维生素过度摄入

表 3-10-5 尿 DNPH 试验、酮体检测和遗传性代谢性疾病

DNPH	酮体	阳性化合物	异常及来源
+	-	苯丙酮酸	苯丙酮尿症
+	-	2-酮异戊酸;2-酮异己酸;2-酮-3-甲基戊酸	枫糖尿症
+	-	咪唑丙酮酸	组氨酸血症
+	+	丙酮	β-酮硫解酶缺乏症
-	+	2-甲基乙酰乙酸	丙酸血症;β-酮硫解酶缺乏症
-	+	丁酮	甲基丙二酸血症
		乙酰乙酸盐	琥珀酰辅酶 A:3-酮酸辅酶 A 转移酶缺陷
+	-	4-羟基苯丙酮酸	肝病;酪氨酸血症Ⅰ型及Ⅱ型
+	-	2-酮丁酸	蛋氨酸吸收不良
+	+	丙酮酸	乳酸酸中毒

注:+代表试验阳性,-代表实验阴性

表 3-10-6 尿硝基普鲁士试验和遗传性代谢性疾病

化合物	异常及来源
胱氨酸	胱氨酸尿症;高精氨酸血症;全氨基酸尿症
3-巯基乳酸半胱氨酸二硫化物	3-巯基乳酸半胱氨酸二硫化物尿症
同型胱氨酸	同型胱氨酸尿症;$VitB_{12}$缺乏;钴胺素病 C,D,E,G;亚甲四氢叶酸还原酶缺乏;胱硫醚尿症(细菌性)
谷胱甘肽	谷胱甘肽尿症
酮体,高肌酐	脱水

二、尿液特殊检查

经简单的尿液检查提示有遗传代谢疾病或者有不明原因的代谢异常可能,需要考虑特殊的检查,包括尿有机酸检测,尿液氨基酸分析等。如遇到不明原因的肝大、黄疸,神经肌肉疾病,多系统进行性损害,发现家族中有确诊为遗传性代谢病患者或类似症状疾病患者,不明原因的脑病,特殊的尿液检查可以协助进一步揭示生化代谢异常的线索,起到疾病诊断的作用。已被临床应用的尿液特殊检查包括尿有机酸检测分析和尿液氨基酸分析等。

1. 有机酸气相色谱质谱联用检测分析

人体内的有机酸来源于碳水化合物,脂肪酸,氨基酸代谢以及饮食、药物等,可通过尿液、血浆、脑脊液甚至羊水等进行有机酸分析,以尿液最为常用。

2. 标本的采集和预处理

直接采集疑似患者的晨尿,也可以是随机尿,如果不立即检测,需要冷冻保存,-20℃条件下可保存一周,-80℃条件下可长期保存。如需要远程寄送,也可以用特定的富集滤纸吸附后阴凉干燥处理,适合远程运输。

3. 检测方法

(1)尿素酶预处理-气相色谱-质谱法(urease pretreatment-gas chromatography-mass spectrometry, UP-GC-MS):最早由日本学者 Matsumoto 等开发,能够对尿液中有机酸、氨基酸、单糖、多醇、嘌呤、嘧啶等多种成分同时进行分析,由于尿液只经尿素酶去尿素,不需要抽提,克服了传统的有机溶剂萃取法由于提取成分种类相对有限而导致可助诊的疾病种类相对有限的缺点,可协助诊断100余种遗传代谢疾病。方法以尿素酶去尿素,正十七酸为内标,加入无水乙醇后离心除蛋白,采用真空干燥机充分干燥,残余物在样品反应瓶中用 BSTFA/TMCS 进行三甲基硅烷基衍生处理,国内某些研究机构对该方法做了改良,增加了肟化处理,提高对酮酸类物质的检出,进一步扩展

了有机酸的检测种类。设备采用安捷伦的 Agilent5975C/7890A，气相色谱仪进样口的温度设置成 250℃，柱温箱起始温度 100℃，保留 4 分钟，然后以 4℃/分钟的速度升温至 280℃，保留 10 分钟后进入下一个运行循环。所得总离子流图和质谱图采用自动积分和峰面积定量，结合内标定量法由之前已经测定的多种有机酸标准品校正曲线计算含量。

（2）尿有机酸气相色谱质谱联用分析原理：气相色谱-质谱仪是利用气相色谱分离复杂基质物质的优势结合质谱的定性能力对尿液中的代谢有机酸进行分离定性和峰面积定量[2]。尿液处理后所得的有机酸硅烷化产物经过气相色谱进样口气化进入色谱柱分离。随着色谱柱温度的变化，化合物逐步分离。通过保留时间结合质谱图确定何种有机酸，随后峰面积定量。

（3）标本结果解释：峰面积定量结果是采用选择离子信号定量，借助已有的有机酸标准品的校正曲线进行定量。疑似有机酸代谢异常患者的尿液标本中特异性有机酸的浓度往往比健康人群尿液中的浓度要高出十倍甚至几十倍以上。除了检测方法准确性和特异性有要求，对检测标本及检测时机同样需要把握，由于遗传代谢疾病的病理生理过程存在个体差异，如果高度怀疑而初次检测未发现特异性改变，提示再次检测。曾有一例疑似异戊酸血症病例，经串联质谱筛查发现异戊酰基肉碱（以下简称 C5）指标特异性升高（检测值 3. 47μmol/L，高出参考区间近 7 倍），第一次送检尿液有机酸检测未发现特异性指标改变，由于串联质谱复查 C5 持续升高，要求再次送检，结果发现 3 羟基异戊酸及异戊酰甘氨酸等有机酸指标特异性地剧烈升高，见图 3-10-1，支持异戊酸血症的诊断。

（4）尿液有机酸在临床中的应用：人体尿液有机酸的组成是人体分解代谢情况的反映，检测尿有机酸的分布有助于评估人体代谢状况。有机酸主要来源于日常饮食或内源性氨基酸，碳水化合物，脂肪，糖和一些药物经正常代谢，肠胃正常菌群和酶的作用，产生的中间代谢物。正常的人体代谢过程在酶及细胞器，细胞和细胞腔隙间精确的以液体态进行着。这些代谢过程生成的能量或者代谢物，对于人的成长和发育必不可少。通常当在代谢过程中发生错误时，身体自动调节多种可选择代谢路径，以保证必需的中间代谢物的供给和其他过剩代谢物的再利用。于是当人体代谢错误阻断一条或多条代谢途径时，身体通过其他途径消耗中间物，这样就会出现不正常代谢物及代谢物浓度分布。

有三种主要的生化机理会导致新生儿代谢中的异常代谢物分布。首先是阻断前的正常代谢物会累积，如戊二酸为主的有机酸在戊二酸血症Ⅰ型中的大量排泄[11]，是正常人水平的 300 多倍，见图 3-10-2。其次是由于代谢途径被阻断，不能被消耗掉的其他途径生成的正常代谢物也会累积，如乳清酸和尿嘧啶在尿素循环缺陷症中的累积。最后，过剩的中间物往往通过其他非正常的途径进行代谢，总体表现为代谢异常。如在枫糖尿症中异亮氨酸的累积，甲基枸橼酸在丙酸尿症和丙二酸尿症中的累积。

通过检测尿中代谢中间物的排泄分布，用尿有机酸分析方法诊断人体代谢缺陷病。尿有机酸的成分及排出的量都提示人体生理代谢过程是否正常，发生异常即提示如先天性代谢异常疾病，营养状况失调，肠胃道吸收障碍，及肠胃道菌群作用异常。这些代谢异常轻者会影响到人体的正常生理功能，病患可能并发有生长及发育迟缓的现象，严重者会影响生理与心智发育，甚至会危及生命。各类代谢疾病尿液提示的有机酸异常[3]见表 3-10-7。

表 3-10-7 各类代谢疾病尿液中可能检出的特异性有机酸指标

代谢异常	特异性指标
酪氨酸血症Ⅰ型	琥珀酰丙酮
高胱氨酸尿症	甲基丙二酸
中链酰基辅酶 A 脱氢酶缺乏（MCAD）	中链二羧酸，酮体（低），己酰基甘氨酸，辛酰基甘氨酸，3-苯基丙酰基甘氨酸
极长链酰基辅酶 A 脱氢酶缺乏（VLCAD）	中长链二羧酸增高，低酮体

续表

代谢异常	特异性指标
短链酰基辅酶A脱氢酶缺乏(SCAD)	乙基丙二酸和甲基琥珀酸升高,酮体,丁酰甘氨酸可正常
中/短链3-羟酰基辅酶A脱氢酶缺乏	3-羟己二酸,3-羟癸二酸,3-羟辛二酸,3-羟戊二酸
β-酮硫解酶缺乏(T2)	2-甲基-3-羟基丁酸,甲基巴豆酰甘氨酸,乙酰乙酸,2-甲基乙酰乙酸,丁酮,3-羟基丁酸
3-羟-3-甲基戊二酰辅酶A裂解酶缺乏	3-羟-3-甲基戊二酸,3-甲基戊二酸,3-甲基戊烯二酸,3-羟基异戊酸
戊二酸血症Ⅰ型	戊二酸,3-羟基戊二酸
戊二酸血症Ⅱ型	戊二酸,2-羟基戊二酸,己二酸,癸二酸,辛二酸,乙基丙二酸,3-羟基异戊酸,异丁酸
生物素酶缺乏	3-羟基丙酸,3-羟基异戊酸,甲基巴豆酰甘氨酸,3-甲基巴豆酰甘氨酸,甲基柠檬酸
多种羧化酶缺乏	3-羟基丙酸,3-羟基异戊酸,甲基巴豆酰甘氨酸,3-甲基巴豆酰甘氨酸,甲基柠檬酸,乳酸
3-甲基巴豆酰辅酶A羧化酶缺乏	3-甲基巴豆酰甘氨酸,3-羟基异戊酸
丙酸血症	3-羟基丙酸,甲基巴豆酰甘氨酸,甲基柠檬酸
甲基丙二酸血症	甲基丙二酸,3-羟基丙酸,甲基巴豆酰甘氨酸,甲基柠檬酸
异戊酸血症	3-羟基异戊酸,异戊酰甘氨酸

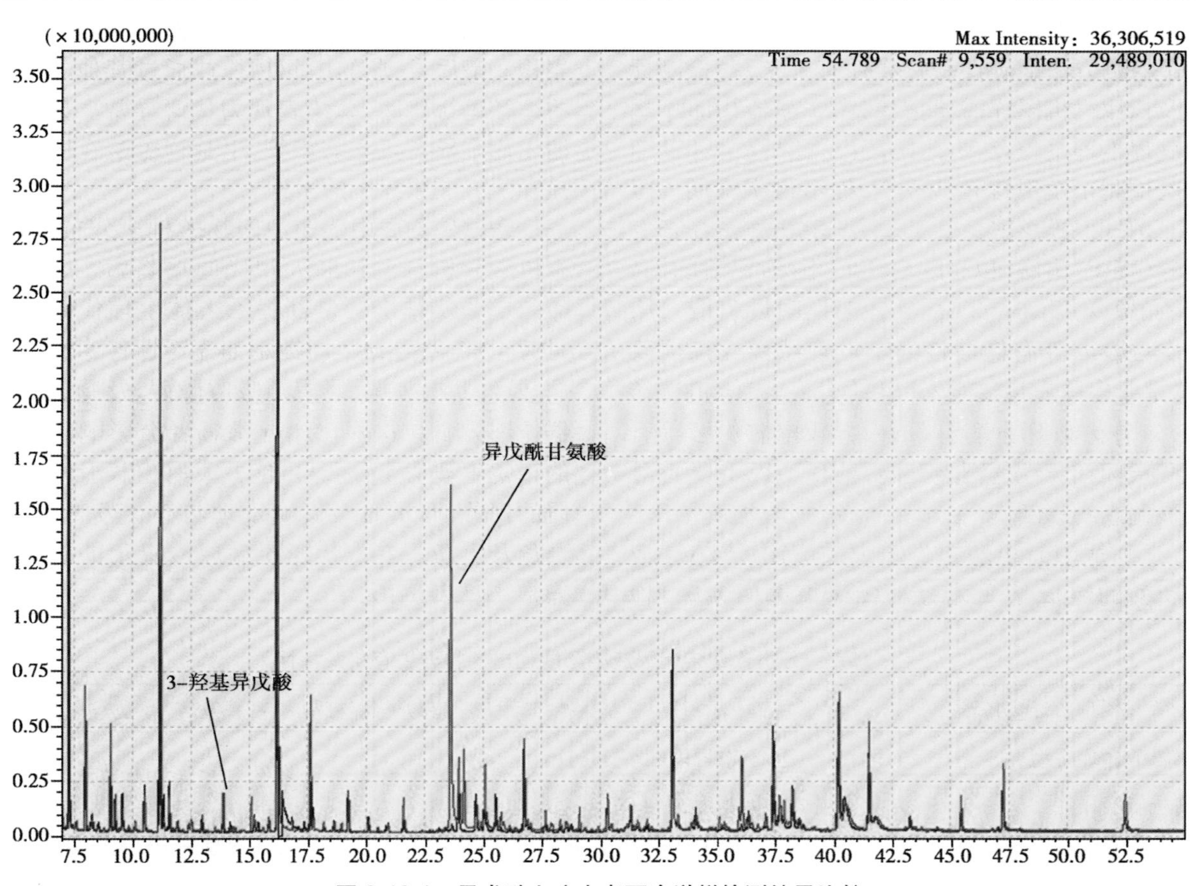

图 3-10-1 异戊酸血症患者两次送样检测结果比较

注:黑色为第1次送检标本,肌酐浓度2116μmol/L;红色为第2次送检标本,肌酐浓度3555μmol/L

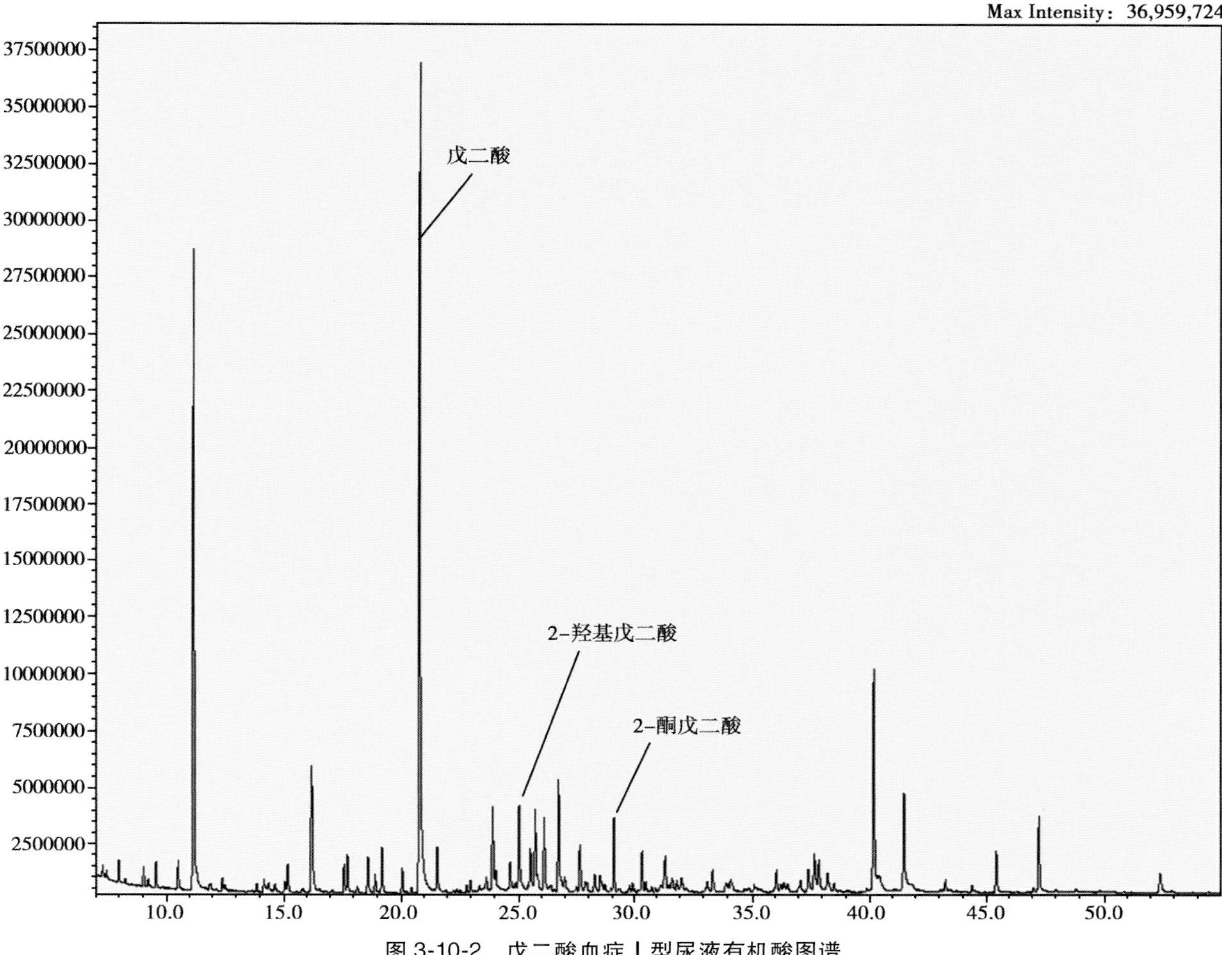

图 3-10-2　戊二酸血症Ⅰ型尿液有机酸图谱

尿液有机酸检测除了可以辅助诊断遗传代谢疾病，由于定量分析功能，也被应用于遗传代谢患者治疗的监测和评估，图 3-10-3 所示是 1 例甲基丙二酸患儿治疗干预前后 2 次的尿液有机酸图谱，患儿黄 XX，2013 年 8 月出生，9 月临床确诊是甲基丙二酸血症，合并同型半胱氨酸尿症，红色图谱表示的是 10 月份送检尿液有机酸图谱（治疗干预前），保留时间 14.9 分钟出的甲基丙二酸峰水平已达 285mmol/mol 肌酐，经药物干预治疗后 12 月复查，尿液有害的有机酸明显下降（黑色图谱表示），同样是 14.9 分钟出的甲基丙二酸峰水平降低至 26mmol/mol 肌酐，这无疑可以为临床治疗方案的改进提供参考和依据。

三、尿液氨基酸检测

1. 标本的采集和预处理

推荐采集 24 小时尿液，也可直接采集疑似患者的晨尿。如果不立即检测，需要冷冻保存，-20℃条件下最多可保存 2 个月，-80℃条件下可长期保存[7]。如需要远程寄送，也可以用特定的富集滤纸吸附后阴凉干燥处理，适合远程运输。

标本的处理：取尿液标本 5ml 加入 5%三氯乙酸溶液 5ml，5000rpm/min 离心 10min，取上清液 5ml 加入少量 10N 氢氧化锂调节 pH 为 2.2，进样 20μl。

2. 尿液氨基酸分析原理

使用阳离子交换色谱结合多种缓冲液梯度洗脱分离复杂基质中的氨基酸，利用茚三酮显色反应测定特定紫外吸收的氨基酸含量。单个标本通过全自动氨基酸分析仪检测运行需要 2.5 小时。

3. 标本结果解释

检测采用外标多点校正曲线定量法，可以检测至少 20 种氨基酸，包括缬氨酸，亮氨酸，异亮氨酸，甘氨酸，瓜氨酸，精氨酸等遗传疾病高度相关的氨基酸含量分布谱。标本的采集与储存、运输，年龄，生理变化，营养状态，疾病，药物与毒素等因素都会影响检测结果。对于多数氨基酸疾病的诊断，最好用清晨禁食血样。对于较小婴儿，应在下

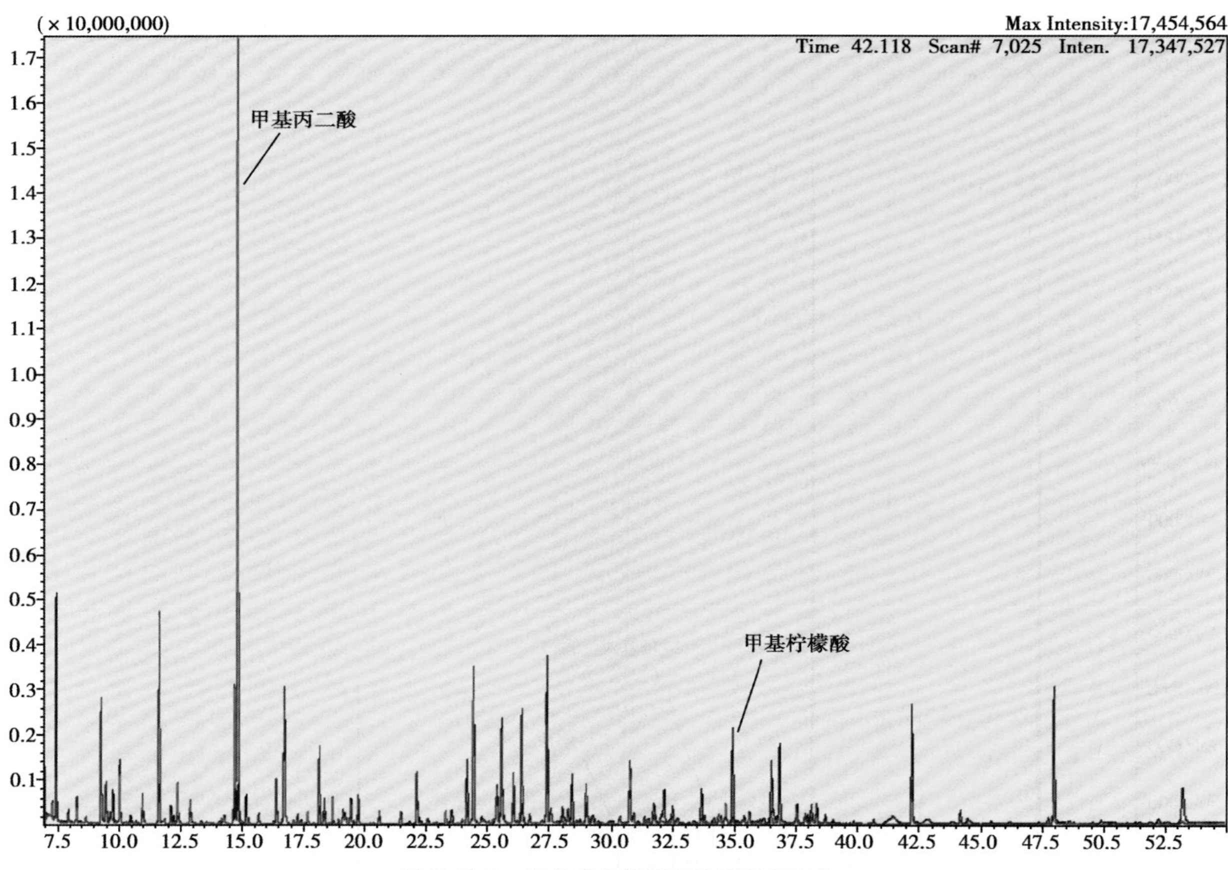

图 3-10-3 患儿治疗前后有机酸图谱变化

次喂养前立即采血。不适当的标本储存和处理会导致人为地改变氨基酸的含量。因此，在对标本结果解释时，要考虑这些因素，在检测环节中要做好相应的质量控制和管理。

4. 血、尿等氨基酸检测分析在临床中的应用

氨基酸是蛋白质的基本组成部分，是生命的基础，疾病与健康状况都与氨基酸有直接或间接的关联。氨基酸涉及代谢、肿瘤、免疫、心血管、神经系统、肾病、糖尿病、亚健康、老年病等各类疾病和人体生长发育、营养健康、肌肉骨骼生长、激素分泌、解毒功能的个个健康环节。当氨基酸代谢通路中的酶缺陷时，会发生氨基酸代谢疾病，导致人体中对应氨基酸的堆积，引起其在血和尿中的浓度变化，如苯丙酮尿症、枫糖尿症。目前氨基酸代谢障碍所引起的疾病已超过 400 多种。随着医学的发展，许多疾病如肝脏疾病，肾脏疾病，脑-神经系统某些疾病等均能引起不同体液中游离氨基酸的种类和浓度的改变，为此临床上迫切需要一种有效、全面的分析方法，检测不同生理体液中游离氨基酸的含量和变化情况，以便于疾病的诊断和治疗，也可作为各类人群营养补充的参考。氨基酸的变化往往跟不同的遗传代谢病息息相关[9,10]，表 3-10-8 整理了人体生理体液异常氨基酸可能的病因。

表 3-10-8 人体生理体液异常氨基酸可能的病因

标本类型	氨基酸变化	可能疾病
尿	中性氨基酸升高	Hartnup 病
血	丙氨酸升高	高血氨综合征，线粒体疾病，丙酮酸/乳酸疾病
血	精氨酸升高	高精氨酸血症
血	精氨酸降低	肌酸缺失，HHH 综合征，鸟氨酸氨转移酶缺失

续表

标本类型	氨基酸变化	可能疾病
尿	精氨酸升高	胱氨酸尿症，双碱基氨基酸尿症，赖氨酸尿性蛋白耐受不良
血，尿	精氨琥珀酸升高	精氨琥珀酸尿症（精氨琥珀酸裂解酶缺乏）
尿	天冬氨酸升高	二羧基氨基酸尿症
血	瓜氨酸升高	精氨琥珀酸尿症（精氨琥珀酸裂解酶缺乏），瓜氨酸血症，丙酮酸羧化酶缺失Ⅱ型
血	瓜氨酸降低	赖氨酸尿性蛋白耐受不良，NAGS、CPS 和 OTC，呼吸链疾病
血，尿	瓜氨酸升高	酵母丙氨酸尿症
尿	胱氨酸升高	胱氨酸尿症，高赖氨酸血症，高精氨酸血症，赖氨酸尿性蛋白耐受不良
血	胱氨酸降低	钼辅因子缺乏，亚硫酸盐氧化酶缺乏症
血，尿	胱硫醚升高	维生素 B_{12}障碍，胱硫醚酶缺失，胱硫醚酶 β-合成酶缺失，亚甲基四氢叶酸还原酶缺失
尿	谷氨酸升高	二羧基氨基酸尿症
血	谷氨酰胺降低	枫糖尿症
血，尿	谷氨酰胺升高	CPS&OTC 缺乏
脑脊液	谷氨酰胺升高	腺苷脱氨酶缺失
血，尿，脑脊液	谷氨酰胺升高	高血氨综合征
尿	甘氨酸升高	家族性肾亚氨基甘氨酸尿症，血脯氨酸过多症Ⅰ型和Ⅱ型
血，尿，脑脊液	甘氨酸升高	甲基丙二酸血症，非酮性高甘氨酸血症，丙酸血症，维生素 B_{12}障碍，D-甘油酸尿症
血，尿	同型胱氨酸升高	维生素 B_{12}障碍，胱硫醚 β-合成酶缺失，叶酸障碍
尿	同型胱氨酸升高	腺苷脱氨酶缺失
尿	羟脯氨酸升高	家族性肾亚氨基甘氨酸尿症，羟脯氨酸尿症，高脯氨酸血症Ⅰ型和Ⅱ型
血，尿	异亮氨酸升高	E3 硫辛酰胺脱氢酶缺失，枫糖尿症
血，尿	亮氨酸升高	E3 硫辛酰胺脱氢酶缺失，枫糖尿症
血，尿	组氨酸升高	组氨酸血症
血	赖氨酸升高	丙酮酸羧化酶缺失Ⅱ型
血	赖氨酸降低	肌酸缺失，HHH 综合征，鸟氨酸氨基转移酶缺失
尿	赖氨酸升高	瓜氨酸尿症，双碱基氨基酸尿症，赖氨酸尿性蛋白耐受不良
血，尿	赖氨酸升高	高赖氨酸血症，酵母氨酸尿症
血	蛋氨酸升高	高蛋氨酸血症
血	蛋氨酸降低	维生素 B_{12}障碍

续表

标本类型	氨基酸变化	可能疾病
血,尿	蛋氨酸升高	胱硫醚β-合成酶缺失
脑脊液	蛋氨酸降低	亚甲基四氢叶酸还原酶缺失
血	鸟氨酸升高	肌酸缺失,HHH综合征,鸟氨酸氨甲酰转移酶缺陷
尿	鸟氨酸升高	胱氨酸尿症,双碱基氨基酸尿症,高赖氨酸血症,赖氨酸尿性蛋白耐受不良
血	苯丙氨酸升高	遗传性酪氨酸血症Ⅰ型,新生儿暂时性酪氨酸血症
血,尿	苯丙氨酸升高	高苯丙氨酸血症,苯丙酮尿症,蝶呤疾病
血	脯氨酸升高	丙酮酸羧化酶缺失Ⅱ型
尿	脯氨酸升高	遗传性肾亚氨基甘氨酸尿症
血,尿	脯氨酸升高	高脯氨酸血症Ⅰ型和Ⅱ型
血,尿	肌氨酸升高	戊二酸血症Ⅱ型,线粒体疾病,肌氨酸血症
血	丝氨酸降低	胱硫醚β-合成酶缺失
血,脑脊液	丝氨酸降低	丝氨酸缺陷疾病
尿	牛磺酸升高	β-丙氨酸血症,钼辅因子缺失,亚硫酸盐氧化酶缺失
尿	色氨酸升高	色氨酸尿症
血	酪氨酸降低	苯丙酮尿症,蝶呤疾病
血,尿	酪氨酸升高	4-羟苯丙酮酸双加氧酶缺失(酪氨酸血症Ⅲ型),4-羟苯丙酮酸氧化酶缺失,延胡索酰乙酰乙酸酶缺失(酪氨酸血症Ⅰ型),新生儿暂时性酪氨酸血症,酪氨酸氨转移酶缺失(酪氨酸血症Ⅱ型)
血,尿	缬氨酸升高	E3硫辛酰胺脱氢酶缺失,高缬氨酸血症,枫糖尿症

注:HHH:高鸟氨酸-高血氨-高同型胱氨酸尿症;NAGS:N-乙酰谷氨酸合成酶缺陷;CPS:氨甲酰磷酸合成酶缺陷;OTC:和鸟氨酸氨甲酰转移酶缺陷

四、尿蝶呤谱分析

高苯丙氨酸血症主要是由于苯丙氨酸羟化酶缺乏引起,也可以是由于辅酶(四氢生物蝶呤)缺乏引起,血液生化表现不能严格区分,四氢生物蝶呤(tetrahydrobioptein,BH_4)是苯丙氨酸羟化酶、酪氨酸羟化酶和色氨酸羟化酶的辅酶,不仅参与苯丙氨酸的代谢,也参与了多巴、肾上腺素、5-羟色氨酸的合成。因此,BH_4 的缺乏不仅导致苯丙氨酸在体内蓄积,同时引起多巴、肾上腺素、5-羟色氨酸等生理活性物质缺乏,神经细胞髓鞘蛋白合成下降,机体免疫力下降。这类患者即使早期进行低苯丙氨酸饮食治疗,血中的苯丙氨酸浓度降至正常,神经系统的损害仍在加重。因此,早期进行鉴别确诊对临床治疗有重要的指导意义。目前鉴别的生化方法主要依赖尿液蝶呤谱分析。

1. 标本的采集和预处理

本检测试验标本可以是尿液或者尿滤纸片。建议采集疑似患者的晨尿或随机尿,以确保尿样真实反映自体代谢情况和一定的尿肌酐浓度。由于蝶呤类物质不稳定,在碱性环境中易降解,在酸性环境中相对稳定,采集后加入2mg/dl维生素C保存。

2. 尿液蝶呤谱分析原理

标本4℃条件下12000r/min的速率离心15分钟,上清液用碱中和后,取30μL直接进样。也可采用其他酸性氧化条件将尿液中的还原性四氢蝶呤等氧化为新蝶呤和生物蝶呤后,测定尿中新蝶呤和生物蝶呤的含量。

甲醇-水流动相体系（流速 0.4～0.7ml/min）下，采用反相 C18 柱吸附解吸尿中的新蝶呤和生物喋呤，在不同的保留时间出峰，然后用荧光检测器激发波长 360nm/发射波长 440nm 结合标准品实现定性和定量。

3. 标本结果解释

尿蝶呤分析采用高压液相色谱技术测定尿液中新蝶呤和生物蝶呤等的含量，用以鉴别各种不同酶缺陷引起的高苯丙氨酸血症。典型苯丙酮尿症患儿尿中蝶呤总排出量增高，新蝶呤与生物蝶呤比值正常。二氢蝶呤还原酶缺乏的患儿蝶呤总排出量增加，四氢生物蝶呤减少，6-丙酮酰四氢生物蝶呤合成酶缺乏的患儿则新蝶呤排出量增加，其与生物蝶呤的比值增高，鸟苷三磷酸环化水解酶缺乏的患儿其蝶呤总排出量减少。

第二节　常见遗传代谢病的发病机理及尿液生化特点

一、苯丙氨酸分解代谢异常

苯丙氨酸是人体的必需氨基酸之一，属于芳香族氨基酸，天然蛋白质中含有 4%～6%的苯丙氨酸，经食物摄取后，部分为机体蛋白合成所利用，其余部分在体内进行分解代谢，分解代谢主要是通过在肝脏中借助苯丙氨酸羟化酶（phenylalanine hydroxylase，PAH）系统来完成，苯丙氨酸的分解代谢第一步是在苯丙氨酸羟化酶的催化作用下生成酪氨酸，这个步骤不可逆，还需要有活性的 BH_4 辅助，BH_4 来源于 GTP（三磷酸鸟苷），三磷酸鸟苷通过环化水解、合成及还原三个步骤生成 BH_4，BH_4 与羟化酶协同作用用后转化成蝶呤 4α-甲醇胺（无活性），在蝶呤 4α-甲醇胺水解酶和二氢蝶呤还原酶两种酶的次序作用下生成 BH_4，完成再生。BH_4 同时也是酪氨酸羟化酶和色氨酸羟化酶的辅酶。PAH 或 BH_4 生成和再生过程相关的任何酶缺陷都会导致高苯丙氨酸血症，除此之外会发生酪氨酸，多巴，多巴胺，黑色素，儿茶酚胺以及 5-羟色胺等的缺乏，由于苯丙氨酸代谢生成酪氨酸发生障碍，苯丙氨酸在人体内会发生转氨生成苯丙酮酸（尿液中大量排泄的一种酮体，导致苯丙酮尿症），苯丙酮酸或还原为苯乳酸，或脱羧生成苯乙酸，后二者不能被进一步代谢，造成苯丙氨酸及其代谢产物大量积蓄在血液和组织中，并随尿排出，苯乙酸使尿呈特殊臭味，患者脑组织发育受阻，智力低下。结合血液苯丙氨酸及苯丙氨酸与酪氨酸（苯丙氨酸次级代谢物）比值特异性升高，血浆氨基酸检测发现苯丙氨酸特异性升高，以及尿液苯丙氨酸和蝶呤谱检测分析，既达到了明确诊断的目的，又进一步明确了分型，尿液的检测起了非常重要的作用。苯丙氨酸分解代谢异常各型的尿液生化特点见表 3-10-9。

表 3-10-9　苯丙氨酸分解代谢异常各型的尿液生化特点

缺陷类型	生化实验	新生儿	婴儿	儿童	青少年	成人
苯丙氨酸羟化酶缺乏	气味（尿液或体味）	±	+	+	+	+
	$FeCl_3$	+	+	+	+	+
	尿液苯丙氨酸	↑	↑	↑	↑	↑
	尿液苯丙酮酸	-↑	↑	↑	↑	↑
三磷酸鸟苷环化水解酶 1 缺乏	尿蝶呤试验	新蝶呤↓；生物蝶呤↓	新蝶呤↓；生物蝶呤↓	新蝶呤↓；生物蝶呤↓	/	/
6-丙酮酰四氢生物蝶呤合成酶缺乏	尿蝶呤试验	新蝶呤↑；生物蝶呤↓↓	新蝶呤↑；生物蝶呤↓↓	新蝶呤↑；生物蝶呤↓↓	新蝶呤↑；生物蝶呤↓↓	/
二氢蝶呤还原酶缺乏	尿蝶呤试验	新蝶呤正常；生物蝶呤↑	新蝶呤正常；生物蝶呤↑	新蝶呤正常；生物蝶呤↑	新蝶呤正常；生物蝶呤↑	/
蝶呤-4α-甲醇胺脱水酶缺乏	尿新蝶呤试验	新蝶呤↑；原生蝶呤↑	新蝶呤↑；原生蝶呤↑	新蝶呤↑；原生蝶呤↑	新蝶呤↑；原生蝶呤↑	/

注：±：可有可无；+：存在或试验阳性；-↑：正常至升高；↑：升高；↓：下降；↓↓：明显下降

二、酪氨酸分解代谢异常

人体内的酪氨酸有两种来源，一是通过食物摄取获得，二是经苯丙氨酸羟化后生成。酪氨酸既是生糖氨基酸，也是生酮氨基酸，分解代谢主要是在肝脏细胞液中进行，形成富马酸和乙酰乙酸。除供给用于合成蛋白质，还是多巴胺、去甲肾上腺素、肾上腺素、甲状腺素和黑色素等物质的前体。多余的酪氨酸经过5种酶的先后作用降解分解为二氧化碳和水。其代谢途径中各步骤酶的缺陷可导致多种临床表现不同的疾病。

1. 酪氨酸血症Ⅰ型

又称肝肾型酪氨酸血症，属常染色体隐性遗传，是由于肝、肾组织缺乏延胡索酰乙酰乙酸水解酶（fumarylacetoacetate hydrolase，FAH）引起，FAH的编码基因位于15q23～q25，含有14个外显子，长约30Kb～50Kb。酶缺乏时导致体内马来酰乙酰乙酸、延胡索酰乙酰乙酸以及它们的旁路代谢途径生成的琥珀酰乙酰和琥珀酰丙酮发生累积，后两者与蛋白质的巯基结合可能是造成肝、肾功能损伤的主要原因。FAH缺陷时还使酪氨酸代谢途径中的4-羟基苯丙酮酸二氧化酶（4-hydroxy phenyl pyruvate dioxidase，4-HPPD）活力降低，造成血中酪氨酸增高和尿中排出大量对-羟基苯丙酮酸及其衍生物，发生这种情况的机制尚不清楚。患儿体内异常累积的琥珀酰丙酮还具有强力抑制5-氨基酮戊酸脱水酶（ALA dehydrase）活性的作用，影响到卟啉的合成代谢，可使患儿尿中大量排出5-氨基酮戊酸（并出现间隙性卟啉病的临床症状。这类患儿肝细胞和红细胞中5-氨基酮戊酸脱水酶的活性明显减低；累积的琥珀酰丙酮还影响细胞生长、免疫功能和肾小管转运功能。患者往往早期血液酪氨酸升高并不明显，而琥珀酰丙酮无论是在血液还是尿液中均特异性的升高，可以作为疾病诊断的重要证据。

2. 酪氨酸血症Ⅱ型

又称眼、皮肤型酪氨酸血症，属常染色体隐性遗传，是由位于16q22.1～q22.3的酪氨酸氨基转移酶（tyrosineaminotransferase，TAT）编码基因突变所造成酪氨酸转氨酶缺乏引起，TAT仅在肝细胞浆中表达，酶缺陷时酪氨酸在体内大量蓄积，因酪氨酸溶解度很低，在角膜上皮细胞中形成结晶体，导致细胞中溶酶体受损，细胞功能障碍，产生炎症反应。在上皮细胞中则破坏细胞的微结构，甚为罕见，主要表现为眼、皮肤和神经系统异常，故又称为眼、皮肤型酪氨酸血症；因Riehner及Hanhart在1938和1947年首先分别报导，故又称Richner-Hanhart综合征。患儿血浆酪氨酸水平显著增高，可达370～3300μmol/L（正常小儿参考区间为19～119μmoL/L）；尿中酪氨酸代谢产物4-羟基苯丙酮酸（4-hydroxy phenyl pyruvic acid，4-HPPA）4HPPD、4-羟基苯乳酸、4-羟基苯乙酸等的排出大量增加，这是因为血循环中大量酪氨酸累积会促使细胞线粒体中的天冬氨酸氨基转移酶活力亢进，将酪氨酸转化为pHPP所致。根据患儿临床表现和上述血、尿中氨基酸和有机酸检测，诊断即可成立，通常不必进行肝细胞中TAT的活性检查。

3. 酪氨酸血症Ⅲ型

Ⅲ型比较罕见，由位于12q24-qter的4HPPD编码基因发生突变，4-羟基苯丙酮酸二氧化酶缺乏引起，未见眼和皮肤损害的相关报导，可能会引起一定程度的智力障碍。患儿血浆酪氨酸水平增高不如Ⅱ型明显，尿液有机酸检测可发现4-HPPA、4-羟基苯乳酸、4-羟基苯乙酸等。

三、支链氨基酸分解代谢异常

亮氨酸、异亮氨酸和缬氨酸一起，被称为是支链中性氨基酸。支链氨基酸是人体必需氨基酸，由食物摄入后，或被结合成组织蛋白质，或被线粒体降解。支链氨基酸的降解需要一系列酶的参与：首先是通过细胞质膜上的运输系统将支链氨基酸转运到细胞内，由支链氨基酸转移酶将亮氨酸、异亮氨酸和缬氨酸分别转化为各自的α-酮酸，即α-酮异己酸（α-ketoisocaproate，KIC）、α-酮-β-甲基戊酸（α-keto β-methyl valerate，KMV）和α-酮异戊酸（ketoisovaleric acid，KIV），这些酮酸统称为支链酮酸（branched chain keto acid，BCKA），这一过程是可逆的；BCKA由线粒体膜上的运输系统转移入线粒体，经线粒体中的支链酮酸脱氢酶复合体分别转化为异戊酸辅酶A、α-甲基丁酰辅酶A和异丁酰辅酶A；然后由各自的酰基辅酶A脱氢酶，即异戊酸辅酶A脱氢酶、α-甲基丁酰辅酶A脱氢酶进一步催化降解。经过以上三个基本一致的转氨、脱羧和脱氢作用，这三种氨基酸的中间产物进入各自的代谢途径进一步降解。亮氨酸的终末产物是乙酰辅酶A和乙酰乙酸，属生酮氨基酸，亮氨酸分解代谢异常可引起各类缺陷，各类缺陷尿液生化见表3-10-10。

表 3-10-10 亮氨酸分解代谢异常各型的尿液生化特点

缺陷类型	生化实验	新生儿	婴儿	儿童	青少年	成人
枫糖尿症	支链酮酸	↑↑-↑↑↑	↑↑-↑↑↑	↑↑-↑↑↑	↑↑-↑↑↑	↑↑-↑↑↑
异戊酸尿症	异戊酰甘氨酸	↑↑↑	↑↑↑	↑↑↑	↑↑↑	↑↑↑
3-甲基巴豆酰辅酶A羧化酶缺陷	3-羟基异戊酸、3-甲基巴豆酰甘氨酸	↑-↑↑↑	↑-↑↑↑	↑-↑↑↑	↑-↑↑↑	↑-↑↑↑
3-甲基戊烯二酸尿症	3-甲基戊烯二酸、3-甲基戊二酸	↑-↑↑↑	↑-↑↑↑	↑-↑↑↑	↑-↑↑↑	↑-↑↑↑
3-羟-3-甲基戊二酸尿症	3-羟基异戊烯二酸、3-甲基戊烯二酸、3-甲基戊烯酸、3-羟-3-甲基戊二酸	↑-↑↑↑	↑-↑↑↑	↑-↑↑↑	↑-↑↑↑	↑-↑↑↑
	3-甲基巴豆酰甘氨酸、二羧酸(戊二酸、癸二酸、辛二酸)	n-↑	n-↑	n-↑	n-↑	n-↑

注:发生各类缺陷时,相对应的生化实验各特异性物质出现异常:n-↑代表正常或升高,↑↑-↑↑↑代表明显升高至剧烈升高,↑-↑↑↑代表升高至剧烈升高

异亮氨酸和缬氨酸的代谢异常可以导致以下几类完全不同的疾病。

1. 生物素酶缺乏

生物素酶缺乏时,不能将生物胞素分解为生物素和赖氨酸,引起生物素缺乏,导致多重羧化酶活性不足或缺失,尤其线粒体酶,丙酰辅酶A羧化酶,3-甲基巴豆酰辅酶A羧化酶和丙酮酸羧化酶。临床表现可以是经典的有机酸血症,血液中3-羟基异戊酰基肉碱特异性升高,尿液有机酸检测可发现3-羟基丙酸,3-羟基异戊酸,甲基巴豆酰甘氨酸,3-甲基巴豆酰甘氨酸,甲基柠檬酸等有机酸特异性排出,早期出现酮症酸中毒可危及生命。发病初期仅表现皮肤、毛发或神经系统症状,有些患者会表现为布兰特氏综合征,有些患者存在免疫缺陷。迟发型患者通常会出现痉挛性双瘫或视神经和听觉神经萎缩。

2. 全羧化酶合成酶缺乏

全羧化酶合成酶缺乏是在婴儿期较常见,会导致所有羧化酶缺乏,血尿生化表现同生物素酶缺乏类似,还会出现乳酸酸中毒表现,如果不及时处理会危及生命,但早期发现和诊断,辅以生物素治疗,效果很好,所有的疾病表现均可消失。

3. 丙酰辅酶A羧化酶缺乏

丙酸血症是由于丙酰辅酶A羧化酶缺乏引起,急性发作是由于大量酮尿引起,氨基酸分析可在血浆和尿中发现大量的甘氨酸,血中丙酰基肉碱特异性升高,最终诊断需要尿有机酸分析发现甲基柠檬酸和3-羟基丙酸等确诊。

4. β-酮硫解酶缺乏

β-酮硫解酶缺乏常伴随反复呕吐、酮症及酸中毒,有些患者有低血糖,有些患者被发现血或尿中甘氨酸升高,主要的代谢产物是2-甲基-3-羟基丁酸,2-甲基丙酮酸和甲基巴豆酰甘氨酸,这些物质在给予异亮氨酸负荷试验后会在尿中大量增加,根本的缺陷在于2-甲基丙酮酰辅酶A硫解酶的活性缺乏。基因定位于人染色体11q22.3~q23.1。

5. 甲基丙二酸半醛脱氢酶缺乏

甲基丙二酸半醛脱氢酶缺乏有一例描述,患者是一男孩,因为在日常筛查中发现蛋氨酸高(浓度>1000μM)引起关注,到4岁时指标又正常,缬氨酸负荷试验后发现3-羟基异丁酸在尿中排泄增加。通过成纤维细胞培养发现缬氨酸和β-丙氨酸的分解代谢存在缺陷。3-羟基异丁酸尿症(甲基丙二酸半醛脱氢酶活性正常)是缬氨酸代谢异常引起的另一种疾病,即使无症状时也会有3-羟基异丁酸从尿中排出。

6. 甲基丙二酸血症

甲基丙二酸血症是支链氨基酸代谢异常的另一组疾病,主要由于甲基丙二酸辅酶A变位酶缺陷引起,又可细分为变位酶酶蛋白缺乏,辅酶合成缺陷或钴胺代谢缺陷。前者对维生素B_{12}不敏感,而后者用维生素B_{12}治疗有效。尿有机酸分析发现有大量的甲基丙二酸。

异亮氨酸及缬氨酸分解代谢异常各种缺陷引起的尿液生化特点见表3-10-11。

表 3-10-11 异亮氨酸及缬氨酸分解代谢异常各型的尿液生化特点

缺陷类型	生化实验	新生儿	婴儿	儿童	青少年	成人
生物素酶缺乏	乳酸	↑	↑	↑	↑	↑
	3-羟基异戊酸、3-甲基巴豆酰甘氨酸、3-羟基丙酸、甲基柠檬酸	n-↑	n-↑	n-↑	n-↑	↑
全羧化酶合成酶缺陷	乳酸	↑	↑	↑	↑	↑
	3-羟基异戊酸	↑	↑	↑	↑	↑
	3-甲基巴豆酰甘氨酸、3-羟基丙酸、甲基柠檬酸	n-↑	n-↑	n-↑	n-↑	n-↑
丙酸血症	乳酸、3-羟基丙酸、甲基柠檬酸、丙酰甘氨酸	↑	↑	↑	↑	↑
	乳酸	n-↑	n-↑	n-↑	n-↑	n-↑
β-酮硫解酶缺乏	2-甲基-3-羟基丁酸、甲基巴豆酰甘氨酸、2-甲基乙酰乙酸	↑	↑	↑	↑	↑
3-羟基异丁酸尿症(甲基丙二酸半醛脱氢酶缺乏)	3-羟基异丁酸、3-羟基丙酸、2-乙羟基丙酸	↑	↑	↑	/	/
	蛋氨酸、3-氨基异丁酸、β-丙氨酸	↑	↑	↑	/	/
3-羟基异丁酸尿症(甲基丙二酸半醛脱氢酶正常)	乳酸、3-羟基异丁酸、2-乙基-3-羟基丙酸	↑	↑	↑	↑	↑
	β-丙氨酸	↓	↓	↓	↓	↓
2-甲基-3-羟基丁酰辅酶A脱氢酶缺乏	甲基巴豆酰甘氨酸、2-甲基-3-羟基丁酸	↑	↑	/	/	/
甲基丙二酸血症	甲基丙二酸、3-羟基丙酸、甲基柠檬酸	↑	↑	↑	↑	↑
	乳酸	n-↑	n-↑	n-↑	n-↑	n-↑
甲基丙二酸合并同型半胱氨酸尿症 cblC 型 &cblD 型	甲基丙二酸	↑	↑	↑	↑	↑
	3-羟基丙酸、甲基柠檬酸	n-↑	n-↑	n-↑	n-↑	n-↑
	总同型半胱氨酸	↑	↑	↑	↑	↑
3-羟基异丁酰辅酶A脱酰基酶缺乏	S-2-羧丙基半胱氨酸、S-2-羧丙基胱氨酸	↑	↑	/	/	/
2-甲基丁酰辅酶A脱氢酶缺乏	2-甲基丁酰甘氨酸	↑	↑	↑	/	/

注:发生各类缺陷时,相对应的生化实验各特异性物质出现异常:n-↑代表正常或升高,↑代表升高,↓代表下降,/代表无相关数据

四、含硫氨基酸分解代谢异常

含硫氨基酸包括蛋氨酸、半胱氨酸和胱氨酸三种,蛋氨酸是必需氨基酸,蛋氨酸经分解代谢可转变为半胱氨酸和胱氨酸,后两者也可以互变,但不能逆变成蛋氨酸。如含硫氨基酸分解与合成代谢图 3-10-4 所示,蛋氨酸贡献其 S-甲基用于参与多种转甲基的反应生成多种含甲基的生物活性物质,在腺苷转移酶催化下与 ATP 反应生成 S-腺苷蛋氨酸(S-adenosglmethiomine,SAM),SAM 也称活性甲基,是体内最主要的甲基供体。在不同甲基转移酶(methyltransferase)的催化作用下将甲基转移给各种甲基受体形成各种甲基化合物,如甜菜碱、肉毒碱、肾上腺素、胆碱、肌酸等。SAM 提供出甲基后生成 S-腺苷同型半胱氨酸(S-adenosylhomocystine,SAH),SAH 经水解再释放出腺苷变

为同型半胱氨酸(homocystine,HCys)。同型半胱氨酸可以接受5-甲基四氢叶酸提供的甲基再生成蛋氨酸,形成一个循环过程,称为蛋氨酸循环(methionine cycle),该循环的生理意义在于通过5-甲基四氢叶酸将其他非必需氨基酸转换成蛋氨酸,从而起到了稳定蛋氨酸水平的作用。虽然通过蛋氨酸循环可再生蛋氨酸,但体内不能自身合成同型半胱氨酸,只能由蛋氨酸转变而来,必须由食物供给。5-甲基四氢叶酸同型半胱氨酸甲基转移酶的辅酶是甲基 B_{12},维生素 B_{12} 缺乏会引起蛋氨酸循环受阻,临床上可以见到维生素 B_{12} 缺乏引起的巨幼细胞性贫血。由于维生素 B_{12} 缺乏,引起甲基 B_{12} 缺乏,使甲基转移酶活性低下,甲基转移反应受阻导致叶酸以5-甲基四氢叶酸形式在体内堆积。由于叶酸大量消耗,以叶酸作辅酶的相关酶活力降低,影响了嘌呤碱和胸腺嘧啶的合成,势必影响核酸的合成,引起巨幼细胞性贫血。同型半胱氨酸还可在胱硫醚合成酶(cystathiorinesynthase)催化下与丝氨酸缩合生成胱硫醚(cystathionine),再经胱硫醚酶催化水解生成半胱氨酸,α-酮丁酸和氨。α-酮丁酸转变为琥珀酸单酰 CoA,通过三羧酸循环,可以生成葡萄糖。半胱氨酸含巯基(-SH),胱氨酸含有二硫键(S-S),二者可通过氧化还原而互变。胱氨酸不参与蛋白质的合成,蛋白质中的胱氨酸由半胱氨酸残基氧化脱氢而来。在蛋白质分子中两个半胱氨酸残基间所形成的二硫键对维持蛋白质分子构象起重要作用。而蛋白分子中半胱氨酸的巯基是许多蛋白质或酶的活性基团。人体中半胱氨酸主要通过两条途径降解为丙酮酸。一是加双氧酶催化的直接氧化途径,或称半胱亚磺酸途径,另一是通过转氨的3-巯基丙酮酸途径。含硫氨基酸经分解代谢可生成 H_2S,H_2S 氧化成为硫酸。半胱氨酸巯基亦可先氧化生成亚磺基,然后再生成硫酸。其中一部分以无机盐形式从尿中排出,一部分经活化生成3′磷酸腺苷-5′-磷酸硫酸(3′-phosphoadenosine-5′-phosphosulfate,PAPS),即活性硫酸根。PAPS 的性质活泼,在肝脏的生物转化中有重要作用。例如类固醇激素可与 PAPS 结合成硫酸酯而被灭活,一些外源性酚类亦可形成硫酸酯而增加其溶解性以利于从尿于排出。此外,PAPS 也可参与硫酸角质素及硫酸软骨素等分子中硫酸化氨基多糖的合成。

含硫氨基酸分解代谢各途径相关酶缺陷导致的尿液生化改变见表3-10-12。

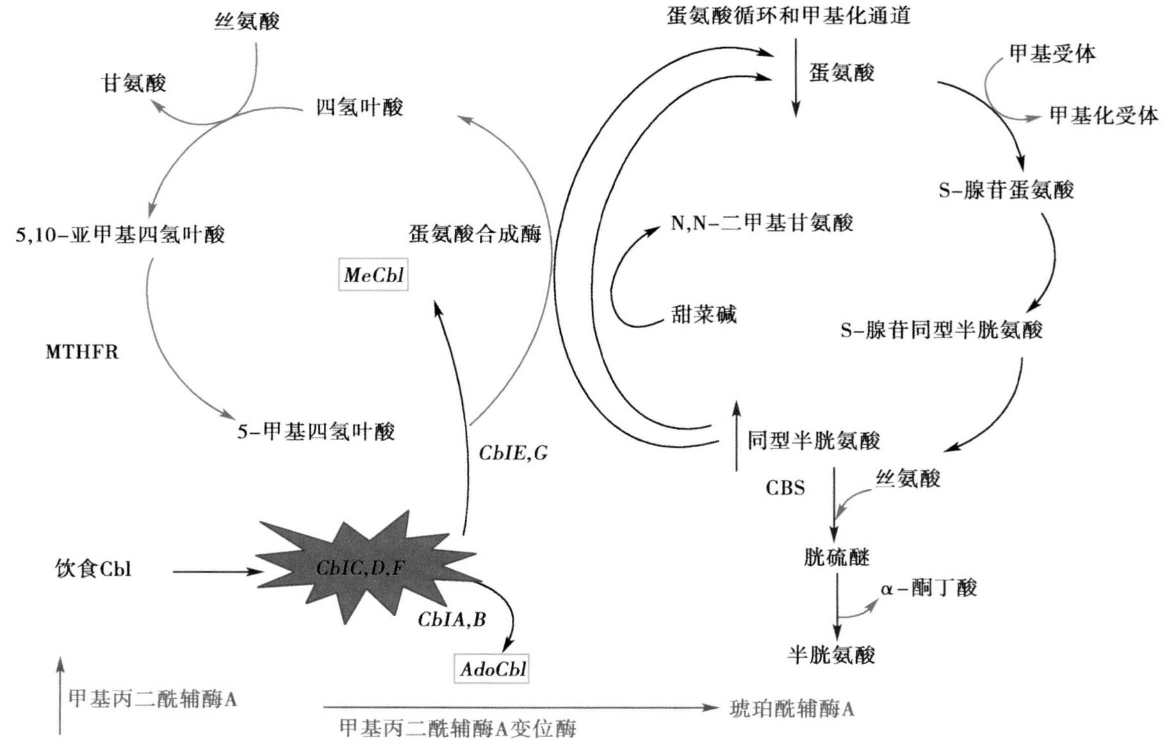

图3-10-4 含硫氨基酸分解与合成代谢图

注:MeCbl:甲基钴胺素;cblA、B:腺苷钴胺素合成需要的A、B两种蛋白;cblC、D、F:甲基钴胺素与腺苷钴胺素合成需要的C、D、F三种蛋白;cblE、G:甲基钴胺素合成需要的E、G两种蛋白;CBS:β-胱硫醚合成酶

表 3-10-12 含硫氨基酸分解代谢各型的尿液生化特点

缺陷类型	生化实验	婴儿	儿童	成人
蛋氨酸腺苷转移酶缺陷	尿液蛋氨酸	/	↑	↑
胱硫醚合成酶缺陷	同型半胱氨酸、半胱氨酸	/	↑	↑
	硝基普鲁士试验	/	+	+
胱硫醚分解酶缺陷	胱硫醚	/	↑	↑
亚硫酸盐氧化酶缺陷	亚硫酸盐测试	+	+	/
	硫-磺酸半胱氨酸	↑	↑	/
	牛磺酸	↑	↑	/
	硫酸盐	↑	↑	/
	硫代硫酸盐	↑	↑	/
钼辅酶缺乏	亚硫酸盐测试	+	+	/
	尿酸	↓	↓	/
	硫-磺酸半胱氨酸	↑	↑	/
	牛磺酸	↑	↑	/
	硫酸盐	↓	↓	/
	硫代硫酸盐	↑	↑	/
	黄嘌呤	↑	↑	/
	次黄嘌呤	↑	↑	/
四氢叶酸还原酶缺陷	硝基普鲁士试验	/	+	+
	同型半胱氨酸	/	↑	↑
	胱硫醚	/	n-↑	n-↑
蛋氨酸合成酶缺陷（蛋氨酸合成	同型半胱氨酸	/	↑	↑
酶还原酶缺陷）	亚胺甲基谷氨酸	/	n-↑	n-↑
甲基丙二酰辅酶A变位酶合并	甲基丙二酸	/	↑	↑
蛋氨酸合成酶缺陷	同型半胱氨酸	/	↑	↑

注：发生各类缺陷时，相对应的生化实验各特异性物质出现异常：n-↑代表正常或升高，↑代表升高，↓代表下降，+代表试验阳性，/代表无相关数据

五、卟啉代谢异常

卟啉是血红蛋白、肌红蛋白、细胞色素和一些酶的辅助成分。在人体分布上，血红蛋白和肌红蛋白中的卟啉占其总量的95%以上，但是酶类，尤其是肝脏内细胞色素P450中的卟啉，参与代谢药物和许多其他外源的和内源的化学品，已日益受到重视。卟啉症为严重的卟啉合成障碍的通称，包括各种不同的先天和后天的血红素合成缺陷。这种代谢障碍导致卟啉、卟啉原及其前体的合成增加，于是卟啉在组织中蓄积，表现其毒性作用和排出异常。潜伏性卟啉症可有生化异常而无症状。但在氯喹和灰黄霉素等药物的影响下，常可诱发相关症状。

原发性卟啉症是由遗传性酶缺陷所引起。这些缺陷有些是由于酶活性丧失，有些是由于调节功能发生障碍。下面就各型卟啉异常逐一介绍。

1. 先天性红细胞生成性卟啉症

由尿卟啉原Ⅲ同合成酶的活性降低所致。该

酶可由幼红细胞、红细胞逸出至血浆中，并可被骨质或齿质吸附，或于尿液、粪便中排出。故患者的牙齿可呈褐色，尿液呈红色。血浆中可检测到游离卟啉，而成红细胞和红细胞用紫外光照射时，亦有红色荧光。其蓄积于皮肤中者足以引起光敏作用，使皮肤在光照部位发生水疱，疱液在紫外光下亦有荧光。故临床上以皮肤的变化和血液学体征为特点，有红尿、光敏、脾肿大和溶血性贫血等症状。

2. 红细胞生成性原卟啉症

由亚铁螯合酶活性降低所致。因为实验中只有超声处理的幼红细胞表现酶活性降低，因此有该结构基因突变的结果是形成了不稳定的酶。由于此酶活性降低，其底物原卟啉不能被利用而积聚起来。红细胞前体和肝脏中的原卟啉生成均可增加。由于其原卟啉主要来自肝脏，所以尿液中排出的卟啉并不多，而红细胞、血浆、粪便中的原卟啉增高。粪卟啉和尿卟啉也可少量增加。此病以其红细胞中原卟啉增多而与先天性红细胞生成性卟啉症相区别，并且由血浆中原卟啉水平的高低，可表现出全部症状，也可呈隐性。

3. 急性间歇性卟啉症

由尿卟啉原Ⅰ合成酶活性降低所致。因此卟啉前体、卟胆原和5-氨基酮戊酸(5-aminolevulinic acid，ALA)积聚，并从尿液中大量排出，因此患者无光敏性皮炎，临床多表现为腹痛、便秘和多发性神经炎。此病的发病年龄在15~40岁，患者红细胞中的ALA合成酶的活性增高，即使在疾病的缓解期，其尿液中的卟啉前体也增高。

4. 变异型卟啉症

既有皮肤光敏症状，又有腹痛和神经症状，如同急性间歇性卟啉症。患者的尿液中排出大量粪卟啉Ⅲ。粪便中卟啉总量大增，其中原卟啉多于粪卟啉。急性发作时有黄疸和腹绞痛以及运动神经麻痹的症状。此时粪便中的卟啉排出减少，尿液中的卟啉排出增多。急性间歇性卟啉症的鉴别主要依赖于粪便中原卟啉和粪卟啉的增加。

5. 遗传性粪卟啉症

由粪卟啉原氧化酶的缺陷所造成。肝内粪卟啉Ⅲ堆积，并使ALA合成酶的活性增高，因此胆色素原(porphobilinogen，PBG)和ALA也增多。患者平时表现粪便中粪卟啉和PX增多，尿液中PBG和ALA可增加，在急性发作时，粪便中粪卟啉大增，尿卟啉亦增多。尿液中则除粪卟啉大增外，可出现光敏作用以及腹痛和神经精神症状。患者的红细胞是正常的，任何年龄均可发病，肝中ALA合成酶活性增高。

6. 迟发性皮肤卟啉症

为卟啉代谢障碍的常见病，任何年龄均可发病。由肝损伤及尿卟啉原脱羧酶缺陷。故患者肝内尿卟啉原蓄积，于尿液中大量排出尿卟啉。临床表现方面有红尿、皮肤光敏作用、肝脾肿大、多毛和色素沉着等。

各类型卟啉病常见的尿液生化改变见表3-10-13。

表 3-10-13　各类卟啉病的尿液生化特点

卟啉症	生化缺陷	尿液
红细胞生成性卟啉症		
-先天性红细胞生成性卟啉症	同合成酶	尿卟啉Ⅰ，粪卟啉
-红细胞生成性原卟啉症	亚铁螯合酶	—
肝性卟啉症		
-急性间歇性卟啉症	尿卟啉原Ⅰ合成酶	ALA，PBG，尿卟啉，粪卟啉
-变异型卟啉症	亚铁螯合酶	粪卟啉，尿卟啉(急)，ALA(急)，PBG(急)
-遗传性粪卟啉症	粪卟啉原氧化酶	粪卟啉，尿卟啉(急)，ALA(急)，PBG(急)
-迟发性皮肤卟啉症	尿卟啉原Ⅲ脱羧酶	尿卟啉Ⅲ，粪卟啉

注：ALA：5-氨基酮戊酸；PBG：胆色素原

六、嘌呤和嘧啶代谢异常

嘌呤和嘧啶是生物(包括人类)在核酸代谢中所必需的杂环含氮化合物[11,12]。嘌呤、嘧啶与核糖及磷酸盐结合形成RNA;嘌呤、嘧啶与去氧核糖及磷酸盐结合产生DNA。DNA是组成基因的主要化学成分,对基因的传递即遗传功能起重要作用;RNA的主要作用为调节细胞内蛋白质的合成。嘌呤代谢的最终产物主要为尿酸,与临床有关的嘌呤类有腺嘌呤及鸟嘌呤,重要的嘧啶有胸腺嘧啶、胞嘧啶和尿嘧啶。在嘌呤及嘧啶代谢中必须有各种酶参与才能使代谢过程按正常步骤进行,缺乏其中任何一种酶均可出现相应的嘌呤和嘧啶代谢障碍(purine and pyrimidine metabolic disorder),以致出现临床特异性症状,如乳清酸尿症、黄嘌呤尿症及Lesch-Nyhan综合征。到目前为止,已经发现了超过30种先天遗传代谢缺陷与嘌呤和嘧啶代谢相关。嘌呤和嘧啶代谢的遗传性疾病,有多种临床表现,包括贫血、免疫缺陷、肾结石、癫痫、精神发育迟缓、自闭症、发育迟缓和药物的严重不良反应。高尿酸血症伴部分磷酸核糖转移酶缺陷;女性智能迟缓、自身突变及高尿酸血症综合征;2,8-去经腺嘌呤尿症及去氨酶缺陷等,在儿童少见。

人体内的嘌呤碱基主要通过人体细胞自行合成,食物来源的嘌呤只占极小的比例。在人体内嘌呤的合成有两种途径,即从头合成途径和补救合成途径。从头合成途径生成嘌呤的量占多数,是主要途径。人体内嘌呤的合成以合成嘌呤核苷酸的方式进行,并非先合成单一的嘌呤碱基,再与磷酸核糖连接。核苷酸在体内的分解代谢过程类似食物中核苷酸的消化吸收过程,即细胞外的核苷酸首先在细胞表面脱去磷酸基,生成核苷,通过特异的转运方式被细胞摄取进入细胞内,再进一步代谢。在人体,嘌呤核苷酸代谢的主要部位是肝脏、小肠和肾脏。

1. 嘌呤分解代谢

嘌呤代谢一般先由核糖与磷酸合成5-磷酸核糖(5-PR),5-PR与三磷酸腺苷作用,生成1-焦磷酸-5-磷酸核糖(phosphoribosyl pyrophosphate, PRPP),PRPP与谷氨酰胺作用,在磷酸核糖焦磷酸酰胺转移酶(图3-10-5)的催化下生成1-氨基-5-磷酸核糖(PRA),然后在一系列酶的催化下生成次黄嘌呤核苷酸(inosine 5′-monophosphate, IMP),IMP不是核酸分子的成分,但能进而生成一磷酸腺苷(AMP)和一磷酸鸟嘌苷(GMP)。IMP分解即产生次黄嘌呤、黄嘌呤及尿酸。次黄嘌呤核苷和鸟苷在嘌呤核苷磷酸酶的催化下,分别转化成次黄嘌呤和鸟嘌呤。鸟嘌呤在鸟嘌呤脱氨酶的催化下生成黄嘌呤,次黄嘌呤在黄嘌呤氧化酶催化下也转变成黄嘌呤。黄嘌呤在黄嘌呤氧化酶催化下进一步被氧化成尿酸,尿酸在尿酸酶催化下生成尿囊素,尿囊素在尿囊素酶催化下生成尿囊酸,尿囊酸在尿囊酸酶催化下生成尿素,尿素最后在尿毒酶催化下最终被彻底分解为二氧化碳和水。研究表明,核苷酸的分解代谢方式具有明显的多样性,不同生物体或者同一生物体的不同组织中,其分解代谢的具体途径可以不同。例如,AMP一般是水解生成腺苷再继续分解,但在肝脏则可以在腺苷脱氨酶催化下生成次黄嘌呤核苷酸后再分解。体内嘌呤碱的合成一开始即沿着合成核苷酸的途径进行,其前体为简单物质-氨基酸、二氧化碳、来自四氢叶酸的甲酰基等。先天性或获得性酶缺陷,心血管、肾脏疾病或中毒所致的某种嘌呤碱生成过多或过少或核酸分解过多,表现血中尿酸过多或过少、痛风及神经症状等。

PRPP形成PRA的反应是合成代谢的一个关键,PRPP酰胺转移酶是嘌呤合成速度的限制酶,它受IMP、AMP、GMP的反馈抑制,若IMP、AMP、GMP不足,对嘌呤合成的负反馈作用就会减弱。合成嘌呤核苷酸的底物PRPP和/或谷氨酰胺增多,均使嘌呤合成加速,分解产物尿酸也增多。

嘌呤代谢还有另一重要步骤,即嘌呤的回收合成途径。核苷酸分解产生的嘌呤碱可以重新回收利用。如图3-10-5所示,腺嘌呤与PRPP在腺嘌呤磷酸核糖转移酶(adenine phosphoribosyl transferase, APRT)作用下,可以合成AMP。次黄嘌呤、鸟嘌呤和PRPP在次黄嘌呤鸟嘌呤磷酸核糖转移酶(hypoxanthine-guanine phosphoribosyl transferase, HGPRT)的作用下,可以分别回收合成IMP、GMP。这样也可以控制尿酸的产生。这些酶缺乏时,就会失去这种控制,产生大量尿酸,嘌呤代谢紊乱的临床表现可以表现为血尿酸过多、血尿酸过低等。

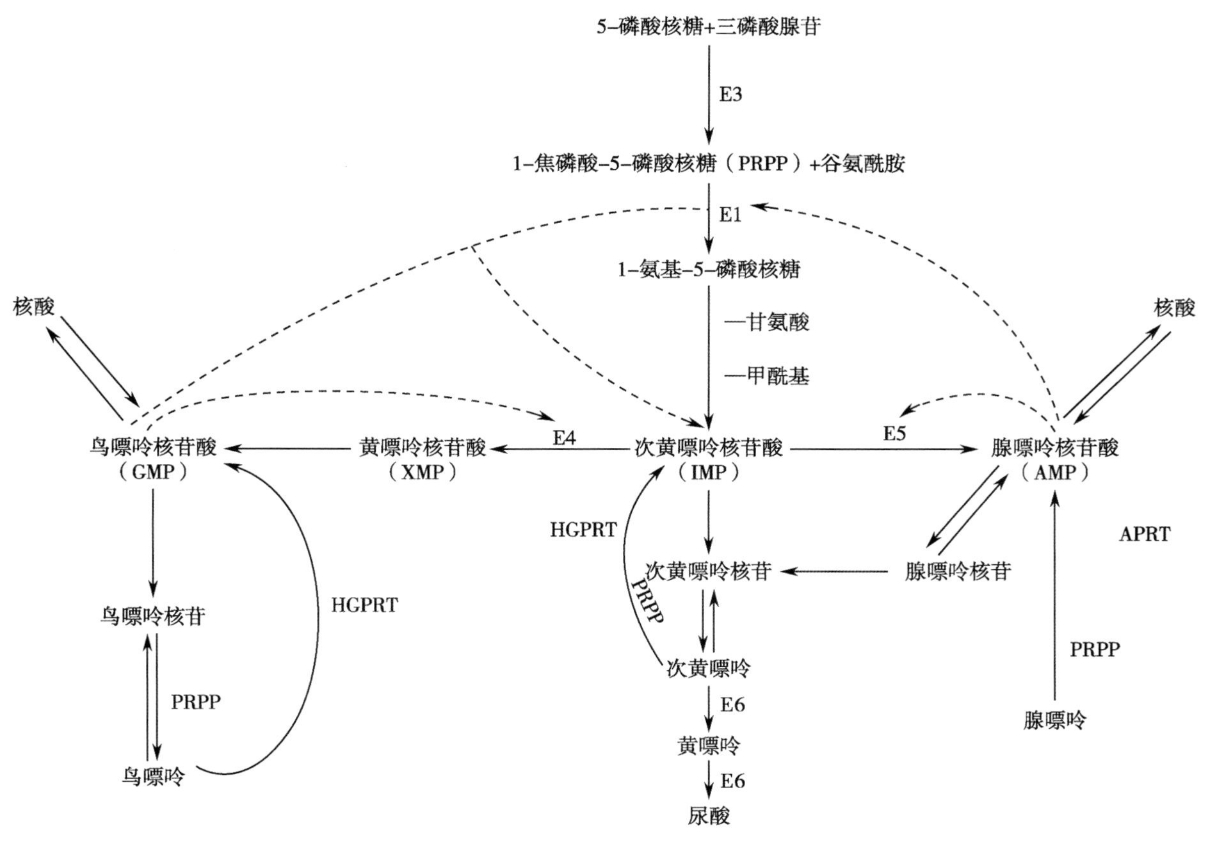

图 3-10-5　嘌呤代谢图

注：E1：磷酸核糖焦磷酸酰胺转移酶；E3：磷酸戊糖焦磷酸激酶；E4：鸟苷酸还原酶；E5：腺苷酸脱氢酶；E6：黄嘌呤氧化酶；HGPRT：次黄嘌呤-鸟嘌呤磷酸核糖转移酶；APRT：腺嘌呤磷酸核糖转移酶

2. 嘧啶核苷酸的分解代谢

嘧啶核苷酸的分解代谢是先去除磷酸和核糖生成嘧啶碱，嘧啶碱在肝内降解。降解产物易溶于水，这点与嘌呤碱不同，嘌呤碱的代谢产物尿酸仅微溶于水。嘧啶环中的脲基碳以二氧化碳形式借助呼吸排出，并产生β-丙氨酸（有生理意义，为鹅肌肽、肌肽及泛酸的成分）及β-氨基异丁酸（经代谢进入三羧酸循环）。嘧啶分解代谢异常导致的尿液生化特异性改变见表 3-10-14。一些先天及后天因素可致嘧啶合成途径中某些环节的障碍，表现为体内乳清酸积聚过多，尿中排出亦多。

表 3-10-14　嘧啶分解代谢异常各型的尿液生化特点

缺陷类型	生化实验	婴儿	儿童	成人
次黄嘌呤磷酸核糖转移酶（HPRT）缺陷	尿酸	↑↑	↑↑	⁄
	次黄嘌呤	↑	↑	↑
葡萄糖-6-磷酸酶（EC3.1.3.9）缺乏	尿酸	↑	↑	↑
腺嘌呤磷酸核糖转移酶缺陷	腺嘌呤测定	↑	↑	↑
	2,8-二羟基腺嘌呤测定	↑	↑	↑
次黄嘌呤鸟嘌呤磷酸核糖转移酶	尿酸	↑	↑	↑
黄嘌呤氧化酶缺乏	黄嘌呤	↑	↑	⁄
	次黄嘌呤	↑	↑	⁄
	尿酸	↓	↓	↓
嘌呤核苷酸磷酸化酶缺乏	黄嘌呤	↓	↓	↓

续表

缺陷类型	生化实验	婴儿	儿童	成人
	次黄嘌呤	↓	↓	↓
	嘌呤核苷	↑	↑	
钼辅酶缺乏	尿酸	↓	↓	⁄
	黄嘌呤	↑	↑	⁄
	次黄嘌呤	↑	↑	⁄
二氢嘧啶脱氢酶缺陷	二氢尿嘧啶/尿嘧啶比值	↓	↓	↓
	尿嘧啶	↑	↑	⁄
	胸腺嘧啶	↑	↑	⁄
二氢嘧啶水解酶缺陷	二氢尿嘧啶	↑	↑	⁄
	二氢胸腺嘧啶	↑	↑	⁄
	尿嘧啶	↑	↑	⁄
	胸腺嘧啶	↑	↑	⁄
脲基丙酸酶	尿中脲基(N-氨基甲酰基)氨基酸	↑	↑	↑

注:发生各类缺陷时,相对应的生化实验各特异性物质出现异常:↑代表水平升高,↑↑代表水平明显升高,↓代表水平下降,⁄代表无相关数据

遗传性乳清酸尿症患者体内乳清酸磷酸核糖转移酶及乳清酸核苷酸脱羧酶都缺乏或活性降低。乳清酸磷酸核糖转移酶催化乳清酸转变为乳清酸核苷酸,而乳清酸核苷酸脱羧酶又催化乳清酸核苷酸转变为尿嘧啶核苷酸。两种酶有异常则尿嘧啶核苷酸的合成被阻断,失去最终产物对合成代谢的抑制作用,于是乳清酸便过度产生,尿中乳清酸排出增多,临床表现为遗传性乳清酸尿症。本病多见于近亲婚配所生的婴儿,出生5个月即发病,表现为低色素巨细胞性贫血,身体发育和智力发育障碍,用铁剂及叶酸、维生素B治疗无效,用尿嘧啶核苷酸治疗后,病情可以缓解。

七、肌酸分解代谢异常

肌酸(creatine)主要在肝脏和胰腺中合成,如肌酸合成与分解代谢图3-10-6所示,精氨酸和甘氨酸在精氨酸-甘氨酸脒基转移酶(arginine-glycine amidinotransferase,AGAT)催化作用下生成胍基乙酸(guanidine acetic acid,GAA)和鸟氨酸,胍基乙酸和S-腺苷甲硫氨酸在胍基乙酸N-甲基转移酶(guanidinoacetate N methyltransferase,GAMT)的催化作用下生成肌酸和S-腺苷高半胱氨酸。肌酸通过有活性的跨膜肌酸转运体(creatine transporter,CRTR)到达肌肉和脑。然后,在细胞的肌酸/磷酸肌酸池中被利用,并且与磷酸激酶、ATP/ADP共同构成了高能磷酸缓冲系统。

正常人排泄肌酸约为2g/d,由120g肌酸和磷酸肌酸池产生的。肌酸和磷酸肌酸代谢为肌酐后排出人体,通常内源性合成约占体内肌酸储量的一半。肌酐主要通过尿排泄,每日排泄量与体内肌酸总量呈正比。

肌酸代谢异常根据代谢途径不同分为两大类:肌酸合成障碍包括GAMT缺乏和AGAT缺乏。由于肌酸合成受损,引起细胞内(如脑)肌酸、磷酸肌酸耗竭和细胞外(如尿、血浆、脑脊液)肌酸、肌酐耗竭。CRTR缺乏患者由于细胞的CRTR缺陷,引起细胞内肌酸和磷酸肌酸(如脑)耗竭,而细胞外肌酐浓度低(如尿)、肌酸浓度正常或升高。实验室对这些疾病的诊断依赖于血浆和尿液中肌酸和胍乙酸的测定。肌酸代谢异常各型尿液的生化改变见表3-10-15。遗传性GAMT缺乏为显性遗传,*GAMT*基因位于常染色体19p13.3,约5kb,含5个外显子。AGAT缺乏是常染色体显性遗传。神经系统的CRTR功能障碍是一种X-连锁遗传病,运载体由X染色体上一个基因(*SLC6A8*)编码,定位于Xq28,引起继发性肌酸代谢异常。这个基因的突变也在X相关智力迟钝的患者中发现。生物化学变化在初发病例中表现为尿肌酸/肌酐的比值升高。

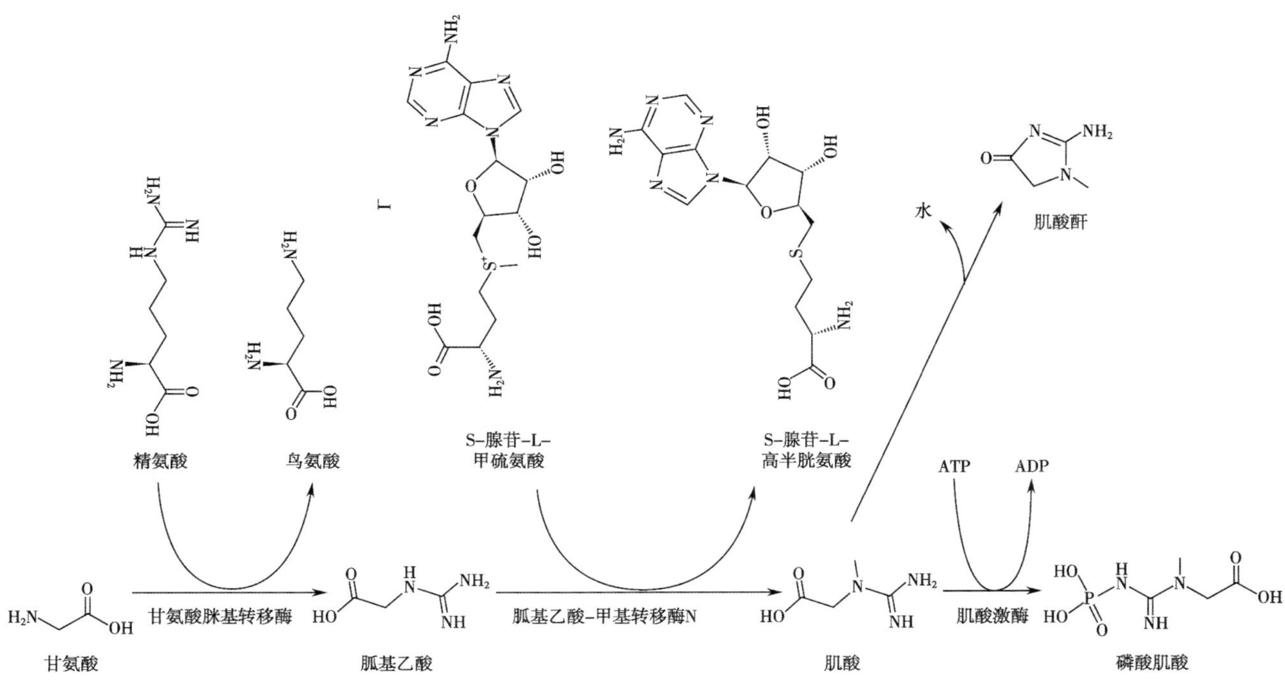

图 3-10-6 肌酸合成与分解代谢图

肌酸代谢异常诊断中需要重视的几点事项：

1. 重视样品前处理步骤

GAA 和肌酸是不稳定的，血浆和尿液样品应该在-20℃或以下冷冻储存。在从收集地点运输到实验室时使用干冰。样品应该在收集后的 2 周内分析。溶血的血浆样品是不可接受的，因为有红细胞肌酸污染。储备溶液冷冻保存时可以稳定达 1 年，工作溶液在 4℃储存时可以稳定 6 周。

2. 重视检测过程质量控制及报告发放

即使在正常群体中，肌酸和胍基乙酸的尿排泄变化也相当大。为了最小化随机尿液收集相关的多种问题，在做任何解释之前把这些结果以尿肌酐浓度作为标准衡量取样量至关重要。极低的肌酐水平容易导致错误地得出高浓度肌酸和胍乙酸水平的结果。建议拒绝肌酐非常低(<0.1mg/ml)的尿液标本，可能的话，优先选择第一次晨尿或采集 24 小时尿。标本采集的高要求会限制血浆肌酸和 GAA 的检测应用，但在诊断 AGAT 和 GAMT 上，保证结果的准确非常重要。

表 3-10-15 肌酸代谢异常各型尿液生化特点

肌酸代谢缺陷类型	生化实验	婴儿	儿童	成人
GAMT 缺乏	尿胍乙酸浓度测定	↑	↑	↑
	24h 尿肌酐	↓	↓	↓
	尿酸/肌酐比值	↑	↑	↑
AGAT 缺乏	尿胍乙酸浓度测定	↓	↓	↓
	24h 尿肌酐	↓	↓	↓
CRTR 缺乏	24h 尿肌酐	↓	↓	↓
	尿肌酸/肌酐比值	↑	↑	↑

注：发生各类缺陷时，相对应的生化实验各特异性物质出现异常：↑代表水平升高，↓代表水平下降，/代表无相关数据

（姜 傥 黄成刚）

参考文献

1. Zschocke J, Hoffmann G F, GmbH Set al. VademecumMetabolicum: Diagnosis and Treatment of Inborn Errors of Metabolism: third ed [M], . Heidelberg: Verlag Press, 2011.
2. Aygen S, Dürr U, Hegele P, et al. NMR-Based Screening for Inborn Errors of Metabolism: Initial Results from a Study on Turkish Neonates [M]// JIMD Reports Volume 16. Springer Berlin Heidelberg, 2014: 101-111.
3. 贾伟. 医学代谢组学[M]. 上海: 上海科学技术出版社, 2011.
4. Lehotay DC, Clarke JT. Organic acidurias and related abnormalities. [J]. Crit Rev Clin Lab Sci, 1995, 32 (4): 377-429.
5. Scriver C R, Blau N, Duran M, et al. Physician's Guide to the Laboratory Diagnosis of Metabolic Diseases, w. CD-ROM[M]. Berlin: Springer, 2002.
6. Bean L, Bayrak-Toydemir P. American College of Medical Genetics and Genomics Standards and Guidelines for Clinical Genetics Laboratories, 2014 edition: technical standards and guidelines for Huntington disease [J]. Genet Med, 2014, 16(12): e2.
7. Kishnani PS, Austin SL, Abdenur JE, et al. Diagnosis and Management of Glycogen Storage Disease Type I: A Practice Guideline of the American College of Medical Genetics[J]. Genet Med, 2014, 16(11): e1.
8. Kölker S, Christensen E, Leonard JV, et al. Diagnosis and management of glutaric aciduria type I--revised recommendations[J]. J Inherit Metab Dis, 2011, 34(3): 677- 694.
9. Dietzen DJ, Rinaldo P, Whitley RJ, et al. National academy of clinical biochemistry laboratory medicine practice guidelines: follow-up testing for metabolic disease identified by expanded newborn screening using tandem mass spectrometry; executive summary [J]. Clin Chem, 2009, 55 (9): 1615-1626.
10. Kaspar H, Dettmer K, Gronwald W, et al. Advances in amino acid analysis[J]. Anal Bioanal Chem, 2009, 393 (2): 445-452.
11. Kamatani N, Jinnah H A, Hennekam R C M, et al. Chapter 95-Purine and Pyrimidine Metabolism[M]//Emery and Rimoin's Principles and Practice of Medical Genetics. Amsterdam : Elsevier Ltd, 2013.
12. Nyhan WL. Disorders of purine and pyrimidine metabolism [J]. Mol Genet Metab, 2005, 86(1-2): 25-33.

第十一章

粪便检验

正常情况下，每天排便量约为100～200g。粪便由未消化食物（如纤维素）、脱落的肠道上皮、肠道细菌、胃肠道分泌物（如消化酶）、胆色素、电解质和水组成。粪便物质在大肠内移动较慢，因此从大肠、小肠到最后形成粪便排出，一般需18～24小时。

小肠功能包括食物消化和吸收，大肠主要功能是水、钠和氯化物吸收。每天约9000ml，来自食物、水、唾液、胃分泌物、胆汁、胰腺分泌物和小肠分泌物的液体进入胃肠道。实际上每天只有500～1500ml液体进入大肠，最终随正常粪便排出约150ml液体。因大肠吸收水分能力有限（最多2700ml），如大肠中液体量超过吸收能力，会引起水样便（腹泻）。同样，如水的吸收被抑制或吸收时间不够，也会引起腹泻。静止的肠内容物（或肠蠕动减低）会引起水分吸收增加，导致便秘。便秘者常有排便困难和排便疼痛，其粪便经常又小又硬，呈球形。

大肠内肠道细菌发酵产生肠道气体，一般每天约产生400～700ml气体。某些碳水化合物不能被肠道酶完全消化（如咖啡豆），而易被肠道细菌代谢产生大量气体。气体产生增加并进入粪便导致泡沫样便和漂浮粪便，可以是正常的，但常由乳糖不耐症和脂肪泻患者产生。

第一节　标本采集与处理

粪便标本采集与处理涉及患者准备、采集容器和类型等方面，其中任一方面都可能影响粪便检验结果，而采集容器还可引起标本运送过程中生物安全问题。因此，有必要对其逐一加以描述。

一、患者准备

排便不像排尿，个人控制方法有限。大多数人不乐意收集粪便标本，是引起大肠癌研究中粪便隐血试验标本高污染率（50%～90%）的原因。鉴于此，对患者进行试验重要性和正确采集粪便标本教育极其重要。应给患者提供口头和书面说明和适当标本采集容器。

二、标本容器

粪便采集容器依据采集标本量多少而不同。原则上应采用密封、不渗漏、干净、不易破损的容器。常需使用类似油漆筒的大容器来收集几天的粪便标本。单次随机标本可存放在尿杯或类似容器中，通常应指导患者采集哪些部分的粪便作为标本。某些商品化粪便收集器可收集便纸上粪便，这对患者采集粪便标本很有帮助。

三、采集类型和量

标本采集类型和量因检验项目而不同。粪便隐血、白细胞分析或粪脂肪定量只需随机采集少量粪便即可。因患者每日粪便排泄量与24小时内摄食量无关，所以粪便中任何物质的每日排泄量测定常需收集2～3天粪便。另外，为收集到最佳粪便标本，收集前应进行饮食控制（如隐血试验和粪脂肪定量检测）。

四、注意事项

应避免尿液、手纸、花露水、清洁剂等对粪便污染。受尿液污染的粪便可影响原虫的检测，强力清洁剂或除臭剂可干扰化学试验。应指导患者避免污染采集容器和采集过多的标本。

第二节 理学检查

粪便理学检查主要包括颜色、硬度和形状、黏液、不消化物质和气味等方面。这对消化系统疾病的诊断、病情观察和疗效判断有一定帮助。

一、颜色

胆汁使正常粪便呈棕色。当结合胆红素作为胆汁分泌入小肠后，水解为未结合胆红素。肠道厌氧菌将其分解为三种无色四吡咯，称为尿胆素原（包括粪胆素原、中胆色原和尿胆原）。尿胆原在肠道内自然氧化成尿胆素（呈橙棕色）或粪胆素和中胆色素，并使粪便着色。当胆汁分泌入小肠部分或全部受到抑制时，粪便颜色会发生改变。呈苍白或黏土样便，称为无胆色素粪便，是肝后梗阻的特征。但使用硫酸钡评价胃肠道功能时，也可使粪便呈上述相同的颜色（如钡剂灌肠）。某些消化产物、药物或血液也可使粪便呈不常见颜色。表 3-11-1 为粪便一般性状，表 3-11-2 为粪便不同检测项目参考区间。

表 3-11-1 粪便一般性状[1]

特性		原因
颜色	黏土样、灰色或苍白色	肝后梗阻
	黄色或白色	钡剂（摄取或灌肠）
	红色	血液（来自下消化道）、甜菜、食物、药物（如 BSP、利福平）
	棕色	正常
	黑色	血液（来自上消化道）、铁剂、碳摄入、铋剂（如药物、栓剂）
	绿色	绿色蔬菜（如菠菜）、胆绿素（抗生素治疗期间）
硬度	成形	正常
	硬	便秘
	软	粪便水分增加
	水样	腹泻、脂肪泻
形状	圆柱形	正常
	狭窄、带状	肠梗阻、肠道变窄（如狭窄）
	小圆形	便秘
	大堆	脂肪泻
其他	泡沫、漂浮	气体增加
	油腻、海绵样	脂肪泻
	黏液	便秘、肠道刺激、结肠炎、绒毛状腺瘤

表 3-11-2 粪便理学检查参考区间[1]

检查项目	参考区间
理学检查	
-颜色	棕色
-硬度	成形软便
-形状	管状、圆柱形
化学检查	
-总脂肪量（72h 标本）	<6g/d 或<粪便量的 20%
-渗透压	285～430mOsm/kg · H_2O
-钾	30～140mmol/L
-钠	40～110mmol/L
显微镜检查	
-脂肪定性	
-中性脂肪	每高倍视野几乎没有油滴
-总脂	每高倍视野<100 个脂肪滴（直径≤4μm）
-白细胞（定性）	不存在
-肌肉和蔬菜纤维（定性）	几乎没有

二、硬度和形状

粪便硬度从稀薄、水样便（腹泻）到小的、硬块状（便秘）。正常粪便通常是成形块状，软便提示粪便中水分增加。软便可能是正常的，也可能与药物或胃肠道疾病有关。病史有助于决定患者粪便是否有显著变化。不消化食物或气体可导致粪便量大，粪便中也可有不消化食物，如果皮、蔬菜或肠道寄生虫。正常粪便呈成形圆柱状；细长、带状粪便提示肠道梗阻或肠腔狭窄。

三、黏液

正常粪便中没有半透明凝胶状黏液。当有黏液出现时，量可多可少，从少量到大量黏液（如绒毛状腺瘤）。黏液与肠蠕动或便秘时受压有关，也与结肠炎、肠结核、溃疡性憩室炎、痢疾、肿瘤和直肠炎等胃肠道疾病有关。

四、气味

正常粪便气味由肠道菌群代谢产物产生。如正常菌群遭破坏或食物进入菌群发生显著变化时，粪便气味也会发生明显变化，如脂肪泻因细菌分解未消化脂肪而导致独特臭味。

第三节　显微镜检查

用粪便混悬液涂片进行显微镜检查，可帮助鉴别腹泻原因或脂肪泻筛查。通过显微镜检查可鉴别白细胞和未消化食物，如脂肪、肌肉纤维和蔬菜纤维。尽管这些检查只是定性的，但操作方便且可提供有助于诊断的信息。

一、细　胞

1. 红细胞

正常粪便中无红细胞，肠道下段炎症（如痢疾、溃疡性结肠炎、结肠癌等）或出血时可见红细胞。阿米巴痢疾患者粪便中红细胞多于白细胞，成堆出现，并有残碎现象。细菌性痢疾患者粪便中红细胞少于白细胞，分散存在，形态正常。

2. 白细胞

粪便中有白细胞或脓液（一种包含白细胞的排泄物）有助于腹泻的鉴别诊断。通常，当肠壁感染或有炎症时，粪便白细胞见于炎性排泄物中。如黏膜壁没有受累，通常粪便中没有白细胞。表3-11-3列出了通过显微镜检查白细胞帮助鉴别诊断的疾病。正常情况下，粪便中没有白细胞。因此，少量白细胞（每高倍视野1~3个）也提示有侵袭性感染和炎症发生。为保证粪便白细胞鉴别，湿片可用瑞氏或亚甲蓝染色[1]。粪便白细胞可直接检测，也可间接检测。直接测定法是使用闪烁扫描术对自体放射性标记的白细胞进行扫描。该法需先收集患者血液，再用^{111}铟或^{99}锝标记纯化的白细胞，最后经成像来定位标记的白细胞。该法能识别炎症的解剖位置，但比较贵且有侵入性，需专业人员操作，实用性较差。直接测定法与内镜下组织学发现相关性很好，主要用于炎症性肠病（inflammatory bowel disease，IBD）的诊断。

另一种半定量评估胃肠道白细胞数量的方法是对粪便标本中的白细胞做亚甲蓝染色，然后计数。健康人粪便中缺乏白细胞，当有侵袭性胃肠道感染时白细胞可增高，特别是志贺菌、沙门菌、侵袭性大肠埃希菌和阿米巴感染等会使粪便中中性粒细胞分叶核增高，而伤寒感染粪便中单个核白细胞会增高。非感染原因，如IBD也可导致粪便白细胞增高。与霍乱弧菌、致病性大肠埃希菌导致的腹泻一样，先天性和病毒性腹泻的粪便中几乎没有白细胞。在一项采用志贺菌、沙门菌、霍乱弧菌、侵袭性大肠埃希菌或病毒诱导健康人腹泻的试验研究中发现，粪便白细胞计数对细菌性与非细菌性腹泻鉴别的特异性为89%。

表3-11-3　粪便白细胞检查能鉴别的疾病

有白细胞	无白细胞
溃疡性结肠炎、菌痢、溃疡性憩室炎、肠结核、脓肿或瘘管	阿米巴结肠炎、病毒性胃肠炎

住院引起感染性腹泻的最常见原因是艰难梭菌，但很难与其他疾病鉴别。与艰难梭菌毒素检测相比，粪便白细胞检测在区分艰难梭菌感染与其他原因引起的感染能力有限，诊断灵敏度只有10%。另外，Savola等证实，粪便白细胞检测的诊断灵敏度在住院（25%）和门诊患者（57%）之间有显著性差异，诊断特异性分别为87%和89%，住院患者如此低的灵敏度提示粪便白细胞检测能力有限。

粪便白细胞亚甲蓝染色镜检相对快速和便宜，但需技术人员和特殊标本采集与处理，且解释主观，不适于现代实验室自动化检测。

3. 巨噬细胞

巨噬细胞体积常大于白细胞，细胞核较大且偏位，见于细菌性痢疾。

4. 脂肪（定性）

肉眼可见粪便中脂肪增加，可用显微镜和化学方法进行确认。脂肪泻（粪脂肪排出量>7g/d）是消化不良或吸收不良常见特征。虽可用显微镜做粪脂定性试验，但粪脂定量检测常作为脂肪泻的诊断依据。简单的玻片定性法可用来检测粪脂。将粪便与苏丹Ⅲ、Ⅳ或油红O混匀染色，中性脂肪（甘油三酯）显示特征性橙色到红色。健康者粪便中性脂肪球<60个/HP。

在另一张玻片上，在粪便上滴加乙酸进行酸化，并加热加染液，可用作总粪脂含量的估算［中性脂肪+脂肪酸+脂肪酸盐（肥皂）］。酸化水解脂肪酸盐成脂肪酸，加热使脂肪酸与染液结合。因正常粪便中有脂肪酸和脂肪酸盐，因此玻片上观察到的橙红色脂肪球数量增加。正常情况下脂肪球<100个/HP，直径不超过4μm（约为红细胞大小的一半）。当脂肪球数量增加和体积增大（如40~80μm）时常提示脂肪泻。

评估两张玻片所得结果常可鉴别消化不良和吸收不良。中性脂肪量正常（第一张玻片）而总脂量增加（第二张玻片）说明初级脂肪酸和脂肪酸盐增加，提示小肠不吸收所致吸收不良。仅第一张玻片中性脂肪量增加提示消化不良。

二、病 原 体

感染性腹泻是感染性胃肠炎发病的主要原因。全球每天估计有 2200 名儿童因胃肠道感染而死亡，主要为发展中国家。美国每年估计有 1.8 亿人有胃肠道感染，至少有 47.4 万人因此而住院，至少有 5000 人因此而死亡。各类微生物均可引起胃肠道感染，包括寄生虫、病毒和细菌。这些微生物可通过污染食物、水源和通过人人接触或环境传播而感染，或可因抗生素治疗继发菌群失调。

引起感染性胃肠炎的病因学鉴定既费力又费钱，且许多常用方法学的分析灵敏度欠佳。习惯上，病原菌通过常规细菌培养、核酸检测或抗原检测而鉴别，病毒通过核酸检测或抗原检测而鉴别，寄生虫通过抗原检测和显微镜检查、特殊染色而鉴别。这些检测方法中，有些方法可在几小时内完成，但有些方法需几天时间，并且比较昂贵，需一定的实验室资源和专业技术。最近，美国食品药品管理局（Food and Drug Administration，FDA）批准了多种类复合核酸检测试剂盒，可用于细菌、病毒和寄生虫的鉴别。

许多非感染性疾病，如炎症性肠病（如溃疡性结肠炎和克罗恩病）、胃肠道肿瘤、肠易激综合征（irritable bowel syndrome，IBS）和食物过敏/不耐受等均可出现与感染性胃肠炎非常相似的症状。一种能快速鉴别感染性和非感染性胃肠炎，阴性预测值很高的生物标志物将有益于患者的临床分诊，而且理想的生物标志物还能快速的鉴别细菌、病毒和寄生虫。在病因学鉴别前，临床医师可能还要识别哪些患者需要住院，做适当的病原学鉴别，开始最佳治疗或维持措施，或采取适当的感染预防措施。该标志物有助于活动性、感染性患者的检测，以减少无症状寄生引起的潜在假阳性，减少不必要的住院费用，预防患者发病和做更多侵入性检查。

（一）肠道寄生虫

肠道寄生虫为感染人类和其他动物胃肠道的寄生虫。可寄居于全身，主要寄居于肠壁。寄生虫可由口进入肠道，通过未煮过或清洗过食物、被污染水源或手，或皮肤接触被幼虫感染过土壤。有时，也可通过吻肛性行为传播。寄生虫进入肠道，在此繁殖并产生症状。如儿童接触感染土壤，如沙箱和学校操场后，没有彻底清洗就特别容易感染。发展中国家由于饮用可能被胃肠道寄生虫污染的水源而感染。肠道寄生虫主要类型为原虫和蠕虫。原虫包括隐孢子虫、微孢子虫和等孢子球虫，这些原虫最常见于 HIV 感染者。这些寄生虫的每一种都可感染消化道，有时候可有两种或以上的寄生虫同时感染。肠道寄生虫可通过蠕虫感染使其宿主受害而致病。见到肠道寄生虫成虫，哪怕很少也可做出诊断，相反，若未见到肠道寄生虫成虫，有两种常用检测方法可协助诊断，如收集粪便标本检查寄生虫虫卵或幼虫，或将黏纸贴在肛门周围来检查寄生虫虫卵。

寄生虫对人体的危害，主要是作为病原体直接引起寄生虫病或作为疾病传播媒介间接引起寄生虫病。寄生虫病对人体健康和畜牧业危害十分严重。在占世界总人口 77%的广大发展中国家，特别是热带和亚热带地区，寄生虫病仍广泛流行，威胁着儿童和成人的健康，甚至生命。寄生虫病的危害仍是普遍存在的公共卫生问题。肠道原虫和蠕虫感染威胁人类健康，包括阿米巴病、蓝氏贾第鞭毛虫病、蛔虫病、鞭虫病、钩虫病、蛲虫病等，还有一些地方性肠道蠕虫病，如猪和牛带绦虫病等。Peters（1989）估计全世界蛔虫、鞭虫、钩虫、蛲虫感染人数分别为 12.8 亿、8.7 亿、7.2 亿和 3.6 亿。在亚洲、非洲、拉丁美洲等地区，特别是农业地区，采用污水灌溉和使用新鲜粪便作为肥料，都有利于肠道寄生虫病的传播。在营养不良的人群中，肠道寄生虫病更严重，并影响其健康。在不发达地区，尤是农村，多种寄生虫混合感染也是常见的。肠道寄生虫病发病率已被认为是衡量一个地区经济文化发展的基本指标。寄生虫病是阻碍不发达国家发展的重要原因之一。

在经济发达国家，寄生虫病也是公共卫生的重要问题。如阴道毛滴虫感染人数估计美国有 250 万、英国有 100 万；蓝氏贾第鞭毛虫感染在前苏联特别严重，美国也接近流行。许多人兽共患寄生虫病给经济发达地区的畜牧业造成很大损失，也危害人群健康。此外，一些原本不被重视的寄生虫病，如弓形虫病、隐孢子病、肺孢子虫病等与艾滋病有关的原虫病，在一些经济发达国家，包括日本、荷兰、英国、法国和美国等开始流行。

随着人类活动范围的扩大，不可避免地将许

多本来和人类没有接触或极少接触的寄生虫从自然界带到居民区，造成新的公共卫生问题；人类交往越频繁，本来在别国危害性很大的寄生虫病或媒介节肢动物会输入本国，并在一定条件下传播流行；现代工农业建设所致的大规模人口流动和生态平衡破坏，也可引起某些寄生虫病流行；长期使用免疫抑制剂可造成医源性免疫受损，使机会致病性寄生虫异常增殖而致病，这些寄生虫正以新的形式威胁人类。

我国幅员辽阔，地跨寒、温、热三带，自然条件千差万别，人民生活与生产习惯复杂多样，使我国成为寄生虫病严重流行国家之一，特别在农村，寄生虫病一直是危害人民健康的主要疾病。在寄生虫感染者中，混合感染较普遍，尤其是同时感染2~3种寄生虫者在农村很常见，最多者一人感染9种寄生虫。广泛流行的原虫病有贾第虫病、阴道滴虫病和阿米巴病等，蠕虫病有旋毛虫病、华支睾吸虫病、并殖吸虫病、包虫病、带绦虫病和囊虫病等。近年，机会致病寄生虫病，如隐孢子虫病、弓形虫病、粪类圆线虫病等也有报告，且逐年增加。目前，由于市场开放、家畜和肉类、鱼类等商品供应渠道增加，食品卫生监督制度不健全，生食、半生食的人数增加，使一些经食物感染的食源性寄生虫病流行趋势不断扩大，如旋毛虫病、带绦虫病、华支睾吸虫病等在全国20余个省市流行。由于对外交往和旅游业的发展，国外一些寄生虫和媒介节肢动物输入，给我国人民健康也带来新的威胁。总之，寄生虫病在我国不仅是一个严重的公共卫生问题，而且也是实现WHO“2000年人人享有卫生保健”战略目标所不可忽视的重要方面。

在人体肠道内寄生的寄生虫所致疾病统称为肠道寄生虫病。常见的有蛔虫、钩虫、蛲虫、绦虫、鞭虫、阿米巴原虫、贾第鞭毛虫和阴道毛滴虫等。肠道寄生虫种类众多，在人体内寄生过程复杂，引起的病变也并非局限于肠道。依据感染寄生虫的种类和部位，以及人体宿主免疫状况、临床症状和体征做出疾病诊断。

寄生虫病，如蛔虫病、钩虫病、类圆线虫病和鞭虫病可通过显微镜下检查粪便中有无蠕虫幼虫或虫卵而诊断。随分子生物学技术发展，PCR、PCR-ELISA和基因芯片技术正逐渐用于寄生虫的检测，已成为最灵敏和特异的检测方法。目前，采用分子生物学技术可检测的肠道寄生虫有卡氏肺孢子虫、阿米巴原虫、蓝氏贾第鞭毛虫和细粒棘球绦虫。

1. 蛔虫

蛔虫病常通过粪便或呕吐物中的虫卵做出诊断。由于蛔虫能产大量虫卵，所以只要用一张或两张粪便涂片就可做出诊断。有几种浓缩或增加可见度的方法用于新鲜粪便涂片显微镜检查虫卵，如乙醚沉淀法或加藤法。幼虫性肺病时可在胸腔积液中找到幼虫。白细胞计数显示嗜酸性粒细胞增高，但对蛔虫病来说是非特异性的。X线下显示长15~35cm，充盈缺损，有时候带弯曲的外观的蛔虫，含小而圆的虫卵。

2. 十二指肠钩虫

早期感染时，粪便镜检查不到虫卵，但十二指肠钩虫病诊断还是取决于粪便镜检发现特征性钩虫卵。感染早期症状是肛周有幼虫蠕动和肛周瘙痒。蠕虫在肠道释放时，虫卵包含一个不分裂的卵子，顺着上消化道到达肠道，卵子发育，随粪便排出的卵子是一个分裂的卵子，常含4~8个卵细胞。因为钩虫卵和美洲板口线虫卵很难鉴别，所以两者鉴别应进行培养，使其孵出幼虫。如粪便标本放置≥1天或炎热环境下，幼虫会很快孵化，此时，钩虫与类圆线虫幼虫难以鉴别。两种幼虫虽在镜下可鉴别，但常规工作中不做。除内镜检查、外科手术或尸检外，成虫虽然罕见，但只要发现，就可基于口腔前庭、头、食道间隙长度进行鉴别，十二指肠钩虫幼虫的口腔前庭较长，而类圆线虫幼虫的口腔前庭较短。最近研究发现，PCR检测可作为粪便十二指肠钩虫正确诊断的方法。

3. 鞭虫

鞭虫前端有一个狭窄的食管末端，后端有一个短而厚的肛门。呈粉红色或白色的蠕虫穿过黏膜层，并通过纤细的前末端黏附宿主，吸食组织分泌物。雌虫大于雄虫，长度分别35~50mm和30~45mm。雌虫有一个钝而圆的后末端，雄虫有一个弯曲的后末端。虫卵特征是呈桶状、棕色，两极突起。

4. 蛲虫

是一种常见寄生虫，主要寄生于人体盲肠，一般在体内存活4周，儿童感染率居高，城市大于农村，主要通过手感染饶虫卵后，经口传入体内，具有易治难防的特点，症状为肛门瘙痒。虫卵自虫体排出时，卵内已有一蝌蚪形幼虫。

5. 裂头绦虫

粪便中虫卵镜检是特异性诊断的基础。通常

有大量的虫卵，无需浓集就可证实。检查粪便中排出的孕节也有诊断价值。尽管识别虫卵和孕节的种级有困难，但种级鉴别几乎没有临床价值，因为像肠道内大多数成虫一样，该种的所有绦虫都对同一个药物敏感。

6. 类圆线虫

类圆线虫病的诊断依赖于粪便或十二指肠液中幼虫的镜检（呈杆状，有时呈丝状）。但粪便直接镜检常不灵敏。可用直接浓缩（甲醛-乙酸乙酯）、贝尔曼漏斗分离、Harada-Mori 滤纸分离培养和琼脂培养后，再用显微镜进行检查，以提高检测灵敏度。培养技术是最敏感的，但不常用。应马上检查新鲜的粪便标本，因十二指肠钩虫卵冷却后孵化，其幼虫很难与类圆线虫区别。粪便类圆线虫检查，约 70%的结果是阴性的。若怀疑感染，应多次采集粪便和做十二直肠活检。患者痰液也可检出幼虫。

7. 贾第鞭毛虫

根据美国疾病预防与控制中心（Centers for Disease Control and Prevention，CDC）的要求，检测粪便中贾第鞭毛虫表面抗原是目前诊断贾第鞭毛虫病的首选方法，比显微镜检查更敏感。粪便三色染色是另一种用于贾第鞭毛虫检测方法。镜检可查粪便中贾第鞭毛虫活动的滋养体或卵圆形包囊。也可采用吞线试验（肠内试验），让患者吞下附有细线的胶囊，细线固定在患者脸颊上，然后拉出胶囊，并在生理盐水中漂洗，使滋养体释放至生理盐水中，再用显微镜检查生理盐水中的滋养体。现可用 ELISA 方法进行贾第鞭毛虫的检测，检出率可达到 90%以上。因贾第鞭毛虫检测比较困难，常导致误诊，所以一周内应做数次检查。

8. 结肠小袋纤毛虫

结肠小袋纤毛虫有两个发展阶段：滋养体和包囊。滋养体呈椭圆形、球形，典型的长 30～150μm，宽 25～120μm，是人体内最大的寄生原虫，有一大一小两个核，通常两个核均可见，大核很大呈腊肠形，小核不明显，滋养体不具传染性，但可通过二次分裂进行繁殖。包囊很小、呈球形，直径约 40～60μm，和滋养体表面覆盖纤毛不一样，包囊有一个厚的细胞壁，不能运动和繁殖，是该寄生虫引起感染的形式。结肠小袋纤毛虫病的诊断很复杂，因为患者的症状可有可无，若患者有腹泻，有相关接触史，如旅行史、肛交史等，就可考虑诊断为结肠小袋纤毛虫病。另外，可通过粪便或组织标本的镜检做出诊断。

9. 痢疾阿米巴

痢疾阿米巴可通过粪便标本进行诊断，但不可能仅凭显微镜就与其他物种区分。新鲜粪便制片中可查见滋养体，普通粪便标本中可查见包囊。也可使用 ELISA 法或 RIA 法进行检测。

10. 结肠内阿米巴

结肠内阿米巴滋养体可通过宽而呈锥形的伪足得以鉴别。但包囊大小与痢疾阿米巴类似，易误认为痢疾阿米巴，其成熟的包囊中有 8 个核是鉴别要点。

11. 隐孢子虫

许多水处理厂用传统过滤技术处理来自河流、湖泊和水库的生水作为公共饮用水。直接过滤颗粒含量低的水处理，包括凝结和过滤，但不包括沉淀。其他常见的过滤处理，包括慢沙滤池、硅藻土过滤器、去除 99%隐孢子虫的滤膜等。滤膜式、滤袋式和盒式过滤器可特异性的去除隐孢子虫。隐孢子虫对氯消毒剂高度抵抗，但足量的二氧化氯和长时间臭氧处理，隐孢子虫会失活。研究发现，紫外线能杀灭隐孢子虫，而低剂量紫外线处理不能使隐孢子虫失活。粪便标本镜检可见卵母细胞，但易与外形上相似的其他物体混淆。大多数隐孢子虫大小约为 3～6μm，有些稍大。现可通过联机系统和实时监测技术检测隐孢子虫。饮用水最易被隐孢子虫污染，最安全的做法是把饮用水煮开。

12. 等孢子球虫

镜下呈大而形状典型的卵囊，是等孢子球虫诊断的基础。因卵囊排出可能是少量和间歇性的，推荐对粪便进行重复多次检查或浓缩后再查。若粪便检查结果阴性，需行十二直肠活检或行吞线试验（肠内试验）。湿片上卵囊可用微分干涉相差显微镜和荧光显微镜观察。也可用改良抗酸染色进行染色。

（二）细菌

某些细菌性疾病可通过粪便培养来检测，也可检测细菌的毒素，如艰难梭菌。

1. 霍乱弧菌

霍乱弧菌通过污染水和食物而致病，患者和携带者为传染源。从 2002 年开始，霍乱在我国总体处于低发水平，局部地区时有疫情暴发，以食源性感染为主，特别是因摄入污染霍乱弧菌的水产品所致，除 O_1 群 EL Tor 型菌株流行外，O_{139} 群霍乱弧菌也持续引起散发或爆发。2006 年至 2012 年,我国平均年报告霍乱弧菌病例 100 例左右。

2. 痢疾志贺菌

正常粪便标本并非无菌,所以应使用选择性培养基进行志贺菌培养。如接种木糖赖氨酸脱氧胆盐(xylose lysine desoxycholate,XLD)琼脂、二氯乙酸钠(sodium dichloroacetate,DCA)琼脂或 HE 琼脂。若非乳酸发酵菌生长呈无色菌落。接种三糖铁(triple sugar iron,TSI)琼脂斜面显示碱性斜面和酸性斜面,但不产气或 H_2S。使用用户身份识别卡(subscriber identity module,SIM)接种后,培养物没有动力也不产 H_2S。在生长的 SIM 试管中加入柯氏试剂显示无吲哚形成(2、7 和 8 血清型会产生吲哚)。福氏志贺菌表现为葡萄糖产酸产气;宋内志贺菌表现为甘露醇和鸟氨酸阳性,乳糖迟发酵(ONPG 阳性);某些志贺氏菌种可产吲哚。

3. 致病性大肠埃希菌

大肠埃希菌是革兰阴性、兼性厌氧和非芽孢菌。细菌呈杆状,长约 2.0μm,宽约 0.25~1.00μm。可在不同基质中生长,厌氧条件下利用混合酸发酵产乳酸、琥珀酸盐、乙醇、醋酸盐和二氧化碳。大肠埃希菌的最优生长温度是 37℃,但有的实验菌株可在高至 49℃ 环境下繁殖。可使用多种氧化还原反应在有氧或无氧呼吸环境下生长。有鞭毛菌株是能动的,有周身鞭毛。大肠埃希菌和相关细菌有通过细菌接合、转导或转移 DNA 的能力,将遗传物质通过种群进行水平传递。此过程导致编码志贺毒素基因从志贺菌传递到由噬菌体保持的大肠埃希菌 $O_{157}:H_7$ 中。大肠埃希菌有致病性和非致病性之分。非致病大肠埃希菌是肠道正常菌群;致病性大肠埃希菌则能引起食物中毒,又进一步分为侵袭性和产毒素性大肠埃希菌。前者引起的腹泻与痢疾相似,常称为急性痢疾型;后者引起的腹泻为胃肠炎,常称为急性胃肠炎型。产毒素性大肠埃希菌产生的肠毒素,分为耐热毒素和不耐热毒素。前者加热至 100℃ 经 30 分钟尚不能被破坏,后者加热至 60℃ 仅 1 分钟就能被破坏。土壤、水源受粪便污染后可含致病性大肠埃希菌,易引起婴儿感染。因带菌食品加热不彻底,或生熟食交叉或熟食污染,也可引起食物中毒。

4. 副溶血弧菌

副溶血弧菌是一种嗜盐菌,多因摄入污染的海产品所致,我国沿海地区夏季散发和暴发事件较多。常见副溶血弧菌血清型为 $O_3:K_6$、O_1、$O_4:K_{68}$、$O_1:K_{25}$、$O_3:K_{29}$ 和 $O_1:K_{56}$ 等。河弧菌、拟态弧菌、创伤弧菌等也能引起感染性腹泻。

5. 沙门菌

沙门菌是人兽共患菌,有 2500 多个血清型,以鼠伤寒和肠炎沙门菌最多见,一年四季都有发病。污染动物、植物、加工食品和水源都能引起感染,常有食源性暴发。患者所分离菌株常有多重耐药。我国沙门菌是感染性腹泻最常见的病原菌,也是食物中毒暴发最常见的病原菌。

6. 弯曲菌

弯曲菌是人兽共患菌,通过未煮熟的肌肉、污染的蔬菜、牛奶和水源传播。发达国家弯曲菌感染年发病率为 44/10 万~93/10 万。弯曲菌感染后腹泻常为脓血便,部分患者会发生严重并发症,如格林-巴利综合征、反应性关节炎和肠易激综合征。

7. 气单胞菌和类志贺邻单胞菌

广发分布于淡水中,能引起感染性腹泻,通过污染淡水产品而感染,也有水产养殖从业人员感染的报道。

8. 蜡样芽孢杆菌

蜡样芽孢杆菌为条件致病菌,部分菌株能产肠毒素,以突发恶心、呕吐为主,或以腹痛、腹泻为主。呕吐型多与食用未冷藏剩饭有关,腹泻型多与加工处理不当食物有关。

9. 产气荚膜梭菌

产气荚膜梭菌属厌氧菌,A 型菌产生的肠毒素导致腹泻,β 毒素可致坏死性肠炎。食源性感染常与室温下保存时间较长的动物性食物有关,如肉汤类食品。产气荚膜梭菌也是部分抗菌药物相关性腹泻的病原菌。

10. 小肠结肠炎耶尔森菌

广泛分布于自然界,能产耐热性肠毒素,因摄入被该菌污染的食物而引起肠炎。该菌在 4℃ 左右也能生长,长时间冷藏的食品食用前如不彻底加热有感染小肠结肠炎耶尔森菌的危险。

11. 艰难梭菌

在检测艰难梭菌前,常由结肠镜或乙状结肠镜检出做出了诊断。结肠或直肠黏膜出现伪膜应高度怀疑艰难梭菌感染,但不能做出病情诊断。伪膜由炎性碎片、白细胞组成的渗出物沉着所致。尽管可用结肠镜和乙状结肠镜检查,但粪便检查艰难梭菌是一线诊断方法。常检测毒素 A 和毒素B两种毒素。此试验不是100%正确，重复检测仍有相当高的假阴性率。

细胞毒性试验：艰难梭菌毒素在细胞培养时有一个细胞病变效应，用特异的抗血清观察中和作用，是新近艰难梭菌感染（clostidizmz difficile infection，CDI）诊断的金标准。在选择性培养基上进行产毒素培养，是最敏感和特异的试验，但仍比较耗时且费力。

（三）病毒

病毒也可引起成人和婴幼儿腹泻，粪便中检出病毒，如轮状病毒结合患者腹泻、腹痛等临床表现即可诊断。

1. 轮状病毒

一般在严重腹泻的胃肠炎诊断时才作轮状病毒的检测。因胃肠炎入院的大多数儿童进行轮状病毒A检测，若儿童粪便中检出病毒就可做出轮状病毒A感染的特异性诊断。在研究型实验室中，采用电镜和PCR检测轮状病毒，逆转录聚合酶链反应（reverse transcription-polymerase chain reaction，RT-PCR）可检测和确定人轮状病毒的所有种类和血清型。

2. 诺如病毒

常规PCR或定量PCR是诊断诺如病毒的特异性方法，几小时内可出结果。方法非常敏感，可检测少至10个病毒颗粒。有检测诺如病毒株混合物抗体的试剂盒，但缺乏特异性和灵敏度。

3. 腺病毒

腺病毒含双股DNA，平均直径70nm，已有41个血清型，还有某些未能分型的腺病毒。腺病毒能在普通培养细胞上生长，粪便中腺病毒仅在选择性细胞上生长，称为肠腺病毒。De Jong等用限制性内切酶分析肠腺病毒，发现有两种不同的电泳图谱，称为Ad40和Ad41。在病毒性胃肠炎中，肠腺病毒检出率约为5%~14%。

4. 柯萨奇病毒

柯萨奇病毒是一种肠病毒（enterovirus），分为A和B两类，是一类常见的经呼吸道和消化道感染人体的病毒，感染后会出现发热、打喷嚏、咳嗽等感冒症状。妊娠期感染可引起非麻痹性脊髓灰质炎，导致胎儿宫内感染和致畸。

三、其他有形成分

1. 肌肉纤维

粪便中未消化食物，如肌肉和蔬菜纤维，可通过显微镜鉴别。肌肉纤维呈长方形、有特征性横纹。通常肌肉纤维鉴别和肌肉纤维定性评估可采用类似粪脂定性检查的方法。在做中性脂肪球筛查的第一张玻片上，同时进行肌肉纤维评估，在另一张玻片上加几滴粪悬液，用10%伊红乙醇液染色。肌肉纤维量的增加与消化不良、肠道内未消化物快速运送有关[1]。

2. 淀粉颗粒

正常粪便中食物残渣均系消化后无定形细小颗粒，偶见淀粉颗粒和脂肪小滴。淀粉颗粒为大小不等卵圆形颗粒，可用碘染色加以区分。

3. 植物细胞和植物纤维

正常粪便中仅见少量，形态多样，肠蠕动亢进所致腹泻时量会增多。

4. 肠黏膜上皮细胞

小肠、大肠黏膜上皮细胞均为柱状上皮细胞，直肠齿状线处由复层立方上皮细胞和未角化复层鳞状上皮细胞覆盖。生理情况下，少量脱落的柱状上皮细胞多已破坏，故正常粪便中见不到。炎症时，上皮细胞量可增多，呈卵圆形或柱状，两端钝圆，常夹杂于白细胞间。多见于伪膜性肠炎，此外黏胨样分泌物中也大量存在。

5. 肿瘤细胞

在乙状结肠癌、直肠癌患者血性粪便中有时可见成堆癌细胞。

第四节 化学与免疫学检查

粪便化学与免疫学检查有助于消化道出血、炎症、肿瘤和遗传性疾病的诊断和鉴别诊断。

一、隐 血

从口腔（牙龈出血）到肛门（痔疮出血），胃肠道任何部位的出血，粪便中均可检出血液。因粪便中血液是直肠癌常见和早期症状，美国癌症协会建议50岁以上人员每年进行筛查。所有胃肠道癌症中，50%以上是肠癌，早期检测和治疗直接与好的预后相关。除癌症、牙龈出血、食道静脉曲张、溃疡、痔疮、炎症、刺激肠道黏膜的各种药物（如阿司匹林、铁剂）可导致粪便中有血。当出血量大时，肉眼观察即可见血液。当下消化道出血时，粪便表面可有鲜血；当上消化道出血时，粪便常呈黑色或褐色。大量血液（50~100ml/d）可致暗黑色粪便称为黑粪症。粪便黑色是由肠道和细菌酶对血红蛋白降解(血红素氧化)造成。

健康情况下,粪便中每天丢失的血液不超过2.5ml(约2mg Hb/g粪便)。粪便出血量的增加都有临床意义,需要进一步查明原因。

粪便中少量出血常常是看不见的,称为隐血。影响粪便隐血试验(fecal occult blood test,FOBT)的因素有:①胃肠道出血常是间歇性的;②患者不愿意采集粪便标本。因此,如出血不是发生在标本采集时,那无论采用哪种试验,也许结果都是阴性的。为了能很好的开展粪便隐血试验,样品应方便收集,便于患者配合,使用的隐血试验应既灵敏又特异。

粪便隐血试验也可于区分病毒性和细菌性胃肠炎。在FOBT对炎症性、细菌性胃肠炎效用的荟萃分析发现,受试者工作特征曲线(receiver operating characteristic curve,ROC)下面积在不发达国家为0.63,在发达国家为0.81。研究显示,FOBT性能略低于粪便白细胞镜检,与粪便乳铁蛋白性能相似。因此,FOBT不能可靠的用于诊断或排除感染性胃肠炎。

检测粪便隐血的两种主要方法是愈创木酯法和免疫法,可用于下消化道(如结肠)出血性肠癌的筛查。荧光法不常用,主要用于检测上消化道出血。表3-11-4对FOBT的方法进行了总结。

1. 愈创木酯法(guaiac-based fecal occult blood tests,gFOBT)

基于血红素的类过氧化物酶活性而设计。含类过氧化物酶和过氧化物酶有血红蛋白、肌红蛋白、细菌过氧化物酶、水果和蔬菜过氧化物酶。

因任何具有过氧化物酶或类过氧化物酶活性物质均可催化反应产生阳性结果,当使用低灵敏指示剂愈创木酯来检测时,应控制饮食,避免:①肉和鱼中肌红蛋白和血红蛋白的类过氧化物酶活性;②水果和蔬菜的天然过氧化物酶(表3-11-5)。虽这些试验灵敏度根据粪便血液浓度和肠道细菌过氧化物酶做过调整,但仍存在假阳性。

许多因素可干扰愈创木酯粪便隐血试验,如粪便标本太多、太少,水、经血或痔疮血污染。药物也可干扰,如阿司匹林、非类固醇抗炎药、铁剂、华法林和抗血小板药可导致上消化道出血,导致假阳性结果。抗酸剂和抗坏血酸(Vitamin C,Vit C)可干扰化学反应,导致假阴性结果,假阴性结果也可见于:①过氧化氢显色剂过期;②试纸缺陷(如过期);③检测前粪便标本或试纸储存超期(如>6天)。

表3-11-4 粪便隐血试验[1]

试验	原理	优点	缺点
愈创木酯法	在有过氧化氢存在的情况下,血红素具有类过氧化物酶活性,能氧化色源愈创木酯呈蓝色	便宜,快速,易操作,使用广泛	需控制饮食和药物,维生素C摄入和血红蛋白分解会引起假阴性
免疫化学法	抗人血红蛋白抗体与血红蛋白结合,可肉眼观察或仪器自动比色	无需饮食和药物限制,特异性高,只检测未分解的人血红蛋白,快速,易操作	血红蛋白分解会引起假阴性,价格比较贵
卟啉法	血红素衍生物卟啉的荧光定量检测	无需限制水果或蔬菜饮食,是定量分析血液,不受血红蛋白分解影响	耗时,耗力,动物性肉类摄入会导致假阳性

表3-11-5 引起愈创木酯粪便隐血试验(gFOBT)结果错误相的摄入物质[1]

导致假阳性结果的物质	导致假阴性结果的物质
红色或未煮熟的肉和鱼	抗坏血酸
蔬菜[a],如萝卜、西兰花、菜花、山葵	
水果[a],如哈密瓜、香蕉、梨、李子	
药物,如阿司匹林和胃肠道刺激剂	

注:[a]充分煎煮可破坏蔬菜和水果过氧化物酶活性

当血红蛋白分解就失去类过氧化物酶活性,用gFOBT不能检出。血红蛋白分解可发生于:①肠道内;②粪便标本储存期间;③粪便加在愈创木酯试纸上。研究显示,如试纸上粪便标本在检测前被水合,会出现假阳性结果。因此,美国癌症协会建议,应在标本采集后6天内检测,检测前不能脱水。研究显示,饮食控制和采集多份粪便标本的患者遵医行为较差。

2. 免疫化学法(iFOBT)

使用直接抗人血红蛋白单抗。方法具有高特

异性，且不受 gFOBT 的饮食和药物干扰。当血红蛋白通过消化道时，因消化和细菌酶分解血红蛋白，上消化道（食道、胃）出血用 iFOBT 通常测不出，免疫法对下消化道（如盲肠、结肠、直肠）出血更特异。

许多免疫法粪便隐血试验的采集容器随厂商而不同，样品采集容器加盖后送往临床实验室。检测可以是自动的，也可以是手工的。检测原理都是抗人血红蛋白抗体与样品中血红蛋白结合，但检测血红蛋白抗体复合物的方法各不相同。

该法优点是无需限制饮食和药物，缺点是费用较贵。因此，iFOBT 检测胃肠道出血特异性较好（低假阳性），但肠癌筛查方案中仍以 gFOBT 为主。

使用血红素定量试验也可完成粪便血液定量检测。该法基于亚铁血红素的化学转换成强烈荧光物质卟啉，该试验能检测和定量粪便中总血红蛋白量，包括完整血红蛋白存在部分，也包括肠道内转化为卟啉部分。上消化道出血或标本储存过久，粪便中血红蛋白可能由亚铁血红素转化为卟啉形式。因血红素定量检测仅检测亚铁血红素和转化卟啉，所以不受干扰。但红肉等非人源性血红蛋白可导致假阳性结果。血红素定量检测价格昂贵、费时费力。目前，该法主要由参考实验室完成，临床使用较少。

3. 转铁蛋白

血液糖蛋白与铁结合后成为转铁蛋白，通过与铁结合来控制体液中游离铁。人类转铁蛋白由 TF 基因编码。转铁蛋白的蛋白质与铁结合非常牢固，但可逆。铁与转铁蛋白结合不足体内总铁的 0.1%（4mg），是铁池的重要组成，铁池的最高周转率为 25mg/24h。转铁蛋白分子量约 80kDa，含两个特异的高度紧密的三价铁结合位点。转铁蛋白三价铁亲和力极高，随 pH 下降，结合力逐渐下降。在没有与铁结合时，称为脱铁运铁蛋白。当转铁蛋白在细胞表面遇见转铁蛋白受体时，会与之结合，通过受体介导的胞饮作用运输到细胞内囊泡。囊泡 pH 通过氢离子泵降至 5.5 左右，导致转铁蛋白释放铁离子，受体在胞饮作用周期内被运回细胞表面，准备铁吸收下一个循环。每一个转铁蛋白分子可携带两个铁离子。编码转铁蛋白的基因位于染色体 3q21 上。在铁缺乏和铁超负荷疾病时可检查血清转铁蛋白。转铁蛋白主要存在于血浆中，在健康人粪便中几乎不存在，在消化道出血时粪便中大量存在。同时，转铁蛋白稳定性明显高于血红蛋白。针对上消化道出血，在检测 Hb 同时检测 Tf，能减少假阴性。用两种免疫学方法同时检测两种抗原，能起到互补作用。当血红蛋白被破坏时，转铁蛋白作为补充检测手段，是临床判断是否存在出血最有价值的方法。对鉴别消化道出血部位也有临床意义。

二、粪脂定量

粪脂定量检测是脂肪泻决定性试验。尽管该化学试验可确认饮食脂肪量的异常，但不能鉴别排泄增加的原因。标本收集前 3 天，包括标本收集期间，患者应控制每天脂肪摄入量在 100～150g/d，并应停用泻药、合成脂肪替代品（如零卡油）、无脂肪营养品等。收集标本期间应避免矿物油、润滑剂或乳脂对标本的污染，这会导致假阳性结果。

收集标本期间，患者将 2～3 天所有粪便收集至一个大的预称重的容器中（如油漆罐）。在实验室内，全部粪便被称重和搅匀（如使用机械混匀器）。匀质化粪便标本采用称重法、滴定分析法或核磁共振光谱法进行脂含量分析。称重法和滴定分析法使用溶剂萃取粪便标本中脂质。在滴定法中，中性脂肪和肥皂在萃取之前被转化成脂肪酸。脂肪酸合成解决方案是萃取和用氢氧化钠滴定。因为滴定法不能完全覆盖中链脂肪酸，测量约占总粪脂含量的 80%。相反，称重法提取和定量所有的粪脂。在核磁共振方法中，粪便标本首先用微波干燥，然后用氢核磁共振光谱法分析（^{1}H NMR），该法快而准，与称重参考方法获得结果可比。

粪脂含量以每天排泄多少克脂肪报告，正常成人每天排泄 2～7g/d。如脂肪排泄量处于临界，或没有采用（如儿童）标准脂肪饮食（100～150g/d），需得到一个系数或脂肪残留比例。为决定该参数，需仔细记录饮食摄入量，计算公式如下：脂肪残留比例=（饮食脂肪-粪脂）/饮食脂肪×100。正常情况下，3 岁及以上儿童和成人至少吸收 95% 消化饮食脂肪，吸收率<95%提示有脂肪泻。

三、胎儿血红蛋白检测
(hemoglobin of fetal，HbF)

此试验即 Apt 试验（Apt test）。来自新生儿粪便、呕吐或者胃管的血液需要调查。这个血液可以来自婴儿消化道或者可能是分娩期间摄取的母体的血液。区别这两个来源是重要的。可以做一个基于抗碱胎儿血红蛋白的血源定性评估。

标本必需包含新鲜的红色血液,如新鲜带血的粪便或被污染的带血的尿布。不能接受黑色的柏油样粪便,因为血红蛋白已转化为血红素。使用 Apt 试验时,用水制作标本(如粪便、呕吐物、胃管液)的混悬液,离心去除带有微粒的粉红色上清液。将 5ml 粉红色上清液转入两个试管中。第一管用作第二管或碱性管颜色变化的参考。往碱性管中加入 1ml 氢氧化钠(0.25mol/L),混匀试管,至少 2 分钟后观察液体颜色变化。如果 2 分钟内最初的粉红色变化为黄色或者棕色,则样品中的血红蛋白是成人血红蛋白(hemoglobin of adult, HbA)。如果仍保持粉红色,则为 HbF。注意每次检测样品必须同时检测质控品。阳性质控品可以用婴儿外周血或脐带血制备,阴性质控品可以用成人血液标本制备。

四、粪便 DNA 检测

PreGen-Plus 试剂盒从粪便中提取并检测人类 DNA,DNA 的变化与癌症有关。这个检测观察人类 DNA 的变化,包括在 *APC*、*KRAS* 和 *p53* 基因中 21 号位点的变化,这个试剂盒也检测 *BAT26* 基因和所有 DNA 的完整分析,*BAT26* 基因涉及微卫星的不稳定(microsatellite instability, MSI)。

SEPTIN9 是一种由人类 *SEPT9* 基因编码的蛋白质,它与 SEPT2 和 SEPT7 相互作用。和 AHNAK、eIF4E 和 S100A11 一起,SEPT9 在伪足突出、肿瘤细胞转移和侵袭方面是必不可少的。在大肠癌的筛查方面,检测甲基化的 *SEPT9* 不是首选的方法。它的特异性和敏感度与粪便愈创木酯试验或者粪便免疫试验相当,而且那些试验应该优先使用。当医生强力推荐结肠镜检查而患者拒绝肠镜检查和其他试验时,这个试验优于根本不做筛查的患者。

五、粪便碳水化合物

当小肠内双糖转化为单糖的酶(双糖酶)不足或缺乏时,双糖就被不吸收,从而进入大肠。因为这些没有水解的双糖是有渗透活性的,导致大量的水滞留在肠腔内,造成渗透性腹泻。

遗传性双糖酶缺乏不常见但必须在腹泻体重减轻的婴儿中被考虑和排除。由疾病(如乳糜泻,热带脂肪泻)或者药物(如口服新霉素,卡那霉素)引起的继发性的双糖酶缺乏是一种获得性的疾病,通常影响一个以上双糖,且只是临时的。成人乳糖不耐症是常见的,尤其在非洲和亚洲人群中。这些人在儿童期时可以充分消化乳糖,当他们成年时就渐渐丧失消化乳糖的能力。因此,这些患者乳糖的摄取导致胃肠胀气和爆炸性腹泻。肠腔内肠道细菌发酵乳糖导致这些双糖酶缺陷的临床表现。发酵的结果导致产生大量的肠道气体和特征性 pH 下降的(大约 5.0~6.0)腹泻性粪便。正常情况下,由于胰腺和其他肠道分泌物的原因,粪便是碱性的。用 pH 试纸检测腹泻粪便的上浮物可以快速获得定性的粪便 pH 值。使用尿糖检测试纸也可筛选腹泻粪便中碳水化合物的存在(或糖的减少)。尽管制造商不主张尿糖检测试纸用于粪便检测(如没有申请 US FDA 认可),但是它在粪便还原物质检测的用途是广泛的且有文献记载。为了实施粪便中糖类的试纸检测,需要将腹泻粪便的上浮液 1∶3 稀释。粪便还原物质的排出超过 250mg/dl 被认为是异常的。糖试纸检测阳性提示有还原物质存在但不确定这个物质有分泌。注意这个方法不能检测蔗糖,因为蔗糖不是还原性的糖。要定量或特异性的确认粪便中的糖,必须使用色谱分析或者特殊的化学方法。

决定一种肠道酶缺乏(如乳糖酶缺乏)最多的诊断试验包括肠上皮特异性的组织化学检查。一种较方便的方法是使用特殊的糖(如乳糖、蔗糖)做一个口服耐量试验。这种口服耐量试验包含由患者摄入一种特殊双糖(如乳糖、蔗糖)的测量计量。如果患者有足量的适当的肠道双糖酶(如乳糖酶),双糖(如乳糖)就会水解成相应的单糖(如葡萄糖和半乳糖),而这些单糖被吸收入患者的血流。血糖增加超过患者固定血糖水平 30mg/dl 以上提示酶活性(如乳糖酶)充足;血糖增加低于患者固定血糖水平 20mg/dl 以上提示酶活性缺乏。

当肠道吸收不充分时粪便中也可以有糖出现。要区分糖吸收不良和糖消化不良,需做木糖吸收试验。木糖是一种不依赖于肝脏或胰腺作用来消化且易在小肠被吸收的戊糖。正常情况,血液中戊糖不以显著性水平存在,且机体不代谢它。另外,木糖容易通过肾小球过滤屏障而随尿排出。木糖吸收试验包含患者摄入一定剂量的木糖,随后收集一个2小时血液标本和一个5小时尿液标本。测量血液和尿液中木糖浓度。依据最初口服剂量的大小,成人正常分泌量至少占木糖消化剂量的16%~24%。

六、粪便乳铁蛋白

乳铁蛋白是在中性粒细胞颗粒中的一种铁结合糖蛋白,存在于各种分泌液中包括母乳。它的名字来源于它存在于母乳中,它的结构又同源于转铁蛋白。乳铁蛋白在先天性的免疫防御中起着广泛的作用。以中性粒细胞积聚为特征的肠道炎症导致粪乳铁蛋白水平升高。相反,单核细胞和淋巴细胞浸润不会导致粪乳铁蛋白水平升高,因为这些细胞类型不表达乳铁蛋白。

相对于肠道炎症的其他粪便生物标志物,包括粪白细胞,髓过氧化物酶和白细胞酯酶,乳铁蛋白的主要优点在于它的升高是稳定的。乳铁蛋白相对抵抗冻融循环和蛋白水解,体外4℃保存可稳定2周,尽管在急性胃肠感染诊断方面这个性能的好处尚不清楚。

可以买到一些商品化的乳铁蛋白试剂盒,包括雅培的一种叫做白细胞EZ Vue的定性免疫色谱侧流分析和定量的ELISA法试剂盒IBD-SCAN®。在来自瑞士的区分IBD和IBS的一项简单的研究中,IBD-SCAN ROC曲线下面积为0.84。非炎症性原因的荟萃分析中,乳铁蛋白在1∶50稀释1^+的情况下,ROC曲线下面积为0.79,灵敏度为95%,特异性为29%。

七、系统性炎症标志物

C-反应蛋白(C-reactive protein,CRP)和红细胞沉降率(erythrocyte sedimentation rate,ESR)是两个描述为系统性炎症的首选标志物。虽然这两个炎症标志物已被广泛普及,且容易操作,但是它们缺乏特异性,限制了他们作为感染性胃肠炎标志物的使用。

CRP是由肝脏相应代表宿主部分炎症反应的白介素6而合成。它是一种急性时相反应物,它的部分功能通过激活补体途径体现。20世纪30年代人们首次在急性感染不同具有肺炎双球菌C多聚糖病原的人类血清中检测到。CRP可用几种免疫方法检测。根据2014年CAP心脏危险能力验证调查结果,免疫比浊法是如今最普遍使用的方法。近来高敏CRP试剂盒已被独立研发出来;通过混合患者血清与包被CRP抗体的乳胶颗粒来检测。血清中CRP引起乳胶颗粒凝集,导致可通过浊度测定的浑浊,且与CRP浓度成比例。CRP检测既准确又便宜且可在1小时内完成。CRP作为胃肠道炎症标志物的应用主要在儿科进行研究。有关儿童的很多研究评价了血清CRP在区别细菌性和病毒性尤其是轮状病毒引起的胃肠炎中的作用。在这些研究中,CRP ROC曲线下的面积在0.75~0.91,敏感度54%~92%,特异性52%~89%。

相比之下,3项成人肠胃炎的研究表明,CRP ROC曲线下面积在0.75~0.91,诊断细菌性肠胃炎的敏感性为82%~85%,特异性55%~85%。因此,成人和儿童的CRP数据相似,且CRP在区别细菌性和病毒性胃肠炎的特定临床处理中可能有适度的效用。尽管CRP是一个相对敏感的炎症标志物,但是它缺乏特异性,因为它不能区分组织源性的炎症,也不能明确炎症激发因素是自身免疫因素还是感染因素,更不能区分感染病原是细菌病毒。

像CRP一样,ESR由Edmund Biernacki于1897年首先描述,是一个非特异性的炎症标志物。ESR是1小时内红细胞在玻璃圆柱体内的下降率;然而,最近使用离心的方法在5分钟内产生类似的结果。促使沉降的主要血浆因素是纤维蛋白原,一种急性时相反应物,而红细胞的静电电荷或Z电位是主要抗沉降的力量。ESR可在各种促炎条件下延长,包括自身免疫性疾病和感染,而ESR减少可能见于某些遗传性红细胞缺陷和充血性心力衰竭。因为使用方便,周转时间快以及与系统性炎症相关,ESR已被评价为胃肠炎的一种标志物。

至少4项研究中3个有关儿童的研究已比较了ESR在区别细菌和病毒性胃肠炎中的诊断价值。在这些研究中,假如细菌感染ESR往往更高,ROC曲线下面积在0.57~0.84。而在所有4项研究中,CRP在ROC曲线下面积更大,提示ESR在区别细菌性和病毒性胃肠炎方面更逊色些。

尽管ESR使用历史悠久,但其意义非常有限。首先ESR可能因性别、年龄、怀孕、血清免疫球蛋白浓度、红细胞形状与浓度,以及干扰物质如药物而不同。其次,炎症反应的变化与ESR的变化不同步,ESR改变明显滞后,不如CRP。这些因素限制了 ESR 的再现性和预测值,使得它在大多数处理中不如 CRP 有用。

八、血清因子

细胞因子的检测被公认为是提示胃肠炎的病原体是细菌还是病毒的有用的生物标志物。另外建议细胞因子浓度可以作为鉴别患者感染胃肠道病原体的广泛的标志物。已经评估了几个血清标本中的细胞因子,包括白介素 6(interleukin 6,IL-6)、白介素 8(interleukin 8,IL-8)、α 干扰素(interferon-α,IFN-α),γ 干扰素(interferon-γ,IFN-γ),和肿瘤坏死因子-α(tumor necrosis factor-α,TNF-α)。这些细胞因子在介导和调节细菌和病毒感染的免疫系统应答中起各种重要作用。商品化试剂可用于血清标本细胞因子的检测。

几项研究聚焦于应用细胞因子诊断儿童胃肠道感染细菌和病毒的诊断。Yeung 和他的同事[2]评估了 115 位患者(包括 75 位细菌感染和 43 位病毒感染者)标本检测了 IL-6、IL-8、INF-a 和 TNF-a 的浓度。与病毒感染者相比细菌感染者血清中的 IL-6 和 IL-8 浓度显著升高。IL-6 灵敏度和特异性为 75% 和 91%,而 IL-8 的值较低,分别为 46%和 71%。然而,血清中 INF-a 和 TNF-a 在区别细菌和病毒胃肠道感染的评估灵敏度和特异性更低。有关 IL-6 的这些发现与较小样本人群的其他研究报告相似,敏感度 79% 和特异性 86%。血清 IL-8 在区分病原体类型方面的应用同样发现其具有较低的敏感度(50%)和特异性(67%)。2 项独立研究中血清 IL-10 浓度的分析提示,与健康对照相比,无论是细菌还是病毒感染患者 IL-10 均显著升高,但是不能可靠的区分病毒和细菌感染。与 Yeung 和他同事的大样本研究相反,另一项研究[3](分析 17 例患者病毒性胃肠炎阳性和 14 例患者细菌性胃肠炎阳性)说明血清 TNF-a 浓度在区分病原体中的敏感度为 78%,特异性为 88%。

用于病原体区分的血清细胞因子评价的研究没有概括证明成人血清 IL-6 效用的数据。然而,Weh 和他的同事[4]发现与细菌感染相比,病毒感染时成人血清 IFN-γ 显著升高,但是敏感度为 67%,特异性为 63%,使用 IFN-γ 作为病原体区别的方法在常规临床使用中是次优的。

区别细菌和病毒胃肠道感染的细胞因子水平的定量分析,还得通过研究获得相同结果予以确认。在某种程度上,许多研究动力不足,这是复杂的事实,血清细胞因子在系统性感染或炎症条件下升高,而在胃肠道感染诊断的情况下可能会特异性的下降。

九、粪便钙网蛋白

钙网蛋白是由 S100A8 和 S100A9 组成的异二聚体蛋白复合物,存在于中性粒细胞、单核细胞和巨噬细胞内,通过胃肠道细菌并与钙和锌结合。钙网蛋白约占中性粒细胞胞质蛋白的 60%,在中性粒细胞激活部位大量流入。粪便钙网蛋白水平与 IBD 患者粪便中铟标记的中性粒细胞浸润相关性较好。粪便钙网蛋白在室温可稳定 7 天,且不被细菌降解。因此,无需特殊标本运送和防腐。

健康人钙网蛋白水平与年龄成反比,年轻人、健康婴儿水平较高。粪便钙网蛋白在 IBD 患者显著升高,且能用于 IBD 疗效监测。粪便钙网蛋白水平检测还能用于区分 IBD 和 IBS。其他疾病也会导致粪便钙网蛋白水平升高,如囊性纤维症、克罗恩病、溃疡性结肠炎、胃肠道恶性肿瘤和风湿性关节炎。

商品化试剂可定量检测粪便钙网蛋白,结果通常报告为 μg/g 粪便,或 mg/kg 粪便。

德国[5]的一个大样本多中心的前瞻性研究,对 2200 名急性胃肠炎成人测定粪便钙网蛋白水平,以判断其在细菌性胃肠道疾病中的作用。经培养确认的 195 例感染标本,检测粪便钙网蛋白水平,病原体阴性的 196 例标本作为对照,研究发现以粪便钙网蛋白≥15mg/L 作为 cut-off 值,对急性细菌性胃肠炎患者的诊断灵敏度为 83%,特异性为 87%。

细菌性胃肠炎患者粪便钙网蛋白水平也并不总是升高。丹麦[6]的一项研究发现,粪便钙网蛋白水平升高的感染性胃肠炎患者,99 名简明弯曲菌培养阳性,140 名空肠弯曲菌培养阳性。其中,感染简明弯曲菌患者相对感染空肠弯曲菌患者来说,症状更轻,粪便钙网蛋白平均浓度也更低,其中 41 名患者的钙网蛋白水平正常(<50mg/kg)。

在对儿童病毒性和细菌性胃肠道感染粪便钙网蛋白水平研究中,Chen 等[7]发现 153 名阳性患儿,其中 91 例为病毒性,62 例为细菌性;病毒感染者钙网蛋白(中位数为 89μg/g)明显低于细菌感染者(中位数为 754μg/g)。Sýkora 等[8]对感染患儿的研究也得出了类似结论,细菌感染者粪便钙网蛋白ROC曲线下面积为0.95,诊断灵敏度为93%,诊断特异性为88%。Weh等[4]发现成人细菌性胃肠道感染患者比病毒感染者粪便钙网蛋白水平显著升高,ROC曲线下面积为0.746,诊断灵敏度和特异性分别为87%和65%。

综上所述,粪便钙网蛋白可能是一个除简明弯曲菌外的细菌性胃肠道感染的恰当标志物。粪便钙网蛋白对病毒感染患者和已知能导致钙网蛋白潜在增高的胃肠道疾病来说不是一个好的标志物。

第五节 自动化检查

粪便检验费时费力,不同人员检测差异较大。近来,围绕生物安全、提高工作效率、减轻检验人员工作强度、提高检验结果的可比性等问题,国内研制了粪便检验自动化仪器。目前,自动化仪器可实现自动取样、自动稀释、自动搅拌、自动混匀、自动吸样充池、自动对焦拍照、自动图像识别、自动结果判读等功能。但其性能评价国内外还没有相应的标准,使用过程中应加以注意。

一、有形成分

通过自动取样、自动稀释、自动混匀、自动充池、自动对焦拍照、自动图像识别,能对红细胞、白细胞、寄生虫卵、脂肪滴等成分进行自动定量检测。

应注意取样的代表性、滤网对有形成分的拦截作用、携带污染问题、沉降时间对聚焦影响、沉降时间与检测速度关系等。

二、隐血试验

免疫化学法通常采用板块。取样、稀释、混匀过程与有形成分检查过程完全一致,吸取50~100μl粪便混悬液滴入板块检测孔中,1分钟后对免疫反应区域自动拍照并与预设结果进行比对,从而判断检测结果。

三、免疫成分

用免疫化学法检测各种病原体的抗原或抗体成分(如轮状病毒)。

第六节 粪便检验与疾病诊断

胃肠道疾病诊断,除了通过患者病史、特征性的症状和体征,还需进行辅助检查如实验室检查,其中,粪便检验是有些疾病如胃肠道炎症、出血、病原体(细菌、寄生虫等)感染和直结肠癌等疾病的重要辅助或确诊检查项目[9]。

粪便检验为非侵入性检查,常是首选筛检方法之一,粪便检验结果阴性,也可排除一些可能的病因。例如,十二指肠溃疡和慢性胃炎患者常伴幽门螺杆菌感染,在疾病诊断和治疗监测中,粪便幽门螺杆菌抗原检测也很有用;又如,慢性腹泻患者,常应检查粪便血液、脂肪、白细胞和病原体(常规培养基细菌培养、寄生虫和虫卵检查);结肠癌筛查,常使用粪便隐血试验等。以下,就粪便检验在临床常见胃肠道疾病如腹泻、吸收不良、结直肠癌中的意义和评价举例如下。

一、腹 泻

腹泻是小肠或大肠液体分泌增加或吸收减低所致。世界卫生组织(WHO,2009)定义为排便习惯改变、排便次数增加如每天≥3次或次数多于正常、排出松散粪便或液便。感染性腹泻呈高流行性和高发病率。腹泻的实验室诊断,涉及病原学研究、白细胞酯酶检测取代粪便常规检查及基于细菌毒力编码基因的分子生物学诊断等。

从腹泻特定的病史、症状和体征开始诊断,如是一般腹泻还是血性腹泻(痢疾)、有无全身症状、发病持续时间等;如无全身症状、无出血、可自限的急性腹泻(<2周)则很少需要其他诊断检查;有便血和全身症状的慢性腹泻却提示需进行特异性诊断检查。显然,病史是鉴别诊断和指导实验室评价的关键[1]。

腹泻分为急性和慢性两类。急性腹泻<4周;慢性腹泻(分为渗透性、分泌性、炎症性、运动性)>4周,通常情况下,6~8周或更长[1]。国内急性腹泻的共识性定义为:持续时间<2周,每天排便3次或3次以上,总量>250g[10]。

(一)临床表现

1. 急性腹泻

除了流行病学史外,临床腹泻表现的特征很重要。不同微生物感染所致腹泻表现不同。病毒性腹泻初始为黏液便,继而呈水样便,通常无脓血,次数较多,便量较大;细菌性痢疾多呈黏液脓血便;副溶血弧菌感染呈洗肉水样便,霍乱感染先呈米泔水样便,后出现水样便等,主要评估疾病的严重程度和脱水的程度根据病史和包括大便特点在内的临床表现来确定最可能的病因[11]。世界胃肠病学组织全球指南对全球成人和儿童急性腹泻的特点进行了总结[11]，认为急性腹泻的病原体主要是细菌、病毒和寄生虫感染。其中，在发展中国家，肠道细菌和寄生虫较病毒感染更常见，且主要集中在夏季发病。导致腹泻的大肠杆菌在不同国家分布不一，在发达国家中多见肠出血性大肠杆菌（enterohemorrhage E. Coli，EHEC，包括 E. coli O_{157}：H_7）；其中，肠产毒性大肠杆菌（enterotoxigenic e. coli，ETEC）导致旅行者腹泻，而肠致病性大肠杆菌（extraintestinal pathogenic escherichia coli，EPEC）极少引起成人腹泻，肠侵袭性大肠杆菌（enteroinvasive escherichia coli，EIEC）导致黏液血便（痢疾样）而多见发热，肠出血性大肠杆菌导致便血，严重出血性肠炎。

（1）病毒感染：在工业化和发展中国家，病毒感染是急性腹泻主要原因，尤在冬季。其中，B 组轮状病毒可致中等程度的胃肠炎；诺如病毒是胃肠炎暴发最常见病因，影响所有年龄组人群。

（2）寄生虫感染：主要是小球隐孢子虫、肠贾第鞭毛虫、溶组织内阿米巴和环孢子虫感染，主要限于旅行者。

（3）医院获得性腹泻病原体：主要致病菌为大肠埃希菌、金黄色葡萄球菌、肠球菌和铜绿假单胞菌，其次为白念珠菌、变形杆菌属、克雷伯菌属、沙门菌属等。这些病原菌多为多重耐药菌。

粪便性状可为稀便、水样便、黏液便、脓血便或血样便，可伴有恶心、呕吐、腹痛或发热等全身症状。

2. 慢性腹泻

慢性腹泻原发疾病或病因诊断的临床依据是病史、症状、体征。从起病、病程、腹泻次数及粪便性质、腹泻与腹痛关系、伴随症状和体征、缓解与加重等因素全面考虑。

（二）实验室诊断和评价

在临床诊断基础上建立实验室诊断流程，各种实验室项目在腹泻的诊断中有不同的使用价值。①粪便常规检查：简便易行，临床实用价值大。如肉眼观腹泻物性状，如是否为水样便、有否脓血和黏液便等，即可大致判断腹泻的病因；光镜高倍下见多个红细胞和大量脓细胞，或见白细胞≥15 个，有助于确定急性细菌性腹泻；发现虫卵、滋养体、包囊和卵囊，是确诊肠阿米巴病、贾第虫感染和隐孢子虫病重要方法；②粪便细菌培养：根据流行病学、临床表现、腹泻物性状、病情轻重和粪便常规检查结果，初步判断后再决定是否做细菌培养；③血清免疫学诊断：基于肠道感染微生物，有助于部分感染性腹泻病的病原学诊断，但临床应用价值有限，尚待进一步研究；④分子生物学诊断：粪便提取物检测轮状病毒和诺如病毒特异性基因，不仅有助于诊断，也是病毒性腹泻病分子流行病学调查主要手段；⑤水、电解质和酸碱平衡评估：是成人急性感染性腹泻病诊断的重要组成部分。

1. 腹泻实验室诊断流程

此处主要是急性腹泻的诊断流程，慢性腹泻的诊断流程见本文下述“吸收不良”部分。急性腹泻实验室检测流程主要步骤如下[12]。

（1）步骤 1：判断患者是否有血性腹泻（提示细菌性）、流行区居住或旅行、免疫功能低下。

（2）步骤 2：如对步骤 1 判断为“否”，则考虑与霍乱流行区接触。

（3）步骤 3：如对步骤 1 判断为“是”，则做全血细胞计数（包括血小板计数），白细胞分类计数，以初步区分确定病因。

（4）步骤 4：继续步骤 3，如患者有充分临床表现，则考虑弯曲杆菌、微孢子虫、隐孢子虫、环孢子虫，或做粪便培养、酶免疫测定大肠杆菌志贺样毒素、贾第虫抗原，及粪便虫卵和寄生虫检查（对免疫功能低下或有旅行史者）。

（5）步骤 5：继续步骤 4，在等待病原体培养结果时，对患者进行支持性治疗和经验性抗生素治疗。

（6）步骤 6：继续步骤 5，如患者无改善，则继续治疗 3~5 天。

（7）步骤 7：继续步骤 6，考虑进行粪便重复检查、结肠镜检查和活检，以明确诊断。

2. 细菌性腹泻评估[13]

如患者有血性腹泻、腹泻>3 天、长期腹泻伴旅行史则满足实验室检查的前提。其中，粪便检验主要包括：①粪便培养：对评估疑似细菌性腹泻为首选试验（对≥3 天或血性腹泻的病因诊断最有用）。弯曲杆菌、沙门菌、大肠杆菌、志贺菌、耶尔森菌、弧菌和气单胞菌，是最常见的细菌性腹泻原因。如患者经 3~5 天治疗无改善，则应考虑重复粪便检验和做结肠镜检查；②粪便酶联免疫吸附法（ELISA）乳铁蛋白检测：可用于监测炎症性肠病（IBD）活动性和预测复发，有助于鉴别 IBD 与肠道功能紊乱，如肠易激综合征（IBS）。特异性腹泻病原体感染临床特点见表 3-11-6。

表 3-11-6 特异性腹泻病原体感染的临床特点[11]

	临床特点					
	腹痛	发热	粪便检验有炎症证据	恶心、呕吐	隐血阳性	血便
志贺氏菌	++	++	++	++	+/-	+
沙门氏菌	++	++	++	+	+/-	+
弯曲杆菌	++	++	++	+	+/-	+
耶尔森菌	++	++	+	+	+	+
诺如病毒	++	+/-	-	++	-	-
弧菌	+/-	+/-	+/-	+/-	+/-	+/-
环孢子虫	+/-	+/-	-	+	-	-
隐孢子虫	+/-	+/-	+	+	-	-
贾第鞭毛虫	++	-	-	+	-	-
溶组织内阿米巴	+	+	+/-	+/-	++	+/-
艰难梭状芽胞杆菌	+	+	++	-	+	+
产志贺毒素大肠杆菌(包括 $O_{157}:H_7$)	++	0	0	+	++	++

注:-~++代表症状从轻度(阴性)到重度(强阳性)

对于急性肠炎,维持足够的血容量和纠正水电解质平衡紊乱应优先于寻找致病原。在发热患者中有肉眼血便表现者通常提示感染源为侵袭性病原体,例如志贺氏菌、空肠弯曲杆菌、沙门氏菌或溶组织内阿米巴等。对于免疫功能正常的水泻患者,大便培养通常不是必需的,但是对于临床和流行病学上高度怀疑霍乱的患者,尤其是在疾病暴发/流行的初期(同时也可以确定抗生素敏感性),明确是否是霍乱弧菌感染可能是必需的,另外,明确导致菌痢的病原体也是必要的。

通过评估潜伏期、近期在特殊病原体局部流行的相关地区的旅游史、异于平时的饮食或就餐环境、职业暴露风险、近期抗生素的应用、居住养老院和 HIV 感染的风险等可以发现感染性腹泻流行病学上的一些特点。腹泻患者细菌检测特点见表 3-11-7。

表 3-11-7 腹泻患者的细菌检测项目[11]

	应检测或可考虑的检测项目
社区获得性或旅行者腹泻	-培养或检测肠产毒性大肠杆菌,沙门氏菌,志贺氏菌,弯曲杆菌
院内腹泻(住院≥2 天后发病)	-检测艰难梭状芽胞杆菌毒素 A 和 B,沙门氏菌,志贺氏菌,弯曲杆菌(当与暴发相关,患者年龄>65 岁并有其他共存的基础疾病,或在免疫力低下或白细胞减少的患者,或疑有系统性感染者) -检测产志贺毒素的大肠杆菌(当有痢疾样表现时)
持续腹泻(>14 天)	-肠致病性大肠杆菌(EPEC)、肠凝集性大肠杆菌(enteroaggregative E. coli, EAggEC) -考虑原虫感染:隐孢子虫、贾第虫、环孢子虫、贝氏等孢子球虫 -筛查炎症 -人免疫缺陷性病毒(HIV)/艾滋病
若患者免疫力低下(尤其是 HIV+)	检测微孢子虫,鸟分枝杆菌复合体,巨细胞病毒,类圆线虫

3. 寄生虫性腹泻评估[14]

如患者腹泻超过3~7天和(或)有危险因素(如,免疫功能低下,国外旅行,饮用未净化水)则初始诊断可用抗原检测法排除最常见寄生虫(十二指肠贾第虫、隐孢子虫、溶组织阿米巴);继而可对有持续性腹泻(≥7天)或有危险因素者进行检测。粪便直接涂片显微镜检查是粪便检查中最重要、最常用、最直接和可靠的检查法,其目的主要是观察虫卵、原虫等;虫卵主要有:蛔虫卵、钩虫卵、带绦虫卵、蛲虫卵、血吸虫卵、华支睾吸虫卵、鞭虫卵和姜片虫卵;阿米巴原虫及滋养体、包囊体;隐孢子虫及包囊体;鞭毛虫、纤毛虫及包囊体等。

(1)寄生虫卵检查举例

十二指肠贾第虫:粪便酶免疫法检测贾第虫抗原(首选,最敏感);如初始试验阴性而临床高度怀疑,则重复检测。

隐孢子虫:首选粪便酶免疫法(enzyme immunoassay,EIA)和直接荧光抗体(direct fluorescence antibody,DFA)检测;粪便显微镜检查需特殊染色(如,改良抗酸和多份粪便标本),灵敏度低于酶免疫法。

溶组织内阿米巴:肠道疾病,粪便酶免疫法阿米巴抗原检测灵敏和特异;肠外疾病(如肝脓肿),首选血清学检测(IgG阿米巴抗体);粪便抗原或虫卵和寄生虫检查一般均阴性。

等孢子球虫:粪便显微镜检查包括特殊染色(如改良抗酸染色)。

微孢子虫:直接荧光抗体染色更灵敏和特异;寄生虫和虫卵检查需做微孢子虫染色,可能需要检测多份标本。

粪类圆线虫:血清学检查最灵敏;如粪便阴性,血全血细胞计数嗜酸性粒细胞轻中度增高,可能是此感染的唯一线索;寄生虫和虫卵检查需做特殊染色;虫卵和寄生虫检查可能遗漏轻度感染;可能需检测多个标本;如腹泻持续>3天,且患者有明确危险因素,或抗原检测阴性,则考虑血清学检测和虫卵和寄生虫检查特殊染色,以便发现非常见的病原体;以下情形,建议在不同天采集3份标本全面检查粪便虫卵和寄生虫(包括特殊染色):有在流行区旅游或居住史的患者,寄生虫感染接触史,免疫功能低下状态,寄生虫感染验前概率高。

(2)寄生虫卵检查方法评价:直接涂片镜检法简捷,适用于检查蠕虫卵、原虫包囊和滋养体,但阳性率不高,如连续数天采样检查,可提高检出率,但结果阴性也不能排除寄生虫感染;集卵法检出率较高,适用于检出各种虫卵;饱和盐水漂浮法尤其适合检出钩虫卵;离心沉淀法、自然沉淀集卵法,通过去除粪渣、洗涤沉淀后涂片镜检,可提高阳性率。除华支睾吸虫需用高倍镜辨认外,其他均可经低倍镜检出。在识别寄生虫卵时应注意虫卵大小、色泽、形状,卵壳的厚薄、卵细胞等内部结构特点予以鉴别。最少要观察10个低倍视野,以所见虫卵的最低数至最高数报告。对可疑虫卵或罕见虫卵应请上级检验师复核,或送参考检验室确认。

(3)寄生虫和虫卵检查应用:适用于患者有明确危险因素(流行地区旅游史或居住史、接触史,免疫功能低下状态或寄生虫感染前概率高),如HIV或其他免疫缺陷患者。急性寄生虫性腹泻并不常见或为罕见,但寄生虫感染却是慢性腹泻较常见的原因。寄生虫检查标本应浓缩,作三色染色后显微镜检查。如疑似寄生虫感染、持续腹泻,推荐特异性病原体检测(如酶免疫法检测贾第虫抗原A),但不必对长期住院期间出现腹泻的患者进行此项检查。腹泻早期可能查不出寄生虫和虫卵。寄生虫和虫卵检查对检出持续性腹泻的十二指肠贾第虫、隐孢子虫或溶组织内阿米巴的灵敏度低于粪便抗原试验;对持续性腹泻、粪便寄生虫和虫卵检查、酶免疫抗原阴性的患者应随访。

4. 病毒性腹泻评估[15]

如患者腹泻>3天,有长期腹泻、有旅行史,则考虑实验室检查,但多数诺如病毒和轮状病毒腹泻可由临床做出诊断。粪便培养为首选试验,可排除疑似细菌性血性腹泻。

(1)诺如病毒:最灵敏和最特异试验是逆转录聚合酶链反应(RT-PCR)基因型组Ⅰ和Ⅱ检测,酶免疫法(抗原检测)不及PCR敏感,电镜检测既不灵敏又需在特殊实验室进行。

(2)轮状病毒:酶免疫定性抗原检测诊断轮状病毒性胃肠炎,但不能排除细菌或其他病毒引起的胃肠炎,阴性结果也不能排除轮状病毒感染,标本病毒量低下或采集不当均可造成假阴性结果。采用定性酶免疫分析法检测轮状病毒和腺病毒抗原40/41,可诊断轮状病毒和腺病毒相关的胃肠炎,但不能排除细菌或其他病毒引起的胃肠炎,阴性结果并不能排除轮状病毒感染,低病毒载量或采样不当可导致假阴性结果;腺病毒阳性结果解释应谨慎,因为腺病毒能潜伏和复发。感染后无症状性的脱落可持续数月。因高浓度金黄色葡萄球菌表达蛋白A,可出现假阳性腺病毒结果,然而,金黄色葡萄球菌肠炎在成人并不常见,在儿童极为罕见。

二、吸收不良

吸收不良是指胃肠道无法从小肠吸收营养物质进入血液的病理状态,可反映胰、肝、肠相关疾病。正常营养吸收分为3步:一是肠道管腔和刷状缘加工处理肠内营养物质,二是将后者吸收进入肠黏膜,三是将营养物质转运进入血循环。如这些步骤的任何一步或多步组合中断,即可导致肠黏膜对碳水化合物、蛋白质、脂肪、维生素和矿物质的吸收不足;如肠内存在不能吸收的物质如乳果糖、山梨醇等,也可引起吸收不良。肠腔内消化不良,可因营养物质不能完全分解最终造成不可吸收。

(一)临床表现

腹泻是吸收不良最常见临床特征;脂肪泻则是吸收不良的一个突出的标志性临床表现,粪便可呈液体状、半液体状或软糊状,灰白,量多,恶臭。吸收不良的粪便可呈泡沫样,但此种粪便性状也可来自健康人,故为非特异性标志。通常,饮食中>95%的脂肪被肠道吸收,任何原因的腹泻均可导致粪便检查脂肪含量增加。

(二)实验室诊断和评价

吸收不良的实验室诊断基于临床慢性腹泻、脂肪泻的表现,为了治疗的需要,除了粪便检查外,尚需同时做血液、生化等有关项目的检查,作为治疗和监测的基线检查。

1. 吸收不良实验室诊断流程

根据临床表现,选择实验室检查项目,有关程序如下[16]。

(1)步骤1:血液和生化筛查试验:主要有全血细胞计数(包括血小板计数)、电解质组合、红细胞沉降率测定、肝酶(血清或血浆丙氨酸氨基转移酶、天冬氨酸转氨酶)、血清白蛋白促甲状腺素、游离甲状腺素测定。粪便试验:免疫法粪便隐血试验、粪便白细胞、ELISA法粪便乳铁蛋白试验、粪便脂肪定性;如存在危险因素,做PCR艰难梭菌毒素B基因(tcdB)检测;如有免疫功能低下或旅行史,做粪便寄生虫和虫卵检查;如疑似乳糜泻,考虑血清学检查。

(2)步骤2:如步骤1正常,则根据临床表现,可同时考虑下述试验:考虑乳糜泻:做免疫球蛋白A、IgG组织转谷氨酰胺酶抗体、IgA组织谷氨酰胺转胺酶(tissue transglutaminase,tTG)抗体检测;如结果阳性,进一步做小肠活检,结果可阳性。考虑双糖酶异常:取组织检查,如异常,为双糖酶缺乏症。考虑物质耐受性:做物质耐受性试验,如乳糖耐量试验,若结果异常,为食物不耐受性。考虑细菌发酵障碍:做糖吸收不良耐受试验、14C-木糖呼气试验,如结果异常,诊断成立。考虑回肠疾病或胆汁酸吸收不良:检测7α-羟基-4-胆甾烯-3、硒牛磺酸胆酸(selenium-75-homocholic acid taurine,Se-HCAT)试验,若结果异常,则证实诊断。考虑胰腺功能不全:做粪便胰弹性蛋白酶试验,如异常,则确立诊断;考虑其他可能试验:如做粪便均匀等分脂肪定量、木糖(成人5g,25g)吸收试验、木糖吸收试验(儿童)。

(3)步骤3:如步骤1异常,则先做腹部超声或CT扫描。如异常,则可能疾病为:胆囊疾病、肝脏疾病、胰腺疾病、腹腔淋巴结肿大和妇科癌症(如卵巢);如正常,再做肠下部内镜检查和活检,如异常,则可能疾病为:乳糜泻、热带口炎性腹泻、胶原性口炎性腹泻、惠普尔病、炎症性肠道疾病、寄生虫(如贾第虫)、嗜酸性肠炎、肠道淋巴瘤、原发性小肠淋巴管扩张症、免疫缺陷综合征,脂蛋白血症;如正常,再做分泌功能检测和内窥镜逆行胰胆管造影(endoscopic retrograde cholangiopancreatography,ERCP),如异常,则可能疾病为:胰腺疾病、胆道疾病,如正常,则6个月后随访。

2. 脂肪泻评估[16,17]

脂肪泻筛选试验包括粪便显微镜的脂肪检查和血清类胡萝卜素的测定。这是一个简单有用的脂肪泻筛选试验。粪便显微镜脂肪染色:定性检查粪便脂肪简单易行,但准确率低,只能用作消化吸收不良的筛检试验,而不作为诊断的依据,应作化学法定量确证脂肪泻。粪便脂肪定量测定是诊断吸收不良的前提,虽是脂肪泻确定性试验,但也不能鉴别脂肪泻的原因。阳性提示胰腺外分泌功能异常,致使消化功能障碍,胆汁淤积性黄疸等,因肠道中胆汁缺乏,有脂肪吸收障碍。见于急、慢性胰腺炎、胰头癌、吸收不良综合征、儿童腹泻以及蓝氏贾第鞭毛虫感染。乳糜泻:可做血清学组织谷氨酰胺转移酶(tTG)抗体和IgA检测。

3. 其他疾病评估[10]

消化性溃疡是肠溃疡的主要原因，且与慢性胃窦炎、胃溃疡、胃癌，非溃疡性消化不良和胃黏膜相关淋巴组织淋巴瘤密切相关。幽门螺杆菌与消化性溃疡有关，一般经组织取样、呼气试验和粪便抗原检测诊断。胰腺功能不全可做粪便弹性蛋白酶-1 试验，减少表示>2 周婴儿和大龄儿童囊性纤维化。胃肠道出血可造成缺铁性贫血。

（1）溃疡性结肠炎：又称慢性非特异性溃疡性结肠炎，属非特异性炎症性肠病，病变主要限于大肠黏膜与黏膜下层。临床以腹痛腹泻、黏液脓血便、里急后重为主要表现。粪便常规检查活动期有脓血。镜检有大量红细胞、白细胞和黏液，在急性发作期粪便涂片中常见大量多核的巨噬细胞。大便孵化可见溶组织阿米巴滋养体、包囊、血吸虫卵，细菌培养及真菌培养阴性。

（2）克罗恩病：1932 年 Crohn 等人最早描述这种疾病，因此被世界卫生组织命名为克罗恩病（以前叫克隆氏病）。由于刚开始发现这种疾病的时候，病变多位于大肠的一段，因此又被称为节段性肠炎，以后研究又发现这种疾病主要的病理改变是干酪样肉芽肿，所以又被称为肉芽肿性结肠炎。近年来随着研究的深入，发现病变不仅表现在大肠，而且口腔、食管、胃、十二指肠、空肠及回肠都可以发生类似病变，甚至消化道外都可以有炎性病灶，但以末端回肠和右半结肠最多见。主要的症状有腹痛、腹泻、发热、消瘦、贫血、食欲减退、恶心呕吐、腹部肿块、肠梗阻、瘘管形成等，伴有营养不良、贫血、关节炎、虹膜炎和肝脏损害表现等。目前最可靠的检查方法是结肠镜检查，此外，X 线检查也是协助诊断的重要手段之一。粪便常规检查显微镜下可见红、白细胞，隐血试验阳性。

三、结直肠癌

结直肠癌（colorectal cancer，CRC）包括结肠癌和直肠癌，是常见的消化道恶性肿瘤之一，占胃肠道肿瘤的第二位。好发于直肠及直肠与乙状结肠交界处（占 60%）。发病年龄多>40 岁，男女之比为 2∶1[18]。在美国结直肠癌是第 3 位常见癌症，是肿瘤死亡的第 2 大原因。在中国、亚洲地区，结直肠癌的发病率和死亡率逐年增高[18]。结直肠癌是中国常见消化道恶性肿瘤，跃居第 3~5 位，发病年龄以 40~50 岁为最多，男女比为 1.6∶1。

结直肠癌的患者除早期可无症状外，绝大部分均存在不同程度症状。经详细询问病史、认真体格检查（如直肠指检）、实验室检查和成像检查（内镜如直肠镜、乙状结肠镜，特别是结肠镜，钡剂灌肠 X 线，腔内超声，CT 和 MRI 等），确诊一般无困难。

（一）临床表现[18]

结直肠癌主要临床表现有排便习惯和粪便性状改变，是最早出现的症状。多表现为排便次数增加；腹泻、便秘或两者交替；黏液便、血便或脓血便，里急后重，粪便变细；腹痛；腹部肿块；肠梗阻症状；全身症状：贫血、消瘦、乏力、低热等；肿瘤转移症状：腰骶部酸痛、坠胀感，腰骶尾部持续性疼痛，肝、肺、骨转移，左锁骨上、股沟淋巴结转移，直肠前凹结节及癌性腹水。

（二）实验室筛检和评价

结直肠癌实验室检查主要是筛查诊断。近年，国内外临床医学专业组织不断推出有关结直肠癌的诊断指南，关于筛查的年龄、筛查方法有相同之处，也有不同之处，但一般均包括如何使用和评价实验室的愈创木酯法粪便隐血试验（guaiac fecal-occult blood test，gFOBT）、粪便免疫化学试验（fecal immune chemical test，FIT）和粪便 DNA 检测试验；并继续明确了血清癌胚抗原（CEA）测定主要用于癌肿预后估计和术后监测的原则[19]。

1. 亚太工作小组发布的结直肠癌筛查共识性建议[20]

2014 年，亚太结直肠癌筛查工作小组发布了共识性建议如下（注意：证据等级从高到低：Ⅰ、Ⅱ-1、Ⅱ-2、Ⅱ-3、Ⅲ；推荐等级从高到低：A、B、C、D、E）。

（1）筛查对象条件：年龄 50~75 岁（证据等级：Ⅱ-2；推荐等级：B）；筛查方案应考虑筛查对象 CRC 风险的种族差异（证据等级：Ⅱ-3；推荐等级：B）。

（2）结直肠癌筛查推荐方法：FIT、gFOBT、乙状结肠镜和结肠镜检查。建议一般风险患者应首选定量 FIT 而非首选 gFOBT 试验。在资源有限的国家，FOBT 是首选的结直肠癌筛查方法。

（3）建议选择高风险患者做早期结肠镜检查；在亚太地区，年龄、男性、家族史、吸烟和肥胖是结直肠癌和晚期肿瘤的危险因素（证据等级：Ⅱ-2；推荐等级：A）；亚太风险评分（表 3-11-8）是确定高风险结直肠癌晚期肿瘤的有用指标(证据等级:Ⅱ-2;推荐等级:B)。

(4)已证明粪便隐血试验筛查结直肠癌的价值(证据等级:Ⅰ;推荐等级:A);FIT 试验应替代 gFOBT 试验(证据等级:Ⅰ;推荐等级:A);由 FIT 试验确定的患者应转做结肠镜检查(证据等级:Ⅱ-2;推荐等级:A)。

(5)结直肠癌筛查方案应包括质量控制措施(证据等级:Ⅲ,推荐等级:C)。

亚太工作小组发布的亚太结直肠癌筛检评分见表 3-11-8。

表 3-11-8 亚太结直肠癌筛检评分[20]

风险因素	标准	评分
年龄	50~69 岁	2
	>70	3
性别	男性	1
	女性	0
家族史	一级亲属有结直肠癌史	2
吸烟	目前和过去吸烟	1
	从未吸烟	0

注:低风险 0~1 分;中风险:2~3 分;高风险 4~7 分

2. 美国国家综合癌症网络(National Comprehensive Cancer Network,NCCN)《结直肠癌筛查指南》[21,22]

《结直肠癌筛查指南》强调所有转移性结直肠癌患者都应对肿瘤组织进行 *KRAS* 和 *NRAS* 突变基因分型;只要可能,随时对 *KRAS* 和 *NRAS* 的非外显子 2 突变状态进行检测;所有初诊年龄≤70 岁的结直肠癌患者或年龄>70 岁、符合 Bethesda 指南结直肠癌患者都应该考虑筛查林奇综合征(Lynch syndrome,即遗传性非息肉性结直肠癌综合征)。PET 或 CT 扫描发现肿瘤时,不再推荐连续应用 CEA 检查评估患者病情。具体筛查的指南如下:

(1)主要目标:预防和早期检测结直肠癌。对有风险患者:用结肠镜检查或粪便隐血试验(后者如阴性,1 年后再筛检;如阳性,继续结肠镜检查)或乙状结肠镜检查结合每 3 年加或不加粪便筛检。

(2)用结肠镜筛检:不应每年再做粪便隐血试验。在美国,结肠镜是筛查一般风险和高风险人群结直肠癌的主要方法。不过,任何筛检模式的效果均好于不做任何筛检。

(3)粪便检查:粪便筛检结直肠癌的灵敏度不及结肠镜等试验[9]。应使用①高灵敏度 gFOBT(使用时不再水化):每年连续分 3 次采集标本(不要采用直肠指检标本);实验前限制饮食;结果阳性需进一步评价。如使用 FIT 检查,则灵敏度高于 gFOBT;且无需指定饮食;每年只需采集 1 次标本;但结果阳性也需进一步评价。FOBT 筛检晚期腺瘤性息肉的灵敏度相当低。但部分随机对照研究显示 gFOBT 可减低直结肠癌死亡率 13%~18%,gFOBT 的检测灵敏度为 37%~79%;②粪便 FIT 试验(2001 年 FDA 批准):此法检测腺瘤的灵敏度 11%~58%,特异性 59%~97%;③粪便 DNA 试验[21]:一大型多中心研究(4404 例):应用多个组合标志物 DNA(SDT-1 试验:*APC*、*KRAS* 和 *p53*,加其他 2 个标志物,共检测 21 个突变)进行结直肠癌筛查的检出率为 52%,特异性 94%,而 Hemoccult Ⅱ 的检出率为 13%,特异性 95%。另一大型试验(3764 例)检测结直肠癌、高度不典型增生和腺瘤:使用 SDT-1、第二代 SDT-2 组合试验(*APC*、*KRAS* 和 *vimentin* 甲基化)、结肠镜检查、Hemoccult Ⅱ、Hemoccult Sensa;结果显示,检测灵敏度:SDT-1 为 20%,Hemoccult Sensa 为 21%,SDT-2 为 40%。目前用粪便 DNA 筛检结直肠癌的间隔尚未确定。值得注意的是 2014 年 3 月,美国 FDA 小组推荐批准结直肠癌筛检新试验粪便 DNA(sDNA)试验上市,此试验具有非侵入性、标本可在家采集、分析前无需患者肠道或药物准备、安全、有效、收益大于风险的特点。sDNA 与 FIT 在结直肠癌一般风险人群(美国和加拿大 90 个地点、10000 例患者)中进行了比较。sDNA 总体诊断灵敏度为 92%(FIT 整体灵敏度为 74%),对最可治愈早期癌症为 94%,达到迄今为止非侵入性试验的最高灵敏度,但假阳性也高于 FIT(sDNA 为 10%~13%,FIT 为 4%~5%),而且 sDNA 检测因技术要求而排除了大量筛检人员[23]。

(4)筛检腺瘤性息肉和癌:可选用每 10 年结肠镜检查;每 5 年乙状结肠镜检查;每 5 年 CT 结肠造影。NCCN 在 2015 年版的“直肠癌”指南中对 CEA 的应用建议是:CEA 用于监测 T2 期癌肿,每 3~6 个月 1 次,共 2 年,然后每 6 个月 1 次,共 5 年;但不推荐 5 年后常规监测 CEA 和 CT 扫描[19,24]。

3. ARUP 实验室是美国国家参考实验室,在

2014年12月更新了关于结直肠癌实验室诊断内容，进一步评价了实验室筛查结直肠癌的作用[25,26]。

（1）实验室试验指征：有大肠出血、CRC家族史、临床症状与遗传性结直肠癌一致，如，MUTYH相关息肉病（MUTYH-associated polyposis，MAP）、家族性腺瘤性息肉病（familial adenomatous polyposis，FAP）、Turcot综合征和加德纳综合征。

（2）FOBT和乙状结肠镜筛查：临床试验直接证据表明可减低CRC死亡率；但2014年NCCN，推荐结肠镜作为首选筛检方法。FOBT对50%确诊的结肠癌病例显示阴性；如患者有结肠癌风险，即使FOBT阴性，也应考虑做乙状结肠镜或结肠镜检查；FOBT阳性，则要求进一步评估（如做结肠镜检查）。

（3）基因检查：*APC*、*MUTYH*、*KRAS*、*NRAS*、*BRAF*基因，检查微卫星不稳定性（MSI）、错配修复（*MMR*）基因（如*MLH1*、*MSH2*、*MSH6*、*PMS2*），错配修复基因检测基于免疫组织化学（immunological histological chemistry，IHC）检测结果。

（4）组织学检查：所有取样的息肉均应行组织学检查，此为肿瘤分类和进一步检查金标准。

（5）Septin-9检测：是CRC标志物，阴性预测值高。可用于≥50岁、有CRC一般风险而无家族史的个体筛检，但不推荐用于以下情形个体：之前有CRC病史，风险高于一般水平（如，家族史有早期CRC发生者、有遗传性CRC），之前有息肉切除。Septin-9可作为结肠镜检查的补充，或用于不愿或不能进行结肠镜检查的患者。Septin-9增高患者应进行结肠镜检查。Septin-9筛检已显示在盲肠、升结肠、横结肠、脾曲、降结肠、乙状结肠、直肠乙状结肠和直肠检出癌肿。

（6）美国预防服务工作组（United States Preventive Services Task Force，USPSTF，2008）和美国家庭实践学院（American Academy of Family Practice，AAFP，2010）筛查建议：对50~75岁人群，每年用FOBT作CRC筛查，每5年做乙状结肠镜检查，结合每3年做高灵敏度FOBT检查；对76~85岁人群，每10年结肠镜检查，或CRC常规筛查；对>85岁人群，不推荐筛查。

（7）美国癌症协会（American Cancer Society，ACS，2013）建议：①筛查一般风险对象：年龄≥50岁，无腺瘤或炎性肠病史，家族史阴性（无一级或二级亲属有CRC或家族中无Lynch综合征相关癌症）；②选用方案：每5年乙状结肠镜检查，每10年结肠镜检查，每5年双对比钡剂灌肠X线检查，每5年CT结肠造影检查；③筛检无年龄上限，有<60岁的家族成员患结肠癌的患者，应在年龄40岁或早于最小家庭成员诊断为结肠癌的年龄10年前，开始每5~10年做结肠镜检查；④结直肠癌监测：a. 血清CEA用于：术后滴度增高预测肿瘤复发；监测术前和术后浓度变化；b. 对Ⅱ或Ⅲ期肿瘤：术后每3个月检测1次，持续3年；对转移性疾病患者，监测可能有助于评估治疗反应；c. 血清循环肿瘤细胞（circulating tumor cell，CTC）计数用于转移性肿瘤监测疾病进展和对治疗反应。

4. 英国哥伦比亚临床实践指南中心2013年建议对无症状患者[27]：

（1）在确定风险分层后，应进行结直肠癌的筛检。

（2）对50~74岁一般风险人群，每1~2年进行粪便免疫化学试验。

（3）粪便隐血试验首选FIT法；FOBT结果阳性，应随后做结肠镜检查。

（4）粪便有明显血液时，不适合做粪便隐血试验，而做内镜检查。

（5）每10年1次结肠镜筛检可替代FOBT筛检。

（6）已经做结肠镜检查患者，无需其他FOBT筛选试验。

（7）不推荐CEA作为筛检试验；不推荐联合乙状结肠镜检查与粪便隐血试验为初筛试验。注意，2013年美国结直肠外科医师协会直肠癌治疗指南建议术前常规检测CEA，作为术后监测评估基线留存（推荐等级：1B）[28]。

5. 澳大利亚关于CRC的检查建议（推荐等级从高到低：A，B，C，D）[29]

用粪便隐血试验（愈创木酯）和粪便免疫化学试验筛查结直肠癌，50~75岁无症状普通风险人群，阴性结果，每2年1次（推荐等级：A）；风险增高取决于家族史，包括确定CRC亲属数量，诊断时家庭和年龄；不推荐直肠指检作为一种筛查方法（推荐等级：D），但直肠指检对评价直肠出血症状的患者很重要。

6. 美国临床系统改进协会（Institute for Clinical Systems Improvement，ICSI）对结直肠癌一般风险人群筛查的建议（证据质量分为：高、中、

低;推荐等级分为:强、弱)[30]

(1)临床重点:符合下列标准的患者:>50 岁或>45 岁非裔美国人、美国印第安人/阿拉斯加原住民,无个人息肉和(或)结肠癌史,无个人炎症性肠病史,无结直肠癌家族史(无 1 个一级亲属 60 岁前或 2 个一级亲属任何年龄被诊断为结肠癌),无腺瘤性息肉家族史(无 1 个一级亲属 60 岁前被诊断为腺瘤性息肉)。

(2)筛查方法选用:粪便检验,每年化学法粪便隐血试验,每年粪便免疫化学试验;每 5 年 60cm 乙状结肠镜检查,每年有或无粪便隐血试验;每 5 年 CT 结肠造影;每 10 年结肠镜检查。

(3)在 ICSI 的成人预防服务指南中,结直肠癌筛查被列为一级医疗服务(指必须由临床医生和卫生保健系统提供的一种预防性服务)(基于最佳证据)。

(4)粪便结肠癌筛查:包括粪便 FIT 和 FOBT。这些试验主要特点是,无需准备镇静剂、安全(对结肠无直接风险)、价廉,每年可在家中完成标本采集。局限性有:可能遗漏许多肠息肉性疾病和一些癌症病例,检查时无法去除息肉。因此,粪便筛检异常需做结肠镜检查。FIT 和 FOBT 均可产生假阳性结果。FIT 和 FOBT 对某些人群因个体和文化价值的差异,可能是唯一的筛检方法。粪便隐血试验甚至结合乙状结肠镜检查,至少也有 24%结直肠癌漏诊。gFOBT 筛检结直肠癌的灵敏度为 12.9%~79.4%;故应首选高灵敏度试验(如 Hemoccult SENSA)而非低灵敏度试验(如 Hemoccult Ⅱ)。如 gFOBT 阳性,不应重复粪便检验,也不应再用其他非结肠镜(乙状结肠镜或 CT 结肠造影)检查。

(5)结肠镜检查或 CT 结肠镜检查:如结果阴性,则不推荐持续做粪便检验。FIT 优于 gFOBT,但结果阳性仍需进行结肠镜检查。

7. 其他专业医疗组织建议

有些专业医疗组织,不推荐用粪便试验筛查结直肠癌。如英国的国家健康与临床优化研究所(National Institute for Health and Clinical Excellence, NICE)只建议用结肠镜、乙状结肠镜、CT 结肠造影、钡剂灌肠等检查[31]。加拿大安大略癌症治疗中心(Cancer Care Ontario, CCO)对监测结直肠癌患者复发的建议是:5 年内,每 6 个月进行病史询问、体格检查与实验室癌胚抗原检测,不推荐粪便隐血试验[32]。

中国临床粪便隐血试验临床研究:认为>50 岁成人应为 FOBT 筛检对象[33],采用连续性 FOBT 检测对早期筛检结直肠癌有可靠性。孙建珍[34]认为,联合化学法和免疫法检测粪便隐血,既可消除化学法的假阳性问题,又可筛出免疫法的假阴性;FOBT 组合检测的结果为:①免疫化学法(+)、化学法(+):提示消化道出血。②免疫化学法(+)、化学法(-):提示消化道少量出血,大部分为下消化道出血。③免疫化学法(-)、化学法(+):主要提示上消化道少量出血,但应了解患者的饮食情况和服药情况,以便排除假阳性反应。④免疫化学法(-)、化学法(-):仅凭任何 1 次检测结果不能排除消化道出血。

FOBT 虽然是临床上减低结直肠癌死亡率普遍可行的非侵入性筛检方法,但灵敏度和特异性有限。目前,已开始用灵敏度和特异性较高粪便 DNA 筛检试验,来反映结直肠癌的基因突变(主要与 *APC*、*p53*、*K-ras* 等基因有关)。FOBT 也可用于消化道出血贫血原因的筛检(有贫血症状、血红蛋白和血细胞比容减低者,可做 FOBT 有助于发现消化道溃疡出血)和鉴别诊断[17]。

总之,关于结直肠癌的筛检,虽然有各种方案,但根据循证医学和循证检验医学的原则,均应基于筛检试验的利弊、筛检试验可用性和患者的意愿合理选择试验。

四、婴幼儿腹泻

婴幼儿腹泻是我国儿童常见疾病之一,因其发病率和病死率高,其诊断与治疗的及时非常关键,为了提高我国腹泻病的诊治水平,有效降低腹泻病的死亡率,我国卫生部于 1992 年制定并发布了《中国腹泻病诊断治疗方案》。

(一)概述

腹泻病为多种病原、多种因素引起的大便次数增多和大便性状改变为特点的一组疾病,是儿童患病和死亡的主要原因,也是营养不良的重要原因。我国卫生部疾病预防控制局的调查结果显示,我国每年 5 岁以下儿童有 3 亿人次腹泻,年平均发病率为 1.9 次/人。1992 年我国卫生部制定并发布了《中国腹泻病诊断治疗方案》,该方案的实施对提高我国腹泻病的诊断治疗水平和降低腹泻病的死亡率起到了重要作用。但至今,腹泻病仍是我国的常见病之一,也是 5 岁以下儿童的主要死亡原因之一。为了更好地开展腹泻病诊断治疗工作，反映国际上腹泻病研究的新进展，中华医学会儿科学分会消化学组、感染学组和《中华儿科杂志》编委会，联合组织有关专家制定儿童腹泻病诊治原则的建议方案[35]。方案经过反复酝酿讨论，强调尽早口服补液、继续喂养、脱水症的识别、补锌治疗，提倡母乳喂养，推荐应用新口服补液盐(Oral Rehydration Salts，ORS)配方，供儿科临床工作者在实际工作中参照应用。

（二）诊断

1. 根据大便性状和次数判断

根据家长和看护者对患儿大便形状改变和大便次数比平时增多的主诉可做出腹泻诊断。

2. 根据病程分类

急性腹泻病：病程≤2 周；迁移性腹泻病：病程为 2 周~2 个月；慢性腹泻病：病程>2 个月。

3. 对腹泻病患儿进行有无脱水和电解质紊乱的评估

(1)脱水程度的分度与评估(表 3-11-9)。

表 3-11-9 脱水程度评估[35]

脱水程度	轻度	中度	重度
丢失体液(占体重%)	≤5%	5%~10%	>10%
精神状态	稍差	萎靡或烦躁	嗜睡~昏迷
皮肤弹性	尚可	差	极差
黏膜	稍干燥	干燥	明显干燥
前囟、眼窝	稍有凹陷	凹陷	明显凹陷
肢端	尚温暖	稍凉	凉或发绀
尿量	稍少	明显减少	无尿
脉搏	正常	增快	明显增快、且弱
血压	正常	正常或稍降	降低、休克

(2)尽可能对中、重度脱水患儿行电解质检查和血气分析。

4. 根据患儿粪便性状、粪便的肉眼和镜检所见、发病季节、发病年龄及流行情况初步估计病因。

急性水样便腹泻患者(约占 70%)多为病毒或产肠毒素性细菌感染，黏液脓血、脓血便患者(约占 30%)多为侵袭性细菌感染。有条件尽量进行大便细菌培养以及病毒、寄生虫检测。

5. 对慢性腹泻病还须评估消化吸收功能、营养状况、生长发育等。

（王 青 胡晓波 姚怡婷 熊立凡）

参考文献

1. Brunzel N A.Fundamentals of Urine & Body Fluid Analysis [M].3rd ed.St.Louis:Elservier Saunders,2013.
2. Yeung CY,Lee HC,Lin SP,et al.Serum cytokines in differentiating between viral and bacterial enterocolitis [J].Ann Trop Paediatr,2004,24(4):337-343.
3. Hsu TR,Chen SJ,Wu TC,et al.Tumor necrosis factor-alpha and interleukin-10 in viral and bacterial gastroenteritis in children [J].J Chin Med Assoc,2005,68(6):250-253.
4. Weh J,Antoni C,Weiß C,et al.Discriminatory potential of C-reactive protein, cytokines, and fecal markers in infectious gastroenteritis in adult [J]. Diagn microbial Infect Dis,2013,77(1):79-84.
5. Shastri YM, Bergis D, Povse N, et al. Prospective multicenter study evaluating fecal calprotecin in adult acute bacterial diarrhea [J]. AM J Med, 2008, 121 (12): 1099-1106.
6. Nielsen HL,Engberg J,Ejlertsen T,et al.Evaluation of fecal calprotectin in campylobacter concisus and campylobacter jejuni/coli gastroenteritis [J]. Scand J Gastroenterol, 2013,48(5):633-635.
7. Chen CC,Huang JL,Chang CJ,et al.Fecal calprotectin as a correlative marker in clinical severity of infectious diarrhea and usefulness in evaluating bacterial or viral pathogens in children [J].J Pediatr Gastroenterol Nutr,2012,55(5): 541-547.
8. Sökora J,Siala K,Huml M,et al.Evaluation of faecal calprotectin as a valuable non-invasive marker in distinguishing gut pathogens in young children with acute gastroenteritis [J]. Acta paediatr, 2010, 99 (9): 1389-1395.
9. Salwen M J,Siddiqi H A,Gress F G,et al.Laboratory Diagnosis of gastrointestinal and pancreatic disorders peptic ulceration[M/OL].//Henry's Clinical Diagnosis and Management by Laboratory Methods: 22ed, 2011: 316-327. [2015-1-2]. https://expertconsult. inkling. com/read/henrys-clinical-diagnosis-and-management-by-laboratory-methods-mchpherson-pincus-22nd/chapter-22/laboratory-diagnosis-of.
10. 缪晓辉，冉陆，张文宏，等.成人急性感染性腹泻诊疗专家共识[J].中华消化杂志，2013，33(12):793-802.
11. World Gastroenterology Organization Global Guidelines.Acute diarrhea in adults and children:a global perspective [OL].[2015-12-7].http://www.World gastroenter ology.org/UserFiles/file/guidelines/acute-diarrhea-english-2012.pdf.
12. Diarrhea [OL].[2015-12-7]. http://www. arupconsult.

com/Topics/Diarrhea.html.

13. Diarrhea, Bacterial Evaluation [OL]. [2014-12-30]. http://www.arupconsult.com/ Topics /BacterialDiarrhea.html.
14. Diarrhea, Parasitic Evaluation [OL]. [2014-12-30]. http://www. arupconsult. com/Topics/ParasiticDiarrhea.html.
15. Diarrhea, Viral Evaluation [OL].[2014-12-30].http://www.arupconsult.com/Topics /ViralDiarrhea.html.
16. Malabsorption [OL]. [2015-12-7]. http://www.arupconsult.com/Topics/Malabsorption.html.
17. 熊立凡.粪便检验技术[M].//丛玉隆.实用检验医学(下册):第2版.北京:人民卫生出版社,2013:267-267.
18. 陈灏珠,林果为,王吉耀.实用内科学(下册)[M].第14版.北京:人民卫生出版社,2013:1979-1982.
19. Blanke C D, Faigel D O.Neoplasms of the small and large intestine [M].//Goldman L, Schafer AI.Goldman's Cecil Medicine. 24th ed. Philadelphia: WB. Saunders Company. 2011:1280-1287.
20. Sung J J, Ng S C, Chan F K, et al.An updated Asia Pacific Consensus Recommendations on colorectal cancer screening [OL]. [2014-05-19]. [2015-12-07]. http://guide. medlive. cn/guideline/preview/1/6700? token = 6ff68871cfc31d090518b3d93ea16f4f.
21. NCCN Clinical Practice Guidelines in Oncology (NCCN Guidelines®) colorectal cancer screening. Version 1.2014 [OL]. [2014-05-19]. [2015-12-07]. http://guide. medlive.cn/guideline/preview/1/6365? token=0aeb43b51ccd14dd34160 ef991767b68.
22. NCCN Clinical Practice Guidelines in Oncology (NCCN Guidelines®) colorectal cancer screening. Version 2.2012 [OL]. [2012-04-27]. [2015-12-07]. http://guide. medlive. cn/guideline/preview/1/3854? token = c8eeff9c28 db1fb732520ba98ffe7c84.
23. Stool DNA Test Gets Nod from FDA Advisory Committee [OL]. [2014-08-12]. [2015-12-07]. http://labtestsonline.org/news/140508stool-dna/.
24. NCCN Clinical Practice Guidelines in Oncology (NCCN Guidelines®) Rectal cancer. Version 1.2015[OL].[2014-08-20].[2015-12-07].http://guide. medlive. cn/guideline/preview /1/7422? token = bb4e0b0de682994138465f82632fb7b3.
25. Colorectal Cancer [OL]. [2015-12-07]. http://www.arupconsult.com/Topics/ Colorectal Cancer.html.
26. Tumor Markers[OL].[2015-12-07].http://www. arupconsult.com/Topics/Tumor Markers.html#tabs=0.
27. British Columbia Medical Services Commission.Guidelines and Protocols Advisory Committee.Colorectal screening for cancer prevention in asymptomatic patients [OL].[2013-03-01].[2015-12-07].http://www2.gov.bc.ca/gov/content/health/ practitioner-professional-resources/bc-guidelines/colorectal-cancer-screening.
28. 詹天成,李明,顾晋.解读美国结直肠外科医师协会2013直肠癌治疗指南[J].中华胃肠外科杂志,2013,16(8):701-709.
29. Colorectal cancer (CRC).// Royal Australian College of General Practitioners. Guidelines for preventive activities in general practice, 8th ed [OL].[2015-12-07].http://www. racgp. org. au/your-practice/guidelines/redbook/9-early-detection-of-cancers/ 92-Colorectal-cancer/.
30. Brink D, Barlow J, Bush K, et al.Colorectal cancer screening.Bloomington(MN):Institute for Clinical Systems Improvement (ICSI). 2012 [OL]. 2012 [2015-01-11]. http://www. guideline. gov/content. aspx? id = 37276&search=colorectal+cancer+ screening.
31. NICE.Colorectal cancer.The diagnosis and management of colorectal cancer, 2011 (Clinical guideline; no. 131) [OL].[2015-01-11].http://www.guideline.gov/content.aspx? id=36818&search=colorectal+cancer.
32. Earle C, Annis R, Sussman J, et al. Follow-up care, surveillance protocol, and secondary prevention measures for survivors of colorectal cancer.Toronto(ON):CancerCare-Ontario (CCO) [OL] [2012-02-03]. [2015-12-08]. http://www. guideline. gov/content. aspx? id = 45308&search=follow-up+care%2c+surveillance+protocol%2c+and+ secondary+prevention+measures+for+survivors+of+colorectal+cancer.
33. 中华医学会内镜学分会,中国抗癌协会肿瘤内镜学专业委员会.中国早期结直肠癌筛查及内镜诊治指南[J].中华医学杂志.2015,95(28):2235-2252.
34. 孙建珍.双法便潜血的临床应用评价[J/OL].中华现代内科学杂志.2005,2(12):[2005-12-02].[2015-12-18]. http://journal. 9med. net/html/qikan/nkx/zhxdnkxzz/200512212/jyylc/20080 901041258120_102294.html.
35. 中华医学会儿科学会消化学组,中华医学会儿科学分会感染学组,《中华儿科杂志》编辑委员会.儿童腹泻病诊断治疗原则的专家共识[M].中华儿科杂志,2009,8(47):634-636.

第十二章

脑脊液检验

人体脑膜、脑室和脉络丛是脑脊液(cerebrospinal fluids,CSF)形成、成分组成和循环的解剖结构。保护脑和脊髓有三层脑膜:软脑膜(pia mater)、蛛网膜(arachnoid membrane)和硬脑膜(dura mater)。脑膜外层是硬脑膜,为致密结缔组织;内层是软脑膜,柔软地覆盖在脑和脊髓上;两者之间是蛛网膜,为一层薄的线状结缔组织膜,附着于软脑膜上。

脑脊髓膜腔位于脑室和蛛网膜下腔之间,是蛛网膜和软脑膜之间的间隙。CSF 由脑室脉络膜丛(choroid plexus)产生。脑室是脑内四个互相连通的腔隙,CSF 循环是通过 2 个侧脑室和 1 个第三脑室,经导水沟到第四脑室,然后从 3 个小孔排入蛛网膜下腔,循环于脑半球和脊髓的周围,最后通过蛛网膜微绒毛和蛛网膜粒重吸收穿过硬脑膜的静脉窦,从蛛网膜半球进入硬膜窦腔和其他静脉结构。CSF 的基础是血浆超滤液,由特定脑膜上皮细胞的微绒毛分泌入脑室。来自脑间质的蛛网膜外液体是 CSF 的另一来源。

脉络膜丛中央是富含毛细血管的结缔组织组成,外衬表面有许多微绒毛的上皮细胞,微绒毛具有增加表面积、易于分泌和重吸收的作用。上皮细胞有致密的顶膜形成屏障,有助于稳定脑脊液成分。

脑脊液形成机制有 3 个方面,即滤过、分泌和吸收。脉络膜毛细血管内的静水压梯度能促使液体经毛细血管上皮细胞屏障滤入结缔组织,到达上皮细胞内衬。然后,水和溶质通过上皮细胞或顶膜的分泌机制转运,以钠转运为主。选择性代谢物、阴离子、有机物也可重吸收入脑脊液,以除去不良的、潜在的有毒物质。

成人 CSF 参考区间为 100~150ml,儿童为 60~100ml,婴儿为 10~60ml。每天约产生 500ml,每 5~6 小时完全更新一次。

CSF 有很多功能,首先能防止压力变化,能有效减缓 50~1500g 压力对脑部冲击作用,能保护脑部重要结构免受颅骨的压迫坏死;其次,能保护神经系统,提供稳态化学环境,是营养物和废物交换的载体;再次,可作为血液和中枢神经系统(central nervous system,CNS)的缓冲,调节血浆内物质进入脑。在解剖学上,血脑屏障由脉络膜丛上皮细胞和与 CSF 接触的毛细血管内皮组成。某些血浆成分易通过屏障扩散,如葡萄糖和尿素,而某些成分则扩散很慢,如大分子蛋白质和某些药物。

表 3-12-1 列举了成人和新生儿 CSF 的正常外观和其中一些化学成分的含量。血脑屏障和血-脑脊液屏障的破坏常见于脑膜炎、脑肿瘤和脑梗塞。血液和脑中成分易漏出至 CSF 中,可用理学和化学方法检测。脑脊液标本常需要检测总蛋白质、酶、特异性抗体,甚至是肿瘤标志物[2]。

表 3-12-1　部分脑脊液检验指标的参考区间[1]

项目	成人	新生儿
外观	透明和无色	透明和无色
葡萄糖(mg/L)	500~800	稍高于成人
总蛋白(mg/L)	150~450;>60 岁:150~600	1500~1000
免疫球蛋白 G(mg/L)	10~40	100~400
乳酸(mmol/L)	2. 8~3. 5	

按欧洲神经科学协会联盟(European Federation of Neurological Societies, EFNS)脑脊液常规分析指南[3],将循证证据分为Ⅰ~Ⅳ等级,将推荐等级分为A~C等级。当证据等级为Ⅳ,且工作小组未能达成共识时,则推荐等级规定为“规范实践要点(good practice point, GPP)”。EFNS指南对CSF分析的基本质量要求是:应在专门实验室做脑脊液分析;应能定期评估实验室的分析性能;应使用标准化分析技术,结合临床情况解释实验结果(证据等级Ⅰ~Ⅳ);应开展室内质控并参加室间质评,并有证明(推荐等级A);检验人员应有接受专门教育和培训的证明(推荐等级:GPP)。

第一节 标本采集与处理

美国临床和实验室标准协会(Clinical and Laboratory Standards Institute, CLSI)“H56-A 体液细胞成分分析”对标本采集和处理提出共识性要求。

一、采集要求

脑脊液通常由腰椎穿刺收集,也可通过侧脑室或小脑延髓池穿刺获得。必须无菌采样,避免细菌污染。

腰椎穿刺时,几乎所有患者都采用L2~L3或稍高位置的脊髓末端的延髓圆锥区内穿刺,婴儿和新生儿可采用L3~L4或L4~L5穿刺入脊髓蛛网膜下腔。多数成人和儿童采取颈部和膝关节弯曲的侧卧位。新生儿和婴儿偶采取颈部弯曲坐位。

另一采集方法是从硬膜下积液抽取液体。多用于婴儿和儿童患者。此为硬膜下液体,不是脑脊液,没有可做的常规检测,但可做培养。

CSF标本常应无菌连续采集3~4支试管:第1管做化学和免疫学检查[如有穿刺创伤出血,则此管不能用于以蛋白质检查为主要目的的CSF分析(如疑多发性硬化症时)];第2管做微生物学检查(现不再使用第1管,因易受皮肤细菌污染);第3管做细胞计数和分类计数(此管应是CSF采集的主要目的,可获准确的细胞计数结果)。如疑恶性肿瘤,则可加第4管用于细胞学检查。在CSF分析前,非常重要的是,如有问题,则实验室应与临床进行沟通。脑脊液多数不会凝固,偶因穿刺创伤引起凝固,因此,一般无需使用抗凝剂,标本制备要求见表3-12-2。由于脑脊液量较少,采集总量有限,成人推荐采集量为10~20ml,婴儿安全采集量不应超过8ml。颅内高压患者采集量不宜超过2ml。

表3-12-2 不同检测项目脑脊液标本的要求[4]

检测项目	抗凝剂	用量(ml)	标本采集顺序的要求
化学检查,如蛋白质、葡萄糖和其他特殊试验	无	3~5	1号试管。若怀疑采集标本时受创,建议第1支试管做细胞计数。
革兰染色和微生物培养	无	3~5	2号试管
细胞计数和分类	无	3~5	3号或4号试管
其他检测,如细胞学检查	无	3~5	4号试管

二、标本处理和运送

脑脊液标本采集后应在室温条件下尽快送至实验室。脑脊液在采集后1小时内就会发生细胞变性,因此细胞计数应尽快完成。用于微生物检验的标本在运送前/后都不应冷藏保存,因为部分微生物的培养条件特殊,并对温度敏感,冷藏保存可能会使其失去活性。

三、脑脊液压力测定

一旦液体流出,将液压计连接到三通活塞上,测量开放压力。婴儿压力应小于110mmH$_2$O,儿童应小于150mmH$_2$O,成人应小于180mmH$_2$O(肥胖者250mmH$_2$O)。

四、质量保证和建议

EFNS关于脑脊液采集的质量要求和推荐等级如下[3]:

1. 标本采集、储存 要确保脑脊液检查最佳性能和结果,应有合适而标准化的脊椎穿刺和标本处理方案(证据等级Ⅰ)。

2. 脑脊液分析时限 采集后应立即检验(<1小时)(推荐等级:GPP)。

3. 脑脊液标本量、分装和储存 总量12ml脑脊液,分装3~4支无菌试管(推荐等级B)。

CSF 结核分枝杆菌、真菌或寄生虫检查用量为10～15ml。标本分装前,标本不可沉淀。

短期储存为4～8℃,长期储存为-20℃。储存CSF标本只适用于蛋白质和(经适当制备后)RNA分析(推荐等级:GPP)。3～5ml标本储存于4℃用于一般检查、细菌和真菌显微镜检查、抗体测定和抗原聚合酶链反应(PCR)检测。

第二节　理学检查

脑脊液理学检查包括离心前的颜色和透明度,以及离心后上清液的颜色和凝固性检查。理学检查内容和意义见表3-12-3。

一、颜色和透明度

正常CSF呈透明无色。但白细胞仅200个/μl或红细胞400个/μl也可引起浑浊。因需做进一步细胞计数,故没必要给浊度分级。

颜色应根据所含胆红素、氧合血红蛋白(橙色/粉红色)和高铁血红蛋白,相应报告为无色、黄色、橙色、粉红色和棕色等。虽然不同颜色可根据其独特的吸收光谱来鉴定,并用分光光度法来定量,但在常规检验工作中没必要开展。

黄变症(xanthochromia)是指脑脊液的颜色异常(通常是黄色、橘黄色或粉红色),多数是红细胞溶解导致血红蛋白降解成氧合血红蛋白、高铁血红蛋白和胆红素所致。颜色变化始于脑脊液中出现红细胞2小时后,持续2～4周。90%以上蛛网膜下腔出血和血清胆红素水平在100～150mg/L的患者12小时内出现黄变症。CSF蛋白质水平至少达1.5g/L(见于许多感染和炎症性疾病)或穿刺创伤含红细胞$100×10^9$个/L,提示出现脑脊液黄变症。

某些病例,CSF可呈现另一种强烈提示诊断的颜色,如假单胞菌脑膜炎CSF可呈亮绿色。

二、凝固性

黏度不作常规报告。正常脑脊液没有凝块,但穿刺创伤会引起凝块。

三、穿刺创伤和蛛网膜下腔出血的鉴别

CSF中红细胞可因蛛网膜下腔出血(早期发现)或腰穿时造成硬膜外静脉创伤所致。鉴别颅内出血所致红细胞的最简单方法是,检查CSF离心后上清液是否呈黄色。按标准采集技术的3管采集体系。试管按顺序编号,第1管代表初始液体,其他按序编号。对穿刺创伤和蛛网膜下腔出血或出血性休克者的鉴别,可通过连续观察几管的颜色或透明度的差异来判断。穿刺创伤者,液体逐渐透明,第1管血液溢出最多,而真性出血者,所有试管颜色均一。

表3-12-3　理学检查及其结果[4]

项目	正常	异常表现	原因	解释
颜色	无色透明	浑浊	WBC增加	脑膜炎,CNS白血病
			蛋白质增加	血脑屏障破坏
		血性	红细胞	颅内出血,脑梗塞,穿刺创伤
		黄变症	血红蛋白	血液溶解,红细胞降解
			胆红素	血清水平增高
			黑色素	转移癌
			胡萝卜素	摄入大量胡萝卜素
黏稠度	水样	黏稠	荚膜多糖	隐球菌感染
			黏液	转移性腺癌
		凝块	纤维蛋白原增加	穿刺创伤,化脓性脑膜炎
		脂肪球	脂肪	继发于手术的脂肪栓,镰状细胞病

1. 蛛网膜下腔出血

黄变症能由穿刺操作的临床医师观察到，但临床实验室的识别和确认更为准确。当黄变症由极高浓度的血清胆红素（>100mg/L）溢出所致，此类高胆红素血症患者常在腰穿前即可识别（如新生儿黄疸、已知肝病）。此外，新鲜标本离心出现黄变症是存在蛛网膜下腔出血的证据。应注意的是，CSF 蛋白质浓度极高，也可完全阻塞脊椎，致使液体呈黄色而无红细胞。蛛网膜下腔出血所致黄变症可持续几周，其诊断灵敏度高于非增强头颅 CT 扫描，特别是蛛网膜下腔出血发生在 3～4 天以前。

2. 穿刺创伤

在床旁，若 CSF 混合不均匀、逐步透明或凝块形成，临床医师常怀疑为穿刺伤。约 20% 腰穿会发生穿刺伤。若伴红细胞数量增加，常提示为穿刺伤或 CNS 出血。连续计数 3～4 管 CSF 中细胞逐渐减低，多提示穿刺创伤，但此法不可靠。有时候，需再次对一个较高的椎间盘进行腰穿以获取透明液体。

CSF 显微镜检查有助于鉴别诊断。发现骨髓细胞提示穿刺创伤，红细胞吞噬现象提示蛛网膜下腔出血。应注意的是，红细胞吞噬现象发生于 CNS 出血数小时后，或穿刺创伤后在试管内形成，因此需尽快处理和检查标本。

第三节 显微镜检查

脑脊液显微镜检查是为了识别细胞、感染性因子、结晶和其他颗粒。在脑脊液穿刺后应尽快做细胞学检查以保持细胞形态，CSF 所含营养物很少，因此细胞退化变性快。重要的是，显微镜检查本身仅是必须的诊断性试验之一，其检查结果尚需与其他检查整合，才能确立诊断。

一、细胞计数

用血细胞计数盘计数细胞。细胞总数增高称为脑脊液细胞计数增加，分为轻度（5×10^6/L～50×10^6/L）、中度（51×10^6/L～200×10^6/L）或高度（>200×10^6/L）3 个级别。脑脊液细胞计数的参考区间见表 3-12-4。许多情况下，脑脊液有核细胞计数会升高，其数值对脑膜炎诊断具有特殊意义。病毒性和细菌性脑膜炎时，有核细胞计数会升高，前者以淋巴细胞为主，后者以中性粒细胞为主。脑膜炎时，增加的细胞计数和细菌培养阳性有关联。其他引起脑脊液有核细胞数增高的感染有真菌、分支杆菌和寄生虫等。

表 3-12-4 CSF 细胞计数参考区间[4]

参数	参考区间
红细胞	
早产儿	0～1000×10^6/L
新生儿	0～800×10^6/L
<1 个月	0～50×10^6/L
>3 个月儿童	0～5×10^6/L
白细胞	
成人	0～5×10^6/L
0～1 个月儿童	0～27×10^6/L
2 个月～16 岁	0～7×10^6/L

采用血细胞计数盘法做细胞计数，标准化稀释方案与初步估计值和标本是否血性有关。方案应包括何时和如何稀释脑脊液标本，必要的结果计算方法，公式如下：

$$总细胞计数值/\mu l = 计数值\times计数量\times稀释倍数 \quad 式\ 3\text{-}12\text{-}1$$

1. 稀释方案

（1）充分混匀 CSF，若浑浊或不透明，将 1 滴液体放在载玻片上，判断恰当的稀释方法。

（2）若无需稀释，直接加入计数池中，在计数盘中静置 5～10 分钟。高倍镜下计数一侧 9 个大格，加上另一侧 1 个大格。

（3）若需稀释，稀释液用 3ml 生理盐水加 1～2 滴网织红细胞试剂（含新亚甲蓝）混匀而成，不能引起蛋白沉淀，并能将白细胞（有核）和红细胞（无核）细胞区分。使用前，加 1 滴在载玻片上，加盖玻片，观察颗粒或污染物。在工作表上记录。

（4）若标本肉眼观察为血性，应采用新鲜 10% 冰醋酸溶解红细胞，确保白细胞计数正确。

（5）少数情况下，需分别（做 2 次）稀释。当单次稀释不能同时适用于准确计数红细胞和白细胞（如 WBC 1：20 稀释但 RBC 需 1：100 稀释，或 RBC 1：10 稀释但 WBC 需 1：20 稀释）时，应分别制作稀释标本。

2. 稀释和计数方法

（1）1：10 倍稀释方法：采用 1ml 移液管分配稀释液入 12×75mm 试管，去除 100μl 稀释液，加

100μl CSF 标本。充分混匀，滴入计数池，计数 4 角 4 个大方格内细胞数，乘以 25，即得计数值/μl。

（2）1∶20 倍稀释方法：采用 1ml 移液管分配稀释液入 12×75mm 试管，去除 50μl 稀释液，加 50μl CSF 标本。充分混匀，滴入计数池，计数 4 角 4 个大方格内细胞数，乘以 50，即得计数值/μl。

（3）1∶100 倍稀释方法：采用 1ml 移液管分配稀释液入 12×75mm 试管，去除 10μl 稀释液，加 10μl CSF 标本。充分混匀，滴入计数池，计数 25 个中方格中的 5 个，乘以 5000，即得计数值/μl。

3. 红细胞计数

红细胞数量反映中枢神经系统出血或穿刺创伤出血。通过比较采集的第 1 管和第 3 或第 4 管脑脊液标本的红细胞计数，可区分两种出血，最后一管红细胞计数明显降低，是穿刺创伤出血。若是穿刺出血，脑脊液中增加的白细胞数可通过计数脑脊液红细胞数和外周血白细胞/红细胞比值求得，即：

出血增加的白细胞数＝外周血白细胞数×脑脊液红细胞数/外周血红细胞数　　式 3-12-2

出血增加的白细胞数要从脑脊液的白细胞数中减去，以确定没有穿刺出血污染时脑脊液的实际白细胞计数：

实际脑脊液白细胞数＝脑脊液白细胞计数值-出血增加的白细胞数　　式 3-12-3

二、分类计数

一旦得出细胞计数值，常有必要做细胞识别和分类计数。采用细胞离心法制片进行分类，比血细胞计数盘识别细胞更好，可识别正常和异常细胞。需注意的是，并非所有非造血细胞都是异常的，而可能是整个病理或标本采集“人为”因素的一部分。

体液涂片制备不适合采用直接楔形制片法，原因是不能完整保存细胞形态。使用细胞离心法制片可形成单层细胞，使细胞集中，最大限度地减少细胞变形。在圆形区域内细胞随机分布，镜检可对有核细胞进行分型。若疑为恶性肿瘤时，因恶性细胞出现概率很低，应对整个涂片进行镜检。

细胞离心机通常由 1 个离心转筒和多个载玻片配件组成。配件包括 1 个放置在载玻片上的过滤卡和装载标本的标本室，以及起固定作用的标本夹。标本室的出口正对过滤卡的圆孔，过滤卡下面有载玻片承接。离心机静止时，标本室中的液体标本不会接触到玻片。离心时液体和细胞离开标本室出口，进入载玻片。过滤卡吸收了液体，而细胞则附着在玻片上。

细胞离心法可将细胞浓缩约 20 倍。即使细胞计数为零的标本在离心后，每张玻片中也约可有 35 个细胞，但对体积小的细胞如淋巴细胞，不具有代表性。离心速度和时间、标本室中样品量、滤纸吸收性能都可影响细胞产量和细胞形态。细胞离心法制片并不复杂，了解一些标本处理及仪器技术可提高制片质量。

制片应选用新鲜、未固定的标本。细胞可能在采样后数小时内开始衰亡，尤其在蛋白质含量低的体液中，如脑脊液。如制片所用时间过长（即脑脊液推片超过 4 小时），报告中应注明可能因细胞衰亡影响分类计数准确性。

对脑脊液和其他体液来说，对细胞离心涂片进行空气干燥，进行 Romanowsky 染色，有助于清晰观察细胞的细节，与血液或骨髓中对应的同类细胞形态相似。若疑有恶性细胞，采用乙醇固定做 Papanicolaou 染色。常用 Wright-Giemsa 染色做分类计数，参考区间见表 3-12-5。

表 3-12-5　正常 CSF 细胞分类计数的参考区间[4]

细胞	新生儿	成人
中性粒细胞	0～8%	0～2%
淋巴细胞	2%～38%	63%～99%
单核细胞	50%～94%	3%～37%
巨噬细胞	1%～9%	罕见
衬细胞/神经外胚层细胞	罕见	极罕见

CSF 中应识别的细胞和临床意义见表 3-12-6。CSF 中出现白细胞主要来自循环血液。正常 CSF 也可罕见源自脉络膜上皮、室管膜上皮或蛛网膜的细胞。CSF 若出现良性细胞也可用于疾病的诊断，如 CNS 出血可见红细胞吞噬现象。单个核吞噬细胞（红细胞吞噬现象、中性粒细胞吞噬现象等）源自血液中单核细胞。CSF 大多数恶性细胞来自转移性肿瘤，多数为乳腺和肺部肿瘤。CSF 恶性细胞不难识别，但某些正常退变细胞，如室管膜细胞可能与肿瘤细胞混淆，需做进一步免疫组织化学或免疫表型检查。诊断标准有助于鉴别个体细胞的类型。

表 3-12-6 CSF 显微镜检查发现的细胞变化及其临床意义[4]

细胞类型	异常	解释	原因
红细胞	数量增加	中枢神经系统出血	脑血管意外(休克)
		穿刺性创伤	硬膜外血管穿刺伤;多见于婴幼儿、老年人(骨质疏松、脊椎压缩骨折、脊椎病变)
中性粒细胞	数量增加(脑脊液细胞增多)	脑膜炎	细菌,包括 TB 和钩端螺旋体;其他病毒、真菌和无菌性
		癫痫后	蛛网膜下
		出血后或梗塞后	颅内
	异常细胞	造血系统恶性肿瘤	急性髓细胞白血病、慢性髓细胞白血病
嗜酸性粒细胞	数量增加(脑脊液细胞增多)	感染	寄生虫感染、粗球孢子菌
		药物反应	
		异物反应	脑室腹膜分流
		造血系统恶性肿瘤	淋巴瘤、白血病
嗜碱性粒细胞	罕见	非特异性,偶见于淋巴瘤	
淋巴细胞	数量增加(脑脊液细胞增多)	脑膜炎	病毒性;细菌,包括 TB 和钩端螺旋体;真菌、无菌性;寄生虫性
		神经病变	Guillain-Barre 综合征,多发性硬化症,亚急性硬化性全脑炎
		中枢神经系统出血;动脉炎	结节性动脉周围炎
	异常细胞	造血系统恶性肿瘤	急性淋巴细胞白血病、原发性中枢神经系统淋巴瘤
单核细胞	数量增加(脑脊液细胞增多)	脑膜炎	任何病因所致的慢性炎症,如结核、真菌
		神经病变	多发性硬化症
		异物	慢性刺激
	异常细胞	造血系统恶性肿瘤	急性单核细胞白血病
浆细胞	任何数量	脑膜炎	Lyme 病、神经梅毒、结核、病毒、疱疹、囊虫病
		神经病变	Guillain-Barre 综合征,多发性硬化症,亚急性硬化性全脑炎
		其他疾病	结节病、结节性多动脉周围炎、Castleman 病
	异常细胞	浆细胞恶液质	多发性骨髓瘤、浆细胞瘤
巨噬细胞	巨噬细胞内含消化物质	若含红细胞或含铁血黄素	先前出血
		若有微生物	感染

续表

细胞类型	异常	解释	原因
		若有异物	先前手术或创伤、药物滥用
		若含脂肪	中枢神经系统梗阻、创伤、创伤性出血、镰状细胞病和椎管梗塞
恶性细胞（非造血细胞）	肿瘤细胞	原发性中枢神经系统肿瘤	神经母细胞瘤、胶质瘤
		转移性肿瘤	肺癌、乳腺癌、肾癌、胃癌、黑色素瘤、绒癌
脑室衬细胞	室管膜细胞 脉络膜细胞	可正常	脑室穿刺、脑部创伤；CNS 术后；脑室分流/储液
	胚层基质细胞	可正常；常见于新生儿	脑积水；脑室出血后；脑室穿刺；脑室分流水/储水
骨髓成分	红系/髓系幼稚细胞，巨核细胞	可正常	创伤性穿刺
神经组织	神经元	神经元	中枢神经系统术后或创伤后
	脑部/神经组织	可正常	中枢神经系统术后或创伤后；脑室分流术/储水
其他	软骨	可正常	创伤性出血
	鳞状上皮细胞	可正常	污染
	内皮细胞	可正常	来自毛细血管

（一）脑脊液正常细胞

1. 正常

（1）成人淋巴细胞：正常 CSF 含有少量淋巴细胞。形态上，细胞类似于外周血。约 75%～95%是 T 淋巴细胞。含有少数单核细胞。淋巴细胞与单核细胞比率常为 7∶3。

（2）新生儿淋巴细胞和单核细胞：儿童，特别是新生儿，CSF 单核细胞多于淋巴细胞，可达 70%～80%。淋巴细胞和单核细胞和外周血中外观相同。

2. 脑脊液细胞增多

脑脊液细胞增多（pleocytosis）指是细胞形态正常，但数量异常；如淋巴细胞增多、中性粒细胞增多和嗜酸性粒细胞增多。

（1）淋巴细胞：出现正常或反应性淋巴细胞见于部分脑膜炎如病毒性脑膜炎，神经病变如多发性硬化症和 CNS 动脉炎如结节性多动脉炎。当淋巴细胞活化时，可出现明显的大小和核形变化，包括浆细胞样淋巴细胞、免疫母细胞和淋巴母细胞。以淋巴细胞为主的混合细胞反应常见于结核性、真菌性和钩端螺旋体性脑膜炎。异常淋巴细胞数量增多见于累及 CNS 的白血病和淋巴瘤。

（2）中性粒细胞：多数炎症和反应性疾病可见数量增多。病毒性脑膜炎首先是中性粒细胞数量增多。尤其是在急性感染时，细胞很快退化。查见吞噬细菌可诊断为细菌性脑膜炎。

（3）单核细胞：各类脑膜炎单核细胞均增加，次之是 CNS 出血或梗塞和外来异物反应，如脑室腹膜分流术，伴恶性疾病。大多数病例，单核细胞增加伴淋巴细胞、中性粒细胞和浆细胞增加，称为“混合细胞反应”。CSF 中单纯单核细胞增多很罕见。单核细胞也可见于 Guillain-Barre 综合征，多数患者显示中度增高，可达 $10×10^6$/L 或稍低些，少数患者可达 $50×10^6$/L。25%多发性硬化症患者有 $50×10^6$/L 或更多。

（4）嗜酸性粒细胞：嗜酸性粒细胞脑膜炎定义为嗜酸性粒细胞超过 $10×10^6$/L 或 CSF 细胞分类超过 10%为嗜酸性粒细胞。最常见原因是寄生虫感染。其他病毒性、真菌性或立克次体性脑膜炎偶见 CSF 中嗜酸性粒细胞增高。异物如脑室腹膜分流术、白血病、淋巴瘤和肿瘤、急性多神经炎、药物副作用也可伴嗜酸性粒细胞增多。

（5）嗜碱性粒细胞：见于炎症性疾病、寄生虫感染、癫痫后和异物反应，如脑室腹膜分流术。另外，慢性粒细胞白血病正常含有嗜碱性粒细胞数量增加，此病可累及CNS，嗜碱性粒细胞是主要证据。

（6）混合细胞反应：由浆细胞、淋巴细胞、中性粒细胞和单核细胞组成。常见于慢性炎症疾病，包括脑膜炎如结核性脑膜炎、钩端螺旋体性脑膜炎和真菌性脑膜炎。

3. 脑室衬细胞（室管膜细胞/脉络膜细胞）

衬于脑室（室管膜细胞）或脉络丛（脉络膜细胞或脉络丛细胞）的细胞可脱落到CSF中，特别是新生儿（特别是早产儿）或脑室分流/储液器中。CSF直接由脑室、近期CNS手术或脑室分流/储液器内获得。脉络膜和室管膜细胞没有诊断意义，但必须与恶性细胞鉴别。

室管膜细胞和脉络膜细胞常不能相互鉴别[5]。其形态学特点是，细胞约20～40μm；核质比低，小于1∶3；细胞呈圆形或卵圆形，可单个，多疏松聚集成堆，有时细胞边界不清呈组织样碎片；核呈圆形或卵圆形，偏位，核膜光滑，核轮廓规则；核染色质分布均匀，呈网状或致密，偶见核固缩；无核仁；双嗜性（粉红色和蓝色）、颗粒状胞质，偶见蓝色（室管膜细胞的特征），可有微绒毛（脉络膜细胞的特征），退化的脉络膜和室管膜细胞可见裸核。需与恶性细胞（非造血细胞）、神经元、软骨细胞、柔脑膜细胞和单核细胞/巨噬细胞鉴别。常见于新生儿，脑室标本，脑室分流/储液器，脑积水，近期CNS手术，近期CNS创伤，缺血性脑卒中，脊髓造影术后或椎管内治疗。儿童较成人多见。

4. 生发基质细胞

生发基质细胞又称为不能分类的软脑膜细胞，是小型原始样细胞，典型聚集成堆。细胞核质比高，核染色质细致，单个小核仁。生发基质细胞需与脉络膜细胞、室管膜细胞、淋巴母细胞、神经母细胞和髓母细胞鉴别。生发基质细胞源自室管膜细胞下层。主要见于新生儿，大量小血管通过此区域，常见出血，特别是早产儿。

5. 神经组织

神经组织内含毛细血管碎片、纤维脑皮质组织内的神经元（神经节细胞）、神经胶质细胞和这些细胞的碎片。可见于颅内出血、CNS创伤术后、脑室分流、近期神经外科术后的CSF或脑室液体中。

Wright-Giemsa染色下，神经组织形态较大，占40倍视野约一半；呈不规则形，无边界；无清晰外观，呈嗜碱性或粉红色淡染，易碎，伴纤维状、细颗粒状基质，内含毛细血管、神经元、神经胶质细胞、裸核、炎症细胞或无细胞；伴退变的神经元或胶质细胞。无细胞的神经组织碎片不易与硬脑膜碎片区别，硬脑膜是由散在的细胞、疏松的纤维血管基质组成的致密黏膜，位于蛛网膜下腔、覆盖于脊髓和脑上。硬脑膜碎片和神经组织碎片可见于类似的临床病变[5]。

6. 神经元

神经元罕见，常见于近期神经外科手术、CNS创伤、脑室分流、脑积水和颅内出血。

完整的神经元细胞约30～50μm；胞质完整，核质比低（<1∶1）；细胞呈锥形或星形；核呈圆形或卵圆形；核染色质呈网状；可见单个居中核仁；胞质可破损，显示长轴突状，若完整，可含嗜碱性Nissl物质。神经元常因损伤而脱落入CSF中，仅显示致密核和裸核。神经元能通过其锥形外观和轴突状识别。散在的胶质细胞类似单核细胞，很难鉴别。需与硬膜外碎片、脑室衬细胞、柔脑膜细胞和恶性细胞鉴别。理论上，免疫细胞化学方法是有帮助的，但此类细胞较罕见，背景染色较深时很难解释。一旦考虑此可能，对剩余物或液体用细胞离心法制片，做胶原纤维酸性蛋白（glial fibrillary acidic protein，GFAP）、S-100蛋白、神经元特异性烯醇化酶（neuron-specific enolase，NSE）等标志物，或直接涂片做Papanicolaou或Wright-Giemsa染色，对选择性病例是有帮助的。但是，这些细胞具有典型的微管，若涂片含脑组织碎片，结合临床病史，无需更多证据就能正确识别[5]。

7. 浆细胞

浆细胞有时数量较多，见于Lyme病、神经梅毒和囊虫病，也可见于各种非感染性炎症性疾病，如Guillain-Barre综合征、结节性多动脉炎、亚急性硬化性脑炎、累及CNS的类肉瘤病、多发性硬化症和Castleman病。

8. 骨髓细胞

穿刺损伤椎骨后可见正常骨髓成分。若出现巨核细胞，最主要原因是未注意采样抽到骨髓。罕见，需鉴别正常骨髓和白血病进程，但不能由脑脊液检查做出白血病诊断。

9. 吞噬红细胞现象

累及中枢神经系统的各类感染或炎症性疾病，如创伤、出血、梗塞、结核或真菌感染的患者常出现巨噬细胞。也可见于原发性或继发性中枢神经系统肿瘤，储存池病如神经鞘磷脂沉积病，或脑室分流术。

10. 软骨细胞和毛细血管

术后或创伤后可见软骨细胞和（或）毛细血管。罕见原发性中枢神经系统肿瘤，如脊索瘤或胶质瘤的脱落细胞，形似软骨细胞。

（二）脑脊液异常细胞

1. 急性白血病原始细胞

各类急性白血病可累及中枢神经系统，如白血病性脑膜炎。释放到中枢神经系统内的细胞与血液或骨髓内相似。最常见累及中枢神经系统的白血病是儿童的急性淋巴细胞白血病（acute lymphoblastic leukemia，ALL）。必须与穿刺性创伤所见的正常骨髓成分鉴别。

2. 慢性淋巴细胞白血病（chronic lymphocytic leukemia，CLL）、慢性粒细胞白血病（chronic myelocytic leukemia，CML）、大细胞淋巴瘤和 Burkitt 淋巴瘤细胞

慢性白血病所致脑膜炎很罕见。最常见的是 CLL。慢性髓细胞白血病累及脑脊液较少见。后者许多涉及急性白血病期称为“原始细胞危象”。必须与穿刺创伤所见的正常骨髓成分鉴别。

淋巴瘤浸润脑膜，5%～15%患者脑脊液内可出现淋巴瘤细胞。高风险 CNS 淋巴瘤患者伴 AIDS 或其他免疫抑制状态。报道见于各种淋巴瘤，包括 Sezary 综合征，一种皮肤 T 细胞淋巴瘤。原先健康的儿童，最常见累及脑脊液的淋巴瘤是 Burkitt 淋巴瘤。原先健康的成人，最常见淋巴瘤是弥漫性大 B 细胞淋巴瘤。

3. 骨髓瘤细胞

骨髓瘤可累及中枢神经系统，脑脊液中可出现此类细胞。若见到幼稚浆细胞，考虑骨髓瘤的可能性更大。但出现浆细胞可见于任何反应性疾病。除骨髓瘤患者外，见到浆细胞常提示为穿刺创伤，穿刺针穿过软组织浆细胞瘤，穿刺针穿过脊椎肿瘤进入蛛网膜下腔，或含浆细胞白血病患者的外周血。

4. 髓母细胞瘤和多形性胶质母细胞瘤

大多数原发性中枢神经系统恶性肿瘤位于脑实质的深部，细胞不会脱落到蛛网膜下腔。成人最常见肿瘤包括高度星形细胞瘤（胶质母细胞瘤）和室管膜细胞瘤。儿童原发性肿瘤常见为髓母细胞瘤和视网膜母细胞瘤。中枢神经系统罕见原发性肿瘤包括松果体母细胞瘤、脊索瘤、鳞状上皮细胞癌，出现表皮囊肿与 Rathke 穿孔痕迹或原发性脑膜黑色素瘤。

5. 恶性黑色素瘤和转移癌

30%系统性恶性患者会累及中枢神经系统。最常见系统性恶性肿瘤包括黑色素瘤、乳腺和肺脏。脑部常见转移性肿瘤是黑色素瘤、绒癌和胃癌。儿童最常见累及中枢神经系统的肿瘤为小蓝细胞肿瘤，包括 Wilm 肿瘤、Ewing 肿瘤、神经母细胞瘤和胚胎性横纹肌肉瘤。约 10%脑膜转移癌的原发部位未知。

三、病原体检查

已有许多中、小型研究分析了脑脊液病原体诊断试验的灵敏度和特异性，但尚缺乏对照研究。有关微生物检查程序的指证、灵敏度和特异性，尚无有效的研究数据。针对感染性脑脊液的一般检查，现有建议是基于临床实践和理论上似为合理的程序。检测抗原或特异性抗体主要取决于抗原类型（表 3-12-7）。

表 3-12-7 中枢神经系统感染性疾病的主要病原体及其推荐的诊断方法[3]

病原体	症状和说明	诊断方法推荐
细菌		
应首先考虑的细菌		
脑膜炎奈瑟菌		显微镜检查，培养[b]
肺炎链球菌		显微镜检查，培养[b]
流感嗜血杆菌	罕见，因接种疫苗	显微镜检查，培养[b]

续表

病原体	症状和说明	诊断方法推荐
金黄色葡萄球菌	神经外科干预、创伤	显微镜检查，培养[b]
大肠埃希菌	新生儿	显微镜检查，培养[b]
伯氏疏螺旋体		血清学
梅毒螺旋体	过往梅毒	血清学
结核分枝杆菌		PCR[a]，培养[b]，显微镜检查，结核菌素试验阳性
非结核分枝杆菌(MOTT，“非典型结核分枝杆菌”)		PCR[a]，培养[b]，显微镜检查，结核菌素试验阳性
免疫抑制患者尤应考虑的细菌		
放线杆菌种		培养[b]
脆弱拟杆菌		培养[c]
单核细胞增生李斯特菌		显微镜检查，培养[b]
星状诺卡菌		显微镜检查(改良抗酸染色和脑活检培养)
多杀性巴氏杆菌		培养
缓症链球菌		培养
特殊情况下应考虑的细菌		
布鲁氏菌	摄入奶牛、绵羊、山羊原料乳(产品)	培养
胎儿弯曲杆菌		显微镜检查，培养
贝氏柯克斯体(Q 热)	接触感染的动物(绵羊、山羊、牛)或吸入受动物排泄物或蜱污染的粉尘	血清学
钩端螺旋体	接触污染水或啮齿动物尿液	培养，血清学
肺炎支原体	儿童和年轻人	血清学
立克次体	蜱暴露，疹	血清学
凝固酶阴性葡萄球菌	进行心室分流或引流术患者	培养
B 组链球菌	(早产儿)新生儿	显微镜检查，培养
惠普尔养障体(Tropherymawhipplei)	有胃肠道症状(吸收不良)(M. 惠普尔)患者	PCR
病毒		
应首先考虑的病毒		
单纯疱疹病毒(HSV)1 型和 2 型		PCR，血清学
水痘带状疱疹病毒(VZV)		PCR，血清学
肠道病毒(埃可病毒，柯萨奇病毒 A，B)	通常症状轻微，预后良好	PCR，血清学
人类免疫缺陷病毒(HIV)1 型，2 型		PCR，血清学
蜱传播脑炎(TBE)	仅流行地区	血清学

续表

病原体	症状和说明	诊断方法推荐
巨细胞病毒(CMV)	有免疫活性患者非常罕见	PCR
特殊情况下应考虑的病毒		
腺病毒	儿童和年轻人	培养,PCR,抗原检测
埃-巴病毒(EBV)	淋巴结炎,脾肿大,引起极为罕见的中枢神经系统感染	PCR
人类T细胞白血病病毒Ⅰ型(HTLV-1)	痉挛性截瘫	血清学
流感和副流感病毒		血清学
JC病毒	进行性多灶性白质脑病,与免疫抑制和(或)免疫调节治疗相关(如那他珠单抗、利妥昔单抗)	PCR,脑活检
淋巴细胞性脉络膜脑膜炎(LCM)		血清学
麻疹病毒		血清学
流行性腮腺炎病毒		血清学
脊髓灰质炎病毒	弛缓性轻瘫	PCR
狂犬病病毒	接触狂犬病感染的动物	脑脊液、发根、角膜PCR
轮状病毒腹泻	高热惊厥儿童	粪便标本抗原检测
风疹病毒		血清学
白蛉热	流行地区	意大利血清学
真菌		
烟曲霉		需要时,脑活检培养
新型隐球菌		脑脊液抗原检测,印度墨汁染色灵敏度低于抗原检测,培养
念珠菌属		抗原检测
寄生虫		
细粒棘球绦虫,多房棘球绦虫		血清学
刚地弓形虫		脑脊液和脑活检:PCR;血清学
粪类圆线虫		粪便病原体检测

注:PCR:聚合酶链反应;急性脊髓炎应考虑下列病原体(推荐等级B):单纯疱疹病毒1型和2型(PCR),水痘带状疱疹病毒(PCR),肠道病毒(PCR),伯氏疏螺旋体[血清学、抗体指数(antibody index,AI)],HIV(血清学),蜱传脑炎病毒(仅流行地区)(血清学、AI);[a] 已证明巢式PCR技术比传统一步法PCR技术更灵敏、更特异;[b] 脑脊液和血液培养;[c] 脓肿吸取、脑脊液和血液培养

1. 细菌抗原检测

结果必须与脑脊液显微镜检查和培养结果一起解释。如显微镜检查结果阴性,则不推荐常规检测细菌抗原。不推荐单独的细菌抗原检测(有污染风险)诊断神经系统的细菌感染。

2. 墨汁染色

应用印度墨汁染色进行隐球菌显微镜检查。

3. 革兰染色

应用革兰或亚甲蓝、金胺O或齐-尼(Ziehl-Nielsen)染色进行结核分枝杆菌显微镜检查。

4. 培养

根据临床表现进行细菌、真菌孵育培养很有用。仅在怀疑脑脓肿时,推荐厌氧培养基。

5. 聚合酶链反应(PCR)

具有速度快、成本低,适应证为:①CSF显微镜检查、培养或血清学检查不灵敏或不适当时;②虽临床疑似感染性脑膜炎/脑膜脑炎,但培养阴性时;③免疫缺陷患者。PCR阳性与阴性患者相

比,被确诊为中枢神经系统病毒感染的可能性增加了88倍。

PCR阴性可用于中枢神经系统病毒感染的排除诊断,可信度为中等(与PCR阳性结果相比,PCR阴性确定中枢神经系统病毒感染的概率仅为0.1)。如患病后3天内或发病10天后采集CSF标本,则PCR检测结果极可能为假阴性。

在与艾滋病相关中枢神经系统淋巴瘤时,脑脊液EB病毒DNA检测可作为活动性EB病毒感染和淋巴瘤鉴别的工具,EB病毒PCR检测灵敏度为80%~100%,特异度为93%~100%。

四、质量保证和建议

EFNS关于脑脊液显微镜检查的质量要求和推荐等级如下[3]:

1. 细胞计数时限

因红、白细胞均易发生溶解,故应在脑脊液采集后2小时内,最好在30分钟内完成细胞学检查(证据等级Ⅳ)。

2. 细胞计数器材

脑脊液细胞计数常用Fuchs-Rosenthal血细胞计数盘(3.2μl),将细胞计数原计数值除以3,换算至标准容积1μl报告。

3. 脑脊液细胞

只要发现异常增多或可疑软脑膜转移或病理性出血,就应评估细胞形态学(细胞学染色)(推荐等级B)。

4. 脑脊液红细胞

如疑中枢神经系统出血,而细胞学检查无法确定时,推荐在患者发病2周后测定胆红素。

5. 细胞学检查

假阳性:误认炎症细胞为肿瘤细胞,或脑脊液污染外周血时。假阴性:中枢神经系统细胞学检查恶性细胞常出现假阴性,提高恶性细胞检出率的方法是:①脑脊液标本量至少10.5ml;②细胞学检查结果阴性时,须重复此检查流程;③恶性肿瘤细胞检查阳性率:首次腰椎穿刺脑脊液仅为50%~70%,而第二次可提高至85%~92%(证据等级Ⅲ),更多次腰椎穿刺的诊断灵敏度仅略增高(证据等级Ⅲ)。

6. 制定细胞学培训计划

可提高脑脊液细胞的正确识别率(从11%提高到93%)(证据等级Ⅰ)。

第四节 化学与免疫学检查

CLSI和EFNS关于脑脊液化学和免疫学检查及质量保证已有共识性指南[3,4]。

一、蛋白质

(一)总蛋白和白蛋白定量分析

血-脑脊液屏障的完整性和脑脊液总流量决定了脑脊液蛋白含量。新生儿脑脊液蛋白浓度较高,出生后第一年蛋白浓度逐渐减低,并于童年期保持低浓度。成人脑脊液蛋白浓度随年龄增加(证据等级Ⅰ)。脑脊液/血清白蛋白商(Qalb)可用于评估血-脑脊液屏障完整性。Qalb由血浆白蛋白浓度进行校正,不受鞘内蛋白质合成影响,且是鞘内免疫球蛋白合成的一个组成部分。Qalb是一种独立的检测量,使得不同实验室可使用相同参考区间。正常脑脊液蛋白浓度应与患者年龄(新生儿和60岁后浓度较高)和腰穿部位有关(推荐等级B)。正常蛋白质浓度确切的上限随检测技术、实验室的不同而异。

1. 总蛋白和Qalb浓度梯度

在脑室液浓度最低,在腰椎液浓度最高。腰椎穿刺时,从最初0~4ml到最后21~24ml脑脊液,Qalb显著减低(证据等级Ⅰ)。Qalb还受体重、性别、下背部退行性疾病、甲状腺功能减退、乙醇消耗量(证据等级Ⅱ)和吸烟(证据等级Ⅲ)影响。不活动卧床患者,脑脊液蛋白体位性浓度较高(证据等级Ⅲ)。

2. 脑脊液蛋白浓度增高

见于①大多数细菌性(0.4~4.4g/L)、隐球菌性(0.3~3.1g/L)、结核性(0.2~1.5g/L)脑膜炎患者和神经包柔螺旋体病(证据等级Ⅱ)。与其他炎症性疾病相比,细菌性脑膜炎蛋白浓度>1.5g/L,特异(99%)但不灵敏(55%)(证据等级Ⅰ)。②病毒性神经感染者,蛋白浓度增高程度较小(常<0.95g/L)(证据等级Ⅱ);50%单纯疱疹病毒性脑炎患者在发病第一周蛋白浓度正常(证据等级Ⅳ)。③非感染性疾病,如蛛网膜下腔出血、中枢神经系统血管炎和中枢神经系统肿瘤,脑脊液蛋白增加,有时伴细胞计数增加(证据等级Ⅳ)。④急、慢性炎症性脱髓鞘性多发性神经病患者,血清总蛋白浓度增高伴脑脊液细胞计数正常(蛋白-细胞分离)是标志之一,但在第一周蛋白水

平可正常（证据等级Ⅳ）。⑤80%软脑膜转移性肿瘤患者，其中值为1.0~2.4g/L，个体甚至更高（证据等级Ⅲ）。⑥正常脑脊液压力、脑积水、椎管狭窄、多发性神经病、高体重和高体重质量指数，与Qalb增加相关（证据等级Ⅲ）。

总之，总蛋白和Qalb浓度增高主要支持细菌性、隐球菌性和结核性脑膜炎及软脑膜转移性肿瘤的诊断（证据等级Ⅰ）。因两者并非是脑脊液的唯一常规检查，因此，结合CSF其他检查项目，可提高诊断特异性，如吉巴（Gullain-Barré）综合征存在蛋白-细胞分离现象。

（二）鞘内免疫球蛋白合成

1. 定量检测

鞘内免疫球蛋白合成增加见于炎症性疾病（表3-12-8）。Qalb与脑脊液-血清IgG浓度商（QIgG）之间有密切关系，即IgG指数（QIgG/Qalb）。赖伯（Reiber）双曲线公式和Öhman扩展Ig指数均基于IgG、IgA和IgM的Qalb与脑脊液-血清浓度商之间的非线性关系。就诊断灵敏度和特异性而言，要检出鞘内IgG合成，则检测IgG寡克隆带优于测定IgG指数。技术上，检测IgG寡克隆带比定量检测要求更高。在疑似多发性硬化症（MS）患者，当IgG指数>1.1时，可不做寡克隆带分析，此类患者几乎100%均有鞘内合成IgG寡克隆带。

多发性硬化症和其他神经系统疾病患者的鉴别使用非线性公式较好。鞘内IgA、IgG和IgM合成公式有助于鉴别神经系统各种感染性疾病（证据等级Ⅲ）。有研究表明，按赖伯公式测定值的增加并不总反映鞘内IgM合成，在一些非炎症性疾病患者，虽其值增加，但脑脊液并无IgM寡克隆带（证据等级Ⅱ）。总之，在神经系统疾病诊断中，尚无证据支持使用常规定量法评估鞘内Ig合成；在疑似MS情况下，可用IgG指数作为确定鞘内IgG合成的一种筛选程序。

2. 定性检测

检测脑脊液鞘内寡克隆IgG在诊断上很有用，是实验室支持临床诊断MS的标准之一；也有助于诊断中枢神经系统自身免疫性疾病，如副肿瘤性疾病和中枢神经系统感染。利用电泳技术可根据所生成的抗体克隆数量对体液免疫反应（即单克隆、寡克隆和多克隆抗体反应，见图3-12-1）进行分类[3]。

以往的方法已被更灵敏的等电聚焦电泳（isoelectric focusing electrophoresis，IEF）和免疫固定电泳技术所取代。在中枢神经系统非感染性炎症性疾病中，有Ⅰ级证据支持用预测性和诊断性的脑脊液IEF试验诊断MS；在其他非中枢神经系统感染的炎症性疾病，有Ⅱ级和Ⅲ级证据支持用脑脊液IEF试验对其他诊断试验进行补充（表3-12-9）。

表3-12-8　各种疾病IgA、IgG、IgM的增高比例[3]

疾病	IgG（%）	IgA（%）	IgM（%）
无炎症、无中枢神经系统疾病	<5	<5	<5
非炎症中枢神经系统疾病（包括退行性和血管性疾病）	<25[a]	<5	<5
神经系统感染	25~50	25	25
细菌性感染	25~50	25~50	<25
病毒性感染	25~50	<25	<25
莱姆神经疏螺旋体病	25~50	<25	75
多发性硬化症	70~80	<25	<25
-临床孤立综合征	40~60	<10	<25
炎症性神经病	25~50[a]	25~50[a]	25~50[a]
肿瘤性疾病（总）	<25[a]	未确定	未确定
-副肿瘤综合征	<25	未确定	未确定
-脑膜癌病	25~50	未确定	未确定
-其他神经性炎症疾病	25~50[b]	未确定[c]	未确定

注：[a] 常与寡克隆带无关（血脑屏障损害时人为现象）；[b] 神经肉瘤病罕见活检证实；[c] 在肾上腺脑白质营养不良IgA合成显著

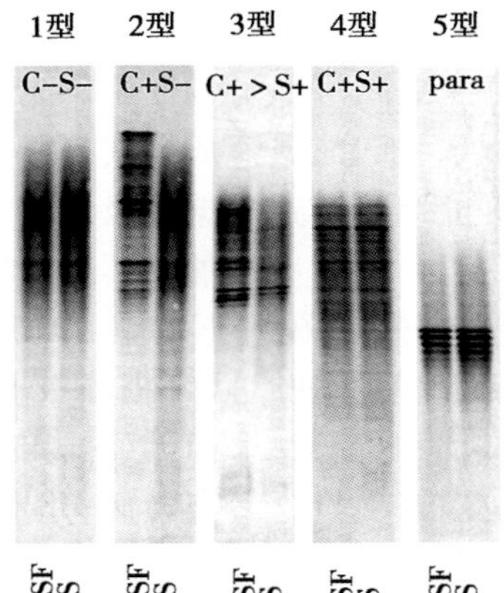

图 3-12-1 等电聚焦电泳免疫印迹法脑脊液和血清寡克隆 Ig 局部/系统合成 5 种共识性类型

注:1 型(C-S-):CSF 和血清中无条带:表明正常。2 型(C+S-):脑脊液(cerebrospinal fluid,CSF)有寡克隆 IgG 而血清中无明显相应的异常,表明为局部鞘内合成,如多发性硬化症。3 型(C+>S+):CSF 和血清均有 IgG 条带,CSF 还出现其他条带。CSF 和血清均见寡克隆条带,表明系统性炎症反应,而条带限于中枢神经系统,提示存在中枢神经系统的其他反应,如多发性硬化症、系统性红斑狼疮(systemic lupus erythematosus,SLE)和肉瘤等。4 型(C+S+):CSF 与血清有一致的寡克隆带,表明非局部合成,相反,此类型与来自系统性炎症反应被动转移的寡克隆 IgG 一致,如吉巴综合征、急性弥散性脑脊髓炎(acute disseminated encephalomyelitis,ADEM)和系统性感染。5 型(para):CSF 和血清均有一种源自中枢神经系统以外的单克隆 IgG 类型,如多发性骨髓瘤、意义未明单克隆丙种球蛋白病(MGUS)

表 3-12-9 中枢神经系统炎症性疾病脑脊液寡克隆 IgG 带的发生率[3]

疾病	寡克隆 IgG 带发生率(%)	证据等级
多发性硬化症	95	Ⅰ[a]
自身免疫性		
-神经-系统性红斑狼疮	50	Ⅲ
-神经-白塞病	20	Ⅱ
-神经-肉状瘤	40	Ⅲ
-Harada 脑膜炎-葡萄膜炎	60	Ⅲ
感染性		
-急性病毒性脑炎(<7 天)	<5	Ⅱ
-急性细菌性脑膜炎(<7 天)	<5	Ⅱ
-亚急性硬化性全脑炎	100	Ⅰ
-进行性风疹病毒全脑炎	100	Ⅰ
-神经梅毒	95	Ⅰ
-神经艾滋病	80	Ⅱ
-神经包柔螺旋体病	80	Ⅰ
肿瘤性	<5	Ⅲ
遗传性		
-共济失调毛细血管扩张症	60	Ⅲ
-肾上腺脑白质营养不良(脑炎性)	100	Ⅱ

注:[a] 以原 Schumacher 标准为对照,确证 Poser 诊断标准研究;这些标准尚无基于人群研究,故此诊断"金标准"是一个有缺陷的标准

（三）脑脊液抗体指数(antibody index,AI)

指脑脊液鞘内特异抗体合成的估算,>1 为阳性。计算公式为:

抗体指数(AI)=(CSF 抗体浓度×血清 IgG 浓度)/(血清抗体浓度×CSF IgG 浓度)　　式 3-12-4

鞘内 IgG 合成可用不同的定量方法进行检测,但至少对 MS 诊断,用合适方法检测寡克隆带优于任何现有方案(推荐等级 A)。其他鞘内炎症性疾病,如中枢神经系统感染,应首选由非线性公式计算鞘内 IgA 和 IgM 合成,不用线性 IgA 和 IgM 指数(推荐等级 B)。

二、葡萄糖

1. 应同时检测 CSF 和血浆葡萄糖

因葡萄糖主动跨越血脑屏障进行转运,故 CSF 葡萄糖浓度,直接与血浆浓度成正比。正常 CSF 葡萄糖浓度为血清值 50%～60%(证据等级Ⅳ)。

2. CSF/血浆葡萄糖

如比率<0.4～0.5,考虑为病理性(证据等级Ⅳ)。CSF 与血浆葡萄糖浓度平衡需数小时,而异常情况下,CSF 葡萄糖浓度高于血浆可持续数小时。

3. CSF 葡萄糖浓度增高

无特异性诊断价值,而与血浆葡萄糖浓度增高相关,如糖尿病。不同神经系统疾病 CSF/血浆葡萄糖比率见表 3-12-10。脑脊液葡萄糖浓度与血浆浓度相关,最好使用 CSF/血浆葡萄糖比率,比率减低支持细菌性、真菌性脑膜炎或软脑膜转移性肿瘤(推荐等级 B)。

三、乳　酸

脑脊液乳酸测定重要性类似 CSF/血浆葡萄糖比率;但脑脊液乳酸浓度不依赖于血浓度(证据等级Ⅳ)。除线粒体病外,脑脊液乳酸与 CSF/血浆葡萄糖比率呈负相关。乳酸增高可早于葡萄糖浓度减低。脑脊液乳酸增高提示细菌性、真菌性感染或软脑膜转移性肿瘤。

四、酸碱度

1. CSF-pH

略低于动脉血 0.1 个单位,约为 7.30～7.36。动脉血 pH 波动时,CSF-pH 仍维持基线水平,除非持续的酸中毒或碱中毒。pH 调节涉及控制 CSF 碳酸氢盐浓度的补偿机制。

2. 原发性 CSF 酸中毒

见于中枢神经系统疾病疾病(如蛛网膜下腔出血、细菌性脑膜炎和创伤)。此时,动脉血 pH 正常。二氧化碳饱和度、HCO_3^- 和 pH 测定虽有意义,但不作为常规临床应用。

五、其　他

1. 脑脊液 14-3-3 蛋白检测

作为快速神经退行性变的生物标志物,见于克-雅病。同 S-100B 联合,是胶质细胞增生的标志物。结合其他检查,可提高诊断灵敏度。

表 3-12-10　部分神经系统疾病典型脑脊液参数变化[3]

	总蛋白(g/L)	CSF/血浆葡萄糖比率	乳酸(mmol/L)	细胞计数(/3.2μl)	典型细胞学
参考区间(成人腰穿)	<0.45	>0.4～0.5	<1.0～2.9	<15	单个核细胞
急性细菌性脑膜炎	增加	减少	增加	>1000	多形核细胞
病毒性神经感染(脑膜炎/脑炎)	正常/增加	正常/增加	正常	10～1000	多形核细胞/单个核细胞
自身免疫性多发性神经病	增加	正常	正常	正常	单个核细胞
传染性多发性神经病	增加	正常	正常	正常	
蛛网膜下腔出血	增加	正常	正常	正常	RBC、巨噬细胞、噬铁细胞、单个核细胞
多发性硬化症	正常	正常	正常	正常/增加	-
软脑膜转移	增加	正常/减少	无可用证据	正常/增加	恶性细胞、单个核细胞

2. 脑脊液 tau 蛋白、磷酸化 tau 蛋白（P-tau）和淀粉样蛋白 Aβ1-42（amyloid beta1-42 peptide, Aβ1-42）抗体检测

用于慢性神经系统疾病，如阿尔茨海默病生物标志物和代谢组学研究。

3. 肿瘤标志物检测

灵敏度和特异性差，其应用有限。这些标志物可能是非特异性的，如 β-葡萄糖醛酸苷酶、乳酸脱氢酶、$β_2$-微球蛋白、癌胚抗原、中枢神经系统穿透分子（如基质金属蛋白酶、组织蛋白酶）、肿瘤细胞趋化因子（如 CXCL8、CXCL18）和血管内皮生长因子受体（endothelial cell growth factor receptor，EGFR）增高，可强烈提示软脑膜转移性肿瘤，但灵敏度（51.4%～100%）和特异度（71%～100%）变化很大，也无足够的灵敏度提高细胞学诊断性能。肿瘤细胞趋化因子 CXCL12 和 CXCL13 有介导中枢神经系统淋巴瘤细胞的趋化作用，而测定脑脊液 CXCL13 可作为预后指标。

特定器官特异性肿瘤标志物，如 CA 15-3、CA 125、CA 19-9、CA 724、AFP、NSE、CYFRA 21-1 和 β-HCG。如 CSF 中增高而血清中增高不明显时，对软脑膜转移性肿瘤诊断相对特异。如 CSF AFP 和（或）β-HCG 增高，可用于诊断儿童中枢神经系统转移性生殖细胞瘤。

4. 抗凝血酶

增高见于中枢神经系统淋巴瘤患者，并与总生存率缩短和对化疗反应差有关。

5. 免疫球蛋白重链（IgH）基因重排

脑脊液 PCR 分析 IgH 基因重排，其检测灵敏度为 58%、特异度为 85%。

六、质量保证和建议

EFNS 关于脑脊液化学和免疫检查的质量要求和推荐等级如下[3]：

1. 脑脊液与血清白蛋白浓度商

作为检测血-脑脊液屏障功能，与总蛋白检测相比，目前尚无大样本的未选择患者的确凿数据。CSF 蛋白质检测可源自血液或脑室，故应使用相同方法平行检测 CSF 和血清标本蛋白质，以减少变异（证据等级 Ⅰ，推荐等级 A）。应采用 Qalb 而非总蛋白浓度值，使 CSF 蛋白质定义既明确，又不受其他蛋白质干扰（推荐等级 B）。

2. 脑脊液葡萄糖

CSF 标本中葡萄糖易发生降解，故采集后须立即测定。

第五节 自动化检查

在适当情况下，自动化体液计数方法比手工法能计数更多的细胞，提高了精密度。可进行体液细胞计数的仪器类型和检测方法很多，包括电阻抗、数字成像流式细胞术、流式细胞术、光散射、染色、荧光、核酸荧光标记，或联合运用这些技术。制造商应声明仪器的预期用途，明确何种类型的体液已获监管机构批准，可用仪器检测。

常用的体液细胞自动化计数仪器见表 3-12-11。脑脊液标本中细胞数较高的，可用自动化仪器计数；而细胞数较低时，则仪器检测灵敏度就会受限制，应参考仪器的要求进行调整，仍需人工计数[4]。

表 3-12-11 常用自动化体液细胞计数仪[6]

仪器	标本类型	报告参数
Beckman LH 750/780	浆膜液、滑膜液、脑脊液	WBC、RBC（WBC=TNC）
Beckman DxH 800	浆膜液、滑膜液、脑脊液	TNC、RBC
Sysmex XE 2100 和 XT 1800i/2000i	浆膜液、滑膜液、脑脊液	WBC、RBC
Sysmex XT-4000 和 XE-5000	浆膜液、滑膜液、脑脊液	体液模式：体液白细胞、体液有核细胞、体液红细胞，2 分类（单个核细胞/多形核细胞）
Advia 2120 和 2120i	胸水、腹水、腹膜透析液	TNC、RBC
	CSF	TNC、RBC、5 分类和 PMN/MN%
Iris iQ200 和 iRICELL 系统	CSF、胸水、腹水、腹腔灌洗液、腹膜透析液、心包腔积液、滑膜液、普通浆液	有核细胞计数、RBC

注：WBC：白细胞；RBC：红细胞；TNC：总有核细胞；PMN：多形核细胞；MN：单个核细胞

检测特殊体液(如CSF)标本应遵循制造商的推荐程序。能否可使用自动细胞计数仪的关键是:能否确保对体液细胞数量低的标本也能提供可靠的计数结果。因此,每个实验室须制定有核细胞和红细胞计数的最低检测限,如低于该值时,仪器分析结果就不可靠。检测限不应低于制造商推荐的限值。临床实验室须建立自动细胞计数仪的可接受范围,当细胞计数低于下限时应确定使用替代方法。当仪器报警时,临床实验室应有替代方法来验证结果,还应说明何时需手工分类计数,作为自动方法的补充。

一、流式细胞术法

目前,采用流式细胞术法作体液细胞分析的仪器有两类:一类是流式细胞仪,基于细胞免疫表型的特点,可对体液中细胞做免疫表型分析;另一类是血液分析仪,能进行自动的细胞计数和简单分类。流式细胞术脑脊液分析的应用价值见表3-12-12,仪器有助于检测每个细胞的范围特征、细胞绝对数,具有高灵敏度和特异性。

表 3-12-12　流式细胞术在 CSF 分析中的应用

用途	方法
红细胞和有核细胞计数	细胞化学或光散射自动化分析仪
	白细胞核酸荧光染色自动化分析仪
淋巴、单核和中性粒细胞定量检测	光散射技术结合免疫表型分析
	细胞化学或光散射技术结果的自动化分析仪
T细胞、B细胞、NK细胞、CD4和CD8的测定	淋巴细胞免疫表型分析
淋系或髓系恶性肿瘤浸润的检测	克隆性免疫表型分析(如κ/λ轻链、T细胞受体α/β表型)以及抗原异常表达分析
免疫细胞的功能特性	细胞因子、活化抗原、功能调节受体的免疫表型分析

现有的多种型号血液分析仪能对体液细胞进行自动计数,虽能提高检测的精密度和缩短周转时间,但也有不少问题。例如:体液基质不同于血液,大细胞(如间皮细胞、吞噬细胞、肿瘤细胞)或非细胞颗粒(细菌、隐球菌)会干扰检测。基于电阻抗技术的多数血液分析仪背景计数很高,对体液(如CSF)中少量细胞的计数结果准确度不高。当细胞数量小于$10×10^6$/L时,仪器就不能进一步分类。

在CSF细胞计数时,能提供总有核细胞数(total nucleated cells,TNC)、WBC计数和RBC计数,有的还能提供WBC部分分类,即单个核细胞(淋巴细胞和单核细胞)和多个核细胞(中性粒细胞、嗜酸性粒细胞、嗜碱性粒细胞),并提供计数结果和散点图。也可用于胸水、腹水、透析液和心包腔积液细胞计数。

流式细胞仪是一种能够检测单克隆B淋巴细胞(占总数0.01%)异常灵敏的方法;对CSF血液恶性肿瘤细胞的检出率达86%,高于传统的形态学分析(表3-12-13)。流式细胞仪对CSF细胞亚群多参数分析使细胞群的定义更为准确,其白细胞亚群参考区间见表3-12-14。流式细胞仪检测可定位CSF可疑恶性血液病患者软脑膜转移,深入了解多种神经炎性疾病如多发性硬化症和神经系统副肿瘤综合征发病机制。

表 3-12-13　常规细胞学方法和流式细胞术对脑脊液血液恶性肿瘤细胞检出率

	常规细胞学方法(%)	流式细胞术(%)
淋巴瘤	14~70	90~100
急性白血病	43~67	86~91
淋巴瘤,白血病	44~83	78~100

表 3-12-14　流式细胞术检测脑脊液白细胞亚群参考区间

白细胞亚群	细胞绝对值中位数(第5~第95个百分位数)($×10^6$/L)
白细胞	1.12(0.40~3.17)
粒细胞	0.08(0.02~0.43)
单核细胞	0.23(0.08~1.11)
淋巴细胞	0.66(0.16~1.88)
T细胞	0.62(0.15~1.83)
-$CD4^+$T细胞	0.44(0.08~1.43)
-$CD8^+$T细胞	0.13(0.04~0.40)

续表

白细胞亚群	细胞绝对值中位数（第5~第95个百分位数）（$\times10^6$/L）
NK/T 细胞	0.01(0.00~0.06)
B 细胞	0.00(0.00~0.03)
NK 细胞	0.01(0.00~0.05)
树突状细胞	0.04(0.01~0.18)
髓细胞	0.02(0.00~0.13)

在技术上，流式细胞仪检测面临脑脊液低细胞数、白细胞存活率快速减低的挑战。流式细胞仪、显微镜和分子技术均有各自长处，互相结合最为理想。使用细胞离心法，免疫细胞化学方法检测脑脊液细胞表面抗原。此技术检测血液恶性肿瘤的软脑膜定位的灵敏度为89%~95%，特异度为89%~100%；但仅用于强烈怀疑有中枢神经系统软脑膜转移的血液恶性肿瘤，而CSF细胞学检查阴性的患者。

二、数字成像分析法

自动显微镜分析仪与血液分析仪的测定方法不同，既可用于尿液细胞和颗粒的分析，也可用于体液细胞的计数，包括脑脊液、胸水、腹水、透析液、腹腔灌洗液、心包腔积液和关节腔积液等液体。与尿液分析相同的数字流式细胞影像技术能显示数字结果和细胞数字影像，并由人工进行编辑。无需预先清洁或标本处理，可随时分析体液标本。

三、质量保证和建议

自动化体液计数仪应遵循制造商说明使用，正确选择适当的体液进行检测。推荐使用已经确认并注明预期用途的仪器。在临床实验室修改已确认的检测系统、或使用制造商未说明性能特征的仪器时，须在患者检测报告之前，先验证检测系统的性能特性，包括准确性、精密度、分析灵敏度、分析特异性（含干扰物质）、检测系统结果报告范围、参考区间和测试所需其他性能特征[4]。

与手工法相比，仪器提高了计数的准确度、精密度和效率。但如何验证自动化仪器计数体液细胞的性能是临床实验室所面临的诸多难题之一。2014年，国际血液学标准化委员会（International Committee for Standardization in Haematology，ICSH）的体液细胞自动计数仪性能和验证国际工作组，为提供准确而可靠的自动体液细胞的计数结果，发布了有助于临床实验室计划和实施自动细胞计数仪验证的指南。

在加拿大、美国、英国和日本的实验室展开了一项实践调查，以确定使用仪器计数体液细胞的实验室数量和仪器计数的性能指标。根据调查结果，国际血液学标准化委员会成立了体液细胞自动计数仪性能和验证国际工作组。为了提供自动体液细胞计数准确可靠的结果，工作组制定了一套有助于实验室规划和实施自动细胞计数仪验证的指南，经ICSH大会讨论并通过国际专家组审核后，进一步形成了共识。

（一）现状

由加拿大质量管理计划-实验室服务（Quality Management Program- Laboratory Services，QMP-LS）制定的调查问卷，分发到参加加拿大QMP-LS的实验室、美国病理学家学会（College of American Pathologists，CAP）的实验室和英国血液室间质量评价计划（United Kingdom-National External Quality Assessment Schemes，UK-NEQAS）的实验室，以及参加日本实验血液学学会（Japanese Society of Laboratory Hematology，JSLH）性能验证计划的实验室。调查问卷的目的：确定实验室是否使用自动仪器计数脑脊液和其他体液细胞；如何确定这些仪器的性能特征。实验室需说明仪器的性能特征，以确定仪器是否符合体液细胞计数的质量要求。各实验室的仪器性能有很大的差异，包括精密度（19%~83%）、正确性（26%~86%）、灵敏度（11%~64%）、特异度（5%~33%）和可报告范围（2%~71%）。与精密度和正确性相比，对灵敏度、特异度和可报告范围进行了评估的实验室较少。北美地区进行仪器这些性能的验证比英国和日本的频率更高。调查还询问了实验室采用何种程序来保证结果的质量。这些程序包括实验室是否做体液质控标本、检测标本前是否做背景计数，以及对假性检测结果有无处理的程序。须注意的是，仅有少数实验室使用独立的体液细胞计数质控品。

因此，ICSH指出在使用具有体液检测模式的自动化方法做体液细胞计数时，临床实验室应验证制造商声称的每一类型体液的检测性能特征，包括 CSF、浆膜液（心包腔、胸腔、腹腔）和滑膜液，特别重要的是，要验证仪器能准确计数低值细胞的性能，低值细胞计数常见于各种体液、尤其是脑脊液标本。

（二）自动化方法性能验证

ICSH 文件指出，提供仪器有能力报告可靠结果证据是规范实验室的做法，在有些国家这是法规的要求。与外周血相比，体液有不同于全血的基质，所含细胞种类也不同。因此，确保临床实验室对准备分析的每种体液类型的结果生成具有真实性和可靠性则很重要。外周血标本不能用于确认或验证。许多仪器有专门的体液模式，因此，对全血细胞计数（complete blood count，CBC）的验证不能满足体液细胞计数报告的法规要求。每个临床实验室应确定自己的体液细胞计数模式的可接受性，连同性能指标的研究。

如临床实验室有多台仪器，或医疗大集团整体健康网络一部分，则可对其中一个地点一台仪器进行完整验证，其他仪器则可进行转移验证；若仪器来自同一制造商且型号相同，也就是说，对其他仪器无需进行完整验证，但在开展临床实验室认可的其他地点，须有来自仪器经完整验证可用数据。表 3-12-15 显示的是完整验证和转移验证应做的研究项目。如实施患者相关性研究的完整确认需 40 例标本。只要标本在运送过程中能保证完整性，就可在不同地点之间共享标本。

表 3-12-15　自动化仪器的完整验证和转移验证的内容[6]

研究	完整验证	转移验证
精密度（重复性）	是	是
正确度	是	是
分析灵敏度	是	是
分析特异性，含干扰物	是	是
参考区间	完整研究	小型研究
患者相关性研究	完整研究	小型研究
线性	是	是
检出限	是	是
携带污染	是	是
分析测量范围	是	是

1. 正确度

正确度（trueness）可用两种不同的方法进行验证。①可使用分割标本进行比对试验，通常至少有 40 例均匀覆盖可报告范围的患者标本。结果与实验室定义的限值进行比较，以判断差异有无显著性。若以手工计数为比较方法，则难度较大。②也可使用定值的参考物质如商品化质控品的预期回收值。实验室应设定可接受范围的限值。

2. 精密度（重复性）

必须对仪器精密度（precison）进行评价，需考虑所有可能影响仪器的变异因素。重要的是，测试标本应与临床标本具有相同特性。建议检测≥2 个浓度的标本，通常采用 1 个高浓度和 1 个低浓度，包括一个任意的医学决定水平的标本。建议所有标本应至少测定 10 次，以确定批内精密度。完成 10 次有困难时，应视可用标本量而决定次数，而有效统计至少应检测 5 次。

还应测定标本在一段时间内的再现性（reproducibility）。因标本不稳定，故不可能在不同的日期测定同一标本，但可用仪器的体液质控品做精密度研究。

3. 相关性

应按临床实验室可接受的程序和制造商建议的方法来处理和检测标本。可用实验室当前使用的、制造商声称的方法或参考方法进行研究。应注意的是，大多数情况下，由制造商提供的用于确认的方法是基于手工计数法。

建议至少检测 40 例标本，且应覆盖分析测量范围，特别是医学决定水平。每一类型体液应做相关性确认。要确定分析测量范围限值的偏倚，体液计数必须有高值和低值。这对小型实验室来说可能很难，但标本越多，则相关性越好，且对抗系列性标本干扰物的机会就越大。如参考方法是手工计数法，则建议对同一标本计数 2 次，以提高手工计数的精密度。应考虑标本的稳定性。为避免标本储存成为可变因素，标本应在相同条件下储存，并在 2 小时内检测完毕。

CLSI H56 文件指出，自动化仪器法和参考方法的相关性研究最好采用回归性分析来确定相关系数、斜率和截距，有关方法比对详细要求见 CLSI EP9 文件。

4. 携带污染

要确保高浓度标本不会对随后标本造成正偏

倚,从而导致假性增高的结果,这对 CSF 标本尤为重要。建议在检测体液标本前先做空白测试,同样重要的是,要确保在分析体液标本前,吸入非血液的液体不会引起体液标本的稀释,从而造成假阴性结果。

应先检测高计数值标本,随后测定低计数值标本。高值标本应测定 3 次,记为 A1、A2 和 A3,随后测定低值标本 3 次,记为 B1、B2 和 B3。用式 3-12-5 计算携带污染:

$$携带污染率=\frac{B1-B3}{A3-B3}\times100\% \quad 式 3\text{-}12\text{-}5$$

有些临床实验室在分析体液标本前先检测空白标本;同样重要的是,要确保此做法不因预稀释而造成结果假性减低。如按临床实验室可接受性标准,当携带污染不可接受时,则要求仪器进行维修或保养,然后再重复携带污染研究。

CLSI H56 文件指出,上一个标本对下一个标本检测的影响应最小化。如血性脑脊液不能影响到随后的清澈无色的脑脊液。任何被污染的检测结果应是无临床意义的。携带污染有 2 种类型:①阳性携带污染;②阴性携带污染。阳性携带污染指高浓度标本对后续低浓度标本的影响;阴性携带污染指低浓度标本对后续高浓度标本的影响。检测时,稀释液/清洗剂对标本的稀释效应也属此情况。有许多方法可检测携带污染。

5. 检测下限

检测下限可能是最关键的验证步骤之一,尤对 CSF 细胞计数。制造商必须规定总有核细胞计数和红细胞计数的下限,且此下限不应低于制造商建议的限值。临床实验室计划分析的所有体液类型均应实施检测下限的验证,以证明标本的基质效应。验证时,没有必要使用不同批号的试剂。

了解各种低浓度不同限值及其之间关系,并验证制造商声称的限值很重要:

(1)空白限(limit of blank,LoB):是多个空白标本经重复测量,所获得的空白标本最高测量值。

LoB 验证:如可能,则重复测定一种类型以上、不含任何细胞的体液。建议使用体液标本,以避免基质效应,但如不可能使用体液标本,则可用稀释液。每个标本应至少重复检测 10 次。考虑到实验室环境不同,此项研究至少应进行 2~3天。没有必要连续数天进行检测,此取决于标本的可用性。如制造商有特定的 LoB,而重复测定的结果中最少有 3 次小于或等于制造商 LoB,则可接受制造商声称的 LoB。

(2)检出限(limit of detection,LoD)或分析灵敏度:是标本中能检出的分析物最低测量值,通过重复检测至少 4~6 个低浓度细胞计数的标本而获得,标本浓度通常在 LoB 到 4 倍 LoB 范围内。

LoD 验证:如制造商有特定的 LoD,则采用等同于制造商声称的低浓度标本和相同的程序。如 95%的结果一致,则可使用制造商声称的 LoD;否则,实验室必须建立自己的 LoD。

(3)定量限(limit of quantitation,LoQ):是在可接受的精密度和正确度下,可检出的标本分析物最低测量值,须符合临床实验室对准确度或总允许误差的要求。各限值之间的关系是 LoB<LoD ≤LoQ。LoD 和 LoQ 常为相同的值,但必须高于 LoB。

LoQ 验证:无论观察到的 LoD 精密度是否符合临床实验室设定的可接受精密度目标,均需做 LoQ。可使用检测 LoD 相同的过程测定 LoQ。LoD 或 LoQ 是可靠检测的最低细胞计数值,故符合临床实验室不确定度即偏倚和不精密度的目标。

CLSI H56 文件指出,制造商须注明灵敏度限值,即每种体液成分的最低检出浓度。临床实验室操作规程应详述遇到标本成分浓度接近或低于灵敏度限值时应采取步骤(如浓度接近或低于灵敏度限值时替代方法)。仪器准确可靠地检测并计数低浓度红细胞和有核细胞能力很重要。灵敏度取决于仪器携带污染、精密度和正确度,须对制造商确定的检测限进行灵敏度验证。有关检测限验证的详细要求见 CLSI EP17 文件。

6. 分析特异性(包括干扰因素)

制造商应确定任何可能会导致结果错误的干扰物。体液中干扰物可以是小凝块、结晶等任何物质,临床实验室应查出这些干扰物对结果的影响。研究应预先确定考虑实验室的特定患者群体,应涵盖各种体液类型,包括有干扰物的体液和来自各种疾病状态患者的体液。此项研究可纳入患者的相关性研究。

CLSI H56 文件指出,仪器准确识别体液有形成分的能力可能会受到干扰物质的影响。制造商应清楚标识体液检测时,任何可能的干扰物质。有关方法精密度和正确度验证的详细要求见 CLSI EP5 和 EP15 文件。

7. 分析测量范围（analytical measurement range，AMR）

指细胞计数的范围，是仪器未经任何预处理（如稀释标本）能准确测量的能力。应使用和体液基质相似的标本进行研究，因此，建议临床实验室对仪器预期要检测的每一类型体液均作线性研究。

制造商必须确定 AMR，临床实验室有责任验证这些声明。此可经检测制造商声称的线性范围内 5~7 个浓度予以证明，每个浓度应重复测定 3 次，并使用制造商建议的稀释液。重要的是，要使用医学决定值、最高浓度和检测下限值的细胞计数浓度，尤其是 CSF 标本。

在验证期间，可能很难找到高浓度的标本。若日后收到高值标本可再复做线性研究，并更新临床实验室方案，以反映更高的检测上限。

CLSI H56 文件指出，制造商须注明所测体液中每种成分的可接受 AMR。临床实验室操作规程应详述遇到标本浓度超过 AMR 限值时须采取步骤（如对浓度超过 AMR 上限时稀释处理，或低于 AMR 下限时替代方法）。

（三）质量保证要求

自动计数的体液标本与外周血标本的处理过程不同。临床实验室应注意标本采集过程的分析前变异，包括影响可报告结果的容器类型、标本运送和储存。标准操作规程应包括标本处理、仪器模式更改和标本检测等所有步骤。每个临床实验室必须有标准操作规程，此规程应遵循所在地区建议的指南。

1. 标本前处理

制造商声称的预期用途必须表明标本检测前是否须做特殊处理。如为了降低滑膜液标本的黏度，会用透明质酸酶对标本进行预处理。很多文献报道标本采集后数小时内就会发生细胞退化、溶解和细菌生长，此取决于所用时间、贮存条件和标本类型。应在标本稳定的时间内检测标本，而两种方法之间的相关性比较则应在 2 小时内完成。

2. 标本量

大多数临床实验室进行验证或确认研究时，面临的最大障碍可能是标本的可利用性。一旦决定做自动体液计数，就应将数据收集整合到每日常规的工作之中。每次收到标本时，应采用两种方法检测，即当前方法和验证方法，并保存数据供日后统计比较。累积数据应定期审核，以确保各类体液都得到验证，并确定何处存在较差的相关性，应在标本之间查找各种常见原因。

对小型临床实验室而言，要满足验证研究所需标本数量会很难。重要的是，只有足够的标本量才能达到有效的统计，并确保仪器能提供真实的结果，特别是在医学决定值的水平上。在实际问卷调查中，对验证标本用量问题进行了提问，而实验室使用的标本量为 1~10 份，有的甚至大于 80 份。为了有效统计，对每一标本类型，建议至少使用 40 份标本进行研究。

3. 背景核查

在检测任何标本、尤其是 CSF 标本前，应确保吸样通道清洁，以避免标本受污染。如在开管模式下检测标本，对进样针外部进行清洁也是规范实验室的做法。背景计数必须小于或等于空白值下限，否则应重做。如复做后背景计数仍很高，则仪器应进行清洗或日常维护。

4. 处理假性结果的程序

检测结果未经复核，则不应接受；此时，大多数系统会出现报警。临床实验室操作程序应说明体液标本发生报警时，应如何进行调查和采取所需的措施。这些程序应包括：如何检出造成假性结果的各种碎片或细胞团块，以及表明是否有必要使用替代的计数方法。方法可采用外观检查或湿片显微镜检查。如实验室政策认为，对不可弥补的标本，即使不合格，也应检测，则实验室检测报告应包括对这些不合格的发现及对结果准确性影响程度的描述。

还应注意鉴别标本中非细胞物质，特别是引起计数结果假性增高或阻塞计数孔的物质。

5. 结果超出报告范围的处理程序

当检测结果超出实验室验证的 AMR 时，临床实验室必须确定每种体液的可报告上限和下限（见分析测量范围和线性）。临床实验室应有处理超出可报告范围上限和下限标本的书面程序，包括结果超出 AMR 实施稀释的程序。

6. 测量单位

要求临床实验室表明用于报告体液细胞计数的测量单位，而调查结果显示临床实验室使用了不同的测量单位，此可造成医生的困惑。因此，建议自动体液计数使用与全血细胞计数相同的测量单位，此还消除可能导致错误结果的计算过程。在患者报告中应明确标明所用的测量单位。

7. 室内质量控制

必须对定量检测体液标本的分析系统进行控制。虽然有可用的商品化体液质控品，但也存在一些困惑，即有无必要做独立的质控，或是否可接受日常使用的商品化 CBC 质控品。新近的血液分析仪具有特定的体液检测模式，而重要的是，要了解此模式与 CBC 模式相比，是否有不同的检测通道、吸样路径、标本稀释、报告模式、计数体积或细胞分析。如体液标本采用不同的检测方法，则需有独立的质控品。也有用于检测仪器体液 AMR 下限值的商品质控品。其他应考虑的是细胞分类计数是否由仪器报告。有些仪器报告两分群细胞，此为体液商品化质控品的组成部分。

CLSI H56 文件指出，对自动化仪器进行质控可确保仪器运行正常，并符合制造商操作说明。注意质控品应与标本处理和检测过程一致（如两者检测通道一样）。适当的质控检测包括检测系统的背景计数，对须使用体液检测系统的其他液体（如稀释液、细胞溶解剂等不属于仪器主要检测液体）也要做质控。除非制造商对质控检测有特别的说明，临床实验室须按当地认证机构要求，将质控检测作为常规工作。美国病理学家学会（CAP）规定，如血液和体液在同一台仪器上检测，则无须使用不同的质控品。

8. 能力验证

能力验证是临床实验室认可的要求。对临床实验室来说，如无来自外部能力验证计划可用的检测标本，则必须由其他方式来证明检测准确性的能力，如采用盲样检测或临床实验室之间的标本交换及比对，以满足与法规的符合性。

除仪器所分析的体液类型不同外，对体液细胞自动计数仪进行的确认/验证，应视为与外周血细胞标本自动计数的验证一样。最为重要的是，确定体液细胞低值计数的正确性和精密度。验证/确认的目的就是确定仪器适合其预期用途，并识别任何潜在的误差，此误差可提供错误结果，这可能会影响到患者的诊疗。

第六节 脑脊液检验与疾病诊断

有很多 CNS 疾病会引起 CSF 理学、显微镜、化学和免疫学变化，而每种疾病都有各自的发病机理[2]。原发性 CNS 疾病会引起 CSF 分析结果的变化，包括出血、感染、恶性肿瘤和脱髓鞘性疾病。另外，系统性代谢性疾病（如肝性脑病）也会影响 CNS，故选择性分析相关物质很有价值。

CSF 检验是准确诊断脑脊髓膜腔感染和肿瘤的重要实验。CSF 分析也有助于评价中枢或外周神经系统脱髓鞘病变和颅内出血，特别是在影像学不确定时。脑脊液检验常能提示重要的病理性改变线索（表 3-12-16）。如白细胞计数增高常见于感染、炎症性疾病和肿瘤等。白细胞分类计数有助于提示特定病原体，如中性粒细胞提示细菌感染；单个核细胞提示病毒、真菌感染或免疫性病变。在细菌、真菌感染或某些特殊病毒（如腮腺炎病毒）感染和结节病时，葡萄糖浓度会显著降低。而蛋白质浓度增高可见于各种疾病，如感染和脱髓鞘神经病变。

表 3-12-16 中枢神经系统脑脊液检验典型特征

	正常	细菌性脑膜炎	病毒性脑膜炎	真菌和结核性脑膜炎	病毒性脑炎	蛛网膜下腔出血	Guillain-Barre 综合征
浊度和颜色	透明，无色	浑浊，淡黄色	透明或浑浊，无色	浑浊，淡黄色	透明或浑浊，淡黄色	浑浊，粉红色	透明，黄色
压力	70~180mmH_2O	↑	↑	↑	正常至↑	↑	正常至↑
WBC	0~5	↑↑	↑	↑	↑	↑	0~5
分类计数	单个核细胞	中性粒细胞	淋巴细胞	淋巴细胞	淋巴细胞	中性粒细胞和淋巴细胞	单个核细胞
RBC	0	0	0	0	0（疱疹↑）	↑↑	0
蛋白质（mg/L）	<600	↑↑	↑	↑↑	正常至↑	↑	↑
葡萄糖	>2/3 血清	↓	正常	↓↓	正常	正常（早期）至↓（后期）	正常

CSF中出现红细胞可见于下列继发性的出血情况，如高血压性脑出血进入脑室、脑底Willis环的动脉瘤破裂出血入蛛网膜下腔、创伤性血肿和血管畸形的出血。

脑膜炎是软脑膜的一种炎症，常由感染所致。感染性病原体包括细菌、病毒、真菌和寄生虫。病原体通过血流播散、直接种植、从鼻窦或附属结构（如牙齿）扩散或通过外周神经（如嗜神经病毒）到达脑部。炎症机制与其他部位病变的过程相似。细菌释放各种趋化肽和内毒素来裂解补体，产生化学趋化剂C5a和毒素，引起宿主反应。血管变化导致血脑屏障通透性增加，血浆渗出，除葡萄糖减低外，脑脊液成分类似于血浆成分。白细胞迁移入毛细血管进入间质和脑脊液的过程为血细胞渗出（diapedesis）的过程。

原发性或继发性恶性肿瘤细胞可脱落进入CSF。原发性肿瘤（如神经胶质瘤）可沿着蛛网膜下腔播散，15%的病例可通过细胞学检出，脑室液比腰椎穿刺液更易检出。转移性肿瘤可通过血行播散到脑部，并浸润脑实质或脑膜。若转移仅浸润脑实质，20%的病例细胞学检查可阳性，若浸润脑膜，首次细胞学检查的阳性率可增加到49%。肿瘤常伴新生血管形成。与中枢神经系统毛细血管的致密顶膜相比，新生血管具有毛细血管系统的结构特点，内皮细胞之间存在裂隙，因此，对蛋白质和大分子物质的通透性增加。

脱髓鞘疾病也可导致CSF异常。CSF中可见脱髓鞘的产物（如髓鞘碱性蛋白）、来自损伤组织的白细胞、由损伤组织局部合成增加的寡克隆免疫球蛋白。

一、感染性疾病

1. 急性细菌性脑膜炎

按WHO估计，急性化脓性脑膜炎的年发病率为3/10万～10/10万，死亡率为10%～15%。病原体引起软脑膜的血行感染，CSF中会出现特征性细胞和化学变化。细菌谱与患者年龄、暴露和各种伴随疾病有关，如新生儿，常见病原体是革兰阴性大肠埃希菌和假单胞菌属，也可见B组链球菌和李斯特菌；<15岁儿童常见病原体，在未接种疫苗前以流感嗜血杆菌为主，在接种后以脑膜炎奈瑟菌和肺炎链球菌为主；成人最常见病原体是肺炎链球菌，少见脑膜炎奈瑟菌；免疫抑制人群多为李斯特菌；颅脑创伤、神经外科手术和败血症的成人可出现革兰阴性菌所致的院内感染性脑膜炎。细菌性脑膜炎典型CSF表现见表3-12-17。

表3-12-17 急性细菌性脑膜炎不同阶段的典型CSF表现[7]

急性渗出期	恰当治疗后2～6天增殖期	恰当治疗后10～14天修复期
CSF外观浑浊，化脓性	细胞计数：常数百个$\times10^6$/L	细胞计数：<50$\times10^6$/L
粒细胞增多，多数（1000～6000）$\times10^6$/L，少数>（15000～20000）$\times10^6$/L	多态性细胞图像，显示转化型淋巴细胞，浆细胞，活化单核细胞和中性粒细胞	细胞学几乎正常
蛋白质水平增高，常>1000～5000mg/L，有时因血脑屏障破坏>10000mg/L，Qalb>20$\times10^{-3}$	蛋白质、葡萄糖和乳酸浓度倾向于正常	蛋白质、葡萄糖和乳酸浓度正常
偶检出蛛网膜下腔产生的IgA和（或）IgM	显微镜未检出细菌，CSF培养无细菌生长	
显微镜检出细菌		
乳胶凝集试验检测抗原		
CSF培养有细菌生长		
葡萄糖↓（<血清水平的0.6）		
乳酸↑（>3.5mmol/L）		
溶菌酶↑（>1mg/L）		
患者预后不良者：极高细胞计数>10000$\times10^6$/L，高乳酸；高CSF细菌计数>10^6/ml，开始抗生素治疗后CSF灭菌迟缓（>36h）		

注：CSF：脑脊液；Qalb：脑脊液/血清白蛋白商

2. 慢性脑膜炎

引起慢性脑膜炎的最重要的细菌是伯氏菌属、梅毒螺旋体、结核分枝杆菌和李斯特菌等,其他细菌少见,如布氏杆菌、土拉巴斯德氏菌、钩端螺旋体病、诺卡氏菌属和放线菌素。脑膜外感染和亚急性细菌性心内膜炎也可导致脑膜浸润。原则上,头痛持续4周以上,伴轻度发热,需排除慢性细菌性脑膜炎。慢性细菌性脑膜炎的CSF特征性表现较急性脑膜炎不明显,鉴别诊断需考虑一系列疾病。常需数次腰穿,加上微生物检验、暴露史、系统损害和伴随症状综合分析才能明确诊断。如有中枢神经系统综合征的细菌性心内膜炎患者,其脑脊液表现见表3-12-18。

表3-12-18 细菌性心内膜炎患者的脑脊液变化及其原因[7]

脑脊液(CSF)表现	病原体或疾病
化脓性CSF:粒细胞增多,CSF葡萄糖减低,蛋白明显增加	病原体毒力引起心脏瓣膜感染,如金黄色葡萄球菌、肺炎链球菌和革兰阴性病原体
无菌性CSF:淋巴细胞增多,葡萄糖正常,总蛋白质正常或轻度增加	草绿色链球菌
出血性CSF伴或不伴炎症反应	2/3病例为颅内感染性动脉瘤

3. 脑脓肿

弥漫性感染、血源性转移浸润、开放性颅内损伤、神经外科手术后感染和免疫抑制剂等造成颅内脓肿的主要因素,可检出一系列病原体,如各种细菌、真菌、原虫和蠕虫。脑脓肿可以是孤立性也可以是多发性的。若怀疑脑脓肿,首先进行影像学诊断,随后做CSF分析识别病原体。CSF的变化随疾病阶段、脑脓肿定位和近蛛网膜下腔解剖部位而异。

(1)炎症反应期:CSF炎症反应主要发生在脑组织感染前10天,细胞常数百个/μl,以中性粒细胞为主,可见颅内IgA合成。一旦脓肿穿孔进入蛛网膜下腔,在炎症反应后期CSF也可见类似的表现。

(2)正常CSF期:囊状期脓肿,CSF表现正常。

(3)细胞增多期:CSF显示轻度、非特异性混合细胞增多,以单个核细胞为主。罕见粒细胞比率超过50%。大多数淋巴细胞显示轻度活化,常检出巨噬细胞。Qalb常中度增高>20×10^{-3},总蛋白质超过1500mg/L。第二周出现局部免疫反应,蛛网膜下腔内常合成IgA,葡萄糖正常或轻度增加。

4. 中枢神经系统病毒感染

中枢神经系统病毒感染常为系统性病毒感染(表3-12-19)。病毒播散入CNS常通过血液或伴随外周神经。许多CNS和外周神经系统(peripheral nervous system,PNS)病毒感染的临床症状少有足够的特异性。明确CNS病毒感染的诊断需直接和(或)间接检出病原体。

表3-12-19 神经系统病毒感染性疾病及其相关病毒[7]

疾病	相关病毒
孤立性脑膜炎	柯萨基病毒A和B,HSV、VZV、CEE病毒、腮腺炎病毒、HIV
脑膜脑炎	HSV、VZV、CEE病毒、CMV、肠病毒、HIV
颅神经炎	VZV、HSV、CMV、HIV和CEE病毒
脊髓炎	柯萨基病毒A和B、埃可病毒、VZV、CEE病毒、HIV

注:HSV:单纯疱疹病毒;VZV:水痘-带状疱疹病毒;CMV:巨细胞病毒;HIV:人类免疫缺陷病毒;CEE:俄罗斯春夏脑炎病毒。

1型和2型单纯疱疹病毒(HSV)均可引起疾病,其中,HSV性脑炎是最常见的病毒性脑炎,年发生率2/10万~4/10万,主要病原体是HSV-1;HSV性脑膜炎占病毒性脑膜炎的5%~10%,主要是HSV-2;HSV性脊髓炎、脊神经根炎罕见,通常是HSV-2;HSV还可导致孤立性面瘫。CSF的HSV-DNA检测是金标准,灵敏度为75%~98%,特异度为100%。

水痘-带状疱疹病毒(varicella zoster virus,VZV):普遍存在,通过飞沫传播。大多数感染20岁人群,30%~60%感染者会出现临床症状。急性期CSF检测VZV-DNA的灵敏度>95%。约50%的VZV脑膜炎患者,在6天后出现病原体特异性体液免疫反应,VZV抗体检测的灵敏度几乎达到100%。

巨细胞病毒(cytomegalovirus,CMV):属于疱疹病毒家族。感染可发生于任何年龄段,即使是胚胎期,0.1%~0.5%新生儿已感染CMV,随年龄增大,70%~80%人群出现抗体。免疫缺陷病或免疫抑制病患者，原发性或继发性 CMV 感染可导致严重并发症。CSF 显示粒细胞或混合细胞增生，总蛋白量不定。PCR 直接检测 CSF 中 CMV 的灵敏度为 86%~95%，特异度为 87%~94%。

人类免疫缺陷病毒（HIV）：是获得性免疫缺陷病的病因，RNA 病毒，属逆转录病毒家族。有两种血清型：HIV-1（亚型 A-H、M、O）和 HIV-2。该病毒主要感染 CD4 阳性 T 淋巴细胞、巨噬细胞和单核细胞，少数感染 B 淋巴细胞、星形细胞和内皮细胞。神经学并发症的类型和频率与 HIV 感染分期有关，最常见感染发生于 C 期，此时 CD4 细胞计数低于 150×10^6/L。40% ~ 80% 无症状 HIV 感染患者 CSF 早期会有变化，典型表现为：轻度淋巴细胞和浆细胞增多，出现寡克隆蛋白带（约 70%病例）；80%患者会出现 HIV 抗体；疾病后期因 B 淋巴细胞激活使颅内合成 IgG、IgA 和（或）IgM 增加；出现神经系统机会感染，包括病毒感染（如 CMV 和 VZV）、弓形虫感染、真菌感染和神经结核，因免疫系统严重紊乱，推荐采用分子诊断方法。

5. 真菌和其他机会病原体感染神经系统

（1）刚地弓形虫：是一种专性细胞内寄生虫。人类通过摄入未煮熟肉类感染，特别是猪肉。大多数感染是获得性，临床无症状或有流感样症状。当寄生虫穿过肠壁后，随血流进入肌肉和 CNS，有免疫力的人形成无症状的包囊，在细胞免疫功能受损时，速殖子释放，感染邻近神经元和星形细胞，导致局灶性中枢肉芽肿性坏死。活检检出弓形虫可直接诊断，也可做动物实验或组织培养。CSF 显微镜检查多阴性。PCR 检测 CSF 中弓形虫的诊断灵敏度为 50%，特异度为 100%。采用免疫荧光技术（immunofluorescence technique，IFT）或 ELISA 法血清学实验检测脑弓形虫病几乎都阳性，仅 3%~6%患者显示阴性结果。

（2）新型隐球菌：是最常见选择性感染中枢神经系统的真菌。该病影响 T 细胞介导免疫缺陷的个体，如 AIDS（约 5%）、癌症、实体器官移植者、长期皮质类固醇治疗或化疗的患者，吸入鸟类粪便内的隐球菌而感染。根据免疫缺陷程度，感染可局限于肺部或弥散入血液到脑部和脊髓。CSF 印度墨汁染色直接检出病原体作为实验室诊断依据，该法对 60% ~ 70% 非 AIDS 患者和 90% AIDS 患者能查到隐球菌。若墨汁染色结论不明确，培养是金标准。检测隐球菌抗原也可用于诊断。

（3）念珠菌：念珠菌病主要见于免疫抑制的情况，如 AIDS、长期免疫抑制剂治疗、癌症、低体重早产儿、长期强化治疗的患者。疾病诊断给予 CSF 培养和抗原检测。抗原检测的缺点是特异度低。40%患者显微镜检查可成功检出病原体，但真菌常常很少。CSF 非特异性变化或类似于细菌性脑膜炎。

6. 神经梅毒

经历了长时间的下降后，1990 年代梅毒又开始增加了，年新发病例为 2/10 万，神经梅毒发生率低于新发病例，约 0.1/10 万。梅毒螺旋体属于螺旋体科，形态上很难与斑点密螺旋体和雅司螺旋体鉴别。神经梅毒的临床特征与疾病分期有关，在二期，约 5%继发性梅毒患者出现孤立性无症状脑膜炎，而颅神经麻痹、多神经根炎和血管综合征明显较少；在潜伏期，可见无症状神经梅毒，患者有炎症性 CSF 综合征，无临床异常；在三期，约 4~6 年后出现脑膜血管神经梅毒，临床症状可从脑膜刺激症状到急性脑梗塞症状，当有病理解剖相关的脊髓痨时，即慢性进行性脊神经根神经节炎，出现典型的临床症状，如下肢反射消失、刀刺性痛、步态共济失调、高血压和尿失禁，进行性麻痹类似于慢性脑炎的典型症状。神经梅毒诊断的证据见表 3-12-20。

表 3-12-20 神经梅毒诊断-免疫学参数的评价[7]

血清抗体	ITPA 指数	非特异性 CSF 参数	解释
TPHA+，IgM-	<3.0	正常	神经梅毒无血清学证据
TPHA+，IgM-	>3.0	正常	“CSF 痊愈”检出梅毒特异性 IgG 抗体，无需治疗
TPHA+，IgM+	<3.0	正常	神经病变无血清学证据；需治疗梅毒
TPHA+，IgM-	>3.0	病理性	需治疗神经梅毒，检出梅毒特异性 IgG 抗体

注：ITPA：鞘内梅毒螺旋体抗体（intrathecal treponema pallidum antibody）；TPHA：梅毒螺旋体血凝试验（treponema pallidum haemagglutination assay）；CSF：脑脊液

二、自身免疫性疾病

1. 多发性硬化症

多发性硬化症是慢性脑脊髓炎，产生特征性 CSF 异常，具临床表现和 MRI 的炎症病变证据可做出诊断。多发性硬化症 CSF 表现见表 3-12-21。

表 3-12-21 多发性硬化症相关脑脊液表现[7]

CSF 参数	变化	诊断灵敏度（%）
细胞计数（$\times10^6$/L）	<5	40
	5～30	55
	>30	5
细胞学	淋巴、单核细胞增多	
	活化淋巴细胞，轻度↑（2%～5%）	50～60
	浆细胞，轻度↑（2%～5%）	50～60
屏障功能 Qalb（$\times10^{-3}$）	<8	90
	8～10（～25）	10
总蛋白质（mg/L）	<450	90
	超过 800～900	10
颅内免疫球蛋白分数	IgG	82
	IgA	14
	IgM	41
寡克隆 IgG 带	≥4	96
	2～3	98
MRZ 反应	麻疹	78
	风疹	65
	水痘带状疱疹	55
	MRZ	>90
葡萄糖，乳酸	正常	

注：CSF：脑脊液；Qalb：脑脊液/血清白蛋白商；MRZ：麻疹-风疹-带状疱疹（measles-rubella- zoster）

2. 神经系统结节病

结节病是未知病因多系统疾病，主要累及皮肤、肺和淋巴结。受本病影响的器官出现上皮样肉芽肿。累及中枢和外周神经的神经系统结节病较罕见，占系统性结节病患者的 5%，在总人群中发病率<0.2/10 万。神经系统结节病诊断很难，多基于系统性结节病的表现和排除其他神经系统疾病。实验室检查具有补充诊断的价值，但没有特异的实验标志物。神经系统结节病的 CSF 表现见表 3-12-22。

表 3-12-22 神经系统结节病脑脊液表现[7]

CSF 参数	变化	诊断灵敏度（%）
CSF 压力	可能↑	
细胞计数（$\times10^6$/L）	10～200	40～70
细胞学	淋巴单核细胞增多	
	可检出嗜酸性粒细胞，CD4/CD8 比率可↑	
屏障功能 Qalb（$\times10^{-3}$）	8～10（～25）	40～70
总蛋白质（mg/L）	>800～900	40～70
颅内免疫球蛋白分数	IgG	>70
寡克隆 IgG 带	可检出	>70
葡萄糖	可能↓	
CSF 血管紧张素转化酶	神经系统结节病	55
	结节病	5
血清血管紧张素转化酶	结节病	70～80
溶菌酶	可能↑	
β_2-微球蛋白	可能↑	

注：CSF：脑脊液；Qalb：脑脊液/血清白蛋白商

3. 僵人综合征

僵人综合征（stiff person syndrome，SPS）是自身免疫性或副肿瘤性（罕见）慢性脑脊髓炎，SPS 和很多自身免疫病有关，如Ⅰ型糖尿病、甲状腺炎、恶性贫血、银屑病、结缔组织病、白癜风和重症肌无力。僵人综合征相关的实验室表现见表3-12-23。

表 3-12-23 僵人综合征脑脊液表现[7]

CSF 参数	变化	诊断灵敏度(%)
细胞计数($\times10^6$/L)	正常或轻度↑	
细胞学	淋巴单核细胞增多	
屏障功能 Qalb($\times10^{-3}$)	8~10(~25)	约 90
总蛋白质(mg/L)	正常或轻度↑	
寡克隆 IgG 带	可能检出	50
葡萄糖,乳酸	正常	
血清和 CSF 中 GAD 抗体	自身免疫性 SPS	60~80
	副肿瘤性 SPS	罕见
GAD 抗体指数	大多数阳性,>500	
血清和 CSF 中双载蛋白抗体	副肿瘤性 SPS	50
血清和 CSF 中桥尾蛋白抗体	副肿瘤性 SPS	个案

注:CSF:脑脊液;SPS:僵人综合征;GAD:谷氨酸脱羧酶(glutamic acid decarboxylase)

4. 吉兰-巴雷综合征

吉兰-巴雷综合征(Guillain-Barré syndrome,GBS)或急性特发性多神经炎是快速进行性弛缓性四肢软弱和反射消失的表现。按病理性脱髓鞘或轴突损害程度分为数个亚型。除临床标准和神经生理学指标外,CSF 分析是诊断 GBS 的第三类重要指标,其特点见表 3-12-24。

表 3-12-24 Guillain-Barré 综合征脑脊液表现[7]

CSF 参数	变化	诊断灵敏度%
细胞计数($\times10^6$/L)	正常	80~90
	>50 个	10~20
细胞学	淋巴单核细胞增多	
	可有少数活化淋巴细胞和浆细胞	
屏障功能 Qalb($\times10^{-3}$)	>50	90~100
	第一周可能正常	
总蛋白质(mg/L)	>5000	90~100
	第一周可能正常	
颅内免疫球蛋白指数	无	
寡克隆 IgG 带	血清和 CSF 中可能出现(Ⅳ型)	
葡萄糖,乳酸	正常	

注:CSF:脑脊液;Qalb:脑脊液/血清白蛋白商

三、脑缺血和出血

1. 缺血性脑梗死

急性脑梗死的实验室检查需做下列基本实验,包括全血细胞计数、血清葡萄糖、凝血实验、肝脏酶、肾功能和血气分析。当无意识模糊和特定局灶性神经症状时,需排除其他疾病。表 3-12-25 归纳了某些重要的鉴别诊断和实验室检查。

表 3-12-25 急性脑梗死和其他疾病实验室诊断性试验鉴别[7]

疾病	诊断性试验
低糖血症	血清葡萄糖
高糖血症	血清葡萄糖、酮体、乳酸、渗透压、钾、血气分析
肝性昏迷	氨、丙氨酸氨基转移酶、天门冬氨酸氨基转移酶、胆红素、血气分析
肾衰竭	尿素、肌酐、电解质、血气分析
甲状腺毒性/危象	T3、T4、促甲状腺激素
肾上腺皮质危象、垂体昏迷	钠、钾、氯化物、葡萄糖、皮质醇、促甲状腺激素、血气分析
发作紊乱	肌酸激酶、泌乳素
败血症	C 反应蛋白、血沉、凝血、钠、钾、肌酐、尿素
CO 中毒	碳氧血红蛋白
乙醇中毒	血清乙醇
代谢物中毒	血清和(或)尿直接检测

在缺血性中风的急性期,CSF 检查的价值较小。当颅内压增高时是绝对禁忌证。在急性后期出现大面积梗塞,当颅内压正常时,CSF 分析有着重要的价值,可用于休克病因的诊断和鉴别诊断(表 3-12-26)。

表 3-12-26 明确脑梗死病因的实验室组合分析[7]

病因	实验室组合分析
血栓形成倾向	蛋白 C 活性、蛋白 S 活性、活化蛋白 C 抵抗、抗凝血酶、纤溶酶原、凝血酶原多态性、狼疮抗凝物、抗心磷脂抗体
血液病	原发性血小板增多症:血小板↑;真性红细胞增多症:RBC↑、Hct↑、Hb↑;淋巴瘤:原发性血小板减少性紫癜、获得性血管性血友病;镰状细胞病:低色素贫血、白细胞分类计数、Hb 电泳

续表

病因	实验室组合分析
病原体诱导血管炎	乙型肝炎血清学,也可做 HBV PCR;丙型肝炎血清学,也可做 HCV PCR;HIV 实验;若为水痘相关血管炎做水痘抗体指数,也可做 VZV PCR;若为梅毒血管炎做血清和 CSF 梅毒诊断;若为莱姆疏螺旋体病做血清和 CSF 的包柔螺旋体诊断性实验;若为结核性血管炎做结核分枝杆菌 PCR;脑真菌病:CSF 淋巴细胞增多,在 CSF 和(或)血清学检验直接检出;脑囊虫病:CSF 淋巴细胞增多,蛋白质↑和血清学异常
CNS 孤立性脉管炎	CSF 轻度细胞增多和(或)血脑屏障功能异常
基因决定性动脉病	CADSIL:皮肤活检和(或)分子遗传学确诊;MELAS:CSF 和血清乳酸↑,有氧乳酸缺血实验,分子遗传学;Marfan 综合征和 Ehlers-Danlos 综合征的血管解剖

注:RBC:红细胞;Hct:血细胞比容;Hb:血红蛋白;HCV:丙型肝炎;PCR:聚合酶链反应;HIV:人类免疫缺陷性病毒;VZV:水痘带状疱疹病毒;CSF:脑脊液;CNS:中枢神经系统;CADSIL:常染色体隐性遗传性脑动脉病伴皮质下梗死和白质脑病(cerebral autosome recessive arteriopathy with subcortical infarcts and leukoencephalopathy);MELAS:线粒体脑肌病伴高乳酸血症和卒中样发作(mitochondrial encephalopathy-lactic acidosis-stroke like episode)

2. 颅内出血

约 10%~15%中风患者是颅内出血所致。在急性期,基本实验室检验项目同缺血性脑梗死,但 CSF 检查通常不适用。在急性后期,CSF 检查可查找病因,与血管炎鉴别。颅内出血的实验室诊断见表 3-12-27。

表 3-12-27 颅内出血患者的病因及其实验室检查[7]

疾病	实验室检查
1. 先天性出血性疾病	
血友病 A 和 B	部分凝血活酶时间↑,因子Ⅷ和Ⅸ活性↓
血管性血友病	因子Ⅷ↓,因子Ⅷ相关抗原↓,出血时间↑,血小板聚集↓
蛋白 Z 缺乏	出血时间↑,Rumpel-Leede 实验阳性,蛋白 Z 浓度↓
Bernard-Soulier 综合征	出血时间↑,血小板功能实验
Glanzmann 病	出血时间↑,血小板功能实验
Osler 病	皮肤病变,Rumpel-Leede 实验阳性
罕见疾病	异常纤维蛋白原,因子Ⅰ、Ⅱ、Ⅴ、Ⅶ、Ⅹ、Ⅺ、ⅩⅢ
2. 获得性出血性疾病	
自身抗体	获得性血管性血友病
白血病、肿瘤浸润、放疗、化疗、副感染血小板减少症、血栓性血小板减少性紫癜、溶血性贫血	血小板↓
肝病	INR↑,转氨酶↑,血小板↓,蛋白 C↓,抗凝血酶↓
药物,如苯丙香豆素、阿司匹林、消炎药	
消耗性凝血病	

3. 蛛网膜下腔出血

蛛网膜下腔出血的临床特征是严重、突然的头痛,颈部僵硬、意识模糊和局部神经功能缺陷。最重要的诊断方法是颅脑 CT,12 小时内诊断灵敏度达 98%,随后逐渐减低。按专家建议,当 CT 阴性时,需做腰穿作为最佳诊断标准。蛛网膜下腔出血和穿刺出血的鉴别见表 3-12-28。

四、痴 呆

阿尔茨海默病(Alzheimer)是最常见的痴呆原因。最重要的危险因素是年龄。60~70 岁的年新发病率为 0.5%,85~90 岁的年新发病率为 2%~8%。约 10%的 Alzheimer 病为家族性。该病分为临床很可能和临床可能两型,明确诊断仅可通过神经病理学检查获得。仅 80%患者临床诊断为 Alzheimer 病的符合神经病理学标准。至今,CSF 分析可排除急性或慢性炎症。许多 Alzheimer 病患者会出现 Aβ 肽 1-42 水平减低(<450pg/ml)和总 tau 蛋白水平增高(>450pg/ml)。

克雅病(Creutzfeldt-Jakob)的发生率约为 0.1/10 万。约 10%~15%患者是遗传性,主要症状是快速进行性痴呆,疾病早期诊断特别困难,与其他类型痴呆容易混淆。CSF 中 tau 蛋白增高,通常超过 1300pg/ml。CSF 中 14-3-3 蛋白免疫印迹阳性,血清和 CSF 中 S100B 蛋白明显增高有助于支持诊断。

各类痴呆的鉴别诊断见表 3-12-29。

表 3-12-28 创伤性腰穿和蛛网膜下腔出血的鉴别[7]

参数	创伤性腰穿	蛛网膜下腔出血
开放压力	正常	60%患者增加
三杯试验	初始脑脊液血性，后含血量逐步减少	含血量不降低
腰穿上/下水平	常透明	血性
离心后黄变症	透明	黄变症(<12h 可缺乏)
白细胞计数	占血液比率	占血液比率；随后相对增加
红细胞计数	三杯试验减少	三杯试验无变化
比色法	无血红蛋白降解产物	有血红蛋白降解产物
脑脊液铁蛋白	≤15ng/ml	>15ng/ml
D-二聚体	未检出	可检出
吞噬红细胞现象	未检出	可检出(12h 前)
含铁血黄素	未检出	可检出(3d 前)

表 3-12-29 痴呆的临床表现和诊断[7]

疾病	临床表现	支持诊断
阿尔茨海默病	神经心理学缺失；记忆缺失；持续言语；保留外观	CT、MRI 显示颞顶萎缩；脑脊液：tau 蛋白增加，Aβ 肽 1-42 减低，ApoE ε4 更常见
多梗死性痴呆	散发，病程波动；记忆不稳定；短期记忆缺陷；局部性神经系统表征；血管危险因子	CT：脑血管病变
皮层下动脉硬化性脑病	血管性痴呆特殊形式；大多数高血压、步态失调、排尿功能障碍	CT、MRI：白质/皮质下腔隙脱髓鞘
路易体痴呆	痴呆；椎体外系运动症状；视幻觉；波动的认知障碍；对精神安定剂过敏	脑脊液：tau 蛋白可增高，Aβ 肽 1-42 减低
克雅病	痴呆；脑/视觉症状；肌强直；椎体外束/椎体束运动症状；快速进展	脑脊液：tau 蛋白，14-3-3 蛋白，S100B 蛋白明显增高；血清：S100B 增高；EEG：三相波；MRI：超级强烈基底神经节

注：CT：计算机断层 X 扫描；MRI：磁共振成像；ApoE：载脂蛋白 E；EEG：脑电图

（胡晓波 王 青 姚怡婷 熊立凡）

参考文献

1. Brunzel N A.Fundamentals of urine & body fluid analysis [M].3rd ed.St.Louis:Elservier Saunders,2013.
2. CLSI.Analysis of body fluids in clinical chemistry:C49-A [S]. Wayne: Clinical and Laboratory Standards Institute,2007.
3. Deisenhammer F,Bartos A,Egg R,et al.Chapter 1 Routine cerebrospinal fluid (CSF) analysis [M].// Gilhus NE, Barnes MP,Brainin M.European Handbook of Neurological Management:Volume 1,2nd ed.Massachusetts:Blackwell Publishing Ltd,2011:5-17.
4. CLSI.Body fliud analysis for cellular compositon:H56-A [S]. Wayne: Clinical and Laboratory Standards

Institute,2006.

5. Galagan K A,Blomberg D,Cornbleet P J,et al.Color atlas of body fluids an illustrated field guide based on proficiency testing [M]. Northfield: College of American Pathologists,2006.

6. Bourner G,De la Salle B,George T,et al.ICSH guidelines for the verification and performance of automated cell counters for body fluids [J]. Int Jnl Lab Hem, 2014, 36 (6):598-612.

7. Wildemann B, Oschmann P, Reiber H. Laboratory diagnosis in neurology [M].New York:Thieme Publishing Group,2010.

第十三章

浆膜腔积液、肺泡灌洗液和腹膜透析液检验

在发育极早期，大卵黄囊上由一层扁平的细胞组成胚胎。该层由三层细胞组成，分别为外胚层、中胚层和内胚层。随着发育，中胚层发生分裂，中胚层外层开始伴有外胚层和内胚层内层的分裂。由中胚层成分形成体腔，最后分化成扁平上皮，称为间皮，这些细胞称为间皮细胞（mesothelial cells）。当这些间皮细胞与邻近器官连接时，形成胸腔、心包腔和腹腔的脏层膜，同时，间皮细胞形成胸腔、心包腔和腹腔的壁层膜。

内胚层分化为消化系统上皮，随中胚层发育为间质成分（血管、平滑肌等）而形成胃肠道。随横膈膜发育，体腔进一步分化，远端腔隙形成腹膜腔，含胃、肠道、肝脏和胰腺等。近端腔隙形成胸膜腔，心脏和肺在此间质内发育，出芽入上体腔，发育后转化为单层间皮细胞，随心脏和肺间隔发育，此腔隙分成3部分，即左、右胸腔和心包腔。上述4个腔隙统称为浆膜腔（serous cavities）。

正常情况下，4个浆膜腔含少量透明黄色液体，为血浆超滤液，是毛细管静水压和血浆胶体压的动力学平衡所致，液体量从1~10ml不等。在Starling压力下，液体在毛细血管动脉末端转运入间皮下间质间隙，并由静脉末端重吸收，约80%~90%液体由脉管系统重吸收，剩余部分由淋巴系统返流，压力大小与壁层间皮的液体转运入浆膜腔、脏层间皮的液体转运入毛细血管网有关。因此，在胸腔内液体转运入肺、心脏的静脉和淋巴系统，经腹部肠系膜结构通过肝脏或胸导管重新进入循环系统。通过胸腔的液体转运网证明，正常人每天有高达5000~10000ml液体转运，疾病时则流速增高。

第一节　标本采集与处理

有关浆膜腔积液采集、处置和处理的指南很少，故目前应按美国临床和实验室标准协会（Clinical and Laboratory Standards Institute，CLSI）制定的《C49-A体液临床化学分析》文件，采用类似于血清或血浆标本的指南进行操作，浆膜腔积液标本采集的要求见表3-13-1。浆膜腔积液采集后，应转入适当容器（表3-13-2），并立即送往实验室。用于计算分析物比值和梯度的血清标本，应在采集积液标本30分钟同时进行采集。

表3-13-1　浆膜腔积液标本采集要求[a]

检测项目	抗凝剂	标本量（ml）
细胞计数和分类计数	EDTA	5~8
总蛋白质、乳酸脱氢酶、葡萄糖	肝素，不用抗凝	8~10
革兰染色、细菌培养	SPS[b]，不抗凝，无灭菌或抑菌作用抗凝剂	8~10
AFB培养	SPS，不抗凝，无灭菌或抑菌作用抗凝剂	15~50
巴氏染色，细胞块	不抗凝，或肝素、EDTA	5~50

注：[a]推荐的标本要求；[b]SPS，多聚茴香脑磺酸钠；AFB：抗酸杆菌；EDTA：乙二胺四乙酸

表 3-13-2 浆膜腔积液标本的容器要求及其他注意事项

检测项目	容器	其他注意事项
pH 值	肝素化注射器	在厌氧条件下采集标本;尽快用血气分析仪分析
细胞计数和分类计数	EDTA 抗凝管	采集后充分混匀
生化分析	无添加剂容器或肝素抗凝管	无添加剂容器或肝素抗凝容器/管采集的标本在室温下完全凝固;血性和浑浊浆膜腔积液可能不适合分析
葡萄糖、乳酸	葡萄糖抑制剂管	乳酸:标本冷却转送实验室

实验前,将大份浆膜腔积液(如胸水、腹水)标本分成小份。在标本分装前、细胞计数和分类计数前应轻轻晃动。细胞计数和分类计数推荐使用乙二胺四乙酸盐(ethylene diamine tetraacetie acid, EDTA)抗凝剂。用于细胞计数和分类计数的标本,冷藏时间不超过 24 小时。并为后续检测(如流式细胞术)留 5~8ml 标本量。微生物检验须用无菌管采集标本,无菌采集的标本无需使用抗凝剂。用于细胞学检验的标本量可以是 15~100ml,推荐标本量为 50ml,如标本中有凝块也可作细胞块检查。

一、胸腔积液

胸水通过胸腔穿刺采集获得。采集技术受液体流动性或独立的纤维性黏连性空腔液体有关。在肺和横膈膜之间形成的液体,称为肺底积液,在肺和胸壁之间形成的液体,称为类肺炎性胸腔积液。肺底积液很难采集,应避免穿入腹腔而刺到肝脏。类肺炎性胸腔积液源于液体进入脏层胸膜致潜在肺炎,该液体是无菌的,但常伴感染和局限性,最终形成厚的纤维样层黏附于邻近肺部,积液常能自由流动,易穿刺而不损伤邻近组织。

通常,胸腔穿刺术无需在影像导引下实施,但超声或类似操作有助于积液采集。此操作应无菌,以防液体污染和胸膜腔感染。胸壁应做局部麻醉,针经肋骨边缘进入胸膜腔,应沿肋骨底部小沟进针,避免损伤神经血管束。一旦针进入胸腔,将导管沿针道进入以获取液体,避免因呼吸运动所致针头回退而损伤肺部。表 3-13-3 是胸腔积液的标本采集指南。

表 3-13-3 胸腔积液标本采集指南

检测项目	说明
推荐试验	
乳酸脱氢酶和蛋白质	积液 2~5ml 置于普通容器或血清管中。可同时测定总蛋白和乳酸脱氢酶(结果采用 Light 标准)
镜检和培养	积液 5ml 置于普通容器中。疑胸腔感染时,应另采集 5ml 于血培养瓶中做需氧和厌氧培养
细胞学检查和分类计数	剩余积液置于普通容器中。如预计处理时间延迟,标本应冷藏
疑似特定疾病推荐试验	
pH	疑非化脓性胸膜感染性胸腔积液,积液 0.5~1.0ml 置于肝素化血气注射器中,立即加塞避免暴露空气,用血气分析仪立即检测
葡萄糖	偶用于风湿性积液诊断。积液 1~2ml 置于含氟草酸盐容器中
抗酸杆菌和结核培养	疑结核性胸膜炎时,积液 5ml 置于普通容器中
甘油三酯和胆固醇	鉴别乳糜胸与假性乳糜胸,常与常规生化(乳酸脱氢酶、总蛋白)标本一起送检
淀粉酶	偶用于疑似胰腺炎诊断;常与常规生化标本一起送检
血细胞比容	用于血胸诊断;积液 1~2ml 置于 EDTA 容器中

常可同时获取多份标本。肝素化标本适用于大多数化学分析。细胞计数最好采集EDTA抗凝标本。培养可采集少量液体置于无菌容器内。细胞学标本最好采集于肝素化容器内,以防凝固,导致恶性细胞被扣留。所有标本应立即送到实验室。若不能立即运送,应冷藏标本。收到标本后应尽快处理,防止细胞退变。若液体呈血性或浑浊,应在送达实验室后尽快离心。上清液用于化学分析,沉淀物加入适当固定剂做细胞学分析。应采用细胞离心法制备涂片,做Wright-Giemsa染色。若实验延迟,上清液应冷藏保存。

若需测定pH,应采用类似动脉血标本采集的方法。应在厌氧状态下采集标本,并在37℃下通过血气分析仪进行检测。美国胸科学会建立了胸腔积液pH检测的规范。对其他部位的体液,也应按此规范实施,未按规范可能会导致误治。

纤维蛋白(原)或其他特殊物质可能会引起设备的堵孔,可通过安装嵌入式过滤器来解决此问题。有的实验室在室温下使用标准pH计测定开放容器中标本的pH值,其二氧化碳会流失将导致检测数据假阳性。有研究表明,临床实验室胸腔积液的pH测定,32%的采用血气分析仪,56%的采用量尺或其他替代品,12%的采用标准pH计。测定食道撕裂患者胸腔积液pH值时可不使用血气分析仪,因pH试纸已能提供足够的临床信息。

检验报告应标明体液采集的解剖位置,包括体液从身体哪一部位采集,而不是使用如“胸水、腹水或胰液”等说明,适当时应标明具体身体部位。

二、心包腔积液

由心包腔穿刺术取得心包腔液体。在19世纪中期引入剑突下穿刺法,该技术的严重并发症有肺部、心肌、冠状动脉和肝脏损伤。现主要应用二维心脏超声和连续心电图(electrocardiogram, ECG)监测,操作相对无危险,影像学研究能发现少于30ml的液体。

与胸水和腹水一样,引起心包腔积液的原因很多。有症状需要干预,不仅取决于液体量,而且与液体积聚率有关。心包腔穿刺术可作为疾病诊断或缓解威胁生命的心脏填塞症状而抽取液体。

操作应无菌和局部麻醉,患者采取坐位,斜向前30°~45°,易于液体积聚于心脏前部和心囊下部。连续ECG监测可用于发现穿刺针是否刺伤心肌。由肋骨下慢慢进针,向左肩方向,连续穿刺直至获得液体或观察ECG变化获取液体。若抽出为血性液体,重要的是判断穿刺针是否穿入了心腔或是血性心包积液。

大多数心包积液是有临床意义的,但没有一项检验是确认积液性质所必须的。最常用的检验是微生物培养或恶性细胞的细胞学检查。偶见抽出浑浊液体,考虑为乳糜性或假性乳糜性积液。

三、腹腔积液

用腹腔穿刺术取得腹水标本。可能只局部采集液体,但自由流动的液体只有达到有意义的量,才能便于采集。采用无菌采集技术,穿刺部位通常位于脐下4~5cm,或位于致密纤维带的中间,称为白线或位于直肌后侧。应抽取约50~100ml液体量,分配到肝素化试管中做化学分析和细胞学检查,EDTA抗凝管做细胞计数,无菌容器做培养。标本运送和处理与胸水标本相同。若运送延迟,标本应冷藏保存。

当患者腹部有闭合性创伤或其他疾病,如疑为宫外孕伴腹内出血后,应采用诊断性腹腔灌洗术来采集标本。

四、腹腔灌洗液和腹膜透析液

1. 诊断性腹腔灌洗液

诊断性腹腔灌洗用于判断是否存在腹内出血。原则上,临床适应证包括腹部钝器或利器创伤,有时,腹腔灌洗用于排除宫外孕破裂。操作方法是将导管通过脐下小切口插入腹部。初步判断是否有腹腔内出血是采用注射器试着抽取腹腔内液体,若显示明显血性为阳性表现;若不能吸出液体或未显示大体血性,则将1升无菌0.9%生理盐水注入腹腔,通过导管吸取同等量液体,送到实验室做细胞计数。若红细胞计数≥100000×10^6/L或白细胞计数≥500×10^6/L,考虑为阳性表现,提示需做剖腹探查。若疑为感染,需做革兰染色。若出现胆汁、细菌、食物颗粒或淀粉酶大于血清水平2倍常提示阳性标本。有时,红细胞计数≥1000×10^6/L临界值也可作为阳性表现,这种方法提高了检测结果的灵敏度。腹腔灌洗液不能检出腹膜后出血,因此不能排除肾脏、十二指肠、胰腺、横膈膜、主动脉或腔静脉损伤。若实验室结果模棱两可,应进一步做腹部CT扫描。有时,插入的导管需留置1~2小时后再次灌洗用。

2. 持续性非卧床腹膜透析液

肾衰竭常伴有血液中水/毒性物质的积聚。透析是一种去除有害水/毒物的方法,使用膜过滤器将废弃物从血液中去除。若此膜位于体外,血液通过透析机循环,过滤的血液回入人体内,称为血液透析。腹膜腔的间皮层也有过滤功能,能去除血液中高浓度的毒物,称为持续性非卧床腹膜透析(continuous ambulatory peritoneal dialysis, CAPD)。

CAPD是将导管在脐周插入腹腔。导管有一个固定器和一套管路,便于袋子和导管相连,其中,一个袋子用于排除废液,另一个袋子用于引入由新鲜无菌生理盐水组成的透析液,内含葡萄糖作为胶体梯度,通过流经腹膜的毛细血管排出血液中毒物。腹膜是很好的过滤器,允许除去血液中的水/毒物,并保留所需营养物、蛋白质和其他成分。CAPD最好每天做3~5次。引流袋位置应低于脐,新鲜透析液应与位于脐上的管道连接,输入时间为30分钟左右,维持约4~6小时。随后重复此过程。最好是利用仪器每日自动交换新鲜透析液和去除废物。

腹膜感染是CAPD常见问题。即使利用最佳无菌技术,也常发生腹膜炎。典型的微生物是皮肤表面的细菌和真菌。腹膜炎的临床表现是发热、恶心、呕吐、红肿或导管周围疼痛,采集到的透析液浑浊。疑有问题时,从透析液导管取出液体标本送到实验室做红细胞计数和白细胞计数(WBC)、细胞分类计数、革兰染色和培养。当WBC≥100×10^6/L,中性粒细胞至少50%时,即使未找到微生物也提示患者有腹膜炎。腹膜透析液标本WBC为50×10^6~100×10^6/L,中性粒细胞占35%,提示为细菌感染。当出现微生物时,可忽略WBC而直接考虑为感染的证据,最常见感染因子是革兰阳性球菌,特别是表皮葡萄球菌和真菌(最常见的是念珠菌属)。

五、支气管肺泡灌洗液

支气管肺泡灌洗(bronchoalveolar lavage, BAL)是一种诊断性操作,通过使用纤维支气管镜将液体慢慢注入和回收的方法,能采集下呼吸道细胞和非细胞成分。这是一种安全的、最少侵入性的、可用于呼吸储备受损的患者。支气管肺泡灌洗液结合放射和临床表现能提供重要的诊断信息,特别是间质性肺病、恶性肿瘤和感染性疾病(表3-13-4),如支气管灌洗诊断肺孢子菌肺炎的灵敏度和特异度可达95%。

表3-13-4 支气管肺泡灌洗液的检测指征及相关疾病

检测指征	相关疾病
肺间质浸润	结节病、过敏性肺炎、药物诱导性肺炎、原发性肺纤维化、结缔组织病、朗格汉斯细胞组织细胞增生症、尘肺病、肺淋巴管癌
肺泡浸润	肺炎、肺泡出血综合征、肺泡蛋白沉积症、嗜酸性肺炎、BOOP
免疫功能不全患者的肺部浸润	HIV感染、放射抑制细胞生长的治疗、移植受体
职业性灰尘暴露	石棉相关疾病、煤矿工人尘肺病、矽肺、重金属病、铍病

注:BOOP:bronchiolitis obliterans organizing pneumonia,细支气管炎伴机化性肺炎

目前,已有学会公布了BAL指南,推荐了技术要求和临床适应证。大多数指南要求用20~50ml等量无菌生理盐水灌洗(最多100ml),总量大于100~300ml。若病变局限,则异常部位的液体是无菌的,若病变弥散,最好灌洗右肺中叶或舌部,然后抽出灌洗液。有时,需丢弃第1管,因为可能有气管污染物。有些作者认为,灌洗会使细胞成分增加,如非吸烟者使用60ml容器,每个容器中成分相对一致,而使用小的容器,则第2瓶和第3瓶的回收量增加。

按CLSI H56-A的规定,支气管肺泡灌洗是采用纤维支气管镜对中等体积的肺叶灌注等份无菌盐水并吸出。以此方式可对离支气管镜较远肺泡中的细胞和微生物进行采样。典型灌注体积约100~300ml无菌生理盐水,分为20~50ml。丢弃第1份灌洗液,其他数份灌洗液可单独分装或集中送检。弥漫性肺病时,中叶或舌叶被视为BAL标准部位。如已明确灌洗了一处肺叶,应在申请表上记录。抽取液体时,应尽量减小创伤,通常回收率为50%~70%。若小于25%为回收率太低,可见于慢性阻塞性肺病,回收量应记录在申请单上。

支气管肺泡灌洗能明显提高弥漫性肺病的诊断,特别是能为未做活检的结节病的诊断提供依

据。BAL 和(或)经支气管活检推荐用于排除间质性肺纤维化等疾病的诊断,也可用于评价某些疾病的治疗阶段和治疗反应。患者伴肺泡蛋白沉积症,BAL 可作为物理治疗,洗出肺泡内蛋白样物质,利于呼吸交换。BAL 有助于深入了解疾病发生的肺部免疫学和细胞学变化,包括局部宿主免疫、纤维化、感染和炎症等。

近来,欧洲呼吸学会工作组颁布的标准要求,建立标准化的非细胞成分测定方法,如肺表面活性物质、免疫球蛋白、蛋白酶/抗蛋白酶、氧化剂/抗氧化剂、细胞因子和肿瘤标志物等。这些成分的测定有制备的问题,因不像细胞成分表达为百分比,非细胞成分表达为量/容量,随技术和稀释方法的灵敏度高低而不同。工作组还提供了这些成分测定的标准化推荐方法,包括灌洗液的标准(至少 100ml,最好 200~240ml)、标准化小瓶数量(4 个)、标准化定位(最好是右肺中叶)和定量非细胞成分的不同方法,以减少技术和稀释影响。儿童 BAL 也有类似的指南。

六、质量保证和建议

1. 标本运送和保存

建议胸水、心包腔积液和腹水在室温下尽快运送到实验室,以保持标本的完整性,否则细胞可能会溶解、退化,细菌会生长,从而影响检验结果。用于细胞学检验的浆膜腔积液应尽快送检。如需存储,标本应不加固定剂冷藏保存。由于积液内蛋白质含量较高,冷藏可保持细胞内结构稳定数天。

2. 标本采集、容器和采集量

浆膜腔积液在送至实验室前,可将标本分装在小容量容器中。标本在采集中、分装前、细胞计数和细胞分类前轻轻晃动。细胞计数和分类推荐使用 EDTA 抗凝剂。用于细胞计数和分类的标本冷藏时间不超过 24 小时。虽检测所需标本量很少,建议为随后检测(如流式细胞术)留 5~8ml 标本。微生物检验须使用无菌管采集标本。送至实验室用于细胞学检验的标本量变化较大,少至 15ml,多至 100ml,推荐标本量为 50ml,无需无菌采集也无需使用抗凝剂,也可使用肝素和 EDTA。若有凝块可做细胞块检查。应使用细针(21G)和 50ml 注射器穿刺吸取诊断性胸腔积液(推荐等级:U)(详见本章第五节表 3-13-16)。

3. 胸腔积液检查内容

应做蛋白质、乳酸脱氢酶、革兰染色、细胞学检查和微生物培养(推荐等级:C)。这是初步评估胸腔积液的方法,其结果用以指导进一步检查。胸腔穿刺的程序指南应包括患者知情同意和具体技术细节。

对所有败血症和肺部疾病相关的胸腔积液患者应进行诊断性胸腔积液标本采集(推荐等级:C)。胸腔积液特征仍是指导治疗最可靠的诊断试验。建议所有胸腔积液深度>10mm,并有肺部疾病、最近胸部外伤、相关手术或有持续败血症特征患者,应作诊断性胸腔积液标本采集;如疑胸膜感染,应评估所有非化脓性积液 pH 值(推荐等级:B),若无法检测胸腔积液 pH 值,则应评估积液葡萄糖(推荐等级:B);如疑胸腔感染,积液 pH <7.2,表明需进行胸腔引流(B);如疑胸腔感染并测定胸腔积液 pH 值时,穿刺液应立即抽入肝素化血气注射器,然后加塞待分析,避免接触空气。其他标本应分做微生物(5ml)、生化(2~5ml)和细胞学(20~40ml)分析。所有胸腔积液标本均有必要做胸腔积液革兰染色检查。应将部分胸腔积液采集于血培养瓶(尤其是厌氧菌)送检,以提高诊断准确性。

4. 恶性胸腔积液诊断灵敏度

取决于送检量和标本采集的细胞性质和处理技术,故在其他标本采集后,应尽可能取大量(50~60ml)标本送检。细胞学检查标本应在室温下尽快送到实验室,如预期送检延迟,标本应冷藏于 4℃(约 14 天也不会降低恶性肿瘤诊断率)。

5. 诊断性腹腔穿刺

对临床上明显新发的腹腔积液的门诊和住院患者,应进行诊断性腹腔穿刺(推荐等级:Ⅰ,证据等级:C)(详见本章第五节表 3-13-17);因腹腔穿刺罕见出血,故不推荐在穿刺前使用新鲜冰冻血浆或血小板进行常规性预防出血(推荐等级:Ⅲ,证据等级:C)。

第二节　理学检查

临床实验室应常规报告浆膜腔积液的颜色和透明度项目。病理性积液可出现各种颜色变化,漏出液常呈淡黄色透明,病理性积液可呈红色、棕色、绿色、白色和黑色等变化。透明度可呈透明、浑浊或乳白色浑浊。如有黏性,应在报告中注明。

一、颜　色

1. 胸腔积液外观

应记录胸腔积液外观和气味(推荐等级:U)。胸腔积液血细胞比容有助于血胸的诊断(推荐等级:U)。表 3-13-5 是各种病因胸腔积液的外观。积液可呈浆液性、血性或脓性。将浑浊或乳白色胸腔积液离心可区分脓胸和脂质积液。如上清液清晰,则浑浊液可能因细胞碎片所致,而很可能是脓胸,如仍是浑浊,则可能是乳糜胸。厌氧菌感染气味难闻,可指导选择抗生素,而氨味表明尿胸。严重血性胸腔积液常因恶性肿瘤、肺栓塞、创伤、良性石棉性胸腔积液或心脏损伤后综合征所致。测定胸腔积液血细胞比容可区别血胸和其他血性积液。如患者胸腔积液血细胞比容>外周血细胞比容的 50%,则诊断为血胸。

表 3-13-5 胸腔积液的外观特点及相关疾病

积液外观特点	疑似疾病
腐烂味	厌氧性脓胸
食物颗粒	食管破裂
胆汁污染	胆汁胸(胆瘘)
乳状	乳糜胸/假性乳糜胸
“鱼酱油”样	阿米巴脓肿破裂

2. 心包积液外观

正常心包液清澈透明、淡黄色。病理时,积液浑浊提示感染或恶性肿瘤,血性积液提示恶性或结核性病因,乳状积液提示源自乳糜性心包积液。

3. 腹腔积液外观

对疑似无并发症肝硬化的腹腔积液,对初始标本仅需作筛检试验(如测定细胞计数和分类、清蛋白和总蛋白浓度),如测定结果异常,则可进一步检测另一份腹腔积液。许多实验室储存着腹腔积液分装的标本,只要处置妥善,则可进一步检测。但多数标本为单纯肝硬化腹腔积液,故无必要进一步检测。

应注意腹腔积液的外观,从透明水样到明显脓性、血性或乳糜状。如疑腹腔积液感染(发热、腹痛或有原因不明的脑病、酸中毒、氮质血症、低血压或低温),则应在床边作腹腔积液血培养瓶需氧菌和厌氧菌的接种。

漏出液和部分渗出液外观呈淡黄色透明。红色表明带血。如红细胞溶解,血红蛋白可被氧化成高铁血红蛋白,积液呈褐色。如为血性液体,红细胞比容可区分血胸和出血性渗出液。绿色表明有胆汁。白色表明有脓液或乳糜样物质,通过离心观察颜色和沉淀可加以区分,前者离心后上清液透明。黄疸患者腹水可明显黄色。有报道,黑素瘤患者腹水可呈黑色。

4. 支气管肺泡灌洗液

通过 BAL 液大体检查,发现灰褐色主要见于吸烟者,血性为出血性 BAL,乳白色为脂质和脂蛋白,有时有黏性。

(1)出血性 BAL:新鲜的肺泡出血会使 BAL 液看起来像稀释的红细胞悬液。这是由于支气管镜继发的出血,应在申请单上记录。陈旧性出血性综合征(即较早发生出血,部分被再吸收)时,BAL 液呈橙红色至黄褐色。这种宏观的检查是对细胞化学检测细胞内铁含量的提示。

(2)脂质和脂蛋白:BAL 液呈乳白色是肺泡蛋白沉积症的特征,是由于肺泡表面活性物质衍生的磷脂蛋白复合物聚集。如 BAL 呈乳白色,须取等分离心。如存在典型的脂质-蛋白质复合物,离心后液面上层会出现奶油层。

二、透 明 度

浑浊性浆膜腔积液因细胞数增加或甘油三酯增高,乳糜液外观可呈乳白色。当遇到罕见间皮瘤时,液体因含高浓度透明质酸可呈黏性。恶臭味表明感染,如有尿味,表示膀胱破裂或腹腔穿刺采样从膀胱中采到尿液。

第三节　显微镜检查

浆膜腔积液显微镜检查包括细胞计数、有核细胞分类计数、细胞学检查和病原体检查,尤其是细胞分类计数现在要求应在涂片染色后镜检分类。

一、细胞计数

浆膜腔积液的细胞计数可手工完成,也可用已批准的自动化仪器进行。临床实验室应验证各自分析测量范围。

(一) 胸腔积液

1. 细胞计数

手工计数可使用血细胞计数板。如液体清澈,计数前可不作稀释。浑浊或血性液体可用等渗盐水或其他适当液体进行稀释,其原则参见第三篇第十二章和 CLSI 指南文件[1]。应计数有核细胞，在计数池中很难准确区分各类型细胞（如组织细胞和间皮细胞）。应使用商品质控品进行质控。

2. 临床价值

红细胞计数意义不大。如前所述，红细胞比容可区分出血性渗出液和血胸。后者可继发于创伤、肺栓塞或肿瘤。有核细胞计数有一定意义，但主要检测化学指标来区分漏出液和渗出液。约80%的漏出液的细胞计数小于 1000 个/μl，其余大部分小于 2000 个/μl。细胞计数超过 10000 个/μl 通常与类肺炎性胸腔积液有关。分类计数也有其用途。对于淋巴细胞渗出性积液，免疫分型能区分良性和恶性淋巴增殖性疾病。

（二）腹腔积液

1. 细胞计数

用尿干化学试带检测腹腔积液中性粒细胞只需 90 秒~3 分钟。对 2133 例腹腔积液的大规模研究显示，尿试纸的检测灵敏度仅为 45%。现已开发出测定腹腔积液的特定试纸，对中性粒细胞计数的检测灵敏度（0.25×10^{9}/L）可达 100%。研究表明，自动细胞计数结果的准确性良好，如需进一步确证，则可采用手工法替代。

2. 临床意义

红细胞计数诊断价值有限。粉红色腹水的红细胞计数至少有 10000 个/μl。计数>20000 个/μl 时，腹水呈红色。须区分穿刺创伤与腹腔积血。恶性肿瘤可能有血性腹水。腹腔积液的有核细胞计数、分类计数和生化检测的参考区间尚未确定。因此，通过与无其他腹腔内疾病的肝硬化患者的无菌腹水比对得出医学决定结论。一项对无菌无并发症腹水进行研究的报道称，有核细胞计数范围 0~2610 个/μl。偏态分布修正后，参考区间变为 0~562 个/μl。

利尿治疗后细胞总数会显著增加。在无菌无并发症的腹水中，中性粒细胞占 0~100%，均值是 27%。中性粒细胞绝对计数范围为 0~2532 个/μl，均值是 82 个/μl。有核细胞总数及中性粒细胞绝对计数是诊断特发性细菌性腹膜炎的标准。中性粒细胞绝对计数>250 个/μl 提示腹膜炎。结核性腹膜炎的细胞计数一般大于 1000 个/μl，以淋巴细胞为主。

（三）腹腔灌洗液和腹膜透析液

腹腔灌洗液可用于诊断腹内损伤引发的出血，但现已用放射学技术替代。通过红细胞计数来决定是否需要进行剖腹探查。探查术会引入一些红细胞，红细胞数值一般最多为 10000 个/μl，原定临界值为 100000 个/μl，所定临界值越低，剖腹探查阴性的概率就会越高。

腹膜透析液通常是无色透明的，随腹膜炎进展，透析液变得浑浊，更便于诊断。持续性非卧床腹膜透析患者的非感染透析液细胞计数和分类计数见表 3-13-10。非感染性的透析液通常有核细胞数在 50 个/μl 或更少。感染性透析液通常进行细胞计数来监测抗微生物治疗的有效性。感染后中性粒细胞比例显著增高，从未感染时均值 18%，增至均值大于 70%。急性炎症时透析液中除可见中性粒细胞外，还可见嗜酸性粒细胞（≥10%），其发病机制不确定。可能原因是对塑料导管、添加物（如抗生素）或进入腹膜腔的空气产生免疫变态反应。

（四）心包腔积液

大多数的心包积液是浆液血性或血性。红细胞计数的临床意义不大。漏出液和渗出液中的有核细胞计数有显著不同。在一项研究中，漏出液中的有核细胞数均值为 2210 个/μl，渗出液为 14116 个/μl。标准差较大而且数值范围有很大程度上的重叠。

（五）支气管肺泡灌洗液

由于 BAL 本质上是人工灌洗液，其结果的解释高度依赖于采集标本的过程，以及实验室透过多种质量参数获取到的结果。因此，不正确的技术可能采集到的是支气管而非肺泡的灌洗液，并可观察到许多支气管纤毛细胞。如发现支气管纤毛细胞，则无须进一步检测（如免疫分型）。血性 BAL 中污染的红细胞会影响结果。

可使用血细胞计数板或自动化细胞分析仪对 BAL 进行细胞计数。自动化法的优点在于快速计数细胞的同时可区分红细胞和有核细胞。使用细胞计数板时可加入锥虫蓝来评估细胞存活率。当细胞浓度低于制造商的规定的最低检出限时，应采用血细胞计数板或其他验证过的替代方法。

二、分类计数

通常需制作涂片进行有核细胞分类计数，常采用 Romanowsky 类染色。目前，血液分析仪也可对浆膜腔积液做分类计数，但其临床应用有局限性。

分类计数的细胞类型包括：实体肿瘤中白细

胞、巨噬细胞和间皮细胞;白细胞中中性粒细胞、嗜酸性粒细胞、嗜碱性粒细胞、单核细胞、淋巴细胞、浆细胞、未成熟粒细胞和原始细胞。尽管浆膜腔积液中细胞形态与血液或骨髓中类似,但会出现更多退行性变化。可见微生物,如细菌或真菌可采用革兰染色、环六亚甲基四胺银染色、过碘酸-雪夫染色、抗酸染色和微生物培养加以鉴别。

(一)胸腔积液

1. 分类计数

人体胸腔积液参考区间已从对其他动物的研究中推出。正常人群开展参考区间的研究报道很少,其中一项是对日本士兵肋间穿刺获得的体液,总细胞数为 1700~6200 个/μl,分类计数均值单核细胞为 53.7%、淋巴细胞为 10.2%、间皮细胞为 3.0%、粒细胞 3.6%和无法分类细胞为 29.5%;另一项研究报道对 34 位成人实施微创胸腔灌洗术,测量了液体体积、细胞计数和分类计数,所报道的参考区间见表 3-13-6。

表 3-13-6 胸腔积液检测参数的参考区间[1]

检测参数	参考区间
体积(ml/胸腔)	4.1~12.7
有核细胞计数(/μl)	1395~3734
巨核细胞	64%~84%
淋巴细胞	18%~36%
中性粒细胞	0~1%
间皮细胞	0~2%

细胞分类计数对确定积液形成的病因很重要。表 3-13-7 概括了胸水细胞分类计数的意义。中性粒细胞增多(>50%)表示急性炎性过程(如类肺炎性胸腔积液)。嗜酸性粒细胞增多(>10%)表示诸多情况,包括气胸、肺栓塞、外伤性血胸、胸管免疫变态反应、寄生虫病、变应性肉芽肿性血管炎。

表 3-13-7 胸水细胞分类的意义[1]

细胞类型	意义
中性粒细胞增多(>50%多形核白细胞)	急性炎性过程(如类肺炎性胸腔积液)
嗜酸性粒细胞增多(>10%)	气胸、肺栓塞、外伤性血胸、胸管免疫变态反应、寄生虫病、变应性肉芽肿性血管炎
淋巴细胞增多(>50%)	漏出液、结核、肿瘤、冠状动脉旁路搭桥术、淋巴增生性障碍、乳糜性积液
单核细胞/巨噬细胞	诊断意义有限,噬红细胞和噬铁细胞可区分病理性积液与穿刺创伤
原始细胞	造血系统恶性肿瘤
浆细胞	反应性浆细胞增多、浆细胞骨髓瘤(罕见)
间皮细胞	正常(≥5%)、结核性胸腔积液时会显著降低(≤0.1%),须与肿瘤细胞区分
实体瘤中的赘生性细胞	转移癌等
LE 细胞	系统性红斑狼疮
R-S 细胞	淋巴肉芽肿病
巨核细胞	骨髓增生性疾病

胸腔积液细胞比例有助于缩小鉴别诊断的范围,但无特异性(推荐等级:C)。长期的胸腔积液细胞趋向淋巴细胞为主;胸膜恶性肿瘤、心力衰竭和肺结核是淋巴细胞为主积液的常见病因(推荐等级:C)。以淋巴细胞增多为主(>50%),最可能诊断是恶性肿瘤(包括转移性癌和间皮瘤)和结核病。心力衰竭也是淋巴细胞性积液的常见原因。如淋巴细胞>80%,最常见于肺结核、淋巴瘤、慢性类风湿性胸膜炎、结节病和晚期冠状动脉旁路移植术(coronary artery bypass graft,CABG)后,其他疾病如乳糜胸、尿毒症性胸膜炎、结节病和黄甲综合征。

若以中性粒细胞为主,与急性病程有关,见于肺炎旁胸腔积液、肺栓塞、急性肺结核及良性石棉性胸腔积液。

若嗜酸性粒细胞≥10%为嗜酸性积液,最常见病因是胸腔中有空气或血液,但胸腔嗜酸性粒细胞增多为非特异性,也可见于肺炎旁胸腔积液、药物性胸膜炎、良性石棉性胸腔积液、Churge Strauss 综合征、淋巴瘤、肺梗塞、寄生虫病及恶性肿瘤(如 60 例嗜酸性粒细胞性积液,恶性积液为 37%)。

2. 细胞学检查 经胸腔积液细胞学检查而获得诊断的恶性积液约占 60%(推荐等级:B);应避免对采自不同场合、≥2 个积液标本进行细胞学检查，因其效益非常低下（B）；应使用免疫细胞化学鉴别恶性细胞类型，后者可能对指导肿瘤治疗很重要（推荐等级：C）。

如怀疑恶性肿瘤，则胸腔积液细胞学检查是一种快速、微创的诊断方法。有报道，胸腔积液细胞学系列检查对恶性肿瘤的诊断灵敏度约为60%（40%～87%）。送检采自不同场合、超过2个以上的积液标本作细胞学检查，诊断效益则很低。有研究发现，第1份标本检出率为65%，第2份标本检出率为27%，第3份标本检出率仅为5%。恶性肿瘤的诊断效率取决于标本制备、细胞学家经验和肿瘤类型。腺癌的诊断率高于间皮瘤、鳞状上皮细胞癌、淋巴瘤和肉瘤。

Swiderek 等发现，用胸腔积液标本60ml诊断恶性肿瘤的灵敏度高于用10ml标本，虽以往研究表明积液送检量>50ml并不提高诊断率。应送检尽可能量多（可能20～40ml）的积液标本用作诊断性细胞学检查；当首次检查结果阴性但又疑似恶性肿瘤时，应考虑第二次穿刺送检更多量的积液标本。如首次穿刺兼做治疗性和诊断性之用，则送检量应≥60ml。

胸腔积液应置于平坦容器送检，使细胞成分分离，形成纤维蛋白性凝块，可“缠住”恶性细胞。这些标本可做组织学和液体细胞学检查。可用枸橼酸钠抗凝标本，但不应使用其他抗凝剂或防腐剂，因可干扰细胞黏着玻片、影响免疫细胞化学检查。如制备胸腔积液两种细胞块（经离心方法和经提取固体细胞成分方法）和涂片检查，则可增加恶性肿瘤的诊断率。表3-13-8为临床胸腔积液细胞学常见报告的解读。

表 3-13-8 胸腔积液细胞学结果报告

报告	解读
不适当	无间皮细胞或仅见退化细胞
未见恶性细胞	有合适的标本，而无恶性肿瘤证据（不排除恶性肿瘤）
非典型细胞	可能是炎症或起源于恶性肿瘤。再次送检标本可能有帮助
可疑恶性肿瘤细胞	偶见有恶性特征的细胞，但不能确定
恶性肿瘤细胞	出现明确的恶性肿瘤细胞，需要免疫细胞化学分型

一旦形态学上确诊为恶性肿瘤，则应用细胞学、细胞块或凝块标本进行免疫细胞化学检查鉴别良、恶性细胞。形态学上恶性间皮瘤与转移性腺癌细胞间重叠范围很广，而免疫组化可能有助于鉴别诊断。只要有可能，应获取胸膜组织以确诊恶性间皮瘤。如形态学检查疑似淋巴瘤，则更理想的是将标本送检做流式细胞术分型；如无此项检测技术，则可采用免疫化学法检测。

恶性胸腔积液患者常见原发性肿瘤部位见表3-13-9。

（二）腹腔积液

1. 腹腔积液分类

正常腹腔液的参考区间尚未确定。腹水是否携带微生物常用以区分正常腹水、腹膜炎腹水和其他严重腹内疾病腹水，但此观点并不十分正确。

2. 腹膜透析液分类计数

腹膜透析液细胞计数和分类的参考区间见表3-13-10。

表 3-13-9 恶性胸腔积液患者原发性肿瘤部位

原发性肿瘤部位	Salyer（n=95）	Chernow（n=96）	Johnston（n=472）	Sears（n=592）	Hsu（n=785）	总发生率（%）
肺	42	32	168	112	410	764(37.5)
乳腺	11	20	70	141	101	343(16.8)
淋巴瘤	11	–	75	92	56	234(11.5)
胃肠道	–	13	28	32	68	141(6.9)
泌尿生殖系统	–	13	57	51	70	191(9.4)
其他	14	5	26	88	15	148(7.8)
原发部位未知	17	13	48	76	65	219(10.7)

表 3-13-10 非感染性腹膜透析液的细胞计数和分类计数参考区间

细胞计数和分类计数	参考区间[a]
红细胞计数(/μl)	24±48
总有核细胞数(/μl)	36±48
白细胞计数(/μl)	21±27
中性粒细胞(%)	18±15.8
淋巴细胞(%)	24±26
单核细胞(%)	35±26
嗜酸性细胞(%)	7±7
嗜碱性细胞(%)	3±2

注:[a] 指结果为均值±s

约10%的腹水病例会转为恶性肿瘤。识别实体瘤恶性细胞的形态学标准先前已经提及,间皮细胞须与恶性细胞区分。其他细胞包括系统性红斑狼疮(systemic lupus erythematosus,SLE)细胞、R-S细胞、肥大细胞和巨核细胞。肥大细胞是从网膜脱落而来,没有病理意义。巨核细胞在骨髓增生性疾病中报道过。

CAPD患者常见嗜酸性粒细胞,与感染过程无关,继发于透析液导管异物或进入腹腔的少量空气所致。常见反应性多个核间皮细胞,这些细胞有明显的核增大,伴明显核仁,有时出现聚集,易与恶性肿瘤细胞相混淆。

(三)心包腔积液

细菌性积液和类风湿积液的中性粒细胞比值最高,均值约为70%或更高。单核细胞增多是继发于甲状腺功能减退或恶性积液,均值约为75%或更高。各类报道中恶性积液的发病率在10%～25%,取决于恶性细胞的所在部位。恶性细胞的鉴别与其他体液中的描述类似,间皮细胞须与肿瘤细胞相区别。有报道称在心包积液中找到LE细胞。

(四)支气管肺泡灌洗液

对细胞表型的分型有助于临床鉴别诊断不同的间质性肺病。除了对细胞分类,观察细胞和颗粒的形态也有诊断意义。如外源性过敏性肺泡炎和结节病中的巨噬细胞形态不同;职业暴露患者标本中存在灰尘颗粒。

通常BAL中中性粒细胞、淋巴细胞、$CD4^+$和$CD8^+$淋巴细胞比(CD4/CD8比)、嗜酸性粒细胞、巨噬细胞(包括:吞噬含铁血黄素的细胞;吞噬灰尘的细胞;泡沫细胞)和其他细胞(红细胞、非典型反应Ⅱ型肺细胞和肺透明膜碎片)。

恰当的处理BAL标本的技术未达成共识。大多数实验室是将标本过滤,如含大量黏液或颗粒物质,过滤会导致细胞成分丢失。采用血细胞计数盘或自动血液分析仪计数细胞总数,采用细胞玻片离心法制作至少6张涂片,空气干燥后做恰当染色,如May-Grunwald-Giemsa、Wright-Giemsa或Diff-Quik染色,细胞分类至少计数300～500个细胞。含铁血黄素、微生物(肺囊虫属、细菌、抗酸杆菌、真菌等)或肺泡蛋白沉积症蛋白样物质检查,需另外制作细胞离心涂片。最好采用流式细胞仪做淋巴细胞亚型分析,需计数大量细胞(5000～10000个),也可采用免疫组织化学法和免疫荧光法分析淋巴细胞亚型。可制备细胞离心涂片进行分类计数。如BAL含大量污染红细胞,最好推一张“楔形”涂片镜检。除制作这2种涂片外,可对BAL标本进行过滤处理。推荐采用Romanowsky类染色。须多制备,并存储几张未经染色涂片用于其他染色,如铁染色、糖原染色、银染、尼罗红染色或抗酸染色等用于特殊用途。

肺泡灌洗液中主要细胞成分为巨噬细胞(正常>80%,但吸烟者>90%)、淋巴细胞(<15%,但吸烟者常<7%)、中性分叶核粒细胞(<3%)和嗜酸性粒细胞(<0.5%)。也可见红细胞、污染物或疾病进程相关细胞。少见肥大细胞、浆细胞、支气管衬细胞、Langerhans细胞、巨核细胞、幼稚红细胞或白细胞、肺泡Ⅰ和Ⅱ型上皮细胞和内皮细胞。肺泡损伤或感染可见上皮细胞增加,出现不典型上皮细胞。灌洗液的正常淋巴细胞亚型类似于血液,$CD3^+$细胞约65%～75%,$CD4^+$细胞约40%～45%,$CD8^+$细胞约20%～25%,B淋巴细胞<5%。非细胞成分包括非病理性真菌、铁锈色小体、滑石粉、灰尘和其他污染物。若出现大量支气管上皮细胞或鳞状上皮细胞,说明是上呼吸道污染,检验结果无效。

(五)浆膜腔积液细胞形态学鉴定[2]

恰当制备细胞离心涂片后,以Romanowsky类染液染色。细胞离心涂片与典型血涂片或骨髓片存在形态学上差异。因细胞离心涂片法可产生一层薄的细胞层,细胞体积可能会比其在血涂片或骨髓片中稍大,胞质嗜碱性染色更深,胞质内可能有嗜天青颗粒。

1. 红系

红细胞和有核红细胞，与血液和骨髓中细胞形态相似，红细胞在体液中可能会出现皱缩或裂解。

2. 髓系

髓系包括：①中性粒细胞、嗜酸性粒细胞、嗜碱性粒细胞、肥大细胞：成熟阶段细胞形态与血液或骨髓中的细胞形态相似。中性分叶核粒细胞和嗜酸性粒细胞的分叶更明显，核分叶偏位，靠近细胞膜。如血液中见中性粒细胞有中毒颗粒和空泡，体液的中性粒细胞中也可见。许多体液中细胞可含小空泡，可能是细胞离心制片产生，或是细胞退变所致。中性粒细胞和嗜酸性粒细胞可吞噬体液中微生物。②变性中性粒细胞：中性粒细胞变性常见于体液，特别当中性粒细胞增多时。胞核固缩成一个小而致密的圆块。如有中毒颗粒，该颗粒可凝集成嗜天青团块。这些细胞可能与有核红细胞类似，但通常胞质中有嗜天青颗粒，以此鉴别。

3. 淋巴系

淋巴系包括：①淋巴细胞：典型小淋巴细胞比血涂片中体积稍大，常胞质更丰富。可能有小核仁。有时胞质中存在少量嗜天青颗粒。②反应性淋巴细胞：反应性淋巴细胞常存在于体液中，形态多变。通常核轮廓稍微缩小（“豆形”），胞质丰富且颜色不同，从深灰蓝色到嗜碱性深染。反应性T细胞或反应性NK细胞常含有少量嗜天青颗粒，而B淋巴细胞胞质偶含多个小空泡。免疫母细胞染色质很少聚集，有多个小核仁，胞质少且嗜碱性深染，有时缺乏嗜天青颗粒。核染色质具有类浆细胞样形态，呈厚的链状（绳状），多个小核仁，胞质丰富且嗜碱性深染；核旁有清晰的高尔基区。与恶性淋巴瘤细胞不同，反应性淋巴细胞有清晰、光滑的核膜和规则的核轮廓。通常，存在反应性淋巴细胞形态谱，相反淋巴瘤浸润外观更均一。③浆细胞：与骨髓中浆细胞形态相似，并有其他反应性淋巴细胞形态出现。体液中可见浆细胞变体，如Mott细胞（含大量免疫球蛋白小空泡的浆细胞）。

4. 单核吞噬系统

单核吞噬系统包括：①单核细胞：单核细胞形态多变，呈外周血典型形态，也有激活形态，即胞质丰富，含小空泡大体积的细胞。在激活过程中，任意阶段单核细胞被称为组织细胞。②巨噬细胞：当单核细胞/组织细胞显示细胞吞噬迹象（如吞噬物质、消化残片、或大型消化后空泡），称为巨噬细胞。巨噬细胞体积大，有致密的核染色质，核呈圆形或扁平，靠近细胞一侧。胞质丰富，常有空泡。胞质内空泡偶可聚集，形成“印戒样细胞”。巨噬细胞吞噬活性很强，可噬红细胞、中性粒细胞（噬中性粒细胞，neutrophage；关节液中“Reiter”细胞）、脂质（嗜脂细胞）、微生物和结晶等。巨噬细胞也可吞噬破碎红细胞释放的铁质所产生的蓝黑色含铁血黄素颗粒（嗜铁细胞）。巨噬细胞中很少见到血色素结晶（黄褐色，呈菱形），代表摄入红细胞后血红蛋白分解的游离铁。

5. 间皮细胞

间皮细胞排列在胸腔、腹腔和心包腔，形态多样。在疾病任何阶段都能增殖和脱落入渗出液中，可单独或成簇脱落。但间皮细胞成簇，一般细胞间有空隙，而非造血恶性肿瘤细胞常形成紧密的簇。未刺激间皮细胞比反应性间皮细胞小，核偏位，核轮廓圆形至椭圆形，染色质致密，无核仁，胞质适量，轻至中度嗜碱性，无胞质颗粒。与浆细胞相反，间皮细胞胞质中不可见高尔基区。在慢性积液中，受刺激间皮细胞增殖、扩大，核染色质较少凝聚，核仁小。可能会出现多个核；与恶性细胞相反，核大小基本一致。间皮细胞退变包括胞质皱缩和胞质空泡化，特别是在细胞边缘。间皮细胞可有吞噬作用，形态变化成空泡细胞，外观上与巨噬细胞相似。因此，可能难以区分巨噬细胞和间皮细胞。

6. 恶性细胞

恶性细胞包括：①原始细胞：体液中原始细胞与血液、骨髓中细胞形态类似。髓系原始细胞可能具有更突出胞质染色颗粒。应与血涂片仔细比对，以确定体液中发现原始细胞是否确实是白血病，还是体液中有血液或骨髓穿刺时污染的细胞。②淋巴瘤细胞：大细胞淋巴瘤与免疫反应性淋巴细胞类似，核染色质未成熟，有多个核仁，胞质适量且嗜碱性。细胞学提示淋巴瘤细胞特征包括：核轮廓不规则，核膜明显缺乏，核仁大，核上有小而清晰空泡，缺乏明显的高尔基体，有均一浸润外观。小细胞淋巴瘤很难与正常淋巴细胞区分，可能需用流式细胞术或免疫组化检测来做出确切鉴定。③非造血恶性细胞：各种恶性肿瘤可侵入体腔，包括腺癌、肉瘤和原发性脑肿瘤。非造血恶性肿瘤细胞的细胞学特征包括：体积大，核质比高，核轮廓不规则，核仁大，核多且大小、形态多变，细胞排列紧密，间隙模糊，印戒细胞成簇分布，细胞界限和内部结构清楚，核有凹陷（被相邻细胞挤压形成凹陷的核）。

7. 其他细胞

其他细胞如鳞状上皮细胞，体液可能受到皮肤鳞状细胞污染。核质比低，核小而圆形，染色质致密，胞质丰富，细胞轮廓有角。

8. 微生物

微生物包括：①细菌：棒状杆菌、圆形球菌、分枝状菌和抗酸杆菌都可见于体液中，存在于细胞外和细胞内。大多数细菌 Romanowsky 类染色呈嗜碱性。染色后根据相对均一大小和形状加以区别。②酵母菌和真菌：大多数酵母菌和真菌常轮廓清晰，呈圆形或椭圆形，致密嗜碱性染色。细胞内、外都可见。脑脊液中，隐球菌是一种体积大的、圆形或椭圆形，有厚荚膜酵母样真菌。细胞离心可造成荚膜崩解，出现“太阳状破裂”外观。③寄生虫：弓形虫、变形虫等大型寄生虫有典型的外观特征，很少见于体液中。

三、病原体检查

1. 胸腔感染

对胸腔感染的认识，虽然一直归功于公元前500年的古希腊医师希波克拉底（Hippocrates），但最初的描述者则是约在公元前3000年的埃及医生伊姆霍特普（Imhotep）。直到19世纪，此病的死亡率仍高达70%。

（1）流行病学：胸腔感染总发生率持续增高。胸腔感染最常见于儿童和老年人。虽然，胸腔感染的危险因素即肺炎的危险因素，但是脓胸形成的独立因素包括糖尿病、免疫抑制如使用皮质类固醇、胃食管反流、滥用乙醇和静脉注射毒品。厌氧菌感染则常有穿刺积液的病史或不良的口腔卫生习惯。院内胸腔感染如胸膜干预、胸或食管手术、创伤、食管穿孔后占其余的大多数病例，而许多患者并无明显的危险因素。

（2）病理生理学：57%肺炎患者可发展为胸腔积液，但如早期使用适当的抗生素治疗，积液常可消退。胸腔感染与肺炎相关的脓胸的形成是一个渐进的过程，分为3个阶段：①单一渗出液阶段；②纤维素脓性期阶段；③较晚的瘢痕组织（胸膜皮）形成阶段。虽无肺炎证据，但也可能发展为胸腔感染，此称为“原发性脓胸”。

（3）细菌学：从社区、医院获得性和医源性（如胸外科手术）分离的胸膜感染的病原体不同，而确认不同的细菌学有助于指导经验性抗生素治疗。

社区获得性感染：近期英国超过40个中心的434例胸膜感染患者的大型试验，发现革兰阳性需氧菌是社区获得性胸腔感染最常见的微生物。链球菌包括米勒组和金黄色葡萄球菌，约占病例的65%。革兰阴性菌如肠杆菌科、大肠杆菌和流感嗜血杆菌常不做培养，却常见于共病患者。社区获得性感染常见细菌为链球菌属（52%），包括米氏链球菌、肺炎链球菌、中间链球菌；金黄色葡萄球菌（11%）；革兰阴性需氧菌（9%），包括肠杆菌科、大肠杆菌；厌氧菌（20%）包括梭杆菌属、拟杆菌属、消化链球菌属和混合菌等。

医院获得性感染：高达50%胸腔积液培养阳性的患者中分离出金黄色葡萄球菌。耐甲氧西林金黄色葡萄球菌（methicillin-resistant Staphylococcus aureus，MRSA）可能占2/3，其余病例主要的病原菌是革兰阴性菌，如大肠杆菌、肠杆菌属和假单胞菌属。革兰阴性菌和分离时罕见的厌氧菌常见发生多重感染，在老年患者和共病患者中更常见。罕见真菌性脓胸（<1%胸腔感染），大多数是念珠菌，见于免疫抑制患者，但死亡率高，达73%。在不同国家，胸膜感染的微生物学特点及当地的抗生素耐药性不同。医院获得性感染常见细菌为金黄色葡萄球菌，包括耐甲氧西林金黄色葡萄球菌（25%）、金黄色葡萄球菌（10%）；革兰阴性需氧菌（17%）包括大肠杆菌、铜绿假单胞菌、克雷伯氏菌属和厌氧菌（8%）等。

2. 腹腔积液

Runyon 研究认为，门诊患者可能应仅需作细胞计数和分类，因2年内所做约400例穿刺中，检出自发性细菌性腹膜炎的仅8例。因而，对大量穿刺、无症状的患者，就无必要作细菌培养，否者，假阳性可能会超过真阳性。通常，对治疗性抽吸腹腔积液的患者，也无反复检测总蛋白和计算血清/腹腔积液清蛋白梯度（serum-ascites albumin gradient，SAAG）的必要。对验前概率高的病例，可作细胞学和涂片检查，以及分枝杆菌培养。仅在腹膜转移癌的情况下，腹腔积液细胞学才呈阳性。如3次送检不同穿刺程序获取的标本、且进行快速检查，则细胞学检测腹膜转移癌的灵敏度为96.7%；第1份标本的阳性率为82.8%，在2份标本中，至少有1份标本的阳性率在93.3%。如第一份标本的诊断结论是恶性疾病，则不必要进一步查找恶性细胞。用DNA细胞计数法或磁富集法可进一步提高细胞学检测的灵敏度。腹膜转移癌常有乳腺癌、结肠癌、胃癌和胰腺癌病史。腹腔积液涂片分枝杆菌的检测灵敏度接近零，培养的灵敏度约为50%。有结核性腹膜炎高风险（如来自结核或获得性免疫缺陷综合征流行区）的患者应检测第一份腹腔积液标本的结核分枝杆菌。结核分枝杆菌聚合酶链反应或腹腔镜活检分枝杆菌及结核分枝杆菌培养是诊断结核性腹膜炎最快速、最准确的方法。

多个前瞻性研究表明，当腹腔积液多形核白细胞（polymorphonuclear leukocyte，PMN）计数≥0.25×10^9/L，如用传统方法采样培养（用注射器和试管采集的腹腔积液）时，阳性率约50%；如在患者用抗生素前（单剂量而有效的抗生素常导致细菌培养阴性）采用腹腔积液接种血培养瓶，则阳性率为80%。

第四节　化学与免疫学检查

胸腔积液的化学检查可初步鉴别漏出液和渗出液，需要测定血清和胸水中蛋白质和乳酸脱氢酶的比值，而区分真性乳糜性和假性乳糜性积液时需进一步做血清和胸水中甘油三酯的测定，如需明确具体疾病和病因，可进一步开展相关检验。漏出性和渗出性心包腔积液的鉴别实验与胸腔积液的相似。腹腔积液和腹膜透析液的化学检查时，需计算血清和腹水中白蛋白的差值，结合细胞计数和分类计数，可初步鉴别漏出液和渗出液。渗出液的进一步鉴别，可进一步开展相关项目的检验。支气管肺泡灌洗液通过流式细胞术检查可明确结节病的诊断。文中的介绍以CLSI-C49指南文件[3]《体液化学分析》为基础，在质量保证和建立方面增加了循证医学的结论。

一、胸腔积液

1. pH值

除pH外，血气分析仪还能检测其他参数，但通常其他参数不能提供有用的临床数据，反而会使信息过多引起误导，所以不需要给予报告。在胸腔积液中，PCO_2并不增加有用的诊断信息，但该指标是一个有用的内部质量控制指标，胸腔积液pH值减低常会伴随PCO_2增高，使检验和临床都能从pH相关性信息中获益。

虽对体液中pH值进行检测，但目前对pH参考区间仍无太多定论。部分研究标本太少，而其他研究体液采样有问题，少数研究体液量太少，妨碍了正常成分研究。大多数研究不能提供具有推广作用的实验结果。目前，尚无针对正常胸水和腹水的研究，其参考区间多来自肝硬化患者的无菌性腹水和胸水，参考区间见表3-13-11。

表3-13-11　正常体液的pH值[3]

液体	pH
心包液	7.35~7.79
滑膜液	7.32~7.64
脑脊液	7.30~7.36
漏出性胸水	7.36~7.56
无菌性腹水	7.35~7.59

如疑非化脓性胸腔炎性积液，只要采集技术适当并有血气分析仪，就应检测胸腔积液pH值（推荐等级：B）。应避免标本含空气或局部麻药，因可明显改变pH结果（推荐等级：B）。肺炎旁胸腔积液，如pH<7.2，则提示需要引流（推荐等级：B）。

胸腔积液酸中毒（pH<7.30）发生于恶性胸腔积液、合并胸膜感染、结缔组织病（尤其是类风湿性关节炎）、结核性胸腔积液和食管破裂，但仅测pH不能鉴别这些病因。胸腔积液酸中毒反映了乳酸和二氧化碳生成增多，此因局部代谢活性增强而病变的胸膜使氢离子渗出量减低所致。胸腔积液葡萄糖消耗增加，则积液葡萄糖浓度和pH值均减低。

在恶性胸腔积液，低pH值与患者生存期短、疾病范围广和胸膜固定术成功率低有关。一项对恶性胸腔积液的荟萃分析发现，胸腔积液pH<7.28，患者的生存期中位数为2.5个月，3个月生存率为38.9%（95% *CI*：31.1%~46.8%）；pH>7.28，生存期中位数为4.3个月，3个月生存率为61.6%（95% *CI*：55.7%~67.4%）。胸腔积液pH值最重要的用途是有助于临床决策是否需要插管引流治疗胸腔感染。一项对肺炎旁胸腔积液患者的荟萃分析发现，pH<7.2是合并胸腔感染的最特

异的鉴别指标。然而，并发包裹性肺炎的胸腔积液，小室之间的 pH 值变化很大，故对 pH>7.2、并发胸腔感染有其他临床指标的患者，应慎重。

2. 蛋白质和乳酸脱氢酶(lactate dehydrogenase, LD)

没有单个实验能特异的鉴别渗出性积液的病因。经典的区分漏出性和渗出性积液的方法是：胸腔积液蛋白>30g/L 提示渗出液，<30g/L 提示漏出液。当血清蛋白异常或当胸腔积液蛋白接近30g/L 时，此分类并不准确却又很常见，因此，建议应用 Light 的标准。Light 标准是稳健的诊断方法，诊断准确性 93%～96%。在临床诊断自身有误差的情况下，很难超越作为鉴别积液准确性“金标准”的 Light 标准。

若同时测定积液和血清中的蛋白质和 LD 将有助于初步鉴别漏出液和渗出液。如蛋白质比<0.5 和 LD 比<0.6 多为漏出液，而渗出液则相反。

3. 葡萄糖

胸膜无病理时，葡萄糖穿越胸膜自由扩散，胸腔积液葡萄糖浓度与血液浓度相当。胸腔积液葡萄糖浓度(<3.4mmol/L)减低见于肺炎旁胸腔积液、脓胸、类风湿性胸膜炎及与结核、恶性肿瘤和食管破裂有关的胸腔积液。胸腔积液葡萄糖极低浓度(<1.6mmol/L)最常见的原因是类风湿性关节炎和脓胸。胸腔感染积液葡萄糖浓度减低常与积液 pH 值密切相关，但对于临床是否需要胸腔管引流，其准确性则比 pH 值差。测定胸腔积液葡萄糖，标本采集应使用氟草酸盐管。

4. 淀粉酶

胸腔积液中检测淀粉酶以确诊食管破裂，食管破裂引起唾液分泌和食物污染，引起淀粉酶升高，而此时脂肪酶含量非常低(唾液中不含脂肪酶)。在急性或慢性胰腺炎中，胰腺中的淀粉酶可通过横膈膜中的窦道进入纵隔。此外，肺腺癌或间皮瘤等肿瘤引起的胸腔积水可含有肿瘤分泌的淀粉酶(高淀粉酶胸腔积水)。

无必要对胸腔积液淀粉酶及同工酶进行常规检测；然而，如疑似食管破裂或与胰腺疾病相关时，检测积液淀粉酶可能有价值(推荐等级：C)。

胸腔积液淀粉酶高于血清参考区间的上限，或胸腔积液/血清淀粉酶比值>1.0，则为积液淀粉酶浓度增高，提示急性胰腺炎、胰腺假性囊肿、食道破裂，宫外孕破裂或胸膜恶性肿瘤(尤其是腺癌)。约有 10%的恶性积液胸腔液淀粉酶浓度增高；但检查恶性积液，测定淀粉酶可能无价值。分析淀粉酶同工酶可能有临床意义，唾液淀粉酶增高提示食管破裂或恶性疾病。胸腔积液合并胰腺疾病通常含胰淀粉酶。

急性胰腺炎发生胸腔积液超过 50%；急性胰腺炎有胸腔积液往往存在更严重的疾病，患者发生假性囊肿的可能性比无积液的患者更大。

5. 氨基末端脑利钠肽(N-terminal pro-brain natriuretic peptide, NT-proBNP)

NT-proBNP 是心肌收缩和舒张发生衰竭的灵敏指标。血液与胸腔积液 NT-proBNP 的浓度密切相关。两者同时检测能有效鉴别充血性心力衰竭漏出液与其他漏出液或渗出性的病因。已证明 NT-proBNP 可正确诊断充血性心力衰竭，而此病是大多数积液的主要病因之一。因此，对临床高度怀疑为心力衰竭的患者，用此试验可避免对患者反复进行侵入性检查，因胸腔积液和血液的检查结果有可比性，此试验单独的血液检测已足够明确积液的病因。

6. 肿瘤标志物

在目前胸腔积液常规检查中，胸腔积液和血清肿瘤标志物无诊断作用(推荐等级：C)。在临界值水平诊断恶性肿瘤的特异性应达 100%。胸腔积液肿瘤标志物，包括癌胚抗原(carcinoembryonic antigen, CEA)、癌抗原 CA-125、CA 15-3 和细胞角蛋白 19 可溶性片段(Cytokeratin-19-fragment, CYFRA)的组合检测灵敏度仅为 54%，因此，阴性结果不能用于支持保守的监测和检查方法。

现已显示，间皮素有较大的应用希望。间皮素是一种糖蛋白肿瘤标志物，在恶性间皮瘤患者的血液和胸腔积液中平均浓度高于有其他胸腔积液病因的患者。检测血清和(或)胸腔积液间皮素浓度对间皮瘤的诊断灵敏度为 48%～84%，特异性为 70%～100%。此试验在肉瘤样间皮瘤可出现假阴性，故阴性预测值受限。研究证明，间皮素诊断间皮瘤价值超过了胸腔积液细胞学检查，可用于澄清细胞学检查未确定的结果，间皮素对诊断不明的胸腔积液，及与常规临床和影像学的结合，尚需进一步研究。间皮素阳性也见于支气管性腺癌、转移性胰腺癌、淋巴瘤和卵巢癌。

7. 甘油三酯和胆固醇

(1)甘油三酯：对浆液中甘油三酯进行检测有助于诊断乳糜积液。乳糜积液的定义是由于从胸导管或者其主要分支之一出现乳糜渗漏进入浆膜腔所形成的乳糜积聚。渗漏可能因外伤性损坏、突发性或者先天性肿瘤或纤维化引起的阻塞、肝硬化等原因所致。乳糜由甘油三酯浓度很高的乳糜微粒组成。乳糜液通常呈牛奶状和云雾状,虽然肉眼不能看清它的本来面目,只有50%的乳糜积液具有典型的外观特征。乳糜样渗出或者假乳糜样渗出(胆甾醇性胸膜炎)以及脓胸(脓水以及有炎症细胞如中性粒细胞的积聚)也可以呈现和乳糜积液一样的外观特征。离心通常显示脓液的上层呈清澈状态,而乳糜样渗出或者假乳糜样渗出的上层仍呈浑浊。甘油三酯的检测对区别乳糜样渗出和假乳糜样渗出非常有帮助,在一项研究中发现乳糜样渗出的甘油三酯水平较高,平均在250mg/dl;而非乳糜样渗出的甘油三酯平均水平为33mg/dl。在文献中有一个共识,采用110mg/dl作为一个阈值来区分乳糜样渗出和非乳糜样渗出。50~110mg/dl就需要采用脂蛋白电泳来确诊乳糜样渗出。假乳糜样渗出通常是一种长期的慢性分泌(平均为5年),特别常见于结核性胸膜炎和风湿性疾病中。体液呈现浑浊的原因是因为胆固醇或者卵磷脂球蛋白化合物浓度高。胆固醇浓度通常高于200mg/dl,且甘油三酯浓度通常低于110mg/dl。在一些胸腔乳糜溢出的病例中,其甘油三酯的浓度高于110mg/dl,如果这些浆液中胆固醇浓度与血清胆固醇浓度之比大于1表明是假乳糜样渗出。观察体液中的胆固醇结晶可以从病因学上证实假性乳糜液。

(2)胆固醇:对渗出液进行胆固醇检测与Light的标准一样,可以区别渗出液和漏出液。许多研究者将45~60mg/dl作为一个阈值,渗出液高于此值而漏出液低于此值。在一项研究中,漏出液的平均胆固醇水平为30mg/dl,感染性渗出液为76mg/dl,而肿瘤引起的渗出液为94mg/dl。文献中的一般共识是将45mg/dl作为一个阈值,这一阈值对渗出液具有85%的敏感性和95%的特异性。有研究发现,在检测胆固醇的同时检测LD,可以被用作Light标准的蛋白质和LD检测的替代。同时使用Light的标准和胆固醇检测将对渗出液具有99%的敏感性和98%的特异性。胆固醇检测在诊断肿瘤性渗出液时非常有用,如使用48mg/dl作为一个阈值,胆固醇在预计肿瘤性渗出液时具有96%的敏感性,如果使用45mg/dl作为一个阈值,将出现92%的阴性预测值。在所有小于45mg/dl的标本中,细胞学检查均呈阴性。曾有研究表明,浆液中胆固醇与血清胆固醇之比超过0.3可有效区分渗出液和漏出液。渗出液超过0.3,并具有93%的敏感性和88%的特异性。

8. PCR分析

尽管实验室可确认临床胸腔感染,但约40%的积液培养可阴性;用PCR识别致病性微生物的灵敏度高于常规培养法,但有的医疗机构PCR还不是常规的临床检验组成部分。

二、心包腔积液

1. 蛋白质

心包腔积液的化学分析流程见图3-13-1[4]。

2. pH

渗出液pH值低于漏出液。但两者之间有相当大的重合,pH值检测不能明确地指向某种疾病,不能提供如其他检测手段一样的信息,不能用于常规检测。除区别血性心包腔积液和心室内吸入血液的情况外,其他用途是比较心包积液和动脉血pH值,动脉血pH值多高于心包积液。

3. 胆固醇

胆固醇≥1.2mmol/L,心包渗出液的诊断率为83%,灵敏度为88%,特异性为56%。心包腔积液/血清胆固醇比在诊断心包腔渗出液效率为88%;当比值的临界值为0.3时,诊断灵敏度为91%,特异性83%。

4. 腺苷脱氨酶(adenosine deaminase,ADA)

已证明ADA是一种快速、准确确定结核性心包炎的指标,特别是在流行区。在临界值为40U/L时,ADA诊断结核性心包炎的灵敏度为88%,特异性为83%。

5. 癌胚抗原和神经元特异性烯醇化酶(neuron-specific enolase,NSE)

用于确定恶性心包腔积液可能有前途,但被研究的患者数量少,故诊断有效性有限[5]。

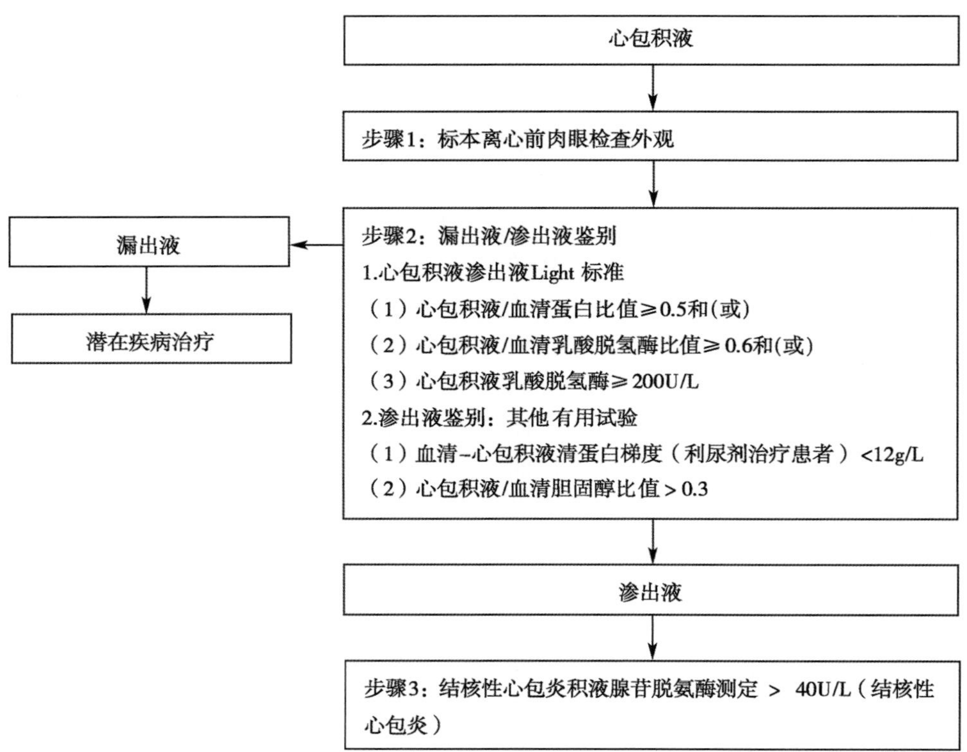

图 3-13-1　心包腔积液性质实验室检查鉴别诊断流程

三、腹腔积液和腹膜透析液

1. 蛋白质

膜腔任何部位有临床可检测的体液积聚称为渗漏物,当体液产生的速度超过体液排出的速度时会出现渗漏物,可分为漏出液和渗出液。前者是一种低蛋白体液,后者是一种高蛋白体液。确定是渗出液还是漏出液在判断渗漏的病因上很有帮助。通过对血清和积液中总蛋白和乳酸脱氢酶的检测,Light 发现可接受的漏出液和渗出液的区分标准。浆液总蛋白质≥30g/L 可区别渗出液和漏出液,但其中 29%患者会误诊。通过对浆液与血清总蛋白质比率测定,可提高阳性预测值,若比率>0. 5 可诊断为渗出液。体液与血清 LD 比率>0. 6,可作为提高检测准确性的另一标准。在一项研究中发现,98%渗出液和 77%漏出液均能被准确诊断。对胸腔积液来说,白蛋白检测对提高渗出液和漏出液的确诊帮助有限[6]。

尽管漏出液/渗出液鉴别对区分胸水和心包腔积液的病程有帮助,但不能区分腹水的病程。目前,已不再对腹水作漏出液还是渗出液的区分,而以清蛋白梯度高/低来区分,用血清/腹水清蛋白梯度来测定,计算公式为“血清清蛋白-腹水清蛋白”。蛋白梯度反映了门静脉循环中静水压,蛋白梯度>11g/L 称为高梯度,高梯度是由肝硬化引起的静水压增高。蛋白梯度过高或过低的疾病见表 3-13-12。血清和体液标本应在同一天内采集,且清蛋白检测结果应精确到小数点后 1 位。

表 3-13-12　血清-腹水清蛋白梯度[3]

增高	减低
肝硬化	腹膜癌
暴发性肝衰竭	肺结核
脂肪肝	胰腺炎
酒精肝	结缔组织疾病
门静脉血栓	肾病综合征
静脉闭塞症	胆汁过多

2. 淀粉酶/脂肪酶

胰腺外分泌细胞分泌液呈现出高浓度的消化酶,因此腹水或者胸腔积液中的胰液酶可能是有用的诊断标志物。传统上对血清中两种酶的检测来诊断胰腺炎。对两种酶均作检测的理论依据是,血清中酶的浓度可能从胰腺炎急性发作时的峰值下降从而无法检出,而脂肪酶因其大分子结构而循环周期会更长一些,并且在淀粉酶浓度回到正常水平后依然升高。在用能够提供两种标志物随时检测的现代化化学分析仪检测中，并没有感觉到上述两者诊断敏感性的差异。历史上血清淀粉酶和脂肪酶的同时使用在许多临床实践中得以保留，所以同时提出对腹水（排泄物）中两种标志物进行检测的要求非常普遍，用来评价胰腺的情况。胰腺炎患者腹水中上述两者的浓度都非常高（可以达到千位数）。同时，即使在急性胰腺炎的情况下，其在胰腺分泌液中的浓度相比同时的血清标本也会高出至少数倍。由于检测数据过高，标本需要进行大量稀释以使酶的活性进入试验可测量的范围内。

腹腔灌洗液也被用作酶检测，用于评估腹部出现外伤后的胰腺，并提供对胰腺炎发病程度的早期预测。尽管这一应用并未在临床上获得显著的效果，但是由于其标本采集相当简单，通常在注入生理盐水后的灌洗液会被送到实验室来检测淀粉酶和脂肪酶的水平。在连续的随诊性腹膜透析治疗中，由于患者可能会出现复杂的病情，经常会要求对透析液作胰腺酶和其他器官损伤或者感染的检测。

3. 乳酸脱氢酶

积液乳酸脱氢酶、葡萄糖测定有助于鉴别自发性和继发性细菌性腹膜炎。

4. 胆红素

检测胆汁渗入腹膜的最可靠、最简单的标志物是检测体液中胆红素含量，同时检测患者血清中胆红素含量作为比较。因胆汁中含结合胆红素（实际上无非结合胆红素），所以原则上对结合胆红素或总胆红素进行分析在这一诊断需要中均可以接受。由于胆红素在胆汁中浓度很高，所以胆汁渗漏会导致其体液中的胆红素浓度相比血清高出数倍。胆红素的自动检测十分经济且常用，所以成为一种特别经济有效的检测体液中出现胆汁的手段。

5. 肿瘤标志物

已证明，积液 CEA＞5ng/ml 或碱性磷酸酶＞240U/L，可准确检出肠穿孔性腹腔积液。

6. pH

感染性腹水的 pH 值明显低于未感染的情况。但此检测方法既不敏感也不特异，同时也不能帮助临床诊断。只与细胞计数相关，在时间和成本上无优势。

7. 肌酐

对腹腔体液或排泄液的肌酐测定是一种区分继发性输尿管缺损所致尿液渗漏的敏感且特异的指标，获得性缺损常与外科手术或其他外伤有关。因肾脏能清除血液中肌酐，因此尿液中主要含肌酐，一旦体液与血清比，肌酐浓度增高，应怀疑有尿液渗漏情况。

四、支气管肺泡灌洗液

BAL 细胞免疫表型检测最常用的是定量测定 $CD4^{+}/CD8^{+}$T 淋巴细胞比，特别是与结节病相关性较大。BAL 中比值升高支持结节病诊断。常使用流式细胞仪进行免疫学研究，可快速筛检许多细胞。用 T 细胞特异性抗原 CD3 双重染色技术可区分由单核细胞/巨噬细胞和 NK 细胞分别表达的 CD4 和 CD8。

BAL 中细胞体积与颗粒异质性会导致检测困难。独特设门技术（specific gating techniques）采用 CD45 和侧向散射技术，可使细胞鉴定结果可靠，与免疫细胞化学技术相关性好。独特设门技术使用的抗体组合更少。免疫细胞化学技术允许使用传统光学显微镜，而双标记技术更耗时。

通过流式细胞术分析细胞内细胞因子谱可检测淋巴细胞活化标志（如过敏性哮喘增加 γ-干扰素产物），CD4 或 CD8 T 淋巴细胞数量无变化。测定 CD1a 阳性细胞用于诊断朗格汉斯细胞组织细胞增生症，在病理情况下，肺泡巨噬细胞也有抗原表达[7]。

五、质量保证和建议

1. 积液采集和分析技术

可能对 pH 值检测结果产生显著的临床影响。一项前瞻性研究发现，积液接触注射器内空气，71%标本的 pH 值增高 0.05；积液含局部麻药 0.2ml，pH 值平均减低 0.15（95% *CI*：0.13～0.18）。因此，对用于指导治疗的诊断性胸腔积液，应避免标本采集和转运过程接触空气和局部麻药。胸腔积液标本在室温下延误 1 小时后处理，pH 不会发生明显变化。应使用动脉血气分析仪。在常规临床实践中，如不能满足以上标本采集要求，则采用整体临床评估可能比依赖于不理想的积液 pH 值测定结果略胜一筹。

2. 腹腔积液实验室初始检查

应包括腹腔积液细胞计数和分类、腹腔积液总蛋白和 SAAG（推荐等级：Ⅰ；证据等级：B）；如疑似腹腔积液感染，应在给予患者抗生素治疗前，作床边腹腔积液血培养瓶需氧菌和厌氧菌接种(推荐等级:Ⅰ;证据等级:B);根据疾病的验前概率,可进行腹腔积液其他检查(推荐等级:Ⅱa;证据等级:C);检测血清CA-125无助于腹腔积液的鉴别诊断,故不推荐用于任何类型的腹腔积液患者(推荐等级:Ⅲ;证据等级:B)。

3. 血清/腹腔积液清蛋白梯度(serum and ascites albumin gradient,SAAG)

经前瞻性研究证明,用SAAG对腹腔积液进行分类,比基于总蛋白浓度的渗出液/漏出液和胸水渗出液/漏出液的鉴别标准还要好。计算SAAG需要同时测定血清和腹腔积液标本的清蛋白浓度,并将测定的血清清蛋白值减去测定的腹腔积液清蛋白值。如SAAG≥11g/L,则诊断门静脉高压的准确率约为97%;SAAG≥11g/L也可见于门脉高压合并第二种腹腔积液病因的患者。无论患者处于输液还是利尿疗法之中,SAAG指标仍保持诊断的准确性。

4. 腹腔灌洗液和腹膜透析液

两者都不是真正的体液,是引入腹膜腔用于诊断或治疗的外来液体。腹腔灌洗液是引入腹腔的生理性无菌体液,开始用于急诊腹部钝器伤器官破裂所致腹腔内出血的诊断。通过红细胞计数来确定是否需要剖腹探查,该技术已在很大程度上被放射学技术(如腹部超声)所取代。剖腹探查术和有核细胞计数也可用于肠穿孔诊断。腹膜透析液是慢性肾衰竭患者要控制损害可能会接受长期CAPD治疗,而不是血液透析治疗。透析液送至实验室进行有核细胞计数、分类计数和微生物培养,以确定感染,并鉴定微生物种类。

第五节 浆膜腔积液、肺泡灌洗液和腹膜透析液检验与疾病诊断

在临床疾病诊断中,以循证医学的指南为指导,突出描述了检验项目在相关疾病诊断和鉴别诊断中诊断性能指标,并按证据级别对检验项目做出合理的评价。

一、浆膜腔积液的形成机制和病因

胸腔积液、心包腔积液、腹腔积液、腹膜透析液和其他体液的形成机制和相关病因,其中腹腔积液、心包腔积液的形成机制与胸腔积液的相似,不再一一赘述。

(一)胸腔积液

1. 形成机理

正常时,胸腔液成分类似血浆,白蛋白浓度较低(<15g/L),其含量为10~20ml,薄薄地涂在胸腔的脏层和壁层之间,具有推进肺和胸壁之间运动的功能。来自壁层胸膜毛细血管的液体进入胸膜腔,再经壁层微孔及淋巴管流出。胸膜液进入胸膜腔太多、流出太少,则发生胸腔积液(胸水)。

胸腔积液的本质是血浆超滤液,其形成机制与Starling压力产生和重吸收有关,这是一个流体动力学过程,由胸腔呼吸产生负压。疾病时,此平衡破坏导致液体积聚,主要有5种形成机制[8],适用于各种浆膜腔,包括腹腔和心包腔。主要机制为:

(1)淋巴阻塞:如转移性肿瘤。液体存在于小动脉末端正常毛细血管床中。此类液体主要是水,含少量蛋白质,正常由淋巴系统清除,静脉末端毛细血管床不能重吸收。淋巴阻塞而阻止蛋白质返流入循环,蛋白质积聚,组织(和体腔)胶体渗透压增加,静脉末端毛细血管压可能超出血管系统胶体渗透压,导致液体滞留在浆膜腔中。

(2)毛细血管通透性增加:如炎症、感染、组织缺氧。此时毛细血管通透性增加,使水和蛋白质转入间质液和浆膜腔中。此时,静脉末端毛细血管的液体重吸收障碍,导致血管外腔隙中液体积聚。

(3)血浆胶体渗透压减低:如肝硬化和肝衰竭所致低蛋白血症。此时,毛细血管动脉末端的液体正常,但血浆蛋白(主要是影响胶体渗透压的白蛋白)减少,不足以克服毛细血管静脉末端静水压,导致液体积聚。

(4)毛细血管静脉压力增加:如充血性心力衰竭。此时,毛细血管动脉末端的液体正常,但静脉末端静水压增加,超过血浆蛋白质胶体渗透压,导致液体积聚。

(5)胸腔内负压增加,如气道阻塞,呼吸困难。当胸膜内负压轻度增加,打破肺和部分胸膜毛细血管床的静水压和胶体压平衡时,引起液体积聚。

正常胸水pH为7.6,蛋白质浓度为10~20g/L,类似于间质液,葡萄糖浓度类似于血浆,LD小于血浆浓度的50%,钠、钾和钙浓度类似于间质液。WBC<1000×10^6/L,几乎都是单个核细胞,伴少数

红细胞和间皮细胞。也可见少数单个核巨噬细胞。若出现大量中性粒细胞提示感染，大量淋巴细胞提示乳糜性胸水、结核或淋巴增殖性疾病。当影响邻近肺或血管组织的疾病过程激活免疫反应时，这些参数就会发生改变。水和小分子在间皮细胞之间自由通过，而较大颗粒经胞质或胸膜淋巴管转运机制进行运送。

2. 胸腔积液病因

胸腔积液病因见表 3-13-13。如乳糜积液（乳糜胸）发生于上腔静脉综合征，为高甘油三酯的乳白色积液，由外伤或肿瘤（最常见的是淋巴瘤）损伤胸导管引起。乳糜样积液（胆固醇或假乳糜积液）类似乳糜积液，但甘油三酯低而胆固醇高。认为乳糜积液是因胸膜增厚、吸收受阻，长期处于积液中的红细胞及中性粒细胞发生溶解释放的胆固醇所致。血胸为胸膜腔的血性积液［胸腔积液血细胞比容（Hct）>50%周围血 Hct］，因创伤或罕见的凝血病或大血管如主动脉或肺动脉破裂后所致。脓胸是胸膜腔内的脓液，可为肺炎、开胸术、脓肿（肺、肝或膈下）或穿透伤继发感染的并发症。自溃性脓胸为脓胸的软组织扩散，导致胸壁感染和外引流。陷闭肺是由脓胸或肿瘤引起肺部纤维性上皮包裹的肺。因肺不能扩大，胸膜负压比正常更甚，增强了壁层胸膜毛细血管液体的漏出，积液特征介于漏出液和渗出液，即检测值范围在 Light 标准的 15%临界值之内。

医源性积液可因鼻饲管迁移或错位进入气管，或因中心静脉导管使上腔静脉穿孔，引起鼻饲管内容物或静脉溶液进入胸膜腔所致。无明显原因的积液常是因隐匿性肺栓塞、肺结核或癌症造成；甚至经过全面的检查，仍有 15%积液病因不明；这些积液有许多则考虑为病毒感染引起。

3. 胸腔、心包腔、腹腔积液病变所致积液潜在形成机制，见表 3-13-14。

表 3-13-13　胸腔漏出液和渗出液病因[3,5,6]

病因	漏出液	渗出液
常见病因	心室衰竭（双侧胸腔积液 81%，右侧 12%，左侧 7%；因间质液增加，越过脏层胸膜进入胸膜腔）	恶性肿瘤（最常见肺癌、乳腺癌或淋巴瘤，可以是任何转移至胸膜的肿瘤，常引起胸部钝痛）
	肝硬化（右侧胸腔积液 70%，左侧 15%，双侧 15%；腹水经膈肌缺损迁至胸膜腔；约 5%临床有明显腹水）	并发肺炎胸腔积液（可不复杂，或包裹性和（或）脓性（脓胸）；需胸腔穿刺术鉴别）
		结核（如出现积液，常为单侧、实质浸润的同侧；因对结核蛋白高过敏反应致积液；胸腔积液结核菌培养阳性率 <20%）
非常见病因	低蛋白血症（双侧胸腔积液>90%；血管内胶体渗透压降低引起漏出至胸膜腔；与其他部位水肿或全身水肿有关）	肺栓塞（约占积液的 30%；几乎都是渗出液，血性积液<50%；当呼吸困难与积液量大小不相称时疑为肺栓塞）
	腹膜透析（机制类似肝性胸水；胸腔积液特征似透析液）	类风湿性关节炎等自身免疫性胸膜炎（通常为伴类风湿结节和变形性关节炎的老年男性；应与肺炎旁胸腔积液鉴别）
	肾病综合征（常为双侧积液；常见肺动脉性；血管内胶体渗透压降低及血容量过多使漏出到胸膜腔）	良性石棉积液（初始暴露>30 年发生积液；常无症状；易于变化不定；须排除间皮瘤）
	缩窄性心包炎（静水压增高；某些患者机制类似肝性胸水，伴全身巨大水肿和腹水）	胰腺炎（急性约 50%积液，双侧 77%，左侧 16%，右侧 8%；积液因渗出性炎症和横隔膜炎症经横膈转移。慢性积液，胰腺假性囊肿窦道经横隔膜进入胸膜腔；主要是胸部症状；患者现恶病质，似癌症）
	肾积水（腹膜后尿夹层进入胸膜腔，引起尿胸）	冠状动脉旁路移植术后（积液在左侧或在左侧较多 73%，双边 20%，右侧或右侧较多 7%；在 10%患者中，术后 30 天 >25%；积液为半胸；与术后出血有关的血性积液可能消退；可能复发非血性积液；病因未明但可能与免疫有关）

续表

病因	漏出液	渗出液
	梅格斯(Meigs)综合征(机制类似肝性胸水;卵巢肿块、腹水和胸腔积液患者有时有外科手术指征;需术后腹水和胸腔积液消退才可诊断)	黄甲综合征及其他淋巴疾病如淋巴管平滑肌瘤病(三联征:胸腔积液、淋巴水肿和黄甲,有时相隔数十年出现;胸腔积液相对高蛋白低 LD;积液有复发倾向;无胸膜性胸痛)
	肺不张(胸膜腔内负压增加)	药物(许多药物,如溴隐亭、丹曲林、呋喃妥因,IL-2(治疗肾细胞癌和黑色素瘤)和二甲麦角新碱)
	肺萎陷(纤维包裹增加胸膜腔负压;可能为渗出性或交界性积液)	病毒感染(积液通常量小,有或无实质浸润;主要是全身症状而非肺部症状)
	全身毛细血管渗漏综合征(罕见;伴全身水肿和心包积液)	结节病(占积液 1%~2%;大量实质性结节,常见胸外结节;胸腔积液以淋巴细胞为主)
	黏液性水肿(约为 5%;如还存在心包积液常是漏出液;如为孤立性胸腔积液,既可为漏出液,也可为渗出液)	尿毒症(占积液的 3%;>50%症状继发于积液;最常见发热(50%)、胸痛(30%)、咳嗽(35%)、呼吸困难(20%);需排除诊断)
	二尖瓣狭窄、甲状腺功能减退症	膈下脓肿(引起交感肺底积液,胸腔积液以中性粒细胞为主;pH 值和葡萄糖正常)
		HIV 感染[许多可能的致病因素:肺炎(类肺炎),包括卡氏肺囊虫肺炎、其他机会性感染、结核和肺卡波肉瘤]
		系统性红斑狼疮(积液可能是系统性红斑狼疮首发表现;常见药物诱导性 SLE;诊断由血清学而非胸腔积液试验确立)
		卵巢过度刺激综合征(在用人绒毛膜促性腺激素(hCG)和偶尔用克罗米酚促排卵治疗发生的并发症;积液于注射 hCG 后的 7~14 天生成;右侧积液占 52%;双侧占 27%)
		上腔静脉综合征(积液常由胸内静脉和肿瘤淋巴回流阻塞或中心静脉导管血栓形成引起;可能是渗出液或乳糜胸)
		食管破裂(患者极度虚弱;医疗急诊;发病率和死亡率因纵隔和胸膜腔感染所致)
		心肌梗死后、真菌感染

表 3-13-14 胸腔、心包腔、腹腔积液病变所致积液潜在形成机制[1]

类型	疾病	机制
漏出液:血管内外静水压或渗透压不平衡	充血性心力衰竭	↑ HP
	肝硬化	↓ LyD ↑ HP ↓ COP
	肾病综合征	↓ COP
渗出液:感染、炎症、肿瘤时细胞从血管流出导致的病理过程	胰腺炎	↑ CP
	胆汁性腹膜炎	↑ CP
	类风湿病	↑ CP
	SLE	↑ CP
	感染	↑ CP
	肿瘤	↑ CP ↓ LyD
乳糜性浆膜腔积液:淋巴管内物质直接漏至血管外	创伤,肿瘤	↓ LyD

注:HP:静水压;LyD:淋巴引流;COP:胶体渗透压;CP:毛细血管渗透性

（二）心包腔积液

胸腔包围肺部，心包腔包围心脏，腹腔包围腹部器官。心脏被包围在心包腔内，心包腔内表面为心包壁层，紧贴在心脏外表面的是心外膜。胸膜壁位于胸腔内表面。腹腔和盆腔内表面为腹膜壁，腹部为脏层腹膜。

1. 形成机理

解剖学上，体腔壁或外腔和内脏被连续的浆膜覆盖，称为腔壁膜和脏壁膜。两层膜之间为体腔。胸腔有一个潜在的空腔，使胸腔内膜相互接触，但由一层薄薄的液体分开，这层液体起润滑作用，使内脏可以在最小摩擦力下移动。这也是心包腔的基本特征，心包腔也是一个含液体的空腔。

胚胎学上间皮来自中胚叶，组织学上浆膜表面由单层扁平或立方形间皮细胞排列而成。其中，胸膜间皮厚约 16~42μm，并有微绒毛，微绒毛可增加表面积，便于水和溶液的交换。绒毛间隙中充满起润滑作用的透明质酸，以减少腔壁和脏器表面的摩擦。表面和基底膜的胞饮小泡起细胞运送作用。在间皮细胞下有一层富含淋巴和毛细血管的结缔组织，心包液即产生于此。在壁层胸膜的特定部位含直径 2~6μm 小孔，此小孔在腹膜中也存在，但只存在于横膈膜表面。这些小孔可直接流入淋巴，形成蛋白质、颗粒、细胞和体液的排泄系统。

2. 正常体液

心包液也是一种血浆超滤液，也可含心肌层溢出的细胞间液。研究发现，淋巴系统排泄功能在体液吸收中起着关键作用。正常心包液含量为 15~50ml 的透明液体。

心包液的形成是一个持续形成和重吸收的动态过程，此过程受静水压、胶体渗透压、毛细血管通透性和淋巴回流等决定。毛细血管内压能将血管系统中的液体压入结缔组织，并通过间皮层进入浆膜腔，而胶体渗透压则是将液体压入血管系统。在胸膜腔内存在腔壁到肺胸膜的连续体液循环。壁层胸膜的液体由系统循环提供，此循环中静水压大于胶体渗透压，利于血管外液形成；反之，肺部血管为肺胸膜提供液体，因其压力相对较低，利于肺胸膜表面吸收。此外，胸膜腔液体通过腔壁膜小孔进入淋巴系统，这是正常状态下体液重吸收的主要生理机制。

3. 病理性体液

当体液产生增加或体液吸收减少时出现体液积聚。体液产生增加的原因有血管内静水压增加、渗透压梯度减低和毛细血管渗透压增加。体液吸收减少的因素有淋巴管阻塞和系统性静脉压增加使淋巴系统排泄功能丧失。

在胸腔内，肺间质液增加是胸腔积液增加形成最常见原因。典型疾病是充血性心力衰竭，因静水压增高和胸腔渗出性毛细血管通透性增加。吸收下降主要是淋巴阻塞，其次是恶性肿瘤。心包积液最为常见的疾病是炎症和肿瘤，主要病理生理过程涉及内皮细胞和间皮细胞通透性的改变和淋巴管阻塞。

心包损伤或心包炎时，心包腔内积聚体腔液。漏出性心包积液常与心衰、低蛋白血症、放疗和肾功能不全有关，而渗出液与心包炎症、感染、恶性肿瘤或自身免疫性疾病有关。虽超声心动图可用于诊断心包积液，但不能用于明确积液的病因，进行心包穿刺可去除心包积液，兼用于诊断和治疗目的。

（三）腹腔积液

腹腔内体液积聚称为腹水，此类患者常腹部肿胀。80%~85%患者为肝硬化，10%为肿瘤，3%为心力衰竭。腹水形成原因很复杂。门静脉高压使血管内液体流出，引起肝脏和肠道水肿，肝脏和肠道是腹水形成的来源。当体液进入腹部后，被淋巴系统重吸收，当腹部内液体量超出淋巴系统重吸收能力时，形成腹水。

在美国，约 85%的腹腔积液为肝硬化患者，约 15%腹腔积液为非肝病（表 3-13-15）。腹腔积液成功治疗取决于病因的诊断准确，如腹膜癌对利尿疗法无反应。应询问腹腔积液患者的肝病危险因素，询问无明显肝硬化患者体重的变化，以确定体重超重、发生肥胖或糖尿病的历时年份数，已有结论认为非酒精性脂肪性肝炎就是这些患者的致病原因，与之有关的疾病还有癌症、心力衰竭、肾脏疾病、甲状腺疾病或肺结核。噬血细胞综合征可有貌似肝硬化腹腔积液。这些患者有发热、黄疸、肝脾肿大，常处于淋巴瘤或白血病状态中。

（四）其他体液

1. 腹膜透析液

为防止肾衰竭的副作用，慢性肾病患者常采用 CAPD 代替血液透析进行治疗。临床上，葡萄糖检测有助于判断横膈膜的渗透性，肌酐和尿素检测有助于清除率的测定。也可采用诊断性腹腔灌洗液做检测。

表 3-13-15 腹腔积液常见相关疾病

系统	相关疾病
消化系统	肝硬化、酒精性肝炎、胰腺炎、急性肝衰竭、肝窦阻塞综合征、混合性腹腔积液（肝硬化合并腹腔积液）、Budd-Chiari 综合征、结核性腹膜炎
循环系统	心力衰竭
泌尿系统	肾病综合征
其他疾病	癌症（腹膜癌转移、广泛肝转移等）、手术后淋巴漏、黏液性水肿

2. 胆汁

胆道内液体在手术中或腹部外伤引起胆道受损时会进入腹腔。如胆囊切除术的并发症：总胆管不完全缝合，胆汁直接进入腹腔。术后引流管中持续胆汁流出可提示此手术缺陷。对肝脏和胆道进行处理时，如肝移植中供体和受体血管缝合也会引起胆汁渗漏。一旦确认胆汁渗漏，须行修补手术。确定体液是否含胆汁的方法是直接测定胆红素含量。胆汁中胆红素浓度非常高，但其他体液中不会出现。所以，一旦排泄物中检测到高浓度胆红素，可推断胆汁渗漏，需行修补手术。至今，没有其他化学项目的检测能像胆红素一样直接确认胆汁。理论上，通过使用放射性对比显影剂的胆囊影像学检查可用来检测渗漏，但此程序更复杂、费用更高、更具侵入性，且难以检出微小渗漏。

3. 胰腺外分泌液

胰腺外分泌液包括蛋白酶、脂肪酶、核酸酶、淀粉酶等多种消化性酶，这些消化性酶通过胰管进入小肠。当胰腺机械性损伤或化学性损伤导致酶从胰腺细胞直接进入腹腔，如结石、乙醇摄入过度或胆汁返流性胰腺炎等。这些酶会引起胰腺和周围组织的损伤，引起体液进一步积聚。若确诊急性腹痛因胰腺炎所致，可指导放弃手术治疗而采用药物治疗。检测腹水中淀粉酶、脂肪酶含量可用于确诊或排除胰腺损伤。此外，胰腺炎会同时出现左侧胸腔积液，如在胸腔积液中检测到淀粉酶和（或）脂肪酶含量增高，有助于胰腺炎诊断。

4. 源自肾脏的尿液

当输尿管中尿液渗漏时，腹腔或胸腔内会有体液积聚。引起渗漏原因包括肿瘤、纤维化或结石、外伤或手术等所致输尿管阻塞。腹部手术后可因输尿管损伤和持续漏尿引起创口处持续排出清澈或带血体液。治疗方法是对输尿管上小孔或沿输尿管其他位置进行手术修复。

肾结石体外冲击波碎石术引起的钝性肾损伤、肾同种异体移植、尿道膀胱切开术失败等也可导致尿液进入胸腔或腹腔。移植手术时，动脉和静脉完全缝合很重要，但常不易发现输尿管未完全缝合，在术后一段时间，肾脏开始产生尿液，在腹腔排出一定量的尿液时才会被发现。尿液是一种高浓度肌酐和尿素、低浓度葡萄糖和 pH 的外渗液。在积聚的体液中，可测出肌酐（177～884μmol/L）高于血清标本（体液与血清肌酐比应>1）。在穿刺液中若含有来自膀胱的尿液，尿素与肌酐比应高于腹水，因腹水中尿素比肌酐更易吸收。

二、浆膜腔积液检验的循证诊断

英国胸科协会（British Thoracic Society，BTS）胸腔疾病指南组发布了《2010 年英国胸科协会胸膜疾病指南循证指南》证据等级的分级系统和根据证据等级和有关领域专家的无偏倚共识性的循证指南推荐等级的分级系统，见表 3-13-16。

表 3-13-16 循证指南证据等级分级和推荐等级[7]

等级	证据等级依据
1++	高质量荟萃分析、随机对照试验（RCT），或有低风险偏倚的 RCT 系统评价
1+	组织良好的荟萃分析、RCT，或有低风险偏倚的 RCT 系统评价
1	荟萃分析、系统评价、RCT，或有高风险偏倚的 RCT
2++	高质量病例对照或队列研究的系统评价、或有混杂、偏倚而概率风险甚低及因果关系概率高的高质量病例对照或队列研究
2+	组织良好，有混杂、偏倚而概率风险甚低及因果概率中等的病例对照或队列研究
2	有混杂、偏倚或概率及无因果关系风险高的病例对照或队列研究
3	非分析性的研究，如病例报告、病例系列
4	专家意见

续表

等级	推荐等级依据
A	至少有一个证据等级为1++，且直接适用于目标人群的荟萃分析、系统评价或RCT；或有一个RCT、或大部分研究的证据组成为等级1+，且直接适用于目标人群、整体结果一致的系统评价
B	一批包括等级2++，且直接适用于目标人群、整体结果一致的证据；或证据来自1++或1+的研究
C	一批包括等级为2+，且直接适用于目标人群、整体结果一致的证据；或证据来自2++的研究
D	证据等级为3或4；或证据来自2+的研究
U	为实践要点。既无或也不可能有研究证据，故指南委员会希望强调此为规范实践要点(GPP)

注：GPP：good practice point，规范实践要点

美国肝病研究学会(American Association for the Study of Liver Diseases，AASLD)实践指南《肝硬化腹腔积液患者的管理》见表3-13-17。

表3-13-17 推荐等级和证据等级分级系统[8]

推荐等级	描述
等级Ⅰ	对特定诊断评价、程序或治疗的有益性、有用性和有效性证据和(或)有普遍认可的协议
等级Ⅱ	有关诊断评价、程序或治疗的有用性/有效性证据相互矛盾和(或)有不同意见
等级Ⅱa	有支持有用性/有效性的证据/意见
等级Ⅱb	无健全的有关有用性/有效性的证据/意见
等级Ⅲ	对特定诊断评价、程序或治疗无有益性、有用性和有效性证据和(或)有普遍认可的协议；在某些情况下可能还有害
证据等级	**描述**
水平A	数据来自多个RCT或荟萃分析
水平B	数据来自单个随机试验或非随机研究
水平C	仅为专家共识意见、案例研究或医护标准

(一) 胸腔积液

1. 胸腔积液诊断

胸腔积液是积聚在胸腔内的液体，分为漏出液和渗出液。胸腔积液可用理学和胸部X线检出；要确定原因，常需进行胸腔穿刺和胸腔积液分析。无症状的漏出液无需治疗；有症状的漏出液及几乎所有的渗出液都需行胸腔穿刺、胸管引流、胸膜固定术、胸膜切除术或以上措施的联合应用。常用试验包括胸部X线检查，胸腔积液分析。有时用螺旋CT或其他检查。

要进行胸腔积液的病因诊断就需作胸腔积液分析。积液分析始于视觉检查，可辨别出血性积液、乳糜(或乳糜样)积液与其他积液；确定强烈提示脓胸的脓性积液；确定黏稠的积液瘤体，此为某些间皮瘤的特征；胸腔积液送检，应每次作总蛋白、乳酸脱氢酶、细胞计数和分类、革兰染色及需氧和厌氧细菌培养。其他试验，如葡萄糖、细胞学、积液结核标志物(腺苷脱氨酶或干扰素-γ)、淀粉酶、结核分枝杆菌和真菌染色和培养，则根据合适的临床情况选用。

检测胸腔积液化学物质有助于区分漏出和渗出液；尽管存在多种区分的标准，但没有一种标准能完美地鉴别这两种类型。用Light标准时，检测血清乳酸脱氢酶活性和总蛋白浓度的时间，应尽可能接近胸腔积液穿刺检测积液同类项目的时间；Light标准能正确识别几乎所有的渗出液，但将漏出液误判为渗出物的约占20%。如疑是漏出液(如心力衰竭、肝硬化等)，且生化检测结果未超过Light标准临界值浓度的15%，则计算血清与胸腔积液总蛋白的差值，如差值>31g/L，则积液可能是漏出液。

2. 渗出液和漏出液鉴别

应采用Light标准区分胸腔渗出液和漏出液(表3-13-18)(推荐等级：B)。如使用Light标准，应同时检测血液和胸腔积液的总蛋白和乳酸脱氢酶(推荐等级：B)。区分胸腔积液是液漏出液还是渗出液是缩小鉴别诊断范围、指导后续检查和治疗的一个重要而早期的诊断步骤。

表3-13-18 Light渗出液诊断标准
(满足下列一个或多个条件)

项目	结果
胸腔积液/血清蛋白比值	>0.5
胸腔积液/血清乳酸脱氢酶	>0.6
胸腔积液乳酸脱氢酶	>2/3血清乳酸脱氢酶参考区间上限

充血性心力衰竭的利尿治疗增加了胸腔积液蛋白质、乳酸脱氢酶和脂质浓度，此时，Light标准可将积液漏出液误分为渗出液。

确定胸腔渗出液的标准见表3-13-19。

表 3-13-19 胸腔渗出液确定标准

试验项目	渗出液	灵敏度(%)	特异性(%)
Light 标准(以下 3 项中任 1 项及更多项)		98	77
-胸腔积液乳酸脱氢酶[a]	≥2/3 血清参考区间上限	66	100
-胸腔积液/血清总蛋白比值	≥0.5	91	89
-胸腔积液乳酸脱氢酶/血清乳酸脱氢酶比值	≥0.6	93	82
胸腔积液总蛋白	≥30g/L	90	90
胸腔积液胆固醇	≥600mg/L	54	92
	≥430mg/L	75	80
胸腔积液/血清胆固醇比值	≥0.3	89	71
(血清蛋白-胸水蛋白)差值[b]	≤31g/L	87	92

注:[a] 红细胞溶解乳酸脱氢酶增高校准=测定乳酸脱氢酶-0.0012×RBC 计数/μl;[b] 如患者发生胸腔积液后满足 Light 的渗出液标准而用利尿剂进行治疗,但无生化项目超过 Light 渗出液标准的临界值的 15%,则此项为优选试验

3. 胸腔积液特异性疾病和检测项目评价

(1)结核性胸膜炎:如作胸膜活检,应同时送检做组织学检查和培养,以提高肺结核诊断的灵敏度(推荐等级:B);胸腔镜胸膜活检是结核分枝杆菌培养(进而药物敏感性)最可能出现结果阳性的检查(推荐等级:B);在结核性胸膜炎低发病率的国家,使用有用的替代性胸膜结核标志物作为“排除”试验;腺苷脱氨酶是至今最完全的确证试验(推荐等级:B);结核性胸膜炎是Ⅳ型分枝杆菌蛋白质的超敏反应,而在胸腔积液中,通常结核分枝杆菌的载量很低。胸腔积液抗酸杆菌显微镜检查的灵敏度<5%,积液培养的灵敏度为 10%~20%,胸腔镜胸膜活检组织培养灵敏度>70%,如结合胸膜活检组织学干酪样肉芽肿证据,则整体诊断灵敏度接近 100%。

替代性胸膜结核标志物:结核性胸膜炎是一种可治疗的淋巴细胞性胸腔积液的病因。宜对淋巴细胞性胸腔积液的患者进行排除诊断,避免经验性抗结核治疗的不当和副作用。不适合作侵入性检查的患者,使用感染的胸腔积液或血液的生物标志物可能有用。ADA 是一种存在于淋巴细胞的酶,在大多数结核性胸腔积液其浓度显著增高。对 ADA 诊断性研究的荟萃分析证实,ADA 诊断灵敏度为 92%,阳性似然比为 9,阴性似然比为 0.10。ADA 增高也见于脓胸、类风湿性胸膜炎,偶见于恶性肿瘤,故对淋巴细胞性胸腔积液,有限性应用 ADA 或同工酶 ADA-2 的检测,可明显减少假阳性结果。ADA 检测价廉、快捷,4℃储存可稳定 28 天。在 HIV 或免疫抑制患者(如肾移植)检测 ADA 非常有用。在结核病流行低发的国家,ADA 是一个有用的排除试验。荟萃分析显示检测胸腔积液未受刺激的干扰素 γ 浓度,其诊断准确性类似 ADA。

(2)结缔组织疾病:类风湿性关节炎、系统性红斑狼疮是最常见累及胸膜的结缔组织病。胸腔积液可见于原发性自身免疫性胸膜炎或继发于肾脏、心脏、血栓栓塞性疾病或药物治疗所致的结缔组织病。

1)类风湿性关节炎:大多数继发于类风湿性关节炎的慢性胸腔积液的葡萄糖浓度甚低<1.6mmol/L(290mg/L)(推荐等级:D);5%类风湿关节炎患者可累及胸膜。在男性更常见类风湿性关节炎相关的胸腔积液。在结核低发病率的国家,慢性风湿性积液是假性乳糜(胆固醇)积液最常见的病因,但其外观也可是浆液性或出血性,检测乳状积液的甘油三酯和胆固醇可确诊假性乳糜。检测积液葡萄糖是有用的筛选试验,如葡萄糖浓度>1.6mmol/L,就不可能是类风湿性关节炎性慢性积液。80%类风湿性胸腔积液的积液/血清葡萄糖比值<0.5,pH<7.30。不过在急性类风湿性胸膜炎,积液的葡萄糖和 pH 值可正常;此时检测胸腔积液补体 C4 可能另有帮助,有一项研究显示,C4<0.04g/L 可见于所有类风湿性胸膜疾病的病例,而在对照组 118 例中,却只有 2 例。检测胸腔积液的类风湿因子,其滴度通常>1∶320;但因类风湿因子也可见于其他病因,又往往是血清

浓度的反映，故极少具有诊断性。

2）系统性红斑狼疮：不应常规检测胸腔积液的抗核抗体（antinuclear antibodies，ANA），因其反映的是血清浓度而常无助于诊断（推荐等级：C）；5%～10%SLE 患者首发临床表现为胸膜炎，但又是 25%～30%患者的早期特征，常伴有多系统受累，胸腔积液的量常较少，50%患者为双侧性。尚无能明确区分 SLE 胸膜炎与其他渗出液病因的确定性试验。生化检验无特征性或不一致性。虽然，胸腔积液抗核抗体增高和胸腔积液/血清 ANA 比值增高可提示 SLE 胸膜炎，但也见于恶性胸腔积液。Porcel 等测定 266 例已知病因的胸腔积液患者 ANA 滴度，包括 15 例 SLE 胸膜炎，胸腔积液 ANA 试验的灵敏度为 100%（95%*CI*：97%～100%），特异性为 94%（95%*CI*：91%～97%），但检测血清的结果也相同，故测量胸腔积液 ANA 的价值并未超过测定血清 ANA。

（3）肺栓塞胸腔积液：胸部 X 射线可见 23%～48%肺栓塞患者的胸腔积液。尽管有些病例有中等量和大量积液，但达 90%的病例积液量均很少（<1/3 单侧胸腔）。相对肺栓塞放射检测的栓子，胸腔积液可以是同侧、对侧或双侧性。

最近，用 Light 标准的系列研究发现，肺栓塞胸腔积液毫无例外均是渗出液。然而，积液却无特异性，故无助于诊断。因此，当临床高度怀疑、或对积液行标准检查后，仍诊断未明时，则应继续进行放射学诊断。

4. 乳糜胸和假性乳糜胸

如疑似乳糜胸或假性乳糜胸，应检查胸腔积液的胆固醇结晶、乳糜微粒和测定胸腔积液甘油三酯和胆固醇浓度（推荐等级：C）。如见胸腔积液呈乳状，就须考虑乳糜胸及假性乳糜胸。偶尔，脓胸的浑浊足以与乳糜混淆，此时，可通过离心加以区分，离心后脓胸的上清液清晰，而乳糜性上清液仍呈乳状浑浊，但在饥饿性的患者也可不出现乳状。

真性乳糜积液（乳糜胸）是胸导管或其分支破裂的结果，致使在胸膜腔出现乳糜。外伤，尤其是胸外科术后，可导致约 50%医疗原因包括恶性肿瘤（尤淋巴瘤）的乳糜胸，剩余 50%的原因，大多数是肺结核和淋巴管畸形。乳糜胸常见原因有创伤（胸外科手术，尤其涉及后纵隔如食管切除术；胸部损伤），肿瘤（恶性淋巴瘤、转移癌），其他（淋巴系统疾病，包括淋巴管肌瘤病、肺结核、肝硬化、中央静脉阻塞、乳糜性腹水）和特发性（约 10%）。假性乳糜胸常见原因为结核和类风湿性关节炎。

乳糜胸或潜在原因的诊断，并非像其他渗出性胸腔积液，前者常无法由胸腔镜或胸膜活检确立。在非手术病例，必须作胸部 CT 排除纵隔的病理（尤其是淋巴瘤），淋巴管造影术可显示乳糜泄漏的部位。

必须区分乳糜胸和假性乳糜胸或胆固醇性胸膜炎，后者是胆固醇结晶积聚的结果。类风湿性胸膜炎、结核性胸膜炎是假性乳糜积液最常见原因。假性乳糜胸常源自慢性胸腔积液，且胸膜明显增厚；但也有例外，即无胸膜慢性疾病和增厚，仍可作出假性乳糜胸的诊断。

对积液进行脂质分析可区分乳糜胸和假性乳糜胸，证实了乳糜微粒就确证了乳糜胸，存在胆固醇结晶就诊断了假性乳糜胸。真性乳糜胸甘油三酯浓度常增高（>1.24mmol/L），如甘油三酯<0.56mmol/L，常可排除诊断。无论甘油三酯浓度如何，只要胆固醇浓度>5.18mmol/L 或出现胆固醇结晶，即可诊断假性乳糜胸（表 3-13-20）。乳糜胸可能是继发于肝硬化的乳糜性腹水经膈肌迁移的结果，而此时的胸腔积液常为漏出液。

表 3-13-20　假性乳糜胸和乳糜胸的脂质成分特征

特征	假性乳糜胸	乳糜胸
甘油三酯		>1.24mmol/L
胆固醇	>5.18mmol/L	常低下
胆固醇结晶	常出现	缺如
乳糜微粒	缺如	常出现

5. 良性石棉性胸腔积液

在患者开始暴露于石棉后的 20 年内，常可对良性石棉性胸腔积液作出诊断，与此患病率有关的是石棉短暂潜伏期的剂量，而非石棉相关性的疾病。患者的积液量常小而无症状，多为出血性胸腔积液；积液常在 6 个月内有消退的倾向，遗留弥漫性胸膜增厚的残渣。因尚无确定性的试验，因此，对任何有胸腔积液、石棉接触史、特别有胸痛的患者，只能经长期随访、并应考虑给予患者早期胸腔镜胸膜的活检而确诊。表 3-13-21 总结了单侧胸腔积液其他重要病因的临床特点和胸腔积液的特征。

表 3-13-21 引发单侧胸腔积液的其他重要病因及其临床特点和胸腔积液特征[6]

疾病状态	临床特点	胸腔积液特征	特别检查和处理
冠状动脉搭桥术(CABG)术后早期胸腔积液	在 CABG 术后 30 天内发生。右侧>左侧。大多数量小而无症状。术后 7 天患病率为 89%	渗出物,血性(血细胞比容>5%),常含嗜酸性粒细胞	如患者发热、诉胸膜炎性胸痛或积液量极大,则只进行诊断性穿刺吸取。大多数自行消退
冠状动脉搭桥术术后晚期胸腔积液	在 CABG 术后 30 天后发生,右侧>左侧,可能量大,与呼吸困难相关	渗出物,透明/黄色,淋巴细胞	诊断性穿刺吸取,排除其他病因并确诊。对症状性积液进行重复治疗性穿刺结果通常较好
尿胸	因尿路梗阻,尿液经后腹膜入胸膜腔	积液肌酐>血清肌酐,漏出液,低 pH 值	常随肾梗阻减轻而消退
卵巢过度刺激综合征	危及生命的排卵诱导反应(人绒毛膜促性腺激素或克罗米芬)。可单独胸腔积液(常右侧)或全综合征:大量腹水、肝和肾衰竭,血栓栓塞和急性呼吸窘迫综合征	渗出物,蛋白质和乳酸脱氢酶浓度在渗出液范围内	常需要反复治疗性穿刺吸取以缓解呼吸困难
淋巴瘤相关胸腔积液	积液可与纵隔淋巴结 CT 上的表现有关,但要区分其他胸腔积液原因则常无临床特征	淋巴细胞性,约 40%细胞学阳性;约 15%乳糜胸	胸腔积液流式细胞术和细胞遗传学检查可能有用。胸腔镜胸膜活检虽常阴性,但如诊断不明要排除其他原因

6. 持续性未确诊的胸腔积液处理

即使在包括胸腔镜胸膜活检在内的完整检查后,仍有大量胸腔积液患者被诊断为“非特异性胸膜炎”,因而未做出具体诊断。有一项对 75 例患者进行 2 年随访的回顾性研究,发现只有 8.3%的患者结果是恶性疾病,而大多数(91.7%)非特异性胸膜炎患者的病程为良性,81.8%病例的积液自行消退。对不适于作胸腔镜检查患者,理智的做法是用特异的治疗性诊断(如肺结核、肺栓塞、淋巴瘤和慢性心力衰竭),此类未确诊的胸腔积液有相当数量因恶性疾病所致,因此,严密观察可能是合适的处理方法。

(二)心包腔积液

1. 心包腔积液常规分析与病因,见表 3-13-22。

2. 渗出性和漏出性心包腔积液的鉴别和循证评价

与已确认的评估胸腔积液的生化检验项目相比,有关评价心包腔积液的生化项目的诊断有效性的数据相当缺乏。

表 3-13-22 心包积液常规分析与病因[5]

检验项目	结果变化	病因或特征
常规化学	SG>1.015,蛋白质>30g/L,积液/血清蛋白质比>0.5,LD>2000mg/L,积液/血清 LD 比>0.6	渗出液
细胞学检查	细胞学(积液量大、离心、快速分析可提高诊断率)	肿瘤
生物标志物检查	肿瘤标志物:CEA>5μg/ml 或 CYFRA 21-1>100ng/ml	肿瘤
	腺苷脱氨酶>40 U/L	结核
聚合酶链反应(PCR)	特异性病原体 PCR 检测	结核
微生物检查	抗酸杆菌染色、分枝杆菌培养、需氧和厌氧菌培养	结核;其他细菌

注:这些常规化学试验更常用于胸腔积液确诊而非心包腔积液

Meyers 等研究表明，如积液总蛋白浓度>30g/L、积液/血清总蛋白比>0.5、积液/血清积液 LD 比>0.6、LD>300U/L，则可诊断为渗出性心包积液，反之为漏出性心包积液。诊断准确率(87%)最高是心包积液/血清 LD 比>0.6。应谨慎地解释这些结果，因回顾性研究可能有偏倚，可导致结论不正确。

在一项前瞻性研究中，用 Light 标准鉴别心包积液性质，诊断效率为 94%，确定渗出液的灵敏度为 98%、特异性为 72%。但当 Light 标准用于接受利尿剂治疗的患者时，可将渗出液错误地判断为漏出液，此时，如改用 SEAG 确定心包渗出液，则灵敏度为 90%，特异性为 89%，说明 SEAG 指标优于 Light 标准。

Ben-Horin 等对选择性择期心脏手术患者的生理性心包积液研究发现，心包积液小分子物质(即尿素、尿酸、葡萄糖、肌酐)的浓度与血清类似；心包积液 LD 浓度为血清 LD 的 2.5 倍，总蛋白浓度为血清浓度 60%；认为心包腔积液/血清 LD 比、心包腔积液 LD 和心包积液/血清总蛋白比这些指标对积液性质的判断准确度不能令人满意。鉴于此，当用 Light 标准心包积液 LD 和总蛋白指标进行解释时需谨慎，因这些指标的浓度在心包漏出液和渗出液之间有重叠。

(1)疑似恶性疾病：应作细胞学及肿瘤标志物(CEA、AFP、CA72-4、CA 125、CA 15-3、CA 19-9 等)检查。肿瘤性积液低浓度 ADA 和高浓度 CEA 可与结核性积液鉴别。此外，高浓度 ADA 可预测心包缩窄的趋势。

(2)疑似肺结核：应作抗酸杆菌染色、培养或放射生长指数检测(如 BACTEC-460)、ADA、γ-干扰素(IFN-γ)、心包溶菌酶，以及 PCR 结核分析(证据等级：B；推荐等级：Ⅰ)。在心包积液病因中，特别重要的是肺结核，因此病如不治疗，死亡率很高，是一种高危的疾病，并有趋向缩窄性心包炎的高危风险(30%～50%病例)。

(3)疑似细菌感染：至少须做 3 份心包积液及血液需氧菌和厌氧菌培养(证据等级：B；推荐等级：Ⅰ)。建议对侵心性病毒作 PCR 分析(证据等级：B；推荐等级：Ⅱa)，但在临床实践很少使用。心包积液渗出液的比重(0.1015)、蛋白浓度(30g/L)、心包积液/血清蛋白比(>0.5)、LD(>2000mg/L)，心包积液/血清 LD 比(>0.6)和葡萄糖可区分漏出液，但不能直接诊断(推荐等级：Ⅱb)。细菌培养阳性的脓性心包积液的葡萄糖浓度明显低于非感染性的积液。白细胞计数在炎症和感染性疾病极高，而在黏液性水肿极低。

(三)腹腔积液

1. 诊断和鉴别诊断

疑似新发的腹腔积液基于病史和体格检查，采用腹腔穿刺和(或)超声波检查加以确认。腹腔积液病因诊断有赖于病史、体格检查和实验室腹腔积液分析(表 3-13-23)。正常情况下，极少需要其他试验。常用影像学检查肝脏，作为筛查肝硬化门静脉高压症、肿瘤、门静脉血栓形成和肝静脉血栓形成的形态学证据。

表 3-13-23　腹腔积液实验室检查项目[8]

常规项目	(疑有感染时)可选项目	非常用项目	无益项目
细胞计数和分类	血培养	抗酸染色和培养	pH 值
清蛋白	葡萄糖	细胞学	乳酸
总蛋白	乳酸脱氢酶	甘油三酯	胆固醇
	淀粉酶	胆红素	纤连蛋白
	革兰染色		黏多糖

尽管腹腔积液的病因多数是肝硬化，但非肝病病因也约有 15%，包括癌症、心脏衰竭、肺结核或肾病综合征。约 5%腹腔积液患者有 2 种或以上病因，即"混合性"腹腔积液。这些患者常有肝硬化再合并另一种病因，如腹膜转移癌或腹膜结核。许多腹腔积液患者最终被发现有 2 种或 3 种腹腔积液病因，如心力衰竭、糖尿病肾病及由非酒精性脂肪性肝炎所致的肝硬化，所有这些诱发因素导致了钠水潴留，而单一因素可能不足以引起过量的腹腔积液。

腹腔积液(包括男性患者)或胸腔积液的血清 CA-125 均增高；腹腔积液控制后，则 CA-125 急剧下降，故腹腔积液患者不应测定血清 CA-125。由于腹腔积液压力，积液间皮细胞增多，但无特异性，而间皮细胞异常的女性患者，剖腹手术时常发现的是肝硬化而非卵巢癌，因肝硬化是形成腹腔积液最常见的原因。

2. 自发性细菌性腹膜炎诊断评价

腹腔积液出现多形核白细胞(polymorphonuclear leukocyte，PMN)计数增高(≥0.25×10^9/L)、无明显的腹腔内手术治疗的感染源，即可作出自发性细菌性腹膜炎(spontaneous bacterial peritonitis, SBP)的诊断。腹腔积液的尿试纸 PMN 检测或/和自动化细胞计数可提高腹腔积液早期感染的检出率。传统尿试纸 PMN 检测的诊断灵敏度差(<50%),专为腹腔积液检测 PMN 设计的新试纸,白细胞计数已校准至 $0.25\times10^9/L$,故检测灵敏度达100%,但尚需进行确证。

腹腔内体液的积聚称为腹水,形象地表述此类患者肿胀的腹部。约 80%~85%患者为肝硬化,10%为肿瘤,3%为心力衰竭。腹水形成非常复杂。门静脉高压使血管内液体流出,引起肝脏和肠道水肿。肝脏和肠道是形成腹水来源。当这些体液进入腹部后由淋巴系统吸收。当进入腹部的体液超过淋巴系统的吸收能力,体液进入腹腔形成腹水。

(四)支气管肺泡灌洗液

支气管肺泡灌洗(BAL)是使用支气管镜从远端气道和肺泡的衬液回收含有肺上皮表面免疫组分的细胞和可溶性物质。得到的标本与支气管内或经支气管的活检组织标本以及血循环内的细胞和免疫组分相关联。

对疑为间质性肺病(感染性、非感染免疫性或恶性病因)患者而言,BAL 是一种安全、微创诊断技术。此外,支气管镜技术可提供疾病诊断特定依据,如肺泡蛋白沉积症,朗格汉斯细胞组织细胞增生症,肺泡出血或灰尘暴露。也可作为高分辨率电子计算机断层扫描(CT)技术的补充,或用于排除诊断某些疾病,并且有助于判断是否须要做手术活检。

根据 BAL 获得的相对简单的检验参数就可确定肺实质的细胞和形态学变化,这些信息很难用其他方法获得。对 BAL 进行细胞分类以及淋巴细胞亚型分类,为间质性肺病的鉴别诊断和活动状况分析提供重要的依据。

传统检查信息有助于对目前结果解释。先前(过去两周内)采取 BAL 可能会导致下呼吸道局部炎症,应进一步检测中性粒细胞。

有报道称吸烟人群巨噬细胞形态出现变化(如嗜碱性或夹杂烟尘)。此外,也应记录职业暴露于矿物质(如石灰、煤灰、石棉、矿物纤维)情况。使用类固醇或其他免疫抑制药物会影响 BAL 液成分,应作好记录。

对检查结果解释,应结合支气管镜的宏观的结果。当怀疑肿瘤浸润、脓性分泌物或出血时,这些信息是非常重要的。此外,灌洗解剖部位很重要,应在所有的申请单中记录。

BAL 检验可诊断很多特定的疾病,如某些感染[肺孢子虫、巨细胞病毒(cytomegalovirus, CMV)、抗酸杆菌和真菌]和恶性肿瘤。肺泡蛋白沉积症和肺出血综合征在 BAL 中也有相对特异的表现(表 3-13-24~表 3-13-26)。在其他疾病中,BAL 发现也能强烈提示疾病,如结节病患者的 CD4/CD8 比常>3.5~4.0,过敏性肺炎常伴极高淋巴细胞和 CD4/CD8 比率颠倒,嗜酸性肺炎患者的嗜酸性粒细胞常>25%,肺炎常伴极高中性粒细胞。BAL 也可用于各种粉尘暴露患者的评价,包括光学显微镜识别颗粒,如石棉颗粒或矿物学分析。BAL 还可用于呼吸机相关性肺炎的判断,若细胞内出现微生物,是一种快速和特定试验,具有很高的阳性预测值。

支气管肺泡灌洗液的优点是明显的,特别适用于进一步研究肺部免疫反应。因标本采集技术相对较简单,许多非细胞成分可做基因组学和蛋白组学研究。

表 3-13-24 支气管肺泡灌洗液检查结果与疾病诊断[3]

支气管灌洗液发现	诊断
肺孢子菌、其他真菌、CMV 包涵体	机会感染
乳白色液体,PAS 阳性非细胞小体、蛋白样物质、部分泡沫状巨噬细胞	肺泡蛋白沉积症
含铁血黄素巨噬细胞、红细胞吞噬、游离红细胞	肺泡出血综合征
实体肿瘤恶性细胞、淋巴瘤、白血病	恶性肿瘤浸润
巨噬细胞含灰尘颗粒,一定量石棉小体	灰尘暴露
嗜酸性粒细胞>25%	嗜酸性粒细胞肺病
加铍淋巴细胞转化试验阳性	慢性铍病
CD1 阳性 Langerhans 细胞增加	朗格汉斯细胞组织细胞增生症

表 3-13-25　BAL 不同细胞类型的临床意义

细胞类型	临床意义
淋巴细胞	结节病、过敏性肺炎、慢性铍病、结核、结缔组织病、药物诱导性肺炎、恶性肿瘤浸润、矽肺病、Crohn 病、原发性胆汁性肝硬化、HIV 感染、病毒性肺炎
嗜酸性粒细胞	嗜酸性肺炎、Churg-Strauss 综合征、高嗜酸性粒细胞综合征、变应性支气管肺曲菌病、原发性肺纤维化、药物诱导反应
中性粒细胞(+嗜酸性粒细胞)	原发性肺纤维化、脱屑性间质性肺炎、急性间质性肺炎、急性呼吸窘迫综合征、细菌性肺炎、结缔组织病、石棉肺、Wegener 肉芽肿病、弥漫性泛细支气管炎、迁徙性闭塞性细支气管炎、原发性闭塞性细支气管炎
混合细胞	细支气管炎伴机化性肺炎、结缔组织病、非特异性间质性肺炎

表 3-13-26　特定疾病支气管肺泡灌洗液的特征

方法	标本类型	表现	提示诊断
大体观察	未处理 BAL	进行性红细胞增加,按瓶次序	肺出血
		牛乳状不透明外观,静置后见白色物质	肺泡蛋白沉积症
		浑浊物质,低速离心后透明	小结石病
		油状物质,上面油水相分层	脂类物质/类脂质肺炎
	离心细胞团块	黑色外观	暴露于明显的含碳物质
流式细胞仪	BAL	CD1a 阳性细胞>5%	Langerhans 细胞组织细胞病
		CD4/CD8 比率增加	结节病(特别是>3.5~4.0)、铍病、石棉诱导肺泡炎、肺泡蛋白沉积症、克罗恩病、结缔组织病
		CD4/CD8 比率正常	结核、淋巴管癌
		CD4/CD8 比率减低	过敏性肺炎、药物诱导性肺炎、BOOP、矽肺、HIV 感染

(胡晓波　王　青　姚怡婷　熊立凡)

参考文献

1. CLSI. Body fliud analysis for cellular composition: H56-A [M]. Wayne, PA: Clinical and Laboratory Standards Institute, 2006.
2. Galagan K A, Blomberg D, Cornbleet P J, et al. Color atlas of body fluids an illustrated field guide based on proficiency testing [M]. Northfield: College of American Pathologists, 2006.
3. CLSI. Analysis of body fluids in clinical chemistry: C49-A [M]. Wayne, PA: Clinical and Laboratory Standards Institute, 2007.
4. Kopcinovic L M, Culej J. Pleural, peritoneal and pericardial effusions-a biochemical approach [J]. Biochemia Medica, 2014, 24(1): 123-137.
5. Imazio M, Adler Y. Management of pericardial effusion [J]. Eur Heart J, 2013, 34: 1186-1197.
6. Light RW. Pleural Effusion [OL]. [2014-09]. [2015-12-09]. http://www. merckmanuals. com/professional/pul

monary-disorders/mediastinal-and-pleural-disorders/pleural-effusion

7. British Thoracic Society Pleural Disease Guideline Group. British Thoracic Society pleural disease guideline 2010 [J].Thorax,2010,65(Suppl 2):ii1-ii3.
8. Runyon B A,AASLD.Practice Guideline:management of adult patients with ascites due to cirrhosis:Update 2012[J/OL].Hepatology,2009,49(6):2087-2107.[2009-01-23].[2015-12-09]. http://onlinelibrary. wiley. com/doi/10.1002/hep.22853/full.

第十四章

精液和前列腺液检验

精液和前列腺液检查有助于男性生殖系统疾病和不育症的诊治以及男性节育效果的评估和体外辅助生殖技术的筛选应用，也可用于法医学研究。

第一节　精液检验

精液常规检查可用于评估不育症、输精管切除术后效果、捐精的质量和法医学研究（如精液DNA分析）。熟悉男性生殖道有助于理解精液理学、显微镜和化学检查的异常。

精液主要由来自睾丸、附睾、精囊和前列腺，以及少量来自尿道球腺的分泌物组成。精液化学成分构成复杂，某些成分（如果糖）具有特殊功能，其他成分（如前列腺素）的功能尚不清楚。

睾丸是一对位于体外悬系于阴囊内的腺体，其在体外位置可得到较低器官温度，而精子形成需较低的器官温度。睾丸既有分泌精子的外分泌功能，又有分泌睾酮的内分泌功能。两个功能相互依赖，并受卵泡刺激素和黄体生成素的调节。完成这两个功能的细胞是完全不同的。精子生成受输精管塞尔托利（sertoli）细胞调节，而男性睾酮生成和分泌由睾丸间质内输精管间莱迪希氏细胞完成。

输精管上皮的塞尔托利细胞互相紧密连接，将输精管分成两个不同的室腔：基底室（如生殖细胞层）和近腔室（如最接近管腔的上皮）。此屏障限制了提供营养的化学物质、激素和正常精子生成必需的其他物质从血液自由进入管腔，控制了精母细胞从生殖细胞层进入近腔室，同时会持续产生一种能将新产生不动的精子带入输精管管腔并达到附睾的液体。

无数盘绕的输精管上皮由塞尔托利细胞和精子细胞组成。精原细胞朝管腔缓慢移动，大小发生变化，经有丝分裂产生更多的精子细胞。随核的修饰和细胞重组，精子细胞最终分化为不动的精子。

当塞尔托利细胞释放精子到输精管管腔内，是不动和幼稚的。塞尔托利细胞把精子带入附睾管网中，幼稚精子最后成熟为有活力的精子；同时附睾分泌胆碱和乙酰胆碱到管腔中，尽管这些化学物质真正的作用仍需阐明，但其含量异常与不育有关；附睾的其他作用包括浓缩精子和精子储存。输精管切除术后，附睾是白细胞浸润和吞噬精子的场所。

附睾最终形成一个连接输精管的单一通道。输精管把精子从附睾运送到射精管，输精管位于膀胱下端，精囊分泌物注入射精管。然后两个射精管通过前列腺且连同前列腺分泌的物质流入前列腺尿道。前列腺前所有结构（如射精管、精囊、睾丸）都是双侧的。

精囊和前列腺是男性生殖系统的副腺，依赖睾酮，其生产和储存的精囊液为精子提供主要运送介质液体，约占精液量的70%，富含核黄素，核黄素使精液呈灰色或灰白色，并使精液在紫外光下呈绿白色荧光。精囊液另一特点是富含对精子起营养作用的果糖。精囊分泌的不同蛋白质在精液凝固方面起作用，而前列腺素的作用尚需进一步研究。

前列腺液约占精液量的25%。此乳白色弱酸性液体的主要成分是柠檬酸、酶，尤其是酸性磷酸酶和蛋白水解酶、蛋白质和锌。精液含有高浓度酸性磷酸酶，可藉此用于精液的鉴别。前列腺液中蛋白质和某些酶在精液的凝固方面起作用，而蛋白水解酶在液化方面起作用。锌主要由前列腺分泌到精液中，睾丸和精子也提供一些。精液中锌含量可用以评估前列腺功能，精液锌水平下降与前列腺疾病有关。

总之,精液是一种运送精子的复合体液,精囊液和前列腺液是精液主要组成者。睾丸产生的精子是成熟精子,且在附睾中浓缩,只占一次射精量的一小部分。射精时,相对大量的精液可稀释精子,使精子活动力提高,若未恰当稀释,精子活动力显著减低。精子生成和成熟(从最初的精母细胞到成熟的、能动的精子)时间约为90天。

一、标本采集与处理

精液标本采集与处理的内容包括患者准备、标本采集容器、标本采集方法和质量保证措施。

(一)患者准备

为减少外界温度和标本收集至检测时间过长对精液检查结果的影响,标本采集应在靠近实验室比较私密的房间内进行,以缩短标本从采集到检测所需时间。标本采集时间应为禁欲至少2天,最长不超过7天。如需复查,每次禁欲天数应尽可能相同。提供患者明确、书面或口头的采样指导说明,应强调标本收集应完整,如有标本丢失应及时告诉医生。

(二)采集容器

采集于干净、对精子无毒性、广口、玻璃或塑料容器或专用避孕套。微生物培养的精液标本应收集于无菌容器内。

(三)标本采集

1. 诊断和研究用标本采集

用手淫法取精液,并射入洁净、广口的玻璃或塑料容器中。应实验证实容器对精子没有毒性作用。盛有精液的容器应放置在20℃~37℃环境中,以免温度变化影响精子活力,容器必须标明受检者姓名[和(或)身份证号码)以及标本采集日期和时间。将盛有精液标本的容器置于孵育器或水浴箱中,待其液化。报告中应注明标本采集是否完整,尤其是富含精子的最初部分,如有丢失应禁欲2~7天后重新采集。

2. 微生物检测用标本采集

应避免精液以外物质(如皮肤)污染标本容器,吸头和用来混匀的吸管同样要进行消毒。需按下列步骤操作:①排尿;②用肥皂清洗手和阴茎;③冲去残留肥皂;④用一次性毛巾擦手和阴茎;⑤将精液射入干净容器中。

3. 家中标本采集

对取精困难者,可在家中进行标本采集。除上述应有的告知外,还应对已标上姓名和身份号的容器称重,然后交给患者。患者应记录采集时间,并在1小时内送至实验室。运送途中,标本应保持20~37℃。报告应明确注明标本采集地点。

4. 用避孕套采集标本

手淫法采集精液有困难时,可采用避孕套通过性交法获取精液。只能用对精子无毒性的避孕套采样,这种避孕套现已有售。应告知患者使用避孕套的方法,以及标本转运要求。应记录标本采集时间,并在1小时内送至实验室。运送要求同上述,报告应注明标本采集方法为避孕套法,并注明采集地点。

二、理学检查

精液液化后经简单观察应立即进行检查分析,最好在30分钟内完成,不超过1小时,以免水分丢失或温度变化,影响精液质量。

(一)量

精液体积的精确测量对评估精液非常重要,否则影响精子总数和非精子细胞计数。最佳办法是采集标本容器称重法。假设精液密度为1g/ml,而精液密度的变化范围为1.043~1.102g/ml。此外,可直接测量精液体积,将精液直接射入广口、带刻度锥形量筒中,从量筒上可直接读取数值(精确到0.1ml)。

(二)外观

正常精液液化后应呈均质、灰白色外观。如精子密度很低,精液可透明些;如有红细胞,精液可呈红褐色;如有黄疸或服用某些维生素,精液可呈黄色。

(三)黏稠度

精液液化后,用口径约1.5mm的塑料吸管缓缓将精液吸入,观察在重力作用下,精液形成的黏液丝长度。正常时,液滴呈不间断下落,异常时黏液丝长超过2cm。也可用玻璃棒观察插入精液提起形成的黏液丝长度。部分不液化标本,精液黏稠度不随时间延长而改变,高黏稠标本减低黏稠的方法与处理精液液化时间延长方法相同。

(四)液化时间

精液射入容器后立即形成半透明凝块,通常在室温下数分钟内,精液开始液化(变稀),此时可见精液中有不均匀凝块。随不断液化,精液将变成均匀水样物,最后形成很小的凝块,室温下

15分钟内通常能完全液化，很少超过60分钟。在家里或专用避孕套采集的标本常在送达实验室时已经液化。正常精液可含有不液化的胶冻状颗粒，此现象没有任何意义。出现黏液丝可干扰精液分析。

精液不液化或液化延迟，使精液分析不易进行，需用机械混匀或酶消化法处理。具体方法是：①在精液中加入等量培养液（如磷酸盐缓冲液），用加样器反复吹打可使某些标本液化；②用18或19号针头的注射器对精液反复抽吸6~10次，也可降低精液均匀状态；③将10IU/ml蛋白水解酶（EC 3.4.22.32）如菠萝蛋白酶（bromelain）加入等体积精液中，搅拌混匀后37℃孵育10分钟。对液化确有困难的精液，将标本与酶按1∶2比例混匀，37℃孵育10分钟，即可液化，再做进一步检测。

三、显微镜检查

建议使用相差镜对所有未染色的新鲜精液标本进行检查，筛检时采用低倍镜视野（放大100倍）对标本进行观察，包括：①黏液丝形成；②精子凝集；③非精子细胞，如上皮细胞、圆形细胞（白细胞和未成熟精子细胞）和断裂精子头部或尾部；④评估精子活力；⑤根据精子计数要求决定稀释倍数。

（一）精子总数

每次射精时精子总数和精子浓度与妊娠时间和妊娠率有关，可预测受孕情况，该结论已为生殖率与精子总数间关系的资料证明。

射精时，精子总数可通过评估精液得到的精子密度来计算。在男性生殖道是通畅且禁欲时间短的情况下，每次射精时精子总数与睾丸容积有关。所以，精子总数是衡量睾丸生成精子能力和男性生殖道通畅与否的指标。精液中精子浓度受精囊和前列腺分泌物多少影响，故并非是睾丸功能的特异性指标。

精子总数的操作原则为：①在玻片上涂抹液化后未稀释的混匀精液，加盖片后镜检，确定适用的稀释度和计数板。即为鉴定精子活力的湿片。②将精液与加入固定剂的稀释液混合。③将精液充入血细胞计数板中。④在10~15分钟内评估标本，否则干燥后会在计数池内出现明显精子痕迹。⑤每次至少计数200个精子，以控制计数变异在可接受误差范围内。⑥计算每毫升精液中精子密度。⑦计算每次射精的精子总数。

（二）精子密度

宜计算和报告精液中精子密度。虽精子密度与睾丸功能无关，但与受精率和妊娠率有关。

精子密度（C）是指精子总数（N）除以计数精子所在的精液体积（n），再乘以稀释倍数，计算公式为：

$$C=(N/n)\times(1/20)\times\text{稀释倍数}$$

（如大方格每行容积约为20nl）

式3-14-1

如稀释倍数为5倍，精子密度 $=(N/n)\times(1/20)\times5=(N/n)\times(1/4)/\text{nl}$（或 $10^6/\text{ml}$）；稀释倍数为20倍，精子密度 $=(N/n)\times(1/20)\times20=(N/n)/\text{nl}$（或 $10^6/\text{ml}$）；稀释倍数为50倍，精子密度 $=(N/n)\times(1/20)\times50=(N/n)\times2.5/\text{nl}$（或 $10^6/\text{ml}$）。

（三）精子活力

精子活力与妊娠率有关，评估应在精液液化后尽快进行（最好30分钟内），务必在射精后1小时内进行。防止时间过长，因脱水、pH及温度变化而影响结果。

精子活力测定的原则为：①将精液标本混匀。②立即（防止精子沉淀）取出一份。③重新搅拌剩余精液标本，取出另一份。④将两份标本分别滴在约20μm深的玻片上。⑤待标本停止悬浮（1分钟内）。⑥用200或400倍相差镜观察玻片。⑦每个标本约评估200个精子，以便算出不同类型精子百分比。⑧若标本观察值变异系数在可接受范围内，记录数据，否则重新制片。

（四）精子存活率

精子存活率评估通过检查精子细胞膜完整性来完成，通常每个精子都可评估存活率。当极其活跃型精子比例<40%时，评估精子存活率就非常重要。精子存活率评估可检验精子活力评估的正确性，死精子比例不应超过完全不动精子比例，活精子比例应超过运动精子比例。

精子存活率的评估应在精液液化后尽快进行，最好在30分钟内，务必在射精后1小时内完成。防止时间过长，因脱水、温度变化对评估结果产生影响。

精子细胞膜完整程度采用染料拒染法或低渗肿胀法来评估。染料拒染法原理是基于受损细胞膜，如死亡细胞膜，允许染色液进入细胞中；低渗肿胀法原理是基于低渗溶液中只有拥有完整细胞膜的细胞才会肿胀。低渗肿胀试验(hypo-osmotic swelling test,HOS)作为染料拒染法替代试验,膜完整精子在低渗液中5分钟内发生膨胀,30分钟内所有尾部形态是稳定的。

两种方法的参考区间很接近,精子存活率(膜完整精子)的参考区间下限为58%(95% *CI* 为55%~63%)。

(五)精液形态学

精子形态学检查常需制备精液涂片,待涂片空气干燥后,固定和染色,如需长久保留涂片可封片。在低倍视野下观察涂片,计数200个精子,并区分正常或异常形态精子。

黏稠的精液标本会造成涂层厚度不均,无法获得质量很好的涂片。可将黏稠或杂质很多的标本进行洗涤,以减少背景干扰。有时,杂质和大量颗粒物(如非常黏稠的标本)可导致精子头部聚集,使分类困难。

一旦精液涂片空气干燥固定后,需染色以显示精子的精细结构。推荐采用巴氏染色、Shorr 染色或 Diff-Quick 染色。光镜下染色的精子顶体区呈淡蓝色,顶体后区呈深蓝色,中段偏红色,尾部呈蓝色或淡红色。残余胞质常位于头部后面,且包绕中段,巴氏染色常呈粉红色或红色,Shorr 染色呈粉红至橙色。

1. 精子形态学分析

(1)正常形态的精子:因缺乏客观指标、有理解认识差异和无法实现室间质评,所以,精子形态评价很困难。推荐的正常/异常简单分类方法是:正常形态精子包括头部、颈部、中段、主段和尾段正常。光镜下很难见到尾段,可认为精子由头部(含颈部)和尾部(含中段和主段)构成,只有头部和尾部都正常,才可认为精子是正常的。所有临界形态都可认为是异常的。其中:①头部:外形上是平滑、弧度规则、大体上呈椭圆形。顶体部分边界清晰,且占头部面积40%~70%。顶体区域应没有大空泡,小空泡不超过2个,空泡面积不超过精子头部20%,顶体后区没有任何空泡。②中段:是纤细规则的,长度与头部相同。中段主轴应与精子头部主轴相连。胞质残余体过多时(超过精子头部1/3)才认为是异常的。③主段:直径一致,比中段细,长度约为45μm(约为精子头部长度的10倍),可有自然弯曲,且无成角弯折(有成角弯折提示鞭毛破损)。

(2)异常形态的精子:生精功能缺陷和某些附睾病变常导致精子异常率增高。有各种不同的异常形态,并常常是混合型的。异常形态精子常授精能力差,并与某种异常有关,也可携带异常DNA。形态异常伴精子DNA碎片增高,提示染色体结构缺陷、染色质不成熟和凋亡增多。

异常形态的精子可分为:①头部畸形:大或小、锥形、梨形、圆形、无定形、有空泡(>2个空泡或>20%头部区域为未染色空泡)、顶体后区有空泡、顶体区域过大或过小(<40%或>70%头部区域)、双头或以上任意组合;②颈部和中段畸形:中段和头部连接点非中点、粗或不规则形、成角弯折、异常纤细或以上任意组合;③主段畸形:短尾、多尾、断裂、光滑发夹样弯曲、成角弯折、宽度不规则、卷曲或以上任意组合;④胞浆残余体过多(excess residual cytoplasm,ERC):与生精过程缺陷有关,精子有大量不规则的、能被染色的胞质成份,占精子头部大小的1/3或更多,常伴中段畸形,这种异常不能称为胞质小滴。

2. 精子外其他细胞形态学分析

精液中除精子外,还有其他细胞成分,如来自泌尿生殖道的上皮细胞,和所谓"圆细胞"(包括白细胞和幼稚细胞)。通过涂片染色油镜识别或过氧化物酶染色或CD45抗原免疫标记精确识别和定量。

(1)白细胞数量评估:大多数患者的精液中有白细胞,尤其是多形核白细胞(polymorphonuclear leucocyte,PMN)。巴氏染色后可与精子和精母细胞区分。根据染色性不同、核大小不同和核形态不同可初步区分,其中PMN染成蓝色,精子和精母细胞染成粉红色。

另一种检测精液中白细胞数量的方法是过氧化物酶染色。该技术作为一种初筛技术是相当有价值的,试验操作简便快速,且价格便宜,能区分白细胞和精子细胞。缺点是不能检测下列白细胞:①脱颗粒的、活化的PMN;②不包含过氧化物酶的其他类型白细胞,如淋巴细胞、巨噬细胞和单核细胞。虽然,目前没有男性精液中过氧化物酶阳性细胞数的参考区间,但公认值通常是 1.0×10^6/ml。

过氧化物酶染色基本操作方法是:①充分混匀精液标本;②将0.1ml精液与0.9ml染色液混匀(1∶10稀释);③轻轻混匀10秒,室温下孵育20~30分钟,或在摇床上混匀;④在血细胞计数板上估算过氧化物酶阳性细胞的数量,至少计数

200 个过氧化物酶阳性细胞，以减少计数误差。过氧化物酶阳性细胞呈棕色，阴性细胞不着色；⑤精液中过氧化物酶阳性细胞数 = [计数板中阳性细胞数量(N)×稀释倍数]/所观察方格的总体积。如计数了 9 大格，精液中过氧化物酶阳性细胞数/μl = [计数板中阳性细胞数量(N)×10]/0.9μl；⑥方法灵敏度：如每个计数池中过氧化物酶阳性细胞数少于 25 个，即浓度<278 个/μl 时，抽样误差达 20%的定量检测限(limit of quantity，LoQ)，应报告“过氧化物酶阳性细胞数量太少而无法确定”的结果。

其他检测白细胞的方法更费时、费钱，如免疫细胞化学法，临床很少应用。

(2)幼稚精子细胞评估：幼稚精子细胞包括圆形精子细胞和精母细胞，精液涂片巴氏染色按核大小可初步区分，如精原细胞核约 8μm(罕见)，精母细胞核约 10μm，精子细胞核约 5μm，但受核退化和分裂的影响。圆形精子细胞也可通过精子顶体反应、凝集素或特异性抗体染色等特殊技术加以鉴别。

(六) 病原体检查

1. 人类免疫缺陷病毒(HIV)

HIV-1 检测常用 ELISA 法检测 HIV-1 抗体。ELISA 法阳性结果需复测。若复测结果也阳性，报告为重复检测阳性反应，必须再用更特异的试验确认(如 Western blot 或免疫荧光法)。只有 ELISA 法复测阳性，且 Western blot 或免疫荧光法阳性才能认为是 HIV 阳性，并提示 HIV 感染可能。可疑结果可能是 HIV 感染者有不完全抗体反应或非 HIV 感染者的非特异性反应。

2. 淋病奈瑟菌

淋病奈瑟菌是一种苛氧革兰阴性球菌，需培养来证明。寄居于人类 11 种奈瑟菌只有 2 种是致病菌。淋病奈瑟菌是淋病的致病菌，可通过性接触传播。

(七) 质量保证和建议

因精液检验操作复杂，难于标准化，因此应开展室内质控，以发现和纠正系统误差和随机误差。另外，不同实验室在精子浓度和形态学检查方法上差异很大，因而有必要改进质控方法，开展标准化工作。

影响检验结果的主要因素有：①标本未混匀、取样和计数量不当；②无质量保证计划、未编写标准操作规程(standard operation procedure，SOP)并遵照执行；③开展室内质控，未按不同检验项目的要求和质量目标，选择合适的质控品和质控规则；④仪器保养和校准不当；⑤仪器使用不正确；⑥未对检验人员进行培训和指导，如标本采集、运送、处理、计数、形态识别、精子活力和活动度的判断、质控品选择、质控方法选择、质控图绘制、质控规则使用、失控识别和控制、失控原因分析及其处理等；⑦未参加室间质评计划，对不符合结果未处理。

在日常工作中，应通过室内质控和室间质评对精子浓度、形态和活力等参数进行监测。

1. 误差的原因

造成精子浓度、活力、存活率和形态评价结果不精密的主要原因是精液、固定液或精子随机分布。标本混匀或取样也可导致误差，提高混匀或取样技术可减小误差。增加精子计数量也可减小抽样误差。

2. 制定质量保证计划

制定和实施连续的质量保证计划是得到可接受结果的最好方法，包括定期对实验室提供的数据、服务质量和适宜性进行监测和评价。持续监测和评价不仅可检出和纠正误差，而且有助于预防误差的发生。

质量保证计划应包括描述实验室的组织结构图，列出不同职位(岗位描述)所需技术要求，制订继续教育、员工发展和培训计划，制订各种仪器试剂操作的 SOP。其中，编写的 SOP 应包括转诊记录、患者信息、患者预约表、方法分析性能、结果报告、新员工培训、设备检测和监测、质控图使用和失控分析等方面。如显微镜、离心机、移液器、天平、冷冻机、冰箱和应急设备(如洗眼器和冲淋器)等设备的 SOP 应包括所有设备的运行条件、日常检查、校准时间表和设备维护日志等。

3. 室内质量控制的设计

按国家、地区推荐的或认可机构强制的要求开展室内质控，如某些法规要求每日检测患者标本前要做质控或用 1%~5%标本重复检测作为室内质控方法。

(1)室内质控主要用于：①日常监测各类检验人员检测结果的重复性；②引进新设备、新试剂或供应品或建立检验程序时；③日常实践中，质控频率取决于工作量大小(表 3-14-1)，通常质控项目是精子浓度、形态、活力和存活率，不同质控方法的优先权见表 3-14-2。使用计算机辅助精液分析(computer aids sperm analysis,CASA)系统的实验室应遵循厂商推荐的室内质控要求。

表 3-14-1 室内质控的频率要求

频率	要求
始终	监测和纠正结果
每周/每月	不同检验人员之间的重复性精密度
每月/每季度	关注平均值
每季度/每半年	参加室间质量评价(EQA)
每半年/每年	移液器、计数板或某些设备的校准

注:EQA:external quality assessment,室间质量评价

表 3-14-2 不同质控方法的优先权

项目	标本	靶值	正确度	精密度	优先权(1>2>3)
浓度、形态学、活力、存活率	新鲜标本	无		s 图,双因素方差图	1
	储存标本	有	$\bar{x}$ 图	s 图	3
	EQA	有	$\bar{x}$ 图	s 图	2

(2)常用质控品有:

1)商品质控品:提供了厂家建立的均值和变异范围。优点是既可评价精密度又可评价正确度,实验室应建立自己的质控图来评价精密度,可使用厂家推荐的范围来评价正确度;缺点是费用高且不易获取。

2)自制质控品:优点是费用低,可按需针对性生产;缺点是靶值未知。推荐制备一个正常浓度(如精子浓度 50×10^6/ml)和一个临界值浓度(如精子浓度<15×10^6/ml)的质控品。其中:①储存标本:可购买或自制,用于精子浓度、精子活力、精子形态和精子存活率评价。精子浓度标本采用不同精子浓度的精液标本通过稀释或混合制成,但可能会发生精子凝集;精子形态标本采用空气干燥固定染色的精液涂片标本;存活率标本采用伊红-苯胺黑染色的精液涂片标本;精子活力采用记录在磁带、CD 或 DVD 上的临床或室间质评组织者提供的标本。②新鲜标本:将同一份精液标本分成几份,让多名检验人员对几份分样同时进行检测,可用于精子浓度、精子活力、精子形态和精子存活率的评价。因精子活力随时间而减低,用新鲜标本进行精子活力评价通常很难,用多头显微镜可实现多名技术人员同时对同一份精液标本在同一视野中进行评价。

(3)常用质控规则有:①有一个点落在 3s 外,提示有一个突然增大的漂移;②连续 3 个点中有 2 个点落在控制限外;③连续 2 个点落在控制限外;④连续 8 个点落在中心线的同一侧,提示结果有逐渐变化的趋势或漂移。

(4)失控原因和处理:失控的可能原因有:①标本未充分混匀,如标本黏稠或有凝集;②技术差,如加样错误、记录错误、制片不当或计数板处理不当;③培训不到位,如精子计数方法、正常精子形态或精子存活率判断标准等不一致;④设备变异,如移液管老化或未校正、显微镜未对准或天平/量筒不正确;⑤质控品变质;⑥检验程序或实验室环境变化。

失控处理方法:当失控发生时,如问题不明显,可重测质控品以检查第一次测定结果是否正确,如仍失控,要按下列步骤查找原因,采取纠正措施或预防措施:①建立检验程序的流程图;②从流程图上识别可能的变异来源,推断可能的失控原因,制定计划以减小变异;③收集更多数据,重新制作质控图。

4. 室间质量评价

室间质量评价(EQA)或外部质量控制或能力验证试验是实验室与其他实验室之间的结果进行比较,以揭示实验室可能存在的不明显的正确性问题,起到监测方法正确性和稳定性的目的。

(1)结果评价:可给出偏倚(源于赋值差异)不同方面的结果,包括:①偏倚指数得分(bias index score,BIS):偏倚除以选定变异系数×100,可正可负;②变异指数得分(variance index score,VIS):与 BIS 相似,但是正的;③平均运行 BIS 或 VIS(mean running BIS or VIS, MRBIS 或 MRVIS):有助于确定变化趋势。低 MRBIS 和低 MRVIS 提示结果接近指定值,低 MRBIS 和高 MRVIS 提示随机误差,高 MRBIS 和高 MRVIS 提示系统误差。

(2)失控结果处理:结果持续增高或减低提示实验室需重新评价检测方法。适当措施包括室内质控问题、重新培训和重新检测问题。要取得好的 EQA 结果,检验人员的培训也很重要。

5. 培训内容

引入新员工、新方法或修改现有方法时,检验人员应培训包括:

(1)分析精子浓度遇到困难时的提示:①审核混匀和稀释程序、计数方格数和计算方法;②充池后10~15分钟内检测,15分钟后因蒸发显著而影响精子形态;③两位检验人员应同时检测,使用多人共览显微镜或装有摄像机和电视屏的显微镜,比较稀释、充池和计数程序,应计数同一计数板,比较方格内的数值,以发现差异的来源;④考虑个别压线精子应包含在计数内。精子浓度分析中误差来源及解决方法见表3-14-3。

(2)分析精子形态遇到困难时的提示:①学习每个精子的显微照片和相关评论;②注意边缘形态的精子应归类为异常;③使用多人共览显微镜或装有摄像机和电视屏的显微镜进行培训。精子形态评估中误差来源及解决方法见表3-14-4。

(3)分析精子活力遇到困难时的提示:①在没有漂移时观察,以减少对整体活力评价的偏倚;②随机选择区域,而不是只选择活动精子多或少的区域;③开始计数前,不要等有活力精子进入指定区域;④快速分析;⑤检查方格一个区域的用时要少,以免分析时计数进入该区域的精子;⑥用两段时间计数前向、非前向和不动的精子。精子活力评估中误差来源及解决方法见表3-14-5。

(4)分析精子存活率遇到困难时的提示:①注意区分红色(死的)和粉色(活的)精子头,有时,染色局限于精子头颈部,头部其他区域不染色,认为是"颈部漏水",不是死亡细胞的标志而是膜分解;②使用伊红-苯胺黑染色方法。精子存活率评估中误差来源及解决方法见表3-14-6。

表3-14-3　精子浓度分析中误差来源及解决方法

程序	预防措施	控制
精液标本稀释前没有充分混匀	培训,SOP	重新稀释
稀释错误(如1∶20稀释成1+20,而不是1+19)	培训,SOP	IQC
移液器没有校准(如设定100μl,实际为95μl或110μl)	设备维护,SOP	重新稀释,IQC,EQA
使用不适当移液器	培训,SOP	重新稀释,IQC,EQA
稀释前没有擦拭移液器吸头外残余的精液	培训,SOP	IQC
计数板不干净和不干燥	培训,SOP	重新评估
计数板放置不正确	培训,SOP	重新评估
精液混匀到吸样稀释时间太长	培训,SOP	重新稀释和评估
从稀释混匀到计数板加样时间太长	培训,SOP	重新稀释和评估
显微镜清洁或对焦不正确,放大倍数不正确	培训,SOP,设备维护	IQC和EQA
计数板加样后计数前没有等待足够长的时间(沉淀时间不足)	培训,SOP	重新评估,IQC,EQA
精子沉降期间计数池不平或者没有保持一个潮湿的环境	培训,SOP	重新评估,IQC,EQA
精子识别错误(如把碎片当作精子或者不计数难以识别的精子)	培训,SOP	IQC,EQA
评价太少或太多的行(如不正确计数);中间一行	培训,SOP	IQC,EQA
计数精子太少导致高的抽样误差	培训,SOP	IQC,EQA
计数框线上精子结果判断不一致(如边框的上下左右都计数,精子浓度会偏高)	培训,SOP	IQC,EQA
多键计数器故障	设备维护	IQC,EQA
计算或者稀释的数学错误	培训,SOP	IQC,EQA
使用毛细管充填计数板(加样时精子不均匀分布)	培训,SOP	IQC,EQA

注:IQC:internal quality control,室内质量控制

表 3-14-4 精子形态评估中误差来源及解决方法

程序	预防措施	控制
显微镜清洁或聚焦不正确，放大倍数不正确	培训，SOP，设备维护	IQC，EQA
分析前未充分培训	培训	IQC，EQA
未按指南的主观技术	培训，SOP	IQC，EQA
分类中个体间小差异	培训	IQC
制片时精液未充分混匀	培训，SOP	IQC
制片差（太薄或太厚）	培训，SOP	IQC
染色技术差（亮、暗或背景染色太多）	培训，SOP	IQC
在涂片边缘评价精子	培训，SOP	IQC
未评价视野内所有精子	培训，SOP	IQC
染色褪色（储存的 IQC 标本）	培训，SOP	IQC
百分比计算错误	培训，SOP	IQC，EQA
计数器故障	设备维护	IQC，EQA

表 3-14-5 精子活力评估中误差来源及解决方法

程序	预防措施	控制
吸样前混匀不正确	培训，SOP	重新加样和评估，IQC
涂片制备后的分析前等待时间太久	培训，SOP	重新加样和评估，IQC
孵育温度不当	培训，SOP，仪器维护	IQC
显微镜清洁或聚焦不正确，放大倍数不正确	培训，SOP，设备维护	IQC，EQA
目镜没有网格	设备	IQC（质控图）
只分析盖片边缘精子	培训，SOP	重新分析，IQC
观察时间太长	培训，SOP	IQC
计数器故障	设备维护	IQC，EQA
百分比计算错误	培训，SOP	IQC，EQA
主观偏差（持续活力太高或太低）	培训，SOP	IQC，EQA
制备过程减低了活力（如温度、混匀、毒素污染）	SOP	IQC
非随机选择区域，分析延时	培训，SOP	IQC，EQA

表 3-14-6 精子存活率评估中误差来源及解决方法

程序	预防措施	质控
显微镜清洁或聚焦不正确，放大倍数不正确	培训，SOP，设备维护	IQC，EQA
染色不当	培训，SOP	与活力比较
染色等待时间太久	培训，SOP	与活力比较
涂片干掉，如未加盖片，染液会渗入所有精子	培训，SOP	与活力比较
过高估计死精子，如呈淡粉红色精子头	培训，SOP	IQC，EQA
颈部粉红色精子评价为死精子	培训，SOP	IQC，EQA

四、化学和免疫学检查

精液化学和免疫学检查的内容主要包括精液酸碱度、精液果糖、精子抗体、精浆锌和葡萄糖苷酶检测以及精子染色质评价和相关质量保证措施。

（一）酸碱度

精液pH反映了不同附属腺分泌物，主要是碱性的精囊分泌物和酸性的前列腺分泌物pH值间的平衡。正常标本，应使用pH 6.0～10.0试纸。黏滞标本，可用为测量黏滞溶液设计的pH计测量。

目前，很少有正常生育男性精液pH参考区间，公认值为7.2。精液量少、精子数少且pH低于7.0，可能是输精管梗阻、先天性双侧输精管缺失和精囊发育不良等情况。精液pH随时间而增高，因缓冲减少，所以高pH值几乎不能提供临床有用信息。

（二）精液果糖

基于Karvonen和Malm方法，改良后检测灵敏度为74μmol/L。参考区间下限是13μmol/每次射精。

精液果糖减低是输精管阻塞、双侧输精管先天缺失、部分逆行射精和雄激素缺乏。

（三）精子抗体

如精子出现凝集（如活动的精子互相头粘头，尾粘尾或者以一种混合方式），可能是存在精子抗体的缘故。有精子抗体不一定有精子凝集；同样，凝集可能由除精子抗体以外的其他因素引起。仅有精子抗体不足以诊断精子自身免疫。有必要证明抗体严重干扰精子功能，这通常通过精子黏液穿透试验完成。抗体也可以干扰透明带结合和顶体反应。

精液中抗精子抗体几乎只有2种：IgA和IgG。因分子量大，精液中很少有IgM抗体。IgA抗体比IgG抗体可能有更大的临床意义。2种类型可在精子细胞上或者在生物液体标本用相关的筛选试验检测到。其中，精子抗体试验（“直接试验”）。2种直接试验如下：混合抗球蛋白反应试验（mixed antiglobulin reaction，MAR）和免疫珠试验（immunobead，IB）。MAR试验用新鲜精液标本而IB试验使用洗涤的精子。2种试验结果并不始终一致，但是IB试验结果与检测血清中抗体制动试验的结果具有很好的相关性。IB和MAR试验方案不同但其精子/微珠都用显微镜检查。微珠粘附在动和不动且有表面结合抗体的精子上，记录结合微珠活动精子百分比。在无精子体液中抗精子抗体的检测，如精浆、血清和溶解的宫颈粘液（“间接试验”）。在这些试验中，稀释、热灭活液体怀疑包含抗精子抗体（anti-sperm antibody，ASA），用抗体阴性供体精子孵育。任何可疑液体中的ASA将与供体精子特性结合，与上面讲的一样用直接试验评价。

1. 混合抗球蛋白反应试验

MAR试验是一个既经济、快速，又敏感的筛选试验，但比直接免疫珠试验提供的信息少。在MAR试验中，抗体包被珠子与精液中未洗涤精子IgG或IgA结合。直接IgG和IgA混合球蛋白试验是通过混合新鲜精液分别与包被人IgG或IgA的乳胶颗粒（微珠）或处理过的红细胞结合来完成。悬浮液中加入特异性抗人IgG或IgA。颗粒与活动精子间形成混合凝聚，表明精子中有IgG或IgA抗体（微珠间凝集作为抗体抗原识别的阳性质控）。目前，没有正常生育男性精液混合抗原反应试验中抗体结合精子的参考区间，公认值为50%。当50%或更多精子有抗体结合时，精子渗透入宫颈黏液中在体内受精易于受损。尾部尖端颗粒结合与生育障碍无关，且可出现在正常生育男性中。

2. 直接免疫珠试验

比MAR试验费时，可提供从精浆中可能掩蔽的成分中分离出来的精子抗体信息。在直接IB试验中，包被共价结合兔抗人IgG或IgA微珠直接与洗涤精子混合。包被有抗人IgG或IgA微珠与活动精子结合，提示精子表面有IgG或IgA抗体存在。目前，没有正常生育男性直接IB试验抗体结合精子的参考区间，公认值为50%。当50%或更多活动精子粘附微粒时，可作出免疫性不育的诊断。

3. 间接免疫珠试验

用于检测热灭活无精子体液（血清、睾丸液、精浆或菠萝酶溶解的宫颈黏液）中抗精子抗体。在体液标本中，出现无抗体捐赠者精子现象，与直接IB试验的意义相似。

（四）精浆锌

测定血清锌的试剂盒也适用于精液。基于Johnsen和Eliasson的方法，改良后检测灵敏度为4μmol/L。锌参考区间下限为2.4μmol/每次射精。

（五）精浆中性葡萄糖苷酶

精浆中包含一种源于附睾中性α-葡萄糖苷酶同工酶和来自前列腺的酸性磷酸酶同工酶。通过十二烷基磺酸钠（sodium dodecyl sulfate，SDS）选择性抑制酸性同工酶来测量附睾的中性α-葡萄糖苷酶。通过使用抑制剂栗树精胺，使检测更敏感，计算分解的非葡萄糖苷酶相关基质。检测灵敏度为1.9mU/ml。中性α-葡萄糖苷酶参考区间下限为20mU/每次射精。

（六）精子染色质评价

有些方法可检测正常精子染色体和DNA，均使用与组蛋白（甲苯胺蓝）或核酸（吖啶橙、色霉素）结合的染料，并进行组织学或流式细胞术评价。更新方法包括基于DNA链断裂的评价，如脱氧核糖核酸末端转移酶（terminal deoxynucleotidyl transferase，TdT）介导的三磷酸脱氧核糖核苷酸（deoxyuridine triphosphate，dUTP）缺口末端标记，彗星试验或精子染色质扩散（sperm chromatin dispersion，SCD）试验。试验结果互相相关并与精子形态、精子活力、精子存活率相关。可提供标准试管受精率，有可能提供自然怀孕率的额外信息。精子染色体结构分析（sperm chromatin structure assay，SCSA）可预示体内和体外受精失败。结果与流产、妊娠是否相关尚不清楚。

（七）质量保证和建议

1. pH应在液化后统一时间内测量，最好是30分钟后，应在射精1小时内，因受射精后CO_2丢失而影响。

2. 为获得可靠的抗精子抗体结果，允许精子抗体有足够的时间相互作用是重要的，因形成可见的混合凝集需要10分钟。应注意精子活力随时间而下降。上述2种ASA试验都取决于活动精子百分比。如有动力不佳的精子细胞，应用精浆直接检测或用血清间接检测。

3. 检测中应注意酶反应条件控制和标准曲线制作。

五、精子功能检查

精子功能检查的内容主要包括无透明带仓鼠卵子穿透试验、精子-宫颈黏液的相互作用、体外顶体反应和相关质量保证措施。

（一）无透明带仓鼠卵子穿透试验

功能上人类精子与仓鼠卵母细胞融合相同于与人卵膜融合，该过程是通过已发生顶体反应人类精子赤道环上覆盖的质膜来启动。仓鼠卵母穿透试验（hamster oocyte penetration，HOP）或精子穿透试验，与生理状态不同的是不存在卵透明带。

常规仓鼠卵子穿透试验取决于体外长时间孵育精子群体自发地发生顶体反应。因体外孵育不及生物学过程有效，且可能涉及多种不同机制，因此经常会出现假阴性结果（在仓鼠卵穿透试验中，失败的某男性精子，但体外或体内却成功地使人卵母细胞受精）。本试验仍可提供获能精子头部膜基因融合的信息。

随着精子-卵子透明带的相互作用，启动顶体反应的两个关键细胞内信号是钙流入和胞质碱化作用。这两种细胞内信号均可用二价阳离子载体人工产生。

（二）精子-宫颈黏液的相互作用

月经中期宫颈黏液适宜接纳精子，受雌激素影响的宫颈黏液有利于精子穿透。在不同妇女间，精子能穿透宫颈黏液时间的长短变化很大，即使同一个体，不同月经周期也不尽相同。

1. 体内试验（性交后试验）

目的是测定宫颈黏液中活动精子数，评估性交几小时后（宫颈黏液储存池作用）精子存活和精子状态。可用于评估男女性配偶抗精子抗体试验阳性的意义。尽可能在临近排卵时进行性交后试验。临近排卵时间可根据临床指标来确定，如通常周期长度、基础体温、宫颈黏液变化、阴道细胞学检查、血清或尿液促黄体激素或雌激素测定以及超声检查卵巢。

若黏液中未观察到精子，实验结果为阴性。性交后9~14小时宫颈黏液中存在任何快速前向运动的精子，可排除宫颈因素以及男方或女方的精子自身免疫因素导致不育的可能。当观察到非前向运动精子显示颤动现象，提示宫颈黏液中或精子表面可能存在抗精子抗体。如初试结果是阴性或异常，应重复性交后试验。

2. 体外试验

可应用几项体外穿透试验来详细评估精子-宫颈黏液相互作用。这些体外穿透试验通常在性交后试验为阴性结果后才进行，且使用供者精液和供者宫颈黏液作为对照，进行交叉试验可提供更多的信息。也可用于评估男女配偶抗精子抗体试验阳性意义。如精子-宫颈黏液相互作用试验目的是比较不同宫颈黏液标本的质量，应使用同一份精子参数正常的精液标本。如试验目的是评价几份精液标本的质量，应使用同一份质量好的月经中期宫颈黏液标本。

3. 体外简化玻片试验

结果解释具有主观性，因为制备平面玻片，不可能使精液-宫颈黏液接触界面的大小与形状标准化。因此，该实验只是精液-宫颈黏液相互作用的定性实验。该试验可用于观察：①正常结果：精子穿透入宫颈黏液，且>90%精子具有明确的前向运动，说明精子-宫颈黏液相互作用没有问题；②不良结果：精子虽穿透入宫颈黏液，但大多数精子向前泳动不超过精液-宫颈黏液接触界面的500μm（约10个精子长度），提示精子-宫颈黏液相互作用存在问题；③异常结果：虽精子穿透入宫颈黏液，但很快变得不活动或显示"颤动"，精子未穿透入精液-宫颈黏液分界面，指状突起形成或尚未形成，但精子聚集在界面精液侧，提示宫颈黏液中或精子表面存在抗精子抗体。当结果异常时，应使用供者精液和供者宫颈黏液进行交叉实验，以鉴别是精液或是宫颈黏液异常造成的结果。

4. 毛细管试验

由Kremer（1965）设计穿透计，经过多次改良，是测试毛细管内精子穿透宫颈黏液柱的能力。

（1）基本操作：每个精液储存池加入100μl射精后不超过1小时的液化精液。将宫颈黏液吸入毛细管，确保没有气泡，一端用密封剂、橡皮泥或类似物封闭。放置毛细管开口端在玻片上，插入含精液标本的储存池内0.5cm，将穿透计水平放置在37℃湿盒内2小时（如放在带盖培养皿内浸透水的滤纸上），避免精液和宫颈黏液干燥。用相差镜低倍视野检查毛细管。将穿透计放回37℃孵箱，24小时再次检查毛细管内前向运动精子存在情况。

（2）结果观察和判断见表3-14-7，2小时后检测精子移动距离、穿透密度、移动减少和前向运动精子存在情况。①移动距离：记录从浸入精液储存池的毛细管端到管中最远精子的距离；②穿透密度：在距离浸入精液储存池的毛细管端1cm和4.5cm处测量。每个测量点记录精子均数/低倍视野（low power field，LP）。估计5个相邻低倍视野精子数算出均值，为一个穿透密度等级。记录1cm或4.5cm处最高精子穿透密度，作为本项试验的分级；③移动减少：将4.5cm处精子穿透密度与1cm处相比，计算移动密度的减少，以等级序列表示；④前向运动精子：在2小时、24小时检测宫颈黏液中前向运动精子存在情况。

（三）体外顶体反应

生理性顶体反应发生在精子结合后的透明带。透明带引起顶体反应可通过精子移除透明带表面或接触分解透明带蛋白来评价。在畸形精子症和少精子症中，有些患者精液分析的其他方面正常，但由透明带引起的顶体反应不正常。也有透明带结合正常的精子表现，但透明带引起的顶体反应欠佳。因人类透明带标本难得，试验就受限。其他刺激也可引起顶体反应，如钙离子载体，但结果与由透明带引起的顶体反应结果不相关。引起顶体反应的顶体状态可通过显微镜进行评价或通过使用荧光素标记凝集素，如豌豆、花生或抗顶体抗原CD46单抗的流式细胞术进行评价。

体外顶体反应试验由Cross等在1986年建立，并经过改良，改良后程序更简单、重复性好，形成非常清晰的图像。顶体反应是发生在精子结合透明带后的胞外分泌过程，且在精子进入卵子，并与卵子融合前必须发生。通常，正常顶体反应启动于钙离子内流。因此，使用钙离子载体引导钙离子内流是一种检验精子经历顶体反应能力的方法，也称为离子交换试验后顶体反应（acrosome reaction after ionophore challenge，ARIC）。

（四）质量保证和建议

1. 无透明带仓鼠卵子穿透试验应使用>50%穿透的精液标本作为阳性对照。

2. 评价宫颈黏液的标准时间是性交后9～14小时。

3. 体内试验（性交后试验）

①如阴道池标本没有观察到精子，应确认夫妇有过阴道内射精。②试验阴性由实验时间选择不正确所致。对有生育力妇女来说，月经周期内过早或过迟进行试验也会造成阴性结果。有些妇女可能在整个月经周期中仅有1天或2天有阳性结果。如不能合理精确预期排卵，则需在月经周期中重复几次性交后试验，或重复进行体外试验。③选择月经周期中最佳时间重复进行性交后试验的结果均为阴性，才能确定宫颈因素为不育的可能病因。

表 3-14-7 毛细管试验结果判断

移动距离(cm)	最高渗透密度(1cm 或 4.5cm,精子数/LP)	移动减少从1~4.5cm	在黏液中持续前向运动	分类
1	0	-	-	阴性
<3 或	<10 或	>3 或	2	差
4.5 和	>50 和	<3 和	>24	好

4. 体外试验

①可从预约进行人工授精或辅助生育取卵的月经中期妇女获得供者宫颈黏液。应在自然周期或使用促性腺激素诱发排卵周期的授精前采集宫颈黏液;②妇女可给予炔雌醇 7~10 天,以产生用于测试的雌激素化宫颈黏液;③使用氯米芬诱发排卵的妇女不应作为宫颈黏液供者。

5. 体外顶体反应最好用活力强,且没有白细胞、生殖细胞、死精子污染的精液标本。因此,标本无需清洗,但需要漂浮或进行密度梯度离心。每次测试应运行一个阳性质控标本。每次制备新批号试剂,应与已知反应阳性的质控品和旧批号染液做交叉实验,确保能适当染色。

六、自动化检查(计算机辅助精子分析)

因难于从颗粒碎片中区分精子,通过计算机辅助精液分析(computer aids sperm analysis, CASA)技术检测精子浓度仍不可行。随着技术发展,尤其是使用荧光 DNA 染色和尾巴检测算法,现在可考虑计数精子浓度。

某些 CASA 系统能检测精子活力和精子动力学参数,有些可检测精子浓度。有些带半自动形态识别模块。CASA 包括活力、浓度和形态检测,与手工方法相比有两个优点:高精密度和提供精子动力学参数的定量数据(前向运动和超活化运动,活动精子特征参数)。

研究表明,CASA 检测精子浓度和前向运动精子特征的结果,与体内、外受精率和受孕所需时间显著相关。

(一) 使用 CASA 评价精子运动性

当 CASA 仪器检测运动细胞时,最好用精子动力学分析。活力百分比估算不可靠,因其取决于不动精子数量,细胞碎片可能会与不动精子混淆。许多因素影响 CASA 仪器性能,如标本制备、帧频、精子浓度和计数板深度。

使用 CASA 获得运动参数时,每个精液标本至少应分析 200 个活动精子轨迹。如有可能,最好检测 400 个活动精子轨迹。每个标本中精子分析数量应标准化。

CASA 仪器应与能进行数据整合和统计的计算机软件连接。许多运动参数的分布不呈高斯分布,因此,中位数比均值更适于作为集中趋势的代表。单个精子的测量在作特定的统计分析前可能需做统计学的转换。

1. 标本制备

CASA 系统应保持精液在 37℃,因精子运动对温度敏感。运动特性和精子浓度可用不稀释的精液评价。可用精子浓度在 2×10^6/ml 和 50×10^6/ml 间的精液评价精子活力。高精子浓度标本(如>50×10^6/ml)可发生较高频率的碰撞而引起误差,此类标本最好用同一男性的精浆进行稀释。

2. CASA 术语

CASA 系统测定参数的标准术语说明如下:

(1)速度曲线(curvilinear velocity, VCL)(μm/s):精子头沿实际曲线路径时间的平均速度,即镜下见到二维方式运动轨迹的时均速率,反映精子活动能力。

(2)直线性速度[straight-line(rectilinear)velocity, VSL](μm/s):精子头沿其第一次检测位置和最后所处位置间直线运动的时间平均速度。

(3)平均路径速度(average path velocity, VAP)(μm/s):精子头沿其平均路径泳动时间平均速度。由 CASA 仪器依据算法通过曲线轨迹光滑化计算出来。仪器间这些算法是不一样的,因此不同系统间的值可能不可比。

(4)外侧头位移幅度(amplitude of lateral head displacement, ALH)(μm):精子头平均路径的横向位移大小,可以一个最大值表示或以位移均值表示。不同 CASA 仪器使用不同的算法计算 ALH,因此不同检测系统间的值可能不可比。

（5）直线性（linearity，LIN）：曲线路径直线性，为 VSL/VCL。

（6）摆动（wobble，WOB）：平均路径上实际摆动路径的测量值，VAP/VCL。

（7）直线度（straightness，STR）：平均路径的直线性，为 VSL/VAP。

（8）交叉拍打频率（beat-cross frequency，BCF）（Hz）：曲线路径横穿平均路径的平均比率。

（9）平均角位移［mean angular displacement（degrees），MAD］：精子头沿曲线轨迹瞬间转角的时间平均绝对值。

不同的 CASA 仪器使用不同的算法计算运动参数，所有仪器的测量值是否一致尚未得知。

（二）使用 CASA 测量精子浓度

CASA 使用荧光 DNA 染色可正确测量活动精子的浓度和活动精子的百分比，但是必须严格遵循技术规范。如使用一次性计数板，要计数计数板几个不同间隔区域的充池位置，因精子在计数板中分布不均匀，结果有效性应经过确认。可直接测量精子浓度在 2×10^6/ml 和 50×10^6/ml 之间的标本，精子浓度高于 50×10^6/ml 标本需要稀释。CASA 仪器可检测和计数有荧光的精子头。

（三）计算机辅助形态分析

图像分析有可能实现精子形态评价中量化、客观性和重复性方面的改进。商品化系统有助于精子头、中段和主段形态的量化。影响泳动的尾部缺陷可通过 CASA 测量精子活力和运动方式进行更直接的评价。CASA 系统常把精子头部和中段分为正常或异常，且给出均值和标准差或头部和中段大小、头部椭圆率和规则，以及依靠染色测量顶体区域中位数。

自动系统可能更客观、更精确、重复性更好，精密度可<7%。方法学差异如聚焦、照明、标本制备和染色，以及正确区分精子头和精子碎片时，可影响计算机辅助形态分析（computer-aided sperm morphometric assessment，CASMA）结果。因此，染色背景方面的细微差别可导致分类不正确或无法识别，引起结果偏移。

Coetzee 发现正常精子形态结果有效预示体外受精率和妊娠。Garrett 在大样本低生育力夫妻调查发现，精液中透明带（%Z）结合头部形态特征的精子百分比和直线速度（VSL）与自然受孕率显著且独立相关。%Z 和 VSL 与生育关系是连续且没有明确的阈值。应用 CASA 测量精子形态，尚需对大样本人口生育结果进行更多研究。

全自动精子质量分析仪的性能验证至少应包括：标本类型、图像清晰度、携带污染率、不同项目（精子密度、精子活率、形态正常精子比、高敏感测试）的检测范围、诊断特异性和灵敏度，应符合仪器厂商声明的性能特征和临床诊治需要。

（四）质量保证和建议

1. 为保证每一台 CASA 仪器的最佳性能，必须设置其预期用途。制造商指出适当的设置，但是用户应该核查仪器是否满足重复性和可靠性的要求。必须使用适当的质控品，如视频记录。

2. 应用相同的质量控制原理作为活力判断的标准。标本可直接分析或依据视频资料进行判断。分析视频资料（来自录像带，CD-ROM 或 DVD）可更好的标准化和实施质量保证程序。制造商通常会推荐使用的记录装置类型并阐明在精子头和背景之间需要的最大对比度的设置。关于获得准确结果的精液应服从的时间有一些争议，但是对于基本的 CASA 测量来说，至少 1 秒应该是足够的。

3. 当使用手工形态学评价时，程序和设备必须标准化且维持质量控制，保证结果可比和可靠。精子浓度<2×10^6/ml 时，标本需要离心浓缩。离心可影响精子形态，使用必须记录。

七、不同参考区间的比较

随着人类辅助生殖技术的不断发展，为使精液检查结果更好地满足临床需求，WHO 已多次修改人类精液检查相关文件，至今已是第五版。而我国医学实验室精液检查的项目及参考区间明显与 WHO 检验结果有差异，一定程度上阻碍了辅助生殖技术的发展，需泌尿生殖系的医务人员和临床检验工作者共同努力，才能缩小与国际间差距，更好地造福于患者。为方便医务人员了解和掌握目前我国医学实验室精液检验与 WHO《人类精液检查与处理实验室手册》（第 5 版）的差异，笔者将两者的差异列于表 3-14-8。

表 3-14-8 全国临床检验操作规程(第 4 版)与 WHO 第 5 版人类精液检查的差异

检查项目	全国临床检验操作规程第 4 版	WHO《人类精液检查与处理实验室手册》第 5 版
射精量(ml)	1.5~6.8	≥1.5
pH	7.2~7.8	7.2
精子计数(10^6/ml)	15~213	≥15
总精子数/1 次射精(10^6/次)	39~802	≥39
精子形态(%)	4~44	正常≥4
精子存活率(%)	58~91	55~63
精子活力(%)	总活动力 40~78;前向运动 32~72	前向运动 PR;非前向运动 NP;不活动 IM;PR+NP≥40,PR≥32
精子凝集	/	程度 1~4 级,粘附部位 A~E 级
非精子细胞(10^6/ml)	/	PMN:0.5~1.0 或 WBC:1,圆细胞
抗精子抗体(ASAs)(%)	/	<50
精液果糖	0.87~3.95g/L	≥13μmol/L
精浆中锌(μmol/次射精)	/	≥2.4
精浆中葡萄糖苷酶(mU/次射精)	/	≥20
精子-宫颈黏液相互作用	/	体内、外实验、简化玻片试验、毛细管实验
无透明带仓鼠卵子穿透试验	/	阳性
低渗肿胀精子存活率试验(%)	/	55~63
体外顶体反应	/	阳性
精子染色质评价	/	正常

八、精液检验与疾病诊断

精液检验对判断男性生育力、监测实施和随访男性生育调节(如人工授精捐助者、监测外科手术如精索静脉曲张切除术、输精管结扎术)时的精子变化均有用。评价男性生殖功能障碍,通常从精液分析开始,因其效价比较高、检查相对简便;如结果正常,往往不必继续检查;如异常,可再进行激素分析等。精液分析对临床疾病男性不育症(male infertility)有重要的应用价值。

1. 男性不育症

按 WHO 定义,指夫妇未采用任何避孕措施、同居生活>1 年,因男方因素造成女方不孕者。据 WHO 调查,15%育龄夫妇有不孕不育问题,男女双方原因各占 50%。有报道显示中国男性精液整体质量以每年 1%的速度下降,此说法有争议,因也有研究显示虽然精子浓度有下降趋势,但精子活力变化不大。男性不育症非一种独立疾病,而是由一种或多种疾病和(或)因素所致。男性不育症由多种疾病和/或因素造成,通常分为睾丸前、睾丸和睾丸后 3 个因素,原因未明的有 60%~75%,即"特发性男性不育症"(表 3-14-9);有关男性不育症的病因分布研究见表 3-14-10。

表 3-14-9 男性不育症病因和(或)相关因素[1-3]

	男性不育症病因和(或)相关因素
Ⅰ. 睾丸前因素	
1. 丘脑疾病	(1)促性腺激素缺乏:卡尔曼综合征(Kallmann's syndrome) (2)选择性黄体生成素(LH)缺乏症:生殖性无睾症,罕见。精液量少,偶见精子;镜下可见成熟生精上皮,但少见间质细胞 (3)选择性卵泡刺激素(FSH)缺乏症:极罕见。精子无或极少 (4)先天性低促性腺激素综合征
2. 垂体疾病	(1)垂体功能不足 (2)高泌乳素血症
3. 内源性或外源性激素异常	(1)雌激素和/或雄激素过多 (2)糖皮质激素过多:能抑制 LH 分泌,导致精子发生、成熟障碍 (3)甲状腺功能亢进或减退
Ⅱ. 睾丸性因素	
1. 先天性异常	(1)染色体或基因异常:精子总数降低时,此比例逐渐增高;精子总数正常者中,占 1%;少精子症患者中为 4%~5%;无精子症患者中达 10%~15%。疾病有:克氏综合征(Klinefelter's syndrome,即先天性睾丸发育不全症)、XX 男性综合征(即性倒错综合征,为无精子症)、XYY 综合征、Noonan 综合征(即男性 Turner 综合征)、Y 染色体微缺失(15%无精子症或重度少精子症患者存在 Y 染色体微缺失) (2)隐睾 (3)雄激素功能障碍
2. 生殖腺毒素	常见:射线、药物、食物、生活和工作环境因素等
3. 全身性疾病	常见:肾衰竭、肝硬化、肝功能不全、镰形细胞病、肿瘤等
4. 感染	睾丸炎(青春期后流行性腮腺炎 30%合并睾丸炎)
5. 创伤	睾丸创伤、手术睾丸创伤
6. 血管性因素	精索静脉曲张
7. 睾丸扭转	
8. 肿瘤	睾丸肿瘤
9. 免疫性因素	自身抗精子抗体
Ⅲ. 睾丸后因素	
1. 输精管梗阻	男性不育重要病因之一,占 7%~10% (1)先天性梗阻:囊性纤维化(cystic fibrosis,CF)患者多伴先天性双侧输精管缺如(congenital absence of vas deferens,CBAVD);杨氏综合征、特发性附睾梗阻、成人多囊肾疾病 (2)获得性梗阻:主要为生殖系统感染、输精管结扎切除术、医源性输精管损伤及感染所致射精管口梗阻等 (3)功能性梗阻
2. 精子功能或运动障碍	(1)纤毛不动综合征 (2)成熟障碍
3. 免疫性不育	占 2%~10%(自身免疫性疾病,抗精子抗体)
4. 感染	8%~35%不育症与男性生殖道感染有关,主要为感染导致输精管梗阻、抗精子抗体形成、菌精症、精液白细胞增多症及精浆异常

续表

	男性不育症病因和(或)相关因素
5. 性交或射精功能障碍	性欲减退、勃起功能障碍、射精功能障碍、尿道下裂、糖尿病、膀胱尿道炎症、膀胱颈部肌肉异常、手术或外伤损伤神经、性交过频、使用润滑剂等
6. 生活方式因素	肥胖、吸烟、药物、合成代谢类固醇
Ⅳ. 特发性病因	指男性不育症无明确病因者(40%~50%)

表 3-14-10 男性不育原因及相关因素在患者中分布比例[5]

诊断	非选择患者(n=12945)	无精子症患者(n=1446)
全部	100%	11.2%
已知(可能)原因不育症	42.6%	42.6%
-睾丸下降异常	8.4	17.2
-精索静脉曲张	14.8	10.9
-精子抗体	3.9	-
-睾丸肿瘤	1.2	2.8
-其他	5.0	1.2
原发性不育症	30.0	13.3
性腺功能减退	10.1	16.4
-Klinefelter 综合征(47,XXY)	2.6	13.7
-XX 男性	0.1	0.6
-原因不明原发性性腺功能减退症	2.3	0.8
-继发性(促性腺激素分泌不足)性腺功能减退症	1.6	1.9
-Kallmann 综合征	0.3	0.5
-特发性促性腺激素分泌不足性腺功能减退症	0.4	0.4
-垂体瘤手术后残留	<0.1	0.3
-其他	0.8	0.8
-迟发性性腺功能减退症	2.2	—
-青春期体质发育延迟	1.4	—
系统性/全身性疾病	2.2	0.5
因恶性疾病冷冻保存	7.8	12.5
-睾丸肿瘤	5.0	4.3
-淋巴瘤	1.5	4.6
-白血病	0.7	2.2
-肉瘤	0.6	0.9
勃起/射精障碍	2.4	—
梗阻	2.2	10.3
-输精管切除术	0.9	5.3
-囊性纤维化(CF)	0.5	3.1
-其他	0.8	1.9

2. 男性不育症临床诊断

男性不育诊断应侧重于常见疾病(表 3-14-9)。

欧洲泌尿科学会 2013 年关于男性不育症指南[3,4](证据级别:1a、1b、2a、2b、3、4;推荐等级:A、B、C)指出:如评估男性不育症,应同时评估女性伴侣(推荐等级:C),因有数据显示,1/4 夫妇的双方均有病理性异常。男性标准评估包括病史、体检、精液分析,如精液分析异常,就表明需做全面男性学检查。必须遵循 WHO《人类精液检查与处理实验室手册》(第 5 版)共识性指南(推荐等级:A),按 WHO 标准,如精液分析中至少有 2 项试验异常,则进行男性学检查(推荐等级:A)。男性学评估须考虑 WHO 提出的标准化检查、诊断和管理不育症夫妇的建议,在生殖医学学科领域中实施循证医学(推荐等级:C)。

因此,评估男性不育症,在临床上需要对于男女双方进行病史询问、体格检查(如检查泌尿生殖系统是否有畸形)。男性学研究,除了精液分析,还有 FSH 浓度测定、睾丸活检、Y 染色体(Yq)微缺失检测、受损精子染色体核型分析、囊性纤维化基因突变检测、阴囊探查、超声检查等辅助或确诊项目[3]。

男性不育症的疾病举例如下[2,3]:

(1)睾丸缺失:为原发性生精障碍,是非下丘脑-垂体疾病和男性生殖道梗阻的原因所致,此为最常见男性生育力降低。睾丸缺失可能有不同病因,是目前临床严重的少-弱-畸精子症(obstructive azoospermia teratozoospermia,OAT)或非梗阻性无精子症(non-obstructive azoospermia,NOA)。NOA 精液分析显示精液量正常,而离心后的精液中未见精子。

(2)梗阻性无精子症(obstructive azoospermia,OA):因双侧输精管梗阻所致,精液中和射精后尿液中缺乏精子和生精细胞。OA 的发生比 NOA 少,占无精子症的 15%~20%。精液量<1.5ml、pH 酸性、果糖浓度低,提示射精管梗阻或先天性双侧输精管缺失(congenital bilateral absence of vas deferens,CBAVD)。当精液量低下时,必须检查射精后尿液中的精子,如有精子,证实射精障碍。如精液涂片中缺乏精子和未成熟生殖细胞,则提示输精管近端或远端完全梗阻。

(3)男性附属性腺感染:男性泌尿生殖道感染是男性不育症可治愈的病因。WHO 认为,尿道炎、前列腺炎、睾丸炎、附睾炎是男性附属性腺感染(male accessory gland infection of sexual,MAGIS)。然而,一般尚无具体数据证实这些疾病对精子质量和男性生育能的负面影响。射精分析阐明了前列腺是否涉及广义男性附属性腺感染,并提供有关精子质量的信息。此外,分析白细胞能鉴别炎症性和非炎症性慢性骨盆疼痛综合征(chronic pelvic pain syndrome,CPPS)(美国国立卫生研究院 NIH:Ⅱa 和Ⅲb)。微生物学检查:在排除尿道炎和膀胱感染后,如精液过氧化物酶阳性的白细胞(WBC)>10^6/ml,则提示炎症。此时,应进行常见尿道病原体、尤革兰阴性菌的培养。精液中尿道病原体>10^3cfu/ml,示为明显菌精症,通常有一种以上细菌。精浆分析:精浆弹性蛋白酶是射精液中多形核的生化指标,建议的临界值为 600ng/ml。性腺分泌功能障碍:性腺感染会损害精液排泌功能。柠檬酸、磷酸酶、果糖、锌和 α-谷氨酰转移酶活性的减低是前列腺分泌受干扰的指标;而果糖浓度减低表明囊泡功能受损。

3. 男性不育症实验室诊断和评估

实验室诊断男性不育症的初始项目是精液分析,主要包括精子计数、精子活力、精子形态等常规检查,可获得精子浓度、运动状态和凝集等性能;其他实验室检查推荐项目包括体内外精子功能试验、性激素分析、遗传分析、微生物学检查等[5]。

(1)精子计数[1,5]:强调关注标本采集误差和获得准确计数结果的重要性,每份射出精液的总精子数比精子浓度能更准确地评估睾丸功能,故必须精确测量每份精液的体积。虽然精子总数反映睾丸产生精子的能力,但不适用于采用电刺激诱导脊髓损伤男性的射精精液标本,或采集雄激素缺乏、长期禁欲后男性的部分或不完全逆行射精的标本。每次射精精子总数和精子浓度与妊娠时间和妊娠率可预测受孕。精子计数低:见于隐匿精子症和可疑无精子症(即用离心后的精液标本沉淀物制备 2 张湿涂片,重复观察,均未见精子;此结果不能判断睾丸未生成精子,故不能作为诊断和治疗的依据)。对无精子症精液分析应特别慎重,至少要进行≥3 次严格的精液采集和分析方可确诊;如精液分析提示圆形细胞增多、白细胞增多等,则均需进一步检测。根据 WHO 指南,精液检查,应间隔 2~3 个月,至少进行 2 次检查。无精子症是指离心后标本,在镜下(×400 倍)仍未见到精子。此时，须待精液液化后，再仔细、重复观察几份涂片[3,5]。

(2)精子活力：最新精子活力的分类为：前向运动、非前向运动和不活动精子3类[1]，此标准将更有利于统一检验人员镜下判断精子活力。

(3)精子形态：正常形态精子百分率与体内受精率存在一定关系，按严格分类法或计算机辅助形态学分析有助于培训检验人员能始终如一地进行精子分类。由于定义正常形态精子的标本来自宫颈黏液具有潜在受精能力的亚群精子，故其参考区间有一定的局限性；有生育力和不育的正常形态精子百分率范围大致为0~30%，而从试管婴儿、宫腔内人工授精及自然受孕研究中发现，正常形态精子参考区间或临界值仅为3%~5%[5]。人类精子形态、精子泳动特性和精子DNA含量有高度异质性；因此，尚未能作出评估精液正常或异常、可育或不育的一致的参考区间[6]。Menkveld R等指出，如要检测生殖健康和睾丸氧化应激状态，则观察精子形态可能是一个较灵敏的工具；同时也指出，尽管有WHO和美国国家航空航天局(National Aeronautics And Space Administration, NASA)欧洲人类生殖与胚胎学会有关的指南，但因世界各地使用指南的不同技术和不同的解释，对于精液分析、特别是精子形态的检查结果，常无可比性。造成精子形态异常的原因，有基因决定的因素，也有因对生理、心理和环境的应激反应造成的因素；如除去应激源，精子形态异常则可以逆转。睾丸遭受一、两次攻击后可能恢复，但如经反复或连续应激后，则可能无法自我修复，因而出现正常精子形态比例永久低下的后果。因此，精子形态评价仍是诊断男性生育潜在能力和做出临床治疗不育症决策的一个非常重要工具[4]。

(4)外周血染色体核型等遗传学检测：对有家族史、疑有染色体异常(如Klinefelter's综合征)或精液分析异常(尤为严重少、弱、畸精子症)患者，可行染色体核型分析等遗传学检测。对严重少、弱精子症及无精子症患者建议同时进行Y染色体微缺失检测。

(5)微生物学检测：如已有较多研究表明支原体、衣原体感染是导致精子浓度、活力及形态异常原因之一。对精液参数异常患者，尤精液白细胞增多、有尿道分泌物者应做此项检测。标本采集时间可影响精液中微生物的阳性检出率及不同菌株的分离率。使用射精后的精液标本，则尿道正常定植的支原体可与泌尿生殖道感染的相关支原体混淆。

(6)射精后尿离心检测：主要针对无精液症或精液量少者。依据射精后尿离心是否找到精子，可辅助诊断逆行射精或部分逆行射精。

(7)精子-宫颈黏液体内试验(性交后试验)：测定宫颈黏液中活动的精子数及评估性交后数小时内精子的存活状态；可同时用于评估男性或配偶抗精子抗体阳性的意义。

(8)精液白细胞计数：如过高，见于白细胞精子症、脓精子症；可伴有感染和精子质量差。精液白细胞计数增加的临床意义有争议。只有当白细胞(尤多形核白细胞)及分泌入精液的产物(如白细胞弹性蛋白酶)增加才表明感染。大多数白细胞是中性粒细胞，可经特异性过氧化物酶染色显示。虽然白细胞精子症是炎症的征象，但未必与细菌或病毒感染有关。早期研究表明，白细胞增高不是男性不育症的自然原因。按WHO分类，白细胞精子症为白细胞大于10^6/ml。有两项研究发现患前列腺炎的男性，其白细胞高于无前列腺炎的男性(CPPS, NIH Ⅲb型)。有研究慢性前列腺炎对精子密度、活力和形态的影响，但结果相互矛盾[3]。

(9)激素分析：如多次精液分析结果显示无精子症、少精子症(<20×10^6/ml)，或另有异常，则应做激素分析(如：FSH、LH增高，见于促性腺激素过多性腺功能减退症；FSH、LH减低，见于促性腺激素分泌不足性腺功能减退症)，以助确定具体的男性生育功能障碍[6]。

(10)遗传性评估：见表3-14-9。

4. 正确解释实验室精液分析结果

WHO《人类精液检查与处理实验室手册》(第5版)和其他有关男性不育症的指南等均指出[1-3,5,7,8]，WHO共识性的精液分析的参考区间，应作为地区判断男性不育症的参考，但需注意到精液分析的复杂性，因而需综合考虑，正确解释精液分析的结果。特别需关注的有：

(1)关于精液分析临床价值：目前，国际公认WHO《人类精液检查与处理实验室手册》(第5版)为共识性标准指南，尽管对精液分析临床价值还有争论，但研究男性生育能力需要依赖于标准化的精液分析参数，而其他可选的试验或复杂的技术未得到广泛应用。WHO最新的精液分析手册最重要的变化是应用多种循证出版物作为判断精液分析的参考，同时，还详细评估了相关检查的质量控制，突出了精子形态检查的重要性[8]。

（2）关于精液分析参考区间和参考限：精液分析更宜使用单侧参考区间，因任何精液参数的高值对于生育力的影响都是无害的，故宜将第5百分位数的结果定为参考区间下限（表3-14-11）。

表3-14-11　精液检测参数参考区间下限

（第5百分位数，95%可信区间）[5]

参数	参考区间下限
精液体积（ml）	1.5（1.4～1.7）
精子总数（10^6/1次射精）	39（33～46）
精子浓度（10^6/ml）	15（12～16）
精子总活力（PR+NP，%）	40（38～42）
精子前向运动（PR，%）	32（31～34）
精子活率（活精子，%）	58（55～63）
精子形态学（正常形态，%）	4（3～4）
其他共识临界值	
pH	≥7.2
过氧化物酶阳性白细胞（10^6/ml）	<1.0
MAR试验（与颗粒结合的活动精子，%）	<50
IB试验（与免疫珠结合的活动精子，%）	<50
精浆锌（μmol/1次射精）	≥2.4
精浆果糖（μmol/1次射精）	≥13
精浆中性葡萄糖苷酶（mU/1次射精）	≥20

精液分析参数在同一男性或不同男性之间均可高度变异，更不是男性生育力的唯一决定因素，故此参考区间仅为男性生育力状态参考区间；精液参数处于95%参考区间内不保证具有生育力，相反，低于此区间下限的男性未必不能生育。总之，男性精液分析特性需结合临床资料加以解释。精液质量可有地区性、实验室之间的差异，各实验室应根据本手册方法制订自己的参考区间[5]。

（3）关于精液分析影响因素：精液分析常受许多因素干扰，故只能判断男性有无生育力的可能性；仅凭评估1份精液标本无法确定精液质量的特征，应进行2～3次精液分析才有助于获取基线数据。例如，有份最新综述复习了35个有关精液质量的研究（男性18109人），其中有8项研究表明精液质量正在下降，而有21个研究（男性112386人）显示精液质量未发生改变或反而增高，其余6个研究（男性26 007）的结果模棱两可或相互矛盾；鉴于此，综述的作者认为，这些精液分析的不同研究报告在地理上和时间上种种变异的原因值得进一步研究[9]。

此外，由于电子信息技术的应用，人们使用手机非常普遍。有研究指出：手机的射频电磁辐射（radio frequency electromagnetic radiation，RF-EMR）影响男性生殖功能。在对人精子的研究中，使用了2种方法：一是RF-EMR直接作用精子，二是研究使用或不使用手机的两组男性的精子参数；结果表明，暴露于RF-EMR的精子活力减低、形态异常、氧化应激性增高，而使用手机的男性，其精子计数浓度、精子活力（尤其快速前向运动的活力）减低，虽形态正常，但活率减低；这些精子异常似与使用手机的时间直接相关[10]。

（4）关于精液质量保证（quality assurance，QA）：精液分析高度复杂，操作难以标准化，故须进行严格质控，以发现并纠正系统误差和结果的高度变异性。每个实验室无论规模大小，都应在标准化方法和操作的基础上执行质量保证，以保证分析结果的精密度和准确性。无论如何，精子计数、精子形态和精子活力等基本参数的检测，应始终有内部质量控制，可能情况下还应参加外部质量控制[1]。

（5）关于精液分析次数和频率：如精液分析结果正常，1次检测就应足够；但如结果异常，就应重复分析。重要的是要区分少精子症（<15×10^6/ml），弱精子症（<32%活动精子）和畸形精子症（<4%正常形态）。常同时可见此3种异常，此即为OAT[3]。

（6）关于前列腺液检验：男性不育症通常只经精液分析进行评估，故可能忽略非白细胞精子症前列腺炎的存在。炎症可通过包括氧化应激（oxidative stress，OxS）机制减低精液质量。因此，即使缺乏明确的白细胞精子症，在前列腺按摩液和按摩后尿液中，白细胞计数增高可能是男性不育、局部和全身氧化应激的重要来源。因此，有文献建议将前列腺炎的检测作为评价男性不育的检查之一[11]。

总之，精液分析虽然是传统实验室检验项目，但其对诊断男性不育症的临床意义和检验质量的标准化正在获得新的认识，并取得了技术上明显的进步；今后，精液分析的还将继续朝着检验高精密度、高准确性和临床循证医学的目标发展。

第二节 前列腺液检验

前列腺是男性生殖系统的一个混合管状腺泡样外分泌腺，功能是分泌弱碱性牛乳样或白色液体，这些分泌液与精子、精囊液一起组成精液，约占精液的总量30%。

碱性的精液有助于中和阴道的酸性环境，延长精子寿命。前列腺液是与大多数精子一起被首先射出的部分精液。与随精囊液一起排出的精子相比，前列腺液中精子活力更好，更长存活期和更好的保护遗传物质。前列腺也包含一些平滑肌，帮助射精时精液的排出。

健康男性前列腺比核桃稍大一些，平均重量约11g，通常在7~16g。它围绕着尿道位于膀胱正下方，直肠指诊时可感受到。前列腺可分成髓区和叶区，没有球囊而被完整的肌纤维束包围。它被包裹在射精时起收缩作用的盆底肌肉中。

前列腺液通常由单糖组成且经常呈弱酸性。前列腺分泌液中蛋白质含量小于1%，包括蛋白水解酶，前列腺酸性磷酸酶，β微精原蛋白和前列腺特异性抗原。分泌液中也包含浓度是血中浓度500~1000倍的锌离子。前列腺的正常运行需要维持男性特征的性激素（睾酮）。睾酮主要由睾丸分泌，有些少量的男性激素由肾上腺分泌。然而，调节前列腺的是二氢睾酮。前列腺液是精液的重要组成部分，通过前列腺按摩术采集的前列腺液，常常混有精囊液，由按摩时触及精囊所致前列腺液成分较复杂，含有多种无机离子和有机化合物，其中前列腺特异性抗原（prostate specific antigen，PSA）是前列腺癌的肿瘤标记之一。用于前列腺癌的诊断，酸性磷酸酶更灵敏、特异。此外前列腺液中还含有淀粉样小体，少量上皮细胞和白细胞等有形成份。前列腺液检查主要用于慢性前列腺炎的诊断、病原微生物检查及疗效观察等，也可用于性病的检查。

一、标本采集与处理

前列腺标本采集与处理的内容包括患者准备、标本采集容器、标本采集方法和质量保证措施。

1. 患者准备

采集前禁欲3~7天。因前列腺液是精液的主要成份，如近期有性行为会影响采集。另外，排精和情绪兴奋可使前列腺液白细胞计数增高，从而影响诊断。但禁欲超过7天，前列腺液会出现白细胞积聚而造成炎症假象。

2. 标本容器

量少时可直接滴在玻片上，量多时可收集于洁净干燥的试管内，微生物培养标本应采集于无菌容器中。

3. 标本采集

采集前列腺液时，患者先排尿。一般弯腰检查即可，臀部要抬高，或取右侧卧位。当医生用手指缓慢从肛门插入并触摸前列腺时，患者要张口呼吸并放松肛门，以配合医生操作。医生用按摩法使前列腺液从尿道口流出或滴出，再用玻璃片或玻璃管收集进行检验。疑为前列腺结核、脓肿或肿瘤的患者禁忌前列腺按摩。一次按摩失败或检查结果阴性，而有明确临床指征者，可隔3~5天重新复查。

4. 质量保证和建议

采集前患者应做好准备，采集后应及时送检。应编写SOP和培训相关人员。

二、理学检查

前列腺液理学检查包括量、颜色、黏稠度和酸碱度四个方面的内容。

1. 量

正常量为数滴至2ml。

2. 颜色

正常呈淡乳白色，如有出血则呈红色或暗红色，见于前列腺炎、精囊炎或按摩损伤。

3. 黏稠度

正常为稀薄液体，如为脓性黏稠液体，则为前列腺或精囊的慢性炎症。

4. pH

正常情况下，前列腺液略偏酸性，但也有的实验室报告略偏碱性，pH值范围大约在6.7~7.3。前列腺液的pH值随年龄的增长而碱性增强。当出现炎症时，pH值可增加到7.7~8.5。

三、显微镜检查

取前列腺液1滴在玻片上摊开，必要时加盖片，用高倍镜观察。如需细胞学检查，应将标本涂成薄片，用瑞氏或巴氏染色，用油镜检查。

1. 细胞

(1)红细胞：正常时<5/HP，如按摩过甚，则可见多量新鲜红细胞。在精囊炎、前列腺炎时，可见大量红细胞。

(2)白细胞：正常时<10/HP，细胞散在。若>10/HP 或成堆出现，是慢性前列腺炎的指征。

2. 病原体检查 前列腺炎的致病菌以大肠埃希杆菌为主，约占 80%，其次为变形杆菌、克雷伯杆菌、肠杆菌、假单胞菌属、沙雷菌。革兰阳性菌除肠球菌外很少致病。此外，淋球菌、结核菌、真菌、滴虫亦可导致相关的前列腺炎。沙眼衣原体、解脲支原体和人型支原体等，对前列腺炎的致病作用目前尚有争议。淋菌性前列腺炎发病近年有逐渐增加趋势。可采用涂片革兰氏染色或细菌、支原体等培养进行鉴别。Meares-Stamey 四杯定位细菌培养法(四杯法)：检查前充分饮水，取初尿 10ml(VB1)；再排尿 200ml 后取中段尿 10ml(VB2)；作前列腺按摩，收集前列腺液；完毕后排尿 10ml(VB3)，均送细菌培养及菌落计数。菌落计数 VB3>VB1 10 倍可诊断为慢性细菌性前列腺炎；若 VB1 及 VB2 细菌培养阴性，前列腺液和 VB3 细菌培养阳性，也可确定诊断。

(1)细菌：急性前列腺炎因为感染症状比较明显，所以诊断相对容易些。血液和或尿液中可找到细菌，常见的细菌有大肠杆菌、克雷伯氏菌、变形杆菌、假单胞菌、肠杆菌属、沙雷氏菌属、葡萄球菌和肠球菌。这在某些患者可能就是急诊并且可能需要静脉输注抗生素，全血细胞计数显示白细胞升高。前列腺炎症引起的脓毒血症非常少见，但是可以发生于免疫功能低下患者。高烧和不适一般提示需要进行血液培养，败血症时细菌培养往往呈阳性。怀疑急性前列腺炎的患者永远不可以做前列腺按摩，因为这样可以引发败血症。因为导致前列腺炎症的细菌很容易从尿液中检出，所以不需要通过前列腺按摩来做出诊断。直肠指诊通常显示一个增大、触痛、肿胀的前列腺，感觉上是结实的、温热的、偶尔是不规则的。在大多数病例中 C 反应蛋白增高。急性前列腺炎症的相关组织学变化是前列腺中性粒细胞浸润。急性前列腺炎症可有一过性的 PSA 升高，如 PSA 在急性炎症期间升高而炎症消除后重新下降。PSA 检测不能提示单纯的急性前列腺炎。

慢性细菌性前列腺炎的前列腺中有细菌，但是与急性前列腺炎相比，慢性前列腺炎可以没有症状或者症状比较缓和。通过尿液和医生进行直肠指诊和按压前列腺获得的前列腺液培养做出前列腺感染的诊断。如果前列腺按摩后没有前列腺液，那么按摩后的尿液应当也有前列腺的细菌。虽然没有肿瘤，但是 PSA 也可以升高。精液分析有助于慢性前列腺炎的诊断。也可以做精液培养。也可以做抗生素敏感试验来选择合适的抗生素。其他有用的感染指标有精液弹性蛋白酶和精液细胞因子。

(2)支原体和衣原体：慢性非细菌性前列腺炎是一种原因不明的炎症病变，已有资料表明，非细菌性前列腺炎是细菌性前列腺炎的 8 倍，有人认为分解尿素支原体及沙眼衣原体或许是非细菌性前列腺炎的致病因素，但证据仍不充分。

(3)真菌及寄生虫：真菌引起前列腺感染主要见于 AIDS 患者。患者的抵抗力遭到严重的破坏，发生真菌性前列腺炎。引起前列腺炎的寄生虫主要有阴道毛滴虫、血吸虫等。

3. 其他

(1)卵磷脂小体：在前列腺液中分布均匀，为圆球形小体，大小不一，折光性强，数目较多。正常前列腺液内总脂 280mg/dl，磷脂占 65%，而以卵磷脂为主。卵磷脂小体几乎布满视野，前列腺发生炎症时，巨噬细胞吞噬大量脂类，故卵磷脂小体明显减少。因此卵磷脂小体的多少，在一定程度上反映前列腺炎的程度，随着治疗以后病情的稳定和好转，卵磷脂数目也可增加。报告在高倍镜视野中分布的数量，以“+”表示。布满全视野：++++；布满 3/4 视野：+++；布满 1/2 视野：++；布满 1/4 视野：+。

(2)前列腺颗粒细胞：体积较大、颗粒较粗，因脂肪变性或吞噬作用，胞浆内充满卵磷脂小体颗粒，胞浆较多，常在炎症时与大量脓细胞同时出现。在老年人的前列腺液中数量较多。前列腺液细胞检测的内容包括白细胞和红细胞。正常情况下红细胞偶见，在炎症时才出现，如按摩过重可引起红细胞数增加，甚至出现可见的出血现象。正常前列腺液内白细胞散在，每高倍视野不超过 10 个，且分散，不成堆成串。炎症时由于排泄管引流可见成堆脓细胞或白细胞，如在显微镜下观察每高倍视野中超过 10~15 个白细胞，即可诊断为细菌性前列腺炎。

(3)癌细胞：体积大，畸形，成片出现，核仁大而多、核浆发育不平衡、胞浆少、嗜碱性、染色质丰富,应进一步做细胞染色检查。涂片用瑞氏染色或HE染色,证实为癌细胞时,即可诊断为前列腺癌。

(4)淀粉样小体:圆形或卵圆形,为分层的细胞样体,或同心圆层的淀粉样体,如同透明的淀粉颗粒,微黄或褐色,体积较大,约为白细胞的10倍。多为磷酸钙沉淀而成,多见于正常的前列腺液中,年龄越大越多,无特殊临床意义。

(5)精子:由于按摩时压迫精囊而来,无临床意义,多量出现,说明标本不合格。

四、其他检查

前列腺液其他检查的内容主要包括酸性磷酸酶含量、锌离子浓度、枸橼酸浓度和PSA的检测。

1. 酸性磷酸酶含量

酸性磷酸酶主要来源于前列腺,它的含量与锌浓度成正相关。在患前列腺癌时,二者显著增高。因此,酸性磷酸酶的含量可作为诊断、治疗、追踪随访前列腺癌的客观指标。

2. 锌离子浓度

前列腺是身体中含锌量最高的组织之一,前列腺液中的锌浓度也很高。前列腺能合成具有抗菌作用的含锌多肽,故锌的含量与前列腺液杀菌能力及抗菌机制有关。慢性前列腺炎时,锌浓度由正常时的480μg/ml降至148μg/ml。当射精管阻塞呈无精症时,精液内锌浓度显著增高,这是因为前列腺液在精液中的比例显著增加所致。

3. 枸橼酸浓度

枸橼酸的分泌受雄激素的控制与调节。枸橼酸水平与锌浓度成正相关(即一个增加时,另一个也成比例地增加)。正常时枸橼酸浓度为19mg/ml左右,前列腺炎患者下降为6.4mg/ml左右。可帮助判断前列腺功能及有无癌变。

4. 前列腺特异性抗原

是前列腺癌的肿瘤标记之一,用于前列腺癌的诊断比前列腺酸性磷酸酶更灵敏更特异。

五、前列腺液检验与疾病诊断

前列腺是生殖腺,主要分泌和储存前列腺液,后者含抗菌因子可保护尿道,每日分泌量仅0.5~2.0ml,经前列腺腺管、后尿道随尿液排出体外。临床可采集的近端前列腺液是精浆和前列腺按摩液(expressed prostatic secretion,EPS)[5]。

前列腺常见疾病有:良性前列腺增生症、前列腺炎、前列腺结石、前列腺癌。目前,前列腺液检验甚少涉及前列腺结石、前列腺癌和良性前列腺增生症的诊断,故本文介绍前列腺炎诊断。

前列腺炎是一组疾病,是成年男性常见病之一,虽然不直接威胁生命,但可严重影响患者的生活质量。前列腺炎的概念和分类是密不可分的统一体,并将随认识的深入而变化[1,2]。

前列腺炎有传统分类和新分类两种方法:①四杯法:是第一个规范的前列腺炎分类方法,前列腺炎按初始尿液(VB1)、中段尿液(VB2)、前列腺按摩液(EPS)、前列腺按摩后尿液(VB3)4杯标本中白细胞数和细菌培养结果分为:急性细菌性前列腺炎(acute bacterial prostatitis,ABP)、慢性细菌性前列腺炎(chronic bacterial prostatitis,CBP)、慢性非细菌性前列腺炎(chronic nonbacterial prostatitis,CNP)和前列腺痛(prostatodynia,PD)。②美国国立卫生院(NIH,1995年)新分类法:依据当时对前列腺炎的基础和临床研究结果,推荐将前列腺炎分类为:Ⅰ型,急性前列腺炎(ABP);Ⅱ型:慢性细菌性前列腺炎(CBP);Ⅲ型,慢性前列腺炎/慢性盆腔疼痛综合征(CP/CPPS),此型又为ⅢA(炎症性CPPS)和IIIB型(非炎症性CPPS)两种亚型;Ⅳ型:无症状性前列腺炎(asymptomatory inflammatory prostatitis,AIP)。

在前列腺炎NIH新分类中:Ⅰ型和Ⅱ型分别为急、慢性细菌性前列腺炎,均为独立疾病;Ⅲ型慢性前列腺炎是非细菌性疾病,ⅢA亚型是白细胞增高的炎症性疾病,而ⅢB亚型是白细胞正常的炎症性疾病;Ⅳ型为无症状性前列腺炎。传统分类和新分类之间的相应关系见表3-14-12。

1. 临床诊断

推荐按照NIH分型诊断前列腺炎。Ⅰ型:诊断主要依靠病史、体格检查和血、尿的细菌培养结果。Ⅱ型和Ⅲ型:须详细询问病史、全面体格检查(包括直肠指诊)、尿液和前列腺按摩液常规检查。为明确诊断及鉴别诊断,可选择的检查有:精液分析或细菌培养、PSA、尿细胞学、经腹或经直肠B超(含残余尿测定)、尿流率、尿动力学、CT、MRI、尿道膀胱镜检查和前列腺穿刺活检等。Ⅳ型:通过EPS、精液、VB3、前列腺组织活检及前列腺切除标本病理检查后判断。

表 3-14-12 前列腺炎分类方法比较[5,6]

美国国立卫生研究院新分类(NIH,1995年)、临床表现和实验室检查	相当于传统分类(Meares-Stamey,1968)
Ⅰ型:起病急、突发发热,伴持续和明显下尿路感染症状,尿白细胞增高,血和(或)尿中细菌培养阳性	急性细菌性前列腺炎(ABP)
Ⅱ型:反复发作下尿路感染症状,持续>3个月,前列腺按摩液(EPS)/精液/前列腺按摩后尿液(VB3)中白细胞增高,细菌培养阳性。占慢性前列腺炎5%~8%	慢性细菌性前列腺炎(CBP)
Ⅲ型:慢性前列腺炎/慢性骨盆疼痛综合征(CP/CPPS),是最常见前列腺炎类型,占慢性前列腺炎>90%。长期、反复骨盆区域疼痛或不适,持续>3个月,可伴有不同程度排尿症状和性功能障碍,严重影响患者生活质量;EPS/精液/VB3细菌培养阴性	慢性非细菌性前列腺炎(CNP)、前列腺痛(PD)
-ⅢA亚型(炎症性CPPS,占50%):EPS/精液/VB3中白细胞增高	
-ⅢB亚型(非炎症性CPPS,占50%):EPS/精液/VB3中白细胞正常	
Ⅳ型:无症状性前列腺炎(AIP)。无主观症状,仅在有关前列腺检查(EPS、精液、前列腺活检及切除标本病理检查等)时发现炎症证据	

各类型前列腺炎的症状和体征如下[1,5,6,12,13]。Ⅰ型:常突然发病,有寒战、发热、乏力和肌痛,伴有会阴部和耻骨上疼痛,尿路刺激症状和排尿困难,甚至急性尿潴留;前列腺触痛强烈、局限性或弥漫性肿胀、松软、坚硬或两者兼有,可致全身性败血性综合征,出现心动过速、呼吸急促,有时低血压。Ⅱ和Ⅲ型:临床症状类似,多有疼痛和排尿异常等;Ⅱ型可表现为反复发作下尿路感染,发作期间可有或无完全缓解;Ⅲ型主要表现为骨盆区域疼痛,包括射精痛;排尿异常可表现为尿急、尿频、尿痛和夜尿增多等,可触痛,但通常无松软或肿胀感;症状和体征常比急性前列腺炎轻;因慢性疼痛久治不愈,患者生活质量下降,并可有性功能障碍、焦虑、抑郁、失眠、记忆力下降等。Ⅳ型:无临床症状。

中国《慢性前列腺炎中西医结合诊疗指南(试行版)》[14]提出了诊断Ⅱ型和Ⅲ型前列腺炎的建议原则:①必需项目:病史、体格检查(包括直肠指诊)、尿常规检查、前列腺按摩液常规检查。②推荐项目:国立卫生研究院慢性前列腺炎症状指数(national institute of health chronic prostatitis symptom index,NIH-CPSI)、下尿路病原体"四杯法"或"两杯法"定位检查。③可选择项目:实验室检查(精液常规及病原体培养、尿细胞学、PSA)、器械检查(尿流率、侵入性尿动力学检查包括压力-流率测定或影像尿动力学、尿道膀胱镜)、影像学检查(经腹或经直肠B超、CT、MRI)和前列腺穿刺活检。

2. 实验室诊断和评估 前列腺炎的实验室诊断主要包括尿液、前列腺液和病原体检查等。

(1)标本采集:为区分男性尿道、膀胱和前列腺感染,须选用下列病原体定位试验标本采集法[5,6]:①四杯法:先采集最初排出的10ml尿流(VB1);继续排尿100~200ml,用无菌试管采集中段尿10ml(VB2);随后,进行前列腺按摩,再采集自尿道口排出的前列腺按摩液(EPS);最后,采集按摩后最先排出的10ml尿液(VB3);将此4份标本分别进行显微镜检查和细菌培养。此法操作复杂、耗时、费用相对高,一般较少采用。VB1和VB2为初段尿和中段尿,对尿道和膀胱感染有定位意义,VB 3和EPS定位前列腺。②两杯法:采集过程虽与"四杯法"相似,但只采集前列腺按摩前中段尿(VB2)和按摩后尿液(VB3)。目前,推荐选用"两杯法",诊断结果与"四杯法"相似(表3-14-13、表3-14-14)。

(2)尿液检查:主要是尿常规包括尿有形成分检查,目的是排除尿路感染。有急性细菌性前列腺炎典型症状和体征的发热患者,中段尿常有白细胞和细菌;但采集前列腺按摩后尿标本可能有引起菌血症的危险性(尚未证实)[1],出于同样原因,直肠指诊时应轻柔。对无发热患者,应取前列腺按摩前、后的尿标本用于诊断。

表 3-14-13 “四杯法”诊断前列腺炎结果分析[5,6]

		最初排出尿（VB1）	按摩前尿（VB2）	前列腺按摩液（EPS）	按摩后尿（VB3）
Ⅱ型	白细胞数（WBC）	-	±	+	+
	细菌培养	-	±	+	+
ⅢA 型	白细胞数（WBC）	-	-	+	+
	细菌培养	-	-	-	-
ⅢB 型	白细胞数（WBC）	-	-	-	-
	细菌培养	-	-	-	-

表 3-14-14 “两杯法”诊断前列腺炎结果分析[5,6]

		按摩前尿（VB2）	按摩后尿（VB3）
Ⅱ型	白细胞数（WBC）	±	+
	细菌培养	±	+
ⅢA 型	白细胞数（WBC）	-	+
	细菌培养	-	-
ⅢB 型	白细胞数（WBC）	-	-
	细菌培养	-	-

（3）前列腺按摩液检查（EPS）：EPS 检查常采用湿涂片法和精密度较高的血细胞计数板镜检法。正常 EPS 中的 WBC<10 个/HP，卵磷脂小体均匀分布于整个视野，pH 6.3～6.5，红细胞和上皮细胞可偶见或无。如 WBC≥10 个/HP、卵磷脂小体消失或减少则为异常；但对 WBC 数的多少尚有争议，一般认为在Ⅱ型、ⅢA 型前列腺炎 WBC 数增加，而ⅢB 型则 WBC 不增多，WBC 计数与症状严重程度未必相关；EPS 中吞噬细胞胞质内含吞噬的卵磷脂小体、或细胞碎片等，则是前列腺炎特征性表现。如前列腺按摩后采集不到 EPS，则不宜多次重复按摩，可留取前列腺按摩后尿液分析。

（4）病原学检查：当前列腺感染病原体时，在 EPS 中常可检出细菌、真菌、滴虫等；采用革兰染色等方法，还可鉴别 EPS 中白细胞等成分。Ⅰ型：应行中段尿染色镜检、细菌培养与药敏试验；Ⅱ型和Ⅲ型：推荐“两杯法”或“四杯法”病原体定位试验。如病原体培养结果阴性则意味着患者出现的症状乃因慢性前列腺炎/炎症或炎症性盆腔疼痛综合征所致[2]。

其他病原体检查：①沙眼衣原体：目前主要采用灵敏度高、特异性强的 PCR 法检测其核酸成分。②支原体检测：虽培养法是检测“金标准”，但也可用免疫学检测法和核酸扩增技术。

（5）其他实验室检查：前列腺炎患者可出现精液质量异常，如白细胞增多、精液不液化、血精和精子质量下降等改变。具有循证医学价值、最新的《2014 中国泌尿外科疾病诊断治疗指南》[12] 关于前列腺炎诊断和检查的总结性建议见表3-14-15。

表 3-14-15 前列腺炎诊断和检查建议[12]

内容	建议
Ⅰ型前列腺炎的诊断主要依靠病史、体格检查和血、尿细菌培养结果	推荐Ⅰ
Ⅱ型前列腺炎可表现为反复发作的下泌尿道感染	推荐Ⅰ
慢性前列腺炎应用“两杯法”或“四杯法”进行病原体定位试验	推荐Ⅰ
慢性前列腺炎应用 NIH-CPSI 进行症状推荐评分，并结合 UPOINT（S）进行分类	推荐Ⅰ
EPS 中白细胞>10 个/HP，卵磷脂小体数量减少，有诊断意义	推荐Ⅰ
EPS 中白细胞计数与主观症状严重程度无关	推荐Ⅱ
有生育要求的前列腺炎患者可进行精液检查	可选Ⅱ
常见非细菌病原体检测包括沙眼衣原体、支原体、真菌等	可选Ⅰ
年龄>50 岁患者常规进行血清 PSA 检测	推荐Ⅰ
尿动力学检测可了解患者排尿状况	可选Ⅰ

续表

内容	建议
膀胱镜检测有助于膀胱及尿道病变的鉴别	可选Ⅰ
B超、CT和MRI有助于除外其他泌尿系统器质性病变	可选Ⅱ
Ⅲ型前列腺炎应与引起盆腔疼痛和排尿异常的疾病相鉴别	推荐Ⅰ

注：EPS：前列腺按摩液；NIH-CPSI：国立卫生研究院慢性前列腺炎症状指数；CT：计算机断层扫描；MRI：磁共振成像；PSA：前列腺特异性抗原；UPOINT：U指患者泌尿系症状，P指与症状严重程度相关的心理问题，O指直肠指诊时前列腺触痛及有明确的前列腺炎症的证据，I指有明确下尿路感染（复发性尿路感染或前列腺特异性标本培养出了尿路致病菌），N指可能与中枢性神经系统有关的一些病因不明情形，包括肠易激综合征、纤维肌痛、慢性疲劳综合征以及偏头痛等

（王　青　胡晓波　姚怡婷　熊立凡）

参考文献

1. 中华医学会，黄翼然，夏术阶，陈斌.男科疾病诊治指南系列男性不育症诊疗指南[OL].[2013-09].[2016-04-25].http://guide.medlive.cn/guideline/5880.
2. Jungwirth A, Diemer T, Dohle G R, et al. Guidelines for the investigation and treatment of male infertility (Text update March 2013)[J]. Eur Urol, 2012, 61(1): 159- 163.
3. Jungwirth A, Diemer T, Douhle G R, et al. Guidelines on male infertility. Europ ean Association of Urology. 2013. [OL]. 2013 [2015-12-24]. http://guide. medlive. cn/guideline/preview/1/4556? token=5dd10e1357deae10cc57d570a238a707
4. Menkveld R, Holleboom C A, Rhemrev J P. Measurement and significance of sperm morphology [J]. Asian J Androl, 2011, 13(1): 59-68.
5. 国家人口和计划生育委员会科学技术研究所，中华医学会男科学分会，中华医学会生殖医学分会精子库管理学组，谷翊群，陈振文，卢文红，等译.世界卫生组织人类精液检查与处理实验室手册[M].北京：人民卫生出版社，2011：1-169.
6. Borawski D, Bluth M H. Laboratory Evaluation of Reproductive Function.// McPhersonR A, Pincus M R. Henry's Clinical Diagnosis and Management by Laboratory Methods[M/OL]. 22e. Philadelphia: Saunders, 2011: 406-408 2011 [2015-1-10]. https://expertconsult. inkling. com/read/henrys-clinical-diagnosis-and -management-by-laboratory-methods-mcpherson-pincus-22nd/chapter-25/laboratory-evaluation-of.
7. National Collaborating Centre for Women's and Children's Health. Fertility: assessment and treatment for people with fertility problems[M/OL]. London: Royal College of Obstetricians and Gynaecologists, [2013-02]. [2015-12-11]. http://www. ncbi. nlm. nih. gov/pubmedhealth/PMH0068976/pdf/PubMedHealth_PMH0068976.pdf
8. Franken DR, Oehninger S. Semen analysis and sperm function testing[J]. Asian J Androl, 2012, 14(1): 6-13.
9. Fisch H, Braun SR. Trends in global semen parameter values[J]. Asian J Androl, 2013, 15(2): 169-173.
10. La Vignera S, Condorelli RA, Vicari E, et al. Effects of the exposure to mobile phones on male reproduction: A Review of the Literature [J]. J Androl, 2012, 33(3): 350-356.
11. Punab M, Kullisaar T, Mändar R. Male infertility workup needs additional testing of expressed prostatic secretion and/or post-massage urine [J]. PLoS One, 2013, 8(12): e82776.
12. 中国泌尿外科疾病诊断治疗指南编写委员会.2014中国泌尿外科疾病诊断治疗指南[OL].2014, 436-454.[2015-12-24]. http://guide. medlive. cn/guideline/preview/1/6478? token=5903199e23766023dedb 61b26bc84d20
13. Andriole G L. Prostatitis [OL]. [2015-12-11] http://www. merckmanuals. com/professional/genitourinary_disorders/benign_prostate_disease/prostatitis. html? qt = Prostatitis&alt=sh
14. 中国中西医结合学会男科专业委员会制.慢性前列腺炎中西医结合诊疗指南（试行版）[J].中国中西医结合杂志，2007，27(11)：1052-1056.

第十五章

阴道分泌物检验

主要介绍阴道分泌物实验室常规检查项目，包括理学检查、显微镜检查、化学与免疫检查，并介绍我国和国外对阴道分泌物检查相关临床疾病诊断的指南及循证检验医学评价，以便对现有的阴道分泌物检验项目有科学客观的认识，以促进检验医学为临床服务的水平。有关阴道分泌物检验的重要指南包括中华医学会妇产科学分会感染性疾病协作组的“细菌性阴道病诊治指南（草案）”、“滴虫阴道炎诊治指南（草案）”、中华医学会“念珠菌病诊治策略高峰论坛”专家组的“念珠菌病诊断与治疗：专家共识”以及英国、美国妇产科学会等最新指南。

生育年龄女性有一定程度阴道分泌物（白带）是健康现象。正常时，阴道和外阴常有少量分泌物保持湿润。阴道分泌物由阴道黏膜渗出物、宫颈腺体及子宫内膜分泌物组成，含阴道上皮脱落细胞、白细胞等。通常透明、白色、无味、黏度高。宫颈粘液量变化随月经周期激素波动。排卵前，雌激素水平增加，由黏稠变为清晰、湿润、有弹性和滑爽。排卵后，雌激素水平下降，孕激素水平升高；宫颈粘液变厚，黏性增加。阴道的环境是一个动态生态系统，含约 10^9 个菌落形成单位。阴道有一些定植共生菌（正常阴道菌群）。正常菌群主要是乳酸杆菌，其他为潜在的病原菌。青春期雌激素水平升高，致乳酸杆菌分解阴道上皮的糖原产生乳酸。因此，阴道环境为酸性，通常 pH ≤4.5。酸性环境和其他免疫因子抑制细菌生长。有些乳酸杆菌可产生强效杀菌的过氧化氢。其他共生菌包括厌氧菌、白喉杆菌、凝固酶阴性葡萄球菌和甲型溶血性链球菌。有些共生菌过度生长，可引起阴道分泌物改变，包括白色念珠菌、金黄色葡萄球菌、无乳链球菌（B 组链球菌）等。

生育年龄女性异常阴道分泌物最常见原因有三类：①感染（非性传播性）：细菌性阴道病、念珠菌病（念珠菌性阴道炎）。②感染（性传播性）：阴道毛滴虫、沙眼衣原体、淋病奈瑟菌、单纯疱疹病毒。③非感染性：异物（如滞留卫生棉条、避孕套）、宫颈息肉、宫颈糜烂、生殖道恶性肿瘤、瘘管、过敏反应[1]。

妇科患者常主诉阴道溢液、阴道不适、阴道异味。其主要病因是细菌性阴道炎、念珠菌病和滴虫性阴道炎。虽然，这三种疾病临床症状很相似（表 3-15-1），但病原体各不相同，治疗也截然不同，故在开始治疗前，明确病原体非常关键。有时，有必要对患者的性伴侣同时进行诊治，以免再次感染。

表 3-15-1 健康人和阴道炎患者的阴道分泌物检查结果[2]

	健康/正常	念珠菌病	细菌性阴道炎	滴虫性阴道炎	萎缩性阴道炎
患者主诉	-	外阴瘙痒并疼痛，尿痛，性交疼痛	分泌物恶臭	外阴疼痛，分泌物恶臭，尿痛，性交疼痛	阴道干涩，性交疼痛
分泌物特点	-	白色，豆腐渣样	恶臭，稀薄，灰色，均质，附着黏膜组织	大量黄绿色泡沫状，可能有恶臭，附着黏膜组织	-

续表

	健康/正常	念珠菌病	细菌性阴道炎	滴虫性阴道炎	萎缩性阴道炎
pH 值	3.8~4.5	3.8~4.5	>4.5	5.0~6.0	5.0~7.0
湿片直接镜检细菌	主要为乳酸杆菌	主要为乳酸杆菌	革兰染色不定的球杆菌，乳酸杆菌少见或无	各类菌群	乳酸杆菌减少，革兰阳性球菌和革兰阴性杆菌增多
白细胞	罕见~2+	3+~4+	罕见	2+~4+	3+~4+
其他		孢子、假菌丝	线索细胞	活动毛滴虫（60%）	红细胞：1+甚至更多，可见副底层细胞
KOH 镜检	阴性	孢子，假菌丝	阴性	阴性	阴性
胺试验	阴性	阴性	阳性	有时阳性	阴性
其他	-	如镜检阴性，可进行培养或 DNA 探针分析	如结果不确定，可进行 DNA 探针分析；培养无意义	如镜检阴性，可进行培养或 DNA 探针分析	

阴道分泌物的实验室检查，主要是外观理学检查、显微镜检查、化学与免疫学检查（表 3-15-2）。理学检查、显微镜直接湿片检查、胺试验或“胺臭味试验”、加氢氧化钾（KOH）镜检和革兰染色有助于鉴别细菌性阴道炎、念珠菌病和滴虫性阴道炎。虽然这些检查项目简单易行，但结果准确性仍依赖于检验人员经验和技术能力。检测阴道分泌物可鉴别阴道溢液和阴道不适的病原菌，有助于医生及时诊治阴道炎/阴道病。

表 3-15-2　阴道分泌物实验室检查[1]

标本	实验室标本制备	检测疾病	说明
阴道拭子	显微镜检查和革兰染色	细菌性阴道病（BV）：线索细胞（上皮细胞覆盖细小细菌）；革兰阳性和阴性球菌；乳酸杆菌减少	报告 BV 的标准可能不同；单一阴道加德纳菌生长不能诊断 BV
		念珠菌（孢子和假菌丝）	
	生理盐水湿片镜检	阴道毛滴虫（TV）（鞭毛微生物）	除非有要求，并非所有实验室均作常规阴道毛滴虫湿片显微镜检查
	培养	念珠菌	沙保琼脂念珠菌培养-在治疗失败/复发的病例，要求检测念珠菌属种和抗真菌药敏感性
		阴道毛滴虫	并非所有实验室均常规进行阴道毛滴虫培养
宫颈内拭子	核酸扩增试验（NAAT）	衣原体和淋病	
	培养	淋病	如淋病奈瑟菌 NAAT 试验阳性，则应做培养进行敏感性试验

续表

标本	实验室标本制备	检测疾病	说明
外阴阴道拭子(VVS)	NAAT	衣原体和淋病	多数妇女接受自我采集外阴阴道拭子;比女性尿液检测衣原体和淋病更敏感
尿	NAAT	衣原体	虽可用女性尿液标本检测淋球菌和衣原体,但其灵敏度低于宫颈内或外阴阴道拭子
血	第四代人类免疫缺陷性病毒检查(结合抗体和抗原检测)	艾滋病	
	梅毒螺旋体酶免疫法(EIA)或梅毒血清学	梅毒	

第一节 标本采集与处理

阴道分泌物的正确采集、处理和储存,可使检测微生物和其他细胞成分更为有效。通过理学、显微镜、化学与免疫学检查,可诊断外阴、阴道各种炎症性疾病。

一、标本采集

在阴道穹窿部采集阴道分泌物时,应避免窥阴器使用抗微生物制剂的润滑油。用灭菌拭子(头部包有聚酯棉球),或用灭菌圈无菌采集。选择采样器材很重要,棉球对淋病奈瑟菌有副作用,木质器材对沙眼衣原体有副作用。可使用一个或多个拭子采集标本。标本采集后应尽快送检。申请单上,除写明患者信息外,还应包括患者与疾病相关情况,如月经状况、是否接触性传播疾病、是否使用阴道润滑剂、阴道霜剂、阴道冲洗器等。

二、标本储存

阴道分泌物标本应尽快送检,否则应于室温保存。冷藏不利于淋病奈瑟菌复苏和影响阴道毛滴虫滋养体的识别(因检查依赖于其特征性运动)。然而,检测沙眼衣原体或病毒(如单纯疱疹病毒)的标本应冷藏保存,以防止正常菌群大量生长。

三、标本制备

包括用于生理盐水显微镜检查涂片、氢氧化钾涂片、阴道酸碱度检查和胺(胺臭味)试验。

第二节 理学检查

阴道分泌物理学检查主要包括颜色、气味、性状和量。

一、颜色、性状和气味

正常阴道分泌物为白色稀糊状、无气味。病理情况下,阴道分泌物外观呈黄色或黄绿色脓性、味臭,多见于滴虫性或化脓性阴道炎等。呈脓性泡沫状,多见于滴虫性阴道炎。呈豆腐渣样,多见于真菌性阴道炎。呈黄色水样,多见于子宫黏膜下肌瘤、宫颈癌、输卵管癌等引起的组织变性坏死。呈血性伴臭味,多见于恶性肿瘤、宫颈息肉、老年性阴道炎、慢性宫颈炎和使用宫内节育器副反应。呈灰白色、奶油状和稀薄均匀状,多见于细菌性阴道病。呈无色透明黏液样,见于应用雌激素后和卵巢颗粒细胞瘤。

二、量

正常阴道分泌物量多少不等,与生殖器官充血和雌激素水平有关。病理时,可见分泌量增多,如应用雌激素、精神刺激、盆腔肿瘤、子宫后屈、慢性全身性疾病、慢性宫颈炎、子宫颈内膜炎、宫颈糜烂和恶性肿瘤(宫颈癌、阴道癌、宫体癌、输卵管癌)等。

阴道分泌物理学检查变化和相关疾病见表3-15-3。

表 3-15-3　阴道分泌物理学检查变化和相关疾病

	颜色	性状	气味	量
正常	白	稀糊状	无	不定
应用雌激素	白	黏性	-	多
外阴干涩	-	-	-	少
精神刺激	无色	透明	-	多
滴虫性阴道炎	黄/黄绿	稀薄;泡沫状	臭味	-
细菌性阴道病	灰白/灰黄	稀薄	臭味	-
淋病性阴道炎	黄脓样	-	-	-
阿米巴性阴道炎	带血;黄	浆液性;黏性	-	-
真菌性阴道炎	黄白/乳白	黏稠;凝乳状;豆渣样	-	-
老年性阴道炎	可血性	-	可恶臭	少
子宫后屈、慢性全身性疾病	乳白	水样	-	多
慢性宫颈炎、子宫颈内膜炎、宫颈糜烂	乳白/淡黄	脓性	臭味	多
宫颈息肉、宫内节育器、黏膜下子宫肌瘤、重度慢性宫颈炎、宫颈癌、阴道癌、宫体癌、输卵管癌	可血性	水样浑浊	可恶臭	间歇或多

第三节　显微镜检查

阴道分泌物标本的显微镜检查,主要包括直接湿片检查,或再加第 3 张涂片用于革兰染色检查。

一、检查方法

1. 直接湿片检查

一般将采集的阴道分泌物拭子直接置于0.5~1.0ml无菌生理盐水(0.9% NaCl)中,取出适量涂片,进行镜检。或者,取 1 滴无菌生理盐水置于载玻片上,将阴道分泌物拭子涂抹制片后镜检。可用亮视野显微镜或相差显微镜在低倍镜(100×)和高倍镜(400×)下观察。低倍镜是用于标本成分总体筛检评价,如评估上皮细胞参数有细胞数、细胞类型、是否有聚集现象。再按表 3-15-4 所列镜检分类原则,用高倍镜对标本成分进行鉴别计数。通常,湿片直接镜检可见:红细胞、白细胞、细菌大致形态、酵母菌、菌丝/假菌丝、毛滴虫、线索细胞、副底层细胞、基底层细胞和鳞状上皮细胞等。

表 3-15-4　显微镜检查分类原则

结果	细胞/微生物数量	观察范围
罕见	<10	每张玻片
偶见	<1	每 10 个高倍镜视野
1+	<1	每高倍镜视野
2+	1~5	每高倍镜视野
3+	6~30	每高倍镜视野
4+	>30	每高倍镜视野

2. 胺(氢氧化钾)试验湿片检查

本检查也称“胺臭味试验”。方法是:在玻片上滴加阴道分泌物悬液,将 1 滴 10% KOH 直接滴加在悬液上,即刻判断是否有“鱼腥”挥发味。此恶臭味刺激是三甲胺,因添加了 KOH 后 pH 改变引起胺类挥发产物。细菌性阴道病时,阴道菌群改变,产生胺类细菌显著增多。阴道分泌物改变和脱落上皮细胞的增多与胺类增加有直接关系。正常阴道分泌物本试验阴性。

二、病原体检查

阴道分泌物湿片镜检可见的主要病原体如下:

1. 细菌

阴道中菌群复杂多样，健康人阴道中主要细菌是占50%~90%的乳酸杆菌，其形态鲜明，大且无动力，革兰染色阳性杆菌，代谢产物为乳酸，可维持健康阴道酸性环境（pH值3.8~4.5）。此外，部分乳酸杆菌产过氧化氢，帮助平衡阴道菌群，防止其他细菌繁殖，特别是阴道加德纳菌和普氏菌。乳酸杆菌和鳞状上皮细胞数量减少代表菌群失调。正常阴道分泌物也可见少量其他形态的细菌，若其数量增多甚至占优势则视为异常。这类细菌包括小且无动力，革兰染色不定的球杆菌（如阴道加德纳菌）；细且弯曲，有动力，革兰染色不定的杆菌（如动弯杆菌属）；革兰染色阳性球菌（如消化链球菌属、葡萄球菌、链球菌、肠球菌属）；革兰染色阴性杆菌（如普氏菌属、牙龈卟啉菌属、类杆菌属、大肠杆菌类）。

2. 酵母菌

正常阴道分泌物中也偶见酵母菌或芽生孢子。由于酵母菌和红细胞看上去相似，要鉴别两者可用KOH来溶解红细胞。典型酵母菌约10~12μm，革兰染色阳性。酵母菌数量增加（1+或更多）或查见菌丝、假菌丝，则考虑异常，为酵母菌感染（如念珠菌感染）。

3. 毛滴虫

毛滴虫是带有鞭毛的原虫，可引起阴道上皮炎症。其形态呈梨形或萝卜形，也有呈球形、长方形、香肠形。大小为5~30μm，平均15μm。阴道毛滴虫须在无氧环境中繁殖，最适生长代谢所需pH为6.0。可根据毛滴虫的特殊运动来辨认。借助4根前鞭毛和向后延伸体长一半的波动膜，毛滴虫得以运动。鞭毛提供向前的推力，波动膜的波浪状运动使虫体可旋转。一根后鞭毛有粘附阴道黏膜作用，也是毛滴虫病引起组织损伤的潜在原因。不运动或死亡毛滴虫因其形似白细胞而很难鉴别。毛滴虫死亡后先失去动力，随后波动膜停止，最后成团，看上去像白细胞。染料对毛滴虫有害，所以湿片染色对鉴别毛滴虫没用。毛滴虫对生长环境要求高，一旦离开阴道黏膜会立即死亡。所以如怀疑滴虫性阴道炎，应制作阴道分泌物湿片，采样后尽快镜检。但也有文章报道，毛滴虫生存能力比较强，能在25~42℃条件下生长繁殖，3~5℃低温可生存21天，在46℃时能生存20~60分钟，脱离人体后在半干燥的条件下也可生存数小时。

4. 血细胞

健康人阴道分泌物中存在白细胞，整张涂片仅有几个，至每高倍镜视野下几个。白细胞数量变化与女性月经周期相关，排卵期和月经期时白细胞数会增高。阴道分泌物通常无红细胞，月经期或月经期前后采集的标本例外。因此，标本送检时应注明患者与疾病相关情况，这一点非常重要。

5. 上皮细胞

阴道内壁覆盖复层鳞状上皮。对阴道黏膜组织采样时，会同时采集到大量鳞状上皮细胞，也是正常阴道中主要细胞，大小为30~60μm，薄而扁平，扁平状形态易于识别，核小、居中，胞质丰富，细胞老化后成细颗粒状。细胞退化引起细胞内透明角质颗粒与线索细胞粗糙外形有显著区别，不可混淆。

（1）线索细胞：大量细菌附着于上皮细胞胞膜而形成，是细菌性阴道病诊断标志物。因胞膜表面附着大量细菌，胞质内有细小颗粒，细胞边界不清，也可不见胞核。细菌不一定会包裹整个线索细胞，但至少覆盖75%胞质。镜检人员凭借技术和经验可区别正常退化内含透明角质颗粒的上皮细胞和附着细菌的线索细胞。透明角质颗粒的大小多变，体积比细菌大，这两点有助于区分两者。

（2）副底层细胞：位于阴道黏膜组织的鳞状上皮细胞下层，所以正常阴道分泌物中无或少见副底层细胞。月经期采样时或绝经后采样时，细胞数会增加。细胞直径在15~40μm，呈椭圆形或圆形，胞质边界清晰，其形状和大小与泌尿系统移行上皮细胞相似。但核质比更小（1：1~1：2）。副底层细胞数增多常见于萎缩性阴道炎和脱屑性阴道炎。

（3）基底层细胞：源于阴道复层上皮的基底层。其大小与白细胞相似，直径在10~16μm，核质比为1：2。湿片中如查见基底层细胞则为异常，阴道分泌物中出现基底层细胞常伴大量白细胞，常见于脱屑性阴道炎。

三、注意事项

制作直接镜检湿片时，标本悬液上加盖玻片，避免产生气泡。制作镜检湿片的同时要加盖玻片，并预留1张湿片加KOH以溶解上皮细胞和红细胞。如需直接镜检，对玻片稍微加热可分解细胞成分,使真菌更易辨识。虽制备 KOH 湿片作用有限,但对发现和鉴别真菌,以及进行胺试验(胺臭味试验)仍有很大帮助。

第四节 化学与免疫学检查

阴道分泌物的化学与免疫学检查主要包括酸碱度测定和滴虫快速试验,有助于细菌性和滴虫性阴道病的诊断。

一、酸 碱 度

1. 检测方法

用窄谱 pH 试纸直接接触阴道分泌物,观察试纸色泽变化,并与比色卡比较读数。pH 值须在拭子放入生理盐水前使用商品化 pH 试纸来检测。

2. 临床意义

阴道分泌物 pH 值对鉴别诊断阴道炎价值较大。正常阴道分泌物 pH 值应为 3.8~4.5。pH 值 >4.5 与细菌性阴道病、滴虫性阴道炎和萎缩性阴道炎相关。有些乳酸杆菌可产生过氧化氢,进而加固阴道健康酸性环境。过氧化氢杀菌作用可抑制内源微生物过量繁殖,如阴道加德纳菌。产过氧化氢乳酸杆菌数量减少或消失与细菌性阴道病相关。

3. 检测灵敏度

有研究显示,单一阴道分泌物 pH 检测对细菌性阴道病的诊断灵敏度就达 73%,而结合临床症状则提高到 81%[3]。

二、OSOM 滴虫快速试验

1. 检测方法

采用免疫光谱毛细浸片术,将阴道分泌物拭子与缓冲液混合,试带条浸渍混合液,10 分钟后试带上特异性抗体与滴虫细胞内及细胞表面分泌性蛋白抗原结合,显示红色线条为阳性。

2. 临床意义

阴道毛滴虫感染引起女性阴道炎、尿道炎和男性尿道炎、前列腺炎等病,阴道毛滴虫诊断主要依赖实验室诊断,传统湿片法虽简便价廉,但灵敏度低;OSOM 免疫法相对于湿片法不但有较高灵敏度,且快速简便,可提高阴道毛滴虫的检出率。

3. 检测灵敏度

在滴虫性阴道炎低感染率(2%)的妇女中,用 OSOM 法快速检测滴虫,与湿片法相比,OSOM 法具有良好的诊断性能,灵敏度 94.7%、特异性 100%、准确性 99.9%、阳性预测值 100%和阴性预测值 99.9%,可明显降低实验室检测滴虫的劳动力成本[4]。另有研究显示,诊断滴虫性阴道炎灵敏度:湿片法 83.3%,OSOM 法为 86.1%,培养法为 94.4%。OSOM 法对滴虫性阴道炎阳性预测值为 100%、阴性预测值为 97.1%[5]。

第五节 阴道分泌物检验与疾病诊断

美国疾病控制和预防中心(Centers for Disease Control,CDC)指南、英国医学杂志(British Medical Journal,BMJ)等有关阴道分泌物(vaginal discharge)的检查指出[2,3,6]:正常女性阴道分泌物是白色或透明的生理性分泌物,其量随月经周期而变化,其性状并无异常之处。大部分女性一生中会有阴道感染,在各种阴道炎等疾病时,阴道分泌物的性状和成分发生改变。阴道分泌物检查在确定外阴阴道炎、细菌性阴道病(命名“病”的缘由:此为非侵入性疾病)的病原体时等很有用。

确定阴道感染的病因,有 3 个必要环节:详细病史、体检、实验室检查。阴道分泌物成因可概括为:①非感染性:生理性、宫颈糜烂、异物滞留(如棉条)、外阴皮炎等。②非性传播感染性:细菌性阴道病、念珠菌感染。③性传播感染性:沙眼衣原体、淋病奈瑟菌、阴道毛滴虫等病原体。

阴道最常见的 3 种疾病是:细菌性阴道病(bacterial vaginosis,BV),由过度生长厌氧菌包括动弯弧菌属、支原体、解脲支原体、阴道加德纳菌等替换阴道菌群引起;滴虫性阴道炎(trichomonal vaginitis,TV),由阴道毛滴虫引起;念珠菌阴道炎(candidal vaginitis,CV),通常由白色念珠菌引起。

从是否分类为性传播疾病角度看阴道分泌物,可分为:①非性传播感染,常见有细菌性阴道病、外阴阴道念珠菌病。②性传播感染,常见病因为沙眼衣原体、淋病奈瑟菌、阴道滴虫。

根据患者主诉、临床表现、病史、分泌物外观特性;性传播感染风险(<25 岁,新性伴侣或性伴侣>1 个);使用避孕措施、妊娠、产后、流产后;合并用药、糖尿病,免疫功能低下;非感染因素(异物、宫颈糜烂、息肉、生殖道恶性肿瘤、皮肤科疾病)等病情,可决定阴道分泌物检查。常见阴道分泌物异常疾病举例如下。

一、细菌性阴道病

细菌性阴道病(BV)曾命名为嗜血杆菌阴道炎、加德纳尔菌阴道炎、非特异性阴道炎。"细菌性"是指因阴道内有大量不同细菌,"阴道病"是指临床及病理无炎症改变特征,即不是阴道炎。BV特征是阴道乳杆菌减少或消失,而相关微生物增多。BV与盆腔炎、不孕、不育、流产、妇科和产科术后感染、早产、胎膜早破、新生儿感染和产褥感染等发生有关。与BV发病相关的微生物包括阴道加德纳菌、普雷沃菌属、动弯杆菌、厌氧拟杆菌、消化链球菌、阴道阿托普菌和人型支原体等。合并BV妇女术后并发症、妊娠合并症和BV复发风险增加,感染其他性传播疾病的风险也增大,如感染人免疫缺陷病毒(HIV)、淋病奈瑟菌、沙眼衣原体和人单纯疱疹病毒Ⅱ型(herpesvirus hominis, HSV-2)等[2,4-7]。

1. 临床诊断

细菌性阴道病患者可有症状,也可无症状。有症状者表现为阴道分泌物增多,灰白色,稀薄而均匀一致,黏度甚低,伴腥臭味,可伴轻度外阴瘙痒或烧灼感;阴道黏膜无明显充血炎症表现。对疑似患者,应获取就诊时有关外阴和阴道症状的病史(纽约州卫生署,证据水平:A,推荐等级:Ⅲ)[8]。

2. 实验室诊断和评估

首先,标本应注意取自阴道侧壁分泌物,不应取自宫颈管或后穹隆。满足下列4条(Amsel标准;含上述临床诊断标准)标准中3条阳性(纽约州卫生署,证据水平:A,推荐等级:Ⅱ),即可诊断细菌性阴道病:①阴道分泌物匀质、稀薄。②阴道pH>4.5(pH多在5.0~5.5)。③胺试验(胺臭味)试验阳性。④线索细胞(clue cell)(诊断非特异性阴道炎);其中条件④必备。

注意细菌学检查无滴虫、真菌或淋病奈瑟菌,而白细胞增多,提示宫颈炎。氨试验是阴道分泌物标本加10%氢氧化钾(KOH),通常用于确定念珠菌或假菌丝,但阴性结果也不排除BV,因显微镜检查与核酸扩增试验(滴虫)或培养(酵母)相比,灵敏度仅为50%。在无可用pH试纸、KOH和显微镜检查时,则可用商品化床旁试验诊断。

诊断细菌性阴道病还可参考革兰染色镜检诊断标准(Nugent评分标准,见表3-15-5、表3-15-6)[9]:形态典型乳酸杆菌≤5个/高倍镜;≥2种其他形态细菌(小型革兰阴性杆菌、弧形杆菌或阳性球菌)≥6个/高倍镜(表3-15-3和表3-15-4)。总之,细菌相对比例,总分0~10分;正常<4分,中间4~6分,细菌性阴道病>6分。

英国性病与艾滋病协会(British Association For Sexual Health And Hiv, BASHH)指南[10](证据水平:Ⅰa、Ⅰb、Ⅱa、Ⅱb、Ⅲ、Ⅳ,推荐A、B、C)认为:不能用分离阴道加德纳菌方法诊断BV,因超过50%正常妇女阴道分泌物标本无法培养加德纳菌(证据水平:Ⅱ,推荐等级:A)。BV与其他阴道分泌物异常疾病共存,如念珠菌病、滴虫病和宫颈炎。检查前,应告知患者洗浴时尽量避免阴道冲洗、使用沐浴露、防腐剂或洗发剂(推荐等级:C)。BASHH推荐泌尿生殖医学诊所用Hay/Ison标准(推荐等级:C)。Hay/Ison BV诊断标准是:0级:无菌;1级(正常):乳酸杆菌为主;2级(中度):混合菌群,有乳酸杆菌,但也见加德纳菌或动弯杆菌;3级(细菌性阴道病[BV]):阴道加德纳菌和(或)动弯杆菌为主,极少或无乳酸杆菌;4级:革兰阳性球菌为主。

表3-15-5 阴道涂片和Nugent评分[9]

乳酸杆菌	积分	阴道加德纳菌	积分	弯曲/革兰阴性杆菌	积分	总分=Nugent评分
≥30	0	0	0		0	0
5~30	1	<1	1	<1	1	3
1~4	2	1~4	2	1~4	1	5
<1	3	5~30	3	5~30	2	8
0	4	≥30	4	≥30	2	10

注:Nugent评分为每种细菌积分总和;注意所见细菌数目,油镜100×

表 3-15-6 Nugent 标准评分解释[9]

积分	线索细胞	报告
0~3 4~6	未见到	涂片结果不符合细菌性阴道病
4~6 ≥7	见到	涂片结果符合细菌性阴道病

加拿大妇产科医生协会（Society of Obstetricians and Gynaecologists of Canada，SOGC）2015 年最新有关“外阴阴道炎：筛查和管理滴虫病，外阴阴道念珠菌病、细菌性阴道病”临床实践循证指南（证据水平：Ⅰ、Ⅱ-1、Ⅱ-2、Ⅱ-3、Ⅲ，推荐等级：A、B、C、D、E、L）指出：细菌性阴道病应采用临床诊断（Amsel 标准）或实验室（革兰染色客观评分系统）标准（证据水平：Ⅱ-2A）。阴道分泌物革兰染色法是使用最广泛的诊断细菌性阴道病的微生物学法，最常用是阴道涂片革兰染色 Nugent 评分法[11]。

二、滴虫阴道炎

滴虫阴道炎（TV）是阴道毛滴虫感染引起下生殖道炎症。主要经性接触直接传播，其他间接传播途径有公共浴池、浴盆、浴巾、游泳池、坐便器、衣物和污染器械等。滴虫阴道炎与沙眼衣原体感染、淋病奈瑟菌感染、盆腔炎性疾病、宫颈炎、HIV 感染及孕妇发生早产、胎膜早破及分娩低出生体质婴儿相关[12,13]。

1. 临床诊断

根据 TV 典型症状和体征易诊断：即白带稀薄、泡沫状、量增多及外阴瘙痒，伴细菌混合感染时呈脓性，可有弥漫、恶臭和黄绿色。患者有灼热感、部分患者有尿频；查体可见外阴阴道黏膜充血，严重者有散在出血斑点。但许多妇女症状轻微或无。

2. 实验室诊断和评估[4,10]

如在典型病例阴道分泌物中镜检找到滴虫即可确诊。美国妇产科医生协会（American College Obstetricians And Gynecologists，ACOG）关于阴道炎指南（2006 年指南，2011 再次确认）（证据水平：Ⅰ、Ⅱ-1、Ⅱ-2、Ⅱ-3、Ⅲ；推荐等级：A、B、C）认为：镜检是实验室诊断滴虫病一线试验（推荐等级：B）。

实验室检查滴虫最简便方法是悬滴法，阳性率 60%~70%，但需立即检查湿片获得最准确诊断结果。通常经阴道分泌物镜检诊断阴道毛滴虫病，此法灵敏度仅约 60%~70%，要获得最佳结果，需即刻湿片法检查评价[14]。对可疑患者，如多次悬滴法结果阴性时可行培养，是最为敏感及特异诊断方法，准确率约 98%左右。采集阴道分泌物前 24 小时~48 小时，患者应避免性交、阴道灌洗或局部用药；采集不做双合诊检查，窥器不涂润滑剂，采集时及时保温送检。

美国食品和药物管理局（FDA）批准检测妇女滴虫病的试验有 OSOM 滴虫快速检测试验，一种免疫层析试纸毛细管流动技术；Affirm VP Ⅲ，一种评估阴道毛滴虫、阴道嗜血杆菌和白色念珠菌核酸探针确认实验，灵敏度>83%，特异性>97%。两者均可床边检测，但有假阳性，特别是在疾病患病率低人群中。培养是一个敏感而特异的诊断方法。FDA 批准改良 PCR 法用于检测阴道或宫颈拭子和男、女性尿液阴道毛滴虫，灵敏度 88%~97%，特异性 98%~99%[14]。

2014 年，BASHH 关于滴虫阴道炎诊疗指南（证据水平[15]：Ⅰa、Ⅰb、Ⅱa、Ⅱb、Ⅲ、Ⅳ；推荐等级：A、B、C）认为，临床检查时，约 2%患者宫颈呈草莓样外观，5%~15%妇女检查时无异常。应从后穹窿拭取分泌物标本；使用阴道拭子进行检查其结果相同（证据水平：Ⅲ；推荐等级：B）。实验室尿液检查也用于评价核酸扩增试验（证据水平：Ⅲ；推荐等级：B）。镜检的灵敏度为 45%~60%，故应谨慎解释阴性结果，检验人员如受过培训，则镜检特异性高。吖啶橙染色检测滴虫灵敏度比湿片高，但未得到广泛使用。床旁试验 OSOM 滴虫快速（30 分钟出结果）检测具有很高灵敏度（80%~94%）和特异性（>95%），可替代滴虫培养或分子生物学检测（证据水平：Ⅱb；推荐等级：B）。滴虫培养虽是“金标准”，但分子生物学检测的灵敏度更高；分子核酸扩增试验（nucleic acid amplification test，NAATs）检测 TV，可检测阴道、宫颈拭子、男女两性尿液检测 TV 的 DNA，灵敏度 88%~97%，特异性 98%~99%，取决于标本和参考标准（证据水平：Ⅱb；推荐等级：B）。

2015 年，SOGC 指出：阴道毛滴虫是一种常见非病毒传播性感染的病原体，最好采用阴道拭子标本检测抗原，并用免疫法或核酸扩增试验进行评价（证据水平：Ⅱ-2）。免疫法试带快速抗原检测，10 分钟内即可获得结果，灵敏度（82%~95%）

和特异性(97%~100%)均高。NAATs 是目前可用于阴道拭子检测阴道毛滴虫最敏感的试验,灵敏度和特异性均为 95%~100%。湿片显微镜观察活动性阴道毛滴虫的灵敏度达 65%,标本应在采集后 10 分钟内进行观察,以提高观察滴虫活动的可能性。阴道毛滴虫培养虽然诊断特异性高(接近 100%),但灵敏度较低(75%)。用巴氏染色筛查阴道毛滴虫,因其灵敏度低,故不考虑用于诊断阴道毛滴虫[11]。

三、念珠菌外阴阴道炎和念珠菌阴道炎

念珠菌阴道炎(CV)是一种常见阴道炎,曾误称霉菌阴道炎。80%~90%病原体为白色念珠菌,白色念珠菌是真菌。白色念珠菌为条件致病菌,此菌寄生于约 10%非孕妇及 30%孕妇阴道中却不引发症状。念珠菌感染阴道 pH 在 4.0~4.7(常小于 4.5)。当阴道内糖原增加、酸度增高、局部细胞免疫力下降,念珠菌繁殖引起炎症,故多见于孕妇、糖尿病患者及接受大量雌激素治疗者。长期应用抗生素改变阴道内微生物相互制约关系、皮质类固醇激素或免疫缺陷综合征使机体抵抗力降低、穿紧身化纤内裤、肥胖可使会阴局部温度及湿度增加,也可使念珠菌繁殖引起感染[16]。

外阴阴道念珠菌病(vulvovaginal candidiasis,VVC)系念珠菌侵犯外阴和/或阴道浅表上皮细胞所致炎症过程。VVC 诱发因素,常先前有抗生素应用史、糖尿病和妊娠等。根据临床表现、微生物检查结果、宿主因素及治疗效果可将 VVC 分为单纯性和复杂性感染。单纯型 VVC:为正常非孕宿主、偶发 VVC 及由白色念珠菌所致轻、中度 VVC。复杂型 VVC(10%~20%患者):包括复发性外阴阴道念珠菌病(RV-VC)、重度 VVC、非白色念珠菌所致 VVC 或异常宿主,如伴有未控制糖尿病、免疫抑制和衰竭。外阴炎症有客观体征而实验室检测无阴道病原体存在时,则阴道分泌物提示机械性、化学性、过敏性或其他非感染性物质对外阴刺激[6,16]。

1. 临床诊断

CV、VVC 患者典型症状有:排尿困难、外阴瘙痒、阴道疼痛、性交疼痛、阴道分泌物异常;体征有:外阴水肿、红肿、充血、裂缝、脱皮或增厚,阴道分泌物呈白色凝乳状及外阴阴道局部炎症表现。SOGC 最近的循证指南指出:75%妇女至少罹患 1 次外阴阴道念珠菌病(证据水平:Ⅰ);而复发性外阴阴道念珠菌病是指每年发作 4 次或更多次(证据水平:Ⅱ-2)[11]。

2. 实验室诊断和评估

念珠菌病实验室诊断包括常规微生物学方法、组织病理学检查、免疫化学方法和分子生物学方法。ACOG 关于阴道炎指南中指出:镜检也是实验室诊断念珠菌外阴阴道病一线试验(推荐等级:B)。

(1)阴道分泌物检查:①念珠菌阴道炎阴道 pH 值可(<4.5)正常,故检测 pH 值不是有用的方法。②阴道分泌物直接涂片镜检:镜检真菌是首要步骤,也是最快速、效价比最具优势的诊断手段;镜检见假菌丝或菌丝与出芽酵母(芽孢)并存是念珠菌属特征,即可初步诊断;非无菌部位临床标本直接镜检见假菌丝及芽孢,提示该菌处于生长繁殖较旺盛状态,虽不可据此诊断念珠菌感染,但综合患者宿主因素、临床表现、影像学和其他实验室检查结果仍可作为考虑侵袭性念珠菌病疑似病例之一;直接镜检结果也为选择真菌培养、念珠菌属种鉴定提供依据。阴道分泌物湿片或 10% KOH 湿片(可提高被破坏细胞掩盖酵母和假菌丝的目视清晰度)镜检可检出酵母菌、菌丝、假菌丝。镜检阴性、有症状者,应考虑阴道念珠菌培养。③念珠菌培养:证明存在真菌,故有助于诊断。

(2)其他检查:①组织病理学检查:是侵袭性念珠菌病确诊诊断,即在正常无菌部位组织病理显微镜镜检见典型念珠菌假菌丝及芽孢、培养结果呈阳性。②免疫生化法:如组织胞浆抗原检测、甘露聚糖检测和 G 试验等,可作为诊断侵袭性念珠菌病辅助指标。③分子生物学法:采用 PCR 法鉴定念珠菌菌种,目前尚缺乏标准化方法。

(姚怡婷 胡晓波 王 青 熊立凡)

参考文献

1. FSRH and BASHH Guidance(February 2012)management of vaginal discharge in non-genitourinary medicine settings [OL].[2012-02].[2015-6-22] http://www.fsrh.org/standards-and-guidance/documents/ceu-clinical-guidance-management-of-vaginal-discharge-in-non/.

2. Croft A C, Woods G L. Vaginal secretions.//Borawski D, Bluth MH. Laboratory Evaluation of Reproductive Function.// McPherson RA, Pincus MR. Henry's Clinical Diagnosis and Management by Laboratory Methods[M/OL]. 22ed. Philadelphia: Saunders, 2011, 1248-1250. 2011 [2015-1-3]. https://expertconsult.inkling.com/read/henrys-clinical-diagnosis-and-management-by-laboratory-

methods-mcpherson-pincus-22nd/chapter-63/genital-tract.

3. Spence D, Melville C. Vaginal discharge[J]. BMJ, 2007, 335:1147-1151.
4. Campbell L, Woods V, Lloyd T, et al. Evaluation of the OSOM *Trichomonas* Rapid Test versus Wet Preparation Examination for Detection of *Trichomonas vaginalis* Vaginitis in Specimens from Women with a Low Prevalence of Infection[J]. J Clin Microbiol, 2008, 46(10):3467-3469.
5. Madhivanan P, Li T, Trammell S, et al. Performance of the OSOM Trichomonas Rapid Test for diagnosis of Trichomonas vaginalis infection among women in Mysore, India[J]. Sexual Health, 2013, 10(4):320.
6. Centers for Disease Control and Prevention (CDC). Diseases characterized by vaginal discharge//Sexually transmitted diseases treatment guidelines, 2010 [Erratum appears in MMWR Recomm Rep. 2011 Jan 14; 60(1):18]. MMWR Recomm Rep. 2010; 59 (RR-12): 56-63 [OL]. 2010[2015-12-11]. http://www.guideline.gov/content.aspx? id= 25585
7. 中华医学会妇产科学分会感染性疾病协作组.细菌性阴道病诊治指南(草案)[J].中华妇产科杂志, 2011, 46(4):217.
8. New York State Department of Health AIDS Institute. Bacterial vaginosis (BV) 2009[OL]. [2009-08]. [2015-12-25]. http://www. hivguidelines. org/clinical-guidelines/womens- health/bacterial-vaginosis-bv/
9. Nugent RP, Krohn MA, Hillier SL. Reliability of diagnosing bacterial vaginosis is improved by a standardized method of gram stain interpretation[J]. J Clin Microbiol, 1991, 29: 297-301.
10. Clinical Effectiveness Group, British Association for Sexual Health and HIV(BASHH). National guideline for the management of bacterial vaginosis[OL]. London (UK): British Association for Sexual Health and HIV (BASHH). 2012. [2015-12-24]. http://www. guideline. gov/content. aspx? id = 37218&search = national + guideline+for+the+management+of+bacterial+vaginosis.
11. Society of Obstetricians and Gynaecologists of Canada (SOGC) Clinical Practice Guideline. Vulvovaginitis: Screening for and Management of Trichomoniasis, Vulvovaginal Candidiasis, and Bacterial Vaginosis[J/OL]. J Obstet Gynaecol Can, 2015, 37(3):266-274. [2015-12-25]. http://sogc. org/wp-content/uploads/2015/03/gui320 CPG1504E.pdf.
12. 谢幸,苟文丽.妇产科学[M].第8版.北京:人民卫生出版社, 2013, 282-285.
13. 中华医学会妇产科学分会感染性疾病协作组.滴虫阴道炎诊治指南(草案)[J].中华妇产科杂志, 2011, 46(4):318.
14. American College of Obstetricians and Gynecologists (ACOG). Vaginitis. Washington(DC): American College of Obstetricians and Gynecologists(ACOG), 2006[OL]. [2006-05]. [2015-12-11]. http://www. guideline. gov/content.aspx? id=10925&search =vaginitis
15. Clinical Effectiveness Group. United Kingdom national guideline on the management of trichomonas vaginalis [OL]. London (UK): British Association for Sexual Health and HIV(BASHH). 2014. [2015-12-24]. http://www.guideline.gov /content.aspx? id=47881&search= united + kingdom + national + guideline + on + the + management+of+trichomonas+vaginalis
16. 中华医学会"念珠菌病诊治策略高峰论坛"专家组.念珠菌病诊断与治疗:专家共识[J].中国感染与化疗杂志, 2011, 11(2):81-95.

第十六章

关节腔积液检验

人体内大多数关节是动关节，由韧带、关节囊、关节软骨、滑膜和关节腔液组成。关节腔液是血清超滤液和透明质酸混合物，能为关节软骨提供营养和减少关节运动时产生的摩擦。当关节有炎症、损伤等病变时，关节腔液增多，形成关节腔积液(joint effusion)。关节腔积液检查主要用于各种关节病变的诊断、疗效观察和预后判断。本章主要参考国外指南和文献资料，对关节腔积液的标本采集与处理、理学检查、显微镜检查、病原体检查、化学与免疫学检查以及关节腔积液检验与疾病诊断等内容进行介绍。

第一节　标本采集与处理

关节腔积液标本的正确采集、处理和转运是获得可靠关节腔积液检查结果的重要质量保证措施。

一、采集要求

采集关节腔积液应遵守以下顺序和要求：

1 号试管用于化学分析，约 4~5ml 关节液加入无抗凝剂试管，并观察凝固过程。正常关节液或非炎症性关节液，因不含纤维蛋白原而不凝固。随后离心去除细胞和其他成分，上清液做化学与免疫学分析。

2 号试管用于细胞计数、分类计数和结晶鉴定。关节液需抗凝，首选抗凝剂肝素锂，用量约为 2.5U/ml，适合于所有关节腔积液显微镜检查。肝素锂易于溶解，无结晶沉淀，常为干粉，不会稀释标本。关节穿刺时，因不能预测关节腔积液是否会凝固，故所有关节腔积液标本均应用肝素锂抗凝[2]。亦可将 4~5ml 关节液按每毫升关节液 2.5U 肝素钠比例，加入试管，或加到含液体 EDTA 试管中。禁止使用草酸盐或 EDTA 粉末作为抗凝剂，因草酸盐或 EDTA 粉末会形成与尿酸钠类似的结晶。

最近，Stirling 等[3]研究特别建议：①应用无菌术进行关节穿刺。②应用无菌肝素锂容器采集关节腔积液标本送检做革兰染色显微镜检查。③关节液应接种到适当血培养瓶培养，注意避免污染。特别是，使用肝素锂采集关节腔积液标本，防止滑液凝固，提高革兰染色显微镜诊断价值。研究显示，因关节腔积液标本采集等原因，对化脓性关节炎关节腔积液培养阳性的标本，用革兰染色显微镜检查的假阴性诊断竟达 78%(111 例/143 例)。

3 号试管用于微生物学检测，约 4~5ml 关节液加入无菌试管，每毫升加入 2.5U 肝素锂或 2.5U 肝素钠。加入多聚茴香脑磺酸钠的试管也可接受。关节液越多，培养时获取的微生物数量也越多。

关节穿刺术是一种无菌操作，经皮穿刺抽提关节腔中关节液。须使用一次性无菌针筒。患者尽可能空腹至少 4~6 小时，使血浆和关节液中化学成分达到动态平衡。如要检查血糖和关节液葡萄糖差值，须在抽提关节液同时采集血液。

关节液容量随关节腔大小而不同，正常情况下，介于 0.1~3.5ml。抽提时如没有液体回流，会导致“干抽”，即关节液量很少。有时关节液量太少，采样针内仅有少许，须将针内少量标本推入适合的小体积容器内，或直接推入培养皿内。或将针头插在无菌塞子上，将针筒直接运送到实验室，但这种操作会存在生物安全风险。由于关节腔积液抽取较为困难，实验室不能因标本量少而拒收。数滴关节液就可进行结晶镜检、细胞计数和分类计数和微生物培养等检测。

美国临床和实验室标准协会(Clinical and Laboratory Standards Institute，CLSI)推荐的关节液检测和标本要求见表 3-16-1。第一部分(#1)置于

表 3-16-1 不同检测项目关节液标本的采集要求

采集顺序	检测项目	标本量	采集管类型
全部试管	理学检查:颜色、透明度、黏稠度	约 1ml	
1 号试管	化学检查:乳酸、脂类(胆固醇、甘油三酯)、蛋白质、尿酸、葡萄糖	1~3ml	无抗凝剂(红色盖子试管)或氟化钠抗凝(灰色盖子试管)
2 号试管	显微镜检查:总细胞数、细胞分类计数、结晶类型鉴定	2~5ml	肝素钠或液体 EDTA
	细胞学检查:如肿瘤细胞	5~50ml	肝素钠
3 号试管	微生物检查:培养	3~10ml	无菌管;无抗凝剂(红色盖子试管)、肝素钠、多聚茴香脑磺酸钠(黄色盖子试管)

无抗凝剂试管内用于化学与免疫学检查。第二部分(#2)置于抗凝管中用于显微镜检查。最后一部分(#3)置于无菌抗凝管用于微生物检查。因关节液体积可多可少,所以采集量和分装到各个管中量也差别很大。

标本可送至不同实验室检测,采样后应在患者病程记录和检验申请单上记录标本总量。

二、标本处理和运送

关节液应在室温下运送并检测。采集后应尽快处理。如时间延长,会发生如下变化:①关节液中细胞化学成分会改变;②微生物会死亡;③红细胞和白细胞会溶解。冷藏保存对微生物复苏不利,且会促进结晶析出。4℃储存标本,可达 48 小时,但时间长仅能识别结晶,多数细胞在冷冻和冻融时溶解[2]。

如疑关节穿刺采集到液体非关节液,可用黏蛋白凝块形成试验或甲苯胺蓝染色证实。黏蛋白凝块形成试验原理是基于正常关节液不含纤维蛋白原,不会形成凝块。用稀释的乙酸(2%)与液体按 4∶1 混合,透明质酸会形成凝块,证明液体是关节液。结果分成三级:凝块聚集,液体清澈;絮状沉淀,液体浑浊;介于两者之间。甲苯胺蓝染色试验是将数滴液体滴在滤纸上,加 0.2% 甲苯胺蓝,如呈蓝色,为关节液。用肝素抗凝标本不能采用此法,因肝素本身有强异染性,可致假阳性结果。

第二节 理学检查

关节腔积液理学检查主要包括肉眼观察颜色、透明度、黏稠度及做凝块形成试验。膝关节液各项检查参数的参考区间见表 3-16-2。

一、颜 色

正常关节液呈淡黄色或无色,且清澈。关节液呈红色和棕色是因有新鲜或陈旧性关节出血,或与关节穿刺术引起损伤有关,或与损伤滑膜疾病相关,如关节骨折、肿瘤、创伤性关节炎。采样时发现关节液内血量少,或观察到关节液里有少量血,提示操作过程引起创伤。有些关节病(如关节炎)时,关节液会呈绿色或脓状。有些疾病,如结核性关节炎、系统性红斑狼疮,关节液可呈乳白色。

二、透 明 度

多种物质会影响关节液透明度,如白细胞、红细胞、滑膜细胞、结晶、脂肪颗粒、纤维蛋白、细胞碎片、米粒样小体和尿黑酸。关节腔积液浑浊多表明可能存在微生物、白细胞或结晶等。通过镜检可鉴别这些引起关节液浑浊的物质。有些甚至肉眼也可见。米粒样小体是白色、悬浮的、由纤维组织的胶原构成,形似发光的米粒、体积差异较大。多种关节炎都可见米粒样小体,但在类风湿性关节炎中最多见。尿黑酸是黑色粉末状颗粒,见于褐黄病性关节病,是尿黑酸尿症的特征,这些黑色粉末状颗粒侵蚀软骨并进入关节液。

三、黏 稠 度

关节液含高浓度透明质酸,因此其黏稠度比水高。滑膜细胞分泌这种高分子聚合物是由两个双糖单位组成的大型多糖类,可起到润滑关节作用。炎症时,中性粒细胞透明质酸酶和一些细菌(如金黄色葡萄球菌、化脓性链球菌、产气荚膜梭菌)都可水解透明质酸。此外,部分疾病会抑制滑膜细胞分泌透明质酸。

表 3-16-2　膝关节液检查项目参考区间

检查项目	参考区间
理学检查	
体积	0.1~3.5ml
颜色	淡黄色
透明度	清澈
黏稠度	高,可拉出 4~6cm 黏丝
凝块形成	无
显微镜检查	
红细胞计数	<2000/ml
白细胞计数	<200/ml
白细胞分类计数	
单核细胞和巨噬细胞	约 60%
淋巴细胞	约 30%
中性粒细胞	约 10%
结晶	无
化学检查	
脂类	
胆固醇	≤65%患者血浆水平
甘油三酯	≤40%患者血浆水平
葡萄糖(血浆关节液区别)	≤100mg/L(0.55mmol/L)
葡萄糖:血浆-关节液差值	<100mg/L
尿酸	
男性	≤80mg/L(476μmol/L)
女性	<60mg/L(357μmol/L)
蛋白质	≤30g/L
乳酸	≤250mg/L(2.8mmol/L)
透明质酸	3~4g/L

可通过观察关节液从采集针筒中推出时的拉丝长度来评估其黏稠度。正常关节液 1 滴就可拉出 4cm 长黏丝,如不到 4cm,或性状呈不连续水滴样,则认为黏稠度异常偏低。对黏稠度更精确检测的临床意义不大。低黏度可见于炎症性关节炎。

过去认为黏蛋白凝块形成试验可显示透明质酸含量,是一种间接评估黏稠度的方法,但该试验已被更精确方法取代。

四、凝块形成试验

关节液发生自凝说明存在异常纤维蛋白原。纤维蛋白原分子量大(340000),不能通过正常滑膜。穿刺创伤或病理情况下,血液中纤维蛋白原进入关节液,引起凝块形成。为防止凝块影响镜检,采集后关节液标本应使用肝素钠或液体 EDTA 抗凝。

第三节　显微镜检查

关节腔积液显微镜检查,对细胞计数、分类,以及结晶识别尤为重要。膝关节液各项检查参数的参考区间见表 3-16-2。区分炎症性和非炎症性关节病和确定特定性疾病均有极大价值。关节腔积液细胞学检查可早期诊断炎症性疾病、快速诊断急性关节病,尤其临床鉴别诊断急性化脓性关节炎和急性结晶性关节病。

使用血细胞计数板可对充分混匀的、未经稀释处理的关节液进行手工显微镜检查。如关节液非常浑浊,须用盐水(0.85%)或透明质酸缓冲液对其进行稀释。不可使用乙酸,会引起透明质酸形成黏蛋白凝块,使血细胞聚集,影响镜检。因关节液黏稠度高,计数前要让标本在血细胞计数板上静置一段时间,使细胞稳定。可使用透明质酸缓冲液来稀释标本,以降低黏稠度,使细胞均匀分布在计数池内。

为鉴别关节液细胞应进行染色。可使用细胞离心机浓缩关节腔积液细胞,涂片经特殊染色可评估不同类别细胞[1]。细胞涂片制备推荐方法:将关节腔积液用无菌生理盐水稀释成细胞 400 个/μl,100ml 悬浮液置入滤纸和玻片离心室,80 rpm,离心 30 分钟,玻片上形成干/湿单层细胞。空气干燥后甲醇固定至少 5 分钟。稀释液可用于显微镜细胞计数,同时,还可除去透明质酸钠,以免染色时遮掩细胞,使背景减少、染色更清晰。单层细胞固定后用 Giemsa 或其他方法染色。如诊断为化脓性关节炎,则有必要用革兰染色[2]。

湿片制备检查单层染色细胞:随计算机成像技术发展,细胞计数更为准确。如有核细胞用吖啶橙溶液染色,取 20μl 细胞悬液充入一次性塑料计数板,后者置于仪器上,使用紫外光照射,获取成像并自动计数,较手工法计数快速、准确。

一、细胞计数

正常情况下,关节液中红细胞计数低于2000个/μl。血性积液含大量红细胞,外观红棕色,有些是采样过程引起的。红细胞数量过多时,可用低渗盐水(0.3%)稀释标本,因其可选择性地溶解红细胞,保留白细胞,而不影响白细胞计数和分类计数。

正常关节液中WBC计数低于200个/μl。计数WBC可评估炎症程度。关节腔积液有核细胞增高是炎症的主要指标。WBC<500个/μl,认为非炎症性关节病,而WBC>1500个/μl,表明为炎症性关节病。细胞数在两者之间,如中性粒细胞计数>50%为炎症性,如中性粒细胞计数<50%则为非炎症性。WBC>2000个/μl常与细菌性关节炎有关,WBC增多也与急性痛风性关节炎、类风湿性关节炎有关。所以,WBC计数对特定疾病诊断价值很有限。

二、分类计数

关节腔积液与其他体液的细胞学分析有3点不同:首先,滑膜关节极少受原发肿瘤影响;其次,关节腔积液显微镜检查,许多诊断特征非细胞性,而是颗粒性如软骨、结晶和关节置换后磨损;第三,诊断信息主要来自各细胞类型识别及其数量变化[2]。

滑膜上有两种滑膜细胞。关节细胞在滑膜上排列松散,不同于其他内衬膜,没有基底膜,相邻细胞没有桥粒连接。关节细胞下是薄薄的结缔组织层,含大量血管、淋巴管、神经和许多单个核细胞。

浓缩关节液通常采用细胞离心机制片,比常规离心技术能更好保留细胞形态。正常关节液中约60%白细胞是单核细胞或巨噬细胞,约30%是淋巴细胞,约10%是中性粒细胞。分类计数的临床价值有限,因细胞比例在病程中及疾病各阶段中会发生变化。

1. 中性粒细胞

炎症性关节病和关节内出血;化脓性关节炎中性粒细胞的比例>95%,细胞计数>30000个/μl时,即使未见微生物,也有诊断性。无论细胞总数多少,中性粒细胞>80%与细菌性关节炎和痛风相关。类风湿关节炎早期可见淋巴细胞比例增加,后期以中性粒细胞为主。

2. 淋巴细胞

可为典型小淋巴型,在炎症性关节炎约占10%,在风湿病表明长期预后较好。如同时见到狼疮细胞,强烈提示系统性红斑狼疮。转化中的淋巴细胞体积可达30μm,核质比例约1∶1。

3. 单核(巨噬)细胞

可见于所有类型关节炎,在非炎症性关节炎最常见,出现结晶时,特别是一些骨关节炎病,或置换关节的分解,有核细胞计数很高,以巨噬细胞为主;其次,应疑为病毒性关节炎。巨噬细胞伴嗜酸性粒细胞,表明关节出血缓解。吞噬细胞的单个核细胞(cytophagocytic mononuclear cells,CPM)吞噬凋亡的中性粒细胞,是关节去除中性粒细胞的主要途径。然而,在血清阴性脊柱关节病时,可见有核细胞计数,中性粒细胞<50%。此组疾病包括周围关节炎相关疾病,如银屑病、炎症性肠病、白塞病和强直性脊柱炎;如中性粒细胞>50%,出现CPM,为反应性关节炎,与关节外特别是胃肠道和泌尿生殖道感染相关的单关节病。此型也见于儿童全身性病毒性疾病后,如CPM>5%则可诊断血清阴性脊柱关节病,CPM未见于类风湿疾病[2]。

4. 嗜酸性粒细胞

增加(>2%)与多种疾病相关,最常见于关节内出血、关节病及药物注射过敏反应如人工关节腔积液;以及风湿热、寄生虫感染、转移癌、莱姆病、关节摄片后和放疗后。

5. 狼疮细胞(lupus erythematosus cell,LE)

此细胞吞噬胞质含核物质的包涵体,并不少见,但与血液中所见并无相同意义。然而,如关节腔积液淋巴细胞增多,强烈提示系统性红斑狼疮。

6. 滑膜细胞

滑膜组织的组成,内层为滑膜细胞,为1~3个细胞的厚度,内层下为结缔组织、血管、淋巴管和神经,并混合有外部关节囊的纤维组织。滑膜液衬里细胞呈不连续分布,其间充满独特理化性质的底物。滑膜组织没有基底膜。滑膜上有两种滑膜细胞。最常见细胞有吞噬功能和合成降解酶功能(如胶原酶),另一种细胞合成透明质酸(含2%蛋白质的黏多糖)。电镜下,A型细胞具有丰富高尔基体、大量空泡、胞饮泡和丝状伪足,可产生具润滑作用的透明质酸;B型细胞具有丰富内质网不常见。

不常见。A型滑膜细胞功能为巨噬细胞，胞体>20μm，胞质常有空泡，核小，约为细胞的20%。B型滑膜细胞为成纤维细胞，参与专门的基质物质如透明质酸的生成，约20μm，胞质嗜碱性点彩样，周边淡嗜酸性，胞核占20%~50%。最常见于血清阴性的关节病。

7. 肥大细胞

可见于大多数关节病，最常见于血清阴性脊柱关节病和创伤相关的非炎症性关节病。

8. 肿瘤细胞

原发性关节肿瘤特别罕见，但有关节腔积液细胞形态改变。关节腔积液偶见白血病细胞。肿瘤浸润关节甚少见，有时可见细胞有丝分裂，但无论有丝分裂形态如何怪异，通常无诊断或预后意义[2]。

9. 类风湿细胞(ragocytes)

可用薄湿片检查类风湿细胞。此细胞为胞质内含折射球形物，可随显微镜聚焦不同呈黑色到绿色变化。原认为是类风湿疾病的一个标志物，随着治疗改善，现不常见到此类细胞。类风湿细胞计数，按湿片法有核细胞计数百分率报告；如>90%，则强烈疑似化脓性关节炎。

关节腔积液检查还可见溶血引起的细胞内含铁血黄素颗粒、骨关节炎时的多核软骨细胞等。

三、结晶检查

关节液镜检的一项重要工作是查找结晶。识别关节病出现特征性结晶有助于快速诊断(表3-16-3)。关节液标本应放置于室温，采集后应尽快送检，因温度和pH值改变会影响结晶形成和溶解。镜检前延误时间太长会导致白细胞数减少(细胞溶解)，并降低白细胞对结晶吞噬作用。偏振光显微镜可区分结晶类型，针状尿酸钠结晶见于痛风、焦磷酸钙结晶与假痛风有关。

(一) 涂片制备

关节液可通过细胞离心机制片或湿片进行镜检。细胞离心机制片有许多优点。首先，细胞离心可使体液成分聚集在玻片上很小一块区域，可提高含结晶量少的标本检出率，并增加仪器回收细胞灵敏性。其次，制片可长久保存，用于镜检、示教及能力评估。最后，对经染色或未染色的细胞离心涂片采用偏光镜镜检，其结晶外观和双折射比湿片中观察到的更典型。唯一缺点是成本较高。

手工制作涂片时将1滴关节液滴在无酒精玻片上，加1块盖玻片，标本应充满盖玻片覆盖区域，标本量过多会引起盖玻片浮动。盖玻片边缘可用指甲油或石蜡封住，防止液体蒸发，为充分镜检做好时间上的准备，并增强生物安全性，因关节腔积液有潜在感染性。

有观察背景的对照对识别形态帮助很大。如在黑色下，易发现软骨碎片。很重要的是，见到纤维蛋白凝块多次出现，而非游离关节腔积液中。第二次制片应更薄一些，避免颗粒干扰，并仅数微升关节腔积液。如使用盖玻片，则可见类风湿细胞胞质内的包涵体。筛检结晶时，玻片中应包括纤维蛋白和其他颗粒，因这些微小凝块常含有结晶，即使周围可能无液体和细胞。

对关节液涂片镜检依赖于检验人员专业技术，以保证关节液结晶正确鉴别。这项检查很有必要，理由为：①不同疾病结晶数量差距很大(如有的疾病只有少量结晶)；②不同结晶形态可能很相似，区分有难度；③游离结晶可能被纤维蛋白或细胞碎片包裹，易被忽视；④许多人为污染物也有双折光性，须正确识别。此外，感染性关节炎和晶体性关节炎检查结果很相似，所以镜检结晶是鉴别疾病的重要方法。

可直接用偏光镜和补偿偏光镜对涂片镜检。偏光镜下有双折光物质在黑色背景下呈现光亮。不同物质双折光强度也不同。如单钠尿酸盐结晶和胆固醇结晶的双折光很亮，比焦磷酸钙结晶更易识别。使用偏光镜(+红色补偿)可根据结晶与偏光方向平行还是垂直，以及所呈颜色不同，来鉴别和区分负性双折射和正性双折射。

(二) 特征性结晶

1. 单钠尿酸盐结晶

关节液中单钠尿酸盐结晶(monosodium urate，MSU)提示痛风性关节炎。急性期位于白细胞内，可使胞质肿胀，呈细针样、细杆状结晶，或丛集的结晶呈中心放射状，沙滩球样。也有游离的结晶被纤维蛋白包裹。偏光镜下，发出强烈的双折射，在黑色背景下呈现光亮。加红光补偿或全波后，尿酸盐结晶方向与偏光方向平行时呈黄色，与偏光方向垂直时呈蓝色。据此特性与其他形状相似的结晶(如EDTA结晶、醋酸倍他米松结晶)相鉴别。结晶常常被细胞吞噬，成为细胞内含物。如WBC>1500个/μl，诊断为急性痛风，如WBC<1000个/μl，则诊断为间隙性痛风。

表 3-16-3 关节液结晶鉴别、镜下特征和临床意义

结晶	镜下特征[a]	临床意义
单钠尿酸盐结晶	细针样、尖头；强负性双折射	痛风性关节炎
焦磷酸钙结晶	棒状或菱形；弱正性双折射	假痛风（如软骨钙化症）
胆固醇结晶	扁平、呈缺角矩形；负性双折射；双折射强度随晶体厚度而变	慢性关节炎（如类风湿性关节炎）
羟基磷灰石结晶	须用电镜观察，无双折射	磷灰石关节病
类固醇结晶	随类固醇制剂不同镜下结果也不同	关节内注射过类固醇制剂

注：[a] 指结晶典型形态，也可有其他形态

2. 焦磷酸钙结晶

许多关节病与焦磷酸钙结晶（calcium pyrophosphate dehydrate，CPPD）相关。此病（常称假痛风或软骨钙化症）与关节软骨钙化相关，包括退行性关节炎、关节炎联合代谢性疾病（如甲状腺功能减退、甲状旁腺功能亢进、糖尿病）。CPPD 结晶与 MSU 结晶有许多不同，焦磷酸钙结晶体积更小，棒状不尖细，常呈斜长方形或立方形。用补偿偏光镜观察，CPPD 结晶呈弱正性双折射（weak positive birfringence），颜色与 MSU 结晶相反。CPPD 结晶方向与偏光方向平行时呈蓝色，与偏光方向垂直时呈黄色。如 WBC>1500 个/μl 时，可见于假痛风，而 WBC<1000 个/μl 时，则见于骨关节炎。如在<50 岁患者中确定为假痛风，则应排除系统性代谢性疾病如甲状腺功能减低症、血色素病或低镁血症。MSU 和 CPPD 两种结晶如同时存在见于混合型关节病。

3. 胆固醇结晶

胆固醇结晶最好鉴别方式是对湿片或未经染色涂片镜检，因瑞氏染色会使胆固醇结晶溶解。胆固醇结晶扁平状、形状为有缺角矩形。但关节液中也曾观察到类似于 MSU 和 CPPD 结晶类似的针状和偏菱形胆固醇结晶。偏光镜下其双折射会随晶体厚度而变。胆固醇结晶与慢性感染（如类风湿性关节炎）相关，没有特异性诊断价值，慢性病时也存在于其他体腔体液中。

4. 羟基磷灰石结晶

罕见于关节腔积液。羟基磷灰石结晶位于白细胞内，体积非常小、细针状、无双折射性，须使用电镜观察。羟基磷灰石结晶与钙沉积类疾病相关统称为磷灰石关节病。磷灰石是骨的主要成分，软骨中也有。羟基磷灰石结晶可诱导急性炎症反应，与 MSU 结晶和 CPPD 结晶相似。

5. 类固醇结晶

关节内注射类固醇后，可连续数月在关节液内找到类固醇结晶。临床医生如申请关节液镜检，应告知实验室所有药物注射记录。类固醇结晶形态上与 MSU 或 CPPD 结晶类似，但双折射相反。可使用醋酸倍他米松结晶作为镜检质控品，与 MSU 结晶形态上最相近，呈负性双折射。类固醇结晶没有临床意义，只是显示过去关节处注射过药物。

6. 人为污染物

关节液中许多人为污染物在偏光镜下有双折光性，须区分人为污染物和结晶。双折光性污染物包括抗凝剂形成结晶、手套中淀粉颗粒、软骨和假肢碎片、胶原纤维、纤维蛋白和灰尘。有经验检验人员可凭借不规则或模糊的形态来辨别人为污染物。注意抗凝剂（如草酸钙、粉末状 EDTA）形成结晶在采样和储存后会被白细胞吞噬。只有肝素钠或液体 EDTA 不会形成结晶，可作为关节液抗凝剂。

抽吸关节腔积液时，滑膜绒毛可进入关节。在骨关节炎，滑膜绒毛形成蕨状或叶状。镜检分析可识别个体假体失效。假体磨损典型特征是出现塑料成分碎片或缠结，通常是由超高分子量聚乙烯塑料成分组成。粒子可见折射、有时双折射，通常在纤维蛋白凝块内[2]。

第四节 病原体检查

关节腔积液病原体检查主要包括微生物革兰

染色和培养。

一、微生物检验

1. 革兰染色

为帮助诊断关节病，常规检测方法包括革兰染色和微生物培养。革兰染色显微镜下可直接观察细菌或真菌。革兰染色结果阳性，可快速为临床诊断提供信息。大多数关节液感染微生物是细菌，且源于血液。其他微生物还包括真菌、病毒和分枝杆菌。革兰染色结果敏感性取决于感染微生物。感染率为葡萄球菌约75%，革兰阴性菌约50%，淋球菌约40%，是通过革兰染色鉴别。其他与感染性关节炎相关细菌，包括化脓性链球菌、肺炎链球菌和流感嗜血杆菌。

2. 微生物培养和药敏试验

无论革兰染色结果如何，关节液标本应行微生物培养。大多数细菌性关节炎培养结果是阳性的。采样须谨慎并使用新鲜采集关节液标本，使微生物复苏繁殖。如疑为真菌、分枝杆菌和厌氧菌感染，应使用特殊培养基。临床医生与检验人员的沟通很关键。微生物培养可指导抗菌治疗。如未见微生物，也不排除感染；可能之前因使用抗生素治疗而抑制细菌之故。现不常使用抗酸杆菌涂片及培养诊断结核病，而用分子生物学方法检测结核分枝杆菌，比传统培养更灵敏、更特异。

关节化脓可危及生命，细菌可从术后感染关节播散进入血循环，或可导致潜在致命性败血症。关节腔积液经细胞离心机离心后，用显微镜仔细检查，可识别87%临床感染性关节炎的微生物。研究表明，只有2%炎性关节病为化脓性，故只有败血症临床指证较强，实验室关节腔积液检查才可能有所发现。应记住，炎性关节腔积液合并类胆红素结晶表明关节内长期化脓。

细菌产生蛋白水解酶导致软骨表面降解，产生“银河软骨”（galaxy cartilage），用偏光显微镜可见似夜空星星围绕的银河。银河软骨常含有软骨细胞、表面高度纤维化，呈绒毛样外观，较强烈提示脓毒症，有时也见于假痛风。多数细菌感染导致中性粒细胞反应，但分枝杆菌属引起的为淋巴细胞反应[2]。

二、分子生物学方法

使用聚合酶链式反应（polymerase chain reaction，PCR）分子生物学方法，目前用于鉴别难以用常规方法检测的微生物，如引起莱姆关节炎的伯氏疏螺旋体，引起结核性关节炎的结核分枝杆菌。

第五节 化学与免疫学检查

关节液中可检测的化学成分很多，但对临床诊断有价值的并不多。无论关节是何种病变，有些物质（如尿酸）血浆和关节液中浓度相同，常对血浆进行检测。而有些关节病部分分析物（如葡萄糖）血浆和关节液中浓度不同。对此类疾病，检测血液和关节液浓度差值对诊断和鉴别诊断有帮助。目前，对关节液中脂类（胆固醇、甘油三酯）和酶类检测临床意义不大，因此很少开展。膝关节液各项检查参数的参考区间见表3-16-2。

在关节液检验中，葡萄糖、尿酸、乳酸、脂类（胆固醇和甘油三酯）、蛋白质和各种酶成分的化学分析可能有助于对特定病例的诊治。除非炎症性关节积液外，总蛋白质水平均超过30g/L，所以总蛋白质诊断和预后临床价值不大。所以，不推荐对关节积液中总蛋白质水平进行检测。

一、葡萄糖

与脑脊液一样，对关节积液葡萄糖水平与同期血清/血浆水平作对比相当有效。餐后血浆与关节液间重新恢复动态平衡需几小时。在动态平衡状态下，关节液葡萄糖水平在100mg/L或略低于血浆水平。正常关节腔液葡萄糖略低于血葡萄糖，而炎症和感染明显降低。通常，非炎症性和出血性关节病变（如骨关节炎、色素沉着绒毛结节性滑膜炎、外伤、血管瘤等）关节液葡萄糖水平在100~200mg/L，或相应略低于同时检测血浆水平。炎症性关节病中关节液葡萄糖水平为0~400mg/L，低于血浆水平，感染或由结晶引发的关节病的关节液葡萄糖水平在200~1000mg/L和0~800mg/L，相应低于同期血浆水平。

关节液和血浆葡萄糖检测并非常规检测，当怀疑感染性或结晶引发关节病时，革兰染色检测呈阴性或未检出结晶，检测其葡萄糖水平可能有助于鉴别诊断。需引起重视的是，因白细胞分解反应会引起检测值略低现象，关节液葡萄糖水平检测应在1小时内完成。如血清和关节液中葡萄糖水平差距在200~250mg/L甚至更大，表明可能出现了上述病变中某种情况。在细菌培养结果出来前，应考虑针对细菌性感染的治疗手段。

要评估关节液葡萄糖浓度，必须在采样时，同时采集血液。正常情况下，空腹血糖和关节液葡萄糖浓度应相同。也就是说，血糖和关节液葡萄糖差值应<100mg/L（<5.5mmol/L）。因体内达到动态平衡需时间，所以不空腹情况下，血糖和关节液葡萄糖差值可>100mg/L（>5.5mmol/L）。

发生关节病时，关节液葡萄糖浓度降低，血糖和关节液葡萄糖差值加大。非炎性和出血性关节病，血糖和关节液葡萄糖差值<200mg/L（<11.1mmol/L）。当差值>200mg/L（>11.1mmol/L）时，提示炎性关节炎或化脓性关节炎。非空腹时检测，如关节液葡萄糖浓度低于血糖浓度一半时，认为关节液葡萄糖浓度过低。

关节液葡萄糖浓度检测须在采样后1小时内完成，如在规定时间内不能完成检测，应将标本放置在氟化钠抗凝管。以免白细胞对糖分解引起检测值假性减低。

二、尿　酸

通过镜下对针状尿酸盐结晶进行确认，对痛风诊断相当可靠。对关节炎检验不仅在小型实验室不常见，在没有合适显微镜设备（有红光补偿偏振光显微镜）的实验室也同样少见。此外，检验人员缺少结晶识别技术和经验。即使由结晶引发关节炎，镜检也可能为阴性。关节液结晶检测需在室温中操作。某些报道建议，冷藏能提高检测率，但也有些研究反对，认为此手段针对痛风确诊并不可靠。6家教学医院关节液结晶检测质量调查发现，约21%标本未检出尿酸盐，定量尿酸分析可能有助于某些痛风诊断验证。

血清中尿酸水平常会反映关节液尿酸水平，早期研究发现，在伴有痛风关节积液中尿酸盐浓度基本与血清尿酸盐浓度一致。但也有其他研究发现，痛风患者关节液中尿酸水平通常会超过血清尿酸水平，因此，尿酸水平是一个更佳标志物。Beutle等认为，关节液中尿酸盐水平相比血清高，很大程度上反映晶体在关节中溶解情况。

关节液和血浆尿酸浓度基本相同，因此血浆尿酸水平增高，结合患者症状，医生就能确诊痛风。痛风时关节液常含单钠尿酸盐结晶，镜下未检出结晶，血浆或关节液尿酸检测很重要。须注意许多痛风患者血浆尿酸不增高。

三、乳　酸

早期研究发现，单关节化脓性关节炎相比非化脓性关节炎，关节液中乳酸水平常会增高。Brook等在一项27例非淋球菌性化脓性关节炎研究中发现，平均乳酸浓度为11.7g/L（约为参考区间40倍），在45例炎症性关节炎和关节退变病中平均乳酸浓度仅为0.34g/L。在12例淋球菌性化脓性关节炎中均值（0.27g/L）是正常的，这一结果也被其他研究证实。同样，Borenstein等研究发现，除淋病奈瑟菌病变外，其他所有化脓性关节炎的关节液乳酸水平超过2.5g/L（参考区间9～10倍）。当关节液乳酸水平超过1.1g/L（参考区间4倍）时，大部分病变都能被确诊。

近期研究证实了早期研究，关节液乳酸水平检测是一种针对细菌性关节炎快速、可靠的诊断检测。如65例关节液细菌培养阳性病例进行乳酸分析，发现其均值为13.5mmol/L，而细菌培养阴性病例中均值为5.5mmol/L。因此，一旦均值超过9mmol/L，细菌性关节炎概率非常高，并建议尽快予以治疗。

关节液乳酸浓度增高认为是滑膜糖无氧酵解引起。炎症时对能量需求增加，会发生组织缺氧。关节液乳酸浓度检测操作简单，临床用途不明。目前认为，有些关节病，特别是化脓性关节炎的关节液乳酸水平明显增高。淋球菌性关节炎乳酸水平正常或偏低。虽研究很多，但关节液中乳酸定量检测的临床价值不明。

四、总蛋白

正常关节液总蛋白浓度约为血浆总蛋白浓度1/3。关节液蛋白量增高是因滑膜渗透性改变或关节内蛋白合成增加。许多关节病（如类风湿性关节炎、结晶性关节炎、化脓性关节炎）蛋白浓度常会增高。关节液蛋白检测对关节病鉴别或对其预后意义不大。关节液总蛋白浓度增加仅提示关节有炎症。所以，关节液蛋白测定不必作为常规检测。

五、脂类（胆固醇和甘油三酯）

关节液中普遍存在各种脂类物质，其浓度明显低于血浆中脂类物质。实际上，脂蛋白测定均值约为血浆中40%。在出现炎症和晶体性关节炎（如类风湿性关节炎、系统性红斑狼疮、痛风）时，脂类水平明显高于非炎症性关节炎（如骨关节炎）。脂类溢出大致分为3种情况：①高胆固醇；②高脂类微粒；③乳糜型。

Viilari 等对 30 例类风湿性关节炎患者胆固醇和甘油三酯水平进行检测，发现胆固醇均值为（1.063±0.313）g/L（为血清均值的 51%），甘油三酯均值为（0.283±0.115）g/L（为血清均值的 35%）。实际上，关节液中胆固醇水平从血清胆固醇水平增高到 26g/L 水平（血清 10~15 倍）。

乳糜型关节积液很少伴类风湿性关节炎、系统性红斑狼疮、外伤、丝虫病和胰腺炎（胰腺炎关节炎综合征）。但这些积液渗出可能会出现化脓，白细胞计数仅轻微增高。此时，甘油三酯定量可确定积液渗出类型，因水平可达血清 2~3 倍。在类风湿性关节炎患者中，化脓性关节积液同样可能伴高胆固醇积液溢出。

六、酶

在不同关节炎中对乳酸脱氢酶（lactate dehydrogenase，LD）、天冬氨酸氨基转移酶、酸性磷酸酶（acid phosphatase，ACP）、碱性磷脂酶、γ-谷氨酰基转移酶、腺苷脱氨酶（adenosine deaminase，ADA）、溶菌酶和胞核嘧啶核苷脱氨酶已有长期研究。目前，对关节液中酶的检测常认为不具临床价值，部分研究发现，部分酶的检测有助于预测关节炎程度和判断预后。

Pejovic 等对类风湿性关节炎患者血清和关节液中 LD 及同工酶进行检测，发现 LD 在 400~700U/L 水平相当于中度病变，超过 750U/L 表明出现重度炎症。因中性粒细胞富含 LD4 和 LD5 两种同工酶，重度炎症与轻度炎症相比，这些同工酶含量显著增高。

Messieh 曾对关节液中 LD 活性有助于无菌性关节置换术聚乙烯磨损术前评估的可能性进行研究，发现关节液 LD 水平可用于关节炎标志。在使用 LD 作为关节炎标志物研究发现，在膝关节造型术失败病例中，相比于封闭膝盖骨关节炎，其 LD 水平有明显增高，LD 可作为正在进行关节造型术患者有用的预后指标。

研究发现，类风湿性关节炎患者 ACP 水平增高。Luukkainen 等人研究了 30 例膝关节水肿类风湿性关节炎患者，对 15 例关节液检测，发现总蛋白和 ACP 水平增高预示预后较差。对 29 例腐蚀性类风湿性关节炎患者长达 7 年半跟踪研究发现，ACP 水平增高在受类风湿影响的关节中预后较差。在一项独立研究，对 82 例关节炎患者关节液中 ACP 进行检测，其中 39 位腐蚀性类风湿性关节炎呈血清阳性，其他 43 位呈阴性。阳性患者组平均关节液水平为 11.6U/L，而阴性患者组平均关节液水平为 6.5U/L。研究证明，ACP 是类风湿性关节炎严重程度和预后判断非常有效标志物。

ADA 也常在不同关节病变中测出，如关节液 ADA 活性在类风湿性关节炎、反应性关节炎和骨关节炎患者中进行检测，其中 ADA 活性最高值出现在类风湿性关节炎，在反应性关节炎患者 ADA 活性也会增加，比类风湿性关节炎患者偏低。与正常对照相比，骨关节炎患者 ADA 活性未明显增高。Pettersson 等对 98 位不同原因关节渗出患者进行 ADA 活性检测，同骨关节炎相比，在类风湿性关节炎、慢性血清阴性多关节炎、幼年型关节炎和反应性关节炎患者中，ADA 活性显著增高。作者认为，关节液 ADA 活性结合一般病症，可提供判断关节病中炎症程度的一个补充手段。但 ADA 在临床实验室内很少检测，因为 LD 和 ACP 两者普遍存在，所以某些病例作为关节炎程度和预后评价标志更为有用。

七、pH 值

通常，关节液 pH 值和动脉血相同。炎症性关节积液中，由于葡萄糖利用增加，乳酸浓度增高，氢离子浓度增加。pH 值下降与白细胞计数呈负相关。临床上，pH 值检测不能为患者诊断和治疗增加更多信息，近期研究不推荐检测 pH。

第六节 关节腔积液检验与疾病诊断

关节腔积液首选检验为理学检查、显微镜检查和微生物学检查。其中，理学检查包括观察积液量、外观和黏稠度，病理情况下通常液体量会增多、黏稠度会减低、外观呈黄色、白色、红色浑浊；显微镜检查可发现与疾病相关特征性细胞，如类风湿细胞、Reiter 细胞和 LE 细胞等，最重要的检查是偏光镜下观察各类病理性结晶，若出现尿酸单钠、二水合焦磷酸钙结晶等常用于痛风和假痛风诊断；微生物涂片和培养常见致病菌包括链球菌、葡萄球菌、大肠埃希菌和厌氧菌等。

次选检验为化学检查和免疫学检查等。其中，化学检查血浆与关节液葡萄糖差值增大常提示炎症性病变,乳酸增高可用于细菌性关节炎诊断,尿酸增高常有助于痛风诊断,LD 增高是关节炎标志物,是评价关节成形术预后指标,ACP 增高能反映类风湿性关节炎严重程度和预后差,ADA 增高与关节病活动性和严重程度相关。免疫学检查包括流式细胞术对调节性 T 细胞免疫表型分析和抗原特异性细胞特征分析,比浊法或化学法测定 C3、C4 和 CH50,补体活性减低与类风湿性关节炎和系统性红斑狼疮等疾病有关。

关节腔积液(滑膜积液)检验主要用于诊断关节因疼痛和(或)肿胀等症状所致的各种炎症性、非炎症性关节炎等[1]。关节腔积液分析包括一组基本试验,根据其结果可进一步选择有关试验。基本试验主要是:理学检查,主要用于评价关节腔积液外观;化学检查,检测关节腔积液部分化学成分的变化;显微镜检查,对可能存在的细胞和结晶进行计数或识别;微生物检查,主要是检测感染性疾病可能存在的微生物。关节腔积液性疾病可主要分为 4 大类:①感染性疾病:由细菌、真菌或病毒引起,可能源于关节或由人体其他部位播散至关节,包括急、慢性化脓性关节炎。②出血性疾病:出血性疾病和(或)关节损伤可导致关节腔积液出血,如血友病或血管性血友病。③炎症性疾病:如导致结晶形成和积聚的痛风结晶(有针状尿酸结晶和假痛风);引起关节炎症如滑膜炎;其他免疫应答性关节炎,如对自身免疫性疾病的反应,包括类风湿性关节炎、系统性红斑狼疮。④退行性疾病:如骨关节炎。

一、常见关节炎和关节病分类

关节炎和其他关节病很常见,实验室对关节液检测有助于临床对这类疾病的诊断与分类。常见关节炎和关节病分为 4 大类:非炎性、炎症性、化脓性和出血性,分类有助于鉴别诊断(表 3-16-4)。须注意几点:①不同类型部分内容有重叠;②可同时患几种关节病;③检测结果会随疾病不同阶段而变。此分类原则只是为临床评估和诊断关节病提供大致方向。关节液中发现微生物(化脓性关节炎)或结晶(结晶性关节炎)时,则可明确诊断。

在各种病因引起急性关节炎的鉴别诊断中,关节腔积液检查结果的变化情况见表 3-16-5。

二、炎症性和非炎症性关节腔积液诊断

炎症性和非炎症性关节腔积液诊断流程见图 3-16-1 和图 3-16-2[2]。

表 3-16-4 实验室检查对关节液分类

检测项目	正常	Ⅰ类非炎性	Ⅱ类炎症性	Ⅲ类化脓性	Ⅳ类出血性
体积(ml)	<3.5	>3.5	>3.5	>3.5	>3.5
颜色	淡黄色	黄色	黄白色	黄绿色	红褐色
黏稠度	高	高	低	低	降低
WBC(个/μl)	<200	<3000	2000~100000	10000~>100000	>5000
中性粒细胞(%)	<25	<25	>50	>75	>25
葡萄糖	约等于血浆浓度	约等于血浆浓度	低于血浆浓度	低于血浆浓度	约等于血浆浓度
血浆与关节液葡萄糖差值[a](mg/L)	≤100	<200	>200 (0~800)	>400 (200~1000)	<200
微生物培养	阴性	阴性	阴性	阳性	阴性
相关疾病	-	骨关节炎、骨软骨炎、骨软骨瘤病、创伤性关节炎、神经性关节病	结晶性关节炎(痛风、假痛风)、类风湿性关节炎、反应性关节炎、系统性红斑狼疮[b]	细菌感染、真菌感染、结核杆菌感染	创伤、血液病(如血友病、镰形细胞病)、肿瘤、关节假肢

注:[a] 血浆-关节液葡萄糖浓度差值计算要求两种标本同时采集。[b]伴有慢性病时,结晶性关节炎也可为Ⅰ类;类风湿性关节炎早期可为Ⅰ类;反应性关节炎过去也叫赖特综合征;系统性红斑狼疮也可为Ⅰ类

表 3-16-5 急性关节炎关节腔积液检查结果

疾病	WBC	补体活性	类风湿因子	结晶和其他
急性痛风	增高	增高	阴性	单钠尿酸盐结晶
急性软骨钙质沉着症	增高	增高	阴性	焦磷酸钙结晶
Reiter 综合征	明显增高	明显增高	阴性	出现巨噬细胞
类风湿性关节炎	增高	减低	阳性	—
青年型类风湿性关节炎	增高	减低	阴性	出现大量淋巴细胞、反应性淋巴细胞
系统性红斑狼疮	明显减低	明显减低	不定	出现 LE 细胞
与银屑病、强直性关节炎、溃疡性关节炎	增高	增高	—	—

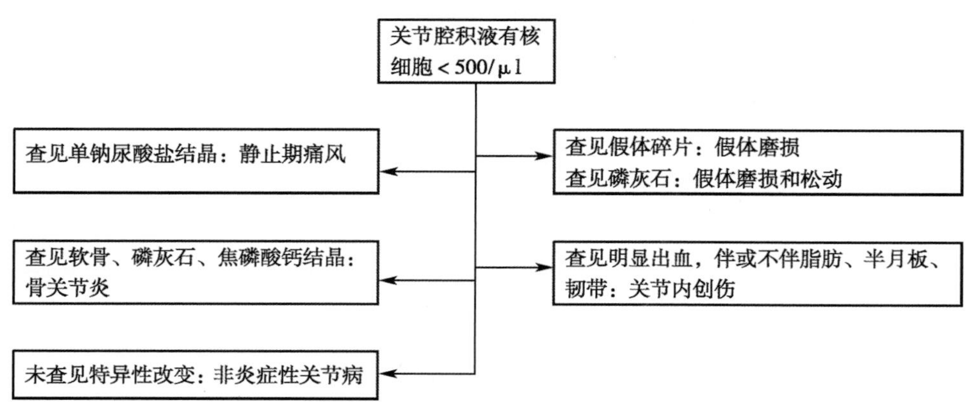

图 3-16-1 非炎症性关节腔积液诊断

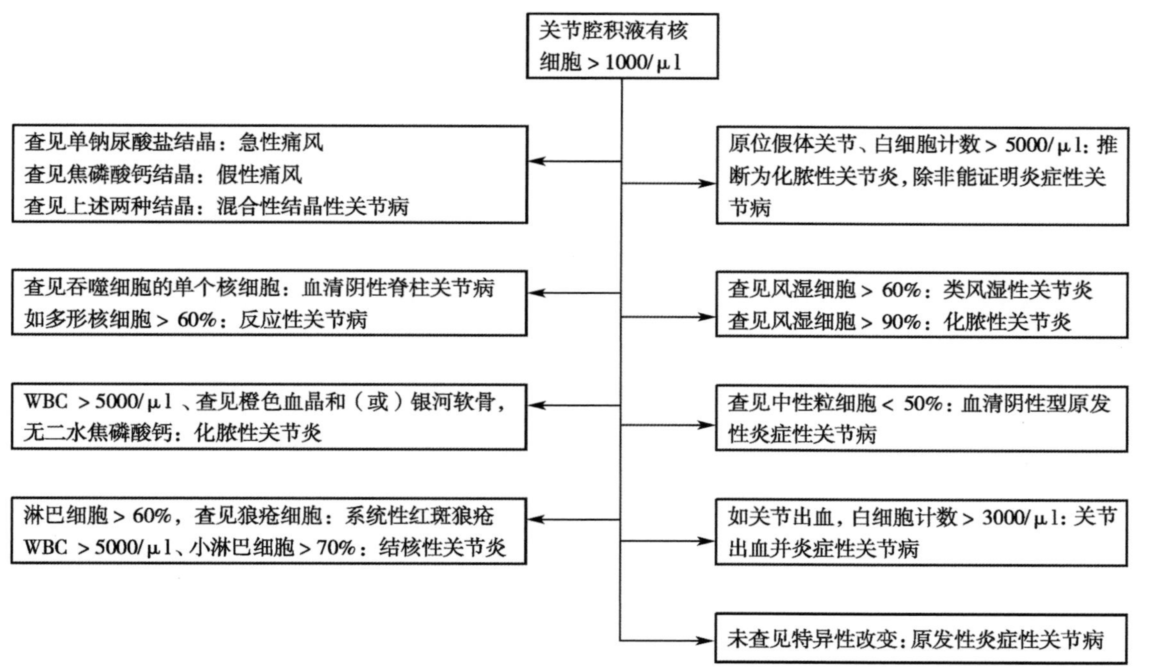

图 3-16-2 炎症性关节腔积液诊断

三、部分关节炎及循证检验指南

1. 类风湿性关节炎

英属哥伦比亚卫生服务组织指南和协议咨询委员会发布有《类风湿性关节炎：诊断、治疗和监测指南》(2012)[4]，首先指出，目前的研究对应用证据水平和推荐强度均不适用，意味着临床研究可用的证据较少，故很难做出有效的推荐。其主要建议是：

(1)关于类风湿性关节炎(rheumatoid arthritis，RA)诊断：可分为2组。一组：为早期类风湿性关节炎(early rheumatoid arthritis，ERA)：患者症状持续时间<3个月；另一组：为确诊类风湿性关节炎：患者有炎症和(或)关节损伤。

(2)炎症性与非炎性关节炎鉴别：见表3-16-6。

(3)类风湿性关节炎与其他炎症性关节炎鉴别：见表3-16-7。

(4)实验室检查：类风湿性关节炎是一种临床诊断性疾病。尚无可靠试验可作出类风湿关节炎的诊断。如患者有临床特点，实验室检测可能有助于监测和排除其他类型关节炎(表3-16-8)。

2. 化脓性关节炎

2011年，Horowitz等[5]发表了有关实验室检查诊断感染性关节炎的文章，指出感染性关节炎时，关节腔积液WBC通常>50000/μl。关节腔积液病原体培养分离不仅明确，也是治疗选择抗生素所必须。关节腔积液分析也有助于鉴别结晶性关节病和感染性关节炎，虽然偶可并存，由非淋菌病原体引起化脓性关节炎(最常见金黄色葡萄球菌)患者>80%。人工关节感染WBC临界值可能低至1100个/μl，中性粒细胞>64%。

(1)化脓性关节炎危险因素和急性关节炎鉴别诊断：见表3-16-9和表3-16-10。

表3-16-6 炎症性与非炎性关节炎鉴别[4]

特征	炎症性关节炎	非炎症性关节炎
关节疼痛	活动和休息时	活动时
关节肿胀	软组织	骨骼
局部红肿	有时有	无
局部温度增高	常见	无
晨僵	>30min	<30min
全身症状	常见，尤疲乏	无

表3-16-7 类风湿性关节炎与其他炎症性关节炎鉴别[4]

类风湿性关节炎	鉴别诊断	提示其他诊断的特征
晨僵>30min；≥3个关节肿胀疼痛；对称性累及手和脚(尤掌指关节和跖趾关节)；持续时间≥4周	结晶性关节病；银屑病性关节炎；狼疮；反应性关节炎；脊柱关节病；多关节脓毒症	黏膜溃疡，光敏性牛皮癣，皮疹；雷诺现象；眼部炎症：虹膜炎、葡萄膜炎；非淋菌性尿道炎；炎症性肠道疾病；感染性腹泻；肾炎；孤立远端指间关节炎

表3-16-8 类风湿性关节炎实验室检查的诊断和疾病活动性监测价值[4]

试验	诊断价值	疾病活动性监测价值
C反应蛋白(CRP)、红细胞沉降率(ESR)	CRP首选试验，仅表明炎症过程特异性极低	可能有助于监测疾病活动性和治疗反应。两者均有用，但C反应蛋白对短期波动更敏感。并非所有活动性炎症ESR均增高

续表

试验	诊断价值	疾病活动性监测价值
类风湿因子(RF)	RF对类风湿关节炎灵敏度和特异性均较低。血清RF阳性具有比阴性预后差	无价值,不要重复检测
抗核抗体(ANA)	RA时,罕见ANA阳性,除非有其他临床特征指示系统性红斑狼疮(SLE)或其他结缔组织疾病,无检测指征	无价值,不要重复检测
抗环瓜氨酸蛋白抗体(抗CCP)	可能有一定价值	
X线	<3个月的RA罕见有诊断性骨损	如临床有指示,多年系列的X线检查可示疾病进展,并表明需要做药物改变
关节腔积液穿刺	如疑似感染或结晶性关节病,则有关节穿刺指征	

(2)临床建议 证据水平均为C级水平:①怀疑化脓性关节炎时,应继续做关节腔积液WBC、结晶分析和革兰染色、培养。②关节内感染,WBC临界值低至1100个/μl,中性粒细胞>64%,有助于鉴别诊断人工关节感染。

(3)实验室检查的评价

1)血液检查:如WBC、ESR和CRP,常用以确定是否存在感染或炎症反应。这些标志物增高,可用于监测治疗反应。因致病可能为血行,25%~50%化脓性关节炎血培养阳性。

2)关节腔积液分析:化脓性关节炎临床表现可能与其他急性关节炎重叠。关节腔积液WBC >$50×10^9$/L和中性粒细胞计数>90%,与感染性关节炎直接相关,虽然此可与结晶性疾病重叠。关节腔积液低WBC计数可见于播散性淋病患者、外周WBC减少症或关节置换术。化脓性关节炎可与结晶性关节病共存;故出现结晶不能排除化脓性关节炎诊断。检测关节腔积液葡萄糖或蛋白质对化脓性关节炎无价值,因为结果是既不灵敏,也无特异。PCR检测可有助于分离非常见微生物,如伯氏疏螺旋体。关节腔积液、革兰染色和培养的灵敏度因致病性微生物而各不相同。部分关节炎关节腔积液分析特点见表3-16-11。

3. 膝关节疾病

2011年,美国职业和环境医学学会发表了有关膝关节疾病的指南[6]。其中,将证据水平分为4级:A=证据强,B=证据中等,C=有限证据,I=证据不足;将推荐强度分为9级:强烈推荐,中等推荐,推荐,不足以推荐(基于共识),不足以推荐-无推荐(基于共识),不足以推荐-不推荐(基于共识),不推荐,中等不推荐,强烈不推荐。有关膝关节疾病实验室诊断的建议见表3-16-12。

表3-16-9 化脓性关节炎危险因素[5]

类型	危险因素
连续播散	皮肤感染,皮肤溃疡;直接接种;既往关节腔内注射
人工关节	早期和延迟;最近关节手术
血行播散	糖尿病;人类免疫缺陷病毒感染

表 3-16-10 急性关节炎鉴别诊断[5]

诊断	病因
结晶诱导关节炎	草酸钙、胆固醇、假性痛风、痛风、羟基磷灰石结晶
感染性关节炎	细菌、真菌、分枝杆菌、螺旋体、病毒
炎症性关节炎	Behçet 综合征、类风湿关节炎、类肉瘤、系统性红斑狼疮、Still 病、血清阴性脊柱关节病（例如，强直性脊柱炎、银屑病关节炎、反应性关节炎、炎症性肠病相关关节炎），全身性血管炎
骨关节炎	侵蚀性/炎症性变异
其他	淀粉样变性、缺血性坏死、凝血障碍/抗凝治疗、家族性地中海热、异物、骨折、关节积血，高脂蛋白血症、半月板撕裂
全身性感染	细菌性心内膜炎、人类免疫缺陷病毒感染
肿瘤	转移、色素绒毛结节性滑膜炎

表 3-16-11 关节腔积液分析结果[5]

诊断	颜色	透明度	黏度	WBC（个/μl）	中性粒细胞（%）	革兰染色
正常	清晰	透明	高/厚	<200	<25	阴性
非炎症性	草黄色	半透明	高/厚	200～2000	<25	阴性
炎症性：结晶性疾病	黄色	浑浊	低/薄	2000～100000	>50	阴性
炎症性：非结晶性疾病	黄色	浑浊	低/薄	2000～100000	>50	阴性
感染性：Lyme 病	黄色	浑浊	低	3000～100000（平均：25000）	>50	阴性
感染性：淋球菌	黄色	浑浊	低	34000～68000	>75	可变化（<50%）
感染性：非淋球菌	黄绿色	浑浊	极低	>50000（>100000 更特异）	>75	阳性（60%～80%）

表 3-16-12 膝关节疾病的实验室诊断建议[6]

试验	建议
CRP、ESR、其他非特异性炎症标志物	如有合理的对亚急性或慢性膝关节疼痛患者怀疑炎症性疾病时，推荐 ESR、其他炎症标志物评价膝关节炎症性疾病或假体化脓性关节炎（推荐；Ⅰ）。无临床针对性怀疑特异性疾病时，不推荐大量检查各种炎症标志物。
关节腔积液分析	采集关节腔积液分析包括革兰染色、培养和药物敏感性，用以评价疑似感染患者化脓性滑囊炎（推荐；Ⅰ）。

（姚怡婷 胡晓波 王 青 熊立凡）

参考文献

1. Synovial fluid analysis [OL]. [2015-6-28]. https://labtestsonline. org/understanding/ analytes/synovial/tab/test.
2. Denton J. Synovial fluid analysis in the diagnosis of joint disease[J]. Diagn Histopathol, 2012, 18(4): 159-168.
3. Stirling P, Faroug R, Amanat S, et al. False-Negative Rate of Gram-Stain Microscopy for Diagnosis of Septic Arthritis: Suggestions for Improvement[J/OL]. International Journal of Microbiology Volume 2014. [2015-12-11]. http://www.hindawi.com/journals/ijmicro/2014/830857/.

4. British Columbia Medical Services Commission. Rheumatoid arthritis: diagnosis, management and monitoring. 2012 [OL]. 2012 [2015-6-28]. http://www.guideline.gov/content.aspx? id=39244&search=rheumatoid+arthritis%3a+diagnosis%2c+management+and+monitoring.

5. Horowitz DL, Atzap EK, Horowitz S, et al. Approach to Septic Arthritis [J]. Am Fam Physician, 2011, 84 (6): 653-660.

6. Knee disorders.//Hegmann K T, editor (s). Occupational medicine practice guidelines. Evaluation and management of common health problems and functional recovery in workers. 3rd ed. Elk Grove Village (IL): American College of Occupational and Environmental Medicine (ACOEM); 2011. p. 1-503 [OL]. 2011 [2015-12-25]. http://www.guideline.gov/content.aspx? id = 36632& search = knee +disorders

附录1

美国尿液分析指南解读

美国临床和实验室标准协会(Clinical and Laboratory Standards Institute,CLSI)于 1995 年发布了《尿液分析指南》(CLSI GP16-A),经两次修订后现行有效版本是 2009 年发布的 GP16-A3。该指南从尿液标本的采集与处理、尿液分析仪器与耗材、手工法尿液理学检查与化学分析、尿液自动化分析以及尿液分析的质量保证等方面介绍了尿液分析的标准化及质量控制要求,本文依据 CLSI GP16-A3 指南对其重点内容进行解读。

一、尿液分析前的技术要求

(一) 尿液标本分类

1. 患者自行采集尿液标本的类型

(1)随机尿:随机尿标本的收集不受时间的限制,需要在收集容器上标明标本采集时间;

(2)晨尿:第一次晨尿或 8 小时标本,通常是患者经一夜睡眠起床后立即收集的标本,也称为过夜标本、8 小时或清晨标本;

(3)计时尿:在 24 小时内的特定时间采集(如在早 10 点,或与某活动有关的特定时间,如进餐后 2 小时,或前列腺按摩后立即采集);

(4)24 小时尿:24 小时内的所有尿液标本均需严格保留,以确保不受尿液中部分溶质日间变化的影响。

2. 需要监督采集的尿液标本

包括:①微生物培养标本:例如女性患者清洁中段尿采集前患者应用肥皂或湿巾洗手,患者蹲踞于便盆或马桶之上,要用消毒湿巾或类似物清洗尿道口和周围处,开始排尿时的部分尿液应排于便盆或厕所内,用适当的容器采集中段尿且确保不会污染容器,后面多余的尿液排入便盆或厕所内,若患者不能执行此步骤,医务人员应给予帮助,且要戴好手套以防尿液污染;②法医学的标本;③需要医务人员协作采集的尿液标本:包括导管尿和耻骨上刺穿尿;④婴儿尿液收集。

(二) 对患者的指导

尿标本除导管尿和耻骨上刺穿尿之外,一般是通过患者自主排尿取得的标本。强调患者洗手和全面清洗采集部位;提供给患者贴好标签的容器并要求他们核对容器标签上的姓名;用易于患者理解的语言,给予留取标本方法的口头说明和书面说明或卡片,展示尿标本收集流程图;要求患者盖好标本容器的盖子防止渗漏;尽量避免以下污染物的污染:阴道分泌物、包皮垢、阴毛、粉末、油、乳液和其他外源物质。

(三) 尿液检查申请单的要求

设计申请单和电脑输入系统,以说明收集的标本类型和要求以及收集的日期和时间,申请单应填写以下信息:①标本收集的实际日期和时间;②运送前是否冷藏;③申请的检测项目;④申请单也应包括说明影响分析结果的特殊情况的填写内容(如加入的防腐剂;用药情况如阿司匹林、维生素或抗生素;月经期;收集标本前剧烈运动及任何有关的临床信息等);⑤实验室收到标本的时间和进行检测的时间。

(四) 儿童标本收集

使用儿科和新生儿尿标本收集袋,此袋上有低过敏原性的粘贴膜,注意不要遗留在小儿身上。

1. 收集儿童随机标本应按如下操作:①分开儿童双腿,保证耻骨会阴部清洁、干燥、无黏液,勿施粉或清洗液于皮肤上。②移去防护纸暴露出粘连于袋上低过敏原性的粘贴膜。③对于女性,拉近会阴,去除皮肤褶皱,从肛门与阴道分开的皮肤连接处开始,一直向前,将粘贴膜紧压于阴道四周的皮肤上。④对于男孩,将袋连于阴茎,将粘贴膜压紧于会阴,确保整个粘贴膜牢固地粘于皮肤,且粘贴膜无皱折。⑤年龄大的孩子可按成人的方法留取。定时察看容器(如每隔15分钟),从患者处收集的标本做好标记。若无进一步污染,将标本倒入收集杯,杯子贴上标签,送实验室检查。

2. 收集儿童微生物培养标本应按如下操作:首先临床工作人员须用肥皂洗手然后将儿童双腿分开,用肥皂和水清洗耻骨和会阴区,使之干燥,以保证该区清洗干净,无残余肥皂,勿施粉末、油或洗涤剂于皮肤。其他步骤同上述收集儿童随机标本的方法。

(五)标本采集容器要求

1. 容器质地

适用的采集容器和运送容器应该是清洁、防渗漏、无颗粒并且透明易处理、与尿液成份不发生反应的材料制造的。容器和盖子应不含任何干扰物质,如清洁剂等。

2. 容器容积

不少于50ml,圆形开口,直径至少4cm,底部宽大,避免意外翻倒。小的特殊容器,用于年幼儿童标本收集。

3. 无菌容器

微生物检验时,尿液标本必须用带有严密盖子的无菌容器。若该标本还需进行尿液分析,应先进行微生物检验,然后再进行尿液分析检查。除非已用无菌技术将标本分出一部份用于尿分析。如果标本收集和分析中间超过两小时建议采用无菌容器。

4. 标签

应设计一种放冰箱冷藏或冷冻时仍能粘牢的标签。标签应包括充分的空白处,以填写包括患者姓名、唯一标识、标本收集日期、时间,容器内放有防腐剂时应写出其名称。某些实验室可能需要包括另外的信息或条形码的标签。标签贴于容器上,不可贴在盖子上。留取标本容器不应重复使用。

(六)标本运送与储存

1. 标本运送

运送标本的容器应有密闭的盖子,以防止内容物渗漏。如果需要采用第二容器,应防止可能溅出物的污染。留取标本后迅速送往实验室,以便快速检测。实验室应确保标本运送的完善保存(如气压管道系统)。如果使用防腐剂应按照厂家的要求进行运送。

2. 标本储存

建议在收集标本2小时内作尿分析,标本采集后2小时内不能进行常规检测时,宜2~8℃冷藏保存,或根据检查项目添加入特殊的防腐剂。若延误检验,将标本置冰箱保存,适宜于一些化学成份的检测(胆红素和尿胆原除外),但会沉淀非晶形尿酸盐和磷酸盐,使显微镜视野模糊。若作多项分析应将充分混匀的尿液分为多份,按用途作不同处理。冷藏时间没有统一规定,主要根据尿液检测项目。对于一些含有感光成分的标本(如胆红素)需避光保存。某些检测项目可于零下20℃冷冻保存。

(七)标本核收

1. 标本信息核查

尿液标本提供的信息应包括以下内容:患者姓名、年龄或出生日期、性别、患者地点(如住院患者或者门诊患者)及唯一标识、标本类型(如导管标本、清洁中段尿或其他)、主治医生、检查申请者姓名、诊断及主要症状、处方药或非处方药的潜在影响,包括日常饮食的补充(如维生素C)、采集日期和时间、实验室接收时间和使用的防腐剂等。

2. 标本检查

为保证分析质量,实验室在收到标本后应检查以下内容:申请单上与容器标签上的信息一致;标本运送时间符合要求,如运送延迟要求微生物测试,标本应放有适量防腐剂;容器符合要求;标本量适当且不存在污染物;加入或不加入化学防腐剂应符合标本检查用途。

3. 不合格标本的处理

若标本不合格,应立即与主管医师或护士联系,以研究下一步的解决措施。在与临床人员协商并达到一致意见之前不能弃掉"不接受"的标本。

(八)检验材料与设备

1. 检验材料

(1)离心管:适用的离心管应具有下列特点:洁净透明(塑料或玻璃管)可作肉眼检查,并有足够的强度避免离心时破损;有体积刻度,确保尿液检验标准化;有盖,以减少因尿液溅出或离心形成气雾的危险。尖底管以浓集沉淀物;无化学干扰物;具标签,保证有特定的标识。

(2)移液管:推荐使用一次性移液管,以减少在重新悬浮和取出尿沉渣时的生物危险;移液管应保持清洁、无颗粒。不推荐重复使用移液管。

(3)载玻片/观察装置:最好使用市售的一次性标准化显微镜载玻片或经校准过计数室的观察

装置。由于一般的显微镜载玻片及盖片不易标准化且不易得到可重复的结果,因此不鼓励使用;也不可重复使用玻片。

(4)试带:禁止使用有明显颜色改变及超过有效期的试带。为保证试带的检测结果准确性,注意必须做到下列各点:①按照厂商的要求将试带贮存于原装容器内,短暂地暴露于直射光或室内湿度变化都会使试带产生错误的结果。②保持容器盖紧,并保存于厂商推荐的温度下。③一次只取出少量试带,并立即重新盖紧容器,取出未用的试带不能再放回容器。④不要合并各容器内的试带。⑤不触摸试带上的检测块。⑥试剂片可用于测定还原性物质、胆红素和酮体(如丙酮、乙酰乙酸),须按厂商说明进行。

容器、试管和玻片上应有标记,以保证对患者有特定的标识,用于尿液分析的所有材料均应无颗粒。

2. 检验设备

(1)显微镜:应使用具有以下特点的新式的高质量显微镜:双目镜筒,可用双眼观察标本,内置光源,机械载物台,使玻片易于平稳移动。基本的物镜组(例如 10×和 4×)及目镜组(如 10×或 12.5×),观察精细内容的油镜(如 50×或 100×)。如使用多台显微镜时,应用相同倍数的物镜和目镜。偏振过滤器用于检查结晶和异物。

(2)比密测定装置:折射计测定液体内溶解的固体总量,按溶液折射指数对溶液比密进行评价。

(3)离心机:作尿沉渣时应使用下列特征的离心机,当转子旋转时具备锁盖功能,环境温度保持在 15~25℃。应参阅厂商仪器手册中推荐的方案,定期验证离心机可否提供 400g 的相对离心力(relative centrifugal force,RCF),实验室根据使用的需要确定验证的周期。

3. 检验设备的记录

所有仪器应有电子版本或纸质的操作流程手册(可以参照制造商手册),内含仪器功能和维修说明,仪器预防性维护和维修记录。工作台上应备有厂商说明手册。

二、尿液分析中的技术要求

(一)理学检查

1. 标本可接受性

①尿液分析的准确性取决于送检标本的质量,应重视尿标本的采集运送。②标本应在采样后 2 小时内送达实验室,2 小时以上的标本应在 2~8℃冰箱保存。③冷藏标本需要在分析前在室温复温。④若尿标本未能及时检测,应将延迟时间及保存温度的情况写明。⑤不能接受无标签或标签不完整的标本,对于这类标本,应通知医生,在与临床人员协商并达到一致意见之前不能弃掉"不接受"的标本。⑥用作肉眼和显微镜检查的最小尿量通常为 12ml(50ml 更好)。⑦婴儿尿标本检验可以用较少的量。⑧尿标本应收集在洁净、防漏的一次性容器内。⑨标本应无粪便污染,无手纸或其他异物。达不到这些规定,应通知申请医生或指定的人员,要求另送标本。

2. 颜色、透明度和气味

尿颜色、透明度和气味的临床意义虽较少,但仍应在报告单上注明任何不正常的颜色、透明度和气味。氨味最常见于细菌降解尿素所致,表明为陈旧标本或尿路感染。为减少报告尿标本的颜色、透明度和气味时的模糊性和主观性,实验室应建立标准的方法和术语。

3. 比密

尿比密(specific gravity,SG)是在相同温度下,标本重量和同体积的蒸馏水重量的比值,参考区间的范围在 1.003~1.035。使用折射仪测定比密较普遍,因为在 15~38℃间使用,温度可被补偿,而且需要的尿量较少。含有大量葡萄糖或蛋白的标本须对折射仪的结果进行纠正,因为两者都是高分子量物质,与肾浓缩无关,但将增高标本的密度。用折射仪测定蛋白比密将增高 0.003g/dl,葡萄糖比密将增高 0.004g/dl。

对含造影剂或血浆扩容物的标本,可以使用渗透压计或试带进行测定。因为它们不受这些高分子量物质的影响。谐波振荡器也可以用于比密测定,以谐波振荡并计算相对密度。这些装置提供自动化的便利并与折射仪的测定有良好的相关性,且不需要净化浑浊的标本。

试带法可作比密估计,该方法检测离子浓度,依据比密增加离子浓度也增加的原理。碱性尿液标本会影响指示剂系统,对碱性尿液肉眼观察试带时其比密结果应加 0.005;仪器判读试带时,可自动按 pH 调整结果;中量蛋白(100~750mg/dl)可轻微调整试带的比密结果;非离子物质如葡萄糖或造影剂,不影响检测结果。

液体比密计用置换法测定比密,经校正用于测量液体比密。该装置有诸多不便,包括需要较多的尿液(10~15ml),比密计需要漂浮在容器内,且容器必须宽到比密计不碰其壁;温度会影响比密计的判读,须作纠正;判读尿液新月形面有困难。因此,尿比密计不是尿比密测定的常规方法。

所有这些方法都存在影响因素,不仅受到分子数目的影响,而且受其分子大小和离子电荷带来的影响,大分子可比小分子的钠和氯离子得出较高的比密读数。

(二)尿液化学分析(手工法)

1. 试带的使用

应对人员进行培训。不同厂商的试带不能交互使用。每项检测的反应块进行显色反应所需的时间不同,应按厂商说明书要求进行。用肉眼判读需要有秒针的计时装置,自动试带判读器可按照厂商说明,设置固定时间判读反应块。了解使用的试带中每个项目实验敏感性和特异性是很重要的。试带应靠近比色板在适当光源下判读。尿液存在某些物质可干扰化学反应,导致假阴性或假阳性结果。这些干扰物质或任何其他的局限性可阅读厂商说明了解,若尿试带结果和预期值不同,须按厂商方法和实验室手册寻找问题。

2. 确认试验

确认尿化学分析试验结果,应使用相同的或更敏感和更特异的方法检出相同的物质或用不同的反应方法学检出此物质(如磺基水杨酸试验证实白蛋白尿;试剂片试验证实胆红素的测定结果)。重复试带反应或分析不是确认试验。试带显示白细胞酯酶和亚硝酸盐阳性,应用湿片显微镜尿分析发现菌尿和白细胞,微生物学检验是尿道感染的确认试验。常规尿细胞学和细胞诊断尿液分析通常可用作湿片显微镜尿分析异常的确认试验,可提示炎症、感染、肿瘤等。图像流式细胞术和Feulgen染色的DNA分析,目前作为尿道乳头状肿瘤的确认方法。

3. 尿液手工显微镜检查

大量的文章建议需做尿沉渣显微镜检查,由于试带附加有白细胞酯酶和亚硝酸盐实验,理化结果正常的尿液标本做显微镜检查的价格功效被提出质疑。进行显微镜检查应由各个实验室按其特殊的患者群体决定。通常在下列情况下做显微镜检查:医生要求;实验室检查程序的要求(如有免疫抑制表现,泌尿-肾脏疾患,糖尿病或怀孕患者);理化结果异常。

(1)尿液手工显微镜检查的类型:大多数尿沉渣检查是用湿片和明视野显微镜检查,染色能极大地帮助鉴定细胞和管型,通常活细胞染色适于湿片染色,包括Sternheimer Malbin(结晶紫和沙黄O)和0.5%甲苯胺蓝(核染色),参阅厂家说明或适当参考特殊染色法。相差显微镜可加强沉渣的鉴别。对异常沉渣推荐使用偏振光显微镜用以鉴别脂类和结晶。

(2)尿液手工显微镜检查的要求:显微镜检查结果的一致性是最基本的要求。按操作手册进行检验,每个人必须以同样方法检测沉渣,并用同样的标准去鉴定。

推荐实验室使用标准自动化的检测系统,它能报告每单位体积异常尿液有形成分含量以替代每高倍或低倍视野的个数,用于实验室间的比较。商品系统检测技术能提供相近的结果,使用较少的标本量,使用时应遵守特殊系统厂商的建议。实验室内需要标化的特殊因素,及每个相关的值如下:

1)尿液标本量:用于检测的尿标本量必须标准化(如10~15ml是常用的量),如用更小的量(如儿科、新生儿),在最终报告时应注明。

2)离心时间:为保证所有标本有同样的沉淀物,推荐离心时间为5分钟。

3)离心速度:推荐的RCF大约为400g。如用每分钟转数(revolutions per minute,RPM)计算特定离心机的RCF用下式计算:$RCF=1.118\times10^{-5}\times r\times N^2$,式中RCF为相对离心力,r为离心半径,单位:厘米(从旋转中心到试管底部),N为每分钟转数。

4)沉渣浓缩因素:所有尿标本都应浓缩到相同体积,有标准化操作流程,使用特殊的试管或吸管,保留特定体积。

5)被检沉渣的体积:有标准化操作流程提供,具有一定体积计数的玻片,可装填特定量的浓缩沉渣。

6)载片及盖片:如使用玻璃的显微镜载片及盖片,推荐下列的尿沉渣检测和计算方法:①测量已混匀准备离心的尿体积;②标准化离心条件(时间和速度);③测量留在管内的尿沉渣体积;④检测放到玻片上的沉渣量;⑤使用标准化的盖片;⑥记录显微镜高倍镜的放大率;⑦记录高倍视野的直径;⑧计算并报告每毫升尿液的成份。例如:用15ml尿,高倍视野直径0.35mm,高倍视野的面积$0.096mm^2$,盖片下的面积$484mm^2$,$\frac{480}{0.096}=$5040(盖片下的高倍视野数量),测定0.020ml在玻片上的沉渣≈1.2ml 尿，5040 高倍视野≈1.2ml 尿≈4000高倍视野/ml，因此，(数量/高倍视野)×4000=计数值/ml。

(3)尿液显微镜检查报告格式：在实验室内每一个做显微镜检查的人员都应采用相同的术语、报告格式和参考区间。有形成份报告种类和计数，应由各个实验室根据患者群体和做实验人员的职业熟练程度作出决定。

(4)镜检内容的审查：在报告显微镜检查前对所得资料(包括理化结果)进行重新审查是必不可少的，这些报告所包含的数据应能证实显微镜检查结果，反之亦然。任何相互矛盾的结果都应在最终报告送交医生前解决。

1)能用尿显微镜检查识别的沉渣内容包括下列各项：①上皮细胞：移形上皮细胞(尿路上皮细胞)、鳞状上皮细胞、肾小管上皮细胞。②血细胞：红细胞、白细胞。③管型：透明管型、颗粒管型、蜡样管型、细胞管型、红细胞管型、白细胞管型、细菌管型、宽幅管型、脂肪管型。④微生物：细菌、酵母菌、寄生虫。⑤结晶：无晶形结晶、草酸钙结晶、尿酸结晶、三价磷酸盐结晶。⑥其他：精子、黏液、污染物。为了鉴定其他成份，需要作进一步的显微镜检查。

2)染色：活体染色不能充分鉴定或确认尿沉渣成份，用一种或多种特殊染色代替，实验室进行的完全湿显微镜尿液分析将能鉴定或确认下列成份：①脂肪：油红 O 染色、苏丹 III 染色；②椭圆形脂体：油红 O 染色、苏丹 III 染色；③细菌：巴氏染色、革兰氏染色；④嗜酸细胞：汉氏染色、瑞氏染色、姬姆萨染色、瑞-姬染色、巴氏染色；⑤含铁血黄素：普鲁氏兰染色。

通常使用特殊染色需要进一步制备浓缩涂片，印制或细胞离心后涂片，有助于鉴定前面提到的成份。巴氏染色常用于观察肾小管上皮细胞，异常尿路上皮，腺细胞，鳞状细胞和造血情况特征，对于嗜酸细胞尿和可能的过敏性肾炎的观察建议用汉氏染色。

(5)尿液显微镜检查程序的质量控制：同一台仪器的所有操作者应按照相同的操作规程操作，每个工作日必须进行质量控制，可用市售的含有红、白细胞的质控品。双份尿实验可用于管型、肾细胞和其他有形成份的精密度测定。

(6)报告的质量控制：所有人员应使用同样的术语并以标准格式报告结果，超出预期质控结果应进行分析，并采取适当的措施，同时应作记录。

(三)尿液自动分析

1. 尿液自动干化学分析

了解每个厂家生产的试带的反应原理；按照操作流程使用仪器；建立并遵循维护日志来使用及保养仪器；确保仪器干净，采用标准预防措施处理泄露事件，防止样品交叉污染；根据厂家提供的方法进行仪器校准和光路清洗。

2. 尿液自动有形成分分析

尿液自动有形成分分析仪，无论采用什么原理(包括阻抗、数码成像、流式分析、光散射、荧光染色或综合几种方法)，所有的有形成分都必须有分类报告。必须报告的有形成分包括：红细胞、白细胞、上皮细胞(鳞状和非鳞状)、管型(透明或者病理管型)、细菌、精子、黏液、结晶和小圆细胞。仪器提示的异常标本或者达到实验室复查规则的标本均需要人工确认审核。

三、尿液分析的质量保证

检测质控品仅仅是质量保证的一个方面，其他方面包括标本的采集和处理、记录保存、技术能力、标准化操作程序、继续教育和复检程序。

1. 标本的采集和处理

建立符合标本检验类型的正确的标本采集方法，与分析项目相适应的标本量；适当容器及标签；标本及时送交实验室，并按照推荐的过程执行；标本处理要保证实验室收到标本后迅速检验，并采取正确的贮存方法(如避免高温或阳光照射，冰箱保存等。)

2. 记录保存

是检验质量保证不可缺少的一部份，每班次都作记录，并应包括质控品和仪器核查的内容，写下发现的问题和解决问题的方法，超过控制范围的结果，复检实验结果是必要的。患者结果应与参考区间一起报告。记录保存应遵守规章和认可机构的规定。记录应置于工作台上，记录的内容应包括以下各项：①试带的批号和失效期；②试带容器开封日期(应写在容器上)；③所有患者和质控的测定结果；④标本采集和送达实验室的结果；⑤实验操作人员的标识。

3. 操作手册

完整的尿液分析操作手册(包括实验操作说明)应在工作台上容易获得，并包括下列信息：

①标本合格和拒收标准(如标本收集时间、防腐剂的使用情况、标本最小量);②质控信息;③参考区间;④危急值及报告程序;⑤确认实验;⑥标本的采集和运送;⑦登记结果/记录保存。

4. 室内质量控制

(1)尿液化学分析项目:依据当地的法规以及厂家的说明进行质量控制,推荐使用两个不同水平的多项质控品,确认每个化学检测项目的检测性能。阳性质控推荐使用弱阳性质控品,实验室质控的频率应按照实验室的工作量及厂家的建议以及符合当地的法规。一般使用商用质控品。可在工作中留取尿标本分为若干份,在不同时间检验,作为精密度的测试。质控品的测定值应在实验室确定的限值范围内。推荐参加第三方质量能力评估。监控质控品的贮存条件,并监控和记录使用的试剂及失效期,以减少耗损和试剂过期的可能,监控库存试剂是最基本及重要的质量保证活动。

(2)尿液显微镜分析项目:市售质控品不适用于所有沉渣项目的检测。可使用患者新鲜标本的重复检测,建立室内和室间的显微镜分析重复性。对任何检测项目,检测结果允许上下波动一个等级。对镜下成份的有无或数量存在分歧时,应重复检查。如有必要,请有经验的主管解决存在的问题。每个实验室应建立复查异常沉渣结果的规定。

5. 室间质量评价/能力验证

由厂商、行业组织、医疗机构以及一些公共卫生实验室发起了室间质量评价/能力验证计划,来核查实验室间检测结果的准确性。组织者每年分发数次未知标本,参加实验室检测后,上报结果,组织者将评价结果反馈给各参加实验室。自制的和商品的显微镜检查质控品只用于精密度检验,某些能力验证活动中发放的幻灯片用于评价检验人员尿沉渣成分的识别能力,但是不能评价尿沉渣检查的复现性或涂片的制备效果。

6. 人员继续教育培训

讨论会、学术研讨会和自学计划都是继续教育活动,都应提倡和支持。检验人员应在原有基础上不断更新技术。现行的参考书、图谱、挂图、广告都是容易得到的学习资料。只有培训合格的检验人员才能开展尿液显微镜检查。若实验室缺乏具备该专业技能的检验人员,则只能局限于用试带法提供如血尿、脓尿、菌尿标本的半定量信息。为了保证尿液分析实验的质量,操作位置的独立划分、实验人员的技术能力必须能满足实验操作的复杂性。操作人员的技术能力须与实验的复杂程度相适应。能力验证计划和盲样的检测可证明检验结果的可靠程度。

(潘 辉)

参考文献

1. CLSI. Urinalysis;Approved Guideline-Third Edition:GP16-A3[S]. Wayne,PA:Clinical and Laboratory Standards Institute,2009.

附录2

欧洲尿液分析指南解读

尿液分析是临床最常用的检验项目之一，为了达到检验结果的一致化，需要对分析程序进行规范化。自1997年以来，欧洲检验医学联合会(European Confederation of Laboratory Medicine，ECLM)持续支持一项跨学科的项目，即制订《欧洲尿液分析指南》。该指南的目的是依据成本效益分析的原则，制订在欧洲可实施的、优化的检验流程，改进尿液化学分析、颗粒计数和细菌培养的分析质量，达到结果的一致化。指南于2000年在Scand J Clin Lab Invest杂志上发表，70多位临床化学专家、微生物学专家、住院医生及厂商代表参与了指南的制订。指南内容主要包括临床需求、患者准备、标本的采集和运输、化学、形态学及微生物学检查的检测程序、检验流程和质量保证等。本文主要对指南所涵盖的内容(特别是新进展)作简要的解读。

1. 适用范围

(1)检验项目：指南所描述的检验项目类型由于临床实践中分析方法的组合在不断改变，且不同的临床状况下分析方法组合也会不同，故指南仅针对最常用的尿液检验项目，包括化学和微生物学检查，两类检查通常可以共用一份尿液标本，同时也是肾脏疾病与泌尿道疾病常用的检查项目。文中的推荐意见充分参考了已有的一些国家指南。某些新的分析技术如流式细胞术和核酸扩增技术拓展了从尿液中可获得的信息量，但文中仅提及，未作详细描述。

(2)指南的使用对象：指南主要用于辅助实验室技术人员开展工作，包括不同规模的临床实验室，专科实验室和综合实验室，还适用于临床医生和管理尿液分析工作的行政人员。为了方便临床医生或其他非实验室人员的阅读，在内容的编排上，指南分为正文和附录，正文为一般性叙述，附录为测量方法的详细描述。

2. 临床需求

以前，尿液分析是每一位患者的常规检测项目。在一些国家，甚至法定强制对各年龄段人群使用试带法进行筛查。目前，医疗机构的成本效益分析使这些医疗行为面临挑战，需要更新医学指征(常见的尿液分析医学指征见附表2-0-1)，同时对新技术和实验室已应用的技术进行性能评估，应用成本效益分析来指导各类人群的尿液分析检查流程。

附表2-0-1　尿液分析的医学指征[a]

序号	医学指征
(1)	怀疑或随访有尿道感染症状和征象的患者
(2)	怀疑或随访有非感染性肾脏疾病，原发性或继发性全身性疾病，如风湿性疾病、高血压、妊娠毒血症或药物副作用的患者
(3)	怀疑或随访非感染性肾后性疾病的患者
(4)	检测特定患者人群的尿葡萄糖，如各种急诊入院患者、妊娠妇女
(5)	随访特定糖尿病患者，如出院在家的儿童，除了检测血葡萄糖外，早晨还需检测尿葡萄糖和尿酮体
(6)	检测和随访特定代谢性疾病患者，如呕吐/腹泻、酸中毒/碱中毒、酮症、尿结石复发患者

注：[a] 从广义上来讲，尿液定量检测有助于内分泌疾病、代谢性疾病、遗传性疾病、妊娠和药物滥用等患者的诊断，但是由于该指南主要针对肾脏和尿道疾病，因此未提及大多数疾病。

3. 尿液分析的流程

针对不同患者人群需要确认不同的信息，指南中分别对普通患者人群和特殊患者人群提出了不同的分析流程。

(1)普通患者人群的检查流程：见附图2-0-1。

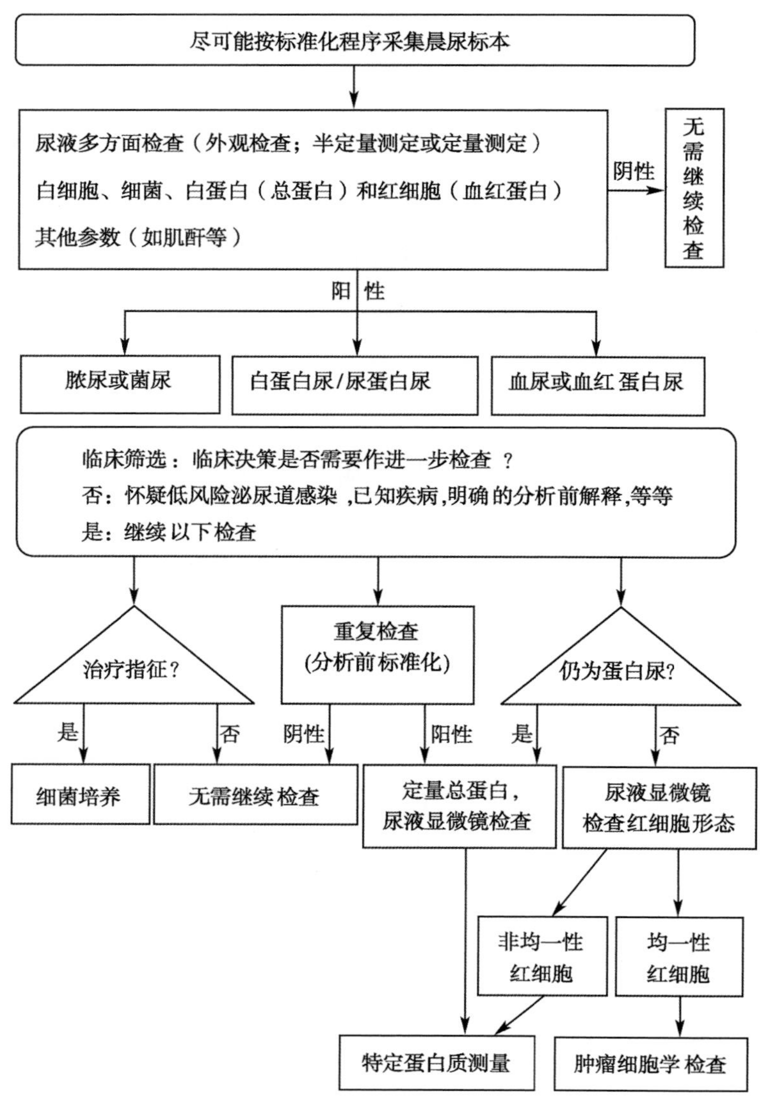

附图 2-0-1 普通患者人群尿液检查流程

（2）特殊患者人群的泌尿道感染检查：见附图 2-0-2。

4. 患者准备

标本采集前需要告知患者进行尿液分析的原因及采集的方法；标本采集指导最好既有口头方式，又有书面材料；标本的采集方式应同时满足微生物学和化学检查标本采集的要求；标本的类型及采集过程是否顺利等信息应在标本管的标签上注明；利尿、禁食、体育锻炼、体位、尿液在膀胱中的储存时间、其他体液的污染等均会影响检查结果。

5. 标本的采集、储存和运输

指南中介绍了中段尿、第一次排尿、单次导管尿、留置导管尿、耻骨上膀胱穿刺尿、尿袋尿、尿布尿及膀胱术后尿等多种尿标本的采集方法；讨论了标本的采集容器（如盛放单次排尿标本的容器、定时采集标本的容器等）、运输、保存和分析容器以及标签的要求等；还讨论了试带法检测、定量化学检测、颗粒检查和微生物学检查标本的储存条件及时间要求。

6. 化学检查

（1）测量方法的分级：由于尿液分析尚无参考方法或决定性方法，指南中将测量方法进行了测量水平分级（附表 2-0-2）。

1）水平 1（level 1）

快速或筛查方法，通常用在较小实验室和床旁检验，通常采用级差形式报告结果。若一些方法的特异性和敏感度足够高，在较大实验室中可用作筛查实验。

2）水平 2（level 2）

适用于常规实验室的方法。

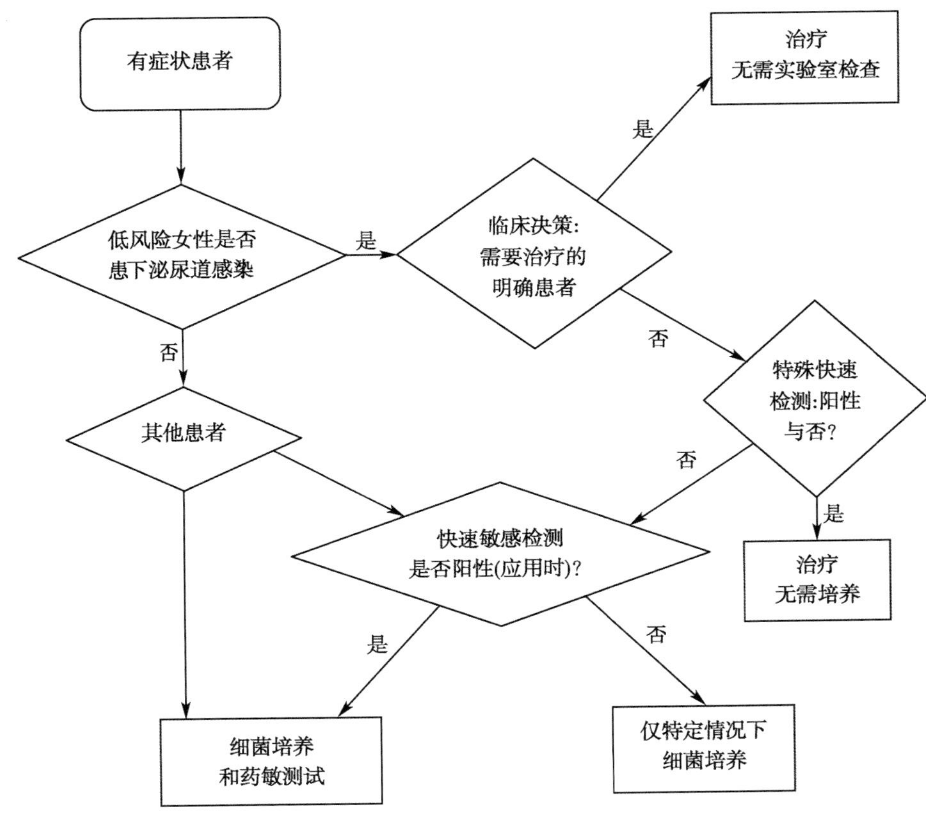

附图 2-0-2　特殊患者人群泌尿道感染的筛查流程

3）水平 3（level 3）

代表当前技术水平的方法，这些方法的性能足以作为参比方法。指南中提出了一些关于颗粒计数和细菌培养的新参比方法。

4）水平 4（level4）

参考测量方法或决定性方法。

附表 2-0-2　尿液测量方法准确性分级举例

分析物	测量水平	测量方法
红细胞和白细胞	1	试带检测
	2	标准化尿沉渣检查
	3	先进的含有凹槽的载片计数
白蛋白和其他蛋白	1	试带检测
	2	定量现场测量
	3	准确测量（可溯源至 CRM470 蛋白质标准物质）
细菌培养	1	浸片式培养
	2	使用 1μl 一次性接种环，培养 24～48 小时
	3	10～100μl 接种物接种于两种不同平板进行定量滴度检测
尿比密	1	试带检测（离子交换原理）
	2	肌酐；折射计法
	3	定量测量渗透压

（2）快速化学检查（水平1）：介绍了多联试带检查和孕检涉及检验项目的检测原理、敏感度、特异性及临床意义。

（3）定量化学测量：典型的定量方法是在中心实验室开展的属于水平2级别的方法，但当效益成本比率较高时，定量方法也可以是小实验室或床旁检验开展的属于水平1级别的方法，例如白蛋白/肌酐比率。附录中详细介绍了各定量检测项目的检测原理、校准方法、参考区间及结果解释。

7. 颗粒分析

指南起草者将使用显微镜对颗粒的分析分为基础检查项目和复杂检查项目（附表2-0-3）。基础检查项目是指对通常见到的有形成分的简单识别，多用于针对普通患者人群的普通实验室或化学实验室；复杂检查项目是指能够提供肾损伤的证据（如管型、肾小管细胞的检查）或对微生物和细胞病理学进行更详细的分类检查（如微生物学的革兰氏染色、异常上皮细胞或肿瘤细胞检查）。

此外，指南详细介绍了尿液中各类颗粒的临床意义，并将常规显微镜检查技术按照测量方法的测量水平进行了分级：①水平1为快速显微镜筛查方法，包括微量滴定法和级差报告法等；②水平2为针对特定目的制定的标准化常规操作程序，例如革兰氏染色法分类尿液中的病原菌，活体染色和（或）相差显微镜进行标准化尿沉渣检查，带凹槽的载片对未离心标本进行红细胞和白细胞准确计数；③水平3为参比方法，灵敏度好，能够准确定量临床有意义的尿液颗粒，若怀疑尿液中仅存在细菌，推荐应用离心涂片法和革兰氏染色技术，上述方法已证明优于培养。

附表2-0-3 临床尿液分析显微镜检查分类

基础检查项目	复杂检查项目
红细胞（RBC）	详细的红细胞亚群：异形红细胞
白细胞（WBC）/粒细胞	白细胞分类：粒细胞、淋巴细胞、巨噬细胞、单核细胞和嗜酸性粒细胞
上皮细胞： 鳞状上皮细胞 非鳞状上皮细胞（小上皮细胞）	鳞状上皮细胞 非鳞状上皮细胞来源： 肾小管上皮细胞 移行上皮细胞（表皮和深层） 肠道上皮细胞（见于膀胱术后） 非典型细胞
管型： 透明管型 非透明管型	透明管型 非透明管型的来源： 红细胞管型、粒细胞管型 肾小管细胞管型 颗粒管型、蜡样管型、脂肪管型 细菌管型和真菌管型 血红蛋白和肌红蛋白管型 胆红素管型
细菌，真菌，毛滴虫，精子， 人工制品（毛发，纸和纤维纺织品， 淀粉，玻璃）和黏液	细菌革兰氏染色特征（微生物实验室） 埃及血吸虫（特定地区） 精子 人工制品和黏液
脂质： 泡沫（分离和聚集的）	脂质，泡沫： 卵圆形脂肪小体（载脂管状细胞）、胆固醇结晶
结晶： 尿酸盐、草酸盐（单水化合物和双水化合物）、磷酸盐、胱氨酸	罕见的晶体： 药物结晶、胱氨酸结晶、亮氨酸结晶、酪氨酸结晶、2,8-二羟基腺嘌呤结晶、黄嘌呤结晶

8. 微生物学检查

对于尿液细菌浓度的报告单位，指南中推荐使用 CFB/L(colony forming bacteria/L)代替 CFU/ml(colony-forming units/ml)，该建议使尿液细菌计数的标准化向前迈进了一步。

根据病原体的致病性，指南中对引起泌尿道感染的微生物制定了一套新的分类系统(附表 2-0-4)，Ⅰ类病原体包括大肠埃希氏菌和腐生葡萄球菌，可存在于正常泌尿道中；Ⅱ类病原体经常见于医院获得性泌尿道感染；Ⅲ类和Ⅳ类病原体分别为可疑病原体和尿道/生殖道菌群。该分类方法会对临床实验室的细菌分类鉴别和药敏试验使用的细菌浓度临界值产生影响，为此，指南中详细列出了推荐的临界值。

细菌培养的操作程序在附录中有详细描述。另外，对明确感染的尿液进行的细菌鉴定、系列稀释法定量和微量滴定法检测的最低标准也提出了指导性建议。对床旁检验也应有足够的重视，非培养方法的细菌检测对于急诊患者是非常有意义的，例如试带法检测亚硝酸盐和白细胞酯酶，而培养方法因其技术操作的局限性无法用于排除泌尿道感染。

9. 质量保证

指南介绍了质量保证涵盖的一般性内容，如质量系统、质量手册(包括了实验室地位的描述、质量方针、人员与培训、管理与质量保证、记录管理、仪器设备、环境与安全、研究与开发、测量程序、样本的采集与处理等)。此外，提出一些分析质量要求，例如，对于定量测量尿蛋白，分析质量指标可基于健康人群个体间和个体内的生物学变异；对于采用级差形式报告的项目(如试带检测)，通过与可接受的参比方法比对给出了最大允许的假阳性率和假阴性率，还推荐采纳 Cohen 等人的研究，以级差形式报告结果的两种方法间的符合率比较采用 Kappa 统计方法；对于尿液显微镜检查，可采用假阴性来描述敏感度，特异性需要通过人员比对来确认，两个评价指标可以应用实验室内部考核数据和参加 EQA 的数据来计算；对于尿液病原菌的培养，使用不同集落浓度的最大允许假阴性率来评价。

附表 2-0-4　中段尿中微生物的致病性和出现频率

尿道中致病物质	出现频率(所占比例)			
	A. 常见(>10%)	B. 一般(1%~10%)	C. 不常见(0.1%~1%)	D. 罕见(<0.1%)
Ⅰ. 原发性病原体	大肠埃希氏菌	腐生葡萄球菌		大肠杆菌 CO_2-依赖性沙门氏菌 某些种[a](钩端螺旋体，分枝杆菌)
Ⅱ. 继发性病原体		肠杆菌属， 肠球菌属， 克雷伯菌属， 奇异变形杆菌属， 铜绿假单胞菌属	枸橼酸杆菌属， 摩根摩根菌， 普通变形菌， 沙雷氏菌， 金黄色葡萄球菌	棒状杆菌属， 解脲支原体， 嗜血杆菌属[b]， 肺炎双球菌
Ⅲ. 可疑性病原体		GBS[c]，酵母菌 CNS[d](其他)	不动杆菌属， 假单胞菌属， 嗜麦芽窄食单胞菌	大量报道的由其他种类引起的特殊感染病例已经出版
Ⅳ. 尿道或生殖道内的病原体[e]		α 链球菌， 阴道加德纳菌， 乳酸杆菌等	双歧杆菌属， 白喉棒状杆菌属等	

注：[a]报道的低浓度大多数可能是样本采集过程污染引起的；[b]大部分来自儿童；[c]GBS：B 群链球菌(无乳链球菌)；[d]CNS：凝固酶阴性葡萄球菌，形成脲酶的分离株或从患者体内留置导管分离的意义更大；[e]没有药敏鉴定试验(如需特别注明，仅适用于特殊情况下)

《欧洲尿液分析指南》讨论了临床尿液分析全过程的相关技术要求，对于临床化学实验室和临床微生物学实验室负责开展尿液分析的人员具有重要的指导意义。此外，也有助于政府管理部门和认可机构对尿液分析实验室的管理。

（李臣宾　潘　辉）

参考文献

1. European Confederation of Laboratory Medicine. European urinalysis guidelines[J]. Scand J Clin Lab Invest Suppl, 2000, 231: 1-86.
2. Kouri TT, Gant VA, Fogazzi GB, et al. Towards European urinalysis guidelines: introduction of a project under European Confederation of Laboratory Medicine[J]. Clin Chim Acta, 2000, 297(1-2): 305-311.
3. Aspevall O, Hallander H, Gant V, et al. European guidelines for urinalysis: a collaborative document produced by European clinical microbiologists and clinical chemists under ECLM in collaboration with ESCMID[J]. Clin Microbiol Infect, 2001, 7(4): 173-178.

附录3

日本体液检验的自动化与标准化

体液检验的国际指南有美国临床和实验室标准协会(Clinical and Laboratory Standards Institute,CLSI)于2006年发布的《体液细胞成分分析指南》(H56-A)[1]。在日本,日本临床卫生检验技师协会依据H56-A指南主编的《通用检验技术教材》[2]被广泛使用。体液检验一直以镜检法为主,是难以实现标准化的领域之一。但是,近年来随着全自动血液分析仪越来越广泛用于体液细胞计数,以细胞计数为中心,实验室开始注重研究体液检验的标准化问题。2014年,国际血液学标准化委员会(International Committee of Standardization in Haematology,ICSH)就包括体液自动检测所需的仪器验证在内的体液细胞自动计数检验的质控管理,编制了《体液细胞自动计数指南》,并在国际实验血液学会杂志上发表[3]。该指南详细阐述了使用全自动分析仪进行体液检验时实验室应该实施性能验证,要求各实验室在使用全自动分析仪的体液模式进行体液细胞计数时应参考该指南,同时根据所用全自动分析仪的特征编制自己的规则,应用于体液自动分析。例如,对于细胞数少的标本,需要设定全自动分析仪细胞计数最低临界值,利用分析仪的各种报警提示信息(诠释程序信息、散点图上分类不明等),编制包括镜检复检在内的应对规则。另外,该指南在编制过程中,在美国、加拿大、欧洲、日本开展有关全自动分析仪使用状况的问卷调查,对发达国家体液细胞自动计数的现状及问题进行了研究。

本文在介绍日本体液检验现状的同时,对体液细胞自动计数的使用方法及检测结果的临床意义进行简要解读。

1. 日本体液检验的应用实例(以脑脊液和浆膜腔积液为例)

(1)脑脊液检验:脑脊液检验的目的是评估脑膜炎诊断及肿瘤浸润。CLSI的关于体液检验的指南中,建议脑脊液标本采集顺序为生化检验标本、细胞计数标本、细菌检验标本、细胞学诊断标本,4类标本各3~5ml。由于一次采集大量脑脊液困难,所以在日本将各项检验的最低需要量定为1ml,而且生化检验和细胞计数共同使用1份脑脊液标本(附图3-0-1)。不使用抗凝剂,细菌检验用标本使用灭菌锥形离心管。怀疑肿瘤细胞存在时,确认是否有细胞学检验的申请单,如果没有则需要与负责医师联系。

正常脑脊液无色透明。在脑膜炎等疾病状态下,因细胞数增多出现浑浊。细胞轻度增多的脑脊液,遮光轻轻摇动时,细胞作为微细粒子能够观察到(日光微尘)。颅内如果有出血症状,则能够采集到血性脑脊液,但是穿刺时如果外周血混入也会显示这样的颜色,所以,需要注意血性脑脊液未必只是颅内出血。特别是多核细胞轻度增多时,如果观察到红细胞,要怀疑外周血混入。陈旧性颅内出血时,呈黄色透明的黄变。该种颜色是因破坏红细胞的间接胆红素所致(附图3-0-2)。肉眼观察下脑脊液的不同颜色代表着不同的状态(附表3-0-1)。

关于脑脊液标本的稳定性,由于标本采集1小时后细胞计数值会发生变化,所以必须在1小时内进行检测。这是由于在低渗透压状态下细胞发生变性及破坏所致,中性粒细胞最为显著。脑脊液镜检细胞计数法:在180μl脑脊液中加入20μl细胞稀释液(如Samson solution),计数Fuchs-Rosenthal型计数板上中方格的16个方格的细胞数,再除以3作为细胞数报告(附图3-0-3)。根据细胞形态分为多核细胞、单个核细胞。多核细胞包括中性粒细胞、嗜酸性粒细胞,单个核细胞包括淋巴细胞、单核细胞、组织细胞(附图3-0-4)。

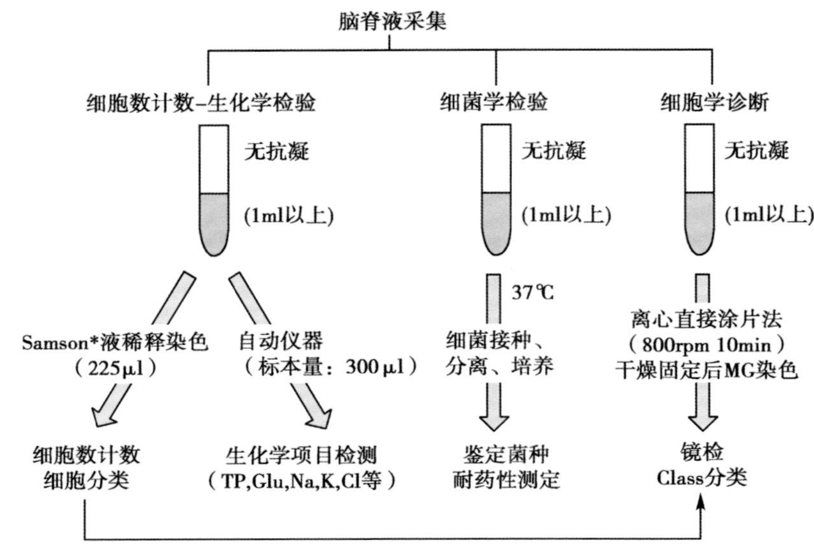

附图 3-0-1 脑脊液检验的流程

注：Samson[*] 液：冰醋酸 30ml+石灰酸 2.0ml+品红酒精溶液(1∶10)2.0ml，加水至 100ml

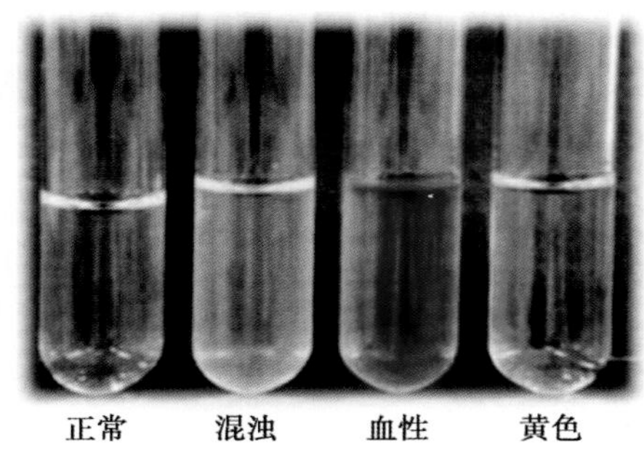

附图 3-0-2 脑脊液肉眼观察

附表 3-0-1 肉眼观察下的脑脊液状态

肉眼所见	脑脊液状态
无色透明	正常
浑浊	细胞数大量增加
云雾状浑浊[*]	轻度细胞增加
黄色	颅内出血(陈旧性)
血性脑脊液	颅内出血或穿刺时混入

注：[*] 云雾状浑浊：轻度摇晃试管光线照射时观察到的微小细胞粒子

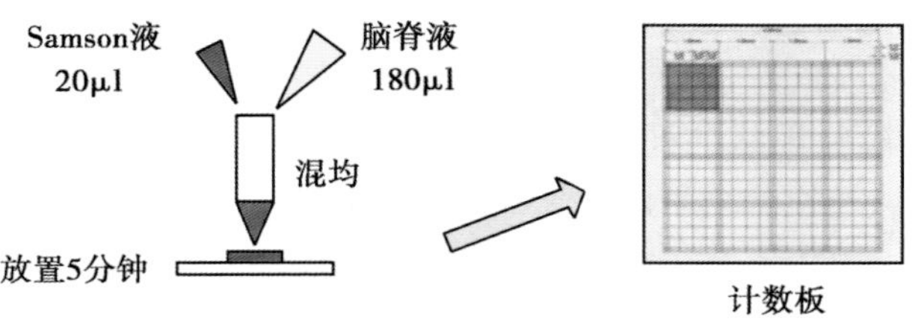

附图 3-0-3 细胞数计数流程图

注：200 倍镜下计数 16 个大格，得到的细胞数除 3，结果报告：个/μl

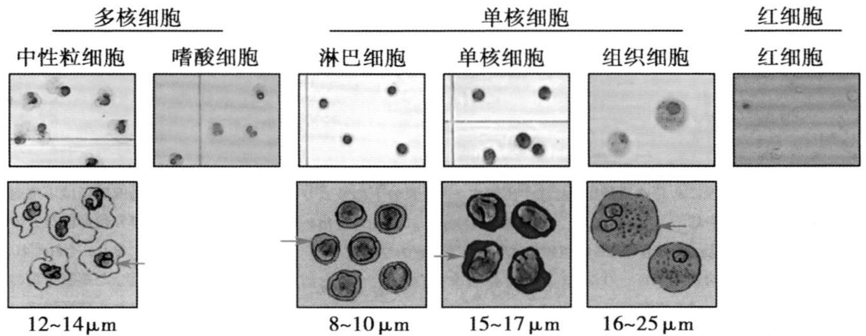

附图 3-0-4 脑脊液细胞形态

这些细胞中性粒细胞最脆弱，随时间的增加细胞凋亡也增加，可导致此类细胞明显的形态变化和比率的假性降低。

如果是病毒性脑膜炎，需注意疾病初期常能看到明显多形核细胞，有时会出现异形淋巴细胞。如果是隐球菌性脑膜炎，计数板上能观察到大型菌体(附图 3-0-5)。

关于结果报告，在顺天堂医院，分别由 2 名技师计数细胞数，换算出 1μl 中的细胞数，计算平均值。Fuchs-Rosenthal 型计数板内的白细胞数 15 个以下(≤5 个/μl)时，不进行细胞分类，只报告细胞总数。发现 16 个以上细胞数时，进行多核细胞、单个核细胞的分类。

蛋白、糖、电解质的结果通过生化分析仪进行在线汇总，待各项检验结果全部得出后，经检验科最终确认，发送到临床电子病历上。

(2)浆膜腔积液检验

浆膜腔积液是胸膜腔、腹膜腔、心包腔的潴留液，指胸水、腹水、心包液。体腔内发生炎症及肿瘤性病变时，浆膜腔积液的潴留亢进[4]。浆膜腔积液检验分为细胞计数、生化检验、细菌检验和细胞学诊断，分别使用不同的采集管(附图 3-0-6)。抗凝剂方面，细胞计数使用 EDTA 抗凝，细胞学诊断使用肝素抗凝，需要的标本量与脑脊液检验一样，均为 1ml 以上。浆膜腔积液细胞计数通常使用全自动血液体液分析仪来测定。怀疑有肿瘤细胞存在时，需要确认是否已有细胞学检验的申请单，如果没有的话则需要与负责医师联系。

细胞计数时，基本上不使用抗凝剂，穿刺后迅速镜检。如果检查需要时间，为了防止标本凝集需要在标本中加入抗凝剂。但是，肝素与细胞稀释液(如 Samson solution)发生反应，有微小粒子生成，影响镜检，所以需要注意。

浆膜腔积液分为渗出液和漏出液(附表 3-0-2)。渗出液因感染或恶性肿瘤的浸润导致的炎性渗出的液状成分潴留所致，外观呈黄色至黄褐色，比重、蛋白、乳酸脱氢酶检测结果升高，细胞数增多，浑浊度上升。漏出液因渗透压降低产生的液状成分潴留所致，不具有感染性，外观呈淡黄色~透明。浆膜腔积液细胞计数，标本采集后在室温或 4℃下，可保存 4 小时，使用抗凝剂 EDTA 时能够得到最稳定的结果。

临床上，胸腹水增加的主要疾病如附表 3-0-3 所示。鉴别是渗出液还是漏出液是非常重要的。鉴别标准如附表 3-0-2 所示。

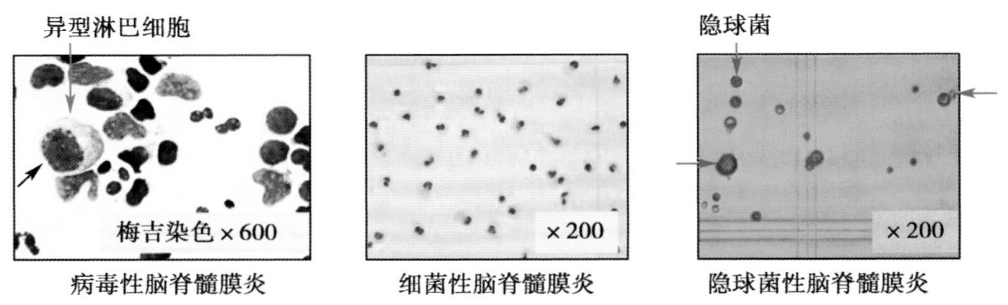

附图 3-0-5 不同原因脑脊髓膜炎检查结果比较

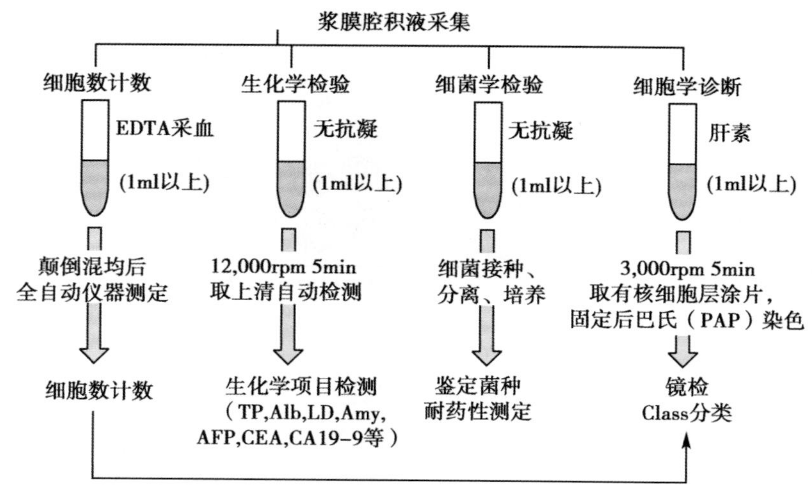

附图 3-0-6 浆膜腔积液检验(胸水、腹水)的流程

附表 3-0-2 渗出液和漏出液的区别

检验项目	渗出液	漏出液
比重	1.018 以上	1.015 以下
蛋白	4.0g/dl 以上	2.5g/dl 以下
蛋白比(浆膜腔积液/血清)	0.5 以上	0.5 以下
LD	200U/L 以上	200U/L 以下
LD 比(浆膜腔积液/血清)	0.6 以上	0.6 以下
细胞数	较多(10^3/μl 以上)	较少(10^3/μl 以下)
主要细胞	中性粒细胞、淋巴细胞	间皮细胞、组织细胞

附表 3-0-3 胸腹水的渗出液和漏出液相关疾病

胸水		腹水	
渗出液	漏出液	渗出液	漏出液
恶性肿瘤	充血性心功能不全	恶性肿瘤	门静脉压升高
感染病症	淋巴管压升高	感染病症	肝硬变
胸膜炎	胸腔内压低下	宫外孕	收缩性心包膜炎
心包膜炎	肝硬变	腹膜炎	肾病综合征
胰腺炎	肾病综合征	胰炎	
肝脓肿	腹膜透析	胆囊炎	
肝炎	毛细血管性肾小球肾炎	结核	
结核		脑膜假黏液瘤	
自身免疫性疾病		外伤	
外伤			

（3）其他体液检验（关节腔液检验、腹膜透析液检验）

关节腔液检验的目的是，通过了解液体性状及关节内软骨碎片、白细胞数、结晶成分、细菌的存在，帮助进行明确诊断。进行关节腔液检验时，首先根据白细胞数和多核细胞比例分为3级。1级和2级对诊断非炎症性、炎症性关节炎很重要，因细胞数不同浑浊度会出现差异。血性关节腔液分为4级（附表3-0-4）。关节液的分类对于诊断炎症性和非炎症性关节炎有着重要的意义。同时透明度差异可辅助鉴别（附图3-0-7）。由于关节腔液中的细胞数小时后即发生变性，所以要求尽量快速检测。为了降低关节腔液黏稠性，使用透明质酸加肝素（在用含有肝素的采血管采集的关节腔液中添加10~20单位透明质酸/ml关节腔液）。由于EDTA溶解焦磷酸钙结晶，所以不适合使用。结晶鉴别检验使用偏振光显微镜进行。尿酸钠结晶和焦磷酸钙结晶的检出对痛风和假性痛风的鉴别很有帮助。用于结晶检验的标本在4℃下可保存数周，但随着时间的推移会有其他结晶析出，难以鉴别。

连续性可携带腹膜透析（continuous ambulatory peritoneal dialysis，CAPD）是在腹腔内插入导管，注入透析液，以腹膜为透析膜，通过扩散和浸透原理除去血液中废物（诱发尿毒症物质）和过剩水分的透析方法[2]。CAPD废液检验的目的是确认透析效率和腹膜功能以及诊断CAPD合并症（腹膜炎和包裹性腹膜硬化症）。特别是在以下两个方面意义重大：①计算腹膜炎诊断必需的废液中白细胞数及中性粒细胞比例，②作为腹膜硬化症的辅助诊断，出现大型间皮细胞（附表3-0-5，附图3-0-8）。检验方法以胸水、腹水样本检验为准。

附表3-0-4 关节液的分类

项目	正常	Ⅰ级（非炎症性）	Ⅱ级（炎症性）	Ⅲ级（化脓性）	Ⅳ级（血性）
量（ml）	<3.5	>3.5	>3.5	>3.5	>3.5
颜色	无色~淡黄色	淡黄色	淡黄色~黄色	黄色~白色	红色
透明度	透明	透明	透明~浑浊	浑浊	浑浊
黏稠度	高	高	低	低	-
黏液素凝块	稳定	稳定	不稳定	容易破碎	-
白细胞数（/μl）	<200	<2000	2000~100000	≥100000	-
白细胞分类	PMN<25%	PMN<25%	PMN≥50%	PMN≥95%	-
培养	阴性	阴性	阴性	阳性	不定性

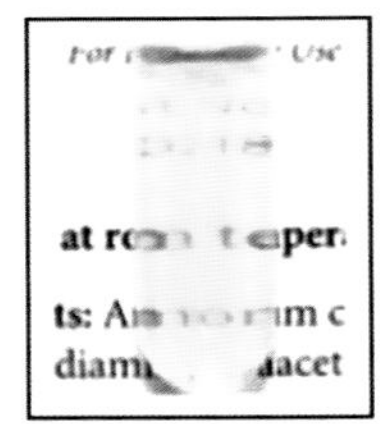

非炎症性关节炎（细胞数<2000个）

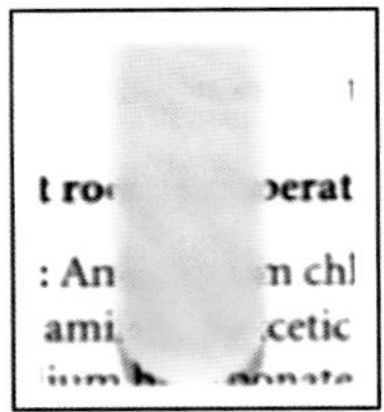

炎症性关节炎（细胞数≥2000个）

附图3-0-7 非炎症性和炎症性关节液的透明度区别

附表3-0-5 腹膜炎和腹膜硬化症的诊断

	腹膜炎诊断	腹膜硬化症诊断
细胞计数	白细胞数≥100个/μl 中性粒细胞比率≥50%	无
细胞分类/细菌检验	中性粒细胞的细菌吞噬像	大型活化间皮细胞的出现： 总面积≥350μm^2，≥3个核，核分类

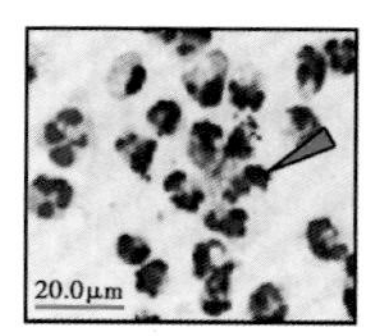

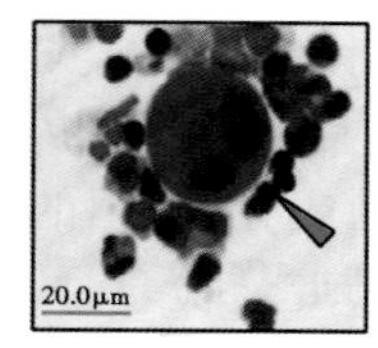

附图 3-0-8 腹膜炎和腹膜硬化症常见的细胞形态

2. 全自动分析仪的使用

近年来,全自动血液分析仪被广泛用于体液细胞计数。作为可进行体液细胞计数的全自动血液分析仪,这里以某厂家的全自动血液体液分析仪器为例,报告其评价及分析示例。仪器检测将白细胞分为单个核细胞、多核细胞的同时,将非造血细胞的细胞群作为 HF-BF 在散点图上标出(附图 3-0-9)。HF-BF 区域的细胞中除间皮细胞及巨噬细胞外,也包括肿瘤细胞[4]。

(1)自动化体液细胞计数性能的评价(重复性、准确性)

以脑脊液和浆膜腔积液(腹水)为对象,通过细胞数高值、中值、低值标本,研究了细胞计数性能的重复性。脑脊液中的细胞数分为无病理意义的阴性(5 个/μl 以下)和具有病理意义的轻度增加(慢性疾病等,6~30 个/μl)、增加(31~300 个/μl)、显著增加(急性疾病,301 个/μl 以上)[5]。接近划分阴性和轻度增加标准值的细胞数,在临床诊断上有着重要的意义,现已知镜检法等细胞数的 CV 值通常超过 20%[5]。根据研究结果,脑脊液、腹水细胞数低值标本中,CV 值均超过 20%,脑脊液中,接近脑膜炎诊断临界值(5 个/μl)的 CV 值为 27%(附表 3-0-6)。另一方面,腹水细胞数超过 300 个/μl 为腹膜炎的诊断标准,可得到 CV 低于 10%的重现性(附表 3-0-7)。现在,许多实验室自动计数体液细胞数,但由于重现性的问题,而对脑脊液标本进行镜检计数。关于准确性,从与手工法的相关性来看,脑脊液、腹水在白细胞数、单个核细胞数、多核细胞数计数方面均有良好的相关性(附图 3-0-10)。

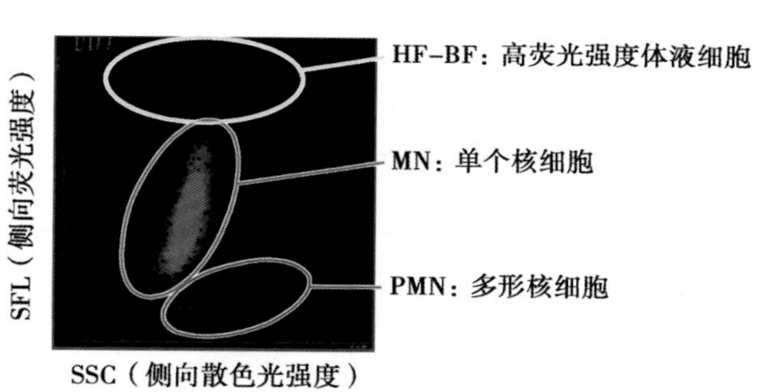

附图 3-0-9 体液分析散点图

附表 3-0-6 脑脊液检测结果的重复性

标本编号	均值(个/μl)	CV(%)
1	263.7	3.9
2	74.0	8.4
3	5.7	27.5

注:炎症的诊断标准:细胞总数> 5 个/μl

附表 3-0-7 其他体液检测结果的重复性

标本编号	均值(个/μl)	CV(%)
1	662.2	4.2
2	209.9	8.6
3	30.8	24.05

注:炎症的诊断标准:细胞总数,胸水> 1000 个/μl,腹水> 300 个/μl,CAPD 排液> 100 个/μl

脑脊液

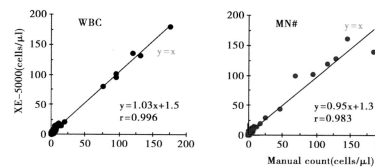

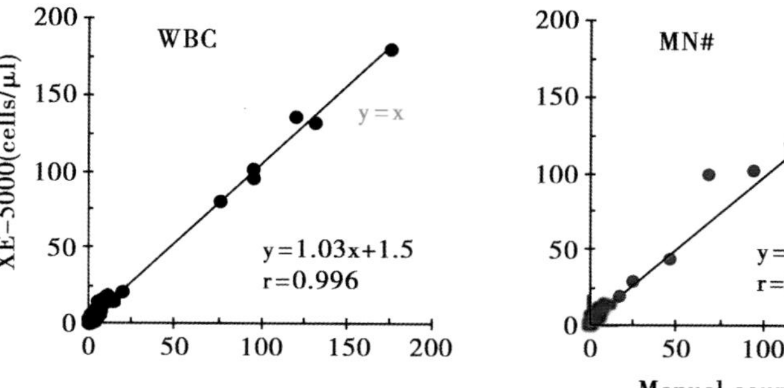

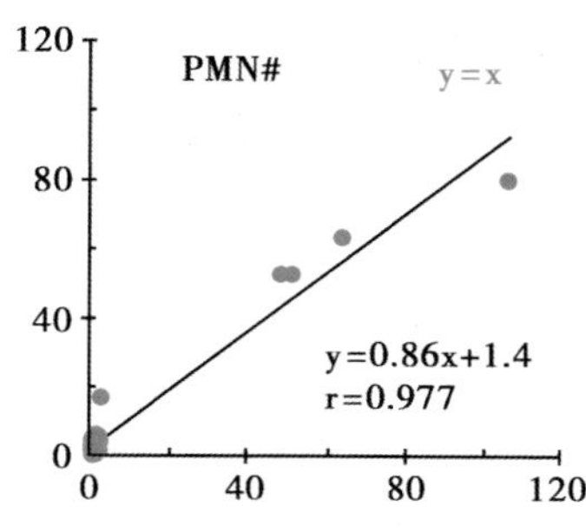

体液（腹水）

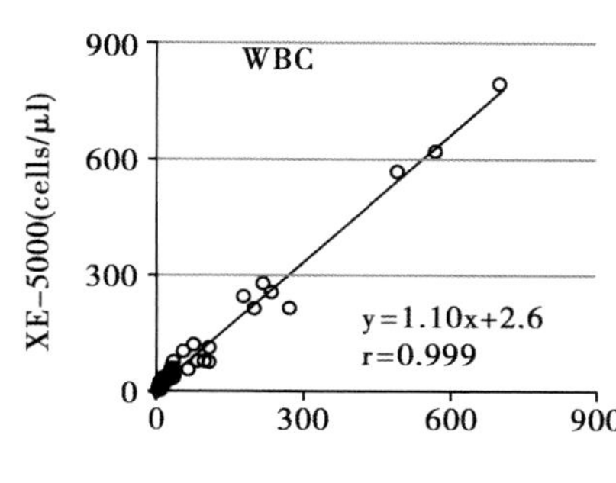

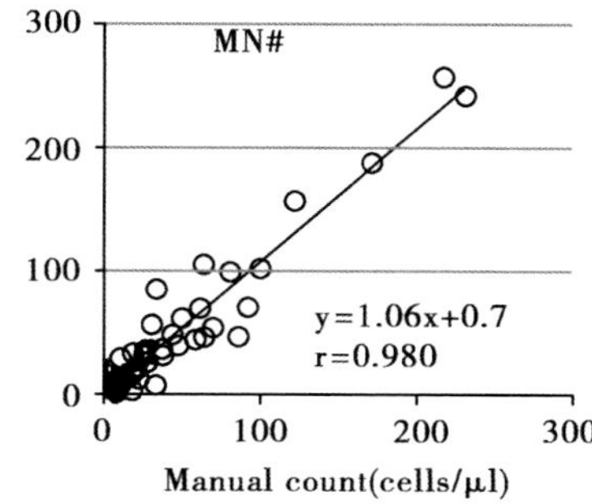

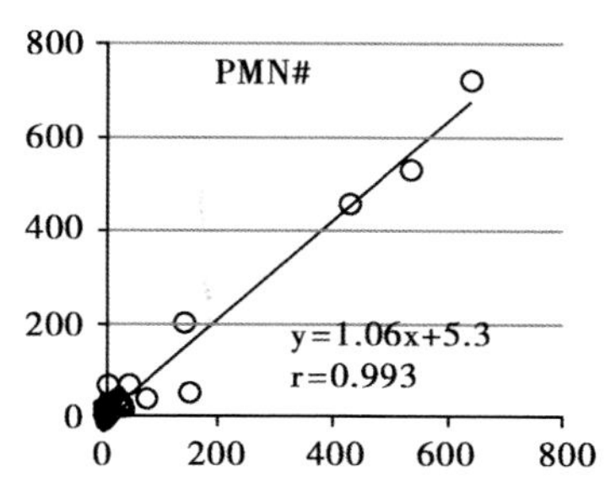

附图 3-0-10 全自动血液分析仪体液细胞计数准确性的评估

注：上图：比较 XE-5000 与手工计数方法在计数脑脊液的 WBC 总数，MN#，PMN#上一致性，红线表示完全一致（y=x）；下图：比较 XE-5000 与手工计数方法在计数腹水的 WBC 总数，MN#，PMN#上一致性

（2）案例分析

附图 3-0-11 显示的是自动分析仪器对细菌性脑膜炎病例的脑脊液的检测结果。仪器测定结果和计数板计数的白细胞数、多核细胞比例一致性良好。散点图上蓝色框出部分的细胞推测是炎症性巨噬细胞，在进行镜检时分类为组织细胞计数。附图 3-0-12 为早期细菌性脑膜炎病例的脑脊液的检测结果。用仪器检测时，检出白细胞数为 7 个/μl，全部为多核细胞。镜检分类时检出中性粒细胞。当白细胞显著增加，以及采集时间较长导致细胞形态破坏时，影细胞和白细胞的界限有时会模糊不清。从附图 3-0-13 能够看到，镜检法细胞计数和仪器测定值存在明显差异。此外，细菌增殖的标本，有时会将细菌作为白细胞计数，菌落有时出现在 HF-BF 区域（附图 3-0-14）。发现这种异常散点图及报警信息时，需要镜检复检。

散点图最上方看到的荧光强度高的细胞群称为高荧光强度体液细胞（high fluorescent body fluid，HF-BF）。这些细胞被认为是 DNA 含量高的巨噬细胞、间皮细胞、肿瘤细胞。附图 3-0-15[4] 显示肺腺癌，附图 3-0-16[4] 则显示只检出组织细胞，未发现肿瘤细胞[6]。

（3）细胞形态分析注意事项

在进行体液细胞形态学检查时，需要注意细胞变性和破坏导致的形态变化。浆膜腔积液中中性粒细胞随时间发生形态变化如附图 3-0-17 所示。4 小时后出现伴有空泡化的激活现象，18 小时后能观察到细胞凋亡现象。发生这种形态变化的细胞变得脆弱，在使用涂片离心机制作标本过程中容易被破坏。细胞破坏以中性粒细胞最明显，淋巴细胞也有独特的形态变化，有时普通染色难以区分单核细胞和淋巴细胞。

散点图

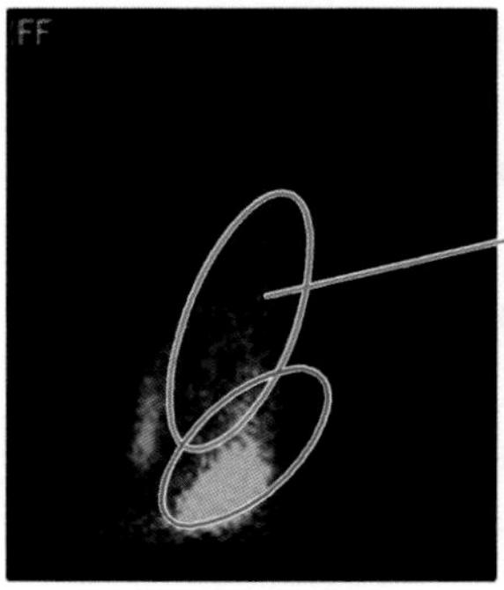

May-Grünwald-Giemsa (MGG)stain

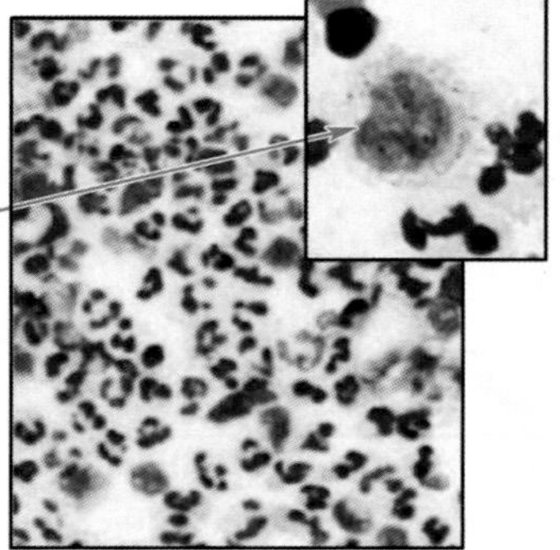

×400

WBC-BF(10^2/μl)	248.73
RBC-BF(10^4/μl)	0.4
MN#(10^2/μl)	10.09
PMN#(10^2/μl)	238.64
MN%	4.1
PMN%	95.9
HF-BF#(10^2/μl)	0.31
HF-BF%(/100WBC)	0.1
TC-BF#(10^2/μl)	249.04
EO-BF#(10^2/μl)	0.02
EO-BF%	0.0
Flag	

镜检分类

单个核细胞数	6.5
Lympho	3.5
Mono	2.5
组织细胞	0.5
多形核细胞数	93.5
Neut	93.5
Eosino	0.0
Baso	0.0
中皮细胞	0.0
Other	0.0
Total count	200

计数板计数

总有核细胞数	27,000/μl
单个核细胞数	4.0
多核细胞数	96.0
Other	0.0

附图 3-0-11　细菌性脑脊髓膜炎患者的脑脊液检测结果

散点图

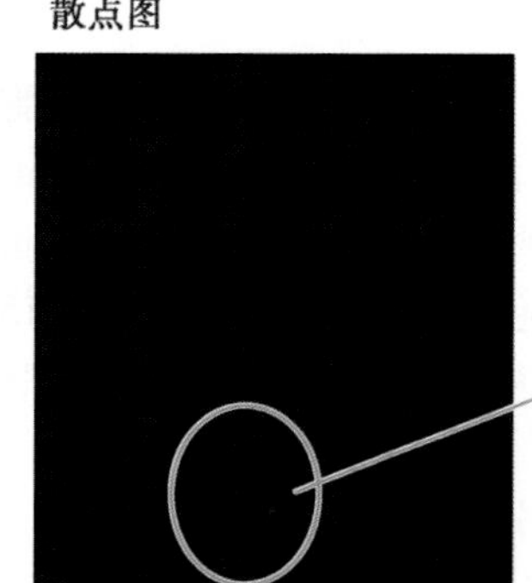

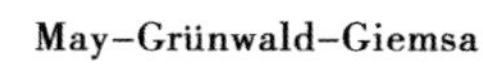

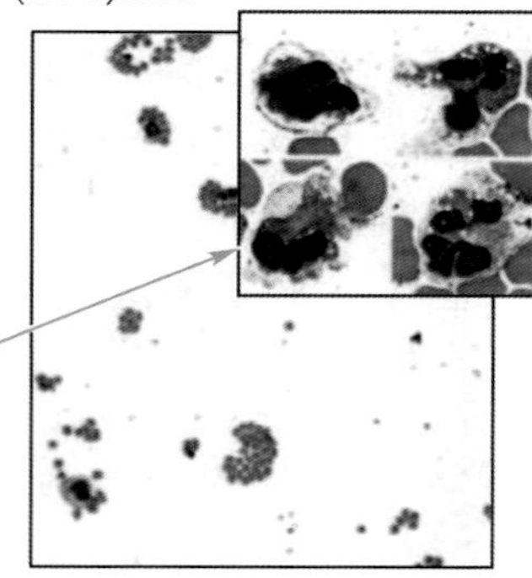

×100

WBC-BF(10^2/μl)	0.07
RBC-BF(10^4/μl)	0.1
MN#(10^2/μl)	0.0
PMN#(10^2/μl)	0.07
MN%	0.0
PMN%	100.0
HF-BF#(10^2/μl)	0.0
HF-BF%(/100WBC)	0.0
TC-BF#(10^2/μl)	0.07
EO-BF#(10^2/μl)	0.0
EO-BF%	0.0
Flag	

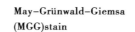

镜检分类

单个核细胞数	3.3
Lympho	1.1
组织球（包含组织细胞）	2.2
多核细胞数	96.7
Neut	96.7
Eosino	0.0
Baso	0.0
Other	0.0
Total count	89

附图 3-0-12　早期细菌性脑膜炎患者的脑脊液检测结果

散点图

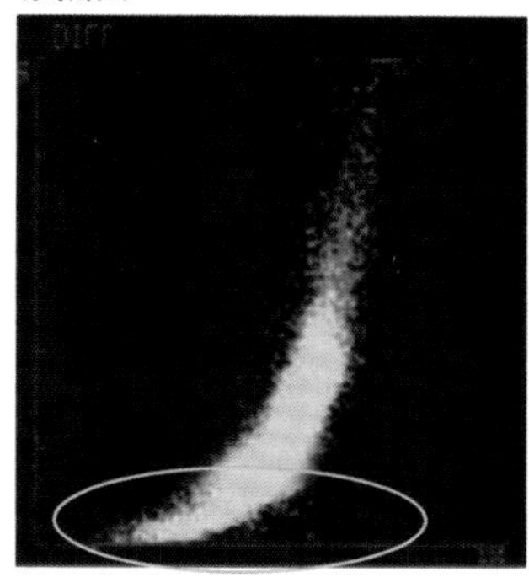

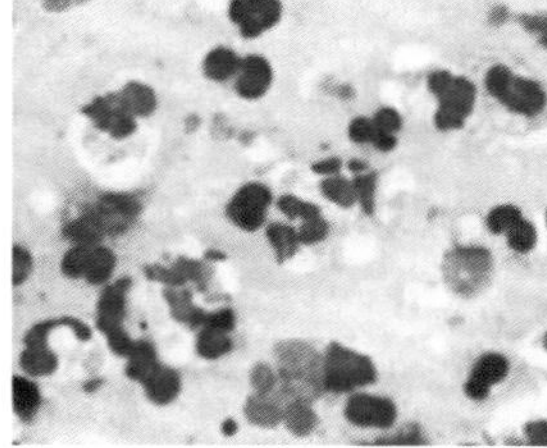

计数板计数

总有核细胞数	81,100/μl
单个核细胞数	2.0
多核细胞数	98.0
Other	0.0

镜检分类

单个核细胞数	1.0
Lympho	0.5
Mono	0.5
组织细胞	0.0
多核细胞数	99.0
Neut	99.0
Eosino	0.0
Baso	0.0
中皮细胞	0.0
Other	0.0
Total count	200

WBC-BF(10^2/μl)	2,233.68	@
RBC-BF(10^4/μl)	25.8	
MN#(10^2/μl)	6.33	·
PMN#(10^2/μl)	2,227.35	·
MN%	0.3	·
PMN%	99.7	·

白细胞大量增加病例、采集后时间过长时需要注意

附图 3-0-13 化脓胸患者胸腔积液的检测结果

散点图

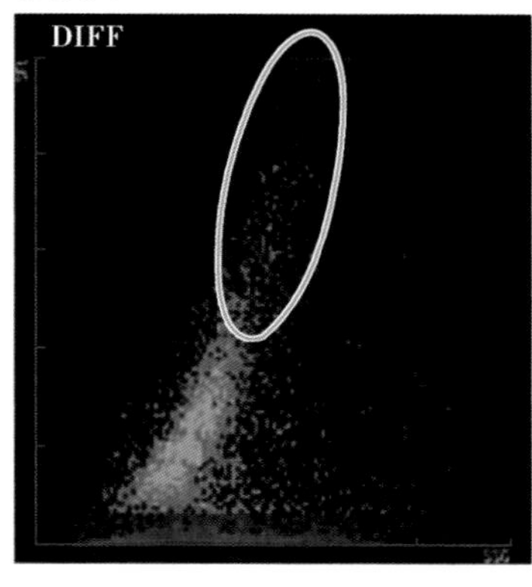

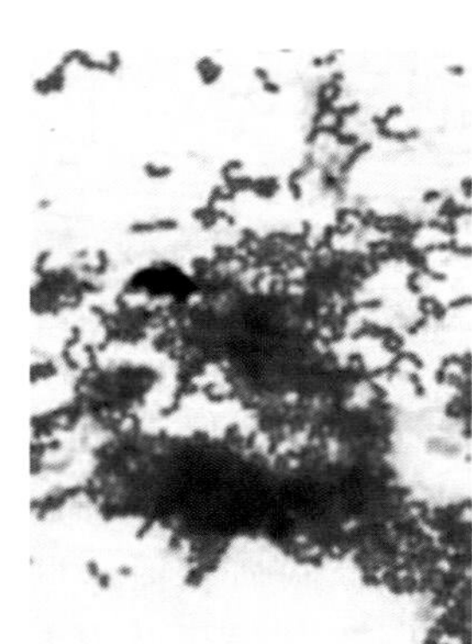

计数板计数

镜检分类

不能计数和分类（几乎看不见细胞）

WBC-BF(10^2/μL)	16.45
RBC-BF(10^4/μL)	0.6
MN#(10^2/μL)	14.80
PMN#(10^2/μL)	1.65
MN%	90.0
PMN%	10.0

附图 3-0-14 食道癌患者肠液的检测结果

散点图

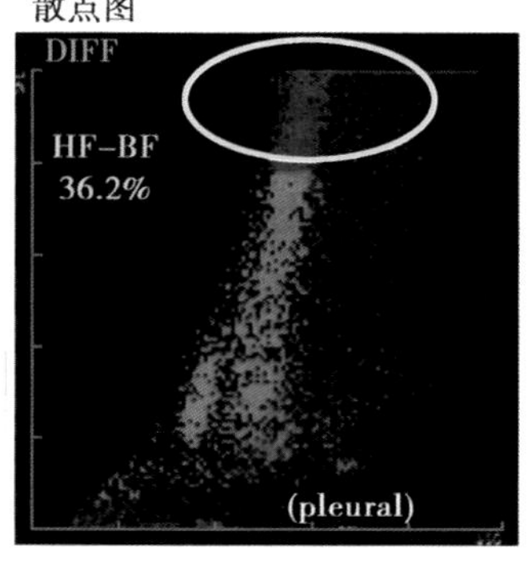

细胞学形态

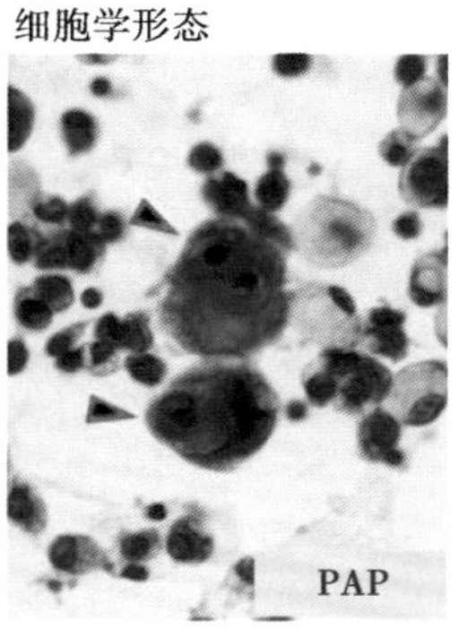

×400

附图 3-0-15 胸腔积液肿瘤细胞流式检测和细胞学形态图

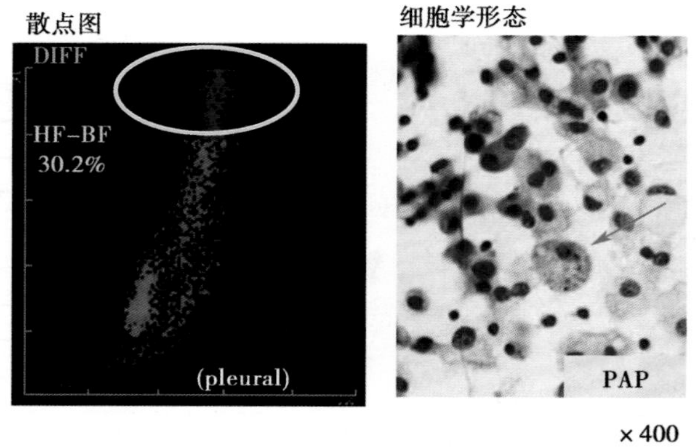

附图 3-0-16 胸腔积液组织细胞流式检测和细胞学形态图

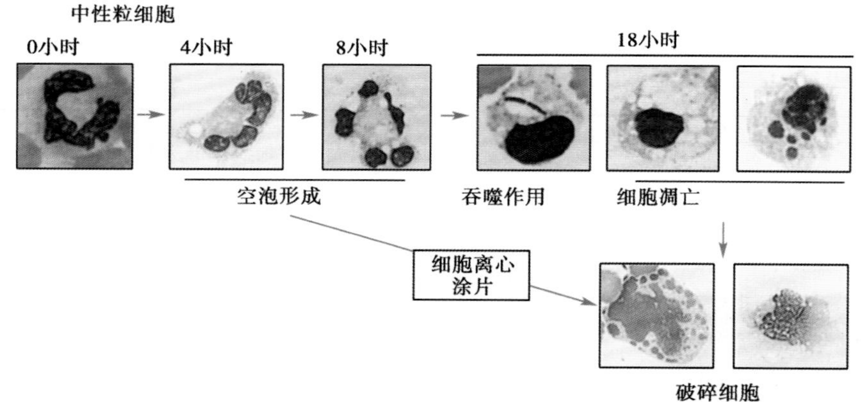

附图 3-0-17 中性粒细胞形态随时间的变化图

（4）全自动分析仪的使用规则

我们对使用全自动分析仪进行细胞计数与镜检法相比的优点和局限性进行了总结（附表3-0-8）。全自动分析仪使用简便，但是，除了细胞数少的标本外，对于存在肿瘤细胞及细菌等的异常标本，在进行自动分析之后需要镜检法复检。此外，通过利用HF-BF这样的全自动分析仪特有的指标，还有可能进一步进行肿瘤细胞筛查。应制定各仪器自己的使用规则，充分利用全自动分析仪的特点。这里列举全自动分析仪的使用规则（附表3-0-9）。对于细胞数少的标本，需要设定全自动分析仪细胞计数最低临界值。此外，例如某些自动分析仪器上有IP信息及HF-BF高值、或散点图上有分类不明时，需要包括镜检法复检在内的应对规则。而且，白班时间段并用全自动分析仪和镜检法，夜班时间段只使用全自动分析仪，这种方法也是有效的。因诊疗科室的不同，对体液检验水平的要求不同，根据这些情况制定使用全自动分析仪的规则是很重要的。

附表 3-0-8 自动化仪器和镜检方法比较

	比较项目	自动分析仪器	镜检计数
方便性	检测所花时间	短	长
	工作强度	小	大
	是否需要熟练	不需要	需要
检测性能	计数细胞数	多	少
	低~高值领域	良好	良好
	极低计数领域	结果可能不准确	好
	特殊标本	结果可能不准确	金标准

附表 3-0-9 仪器使用规则

项目	规则内容
报告规则	10/μl 以上的数值可以直接报告数值,此外的结果一律汇报[10/μl 以下]
特异性标本规则	IP 报警信息出现、HF-BF 高值、分类不良时需要镜检复查
分时间段规则	白班:镜检与自动仪器并用;夜班:只使用仪器检验
分临床科室特点规则	设定细胞数的最低界限、细胞分类的必要性等

日本的检验科室值夜班,一般是全检验科室人员轮班值夜班的。这样,平时不接触细胞形态学检验的人员对体液标本的镜检就不熟练。通过全自动血液体液分析仪器的检测可以得到与熟练人员镜检一致的结果。这是使用仪器方法的优点之一。

3. 体液检验展望

全自动分析仪进行体液细胞自动计数为促进镜检法一直无法实现的质控管理和标准化提供了基础。现在,实现全自动分析仪体液细胞计数检验标准化的步伐正在加快,2014 年 ICSH 发布"体液细胞自动计数指南"[3]。随着全自动分析仪的技术开发的不断深入,全自动血液体液分析仪器的功能有所提高,一些更新的机型已上市,具有更准确的分析体液细胞计数功能。镜检法的细胞计数及形态学检查是一种费时费力且需要经验的检验方法。使用全自动分析仪进行体液细胞计数,再根据需要进行镜检法复检将成为趋势。如何设定体液细胞自动计数后进行镜检复检的标准将成为各种仪器使用中遇到的课题。另外,作为附加功能,全自动分析仪还应提供能够用于肿瘤细胞筛查等信息。

(田部阳子)

参考文献

1. CLSI.Body fluid analysis for cellular composition;Approved guideline:H56-A [S].Wayne,PA:Clinical and Laboratory Standards Institute,2006.
2. General survey technical textbook:the technical textbook for the medical technology by the medical technologists [M]. Tokosha, Tokyo: Japanese Association of Medical Technologists,2012.
3. Bourner G,De la Salle B,George T,et al.ICSH guidelines for the verification and performance of automated cell counters for body fluids[J].Int J Lab Hematol,2014,36(6):598-612.
4. Hino M. Sysmex XE-5000/XT-4000i Clinical case report [R].Sysmex.2009.
5. Boer K,Deufel T,Reinhoefer M.Evaluation of the XE-5000 for the automated analysis of blood cells in cerebrospinal fluid.ClinBiochem,2009,42(7-8):684-91.
6. Takemura H,Tabe Y,Ishii K,et al.Evaluation of capability of cell count and detection of tumor cells in cerebrospinal and body fluids by automated hematology analyzer[J].Rinsho Byori,2010,58(6):559-64.

中文索引

C

D

E

F

G

H

J

K

L

M

N

P

Q

R

S

T

W

X

变的发生率及其与治疗和预后的关系

JAK2-E12	*JAK2-E16*	*JAK3*	*KIT-E8;11;17*	*KRAS*	*MPL*	*MYD88*	*NOTCH1*	*NPM1*	*NRAS*	*NT5C2*	*PHF6*	*PTEN*	*PTPN11*	*RUNX1(AML1)*	*SETBP1*	*SF3B1*	*SH2B3(LNK)*	*SRSF2*	*TET2*	*TP53(P53)*	*U2AF1/U2AF35*	*WT1*
◆	◆	◆	◆	◆		◆			◆	◆	◆	◆	◆						◆			
	0	0	0	0			1				1			0	0	1		1	1	0	0	1

的发生率

示预后好

表 1-7-8 遗传/先天性

	ASXL1	*BRAF*	*CARD11*	*CBL*	*CCND1*	*CD79B*	*CEBPA*	*CREBBP*	*CSF3R*	*DNMT3A*	*EZH2*	*IL7R*	*JAK3*	*KIT*
AML														
MDS														
MPN														
CNL														
MDS/MPN														
CMML														
aCML														
JMML														
B-ALL														
Ph 样 ALL														
T-ALL														
CLL;HCL														
DLBCL-ABC														
DLBCL-GCB														
BL														
FL														
MCL														
其他淋巴瘤														
非血液肿瘤		●			●								●	●
突变特点对比	≠	≠	⇔	≈	◎	⇔	≈	≈	≈		≠	⇔	⇔	≠
遗传性突变		NS7;CFC		NS like		AGM6	AML	RSTS1	*1			SCID	SCID	GIST
de novo 突变	BOPS	LPRD	PPBL							未命名	WVS			
肿瘤易感														
家族性肿瘤														
发育异常														
免疫缺陷														
遗传性筛查														

注：蓝色条为突变率；粗的虚线下框线所示为在该类疾病特定亚群中的突变比例； ● 该基因突变也见于非血液肿瘤；
*1：中性粒细胞异常；*2：血小板异常；*3：WT1 基因突变可导致多种肿瘤易感的综合征；AGM6: agammaglobulinemia 6; ALL: a
valve disease 1; BFLS: Borjeson-Forssman-Lehmann syndrome; BOPS: Bohring-Opitz syndrome; BRRS: Bannayan-Riley-Ruvalc
familial, with associated myeloid malignancy; GIST: gastrointestinal stromal tumor; LFS: Li-Fraumeni syndrome; LPRD: leopard synd
syndrome; PPBL: persistent polyclonal B cell lymphocytosis; RSTS1: Rubinstein-Taybi syndrome; SCID: severe combined immuno
weaver syndrome

肿瘤易感基因突变表

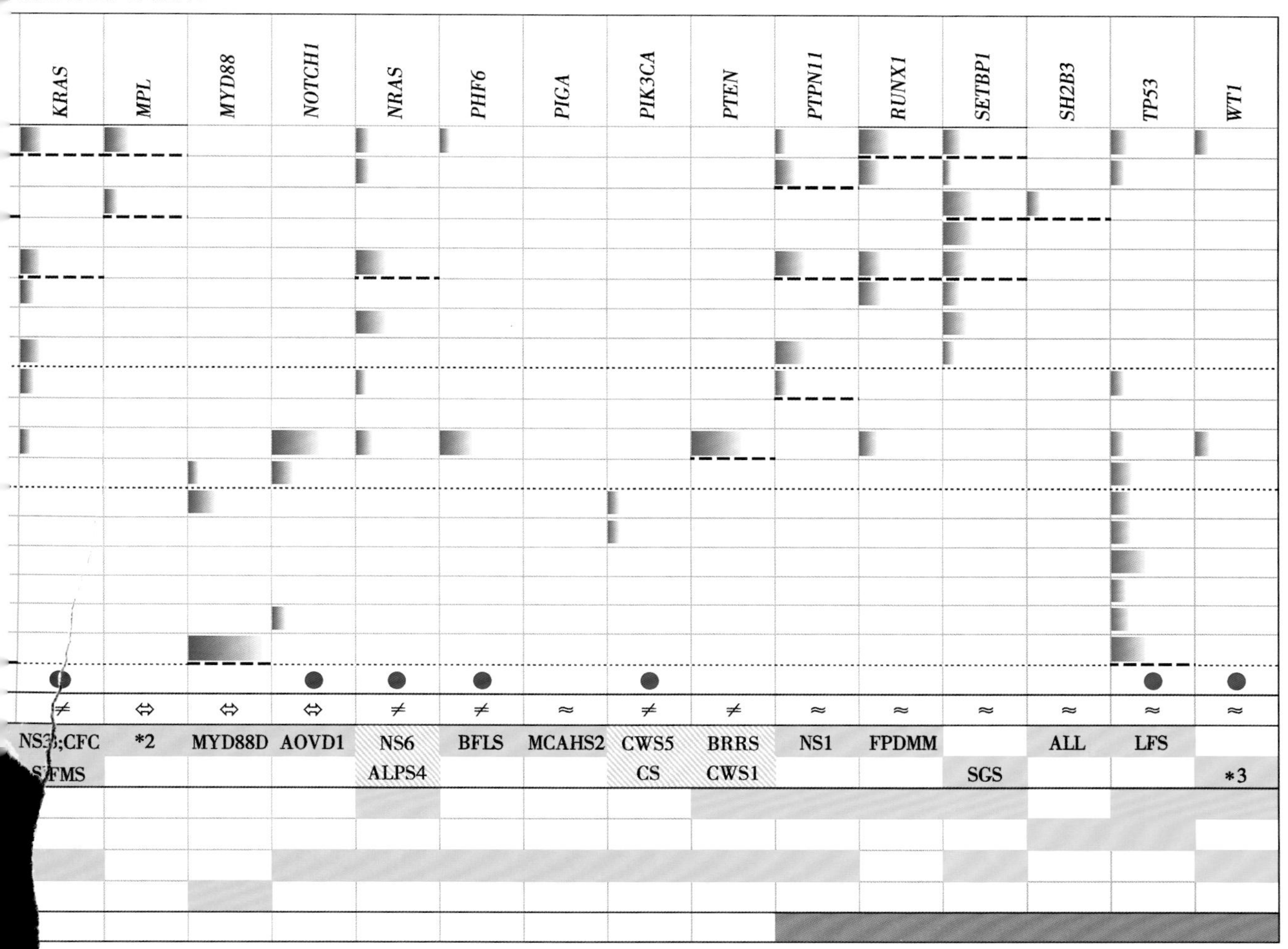

KRAS	*MPL*	*MYD88*	*NOTCH1*	*NRAS*	*PHF6*	*PIGA*	*PIK3CA*	*PTEN*	*PTPN11*	*RUNX1*	*SETBP1*	*SH2B3*	*TP53*	*WT1*
●			●	●	●		●						●	●
≠	⇔	⇔	⇔	≠	≠	≈	≠	≠	≈	≈	≈	≈	≈	≈
NS3;CFC	*2	MYD88D	AOVD1	NS6	BFLS	MCAHS2	CWS5	BRRS	NS1	FPDMM		ALL	LFS	
SFMS				ALPS4			CS	CWS1			SGS			*3

◎ 遗传基因多态性导致肿瘤易感； ≈、≠、⇔ 该基因遗传性/先天突变和特点和体细胞突变特点相似、不同或相反

cute lymphoblastic leukemia; ALPS4: autoimmune lymphoproliferative syndrome 4; AML: acute myeloid leukemia; AOVD1: aortic

aba syndrome; CFC: cardiofaciocutaneous syndrome; CS: CLOVE syndrome; CWS: Cowden syndrome; FPDMM: Platelet disorder,

rome; MCAHS2: multiple congenital anomalies - hypotonia - seizures syndrome 2; MYD88D: MYD88 deficiency; NS: noonan

deficiency; SFMS: Schimmelpenning - Feuerstein - Mims syndrome; SGS: Schinzel - Giedion midface retraction syndrome; WVS:

表 1-7-4 白血病中常见基因突

基因名 / 疾病分类	*ASXL1*	*BRAF*	*CALR*	*CBL*	*CD79B*	*CEBPA*	*CREBBP*	*CRLF2*	*CSF3R*	*DNMT3A*	*ETV6(TEL)*	*FBXW7*	*FLT3-ITD*	*FLT3-TKD*	*IDH1*	*IDH2*	*IL7R*	*JAK1*	*JAK2-V617F*
AML	▌			▌		▌				▌	▌		▌	▌	▌	▌			
MDS	▌			▌						▌	▌				▌				▌
MPN	▌		▌						▌							▌			▌
CNL									▌										
MDS/MPN	▌	▌		▌															▌
CMML	▌	▌		▌															▌
aCML				▌															
JMML				▌															
B-ALL		▌					▌	▌				▌	▌	▌			▌	▌	
Ph样ALL																			
T-ALL		▌					▌			▌	▌	▌					▌	▌	
ETP-ALL										▌	▌						▌		
CLL					▌														
HCL		▌																	
治疗相关		◆	◆		◆		◆	◆	◆	◆		◆	◆	◆	◆	◆	◆	◆	◆
预后相关	0	1				2		0		0	0	2	0		1	1		0	

注：▌ 填充条显示该基因突变在该组疾病中的发生率；虚线下框线所示为该基因突变在该组疾病的特定亚型

◆ 该基因突变有对应的靶向药物或敏感/耐药的化疗药物

0 该基因突变提示预后差； 1 该基因突变在不同类型的白血病中的预后意义有差异； 2 该基因突变提

Y

Z